A. Plettenberg · W.N. Meigel · I. Moll

Dermatologie an der Schwelle zum neuen Jahrtausend

Springer-Verlag Berlin Heidelberg GmbH

A. Plettenberg · W.N. Meigel
I. Moll (Hrsg.)

Dermatologie an der Schwelle zum neuen Jahrtausend

Aktueller Stand von Klinik und Forschung

Berichte von der 40. Tagung
der Deutschen Dermatologischen Gesellschaft

Unter Mitarbeit von
D. Albrecht · C. Hattendorf · T. Lorenzen

Mit 206 Abbildungen, davon 82 vierfarbig
und 131 Tabellen

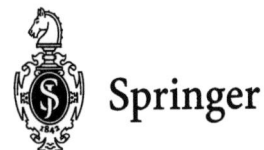

Priv.-Doz. Dr. med. A. Plettenberg
Prof. Dr. med. Wilhelm N. Meigel
Allgemeines Krankenhaus St. Georg
Abteilung Dermatologie
Lohmühlenstraße 5
D-20099 Hamburg
Deutschland

Prof. Dr. med. Ingrid Moll
Universitäts-Krankenhaus Eppendorf
Hautklinik und Poliklinik
Martinistraße 52
D-20246 Hamburg
Deutschland

ISBN 978-3-642-63042-2

Die Deutsche Bibliothek-CIP-Einheitsaufnahme
Deutsche Dermatologische Gesellschaft:
Berichte von der ... Tagung der Deutschen Dermatologischen Gesellschaft. -
Berlin ; Heidelberg ; New York ; Springer
Bis 38 (1995) a.d.T.: Deutsche Dermatologische Gesellschaft: Ergebnisse und Berichte der ...
Tagung der Deutschen Dermatologischen Gesellschaft...

Dermatologie an der Schwelle zum neuen Jahrtausend : aktueller Stand von Klinik und
Forschung ; mit 100 Tabellen / Hrsg.: A. Plettenberg... - Berlin ; Heidelberg ; New York ;
Barcelona ; Hongkong ; London ; Mailand ; Paris ; Singapur ; Tokio : Springer, 2000
   (Berichte von der ... Tagung der Deutschen Dermatologischen Gesellschaft ; 40)
   ISBN 978-3-642-63042-2   ISBN 978-3-642-57191-6 (eBook)
   DOI 10.1007/978-3-642-57191-6

Dieses Werk ist urheberrechtlich geschützt. Die dadurch begründeten Rechte, insbesondere die der
Übersetzung, des Nachdrucks, des Vortrags, der Entnahme von Abbildungen und Tabellen, der
Funksendung, der Mikroverfilmung oder der Vervielfältigung auf anderen Wegen und der
Speicherung in Datenverarbeitungsanlagen, bleiben auch bei nur auszugsweiser Verwertung, vorbehalten. Eine Vervielfältigung dieses Werkes oder von Teilen dieses Werkes ist auch im Einzelfall
nur in den Grenzen der gesetzlichen Bestimmungen des Urheberrechtsgesetzes der Bundesrepublik Deutschland vom 9. September 1965 in der jeweils geltenden Fassung zulässig. Sie ist
grundsätzlich vergütungspflichtig. Zuwiderhandlungen unterliegen den Strafbestimmungen des
Urheberrechtsgesetzes.

© Springer-Verlag Berlin Heidelberg 2000
Softcover reprint of the hardcover 1st edition 2000
Ursprünglich erschienen bei Springer-Verlag Berlin Heidelberg 2000

Die Wiedergabe von Gebrauchsnamen, Handelsnamen, Warenbezeichnungen usw. in diesem Werk
berechtigt auch ohne besondere Kennzeichnung nicht zu der Annahme, daß solche Namen im
Sinne der Warenzeichen- und Markenschutz-Gesetzgebung als frei zu betrachten wären und daher
von jedermann benutzt werden dürften.
Produkthaftung: Für Angaben über Dosierungsanweisungen und Applikationsformen kann vom
Verlag keine Gewähr übernommen werden. Derartige Angaben müssen vom jeweiligen Anwender
im Einzelfall anhand anderer Literaturstellen auf ihre Richtigkeit überprüft werden.

Umschlaggestaltung: design & production, Heidelberg
Satz und Repro: Cicero Lasersatz GmbH, Dinkelscherben
SPIN-Nr. 10736051   22/3130 - 5 4 3 2 1 0 - Gedruckt auf säurefreiem Papier

Vorwort

»Dermatologie an der Schwelle zum neuen Jahrtausend: Vision und Wirklichkeit.« Unter dieses Motto hatte die Tagungsleitung die 40. Tagung der Deutschen Dermatologischen Gesellschaft vom 12.–15.05.1999 in Hamburg gestellt. Über 2400 Teilnehmer folgten der Einladung nach Hamburg, um sich über den aktuellen Stand der Dermatologie in Forschung und Klinik als auch über zukünftige Entwicklungen zu informieren.

Dabei war es ein Anliegen der Tagungsleitung, nicht nur einige Schwerpunktthemen zu behandeln, sondern das breite Spektrum des Fachgebietes Dermatologie und Venerologie anzubieten, über das wir im deutschsprachigen Raum im Gegensatz zu anderen europäischen Ländern und den Vereinigten Staaten noch verfügen.

Der vorliegende Berichtsband konnte aus Umfangs- und Kostengründen nicht alle Beiträge berücksichtigen, die den Kongreß bereichert haben. Die Herausgeber faßten 205 Beiträge in 41 Kapiteln zusammen, die sowohl Übersichtsarbeiten als auch experimentelle Daten enthalten. Dabei sind naturgemäß zentrale Themen der Dermatologie wie die klassischen Dermatosen Akne und Psoriasis, Infektionen der Haut und dermatologische Onkologie mit den Schwerpunkten malignes Melanom und Lymphom besonders gewichtet.

Der vorliegende Band berücksichtigt aber auch ausführlich die Spezialgebiete unseres Faches wie Allergologie, Andrologie, operative Dermatologie, dermatologische Angiologie und Dermatohistologie, um nur einige zu nennen. Ausführlicher Raum wurde auch neuen Entwicklungen der dermatologischen Diagnostik und Therapie gegeben. Die neuen Entwicklungen der bildgebenden Verfahren machen deutlich, daß es mit der reinen Blickdiagnose in der Dermatologie heute nicht mehr getan ist. Neben den Fortschritten in der systemischen Therapie von Hauterkrankungen mit neuen äußerst wirksamen Substanzklassen, ist auch die Photo- und Lasertherapie durch Innovationen gekennzeichnet. Weiter werden in dem Band Aspekte der immer wichtiger werdenden kosmetischen Dermatologie sowie der dermatologisch bezogenen Berufs- und Umweltmedizin behandelt.

Besonders hinweisen möchte die Tagungsleitung auf die Beiträge zur Geschichte der Dermatologie, in denen sich namhafte Autoren insbesondere mit dem Einfluß des Nationalsozialismus auf die deutschsprachige Dermatologie und mit dem Weg der Dermatologie in Deutschland nach 1945 in zwei völlig unterschiedlichen politischen Systemen befassen.

Ein ausführliches Stichwortverzeichnis am Schluß des Bandes soll dem Leser ermöglichen, schnell Arbeiten zu ausgewählten Themen in dem breitgefächerten Angebot des Buches zu finden.

Es war der Tagungsleitung ein Anliegen, mit diesem Berichtsband den klinischen und wissenschaftlichen Standard der Dermatologie zum Ende dieses Jahrhunderts zu dokumentieren. Die Tagungsleitung hatte deshalb an den Vorstand der Deutschen Dermatologischen Gesellschaft den Wunsch herangetragen, den Berichtsband nicht nur allen registrierten Teilnehmern, sondern darüber hinaus jedem Mitglied der Deutschen Dermatologischen Gesellschaft zur Verfügung zu stellen. Mit dankenswerter Unterstützung des Vorstandes konnte dieses Vorhaben trotz erheblicher Mehrkosten in die Tat umgesetzt werden.

Der Berichtsband wurde wie der vorangegangene Band der Karlsruher Tagung erneut vom Springer-Verlag verlegt, so daß der hohe Standard der Herstellung in Druck und Bild erhalten werden konnte. Layout und Cover des Buches wurden weitgehend identisch gestaltet. Wir hoffen, daß diese Auslegung des Berichtsbandes auch bei den künftigen DDG-Tagungen fortgeführt wird.

Die Lektüre dieses Bandes soll dem Leser neue Kenntnisse über den modernen Stand der Dermatologie vermitteln, den Tagungsteilnehmern den Kongreß in Hamburg in Erinnerung rufen und den Mitgliedern, die an der Tagung nicht teilnehmen konnten aufzeigen, was sie versäumt haben.

Wir hoffen, daß der vorliegende Berichtsband sowohl als Lektüre als auch Nachschlagewerk für die tägliche praktische Arbeit vielfältig genutzt wird.

Hamburg, im Oktober 1999

Wilhelm Meigel
Andreas Plettenberg

Inhaltsverzeichnis

Immunologie und Grundlagenforschung

Die Haut als Abwehrorgan: physikalisch-mechanische Permeabilitätsbarriere
E. Proksch   3

Die Bedeutung hauteigener Lipide für die Rolle der Haut als Abwehrorgan
C. Jüstel, B. Traupe, J. Bünger, D. Drexler, S. Mathes, C. Meier und F. Wolf   5

Die Bedeutung antimikrobieller Peptide für die »Innate immunity« der Haut
J.M. Schröder   7

Einfluß einer Interleukin-2-Therapie auf die Proliferation und Apoptose
von Lymphozyten im Blut und Lymphknoten bei der HIV-Infektion
C. Borchard, D. Schiffer, M. Schröder, M. Goos und U.R. Hengge   9

Interleukin-10 als immunsuppressives Zytokin: Bedeutung für die Dermatologie
K. Asadullah, W.D. Döcke, H.D. Volk und W. Sterry   13

Mechanismen der Antigen-spezifischen T-Zell-Anergie induziert durch Kokultur
mit Interleukin-10 behandelten humanen dendritischen Zellen
K. Steinbrink, H. Jonuleit, G. Müller, T. Tüting, G. Schuler, J. Knop und A. H. Enk . .   17

Kontinuierliche intralymphatische Applikation von Oligopeptid-Antigenen
zur Induktion zytotoxischer T-Zellen
F. Koch und T. M. Kündig   20

Humane und bovine Keratinozyten exprimieren Prionen-Protein in vitro und in situ
J. Pammer, A. Suchy, W. Weninger, M. Rendl und E. Tschachler   22

Diagnostik

Moderne biophysikalische Diagnostik
J. Welzel und K.-P. Wilhelm   27

Neue Entwicklungen in der Dermatoskopie
R. Schiffner, A. Gläßl, T. Burgdorff, M. Landthaler und W. Stolz   32

Computergestützte dermatoskopische Diagnose
W. Stolz, W. Abmayr, R. Pompl, T. Burgdorff, W. Bunk, G. Morfill, R. Schiffner,
A. Horsch und M. Landthaler   34

Telemedizin in der Dermatohistologie
H. Kutzner 38

Die Mikrodissektion: Anwendung in der onkologischen Dermatologie
R. Böni, D. Matt, X. Hong und G. Burg 43

Prädiktive Testsysteme auf der Basis molekularer Prozesse während
der Haptenisierung
D. Becker 46

Falsch-negative Ergebnisse bei diagnostischer PCR wegen PCR-Inhibition:
Überwachung mit internen Kontrollen
G. Bezold, G. Krähn und R.U. Peter 49

Klinische Varianten und Therapiemöglichkeiten bei Sklerodermien
S. Sollberg 53

Klinische Manifestationen, Immunologie und Genetik von Overlap-Syndromen
E. Genth 57

Prognose des kutanen Lupus erythematodes
B. Tebbe 60

Lupus erythematodes tumidus: Analyse von 40 Patienten
A. Kuhn, D. Richter-Hintz, C. Oslislo, T. Ruzicka, M. Megahed und P. Lehmann . . . 63

18-FDG-PET in Diagnosestellung und Verlauf bei Patienten mit Dermatomyositis
D. Rinne, R. Werner, S. Adams, R. P. Baum und R. Kaufmann 66

Blasenbildende Dermatosen

Pemphigus: Klinik und Pathophysiologie
K. Rappersberger, D. Födinger und S. Ortiz-Urda 71

Desmoglein-ELISAs für die Routinediagnostik und Verlaufskontrolle von
Pemphigus-Patienten
P. Lenz, B. Volc-Platzer, G. Stingl und R. Kirnbauer 75

Autoreaktive T-Zellantworten auf Autoantigene bullöser Autoimmundermatosen
M. Hertl, L. Büdinger und R. Richers 78

Zirkulierende Autoantikörper gegen BP180: Die Reaktivität im ELISA korreliert
mit der Krankheitsaktivität des bullösen Pemphigoids
E. Schmidt, K. Obe, I. Chimanovitch, K. Herzele, S. Reimer, E.-B. Bröcker,
G. Giudice und D. Zillikens 81

Nachweis von Autoantikörpern gegen Gewebstransglutaminase bei Patienten mit
Dermatitis herpetiformis Duhring, nicht aber bei linearer IgA-Dermatose
C. Rose, W. Dieterich, E.-B. Bröcker, D. Schuppan und D. Zillikens 84

Porphyrie

Molekularbiologische Untersuchungen zur Erythropoetischen Protoporphyrie:
die genetische Analyse ist sensitiver und spezifischer als biochemische und klinische
Untersuchungstechniken zur Diagnosefindung
J. Frank, W. Ahmad, H. Lam, F.K. Jugert, K. Kalka, G. Goerz, H.F. Merk
und A.M. Christiano 89

Atopie

Genetik des atopischen Ekzems
K.A. Deichmann, A. Heinzmann und J. Kühr 95

Aeroallergene als Schubfaktoren der atopischen Dermatitis
C. Gutgesell 98

Die Rolle von Nahrungsmittelallergenen als Provokationsfaktoren der
atopischen Dermatitis
T. Werfel 101

Die Bedeutung von Adhäsionsmolekülen für die atopische Entzündung
K. Jung, F. Linse, U. Wollina, R. Heller, R. Linse und C. Neumann 104

Morphinantagonist Nemexin reduziert Acetylcholin-induziertes Jucken bei
atopischen Ekzematikern
G. Heyer und D. Gröne 108

Allergologie

Allergie und Atopie – eine Begriffsbestimmung
B. Przybille und F. Ruëff 113

Behandlung von Arzneimittelreaktionen in der Schwangerschaft
S. Werfel und B. Przybilla 116

Vergleich von in vitro- und in vivo-Untersuchungen bei Arzneimittelunverträglichkeiten
M. Sticherling und I. König 119

CAST-ELISA bei Intoleranzreaktionen
B. Wedi und A. Kapp 122

CAST-Elisa bei allergischen Reaktionen auf β-Laktam-Antibiotika
A.J. Bircher, P. Bigliardi, S. Langauer Messmer und J. Weber 125

Innenraumallergene und -belastungen
C. Szliska, M. Freitag, M. Straube und S. Höxtermann 128

Nahrungsmittelallergie – Moderne Diagnostik und Therapie
T. Werfel 134

Indikation, Technik, Aussagewert und Risiken der oralen Provokation
bei allergischen und pseudoallergischen Reaktionen auf Nahrungsmittel
T. Werfel 137

Antihistaminika-Prophylaxe von Nebenwirkungen der Hyposensibilisierungsbehandlung
K. Brockow, M. Kiehn, D. Vieluf und J. Ring 140

Indikation, Technik, Aussagewert und Risiken der nasalen Provokation
C. Bachert 143

Reproduzierbarkeit von Epikutantestungen mit Natriumlaurylsulfat
bei verblindeter klinischer Ablesung – eine DKG-Studie
J. Brasch, D. Becker und I. Effendy 147

Hauttests und in vitro Tests bei allergischen Arzneimittelreaktionen
J.C. Simon, D. Pflieger, S. Martin, A. Krüger und E. Schöpf 150

Teebaumölkontaktallergie
B.M. Hausen 154

Flowzytometrische Messung der Aktivierung basophiler Granulozyten
in der Diagnostik der Wespengiftallergie
M. Freitag, S. Höxtermann, A.P. Castelo Anraku, M. Straube, G. von Kobyletzki,
P. Altmeyer und C. Szliska 157

Primäre Prävention der Typ-I-Allergie gegen Latex durch Einsatz »hypoallergener«
Latexhandschuhe
V. Mahler, S. Fischer, T. Fuchs, M. Ghannadan, P. Valent, M. Fartasch, B. Seybold,
G. Schuler, D. Kraft und R. Valenta 161

Charakterisierung von T-Lymphozyten als diagnostisches Mittel bei allergischen
Arzneimittelreaktionen
B. Sachs, H.F. Merk und M. Hertl 164

Psoriasis

Von der T-Zelle zum psoriatischen Plaque – die Rolle des Immunsystems
bei der Psoriasis vulgaris
J.C. Prinz 169

Neues zur Immunpathogenese der Psoriasis vulgaris
F.O. Nestle 172

Die T-zelluläre Basis der Psoriasis
W.-H. Boehncke 174

Die Rolle bakterieller Superantigene für die Pathogenese von Psoriasis
und Neurodermitis
W.-H. Boehncke und T.M. Zollner 176

Therapeutische Optionen bei Psoriasis
U. Mrowietz 179

Rolle des Integrins α_E(CD103)β_7 auf epidermotropen T-Lymphozyten in
psoriatischen Läsionen und in einem T-Zell-vermittelten murinen Psoriasis-Modell
M.P. Schön, J.P. Donohue, M. Schön, K. Pauls, W.W. Agace, T. Ruzicka
und C.M Parker 182

Sonstige Verhornungsstörungen

Granuläre Parakeratose – eine neue, erworbene Form der Verhornungsstörung
D. Metze, A. Rütten und H. Kutzner 189

Neutrophile Dermatosen

Reaktive neutrophile Dermatosen
P. von den Driesch und M. Simon jr. 195

Urtikaria und Angioödem

Urtikaria und Angioödem
K. Bork und T. Zuberbier 201

Leberzelladenome nach Langzeitprophylaxe mit Danazol bei drei Patienten
mit hereditärem Angioödem
P. Koch und K. Bork 204

Berufsmedizin

Hautphysiologische Untersuchungen – Methoden in Diagnostik und Prävention
von Berufsdermatosen
U. Berndt, W. Wigger-Alberti und P. Elsner 209

Berufsallergene
A. Schnuch 213

Gesundheitspädagogik zur Prävention berufsbedingter Hauterkrankungen
B. Wulfhorst und H.J. Schwanitz 217

Naturgummilatexallergie (NLA) – die unterschätzte Berufskrankheit
P. Schöpf, F. Ruëff und B. Przybilla 220

Umweltmedizin

Umweltdermatologie
H. Behrendt, J. Ring 225

Umweltmedizinische und berufsdermatologische Falldiskussion im Tele-Dialog (TED)
S.M. John und H.J. Schwanitz 230

Umwelteinflüsse und männliche Fertilität
F.-M. Köhn, H.-C. Schuppe, A. Jung, J. Ring, H. Behrendt und W.-B. Schill 234

Einfluß von Luftschadstoffen auf die Freisetzung von Entzündungsmediatoren
aus Keratinozyten
M. Bock, S. Meisel, L. Erdinger, M. Fried, M. Deichmann, V. Waldmann,
A. Jäckel und H. Näher 239

Akne und verwandte Krankheitsbilder

Acne fulminans
S. Michelsen 245

Acne in the Younger Patient
A.W. Lucky 247

Über die Therapie der komplizierten Akne Vulgaris
S. Sommer und W.J. Cunliffe 250

Rosacea fulminans
P. Lehmann und A. Arens 257

How I Manage my Patients with Gram-Negative Folliculitis and Patients
with Rosacea
G. Plewig und T. Jansen 260

Zur Interpretation der Resistenzen von Propionibakterien bei unbehandelter
Akne gegen sechs Antibiotika
J.W. Fluhr, M. Gloor, P. Dietz und U. Höffler 264

Abszedierende Fistelgänge
G. Albrecht 268

Bakterielle Infektionen

Klinische und serologische Diagnostik der Syphilis
U.-F. Haustein und R. Blatz 273

Gramnegative Follikulitis
G. Plewig und T. Jansen 276

Helicobacter pylori und Haut
B. Tebbe und M. Radenhausen 280

Moderne Abklärung des genitalen Ausflusses in der Hautarztpraxis
H. Gall 284

Nachweis mykobakterieller DNS bei granulomatösen Infektionen der Haut
mittels geschachtelter Polymerasekettenreaktion (»nested PCR«)
P. Nenoff, M. Rytter, M. Mittag, T. Friedrich, H. Kuhn, S. Schubert
und U.-F. Haustein 287

Prophylaxe der Mycobacterium avium intracellulare-Infektion: Stand 1999
J.R. Bogner 291

Expression von Zytokinen beim Erythema migrans, der Markerdermatose
der frühen Lyme borreliose
R.R. Müllegger, G. McHugh, B. Binder, R. Ruthazer, A.C. Steere und H. Kerl 294

Virale Infektionen

Aktuelle Labordiagnostik der Virusinfektionen in der Dermatologie und Venerologie
R. Allwinn und H. W. Doerr 299

Bestimmung der Menge von Herpes-simplex-DNS im Blut eines Patienten
mit Gingivostomatitis herpetica unter Aciclovir-Therapie mit quantitativer PCR
A. Panhans-Groß, P. Gottlöber, R. Sander, H. Pillekamp, G. Krähn, R. U. Peter
und G. Bezold 303

Klinik des Herpes genitalis aus gynäkologischer Sicht
E.E. Petersen 306

Therapie des Herpes genitalis
G. Gross 309

Differentialdiagnose und Therapie des akuten Herpes zoster
H.M. Lilie und S.W. Wassilew 313

Differentialtherapie der Herpesvirusinfektionen
S.W. Wassilew 315

Extragenitale Manifestationen der HPV-Infektion
A. Rübben 319

Immuntherapie bei Genital- und Perianalwarzen-Imiquimod –
eine Innovation mit großem Potential
E. Stockfleth, T. Meyer, M. Reh und E. Christophers 322

Imiquimod – Stellenwert bei der genitoanalen HPV-Infektion
H. Gollnick und A. Eul 324

Hepatitis-C-Virus-assoziierte Dermatosen
M. Imhof, F. Ochsendorf, S. Zeuzem und H. Schöfer 328

HIV-Infektion

Primäre HIV-Infektion – welche Zellen und Wege sind involviert?
L.R. Braathen 333

Heutiger Stand der Therapie der HIV-Infektion
R. Husak und C. E. Orfanos 335

Kutane Nebenwirkungen antiretroviraler Substanzen
H. Schöfer 339

Relevanz der genotypischen Resistenzbestimmung bei antiretroviraler Therapie
A.K. Sakrauski, E. Thoma-Greber, J.R. Bogner, L. Guertler und M. Röcken 345

HIV-Genexpression bei Patienten mit unterschiedlichem Krankheitsverlauf
E. Flory, P. Chen, G. Gross und U.R. Rapp 348

Kaposi Sarkome sind positiv für VEGFR-3 und Podoplanin: Ein erster direkter
Beweis für die Abstammung dieses Tumors vom lymphatischen Endothel
W. Weninger, T.A. Partanen, S. Breiteneder-Geleff, C. Mayer, H. Kowalski,
M. Mildner, J. Pammer, M. Stürzl, D. Kerjaschki, K. Alitalo und E. Tschachler 351

Parasitäre Infektionen

Aktuell in jedem Lebensalter: Ektoparasitosen
M. Agathos 357

Mykosen

Bedeutung von sekretorischen Aspartatproteinasen in einem oralen
Kandidosemodell und *in vivo*
M. Schaller, H.C. Korting und B. Hube 363

Malassezia furfur – In-vitro-Empfindlichkeit sowie Bildung von
reaktiven Sauerstoffspezies
P. Reinl, P. Nenoff, U. -C. Hipler und U. -F. Haustein 367

Orale und ösophageale Kandidose
U.R. Hengge 372

Onychomykose – Behandlungsbedürftigkeit und Therapieempfehlung
D. Abeck 375

Neue Erkenntnisse zur Epidemiologie von Fußerkrankungen
E. Haneke, S. Nolting, C. Seebacher, D. Abeck und D. Reinel 377

Itraconazol-Therapie bei Kindern
S. Nolting 379

Qualitätssicherung in der Mykologie
C. Seebacher und J. Brasch 381

Genodermatosen

Was macht man bei einer Genodermatose? – Ratschläge zur Diagnostik
M. Raghunath und H. Traupe 389

Was macht man bei einer Genodermatose? – Ratschläge zur Therapie
A. König 393

Neue Steine im genetischen Mosaik: Das moderne Konzept zu den
autosomal dominant vererbten segmentalen Dermatosen
P.H. Itin 395

Normale fetale Entwicklung und genetische Defekte der Plakophilinexpression
beim Menschen
P.H. Höger, J. Brandner, G. Finger und I. Moll 398

Pädiatrische Dermatologie

Aktuelles aus der pädiatrischen Dermatologie
D. Abeck, C. Schnopp und J. Ring 405

Geriatrische Dermatologie

Neue Aspekte der Prophylaxe und Therapie des Hautalterns
J. B. Schmidt 411

Andrologie

Computer-assistierte Samenanalyse (CASA), Entzündungsparameter und
Aussagefähigkeit von Ejakulatbefunden
W. Krause, F. Ochsendorf und H.-J. Glander 417

Andrologische Untersuchungen von Vasektomiepatienten
H.-J. Neumann 420

Spermatozoenfunktionstest und Stellenwert biochemischer Ejakulatuntersuchungen
W.-B. Schill und H.-C. Schuppe 423

Andrologische Indikationen zur ICSI
G. Haidl 426

Antiandrogene Therapie – Neue Entwicklungen der systemischen und peripheren
Inhibition
Ch.C. Zouboulis 427

Systemische Therapie der androgenetischen Alopezie des Mannes
C. Kunte und H. Wolff 432

Der neue Stellenwert der Hodenbiopsie im Zeitalter der assistierten Reproduktion
W. Schulze 434

17α-Estradiol – ein moderner Inhibitor des 5α-Reductase
F. Hevert 435

Haare und Nägel

Therapie der Alopezia areata
F.-M. Schaart 441

Therapie vernarbender Alopezien
H. Hamm 444

Haarwebesystem (»hair weaving«)
H.-G. Dauer 447

Steroidmetabolismus im Haarfollikel und androgenetische Alopezie
R. Hoffmann 449

Lymphome

Pathogenese kutaner T-Zell-Lymphome
R. Dummer, U. Döbbeling, R. Geertsen, J. Willers und G. Burg 455

Chemokine und Chemokinrezeptoren als wichtiges Kontrollinstrument
für die Migration von Leukozyten in die Haut
M. Kleinhans, G. Burg und F.O. Nestle 457

Nachweis klonaler T-Zellrezeptor-γ-Umlagerungen bei kutanen
T-Zell-Lymphomen mittels der PCR in Kombination mit der GeneScan-Analyse:
Sensitivität und Kriterien der Spezifität
E. Dippel, C. Assaf, M. Hummel, H. Stein, S. Goerdt und C.E. Orfanos 460

Zirkulierende maligne und benigne Lymphozyten in Frühstadien kutaner Lymphome
K. Asadulla, M. Muche, M. Friedrich und W. Sterry 463

Klassifikation kutaner Lymphome
M.J. Flaig und C.A. Sander 467

Behandlung kutaner T-Zell-Lymphome
R. Stadler 470

Therapie kutaner T-Zell-Lymphome mit PUVA versus Interferon α plus PUVA:
Erste Ergebnisse des prospektiven randomisierten multizentrischen
Therapieoptimierungsprotokolls
H.-G. Otte, R. Stadler, T. Luger und W. Sterry 474

Malignes Melanom

T-Zellimmunreaktionen gegen Melanome – Rolle von CD4+ Lymphozyten
J.C. Becker, P. Terheyden und P. thor-Straten 479

Molekulare Diagnose des malignen Melanoms
C. Garbe, B. Schittek, H.-J. Blaheta, U. Ellwanger, B. Schlagenhauff,
H. Breuninger und G. Rassner 482

Schnittpräparatesammlung des Zentralregisters Malignes Melanom –
Probleme der Auswertung
M. Tronnier und H.H. Wolff 486

Expression des Epidermal-Growth-Factor-Receptor(EGFR)-Gens
und Chromosom-7-Aneuploidie bei malignem Melanom
G. Krähn und M Udart 489

Allelverlust von 11q23 als Progressionsmechanismus zur regionären Lymphknotenmetastasierung beim Melanom?
R.A. Herbst, U. Casper, S. Mommert, J. Schubach, E. Podewski, A. Ehnis,
A. Kapp und J. Weiß 494

CD40 Ligation auf malignen Melanomen erhöht deren CTL-vermittelte Lyse
und induziert Apoptose
J.C. Simon und A.V. Leoprechting 497

Differentielle Modulation der FasR/CD95-vermittelten Apoptose in Melanomzellen
durch Interferone
S. Ugurel, S. Seiter, G. Rappl, A. Stark, W. Tilgen und U. Reinhold 500

Adjuvante Interferontherapie des Melanoms
A. Hauschild und M. Volkenandt 504

Therapeutischer Einsatz von Interleukin-2 beim Melanom
R. Dummer, A.C. Häffner und G. Burg 507

Wachstumsverzögerung und Rückbildung von Melanomen in vivo durch
Therapie mit IL-12
L. Heinzerling, J. Pavlovic, J. Schultz, R. Dummer, G. Burg und K. Moelling 510

Dendritische Zellen und andere neue Vakzinationsstrategien zur Therapie
des Melanoms und anderer Tumoren
G. Schuler, B. Thurner, A. Enk und E. Kämpgen 515

Palliative Therapie des Melanoms
W. Tilgen und S. Ugurel 520

Temodal in der Behandlung des metastasierten Melanoms
W. Tilgen, S. Seiter und D. Dill-Müller 523

Therapieoptionen bei Hirnmetastasen des malignen Melanoms – Chemotherapie
P. Mohr und M. Weichenthal 525

Experimentelle Entwicklung der genetischen Immunisierung mit dendritischen
Zellen für die spezifische Immuntherapie des malignen Melanoms
T. Tüting, H. Jonuleit, J. Steitz, J. Brück, A. Giesecke, K. Steinbring, J. Knop
und A. Enk 528

Neurochirurgische Therapie bei Hirnmetastasen des malignen Melanoms
G. Schackert, C. Bonk und S.B. Sobottka 531

Repräsentative Ergebnisse der Schildwächter-Lymphknoten-Exstirpation (SLKE)
beim malignen Melanom
J. Ulrich, H.-J. Otto, A. Roessner, B. Bonnekoh, und H. Gollnick 533

Fraglicher Profit der Routine-Thorax-Untersuchung bei der Nachsorge maligner
Melanome nach primärer Versorgung
C.C. Giese und P. Schramm 538

Vakzinationstherapie beim Melanom
D. Schadendorf, Y. Sun und A. Paschen 541

Phase II-Studie zur Vakzinierung von Melanompatienten mit Tyrosinase-Peptiden
und GM-CSF
D. Schadendorf, U. Hofmann, A. Schmittel, U. Keilholz, T. Allgäuer, R. Max,
E. Thiel und C. Scheibenbogen 544

Epitheliale Tumoren

Der Stellenwert von Microstaging, Subtyping und Grading in der Malignitätsbeurteilung spinozellulärer Karzinome
G. Petter und U.-F. Haustein 549

Photodynamische Therapie bei epithelialen Tumoren
R.-M. Szeimies 553

Operative und medikamentöse Therapie des Merkelzell-Tumors
A. Hauschild und E. Christophers 556

Korrelation zwischen Patched-Genmutation und klinischem Bild
bei Basalzellnävussyndrom (Gorlin-Syndrom)
G. Linß, E. Burkhardt und A. Reis 559

Radioulzera nach Röntgenweichstrahltherapie epithelialer Tumoren der Haut
E.M. Hermsteiner, R. Rupprecht, A. Lippold, G. Bramkamp, C. Breitkopf,
K. W. Schulte, V. Jasnoch, H. J. Elsmann, C. Stock, H. Pannes und L. Suter 562

Sonstige Tumoren

Hauttumoren bei organtransplantierten Patienten
E. Stockfleth, M. Reh, N. Haake, N. Steinbrecher, E. Christophers und T. Meyer . . . 567

DNA-Bildzytometrie (ICM-DNA) als adjuvante Methode zur Dignitätseinschätzung
von Schweißdrüsentumoren
M. Vogelbruch, A. Rütten, A. Kapp und P. Kiehl 569

Wundheilung

Neue experimentelle Strategie zur Therapie von Wundheilungsstörungen
S.A. Eming, J.R. Morgan, J.M. Davidson und T. Krieg 575

Die Bedeutung der Hautdurchblutung für die Entstehung und Abheilung
chronischer Wunden
A. Steins und M. Jünger 578

TNF- und IL-1-Zytokinsignaltransduktion in der Wundheilung
E. Proksch 582

Keratinozyten in vitro – Einfluß der Applikation von Keratinozyten
auf die Wundheilung in einem humanen Wundheilungsmodell
J.M. Brandner, P. Joudek und I. Moll 584

Fortschritte der Lokaltherapie: aktive Stimulation der Wundheilung
G. Köveker 587

Untersuchungen zur Biokompatibilitätstestung von Wundauflagen –
Vergleich von klinischer Erfahrung und In-vitro-Testung
U. Wollina 589

Wundkonditionierung mit Hydrokolloidverbänden –
eine vergleichende Untersuchung an operativen Defektwunden
P.J.M. Mulkens, R. Wimheuer, C. Lagarde und T. Bieber 592

Neue Trends in der Therapie chronischer Wunden
D. Zuder, A. Steins, H.-M. Häfner, B. Vollert, T. Klyscz, G. Rassner, M. Jünger 597

Pharmakokinetik nach oraler Einnahme von cicaprosthaltigen Tabletten
(SH T 450 A) bei Patienten mit peripherer arterieller Verschlußkrankheit
im Vergleich von Nüchternzustand gegenüber Nahrungsaufnahme
B. Vollert, M. Jünger 602

Physikalische Therapie bei Venenerkrankungen
A. Steins, D. Zuder, T. Klyscz, M. Jünger 605

Phlebologie und Ulkuserkrankungen

Diagnostik der chronischen venösen Insuffizienz und Therapie der Varikosis
U. Schultz-Ehrenburg, G. Gallenkemper und A. Miller 613

Ergebnisse der Lipokleroseabtragung mit Fasziotomie (LAF-Therapie)
beim Ulcus cruris venosum
K.H. Galli, H. Wolf und E. Paul 616

Die Behandlung des diabetischen Fußes unter chirurgischen Gesichtspunkten
S. Coerper, G. Köveker, M. Schäffer, M. Witte und H.D. Becker 619

Dermatologische Aspekte in der Therapie des diabetischen Fußulkus
U. Wollina 621

Neue Entwicklungen in der medizinischen Kompressionstherapie
H.-M. Häfner, A. Schlez, B. Vollert und M. Jünger 624

Einsatz von EMLA Creme bei Ulcus cruris: Nutzen und Grenzen
I. Effendy und H. Löffler 628

Photodermatologie

Entwicklungen und praktische Anwendungen in der Photo(chemo)therapie
H. Stege und J. Krutmann 631

Balneophototherapie
V. Streit 637

Die UV-Exposition von Radprofis überschreitet deutlich internationale Grenzwerte
M. Möhrle, L. Heinrich, A. Schmid, J. Keul, G. Rassner und C. Garbe 639

UVB-Strahlung induziert Plasminogenaktivator vom Urokinasetyp (uPA)
und uPA-Rezeptor in der Keratinozytenlinie A431 –
Bedeutung für die Photoprovozierbarkeit von Pemphigus vulgaris
K. Degitz, E. Braungart, E. Lengyel, U. Reuning. V. Magdolen und C. Marschall . . . 641

Kosmetische Dermatologie

Kosmetische Dermatologie
L. Wiest und A. Fratila 647

Reduktion der UV-induzierten Mutationsrate durch Behandlung mit dem Thymidin Dinucleotid (pTpT)
I.M. Hadshiew, M. Khlagatian, H. Giese, M.S. Eller, J. Vijg und B.A. Gilchrest 652

Topische Therapie

Klinische Möglichkeiten der Magistralrezeptur
M. Gloor 657

Operative Dermatologie

Kryotherapie versus Operative Therapie
G. Sebastian, I. Hackert und A. Stein 663

Laserbehandlung

Klassische Dermabrasion versus Laserverfahren
R. Kaufmann 669

Skin Resurfacing bei Falten und Aknenarben durch Einsatz eines kombinierten CO_2/Er:YAG-Lasers
S. Werner und C. Raulin 673

Laser- und Kryotherapie der aktinischen Cheilitis im direkten Vergleich
D. Pappai und H. -J. Schulze 675

Moderne und experimentelle Therapieformen

Hyperhidrosis – Injektionsbehandlung versus operative Therapie
R. Rompel 681

Botulinumtoxin A in der Therapie der fokalen Hyperhidrose:
Würzburger Erfahrungen
I. Kinkelin, M Naumann, U. Hofmann, H. Hamm und E.-B. Bröcker 684

β-Karotin bei Dyplastischem Nävussyndrom – eine kontrollierte klinische Studie
C. Bayerl, B. Schwarz und E. G. Jung 688

Neue Therapieoptionen bei der Behandlung von Hirntumoren und Hirnmetastasen
M. van Kampen und M. Wannenmacher 693

Innovative Konzepte zur Immunintervention bei Hauttumoren:
Vakzinierung mit Tumorantigen beladenen dentritischen Zellen
F.O. Nestle, R. Dummer, G. Burg und D. Schadendorf 695

Temozolomid – ein neues liquorgängiges Zytostatikum
G. Fierlbeck und A. Benez 698

Stellenwert der topischen photodynamischen Therapie in der Behandlung von
Plantarwarzen
B. Kahle und S. Hellwig 700

Hämangiomtherapie mit dem PhotoDerm VL
G. Kautz und I. Kautz 702

Fachübergreifende Dermatologie

Haut und Innere Medizin
G. Albrecht 707

Naturheilverfahren

Aspekte zu Naturheilverfahren in der Dermatologie
U. Amon und M. Augustin 713

Qualitätsmanagement

Qualitätsmanagement in der Dermatologie
U. Amon, E. Bangha, B. Fritze und R. Yaguboglu 719

Der Freiburger Fragebogen zur Lebensqualität bei Hauterkrankungen:
Validierung und klinische Ergebnisse an 1865 Patienten
M. Augustin, I. Zschocke, S. Lange, E. Schöpf, W. Vanscheidt und U. Amon 722

Der Problempatient in der Hautarztpraxis
U. Gieler und M. Augustin 725

Öffentlichkeitsarbeit und Internet

Ziele der gemeinsamen Presse- und Öffentlichkeitsarbeit von DDG und BVDD
W. Sterry 733

Einführung in das Internet
K. Hoffmann, P. Altmeyer und M. Stücker 735

Geschichte der Dermatologie

Geschichte der deutschsprachigen Dermatologie
O. Braun-Falco 743

Der Einfluß des Nationalsozialismus auf die Dermatologie in Österreich 1933–1955
D. Angetter, R. Feikes und K. Holubar 745

Der Weg der deutschen Dermatologie nach 1945
A. Scholz 751

Dermatologie in Deutschland unter dem Einfluß des Nationalsozialismus
W. Weyers 755

Politische Beeinflussung der schweizerischen Dermatologie
vor und während des 2. Weltkrieges
J.-M. Paschoud 759

Sachverzeichnis 763

Verzeichnis der Erstautoren

Abeck, Dietrich, Prof. Dr.
Klinik und Poliklinik für Dermatologie
und Allergologie
am Biederstein, Technische Universität München
Biedersteiner Straße 29
D-80802 München

Agathos, Monika, Dr.
Abteilung für Dermatologie und Allergologie,
Städtisches Krankenhaus München-Schwabing.
Kölner Platz 1
D-80804 München

Albrecht, Gisela, Dr.
Chefärztin der Dermatologischen Abteilung
des Krankenhauses Spandau,
Neue Bergstraße 6
D-13578 Berlin

Allwinn, Regina, Dr.
Institut für Medizinische Virologie und
Impfambulanz,
Universitätsklinikum Frankfurt am Main
Sandhofstraße 2–4 (H75)
D-60528 Frankfurt/Main

Amon, Ulrich, Priv.-Doz. Dr. habil.
Interdisziplinäres Therapiezentrum PsoriSol GmbH,
Akut- und Rehabilitationsklinik für Dermatologie
und Allergologie
Mühlstraße 31
D-91217 Hersbruck

Asadullah, Khusru, Dr.
Leiter der Abteilung für Experimentelle Dermatologie
Schering AG
D-13342 Berlin

Augustin, Matthias, Dr.
Universitäts-Hautklinik Freiburg
Hauptstraße 7
D-79104 Freiburg

Bachert, Claus, Prof. Dr.
Kliniekhoffd, US Gent,
Kliniek voor Neus-Keel- & Oorheelkunde
De Pintelaan 185
B-9000 Gent, Belgien

Bayerl, Christiane, Priv.-Doz. Dr.
Hautklinik Mannheim, Klinikum Mannheim GmbH,
Universitätsklinik, Fakultät für Klinische Medizin
Mannheim der Universität Heidelberg
Theodor-Kutzer-Ufer 1–3
D-68135 Mannheim

Becker, Detlef, Priv.-Doz. Dr.
Universitäts-Hautklinik Mainz
Langenbeckstraße 1
D-55101 Mainz

Becker, J.C., Priv.-Doz. Dr.
Universitätshautklinik Würzburg
Josef-Schneider-Straße 2
D-97080 Würzburg

Berndt, Undine, Dr.
Hautklinik, Friedrich Schiller-Universität Jena,
Erfurter Straße 35
D-07740 Jena

Bezold, Guntram, Dr.
Abteilung Dermatologie, Universität Ulm
Oberer Eselsberg 40
D-89081 Ulm

Bircher, A.J., Priv.-Doz. Dr.
Allergologische Poliklinik, Dermatologische
Universitätsklinik, Kantonsspital
Petersgraben 4
CH-4031 Basel, Schweiz

Bock, Michael, Dr.
Universitäts-Hautklinik Heidelberg
Voßstraße 2
D-69115 Heidelberg

Boehncke, Wolf-Henning, Priv.-Doz. Dr.
Universitäts-Hautklinik
Theodor-Stern-Kai 7
D-60590 Frankfurt

Böni, Roland, Priv.-Doz. Dr.
Dermatologische Klinik, Universitätsspital,
Gloriastraße 31
CH-8091 Zürich, Schweiz

Bogner, Johannes R., Priv.-Doz. Dr.
Medizinische Poliklinik
Pettenkoferstraße 8a
D-80336 München

Borchard, Carsten
Klinik für Dermatologie, Venerologie
und Allergologie, Universitätsklinikum Essen,
Hufelandstraße 55
D-45122 Essen

Bork, K., Univ.-Prof. Dr.
Universitäts-Hautklinik,
Langenbeckstraße 1
D-55131 Mainz

Braathen, Lasse R., Prof. Dr.
Direktor der Dermatologischen Universitätsklinik
und Poliklinik
Inselspital
CH-3010 Bern, Schweiz

Brandner, Johanna, Dr.
Haut- und Poliklinik, Universitätskrankenhaus
Eppendorf
Martinistraße 52
D-20246 Hamburg

Brasch, Jochen, Priv.-Doz. Dr. habil.
Universitätshautklinik Kiel
Schittenhelmstraße 7
D-24105 Kiel

Braun-Falco, Otto, Prof. Dr. Dr. h.c. mult.
vorm. Direktor der Dermatologischen Klinik und
Poliklinik, Ludwig-Maximilians-Universität München
Frauenlobstraße 9–11
D-80337 München

Brockow, Knut, Dr.
Klinik und Poliklinik für Dermatologie
und Allergologie am Biederstein
Technische Universität München
Biedersteiner Straße 29
D-80802 München

Coerper, S., Dr.
Chirurgische Universitäts-Klinik
Allgemeine Chirurgie
Hoppe-Seyler-Straße
D-72076 Tübingen

Cunliffe, W.J., M.D.
The Skin Research Centre
The General Infirmary at Leeds
Great George Street
Leeds LS1 3EX, U.K.

Dauer, Hans-Georg, Dr.
Facharzt für Haut- und Geschlechtskrankheiten,
Allergologie
Königsberger Platz 5
D-51371 Leverkusen

Degitz, Klaus, Priv.-Doz. Dr.
Klinik und Poliklinik für Dermatologie
und Allergologie, Ludwig-Maximilians-Universität
München
Frauenlobstraße 9–11
D-80337 München

Deichmann, Klaus, Dr.
Universitäts-Kinderklinik
Mathildenstraße 1, D-79106 Freiburg

Dippel, E., Dr.
Klinik und Poliklinik für Dermatologie,
Universitätsklinikum Benjamin Franklin, FU Berlin
Hindenburgdamm 30
D-12200 Berlin

Dummer, R., Priv.-Doz. Dr.
Leitender Arzt, Dermatologische Klinik,
Universitätsspital Zürich
Gloriastraße 31
CH-8091 Zürich, Schweiz

Effendy, Isaak, Prof. Dr.
Dermatologische Klinik, Universität Marburg
Deutschhausstraße 9
D-35033 Marburg

Eming, Sabine A., Dr.
Klinik und Poliklinik für Dermatologie
und Venerologie, Universität zu Köln
Joseph-Stelzmann-Straße 9
D-50924 Köln

Fierlbeck, Gerhard, Priv.-Doz. Dr.
Universitäts-Hautklinik
Liebermeisterstraße 25
D-72076 Tübingen

Flory, Egbert, Dr.
Universität Rostock, Klinik und Poliklinik
für Dermatologie und Venerologie
Augustenstraße 80
D-18055 Rostock

Fluhr, Joachim, Dr.
Hautklinik am Städtischen Klinikum Karlsruhe
Moltkestraße 120
D-76133 Karlsruhe

Frank, Jorge, Dr.
Department of Dermatology, College of Physicians
and Surgeons, Columbia University
630 West 168th Street, VC 15–1526
New York, NY 10032, U.S.A.

Freitag, Marcus, Dr.
Ruhr-Univesität, St. Josef-Hospital
Dermatologische Klinik
Gudrunstraße 56
D-44791 Bochum

Gall, H., Dr.
Universitäts-Hautklinik
Oberer Eselsberg 40
D-89081 Ulm

Galli, Karl-Heinz, Dr.
Hautklinik am Klinikum Nürnberg Nord
Prof.-Ernst-Nathan-Straße 1
D-90340 Nürnberg

Garbe, Claus, Prof. Dr.
Universitäs-Hautklinik
Sektion Dermatologische Onkologie
Liebermeisterstraße 25
D-72076 Tübingen

Genth, Ekkehard, Prof. Dr.
Rheumaklinik und Rheumaforschungsinstitut
Aachen
Burtscheider Markt 24
D-52066 Aachen

Gieler, Uwe, Prof. Dr.
Psychosomatische Dermatologie, Zentrum für
Psychosomatische Medizin
Justus-Liebig-Universität Gießen
Ludwigstraße 76
D-35392 Gießen

Giese C.C.
Universitätshautklinik Mainz
D-55101 Mainz

Gloor, Max, Prof. Dr.
Hautklinik am Städtischen Klinikum
Karlsruhe GmbH
Moltkestraße 120
D-76133 Karlsruhe

Gollnick, Harald, Univ.-Prof. Dr.
Medizinische Fakultät, Klinik für Dermatologie
und Venerologie
Otto-von-Guericke-Universität Magdeburg
Leipziger Straße 44
D-39120 Magdeburg

Gross, Gerd E., Prof. Dr.
Klinik und Poliklinik für Dermatologie und
Venerologie, Universität Rostock
Augustenstraße 80–84
D-18055 Rostock

Gutgesell, Carsten, Dr.
Universitäts-Hautklinik Göttingen
von-Siebold-Straße 5
D-37075 Göttingen

Hadshiew, Ina Marion, Dr.
Department of Dermatology, Boston University
Medical School
609 Albany St., J-501
Boston/MA 02118, U.S.A.

Haidl, G.,
Rheinische Friedrich-Wilhelms-Universität Bonn,
Bonn

Hamm, Henning, Prof. Dr.
Universität Würzburg, Klinik und Poliklinik
für Haut- und Geschlechtskrankheiten
Josef-Schneider-Straße 2
D-97080 Würzburg

Haneke, E., Prof. Dr.
Hautklinik
Arrenbergerstraße 20–56
D-42117 Wuppertal

Hauschild, A., Dr.
Klinik für Dermatologie, Allergologie und
Venerologie, Christian-Albrechts-Universität Kiel
Schittenhelmstraße 7
D-24105 Kiel

Hausen, B.M., Prof. Dr.
Dermatologisches Zentrum, Allergie-Abteilung,
Am Krankenhaus 1
D-21614 Buxtehude, Germany

Haustein, Uwe-Frithjof, Prof. Dr.
Klinik und Poliklinik für Hautkrankheiten,
Universität Leipzig
Liebigstraße 21
D-04103 Leipzig

Heinzerling, Lucie, Dr.
Dermatologische Klinik, Universitätsspital Zürich,
Gloriastraße 21
CH-8091 Zürich, Schweiz

Hengge, Ulrich Remigius, Priv.-Doz. Dr.
Klinik und Poliklinik für Dermatologie, Venerologie
und Allergologie, Universitätsklinikum Essen
Hufelandstraße 55
D-45122 Essen

Herbst, Rolf A., Dr.
Klinik und Poliklinik für Dermatologie und
Venerologie, Medizinische Hochschule Hannover
Ricklinger Straße 5
D-30449 Hannover

Hermsteiner, E.M., Dr.
Fachklinik Hornheide
Dorbaumstraße 300
D-48159 Münster-Handorf

Hertl, M., Dr.
Hautklinik, Rheinisch-Westfälische Technische
Hochschule Aachen
Pauwelsstraße 30
D-52074 Aachen

Hevert, Frank, Prof. Dr.
Galderma Laboratorium GmbH
Munzinger Straße 5
D-79111 Freiburg

Höger, Peter H., Priv.-Doz. Dr.
Universitäts-Hautklinik
Martinistraße 52
D-20246 Hamburg

Hoffmann, K., Dr.
Dermatologische Klinik, Ruhr-Universität Bochum
Gudrunstraße 56
D-44791 Bochum

Hoffmann, Rolf, Priv.-Doz. Dr.
Universitäts-Hautklinik
Deutschhausstraße 9
D-35033 Marburg

Holubar, Karl, Univ.-Prof. Dr.
Institut für Geschichte der Medizin, Universität Wien,
Währinger Straße 25
A-1090 Wien, Österreich

Husak, Ralf, Dr.
Klinik und Poliklinik für Dermatologie,
Universitätsklinikum Benjamin Franklin
Freie Universität Berlin
Hindenburgdamm 30
D-12200 Berlin

Imhof, Matthias, Dr.
Zentrum der Dermatologie und Venerologie,
Johann Wolfgang Goethe-Universität
Theodor-Stern-Kai 7
D-60590 Frankfurt am Main

Itin, Peter H., Priv.-Doz. Dr.
Abteilung für Dermatologie
Kantonsspital Aarau
CH-5001 Aarau, Schweiz

John, S.M., Dr.
Universität Osnabrück, Dermatologie,
Umweltmedizin, Gesundheitstheorie
Sedanstraße 115 (D 1)
D-49076 Osnabrück

Jünger, M., Priv.-Doz. Dr.
Universitätshautklinik
Liebermeisterstraße 25
D-72076 Tübingen

Jung, Kirsten, Priv.-Doz. Dr.
Klinik für Hautkrankheiten
Klinikum Erfurt GmbH
PF 595
D-99012 Erfurt

Kahle, Birgit, Dr.
Universitäts-Hautklinik Heidelberg
Voßstraße 2, D-69115 Heidelberg

Kampen, M. van, Dr.
Universitätsklinik Heidelberg, Radiologische Klinik,
Klinische Radiologie (Schwerpunkt Strahlentherapie)
und Poliklinik
Im Neuenheimer Feld 400
D-69120 Heidelberg

Kaufmann, Roland, Prof. Dr.
Zentrum der Dermatologie und Venerologie,
Klinikum der J.W. Goethe-Universität
Theodor-Stern-Kai 7
D-60590 Frankfurt am Main

Kautz, Gerd, Dr.
Hautarzt
Am Markt 3
D-54329 Konz

Kinkelin, Ilka, Dr.
Universitätshautklinik
Josef-Schneider-Straße 2
D-97080 Würzburg

Kleinhans, Martin, Dr.
Dermatologische Klinik, Zürich

Koch, Frauke, Dr.
Dermatologische Klinik, Universitätsspital Zürich
Gloriastraße 31
CH-8091 Zürich, Schweiz

Koch, Petra, Dr.
Johannes-Gutenberg-Universität Mainz, Hautklinik,
Langenbeckstraße 1
D-55131 Mainz

Köhn, F.-M., Priv.-Doz. Dr.
Klinik und Poliklinik für Dermatologie und
Allergologie am Biederstein
Technische Universität München
Biedersteiner Straße 29
D-80802 München

König, Arne, Dr.
Zentrum für Hautkrankheiten, Klinikum der
Philipps-Universität
Deutschhausstraße 9
D-35033 Marburg

Köveker, G., Prof. Dr.
Abteilung Allgemein-Chirurgie
Arthur-Graber-Straße 70
D-71065 Sindelfingen

Krähn, G., Dr.
Abteilung Dermatologie, Universitätsklinikum Ulm
Oberer Eselsberg 40
D-98081 Ulm

Krause, Walter, Prof. Dr.
Abteilung Andrologie
Dermatologische Universitäts-Klinik
Klinikum der Philipps-Universität
D-35033 Marburg

Kuhn, Annegret, Dr.
Hautklinik, Heinrich-Heine-Universität
Moorenstraße 5
D-40225 Düsseldorf

Kunte, Christian, Dr.
Dermatologische Klinik und Poliklinik,
Ludwig-Maximilians-Universität München
Klinikum Innenstadt
Frauenlobstraße 9–11
D-80337 München

Kutzner, Heinz, Dr.
Dermatohistopathologisches Gemeinschaftslabor,
Siemensstraße 6/1
D-88048 Friedrichshafen

Lehmann, Percy, Univ.-Prof. Dr.
Heinrich-Heine-Universität Düsseldorf,
Universitätshautklinik
Moorenstraße 5
D-40225 Düsseldorf

Lenz, Petra, Dr.
Abteilung für Immundermatologie und Infektiöse
Hautkrankheiten, Universitätsklinik für Dermatologie
Allgemeines Krankenhaus der Stadt Wien
Währinger Gürtel 18–20
A-1090 Wien

Lilie, H. Martina, Dr.
Dermatologische Klinik, Klinikum Krefeld
Lutherplatz 40
D-47805 Krefeld

Linß, G., Dr. habil.
Klinik für Dermatologie
Heilbronner Straße 1
D-15230 Frankfurt (Oder)

Lucky, Anne W., M.D.
Dermatology Associates of Cincinnati
7691 Five Mile Road, Suite 312
Cincinnati, Ohio 45230, U.S.A.

Mahler, Vera, Dr.
Institut für Allgemeine und Experimentelle
Pathologie, AKH, Universität Wien
Währinger Gürtel 18–20
A-1090 Wien

Metze, Dieter, Priv.-Doz. Dr.
Universitäts-Hautklinik Münster
Von-Esmarchstraße 56
D-48149 Münster

Möhrle, Mathias, Dr.
Universitäts-Hautklinik
Liebermeisterstraße 25
D-72076 Tübingen

Mohr, Peter, Dr.
Dermatologisches Zentrum Buxtehude
Am Krankenhaus 1
D-21614 Buxtehude

Mrowietz, Ulrich, Priv.-Doz. Dr.
Klinikum der Christian-Albrechts-Universität zu Kiel,
Klinik für Dermatologie, Venerologie und
Allergologie, Universitäts-Hautklinik
Schittenhelmstraße 7
D-24105 Kiel

Müllegger, Robert R., Dr.
Universitäts-Klinik für Dermatologie und Venerologie
Graz, Klinische Abteilung für Allgemeine
Dermatologie
Auenbruggerplatz 8
A-8036 Graz, Österreich

Mulkens, P.J.M., Dr.
Klinik und Poliklinik für Dermatologie, Rheinische
Friedrich-Wilhelms-Universität
Sigmund-Freud-Straße 25
D-53105 Bonn

Nenoff, Pietro, Dr.
Klinik und Poliklinik für Hautkrankheiten,
Universität Leipzig
Liebigstraße 21
D-04103 Leipzig

Nestle, Frank O., Priv.-Doz. Dr.
Dermatologische Klinik, Universitätsspital Zürich,
Gloriastraße 31
CH-8091 Zurich, Schweiz

Neumann, Hans-Jürgen, Dr.
Universitätsklinik für Dermatologie und Venerologie,
Otto-von-Guericke-Universität Magdeburg
Leipziger Straße 44
D-39120 Magdeburg

Nolting, S., Prof. Dr.
Klinik und Poliklinik für Hautkrankheiten der
Westfälischen Wilhelms-Universität
von-Esmarch-Straße 56
D-48149 Münster

Otte, Heinz-Günter, Dr.
Hautklinik Klinikum Minden
Portastraße 7–9
D-32423 Minden

Pammer, J., Dr.
Institut für klinische Pathologie
Universitätskrankenhaus Wien
Währinger Gürtel
A-1090 Wien

Pappai, Dirk, Dr.
Dermatologische Abteilung, Fachklinik Hornheide,
Wilhelms-Universität Münster
Dorbaumstraße 300
D-48157 Münster

Paschoud, Jean-Maurice, Dr.
Chemin des Bouleaux 4
CH-1025 Saint Sulpice, Schweiz

Peter, R.U., Prof. Dr.
Abteilung Dermatologie, Universität Ulm
Oberer Eselsberg 40
D-89081 Ulm

Petersen, Eiko E., Prof. Dr.
Universitäts-Frauenklinik Freiburg
Hugstetterstraße 55
D-79106 Freiburg

Petter, G., Dr.
Universität Leipzig, Klinik und Poliklinik für
Hautkrankheiten
Liebigstraße 21
D-04103 Leipzig

Plewig, Gerd, Prof. Dr.
Dermatologische Klinik und Poliklinik,
Ludwig-Maximilians-Universität München
Frauenlobstraße 9–11
D-80337 München

Prinz, Jörg C., Priv.-Doz. Dr.
Dermatologische Klinik und Poliklinik
Ludwig-Maximilians-Universität München
Frauenlobstraße 9–11
D-80337 München

Proksch, E., Prof. Dr. Dr. rer. nat.
Universitäts-Hautklinik Kiel
Schittenhelmstraße 7
D-24105 Kiel

Przybilla, Bernhard, Prof. Dr.
Klinik und Poliklinik für Dermatologie
und Allergologie
Ludwig-Maximilians-Universität München
Frauenlobstraße 9–11
D-80337 München

Raghunath, Michael, Priv.-Doz. Dr.
Klinik und Poliklinik für Allgemeine Dermatologie
und Venerologie
von Esmarchstraße 56
D-45149 Münster

Rappersberger, Klemens, Univ.-Doz. Dr.
Abteilung für Allgemeine Dermatologie,
Universitätsklinik für Dermatologie, Währinger-
Gürtel 18–20, A-1090 Wien, Österreich

Raulin, Christian, Dr.
Kaiserstraße 104
D-76133 Karlsruhe

Reinl, Peggy, Dr.
Universitätshautklinik Leipzig
Liebigstraße 21
D-04103 Leipzig

Rinne, Daniela, Dr.
Zentrum Dermatologie und Venerologie,
Universitäsklinikum
Theodor-Stern-Kai 7
D-60590 Frankfurt

Rompel, Rainer, Priv.-Doz. Dr.
Hautklinik, Städtische Kliniken Kassel,
Möncheberstraße 41–43
D-34125 Kassel

Rose, Christian, Dr.
Universitätshautklinik Würzburg
Josef-Schneider-Straße 2
D-97080 Würzburg

Rübben, A., Dr.
Hautklinik, Medizinische Fakultät am
Universitätsklinikum, RWTH Aachen
Pauwelsstraße 30
D-52074 Aachen

Sachs, Bernhardt, Dr.
Klinik für Dermatologie, Universitätsklinikum,
Rheinisch-Westfälische Technische Hochschule
Aachen
Pauwelsstraße 30
D-52074 Aachen

Sakrauski, Arne, Dr.
Klinikum Innenstadt
Dermatologische Klinik und Poliklinik der LMU
Frauenlobstraße 9–11
D-80337 München

Sander, Christian A., Priv.-Doz. Dr.
Klinik und Poliklinik für Dermatologie
und Allergologie
Klinikum der Innenstadt der LMU
Frauenlobstraße 9–11
D-80337 München

Schaart, Frank-M., Dr.
Poststraße 2 /Ecke Neuer Wall
D-20354 Hamburg

Schackert, Gabriele, Prof. Dr.
Direktorin der Klinik und Poliklinik für
Neurochirurgie, Universitätsklinikum Carl Gustav
Carus, Technische Universität Dresden
Fetscherstraße 74
D-01307 Dresden

Schadendorf, Dirk, Prof. Dr.
Klinische Kooperationseinheit für Dermatoonkologie
(DKFZ) an der Hautklinik Mannheim, Klinikum
Mannheim GmbH, Universitätsklinikum
Fakultät für Klinische Medizin der Universität
Heidelberg, Mannheim

Schaller, Martin, Dr.
Dermatologische Klinik und Poliklinik,
der Ludwig-Maximilians-Universität München
Frauenlobstraße 9–11
D-80337 München

Schiffner, Roman, Dr.
Dermatologische Klinik und Poliklinik
Universität Regensburg

Schill, W.-B., Prof. Dr.
Zentrum für Dermatologie und Andrologie
JLU Gießen

Schmidt, Enno, Dr.
Universitätshautklinik
Josef-Schneider-Straße 2
D-97080 Würzburg

Schnuch, Axel, M.D.
IVDK, Informationsverbund Dermatologischer
Kliniken an der Universitäts-Hautklinik
von-Siebold-Straße 3
D-37075 Göttingen

Schöfer, Helmut, Prof. Dr.
Universitäts-Hautklinik (ZDV)
J.W. Goethe-Universität Frankfurt/M.
Theodor-Stern-Kai 7
D-60590 Frankfurt/M.

Schön, Michael P., Dr.
Hautklinik, Heinrich-Heine-Universität Düsseldorf
Moorenstraße 5
D-40225 Düsseldorf

Schöpf, Pia
Klinik und Poliklinik für Dermatologie und
Allergologie, Ludwig-Maximilians-Universität
München, Frauenlobstraße 9–11
D-80337 München

Scholz, Albrecht, Prof. Dr.
Institut für Geschichte der Medizin, Medizinische
Fakultät Carl Gustav Carus der Technischen
Universität Dresden
Fetscherstraße 74
D-01307 Dresden

Schröder, Jens-M., Prof. Dr. rer. nat.
Universitäts-Hautklinik Kiel
Schittenhelmstraße 7
D-24105 Kiel

Schuler, Gerold, Prof. Dr.
Dermatologische Klinik und Poliklinik, Friedrich-
Alexander-Universität
Hartmannstraße 4
D-91052 Erlangen

Schultz-Ehrenburg, Ulrich, Prof. Dr.
Dermatologische Klinik
Klinikum Buch, Berlin

Schulze, W., Prof. Dr.
Abteilung für Andrologie, Universitäts-Hautklinik,
Martinistraße 52
D-20246 Hamburg

Sebastian, G., Prof. Dr.
Klinik und Poliklinik für Dermatologie,
Universitätsklinikum Carl Gustav Carus,
Technische Universität Dresden
Fetscherstraße 74
D-01307 Dresden

Seebacher, Claus, Prof. Dr.
Chefarzt der Hautklinik, Krankenhaus Dresden-
Friedrichstadt, Städtisches Klinikum
Friedrichstraße 41
D-01067 Dresden

Simon, Jan C., Prof. Dr.
Universitäts-Hautklinik,
Albert-Ludwigs-Universität Freiburg
Hauptstraße 7
D-79104 Freiburg im Breisgau

Sollberg, Stephan, Priv.-Doz. Dr.
Klinik und Poliklinik für Dermatologie und
Venerologie der Universität Köln
D-50924 Köln

Stadler, Rudolf, Prof. Dr.
Hautklinik Minden
Portastraße 7–9
D-32423 Minden

Stege, H., Dr.
Universitäts-Hautklinik, Medizinische Einrichtungen,
Heinrich-Heine-Universität
Moorenstraße 5
D-40225 Düsseldorf

Steinbrink, Kerstin, Dr.
Hautklinik der Universität Mainz
Langenbeckstraße 1
D-55131 Mainz

Steins, Anke, Dr.
Universitäts-Hautklinik
Liebermeisterstraße 25
D-72076 Tübingen

Sticherling, Michael, Priv.-Doz. Dr.
Klinik für Dermatologie, Venerologie und
Allergologie
Christian-Albrechts-Universität zu Kiel
Schittenhelmstraße 7
D-24105 Kiel

Stockfleth, Eggert, Dr.
Universitätshautklinik Kiel
Schittenhelmstraße 7
D-24105 Kiel

Stolz, Wilhelm, Prof. Dr.
Dermatologische KlinikUniversität Regensburg
Franz-Josef-Strauß-Allee 11
D-93042 Regensburg

Streit, Volker, Dr.
Universitäts-Hautklinik
Schittenhelmstraße 7
D-24105 Kiel

Szeimies, Rolf-Markus, Priv.-Doz. Dr.
Klinikum der Universität Regensburg
Klinik und Poliklinik für Dermatologie
Franz-Josef-Strauß-Allee 11
D-93053 Regensburg

Szliska, Christiane, Priv.-Doz. Dr.
Leiterin Allergologie, Berufs- und
Umweltdermatologie, Dermatologische Klinik
Ruhr-Universität Bochum
Gudrunstraße 56
D-44791 Bochum

Tebbe, Beate, Priv.-Doz. Dr.
Klinik und Poliklinik für Dermatologie,
Universitätsklinikum Benjamin Franklin
Freie Universität Berlin
Hindenburgdamm 30
D-12200 Berlin

Tilgen, W., Univ.-Prof. Dr.
Universitätskliniken des Saarlandes
Hautklinik und Poliklinik
D-66424 Homburg/Saar

Tronnier, Michael, Prof. Dr.
Klinik für Dermatologie und Venerologie,
Universitätsklinikum Lübeck
Ratzeburger Allee 160
D-23538 Lübeck

Tüting, Thomas, Dr.
Universitäts-Hautklinik
Langenbeckstraße 1
D-55101 Mainz

Ugurel, Selma, Dr.
Universitäts-Hautklinik und Poliklinik,
Universitätskliniken des Saarlandes
D-66421 Homburg/Saar

Ulrich, Jens, Dr.
Klinik für Dermatologie und Venerologie,
Otto-von-Guericke-Universität Magdeburg
Leipziger Straße 44
D-39120 Magdeburg

Vogelbruch, Markus, Dr.
Dermatologische Klinik und Poliklinik
Medizinische Hochschule Hannover
Ricklinger Straße 5
D-30449 Hannover

Von den Driesch, P., Priv.-Doz. Dr.
Dermatologische Universitätsklinik
Hartmannstraße 14
D-91052 Erlangen

Wassilew, Sawko W., Prof. Dr.
Dermatologische Klinik im Klinikum Krefeld,
Lutherplatz 40
D-47805 Krefeld

Welzel, Julia, Dr.
Klinik für Dermatologie
Medizinische Universität zu Lübeck
Ratzeburger Allee 160
D-23538 Lübeck

Weninger, Wolfgang, Dr.
Abteilung für Immundermatologie und Infektiöse
Hautkrankheiten, Universitäts-Hautklinik
Währinger Gürtel 18–20
A-1090 Wien

Werfel, Sabine, Dr.
Klinik und Poliklinik für Dermatologie und Allergologie
Ludwig-Maximilians-Universität
Frauenlobstraße 9–11
D-80337 München

Werfel, Thomas, Priv.-Doz. Dr.
Klinik und Poliklinik für Dermatologie und
Venerologie, Medizinische Hochschule Hannover
Ricklinger Straße 5
D-30449 Hannover

Weyers, W., Dr.
Zentrum für Dermatopathologie
Rosastraße 9
D-79098 Freiburg

Wiest, Luitgard, Dr.
Residenzstraße 7
D-80333 München

Wolf, F., Dr.
Research Deodorants/Personal Care, Paul Gerson
Unna Skin Research Center, Beiersdorf AG
Unnastraße 48
D-20245 Hamburg

Wollina, U., Prof. Dr.
Klinik für Hautkrankheiten
Klinikum der Friedrich-Schiller-Universität Jena
Erfurter Straße 35
D-7740 Jena

Wulfhorst, Britta, Dr. rer. nat.
Universität Osnabrück, Fachgebiet Dermatologie,
Umweltmedizin und Gesundheitstheorie
Sedanstraße 115
D-49076 Osnabrück

Zouboulis, Christos C., Priv.-Doz. Dr.
Klinik und Poliklinik für Dermatologie,
Universitätsklinikum Benjamin Franklin
Freie Universität Berlin
Hindenburgdamm 30, D-12200 Berlin

Immunologie und Grundlagenforschung

Die Haut als Abwehrorgan: physikalisch-mechanische Permeabilitätsbarriere

E. Proksch

Zusammenfassung

Zusammenfassend zeigen die Untersuchungen, daß bei Verletzung der mechanisch-physikalischen Barriere durch Noxen aus der Umwelt eine Reihe von biochemischen Vorgängen zur Abwehr induziert werden.

Einleitung

Zu den wichtigsten Funktionen der Haut zählen der Schutz des Organismus vor schädlichen Einflüssen aus der Umwelt, vor Kälte und Hitze, vor UV-Licht, vor Chemikalien und insbesondere vor Mikroorganismen. An der Abwehr der Haut sind verschiedene Systeme beteiligt:
1. Eine intakte physikalisch-mechanische Permeabilitätsbarriere schützt vor dem Eindringen von Mikroorganismen in die Haut.
2. Hautlipide mit antimikrobieller Wirkung halten die Besiedelung der Hautoberfläche mit pathogenen Keimen gering.
3. Antimikrobielle Peptide töten in die lebende Epidermis eingedrungene Bakterien ab.

Die physikalisch-mechanische Permeabilitätsbarriere der Haut ist in der Hornschicht lokalisiert und besteht aus den Korneozyten und einem lipidangereichertem Interzellularraum mit überwiegend Cholesterol, freien Fettsäuren und Ceramiden. Die Permeabilitätsbarriere wird während der epidermalen Differenzierung, ausgehend vom Stratum basale gebildet, wobei die Lipide in allen kernhaltigen Schichten der Epidermis synthetisiert und in den sogenannten epidermalen »lamellar bodies« (Odland bodies) gespeichert werden. Beim Übergang vom Stratum granulosum zur Hornschicht wird der Inhalt der lamellar bodies, überwiegend Lipide und hydrolytische Enzyme, ausgeschleust und bildet multiple bilamelläre Schichten, die die Permeabilitätsbarriere der Haut regulieren und somit Schutz vor erhöhtem transepidermalen Wasserverlust in der einen und Abwehr in der anderen Richtung herstellen (Übersichten bei: Elias PM 1996, Schürer and Elias 1991).

Die Haut ist verschiedenen Reizen aus der Umwelt ausgesetzt und muß diese abwehren. Diese Reize erfolgen beruflich in Form von mechanischem Abrieb der Haut, beispielsweise bei Bauarbeitern, oder als irritativ-toxische Noxen bei Kontakt mit Chemikalien. Führen mechanische oder chemische Reize zu einer Schädigung der Permeabilitätsbarriere der Haut, so werden Abwehrmechanismen aktiviert die schließlich zur Reparatur der Barriere führen. Experimentell wurde eine Schädigung der Permeabilitätsbarriere der Haut durch Tesafilm-Abrisse (tape-stripping) oder durch wiederholtes Auftragen von Aceton erzeugt. Mit diesen Modellen konnten Elias und Feingold in zahlreichen Experimenten Reparaturmechanismen in Form eines Anstieges der epidermalen Lipidsynthese einschließlich der Geschwindigkeits-bestimmenden Enzyme nachweisen (Übersicht bei: Feingold 1991). In jüngsten Untersuchungen konnten wir zeigen, daß nicht nur die Aktivität von synthetischen Enzymen sondern auch von hydrolytischen Enzymen nach Verletzung der Haut aktiviert werden. Bereits eine Stunde nach experimenteller Barriereverletzung zeigte sich ein Anstieg der sauren Sphingomyelinaseaktivität. Eine saure Sphingomyelinase ist in den lamellar bodies in der oberen Epidermis lokalisiert, und die Freisetzung von Ceramiden aus Sphingomyelin durch dieses Enzym ist für die frühe Phase der Barrierereparatur von großer Bedeutung (Proksch et al. 1998).

Unsere weiteren Untersuchungen galten der Aufklärung der Signaltransduktionswege in der Reparatur der Permeabilitätsbarriere. Zunächst konnten wir zeigen, daß die sauren Sphingomyelinasen in der Haut über den Tumornekrosefaktor (TNF) und über den TNF-Rezeptor p55 aktiviert werden (Proksch et al. 1998). Auch das Zytokin Il-1 und der Il-1-Rezeptor 1 sind für die Signaltransduktion und die Aktivierung der sauren Sphingomyelinase von Bedeutung (Hofmeister et al. 1997, Jensen et al. 1998). Außerdem wird in der TNF-Signaltransduktionskaskade auch eine neutrale Sphingomyelinase, die in der Plasmamembran lokalisiert ist, aktiviert und führt zur Freisetzung von Ceramiden mit vermutlicher Signaltransduktionsfunktion (Wiegmann et al. 1994).

An der Bildung der Permeabilitätsbarriere in der Hornschicht sind nicht nur Lipide sondern auch Korneozyten beteiligt. Bereits vor einigen Jahren zeigten wir, daß es nach Verletzung der Haut als Reparaturmechanismus zu einer gesteigerten epidermalen DNA-Synthese und Hyperproliferation kommt (Proksch et al. 1991, Proksch et al. 1993). Eine derartige Hyperproliferation liegt klinisch auch bei einem irritativ-toxischen oder bei einem allergischen Ekzem vor, und man vermutet, daß die Hyperproliferation der Elimination von Noxen dient und somit eine entscheidende Abwehrfunktion der Haut darstellt.

Während der Reparatur der Permeabilitätsbarriere kommt es auch zu einer veränderten Differenzierung. Ein wichtiger Marker der Differenzierung sind epidermale Keratine, die die wichtigsten Strukturproteine in den Keratinozyten sind. Nach Barrierestörung kommt es zu einem Anstieg der Hyperproliferations-assoziierten Keratine K6 und K16 sowie der suprabasalen Keratine K1 und K10. Weiterhin kam es zu einer vorzeitigen Expression des »cornified envelope« Proteins Involucrin, jedoch nicht von Loricrin. Die »cornified envelope« Proteine sind für die mechanische Festigkeit der Korneozyten entscheidend und sind somit auch an der Abwehr beteiligt (Ekanayake-Mudiyanselage 1998).

Literatur

Ekanayake-Mudiyanselage S, Aschauer H, Schmook FP, Jensen JM, Meingassner J, Proksch E (1998) Expression of epidermal keratins and the cornified envelope protein involucrin is influenced by permeability barrier disruption. J Invest Dermatol 111: 517–523

Elias PM (1996) The stratum corneum revisited. J Dermatol 23: 756-8

Elias PM (1996) Stratum corneum architecture, metabolic activity and interactivity with subjacent cell layers. Exp Dermatol 5: 191–201

Feingold KR (1991) The regulation and role of epidermal lipid synthesis. Adv Lipid Res 24: 57–82

Hofmeister R, Wiegmann K, Korherr C, Bernardo K, Krönke M, Falk W (1997) Activation of acid sphingomyelinase by interleukin-1 (Il-1) requires the Il-1 receptor accessory protein. J Biol Chem 31: 27730-6

Jensen JM, Kupper TS, Proksch E (1998) Il-1(overexpression and knockout constructs in permeability barrier repair of transgenic mice. J Invest Dermatol 110: 499A

Proksch E, Feingold KR, Elias PM (1991) Barrier function regulates epidermal DNA synthesis. J Clin Invest 87: 1668–1673

Proksch E, Holleran WM, Menon GK, Elias PM, Feingold KR (1993) Barrier function regulates epidermal lipid and DNA synthesis. Br J Dermatol 128: 473–82

Proksch E, Jensen JM, Krönke M, Schütze S (1998) TNF receptor p55 signaling and ceramides generated by sphingomyelinases in cutaneous barrier repair. J Invest Dermatol 110: 506A

Schürer NY, Elias PM (1991) The biochemistry and function of stratum corneum lipids. Adv Lipid Res 24: 27–56

Wiegmann K, Schütze S, Machleidt T, Witte D, Krönke M (1994) Functional dichotomy of neutral and acidic sphingomyelinases in tumor necrosis factor signaling. Cell 78: 1005–15

Die Bedeutung hauteigener Lipide für die Rolle der Haut als Abwehrorgan

C. Jüstel, B. Traupe, J. Bünger, D. Drexler, S. Mathes, C. Meier, F. Wolf

Zusammenfassung

Hauteigene Lipide definieren die Besiedelung der Hautoberfläche durch Mikroorganismen, indem sie zum einen eine antimikrobielle Barriere darstellen und selektiv das Vordringen bestimmter Organismen verhindern, zum anderen, indem sie für zur residenten Flora gehörende Mikroorganismen geeignete Adhäsionsepitope bereitstellt, die von diesen zur Bindung an Haut genutzt werden. Durch topische Applikation entsprechender Wirksysteme sollte es demnach möglich sein, die mikrobielle Besiedelung der Haut gezielt im positiven Sinne zu beeinflussen und auf diesem Weg einen Beitrag zur Prävention und Behandlung mikrobiell assoziierter Hauterkrankungen zu leisten.

Einleitung

Die menschliche Haut stellt die äußerste physiko-chemische Barriere zwischen Mensch und Umwelt dar. Sie ist von den Hautanhangsgebilden, dem Follikelapparat und den ekkrinen und apokrinen Schweißdrüsen durchdrungen (Fritsch 1988) und wird im gesunden Zustand von der residenten Mikroflora kolonialisiert (Leyden et al. 1987). Die residente Flora setzt sich maßgeblich aus etwa zwanzig verschiedenen Arten der Micrococcaceae (Hamory und Parisi 1987) zusammen, darunter *Staph. epidermidis*, der einen Anteil von über 50 % der gesamten kutanen Population an Micrococcaceae einnimmt (Kloos 1987). Darüber hinaus sind definierte Areale mit besonders an die dort anzutreffenden Lebensbedingungen angepassten Mikroorganismen besiedelt. So ist beispielsweise die Axilla außer durch Micrococcaceae auch durch coryneforme Bakterien kolonialisiert (Marples und Williamson 1969), die Talgdrüse oftmals ein Habitat für *Propionibacterium spec.* (Leeming et al. 1984), und die verhornte Haut der Fußsohle häufig von Dermatophyten besiedelt. Es wird vermutet, daß eine der Aufgaben der residenten Flora darin besteht, pathogene Mikroorganismen, wie z.B. *Staph. aureus* oder *C. albicans*, an der Besiedelung der menschlichen Haut zu hindern (Kloos 1987). Bei Hauterkrankungen ist oftmals eine vorübergehende Verschiebung der Zusammensetzung der Hautflora zu beobachten, diese sogenannte transiente Mikroflora besteht beispielsweise aus Pathogenen wie *Staph. aureus, C. albicans* oder gram-negativen Bakterien. Überraschenderweise kommt es jedoch nur in seltenen Fällen zu persistierenden Infektionen der Haut, obwohl die menschliche Haut prinzipiell für Mikroorganismen ein günstiges Wachstumsmilieu bietet. Dies deutet darauf hin, daß ein oder mehrere Wirksysteme in der Haut existieren, welche die Besiedelung derselben durch Mikroorganismen regulieren.

Modulation der kutanen Besiedelungsdichte durch hauteigene Lipide

Durch Extraktion von menschlicher Haut mit Lösungsmittelgemische, hochauflösender Dünn-schichtchromatografie der Lipidextrakte (Melnick et al. 1989) und anschließender Überschichtung mit speziell hierfür entwickelten Weichagarmedien, die einzelne Bestandteile der residenten Hautflora enthielten, gelang es, die antimikrobiellen Eigenschaften von in Hautlipid-Extrakten enthaltenen Fettsäuren (Kanai und Kondo 1979) *in situ* auf der HPTLC-Platte nachzuweisen. HPLC-Analysen mit darauf folgenden GC/MS- und HPTLC-Overlay-Untersuchungen zeigten, daß die vier Fettsäuren n-Dodecansäure, n-Tetradecansäure, cis-Δ_9-Octa-decensäure und cis-$\Delta_{9,12}$-Octadecadiensäure ein gegen gram-positive Mikroorganismen gerichtetes antimikrobielles Prinzip der Haut darstellen. Ein weiteres Prinzip, das ebenfalls durch die Kombination von HPLC- und HPTLC-Overlay-Analytik nachgewiesen werden konnte, stellen epidermale Phospholipide (Yardley und Summerly 1961) dar. Sphingosin, Sphinganin sowie die Ceramide 2 und 4 wurden ebenfalls als antimikrobiell wirksam beschrieben. Darüber hinaus gelang es, ein weiteres, bislang nicht beschriebenes antimikrobielles Lipid der Haut im HPTLC-Overlay-Assay nachzuweisen; dieses befindet sich derzeit in der Strukturaufklärung.

Hauteigene Lipide als Adhäsionsmotive für kutane Mikroorganismen

Neben ihrer antimikrobiellen Wirksamkeit scheinen hauteigene Lipide auch eine Rolle als Adhäsionsmotive für kutane Mikroorganismen zu spielen, jedoch ist über die Mechanismen der Wechselwirkung nur sehr wenig bekannt (Ofek u. Doyle 1994). Neuere Arbeiten legen nahe, daß neben unspezifischen, auf Ladungsunterschieden (Duncan-Hewitt 1990) oder Hydrophobizität (Busscher und Weerkamp 1987) beruhenden Wechselwirkungen spezifische Interaktionen zwischen Glyco-Strukturen auf der Hautoberfläche und Lektinen auf der mikrobiellen Oberfläche (Ofek et al. 1977, 1978; Mirelmann und Ofek 1986) eine entscheidende Rolle bei der Definition der Interaktion zwischen Mikroorganismen und Haut spielen (Bünger 1996). Durch Entwicklung einer neuen HPTLC-Overlay-Technik, bei der die Chromatogramme mit fluoreszenz-markierten Mikroorganismen »entwickelt« werden, gelang es, mehrere in hauteigenen Glycolipiden enthaltene Kohlenhydrat-Strukturen zu identifizieren, die für die Adhäsion von Mikroorganismen an Haut verantwortlich zu sein scheinen. Darüber hinaus gelang es, spezifische hydrophobe Wechselwirkungen zwischen definierten Mikroorganismen der Haut und einzelnen Lipiden nachzuweisen (Meier et al., persönl. Mitteilung).

Literatur

Bünger J (1996) Adhäsion von Mikroorganismen an Humanhaut. Dissertation am Fachbereich Biologie der Universität Hamburg.

Busscher HJ, Weerkamp AH (1987) Specific and non-specific interactions in bacte-rial adhesion to solid substrata. FEMS Microbiol Rev 46: 165–173

Duncan-Hewitt W (1990) Nature of the hydrophobic effect. In: Microbial cell surface hy-drophobicity (Doyle RJ, Rosenberg M, eds.), S. 39–73, American Society for Microbiology, Washington/DC

Fritsch P (1988) Dermatologie, 2. Aufl., S. 3–7, Springer-Verlag.

Hamory BH, Parisi JT (1987) Staphylococcus epidermidis, a significant nosocomial pathogen. J Infect Control 15: 59–74

Kanai K, Kondo EW (1979) Antibacterial and cytotoxic aspects of long-chain fatty acids as cell suface events: selected topics. Jap J Med Sci Biol 32: 135–174

Kloos WE (1987) Ecology of human skin. In: Coagulase-negative staphylococci (Mardh PA, Schleifer KH, eds.), S. 37–50, Almquist und Wilksell Intl., London

Leeming JP, Holland KT, Cunliffe WJ (1984) The microbial ecology of piloseba-ceous units isolated from human skin. J Gen Microbiol 130: 803–807

Leyden JJ, McGinley KJ, Nordstrom KM, Webster GF (1987) Skin microflora. J Invest Dermatol 88: 65–72

Marples RR, Williamson P (1969) Effects of systemic demethylchlorotetracycline on human cutaneous microflora. J Appl Microbiol 18: 228–234

Melnick BC, Hollmann J, Erler E, Verhoeven B, Plewig G (1989) Microanalytical screening of all startum corneum lipids by sequential high-performance thin-layer chromatography. J Invest Dermatol 92: 231–234

Mirelman D, Ofek I (1986) Introduction to microbial lectins and agglutinins. In: Microbial lectins and agglutinins (Mirelman D (ed.), S. 1–19, Wiley and Sons, New York

Ofek I, Beachey EH, Eyal F, Morrison JC (1977) Postnatal development of binding of streptococci and lipoteichoic acid by oral mucosal cells of humans. J Infect Dis 135: 267–274

Ofek I, Beachey EH (1978) Mannose binding and epithelial cell adherence of E. coli. Infect Immun 22: 247–254

Ofek I, Doyle RJ (1994) Bacterial adhesion to cells and tissues. Chapman and Hall, New York.

Yeardley HJ, Summerly R (1961) Lipid composition and metabolism in normal and diseased epidermis. Pharm Ther 13: 357–383

Die Bedeutung antimikrobieller Peptide für die »Innate immunity« der Haut

J.-M. Schröder

Vielzellige Organismen entwickelten im Laufe mehrerer hundert Jahrmillionen der Evolution Strategien zur Abwehr von Bakterien, Pilzen, Viren und Einzellern sowie parsitierender Mehrzeller, wie beispielsweise Würmer. Dabei kommt dem Immunsystem mit seinen verschiedenen Effektorzellen eine besondere Bedeutung zu. Diese Effektorzellen, wie Neutrophile oder eosinophile Granulozyten zirkulieren normalerweise im Blut und kommen auf Körperoberflächen nur bei eitrigen Entzündungen vor. Daher erklärt dieses System nicht, warum unsere Haut normalerweise nicht von Mikroorganismen infiziert ist.

Es wird oft als Argument angeführt, die Haut wirke primär als physikalische Barriere, die durch Lipidschichten und Hornschuppen Infektionen abwehrt.

Es ist aber verwunderlich, daß in bestimmten Körperregionen – trotz optimaler Wachstumsbedingungen – die Anzahl der Mikroorganismen (10^5–10^6 Mikroorganismen pro cm^2) nahezu konstant bleibt. Daher lag der Verdacht nahe, daß die Haut neben der physikalischen Barriere auch eine chemische Barriere aufweist, die die Besiedlung der Haut sowohl qualitativ als auch quantitativ kontrolliert.

Diese Hypothese wurde durch Befunde aus dem Pflanzenreich unterstützt:

Pflanzen besitzen kein Immunsystem und schützen sich primär durch die Produktion von gen-kodierten antimikrobiellen Peptiden und Proteinen (z. B. die sogenannten Thionine).

Diese Peptide werden primär von Epithelien der Pflanzenorgane (Blätter, Blüten, Wurzeln) produziert und sind mehr oder weniger selektiv wirksam gegenüber unterschiedlichen Erregern.

Eine Vielzahl dieser Peptide wird erst nach Kontakt der jeweiligen Pflanzenorgane mit Erregern produziert.

Ein ähnliches Abwehrsystem gibt es auch bei Insekten: Fruchtfliegen produzieren erreger-selektive antimikrobielle Peptide (z. B. das antimykotisch wirksame Drosomyzin), wenn sie mit Pilzen in Kontakt treten.

Auch Wirbeltiere haben die Fähigkeit zur Produktion gen-kodierter antimikrobieller Peptide nicht verloren. So ergaben sich erste Hinweise aus Untersuchungen von Froschhaut. Hier wurden die sog. Magainine – aus ca. 35 Aminosäuren bestehende Peptide – gefunden. Aus Rinderzungen und Rindertrachea ließen sich zwei antibiotisch aktive Peptide, sog. Betadefensine isolieren, die helfen zu erklären, warum die Trachea und insbesondere die Zunge der Rinder trotz häufiger Verletzungen selten infiziert sind.

Diese beiden Rinderdefensine sind – im Gegensatz zu bislang bekannten Wirbeltier-Peptidantibiotika – induzierbar, d. h. ein Kontakt der Körperoberfläche mit Bakterien oder Pilzen führt zu Induktion der Synthese dieser Stoffe. Mit diesem Abwehrsystem ließe sich plausibel erklären, warum die Körperoberflächen zwar mit Mikroorganismen besiedelt sind, aber keine Infektionen aufweisen.

Ob ein derartiges epitheliales Abwehrsystem beim Menschen existiert, war bis vor wenigen Jahren völlig unklar.

1997 gelang es uns aus den Schuppen aktiver Psoriasis-Läsionen ein antimikrobiell wirksames Peptid zu isolieren (Skin-derived antimicrobial peptid-1, SAP-1), das strukturell den beiden Rinderdefensinen nahesteht und ebenfalls ein β-Defensin darstellt. Es wird deshalb heute als humanes β-Defensin-2, HBD-2 bezeichnet.

Interessanterweise ist HBD-2 primär wirksam gegen Gram-negative Erreger – insbesondere E. coli und Pseudomonas aeruginosa – sowie Hefen (Candida). Es ist überraschenderweise gegen Staphylococcus aureus nicht wirksam. Der aufregendste Befund war aber die Erkenntnis, daß HBD-2 von Haut-Keratinozyten nur nach Kontakt mit Bakterien – vornehmlich P. aeruginosa oder E. coli – produziert wird. Damit erweist sich HBD-2 als das erste humane induzierbare antimikrobielle Peptid.

Aufgrund seiner Induzierbarkeit wird es in gesunder Haut nicht gefunden.

Eine Überprüfung anderer Epithelien des Menschen zeigte, daß HBD-2 – neben der Haut – primär von Epithelien des Respirationstraktes produziert wird. Darm- und Urogenital-Epithelien scheinen andere antimikrobielle Peptide zu produzieren.

Aufgabe zukünftiger Untersuchungen wird es daher sein, das gesamte Spektrum antimikrobieller

Peptide der Haut – unter gesunden sowie unter stimulierten Bedingungen – zu analysieren. Es mag sein, daß hier neuartige Systeme aufgefunden werden, die für den therapeutischen Einsatz gegen multiresistente Erreger geeignet erscheinen.

Weiterhin ist vorstellbar, Substanzen zu entwickeln, die die Synthese körpereigener Peptidantibiotika stimulieren und damit der Infektions-Prophylaxe dienen könnten. Möglicherweise induzieren bereits Inhaltsstoffe von Pflegemitteln oder »Hausmitteln« die endogenen Peptidantibiotika-Synthese ohne unser Wissen.

Literatur

1. Harder J, Bartels J, Christophers E, Schröder JM (1997) A peptide antibiotic from human skin. Nature 387: 861
2. Harder J, Siebert R, Zhang Y, Matthiesen P, Christophers E, Schlegelberger B, Schröder JM (1997) Mapping of the gene encoding human β-Defensin-2 (DEFB2) to chromosome region 8p22-p23.1. Genomics 46: 472-475
3. Schröder JM (1999) Epithelial peptide antibiotics. Biochemical Pharmacology 57: 121-134
4. Schröder JM (1999). Epithelial antimicrobial peptides: Innate Local Host Response Elements. Cell Mol Life Sci, im Druck
5. Schröder JM (1999) Antimikrobielle Peptide – Antibiotika der Zukunft? Medizin. Monatsschrift für Pharmazeuten, im Druck
6. Schröder JM (1999) Clinical Significance of Epithelial Peptide Antibiotics. Bio Drugs, 11:293–300
7. Schröder JM, Harder J (1999) Molecules in focus: Human beta-defensin-2. Int J Biochem Cell Biol, 31: 645–651

Einfluß einer Interleukin-2-Therapie auf die Proliferation und Apoptose von Lymphozyten im Blut und Lymphknoten bei der HIV-Infektion

C. Borchard, D. Schiffer, M. Schröder, M. Goos, U.R. Hengge

Fragestellung

Der Einfluß von Interleukin-2 (Il-2) auf die Proliferation und Apoptose von Lymphozyten im peripheren Blut und in Lymphknoten wurde im Rahmen der wiederholten subkutanen Applikation von IL-2 (9 Mio. JE für jeweils 5 Tage) und hochaktiver antiretroviraler Therapie (HAART) untersucht.

Methode

Die Proliferation und Apoptose verschiedener Lymphozytensubpopulationen (CD3, CD4, CD8 und CD56) wurde im venösen Blut von 13 IL-2 Patienten und 29 Kontrollpatienten (HAART und IL-2), mittels Doppelfärbung in der FACS-Analyse und in 5 Lymphknotenpaaren (entnommen vor bzw. 6 Monate nach Therapiebeginn) und in 25 Kontrolllymphknoten von Patienten unter HAART, aber ohne IL-2, lichtmikroskopisch untersucht. Die Proliferation der Lymphozyten wurde anhand des Proliferationsmarkers MIB-1 (Fa. Dianova) bestimmt. Der apoptotische Zelltod wurde im Blut mittels des frühen Apoptosemarkers Annexin (Fa. Coulter), welcher das externalisierte Phosphatidylserin an der Zellmembran erkennt, und in Lymphknoten mittels der TUNEL-Methode (Terminale Desoxynucleotidyltransferase vermitteltes dUTP-Biotin Nick Endlabeling) analysiert.

Ergebnisse

Die Anzahl der apoptotischen Zellen im Blut und in den Lymphknoten der Kontrollpatienten korrelierte invers mit der CD4-Zellzahl und positiv mit der Viruslast und dem Stadium der HIV-Erkrankung. IL-2 führte eine Woche nach dessen Verabreichung zu einer transienten Erhöhung der lymphozytären Apoptoserate um 137% (Anstieg von Ø 19,7% auf Ø 27,0%), wobei alle getesteten Subpopulationen betroffen waren (Abb. 1a).

In den fünf Lymphknoten fand sich nach 6 Monaten unter IL-2 Therapie ein deutlicher Anstieg der TUNEL-positiven (apoptotischen) CD4-Zellzahl um 300%. Die apoptotischen CD56-Zellen stiegen um 250% und die apoptotischen CD8-Zellen um 210% an.

Die proliferative Wirkung von IL-2 zeigte sich im peripheren Blut in einem drastischen Anstieg der MIB-1-positiven Lymphozyten um 365% eine Woche nach Gabe von IL-2 (Anstieg von Ø 6,4% auf Ø 23,4%), wobei die CD56-positiven natürlichen Killerzellen (den mittelhochaffinen IL-2 Rezeptor tragend) die schnellste Kinetik aufwiesen (Abb. 1b). Der Vergleich der Anzahl der MIB-1-positiven (proliferierenden) Lymphozyten im Blut am Tag 0 und am Tag 7 (bzw. Tag 3 bei CD56) zeigt eine Erhöhung der

- MIB-1+ CD4+ Zellzahl um 421%.
- MIB-1+ CD8+ Zellzahl um 383%.
- MIB-1+ CD56+ Zellzahl um 215%.

Somit ist das Ausmaß der Proliferation bei den CD4-Zellen (vor Therapie: Ø 9,3% bzw. nach Therapie: Ø 39,2%) am stärksten ausgeprägt.

In den 5 Lymphknotenpaaren fand sich nach 6 Monaten unter IL-2 Therapie eine Verdreifachung des Anteils MIB-1-positiver (proliferierender) natürlicher Killerzellen, während die CD8-Zellen nur mäßig um 192% und die CD4-Zellen um 143% nicht signifikant anstiegen (Abb. 2).

Schlußfolgerung

Der Anstieg verschiedener Lymphozytensubpopulationen im peripheren Blut und in Lymphknoten von HIV-Patienten demonstriert die starke Proliferation von Lymphozyten durch IL-2, die bislang durch HAART allein nicht gezeigt werden konnte [3]. Die Proliferation der Gesamtlymphozyten stieg 1 Woche unter IL-2 Therapie im peripheren Blut signifikant um 365% an, wohingegen die Apoptoserate nur um 130% anstieg. Ebenso zeigte sich in den Lymphknoten ein deutlicher Proliferationseffekt auf die Lymphozytenzahl. Trotz des relativ stärkeren Anstiegs der

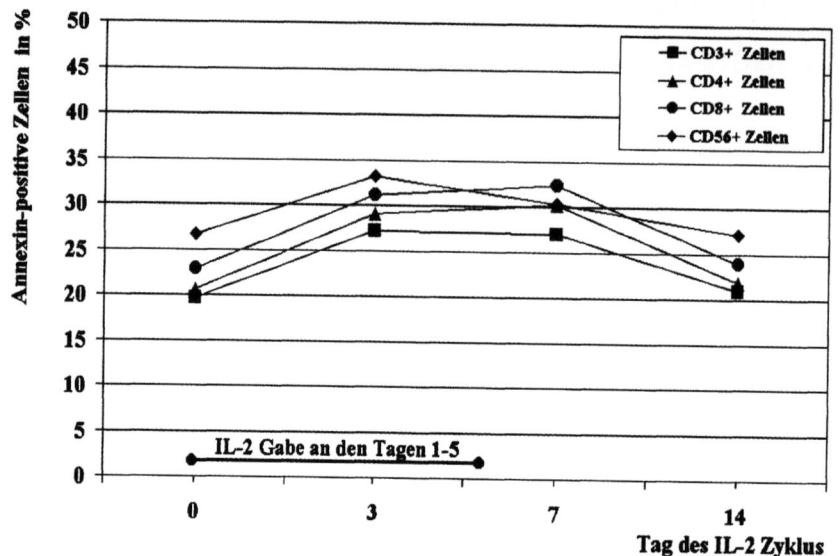

Abb. 1. *a* Apoptose und *b* Proliferation der Lymphozyten im peripheren Blut während eines IL-2 Zyklus (jeweils 3. oder 4. IL-2 Zyklus) bei 13 HIV-positiven Patienten. Die Messungen erfolgten zu den Zeitpunkten vor Beginn (Tag 0) des neuen IL-2 Zyklus, sowie zu den Zeitpunkten Tag 3, 7 und 14 nach Beginn des IL-2 Zyklus. Auf der x-Achse sind die entsprechenden Zeitpunkte aufgetragen, auf der y-Achse die prozentuale Häufigkeit der MIB-1-positiven (proliferierenden) Zellen bzw. der TUNEL-positiven (apoptotischen) Zellen im Blut. Untersucht wurde die Gesamtzahl der Lymphozyten (CD3) und die verschiedenen Subpopulationen CD4, CD8, CD56.

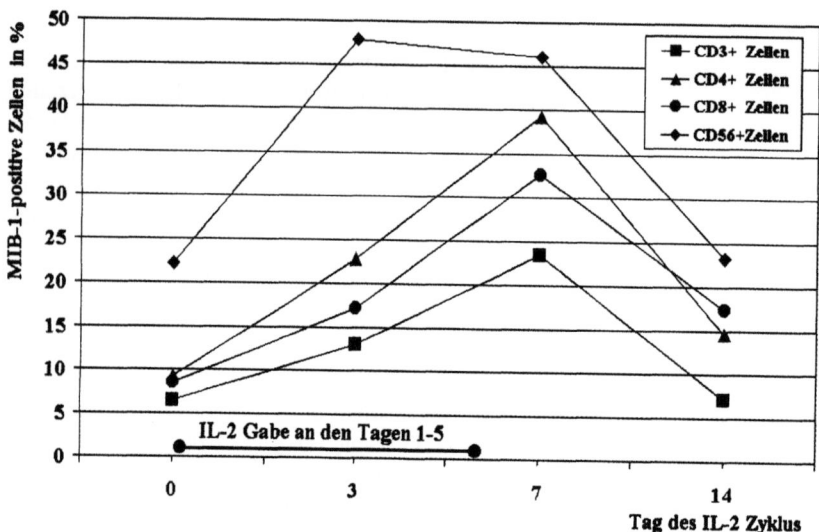

apoptotischen Lymphozyten im Lymphknoten überwiegt der proliferationsfördernde Effekt des IL-2 zahlenmäßig dessen proapoptotische Wirkung. In absoluten Zahlen ausgedrückt, zeigt sich dieser Proliferationseffekt des IL-2 in einem sechsfachen Anstieg der proliferierenden Gesamtlymphozyten um ca. 3 Milliarden Zellen (Tag 0: 700 Millionen Zellen, Tag 7: 3,7 Milliarden Zellen) bzw. in einem siebenfachen Anstieg der proliferierenden CD4-Zellen um ca. 1,1 Milliarden Zellen (Tag 0: 190 Millionen, Tag 7: 1,3 Milliarden Zellen). Dieser Rechnung liegt ein Durchschnittswert der Lymphozytenzahl im Blut von 2000 Zellen/µl und ein Blutvolumen von 5 Litern zugrunde. Eine zusätzliche Umverteilung von Lymphozyten aus den Lymphknoten in das periphere Blut kann jedoch nicht ausgeschlossen werden.

Dermatologische Markererkrankungen [4], die auf ein schwächer werdendes Immunsystem hindeuten (oropharyngeale Candida-Infektionen, orale Haarleukoplakie, Molluscum contagiosum, chronische Herpes-simplex Ulzera, Herpes-zoster Infektionen, Condylomata acuminata, Kaposi-Sarkome) kamen 3–6 mal häufiger in der Kontrollgruppe, als in den mit IL-2 behandelten Patientengruppen vor [2]. Der Effekt einer subkutanen IL-2 Therapie bei HIV-positiven Patienten mit CD4-Zellzahlen zwischen 50/µl und

Abb. 2. Proliferation in repräsentativen Ausschnitten eines Lymphknotens vor und nach 6 Monaten unter IL-2 Therapie. Proliferierende Zellen haben eine schwarze Kernfärbung erhalten, die CD4-Zellen sind mittels APAAP-Methode an der Membran rot gefärbt. Man erkennt auf der linken Seite die Lymphknoten vor IL-2 Therapie und auf der rechten Seite den Lymphknoten nach 6 Monaten unter IL-2 Therapie in zwei verschiedenen Vergrößerungen (50x und 400x). Die deutliche Zunahme der proliferierenden Zellen unter IL-2 Therapie ist gut zu erkennen.

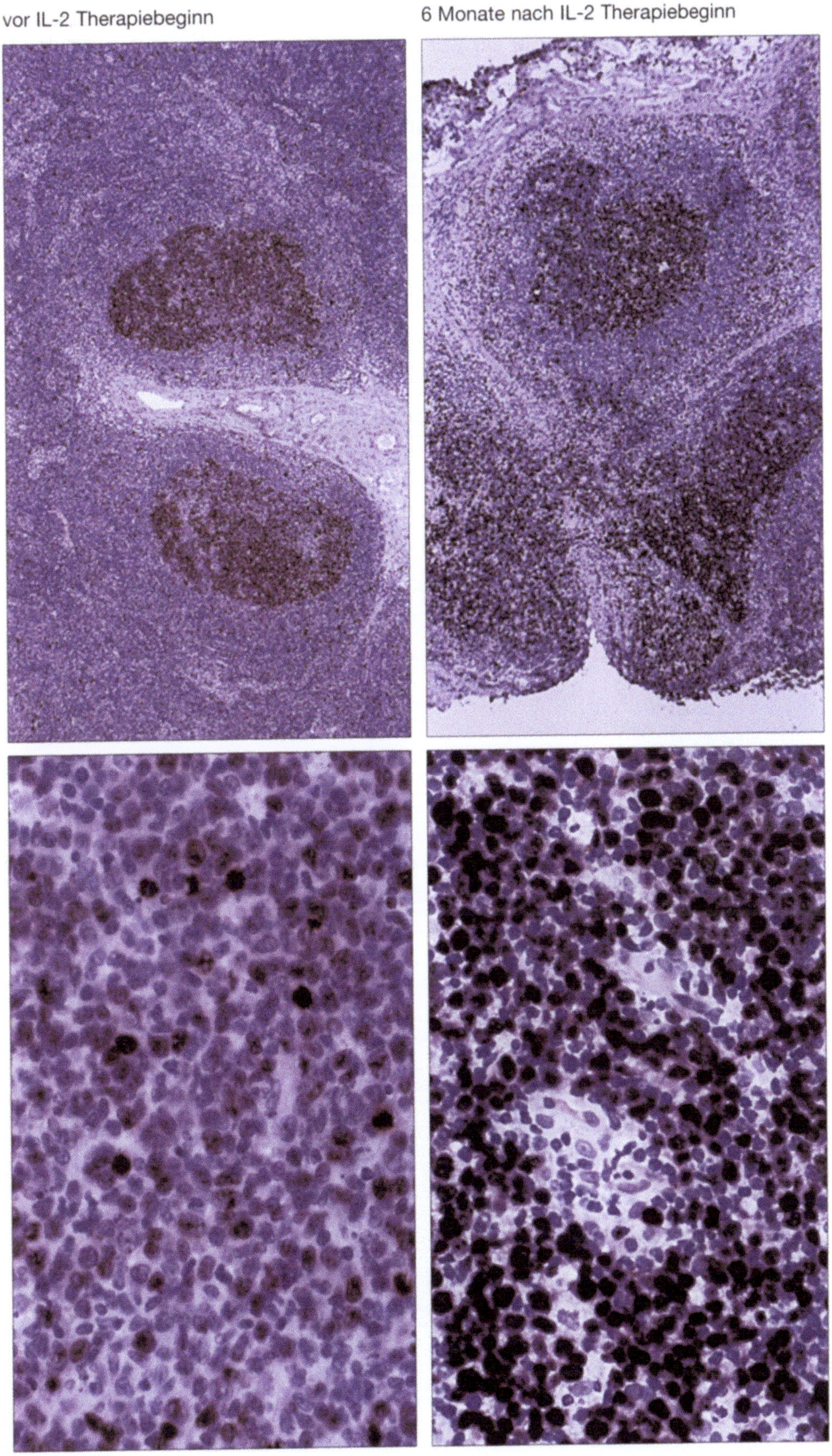

vor IL-2 Therapiebeginn   6 Monate nach IL-2 Therapiebeginn

Abb. 2

300/µl auf das Auftreten opportunistischer Infektionen (AIDS) und das Überleben ist zur Zeit Gegenstand der SILCAAT-Studie [1].

Diese Experimente zeigen die Bedeutung einer begleitenden IL-2 Therapie in Kombination mit einer hochaktiven antiretroviralen Therapie zur partiellen Immunrekonstitution bei der HIV-Infektion. Ähnliche Ergebnisse werden gegenwärtig von Melanom- und Nierenzellkarzinompatienten erhoben, die adjuvant mit IL-2 behandelt werden.

Literatur

1. Clotet B, Hengge UR, Tambussi G, Levy Y (1999) A phase III multicenter randomized study of the biological and clinical efficacy of recombinant interleukin-2 in HIV patients with low CD4 counts under active antiretroviral therapy (SILCAAT). Draft protocol, Version Number 11, Chiron Corporation
2. Hengge UR, Goos M, Esser S, Exner V, Dötterer H, Wiehler H, Borchard C, Müller K, Beckmann A, Eppner MT, Berger A, Fiedler M (1998) Randomised, controlled trial of subcutaneous interleukin-2 in combination with highly active antiretroviral therapy in HIV patients. AIDS 12: 225–234
3. Tissot O, Viard JP, Rabian C, Ngo N, Burgard M, Rouzioux C, Penit C (1998) No evidence for proliferation in the blood CD4+ cell pool during HIV-1 infection and triple combination therapy. AIDS 12: 879–884
4. Tschachler E, Bergstresser PR, Stingl G (1996) HIV-related skin diseases. Lancet 348: 659–663

Interleukin-10 als immunsuppressives Zytokin: Bedeutung für die Dermatologie

K. Asadullah, W. D. Döcke, H. D. Volk, W. Sterry

Zusammenfassung

Interleukin (IL)-10 ist ein erst seit wenigen Jahren bekanntes Zytokin, welches in der Immunregulation insbesondere durch seine antiinflammatorischen und immunsuppressiven Eigenschaften eine herausragende Rolle besitzt. Verschiedene kutane Zellpopulationen sind zur IL-10-Produktion befähigt. Zwischenzeitlich konnte die verstärkte Expression dieses Mediators bei einigen entzündlichen Dermatosen ebenso wie bei verschiedenen Malignomen der Haut nachgewiesen werden. Diese Beobachtungen sind von Bedeutung, da sie einerseits die gewünschte Limitierung von hyperinflammatorischen Prozessen wie bei Ekzemen und Erythemen, andererseits aber auch die Unterdrückung einer adäquaten anti-Tumorantwort und somit Progredienz von Malignomen erklären könnten. Neuere Untersuchungen zeigen, daß bei der Psoriasis eine relative IL-10-Defizienz besteht. Erste therapeutische Applikationen von IL-10, die eine antipsoriatische Potenz zeigen, sprechen auch hier für die pathophysiologische Bedeutung dieses Zytokins. Während der IL-10 Therapie der Psoriaisis wurde eine Hemmung der Monozytenfunktion und eine Verschiebung des Zytokinmusters der T-Zellen in Richtung Typ 2 beobachtet.

Immunbiologie von IL-10

1989 beschrieben Mosmann und Mitarbeiter ein von T-Helfer-Zellklonen (Th2) produziertes Zytokin, welches die Synthese von Interferon (IFN)-γ in Th1-Klonen hemmt. Dieser ursprünglich als »cytokine synthesis inhibiting factor (CSIF)« benannte Mediator wurde als Interleukin (IL)-10 in die gebräuchliche Zytokinnomenklatur aufgenommen. Das humane IL-10 ist ein Dimer, welches aus 2 identischen Ketten mit jeweils 160 Aminosäuren besteht. Die Fähigkeit zur IL-10-Produktion wurde für verschiedene Zellpopulationen nachgewiesen. Neben T-Helfer 2-Zellen (Th2) synthetisieren insbesondere Monozyten/Makrophagen, B-Zellen, Eosinophile und Mastzellen IL-10 [2].

Die vielseitigen Wirkungen von IL-10 werden über einen spezifischen IL-10-Rezeptor (IL-10R) vermittelt, welcher aus einer α- und einer β-Kette besteht. Dieser Rezeptor wurde auf hämatopoetischen Zellen, aber auch auf Fibroblasten nachgewiesen. Die Expression ist regulierbar, jedoch sind bis heute nur wenige Regulationsfaktoren bekannt. Neuere Untersuchungen zeigen, daß mit Vitamin D_3 und Calcipotriol auch in der dermatologischen Therapie relevante Substanzen die IL-10R mRNA-Expression erheblich verstärken können.

Die Bindung von IL-10 an seinen Rezeptor bewirkt die Aktivierung von Transkriptionsfaktoren und vermittelt so die zahlreichen biologischen Wirkungen dieses Zytokines. Diese sind außerordentlich vielfältig und wurden in den letzten Jahren intensiv untersucht. Dabei wurden Effekte auf verschiedenste Zellpopulationen, insbesondere Zellen des Immunsystems nachgewiesen (Tabelle 1). Dabei scheinen die Wirkungen

Tabelle 1. Wirkungen von IL-10 auf verschiedene Zellpopulationen

Zellpopulation	Suppression	Induktion
Langerhans-Zellen	Antigenpräsentation	
Dermale dendritische Zellen	CD86-Expression Antigenpräsentation	
Monozyten/ Makrophagen	TNF-α, IL-1, IL-6, IL-8-Bildung Expression von MHC Klasse II, CD86, CD54, CD40 Antigenpräsentation	IL-1RA-Produktion löslicher TNF-Rezeptor
Eosinophile Granulozyten	IL-8, GM-CSF-Freisetzung	
Neutrophile Granulozyten	TNF-α, IL-1, IL-8-Bildung	IL-1RA-Produktion
Mastzellen	TNF-α-Bildung	Wachstum Antigen-induzierte Histaminfreisetzung
T- Zellen	IL-2- und IFN-γ-Produktion, Mitogen-induzierte Proliferation	
NK-Zellen		Zytotoxizität
B-Zellen		Wachstum, IgE-Synthese

von IL-10 auf Antigen-präsentierende Zellen (APC) von besonderer Bedeutung zu sein. Hier blockiert IL-10 eine adäquate Antigenpräsentation, welche Voraussetzung für die Induktion spezifischer Immunreaktionen ist, sowie die Produktion von entzündlichen Mediatoren (z. B. TNF). Darüber hinaus stimuliert IL-10 die Produktion anti-inflammatorischer Mediatoren (z. B. IL-1-Rezeptorantagonist). Auch für die APC-gesteuerte Regulation von Lymphozytensubpopulationen (Th1/Th2 Balance) hat IL-10 eine große Bedeutung, da es die Produktion des Typ 1-Zytokines IFN-γ selektiv inhibiert und somit eine Typ 2-Antwort begünstigt. Th1-Zellen sind bekanntlich für eine effektive zelluläre immunologische Reaktion gegen intrazelluläre Erreger notwendig, während ein Typ 2-Zytokinmuster insbesondere für effektive humorale immunologische Mechanismen (IgE- und IgA-Synthese) verantwortlich ist, welche z. B. eine entscheidende Rolle in der Abwehr von Parasiten sowie in der lokalen Schleimhautabwehr spielt (Tabelle 1 [2]).

Zusammengefaßt kann festgestellt werden, daß IL-10 erhebliche antiinflammatorische Eigenschaften besitzt und einen wesentlichen Suppressor der zellulären Immunität darstellt. Die besondere physiologische Bedeutung von IL-10 scheint somit insbesondere bei der Limitierung von Entzündungen bzw. der Verhinderung überschießender nicht adäquater immunologischer Reaktionen zu liegen. Die Veränderungen der IL-10-Expression bei Erkrankungen nahezu aller Organe unterstreichen seine große pathophysiologische Bedeutung. Bei einigen Erkrankungen, wie z. B. bei verschiedenen Lymphomen, wurde eine vermehrte IL-10-Produktion beobachtet, und eine negative prognostische Bedeutung erhöhter IL-10-Plasmaspiegel wird diskutiert. Andererseits scheint auch eine relative IL-10-Defizienz, z. B. bei entzündlichen Darmerkrankungen, Bedeutung zu haben. Nachdem bei der ersten Applikation von IL-10 bei gesunden Probanden eine gute Verträglichkeit festgestellt wurde, erschien kürzlich der erste vielversprechende Bericht zur therapeutischen Anwendung von IL-10 beim M. Crohn. Gegenwärtig finden Studien zum therapeutischen Einsatz von IL-10 bei der rheumatoiden Arthritis und bei der Psoriasis statt.

IL-10-Expression bei malignen und benignen Dermatosen

Melanom

Die Expression von IL-10 mRNA wurde in Melanomen und Melanommetastasen nachgewiesen. Darüberhinaus wurden IL-10 mRNA und das biologisch aktive Protein in Melanom-Zellinien gefunden, was vermuten läßt, daß die Melanomzellen selbst zur läsionalen Überexpression beitragen können. Neueste in vitro Untersuchungen belegen, daß IL-10 tatsächlich einen autokrinen Wachstumsfaktor für das maligne Melanom darstellt und die Expression von für die immunologische Erkennung entscheidenden Molekülen (HLA Klasse I und II) auf Melanomzellen vermindern kann.

Spinaliom und Basaliom

Eine Überexpression von IL-10 mRNA wurde ebenfalls beim Basaliom und Spinaliom beschrieben. Dabei ist beachtenswert, daß zytotoxische Zellinien gegen diese Tumoren nur proliferierten, wenn dem Kulturmedium neutralisierende anti-IL-10-Antikörper zugesetzt wurden. Darüberhinaus führte die intraläsionale Injektion von IFN-α in Basaliome zu einer Tumorregression sowie einer verminderten IL-10-Expression. Es wurde daher vermutet, daß IL-10 für maligne Zellen einen wichtigen Mediator darstellt, um der T-Zell-vermittelten Immunantwort zu entgehen.

Kutane T-Zell Lymphome

Eine vermehrte Expression von IL-10 konnte zwischenzeitlich auch bei verschiedenen kutanen T-Zell-Lymphomen (CTCL) nachgewiesen werden. Beim Sézary-Syndrom wurde eine IL-10-Produktion durch aus dem Blut isolierte maligne T-Zellen beobachtet. Untersuchungen zur stadienabhängigen kutanen Zytokin-mRNA-Expression bei Mycosis fungoides ergaben einen Anstieg der IL-10-Expression vom Ekzem- zum Plaque- bis hin zum Tumorstadium. Da die Tumorprogression auch durch eine Zunahme der malignen T-Zellen in der Läsion gekennzeichnet ist, ist es auch hier wahrscheinlich, daß die Malignomzellen selbst für die zunehmende IL-10-Expression verantwortlich sind. Eine vermehrte kutane IL-10 mRNA-Expression wurde auch für die CD30+ pleomorphen T-Zell-Lymphome beschrieben. Die überschießende IL-10-Produktion bei den CTCL könnte eine Reihe immunologischer Phänomene, insbesondere auch die bei der Tumorprogression zu beobachtende abnehmende gegen den Tumor gerichtete Immunabwehr erklären.

Kontaktekzem

Kürzlich wurde demonstriert, daß IL-10 die Effektor-Phase der Kontakt-Hypersensitivitätsreaktion (epikutane Applikation) blockt. Im Gegensatz zur klassischen «Delayed Type Hypersensitivity» (DTH)-Reaktion (subkutane Applikation) konnte durch IL-10 die Induktionsphase allerdings nicht inhibiert werden, was auf Unterschiede zur typischen DTH Reaktion auf sogenannte »Recall«-Antigene hinweist.

Atopische Dermatitis

Bei der atopischen Dermatitis wurde eine deutliche Überexpression von IL-10 mRNA in befallener Haut nachgewiesen, welche vorwiegend monozytärer Herkunft ist. Die kutane Überexpression von IL-10 reflektiert die allgemeine immunologische Dysbalance bei der atopischen Dermatitis. Nach dem bisherigen Verständnis zur Pathogenese der atopischen Dermatitis spielen Allergen-spezifische T-Zellen, die Typ 2-Zytokine wie IL-4, IL-5, IL-10, IL-13 produzieren, eine entscheidende Rolle. Tatsächlich wurden auch entsprechende Allergen-spezifische Zellen isoliert, welche Th2-Zytokine produzieren. Diese Beobachtungen erklären die bekannten Phänomene bei Atopikern wie Eosinophilie und erhöhte IgE-Serumspiegel, welche wiederum von pathophysiologischer Bedeutung für diese Erkrankungen sind. IL-10 kommt bei der Regulation der bei der atopischen Dermatitis entscheidenden Typ 1/Typ 2-Dysbalance Bedeutung zu. Daher ist die pathophysiologische Relevanz von IL-10 bei der atopischen Dermatitis wahrscheinlich. Die persistierend erhöhte kutane IL-10-Expression könnte zudem für eine anhaltende Suppression des »skin immune systems« verantwortlich sein, welche wiederum die erhöhte Inzidenz von kutanen Infektionen bei Patienten mit atopischen Ekzem erklären würde.

Andere kutane Entzündungen

Die Expression von IL-10 bei anderen entzündlich/ekzematösen (nicht atopischen) Hauterkrankungen könnte einen wichtigen gegenregulatorischen, d.h. protektiven Mechanismus zur Eindämmung der Entzündungsreaktion darstellen. Diese Hypothese wird gestützt durch die Beobachtung, daß die antiinflammmatorisch wirksame »UV-Phototherapie« die IL-10-Produktion durch infiltrierende Makrophagen induziert. Die IL-10-Sekretion scheint insbesondere z.B. für die Limitierung der Präsenz von UV-induzierten Erythemen auf einige Tage wie bei der Dermatitis solaris verantwortlich zu sein. IL-10 hemmt die Produktion von TNF-α und IL-1β, Zytokinen, welche schnell nach UV-Bestrahlung sezerniert werden und proinflammatorisch wirken. Die Auflösung des UV-Erythems könnte somit eine Konsequenz der durch IL-10 vermittelten autoregulatorischen Kontrolle der Entzündung darstellen [2].

Psoriasis

Die kutane IL-10 mRNA-Expression ist bei der Psoriasis signifikant niedriger als bei der atopischen Dermatitis und kutanen T-Zell-Lymphomen und nicht von der in gesunder Haut zu unterscheiden, obwohl eine Überexpression verschiedenster proinflammatorischer Zytokine vorliegt. Somit besteht bei der Psoriasis eine relative IL-10-Defizienz, d.h. die Entzündungsreaktion unterliegt einer inadäquat geringen Gegenregulation [3]. Mehrere Gründe sprechen hier für eine pathophysiologische Bedeutung dieser relativ verminderten IL-10-Expression und lassen vermuten, daß eine Normalisierung nützlich wäre:

1. Verschiedene antipsoriatische Therapien, z.B. UV-Bestrahlung und Fumarate, führen zu einem Anstieg der IL-10-Produktion.
2. cAMP-erhöhende Substanzen (z.B. Iloprost, Pentoxifyllin), die zu einer verstärkten IL-10-Synthese führen, besitzen antipsoriatische Aktivität.
3. β-Blocker (z.B. Propranolol) und Zyklooxygenaseinhibitoren (z.B. Indometazin) führen oft zu einer Exazerbation der Psoriasis. Diese Medikamente vermindern die cAMP-Bildung und somit vermutlich auch die IL-10-Synthese.
4. Die Unterstützung eines Typ 1-Zytokinmusters durch IFN-Therapie ebenso wie durch IFN-γ-erhöhende Substanzen wie Lithium kann eine Psoriasis induzieren oder aggravieren. Ursache hierfür könnte die Eigenschaft des Typ 1-Zytokins IFN-γ sein, die IL-10-Produktion zu hemmen. Andererseits könnte die Unterdrückung der Typ 1-Zytokinexpression in der Schwangerschaft die hier häufig beobachtete Verbesserung der Psoriasis erklären.

IL-10 in der dermatologischen Therapie

Die bisherigen Erfahrungen in der Therapie mit IL-10 (Schering Plough/ Essex Pharma GmbH) in der Dermatologie beschränken sich gegenwärtig auf die Psoriasis. Nachdem in eine Pilotstudie mit subkutaner/intraläsionaler Injektion von IL-10 (8 μg/kg/Tag über 24 Tage) bei 3 Patienten eine gute Verträglichkeit und eine Verbesserung des Hautbefundes beobachtet wurde [3], wurden zwei Phase II-Studien mit jeweils 10 Patienten initiiert [1, 4]. Dabei zeigte sich sowohl bei der 6- bis 7wöchigen Therapie (subkutane Injektionen in nicht-läsionale Haut) mit 4 oder 8 μg/kg täglich als auch mit 20 μg/kg 3 mal pro Woche ein guter klinischer Effekt (Abb. 1). Dosisfindungsstudien und Placebo-kontrollierte Doppelblindstudien sollten daher jetzt durchgeführt werden, um die Möglichkeiten der IL-10-Therapie in der Klinik weiter zu prüfen.

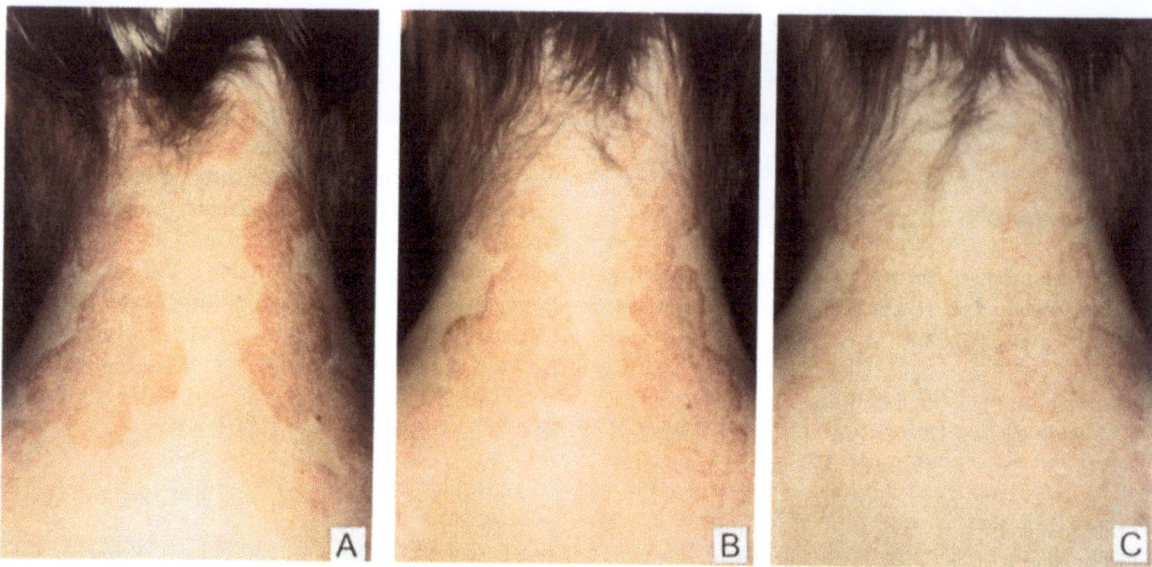

Abb. 1. Klinische Effekte der IL-10-Therapie bei einem Patienten, der 3 mal pro Woche subkutane IL-10 Injektionen (20 µg/kg) erhielt. Die Abbildung zeigt die Situation vor (A- Tag 0), während (B- Tag 15) und nach der Therapie (C- Tag 50)

Literatur

1. Asadullah K, Döcke WD, Ebeling M, Friedrich M, Belbe G, Audring H, Volk HD, Sterry W (1999): IL-10 treatment of psoriasis – clinical results of A Phase II trial. Arch Derm 135:187–192
2. Asadullah K, Döcke WD, Sabat R, Ebeling M, Volk HD, Sterry W: Interleukin-10 in der Dermatologie. Hautarzt 1999; 50:12–19
3. Asadullah K, Sterry W, Stephanek K, Jasulaitis D, Leupold M, Audring H, Volk HD, Döcke WD: IL-10 is a key cytokine in psoriasis. J Clin Invest 1998; 101:783–794
4. Reich K, Brück M, Gräfe A, Vente C, Neumann C, Garbe C: Treatment of psoriasis with Interleukin-10. J Invest Dermatol 1998; 6:1235–1236 (letter)

Mechanismen der Antigen-spezifischen T-Zell-Anergie induziert durch Kokultur mit Interleukin-10 behandelten humanen dendritischen Zellen

K. Steinbrink, H. Jonuleit, G. Müller, T. Tüting, G. Schuler, J. Knop, A. H. Enk

Nach Behandlung mit Interleukin-10 sind humane dendritische Zellen (DC) in der Lage, in verschiedenen sowohl naiven als auch aktivierten CD4+- und CD8+-T-Zellpopulationen einen Antigen-spezifischen Anergieeffekt zu induzieren (Steinbrink et al. 1997, 1999). Die Charakteristika dieses Anergieeffektes, seine funktionelle Bedutung und mögliche Mechanismen der Anergieinduktion sollen im folgenden erläutert werden.

DC als die potentesten Antigen-präsentierenden Zellen des Immunsystems sind nicht nur in der Lage, immunologische Prozesse zu initialisieren (Steinman et al), sondern können unter bestimmten Bedingungen eine Toleranzinduktion in T-Zellen bewirken. So konnte im murinen System gezeigt werden, daß epidermale Langerhans Zellen nach Kultivierung mit IL-10 eine verminderte APC-Funktion besitzen und in der Lage sind, eine Antigen-spezifische Anergie in Th1-T-Zellklonen zu bewirken, nicht jedoch in Th2-T-Zellklonen (Enk et al. 1992).

Verschiedene Prozesse im Zusammenhang mit Antigenpräsentierenden Zellen (APC) können für eine Anergieinduktion in T-Zellen verantwortlich sein. Als erster Mechanismus wurde das Fehlen des costimulatorischen, zweiten Signals beschrieben, das trotz erfolgter Interaktion zwischen TCR, MHC-Molekül und immunogenem Peptid, zur Anergieinduktion in den entsprechenden T-Zellen führt (Jenkins et al. 1987). Vermittelt wird dieses zusätzliche Signal hauptsächlich über die Oberflächenmoleküle B7-1/B7-2 der APC und das Molekül CD28 der T-Zelle (Harding et al. 1991, Linsley et al. 1991). Weitere Untersuchungen haben gezeigt, daß auch strukturveränderte Peptide, sogenannte partielle Agonisten oder Antagonisten, nicht die Fähigkeit besitzen, eine vollständige T-Zellantwort zu induzieren, sondern einen Anergieeffekt bewirken (Sloan-Lancaster et al. 1993).

In unserem Modell werden zunächst humane DC aus peripheren Vorläuferzellen gewonnen (Jonuleit et al. 1997) und zusätzlich wird Interleukin-10 zwei Tage vor Ende der Zellkultur zu den DC hinzugegeben.

Analysen der stimulatorischen Kapazität der mit Interleukin-10 behandelten DC zeigten in Kokultivierungsexperimenten mit verschiedenen sowohl aktivierten als auch naiven CD4+- und CD8+-T-Zellen eine deutlich verminderte Proliferationsrate im Vergleich zu unbehandelten DC (Abb. 1a, b). Zur Überprüfung des induzierten Anergieeffektes wurden die entsprechenden T-Zellen nach einer ersten Kokultur mit Kontroll- bzw. IL-10-behandelten DC in einer zweiten Kokultur mit reifen, unbehandelten DC restimuliert (Abb. 2). Es wurde deutlich, daß eine Anergieeffekt nur dann nachgewiesen werden konnte, wenn die DC beider Kulturen aus dem Blut desselben Spenders gewonnen wurden, während die Restimulation mit DC eines zweiten Spenders zu einer normalen Proliferationsrate führte. In diesen Versuchsansätzen konnte somit die Induktion einer Antigen-spezifischen, in diesem Fall einer Alloantigen-spezifischen Anergie nachgewiesen werden.

Zahlreiche Untersuchungen haben belegen können, daß verschiedene Tumorzellen, unter anderem das maligne Melanom in der Lage sind, IL-10 zu sezernieren (Dummer et al., Kim et al., Krüger-Krasagakis et al.). Aus diesem Grund haben wir im weiteren versucht, den Einfluß von mit IL-10 behandelten DC auf Melanomzellen zu untersuchen. Zunächst haben wir verschiedene zytotoxische CD8+ T-Zelllinien etabliert, die spezifisch auf unterschiedliche Melanom-assoziierte Antigen wie z.B. Tyrosinase oder MART-1 reagieren. Auch in diesem System konnten wir nach Kokultur mit IL-10 vorbehandelten DC eine, in diesem Fall Peptid-(Tyrosinase)-spezifische Anergie nachwiesen (Daten nicht gezeigt). Die funktionalle Bedeutung unserer Ergebnisse zeigte sich darin, daß diese anergen Tyrosinase-spezifischen zytotoxischen CD8+-T-Zellen auch eine drastisch reduzierte Lyse entsprechender Tyrosinase-expremierender Melanomzellen (SKML) bewirkten und somit eine deutlich verminderte Zytotoxizität besitzen (Abb. 3).

Aufgrund der gezeigten Möglichkeit mit IL-10 behandelten DC in verschiedenen T-Zellpopulationen einen Antigen-spezifischen Anergieffekt zu induzieren, dessen funktionalle Bedeutung in vitro nach gewiesen werden konnte, haben wir im weiteren versucht, die zugrunde liegenden molekularen Mechnismen näher zu untersuchen.

Analysen der Kulturüberstände der DC zeigten eine verminderte Produktion der Zytokine IL-1β, IL-6,

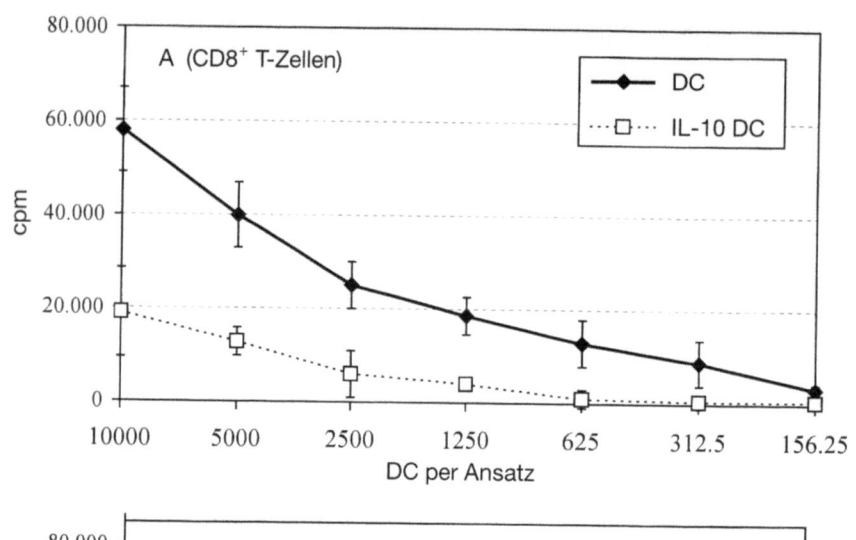

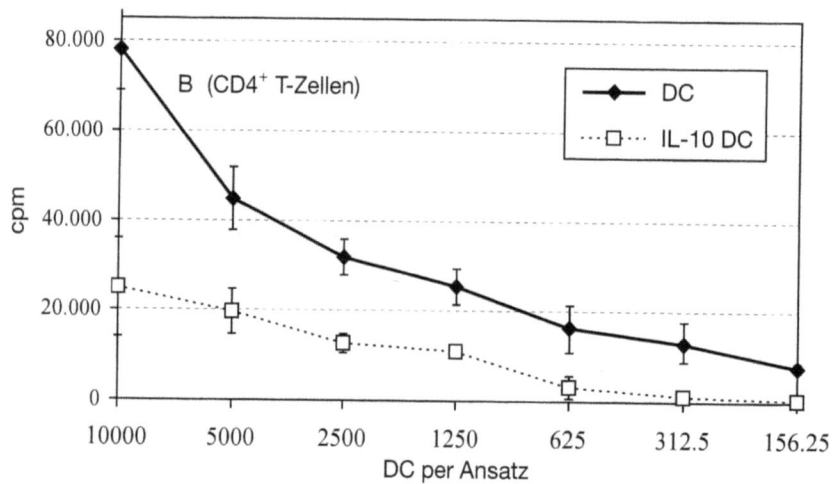

Abb. 1. Verminderte Proliferationsrate anerger *a* CD8+- oder *b* CD4+-T-Zellen nach Kokultur mit IL-10 behandelten dendritischen Zellen (offene Quadrate) im Vergleich zu entsprechenden Kontrollzellen *(schwarze Rhomben)*

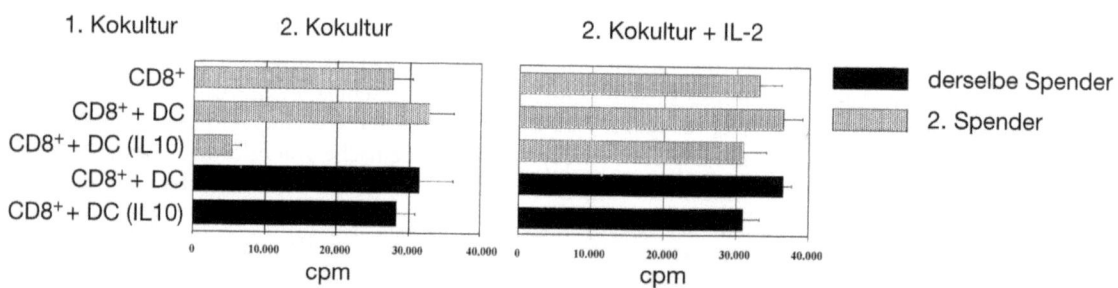

Abb. 2. Induktion einer Alloantigen-spezifischen Anergie nach Kokultur mit IL-10 behandelten dendritischen Zellen. Nach Restimulation mit reifen DC desselben Spenders zeigen CD8+ T-Zellen, die während der ersten Kokultur mit IL-10 behandelten DC kultiviert wurden, eine deutlich verringerte Proliferationsrate *(schraffierte Balken)*, während die Restimulation mit DC eines zweiten Spenders zu einer normalen Proliferation führt *(schwarze Balken)*. Die zusätzliche Gabe von Interleukin-2 zur zweiten Kokultur führt zur Aufhebung dieses Alloantigen-spezifischen Anergieeffektes.

TNF-α und IL-12. Die Untersuchung der Oberflächenantigene erbrachte eine reduzierte Expression der CD58-, CD83-, CD86- und der MHC Klasse II-Moleküle. Die Charakterisierung der anergen T-Zellen demonstrierte eine verringerte Expression der Aktivierungsmarker CD69, CD44, CD11a und der α-Kette des IL-2 Rezeptors, aber eine Hochregulierung des CTLA-4-Moleküles. Analysen des Zytokinmusters zeigten eine veringerte IL-2- und IFN-γ-Produktion, jedoch keine nachweisbaren Mengen an IL-4 oder IL-10 (Tabelle 1). Somit liegt keine Verschiebung in Richtung eines Th2- bzw. Tc2-Zytokinmusters vor. Kokulturexperimente in einem Zwei-Kammer-Modell, in dem der direkte Kontakt zwischen DC und T-Zellen verhindert wurde, demonstrierten die Notwendigkeit des direkten Zell-Zell-Kontaktes.

Tabelle 1. Verminderte Produktion der Tc1-Zytokine IL-2 und IFN-γ der anergen Tyrosinase-spezifischen CD8+-T-Zellen. Nach Restimulation zeigt sich eine verminderte Sezernierung von IL-2 und IFN-γ der anergen Tyrosinase-spezifischen CD8+ T-Zellen im Vergleich zu entsprechenden Kontroll-T-Zellen. In keinem der Experimente konnte jedoch eine Produktion von IL-4, IL-10 oder TGF-β nachgewiesen werden, so daß keine Veränderung in Richtung eines Tc2-Zytokinmusters vorliegt. **n. d.**

1. Kokultur	Zytokinproduktion in pg/ml				
	IL-2	IFN-γ	IL-4	IL-10	TGF-β
Tyrosinase-spezifische CD8+ T Cells und					
DC	987 ± 23	3765 ± 124	n.d.	n.d.	n.d.
DC (IL-10)	1102 ± 76	4087 ± 218	n.d	n.d	n.d.
DC + Tyrosinasepeptid	1154 ± 205	3867 ± 134	n.d.	n.d.	n.d.
DC (IL-10) + Tyrosinasepeptid	**105 ± 20**	**258 ± 87**	**n.d.**	**n.d.**	**n.d.**
DC + MART-1	1287 ± 156	3841 ± 434	n.d.	n.d.	n.d.
DC (IL-10) + MART-1	1087 ± 187	4187 ± 128	n.d.	n.d.	n.d.

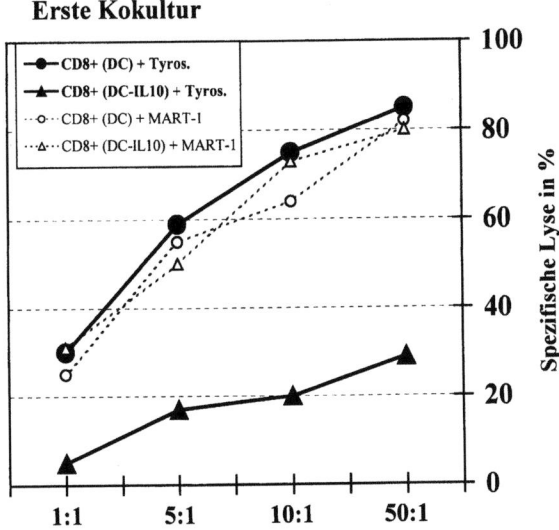

Abb. 3. Anerge Tyrosinase-spezifische zytotoxische CD8+ T-Zellen bewirken eine verminderte Lyse entsprechender Tyrosinase-exprimierender Melanom-Zellen (SKML) in einem Chrom^{51}-Zytotoxizitätsassay.

Durch Hinzugabe von IL-2 oder einer Kombination von PMA und Ionomycin konnte der Anergiezustand vollständig aufgehoben werden, während eine Kombination aktivierender mAK gegen CD2, CD3, CD28 und die Addition von IL-12 nur zu einer 80% Aufhebung führte. Im Gegensatz dazu induzierte eine zusätzliche Stimulation der T-Zellen mit einem kreuzvernetzten mAK gegen CTLA-4 eine Steigerung des Anergieeffktes.

Diese zum Teil unterschiedlichen Charakteristika im Vergleich zu anderen Anergiemodellen könnten erste Hinweise erbringen, daß auch die intrazellulären Signaltransduktionswege Unterschiede zu bereits bekannten Modellen der Anergieinduktion zeigen könnten.

Mit Hilfe der gewonnenen Erkenntnisse der mittels IL-10 behandelter DC induzierten T-Zellanergie könnte es zukünftig möglich werden, verschiedene Krankheitsbilder wie die des allergischen Formenkreise oder Autoimmunkrankheiten therapeutisch besser beeinflussen zu können.

Literatur

Dummer W, Becker JC, Schwaaf A, Leverkus M, Moll T, Bröcker EB (1995) Elevated serum levels of interleukin-10 in patients with metastatic melanoma. Melanoma Res 5: 67–74

Enk AH, Angeloni VL, Udey MC, Katz SI (1992) Inhibition of Langerhans cell antigen-presenting function by IL-10. J Immunol 151: 2390–2398

Harding FA, McArthur JG, Gross JA, Raulet DH, Allison JP (1991) CD28-mediated signalling co-stimulates murine T cells and prevents induction of anergy in T cell clones. Nature 356: 607–609

Jenkins MK, Schwartz RH (1987) Antigen presentation by chemically modified splenocytes induces antigen-specific T cell unresponsiveness in vitro and in vivo. J. Exp. Med. 165: 302-319

Jonuleit H, Kühn U, Müller G, Steinbrink K, Schmidt E, Knop J, Enk AH (1997) Proinflammatory cytokines and prostaglandins induce maturation of potent immunostimulatory dendritic cells under FCS-free conditions: Effect of culture conditions on the type of T cell response. Eur J Immunol 27: 12:3135–3142

Kim J, Modlin RL, Moy RL, Dubinet SM, McHugh T, Nickoloff BJ Uyemura, K (1995) IL-10 production in cutaneous basal and squamous cell carcinomas: a mechanism for evading the local T cell immune response. J Immunol 155: 2240–2248

Krüger-Krasagakis S, Krasagakis K, Garbe C, Schmitt E, Huls C, Blankenstein T, Diamantenstein T (1994) Expression of interleukin-10 in human melanoma. Brit. J. Cancer 70: 1182–1187

Linsley PS, Brady W, Grosmarie L, Aruffo A, Damle NK, Ledbetter JA (1991) Binding of the B cell activation antigen B7 to CD28 costimulates T cell proliferation and IL-2 mRNA accumulation. J Exp Med 173: 721–730

Sloan-Lancaster J, Evavold BD, Allen PM (1993) Induction of T cell anergy by altered T-cell-receptor ligand on live antigen-presenting cells. Nature 363: 156–159

Steinbrink K, Wölfl M, Jonuleit H, Knop J, Enk AH (1997) Induction of tolerance by interleukin-10-treated dendritic cells. J Immunol 159: 4772–4780

Steinbrink K, Jonuleit H, Müller G, Schuler G, Knop J, Enk AH (1999) Interleukin-10-treated human dendritic cells induce a melanoma-antigen-specific anergy in CD8+ T cells resulting in a failure to lyse tumor cells. Blood, Vol 93, No 5, 1634–1642

Steinman RM (1991) The dendritic cell system and its role in immunogenicity. Annu Rev Immunol 9: 271–280

Kontinuierliche intralymphatische Applikation von Oligopeptid-Antigenen zur Induktion zytotoxischer T-Zellen

F. Koch, T. M. Kündig

Zusammenfassung

Die Immunogenität von Klasse-I-bindenden Oligopeptidantigenen ist nicht nur abhängig vom Typus der Antigen-präsentierenden Zelle, sondern auch von der Dauer und der Route der Applikation. Im Mausmodell führen eine Verlängerung der Applikationsdauer als auch eine Applikation direkt in ein lymphatisches Organ zu einer erhöhten Immunogenität. Diese beiden Prinzipien werden derzeit in einem klinischen Pilotversuch umgesetzt, bei dem melanom-spezifische HLA-Klasse-I-bindende Peptide kontinuierlich intralymphatisch appliziert werden.

Einleitung

Zytotoxische T-Lymphozyten erkennen Antigene in Assoziation mit MHC-/HLA-Klasse-I-Molekülen. Auch von den MHC-Molekülen auf Tumorzellen werden Oligopepetide von tumorspezifischen Antigenen präsentiert. Theoretisch stellen diese Peptide deshalb hochspezifische Impfstoffe zur Erzeugung *zytotoxischer T-Zellantworten* gegen Tumoren dar. Das Problem bei der Verwendung solcher Peptide als Impfstoffe ist aber deren geringe Immunogenität. Die Immunogenität eines Antigens wird entscheidend durch die Zelle, welche das Antigen präsentiert, bestimmt. Die potentesten Antigen-präsentierenden Zellen (APC) des Immunsystems sind *dendritische Zellen (DC)*. Ein zur Zeit verwendetes Verfahren zur Steigerung der Immunogenität von Oligopeptid-Antigenen ist deshalb die extrakorporelle Beladung dendritischer Zellen mit Peptiden. Dazu werden zunächst DC-Vorläufer aus dem Blut des Patienten isoliert. Diese werden für einige Tage in vitro kultiviert, mit Peptiden gepulst und schließlich dem Patienten wieder injiziert. Über den Typus der APC hinaus suchten wir nach weiteren Parametern, welche die Immunogenität von Antigenen, im speziellen die von *MHC-/HLA-Klasse-I bindenden Oligopeptid-Antigenen*, bestimmen. Dazu untersuchten wir den Einfluß von Dauer und Route der Applikation auf die Immunogenität von Oligopeptidantigenen.

Resultate im murinen System

Einfluß der Applikationsroute

Der Vergleich verschiedener Applikationsrouten im Mausmodell ergab, daß die direkte Injektion MHC-/HLA-Klasse-I bindender Oligopeptide in ein lymphatisches Organ, wie in die Milz oder in einen Lymphknoten, die Immunogenität der Peptide um einen Faktor von bis zu 10^6 steigert. Wir konnten zudem zeigen, daß durch die direkte Injektion in ein lymphatisches Organ eine Beladung dendritischer Zellen mit Peptid erfolgt. Im Gegensatz zu der zur Zeit verwendeten Methode der extrakorporellen Beladung von in vitro kultivierten dendritischer Zellen, handelt es sich hier um eine Beladung dendritischen Zellen in vivo.

Einfluß der Applikationsdauer

Neben der Applikationsroute kann die Immunogenität von in vivo verabreichten Oligopeptid-Antigenen zusätzlich gesteigert werden durch deren kontinuierliche Applikation, zum Beispiel mittels regelmäßigen Injektionen oder mittels Implantation mikroosmotischer Pumpen: So reicht eine einmalige Injektion eines viralen Peptids nicht aus, um eine Maus gegen eine Infektion mit dem entsprechenden Virus zu schützen. Wird hingegen das Peptid in eine mikroosmotische Pumpe gefüllt und über den Zeitraum von meheren Tagen kontinuierlich in ein lymphatisches Organ verabreicht, läßt sich eine antiviral protektive $CD8^+$-Immunantwort generieren. Wird die mikroosmotische Pumpe mit einem Tumor-spezifischen Peptid beladen, kann auch eine $CD8^+$-T-Zellantwort, welche gegen Tumore zu schützen vermag, generiert werden.

Klinische Anwendung

Zwecks maximaler Steigerung der Immunogenität werden die beiden Parameter Applikationsroute und Applikationsdauer in einem klinischen Versuch kombiniert. Nach sonografisch kontrollierter Implantation eines feinen Infusionskatheters in einen subkutanen inguinalen Lymphknoten, wird derselbe mit einem Oligopeptidantigen mittels einer tragbaren Insulinpumpe über den Zeitraum von einer Woche infundiert. Es werden HLA-A2 bindende melanom-spezifische Oligopetid-Antigene (Tyrosinase aa 1–9) zur *Vakzinierung von Melanom-Patienten* im metastasierenden Stadium (Stad. IV) verwendet. Einschlußkriterien sind die Expression von Tyrosinase und HLA-A2 auf dem Tumor. Das Verfahren der Mikroperfusion eines subkutanen inguinalen Lymphknotens hat sich als technisch gut realisierbar erwiesen, es ist für den Patienten ambulant durchführbar und wenig belastend. In der Mehrzahl der bisher behandelten Patienten war die Ausbildung einer starken spezifischen zytotoxischen T-Zell-Antwort festzustellen. Dies wurde mittels Peptid-induzierter DTH gezeigt. Peptidspezifische $CD8^+$-T-Zellen wurden im Blut mittels Terameren nachgewiesen. Erste Resultate bezüglich Tumorregression sind ermutigend.

Diskussion

Tumoren sind zwar antigen, aber nicht immunogen. Wie andere Tumoren exprimieren auch Melanome eine Vielzahl spezifischer Tumorantigene in Form von Oligopeptiden auf ihren MHC-Klasse-I-Molekülen, die von spezifischen zytotoxischen T-Zellen (CTL) erkannt werden können. In verschiedenen experimentellen Systemen konnte anhand solcher tumor-spezifischer CTLs eine Tumorregression erzielt werden. Diese Zellen stellen die Basis für eine Vakzinierungstherapie dar. Tumoren selbst können jedoch trotz Expression verschiedener Antigene selbst keine T-Zellen aktivieren, da die Präsentation dieser Antigene nicht im Kontextkostimulatorischer Signale erfolgt. Die *Immunogenität von Antigenen* bzw. Peptiden wird bestimmt durch die hinreichende Erkennung durch T-Lymphozyten im Zusammenspiel mit professionellen Antigen-präsentierenden Zellen (APCs), welche diese kostimulatorischen Signale geben. Zur effizienten Erzeugung einer $CD8^+$-T-Zellantwort gegen die zur Vakzinierung verwendeten tumorspezifischen Peptide ist

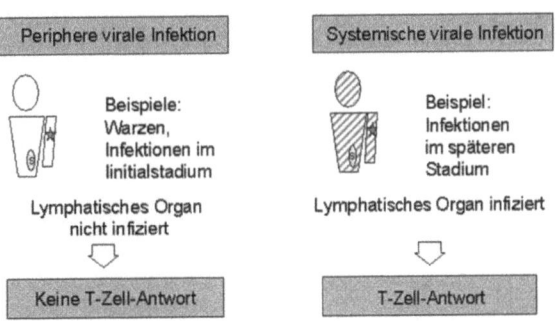

Abb. 1. Induktion einer T-Zell-Antwort in Abhängigkeit von der Lokalistation des Antigens

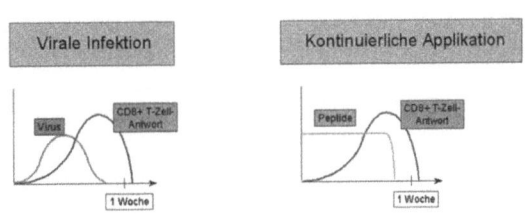

Im Laufe der Evolution hat sich das $CD8^+$ T-Zell-System so entwickelt, dass die zytotoxische T-Zell-Antwort eine Woche nach der viralen Infektion am effizientesten ist

Die kontinuierliche Applikation von Peptid simuliert die Kinetik die Antigenpräsentation im Rahmen einer viralen Infektion und führt zu einer maximalen $CD8^+$ T-Zellantwort

Abb. 2. Induktion einer T-Zell-Antwort in Abhängigkeit von der Dauer der Antigenpräsentation

es deshalb wichtig, diese Peptide auf die Oberfläche dendritischer Zellen zu bringen. Dies kann entweder durch extrakorporale Beladung erfolgen, oder wie hier gezeigt, in vivo durch intralymphatische Applikation. In Analogie wird eine zytotoxische T-Zell-Antwort erst dann gebildet, wenn das Virus in ein lymphatisches Organ streut (Abb. 1). Wichtig für die Generation einer starken $CD8^+$-T-Zell-Antwort ist aber auch eine ausreichende Dauer der Peptidpräsenz. Bei einer viralen Infektion wird eine antivirale T-Zell-Antwort auch nicht innerhalb eines Tages, sondern innerhalb einer Woche induziert (Abb. 2). Die kontinuierliche intralymphatische Applikation von Oligopeptid-Antigenen verstärkt also deren Immunogenität und führt zur Induktion einer effizienten T-Zellantwort.

Humane und bovine Keratinozyten exprimieren Prionen-Protein in vitro und in situ

J. Pammer, A. Suchy, W. Weninger, M. Rendl, E. Tschachler

Einleitung

Übertragbare spongiforme Enzephalopathien (Prionen-Erkrankungen) sind neurodegenerative Erkrankungen des Gehirns. Dazu gehören Jakob-Creutzfeld-Erkrankung (CJD), Gerstmann-Sträussler-Scheinker-Krankheit und Kuru beim Menschen, bovine spongiforme Enzephalopathie (BSE) beim Rind und Traberkrankheit (Scrapie) beim Schaf. Prionen-Erkrankungen zeichnen sich durch Amyloidablagerungen im Interstitium des Gehirns, in dem ein proteaseresistentes Protein, PrP^{Sc}, CSc für Scrapie nachweisbar ist, aus. Im Gegensatz zum physiologisch vorkommenden zellulären Prionen-Protein (PrP^c) ist PrP^{Sc} infektiös und hat bei der Übertragung spongiformer Enzephalopathien eine entscheidende Funktion. Diese Enzephalopathien werden daher auch Prionen-Erkrankungen (Prion, PrP^{Sc}, für *proteinaceous infectious particle*) genannt.

Von PrP^c unterscheidet sich PrP^{Sc} durch die Proteinfaltung. Für diese Änderung können Punktmutationen im PrP-Gen oder eine postulierte autochaperone-ähnliche Funktion von PrP^{Sc}, durch die PrP^{Sc} die Umwandlung von PrP^c in PrP^{Sc} induziert, ursächlich sein. Der erste Mechanismus ist für spontan auftretende Prionen-Erkrankungen beim Menschen verantwortlich. Der zweite soll in der Übertragung von BSE und der Traberkrankheit die zentrale Rolle spielen[1, 2].

Für die Übertragung von Prionen-Erkrankungen ist demnach der Kontakt von infektiösem PrP^{Sc} mit dem physiologischen PrP^c des infizierten Menschen oder Tieres notwendig. Außer dem Gehirn wird PrP^c noch in follikulären dendritischen Zellen, Lymphozyten, Monozyten und in peripheren Nerven exprimiert, in denen die Konversion von PrP^c in PrP^{Sc} daher prinzipiell möglich ist[3]. Damit läßt sich zwar der Übertragungsweg iatrogener Fälle nach Gabe von aus Leichenhypophysen gewonnenem Wachstumshormon, nach Duraimplantation und auch der von Pathologen und deren Hilfspersonal nach Hautverletzungen erklären. Der genaue Weg der Übertragung anderer Fälle, einschließlich von BSE und Traberkrankheit, die durch Aufnahme PrP^{Sc}-haltiger Nahrung (»meat and bone meal« [4]) und periphere Inokulation erfolgt, ist noch unbekannt.

Auf der Suche nach einem primären Target von PrP^{Sc} ermittelten wir das Expressionsmuster von PrP^c in Haut und Schleimhäuten, die bis dahin noch nicht im Detail untersucht worden waren. Dazu führten wir immunhistochemische Färbungen für PrP^c an histologischen Schnitten von humanem und bovinem Gewebe durch und nahmen humane [5] und bovine Keratinozyten (KC) in Kultur.

Gesunde menschliche Haut und Schleimhäute des oberen Gastrointestinaltrakts

KC in unauffälliger menschlicher Haut exprimieren PrP^c schwach oder sind negativ für PrP^c. Die Ex-

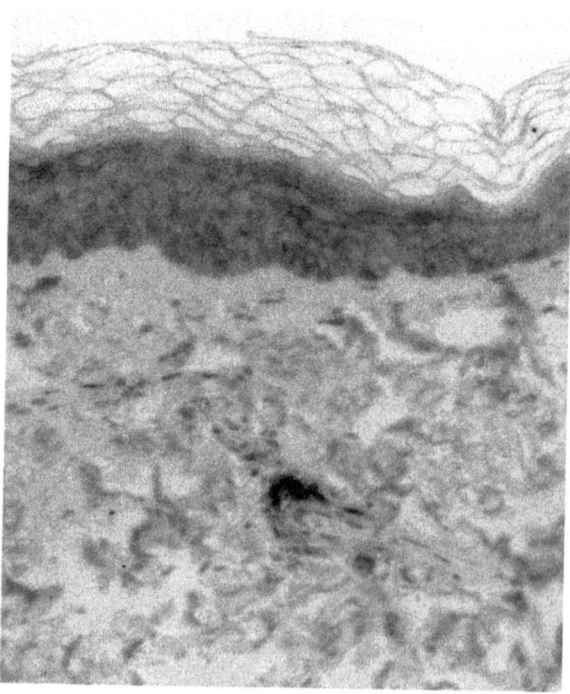

Abb. 1. KC in regelrechter Epidermis sind teils schwach PrP^c-positiv

pression ist teils cytoplasmatisch, teils membranös und unregelmäßig in basaler wie suprabasaler Epidermis zu finden (Abb. 1). Deutlich wird PrP^c im Bulbus von Haarwurzeln exprimiert, die epitheliale Wurzelscheide und teils auch basale Epithelien der Talgdrüsen sind schwach positiv. Ebenso färben die basalen Zellen der Schweißdrüsenausführungsgänge für PrP^c. Von basalen Zellen der Plattenepithelien des oberen Gastrointestinaltrakts (Zunge, Tonsille, Ösophagus) und auch des Larynx wird PrP^c konstitutiv gebildet.

Entzündlich veränderte menschliche Haut und Schleimhaut

Basale und suprabasale KC sind in entzündeten Hautläsionen (Ekzem, Psoriasis, Ulcera, Warzen, Abb. 2) stark positiv für PrP^c. Diese Expression ist in basalen und suprabasalen KC am stärksten und nimmt zur Epitheloberfläche hin ab. Während immunhistochemisch in basalen KC eine starke cytoplasmatische und membranöse Färbung zu finden ist, überwiegt suprabasal eine membranöse Färbung. Die gleichen Veränderungen zeigen auch entzündlich veränderte und ulzerierte Epithelien des oberen Gastrointestinaltrakts. Wie in der Epidermis wird auch in den Hautanhangsgebilden die PrP^c Expression stärker. Eine membranöse PrP^c Färbung findet sich großflächig in der Haarwurzel. Weiters werden basale Zellen der Talgdrüsen und Myoepithelien der Schweißdrüsen positiv für PrP^c, die Expression der basalen Zellen der Schweißdrüsenausführungsgänge nimmt zu. Neben epithelialen Zellen sind auch dermale und intraepitheliale Entzündungszellen, in der Haut überwiegend Monozyten und T-Zellen, deutlich positiv für PrP^c.

Die Expression von PrP^c in gesunder Kuhhaut und Schleimhaut

Im Gegensatz zur menschlichen Haut sind auch in normaler boviner Haut KC überwiegend positiv für PrP^c. Diese Expression ist weitgehend auf die basalen Zellen beschränkt und cytoplasmatisch. Vor allem im Bereich dickerer Haut, wie sie an der Schnauze zu finden ist, teils auch an anderen Körperstellen, findet sich zusätzlich eine membranöse Färbung suprabasaler Epithelzellen. Bulbi der Haarwurzeln sind stark, epitheliale Wurzelscheiden, basale Zellen der Schweißdrüsen schwach bis mäßig und basale Zellen der Talgdrüsen ebenfalls schwach positiv für PrP^c, so daß das Expressionsmuster ähnlich dem der menschlichen Haut, jedoch stärker, ist. Das Expressionsmuster der Schleimhäute des oberen Gastrointestinaltrakts gleicht ebenfalls dem des Menschen.

Entzündlich veränderte Kuhhaut

In akanthotischer Haut angrenzend an Ulcera nimmt die PrP^c Expression basal und suprabasal in der Regel zu. Sie nimmt wie in menschlicher Haut zur Oberfläche hin ab. Im Bereich dichter entzündlicher Infiltrate, entweder durch mechanische Irritation oder Lymphome der Haut bedingt, wird die Expression der basalen KC geringer, sie werden teils negativ für PrP^c. Im Gegensatz nimmt die suprabasale membranöse Expression zu. Die Expression von PrP^c in KC unmittelbar im Bereich von Ulcera ist sehr uneinheitlich. Neben gering- bis mäßiggradiger teils membranöser und teils cytoplasmatischer PrP^c Expression sind größere Teile der Epithelreste auch negativ für PrP^c, sodaß die PrP^c Expression in diesen Arealen verglichen mit gesunder Haut im Durchschnitt nicht zunimmt.

Eine Zunahme der PrP^c Expression findet sich teils auch in Hautanhangsgebilden.

Keratinozyten in der Zellkultur exprimieren PrP^c

KC des Menschen und des Rindes exprimieren PrP^c konstitutiv. Im Vergleich zu Hirngewebe dieser Species

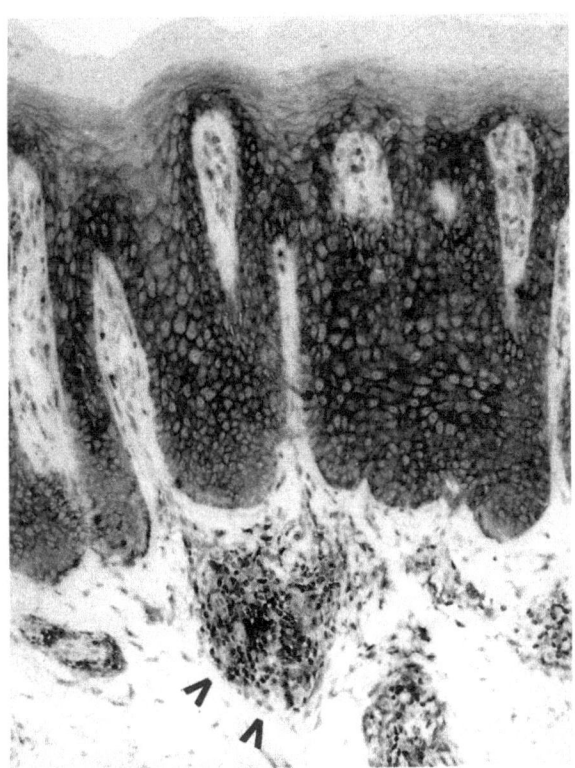

Abb. 2. Basale und suprabasale KC in akanthotischer Epidermis bei Psoriasis bilden reichlich PrP^c. Deutlich positiv sind auch mononukleäre Infiltratzellen *(Pfeil)*

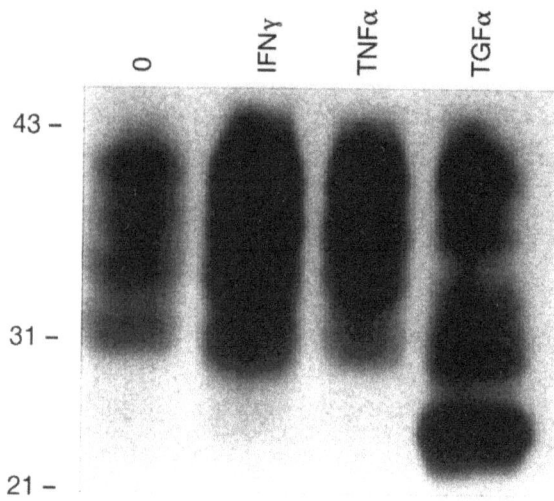

Abb. 3. In der Zellkultur läßt sich die Expression von PrP^c in KC durch IFN-γ *(Spalte 2)* und TGF-α *(Spalte 4)*, nicht aber durch TNF-α *(Spalte 3)* hochregulieren.

ist die PrP^c Menge in Lysaten kultivierter KC gering. Während in menschlichen KC die Expression von PrP^c durch IFN-γ und TGF-α, nicht aber durch TNF-α hochreguliert werden kann (Abb. 3 [5]), läßt sich in Rinder-KC durch murines EGF, humanes IFN-γ, NGF, TNF-α, TGF-α, und IL-6 PrP^c nicht regulieren. Wenigstens die letzten 3 humanen Zytokine sind mit Rind kreuzreaktiv.

Zusammenfassung

Wir beschreiben hier erstmals das Expressionsmuster von PrP^c in humaner und boviner Haut einschließlich der Hautanhangsorgane. Während in der Haut des Menschen PrP^c vor allem in entzündlichen Läsionen zu finden ist, findet sich in der Kuhhaut PrP^c auch nahezu konstitutiv in gesunder Haut und verglichen mit menschlicher Haut in geringerem Maß auch in entzündeter Haut. Diese immunhistochemischen Daten sind mit in vitro Daten korreliert, die zeigen, daß PrP^c in Kultur humaner, nicht aber boviner Zellen durch verschiedene Zytokine hochreguliert werden kann.

Demnach könnte PrP^{Sc} bei Minimalverletzungen der Haut oder Schleimhäute in diese penetrieren, in Plattenepithelien PrP^c zu PrP^{Sc} konvertieren somit die Ausbreitung von durch periphere Inokulation erworbenen Prionen-Erkrankungen zum Gehrin einleiten.

Ob Plattenepithelzellen tatsächlich an einem solchen Infektionsweg beteiligt sind, können erst weitere Experimente klären. Die Expression von PrP^c ist zwar eine Vorraussetzung für das Auftreten von Prionen-Erkrankungen, PrP^c Expression und Infektion mit PrP^{Sc} allein aber sind für die Konversion von PrP^c in KC möglicherweise noch nicht hinreichend, wie die experimentelle ektope Überexpression von PrP^c in einzelnen Zelltypen von PrP-knockout-Mäusen zeigt [6]. Zu diesem Zweck wird es notwendig sein, Plattenepithelzellen in Kultur mit Prionen zu infizieren und PrP^{Sc} in der Haut infizierter Tiere oder Menschen nachzuweisen.

Literatur

1. Prusiner SB (1998) Prions. Proc Natl Acad Sci USA 95: 13363-83
2. Prusiner SB (1996) Prions. In: Fields Virology. Edited by Fields BN, Knipe DM. Philadelphia, Lippincott-Raven
3. Diomede L et al. (1996) Activation effects of a prion protein fragment [PrP-(106–126)] on human leucocytes. Biochem J 320: 563–70
4. Wilesmith JW et al. (1988) Bovine spongiform encephalopathy: epidemiological studies. Vet Rec 123: 638–44
5. Pammer J, Weninger W Tschachler, E (1998) Human keratinocytes express cellular prion-related protein in vitro and during inflammatory skin diseases. Am J Pathol 153: 1353-8
6. Raeber AJ et al. (1999) Ectopic expression of prion protein (PrP) in T lymphocytes or hepatocytes of PrP knockout mice is insufficient to sustain prion replication. Proc Natl Acad Sci USA 96: 3987–92

Diagnostik

Moderne biophysikalische Diagnostik

J. Welzel, K.-P. Wilhelm

Zusammenfassung

Biophysikalische Meßmethoden sind eine sinnvolle Ergänzung der dermatologischen Diagnostik. Mit ihnen lassen sich funktionelle Parameter und morphologische Veränderungen der Haut nichtinvasiv quantifizieren und im Verlauf beobachten. Neben vielen etablierten und standardisierten Verfahren gibt es neue Methoden insbesondere zur hochauflösenden morphologischen Darstellung der Haut. Da die Meßwerte starken Schwankungen unterliegen und von zahlreichen äußeren Faktoren beeinflußt werden können, sind die Kenntnis und die Berücksichtigung dieser Einflußgrößen für einen standardisierten Einsatz erforderlich.

Einleitung

Biophysikalische Meßmethoden der Haut dienen der nichtinvasiven Diagnostik von Tumoren, der Verlaufsbeobachtung entzündlicher Hautveränderungen und der Quantifizierung von Therapieeffekten. Sie ermöglichen gegenüber der histologischen Diagnostik eine in-vivo-Untersuchung der Haut, die nebenwirkungsfrei und beliebig wiederholbar ist. Neben Meßgeräten, die funktionelle Vorgänge untersuchen, gibt es Methoden, die Hautveränderungen morphologisch darstellen, wobei beides voneinander abhängt, da Änderungen der Struktur auch die Funktion beeinflussen und umgekehrt.

Eine besondere Bedeutung haben biophysikalische Meßmethoden bei Wirksamkeits- und Verträglichkeitsprüfungen dermatologischer Lokaltherapeutika und Kosmetika. Richtlinien für die Testungen von Kosmetika besagen, daß auf Tierversuche verzichtet werden soll und daß die behauptete Wirksamkeit anhand der Literatur, von Anwendungsbeobachtungen und Studien bewiesen werden muß. Aus ethischen Gründen werden für diese Studien an Menschen nichtinvasive hautphysiologische Methoden eingesetzt, um eine Belastung durch invasive Maßnahmen wie wiederholte Biopsien zu vermeiden. Die Meßwerte korrelieren gut mit einer visuellen Bewertung der Haut. Die Vorteile liegen darin, daß die biophysikalischen Meßmethoden unabhängiger vom Untersucher sind und damit objektivere und besser reproduzierbare Werte liefern. Außerdem lassen sich auch diskrete, subklinische Veränderungen feststellen.

Folgende funktionelle Parameter der Haut können nichtinvasiv gemessen werden (Abb. 1):
- Transepidermaler Wasserverlust (TEWL) als Maß für die Integrität der Barrierefunktion,
- Hydratation,
- Hautfarbe (Rötung, Pigmentierung),
- pH-Wert,
- Fettgehalt,
- Schuppung,
- Durchblutung,
- Elastizität.

Wichtige morphologische Methoden sind:
- Profilometrie zur Darstellung der Hautoberfläche,
- Optische Kohärenztomographie zur Darstellung der Hornschicht und der Epidermis,
- 20 MHz-Sonographie zur Darstellung der Dermis und Subkutis.

Beim Einsatz biophysikalischer Meßmethoden müssen konstante standardisierte Rahmenbedingungen eingehalten werden. Diese betreffen bei den funktionellen Meßmethoden insbesondere die Akklimatisation der Probanden und Patienten in einem klimatisierten Raum über einen längeren Zeitraum vor der Messung, da die Wetterlage, die Umgebungstemperatur und -luftfeuchtigkeit, körperliche Aktivität und Schwitzen die Meßwerte stark beeinflussen können. Sowohl die Funktion als auch die Struktur der Haut sind weiterhin von verschiedenen anderen Faktoren wie Tageszeit, Hormonstatus und Körperposition während der Messung abhängig. Insbesondere morphologische Meßverfahren müssen an Probanden in standardisierter, entspannter Körperhaltung durchgeführt werden. Interindividuelle Vergleiche sind aufgrund dieser vielen Einflußgrößen problematischer als intraindividuelle Verlaufsuntersuchungen oder Vergleiche zwischen veränderter und benachbarter oder kontralateraler gesunder Haut.

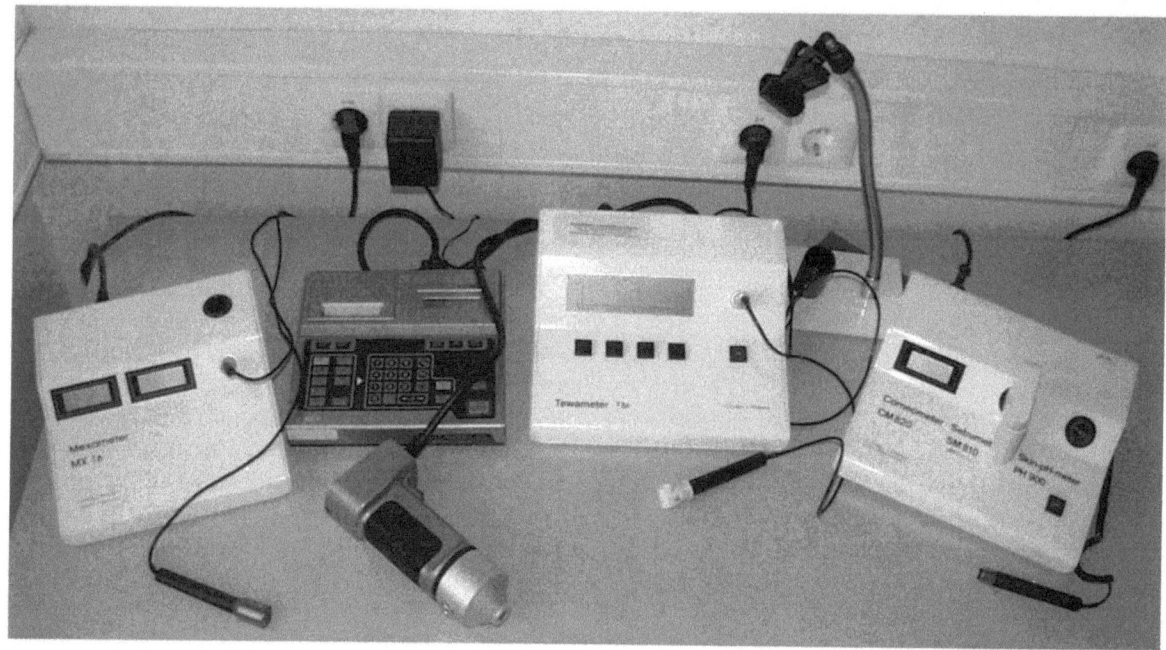

Abb. 1. Meßplatz für hautphysiologische Methoden

Eine Auswahl der verschiedenen biophysikalischen Meßmethoden wird im folgenden exemplarisch dargestellt, wobei für detaillierte Beschreibungen der Methodik [2, 3, 9] und Leitlinien für die Messungen [4, 7] auf die Literatur verwiesen wird.

Funktionelle Meßverfahren

Transepidermaler Wasserverlust

Der transepidermale Wasserverlust ist die Perspiratio insensibilis, eine permanente Verdunstung über die gesamte Hautfläche. Der Grad der Verdunstung hängt von der Lokalisation, der Durchblutung und der Integrität der Barrierefunktion der Hornschicht sowie von vielen weiteren Faktoren ab. Unter Berücksichtigung dieser Einflußgrößen eignet sich die Methode, um geringfügige Störungen der Hautbarriere durch toxisch-irritative Einwirkung nachzuweisen.

Zur Messung der Wasserverdunstung wird ein oben offener Hohlzylinder auf die Haut aufgesetzt. Zwei übereinander angeordnete Hygrosensoren messen die Luftfeuchtigkeit. Aus diesen kann ein Gradient errechnet werden, der den transepidermalen Wasserverlust als $g/m^2 \cdot h$ wiedergibt [12].

Hydratation

Der Wassergehalt der obersten Hautschichten beeinflußt das Gesamtbild der Haut, da ein hoher Wassergehalt über einen Quelleffekt die Hautoberfläche glatt und ein niedriger Wassergehalt faltig erscheinen läßt. Der Wassergehalt des Stratum corneum wird über wasserbindende Substanzen reguliert und läßt sich durch eine Lokaltherapie, beispielsweise durch Applikation harnstoffhaltiger Externa, erhöhen. Eine Irritation der Haut führt hingegen zu einem Verlust wasserbindender Substanzen und damit zu einer Austrocknung.

Es gibt verschiedene Methoden, den Wassergehalt oberflächlicher Hautschichten zu quantifizieren (Messungen der Leitfähigkeit, des Widerstandes oder der Kapazität).

Das Prinzip beruht darauf, daß die Hydratisierung des Stratum corneum zu Änderungen der elektrischen Eigenschaften führt. Bei Messungen der elektrischen Kapazität wird eine Metallplatte auf die Haut gelegt, die als Kondensator wirkt. Die gemessene Kapazität hängt im wesentlichen vom Wassergehalt ab, der sich damit quantifizieren läßt [10].

Hautfarbe

Die Hautfarbe hängt vom Melaningehalt und der Durchblutung ab. Eine genaue Ermittlung der Hautfarbe ist bei der Testung von Lichtschutzmitteln erforderlich. Auch toxische Substanzen können im Rahmen einer Irritation zu einer Hautrötung führen.

Eine Farbmessung mit Aufschlüsselung von Farbton, Helligkeit und Sättigung läßt sich mit standardisierten Methoden nach dem sogenannten CIE-L*a*b* System durchführen. Dabei wird die Oberfläche mit einer Xenon-Blitzlampe beleuchtet und das remittierte Licht ausgewertet. Der Farbwert wird in einem dreidimensionalen Farbraum als Vektor dargestellt, der durch die Achsen a* (rot-grün), b* (gelb-blau) und L* (hell-dunkel) gekennzeichnet ist. Mit zunehmendem Abstand vom Achsenschnittpunkt steigt die Farbsättigung. Speziell für dermatologische Fragestellungen gibt es Farbmeßsysteme, die lediglich die Absorption und Reflektion von grünem, rotem und infrarotem Licht messen und Melanin- sowie Erythemindices angeben [10].

pH-Wert

Die Hautoberfläche weist einen sauren pH-Wert um 5,5 auf. Dieser sogenannte Säureschutzmantel hat eine wichtige Funktion zum Schutz vor toxischen Substanzen und zur Abwehr von Mikroorganismen. Applikation alkalischer Substanzen wie Seifen kann zur Störung dieser Schutzfunktion führen.

Der pH-Wert der Hautoberfläche wird mit Flachelektroden mit einer speziellen Wasserstoffionenselektivität potentiometrisch gemessen [10].

Fettgehalt

Der Oberflächenfettfilm der Haut besteht aus Talgdrüsensekret, Hornschichtlipiden und Rückständen der Schweißdrüsenprodukte.

Er läßt sich mittels direkter Extraktion gravimetrisch bestimmen. Eine einfachere Methode ist die sogenannte Fettfleckphotometrie, bei der ein matter Film auf die Oberfläche gepreßt wird, der nach Absorption der Fette durchsichtiger wird. Eine Modifikation dieser Methode besteht darin, einen adhäsiven Film auf die Haut zu kleben, an dem die Größe und Zahl der transparenten Stellen dann bildanalytisch ausgewertet werden [10].

Schuppung

Die Schuppung der Haut geht in die visuelle und palpatorische Bewertung der Hautrauhigkeit mit ein. Unabhängig von der Struktur der Hautoberfläche lassen sich Größe und Zahl der Schuppen bildanalytisch quantifizieren, wenn diese mittels eines adhäsiven Films von der Haut entfernt werden.

Durchblutung

Die Durchblutung der Haut unterliegt einer natürlichen Variationsbreite. Informationen über die nutritive Versorgung der Haut liefern Kapillarmikroskopie, Videofluoreszenzmikroskopie und transkutane Sauerstoffpartialdruckmessung. Die thermoregulative Funktion der Haut läßt sich mit der Laser-Doppler-Fluxmetrie quantifizieren. Das in die Haut eindringende Lasersignal wird durch bewegte Partikel in Abhängigkeit von Zahl und Geschwindigkeit der Blutzellen frequenzverschoben [5].

Elastizität

Die Hautelastizität hängt von den mechanischen Eigenschaften des Bindegewebes ab. Diese können sich bei Hautalterung, Erkrankungen mit Fibrose, Sklerose oder Entzündungsreaktionen verändern. Elastizität und Viskosität bedingen, ob und wie schnell die Haut nach Auslenkung wieder ihre ursprüngliche Form annimmt.

Diese Parameter lassen sich optisch, mechanisch oder mittels Ultraschall an der Hautoberfläche berechnen, indem die Haut mittels eines definierten Unterdruckes angesogen oder torquiert und wieder entspannt wird. Der Grad der Gesamtauslenkung sowie das Verhältnis von viskösem zum elastischen Anteil der dargestellten Kurve ist ein Maß für die mechanischen Eigenschaften der Haut. Bei zunehmendem Alter steigt beispielsweise die Gesamtauslenkung und Viskosität, während die Elastizität abnimmt [10].

Morphologische Meßverfahren

Profilometrie

Oberflächen haben eine Makrostruktur durch Form und Wellen sowie eine Mikrostruktur durch Falten. In der Dermatologie spielen Rauheitsmessungen bei Untersuchung von Hautalterung, Ekzemen und Wirksamkeitsprüfungen glättender Externa eine Rolle.

Zur Oberflächenvermessung kann ein Profil nach standardisierten Rauheitskenngrößen berechnet werden. Dabei sind insbesondere die gemittelte Rauhtiefe Rz und der arithmetische Mittenrauhwert Ra von Interesse. Bei mechanischen Profilometern wird eine Replika der Hautoberfläche mit einem Stift abgetastet und die Bewegungen aufgezeichnet. Berührungslos arbeitet die Laserprofilometrie, bei der allerdings aufgrund der langen Meßzeiten ebenfalls an Silikonreplikas gemessen werden muß, da kleinste Bewegungen durch Atmung oder Herzschlag zu Artefakten führen. Bei der Laserprofilometrie wird ähnlich wie bei einem Autofokussystem ein Laserstrahl auf die Oberfläche fokussiert. Die Schärfenachregelung der Linse beim Abfahren des Profils wird als Funktion der Oberflächenstruktur rechnerisch in Form eines Ober-

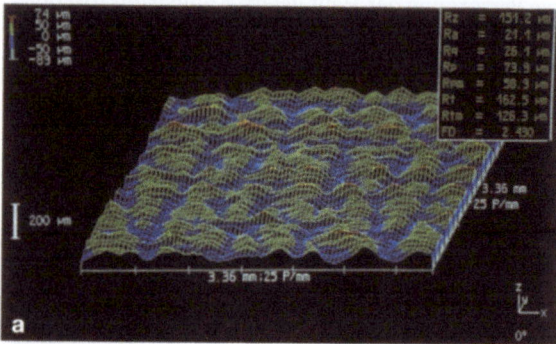

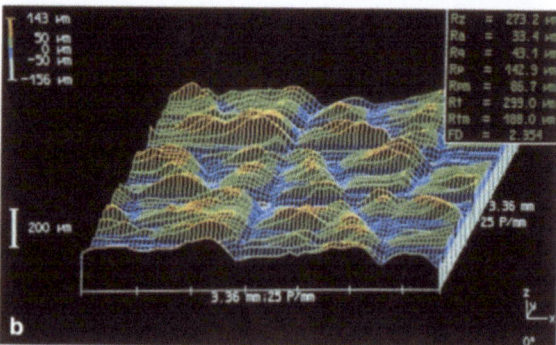

Abb. 2. Laserprofilometrie von *a* normaler Haut und von *b* einem lichenifizierten Ekzem an der Unterarminnenseite. Beim Ekzem sind die Hautfalten gröber und rarifiziert, die Rauheitsparameter Rz und Ra zeigen höhere Werte als bei gesunder Haut

flächenprofils aufgezeichnet und dargestellt. Die Auflösung liegt bei 1 µm und damit im Vergleich zu den anderen Methoden am höchsten (Abb. 2 [8]). Ein weiteres Meßverfahren, welches den Vorteil einer schnellen, berührungslosen in-vivo-Messung der Hautoberfläche hat, ist die digitale Streifenprojektion mit Mikrospiegeln. Hierbei wird ein Gitter auf die Haut projiziert und die Ablenkung der Streifen durch Höhenunterschiede bildanalytisch ausgewertet.

Optische Kohärenztomographie

Die optische Kohärenztomographie (OCT) ist eine neuentwickelte nichtinvasive Methode, mit der in vivo die Hornschicht, Epidermis und obere Dermis dargestellt werden können. Die Auflösung liegt bei 15 µm und erlaubt damit eine Darstellung von Zellaggregationen und Schichten, nicht jedoch von Einzelzellen. OCT eignet sich zur Verlaufsbeobachtung entzündlicher Dermatosen und zur Evaluierung von Therapieeffekten. Hornschichtveränderungen wie Parakeratose und epidermale Atrophie oder Akanthose lassen sich ebenso darstellen und vermessen wie die Weitstellung dermaler Blutgefäße. Interessante Möglichkeiten bietet OCT zur Untersuchung sehr diskreter Veränderungen des Stratum corneum. Hier lassen sich Effekte hydratisierender oder quellender Externa morphologisch darstellen und quantifizieren (Abb. 3 [11]).

20 MHz-Sonographie

Bei Einsatz einer Mittenfrequenz von 20 MHz läßt sich im Ultraschall die Dermis und Subkutis mit einer

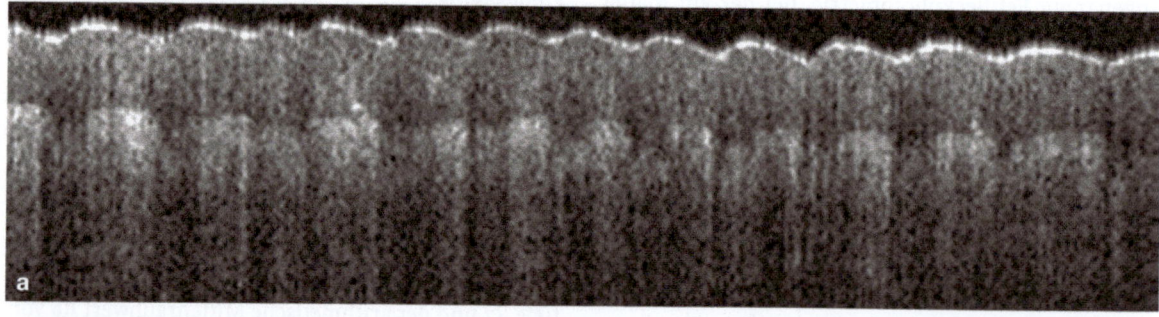

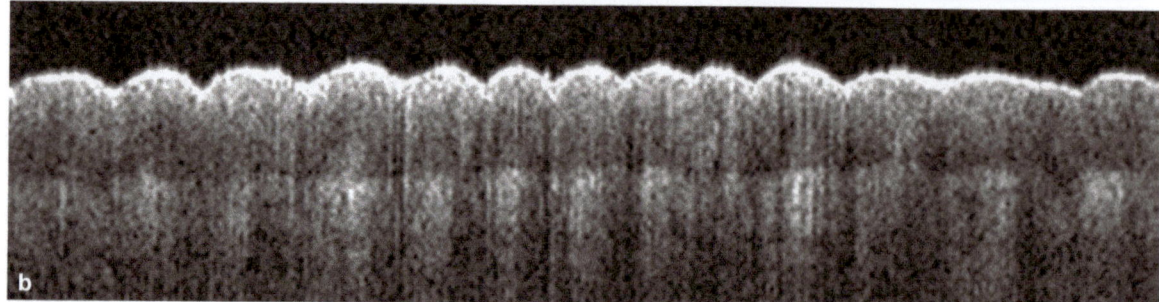

Abb. 3. Optische Kohärenztomographie des Stratum corneum an der Zeigefingerspitze *a* vor und *b* nach 15 min Bad in einer Seifenlösung. Die Hornschicht ist verdickt und zeigt im oberen Bereich eine stärkere Lichtstreuung

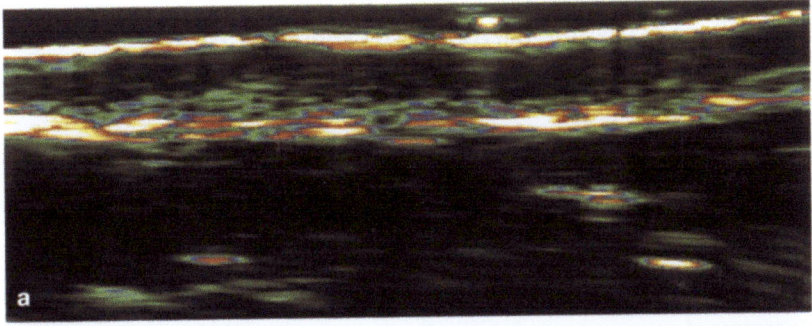
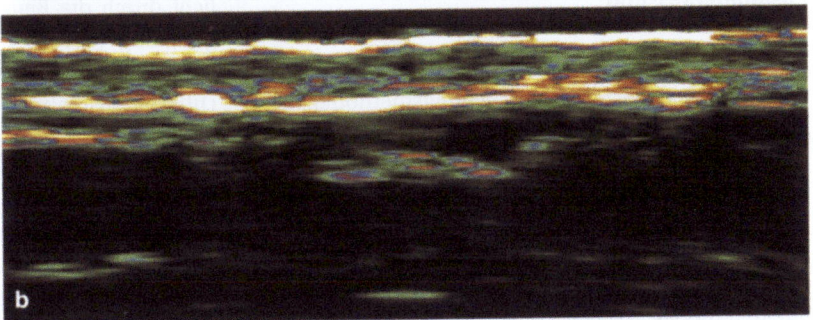

Abb. 4. Hochfrequente Sonographie *a* lichtgeschädigter Haut an der Oberarmaußenseite im Vergleich zu *b* unbelichteter Haut am Oberarm innen. Die aktinische Elastose stellt sich als echoarme Zone im oberen Korium dar

Auflösung um 100 µm darstellen. Die hochfrequente Sonographie dient in der Dermatologie in erster Linie der präoperativen Dickenmessung von Hauttumoren.

Bei Bindegewebserkrankungen wie der Sklerodermie läßt sich die Dermis hinsichtlich Dicke und Echogenität vermessen. Ultraschall eignet sich damit zur Verlaufskontrolle und zur Evaluierung von Therapieeffekten. Weitere Einsatzmöglichkeiten sind die Quantifizierung von Cellulite, von dermaler Atrophie unter Steroidtherapie, von Unterschenkelödemen sowie zahlreiche andere Fragestellungen, bei denen dermale Veränderungen morphologisch untersucht werden sollen (Abb. 4 [1, 6]).

Literatur

1. Altmeyer P, el Gammal S, Hoffmann K (1992) Ultrasound in dermatology. Springer, Berlin, Heidelberg
2. Berardesca E, Elsner P, Wilhelm KP, Maibach HI (1995) Bioengineering of the skin: Methods and Instrumentation. CRC Press Boca Raton, New York, London, Tokyo
3. Frosch PJ, Kligman AM (1993) Noninvasive methods for the quantification of skin functions. Springer, Berlin, Heidelberg, New York, London, Paris, Tokyo, Hong Kong, Barcelona, Budapest
4. Fullerton A, Fisher T, Lahti A, Wilhelm KP, Takiwaki H, Serup J (1996) Guidelines for measurement of skin colour and erythema. A report from the standardization group of the european society of contact dermatitis. Contact Dermatitis 35: 1–10
5. Jünger M, Klyscz T, Hahn M, Rassner G (1997) Mikrozirkulationsuntersuchungen. In: Korting HC, Sterry W (eds.): Diagnostische Verfahren in der Dermatologie. Blackwell, Berlin, Wien, 57–64
6. Korting HC, Gottlöber P (1997) 20-MHz-Sonographie. In: Korting HC, Sterry W (eds.): Diagnostische Verfahren in der Dermatologie. Blackwell, Berlin, Wien, 27–35
7. Pinnagoda J, Tupker RA, Agner T, Serup J (1990) Guidelines for transepidermal water loss (TEWL) measurement. Contact Dermatitis 22: 164–178
8. Saur R, Schramm U, Steinhoff R, Wolff HH (1991) Strukturanalyse der Hautoberfläche durch computergestützte Laserprofilometrie. Hautarzt 42: 499–506
9. Serup J, Jemec GBE (1995) Handbook of non-invasive methods and the skin. CRC Press Boca Raton, Ann Arbor, London, Tokyo
10. Welzel J (1997) Profilometrie, Chramametrie, pH-Metrie und sonstige Bioengineering-Verfahren. In: Korting HC, Sterry W (eds.): Diagnostische Verfahren in der Dermatologie. Blackwell, Berlin, Wien, 71–77
11. Welzel J, Lankenau E, Birngruber R, Engelhardt R (1997) Optical coherence tomography of the human skin. J Am Acad Dermatol 37: 958–963
12. Wigger-Alberti W, Elsner P (1997) Evaporimetrie. In: Korting HC, Sterry W (eds.): Diagnostische Verfahren in der Dermatologie. Blackwell, Berlin, Wien, 65–70

Neue Entwicklungen in der Dermatoskopie

R. Schiffner, A. Gläßl, T. Burgdorff, M. Landthaler, W. Stolz

Zusammenfassung

In den letzten Jahren hat sich die Dermatoskopie zu einer der wichtigsten Untersuchungsmethoden pigmentierter Hautveränderungen entwickelt. Derzeit stehen die Weiterentwicklung diagnostischer Kriterien wie der ABCD-Regel der Dermatoskopie, die Suche nach lokalisationstypischen Dignitätsmarkern (z. B. Rautenstrukturen bei *Lentigo maligna* im Gesicht), die Objektivierung dermatoskopischer Befunde durch bildanalytische Verfahren sowie die Implementierung teledermatologischer Konsildienste via Internet im Vordergrund.

Die Dermatoskopie ist heute bei der Frühdiagnostik des malignen Melanoms, der Differentialdiagnose pigmentierter Hautveränderungen und bei der Verlaufsbeobachtung melanozytärer Nävi nicht mehr wegzudenken. So zeigte sich im Rahmen einer von uns durchgeführten Studie, daß bei 35% von 273 über einen Zeitraum von 24 Monaten (Median) kontrollierten melanozytären Nävi dermatoskopische Veränderungen hinsichtlich der Strukturen und Farben erkennbar waren. Nur bei 12% waren die Veränderungen auch ohne Dermatoskop klinisch sichtbar. Dermatoskopische Untersuchungstechniken haben in der Zwischenzeit längst den Weg aus den universitären Forschungszentren in die Praxis der Dermatologen gefunden. Eine Umfrage in Niederbayern und der Oberpfalz bei niedergelassenen Dermatologen (n=68) ergab, daß 96% der Kollegen ein Dermatoskop besitzen, 91% es täglich einsetzen und 88% bereits qualitätssichernde Fortbildungsveranstaltungen besucht hatten. In den letzten Jahren konzentrierte sich die dermatoskopische Forschung auf die Frage, welche dermatoskopischen Beurteilungskriterien oder Methoden, auch unter Berücksichtigung spezieller anatomischer Regionen (Gesicht, Handflächen und Fußsohlen), am einfachsten, sichersten und objektivsten zur richtigen Diagnose führen. In Anlehnung an die klinische ABCD-Regel entwickelten Stolz et al [6, 7] Anfang der 90iger Jahre eine einfach zu lernende und anzuwendende Methode, die ABCD-Regel der Dermatoskopie. Diese semiquantitative Methode ermöglicht durch die Beurteilung der Asymmetrie, der Begrenzung (abrupter Abbruch des Pigmentmusters), der vorhandenen Farben sowie der erkennbaren Differentialstrukturen die Berechnung eines Dermatoskopiepunktwertes zur Unterscheidung zwischen unauffälligen, verdächtigen und malignen melanozytären Hautveränderungen. In der Zwischenzeit liegen zahlreiche Erfahrungen auch von »Zweitanwendern« vor, die die Wertigkeit dieser einfachen Regel überprüft haben. Feldmann et al [3] beurteilte die ABCD-Regel der Dermatoskopie als ein im täglichen Routinebetrieb einfach und schnell applizierbares Bewertungsverfahren, das eine systematische Durchsicht der auflichtmikroskopischen Kriterien im Untersuchungsgang erfordert und so besonders beim Erlernen der Auflichtmikroskopie sehr gute Dienste leistet. Die erreichte Sensitivität lag bei 88% und war mit der Originalarbeit (92,8%) vergleichbar. Auch Binder et al [2] bewerteten die ABCD-Regel der Dermatoskopie als eine verläßliche, schnell und einfach durchzuführende Methode, die insbesondere für weniger erfahrene Untersucher sehr nützlich ist und eine sehr gute Sensitivität von 81% aufwies. Kittler et al [4] aus der gleichen Arbeitsgruppe schlugen vor kurzem eine Verbesserung der Regel durch die Hereinnahme der klinischen Zusatzinformation, ob von Patientenseite eine Veränderung der zu beurteilenden Hautveränderung bemerkt wurde, vor. Argenziano et al [1] verglichen in ihrer Studie die ABCD-Regel mit einer 7-Punkte Checkliste, die auf einer vereinfachten Version dermatoskopischer Beurteilungskriterien basiert, die 1989 in einer Konsensuskonferenz festgelegt wurden. Dabei wird zwischen Major- (atypisches Netzwerk, graublaue Areale und atypisches Gefäßmuster) und Minorkriterien (Streifen, unregelmäßige Punkte oder Schollen, unregelmäßige homogene Areale sowie Regressionszeichen) unterschieden und mittels eines Punkteschemas bewertet. Weniger erfahrene Untersucher erreichten mit der ABCD-Regel eine geringgradig höhere Sensitivität (95% zu 93%), allerdings zeigte die 7-Punkte Checkliste eine bessere Spezifität (48% zu 35%). Für die Zukunft stellt sicherlich die Verbesserung der Spezifität durch Modifikationen der ABCD-Regel und somit die Verringerung von falsch positiven

Beurteilungen ein wichtiges Ziel weiterer Untersuchungen dar. Daneben kann eine Steigerung der Objektivität und Reproduzierbarkeit durch bildanalytische Verfahren erwartet werden. Erste Erfolge zur Erkennung von z. B. Asymmetrien, Farbunterschieden, und Netzstrukturen in melanozytären Hautveränderungen konnten in unserer Arbeitsgruppe bereits erzielt werden [8]. Unter dem Stichwort »Teledermatoskopie« wird in Zukunft ein Bildtransfer in spezialisierte Zentren zur Mitbeurteilung schwieriger differentialdiagnostischer Fälle möglich sein und den Wissensaustausch zwischen Praxis und spezialisierter Zentren fördern. Da gängige Beurteilungskriterien wie die ABCD-Regel aufgrund anatomischer Gegebenheiten im Gesicht – keine Netzstrukturen wegen fehlender Reteleisten – nicht verwendet werden können, war es notwendig nach lokalen Dignitätsmarkern für die Unterscheidung zwischen gut- und bösartigen pigmentierten Hautveränderungen zu suchen. In einer retrospektiven Studie an 87 dermatoskopischen Aufnahmen pigmentierter Hautveränderungen im Gesicht konnten zwei Kriterien (Pseudohornzysten und hellbraune fingerabbruckartige Strukturen) gefunden werden, die sich überwiegend bei gutartigen (flache seborrhoische Keratose und Lentigo senilis) und drei Merkmale (asymmetrisch pigmentierte Follikelöffnungen, blaugraue Schollen und Punkte), die sich überwiegend bei bösartigen pigmentierten Hautveränderungen (Lentigo maligna, Lentigo maligna Melanom) zeigten. Dunkelbraun oder schwarz pigmentierte rhomboidale Strukturen fanden sich ausschließlich bei der Lentigo maligna. Auch wenn in einer multivariaten Analyse mit diesen Kriterien eine Sensitivität von 86% und eine Spezifität von 96% erreicht werden konnten, sind weitere vor allem prospektive Untersuchungen notwendig, um die Reliabilität zu überprüfen [5].

Literatur

1. Argenziano G, Fabbrocini G, Carli P, De Giorgi V, Sammarco E, Delfino M (1998) Epiluminescence microscopy for the diagnosis of doubtful melanocytic skin lesions. Arch Dermatol 134: 1563–1570
2. Binder M, Kittler H, Steiner A, Dawid M, Pehamberger H, Wolff K (1999) Reevaluation of the ABCD rule for epiluminescence microscopy. J Am Acad Dermatol 40: 171–176
3. Feldmann R, Fellenz Ch, Gschnait F (1998) Die ABCD Regel in der Dermatoskopie: Analyse von 500 melanozytären Läsionen. Hautarzt 49: 473–476
4. Kittler H, Seltenheim M, Dawid M, Pehamberger H, Wolff K, Binder A (1999) Morphologic changes of pigmented skin lesions: A useful extension of the ABCD rule for dermatoscopy. J Am Acad Dermatol 40: 558–562
5. Schiffner R, Schiffner-Rohe J, Vogt Th, Landthaler M, Wlotzke U, Cognetta AB, Stolz W (1999) Improvement of early recognition of lentigo maligna using dermatoscopy. J Am Acad Dermatol in press
6. Stolz W, Riemann A, Cognetta SP, Pillet L, Abmayr W, Hölzel D, Bilek P, Nachbar F, Landthaler M, Braun-Falco O (1994) ABCD rule of dermatoscopy: a new practical method for early recognition of malignant melanoma. Eur J Dermatol 4: 521–527
7. Stolz W, Braun-Falco O, Bilek P, Landthaler M (1994) Farbatlas der Dermatoskopie. Blackwell Scientific Publications. Berlin
8. Stolz W, Pompl R, Burgdorff T, Horsch A, Bunk W, Schiffner R, Gläßl A, Morfill G, Abmayr W (1998) Computerisierte Verlaufskontrolle und bildanalytische Auswertung pigmentierter Hautveränderungen. Zeitschrift für Dermatologie 184: 170–175

Computergestützte dermatoskopische Diagnose

W. Stolz, W. Abmayr, R. Pompl, T. Burgdorff, W. Bunk, G. Morfill, R. Schiffner, A. Horsch, M. Landthaler

Zusammenfassung

Bei zunehmender Inzidenz von malignen Melanomen in den letzten Jahren und einer engen Korrelation zwischen Tumordicke und Prognose ist die frühzeitige Diagnose eines malignen Melanoms von essentieller Bedeutung. Da auch bei erfahrenen Untersuchern die Treffsicherheit bei der Diagnose eines malignen Melanoms nur bei etwa 80% liegt, wurde in den letzten Jahren versucht, mit Hilfe einer computerisierten Verlaufskontrolle die Früherkennung zu verbessern. Derzeit befinden sich verschiedene Computersysteme auf dem Markt, mit denen pigmentierte Hautveränderungen problemlos erfaßt und im zeitlichen Verlauf kontrolliert werden können. Unsere Erfahrungen mit VIDKO, dem in unserer Gruppe entwickelten Videokontrollsystem zeigen, daß besonders Patienten mit vielen melanozytären Nävi multiple Exzisionen erspart werden können und daß die Patientenakzeptanz überaus hoch ist. Zur Zeit arbeiten wir an der Entwicklung eines Programmes (MELDOQ), das mittels Bildanalyse dem Dermatologen zusätzlich eine Diagnoseunterstützung liefern kann. Andere Untersucher haben sogar das Ziel, ein vollautomatisches computerisiertes Diagnoseprogramm zu realisieren.

Einleitung

Auch erfahrene Untersucher erreichen bei der klinischen Diagnostik des malignen Melanoms nur eine Treffsicherheit von etwa 75% bis 80%. Die Verwendung der Auflichtmikroskopie bei 10-facher Vergrößerung (Dermatoskopie) hat bei der diagnostischen Treffsicherheit eine deutliche Verbesserung erbracht, da versierte Untersucher 90% erreichen können [11].

Um kein malignes Melanom zu übersehen, werden aber immer noch oft bei Patienten mit vielen melanozytären Nävi multiple Exzisionen durchgeführt, die den Patienten belasten und zu störenden Narben führen können. Exzisionen sind insbesondere bei Patienten problematisch, die über eine sehr große Anzahl von melanozytären Nävi verfügen, oder wenn sich Muttermale in Lokalisationen befinden, die für keloidiforme Narbenbildung bekannt sind. Besonders bei diesen Patienten ist ein System, das eine zeitsparende und effektive Verlaufskontrolle pigmentierter Hautveränderungen ermöglicht, wünschenswert.

Die Überwachung von Muttermalen anhand archivierter Diapositive ist extrem zeitaufwendig und ein Vergleich neuer Aufnahmen mit vorherigen Bildern ist daher nur sehr begrenzt möglich. Außerdem lassen sich weitere wichtige Daten wie Follow-up-Zeit und genaue Lokalisation des Muttermals nicht alle auf dem Dia vermerken, so daß für Auswertungen mehrere Unterlagen herangezogen werden müssen.

In den letzten Jahren wurden große Anstrengungen unternommen, um die dermatoskopische Diagnostik melanozytärer Hautveränderungen zu verbessern. Große Hoffnungen ruhen dabei auf computerisierten bildanalytischen Verfahren, um maligne Melanome früher erkennen und diese von unauffälligen melanozytären Nävi differenzieren zu können. Traum und Endpunkt einer solchen Entwicklung wäre ein vollautomatisches System, das maligne Melanome mit hoher Sensitivität und Spezifität erkennt [4].

Gegenwärtig werden in wissenschaftlichen Untersuchungen drei Entwicklungsziele verfolgt:
– Aufbau von Systemen, die die Dokumentation von Muttermalen erleichtern ohne oder nur mit begrenzten Möglichkeiten der bildanalytischen Auswertung
– Entwicklung von computerbasierten Systemen, die dem Dermatologen eine Diagnoseunterstützung bieten
– Entwicklung von computerbasierten Systemen, die dem Dermatologen eine weitgehend vollautomatische Diagnostik ermöglichen sollen.

Wichtig bei der Beurteilung dieser Systeme ist, ob Algorithmen eingesetzt werden, die eine reproduzierbare Aufnahme von pigmentierten Hautveränderungen erlauben. Falls Hautveränderungen mit Kameras aufgenommen werden, die für jedes Einzelbild durch automatische Aussteuerung optimale Aufnahmekonditionen herstellen, lassen sich Farbwerte nicht reproduzierbar messen. Eine Bildauswertung insbesondere für Helligkeit, Farb- und Strukturelemente ist nur dann möglich, wenn durch entsprechende Shading-Korrekturen eine Normierung der Bilder erzielt wird und die Kameraautomatik ausgeschaltet werden kann.

Systeme zur Videodokumentation von pigmentierten Hautveränderungen

In mehreren Forschungsprojekten wurde im Fachbereich Informatik und Mathematik der Fachhochschule München zusammen mit der Dermatologischen Klinik in Regensburg in den letzten sechs Jahren das System VIDKO (Videokontrollsystem) entwickelt, das sich derzeit in der Version 3.2 im täglichen Einsatz befindet.

Die Standardbilder haben eine Auflösung von 44 Pixel/mm und einen horizontalen Durchmesser von 11.8 mm in vivo. Auf der Festplatte des Computers werden die auflichtmikroskopischen Bilder als kleine sog. »thumb nails« abgelegt und die Aufnahmen in voller Größe mit Hilfe eines CD-Brenners ausgelagert.

Das Programm erlaubt die Messung von Fläche und Umfang melanozytärer Hautveränderungen, die gleichzeitige Darstellung von bis zu vier Bildern mit hoher Auflösung auf dem Bildschirm zur Verlaufskontrolle, die Generierung von sog. Galerien (bis zu 32 »thumb nails«) von Hautveränderungen eines Patienten, bzw. einer oder mehrerer histopathologischer Diagnosen sowie die Archivierung der Patientendaten und auch der histopathologischen Befunde.

Im Galerie-Modus werden die Hautveränderungen automatisch nach Lokalisation und Aufnahmedatum geordnet auf dem Bildschirm dargestellt (Abb. 1). Mit VIDKO wurden bis 1. Oktober 1998 5100 Patienten mit mehr als 12000 Einzelbildern archiviert. Von etwa zweitausend pigmentierten Hautveränderungen liegt eine histopathologische Begutachtung vor.

Derzeit befinden sich mindestens vier weitere Systeme zur Videokontrolle von Muttermalen auf dem deutschen Markt (MoleMax, Derma Instruments, Nussdorfer Lände 29-31, 1190 Wien, Österreich; TeachScreen Software GmbH, Hauptstr. 1, 94086 Griesbach; VISIOmed, Eickhoffstr. 38, 33330 Gütersloh; HIKO Teichstr. 15-19, 66953 Pirmasens), die unseres Wissens alle eine automatische Kamera zur Aufnahme benutzen und daher primär für den visuellen Ver-

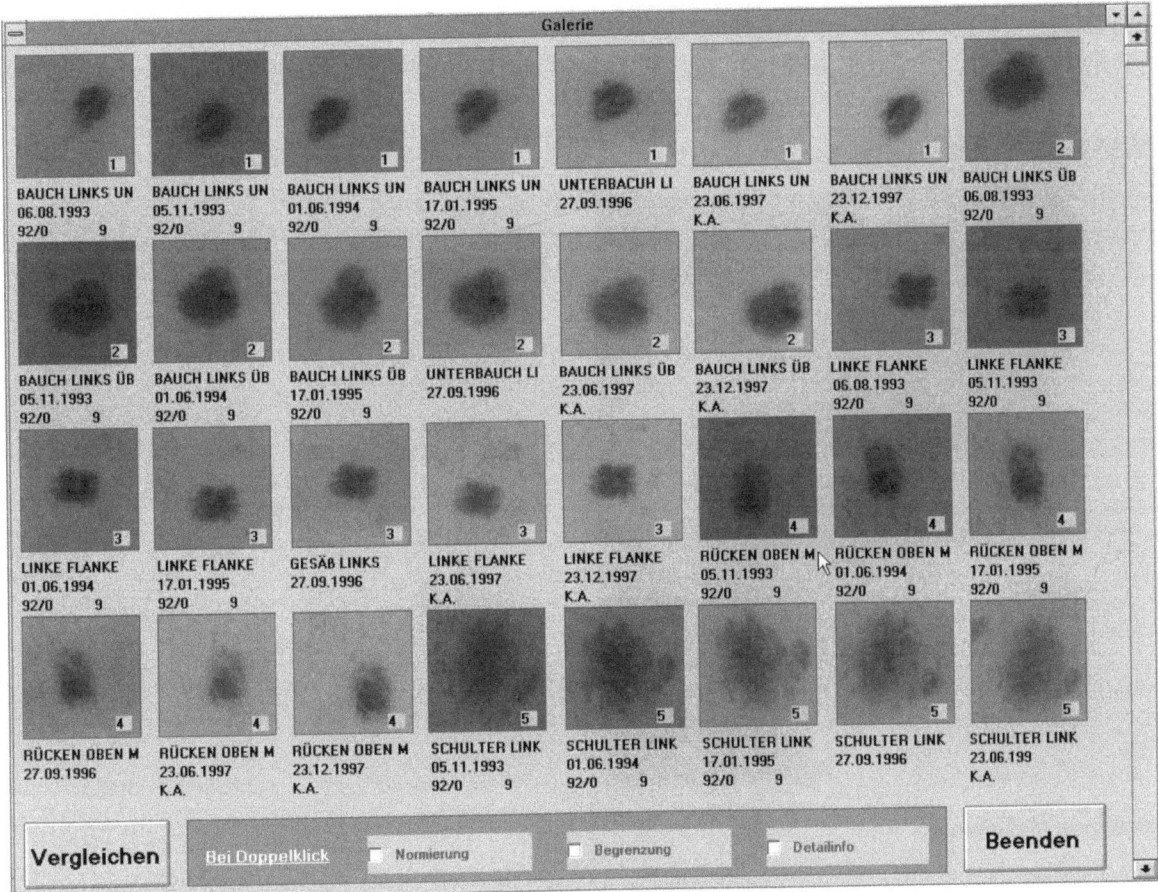

Abb. 1. Verlaufskontrolle fünf melanozytärer Nävi eines Patienten mit VIDKO über 4 Jahre

gleich durch das geschulte Auge des Dermatologen ausgelegt sind. Messungen der Helligkeiten und Farbwerte sind bei diesem Vorgehen daher nicht erforderlich.

Computersysteme zur Diagnoseunterstützung und automatischen Diagnostik pigmentierter Hautveränderungen

In den letzten Jahren wurden vielfältige Versuche unternommen, um mit Hilfe bildanalytischer Verfahren eine Verbesserung der Diagnostik pigmentierter Hautveränderungen zu erzielen. Cascinelli et al. [1] stellten 1992 ein System vor, das Form, Farben und Textur mißt und damit acht Indikatoren (ja/nein) für Malignität liefert. Bei der Untersuchung eines Testdatensatzes lag die Zahl der richtigen Diagnosen bei 70% mit einer Sensitivität von 80% und einer Spezifität von 67%. Zusammen mit Schindewolf [8] haben wir in einer eigenen Untersuchung, die auf mehr als 350 benignen und malignen melanozytären Hautveränderungen beruhte, sogar eine Klassifikationsrate von 90% erzielt. Allerdings wurde der Datensatz nicht in einen Trainings- und Testdatensatz aufgeteilt. In weiteren Studien konnten wir zeigen, daß die Klassifikationsraten bei Verwendung von direkt digitalisierten Bildern denen bei Verwendung von Diapositiven entsprachen [7, 9]. Ähnliche Daten wurden auch von anderen Arbeitsgruppen wie Green et al., Marchesini et al., Kopf et al. und Seidenari et al. [2, 6, 5, 10] publiziert. Der Hauptkritikpunkt bei all diesen Studien liegt darin, daß diese nur monozentrisch durchgeführt wurden und bisher nicht gezeigt wurde, daß die trainierten Systeme auch bei neuen Hautveränderungen die hohen Klassifikationsraten bestätigen. Entsprechende Untersuchungen laufen jetzt unter Federführung der Bochumer Hautklinik mit Zentren in verschiedenen europäischen Ländern (Danaos-Projekt [4]). Ein weiteres Problem bei den bisher durchgeführten bildanalytischen Auswertungen lag auch darin, daß eher abstrakte mathematisch definierte Kriterien verwendet wurden, die für den Dermatologen in ihrer Bedeutung nicht nachvollziehbar sind [7, 8].

In dem Forschungsprojekt MELDOQ, das seit 3 Jahren gemeinsam vom Max-Planck-Institut für extraterrestrische Physik in Garching, dem Institut für Statistik und Epidemiologie der TU München, dem Fachbereich Informatik und Mathematik der Fachhochschule München, dem Institut für Informatik der TU München und der Dermatologischen Klinik in Regensburg durchgeführt wird, wählten wir einen anderen Weg. In der konventionellen Dermatoskopie haben sich in unseren Händen zur Beurteilung der Dignität melanozytärer Hautveränderungen die vier Kriterien *Asymmetrie*, unregelmäßige *Begrenzung*,

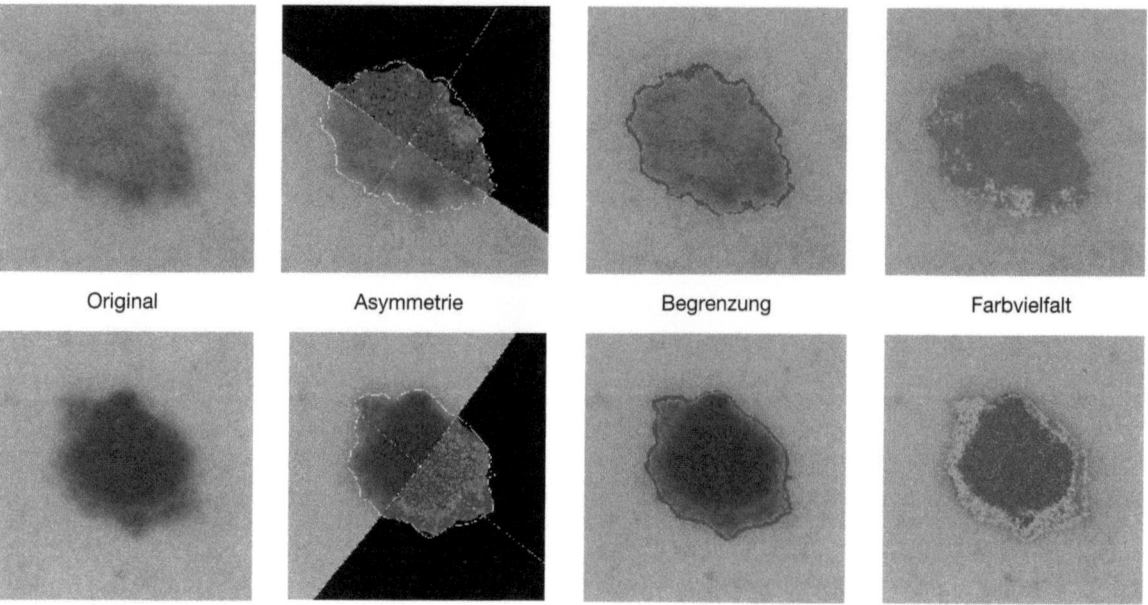

Abb. 2. Visualisierung des MELDOQ-Analyseergebnisses. Die unterschiedlichen Ausprägungen der einzelnen Merkmale sind deutlich zu erkennen. **Asymmetrie:** Blaue Areale weisen auf eine geringe Farbasymmetrie hin. Von Blau über Grün zu Rot nimmt die Farbasymmetrie zu. **Farbvielfalt:** Während in der dermatoskopischen ABCD-Regel nur nach sechs unterschiedlichen Farben gesucht wird, kann das System wesentlich mehr Farben unterscheiden. Die verschiedenen Farbtöne sind durch Falschfarben kodiert

unterschiedliche Farbtöne (Colour) und unterschiedliche Differentialstrukturen bewährt (ABCD-Regel der Dermatoskopie [12]). Im MELDOQ-Projekt wird nun von den beteiligten Arbeitsgruppen versucht, diese in der Dermatoskopie bewährten Kriterien bildanalytisch zu quantifizieren. Dabei werden neben konventionellen Algorithmen Methoden der nichtlinearen Dynamik (Skalierungs-Index-Methode), die in astrophysikalischen Forschungsprojekten entwickelt wurden, eingesetzt (Abb.2). Bei der Auswertung von 466 mit VIDKO aufgenommenen dermatoskopischen Bildern melanozytärer Hautveränderungen, davon 125 maligne Melanome und 341 gutartige melanozytäre Nävi, ergab sich in der ROC-Analyse für die Farbasymmetrie ein AUC-Wert (area under curve; je näher dieser Wert bei 1 liegt, desto besser ist die Klassifikation) von 0,91, für die Farbvielfalt eine AUC von 0,87, für die Fläche der Hautveränderungen eine AUC von 0.80 und für die Berandung eine AUC von 0,78. Bei Verwendung der logistischen Regression zeigte sich eine Sensitivität von 86,4% bei einer Spezifität von 92,7% [3]. Derzeit wird untersucht, ob diese hervorragenden Ergebnisse auch bei einer noch größeren Fallzahl bestätigt werden können.

Perspektiven

Mit den zur Zeit eingesetzten kommerziellen Computersystemen ist eine weitgehend problemlose Erfassung pigmentierter Hautveränderungen und ihre Kontrolle im zeitlichen Verlauf möglich. Für quantitative Untersuchungen ist aber eine reproduzierbare und standardisierte Aufnahmetechnik ohne automatische Kameras unverzichtbar. Derzeit wird daran gearbeitet, Programme zu entwickeln, die dem Dermatologen bei schwierigen Fällen eine Diagnoseunterstützung geben können. Vollautomatische Systeme sind bisher nicht verfügbar und wahrscheinlich auch wegen der Komplexität der Aufgabenstellung in nächster Zeit nicht zu erwarten.

Literatur

1. Cascinelli N, Ferrario M, Bufalino R, Zurrida S, Galimberti V, Mascheroni L, Bartoli C, Clemente C (1992) Results obtained by using a computerized image analysis system designed as an aid to diagnosis of cutaneous melanoma. Melanoma Research 2: 163–170
2. Green A, Martin N, McKenzie G, Pfitzner J, Quintarelli F, O'Rourke M, Knight N (1994) Computer image analysis in the diagnosis of melanoma. J Am Acad Dermatol 31: 958–964231–236
3. Horsch, A (1998) Computergestützte Diagnostik für Hautkrebsfrüherkennung, Ösophagustumorstaging und Gastroskopie. Habilitationsschrift Institut für Medizinische Statistik und Epidemiologie der TU München
4. Husemann R, Tölg S, v. Seelen W, Altmeyer P, Frosch PJ, Stücker M, Hoffmann K, El-Gammal S(1997) Computerised diagnosis of skin cancer using neural networks. In: Altmeyer P, Hoffmann K, Stücker M: Skin cancer and UV Radiation, Springer Verlag Berlin 1052–1063
5. Kopf AW, Elbaum M, Provost N (1997) The use of dermoscopy and digital imaging in the diagnosis of cutaneous malignant melanoma. Skin Research and Technology 3: 1–7
6. Marchesini R, Cascinelli N, Brambilla M, Clemente C, Mascheroni L, Pignoli E, Testori A, Venturoli DR (1992) In vivo spectrophotometric evaluation of neoplastic and nonneoplastic skin pigmented lesions (II): Discriminant analysis between nevus and melanoma. Photochem Photobiol 55: 515–522
7. Schindewolf T, Schiffner R, Stolz W, Albert R, Abmayr W, Harms H (1994) Evaluation of different image acquisition techniques for a computer vision system in the diagnosis of malignant melanoma. J Am Acad Dermatol 31: 33–41
8. Schindewolf T, Stolz W, Albert R, Abmayr W, Harms H (1993) Classification of melanocytic lesions with color and texture analysis using digital image processing. Anal Quant Cytol Histol 15: 1–11
9. Schindewolf T, Stolz W, Albert R, Abmayr W, Harms H (1993) Comparison of classification rates for conventional and dermatoscopic images of malignant and benign melanocytic lesions using computerized colour image analysis. Eur J Dermatol 3: 299–303
10. Seidenari S, Pellacani G, Pepe P (1998) Digital videomicrocopy improves diagnostic accuracy for melanoma. J Am Acad Dermatol 39: 175–181
11. Stolz W, Bilek P, Landthaler M, et al. (1989) Skin surface microscopy. Lancet 2: 864–865
12. Stolz W, Riemann A, Cognetta AB, Pillet L, Abmayr W, Hözl D, Bilek P, Nachbar F, Landthaler M, Braun-Falco O (1994) ABCD rule of dermatoscopy: a new practical method for early recognition of malignant melanoma. Eur J Dermatol 4 521–527

Telemedizin in der Dermatohistologie

H. Kutzner

Zusammenfassung

Erste Erfahrungen mit telemedizinischen Verfahren legen nahe, daß sowohl die dermatologische Telemedizin (Übermittlung klinischer Bilder) als auch die Telepathologie (Übermittlung histologischer Bilder) in Zukunft für die dermatohistologische Tätigkeit unverzichtbar sein könnten: Die Telemedizin ermöglicht eine wesentlich präzisere klinisch-pathologische Korrelation; die Telepathologie erleichtert die konsiliarische Diskussion von Problemfällen und kann als direkte Erweiterung des vieläugigen Diskussionsmikroskops gesehen werden. Die verfügbare Technik erlaubt bereits heute eine hochqualitative dermatohistologische Telemedizin mit erschwinglichem finanziellen Aufwand.

Hindernisse

Mitte 1999 ist ein Stadium erreicht, in dem die technischen und logistischen Voraussetzungen gegeben sind, hochqualitative telemedizinische Techniken im Bereich der gesamten Ärzteschaft zu verankern [2, 3, 10]. Obwohl es telemedizinische Projekte schon seit mehr als 30 Jahren gibt, haben erst in den letzten Jahren die Ausweitung des Internets, die Einführung schneller Rechner und die Entwicklung der digitalen Fotografie den wesentlichen Durchbruch gebracht. Gegenwärtig sind finanzielle und logistische Probleme kein Grund mehr, auf die Einführung telemedizinischer Methoden zu verzichten (Tabelle 1). Zahlreiche Studien belegen eindrucksvoll, daß gerade auf dem Gebiet der klinischen dermatologischen Diagnostik und der feingeweblichen Gewebeuntersuchung telemedizinische Verfahren verblüffend präzise Resultate zeitigen können [4–9, 11–14, 17, 19, 24]. Paradoxerweise beflügeln diese Erkenntnisse die Einführung telemedizinischer Methoden aber keineswegs [23]. Unsere zweijährigen Erfahrungen mit teledermatologischen und telepathologischen Verfahren haben gezeigt, daß die ärztlichen Ressentiments gegenüber der Telemedizin unverändert hoch und weitverbreitet sind. Dies hat zwei wesentliche Gründe: Dermatologische Vertragsärzte befürchten, daß eine ausgereifte teledermatologische Technik (d.h. die Weiterleitung klinischer Bilder) andere Fachrichtungen befähigen könnte, unter Beteiligung dermatologisch geschulter Konsil-Ärzte (»Teledermatologen«) eine hochqualitative dermatologische Diagnostik anzubieten [16]. Pathologen sind noch skeptischer [15]: Hier dominiert die Auffassung,

Tabelle 1. Telemedizin und Telepathologie: Wichtige URLs

TIE Telemedicine Information Exchange	http://tie.telemed.org http://208.129.211.51
PathIT	http://www.pathit.com/telepath
Telemedicine: Past, Present, Future (CBM 95-4) 1634 Citations (1966–1995)	http://www.nlm.nih.gov/pubs/cbm/telembib.html
Telemedicine Resources	http://icsl.ee.washington.edu/~cabralje/tmresources.html
MedWeb: Telemedicine	http://www.medweb.emory.edu/MedWeb/Search: "Telemedicine"
Varia Telemedizin	http://www.med.usf.edu/CLASS/telpath.htm
EUROPATH Server	http://europath.imag.fr
Armed Forces Institute of Pathology: Telepathology	http://www.afip.org/telepathology
"Submit Cases via Secure Server"	https://tele2.afip.org
Pathologisches Institut, Charité: Automatisierte Mikroskop-Bild Anlage (AMBA): Dynamische Telepathologie Fernbedienung eines Mikroskops via Internet	http://amba.charite.de/ http://amba.charite.de/telemic/ Link: "Start microscope remote control"
Institut für Physikalische Elektronik. Uni-Stuttgart	http://www.uni-stuttgart.de/ipe/res/ip/

daß es wahrscheinlich niemals möglich sein wird, den direkten Blick durch das Mikroskop zu ersetzen. Die telepathologische Übertragung histologischer Bilder müsse notwendigerweise immer Stückwerk bleiben; ein virtuelles Mikroskopieren könne es auf absehbare Zeit nicht geben. Kliniker und Pathologen teilen zudem die berechtigte Befürchtung, daß fehlende Standards und ungeklärte rechtliche Fragen (vor allem Haftungsfragen und ein möglicherweise löcheriger Datenschutz) mehr Probleme als Vorteile bedeuten könnten. Selbst unter denjenigen Kollegen, die der Telemedizin und Telepathologie sehr aufgeschlossen gegenüberstehen, faßt die Methode im täglichen Routinebetrieb nur sehr schwer Fuß.

Voraussetzungen

Um eine hohe Anwender-Compliance telemedizinischer Methoden unter Vertragsärzten zu erzielen, müssen nach unseren Erfahrungen wesentliche Voraussetzungen gegeben sein. Dies gilt sowohl für die Telemedizin als auch für die Telepathologie. Als besonders kontraproduktiv für den routinemäßigen Einsatz telemedizinischer Methoden haben sich scheinbare Kleinigkeiten herausgestellt: Zwar sind viele Kollegen bereit, höhere Geldsummen für den Erwerb telemedizinischer Systeme auszugeben – sie sind aber nicht willens, wesentliche finanzielle Mittel für den Datentransfer zur Verfügung zu stellen. Dies hat zur Folge, daß schon jetzt der Hauptteil telemedizinischer Leistungen über das weitgehend kostenneutrale Internet abgewickelt wird. Teure Telefon-Leitungen oder gar parallel geschaltete ISDN-Leitungen werden auch in der nahen Zukunft zumindest im Bereich niedergelassener Vertragsärzte keine herausragende Rolle spielen. Dasselbe gilt für Video- oder Chat-Konferenzen, an denen mehrere Parteien teilnehmen können. Dieses Konzept ist faszinierend, stößt in der Praxis aber rasch an seine Grenzen: In der Regel ist es nicht möglich, den Terminplan mehrerer räumlich getrennter Ärzte zu koordinieren. Telemedizinisches Arbeiten bedeutet zeitversetztes Arbeiten. Auch hier kommt das Konzept des Internets mit E-mails und Web-sites dem Arbeitsstil des telemedizinisch tätigen Arztes entgegen. Es ist verständlich, daß telemedizinische Verfahren gegenwärtig eher von neugierigen und innovativen Ärzten eingesetzt werden. Aber auch dieses Anwender-Kollektiv achtet auf die finanziellen Rahmendaten: Geräte mit Telemedizin-Option werden nur angeschafft, wenn eine duale (d.h. telemedizinische und kommerzielle) Nutzung gewährleistet ist. Ein prägnantes Beispiel hierfür sind ausgereifte Geräte zur Auflichtmikroskopie und digitalen Bildspeicherung (FotoFinder DERMA, MoleMax II, Visioderm), die in den dermatologischen Praxen zunehmend kommerziell eingesetzt werden. Diese Geräte verfügen gleichzeitig über implementierte E-mail Funktionen (z.T. mit gleichzeitiger Verschlüsselung der sensitiven Patientendaten), welche den kostengünstigen Versand klinischer Bilder zu einem sehr einfachen Vorgang machen. Wesentliche Arbeitsschritte sind zudem delegierbar, so daß der telemedizinische Datenversand keine wesentliche zeitliche Behinderung der ärztlichen Tätigkeit bedeutet. Dermatologen, die auf teure Komplettlösungen verzichten wollen, gehen zunehmend dazu über, digitale Mega-Pixel Amateur-Cameras mit mehr als 1 Mio. Bildpunkten für die digitale Bildspeicherung und Telemedizin einzusetzen. Dieses Konzept ist praktikabel, kostengünstig und qualitativ den Komplettsystemen ebenbürtig.

Status Quo

Vor diesem Hintergrund bedeutet die dermatologische Telemedizin eine wesentliche Verbesserung der dermatohistopathologischen Diagnostik: Erstmals ist es möglich, eine standardisierte hochqualitative klinisch-pathologische Korrelation über weite Entfernungen zwischen dem behandelnden Dermatologen in der Praxis und dem im Labor tätigen Dermatohistologen zu etablieren. Hiervon profitieren nicht nur die Diagnostik inflammatorischer Dermatosen sondern auch die Bewertung auflichtmikroskopisch dokumentierter melanozytärer Läsionen. Analog sind die Vorteile der telemedizinischen Dermatohistologie bzw. der Telepathologie: Hier ergänzt der Bildversand per E-mail das vieläugige Diskussionsmikroskop. Dermatohistologen sollten sich aber bewußt sein, daß gegenwärtig noch der reine Diskussionscharakter in der Telepathologie dominiert. Echte dermatohistologische Konsilfälle werden bislang nur von ganz wenigen pathologischen Instituten akzeptiert: http://www.afip.org/directory/directory.html.

Dermatologische Telemedizin im täglichen Routinebetrieb: Die wichtigsten Voraussetzungen für eine hohe Anwender-Compliance
- Datensicherheit
- Hohe Bildqualität
- Schnelle Bildspeicherung
- Delegierbares Fotografieren
- Zeitversetztes Arbeiten
- Duale Geräte-Nutzung
- Kostengünstiger Datentransfer

Vorrangige Probleme

Welche Probleme drücken die dermatologischen und dermatohistologischen Telemediziner derzeit am meisten?

Datenschutz

Hier sind bereits große Fortschritte erzielt worden: FotoFinder Derma, Visiomed und Molemax II arbeiten mit implementierten Verschlüsselungsprogrammen oder optional mit dem derzeit wohl besten kommerziell erhältlichen Verschlüsselungsprogramm PGP (Pretty Good Privacy), die einen sicheren Patientendatentransfer über das Internet garantieren. Auch telepathologische Daten lassen sich derart verschlüsseln [1, 22]. Beispielgebend auf diesem Gebiet ist die Telepathologie-Abteilung des Armed Forces Institute of Pathology (AFIP) in Washington D.C. (http://www.afip.org/telepathology): Die histologischen Bilder werden unverschlüsselt via E-mail verschickt; gleichzeitig können die sensitiven Patientendaten auf einem Secure-Server (https://tele2.afip.org) abgelegt werden. Bis vor kurzem, als es noch keinen Secure Server gab, verwendete man den Fax-Weg mit ähnlich hohem Sicherheitsstandard.

Standards

Sowohl in der Teledermatologie als auch in der Telepathologie (http://www.afip.org/telepathology/tips.html) existieren derzeit (Mai 1999) noch keine allgemein verbindlichen Standards, die aber offenbar erstellt werden (z.B. http://www.pathit.com/telepath/intro_1.htm). Ganz anders sind dagegen die Verhältnisse in der Teleradiologie, die schon in jeder Weise einen erheblichen Vorsprung hat und damit als Vorbild gesehen werden kann [10]. Hier gibt es Download-Files (http://www.rzuser.uni-heidelberg.de/~n17/anarad.html) zu verschiedenen Themenbereichen: Gesetze und Normen zur Teleradiologie. Rechtliche, organisatorische und medizinische Rahmenbedingungen der Teleradiologie. Anforderungen an Teleradiologie-Systeme. Richtlinien des American College of Radiology (ACR Standards for Teleradiology) u.a.

Rechtliche Fragen

Auch das juristische Umfeld der Telemedizin ist noch Neuland. Ungeklärt sind vor allem Haftungsfragen, die bis auf weiteres die telemedizinische Diagnostik maßgeblich beeinflussen werden. Auch hier können andere Länder bereits wichtige Erfahrungen beisteuern: z.B. »Legal Issues« unter http://tie.telemed.org/AboutTheTIE.asp.

Datenkompression

Das Internet erfordert die Kompression von Bilddaten, zumal diese Datenmengen in der Regel oft unerwartet groß sind. Als derzeitiger Standard hat sich das JPEG-Verfahren durchgesetzt. Obwohl JPEG (Joint Photographic Expert Group) kein verlustfreies Kompressionsverfahren ist, sind Befürchtungen bezüglich einer einschneidenden Reduzierung der Bildqualität nicht berechtigt. Das JPEG-Verfahren variiert die Luminanz und Chrominanz von Bilddaten derart geschickt, daß das menschliche Augen in der Regel keinen Unterschied zwischen komprimierten und nicht-komprimierten Bildern erkennt.

Bildqualität

Eine optimale Bildqualität ist vor allem in der histologischen Telemedizin (Telepathologie) dringend geboten. Klinische Bilder dagegen lassen sich mit deutlich geringerer Auflösung bewerten, so daß hier keine wesentlichen Fallstricke zu erwarten sind. Für die Telepathologie gilt, daß histologische Bilder auf jeden Fall mit einer 3 chip Video Camera aufgenommen werden sollten. Noch günstiger ist eine digitale Camera, die jedoch aufgrund langer Bildladezeiten das telepathologische Arbeiten wesentlich in die Länge zieht. Einfache Video Cameras oder Web Cameras sind für telepathologisches Arbeiten ungeeignet.

»Selection Bias«

Der fotografierende und der empfangende Dermatohistologe sollten auf jeden Fall eine gleichartige Schulung erfahren haben, um die Sichtweise des jeweiligen Partners voraussehen und nachvollziehen zu können. Dies bedeutet in der statischen Telepathologie (Versand selektierter histologischer Bilder), daß für Telepathologen eigentlich eine identische Ausbildung gefordert werden müßte, da nur so eine willkürliche und irreführende Bildselektion vermieden werden kann. Auch hier wären Standards dringend erforderlich. Als Faustregel gilt, daß man nur mit vertrauten und bekannten Kollegen telepathologisch zusammenarbeiten sollte. Die telepathologische Zusammenarbeit mit unbekannten Kollegen oder medizinischem Laborpersonal bietet oft unerwartete und gefährliche Fallstricke. Dagegen folgt die dynamische Telepathologie (vom auswertenden Dermatohistologen ferngesteuertes Mikroskop) eigenen Gesetzmäßigkeiten. Aufgrund sehr hoher Anschaffungskosten bleibt die dynamische Telepathologie vorerst aber noch auf ihr Nischendasein begrenzt.

Statische und dynamische Telepathologie

Die statische Telepathologie, d.h. der Versand ausgewählter histologischer Bilder, ist in der Dermatohistologie mittlerweile etabliert. Wir benutzen die telepathologische Methode im wesentlichen als Ergänzung der Diskussion am vieläugigen Mikroskop. Schwierige und fragliche Fälle lassen sich per E-mail an zahlreiche Dermatohistologen synchron versenden. Damit wird der Kreis qualifizierter Diskussionspartner erweitert und unmittelbar erreichbar. Dieses Verfahren hat sich bewährt. Allerdings sollte man selbst von sehr erfahrenen Kollegen keine telepathologische Ferndiagnose fordern. Hierzu ist das Medium noch zu neu, und die Erfahrungen sind zu begrenzt.

Auskünfte zur telepathologischen hard-ware [18] finden sich unter
http://www.dermpath.de/Telepath.htm und
http://www.afip.org/telepathology/generic.html.

Mustergültig ist der telepathologische Service des AFIP. Per E-mail eingeschickte Fälle (consultation@tele2.afip.org.) werden innerhalb von 3-4 Stunden bearbeitet und beantwortet. Die sensitiven Patientendaten sollten dabei nicht an die E-mail angeheftet werden sondern sofort auf dem Secure Server (http://www.afip.org/telepathology/send.html#Upload via Secure WWW) abgelegt werden.

Die dynamische Telepathologie (hier wird das Mikroskop ferngesteuert) fristet noch ein Schattendasein, nicht zuletzt aufgrund hoher Anschaffungs- und Telefonkosten. Auch hier gibt es ein mustergültiges Beispiel eines via Internet ferngesteuerten Mikroskops (http://amba.charite.de./telemic/ »start microscope remote control«), das von jedermann getestet werden kann [20, 21]. Hohe ISDN-Datentransferkosten fallen dabei nicht an: Sie werden elegant mittels eines Internet-fähigen JAVA-Programms umgangen. Ob derartige dynamische Systeme aber in der Dermatohistologie eine große Zukunft haben werden, muß derzeit noch skeptisch beurteilt werden.

Eigene telepathologische Versuche

E-mails mit angehängten ausführlichen Bilddateien benötigen auf dem Rechner des Empfängers oft Ladezeiten von etlichen Minuten. Um diese den Empfänger irritierenden Verzögerungen zu vermeiden, sind wir dazu übergegangen, histologische Fälle auf einer eigenen Webseite abzulegen und die gewünschten Empfänger mittels einer kurzen E-mail-Nachricht mit angehefteter URL (Beispiel unter http://www.dermpath.de/quiz.htm) auf diese neuen Fälle aufmerksam zu machen. Dieses Verfahren hat hohe Akzeptanz gefunden.

Melanozytäre Fälle können nur sehr schwer E-mail-tauglich aufbereitet werden: Vor allem die geforderte Korrelation zwischen Übersichtsdarstellung und nachfolgender Detailbetrachtung bereitet hier Schwierigkeiten. Wir zerlegen daher Hochvergrößerungsbilder mosaiksteinartig in mehrere Teilbilder, die auf der Web-Seite separat angeklickt und damit herausvergrößert werden können (Beispiel unter http://www.dermpath.de/quiz7.htm). Dieses Verfahren orientiert sich an den Polaroid-Collagen des englischen Künstlers David Hockney. Durch Übereinanderschachteln verschiedener Vergrößerungen eines Präparates soll mittels derartiger »Patchworks« mikroskopisches Arbeiten simuliert werden. Zum telepathologischen Arbeiten nach dem »Patchwork«-Verfahren ist eine eigene Webseite erforderlich.

Um dieses Handicap zu umgehen, haben wir zusätzlich ein E-mail-fähiges Panorama-Verfahren eingeführt. Dabei wird eine langgestreckte melanozytäre Läsion lückenlos in Form zahlreicher überlappender Bilder in höherer Vergrößerung fotodokumentiert. Diese Teilbilder werden später vom Rechner zu einem kontinuierlichen Panoramabild lücken- und faltenlos zusammengefügt (Software von PhotoVista: http://www.livepicture.com/zr/index.html), welches vom Empfänger in der Totalen betrachtet und mittels Zoom-Funktion (Shareware: ACDsee oder Picaview) vergrößert werden kann. Auch hier wird die Simulation mikroskopischen Arbeitens angestrebt. Ein histologisches Panorama-Bild kann mittels Adobe Photoshop aber auch eigenhändig ohne Verwendung der PhotoVista Software erstellt werden (Anleitung hierzu bei http://www.leppphoto.com/TechTips/DigitalInfo.html).

Literatur

1. Agbamu DA, Sim E: The data security aspects of telepathology via the Internet have been ignored (1997) Hum Pathol 28: 1440–1441
2. Burdick AE, Berman G (1996) Telemedicine. Adv Dermatol 12: 19–45
3. Burton K, Farkas DL (1998) Telemicroscopy. Net progress. Nature 391: 540–541
4. Della Mea V, Cataldi P, Boi S, Finato N, Della Palma P, Beltrami CA (1998) Image selection in static telepathology through the Internet. J Telemed Telecare 4 (Suppl 1): 20–22
5. Della Mea V, Puglisi F, Forti S, Bellutta P, Finato N, Mauri F, Dalla Palma P, Beltrami CA (1996) Telepathology through the Internet. J Telemed Telecare 2, (Suppl 1): 24–26
6. Della Mea V, Puglisi F, Forti S, Delendi M, Boi S, Mauri F, Dalla Palma P, Beltrami CA (1997) Expert pathology consultation

through the Internet: melanoma versus benign melanocytic tumours. J Telemed Telecare 3 (Suppl 1): 17-19
7. Dervan PA, Wootton R (1998) Diagnostic telepathology. Histopathology 32 195-198
8. Eusebi V, Losi L, Erde S, Rosai J (1997) Telepathology: a powerful tool for improved communication among pathologists. Current Diagnostic Pathology 4: 73-75
9. Hochheim B, Bauer A, Elsner P (1999) Teledermatologie als Teil der Telemedizin. Akt Dermatol 25: 91-94
10. Khorasani R, Goldhaber SZ (1998) Improving healthcare delivery. Lancet 352 (suppl IV): 17
11. Koch U (1998) Einsatz der Teledermatologie im dermatologischen Alltag. Zeitschrift für Dermatologie 184: 176-181
12. Kvedar JC, Edwards RA, Menn ER, Mofid M, Gonzalez E, Dover J, Parrish JA (1997) The substitution of digital images for dermatologic physical examination. Arch Dermatol 133: 161-167
13. Langford LA (1995) Electronic imaging: a guide for anatomic pathologists. Adv Anatom Pathol 2: 141-152
14. Lyon CC, Harrison PV (1997) A portable digital imaging system in dermatology: diagnostic and educational applications. J Telemed Telecare 3 (Suppl 1): 81-83
15. Mairinger T, Netzer TT, Schoner W, Gschwendtner A (1998) Pathologist's attitudes to implementing telepathology. J Telemed Telecare 4: 41-46
16. Perednia DA (1997) Fear, loathing, dermatology, and telemedicine. Arch Dermatol 133 151-155
17. Phillips CM, Burke WA, Allen MH, Stone D, Wilson JL (1998) Reliability of telemedicine in evaluating skin tumors. Telemed J 4: 5-9
18. Sowter C, Wells CA (1997) System requirements, the use of telepathology in diagnostic pathology and its application to quality assurance programmes. Current Diagnostic Pathology 4: 65-72
19. Weinstein RS, Bhattacharyya AK, Graham AR, Davis JR (1997) Telepathology: a ten-year progress report. Hum Pathol 28: 1-7
20. Wolf G, Petersen I, Dietel M (1998): Microscope remote control with an Internet browser. Analytical and Quantitative Cytology and Histology 20: 127-132
21. Wolf G, Petersen D, Dietel M, Petersen I (1998): Telemicroscopy via the Internet. Nature 391 613-614
22. Wolthusen S (1998) Sicherheitsfragen in der Informationstechnik. Zeitschrift für Dermatologie 184: 188-192
23. Xenakis SN, Colwell V (1999) When the paradigm doesn't shift: Mythical telemedicine barriers. Telehealth Magazine 5: 51-53
24. Zelickson BD, Homan L (1997) Teledermatology in the nursing home. Arch Dermatol 133 171-174

Die Mikrodissektion:
Anwendung in der onkologischen Dermatologie

R. Böni, D. Matt, X. Hong, G. Burg

Zusammenfassung

Die Dissektion selektiver Zellgruppen unter mikroskopischer Kontrolle erlaubt genetische Untersuchungen einzelner Zellen oder Zellgruppen archivierter histologischer Schnitte oder frisch entnommenen Gewebes. Da viele Tumoren aus heterogenen Zellgruppen bestehen und deren neoplastische Zellen nicht oder nur schwer kultivierbar sind, ist die Mikrodissektion eine wichtige Voraussetzung für molekulargenetische Analysen. In dieser Uebersicht wird die Mikrodissektion besprochen und die Anwendungen im Bereiche der dermatologischen Onkologie anhand von drei aktuellen Beispielen demonstriert.

Entwicklung der Mikrodissektion

Die Entdeckung der Polymerase-Kettenreaktion (PCR) durch Karry Mullis 1986 hat neue Möglichkeiten in der genetischen Analyse von Gewebe ermöglicht. Erstmals können nun kleinere Zellpopulationen selektiv molekulargenetisch untersucht werden. Mit der Mikrodissektion können unter mikroskopischer Kontrolle am Bildschirm (laserassistierte Mikrodissektion) selektive Zellgruppen oder einzelne Zellen von formalinfixierten, paraffineingebetteten oder gefrorenem Gewebe sowie von Tupfpräparaten herausgelöst und molekulargenetisch untersucht werden.

Viele Tumoren bestehen nicht aus reinen Zellpopulationen neoplastischer Zellen, sondern sind mit Lymphozyten, Stroma, prämalignen und epithelialen Zellen durchsetzt. Frühere molekulargenetische Studien waren auf »heterogenes« Zellgewebe als Ausgangsmaterial angewiesen. Viele molekulargenetische Analysen jedoch sind durch solche »heterogenen Tumozellpopulationen« beeinträchtigt und deren Resultate schwierig zu interpretieren. Durch Kultivierung des entnommenen Gewebes können bei vielen kutanen Tumoren reinere Tumorzellen gewonnen werden. Die Kultvierung ist aber nicht in allen Fällen möglich, zudem besteht die Gefahr der Analyse kultivierungsbedingter Epiphänomene.

Mit der Mikrodissektion können unter histologischer Kontrolle und mit geringem Aufwand einzelne Zellen oder Zellgruppen aus heterogenem Gewebe selektiv entnommen und untersucht werden. Die Mikrodissektion bildet damit eine gewichtige Voraussetzung für viele molekulargenetische Studien.

Technische Verfahren der Mikrodissektion

Zur Gewinnung selektiver Zellen wurden verschiedene Methoden beschrieben, von denen sich heute vor allem drei durchgesetzt haben: Die manuelle Mikrodissektion unter histologischer Kontrolle, die Anwendung eines Mikromanipulators und die laserassistierte Dissektion, bei der am Bildschirm ausgewähltes Gewebe mittels eines Laserstrahles vom histologischen Schnitt auf einen transparenten thermoplastischen Film gebracht und der DNA/RNA/Proteingewinnung zugeführt wird [1]. Für die Dissektion müssen aber gewisse Grundbedingungen des zu verwendeten Gewebes erfüllt sein.

So zeigen sich grosse Unterschiede zwischen den Gewebeaufarbeitungsmethoden verschiedener Histologielaboratorien. Aufgrund der fixationsbedingten DNA-Fragmentation sollten Primer gewählt werden, deren amplifizierte Produkte 100 bis 250 Basenpaare nicht übersteigen. Für die Reverse-Transkriptase (RT)-PCR sollten die Produkte nicht länger als 80–120 Basenpaare sein.

Nach Gewinnung des Gewebes mittels Mikrodissektion können verschiedene molekulargenetische Verfahren zur Anwendung gelangen.

Wenn der Anteil gewonner Zellen bei der Mikrodissektion gross ist (>10 000 Zellen), kann prinzipiell jedes standardisierte Verfahren zur DNA Gewinnung angewendet werden. In der Regel aber werden je nach Fragestellung weniger als 50 Zellen mikrodisseziert. In diesem Fall empfiehlt sich ein einmaliger Schritt zur Gewinnung der DNA, um möglichst wenig Material zu verlieren. Die aus diesem einmaligen Verarbeitungsschritt gewonnene DNA ist zwar nicht rein, jedoch für die Amplifikation in der PCR Reaktion geeignet [2].

Die entnommenen Zellen werden möglichst rasch in eine 10–30 μl Lösung von 10mM Tris-HCL, 1mM EDTA, 1% Tween 10 und 0.1 mg/ml Proteinase K (pH 8.0) gebracht. Bei der manuellen Mikrodissektion wird die verwendete Nadel, an denen die Zellen haften, kurz in die Flüssigkeit eingetaucht, worauf das entnommenen Material in Lösung geht. Ein Tropfen Mineralöl verhindert die Verdunstung des geringen Flüssigkeitsvolumens während der 12–36 stündigen Inkubation bei 37°C. Danach wird die Proteinase K bei 94°C während 5 min inaktiviert. Für die PCR Reaktion, bei denen wir Volumen von 10 μl verwenden, genügt in der Regel 1 μl dieser Lösung.

Die Anwendung der Mikrodissektion im Bereiche der dermatologischen Onkologie soll im Folgenden anhand einiger Beispiele demonstriert werden.

Anwendung der Mikrodissektion in der dermatologischen Onkologie

Atypische Nävuszellnävi (dysplastische Nävi)

Da maligne Melanome in fortgeschritteneren Stadien bereits multiple genetische Alterationen zeigen, eignen sich erworbene, atypische Nävuszellnävi zur Untersuchung frühester Ereignisse. Wir führten deshalb an erworbenen Nävuszellnävi, welche klinisch und histologisch auffällig waren, Mikrodissektionen durch und untersuchten mittels des Verlustes der Heterozygotie (»loss of heterozygosity« LOH) Tumor Suppressor Gene, die bei malignen Melanomen involviert sind. Eines dieser Tumor Suppressor Gene, welche häufig bei Melanomen Deletionen aufweist, ist p16 oder das »Multiple Tumor Suppressor Gen 1« (MTS1) [3]. In unserer Studie liessen sich bei 7 von 9 atypischen Nävuszellnävi chromosomale Alterationen in diesem Gebiet nachweisen [4].

In der Literatur finden sich Hinweise, dass bei Melanomen häufig genetische Veränderungen in chromosomalen Regionen auf 1p und 9p zu finden sind [5,6]. Unter Verwendung weiterer Marker, welche Regionen auf Chromosom 1p (D1S243, D1S450, D1S1646) und 9p (D9S12) entsprechen, wurde eine LOH-Analyse derselben atypischen Nävuszellnävi durchgeführt.

In dieser Studie zeigte sich, dass 4 von 9 der atypischen Nävuszellnävi den Verlust eines Allels mit mindestens einem der Marker zeigte [7]. Zur Bewertung der klinischen Relevanz dieser Daten sind allerdings grössere Fallzahlen notwendig. Es ist aber denkbar, daß diese genetischen Informationen in Zukunft Risikogruppen näher eingrenzen könnten.

Angiofibrome und Multiple Endokrine Neoplasie Typ-1

Angiofibrome sind benigne kutane Tumoren, welche sporadisch oder als multiple Läsionen in Assoziation mit hereditären Erkrankungen auftreten können. Multiple, zentrofazial lokalisierte Angiofibrome galten ursprünglich als pathognomonisch für die Tuberöse Sklerose [8].

Klinisch-histologische Untersuchungen zeigten jedoch, dass multiple Angiofibrome auch mit Multipler Endokriner Neoplasie Typ I (MEN1) assoziiert sein können. Die genetischen Veränderungen, welche zur Entwicklung von Angiofibromen führen, sind unbekannt. Das MEN1 Gen wurde identifiziert und auf Chromosom 11 lokalisiert (11q13) [9]. Tumoren, welche mit MEN1 assoziiert sind, wie Tumoren der Parathyreoidea, Hyophyse und Pankreas, zeigen genetische Veränderungen des MEN1 Gens [10]. Kürzlich gelang es, den Verlust eines Allels mittels der Fluoreszens in-situ Hybridisierung (FISH) bei MEN1 assoziierten, kutanen Angiofibromen zu demonstrieren [11]. Da genetische Alterationen bei MEN1 assoziierten Angiofibromen gefunden wurden, interessierte uns, ob dieses Gen bei sporadischen Angiofibromen ebenfalls eine Rolle spielt. Wir führten deshalb nach Dissektion von 19 sporadischen Angiofibromen eine Mutationsanalyse des MEN1 Genes durch. Für die PCR Reaktion wurden Primer verwendet, welche der Kodierregion des Gens entsprachen. Insgesamt mussten 13 Primersets angewendet werden, welche intronischen Sequenzen (nichtkodierte Basenfolgen) von Exon 2 bis 10 entsprachen. In allen Fällen wurde eine Einzelstrangkonformations-Polymorphismus-Analyse (SSCP) durchgeführt und nach zusätzlichen Banden gesucht. In zwei Fällen fanden wir auf Exon 2 und Exon 8 je eine zusätzliche, von den Allelen abgetrennte Bande, welche vom Gel entfernt und sequenziert wurde. Die Mutationen bestanden auf Exon 2 aus einer A -> T Transition auf dem Nucleotid 517 (AAG to TAG; K135I) und auf Exon 8 aus einer Transversion von GG -> AA auf Nucleotid 1184-5, (GAG GAG to GAA AAG; E358E; E359K). Die Mutationen liessen sich nur in der Tumor DNA nachweisen, nicht aber im Normalgewebe [12].

Tumoren können entweder als Hamartom oder als Neoplasie (klonale Proliferation) verstanden werden.

Kutane Angiofibrome sind durch dermale Fibrose und perivaskuläre epitheliale Zellen unklarer Histogenese charakterisiert. Aufgrund der zytologischen Aehnlichkeit dieser Strukturen zu normalen dermalen zellulären Elementen wurden Angiofibrome bisher nicht als Neoplasien verstanden. Aus unseren Studien ergaben sich aber Hinweise, daß Angiofibrome Neoplasien darstellen und dass die perivaskulären epithelialen Zellen dieser benignen Tumoren Deletionen des MEN-1 Gens aufweisen [13].

Naevus sebaceus und Deletionen des PTCH-Gens

Talgdrüsennävi sind epitheliale nävoide Fehlbildungen mit Vermehrung der Talgdrüsen. Nicht selten entwickeln sich in einem Nävus sebaceus verschiedene Tumoren, am häufigsten Basaliome und Trichoblastome/epitheliome. Aus diesem Grunde werden Talgdrüsennävi in der Regel exzidiert. Die molekularen Mechanismen, die zur Tumorprogression bei Talgdrüsennävi führen, sind noch nicht verstanden.

In den letzten Jahren wurde der genetische Defekt, welcher zur Bildung des Basalzellnävus-Syndroms führt, entdeckt, wobei gezeigt werden konnte, dass ein Gen auf 9q22.3 (»human homologue of drosophila patched gene« PTCH) als Tumor Suppressor Gen involviert ist [14]. Da Talgdrüsennävi in ein Basaliom übergehen können, wären möglicherweise bei einigen dieser benignen Tumoren genetische Alterationen zu finden, wie sie auch bei sporadischen Basaliomen nachgewiesen werden konnten [15]. Basaloide Zellen in unmittelbarer Nähe von Taldrüsen wurden deshalb bei 21 Talgdrüsennävi mikrodisseziert und mit der LOH-Analyse unter Verwendung von vier polymorphen Markern bei 9q22.3 (D9S252, D9S15, D9S287, D9S303) untersucht. Dabei zeigten sich allelische Deletionen des PTCH-Gens bei 8 von 20 informativen Fällen (40%). Unsere Studie unterstützt auf molekulargenetischer Ebene die klinische Beobachtung, dass Talgdrüsennävi in Basaliome übergehen [16]. Der Zusammenhang zum Uebergang in andere Tumoren (Syringocystadenoma papilliferum, Trichoblastom/epitheliom) muss in weiteren Studien untersucht werden.

Unsere Erfahrungen mit der manuellen Mikrodissektion haben gezeigt, daß diese einfach anwendbare Methode ein ideales Verfahren zur molekulargenetischen Analyse von archivierten als auch frisch entnommenen Gewebes darstellt. Das Studium formalinfixierten, paraffineingebetteten Materials erlaubt die Durchführung retrospektiver Analysen im Kontext klinischer Informationen. Dadurch können durch den Prozeß der Kultivierung bedingte Epiphänomene oder unspezifische chromosomalen Veränderungen aufgrund genetischer Instabilität während der Metastasierung ausgeschlossen werden. Die Mikrodissektion erlaubt die selektive Entnahme bestimmter Zellgruppen innerhalb heterogener Tumoren sowie deren Vorstufen und ermöglicht in Kombination mit molekulargenetischen Verfahren eine Zuordnung einzelner Zellpopulationen. Sie kann Fragen bezüglich des Entstehungsmechanismus und der Aetiopathogenese dieser Neoplasien beanworten. In Zukunft werden automatisierte und verfeinerte Mikrodissektionsverfahren deshalb eine wichtige Voraussetzung zur molekulargenetischen Analyse kutaner Neoplasien bilden.

Literatur

1. Emmert-Buck MR, Bonner RF, Smith PC, Chuagui RF, Zhuang Z, Goldstein SR, Weiss RA, Liotta LA (1996) Laser capture microdissection Science;274:998–1001
2. Zhuang Z, Bertheau P, Emmert-Buck MR, Liotta LA, Gnarra J, Linehan WM, Lubensky IA (1995) A microdissection technique for archival DNA analyis of specific cell populations in lesions < 1mm in size. Am J Pathol 3:620–625
3. Holland EA, Beaton SC, Edwards BG, Kefford RF, Mann GJ (1994) Loss of heterozygosity and homozygous deletions on 9p21-22 in melanoma. Oncogene 9(5):1361–1365
4. Park WS, Duray P, Pack S, Guerami AA, Böni R, Emmert-Buck MR, Liotta L, Zhuang Z. Allelic deletion on 9p21 (p16 gene locus) in microdissected dysplastic nevi. Hum Pathol 29:127–130
5. Bale AE, Gailani MR, Leffell DJ (1994) Nevoid basal cell carcinoma syndrome. J Invest Dermatol 103:(suppl):126S–130S
6. Kraehn GM, Schartl M, Peter RU (1995) Human malignant melanoma. A genetic disease? Cancer 75:1228–1237
7. Böni R., Zhuang Z., Albuquerque A., Vortmeyer A., Duray P. (1998) Loss of heterozygosity detected on chromosome 1p and chromosome 9q in microdissected atypical moles. Arch Dermatol 134:882–883
8. Darling TN, Skarulis MC, Steinberg SM, Marx SJ, Spiegel AM, Turner ML (1997) Multiple facial angiofibromas and collagenomas in patients with multiple endocrine neoplasia type I. Arch Dermatol 133:853–857
9. Larsson C, Skogseid B, Oberg K, Nakamura Y, Nordenskjold M (1988) Multiple endocrine neoplasia type 1 gene maps to chromosome 11 and is lost in insulinomas. Nature 332: 85–87
10. Zhuang Z, Vortmeyer AO, Pack S, Huang S, Pham TA, Wang C, Park WS, Agarwal SK, Debelenko LV, Kester MB, Guru SC, Manickam P, Olufemi SE, Yu F, Heppner C, Skarulis M, Venzon DJ, Emmert-Buck MR, Spiegel AM, Chandrasekharappa SC, Collins FS, Burns AL, Marx SJ, Jensen RT, Liotta L, Lubensky I (1997) Somatic mutations of the MEN1 tumor suppressor gene in sporadic gastrinomas and insulinomas. Cancer Research 57:4682–4686
11. Pack S, Turner ML, Zhuang Z, Vortmeyer AO, Böni R, Park WS, Skarulis M, Marx SJ, Liotta L, Darling T. Cutaneous tumors in patients with multiple endocrine neoplasia type 1 show allelic deletion of the MEN1 gene (1998). J Invest Dermatol 110:438–441
12. Böni R, Vortmeyer AO, Pack S, Park WS, Burg G, Hofbauer G, Darling T, Liotta L, Zhuang Z. Somatic mutations of the MEN1 tumor suppressor gene detected in sporadic angiofibroma (1998). J Invest Dermatol 111:539–540
13. Vortmeyer AO, Böni R, Pack SD, Darling TN, Zhuang Z. Perivascular cells harboring multiple endocrine neoplasia type 1 alterations are neoplastic cells in angiofibromas (1999) Cancer Res 59:274–278
14. Shen T, Vortmeyer AO, Böni R, Park WS, Pham T, Zhuang Z. (1999) Detection of loss of heterozygosity on chromosome 9q22.3 in microdissected sporadic basal cell carcinoma. Hum Pathol 30: 284–287
15. Xin H, Matt D, Qin ZJ, Burg G, Böni R (1999) The sebaceus nevus: a nevus with deletions of the PTCH-gene. Cancer Research, 59, 1834–1836

Prädiktive Testsysteme auf der Basis molekularer Prozesse während der Haptenisierung

D. Becker

Zusammenfassung

Es werden molekulare Mechanismen während der Aktivierung antigenpräsentierender Zellen durch Kontaktallergene beschrieben und die Möglichkeiten eines prädiktiven *in vitro* Testsystems für neue Kontaktallergne auf der Basis dieser Mechanismen diskutiert. Neben einer gesteigerte Tyrosinphosphorylierung läßt sich eine ausgeprägte Translokationen und Aktivierung der MAP Kinase p38 nachweisen, die in eine massive Aktivierung des nachgeschalteten Transkriptionsfaktors Elk mündet. Bei der Prüfung wasserlöslicher Biozide erwiesen sich nur Substanzen mit klinisch relevantem Sensibilisierungspotential als reaktiv, während immunologisch inerte Substanzen und oxidativer Streß diese Prozesse nicht auslösen konnten. Technische Probleme eines *in vitro* Systems ergeben sich aus der mangelnden Löslichkeit extrem lipophiler Verbindungen und der nicht gesicherten Konvertierung von Prohaptenen in die immunologisch relevanten Derivate. Lösungsansätze für diese Hindernisse könnten sich aus organotypischen Kultursystemen mit Integration dendritischer Zellen ergeben.

Einleitung

Es besteht ein großer Bedarf, zur Charakterisierung neuer Kontaktallergene In-vitro-Testsysteme zu entwickeln, die herkömmliche Tierversuchsmodelle teilweise oder ganz ersetzen können. Aus den grundlagenwissenschaftlichen Erkenntnissen zur Pathophysiologie des allergischen Kontaktekzems ergeben sich beim Menschen zwei grundsätzlich verschiedene Möglichkeiten zur *in vitro* Testung niedermolekularer Verbindungen. Zu nennen ist einerseits die Simulation der primären Aktivierung und Proliferation haptenspezifischer, naiver T-Zellen und andererseits die Aktivierung epidermaler Zellen durch die reaktiven Kontaktallergene selbst. In diesem Beitrag werden Ergebnisse zu den molekularen Grundlagen dieser Aktivierung und deren Implikationen für die prädiktive In-vitro-Testung vorgestellt.

Die Aktivierung epidermaler Zellen *in vitro*

Auf zellulärer Ebene konnte bereits früh gezeigt werden, daß epidermale Zellen durch die Wirkungen der Haptene Aktivierungsmechanismen durchlaufen [1]. Neben der Induktion von Zytokinen [2, 3], können Kontaktallergene auch zelluläre Funktionen wie die Rezeptor-vermittelte Endozytose beeinflussen [4, 5].

In weiteren Untersuchungen konzentrierten wir uns auf die zugrunde liegenden Mechanismen der Signaltransduktion, die bei der Aktivierung dendritischer Zellen durch Kontaktallergene ausgelöst werden. Wir konnten in dendritischen Zellen eine vermehrte Tyrosinphosphorylierung zellulärer Proteine nachweisen, die selektiv nur durch die Stimulation mit starken und moderaten Haptenen ausgelöst wurde, nicht jedoch unter dem Einfluß schwacher Allergene und Irritantien [6]. Auf molekularer Ebene waren Hinweise für Verknüpfungen zwischen den Signaltransduktionswegen nach Stimulation mit Haptenen bzw. Kreuzverknüpfung von HLA-DR Molekülen zu finden [7]. Auch an murinen LZ konnte die Relevanz der durch Haptene ausgelösten Tyrosinphosphorylierung belegt werden [8].

Aktivierung der MAP Kinase p38 und des Transkriptionsfaktors Elk durch Kontaktallergene

Die durchflußzytometrische Quantifizierung der MAP Kinase p38 in Monozyten und humanen dendritischen Zellen ergab eine deutliche Hochregulation unter Stimulation mit verschiedenen Kontaktallergenen, jedoch nicht in Gegenwart einer subtoxischen Konzentration des Irritanz Benzalkoniumchlorid und H_2O_2 als Auslöser von oxidativem Streß. Dies erklärt sich aus der vermehrten Bindung dieser Strukturen an das Zytoskelett und damit dem Schutz vor Auswaschung nach Permeabilisierung der Membranen mit Saponin. Western Blot Analysen zeigten ein konstantes Niveau an p38 in Gesamtzellextrakten und bestätigten die gesteigerte Membranbindung in permeabilisierter Zellen.

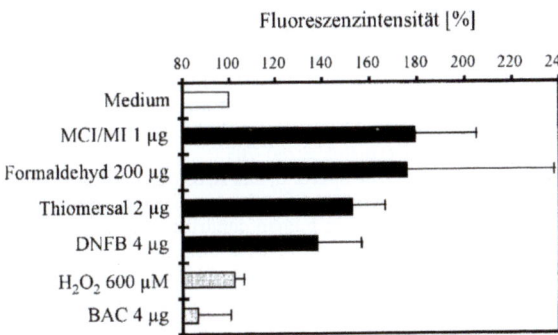

Abb. 1. Durchflußzytometrische Quantifizierung der phosphorylierten Form der MAP Kinase p38 (p-p38) in humanen Monozyten. Die Mittelwerte und Standardabweichungen aus vier unabhängigen Experimenten sind in Prozent der Mediumkontrolle angegeben. Eine deutliche Zunahme des Zytoskelett-gebundenen Anteils an p-p38 ist nur nach Stimulation mit Kontaktallergenen feststellbar, nicht jedoch nach Stimulation mit Benzalkoniumchlorid (BAC) und H_2O_2

Die Aktivierung von p38 kann durch Nachweis der an Position Thr 180 und Tyr 182 phosphorylierten Form (p-p38) mit spezifischen Antikörpern untersucht werden. In der Durchflußzytometrie ergab sich eine selektive Translokation von p-p38 nur nach Stimulation mit Haptenen (Abb.1). Die Western Blot Analyse belegte nicht nur diese Translokation sondern auch eine drastische Zunahme des p-p38 im Gesamtzellextrakt.

Als Hinweis auf die funktionelle Bedeutung der Aktivierung von MAP Kinasen wurde der Transkriptionsfaktor Elk untersucht. Die aktive phosphorylierte Form (p-Elk) läßt sich mit spezifischen Antikörpern nachweisen. Eine fluoreszenzmikroskopische Auswertung von Zytospin-Präparaten zeigte eine deutliche Phosphorylierung von Elk in den Zellkernen CD 14 positiver Monozyten (Abb. 2). Eine hoch signifikante Zunahme dieses aktivierten Transkriptionsfaktors im Zellkern konnte nur nach Stimulation mit Kontaktallergenen nicht jedoch für das Irritanz Benzalkoniumchlorid und H_2O_2 als Induktor von oxidativem Streß demonstriert werden.

Diskussion und Ausblick

Wie schon für die Tyrosinphosphorylierung gezeigt, ist auch die dargestellte Translokation und gleichzeitige Aktivierung der MAP Kinase p38 sowie des MAP-Kinase abhängigen Transkriptionsfaktors Elk nur für Kontaktallergene nachweisbar. Basierend auf diesen Daten könnten zelluläre in vitro Systeme in Voruntersuchungen zur Identifizierung von wasserlöslichen, besonders riskanten Verbindungen bereits heute verwendet werden, so daß ein gezielterer Einsatz von Versuchstiere erreicht wird. Ein erheblicher und technisch bisher nicht lösbarer Nachteil der in vitro Modelle ist die Beschränkung auf Substanzen, die eine zumindest minimale Wasserlöslichkeit aufweisen, da sonst eine Testung unter Zellkulturbedingungen nicht möglich ist. Auch werden Prohaptene nicht automatisch in solchen Ansätzen analog zur Haut chemisch modifiziert, so daß unter Umständen gar nicht die relevante allergene Struktur entsteht, die in vivo zur Sensibilisierung führt.

Zur Überwindung dieser Grenzen wären organotypische Zellkulturen, die ein Stratum corneum ausbilden und somit wesentliche Einflußgrößen der Epider-

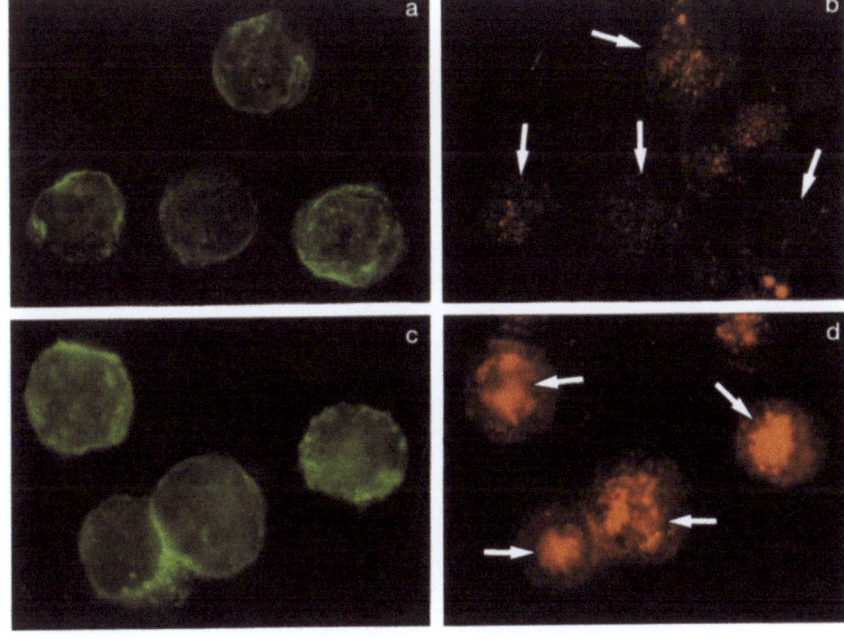

Abb. 2a–d. Zytologische Darstellung der phosphorylierten Form des Transkriptionsfaktors Elk in humanen Monozyten. Während CD14+ Zellen (a, c) in der Mediumkontrolle keine nennenswerte Kernfluoreszenz zeigen (b), löst die Stimulation mit dem Kontaktallergen Thiomersal (2 μg/ml) eine deutliche Phosphorylierung von Elk im Zellkern aus (d). Ein ähnliches Muster ergibt sich für die anderen in Abb. 1 aufgeführten Haptene, nicht jedoch für BAC und H_2O_2

mis auf die Freisetzung, Penetration, und vor allem die chemischen Modifikationen einer Chemikalie simulieren, geeignet. Die hierzu erforderliche Integration dendritischer Zellen in die Epidermis scheint möglich zu sein [9]. An solchen Kulturmodellen wären Untersuchungen zur Aktivierung dendritischer Zellen innerhalb eines physiologischen epidermalen Milieus möglich, so daß die Testung lipophiler Verbindungen und komplexer Endprodukte in greifbare Nähe rücken. Bis dahin werden Tierversuche für die Sicherheitprüfung neuer Pharmaka und kosmetischer Inhaltsstoffe sowie industrieller Kontaktstoffe mittelfristig nicht vollständig ersetzbar sein.

Literatur

1. Aiba S, Katz SI (1990) Phenotypic and functional characteristics of in vivo-activated Langerhans cells. J Immunol 145:2791-2796
2. Enk AH, Katz SI (1992) Early molecular events in the induction phase of contact sensitivity. Proc Natl Acad Sci U S A 89:1398-1402
3. Enk AH, Angeloni VL, Udey MC, Katz SI (1993) An essential role for Langerhans cell-derived IL-1 beta in the initiation of primary immune responses in skin. J Immunol 150:3698-3704
4. Becker D, Neiss U, Neis S, Reske K, Knop J (1992) Contact allergens modulate the expression of MHC class II molecules on murine epidermal Langerhans cells by endocytotic mechanisms. J Invest Dermatol 98:700-705
5. Becker D, Kuhn U, Lempertz U, Enk A, Saloga J, Knop J (1997) Flow-cytometric screening for the modulation of receptor-mediated endocytosis in human dendritic cells: implications for the development of an in vitro technique for predictive testing of contact sensitizers. J Immunol Methods 203:171-180
6. Becker D, Willemsen J, Kuhn U, van Brandwijk R, Knop J (1997) Increased level of phosphotyrosine in human dendritic cells under stimulation with contact sensitizers but not irritants. Adv Exp Med Biol 417:455-459
7. Kühn U, Brand P, Willemsen J, Jonuleit H, Enk AH, van Brandwijk-Petershans R, Saloga J, Knop J, Becker D (1998) Induction of tyrosine phosphorylation in human MHC class II-positive antigen-presenting cells by stimulation with contact sensitizers. J Immunol 160:667-673
8. Neisius U, Brand P, Plochmann S, Saloga J, Knop J, Becker D (1999) Detection of increased tyrosine phosphorylation in murine Langerhans cells after stimulation with contact sensitizers. Arch Dermatol Res 291:22-27
9. Regnier M, Staquet MJ, Schmitt D, Schmidt R (1997) Integration of Langerhans cells into a pigmented reconstructed human epidermis. J Invest Dermatol 109:510-512

Falsch-negative Ergebnisse bei diagnostischer PCR wegen PCR-Inhibition: Überwachung mit internen Kontrollen

G. Bezold, G. Krähn, R. U. Peter

Zusammenfassung

Fragestellung: Die Polymerasekettenreaktion (PCR) gewinnt auch in der Diagnostik immer mehr an Bedeutung aufgrund ihrer hohen Sensitivität beim Erregernachweis. Aufgrund der Heterogenität des Ausgangsmaterials ist der Nachweis eines regelrechten PCR-Ablaufs essentiell. Aus diesem Grund wurden Haut- und Bindehautabstriche auf verschiedene Pathogene und den regelrechten PCR-Ablauf untersucht.

Methode: Mit intern kontrollierter PCR wurden Haut- und Bindehautabstriche auf DNS von Varizella-Zoster-Virus (VZV) bzw. Chlamydia trachomatis (Chl) und des Housekeeping-Gens β-Globin untersucht.

Ergebnisse: Es zeigte sich, daß weder mit dem Housekeeping-Gen noch mit der Positivkontrolle der regelrechte PCR-Ablauf nachgewiesen werden konnte. Zum einen war auch in Proben mit negativem Housekeeping-Gen ein Nachweis von VZV-DNS möglich, zum anderen war auch bei positiver Positivkontrolle und positivem Housekeeping-Gen in einzelnen Proben eine PCR-Inhibition und damit ein falsch-negatives Ergebnis in der VZV- und Chl-PCR möglich.

Schlußfolgerung: Da eine PCR-Inhibition in individuellen Proben weder mit der Positivkontrolle noch mit dem Nachweis eines Housekeeping-Gens, sondern nur mit internen Kontrollen entdeckt werden kann, sollte jede diagnostische PCR intern kontrolliert durchgeführt werden. Diese internen Kontrollen sind durch Einbau der jeweiligen Primer in eine neutrale DNS unschwer herzustellen. Aufgrund der höheren Sensitivität (1 Genom) ist der Nachweis des PCR-Produktes mit ELISA statt mit Agarosegelelektrophorese zu erwägen.

Die Polymerasekettenreaktion (PCR) wird in großem Umfang zur Diagnose viraler und bakterieller Infektionen von Haut und Schleimhaut angewendet [1–4]. Methodisch wird dabei häufig ein trockener Abstrich entnommen. Aus dem gewonnenen Material wird DNS isoliert. Mittels spezifischer Primer, synthetischen Oligonukleotiden, die als Startmoleküle für die in-vitro-Neusynthese der DNS dienen, werden kurze, genau definierte DNS-Fragmente des jeweiligen Pathogens amplifiziert. Pro Zyklus, der aus Auftrennen der DNS in Einzelstränge, Anlagern der Primer und Neusynthese des komplementären Stranges besteht, kommt es theoretisch zu einer Verdoppelung der DNS-Fragmente, so daß nach 35–40 Zyklen der Nachweis von wenigen prä-PCR DNS-Molekülen (»Kopien«) möglich ist [5]. Das so hergestellte PCR-Produkt wird danach auf verschiedene Methoden nachgewiesen. Am gebräuchlichsten ist die Agarosegelelektrophorese mit Ethidiumbromidfärbung: Hierbei wird das Produkt in einem elektrischen Feld aufgetrennt. Wenn sich eine scharfe Bande mit Fragmenten der erwarteten Länge zeigt, wird die Probe als positiv bezeichnet.

Von großer Bedeutung bei dieser Methode sind Kontrollen: Da schon eine Kontamination mit wenigen prä-PCR Kopien falsch-positive Ergebnisse verursacht, muß immer eine Negativkontrolle mitgeführt werden. Wenn diese negativ ausfällt, kann davon ausgegangen werden, daß keine systemische Kontamination vorlag und positive Proben auch wirklich positiv sind.

Der regelrechte Ablauf der PCR wird durch die Positivkontrolle bewiesen: Dabei wird die DNS des jeweiligen Pathogens (»Target«) vervielfältigt und nachgewiesen. Zusätzlich sollte in jeder Probe das Vorhandensein von DNS und damit der regelrechte Ablauf der DNS-Extraktion bewiesen werden. Dies geschieht im allgemeinen durch den Nachweis eines menschlichen Gens, des sogenannten Housekeeping-Gens. Häufig wird dafür β-Actin oder β-Globin verwendet. Zusätzlich wird davon ausgegangen, daß der Nachweis des Housekeeping-Gens das Vorhandensein von Verunreinigungen ausschließt, die den regelrechten Ablauf der PCR in dieser individuellen Probe stören oder vollkommen verhindern könnten (»PCR-Inhibition«).

Damit ergeben sich die landläufigen Kriterien für die Negativität einer Probe: Negative Negativkontrolle und positive Positivkontrolle, positives Housekeeping-Gen und fehlender Nachweis des Targets.

Genau diese Kriterien sind trügerisch: Zum einen können, vor allem in Abstrichen von wenig entzündeter Haut, das Target positiv und das Housekeeping-

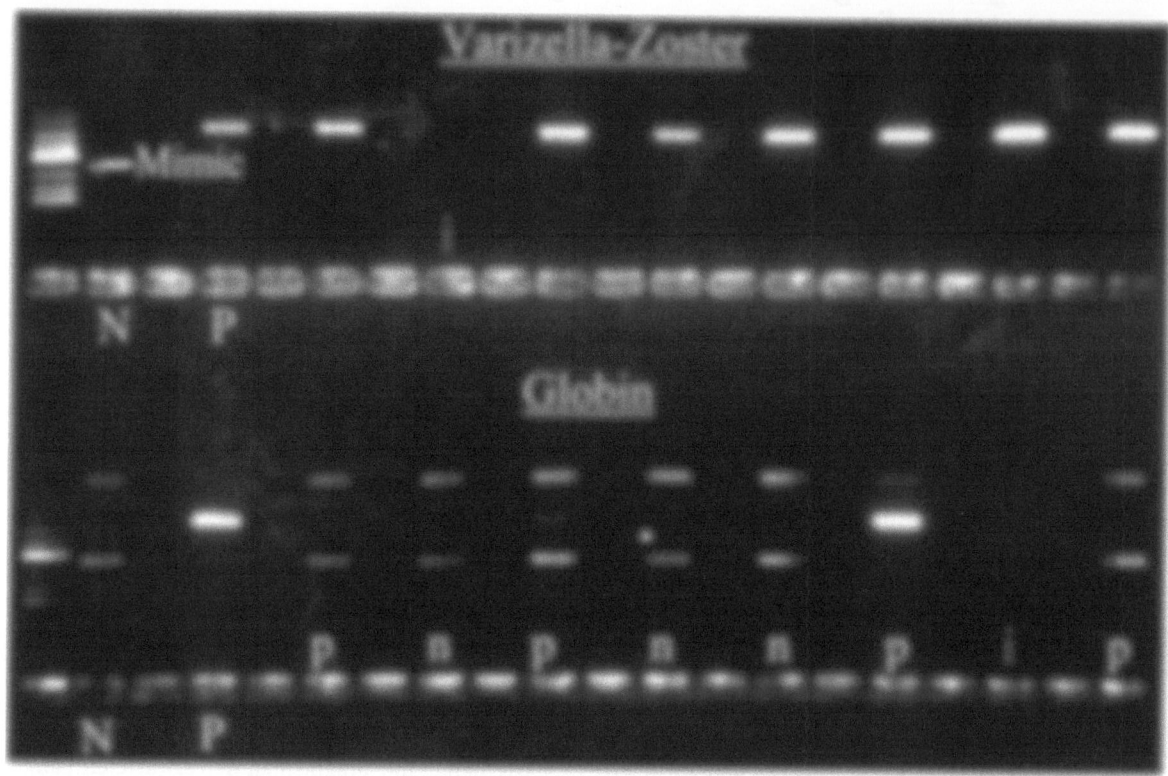

Abb. 1. Varizella-Zoster-Virus-PCR und Housekeeping-Gen-PCR (Laufrichtung des Geles von unten nach oben). Obere Hälfte: Produkt der Varizella-Zoster-PCR (VZV). Untere Hälfte: Produkt der Housekeeping-Gen-PCR (ß-Globin) der gleichen Proben. Fragmentlängen: VZV 267 bp, β-Globin 268 bp, Mimic jeweils 546 bp. *N* Negativkontrolle, *P* Positivkontrolle, *p* positive Probe (deutliche Bande für Target), *n* negative Probe (keine Bande für Target, deutliche Bande für Mimic), *i* PCR-Inhibition (fehlende Banden für Target und Mimic). Von je 8 PCRs zum Nachweis von VZV und ß-Globin lag jeweils einmal eine PCR-Inhibition (»i«) vor. In zwei Proben ist trotz fehlendem Nachweis von β-Globin der Nachweis von VZV möglich

Gen negativ ausfallen, da einfach zu wenig menschliche kernhaltige Zellen auf dem Abstrich vorhanden waren (Abb. 1). Zum anderen ist es durchaus möglich, daß ein positiver Housekeeping-Gen-Nachweis gelingt und die Target-PCR in der gleichen Probe inhibiert wird, zum Beispiel durch mechanische Fehler wie Störungen in der Heizeinrichtung der PCR-Maschine oder mangelhafte Herstellung der PCR-Gefäße. Wahrscheinlich ist auch eine rein zufällige PCR-Inhibition möglich, so daß bei einer Wiederholung der Reaktion eine vorher negative Probe positiv ausfallen kann (Abb. 2a, b).

Damit sollte in jeder PCR in jeder individuellen Probe eine interne Positivkontrolle mitgeführt werden. Diese internen Positivkontrollen, auch Mimics genannt, enthalten die gleichen Primersequenzen wie das Target. Damit werden Target und Mimic kompetitiv amplifiziert, die PCR kann also nicht unterscheiden, ob gerade ein Target- oder ein Mimic-Fragment synthetisiert wird [6]. Allerdings sind die Intermediärsequenzen von Target und Mimic unterschiedlich, so daß zwischen beiden Produkten unterschieden werden kann. Wenn die PCR-Produkte auf einem Agarosegel nachgewiesen werden sollen, ist es zweckmäßig, das Mimic vom Target in der Länge differieren zu lassen. Mimic-Fragmente von geeigneter Länge können durch Einbau der jeweiligen Primer in eine andere DNS selbst unschwer hergestellt werden.

Wenn nun in jedem PCR-Gefäß eine gewisse Anzahl Mimics vorhanden war, muß in einer PCR-negativen Probe ein Signal für die Mimics erhalten werden, wenn die PCR regelrecht abgelaufen ist. Wenn weder ein Signal für das Target noch für das Mimic vorhanden ist, lag eine Inhibition der PCR in dem speziellen PCR-Gefäß vor, und die PCR muß mit der jeweiligen Probe wiederholt werden, eventuell nach erneuter Reinigung der Proben-DNS.

Damit ergeben sich, neben regelrechter Negativ- und Positivkontrolle, folgende Kriterien für die Beurteilung der PCR-Ergebnisse: Eine Probe ist positiv, wenn ein Signal für das Target erhalten wird. Eine Probe ist negativ, wenn kein Signal für das Target, aber ein Signal für das Mimic erhalten wird (Beweis des individuellen PCR-Ablaufs). Wünschenswert ist zusätzlich noch der positive Nachweis des Housekeeping-Gens (Beweis der regelrechten DNS-Extraktion).

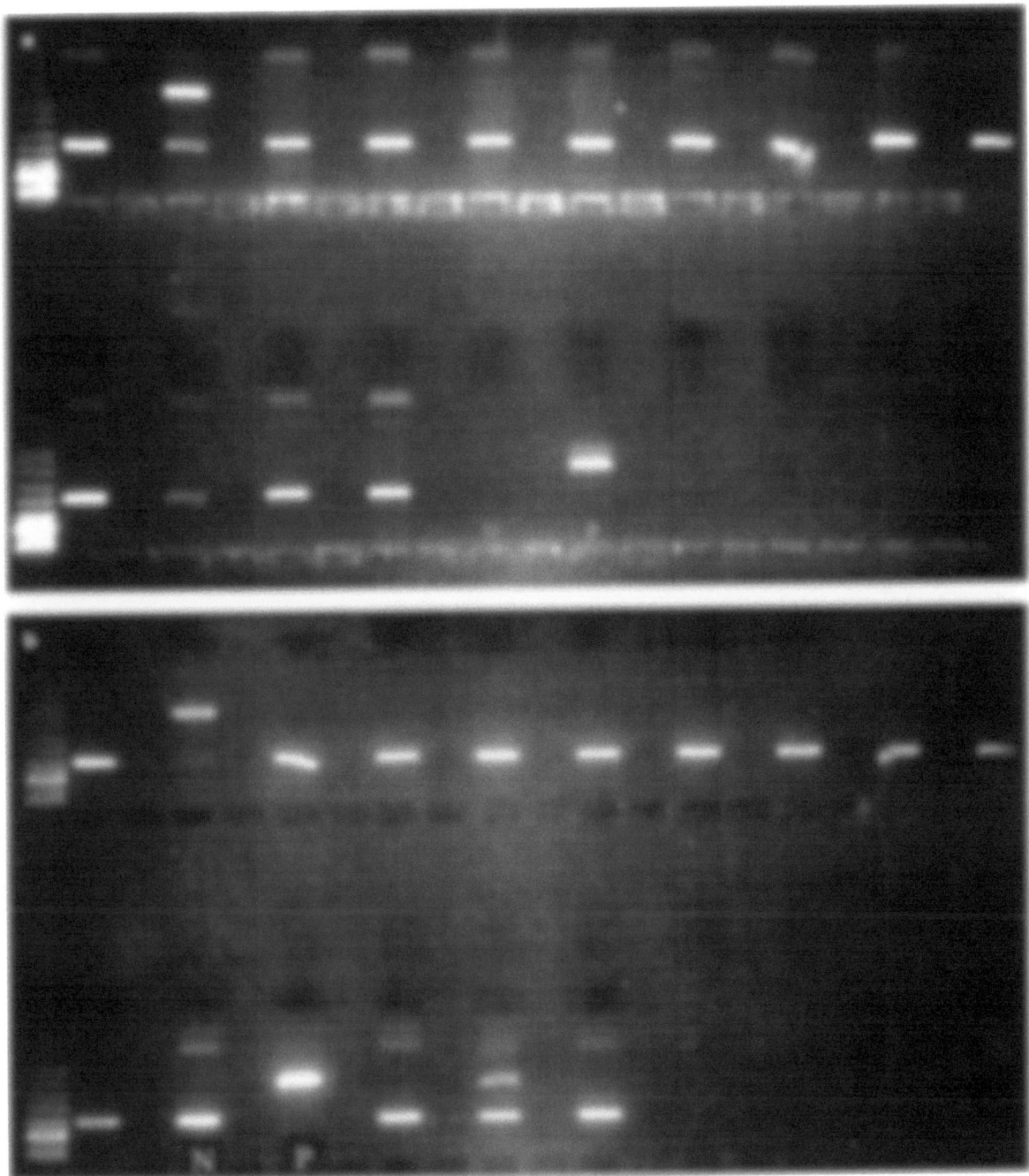

Abb. 2a, b. *a* Routinemäßig durchgeführte PCR, u. a. zum Nachweis von Chlamydia trachomatis (Chl), ohne interne Kontrollen. *N* Negativkontrolle (keine Bande), *P* Positivkontrolle (Bande für Chl bei 144 bp). Folgend drei klinische Proben ohne Bande für Chl, landläufig als negativ bezeichnet, PCR-Inhibition nicht sicher ausgeschlossen. *b* Routinemäßig durchgeführte PCR, u. a. zum Nachweis von Chlamydia trachomatis *(Chl)* mit den gleichen Proben wie bei *a*, mit internen Kontrollen. *N* Negativkontrolle (Bande für Mimic bei 320 bp, keine Bande für Chl), *P* Positivkontrolle (Bande für Chl bei 144 bp). Bei den folgenden drei klinischen Proben erscheint in Probe 2 jetzt eine deutliche Bande für Chl und eine deutliche Bande für Mimic. Diese Probe hatte in Abb. 2a noch keine Bande, damit lag PCR-Inhibition vor. Mit dem Erscheinen der Mimic-Bande in zwei der klinischen Proben und in der Negativkontrolle ist eine PCR-Inhibition darin ausgeschlossen

Zu beachten ist, daß die Mimics aufgrund der Amplifikationseffizienz eher länger als das Target sein sollten. Zusätzlich dürfen nicht zu viele Mimics eingesetzt werden, um niedrige prä-PCR Targetkopienzahlen nicht zu verschleiern. Der eigenen Erfahrung nach sind etwa 1000 Mimics pro 100 µl PCR-Volumen geeignet.

Aufgrund der unbefriedigenden Sensitivität des Agarosegelnachweises (fehlender Nachweis einzelner

Kopien) sollte einem empfindlicheren Nachweisverfahren der Vorzug gegeben werden. Dies kann zum einen durch Hybridisierung mit radioaktiv markierten Sonden erfolgen, was in der Routine allerdings sehr aufwendig ist. Zum anderen ist ein Nachweis des PCR-Produktes mit ELISA möglich: Hierbei wird in der PCR ein mit Digoxigenin konjugierter Primer verwendet, so daß die PCR-Produkte sämtlich mit Digoxigenin markiert sind. Nach Beendigung der PCR wird ein Teil des Produktes alkalisch denaturiert (in Einzelstränge aufgetrennt), mit einer spezifischen Sonde, die ihrerseits mit Biotin markiert ist, hybridisiert und an eine mit Streptavidin beschichtete Mikrotiterplatte gebunden. Nach Inkubation und Waschen wird ein Anti-Digoxigenin-Antikörper zugegeben, der mit Peroxidase markiert ist. Nach erneuter Inkubation und Waschen führt die Zugabe eines Substrats für Peroxidase, bevorzugt Tetramethylbenzidin, zu einer Farbreaktion, die photometrisch gemessen werden kann.

Dieser PCR-ELISA kann auch intern kontrolliert durchgeführt werden, indem man einen Teil des PCR-Produktes mit der Target-Sonde und einen weiteren Teil mit der Mimic-Sonde hybridisiert und in separaten wells der Mikrotiterplatte inkubiert.

Der große Vorteil dieses PCR-ELISAs ist seine extreme Sensitivität: Der Nachweis eines einzigen DNS-Moleküls ist damit möglich.

In der Konsequenz sollte eine diagnostische PCR nur intern kontrolliert durchgeführt werden, wobei aufgrund der höheren Sensitivität der Nachweis des PCR-Produktes mit ELISA zu erwägen ist.

Literatur

1. Verkooyen RP, Luijendijk A, Huisman WM, Goessens WHF, Kluytmans JAJW, van Rijsoort-Vos JH, Verbrugh HA. Detection of PCR inhibitors in cervical specimens by using the AMPLICOR chlamydia trachomatis assay. J Clin Microbiol 1996; 34: 3072–3074
2. Nahass GT, Mandel MJ, Cook S, Fan W, Leonardi CL. Detection of herpes simplex infection from cutaneous lesions in different clinical stages with the polymerase chain reaction. J Am Acad Dermatol 1995; 32: 730–733
3. Lichtensteiger CA, Steenbergen SM, Lee RM, Polson DD, Vimr ER. Direct PCR analysis for toxigenic pasteurella multocida. J Clin Microbiol 1996; 34: 3035–3039
4. Cone RW, Hobson AC, Palmer J, Remington M, Corey L. Extended duration of herpes simplex virus DNA in genital lesions detected by the polymerase chain reaction. J Infect Dis 1991; 164: 757–760
5. Saiki RK, Gelfand DH, Stoffel S, Scharf SJ, Higuchi R, Horn GT, Mullis KB, Erlich HA. Primer directed enzymatic amplification of DNA with a thermostable DNA polymerase. Science 1988; 239: 487–491
6. Siebert PD, Larrick JW. Competitive PCR. Nature 1992; 359: 557–558

Klinische Varianten und Therapiemöglichkeiten bei Sklerodermien

S. Sollberg

Zusammenfassung

Unter der Bezeichnung Sklerodermie werden die zirkumskripte Sklerodermie, die systemische Sklerodermie (diffuse und limitierte Form) und die sog. »Überlappungssyndrome« zusammengefaßt. Basierend auf der limitierten Kenntnis der Pathogenese der systemischen Sklerodermie gründet sich ihre medikamentöse Behandlung auf drei Prinzipien:
1. Verbesserung der Mikrozirkulation und der rheologischen Eigenschaften des Blutes.
2. Hemmung der entzündlicher Reaktion.
3. Modulation des Kollagenstoffwechsels.

Zu den gefäßwirksamen Medikamenten gehören in erster Linie Kalziumantagonisten, ACE-Hemmer, Iloprost und andere Prostazyklinanaloga. Methotrexat, Zyklophosphamid und Glukokortikosteroide stellen die wichtigsten Immunsuppressiva dar, deren Einsatz jedoch bestimmten Indikationen vorbehalten sein sollte. Antifibrotisch wirksame Substanzen sind die Interferone, wobei deren klinische Wirksamkeit umstritten bzw. nicht durch klinische Studien erwiesen ist. Letztlich sind als experimentelle Therapieverfahren mit unterschiedlichen Ansatzpunkten die UV-Therapie (extrakorporale Photochemotherapie, PUVA, Bade-PUVA) und die autologe Stammzelltransplantation zu erwähnen, deren klinische Effektivität in zur Zeit durchgeführten Studien überprüft wird.

Einleitung

Die Bezeichnung Sklerodermie ist ein Sammelbegriff für eine heterogene Krankheitsgruppe, die die zirkumskripte Sklerodermie, die systemische Sklerodermie (SSc) und die sog. »Überlappungssyndrome« umfaßt. International hat man sich auf eine Klassifikation der SSc mit zwei Typen geeinigt, einer diffusen Form (»diffuse cutaneous SSc (dSSc)«) und einer limitierten Form (»limited cutaneous SSc (lSSc)« [16]). Diese Einteilung hat den Vorteil, daß sie neben rein klinisch beschreibenden Aspekten auch Aussagen zur Prognose beinhaltet.

In diesem Beitrag soll versucht werden, aktuelle Konzepte zur Behandlung der SSc vor dem Hintergrund kürzlich erschienener Studien zusammenzufassen und zu werten. Nicht berücksichtigt werden hier die bereits gesicherten Indikationen der Kalziumantagonisten und der ACE-Hemmer bei der Behandlung der SSc.

Iloprost

Das stabile Prostazyklinanalogon Iloprost weist eine Reihe von Effekten auf, die diese Substanz für den Einsatz bei der SSc geeignet erscheinen lassen. Daneben wird auch ein protektiver Effekt von Iloprost auf die Endothelzelle diskutiert, der über den Zeitraum der eigentlichen Behandlung hinaus anhalten soll. Die i.v.-Applikation erfolgt entweder an bis zu 28 aufeinander folgenden Tagen [3] oder als Behandlungszyklen.

Iloprost kann prinzipiell auch oral appliziert werden. In drei Studien zum Raynaud-Phänomen bei der SSc konnte hierunter entweder keine [28] oder eine nur geringe Verbesserung [2, 4] des Raynaud-Phänomens konstatiert werden. Dies kann zum einen an der oralen Applikationsform liegen, zum anderen scheint das Raynaud-Phänomen im Gegensatz zu den ischämischen Ulzera und der drohenden Gangrän generell schlechter auf Iloprost anzusprechen [29, 30].

Eine weitere Indikation für Iloprost könnte auch die pulmonal-arterielle Hypertonie [17] oder der renale Vasospasmus [21] im Rahmen der SSc darstellen. Größere Studien zu diesen Indikationen liegen zur Zeit noch nicht vor.

Methotrexat, Zyklophosphamid und Dexamethason

Immunologisch wirksame Substanzen werden bei hochaktiven und entzündlichen Verlaufsformen der SSc eingesetzt. Über den Einsatz von Methotrexat (MTX) wurde nur in wenigen Kasuistiken berichtet. 1996 erschien eine randomisierte, Plazebo-kontrollierte und doppelt-blinde Multizenterstudie [11] mit dem

Ergebnis, daß unter MTX (15–25 mg/Woche, i. m.) bis zu 68% der SSc-Patienten einen »günstigen Verlauf« zeigten. Ein solcher »günstiger Verlauf« wurde definiert als eine Verbesserung des sog. »skin score« um mehr als 30% und der CO-Diffussionskapazität um mehr als 15%. Gemäß der vorliegenden Studie scheinen vor allem Scl70-positive, männliche SSc-Patienten weniger gut auf die MTX-Therapie anzusprechen.

In einer retrospektiven Studie aus dem Jahre 1994 [24] konnte gezeigt werden, daß die frühzeitige Zyklophosphamid-Gabe bei der Lungenfibrose die Behandlung der Wahl darstellt und der hochdosierten Prednison- und Penicillamintherapie sowie der Gabe anderer Immunsuppressiva überlegen ist. Auch zwei prospektive Studien mit 18 [1] und 5 Patienten [26] belegen die positive Wirkung von Zyklophosphamid.

Sharada et al. [23] kommen zu dem Ergebnis, daß diejenigen SSc-Patienten, die mit einer 100 mg Dexamethason-Bolusherapie 1 mal monatlich über 6 Monate behandelt wurden, eine statistisch signifikante Besserung des sog. »skin score« aufwiesen. Weitere Parameter inklusive das Ausmaß der inneren Organbeteiligung blieben allerdings unverändert.

Interferone

Interferone sind immunmodulatorisch und antifibrotisch wirksame Substanzen, die aufgrund klinischer und experimenteller Daten für die Behandlung der SSc interessant sein dürften.

Bezüglich Interferon-γ (IFN-γ) sind in den letzten drei Jahren drei unkontrollierte Studien erschienen, die aufgrund der Dosierung und Applikationsweise des IFN-γ nur schwer direkt vergleichbar sind [12, 19, 27]. In der größeren dieser drei Studien [12] konnte unter einer Therapie mit 50 µg IFN-γ (3 x / Woche, s.c.) über ein Jahr keine Veränderung der Hautfibrose oder der extrakutanen Organmanifestationen verzeichnet werden. Bei höherer IFN-γ-Dosierung [19, 27] wurde ebenfalls keine Verbesserung des extrakutanen Organbefalls beobachtet. Die in einer dieser Studien [27] konstatierte Verbesserung des skin scores unter 150 µg IFN-γ/m² konnte nur um den Preis doch erheblicher Nebenwirkungen erreicht werden. Die einzige Placebo-kontrollierte Studie [10] sieht unter IFN-γ positive Tendenzen bei einzelnen Untersuchungsparametern, die jedoch nur in Ausnahmefällen statistische Signifikanz erreichen.

In diesem Jahr erschien eine Placebo-kontrollierte Studie zur Therapie mit Interferon-α (IFN-α) [5]. Die Autoren kommen zu dem Ergebnis, daß IFN-α für die Therapie der SSc nicht geeignet ist und den Krankheitsverlauf sogar noch verschlechtert.

Extrakorporale Photochemotherapie

Der Nutzen der extrakorporalen Photochemotherapie zur Behandlung der SSc wird seit der Studie von Rook et al. [20] kontrovers diskutiert. Cribier et al. [7] konstatieren 1995 absolut keinen Erfolg dieser Therapiemodalität hinsichtlich der extrakutanen Organmanifestationen bei der SSc.

Eher zugunsten der extrakorporalen Photochemotherapie fiel das Ergebnis einer weiteren Studie aus [14]. Generell handelt es sich aber bei den zuletzt erwähnten Untersuchungen [7, 14] um unkontrollierte Studien mit kleinen Fallzahlen, so daß eine abschließende Bewertung der extrakorporalen Photochemotherapie bei der SSc weiterhin nicht möglich ist.

Lokale PUVA-Therapie

Basierend auf experimentellen Daten und den günstigen Beobachtungen bei der zirkumskripten Sklerodermie wird die lokale PUVA-Therapie auch bei der SSc eingesetzt. Wenngleich es sich bei zwei neueren Berichten [13, 18] im wesentlichen um kasuistische Darstellungen handelt, so scheint dennoch eine Verbesserung der Hautfibrose möglich zu sein, vielleicht sogar auch eine Verbesserung der extrakutanen Organmanifestationen [18]. Größere Studien zur lokalen PUVA- bzw. Bade-PUVA-Therapie liegen zur Zeit nicht vor.

Autologe Stammzelltransplantation

Anfang 1997 erschien eine Kasuistik über die Therapie der Sklerodermie mittels der autologen Stammzelltransplantation [25]. Die Rationale, die hinter der Idee steht, dieses Therapiekonzept für die SSc einzusetzen, ist nachvollziehbar, allerdings auch nicht unumstritten. Weitere Untersuchungen sind notwendig, um hier eine endgültige Stellungnahme geben zu können.

Relaxin

Die Substanz Relaxin hat sich in vitro als potenter Inhibitor der Kollagensynthese erwiesen. In einer Plazebo-kontrollierten Studie konnte dieser Effekt leider (noch ?) nicht in der Behandlung der SSc umgesetzt werden [22].

Minozyklin

Basierend auf dem Erfolg bei der rheumatoiden Arthritis wurde Minozyklin auch bei der SSc in einer

Dosis von 100 bis 200 mg/Tag eingesetzt [15]. Auch bei zur Zeit noch unbekanntem Wirkungsmechanismus rechtfertigt der Therapieerfolg hinsichtlich der kutanen Fibrose zumindest die Durchführung einer größeren, Plazebo-kontrollierten Studie.

CO_2-Laser und Diltiazem zur Behandlung von Kalzinosen

Kalzinosen, v. a. bei der antizentromer-Antikörper positiven SSc (»limited cutaneous SSc (lSSc)«), sind für den Patienten häufig extrem schmerzhaft, behindernd und stellen eine häufige Infektionsquelle dar.

Eine Behandlung dieser Kalzinosen scheint mit dem CO_2-Laser möglich. Bei immerhin 75 % der behandelten Areale von insgesamt 6 Patienten konnte ein komplettes oder teilweises Verschwinden erreicht werden [6].

Kalziumantagonisten haben einen gesicherten Stellenwert und festen Platz in der Behandlung der SSc. In zwei kasuistischen Darstellungen [8, 9] wird darüber hinaus die Wirksamkeit von Diltiazem zur Behandlung von Kalzinosen herausgestellt. Diltiazem mag zwar in diesen beiden Einzelfällen zu einer Regression der Kalzinosen geführt haben. Es handelt sich bei Diltiazem jedoch um einen Kalziumantagonisten vom Verapamiltyp mit antiarrhythmischer Wirkung. Die möglichen Nebenwirkungen (Leitungsverzögerung, Bradykardie, Hypotonie und negative Inotropie) sind unserer Meinung nach bei SSc-Patienten jedoch nur schwerlich vertretbar.

Literatur

1. Akesson A, Scheja A, Lundin A, Wollheim FA (1994) Improved pulmonary function in systemic sclerosis after treatment with cyclophosphamide. Arthritis Rheum 37:729-735
2. Belch JJ, Capell HA, Cooke ED, Kirby JD, Lau CS, Madhok R, Murphy E, Steinberg M (1995) Oral iloprost as a treatment for Raynaud's syndrome: a double blind multicentre placebo controlled study. Ann Rheum Dis 54:197-200
3. Biasi D, Caramschi P, Carletto A, Zeminian S, Schiavon F, Bambara LM (1997) A case of diffuse systemic sclerosis treated with a 28-day infusion of iloprost. Clin Rheumatol 16:111-112
4. Black CM, Halkier-Sorensen L, Belch JJ, Ullmann S, Madhok R, Smit AJ, Banga JD, Watson HR (1998) Oral iloprost in Raynaud's phenomenon secondary to systemic sclerosis: a multicentre, placebo-controlled, dose-comparison study. Br J Rheumatol 37:952-960
5. Black CM, Silman AJ, Herrick AI, Denton CP, Wilson H, Newman J, Pompon L, Shi-Wen X (1999) Interferon-α does not improve outcome at one year in patients with diffuse cutaneous scleroderma. Arthritis Rheum 42:299-305
6. Bottomley WW, Goodfield MJ, Sheehan Dare RA (1996) Digital calcification in systemic sclerosis: effective treatment with good tissue preservation using the carbon dioxide laser. Br J Dermatol 135:302-304
7. Cribier B, Faradji T, Le Coz C, Oberling F, Grosshans E (1995) Extracorporal photochemotherapy in systemic sclerosis and severe morphea. Dermatology 191:25-31
8. Dolan AL, Kassimos D, Gibson T, Kingsley GH (1995) Diltiazem induces remission of calcinosis in scleroderma. Br J Rheumatol 34:576-578
9. Farah MJ, Palmieri GMA, Sebes JI, Cremer MA, Massie JD, Pinals RS (1990) The effect of diltiazem on calcinosis in a patient with the CREST syndrome. Arthritis Rheum 33:1287-1293
10. Grassegger A, Schuler G, Hessenberger G, Walder-Hantich B, Jabkowski J, MacHeiner W, Salmhofer W, Zahel B, Pinter G, Herold M, Klein G, Fritsch PO (1998) Interferon-γ in the treatment of systemic sclerosis: a randomized controlled multicentre trial. Br J Dermatol 139:639-648
11. Van den Hoogen FHJ, Boerbooms AMT, Swaak AJG, Rasker JJ, van Lier HJJ, van de Putte LBA (1996) Comparison of methotrexate with placebo in the treatment of systemic sclerosis: a 24 week observational trial. Brit J Rheumatol 35:364-372
12. Hunzelmann N, Anders S, Fierlbeck G, Hein R, Herrmann K, Albrecht M, Bell S, Thur J, Muche R, Adelmann-Grill B, Wehner-Caroli J, Gaus W, Krieg T (1997) Systemic scleroderma. Multicenter trial of 1 year treatment with recombinant interferon gamma. Arch Dermatol 133:609-613
13. Kanekura T, Fukumaru S, Matsushita S, Terasaki K, Mizoguchi S, Kanzaki T (1996) Successful treatment of scleroderma with PUVA Therapy. J Dermatol 23:455-459
14. Krasagakis K, Dippel E, Ramaker J, Owsianowski M, Orfanos CE (1998) Management of servere scleroderma with long-term extracorporeal photopheresis. Dermatology 196:309-315
15. Le CH, Morales A, Trentham DE (1998) Minocycline in early diffuse scleroderma. Lancet 352:1755-1756
16. LeRoy EC, Black C, Fleishmayer R, Jablonska S, Krieg T, Medsger TA, Rowell N, Wollheim F (1988) Scleroderma (systemic sclerosis). Classification, subsets and pathogenesis. J Rheumatol 15:202-205
17. de la Mata J, Gomez Sanchez MA, Aranzana M, Gomez Reino JJ (1994) Long-term iloprost infusion therapy for severe pulmonary hypertension in patients with connective tissue diseases. Arthritis Rheum 37:1528-1533
18. Morita A, Sakakibara S, Sakakibara N, Yamauchi R, Tsuji T (1995) Successful treatment of systemic sclerosis with topical PUVA. J Rheumatol 22:2361-2365
19. Polisson RP, Gilkeson GS, Pyun EH, Pisetsky DS, Smith EA, Simon LS (1996) A multicenter trial of recombinant human interferon gamma in patients with systemic sclerosis: effect on cutaneous fibrosis and interleukin 2 receptor levels. J Rheumatol 23:654-658
20. Rook AH, Freundlich B, Jegasothy BV, Perez MI, Barr WG, Jimenez SA, Rietschel RL, Wintroub B, Kahaleh MB, Varga J, Heald PW, Steen V, Massa MC, Murphy GF, Perniciaro C, Istfan M, Ballas SK, Edelson RL (1992) Treatment of systemic sclerosis with extracorporeal photochemotherapy. Results of a multicenter trial. Arch Dermatol 128:337-346
21. Scorza R, Rivolta R, Mascagni B, Berruti V, Bazzi S, Castagnone D, Quarto di Palo F (1997) Effect of iloprost infusion on the resistance index of renal vessels of patients with systemic sclerosis. J Rheumatol 24:1944-1948
22. Seibold JR, Clements PJ, Furst DE, Mayes MD, McCloskey DA, Moreland LW, White B, Wigley FM, Rocco S, Erikson M, Hannigan JF, Sanders ME, Amento EP (1998) Safety and pharmacokinetics of recombinant human relaxin in systemic sclerosis. J Rheumatol 25:302-307
23. Sharada B, Kumar A, Kakker R, Adya CM, Pande I, Uppal SS, Pande JN, Sunderam KR, Malaviya AN (1994) Intravenous dexamethasone pulse therapy in diffuse systemic sclerosis. A randomized placebo-controlled study. Rheumatol Int 14:91-94
24. Steen VD, Lanz JK Jr, Conte C, Owens GR, Medsger TA Jr (1994) Therapy for severe interstitial lung disease in systemic sclerosis. A retrospective study. Arthritis Rheum 37:1290-1296
25. Tyndall A, Black C, Finke J, Winkler J, Mertlesmann R, Peter HH, Gratwohl A (1997) Treatment of systemic sclerosis with autologous haemopoietic stem cell transplantation. Lancet 349: 254

26. Varai G, Earle L, Jimenez SA, Steiner RM, Varga J (1998) A pilot study of intermittent intravenous cyclophosphamide for the treatment of systemic sclerosis associated lung diesease. J Rheumatol 25:1325–1329
27. Vlachoyiannopoulos PG, Tsifetaki N, Dimitriou I, Galaris D, Papiris SA, Moutsopoulos HM (1996) Safety and efficacy of recombinant γ interferon in the treatment of systemic sclerosis. Ann Rheum Dis 55:761–768
28. Wigley FM, Korn JH, Csuka ME, Medsger TA Jr, Rothfield NF, Ellmann M, Martin R, Collier DH, Weinstein A, Furst DE, Jimenez SA, Mayes MD, Merkel PA, Gruber B, Kaufman L, Varga J, Bell P, Kern J, Marrott P, White B, Simms RW, Phillips AC, Seibold JR (1998) Oral iloprost treatment in patients with Raynaud's phenomenon secondary to systemic sclerosis: a multicenter, placebo-controlled, double-blind study. Arthritis Rheum 41:670–677
29. Wigley FM, Seibold JR, Wise RA, McCloskey DA, Dole WP (1992) Intravenous iloprost treatment of Raynaud's phenomenon and ischemic ulcers secondary to systemic sclerosis. J Rheumatol 19:1407–1414
30. Wigley FM, Wise RA, Seibold JR, McCloskey DA, Kujala G, Medsger TA Jr., Steen VD, Varga J, Jimenez S, Mayes M et al (1994) Intravenous iloprost infusion in patients with Raynaud phenomenon secondary to systemic sclerosis. A multicenter, placebo-controlled, double-blind study. Ann Intern Med 120:199–206

Klinische Manifestationen, Immunologie und Genetik von Overlap-Syndromen

E. Genth

Overlap-Syndrome sind Krankheitsbilder, welche die Klassifikationskriterien von zwei oder mehr klinisch-phänomenologisch definierten systemischen Erkrankungen erfüllen oder Hauptsymptome dieser Krankheiten aufweisen. Die Mehrzahl dieser Krankheitsbilder ist mit charakteristischen Autoantikörpern gegen nichtorganspezifische nukleäre oder zytoplasmatische Autoantikörper assoziiert, deren Bildung mit bestimmten immungenetischen Merkmalen in Beziehung steht. Auf der Basis dieser Autoantikörper wurden verschiedene klinisch und prognostisch unterscheidbare Syndrome beschrieben. Nur in seltenen Fällen wurde bei Patienten eine Overlap-Symptomatik beschrieben, ohne daß typische Autoantikörper nachgewiesen werden konnten. Im eigenen Krankengut von 1360 Patienten mit definierten systemischen entzündlich-rheumatischen Krankheiten (Kollagenosen) und/oder nichtorganspezifischen Autoantikörpern fanden sich 223 (16,3 %), welche die international akzeptierten Klassifikationskriterien von mindestens 2 dieser Krankheiten erfüllten [systemischer Lupus erythematodes (SLE), systemische Sklerose (SSc), idiopathische Myositis (IM), Sjögren-Syndrom (SS), rheumatoide Arthritis (RA)]; nur 2 dieser Patienten (0,9 %) hatten keine antinukleäre oder anticytoplasmatische Autoantikörper. Overlap-Syndrome stellen somit eine Untergruppe autoantikörperassoziierter systemischer Autoimmunerkrankungen dar. Jedoch nicht alle Patienten mit Autoantikörpern, die für ein bestimmtes Overlap-Syndrom typisch sind, entwickeln im Krankheitsverlauf eine derartige Overlap-Symptomatik; viele bleiben mono- oder oligosymptomatisch. Abzugrenzen sind seltene Koinzidenzen verschiedener systemischer Autoimmunkrankheiten, bei denen sich auch eine Koinzidenz der jeweiligen Markerantikörper findet.

Ob die jeweiligen Autoantikörper pathogen sind, ist nicht bekannt. In verschiedenen ethnischen Populationen wurden teilweise unterschiedliche immungenetische Assoziationen mit bestimmten Autoantikörpern gefunden [10].

Die Mixed Connective Tissue Disease (MCTD; Sharp-Syndrom) ist das erste Overlap-Syndrom, das auf der Basis des Nachweises von U1-RNP-Antikörpern in hohen Titern beschrieben wurde [13]. Antikörper gegen das U1-RNP-Partikel sind gegen die Proteine 68 kD, A und C, seltener gegen U1-RNA gerichtet. In Abhängigkeit von der Antikörperkonzentration, insbesondere der Antikörper gegen das 68-kD-Protein entwickeln die Patienten in unterschiedlicher Häufigkeit eine Raynaud-Symptomatik und andere sklerodermieassoziierte Symptome (meist limitierte Sklerodermie, Sklerödem der Finger, Ösophagusmotilitätsstörung, interstitielle Lungenerkrankung), eine meist symmetrisch Polyarthritis mit ähnlichem Verteilungsmuster wie bei der rheumatoiden Arthritis (jedoch nur selten mit destruierenden Gelenkveränderungen) und eine Myositis. Im Unterschied zum systemischen Lupus erythematodes sind entsprechende Hautveränderungen (Fotosensitivität, Butterfly-Erythem u. a.), eine Thrombozytopenie oder eine Nierenbeteiligung selten. Nur etwa die Hälfte der Patienten mit U1-RNP-Antikörpern erfüllt die Klassifikationskriterien einer MCTD [1]. Viele dieser Patienten erfüllen im Krankheitsverlauf auch die Kriterien anderer systemischer Autoimmunkrankheiten (SLE, systemische Sklerose, idiopathische Myositis, rheumatoide Arthritis). Bei den übrigen Patienten handelt es sich überwiegend um oligosymptomatische Patienten, die teilweise ebenfalls die Klassifikationskriterien von systemischen Autoimmunerkrankungen erfüllen.

Die Bildung von U1-RNP-Antikörpern ist mit HLA-DR4 und HLA-DR2 assoziiert. Darüber hinaus wurde eine Häufung des Immunglobulin-G-Phänotyps Gm1,3;5,21 [6] bei U1-RNP-Antikörperpositiven Patienten in Assoziation mit HLA-DR4 beschrieben. Die U1-RNP-Antikörpertiter bei HLA-DR4-positiven Patienten sind signifikant höher als die von HLA-DR2-positiven Patienten. Andere Arbeitsgruppen beschrieben Assoziationen mit den DQ-Allelen A1*0101, B1*0302 und B1*0501 [12]. Eine der Arbeitsgruppen fand Zusammenhänge zwischen HLA-DR4 und erosiver Arthritis bei U1-RNP-positiven Patienten sowie von Sklerodermie und HLA-DR-5 und Lungenfibrose mit HLA-DR3 [3], was sich im eigenen Krankengut nicht bestätigen ließ.

PM-Scl-Antikörper (früher PM-1-Antikörper) sind typisch für ein Overlap-Syndrom (PM-Scl-Syndrom) mit Symptomen der systemischen Sklerose (Raynaud-Phänomen, Akrosklerose oder limitierte Sklerodermie), der Dermatomyositis (periorbitale Ödeme und Erytheme, Gottron-Effloreszenzen, Muskelschwäche) und der chronischen Polyarthritis (meist nichtdestruierende, symmetrische Polyarthritis). Häufig finden sich ekzematöse Veränderungen der Hände (mechanics hands) mit Rhagaden. PM-Scl-Antikörper reagieren vorwiegend mit dem 100kD-Protein, seltener mit der 75kD- oder mit anderen Komponenten des PM-Scl-Partikels im Nukleolus und Karyoplasma. Fast alle Patienten mit PM-Scl-Antikörpern haben das HLA-DQ-Merkmal A1*0501; die HLA-Antigene DQB1*0201, DR*0301, Tumor-Nekrose-Faktor-B*1, DPB1*0101, B8 und A1 sind aufgrund des Kopplungsungleichgewichtes in abfallender Häufigkeit ebenfalls vermehrt gegenüber gesunden Personen [5].

Patienten mit Antikörpern gegen Aminoacyl-tRNA-Synthetasen haben oft eine Overlap-Symptomatik mit Myositis, fibrosierender Alveolitis und Polyarthritis (Antisynthetase-Syndrom oder Jo-1-Syndrom). Seltener treten ekzematöse Handveränderungen (mechanics hands), Sicca-Symptomatik von Augen oder Mund, Raynaud-Phänomen oder eine Sklerodermie auf [4]. Am häufigsten finden sich Antikörper gegen Histidyl-tRNA-Synthetase (Jo-1-Antigen), seltener gegen Threonyl-, Alanyl-, Isoleucyl- oder Glycyl-tRNA-Synthetase. Bei über 80% der Patienten mit idiopathischer Myositis und fibrosierender Alveolitis können Antikörper gegen Aminoacyl-tRNA-Synthetasen nachgewiesen werden. Die Bildung von Antikörpern gegen das Jo-1-Antigen ist eng mit HLA-DR3 (relaives Risiko 8,9) assoziiert [7]. Der Immunglobulin-G-Phänotyp Gm3;5 findet sich in Interaktion mit HLA-DRB1*0301 gehäuft bei Patienten mit Jo-1-Antikörpern [2]. HLA-DRw52 ist vermehrt bei Patienten mit Antikörpern gegen Translationsproteine nachweisbar. Patienten mit diesen Antikörpern haben häufig Homologien im Bereich der Aminosäuren 9 bis 13 der HLA-DRβ1-Kette [7]. Ein Zusammenhang immungenetischer Merkmale mit bestimmten klinischen Manifestationen konnte nicht nachgewiesen werden.

Bei Patienten mit Ku-Antikörpern findet sich ebenfalls häufig eine Overlap-Symptomatik [11] mit Symptomen einer systemischen Sklerose, einer Myositis und eines SLE [15]. Jede dieser Komponenten kann im Vordergrund stehen. Bei 35 bis 50 % der Patienten ist eine Overlapsymptomatik vorhanden. Das Ku-Antigen ist ein DNA-bindendes Heterodimer mit Molekulargewichten von 70 und 80 kD, das mit der DNA-abhängigen Proteinkinase assoziiert ist [8]. Gegen die 350kD-Untereinheit dieses Enzyms können ebenfalls Autoantikörper gebildet werden in Verbindung mit einer ähnlichen Overlapsymptomatik [14]. Die Bildung von Ku-Antikörpern ist assoziiert mit HLA-DQw1 (89%) [15] und DPB1*0101 [9]. Ein Zusammenhang der immungenetischen Merkmale mit klinischen Symptomen war nicht nachweisbar.

Die vorliegenden Daten zeigen, daß bei Patienten mit einer »Overlap-Symptomatik« eine enge Beziehung zwischen der Bildung spezifischer Autoantikörper und bestimmten MHC-Klasse-II-Merkmalen besteht, wie dies auch bei anderen Autoantikörpern beim SLE, bei der systemischen Sklerose und der idiopathischen Myositis bekannt ist. Von wenigen Ausnahmen abgesehen finden sich keine Zusammenhänge zwischen immungenetischen Merkmalen und der klinischen Symptomatik. Der enge Zusammenhang zwischen Autoantikörperbildung und Immungenetik weist darauf hin, daß Autoantikörper mit der Ätiologie der Krankheit in Beziehung stehen. Obwohl die pathogenetische Bedeutung dieser Autoantikörper noch weitgehend unklar ist, lassen sich auf der Grundlage des Nachweises spezifischer Autoantikörper typische und unterscheidbare Syndrome beschreiben.

Literatur

1. Alarcon-Segovia D, Villarreal M (1987) Classification and diagnostic criteria for mixed connective tissue disease and anti-nuclear antibodies. In: Mixed connective tissue disease and anti-nuclear antibodies. Kasukawa R, Sharp GC (eds) Elsevier Science Publishers B. V., Amsterdam, New York, Oxford 33–40
2. Enz LA, Love LA, Targoff IN, Pandey JP, Miller FW (1992) Associations among Gm phenotypes, HLA alleles, and myositis-specific autoantibodies (MSA) in idiopathic inflammatory myopathy (IIM). Arthritis Rheum 52
3. Gendi NST, Welsh KI, van Venrooij WJ, Vancheeswaran R, Gilroy J, Black CM (1995) HLA type as a predictor of mixed connective tissue disease differentiation. Arthritis Rheum 259–266
4. Genth E, Kaufmann S, Mierau R (1993) Das Anti-(Aminoacyl-tRNA-)Synthetase-Syndrom (Jo-1-Syndrom). Ein eigenständiges Autoantikörper-assoziiertes Krankheitsbild mit Myositis, fibrosierender Alveolitis und Polyarthritis. Akt Rheumatol 113–119
5. Genth E, Mierau R, Genetzky P, von Mühlen CA, Kaufmann S, von Wilmowsky H, Meurer M, Krieg T, Pollmann H, Hartl PW (1990) Immunogenetic associations of scleroderma-related antinuclear antibodies. Arthritis Rheum 657–665
6. Genth E, Zarnowski H, Mierau R, Wohltmann D, Hartl PW (1987) HLA-DR4 and Gm (1,3;5,21) are associated with U1-nRNP antibody positive connective tissue disease. Ann Rheum Dis 189–196
7. Goldstein R, Duvic M, Targoff IN, Reichlin M, McMenemy AM, Reveille JD, Warner NB, Pollack MS, Arnett FC (1990) HLA-D region genes associated with autoantibody responses to histidyl-transfer RNA synthetase (Jo-1) and other translation-related factors in myositis. Arthritis Rheum 33:1240–1248.
8. Gottlieb TM, Jackson SP (1993) The DNA-dependent protein kinase: Requirement for DNA ends and association with Ku antigen. Cell 131–142.
9. Hirakata M, Suwa A, Kuwana M, Okano Y, Mimori T, Hardin JA, Akizuki M (1994) Anti-Ku autoantibodies are associated with the DPB1*0501 gene. Arthritis Rheum 171

10. Kuwana M, Kaburaki J, Arnett FC, Howard RF, Medsger Jr TA, Wright TM (1999) Influence of ethnic background on clinical and serologic features in patients with systemic sclerosis and anti-DNA topoisomerase I antibody. Arthritis Rheum 42:465–474
11. Mimori T, Akizuki M, Yamagata H, Inada S, Yoshida S, Homma M (1981) Characterization of a high molecular weight acidic nuclear protein recognized by autoantibodies in sera from patients with polymyositis-scleroderma overlap Characterization of a high molecular weight acidic nuclear protein recognized by autoantibodies in sera from patients with polymyositis-scleroderma overlap. J Clin Invest 68:611–620
12. Olsen ML, Arnett FC, Reveille JD (1993) Contrasting molecular patterns of MHC class II alleles associated with the anti-Sm and anti-RNP precipitin autoan tibodies in systemic lupus erythematosus Contrasting molecular patterns of MHC class II alleles associated with the anti-Sm and anti-RNP precipitin autoantibodies in systemic lupus erythematosus. Arthritis Rheum 36:94–104
13. Sharp GC, Irvin WS, Tan EM, Gould RG, Holman HR (1972) Mixed connective tissue disease. An apparently distinct rheumatic disease syndrome associated with a specific antibody to an extractable nuclear antigen (ENA). Am J Med 148–159.
14. Suwa A, Hirakata M, Takeda Y, Mimori T, Shinichi I, Akizuki M, Hardin JA (1994) Identification of autoantibodies directed against the 350-kDa catalytic subunit of DNA-dependent protein kinase. Arthritis Rheum 390
15. Yaneva M, Arnett FC (1989) Antibodies against Ku protein in sera from patients with autoimmune diseases. Clin Exp Immunol 76:366–372

Prognose des kutanen Lupus erythematodes

B. Tebbe

Zusammenfassung

Das Risiko für Patienten mit den klassischen kutanen LE-Varianten CDLE und SCLE ist gering, einen SLE mit schweren lebensbedrohlichen Manifestationen zu entwickeln, d.h. kutane LE-Varianten haben im allgemeinen eine günstige Prognose. Allerdings gibt es CDLE/SCLE-Patienten, die möglicherweise ein erhöhtes Risiko haben einen ungünstigen Krankheitsverlauf zu nehmen. Risikofaktoren, die diese Patienten erkennen lassen, sind Zeichen einer milden Nierenbeteiligung (Proteinurie/Erythrozyturie), rezidivierende Arthralgien und ein hoher ANA-Titer. Diesen Patienten sollte durch eine entsprechende, regelmäßige klinische und laborchemische Diagnostik eine erhöhte Aufmerksamkeit gewidmet werden, um ein Fortschreiten der Erkrankung rechtzeitig zu erkennen und eine entsprechende therapeutische Intervention einzuleiten bzw. zu modifizieren. Neben den klassischen kutanen LE-Morphen erscheinen die LE-unspezifischen Hautzeichen wie akral-lokalisierte Vaskulitis geeignet, um eine Progredienz der Erkrankung speziell bei SCLE-Patienten anzuzeigen. In SLE-Patienten ist das sekundäre Fibromylagie-Syndrom ein häufiges klinisches Phänomen und sollte daher in der klinischen Diagnostik berücksichtigt werden.

Der Lupus erythematodes (LE) ist eine Multisystemerkrankung unbekannter Ätiologie, bei der neben dem Hautorgan in unterschiedlicher Häufigkeit auch andere Organe betroffen sein können. Bei 70-80% der Patienten treten im Krankheitsverlauf kutane Manifestationen auf und damit sind diese etwa gleich häufig wie Arthralgien/Arthritiden beim LE [23]. Ausgehend von den kutanen Manifestationen kann der LE in den chronisch-diskoiden LE (CDLE), den subakut-kutanen LE (SCLE) und den systemischen LE (SLE) klassifiziert werden. Daneben gibt es eine Reihe von seltenen, kutanen LE-Varianten wie bullöser LE, LE profundus, LE hypertrophicus, Urticaria vaskulitis u.a., deren Anteil im Gesamtkollektiv von LE-Patienten etwa 10% ausmacht. Eine eindeutige Unterscheidung zwischen den vorwiegend kutanen LE-Varianten CDLE und SCLE basierend auf klinischen und histologischen Kriterien ist nicht immer möglich. Es treten durchaus auch beide LE-Varianten gleichzeitig bei einem Patienten auf. Für den SCLE-Patienten ist bekannt, daß bis zu 20% der Patienten auch kutane Manifestationen im Sinne eines CDLE zeigen [18]. Zwischen dem kutanen LE und dem SLE kann es fließende Übergänge geben. LE-unspezifische Hautmanifestationen, die häufig bei Patienten mit kutanem LE zu finden sind, sind akral-lokalisierte Vaskulitis (4-30%), Livedo racemosa/retikularis (22-35%), diffuse Alopezie u.a. [1, 2, 11, 20].

Die Prävalenzrate des SLE ist durch eine Reihe von epidemiologischen Studien gut dokumentiert und variiert weltweit zwischen 17-48/100 000 Einwohner [8, 12]. Der kutane LE ist wahrscheinlich 2-3 häufiger als der SLE, wobei allerdings exakte epidemiologische Daten nicht vorliegen. In selektierten Patientenkollektiven dermatologischer Kliniken variiert der Anteil der CDLE-Patienten zwischen 42-72% und der der SCLE-Patienten zwischen 7-32% im gesamten LE-Kollektiv [6, 11, 17, 21, 22]. Der kutane LE kann sich in jedem Alter manifestieren, das Hauptmanifestationsalter liegt jedoch zwischen dem 20. und 40. Lebensjahr. Der Frauenanteil ist 3-6mal größer als der der Männer [14, 18, 19]. Der Grund für das Überwiegen des weiblichen Geschlechtes ist unklar. Möglicherweise spielen genetische Faktoren, hormonelle Dysregulationen und/oder exogene Auslösefaktoren hierfür eine Rolle.

CDLE und SCLE haben im allgemeinen eine günstigere Prognose als der SLE und schwere Verläufe des kutanen LE mit lethalem Ausgang sind eine Seltenheit. Der Prozentsatz von CDLE-Patienten, die nach einem mehrjährigen Krankheitsverlauf in einen SLE übergehen, liegt zwischen 5-10% [1, 5, 10]. Demgegenüber ist für den SCLE bekannt, daß 60-70% der Patienten Zeichen einer milden Systembeteiligung aufweisen [13, 18]. Allerdings gibt es kaum prospektive Studien zum Verlauf des kutanen LE. Daher besteht die Notwendigkeit durch geeignete Studien Parameter zu finden, die es ermöglichen, diejenigen Patienten mit kutanem LE zu identifizieren, die möglicherweise einen schweren Krankheitsverlauf mit Übergang in einen SLE entwickeln.

Die Kriterien der American Rheumatism Association (*ARA-Kriterien*) sind wenig geeignet, um zwischen einem SLE mit milden oder schweren, lebensbedrohlichen Manifestationen zu unterscheiden. Streng genommen können SCLE-Patienten anhand der ARA-Kriterien gar nicht evaluiert werden, da diese Variante der Hautbeteiligung in den ARA-Kriterien nicht explizit aufgeführt ist. Wenn man CDLE-Patienten und dennoch SCLE-Patienten anhand der ARA-Kriterien beurteilt, so zeigen 20–30% der CDLE-Patienten und 30–50% der SCLE-Patienten mehr als 4 positive Kriterien. Die häufigsten positiven Parameter sind neben der kutanen Manifestation Photosensitivität, Arthralgien/Arthritiden und der Nachweis von antinukleären Antikörpern (ANA). Nur in selten Fällen werden Nieren-, ZNS-Manifestationen oder Beteiligungen des hämatopoetischen Systems beobachtet [7, 14].

Im Rahmen einer Multizenterstudie zum kutanen LE, initiiert und koordiniert von der Klinik und Poliklinik für Dermatologie im Universitätsklinikum Benjamin Franklin der Freien Universität Berlin, haben wir die Frage untersucht, was die Risikofaktoren für Patienten mit kutanem LE (CDLE/SCLE) sind, die Patienten mit schweren Krankheitsverläufen und möglichen Übergang in den SLE erkennen lassen. In diese Studie wurden 245 Patienten mit CDLE/SCLE und 51 Patienten mit SLE eingeschlossen. In einer multivariaten Datenanalyse wurden sieben ausgewählte Parameter als Unterscheidungskriterien zwischen den beiden Patientengruppen untersucht. Im einzelnen waren dies: Erhöhte Blutsenkungsgeschwindigkeit, positiver Nachweis von antinukleären Antikörpern, anti-ds-DNS-Antikörper, Photosensitivität, länger als 3 Monate bestehende, häufig rezidivierende Arthralgien, häufig auftretende Kopfschmerzen und Zeichen einer Nierenbeteiligung (Proteinurie/Erythrozyturie). Kriterien für die Auswahl dieser Parameter waren, daß sie zum einen auch bei Patienten mit kutanem LE pathologisch sein können und zum anderen, daß sie Indikatoren für eine schwere lebensbedrohliche Manifestation des LE darstellen. Die multivariate Datenanalyse ergab, daß minimale Zeichen einer Nierenbeteiligung der Parameter mit der höchsten statistischen Signifikanz war, um zwischen einem CDLE/SCLE bzw. SLE zu unterscheiden (Odds Ratio (OR): 4,21; Konfidenzintervall (KI): 1,88–9,38), gefolgt von Arthralgien (OR: 3,1; KI: 1,49–6,48) und positivem ANA-Titer ($\geq$1:320) (OR: 3,58; KI: 1,49–8,60). Demgegenüber war ein niedriger ANA-Titer und der Nachweis von anti-ds-DNS-Antikörpern kein Unterscheidungskriterium. Photosensitivität war signifikant häufiger bei Patienten, die an einem CDLE/SCLE erkrankt waren als bei SLE-Patienten. Demzufolge sind Patienten mit einem CDLE/SCLE, die bereits geringe Zeichen einer Nierenbeteiligung, Arthralgien und/oder einen hohen ANA-Titer aufweisen, möglicherweise gefährdet, im weiteren Krankheitsverlauf einen SLE zu entwickeln [21]. Um ein Fortschreiten der Erkrankung rechtzeitig zu erkennen, sollte in diesen Fällen regelmäßig entsprechende Kontrolluntersuchungen veranlaßt werden.

In den letzten Jahren sind zwei Studien erschienen, in denen ebenfalls die Unterschiede zwischen CDLE bzw. SCLE und SLE durch Vergleich einer Reihe von klinischen und serologischen Parametern analysiert wurden. Im Unterschied zu der eigenen Studie erfolgte in beiden Studien ausschließlich eine univariate Datenanalsye, so daß eine Aussage über die Relevanz einzelner Parameter zueinander nicht möglich ist. Von Wallace et al. wurden an einem Kollektiv von 570 LE-Patienten die Unterschiede zwischen CDLE und SCLE herausgearbeitet. Bei den CDLE-Patienten traten Muskel- und Gelenkbeschwerden in der Mehrzahl der Fälle auf. Darüber hinaus waren ein positiver ANA-Titer, erhöhte Blutsenkungsgeschwindigkeit und Leukopenie häufige serologische Befunde beim CDLE [22]. In SCLE-Patienten konnte in einem Gesamtkollektiv von 143 Patienten gezeigt werden, daß Patienten mit SCLE signifikant seltener als Patienten mit SLE Nierenbeteiligung, Serositis und Arthritis hatten. Darüber hinaus waren der serologische Nachweis von Autoantikörpern (anti-ds-DNS, U1-RNP und Sm Antikörper) im SCLE-Kollektiv signifikant seltener [3].

Obgleich die Prognose des SCLE als günstig beschrieben wird, gibt es hierzu nur wenige gut dokumentierte Studien. Im eigenen SCLE-Kollektiv konnten wir zeigen, daß über einen Beobachtungszeitraum von mindestens 3 Jahren die klinischen Symptome akral-lokalisierte Vaskulitis von 20,6% auf 41,2% und Raynaud-Symptomatik von 20.6% auf 26,5% zunahmen. Eine milde extrakutane Symptomatik fand sich bei 70,6% (Ersterfassung) bzw. 85,3% (Folgeerfassung) aller SCLE-Patienten, wobei am häufigsten Arthralgien und Manifestationen am peripheren und zentralen Nervensystem festzustellen waren. Akral-lokalisierte Vaskulitis und Arthralgien korrelierten statistisch signifikant miteinander. Insgesamt war die Prognose der untersuchten SCLE-Patienten günstig. Fulminante Krankheitsverläufe wurden nicht beobachtet. Allerdings war es auffallend, daß es im Verlauf zu einer Zunahme der extrakutanen Organsymptomatik und zum häufigeren Auftreten von LE-unspezifischen, vaskulären Hautbefunden kam. Insbesondere die akral-lokalisierte Vaskulitis kann als Marker für die extrakutane Beteiligung beim SCLE gewertet werden [20].

Lethale Verläufe des SCLE wurden nur selten in anderen LE-Studien beschrieben; in einer 10jährigen Verlaufsbeobachtung waren zwar 10% der SCLE-Patienten verstorben, allerdings nur ein Patient an Komplikationen der Grunderkrankung [18].

Ein klinisches Symptombild, daß häufig bei SLE-Patienten zu beobachten ist, ist ein Fibromyalgie-Syndrom. In 22–61% der Patienten treten diese Beschwerden auf, wobei bislang Daten über das Auftreten des Fibromylagie-Syndroms bei anderen LE-Varianten nicht bekannt waren [9,13]. Nach den Untersuchungen von Gräfe et al., in Kooperation mit dem LE-Register in Berlin, zeigte sich, daß in 10 von 60 LE-Patienten (SLE, kutaner LE) ein sekundäres Fibromylagie-Syndrom diagnostiziert werden konnte. Die LE-Patienten mit Fibromylagie-Syndrom hatten signifikant häufiger rezidivierende Kopfschmerzen, mehrmonatige Arthralgien, Zeichen einer Nierenbeteiligung, einen positiven Rheumafaktor und eine Hypergammaglobulinämie. Darüber hinaus wurden sie häufiger systemisch behandelt, vorzugsweise mit Kortikosteroiden und Azathioprin, als Patienten, bei denen kein sekundäres Fibromyalgie-Syndrom vorlag. Ein sekundäres Fibromylagie-Syndrom war in Patienten mit kutanen LE-Varianten jedoch seltener als in SLE-Patienten [4].

Literatur

1. Callen JP (1982) Chronic cutaneous lupus erythematosus. Clinical, laboratory, therapeutic and prognostic examination of 62 patients. Arch Dermatol 118:412–416.
2. Callen JP, Kulick KB, Stelzer G, Fowler JF (1986) Subacute cutaneous lupus erythematosus. Clinical, serologic, and immunogenetic studies of 48 patients seen in an non-referral setting. J Am Acad Dermatol 15:1227–1237.
3. Chlebus E, Wolska H, Blaszczyk M, Jablonska S (1998) Subacute cutaneous lupus erythematosus versus systemic lupus erythematosus: Diagnostic criteria and therapeutic considerations. J Am Acad Dermatol 38:405–412.
4. Gräfe A, Wollina U, Tebbe B, et al. (1999) Fibromylagia in lupus erythematosus. Acta Derm Venereol (Stockh) 79:62–64.
5. Healy E, Kieran E, Rogers S (1995) Cutaneous lupus erythematosus - a study of clinical and laboratory prognostic factors in 65 patients. Ir J Med Sci 164:113–115.
6. Herrero C, Bielsa I, Font J et al. (1988) Subacute cutaneous lupus erythematosus: Clinical pathological findings in 13 cases. J Am Acad Dermatol 19:1057–1062.
7. Higuchi T, Imamura S, Danno K (1978) Prognosis of discoid lupus erythematosus. Acta Derm (Kyoto) 73:197–204.
8. Hochberg MC (1985) The incidence of lupus erythematosus in Baltimore, Maryland 1970–1977. Arthritis Rheum 28: 80–86.
9. Middleton GD, McFarlin JE, Lipsky PE (1994) The prevalence and clinical impact of fibromylagia syndrome in systemic lupus erythematosus. Arthritis Rheum 37:1181–1188.
10. Millard LG, Rowell NR. (1979) Abnormal laboratory test results and their relationship to prognosis in discoid lupus erythematosus. Arch Dermatol 115:1055–1058.
11. Mills JA (1994) Systemic lupus erythematosus. N Engl J Med 330:1871–1879.
12. Molad Y (1987) Clinical manifestations and laboratory data of subacute cutaneous lupus erythematosus. Ir J Med Sci 23:278–280.
13. Morand EF, Miller MH, Whittingham S, Littlejohn GO (1994) Fibromyalgia syndrome and disease activity in systemic lupus erythematosus. Lupus 3:187–191.
14. Parodi A, Rebora A (1994) ARA and EADV criteria for classification of systemic lupus erythematosus in patients with cutaneous lupus erythematosus. Dermatology 194: 217–220.
15. Richter Cohen M, Crosby D (1994) Systemic disease in subacute cutaneous lupus erythematosus: A controlled comparison with systemic lupus erythematosus. J Rheumatol 21: 1665–1669.
16. Rothfield NF, March C, Miescher P, McEwen C (1963) Chronic discoid lupus erythematosus. A study of 65 patients and 65 controls. N Engl J Med 269:1155–1161.
17. Sontheimer RD, Thomas JR, Gilliam JN (1979) Subacute cutaneous lupus erythematosus - a cutaneous marker for a distinct lupus erythematosus subset. Arch Dermatol 115: 1409–1415.
18. Sontheimer R (1989) Subacute cutaneous lupus erythematosus: A decade's perspective. Med Clin North Am 73: 1073–1091.
19. Tebbe B, Orfanos CE (1987) Lupus Erythematodes der Haut. Eine Analyse von 97 Patienten. Z Hautkr 62: 1583–1584
20. Tebbe B, Hoffmann S, Orfanos CE (1994) Verlauf und Prognose des subakut-kutanen Lupus erythematodes. Hautarzt 45:690–695.
21. Tebbe B, Mansmann U, Wolllina U, et al. (1997) Markers in cutaneous lupus erythematosus indicating systemic involvement. A multicenter study on 296 patients. Acta Derm Venereol (Stockh) 77:305–308.
22. Wallace DJ, Pistiner M, Nessim S, Metzger AL (1992) Cutaneous lupus erythematosus without systemic lupus erythematosus: Clinical and laboratory features. Semin Arthritis Rheum 21:221–226.
23. Wallace DJ. The clinical presentation of SLE. In: DJ Wallace, DH Hahn (eds.) Dubois'Lupus Erythematosus. 4th ed, Lea & Fiebiger Philadelphia: London, 1993, pp 317–321.

Lupus erythematodes tumidus: Analyse von 40 Patienten

A. Kuhn, D. Richter-Hintz, C. Oslislo, T. Ruzicka, M. Megahed, P. Lehmann

Zusammenfassung

Der Lupus erythematodes tumidus (LET) ist eine seltene Variante des chronisch kutanen Lupus erythematodes (CCLE) und wurde 1930 von Gougerot et al. erstmals beschrieben [8]. Die differentialdiagnostische Abgrenzung des LET von der polymorphen Lichtdermatose, der lymphozytischen Infiltration Jessner-Kanof, der retikulären erythematösen Muzinose und dem Pseudolymphom kann außerordentlich schwierig sein, so daß Fehl- und Spätdiagnosen entstehen [2, 3, 9, 20, 26]. Eine Analyse, die von 1984 bis 1999 anhand von 40 Patienten mit LET durchgeführt wurde, ermöglicht es erstmals, klinische, histologische und photobiologische Kriterien zur Sicherung der Diagnose dieses Krankheitsbildes aufzustellen.

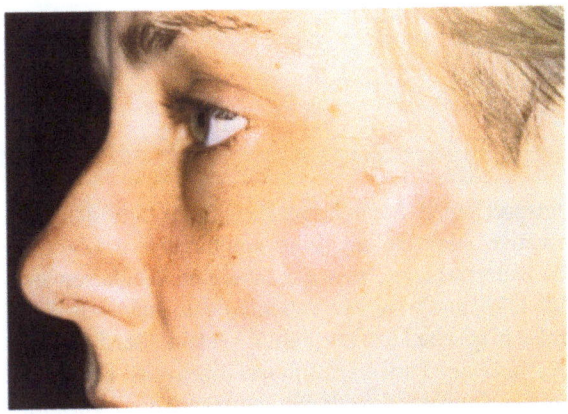

Abb. 1. Erythematöse, succulente, urticaria-ähnliche Plaques an der linken Wange

Ergebnisse

Die Untersuchungen der 40 Patienten mit LET ergaben ein leichtes Überwiegen des männlichen Geschlechts (22 Männer/18 Frauen). Das Durchschnittsalter bei Erstmanifestation hat einen Gipfel zwischen dem 30. und 40. Lebensjahr, vereinzelt wurde der LET jedoch auch im Kindesalter diagnostiziert [12]. Die Hautveränderungen sind meistens in lichtexponierten Arealen lokalisiert, vor allem im Gesicht und am oberen Rücken, aber auch Arme oder Decolleté können befallen sein. Klinisch imponieren scharf begrenzte, erythematöse, succulente, urticaria-ähnliche Plaques mit glänzender Oberfläche, die ohne Narbenbildung abheilen (Abb. 1). Häufig wird ein wechselhafter Verlauf beobachtet, und teilweise kommt es sogar zu einer spontanen Rückbildung des LET. Bei einigen Patienten kann zwar eine Ähnlichkeit zum anulären Typ des subakut kutanen Lupus erythematodes (SCLE) festgestellt werden, aber andere klinische Merkmale, z.B. Hypopigmentierung, werden beim LET nicht beobachtet [25].

Histologisch zeigen sich perivaskulär und periadnexiell lymphozytäre Infiltrate sowie vereinzelt Neutrophile im oberen und mittleren, selten auch im tiefen Korium (Abb. 2a). Ein charakteristisches Zeichen sind Muzinablagerungen zwischen den Kollagenfasern, die besonders in der kolloidalen Eisenfärbung sichtbar werden (Abb. 2). Im Gegensatz zu anderen Subtypen des kutanen Lupus erythematodes findet sich beim LET weder eine epidermale Beteiligung noch eine Veränderung der Basalmembranzone, und in der direkten Immunfluoreszenz sind keine Immunglobulin- oder Komplementablagerungen an der dermoepidermalen Grenze nachweisbar [1, 6, 23, 24].

Antinukleäre Antikörper sind bei 10% der Patienten im HEp-2-Zelltest mit einem Titer >1:160 bei feingranulärem Muster positiv, und in der Differenzierung zeigen sich bei 5% der Patienten anti-Ro/SSA und anti-La/SSB Antikörper (ELISA). Antikörper gegen Sm, U1-RNP und Scl-70 sind nicht nachweisbar, und anti-ds-DNS Antikörper (ELISA) sind nur bei einem Patienten in niedriger Konzentration vorhanden. Im Verlauf der Analyse, die einen Zeitraum von 15 Jahren umfaßt, entwickelte keiner der 40 Patienten mehr als vier ARA-Kriterien, und ein Übergang in einen systemischen Lupus erythematodes wurde bisher nicht beobachtet [19].

Photoprovokationstestungen, die mit UVA- und/oder UVB-Bestrahlungen nach einem standardisierten Protokoll durchgeführt wurden [14, 15], konnten bei 70% der Patienten spezifische Hautveränderungen induzieren, die klinisch und histologisch einem LET

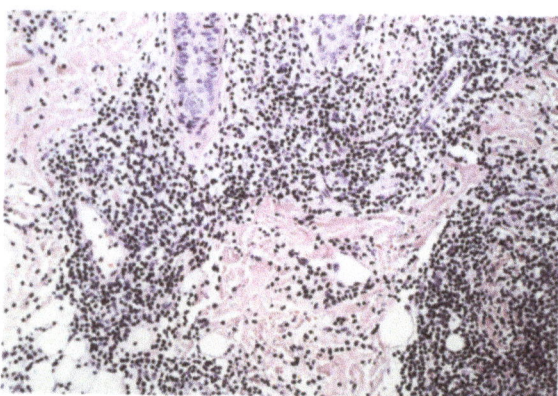 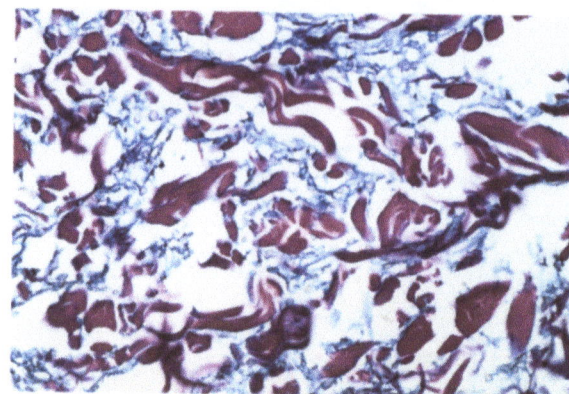

Abb. 2a, b. Histologie: *a* HE-Färbung: perivaskulär und periadnexiell lymphozytäre Infiltrate. *b* Kolloidale Eisenfärbung, Muzinablagerungen zwischen den Kollagenfasern

entsprechen. Bei 56% dieser Patienten zeigte sich eine positive Reaktion auf eine kombinierte UVA- und UVB-Bestrahlung, 40% der Patienten reagierten nur auf UVA und 38% der Patienten nur auf UVB. Eine anamnestische Lichtsensibilität besteht allerdings nur bei 50% der Patienten. Interessanterweise zeigt sich eine eindeutige Korrelation zwischen dem Vorkommen von antinukleären Antikörpern und einer positiven Lichttestung, wie es bereits für andere Subtypen des kutanen Lupus erythematodes, insbesondere für anti-Ro/SSA-positive Formen, beschrieben wurde [11, 18, 21].

Eine Besserung der Hautveränderungen wurde bei einigen der LET-Patienten durch eine lokale Therapie mit Glucocorticosteroiden erreicht, eine vollständige Rückbildung wurde jedoch meistens erst durch eine systemische Therapie mit Chloroquin (4 mg/kg KG) oder Hydroxychloroquin (6 mg/kg KG) beobachtet.

Allen Patienten wurde zusätzlich ein Sonnenschutzpräparat mit hohem Lichtschutzfaktor empfohlen.

Diskussion

Der kutane Lupus erythematodes ist eine Erkrankung mit breitem klinischem Spektrum, die in wechselnder Häufigkeit eine systemische Beteiligung aufweist. Daher ist eine genaue Klassifikation erforderlich, um hierdurch Diagnose, Prognose und Therapie besser eingrenzen zu können [6, 13, 23, 24]. Der LET, eine seltene Variante des CCLE, wurde seit der Erstbeschreibung im Jahre 1930 nur vereinzelt in der Literatur erwähnt [4, 5, 7, 10, 16, 17, 22], und die differentialdiagnostische Abgrenzung des LET von anderen Formen des kutanen Lupus erythematodes sowie von der polymorphen Lichtdermatose, der lymphozytischen

Tabelle 1. Differentialdiagnosen des LET

Erkrankung	Klinik	Histologie	Photoprovokation	Antinukleäre Antikörper
Polymorphe Lichtdermatose	Papulöse, papulovesikulöse oder plaqueartige Hautveränderungen in sonnenexponierten Arealen	Perivaskulär und periadnexiell lymphozytäres Infiltrat, dermales Ödem, keine Muzinablagerungen	Positiv bei ca. 80% der Patienten (Entwicklung von Hautläsionen Stunden nach der UV-Provokation)	Positive ANA (niedriger Titer) bei ca. 14% der Patienten, keine anti-Ro/SSA oder -La/SSB Antikörper
Lymphozytische Infiltration Jessner-Kanof	Erythematöse, infiltrierte, nicht-vernarbende Plaques, die anulär oder zirzinär konfiguriert sein können	Perivaskulär und periadnexiell lymphozytäres Infiltrat, kein dermales Ödem, keine Muzinablagerungen	Negativ	Negativ
Retikuläre erythematöse Muzinose	Netzförmige oder flächenhafte, unregelmäßige, persistierende Erytheme, die leicht eleviert sein können	Ausgeprägte interstitielle Muzinablagerungen mit perivaskulärem und periadnexiellem lymphozytärem Infiltrat	Gelegentlich lichtsensibel, aber Photoprovokationstest häufig negativ	Negativ
Pseudolymphom	Bläulich- oder braunrötliche fleckförmige, plaqueartige, oder noduläre Infiltrate, die kalottenförmig vorgewölbt sein können	»Top heavy« Infiltrat aus kleinen Lymphozyten, häufig mit Plasmazellen und Eosinophilen, keine Muzinablagerungen	Negativ	Negativ

Tabelle 2. Diagnostische Kriterien des LET

Klinik	Erythematöse, succulente, urticaria-ähnliche, nicht-vernarbende Plaques in lichtexponierten Arealen
Histologie	Perivaskulär and periadnexiell lymphozytäre Infiltrate, vereinzelt Neutrophile, interstitielle Muzinablagerungen, keine epidermale Beteiligung oder Veränderung der Basalmembranzone
Phototestung	Induktion von spezifischen Hautveränderungen nach UVA- und/oder UVB-Bestrahlung bei 70 % der Patienten
Therapie	Effektive systemische Therapie mit Antimalariamitteln bei ungefähr 90 % der Patienten

Infiltration Jessner-Kanof, der retikulären erythematösen Muzinose und seltener auch vom Pseudolymphom führte immer wieder zu Schwierigkeiten (Tabelle 1, [2, 3, 9, 20, 26]). Im Rahmen dieser Analyse wurden daher anhand von 40 Patienten mit LET Kriterien aufgestellt, um die Sicherung der Diagnose zu erleichtern und dazu beizutragen, Fehl- oder Spätdiagnosen zu vermeiden (Tabelle 2). Die Ergebnisse zeigen, daß die Bewertung des LET aufgrund von Gemeinsamkeiten mit anderen Krankheitsbildern zwar erschwert ist, aber unter Berücksichtigung klinischer, histologischer und photobiologischer Aspekte eine eigene Sonderform des kutanen Lupus erythematodes darstellt.

Literatur

1. Ackerman AB, ed. Lupus erythematosus (1997) In: Williams & Wilkins's Histologic diagnosis of inflammatory skin diseases. 2nd ed. Baltimore, ML: 525–546
2. Bazex A, Salvador R, Dupré A, Parant M, Curistol B (1965) Ist es berechtigt, die lymphozytäre Infiltration der Haut von Jessner und Kanof als nosologische Entität anzusehen? Hautarzt 6: 250–254
3. Braddock SW, Kay HD, Maennle D, McDonald TL, Pirruccello SJ, Maish A, Klassen LW, Sawka AR (1993) Clinical and immunologic studies in reticular erythematous mucinosis and Jessner's lymphocytic infiltration of the skin. J Am Acad Dermatol 28: 691–695
4. Casala AM, Bianchi C, Bianchi O, Stringa SG (1971) Lupus érythémateux tumidus (lymphocytic infiltration of the skin) et lupus érythémateux chronique associés chez le même malade. Bull Soc Franc Derm Syph 78: 256–258
5. De Graciansky P, Grupper C, Sirkis L (1965) Dermato-mycose à Trichophyton rubrum simulant un lupus érythémateux tumidus. Bull Soc Franc Derm Syph 72: 809–810
6. Gilliam JN, Sontheimer RD (1982) Distinctive cutaneous subsets in the spectrum of lupus erythematosus. J Am Acad Dermatol 4: 471–475
7. Goerz G, Lehmann P, Schuppe HC, Lakomek HJ, Kind P (1990) Lupus erythematodes (LE). Z Hautkr 65: 226–234
8. Gougerot H, Burnier R (1930) Lupus érythémateux «tumidus". Bull Soc Franc Derm Syph 37: 1291–1292
9. Hasan T, Ranki A, Jansen CT, Karvonen J (1998) Disease associations in polymorphous light eruption. Arch Dermatol 134: 1081–1085
10. Kind P, Goerz G (1987) Klinik und Differentialdiagnose des kutanen Lupus erythematosus. Z Hautkr 62: 1337–1347
11. Kind P, Lehmann P, Plewig G (1993) Phototesting in lupus erythematosus. J Invest Dermatol 100: 53S–57S
12. Kuhn A, Schuppe HC, Megahed M, Goerz G, Lehmann P (1997) Kutaner Lupus erythematodes im Kindesalter (Tumidus-Typ). Z Hautkr 72: 299–300
13. Kuhn A, Schuppe HC, Lehmann P, Goerz G, Ruzicka T (1998) Cutaneous manifestations of lupus erythematosus. What is important for rheumatologists? Rheumatol Europe 27: 95–101
14. Lehmann P, Hölzle E, Kind P, Goerz G, Plewig G (1990) Experimental reproduction of skin lesions in lupus erythematosus. J Am Acad Dermatol 22: 181–187
15. Lehmann P (1996) Photosensitivität des Lupus erythematodes. Akt Dermatol 22: 47–51
16. Mascaro JM, Herero C, Hausmann G (1997) Uncommon cutaneous manifestations of lupus erythematosus. Lupus 6: 122–131
17. Mosquera-Vieitez JC, de la Torre Fraga C, Cruces Prado MJ (1984) Gougerot's lupus erythematosus tumidus. Med Cutan Ibero Lat Am 12: 425–429
18. Norris DA, Lee LA (1985) Antibody-dependant cellular cytotoxicity and skin disease. J Invest Dermatol 85: 165S–175S
19. Parodi A, Rebora A (1997) ARA and EADV criteria for classification of systemic lupus erythematosus in patients with cutaneous lupus erythematosus. Dermatology 194: 217–220
20. Ploysangam T, Breneman DL, Mutasim DF (1998) Cutaneous pseudolymphomas. Arch Dermatol 38: 877–905
21. Provost TT, Watson R, Simmons-O'Brian E (1996) Significance of the anti-Ro (SSA) antibody in evaluation of patients with cutaneous manifestations of a connective tissue disease. J Am Acad Dermatol 35: 147–169
22. Ruhdorfer S, Hein R, Ring J (1998) Differentialdiagnostische und pathogenetische Aspekte des Lupus erythematodes tumidus. Z Hautkr 9: 602–606
23. Sontheimer RD (1997) The lexicon of cutaneous lupus erythematosus – a review and personal perspective on the nomenclature and classification of cutaneous manifestations of lupus erythematosus. Lupus 6: 84–95
24. Sontheimer RD, Provost TT (1996) Lupus erythematosus. In: Sontheimer RD, Provost TT, eds. Williams & Wilkins's Cutaneous manifestations of rheumatic diseases. 1st ed. Baltimore, ML: 1–71
25. Sontheimer RD (1989) Subacute cutaneous lupus erythematosus: a decade's perspective. Med Clin North Am 73: 1073–1090
26. Weyers W, Bonczkowitz M, Weyers I (1998) LE or not LE – that is the question. An unsuccessful attempt to separate lymphocytic infiltration from the spectrum of discoid lupus erythematosus. Am J Dermatopathol 20: 225–232

18-FDG-PET in Diagnosestellung und Verlauf bei Patienten mit Dermatomyositis

D. Rinne, R. Werner, S. Adams, R.P. Baum, R. Kaufmann

Zusammenfassung

Das gemeinsame Vorkommen einer Dermatomyositis mit malignen Tumoren wird mit bis über 40% angegeben [1–3], wobei die typischen Hautveränderungen und die Myopathie häufig der klinischen Tumormanifestation vorausgehen. Deshalb wird neben der Durchführung von EMG, Muskelbiopsie und Bestimmung der Muskelenzyme eine Tumorsuche allgemein empfohlen. Zur apparativen Diagnostik bei Tumorerkrankungen wird die 18-FDG-PET schon seit längerer Zeit eingesetzt [4]. Doch aufgrund der gesteigerten Glycolyse können neben Neoplasien auch entzündliche Prozesse mit Hilfe der 18-Fluor-deoxyglucose Positronenemissionstomographie nachgewiesen werden. Sie erscheint somit als ideales Instrument im Tumorscreening und zur Aktivitätsbeurteilung der Dermatomyositis.

Methode

Bei 5 Patienten innerhalb der letzten drei Jahre wurde zusätzlich zur Routinediagnostik (Labor, EMG, Muskelbiopsie, Tumorscreening) eine Ganzkörper-18-FDG-PET durchgeführt. Hierzu wurden nach 6–12stündiger Nahrungskarenz 370 MBq/75kg Fluor-18 FDG streng i.v. appliziert, gefolgt von 45–60 Minuten Wartezeit in vollständiger körperlicher Ruhe. Die PET-Aufnahmen erfolgten mit einem ECAT EXACT 47 Tomographen (Siemens-CTI, Knoxville, TN; transaxiales Feld 16,2° cm, Auflösung ca. 4° mm) in Ganzkörpertechnik. Die Untersuchungsdauer für 5–9 Bettpositionsn betrug ca. 60–90 Minuten.

Fallbeispiele

Zwei Patienten klagten bei Diagnosestellung zunächst über Adynamie, wenig später trat eine zunehmende muskuläre Erschöpfung auf. Die übrigen Fälle waren von typischen Hauterscheinungen und Muskelschmerzen betroffen. In allen Fällen korrelierten erhöhte Muskelenzymwerte mit deutlicher 18-FDG-Akkumulation in den entsprechenden Muskelgruppen, die mittels PET sichtbar gemacht werden konnte und so die Diagnose der Dermatomyositis untermauerte. Zusätzlich wurde die Myositis mit Hilfe von Muskelbiopsien, die aus den Arealen mit dem höchsten 18-FDG-Uptake entnommen wurden, bestätigt. Bei zwei Patienten konnte der Therapieerfolg nach Immunsupprsesion mit Hilfe der PET visualisiert werden (Abb. 1). In einem Fall zeigten Kontrollscans eine anhaltende Remission 6 Monate nach Steroidentzug während bei einem weiteren Patienten trotz Immunsuppression lediglich eine geringe Besserung im PET sichtbar wurde. Der PET Befund korrelierte jeweils mit den klinischen Beschwerden. Bei einer weiteren Patientin wurden mit Hilfe der 18-FDG-PET neben ausgeprägter Muskelbeteiligung glucosekonsumptive Foci im Mediastinum und in der Leber dargestellt (Abb. 2), die histologisch einem kleinzelligen Bronchialcarcinom mit hepatischer Metastasierung entsprachen. Eine kurz vor stationärer Aufnahme durchgeführte Thoraxröntgenuntersuchung sowie eine Abdomensonographie hatten keinen Hinweis auf einen malignen Prozess erbracht. Die Patientin verstarb nach wenigen Monaten trotz intensiver Therapie an dem disseminiert metastasierten Bronchialcarcinom.

Schlußfolgerung

Wie wir mit den geschilderten Fällen zeigen konnten, erlaubt die Ganzkörper-F18-FDG-Positronen-Enissions-Tomographie eine frühe und sensitive Beurteilung entzündlicher Muskelveränderungen und maligner Prozesse. Sie stellt einen sinnvollen, nicht-invasiven diagnostischen Ansatz dar um Ausmaß und Befallsmuster einer muskulären Beteiligung bei Patienten mit Dermatomyositis sowie den Verlauf der Erkrankung und Therapieerfolg zu erfassen. Gleichzeitig bietet diese Technik die Möglichkeit einer sensitiven Ganzkörperuntersuchung zur simultanen Tumorsuche und ersetzt hier weniger sensitive Verfahren. Bei entsprechender Verfügbarkeit wird die PET- Diagnostik daher bei Dermatomyositispatienten zukünftig eine wichtige Rolle spielen.

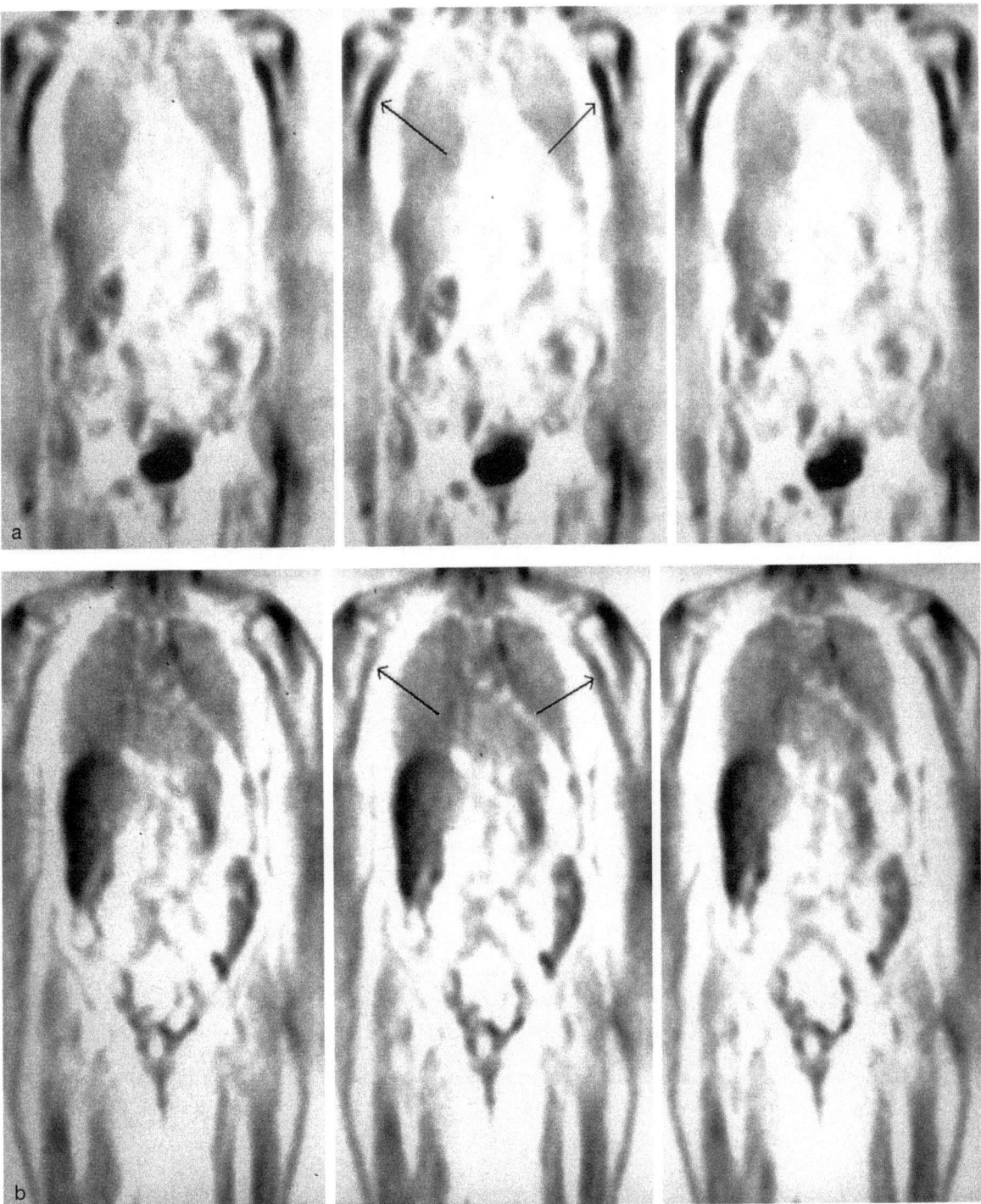

Abb. 1a, b. *a* 18-FDG-PET, koronaler Schnitt: Patientin mit Dermatomyositis vor Therapie: Intensiv gesteigerter Glucosemetabolismus im Bereich der Hals-Schulter-/Arm- und Gesäß-/Oberschenkelmuskulatur. *b* Gleiche Patientin, Verlauf unter Immunsuppression: weitgehend normalisierter Glucosestoffwechsel, deutliche Befundbesserung

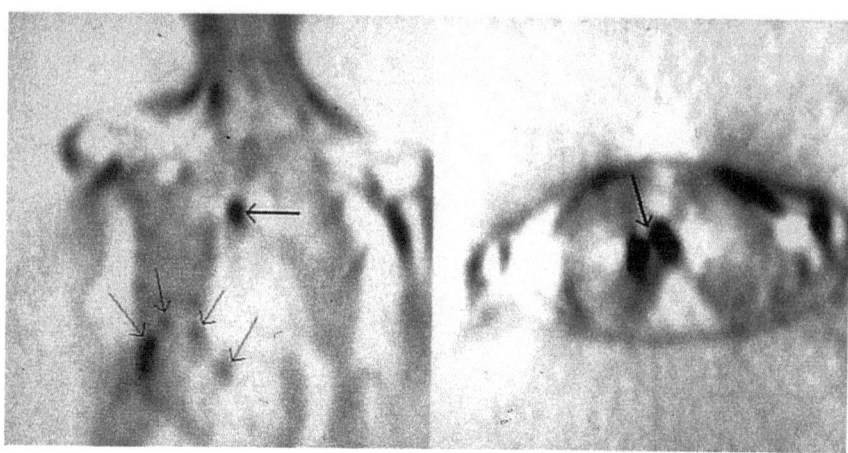

Abb. 2. 18-FDG-PET, linke Bildseite coronaler, rechte Seite transversaler Schnitt: Patientin mit Dermatomyositis und einem metastasierten Bronchialcarcinom: Deutliche Myositis der Hals-/Schulter- und Armmuskulatur neben multiplen Lebermetastasen *(schmale Pfeile)* eines kleinzelligen Bronchialkarzinoms *(dicker Pfeil)*

Literatur

1. Basset-Seguin N, Roujeau JC, Gherardi R, Guillaume JC, Revuz J, Tourraine R (1990) Prognostic Factors and Predictive Signs of Malignancy in Adult Dermatomyositis. Arch Dermatol 126:633–637
2. Cox NH, Lawrence CM, Langtry JAA, Ive FA (1990) Dermatomyositis. Arch Dermatol 126:61–65
3. Maoz CR, Langevitz P, Livneh A, Blumstein Z, Sadeh M, Bank I, Gur H, Ehrenfeld M (1998) High incidence of malignancies in patients with dermatomyositis and polymyositis: an 11-year analysis. Semin Arthr Rheumat 27(5):319–324
4. Ruhlmann J, Oehr P, Biersack HJ [Hrsg](1998) PET in der Onkologie Grundlagen und klinische Anwendungen. Springer Verlag Berlin Heidelberg New York

Blasenbildende Dermatosen

Pemphigus: Klinik und Pathophysiologie

K. Rappersberger, D. Födinger, S. Ortiz-Urda

Einleitung

Unter dem Begriff »Pemphigus« versteht man ein sehr breites Spektrum von Erkrankungen. Dazu zählen zunächst die autoimmunologisch mediierten blasenbildenden Erkrankungen wie der Pemphigus vulgaris mit seinen Varianten – Pemphigus vegetans vom Typ Hallopeau oder Typ Neumann, Pemphigus herpetiformis und medikamentös induzierter Pemphigus vulgaris.

Der andere Hauptvertreter dieses Erkrankungsbildes ist der Pemphigus foliaceus, mit den Unterformen – endemischer Pemphigus foliaceus/Fogo selvagem, die lokalisierte Variante des Pemphigus seborrhoicus sowie der Pemphigus erythematosus, der in Assoziation mit einem Lupus erythematosus auftritt.

Ebenfalls autoimmunologisch mediiert sind der paraneoplastische Pemphigus und der seltene IgA-Pemphigus.

Außerdem trägt den Namen Pemphigus der familiäre Morbus Hailey-Hailey und eine besondere cutane Manifestation der Syphilis, der Pemphigus palmoplantaris syphiliticus.

Klinik des Pemphigus vulgaris und Pemphigus foliaceus

Der Pemphigus vulgaris ist durch Blasen, vor allem Erosionen, auf nicht entzündlich veränderter Haut charakterisiert. Auf solchen Erosionen findet man charakteristischerweise Reste des nekrotischen Blasendaches, weißlich-grau schimmernd anhaftend, dessen Ränder sich von der umgebenden gesunden Haut retrahiert haben; zusätzlich kann es in den betroffenen Arealen zu einem Haarverlust kommen. Außerdem ist diese Erkrankung durch ausgedehnte Schleimhauterosionen im Mund und am Genitale charakterisiert, die äußerst schmerzhaft sind, und so die Nahrungs- und Flüssigkeitsaufnahme erschweren. Diese Veränderungen führen zu einem massiven Elektrolyt- und Flüssigkeitsverlust: die katabole Stoffwechsellage wird durch die verminderte Nahrungsaufnahme noch verstärkt, außerdem stellen die Hauterosionen chronische Infektionsquellen dar.

Der Pemphigus foliaceus dagegen präsentiert sich nicht selten als Erythrodermie. Auf der erythrodermatisch veränderten Haut erkennt man gelegentlich kleinere Erosionen, serös-hämorrhagische Krusten und dünne Schuppenkrusten. Bilden sich Blasen aus, dann wird die dünne Blasendecke rasch erodiert, sodaß man an den Rändern der Erosionen diskrete, flottierende Schuppenkrausen sieht. Schleimhautveränderungen macht der Pemphigus foliaceus nie.

Die Histopathologie des Pemphigus vulgaris ist durch eine suprabasale Spaltbildung charakterisiert. Die Keratinozyten des Basalzellagers verlieren nicht nur an ihrer apikalen Oberfläche, sondern auch an ihren basolateralen Zellmembranen den Kontakt zu den Nachbarzellen, so entsteht das typische »tombstone-Muster«. Im Blaseninhalt findet man abgerundete, akantholytische Keratinozyten. Diese Veränderungen setzen sich in die Haarfollikel fort. Beim Pemphigus foliaceus kommt es im Stratum granulosum, subcorneal zur Spaltbildung. Auch in dieser oberflächlichen Blase findet man akantholytische Keratinozyten.

Die Immunfluoreszenz des Pemphigus vulgaris und Pemphigus foliaceus zeigt sowohl in der direkten als auch indirekten Darstellung ein sehr ähnliches Bild, nämlich eine Ablagerung von IgG und C3 in der Interzellularsubstanz, was als »fischnetzartiges« Muster imponiert. Nur bei genauerer Betrachtung sieht man jedoch, daß sich die offensichtlich kontinuierliche Bindung der Immunglobuline an die Zelloberfläche der Keratinozyten in einzelne Punkte auflöst, die vermuten läßt, daß sich die Autoantikörper an bestimmte morphologische Strukturen, die Desmosomen, binden. Durch verschiedene biochemische und zuletzt auch molekularbiologische Untersuchungen wurde die Vermutung bestätigt, daß die Autoantigene des Pemphigus vulgaris und Pemphigus foliaceus in Desmosomen lokalisiert sind.

Die beiden Autoantigene stammen aus der Familie der *desmosomalen Cadherine*, kalziumabhängiger und Trypsin-sensitiver Adhäsionsproteine. Von besonderer Bedeutung ist die Tatsache, daß die meisten Patienten mit dem klinischen Bild des Pemphigus foliaceus

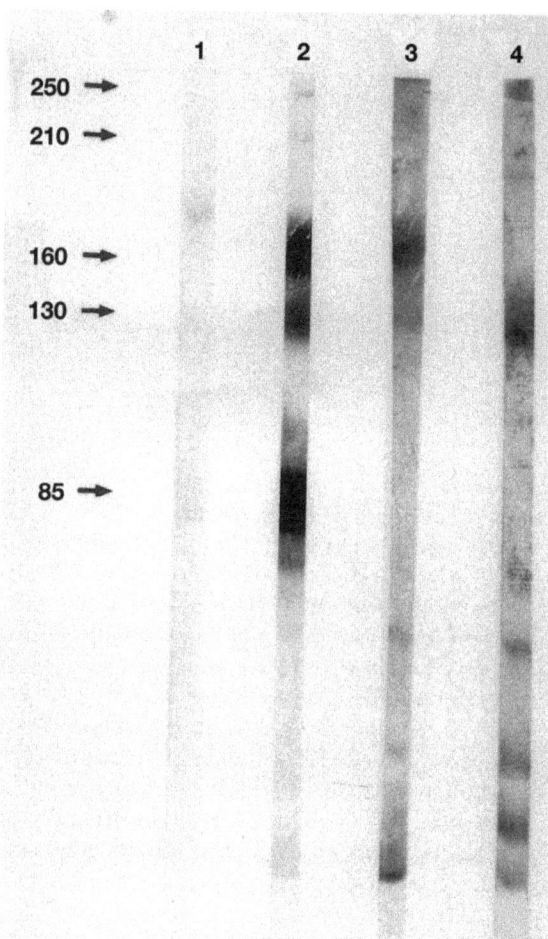

Abb. 1. Immunblot epidermaler Extrakte mit monoklonalen Antikörpern und Seren von Patienten mit Pemphigus. Spur 1: Molekulargewichtsstandard. Spur 2: Serum eines Patienten mit Pemphigus vulgaris und zusätzlich Färbung mit einem Anti-Plakoglobin-Antikörper. Man sieht Proteinbande bei 160 KD, 130 KD und 85 KD. In Spur 3 sieht man eine Proteinbande bei 160 KD, das Serum ist von einem Patienten mit Pemphigus foliaceus, in Spur 4 sieht man eine singuläre Bande bei 130 KD. Insbesondere das Spektrum an Proteinbanden in Spur 2 (160 KD, 130 KD) zeigt, daß die Autoantikörper von Patienten mit Pemphigus vulgaris oft mit Desmoglein 1 und Desmoglein 3 reagieren

Pathophysiologie des Pemphigus vulgaris und foliaceus

Das Desmosom stellt eine morphologisch und biochemisch sehr gut charakterisierte Zellorganelle der interzellulären Haftung dar: Dabei bilden die beiden benachbarten Zellen jeweils eine Hälfte des Desmosoms aus. Aus dem Zytoplasma »strahlen« die Keratinfilamente in die Zellmembran, wo sie über desmosomale Proteine im desmosomalen Plaque verankert werden. Diese Verankerung geschieht über Desmoplakine, aber auch über Plakoglobin und damit indirekt zu den zytoplasmatischen »Schwänzen« der desmosomalen Cadherine. Ein weiteres Plaque-Molekül, Plakophilin 1, lenkt das aminoterminale Ende von Desmoplakin in den desmosomalen Plaque. Aus diesem desmosomalen Plaque ragen nun die transmembranen, desmosomalen Cadherine, Desmoglein 1, 2 und 3 sowie Desmocollin 1, 2 und 3 in den Extrazellularraum. Hier verbinden sie sich mit den entsprechenden Molekülen, die von der benachbarten Zelle angeboten werden (Abb. 2). Die Desmogleine bilden dabei homotypische Proteinverbindungen aus, d. h. es verbindet sich ein bestimmtes Desmoglein nur mit dem identen Desmoglein aus der Nachbarzelle. Für die Zellverbindung sind bestimmte Aminosäuremotive verantwortlich; bei Desmoglein 1, dem Pemphigus foliaceus Autoantigen sind dies die Aminosäuren Arginin, Alanin, Leucin (R-A-L), die sich am äußersten Ende des Proteins befinden.

Bislang war es nicht klar, ob die Autoantikörper, die beim Pemphigus vulgaris und Pemphigus foliaceus auftreten, direkt mit der adhäsiven Potenz ihrer Autoantigene interferieren, oder ob die Bindung an das Autoantigen ein Signal in die Zelle weiterleitet, welches insbesondere zur Ausschüttung von Proteasen, z. B. Plasminogen, führt, welche dann die extrazellulär gelegene Zellverbindung auflösen [1, 2].

Die Desmoglein 3 »knock out-mouse«, Modell für Pemphiqus vulgaris

Vor 2 Jahren gelang es Dr. Koch aus der Arbeitsgruppe von John Stanley in Philadelphia eine Maus genetisch so zu verändern, daß beide Allele, welche für Desmoglein 3 (das Pemphigus vulgaris Autoantigen) kodieren, fehlen, die »*Desmoglein 3-knock out-mouse*« [1]. Die Wissenschaftler beobachteten bei diesen Mäusen, daß sie einige Tage nach der Geburt in Wachstum und Gewicht deutlich hinter dem nicht genetisch modifiziertem Wild-Typ zurückblieben und nach ca. 20 Tagen Erosionen um die Schnauze, erosive Conjunctividiten und einen Haarausfall entwickelten. Außerdem kam es zum Auftreten von Erosionen an mechanisch belastetenen Arealen wie den Zitzen und

ausschließlich Desmoglein 1-Antikörper haben, während ein großer Prozentsatz der Patienten, die unter dem Bild eines Pemphigus vulgaris geführt werden, nicht nur Autoantikörper gegen Desmoglein 3, sondern auch gegen Desmoglein 1 haben (Abb. 1). Es sollte in der Zukunft gezeigt werden, daß diese bestimmten Antikörpermuster tatsächlich einen charakteristischen klinischen Phänotyp, z. B. Pemphigus vulgaris – mit oder ohne Schleimhautveränderungen – verursachen.

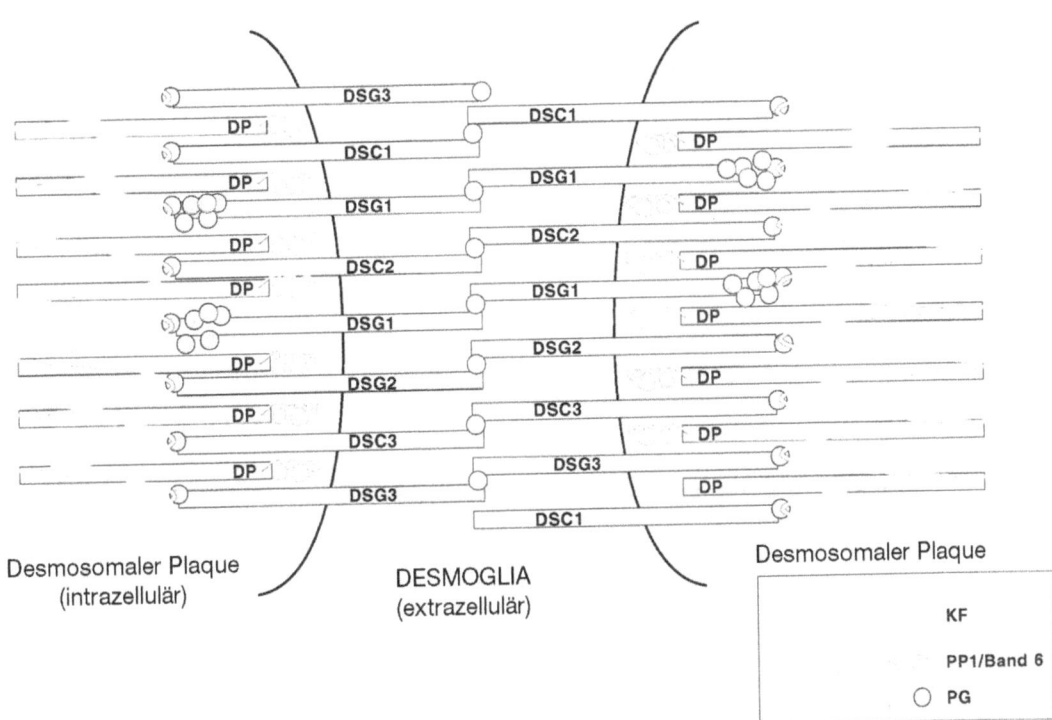

Abb. 2. Schema eines Desmosoms

den Pfoten. Die immunhistologische Aufarbeitung von Biopsien von Haut und Schleimhaut solcher Tiere zeigte nun ein weitgehend identes Bild wie bei den Patienten mit Pemphigus vulgaris: Ältere Läsionen boten uncharakteristische, von ausgedehnten Entzündungen begleitete Erosionen der Mundschleimhaut, aber auch charakteristisches »tombstone-pattern« früher Läsionen wurde gesehen. Auch die Hautveränderungen zeigten im wesentlichen ein identes Bild wie der Pemphigus vulgaris des Menschen; auch in den Haarfollikeln kam es zu deutlicher Akantholyse, Spaltbildung und zum Telogeneffluvium [2].

Aus diesen Untersuchungen haben die Autoren geschlossen, daß der Pemphigus vulgaris wahrscheinlich unmittelbar durch die Interaktion von Autoantikörper mit dem Autoantigen charakterisiert ist, daß also nicht die zusätzliche Freisetzung von Proteasen notwendig für die Spaltbildung ist. Diese Untersuchungen klärten aber noch nicht die unterschiedliche Blasenlokalisation beim Pemphigus vulgaris und foliaceus.

Es waren wiederum diese »Desmoglein 3 knock out-Mäuse«, die wesentlich dazu beigetragen haben, Einsicht in die Pathogenese der Lokalisation der Spaltbildung zu erhalten. Mahoney und Mitarbeitern aus dem Labor John Stanley's zeigten mit hochgereinigten Pemphigus vulgaris und foliaceus-Seren bzw. Kaninchen-Antikörpern, daß Desmoglein 1, das Pemphigus foliaceus-Autoantigen, und Desmoglein 3, das Pemphigus vulgaris-Autoantigen, eine unterschiedliche Verteilung in der Epidermis und im Schleimhaut-Epithel des Oropharynx von Mäusen haben: Während in der normalen Haut die Expression von Desmoglein 1 von basal nach corneal deutlich an Intensität zunimmt, findet sich Desmoglein 3 ausschließlich in der Basalzellschicht und etwas in der Suprabasalzellschicht. Im Schleimhautepithel ist dies anders, hier findet sich eine ähnliche Verteilung von Desmoglein 1 wie in der normalen Haut, allerdings wesentlich mehr Desmoglein 3, das außerdem bis hinauf in das Stratum corneum reicht [3]. In umfassenden Experimenten, in welchen die Autoren Pemphigus foliaceus- und Pemphigus vulgaris-Seren in neugeborene Mäuse vom Wildtyp und vom Desmoglein 3 knock out-Typ subcutan injizierten, konnten diese In-vitro-Daten in vivo bestätigt werden: Die Injektion von Pemphigus foliaceus-Seren in normale Wildtyp-Mäuse führte zu einer subcornealen Spaltbildung wie beim Pemphigus foliaceus-Patienten, die Schleimhaut blieb jedoch unauffällig. Bei »Desmoglein 3 knock out-Mäusen« kam es jedoch nach Injektion von Pemphigus foliaceus-Serum zur suprabasalen Blasen- und Spaltbildung der Haut und Schleimhäute, wie beim Pemphigus vulgaris. Dieser Befund wurde durch das Fehlen von Desmoglein 3 erklärt, welches die Funktion von Desmoglein 1, das von den injizierten Autoantikörpern besetzt ist, nicht kompensieren könne. Daß der Spalt suprabasal sitzt, wurde außerdem damit erklärt, daß im Rahmen der Ablagerung der Immunglobuline in der Epidermis bereits suprabasal und basal so starke pathologische Veränderungen erzeugt werden, die zur Gewebszerstörung führen (Akantholyse, Spaltbildung), daß es im Stratum granulosum gar nicht mehr zum Auftreten einer Pathologie kommen kann. Ein ähnliches Bild zeigte die Injektion von Pemphigus vulgaris- und Pemphigus foliaceus-Serum in solche Desmoglein 3 »knock out-Mäuse«. Wurden normale Mäuse mit Pemphigus vulgaris-Serum injiziert, so zeigte sich an deren Haut keine pathologische Veränderung. Erst nach Zugabe von Pemphigus foliaceus-Serum kam es wiederum zur Spaltbildung, wobei auch in diesem Falle die Spaltbildung suprabasal lokalisiert war. Besonders interessant an diesen Untersuchungen war die Tatsache, daß nur ganz geringe Mengen von Pemphigus foliaceus-Serum genügten, um gemeinsam mit Pemphigus vulgaris Autoantikörpern zu einer Pathologie zu führen. Die Autoren schlossen aus ihren Untersuchungen, daß Pemphigus vulgaris Autoantikörper in der Haut nur unter Zusatz von Pemphigus foliaceus Autoantikörpern zur Blasenbildung führt, während im Schleimhautepithel, dessen interzelluläre Haftung wesentlich von Desmoglein 3 bestimmt wird, möglicherweise Pemphigus vulgaris Autoantikörper ohne die gleichzeitige Präsenz von Pemphigus foliaceus Autoantikörpern zur Blasenbildung bzw. Erosion führen kann. Als Ergebnis dieser Untersuchungen publizierten Stanley und Mitarbeiter die sog. »Kompensationstheorie«, die besagt, daß die Desmogleine einander in ihrer Funktion der interzellulären Haftung stellenweise ergänzen, und daher das Fehlen (Desmoglein 3 knock out-mouse) bzw. die Zerstörung (Autoantikörper) durch zu geringe Kompensation des anderen Desmogleins zur Blasenbildung führen kann.

Pemphigus vulgaris-Tiermodell

In einem kürzlich in Chicago berichteten Artikel präsentierte die Arbeitsgruppe von Amagei Experimente, die eine Fehlsteuerung des zellulären Immunsystems an den Beginn der Erkrankung des Pemphigus setzt, das Pemphigus vulgaris Tiermodell [4]. Sie verwendeten dazu wiederum die »Desmoglein 3 knock out-Mäuse«. Diese wurden mit rekombinantem Desmoglein 3 sensibilisiert. Diese Tiere können als »Desmoglein 3 knock out-Mäuse« natürlich dieses Molekül als fremd erkennen und entwickeln dagegen eine Immunantwort. 3 Wochen nach Sensibilisierung wurden die Milzen gewonnen und Splenozyten isoliert und in RAG2-/-Mäuse transferiert. Nach einiger Zeit zeigten diese Tiere ein Zurückbleiben des Wachstums und der Gewichtszunahme und schließlich auch Erosionen um die Schnauze, eine erosive Conjunctivitis sowie Hautläsionen an mechanisch belasteten Arealen, einen Phänotyp also, wie man in von der ursprünglichen Desmoglein 3 »knock out-Maus« kannte. Damit war es erstmals gelungen, durch den Transfer von Desmoglein 3-immunisierten Splenozyten in eine immundysregulierte Maus (RAG2-/- Mäuse haben keine funktionellen T- und B-Zellen) die Erkrankung in einem In vivo-System darzustellen.

Literatur

Xiang D et al. (1999) The anti-desmoglein 1 autoantibodies in pemphigus vulgaris sera are pathogenic. S Invert Dermatol 112: 739–743

Mahoney MG et al. (1999) Pemphigus vulgaris and pemphigus foliaceus antibodies are pathogenic in plasminogen activator knockout mice. S Invert Dermatol 113: 22–25

Koch PJ et al (1979) Targeted disruption of the pemphigus vulgaris antigen (desmoglein 3) gene in mice causes loss of keratinocyte cell adhesion with a phenotype similar to pemphigus vulgaris. J Cell Biology 137: 1091–1102

Koch PJ et al (1998) Desmoglein 3 anchors telogen hair in the follicel. J Cell Sci 111: 2529–2537

Mahoney MG et al (1999) Explanations for the clinical and microscopical localisation of lesions in pemphigus foliaceus and vulgaris. J Clin Invest 103: 461–468

Amagei M. et al (1999) A novel active disease mouse model for pemphigus vulgaris: Transfer of splenocytes from desmoglein 3 (Dsg3) immunized Dsg3 knockout mice to immunodeficient mice expressing Dsg3. (abstract). J Invest Dermatol 112: 531

Desmoglein-ELISAs für die Routinediagnostik und Verlaufskontrolle von Pemphigus-Patienten

P. Lenz, B. Volc-Platzer, G. Stingl, R. Kirnbauer

Zusammenfassung

Die Krankheitsbilder der Pemphigusgruppe, Pemphigus vulgaris (PV), Pemphigus foliaceus (PF) und paraneoplastischer Pemphigus (PNP), sind durch Autoantikörper charakterisiert, die gegen Oberflächenantigene der Epidermalzellen gerichtet sind. Nach Identifizierung krankheitsspezifischer Zielstrukturen der Pemphigus-Antikörper gelang es kürzlich, ELISAs zur Diagnostik von PV (Desmoglein 3, Dsg3) und PF (Dsg1) zu entwickeln.

In einer prospektiven Studie untersuchten wir die Sensitivität und Spezifität der seit kurzem kommerziell erhältlichen Dsg-ELISAs im Vergleich zum indirekten Immunfluoreszenz (IIF) Test. Alle 28 IIF-positiven Seren von insgesamt 9 PV-Patienten wiesen positive Werte im Dsg3-ELISA auf (Sensitivität 100 %), dagegen fanden sich bei lediglich 3/38 Kontrollseren niedrig-positive ELISA-Werte (Spezifität 92 %). Des weiteren bestand eine positive Korrelation zwischen IIF-Titer und ELISA-Wert (Spearman Korrelationskoeffizient 0.60). Bei 30 % der PV-Patienten ließen sich gleichzeitig Antikörper gegen Dsg3 und gegen Dsg1 detektieren. Interessanterweise wies ein Patient mit PNP positive Dsg3-ELISA Werte auf. Bei 3 Patienten konnte aufgrund des Nachweises von Antikörpern gegen Dsg1 bei negativem Dsg3-ELISA die Diagnose eines PF gestellt werden.

Zusammenfassend sind Dsg-ELISAs sensitive, spezifische und automatisierbare Verfahren, die schon bald die IIF in der Pemphigus-Diagnostik ergänzen und in der Verlaufskontrolle von PV-Patienten ersetzen könnten.

Einleitung

Die Erkrankungen der Pemphigusgruppe stellen blasenbildende Autoimmunerkrankungen der Haut und Schleimhäute dar, die durch Antikörper gegen Bestandteile der Interzellularsubstanz hervorgerufen werden. Diese Autoantikörper können mit Hilfe von direkter und indirekter Immunfluoreszenz (IIF) nachgewiesen werden, Methoden die jedoch keine Differenzierung zwischen PV und PF erlauben. Diese Unterscheidung gelingt mit Hilfe von Immunpräzipitation und Immunoblot, welche sehr zeit- und arbeitsaufwendige Tests darstellen.

Ein bedeutender Durchbruch in der Pemphigusdiagnostik gelang mit der Identifizierung krankheitsspezifischer Zielstrukturen der Pemphigus-Antikörper mit Hilfe molekularbiologischer Methoden. So konnte gezeigt werden, daß die pathogenetischen Antikörper bei Patienten mit Pemphigus vulgaris (PV) gegen Desmoglein (Dsg) 3 gerichtet sind (Amagai et al. 1992, Amagai et al. 1994, Amagai et al. 1997). Desmoglein 3 ist ein epidermales Adhäsionsmolekül mit einem Molekulargewicht von 130 KD, das zur Familie der Cadherine gehört und die Adhäsion zwischen den Keratinozyten mediiert. Dagegen erkennen die Antikörper bei Patienten mit Pemphigus foliaceus (PF) das Adhäsionsmolekül Dsg1 (160 KD, Anhalt et al. 1995), und beim paraneoplastischen Pemphigus (PNP) konnten mehrere Zielstrukturen identifiziert werden: Desmoplakin I (250 KD) und II (210 KD), das bullöse Pemphigoid (BP)-Antigen 1 (230 KD), Envoplakin (210 KD), Periplakin (190 KD), ein nicht näher charakterisiertes Protein mit einem Molekulargewicht von 170 KD, sowie Dsg3 und Dsg1 (Amagai et al. 1998). Nach Klonierung der Dsg-Gene gelang es kürzlich Amagai und Mitarbeitern im Baculovirus-Expressionssystem präparative Mengen nativen Proteins als Substrat eines Enzyme linked Immunosorbant Assays (ELISA) zu generieren (Iishii et al. 1997). Unsere Arbeitsgruppen konnten zeigen, daß der Dsg3-ELISA ein sehr spezifischer und sensitiver Test zur Diagnostik und Verlaufskontrolle des PV ist (Iishii et al. 1997; Lenz et al. 1999).

In dieser Studie untersuchten wir die Dsg-Reaktivität von 77 konsekutiven Seren mit Hilfe von kommerziell erhältlichen Dsg-ELISAs.

Material und Methoden

Patienten

Folgende Seren wurden auf Dsg-Reaktivität getestet:
- 28 IIF-positive (Titer 10–640) Seren von 9 PV-Patienten (3 Frauen, 6 Männer, Alter 34–85 Jahre),

- 10 Seren von insgesamt 3 Patienten mit der klinischen Diagnose PF,
- ein PNP-Serum,
- 20 Seren von Patienten mit diversen bullösen Dermatosen: BP (n=8), vernarbendes Pemphigoid (n=2), Dermatitis herpetiformis Duhring (n=4), nicht näher klassifizierte blasenbildende Erkrankung (n=6),
- Seren von Patienten mit nicht-bullösen Dermatosen: Erythema exsudativum multiforme (n=1), Lichen ruber planus (n=1), orale Aphthen (n=1), Lichen sclerosus et atrophicans (n=2), Kollagenosen (anti-nukleäre Antikörper detektierbar, n=3) und
- Seren von 10 gesunden Probanden.

Dsg1- und Dsg3-ELISA

Anti-Dsg1- bzw. Dsg3-Antikörper im Serum der Patienten wurden mit Hilfe von kommerziell erhältlichen ELISAs (Medical and Biological Laboratories, Nagoya, Japan, Tel: 052-971-2081, e-mail: kaekon@mbl.co.jp) entsprechend der Anleitung des Herstellers bestimmt. Auf die mit rekombinantem Dsg1 oder Dsg3 beschichteten Flachbodenplatten wurde das verdünnte Patientenserum (1:200) aufgetragen, die enthaltenen Dsg-Antikörper binden an die ELISA-Platte und können mit Konjugat-markierten anti-human-Antikörpern detektiert werden. Nach Auftragen von Substrat kommt es zu einem Farbumschlag, der im Photometer (405 nm) bestimmt wird (optische Dichte, OD). Die ELISA-Werte wurden unter Einschluß von Positiv- und Negativkontrollen aus dem Testkit nach folgender Formel berechnet: OD_{405} Serum $- OD_{405}$ neg. Kontrolle / OD_{405} pos. Kontrolle $- OD_{405}$ neg. Kontrolle x 100.

Ein ELISA-Wert von >21 (Grenzwert) gilt als positiv (entspricht der 3fachen Standardabweichung berechnet aus 179 Kontrollseren).

Statistik

Um die Korrelation zwischen ELISA-Wert und IIF-Titer zu bestimmen, verwendeten wir die Spearman Korrelation für nicht-parametrische Variablen.

Ergebnisse

Sensitivität der Dsg-ELISAs

Alle 28 IIF-positiven Seren von insgesamt 9 PV-Patienten waren auch Dsg3-ELISA positiv (ELISA-Werte: 142–456, Mittelwert: 301), einer Sensitivität von 100% entsprechend (Tabelle 1). Es bestand eine positive Korrelation zwischen ELISA-Wert und dem Titer in der IIF mit einem Korrelationskoeffizienten von 0,60. Übereinstimmend mit Berichten aus der Literatur fanden sich bei etwa 30% unserer PV-Patienten auch Antikörper gegen Dsg1. Interessanterweise war ein Patient mit PNP Dsg3-ELISA positiv. Des weiteren wurden Seren von 3 PF-Patienten im Dsg-ELISA getestet. Dabei waren 10/10 Seren Dsg1-ELISA positiv (ELISA-Werte: 83–176, Mittelwert 118; Tabelle 1), so daß auch der Dsg1-ELISA eine sehr hohe Sensitivität aufzuweisen scheint. Kein PF-Patient zeigte Reaktivität im Dsg3-ELISA.

Spezifität der Dsg-ELISAs

Zur Bestimmung der Krankheitsspezifität der Dsg-ELISAs wurden 38 IIF-negative Kontrollseren von Patienten mit diversen bullösen Dermatosen außer Pemphigus oder mit diversen nicht-bullösen Dermatosen sowie von hautgesunden Probanden im ELISA getestet. Lediglich bei 3/38 (Spezifität 92%) Kontrollpatienten fanden sich niedrig-positive Dsg3-Werte (ELISA-Wert: 24, 36, 79; Mittelwert: 46). Bei den Dsg3-ELISA positiven Kontrollpatienten waren folgende Erkrankungen diagnostiziert worden: vernarbendes Pemphigoid (VP), Lichen sclerosus et atrophicans, orale Aphthen.

Innerhalb der Gruppe von Patienten mit nicht näher klassifizierbaren bullösen Dermatosen fanden sich 5 Patienten mit unspezifischer IIF-Reaktivität (nach Blutgruppenabsorption IIF-negativ). Die Seren dieser Patienten zeigten keine Reaktivität im Dsg3-ELISA, ein weiterer Hinweis für dessen hohe Spezifität.

Zwei der 38 (Spezifität 95%) Kontrollpatienten waren Dsg1-ELISA positiv: der Patient mit VP und ein Patient mit Lichen ruber planus.

Diskussion

In den letzten zwei Jahren konnten mehrere Arbeitsgruppen zeigen, daß im Baculovirussystem exprimier-

Tabelle 1. Dsg-ELISA Reaktivität der Pemphigus-Seren. Die Tabelle faßt die Reaktivität der Pemphigus-Seren (in Klammern ist die Anzahl der Patienten, von denen die Seren stammen, angeben) im Dsg1- und Dsg3-ELISA zusammen. Alle Seren waren positiv in der IIF auf Affenösophagus

Diagnose Seren (Patienten)	Dsg3-ELISA pos. Dsg1-ELISA neg.	Dsg3-ELISA pos. Dsg1-ELISA pos.	Dsg3-ELISA neg. Dsg1-ELISA pos.
PV	28 (9)	28 (9)	7 (3)	0
PF	10 (3)	0	0	10 (3)
PNP	1	1	0	0

tes, rekombinantes Dsg1 und Dsg3 ideale Substrate zur Etablierung von Pemphigus-ELISAs darstellen. In dieser an der Universitätshautklinik in Wien durchgeführten, prospektiven Studie konnten wir bestätigen, daß kommerziell erhältliche Dsg-ELISAs eine hohe Sensitivität und Spezifität aufweisen.

Die Sensitivität des Dsg3-ELISAs war 100% bezogen auf die IIF als derzeitigem »Gold-Standard« der PV-Diagnostik. Des weiteren bestand eine positive Korrelation zwischen IIF-Titer und Dsg3-ELISA-Wert. Aufgrund dieser Ergebnisse scheint der Dsg3-ELISA nicht nur eine sinnvolle Ergänzung in der Diagnostik des PV darzustellen, sondern könnte die IIF in der Verlaufskontrolle möglicherweise schon bald ersetzen.

Die hohe Spezifität des Dsg3-ELISA (92%) läßt sich dadurch erklären, daß der ELISA lediglich die pathogenetisch relevanten Antikörper gegen konformationsabhängige Epitope von Dsg3 nachweist. Außerdem wiesen die 3 Dsg3-ELISA positiven Kontrollpatienten auffallend niedrige ELISA-Werte auf. Weiterreichende Untersuchungen werden zeigen, ob durch eine Korrektur des ELISA-Grenzwertes (derzeit >21) eine höhere Spezifität erreicht werden kann.

In Übereinstimmung mit Amagai et al. (1998), die kürzlich berichteten, daß 25/25 Patienten mit PNP Antikörper gegen Dsg3, und 16/25 Antikörper gegen Dsg1 aufwiesen, war unser PNP-Patient Dsg3-ELISA positiv/Dsg1-ELISA negativ. Diese Daten lassen vermuten, daß Dsg-Antikörpern eine pathogenetische Rolle beim PNP zukommt.

Wir konnten außerdem zeigen, daß der Dsg1-ELISA eine hohe Sensitivität (100%) und Spezifität (95%, außer PV) in der Diagnostik von PF-Patienten aufweist. Da sich bei etwa 30% der PV-Patienten Antikörper sowohl gegen Dsg3 als auch gegen Dsg1 finden, sollte die Diagnose PF nur bei Patienten mit positivem Dsg1- aber negativem Dsg3-ELISA gestellt werden.

Zusammenfassend sind Dsg-ELISAs objektive und automatisierbare Testverfahren mit hoher Sensitivität und Spezifität, die in die Routinediagnostik zur Evaluierung von Patienten mit bullösen Dermatosen aufgenommen werden sollten.

Literatur

Amagai M, Karpati S, Prussick R, Klaus-Kovtun V, Stanley JR (1992) Autoantibodies against the amino-terminal cadherin-like binding domain of pemphigus vulgaris antigen are pathogenic. J Clin Invest 90:919–926

Amagai M, Hashimoto T, Shimizu N, Nishikawa T (1994) Absorption of pathogenic autoantibodies by the extracellular domain of pemphigus vulgaris antigen (Dsg3) produced by baculovirus. J Clin Invest 94:59–67

Amagai M, Klaus-Kovtun V, Stanley JR (1997) Autoantibodies against a novel epithelial cadherin in pemphigus vulgaris, a disease of cell adhesion. Cell 67:869–877

Amagai M, Nishikawa T, Nousari HC, Anhalt GJ, Hashimoto T (1998) Antibodies against desmoglein 3 (pemphigus vulgaris antigen) are present in sera from patients with paraneoplastic pemphigus and cause acantholysis in neonatal mice. J Clin Invest 102:775–782

Anhalt GJ, Emery DJ, Diaz LA, Fairley JA, Lopez A, Taylor AF, Giudice GJ (1995) Pemphigus foliaceus and pemphigus vulgaris autoantibodies react with the extracellular domain of desmoglein-1. J Invest Dermatol 104:323–328

Ishii K, Amagai M, Hall RP, Hashimoto T, Takayanagi A, Gamou S, Shimizu N, Nishikawa T (1997) Characterization of autoantibodies in pemphigus using antigen-specific enzyme-linked immunosorbent assays with baculovirus-expressed recombinant desmogleins. J Immunol 159:2010–2017

Lenz P, Amagai M, Volc-Platzer B, Stingl G, Kirnbauer R (1999) Desmoglein 3-ELISA: A Pemphigus vulgaris-specific diagnostic tool. Arch Dermatol 135:143–148

Autoreaktive T-Zellantworten auf Autoantigene bullöser Autoimmundermatosen

M. Hertl, L. Büdinger, R. Riechers

Zusammenfassung

Die Pathogenese des Pemphigus vulgaris (PV) und bullösen Pemphigoids (BP) wird durch zirkulierende Antikörper gegen desmosomale bzw. hemidesmosomale Adhäsionsmoleküle der Epidermis verursacht. Da die Produktion von Antikörpern meist durch T-Zellen reguliert wird, ist es Ziel der dargestellten Untersuchungen, T-Zellantworten auf die pathogenetisch relevanten Autoantigene des PV, Desmoglein 3 (Dsg3), und des BP, BP180, zu untersuchen. Periphere Blutlymphozyten (PBMC) von PV- und BP-Patienten sowie gesunden Spendern wurden mit rekombinanten Dsg3- und BP180-Proteinen in vitro inkubiert. Durch den Einbau von ^{3}H-Thymidin wurde die spezifische T-Zellproliferation gemessen. Ferner wurden CD4+ Dsg3- bzw. BP180-reaktive T-Zellinien und -klone etabliert, deren Spezifität und Zytokinproduktion untersucht wurde. PBMC von PV-Patienten mit aktiver Erkrankung wurden signifikant *in vitro* durch rekombinantes Dsg3 stimuliert. Ferner wurden von mehreren PV-Patienten CD4+ T-Zellinien und -klone etabliert, die Epitope des extrazellulären Anteiles des Dsg3 erkannten. Analog wurden PBMC von BP-Patienten *in vitro* durch rekombinantes BP180-Protein stimuliert. Auch von BP-Patienten wurden CD4+ BP180 (extrazellulärer Anteil)-reaktive T-Zelllinien und -klone etabliert. Auch PBMC von gesunden Trägern der HLA Klasse II-Allele, die beim PV bzw. BP prävalent sind, wurden durch rekombinantes Dsg3- bzw. BP180-Protein stimuliert. Autoreaktive T-Zellen von BP-Patienten produzierten überwiegend Th2-Zytokine, während BP180-reaktive T-Zellen von Gesunden das Th1-Zytokin IFN-γ produzierten. Diese Untersuchungen zeigen

1. daß autoreaktive T-Zellantworten auf Dsg3 und BP180 bei Patienten mit PV bzw. BP nachweisbar sind,
2. daß bestimmte HLA Klasse II-Allele das Auftreten autoreaktiver T-Zellantworten auf diese Adhäsionsmoleküle auch bei Gesunden begünstigen und
3. daß autoreaktive Th2-Zellen zumindest beim BP potentiell pathogenetische Relevanz besitzen.

Einleitung

In der klinischen Dermatologie sind zwei mit Blasenbildung einhergehende Autoimmundermatosen von vorrangiger Bedeutung: Das bullöse Pemphigoid ist die häufigste bullöse Dermatose des Erwachsenenalters, die vor allem bei älteren Menschen auftritt und deshalb häufig eine schlechte Prognose hat [5,14]. Der Pemphigus vulgaris ist dagegen eine bullöse Erkrankung des mittleren Erwachsenenalters, die aufgrund des ausgeprägten Befalls von Haut- und Schleimhäuten häufig unbehandelt zum Tod führt [14]. Gemeinsam ist beiden »klassischen« bullösen Autoimmundermatosen, daß ihre Pathogenese durch zirkulierende Autoantikörper vermittelt wird [14]. Die Pathogenese des bullösen Pemphigoids (BP) wird mit großer Wahrscheinlichkeit durch Autoantikörper gegen ein 180 kD großes Protein in basalen Keratinozyten vermittelt [12]. Dieses BP180-Autoantigen ist ein transmembranöses, hemidesmosomales Typ II-Protein mit einem großen extrazellulären Anteil, der verschiedene kollagene Domänen enthält [7]. Pemphigus vulgaris (PV) und Pemphigus foliaceus (PF) sind Autoimmunerkrankungen der Haut, die durch Autoantikörper gegen Desmoglein 3 (PV) bzw. Desmoglein 1 (PF) verursacht werden [14]. Desmogleine sind in Desmosomen lokalisierte transmembranöse Proteine, welche die Adhäsion zwischen Keratinozyten vermitteln [14]. Trotz der gut charakterisierten Pathogenese ist die derzeitige Behandlung beider Erkrankungen mit Glukokortikoiden und nicht-selektiven Immunsuppressiva reich an unerwünschten Nebenwirkungen. Es besteht daher Bedarf, neue therapeutische Ansätze bei diesen Autoimmunerkrankungen zu finden. Da die Antikörperproduktion durch B-Lymphozyten in der Regel durch T-Helfer-Zellen reguliert ist, ergaben sich zunächst folgende Zielsetzungen:

- Identifizierung und Untersuchung der biologischen Funktion autoreaktiver T-Lymphozyten im peripheren Blut von PV- bzw. BP-Patienten
- Charakterisierung von T-Zellepitopen der Autoantigene des PV, Desmoglein 3 und des BP, BP180
- Identifizierung restringierender HLA Klasse II-Moleküle bei der Aktivierung dieser autoreaktiven T-Zellen

I. Autoreaktive T-Zellen beim Pemphigus vulgaris (PV)

In eigenen Voruntersuchungen gelang es uns und anderen Arbeitsgruppen, autoreaktive T-Lymphozyten im peripheren Blut von Pemphiguspatienten zu identifizieren, die spezifisch für die extrazelluläre Domäne des Desmoglein 3 (Dsg3; Pemphigus vulgaris-Antigen) sind [8,11,15]. Von unserer Gruppe etablierte CD4+ autoreaktive Dsg3-spezifische T-Zellinien und -klone wurden durch rekombinantes Dsg3-Protein nur in Verbindung mit bestimmten HLA Klasse II-Molekülen erkannt [9]. Dies waren nicht nur die beim Pemphigus prävalenten Allele HLA-DRß1* 0402 und DQß1*0503 [1], sondern auch DQß1*0301, das strukturelle Homologien mit dem Pemphigus-assoziierten DQß1*0503-Allel aufweist sowie verschiedene HLA-DR11-Allele [9]. Auch gesunde Träger der bei Pemphigus prävalenten HLA KLasse II-Allele zeigen eine signifikante Proliferation peripherer Lymphozyten auf Dsg3 [8]. Diese Untersuchungen zeigen 1) daß es autoreaktive T-Zellenantworten auf Dsg3 nicht nur bei PV-Patienten, sondern auch bei Gesunden gibt und 2) daß bestimmte HLA Klasse II-Antigene Dsg3-spezifische T-Zellen restringieren.

Unter Verwendung von synthetischen Peptiden, die überlappend Bereiche der extrazellulären Domäne des Dsg3 abdecken, wurden T-Zellepitope des Dsg3 identifiziert, die sich in der EC1 und EC2 befinden [8,13]. Autoreaktive T-Zellen von Pemphiguspatienten produzierten sowohl Th2-Zytokine [11,15] als auch Th1-Zytokine [8]. Autoreaktive Th1- und Th2-Zellen sind möglicherweise an der Pathogenese des PV beteiligt, da sich Autoantikörper der Th2-abhängigen IgG4-Klasse und der Th1-abhängigen IgG1-Klasse in den Seren von Patienten mit PV finden [3].

II. Autoreaktive T-Zellen beim bullösen Pemphigoid (BP)

Periphere autoreaktive T-Zellen wurden in bisherigen Untersuchungen unserer Arbeitsgruppe durch Kokultur peripherer Lymphozyten von Patienten mit BP mit einem rekombinanten BP180-Protein (extrazellulärer Anteil) *in vitro* nachgewiesen [4]. Diese Untersuchungen zeigten

1. daß 8/11 Patienten mit bullösem Pemphigoid, die zirkulierende Antikörper gegen BPAG2 haben, auch T-Zellantworten auf BPAG2 aufwiesen;
2. daß die Mehrzahl der BP-Patienten mit autoreaktiven BP180-spezifischen T-Zellen Träger des DQß1*0301-Allels waren, das bei dieser Erkrankung prävalent ist [6] und
3. daß auch gesunde Träger des DQß1*0301-Allels *In vitro* T-Zellantworten auf BP180 aufwiesen.

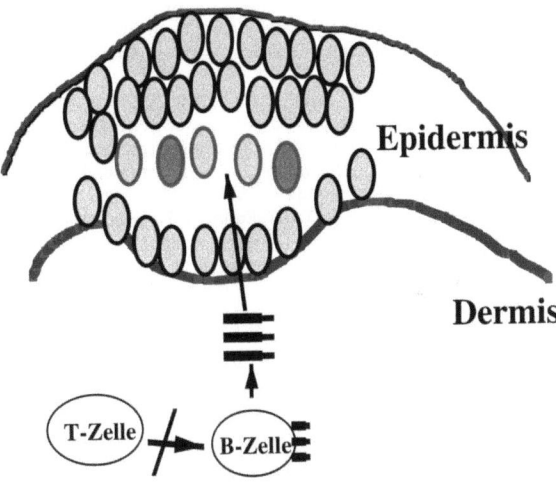

Abb. 1. Schematische Darstellung der potentiellen Rolle autoreaktiver T Helfer 2-Lymphozyten bei der Autoantikörperproduktion durch B-Lymphozyten als denkbarer Ansatzpunkt einer spezifischen Immuntherapie bullöser Autoimmunerkrankungen

Dies legt nahe, daß – analog zu den Beobachtungen beim Pemphigus vulgaris – bestimmte HLA Klasse II-Allele zu autoreaktiven T-Zellantworten auch bei Gesunden prädisponieren. BP180-reaktive T-Zellen von BP-Patienten produzierten überwiegend Th2-Zytokine, während autoreaktive T-Zellen von drei Gesunden ausschließlich IFN-γ produzierten [4]. Th2-Zellen spielen möglicherweise eine Rolle bei der Pathogenese de BP, da Seren von BP-Patienten Autoantikörper der Th2-abhängigen IgG4-, IgA- und IgE-Klassen enthalten [5,10].

Die dargestellten Untersuchungen legen nahe, daß sowohl beim PV als auch beim BP autoreaktive Th2-Zellen maßgeblich an der Immunpathogenese dieser Erkrankungen beteiligt sein können. Hierfür spricht ferner der Nachweis hoher Autoantikörpertiter vom Th2-regulierten IgG4-Typ in den Seren von PV- und BP-Patienten während aktiver Krankheitsphasen [2,3]. Laufende in vitro-Untersuchungen sollen zeigen, ob autoreaktive Th2-Zellen in der Lage sind, B-Zellen von PV- und BP-Patienten zur Produktion pathogener Autoantikörper zu stimulieren. In diesem Fall wäre es denkbar, durch therapeutische Immunmodulation autoreaktiver Th2-Zellen die Produktion pathogener Autoantikörper zu hemmen (Abb. 1).

Literatur

1. Ahmed AR, Yunis EJ, Khatri K, Wagner K, Notani G, Awdeh Z, Alper CA (1990) Major histocompatibility complex haplotype studies in Ashkenazi Jewish patients with pemphigus vulgaris. Proc Natl Acad Sci USA 87:7658–7662

2. Bernard P, Aucouturier P, Denis F, Bonnetblanc JM (1990) Immunoblot analysis of IgG subclasses of circulating antibodies in bullous pemphigoid. Clin Immunol Immunopathol 54:489–494
3. Bhol K, Ahmed AR, Aoki V, Mohimen A, Nagarwalla N, Natarajan K 1995) Correlation of peptide specificity and IgG subclass with pathogenic and nonpathogenic autoantibodies in pemphigus vulgaris: a model for autoimmunity. Proc Natl Acad Sci U S A 92:5239–5243
4. Büdinger L, Borradori L, Yee C, Eming R, Ferencik S, Grosse-Wilde H, Merk HF, Yancey KB, Hertl M (1998) Identification and characterization of autoreactive T cell responses to bullous pemphigoid (BP) antigen 2 in patients with BP and HLA-DQß1*0301 positive normals. J Clin Invest 102: 2082–2089
5. Delaporte E, Dubost-Brama A, Ghohestani R, Nicolas JF, Neyrinck JL, Bergoend H, Janin A, Capron M (1996) IgE autoantibodies directed against the major bullous pemphigoid antigen in patients with a severe form of pemphigoid. J Immunol 157:3642–3647
6. Delgado JC, Turbay D, Yunis EJ, Morton ED, Bhol K, Norman R, Alper CA, Good RA, Ahmed AR (1996) A common major histocompatibility complex class II allele HLA-DQß1*0301 is present in clinical variants of pemphigoid. Proc Natl Acad Sci USA 93:8569–8571
7. Giudice, GJ, Emery DJ, Diaz LA (1992) Cloning and primary structural analysis of the bullous pemphigoid autoantigen BP180. J Invest Dermatol 99:243–250
8. Hertl M, Amagai M, Sundaram H, Stanley JR, Ishii K, Katz SI (1998) Recognition of desmoglein 3 by autoreactive T cells in pemphigus vulgaris patients and normals. J Invest Dermatol 110:62–66
9. Hertl M, Karr RW, Amagai M, Katz SI (1998) Heterogeneous MHC II restriction pattern of autoreactive desmoglein 3-specific T cell responses in pemphigus vulgaris J Invest Dermatol 110:388–392
10. Hertl M, Büdinger L, Christophoridis S, Yancey KB, Borradori L (in press). Serum IgA- and IgG-autoantibodies targeting bullous pemphigoid antigen 2 in a patient with bullous IgA/IgG disease. Br J Dermatol
11. Lin MS, Swartz SJ, Lopez A, Ding X, Fernandez-Vina MA, Stastny P, Fairley JA, Diaz LA (1997) Development and characterization of desmoglein 3-specific T cells from patients with pemphigus vulgaris. J Clin Invest 99:31–40
12. Liu Z, Diaz LA, TroyJ.L, Taylor AF, Emery DJ, Fairley J, Giudice GJ (1993) A passive transfer model of the organ-specific autoimmune disease, bullous pemphigoid, using antibodies generated against the hemidesmosomal antigen, BP 180. J Clin Invest 92:2480–2488
13. Riechers R, Grötzinger J, Hertl M (in press) HLA class II restriction of autoreactive T cell responses in pemphigus vulgaris and potential applications for a specific immunotherapy. Autoimmunity
14. Stanley JR (1992) Cell adhesion molecules as targets of autoantibodies in pemphigus and pemphigoid, bullous diseases due to defective epidermal cell adhesion. Adv Immunol 53:291–325
15. Wucherpfennig KW, Yu B, Bhol B, Monos DS, Argyris E, Karr RW, Ahmed, AR, Strominger JL (1995) Structural basis for major histocompatibility complex (MHC)-linked susceptibility to autoimmunity: charged residues of a single MHC binding pocket confer selective presentation of self-peptides in pemphigus vulgaris. Proc Natl Acad Sci USA 92:11935–11939

Zirkulierende Autoantikörper gegen BP180: Die Reaktivität im ELISA korreliert mit der Krankheitsaktivität des bullösen Pemphigoids

E. Schmidt, K. Obe, I. Chimanovitch, K. Herzele, S. Reimer, E.-B. Bröcker, G. Giudice, D. Zillikens

Zusammenfassung

Das bullöse Pemphigoid (BP) ist mit Autoantikörpern (AAk) gegen zwei hemidesmosomale Strukturproteine der Haut, BP180 und BP230, assoziiert. Der Antikörpertiter in der indirekten Immunfluoreszenz (IF) korreliert jedoch nicht mit der Krankheitsaktivität der Patienten. In der vorliegenden Studie gingen wir der Frage nach, ob die Serumspiegel der anti-BP180 AAk die Krankheitsaktivität besser widerspiegeln als die Titer der indirekten IF. Wir untersuchten die Seren von 15 BP konsekutive Patienten jeweils vor Therapie und 4 und 8 Wochen später mittels indirekter IF auf NaCl-separierter humaner Spalthaut und im ELISA mit der rekombinanten BP180 NC16A Domäne als Zielantigen. Zur selben Zeit wurde die Krankheitsaktivität anhand der Anzahl der Läsionen beurteilt. Neun Patienten wurden mit Dapson plus Methylprednisolon (Da/M Gruppe) und 6 Patienten mit Doxycyclin plus Nicotinamid (Do/N Gruppe) behandelt. In beiden Therapiegruppen korrelierte die Krankheitsaktivität mit der BP180-Reaktivität im ELISA (p = 0,0072 bzw. 0,0040), nicht jedoch mit den Titern der indirekten IF (p = 0,16 bzw. 0,18). In der Da/M Gruppe korrelierten zudem Krankheitsaktivität und benötigte Steroiddosis (p = 0,0022). In dieser Studie zeigen wir erstmals, daß anti-BP180 AAk in direktem Zusammenhang mit der Krankheitsaktivität der Patienten stehen. Unsere Ergebnisse unterstreichen die pathogenetische Bedeutung von anti-BP180 AAk und zeigen, daß der BP180 ELISA zur Therapiekontrolle des BP geeignet ist.

Einleitung

Das bullöse Pemphigoid (BP) ist eine subepidermale blasenbildende Erkrankung des älteren Menschen, die durch lineare Ablagerung von IgG und /oder C3 entlang der Basalmembran charakterisiert ist. Zirkulierende Autoantikörper (AAk) binden an der epidermalen Seite von NaCl-separierter humaner Spalthaut und sind gegen zwei hemidesmosomale Strukturproteine der Haut, BP180 und BP230, gerichtet [11]. Da BP230 als Protein des hemidesmosomalen Plaques intrazellulär liegt, spielen AAk gegen BP230 bei der Initiierung der Erkrankung vermutlich keine primäre Rolle. Im Gegensatz dazu ist BP180 ein transmembranöses Glykoprotein mit einem langen extrazellulären Anteil, der bis in die Lamina densa reicht [12]. Die nicht-kollagene Domäne auf der BP180 Ektodomäne, die sich direkt an den transmembranösen Abschnitt anschließt, wird als NC16A bezeichnet. NC16A stellt eine immundominante Region auf der BP180-Ektodomäne dar [10]. AAk gegen BP180 NC16A wurden außer beim BP auch beim Lichen planus pemphigoides, beim vernarbenden Pemphigoid und bei der linearen IgA Dermatose nachgewiesen [11]. Mit der NC16A Domäne als Zielantigen entwickelten wir kürzlich zum Nachweis von AAk gegen BP180 einen sehr sensitiven und spezifischen ELISA [9]. Im Mausmodell für BP wurde das murine Homolog zu BP180 NC16A als pathogenetisch relevantes Autoantigen identifiziert [4]. Obwohl allgemein akzeptiert ist, daß BP eine durch AAk vermittelte Erkrankung ist, spiegeln die Titer der indirekten IF, anders als beim Pemphigus, nicht die Krankheitsaktivität der Patienten wider [1,8]. Die indirekte IF differenziert jedoch nicht zwischen AAk gegen BP180 und BP230. Um die Bedeutung der AAk gegen BP180 weiter zu charakterisieren, untersuchten wir bei 15 BP Patienten die Reaktivität der AAk im Verlauf ihrer Erkrankung mittels indirekter IF und BP180 NC16A ELISA. Im Gegensatz zu den Titern der indirekten IF korrelierte die Krankheitsaktivität der Patienten mit den Serumspiegeln der AAk gegen BP180.

Patienten

Fünfzehn Patienten mit für BP typischen klinischen, histologischen und immunpathologischen Veränderungen wurden in der vorliegenden Studie untersucht. In der indirekten IF auf NaCl-separierter humaner Spalthaut banden alle Seren auf der epidermalen Seite des artifiziellen Spaltes mit Titern zwischen 1:10 und 1:640. Alle Seren zeigten positive Reaktivität im ELISA und Immunoblot gegen BP180 NC16A. Sechs konsekutive Patienten, 3 Frauen und 3 Männer, wurden oral mit einer Kombination aus Doxycyclin, 100 mg 2mal/Tag und Nikotinamid, 400 mg 3mal/Tag (Do/N Gruppe) und 9 konsekutive Patienten (5 Frauen und 4 Männer) mit Dapson, 1,0 bis 1,5 mg/kgKG/Tag plus Methylprednisolon, 0,5 bis 1,0 mg/kgKG/Tag (Da/M Gruppe) behandelt. In der Do/N Gruppe (Da/M Gruppe) lag das Alter zwischen 68 und 92 (50 und 90 Jahren) mit einem Median von 77 (71) Jahren und einem Mittelwert von 70 ± 10 (69 ± 13) Jahren [± SD]. Die Therapie der Do/N Gruppe erfolgte nach einem modifizierten Protokoll von Hornschuh et al. [2]. Die orale Therapie wurde begleitet von lokaler Anwendung von 0,5% Clobetasolpropionat Creme. Nach 80% Abheilung der Läsionen wurde die lokale Steroidbehandlung beendet und Doxyzyklin auf 100 mg/d und Nikotinamid auf 600 mg/Tag reduziert. Bei weiterer Hautbesserung wurde zuerst Nikotinamid und dann Doxycyclin abgesetzt. Bei der Da/M Gruppe wurde die Dosis des Methylprednisolon stufenweise reduziert, wenn keine neuen Läsionen auftraten und bestehende Läsionen zu 80% abgeheilt waren. Nach Absetzen des Steroids wurde Dapson in 25 mg Schritten reduziert.

Vor Therapie und jeweils 4 und 8 Wochen später wurden Blutproben für die Untersuchung mittels ELISA und indirekter IF entnommen und die Krankheitsaktivität beurteilt. Zehn oder mehr frische Blasen/Erosionen wurden als Aktivitätsstufe 3, 1–10 frische Läsionen als Stufe 2 bewertet. Wenn keine neuen Läsionen aufgetreten waren, entsprach die Aktivität der Stufe 1.

Methoden

Glutathion S-Transferase (GST)-NC16A Fusionsproteine wurden in E. coli exprimiert, mittels SDS-PAGE aufgetrennt und auf Nitrozellulosemembran übertragen [10]. Für die Untersuchung im Westernblot wurde die mögliche GST-Reaktivität der Seren durch Präadsorption mit GST-haltigem Zellysat entfernt [10]. BP180 NC16A Reaktivität wurde im ELISA bestimmt wie beschrieben [9]. Der HRP-markierte Ziege anti-human IgG Detektionsantikörper (Kirgegaard and Perry, Gaithersburg, MD, USA) wurde 1:10 000 verdünnt und die optische Dichte nach Substratzugabe bei 492 nm bestimmt. Jede Serumprobe wurde in Triplikaten gemessen, jeweils mit GST-NC16A und rekombinantem GST als Zielantigen. Die mittleren OD-Werte der GST Messungen wurden dann von denen mit GST-NC16A abgezogen [9]. Korrelationsanalysen führten wir mit dem AR1 Serienkorrelationstest nach Jones durch [3].

Ergebnisse

Vier Wochen nach Therapiebeginn traten in der Da/M Gruppe bei 8 von 9 Patienten keine neuen Blasen mehr auf, in der Do/N Gruppe bei 5 von 6 Patienten. Nach 8 Wochen Therapie waren in der Da/M Gruppe alle Patienten frei von frischen Läsionen, während in der Do/N Gruppe noch 2 der 6 Patienten unter Blasenbildung litten. Einer dieser Patienten hatte zuvor seine Medikation eigenständig abgesetzt, woraufhin es erneut zur Ausbildung von Blasen kam. Bei den meisten Patienten verringerten sich die Titer der indirekten IF unter Therapie nur geringfügig. Nach 8 Wochen Therapie wiesen nur 3 Patienten der Da/M und kein Patient in der Do/N Gruppe negative Befunde in der indirekten IF auf. Im Gegensatz dazu war die NC16A Reaktivität im Serum der meisten Patienten rückläufig. Nach 8 Wochen Therapie war in der Da/M (Do/N) Gruppe bei 4 von 9 (0 von 6) Patienten keine NC16A

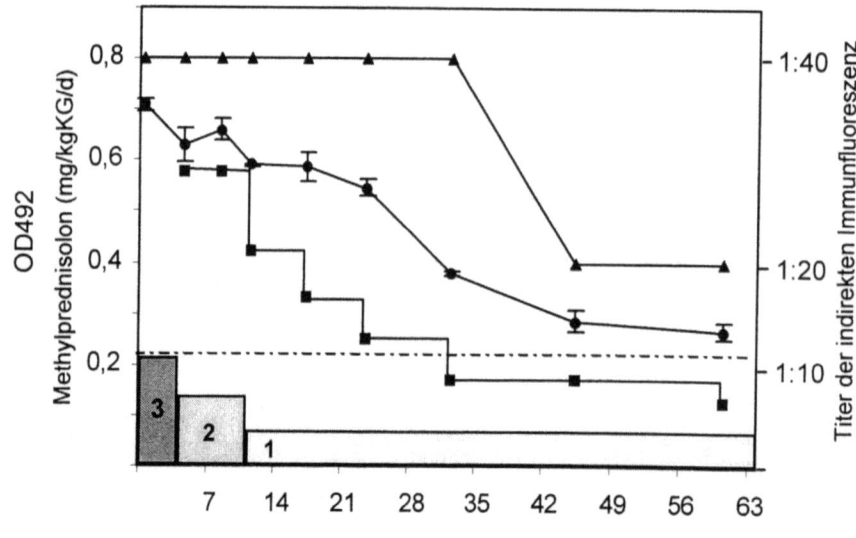

Abb. 1. Beim bullösen Pemphigoid korreliert die Krankheitsaktivität der Patienten mit dem Serumspiegel der anti-BP180 NC16A Antikörper. Dargestellt sind die Befunde eines repräsentativen Patienten, der mit Methylprednisolon plus Dapson behandelt wurde. Krankheitsaktivität (Säulen), Serumreaktivität gegen BP180 NC16A (Kreise), Antikörpertiter in der indirekten Immunfluoreszenz (Dreiecke) und Kortikosteroiddosen, die nötig waren, um erneute Blasenbildung zu unterdrücken (Quadrate), sind gezeigt. Anti-BP180 NC16A Antikörper korrelieren zudem mit der benötigten Kortikosteroiddosis

Reaktivität mehr nachweisbar und bei 4 von 9 (3 von 6) lagen die anti-BP180 NC16A Spiegel nur noch wenig über Spiegeln bei gesunden Kontrollen. In beiden Therapiegruppen korrelierte die Krankheitsaktivität der Patienten mit den Spiegeln der AAk gegen BP180 NC16A im Serum (p = 0,0040 bzw p = 0,0072), nicht jedoch mit dem Titer der indirekten IF (p = 0,18 bzw. 0,016). In der Da/M Gruppe lag zudem eine signifikante Korrelation zwischen der BP180 NC16A Reaktivität im Serum der Patienten und der Steroiddosis vor, die nötig war, um das Auftreten neuer Blasen zu unterdrücken (p = 0,0022). Abbildung 1 zeigt ein repräsentatives Beispiel eines Patienten der Da/M Gruppe.

Schlußfolgerung

Anders als beim Pemphigus spiegeln beim BP die Titer der indirekten IF nicht die Krankheitsaktivität wider [1, 8]. AAk der BP Patienten sind gegen das intrazelluläre BP230 und gegen verschiedene intra- und extrazelluläre Regionen von BP180 gerichtet [5, 7, 10]. Über 90% der Patienten zeigen Reaktivität mit der NC16A Domäne von BP180 [9]. Das murine Homolog zur humanen BP180 NC16A Domäne wurde kürzlich als pathogenetisch relevantes Zielantigen im Mausmodell für BP identifiziert [4]. Vor diesem Hintergrund gingen wir in dieser Studie der Hypothese nach, daß die Spiegel von IgG AAk gegen BP180 NC16A im Serum der Patienten mit ihrer Krankheitsaktivität korrelieren. Wir untersuchten 15 BP Patienten, die oral mit Dapson plus Methylprednisolon oder einer Kombination von Doxycyclin und Nicotinamid behandelt wurden. Über die ersten 8 Therapiewochen korrelierte die Krankheitsaktivität der Patienten mit den Serumspiegeln der AAk gegen BP180 NC16A. Eine Patientin stoppte ihre Medikation eigenständig, worauf es zur erneuten Blasenbildung kam und auch die AAk gegen BP180 anstiegen.

In Einklang mit früheren Untersuchungen korrelierte bei unseren Patienten die Krankheitsaktivität jedoch nicht mit den Titern der indirekten IF. Kürzlich wurde berichtet, daß der AAk Nachweis in der indirekte IF zum Großteil auf Reaktivität der AAk mit BP230 beruht und nur zu einem kleineren Teil auf Reaktivität gegen BP180 [6]. Diese Beobachtung könnte die fehlende Korrelation zwischen Krankheitsstärke und indirektem IF Titer erklären. Zusätzlich fanden wir bei der Da/M Gruppe eine direkte Korrelation zwischen der Steroiddosis, die nötig war, um die Ausbildung neuer Blasen zu verhindern und den Serumspiegeln der anti-BP180 AAk. Der NC16A ELISA stellt somit ein einfaches Instrument zur Kontrolle der Therapie von BP Patienten dar.

In dieser Studie zeigen wir, daß beim BP Serumspiegel der AAk gegen BP180 NC16A die Krankheitsaktivität der Patienten widerspiegeln. Unsere Daten verdeutlichen die pathogenetische Bedeutung der anti-BP180 AAk.

Literatur

1. Ahmed AR, Maize JC, Provost TT. Bullous pemphigoid (1977) Clinical and immunologic follow-up after successful therapy. Arch Dermatol 113: 1043–1046
2. Hornschuh B, Hamm H, Wever S, Hashimoto T, Schröder U, Bröcker E-B, Zillikens D (1997) Treatment of 16 patients with bullous pemphigoid with oral tetracycline and niacinamide and topical clobetasol. J Am Acad Dermatol 36: 101–103
3. Jones RH, Boadi-Boateng F (1991) Unequally spaced longitudinal data with AR(1) serial correlation. Biometrics 47: 161–175
4. Liu Z, Diaz LA, Swartz SJ, Troy JL, Fairley JA, Giudice GJ (1995) Molecular mapping of a pathogenically relevant BP180 epitope associated with experimentally induced murine bullous pemphigoid. J Immunol 155: 5449–5454
5. Nie Z, Hashimoto T (1999) IgA antibodies of cicatricial pemphigoid sera specifically react with C-terminus of BP180. J Invest Dermatol 112: 254–255
6. Pas HH, de Jong MCJM, Jonkman MF, Heeres K, Slijper-Pal IJ, van der Meer JB (1995) Bullous pemphigoid: serum antibody titre and antigen specificity. Exp Dermatol 4: 372–376
7. Perriard J., F. Jaunin, B. Favre, L. Budinger, M. Hertl, J. H. Saurat, and L. Borradori (1999) IgG autoantibodies from bullous pemphigoid (BP) patients bind antigenic sites on both the extracellular and the intracellular domains of the BP antigen 180. J Invest Dermatol 112: 141–147
8. Zillikens D, Ambach A, Schuessler M, Dummer R, Hartmann AA, Burg G (1992) The interleukin-2 receptor in lesions and serum of bullous pemphigoid. Arch Dermatol Res 284: 141–145
9. Zillikens D, Mascaro JM, Rose PR, Liu Z, Ewing SM, Caux F, Hoffmann RG, Diaz LA, Giudice GJ (1997) A highly sensitive enzyme-linked immunosorbent assay for the detection of circulating anti-BP180 autoantibodies in patients with bullous pemphigoid. J Invest Dermatol 109: 679–683
10. Zillikens D, Rose PR, Balding SD, Liu Z, Olague-Marchan M, Diaz LA, Giudice GJ (1997) Tight clustering of extracellular BP180 epitopes recognized by bullous pemphigoid autoantibodies. J Invest Dermatol 109: 573–579
11. Zillikens D (1999) Acquired skin disease of hemidesmosomes. J Dermatol Sci, 20: 134–154
12. Zillikens D, Giudice GJ (1999) BP180/type VII collagen: Its role in acquired and inherited disorders of the dermal-epidermal junction. Arch Dermatol Res, 291: 187–194

Nachweis von Autoantikörpern gegen Gewebstransglutaminase bei Patienten mit Dermatitis herpetiformis Duhring, nicht aber bei linearer IgA-Dermatose

Ch. Rose, W. Dieterich, E.-B. Bröcker, D. Schuppan, D. Zillikens

Zusammenfassung

Wir bestimmten mittels ELISA die Serumspiegel der IgA Antikörper gegen Gewebstransglutaminase (GTG) bei Patienten mit Dermatitis herpetiformis (DH) Duhring und anderen blasenbildenden Autoimmunerkrankungen. Nur bei Patienten mit DH, nicht jedoch mit anderen Erkrankungen ließen sich IgA Antikörper gegen GTG nachweisen. Der Titer der GTG-Antikörper korrelierte mit dem der IgA Endomysium-Antikörper. Bei sämtlichen DH-Patienten ließ sich histologisch eine glutensensitive Enteropathie nachweisen. Die Bestimmung der Autoantikörper gegen Gewebstransglutaminase dürfte in Zukunft routinemäßig zur Diagnose der DH eingesetzt werden und unterstreicht die pathogenetische Beziehung zwischen DH und glutensensitiver Enteropathie.

Einleitung

Die Dermatitis herpetiformis (DH) Duhring ist in der Regel mit einer glutensensitive Enteropathie (GSE) assoziiert. DH-Patienten geben jedoch meist keine intestinalen Symptome an [6]. Kürzlich wurde die Gewebstransglutaminase (GTG) als Autoantigen der Endomysium-Antikörper der GSE identifiziert [5]. Die vorliegende Arbeit geht der Frage nach, inwieweit Patienten mit DH und anderen blasenbildenden Autoimmunerkrankungen Autoantikörper gegen Gewebstransglutaminase (GTG) aufweisen.

Patienten und Methoden

Wir untersuchten Serumproben von 11 Patienten mit DH (9 Männer, 2 Frauen; Durchschnittsalter 37,7 Jahre). Zehn Serumproben wurden vor und eine unter Therapie gewonnen. Neben dem typischen klinischen Bild und positiver direkter Immunfluoreszenz (DIF) (5 Patienten mit granulären IgA Ablagerungen in den Papillenspitzen und 6 Patienten mit kontinuierlichem granulären IgA Ablagerungen entlang der Basalmembran) ließen sich bei allen Patienten Endomysium-Antikörper der IgA-Klasse auf Affenösophagus nachweisen (Titer zwischen 1:2 und 1:320). Von 9 Patienten wurden Dünndarmbiopsien vor Einleitung der Therapie gewonnen. Anhand der histologischen Schnittpräparate wurde das Ausmaß der intestinalen Zottenatrophie nach Marsh beurteilt [8, 9].

Zum Vergleich wurden Seren von 15 Patienten mit linearer IgA-Dermatose (LAD), 6 Patienten mit Epidermolysis bullosa acquisita (EBA) und 10 Patienten mit bullösem Pemphigoid (BP) untersucht. Alle Patienten mit BP und EBA zeigten in der DIF lineare Ablagerungen von IgG und/oder C3 an der Basalmembran. Bei den LAD-Patienten fanden sich lineare Ablagerungen von IgA an der Basalmembran.

Im Immunoblot dermaler Extrakte banden alle 6 EBA-Patienten an das 290-kDa schwere Typ VII Kollagen [14]. Alle BP und EBA-Seren wurden mittels ELISA und Immunoblot unter Verwendung einer rekombinanten Form der immundominanten NC16A Domäne von BP180 untersucht [15]. Die Serumspiegel der IgA Antikörper gegen Gewebstransglutaminase wurden ebenfalls im ELISA bestimmt [4]. Alle Bestimmungen wurden im Duplikat bzw. Triplikat durchgeführt. Zur statistischen Auswertung wurde der Spearman-Test zur Korrelation der IgA anti-GTG Serumspiegel mit den IgA anti-Endomysium Autoantikörpertitern angewandt.

Ergebnisse

Bei allen Patienten mit DH ließen sich vor Therapiebeginn erhöhte IgA Antikörpertiter gegen GTG nachweisen (Abb. 1). Der Mittelwert lag bei 30 U/mL (12,0 bis 79,5 U/mL). Ein Patient, der seit längerem unter Dapson und glutenfreier Diät hauterscheinungsfrei war, wies keine Reaktivität gegen GTG auf. Die Seren der LAD-Patienten und der übrigen Kontrollen waren sämtlich negativ. Die Serumspiegel von IgA Antikörpern gegen GTG korrelierten mit den Titern der IgA Antikörper gegen Endomysium ($p<0,027$). Dünndarmbiopsien aller DH-Patienten zeigten typische Veränderungen einer GSE mit unterschiedlich stark ausgeprägter Zottenatrophie, Krypenhyperlasie

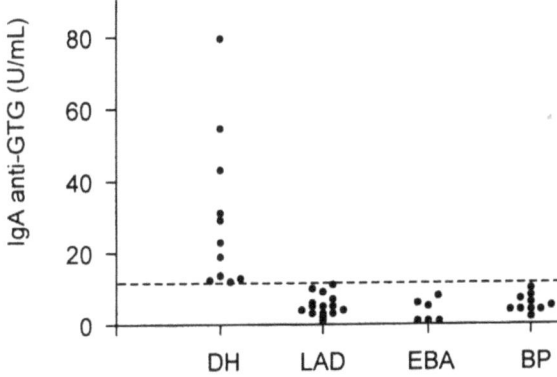

Abb. 1. IgA Antikörperserumspiegel (U/mL) gegen Gewebstransglutaminase (GTG) bei Patienten mit Dermatitis herpetiformis (DH; n=11), linearer IgA-Dermatose (LAD; n=15), bullösem Pemphigoid (BP; n=10) und Epidermolysis bullosa acquisita (EBA; n=6). Werte über 12 U/mL wurden als positiv gewertet

Diskussion

Kürzliche Untersuchungen zeigten, daß im Serum von Patienten mit einheimischer Sprue IgA Antikörper gegen GTG nachweisbar sind [4,13]. Die GTG ist ein intrazytoplasmatisches calciumabhängiges Enzym, das von einer Vielzahl von Zellen, insbesondere nach einem Zellschaden, synthetisiert und freigesetzt wird. Die pathogenetische Bedeutung des Enzyms für die GSE ist noch unklar. Bekannt ist, daß Gliadine ein Substrat der GTG darstellen. Unter dem Einfluß von GTG werden Gliadine untereinander und mit anderen Proteinen quervernetzt [10,12].

In der vorliegenden Untersuchung zeigen wir, daß IgA Autoantikörper gegen GTG auch im Serum von DH-Patienten nachweisbar sind. Bis auf einen Patienten hatten alle unsere Patienten erhöhte Spiegel von IgA Autoantikörper gegen GTG. Ein Patient, der keine Reaktivität aufwies, war unter Dapson und neunmonatiger glutenfreier Diät hauterscheinungsfrei. Vor Therapiebeginn war bei diesem Patienten jedoch eine GSE histologisch gesichert worden.

und lymphzytärem Infiltrat (Abb. 2). Fünf Patienten wiesen histologisch ein »infiltrativ hyperplastisches Stadium« (Typ 2 nach Marsh) und vier ein »flach destruktives Stadium« (Typ 3 nach Marsh) auf. Der Durchschnittswert der IgA Antikörperspiegel gegen GTG lag bei vier Patienten mit flach destruktiven Läsionen bei 42 U/mL und bei vier Patienten mit infliltrativ hyperplastischem Läsionen bei 25 U/mL.

Chorzelski und Mitarbeiter grenzten 1979 aufgrund von immunfluoreszenzmikroskopischen Befunde die LAD von der DH ab [2]. Während bei der DH granuläre IgA Ablagerungen gefunden werden, ist die LAD durch lineare IgA Ablagerungen an der dermoepidermalen Junktionszone gekennzeichnet. Später wurde erkannt, daß beide Erkrankungen zudem einen unterschiedlichen immungenetischen Hintergrund

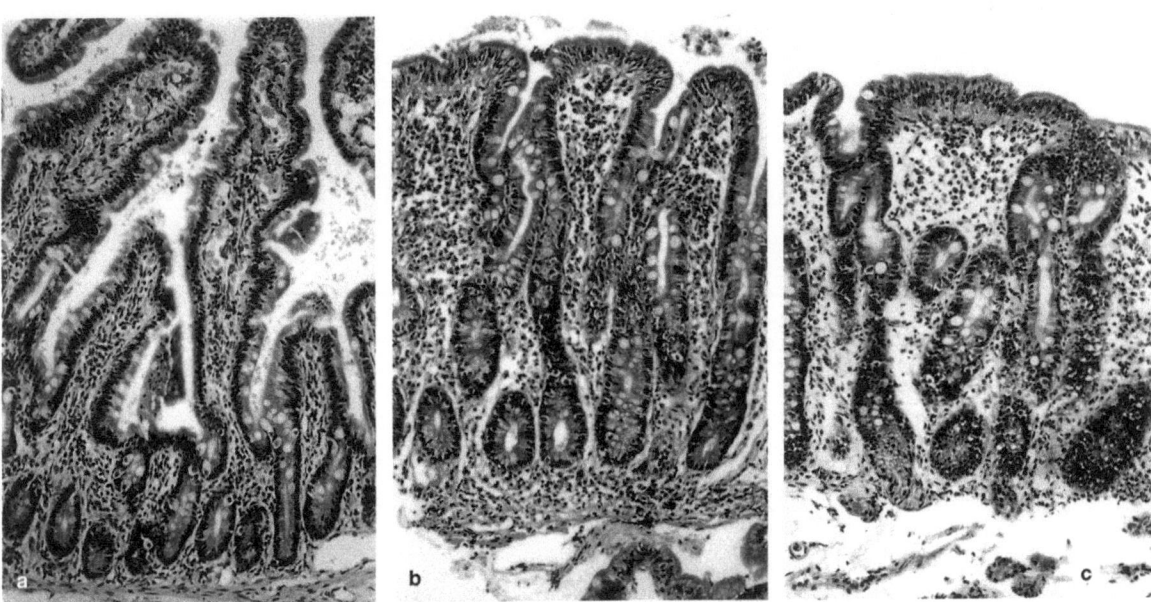

Abb. 2a-c. Histologische Befunde der Dünndarmbiopsien *a*, Normale Dünndarmschleimhaut mit langen schlanken Villi, kleinen Krypten und geringgradigem Entzündungsinfiltrat. *b*, Infiltrative hyperplastische Läsion mit Kryptenhypertrophie und Entzündungsinfiltrat (Typ 2 nach Marsh). *c*, Flach destruktive Läsion mit Destruktion der Villi, ausgeprägter Kryptenhyperplasie und Entzündungsinfiltrat (Typ 3 nach Marsh). Das Ausmaß der Veränderungen der Dünndarmschleimhaut korreliert mit dem jeweiligen Serumspiegel der IgA Antikörper gegen Gewebstransglutaminase (HE-Färbung, 200:1)

aufweisen und die LAD nicht mit einer GSE assoziiert ist [11]. Patienten mit LAD weisen im Serum keine anti-Endomysium Antikörper [3] und – wie nun hier gezeigt – auch keine IgA Autoantikörper gegen GTG auf. Auch in Seren von Patienten mit BP und EBA fanden wir keine Reaktivität gegen GTG. Obwohl alle von uns untersuchten DH-Patienten histologische Zeichen einer GSE aufwiesen, ist aus der Literatur bekannt, daß histologische Veränderungen einer GSE nicht immer nachweisbar sind, insbesondere wenn nur eine einzige Biopsieprobe der Darmschleimhaut entnommen wurde [1, 7]. Bekanntermaßen sind die intestinalen Veränderungen bei DH-Patienten geringer ausgeprägt als bei Patienten mit manifester einheimischer Sprue. Oftmals fehlen bei der DH klinisch auch gastrointestinale Symptome. Bei Sprue-Patienten wurden anti-GTG Serumspiegel von über 6000 U/mL beschrieben [4]. Die Spiegel unserer DH-Patienten lagen deutlich niedriger. Interessanterweise zeigten die Spiegel der IgA Antikörper gegen GTG bei unserern Patienten eine Beziehung zum Ausmaß der gastrointestinalen Veränderungen.

Der Nachweis von IgA Antikörpern gegen GTG bei DH-Patienten ist spezifisch für eine assoziierte GSE und dürfte in Zukunft routinemäßig bei der diagnostischen Abklärung einer DH zum Einsatz kommen. Unsere Ergebnisse unterstreichen die pathogenetische Beziehung der DH zur GSE.

Literatur

1. Brow J, Parker F, Weinstein W, Rubin CE (1971) The small intestinal mucosa in dermatitis herpetiformis: severity and distribution of the small intestinal lesion and associated malabsorption. Gastroenterology 60:355-61
2. Chorzelski TP, Jablonska S, Beutner EH, Bean SF, Furey NL. (1979) Linear IgA bullous dermatosis. In: Immunopathologpy of the skin. Hrgs.: Beutner EH, Chorzelski TP, Bean SF, 2nd edn. Wiley & Sons. pp 315-3
3. Chorzelski TP, Beutner EH, Sulej J, Tchorzewska H, Jablonska S, Kumar V, Kapuscinska A (1984) IgA anti-endomysium antibody. A new immunological marker of dermatitis herpetiformis and celiac disease. Br J Dermatol 111:395-402
4. Dieterich W, Laag E, Schöpper H, Volta U, Ferguson A, Gillett H, et al. (1998) Autoantibodies to tissue transglutaminase as predictors of celiac disease. Gastroenterology 115:1317-21
5. Dieterich W, Ehnis T, Bauer M, Donner P, Volta U, Riecken EO, Schuppan D (1997) Identification of tissue transglutaminase as the autoantigen of celiac disease. Nature Medicine 3:797-801
6. Fry L (1995) Dermatitis herpetiformis. Baillière's Clinical Gastroenterology 9:371-93
7. Fry L, Seah P, Harper PG, Hoffbrand AV, McMinn RMH (1974) The small intestine in dermatitis herpetiformis. J Clin Pathol 27:817-24
8. Marsh MN (1989) Studies of intestinal lymphoid tissue. XV: Histologic features suggestive of cell-mediated immune damage in jejunal mucosae of patients with dermatitis herpetiformis. Virchows Archiv A Pathol Anat 416:125-32
9. Marsh MN, Crowe PT (1995) Morphology of the mucosal lesion in gluten sensitivity. Baillière's Clinical Gastroenterology 9:273-93
10. Riecken EO, Daum S, Schulzke JD, Dieterich W, Schuppan D (1998) Gewebstransglutaminase als Autoantigen bei der einheimischen Sprue. Dtsch Med Wschr 123:1454-60
11. Sachs JA, Awad J, McCloskey D, Navarrete C, Festenstein H, Elliot E et al. (1986) Different HLA associated gene combinations contribute to susceptibility for coeliac disease and dermatitis herpetiformis. Gut 27:515-20
12. Schuppan D, Dieterich W, Riecken EO (1998) Exposing gliadin as a tasty food for lymphocytes. Nature Med 4:666-7
13. Sulkanen S, Halttunen T, Laurila K, Kolho KL, Korponay-Szabo IR, Sarnesto A, et al. (1998) Tissue transglutaminase autoantibody enzyme-linked immunosorbent assay in detecting celiac disease. Gastroenterology 115:1322-8
14. Zillikens D, Kawakara Y, Ishiko A, Shimizu H, Mayer J, Rank C, et al. (1996) A novel subepidermal blistering disease with autoantibodies to a 200-kDa antigen of the basement membrane zone. J Invest Dermatol 106:1333-8
15. Zillikens D, Mascaro JM, Rose PA, Liu Z, Ewing SM, Caux F, et al. (1997) A highly sensitive enzyme-linked immunosorbent assay for the detection of circulating anti-BP180 autoantibodies in patients with bullous pemphigoid. J Invest Dermatol 109:679-83

Porphyrie

Molekularbiologische Untersuchungen zur Erythropoetischen Protoporphyrie: die genetische Analyse ist sensitiver und spezifischer als biochemische und klinische Untersuchungstechniken zur Diagnosefindung

J. Frank, W. Ahmad, H. Lam, F. K. Jugert, K. Kalka, G. Goerz, H. F. Merk, A. M. Christiano

Zusammenfassung

Die Erythropoetische Protoporphyrie (EPP) resultiert aus einer angeborenen katalytischen Defizienz der Ferrochelatase (FC), des achten Enzym der Porphyrin-Häm-Biosynthese. Die erniedrigte FC-Aktivität führt zur übermäßigen Akkumulation und Deposition von Protoporphyrin (PP) in Erythrozyten, der Leber, der Galle und im Stuhl. In ca. 5% der EPP-Patienten akkumuliert PP zu hepatotoxischen Mengen in der Leber und führt zu progredientem Leberversagen verbunden mit Leberausfallskoma und Tod. Die EPP wird üblicherweise autosomal dominant vererbt, und die Mutationen im FC-Gen auf Chromosom 18q21.3 sind sehr heterogenetisch. Ziel unserer Studie war die Entwicklung einer hochsensitiven, molekulargenetischen Diagnosefindungsstrategie. Zur molekularen Untersuchung verwendeten wir die Polymerasekettenreaktion (PCR), Heteroduplexanalysen, automatische DNA-Sequenzanalysen, Haplotypisierungen und enzymatische Restriktionsverdaue. Bei 12 Patienten aus 10 deutschen Familien mit EPP entdeckten wir 8 verschiedene, zuvor nicht beschriebene Mutationen im FC-Gen. Bemerkenswerterweise führten die molekulargenetischen Untersuchungen innerhalb der Familien auch zur Identifikation zahlreicher sogenannter »stummer« Mutationsträger, die durch die bisher angewandten traditionellen klinischen und biochemischen Untersuchungstechniken nicht diagnostiziert werden konnten. Unsere Studie veranschaulicht, daß die molekularbiologische Untersuchung von EPP-Patienten sensitiver und spezifischer ist, als die Kombination aller anderen Untersuchungstechniken. Genetische Analyse-Strategien resultierten in einer 100%igen Diagnosefindungsrate und sind somit klinischen und biochemischen Untersuchungsmethoden deutlich überlegen. Aus diesem Grunde erwarten wir, daß in der nahen Zukunft die DNA-Analyse die Methode der Wahl zur Diagnosefindung bei der EPP sein wird.

Einleitung

Bei den Porphyrien handelt es sich um Stoffwechselerkrankungen des Porphyrin-Metabolismus, die aus einer angeborenen oder erworbenen Dysregulation eines der acht Enzyme der Häm-Biosynthese resultieren. Die erythropoetische Protoporphyrie (EPP; OMIM Nummer 177000) wird durch eine angeborene partielle katalytische Defizienz des achten Enzyms der Porphyrin-Häm-Biosynthese, der Ferrochelatase (FC), hervorgerufen [1]. Dieses Enzym ist an der inneren mitochondrialen Membran lokalisiert und katalysiert den Einbau von Eisen in Protoporphyrin (PP) zur Bildung von Häm [1, 2].

Eine reduzierte FC-Aktivität von 10–40% des Normalwertes konnte bislang im Knochenmark, in Retikulozyten, Lymphozyten, in der Leber und in kultivierten Hautfibroblasten von EPP-Patienten nachgewiesen werden [2]. Diese reduzierte Aktivität der FC führt zur übermäßigen Akkumulation von PP, einer hydrophoben und lichtsensibilisierenden Substanz [2]. Das charakteristische klinische Symptom der EPP ist demzufolge eine durch die Ablagerung von PP bedingte und abnorm gesteigerte kutane Photosensitivität, die durch persistierende brennende Schmerzen im Zusammenhang mit Erythem und Ödem wenige Minuten nach Exposition mit UV-Licht gekennzeichnet ist [1–3]. Da die FC auch in der Leber exprimiert ist, kommt es bei Patienten mit EPP zur Anhäufung von PP im hepatischen Gewebe. In ca. 5% dieser Fälle nimmt die Erkrankung einen dramatischen Verlauf: PP akkumuliert zu hepatotoxischen Dosen und führt zu Cholestase, Leberzirrhose und progredienter metabolischer Dekompensation mit Leberversagen, Koma und Tod [1, 2]

Die Diagnose der EPP wird üblicherweise anhand der typischen klinischen Symptome und biochemisch durch Messung der PP-Konzentrationen in Erythrozyten und/oder Messung der reduzierten katalytischen FC-Aktivität in Lymphozyten von EPP-Patienten gestellt [1–3]. Unglücklicherweise erwiesen sich alle zuvor genannten diagnostischen Untersuchungsverfahren als unzureichend sensitiv oder spezifisch, insbesondere zur Diagnosefindung bei Kindern und »stummen Mutationsträgern« [1, 6]. Letztgenannte weisen keine klinischen Symptome oder biochemischen Veränderungen auf, obwohl sie eine Mutation im FC-Gen tragen und diese an ihre Nachkommen vererben können.

Die EPP weist üblicherweise einen autosomal dominanten Erbgang mit inkompletter Penetranz auf, wobei jedoch von einigen Autoren auch seltene Fälle mit rezessivem Erbgang publiziert worden sind [7, 8, 12]. Das humane FC-Gen befindet sich auf dem langen Arm von Chromosom 18 in der Region 18q21.3 [13]. Mittlerweile konnte die Nukleotisequenz der FC-cDNA aufgeschlüsselt werden, was zur Entdeckung einiger FC-Mutationen bei Patienten mit EPP geführt hat ([9], Übersicht in [6]).

Ziel unserer Studie war die Entwicklung einer sensitiven und spezifischen molekulargenetischen Diagnosefindungsstrategie und der Vergleich dieser Untersuchungsmethode mit den traditionellen Diagnosestrategien.

Material und Methoden

Wir untersuchten 12 Patienten und deren Familienmitglieder aus 10 unverwandten Familien deutscher Abstammung mit EPP. In einer vorherigen Studie waren für alle Probanden bereits die PP-Konzentrationen in Erythrozyten und die FC-Aktivität in Lymphozyten bestimmt worden [8]. Unsere Strategie zur Mutationssuche basiert auf molekularbiologischen Standardmethoden wie PCR, Heteroduplexanalyse, automatischer DNA-Sequenzanalyse und enzymatischem Restriktionsverdau und wurde von uns bereits zuvor im Detail publiziert [4, 5, 11].

Ergebnisse

Biochemisch wiesen alle 12 untersuchten Patienten erhöhte PP-Konzentrationen und eine signifikante Reduktion der FC-Aktivität auf, wohingegen die »stummen Mutationsträger« lediglich eine erniedrigte Aktivität der FC, jedoch keine gesteigerten PP-Werte zeigten [8]. Auffälligerweise entdeckten wir in zwei Familien sowohl beim Vater als auch bei der Mutter reduzierte FC-Aktivitäten, was normalerweise darauf hinweist, daß beide Elternteile Mutationsträger sein könnten [8].

Molekulargenetisch fanden sich acht verschiedene Mutationen im FC-Gen, darunter 1 Missense-Mutation, 5 Frameshift-Mutationen und 2 Spleißstellen-Mutationen. Durch die molekularbiologischen Untersuchungen konnten auch zahlreiche »stumme Mutationsträger« identifiziert werden, die bislang keine klinischen Symptome oder Veränderungen der biochemischen Laborparameter aufgewiesen hatten.

Diskussion

In dieser Studie verglichen wir die Sensitivität und Spezifität der traditionellen Untersuchungsmethoden und Labortechniken zur Diagnose der EPP mit der molekulargenetischen Analyse von DNA-Proben.

Die Hautveränderungen bei der EPP können klinisch nicht von denen anderer Hauterkrankungen (z. B. polymorphe Lichtdermatose, idiopathische Lichturtikaria, allergische Kontaktdermatitis, andere kutane Porphyrien) unterschieden werden [1]. Da in unserer Studie alle »stummen Mutationsträger« bei Messung der PP-Konzentration in Erythrozyten Normalwerte aufwiesen [8], kann auch dieser biochemische Test in Ergänzung zur klinischen Inspektion offensichtlich keine zuverlässigen Daten zur Diagnosefindung beisteuern. Die Messung der reduzierten FC-Aktivität in Lymphozyten wurde bislang als hochsensitiver und -spezifischer Test zur Verifikation der Verdachtsdiagnose EPP angesehen [2, 8, 10]. Die Ergebnisse unserer Untersuchungen belegen jedoch, daß auch dieser biochemische Test Fehlerquellen beinhaltet, da interessanterweise in zwei der von uns untersuchten Familien beide klinisch unauffälligen Elternteile signifikant erniedrigte FC-Aktivitäten aufwiesen [6, 8]. Den biochemischen Ergebnissen zufolge hätten in beiden Familien sowohl der Vater als auch die Mutter jeweils eine heterozygote FC-Mutation aufweisen müssen [6, 8]. Die genetischen Untersuchungen ergaben jedoch, daß in beiden Familien jeweils nur die Mutter eine FC-Mutation aufwies, die sich auch bei den jeweils erkrankten Söhnen nachweisen ließ. Daraus folgern wir, daß es sich bei den bei beiden Vätern gemessenen erniedrigten FC-Aktivitäten um falsch positive Meßergebnisse handelt und diese Untersuchungstechnik nicht akkurat und zuverlässig ist.

Die molekulargenetische Analyse hingegen erfaßt alle Mutationsträger, darunter auch diejenigen ohne klinische Symptome und biochemische Auffälligkeiten. Die Ergebnisse unserer Studie belegen somit eindrucksvoll, daß molekularbiologische Untersuchungstechniken sensitiver und spezifischer sind als die bislang propagierten traditionellen diagnostischen Verfahren. Aus diesem Grunde erwarten wir, daß in der nahen Zukunft die DNA-Analyse die Methode der Wahl zur Diagnosefindung bei der EPP sein wird.

Literatur

1. Bickers D, Pathak MA, Lim HW (1996) The porphyrias. In: Fitzpatrick TB, Eisen, AZ, Wolff K, Freedberg, IM, Austen KF (Herausgeber): Dermatology in general medicine. Mc Graw-Hill, Inc., vierte Ausgabe, 1854–93
2. Cox TM Erythropoietic protoporphyria (1997). J Inher Metab Dis 20: 258–69

3. DeLeo VA, Poh-Fitzpatrick MB, Mathews-Roth MM, Harber LC (1976) Erythropoietic protoporphyria: ten years' experience. Am J Med 60: 8-22
4. Frank J, Christiano AM (1997) Genetic research strategies: a review of the acute porphyrias. Retinoids 13: 88-92
5. Frank J, Christiano AM (1998) The genetic bases of the porphyrias. Skin Pharmacol Appl Skin Physiol 11: 297-309
6. Frank J, Nelson J, Wang X, Yang L, Jugert FK, Kalka K, Poh-Fitzpatrick-MB, Goerz G, Mark HF, Christiano AM (1999) Eryhtropoietic protoporphyria: identification of novel mutations in the ferrochelatase gene and comparison of biochemical markers versus molecular analysis as diagnostic strategies. J Invest Med 47: 278-284
7. Goerz G, Bolsen K, Bunselmeyer S, Schurer NY (1994) Recessive inheritance of erythropoietic protoporphyria with liver failure. Lancet 344: 337
8. Goerz G, Bunselmeyer S, Bolsen K, Schürer NY (1996) Ferrochelatase activities in patients with erythropoietic protoporphyria and their families. Br J Dermatol 134: 880-85
9. Nakahashi Y, Taketani S, Okuda M, Inoue K, Tokunaga R (1990) Molecular cloning and sequence analysis of cDNA encoding human ferrochelatase. Biochem Biophys Res Commun 173: 748-55
10. Poh-Fitzpatrick MB (1986) Erythropoietic protoporphyria. Sem Dermatol 6: 99-105
11. Sambrook J, Fritsch EF, Maniatis T (Herausgeber) (1989): Molecular cloning: A laboratory manual. Cold Spring Harbor, New York: Cold Spring Harbor Laboratory Press
12. Sarkany RP, Alexander GJ, Cox TM (1994) Recessive inheritance of erythropoietic protoporphyria with liver failure. Lancet 343: 1394-96
13. Whitcombe DM, Carter NP, Albertson DG, Smith SJ, Rhodes DA, Cox TM (1991) Assignment of the human ferrochelatase gene (FECH) and a locus for protoporphyria to chromosome 18q22. Genomics 11: 1152-54

Atopie

Genetik des atopischen Ekzems

K. A. Deichmann, A. Heinzmann, J. Kühr

Das atopische Ekzem stellt eine genetisch komplexe Erkrankung dar, bei der das Zusammenspiel mehrerer Gene und Genvarianten sowie der bedeutende Einfluß äußerer Faktoren die Aufklärung zugrundeliegender molekulargenetischer Defekte erschweren. Eine geeignete wissenschaftliche Vorgehensweise soll am Beispiel des IL4-Rezeptorgens aufgezeigt werden. Der Identifikation der chromosomalen Region 16p11.2/12 (als an die Krankheit gekoppeltem Genort) folgte die Identifikation des IL4-Rezeptorgens als Kandidatengen der Atopieentstehung. Mehrere häufige Polymorphismen im kodierenden Genabschnitt wurden isoliert und für einige ein Einfluß auf die Rezeptorfunktion nachgewiesen. Das Beispiel des IL4-Rezeptorgens soll auch verdeutlichen, daß nicht wenige Mutationen sondern vielmehr das Zusammenspiel einiger häufiger Genvarianten das individuelle Risiko definiert, an einem atopischen Ekzem zu erkranken.

Das atopische Ekzem gehört in die Gruppe allergischer Erkrankungen, für die bereits zu Beginn dieses Jahrhunderts eine familiäre Häufung nachgewiesen und damit die These einer genetischen Beteiligung in den Raum gestellt wurde (Cooke 1916). Formalgenetisch wurde dies im Rahmen von Zwillingsstudien wie über Segregationsanalysen an ausgebreiteten Stammbäumen über mehrere Generationen erfaßt (Edfors-Lubs 1971). Gleichzeitig zeigte sich jedoch auch, daß solche genetischen Faktoren lediglich einen Teil der Krankheitsinzidenz erklären können und zusätzliche endogene und exogene Faktoren die Krankheitsmanifestation beeinflussen müssen (Kühr, 1996). Dies wiederum erschwert die Erforschung der molekulargenetischen Basis der Krankheitsdisposition. Hinzu kommen eine vermutete Polygenie (mehrere Genvarianten bestimmen im Zusammenspiel den Phänotyp), inkomplette Penetranz (Träger einer prädisponierenden Genvariante müssen nicht zwangsläufig die Erkrankung aufweisen), eine genetische Heterogenität (verschiedene Genvarianten bedingen unabhängig voneinander den Phänotyp) sowie die Möglichkeit einer Phänokopie (Umgebungseinflüsse bedingen den Phänotyp unabhängig von Genvarianten), die die genetische Komplexität unterstreichen (Sandford, 1996). Dennoch ist eine Aufklärung beteiligter Genvarianten an der Entstehung atopischer Erkrankungen von großem Interesse, einerseits um ein besseres Verständnis zugrundeliegender pathophysiologischer Abläufe zu erhalten, andererseits um frühzeitig und spezifisch individuelle Risiken vorherzusagen und möglicherweise die Entwicklung neuer therapeutischer Maßnahmen voranzutreiben.

Eine Verfeinerung molekulargenetischer und statistischer Untersuchungsmethoden erlaubte in den vergangenen Jahren, auch unabhängig von vorgegebenen Vererbungsmodellen die Suche nach Genen zu beginnen, die in der Pathogenese polygener Erkrankungen eine Rolle spielen (Davies, 1994).

Zusätzlich schwierig gestaltet sich das Vorgehen bei klinischen Phänotypen wie dem atopischen Ekzem, bei denen Zuordnung wie Schweregradeinschätzung nicht zuletzt vom jeweiligen Untersucher abhängen können. Diese Unschärfe in der Definition bedingt eine statistisch eingeschränkte Aussagekraft bei der Suche nach genetischen Grundlagen. Deshalb wurden zunächst sogenannte intermediäre Phänotypen wie eine Erhöhung des Gesamt-IgE Spiegels und das Vorhandensein einer spezifischen Sensibilisierung betrachtet, die eine klare Abgrenzung und Quantifizierung erlauben.

Der folgende Beitrag soll am Beispiel des IL4-Rezeptorgens die molekulargenetische Vorgehensweise verdeutlichen, die zur Aufklärung der Pathogenese des atopischen Formenkreises herangezogen wird. Er soll auch auf einige Besonderheiten hinweisen, die mit der Genetik polygener Erkrankungen einhergehen.

Der IL4-Signalweg im Rahmen atopischer Prozesse

Dem Interleukin 4 (IL4) kommt eine Schlüsselposition in der Regulation IgE vermittelter Prozesse zu. IL4 stimuliert die B-Zell Proliferation und fördert die Differenzierung der B-Zelle in Richtung einer IgE produzierenden Plasmazelle. Die IL4-Produktion stellt darüber hinaus ein charakteristisches Merkmal der allergietypischen TH2-Zelle dar (Coffman 1993; Hu-Li

1987). Daß die Genregion 5q31–32 an erhöhte Gesamt-IgE Spiegel gekoppelt ist und damit dem dort kodierten IL4 Gen eine pathogenetische Bedeutung für erhöhte IgE-Spiegel zukommen könnte, wurde erstmals 1994 von Marsh et al. beschrieben (Marsh 1994). Von besonderem Interesse ist in diesem Rahmen eine Arbeit in einer japanischen Population, die Varianten im IL4-Gen eine pathogenetische Bedeutung für das atopische Ekzem zuordnet (Kawashima 1998).

Das IL4-Rezeptorgen α

Im Hinblick auf die direkte IL4-Wirkung ergab sich die Frage, ob auch weitere Proteine mit Beteiligung am IL4-Signalweg in der Pathogenese allergischer Prozesse involviert sein könnten. IL4 wird an zellständige komplexe Rezeptoren gebunden, die das Signal ins Zellinnere weiterleiten (Idzerda 1990). Diesen eigen ist eine gemeinsame IL4-Rezeptor alpha-Kette (IL4Rα), die einerseits die Bindung des IL4 als auch die Weitergabe des Signals über mit dem Rezeptor assoziierte Janus-Kinasen bedingt. IL4 Bindung führt dabei zunächst zur Aktivierung der JAK2-Kinase mit Phosphorylierung der Tyrosinreste des Rezeptors selbst und in der Folge assoziierter Zellsubstrate wie IRS1, IRS2, STAT6 und SHP-1 (Yin 1994). IL4Rα stellt das essentielle Protein auf dem Weg des IL4-Signals ins Zellinnere dar. Das kodierende Gen für IL4Rα wurde auf dem kurzen Arm von Chromosom 16 lokalisiert (16p12–11.2, Pritchard 1991).

Im Rahmen sogenannter Kopplungsuntersuchungen gelang es unserer Arbeitsgruppe erstmals, Hinweise auf ein die Regulation des Gesamt-IgE Spiegels beeinflussendes Gen in der Genregion 16p11.2/12 zu erhalten (Deichmann 1998). Kopplungsuntersuchungen überprüfen dabei, ob von einem Phänotyp betroffene Geschwisterpaare überzufällig häufig gleiche elterliche Allele in einer Genregionen teilen, was einen indirekten Hinweis auf ein diesen Phänotyp (mit-)bedingendes Gen gibt. Weiterhin konnten wir im IL4Rα-Gen mehrere Genvarianten nachweisen, von denen alleine 7 zu Aminosäureaustauschen führen (Deichmann 1997). Für 3 dieser Aminosäurevarianten wurde in Assoziationsstudien wie Funktionsanalysen eine pathogenetische Bedeutsamkeit nachgewiesen.

Der zunächst beschriebene Polymorphismus Gln551Arg zeigte eine Assoziation mit erhöhten IgE-Spiegeln, wobei eine veränderte Bindung des in dieser Rezeptorregion ansetzenden STAT6 Zellsubstrat und in Folge ein verändertes Zellproliferationsverhalten nachgewiesen werden konnten (Hershey 1997).

Ile50Val befindet sich in der extrazellulären IL4 Bindungsregion des Rezeptors und verstärkt dessen Signal ins Zellinnere (Mitsuyasu 1998).

Für die Polymorphismen Ser503Pro und Gln576Arg ließen sich im Rahmen eigener Arbeiten Assoziationen mit erniedrigten Gesamt-IgE Spiegeln nachweisen, denen als funktionelles Korrelat eine komplexe Interaktion beider Aminosäurepolymorphismen entspricht (Kruse 1999). Diese ist insbesondere durch eine Änderung des Phosphorylierungsverhaltens seitens der assoziierten Kinasen, eine veränderte Aktivierung der ebenfalls interagierenden SHP1-Phosphatase wie eine zu vermutende sterische Änderung des Rezeptors erklärbar. Unterstrichen wird der interaktive Charakter der Aminosäurevarianten durch die Tatsache, daß die Assoziation des IgE-Spiegels die höchste Signifikanz in jener Gruppe von Individuen aufweist, die beide Varianten tragen.

Mittlerweile wurden die Kopplungsresultate wie Assoziationsresultate mehrfach belegt und die Bedeutung des Gens für die Atopieentstehung unterstrichen (Izuhara, 1999). Inwiefern die beschriebenen Aminosäurevarianten auch den klinischen Phänotyp des atopischen Ekzems mitverursachen, ist Gegenstand laufender Forschungsbemühungen.

Mutationen und Genvarianten

Die vorliegenden Untersuchungen verdeutlichen, daß nicht wenige Mutationen mit unbedingter pathophysiologischer Funktion atopische Erkrankungen bedingen, sondern erst die Summe durchaus häufiger genetischer Varianten (einzeln oder getrennt im Zusammenspiel mit weiteren Expositions- und Dispositionsfaktoren) das individuelle Atopierisiko definieren.

Genetische Grundlagen des atopischen Ekzems

Zur Zeit werden erste genomweite Studien in Angriff genommen, die sich speziell dem Phänotyp »atopische Dermatitis« widmen. Ob und inwiefern die dabei gefundenen Genregionen sich von den über die Intermediärphänotypen definierten Regionen unterscheiden, ist insbesondere im Hinblick auf die Pathogenese des atopischen Ekzems von besonderem Interesse.

Aussicht

Die momentan verfügbaren molekulargenetischen Techniken erlauben nur die Eingrenzung von Genen, die eine wesentliche Beteiligung an der Krankheitsentstehung aufweisen. Sie scheitern an der großen Zahl erforderlicher betroffener Geschwisterpaare, um auch Gene mit untergeordneter Bedeutung zu erfassen. Erst weiterentwickelte Vorgehensweisen, die sich auf exprimierte Sequenzen bisher unbekannter Gene stützen, werden es erlauben, sämtliche pathogenetisch bedeutsamen Genorte einzugrenzen und zu charakterisieren.

Literatur

Coffman RL, Lebman DA, Rothman P (1993) Mechanism and regulation of immunoglobulin isotype switching. Adv Immunol 54:229-270

Cooke RA, van der Veer (1916) Human sensitization. J Immunol 1:201-305

Davies JL et al. (1994) A genome-wide search for human type 1 diabetes susceptibility genes. Nature 371:130-136

Deichmann KA, Bardutzky J, Forster J, Heinzmann A, Kuehr J (1997) Common polymorphisms in the coding part of the IL4-receptor gene. Biochem Biophys Res Comm 231:696-697

Deichmann KA, Heinzmann A, Forster J, Dischinger S, Mehl Ch, Brueggenolte E, Hildebrandt F, Moseler M, Kuehr J (1998) Linkage and allelic association of atopy and markers flanking the IL4-receptor gene. Clin Exp Allergy 28:151-155

Edfors-Lubs ML (1971) Allergy in 7000 twin pairs. Acta Allergol 26:249-285

Hershey GKK, Friedrich MF, Esswein LA, Thomas ML, Chatila TA (1997) The association of atopy with a gain-of-function mutation in the a subunit of the interleukin-4 receptor. N Engl J Med 337:1720-25

Hu-Li J, Shevach EM, Mizuguchi J, O'Hara J, Mosmann T, Paul WE (1987) B cell stimulatory factor-1 (interleukin 4) is a potent costimulant for normal resting T lymphocytes. J Exp Med 165:157-172

Idzerda RL, March CJ, Mosley B et al. (1990) Human interleukin-4 receptor confers biological responsiveness and defines a novel receptor superfamily. J Exp Med 171:861-873

Izuhara K, Shirakawa T (1999) Signal transduction via the interleukin-4 receptor and its correlation with atopy. Review. Int J Mol Med 3:3-10

Kawashima T, Noguchi E, Arinami T et al. (1998) Linkage and association of an interleukin 4 gene polymorphism with atopic dermatitis in Japanese families. J Med Genet 35(6): 502-4

Kruse S, Japha T, Tedner M, Hauschildt Sparholt S, Forster J, Kuehr J, Deichmann KA (1999) The Polymorphisms S503P and Q576R in the IL4a-receptor gene are associated with atopy and influence the signal transduction. Immunology 96(3): 365-371

Kühr J (1996) Entstehung von Allergie und Asthma - Dispositionelle und expositionelle Einflüsse. Habilitationsschrift der Medizinischen Fakultät der Universität Freiburg

Marsh D, Neely JD, Breazeale DR, Ghosh B, Freidhoff LR, Ehrlich-Kautzky E, Schou C, Krishnaswamy G, Beaty TH (1994) Linkage analysis of IL4 and other chromosome 5q31.1 markers and total serum Immunoglobulin E concentrations. Science 264:1152-1156

Mitsuyasu H, Izuhara K, Mao XQ, Gao PS, Arinobu Y, Enomoto T, Kawai M, Sasaki S, Dake Y, Hamasaki N, Shirakawa T, Hopkin JM (1998) Ile50Val variant of IL4R alpha upregulates IgE synthesis and associates with atopic asthma. Nat Genet 19(2):119-120

Pritchard MA et al. (1991) The interleukin-4 receptor gene (IL4R) maps to 16p11.2-16p12.1 in the human and to the distal region of mouse chromosome 7. Genomics 10:801-806

Sandford A, Weir T, Paré P (1996) The Genetics of Asthma. Am J Respir Crit Care Med 153:1749-65

Yin T, Tsang ML-S, Yang Y-C (1994) Jak1 kinase forms complexes with interleukin-4 receptor and 4PS/Insulin receptor substrate-1-like protein and is activated by interleukin-4 and interleukin-9 in T lymphocytes. J Biol Chem 269:26614-26617

Aeroallergene als Schubfaktoren der atopischen Dermatitis

C. Gutgesell

Einleitung

Aeroalllergene (oder: Inhalationsallergene) werden seit vielen Jahren als Provokationsfaktoren atopischer Erkrankungen vermutet. Mittlerweile gilt es durch zahlreiche Untersuchungen als gesichert, daß sie eine ursächliche Rolle für das Asthma bronchiale spielen [1]. Im folgenden soll mit Pro- und Contra-Argumenten auf die Frage eingegangen werden, ob Aeroallergene bei Atopikern auch Ekzemschübe induzieren können. Dies erfolgt anhand von vier Aspekten:
- Klinische Beobachtung,
- Aeroallergen-Exposition,
- Atopie Patch Test,
- Allergenkarenz.

Im wesentlichen werden die Innenraumallergene, vor allem die Hausstaubmilben-Allergene, berücksichtigt, da hierzu die meisten Daten vorliegen.

Klinische Beobachtung

Pro

Patienten mit atopischer Dermatitis weisen sehr häufig eine Sensibilisierung gegenüber Aeroallergenen auf. Lediglich der relativ geringe Anteil an Patienten mit sogenannter »intrinsischer« atopischer Dermatitis zeigt weder im RAST noch im Pricktest positive Reaktionen auf (Aero)allergene.

Als weiteres Proargument wird die Tatsache angeführt, daß sich die Ekzemlokalisationen oft an frei getragenen Körperstellen (Gesicht, Hals) befinden.

Contra

Dagegen kann man halten, daß sich die atopische Dermatitis oft bereits im Säuglingsalter manifestiert, also zu einem Zeitpunkt, da noch keine Sensibilisierung gegen Aeroallergene zu beobachten ist. Außerdem gehören die Prädilektionsstellen des Beugenekzems (Kniekehle, Ellenbeuge) nicht zu den frei getragenen Körperstellen. Ein Contra-Argument aus den 60er Jahren des 20. Jahrhunderts war, daß die Hyposensibilisierung als Therapie des atopischen Ekzems unwirksam ist [2].

Aeroallergen-Exposition

Pro

Eine Untersuchung aus dem Jahre 1992 [3] zeigt, daß Patienten mit atopischer Dermatitis im Vergleich zu einem Normalkollektiv eine erhöhte häusliche Allergenbelastung mit Hausstaubmilben aufweisen. Aus diesen Daten hat der Autor berechnet, daß das relative Risiko, an atopischer Dermatitis zu erkranken, nahezu linear mit der Milbenbelastung ansteigt.

Contra

In dieser Arbeit fehlte allerdings ein Kontrollkollektiv, nämlich Patienten mit einer anderen schuppenden Dermatose, z.B. Psoriasis. Ebendies wurde in einer Publikation aus dem Jahr 1998 [4] untersucht. Die Autoren fanden auch bei Psoriasis eine im Vergleich zu Normalpersonen erhöhte häusliche Milbenbelastung. Zwischen Patienten mit atopischer Dermatitis und Psoriasis war kein signifikanter Unterschied zu beobachten. Als Schlußfolgerung ergibt sich, daß Ursache und Wirkung nicht verwchselt werden dürfen: Eine erhöhte häusliche Milbenbelastung ist nicht als Risikofaktor für das Auftreten einer atopischen Dermatitis zu interpretieren, sondern eher Folge einer mit Schuppung einhergehenden Dermatose. Hierzu passen auch Daten einer Studie aus England, nach der der Schweregrad der atopischen Dermatitis nicht mit der häuslichen Allergenbelastung korreliert [5].

Atopie Patch Test

Pro

Der Atopie Patch Test (Epikutantest mit Aeroallergenen) wurde zu Beginn der 1980er Jahre von Platts-

Mills et al. eingeführt [6]. Durch mehrere Untersuchergruppen wurde mittlerweile bestätigt, daß Aeroallergene, epikutan auf die Haut aufgetragen, die Epidermis penetrieren und zu einer spezifischen Immunreaktion führen können. Der Test ist inzwischen in seiner Durchführung weitgehend standardisiert worden [7]. Wir haben kürzlich gezeigt, daß das Hausstaubmilbenallergen Der p 1 im Atopie Patch Test zu einer Heraufregulation proinflammatorischer Zytokine in der Epidermis führt [8]. Klinisch ist ein positiver Atopie Patch Test als Ekzemreaktion sichtbar. Das Verfahren ist somit als »Provokationstest« an der Haut interpretierbar. Darüberhinaus wurde immer wieder berichtet, daß auch über die inhalative Route, also durch nasale oder bronchiale Provokationen, allergenspezifisch Ekzemschübe ausgelöst werden können [9, 10]. Diese Untersuchungen bedürfen aber weiterer Bestätigungen.

Contra

Beim Atopie Patch Test werden relativ hohe Testkonzentrationen eingesetzt. Nimmt man den Hausstaubmilben Patch Test, so wird hier mit Konzentrationen bis zum 100fachen der natürlichen Exposition gearbeitet. Außerdem ist seit langem bekannt, daß Hausstaubmilbenallergene Proteaseaktivität entfalten. Es überrascht daher nicht, daß der Atopie Patch Test nicht nur zu allergischen, sondern auch zu irritativen Reaktionen führen kann [11]. Wir haben die klinische Relevanz von Der p 1 Patch Testreaktionen untersucht, indem wir eine Korrelation zur häuslichen Milbenbelastung analysierten: Überraschenderweise fanden wir keine positive Korrelation. Das heißt also: eine hohe häusliche Hausstaubmilben-Allergenexposition ist nicht mit einem positiven Atopie Patch Test auf Hausstaubmilbenantigen assoziiert [12].

Allergenkarenz

Pro

Der Patient ist vor allem an einer Besserung seines klinischen Befundes interessiert. Die entscheidende Frage ist daher, ob Aeroallergenkarenz positive Effekte auf den Hautzustand haben kann. Diese Frage beschäftigt Dermatologen seit mindestens 70 Jahren. Rost berichtete 1928 über eine allergenfreie Kammer, mit der das sog. »Aeroplankton« (Hausstaubmilben sind als Allergen erst seit den 1960er Jahren bekannt) gemieden werden konnte. Dies führte bei seinen Patienten zu einer Ekzemverbesserung [13]. Seit etwa 10 Jahren gibt es praktikablere Methoden, um die Exposition mit Innenraumallergenen zu minimieren, nämlich allergendichte Zwischenbezüge für die Bettwaren, »encasing«. Es gibt in der internationalen Literatur bisher nur eine placebokontrollierte Studie zu der Frage, wie effektiv Allergenkarenzmaßnahmen (mit »encasing«) bei atopischer Dermatitis sind [14]. Hier zeigte sich in der Verumgruppe im Vergleich zur Placebogruppe eine signifikant stärkere Besserung.

Contra

Eine kontrollierte Studie mit Akariziden als Allergenkarenzmaßnahmen aus dem Jahre 1989 [15] fand keine positive Korrelation zwischen Milbenreduktion und klinischem Befund. Wir führten eine placebokontrollierte Allergenkarenzstudie mit encasing und Akariziden bei Patienten mit atopischem Ekzem [16] durch und fanden keinen signifikanten Unterschied zwischen Verum- und Placebogruppe, was den Schweregrad des Hautbefundes (SCORAD) und einem Aktivitätsparameter im Serum (Eosinophiles Cationisches Protein, ECP) betraf. Allerdings zeigte sich in der Verumgruppe eine Verbesserung subjektiver Parameter, nämlich eine Reduktion der juckreizbedingten Schlaflosigkeit. Wir interpretieren diese Befunde dahingehend, daß zwar die nächtliche Reduktion der Aeroallergenexposition zu einer Verbesserung der Lebensqualität führt, denn die Patienten können besser schlafen. Da die Patienten tagsüber aber weiterhin anderen Allergenen und Irritantien ausgesetzt sind, reicht diese Allergenreduktion nicht, um den objektiven Hautzustand zu verbessern.

Fazit

Als Schlußfolgerung ergibt sich, daß Aeroallergene bei einzelnen Individuen sicherlich zu einer spezifischen Immunreaktion führen können, die sich klinisch als Ekzem manifestiert. In der großen, in sich heterogenen Gesamtheit der Patienten mit atopischer Dermatitis ist die Signifikanz des Einflusses von Aeroallergenen aber zweifelhaft. Für die Zukunft werden stratifizierte Studien benötigt, die das Patientengut identifizieren, bei dem Aeroallergene pathogenetisch relevant sind. Denkbar ist beispielsweise, daß im Kindesalter Aeroallergene eine wichtigere Rolle als im Erwachsenenalter spielen. Vorerst bleibt es ärztliche Aufgabe, für jeden Patienten individuell die Bedeutung der Aeroallergene für die Aktivität der atopischen Dermatitis zu eruieren.

Literatur

1. Peat JK, Tovey E, Toelle BG, Haby MM, Gray EJ, Mahmic A, Woolcock AJ (1996) House dust mite allergens. A major risk factor for childhood asthma in Australia. Am J Respir Crit Care Med 153(1):141-6
2. Platts-Mills TAE, Chapman MD, Mitchell B, Heymann PW, Deuell B (1991) Role of Inhalant allergens in atopic eczema. In: Ruzicka T, Ring J, Przybilla B (Eds). Handbook of atopic eczema, pp192-203. Springer, Berlin.
3. Colloff MJ (1992) Exposure to house dust mites in homes of people with atopic dermatitis. Br J Dermatol 127(4):322-7
4. Hansen SK, Deleuran M, Johnke H, Thestrup-Pedersen K (1998) House dust mite antigen exposure of patients with atopic dermatitis or psoriasis. Acta Derm Venereol 78(2):139-41
5. Henderson AJ, Kennedy CT, Thompson SJ, Carswell F (1990) Temporal association between Der pI exposure, immediate hypersensitivity and clinical severity of eczema. Allergy 45(6):445-50
6. Mitchell EB, Crow J, Chapman MD, Jouhal SS, Pope FM, Platts-Mills TA (1982) Basophils in allergen-induced patch test sites in atopic dermatitis. Lancet 16;1(8264):127-30
7. Darsow U, Vieluf D, Ring J (1999) Evaluating the relevance of aeroallergen sensitization in atopic eczema with the atopy patch test: a randomized, double-blind multicenter study. Atopy Patch Test Study Group. J Am Acad Dermatol 40 (2 Pt 1):187-93
8. Junghans V, Gutgesell C, Jung T, Neumann C (1998) Epidermal cytokines IL-1beta, TNF-alpha, and IL-12 in patients with atopic dermatitis: response to application of house dust mite antigens. J Invest Dermatol 111(6):1184-8
9. Tuft LA (1949) Importance of inhalant allergen in atopic dermatitis. J Invest Dermatol, 12:211-19
10. Tupker RA, De Monchy JG, Coenraads PJ, Homan A, van der Meer JB (1996) Induction of atopic dermatitis by inhalation of house dust mite. J Allergy Clin Immunol 97(5):1064-70
11. Deleuran M, Ellingsen AR, Paludan K, Schou C, Thestrup-Pedersen K (1998) Purified Der p1 and p2 patch tests in patients with atopic dermatitis: evidence for both allergenicity and proteolytic irritancy. Acta Derm Venereol 78(4):241-3
12. Gutgesell C, Seubert A, Junghans V, Neumann C (1999) Inverse correlation of domestic exposure to house dust mite allergen Der p 1 and patch test reactivity in patients with atopic dermatitis. Clin Exp Allergy, 29:920-925
13. Rost GA (1928) Über Erfahrungen mit der allergenfreien Kammer nach Storm van Leeuwen. Arch Dermatol Syphilol 155:297-308
14. Tan BB, Weald D, Strickland I, Friedmann PS (1996) Double-blind controlled trial of effect of housedust-mite allergen avoidance on atopic dermatitis. Lancet 6;347(8993):15-8
15. Colloff MJ, Lever RS, McSharry C (1989) A controlled trial of house dust mite eradication using natamycin in homes of patients with atopic dermatitis: effect on clinical status and mite populations. Br J Dermatol 121(2):199-208
16. Gutgesell C, Heise S, Seubert A, Seubert S, Neumann C. (1999) House dust mite control measures in the management of atopic dermatitis Allergy (submitted)

Die Rolle von Nahrungsmittelallergenen als Provokationsfaktoren der atopischen Dermatitis

T. Werfel

Zusammenfassung

Nahrungsmittel können als Schubfaktoren für die atopische Dermatitis (AD) für einen Teil der Patienten von Bedeutung sein. In dieser Arbeit werden klinische Befunde sowie aktuelle Untersuchungen zusammengefaßt, die sich mit den immunologischen Mechanismen von Ekzemschüben nach oraler Provokation mit Nahrungsmitteln beschäftigen.

Die meisten klinischen Untersuchungen wurden an atopischen Kindern durchgeführt. Orale Provokationen mit Kuhmilch, Hühnerei, Soja oder Nüssen führen bei diesen Patienten häufiger zu Soforttypreaktionen, die sich dann in ekzematöse Hautreaktionen umwandeln können. Während früh auftretende Hautveränderungen mit spezifischen IgE Antikörpern gegen die entsprechenden Nahrungsmittel assoziiert sind, gibt es Hinweise, daß bei einem Teil der Patienten mit isolierten Ekzemverschlechterungen nach oraler Provokation IgE-unabhängige, zelluläre Mechanismen von Bedeutung sind. So wurde die Expansion von Zellen beschrieben, die das »cutaneous lymphocyte antigen« (CLA), einen Homing-Rezeptor für Hautinfiltrierende Lymphozyten, nach in-vitro Stimulation mit Kuhmilchproteinen exprimierten. Eigene Ergebnisse weisen auf eine Beteiligung Antigen-spezifischer T-Lymphozyten an Ekzemschüben, die durch Nahrungsmittel ausgelöst werden, auch bei erwachsenen Patienten hin. In dieser Altersgruppe spielen aufgrund eigener Befunde insbesondere auch Pollen-assoziierte Nahrungsmittel für die Provokation von Ekzemreaktionen eine wichtige Rolle.

Einleitung

Nahrungsmittel werden als mögliche Auslöser von Schüben der AD seit vielen Jahren diskutiert. Viele Patienten mit AD vermuten, daß allergische Reaktionen gegen Nahrungsmittel Ekzeme auslösen oder unterhalten können. Die Mehrzahl der Patienten probiert im Verlauf der Erkrankung Diäten aus, wobei es zu Fehlernährungen und emotionalen Belastungen kommen kann [3, 11].

Die meisten Untersucher gehen davon aus, daß Nahrungsmittelallergene als Schubfaktoren bei AD vor allem im Kindesalter bedeutsam sind, da Nahrungsmittelallergien vom Soforttyp auch besonders häufig im Kindesalter auftreten und sich im späteren Lebensalter oft verlieren. Die klinischen Symptome reichen hierbei von leichter Urtikaria bis zu schweren Schüben einer AD und seltener anaphylaktischen Reaktionen [10, 18].

Während Nahrungsmittel als Auslöser von Soforttypreaktionen mittels oraler Provokation, Hauttests und dem Nachweis von spezifischem IgE gegen das verdächtige Nahrungsmittel relativ gut zugeordnet werden können, ist eine Identifikation der Auslöser von verzögert einsetzenden Reaktionen wie Ekzemreaktionen bei AD schwierig. Dabei können Spätreaktionen auf Nahrungsmittel isoliert auftreten oder auch an vorausgegangene Soforttypreaktionen gekoppelt sein [8, 10].

Klinische Untersuchungen

Seit 1918 wurden zahlreiche Studien publiziert, die Erfolge in der Behandlung der AD durch unterschiedliche Eliminationsdiäten angeben [15]. Am häufigsten wurden als Nahrungsmittel Kuhmilch und/oder Hühnereiweiß eliminiert. In einer der wenigen Placebo-kontrollierten Studien mit Eliminationsdiäten wurde eine Besserung der Ekzeme bei 60 % der Kinder durch Entfernung der Allergene Ei und Milch beschrieben. In der »Placebophase« wurde den Mahlzeiten Milch und Eipulver zugemischt, ohne daß es die Kinder bemerkten. Interessanterweise konnte in dieser Untersuchung keine Korrelation zwischen der Provozierbarkeit von Ekzemen einerseits und spezifischem IgE gegen Milch- oder Eiproteine oder positiven Pricktestes andererseits hergestellt werden. Auch stimmten die elterlichen Vermutungen über die Rolle von Milch oder Ei als Schubfaktoren häufig nicht mit den Beobachtungen überein, die in dieser Studie an den Kindern gemacht wurden [2].

Prinzipien der Diagnostik

Als »Goldstandard« in der Diagnostik Nahrungsmittel-abhängiger Reaktionen gilt die Placebo-kontrollierte, doppelblinde orale Provokation [12, 13], da spezifisches IgE, Pricktests und anamnestische Angaben häufig nicht mit der Klinik korrelieren [2, 8]. Ein »neues« diagnostisches Instrument in der Untersuchung von Nahrungsmittelallergien stellt die Epikutantestung mit nativen Nahrungsmitteln (sog. Atopie-Patchtest) dar, die in zwei Untersuchungen bei Kindern eine orale Provozierbarkeit von Ekzemreaktionen mit hoher diagnostischer Sensitivität und Spezifität anzeigte [4, 5]. Bei 50 erwachsenen Patienten mit AD waren in einer eigenen Untersuchung Epikutantests mit Nativmaterial (Milch, Eigelb, Eiweiß) sowie den wichtigsten Kuhmilch- und Hühnereiproteinen bis auf eine Ausnahme negativ [15]. Derzeit sollte dieser Test genau wie andere Haut- oder in-vitro-Tests nur dazu beitragen, eine mögliche Indikation für eine orale Provokation zu stellen.

Klinische Reaktionsmuster

Provokationstests können nach Wüthrich [19] bei Patienten mit AD zu drei unterschiedlichen Reaktionsmustern führen:
- Auftreten von IgE-vermittelten Soforttypreaktionen wie Juckreiz, Kontakturtikaria, generalisierte Urtikaria, Quincke-Ödem, Diarrhoe oder Asthma,
- Entstehung von intensivem Pruritus, der rasch nach Provokation einsetzt und zum Kratzen mit nachfolgender Exazerbation von ekzematösen Läsionen führt,
- Verschlechterung der AD bzw. Auslösung eines Schubes nach 6–24 Stunden im Sinne einer Spätreaktion.

Sampson und Mitarbeiter beschrieben darüber hinaus bei Kindern mit AD juckende, flächenhafte, erythematöse Hautveränderungen, die innerhalb von wenigen Stunden nach Placebo-kontrollierter, doppelblinder, oraler Provokation von Nahrungsmitteln auftraten. Diese Reaktionen wurden insbesondere durch Hühnerei, Erdnüsse oder Kuhmilch hervorgerufen [10]. Sie waren mit dem Nachweis von spezifischem IgE, positiven Pricktests und dem Anstieg von Histamin im Serum assoziiert [8]. Weiterhin beschrieb die Arbeitsgruppe für diese Patienten einen erhöhten Basishistamingehalt im Serum [9].

Eine aktuelle Untersuchung zeigt, daß jugendliche und erwachsene Birkenpollen-sensibilisierten Patienten mit isolierten Ekzemreaktionen auf die orale Provokation mit kreuzreaktiven Nahrungsmitteln reagieren können [7]. Diese Untersuchung weist darauf hin, daß das Problem der oralen Provozierbarkeit der AD im Erwachsenenalter eventuell bislang unterschätzt wurde.

Neben den häufig angeschuldigten »klassischen« Nahrungsmittelproteinen gibt es Hinweise darauf, daß auch Nahrungsmitteladditiva die AD bei einzelnen Patienten verschlechtern können. Ob es sich bei diesen Reaktionen um allergische oder nicht-immunologische, pseudo-allergische Reaktionen handelt, ist derzeit unklar. Auch wurde der Einfluß von Additiva auf den Verlauf der atopischen Dermatitis in anderen Untersuchungen angezweifelt [18].

Spezifische Reaktivität auf Nahrungsmittelproteine von zirkulierenden T-Zellen bei AD

Ein direkter Hinweise auf T-Zell-vermittelte Immunreaktionen bei oral provozierbarer AD wurde für ein kleines Kollektiv von Kindern beschrieben, die klinisch auf Kuhmilch reagierten [1]. Im Blut dieser Patienten ließen sich Lymphozyten in-vitro mit Kuhmilch-Casein expandieren, die das »cutaneous lymphocyte antigen« auf ihrer Membran exprimierten. Dieses Antigen spielt als Homing-Rezeptor bei der Interaktion zwischen Lymphozyten und dermalen Endothelzellen eine wichtige Rolle. Die Lymphozytenproliferation war dagegen in dieser Arbeit bei Untersuchung von oral provozierbaren und nicht provozierbaren Patienten nicht signifikant unterschiedlich. Diese Diskrepanz veranlaßte uns, den Lymphozytenproliferationstest (LPT) hinsichtlich seiner Sensitivität und Spezifität zunächst für die wichtigsten Milchproteine genauer zu untersuchen. Kontaminierende Endotoxine waren der Anlaß für unspezifische Proliferationen im LPT, und erst nach Entfernung von Endotoxinen wurden signifikant höhere Proliferationsraten auf Casein und seine Unterfraktionen bei oral provozierbaren Patienten als bei Kontrollpersonen gemessen [6, 17]. Besonders deutlich waren die Unterschiede bei Einsatz der Casein-Gesamtfraktion und der κ-Caseinfraktion im LTT [16].

Bei Patienten, die eine Verschlechterung ihres Ekzems nach oraler Provokation mit Milch erfuhren, waren mit der Limiting Dilution Methode mit Casein im Vergleich zu Mediumkontrollen deutlich höhere Frequenzen von proliferierenden T-Zellen meßbar. Aus dem peripheren Blut von 6 erwachsenen Patienten mit oral provozierbarer AD wurden darüber hinaus Casein-spezifische T-Zellklone isoliert. Die meisten spezifischen Klone waren CD4+ und sezernierten zum Großteil ausschließlich IFN-γ (sog. Th1-Zytokinmuster), während die meisten Hausstaubmilben-spezifischen Klone derselben Patienten zusätzlich auch IL-4 sezernierten (Th0-Zytokinmuster [17]).

T-Zellreaktivität in läsionaler Haut

Auch aus Biopsien von ekzematöser Haut dieser Patienten wurden die Frequenzen dermaler T-Zellen errechnet, die in Anwesenheit von Casein proliferierten. Sie lagen deutlich über denen der Mediumkontrollen, was auf eine spezifische T-Zellantwort dieser Individuen mit Bedeutung für die Ekzemreaktion hinweist [15]. Entsprechende Untersuchungen führten wir auch bei Patienten durch, die mit Birkenpollen-assoziierten Nahrungsmitteln oral provozierbar waren. Bei oral provozierbaren Patienten war der Anteil Birkenpollen-stimulierbarer T-Zellen in läsionaler Haut gegenüber nicht-stimulierbaren Patienten erhöht. Daß die orale Provozierbarkeit mit einer erhöhten T-Zellreaktivität gegenüber Birkenpollen mit Bezug zum Hautorgan assoziiert ist, wurde weiterhin durch unseren Befund eines erhöhten Anteils CLA+-T-Zellen nach in-vitro Stimulation von Blutlymphozyten mit Allergen bei klinisch reaktiven Patienten unterstützt [7].

Literatur

1. Abernathy-Carver KJ, Sampson HA, Picker LJ, Leung DYM (1995) Milk-induced eczema is associated with the expansion of T cells expressing cutaneous lymphocyte antigen. J Clin Invest 95:913–918
2. Atherton DJ, Sewell M, Soothhill JF, Wells RS, Chilvers C (1978) A double-blind controlled crossover trial of an antigen avoidance diet in atopic eczema. Lancet I, 401–403
3. David TJ, Waddington E, Stanton RHJ (1984) Nutritional hazards of elimination diets in children with atopic eczema. Arch Dis Child 59:323–325
4. Isolauri E, Turjanmaa K (1996) Combined skin prick and patch testing enhances identification of food allergy in infants with atopic dermatitis. J Allergy Clin Immunol 97:9–15
5. Reibel S, Niggemann B, Wahn U (1999) Der Atopie Patch Test (APT) in der Diagnostik von Nahrungsmittelallergien im Kindesalter. Allergo J 8:21
6. Reekers R, Beyer K, Niggemann N, Wahn U, Freihorst J, Kapp A, Werfel T (1996) The role of circulating food antigen specific lymphocytes in food allergic children with atopic dermatitis. Br J Dermatol 135:935–941
7. Reekers R, Busche M, Wittmann M, Kapp A, Werfel T (1999) Birch pollen related food trigger atopic dermatitis with specific cutaneous T-cell responses to birch pollen antigens. J Allergy Clin Immunol (im Druck)
8. Sampson HA, Albergo R (1984) Comparison of results of skin tests, RAST, and double blind, placebo-controlled food challenges in children with atopic dermatitis. J Allergy Clin Immunol 74:26–33
9. Sampson HA, Kenneth RB, Bernhisel-Broadbent J (1989) Spontaneous release of histamine from basophils and histamine-releasing factor in patients with atopic dermatitis and food hypersensitivity. New Engl J Med 321:228–232
10. Sampson HA, McCaskill CC (1985) Food hypersensitivity and atopic dermatitis: Evaluation of 113 patients. J Pediatr 107:69–675
11. Webber SA, Graham-Brown RAC, Hutchinson PE, Burns DA (1989) Dietary manipulation in childhood atopic dermatitis. Br J Dermatol 121:91–98
12. Werfel T (1999) Indikation, Technik, Aussagewert und Risiken in der oralen Provokation bei allergischen und pseudoallergischen Reaktionen auf Nahrungsmittel. In: Dermatologie an der Schwelle zum neuen Jahrtausend. A. Plettenberg et al., (Hrsg.), Springer Berlin, Heidelberg, New York: 134–136
13. Werfel T (1999) Nahrungsmittelallergie – Moderne Diagnostik und Therapie. In: Dermatologie an der Schwelle zum neuen Jahrtausend. A. Plettenberg et al., (Hrsg.), Springer Berlin, Heidelberg, New York: 137–139
14. Werfel T, Ahlers G, Boeker M, Kapp A (1997) Characterization of specific T-cell responses to food antigens in atopic dermatitis (AD). In: Ring J, Vieluf D, Behrendt H (Hrsg) New Trends in Allergy IV. Springer Verlag, S 233–236
15. Werfel T, Ahlers G, Reekers R, Boeker M, Kapp A (1996) Ekzemreaktionen auf Nahrungsmittelallergene bei atopischer Dermatitis: Klinische und immunologische Befunde. In: Wüthrich B (Hrsg) Nahrungsmittelallergien. Dustri Verlag, S 186–196
16. Werfel T, Ahlers G, Schmidt P, Boeker M, Kapp A (1996) Detection of a κ-casein specific lymphocyte response in milk-responsive atopic dermatitis. Clin Exp Allergy 26: 1380–1386
17. Werfel T, Ahlers G, Schmidt P, Boeker M, Kapp A, Neumann C (1997) Milk-responsive atopic dermatitis is associated with a casein-specific lymphocyte response in adolescent and adult patients. J Allergy Clin Immunol 99: 12–133
18. Werfel T, Wedi B, Kleine-Tebbe J, Niggermann B, Saloga J, Sennekamp J, Vieluf I, Vieths S, Zuberbier T, Jäger L (1999) Vorgehen bei Verdacht auf eine pseudoallergische Reaktion auf Nahrunsmittelinhaltsstoffe. Allergo J (im Druck)
19. Wüthrich B (1993) Zur Nahrungsmittelallergie. Allergologie 16:280–287

Die Bedeutung von Adhäsionsmolekülen für die atopische Entzündung

K. Jung, F. Linse, U. Wollina, R. Heller, R. Linse, Ch. Neumann

Zusammenfassung

In vorliegender Arbeit wurde untersucht, welche Adhäsionsmoleküle und »Homing Rezeptoren« für die Rekrutierung von Entzündungszellen in die atopische Hautläsion von Bedeutung sind. Mittels Immunhistochemie wurde die Expression von E-Selektin, P-Selektin, L-Selektin, VCAM-1, ICAM-1, CD31 und α6-Integrin sowie die Zahl von CD3+, CD4+, CD8+ und CLA+ Zellen in atopischer nichtläsionaler und läsionaler Haut bestimmt. Weiterhin wurde die Adhäsionsmolekülexpression während der Initialphasen des Nickel-, *Dermatophagoides pteronyssinus*- und Dithranol-Patch-Testes determiniert. In Hautorgankurzzeitkulturen, in HUVEC- sowie HaCaT-Keratinotzytenkulturen wurde die Beeinflussung der Adhäsionsmoleküle durch verschiedene Endotoxine, Zytokine und Wachstumsfaktoren geprüft. Überraschend wurden in nichtläsionaler atopischer Haut erhöhte VCAM-1 und ICAM-1-Expressionen gefunden, die durch erhöhte Zytokin-Mengen wie an IL-4 aus örtlichen Mastzellen verursacht sein können und die erhöhte Hautirritabilität erklären. Für die akute Läsion ist die Induktion von E-Selektin mit nachfolgendem Influx an CLA+Zellen erforderlich. Die dauerhafte Hochregulation von E-Selektin neben VCAM-1 und ICAM-1 ist für die chronische Läsion verantwortlich. VCAM-1 bestimmt die charakteristische Zusammensetzung des atopischen entzündlichen Infiltrates, da sein Ligand VLA-4 auf Eosinophilen, Basophilen, Lymphozyten und Monozyten exprimiert wird. Unabhängig vom auslösenden Agens wurde in den Patch-Testungen ein stereotypes Adhäsionsmolekülmuster gefunden, das sich nicht von jenem in Normalhaut unterschied, so daß ein »Atopie-spezifisches« Endothel nicht existiert. Für die beobachtete epidermale CD31 und erhöhte α6-Integrin-Expression wird eine Bedeutung für den Epidermotropismus vermutet.

Einleitung

Neben möglichen Kombinationen der atopischen Dermatitis (AD) mit primären Immundefekten [3] ist das Immunsystem an der Pathogenese der AD durch eine Lymphozyten-vermittelten Entzündung der Haut beteiligt. Es scheint sogar, daß die Immun- und Entzündungszellen, die die Haut bei der AD infiltrieren (Lymphozyten, Monozyten, Mastzellen, Eosinophile), »Vektoren« der atopischen Diathese darstellen [11]. Eine Vielzahl von Studien über diese Zellen berichten über Abnormitäten. Es wird angenommen, daß diese immunologische Dysregulationen durch eine Dysbalance zwischen Th1 und Th2-Zellen, die ein unterschiedliches Zytokinmuster sezernieren, zugunsten der Th2-Zellen ausgelöst werden.

Die Entstehung des mononukleären Infiltrates in der entzündeten atopischen Haut scheint also zunächst von der Immigration dieser Zellen aus dem peripheren Blut abhängig zu sein. Voraussetzung für eine Migration an den Ort der Entzündung ist die Adhäsion der einwandernden Zellen an das Endothel von spezialisierten postkapillären Abschnitten per Kleber bzw. Adhäsionsmoleküle. Diese Rezeptoren werden entweder ständig exprimiert oder während einer Entzündungreaktion mittels »Alarm«-Zytokinen (IL-1, TNFα oder IFNγ) massiv heraufreguliert. Chemokine unterstützen die Transmigration und Extravasation [2, 8].

Unterschiedliche Rezirkulationsmuster verschiedener Lymphozyten-Subsets werden durch die Expression von so genannten »Homing Rezeptoren« gesteuert [2], die nach dem Ort des ersten Antigenkontaktes exprimiert werden. Das spezielles Rezirkulationsmuster für Haut-geprägte Zellen soll mittels dem »cutaneous leucocyte antigen« (CLA) realisiert werden [7]. Bisher sind keine unterschiedlichen Expressionen von »Homing Rezeptoren« auf Th1- und Th2-Zellen bewiesen [1, 9]. Es wurde deshalb untersucht, welche Adhäsionsmoleküle und »Homing Rezeptoren« eine Bedeutung für die Rekrutierung von Entzündungszellen in die atopische Hautläsion besitzen und ob es das »atopische« Endothel mit morphologisch-funktionellen Defekten gibt, das bevorzugt eine Immigration von Th2-Zellen induziert.

Methodik

Mittels Immunhistochemie wurde die Expression von Adhäsionsmolekülen wie P-Selektin (CD62), E-Selektin (ELAM-1), CD31, ICAM-1, VCAM-1, α6-Integrin und Homing-Rezeptoren wie CLA und L-Selektin in Hautbiopsien aus nichtläsionaler, akut und chronisch entzündeter Haut von Patienten mit AD im Vergleich zu Hautgesunden bestimmt. Weiterhin wurden diese Adhäsionsmoleküle während der Initialphasen des Nickel-Patch-Tests, des *Dermatophagoides pteronyssinus* (D.pt.)-Patch-Tests und des irritativen Dithranol-Patch-Tests untersucht. In Hautorgankurzzeitkulturen atopischer Haut und Normalhaut, in HUVEC- sowie HaCaT-Keratinozytenkulturen wurde die Beeinflussung der Adhäsionsmoleküle durch Endotoxine wie LPS, Zytokine wie TNFα, IL-1, IL-4, IL-6, IFNγ und Wachstumsfaktoren wie TGFβ und PMA geprüft.

Ergebnisse und Diskussion

In nichtläsionaler atopischer Haut wurden überraschend statistisch signifikant erhöhte VCAM-1 und ICAM-1 - Expressionen gefunden (Abb. 1). In den Explanaten atopischer Haut konnte ein weiterer Anstieg von VCAM-1 und ICAM-1 beobachtet werden, wenn diese nur im Kulturansatz gehalten wurden. Diese Hochregulation in gesund erscheinender atopischer Haut könnte die abnorme Hautirritabilität der Patienten erklären. Sie scheint durch eine verstärkte Zytokinfreisetzung durch residuelle Zellen verursacht zu sein. Da mittels IL-4 VCAM-1 induziert wird und die atopische Haut eine große Zahl an IL-4 reichen Mastzellen enthält, scheinen diese in erster Linie potente Kandidaten zu sein. TNFα, das in der Hautkultur nur eine schwache Rolle auf VCAM-1 und ICAM-1 hatte und keine auf ELAM-1 könnte ebenfalls eine Rolle spielen [4].

In akuten und chronischen Läsionen waren alle untersuchten Adhäsionsmoleküle heraufreguliert. Es verwunderte nicht, daß ein kutanes Infiltrat von CD4+CLA+Zellen sich jedoch erst mit Heraufregulation von ELAM-1 entwickelte, da ELAM-1 der Ligand für CLA auf Lymphozyten und Monozyten ist. Seine dauerhafte Heraufregulation sowie die von VCAM-1 und ICAM-1 neben P-Selektin, CD31 und α6-Integrin ist für die Entwicklung der chronischen atopischen Entzündung von Bedeutung. Neben ELAM-1 ist die VCAM-1 Expression für die charakteristische Zusammensetzung des atopischen Entzündungsinfiltrates verantwortlich, da der VCAM-1-Ligand VLA-4 von Lymphozyten, Monozyten, Eosinophilen und Basophilen exprimiert wird [4].

Da also eine erhöhte Reaktivität der Mikrovaskulatur gezeigt werden konnte, sollte nun untersucht werden, ob diese zu einer bevorzugten Migration von Th2-Zellen in die Haut führt. Voruntersuchungen mit Th1 und Th2-Zellklonen konnten keine unterschiedliche Adhäsionsbereitschaft dieser Zellen im Haut-Adhäsionstest feststellen. Wir bestimmten deshalb die zeitliche Expression der Adhäsionsmoleküle im Hausstaubmilben-Patch-Test, der als Th2 vermittelt gilt. Diese wurde zur Expression in Nickel-Patch-Testen, die Th1 vermittelt sein sollen, und im unspezifischen irritativen Patch Test mit Dithranol bei Patienten mit AD verglichen. Um einen Unterschied zwischen atopischer und nichtatopischer Haut auszuschließen, wurden weiterhin serielle Stanzbiobsien von Nickel-Patch-Testen zweier Individuen mit Nickel-Kontaktallergie und Normalhaut entnommen.

Unabhängig von der auslösenden Substanz zeigten alle Adhäsionsmoleküle außer P-Selektin (CD62) nach 12 h eine Heraufregulation. Es konnten keine prinzi-

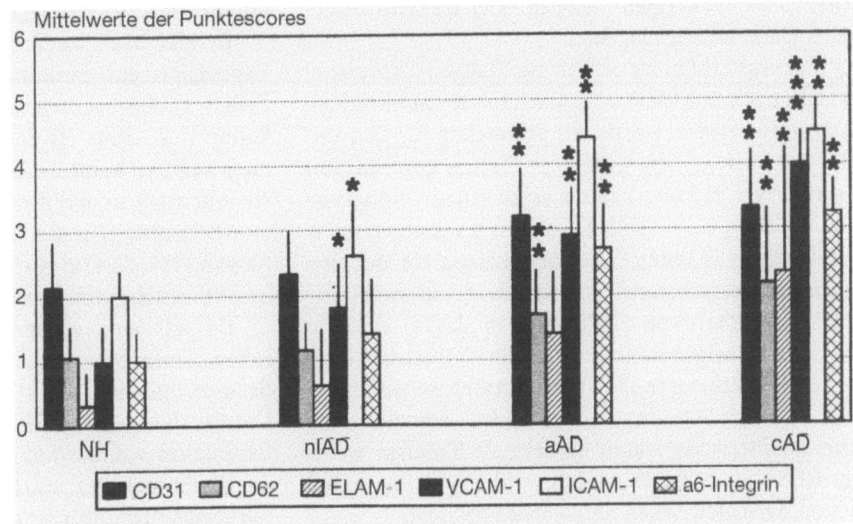

Abb. 1. Adhäsionsmolekülexpression in atopischer Haut: Die Ergebnisse sind als Mittelwerte der Punktescores ± Standardabweichungen für die verschiedenen Patientengruppen angegeben. NH: Normalhaut (n=17); nlAD: nichtläsionale Haut bei AD (n=10); aAD: akute Läsion der AD (n=5); cAD: chronische Läsion der AD (n=6). * Signifikanter Unterschied im Vergleich zur Normalhaut, ** signifikanter Unterschied im Vergleich zur nichtläsionalen AD-Haut, *** signifikanter Unterschied zur akuten Läsion der AD.

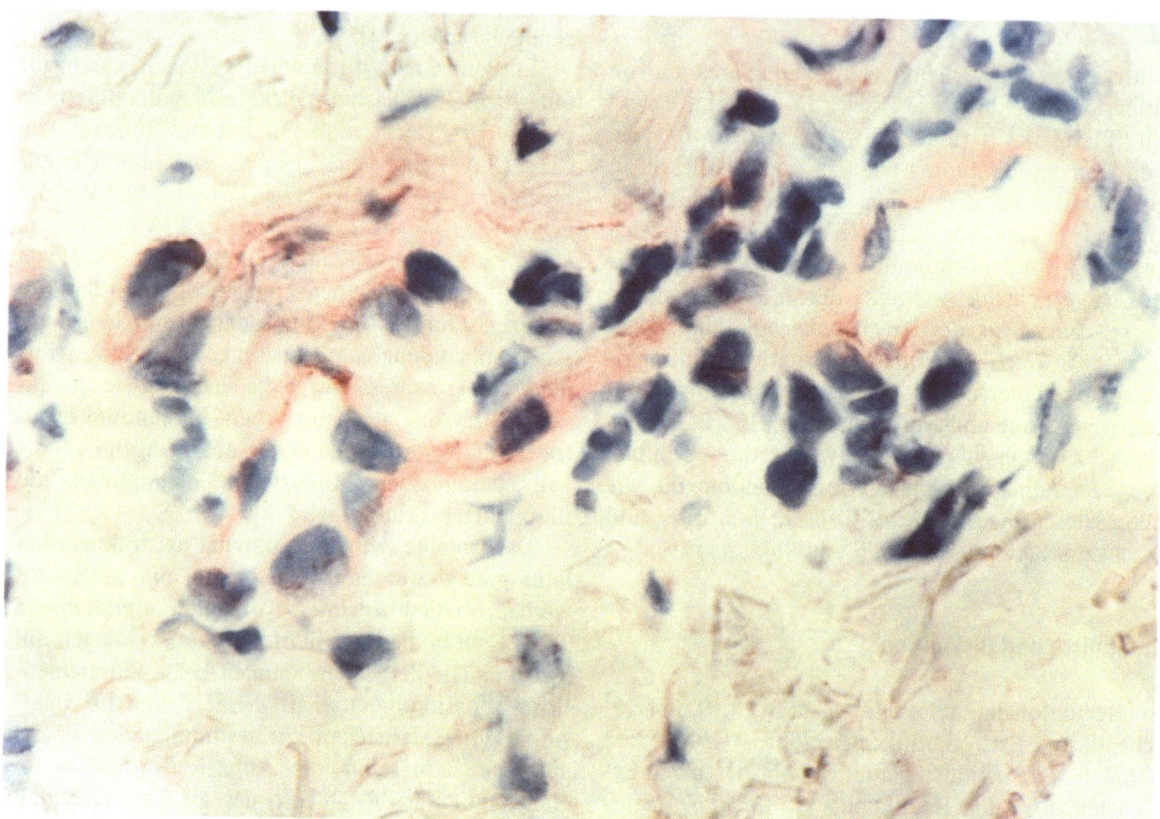

Abb. 2. E-Selektin (ELAM-1)-Expression im Nickel-Patch-Test in atopischer Haut: Eine 4 mm Stanzbiopsie wurde 48 h nach perkutaner Applikation von Nickelsulphat 5% in Vaseline durchgeführt. Anschließend wurden 6μm Kryostatschnitte angefertigt, Azeton fixiert und mit dem monoklonalen Antikörper 4D10 (freundliche Schenkung von Univ.-Prof. Dr.med.S.Goerdt, Hautklinik der Freien Universität Berlin) inkubiert. Anschließend erfolgte eine übliche APAAP-Technik (Vergrößerung x 250)

piellen qualitativen Unterschiede der Adhäsionsmoleküle weder zwischen den verschiedenen Hautreaktionen bei den atopischen Probanden noch zwischen den Patienten mit AD und den Kontrollpersonen mit Normalhaut beobachtet werden, so daß wir von einem stereotypen Weg der Induktion von Adhäsionsmolekülen in atopischer und nicht-atopischer Haut, in Antigen-, Atopen oder irritativ ausgelöster Entzündung ausgehen.

Stärkste Erhöhung erfuhr die ELAM-1-Expression (3 fach) nach 24 h (Abb. 2), danach folgte ein Absinken. Interessanterweise wurde ein schwacher Anstieg von ELAM-1 auch in negativen D.pt.-Testen gesehen. Mit Anstieg von ELAM-1 kommt es zu einem Influx von CD3+, CD4+, CLA+ Zellen. Nach 72 h waren 80-90% der dermalen T Zellen CLA+ unabhängig von der auslösenden Testsubstanz. In diesem Zusammenhang sollte die Arbeit von Santamaria et al. [10] erwähnt werden, die zeigen konnten, daß die Antigenspezifität zu Nickel peripherer Blut-Lymphozyten sensibilisierter Patienten mit dem CLA-Molekül assoziiert ist. Interessanterweise waren epidermale T-Zellen weniger CLA+ als dermale, so daß wohl ein kleinerer Teil der epidermalen Zellen antigenspezifisch ist.

Überraschend war auch eine Dissoziation der CLA und L-Selektin Expression in der Epidermis (wenige L-Selektin+ Zellen), obwohl beide Moleküle durch gleiche Zytokine reguliert werden in vitro. Dieses Ergebnis läßt vermuten, daß funtionell unterschiedliche T-Zell-Subpopulationen Epidermis und Dermis infiltrieren. Verschiedene Mikroenvironments könnten dies verursachen [5].

Bereits nach 24 h ist eine maximale VCAM-1-Expression auf Endothelzellen und perivaskulären Zellen zu beobachten. 12 h nach epikutaner Applikation des Agens ist die ICAM-1-Expression erhöht, nach 24 h erscheint sie auf Keratinozyten, nach 48 h ist sie sehr stark in den Zonen der Spongiose und besitzt eine Bedeutung für den Epidermotropismus. Die Kinetik von VCAM-1 und ICAM-1 erscheint etwas verzögert im Dithranol-Patch-Test.

Da wir eine epidermale Expression von CD31 sahen, vermuten wir eine Bedeutung für den Epidermotropismus. Dies muß jedoch durch weitere Untersuchungen geprüft werden. Auch die epidermale Expression von α6-Integrin steigt deutlich während des Epikutantestes an. In der Hautorgankultur und Keratinozytenkultur ist es uns jedoch nicht gelungen,

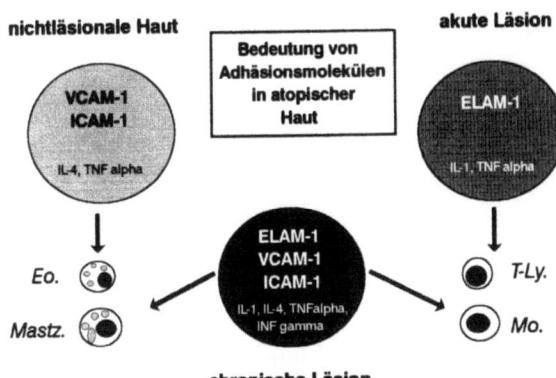

Abb. 3. Bedeutung von Adhäsionsmolekülen für die kutane atopische Entzündung: In klinisch nichtläsionaler atopischer Haut führt eine verstärkte Zytokinfreisetzung (IL-4 aus dermalen Mastzellen, TNFα aus Keratinozyten bei gestörter epidermaler Barriere) zur erhöhten VCAM-1- und ICAM-1-Expression. Erst die Induktion von ELAM-1 führt zur massiven Immigration von Entzündungszellen während der akuten Läsion. Wird dieser ELAM-1-Anstieg nicht herabreguliert, kommt es zur chronischen Hautläsion mit weiterem zellulärem Influx. Neben ELAM-1 ist VCAM-1 für die charakteristische Zusammensetzung des atopischen Infiltrates verantwortlich, da der VCAM-1-Ligand VLA-4 von Lymphozyten, Monozyten, Eosinophilen und Basophilen exprimiert wird. Die Transmigration und Extravasation der Zellen ist dabei von bestimmten Chemokinen abhängig (Eo.= Eosinophile Leukozyten; Mastz.=Mastzellen; T-Ly.= T-Lymphozyten; Mo.= Monozyten)

mittels Zytokine (TNFα, IL-1, IL-4, IL-6, IFNγ) und Wachstumsfaktoren (TGFβ, PMA) eine Induktion dieser beiden Moleküle zu erreichen [6].

Zusammenfassend wurde kein morphologisch und funktionell charakteristisches »atopisches Endothel« gefunden, das die Immigration von bestimmten T-Helferzell-Subtypen beeinflussen kann. Unabhängig vom auslösenden Agens wird ein stereotypes Adhäsionsmolekülmuster in atopischer Haut induziert, das sich nicht von jenem in Normalhaut unterscheidet und zur Akkumulation von CLA und L-Selektin exprimierenden CD4+ memory T-Zellen führt (Abb. 3). Ein für die AD charakteristisches Microenvironment, determiniert durch spezifische Zytokine/Chemokine, könnte zur bevorzugten Immigration oder Proliferation von Th2-Zellen führen. Dabei sind im epidermalen und dermalen Kompartiment unterschiedliche Milieus vorhanden.

Literatur

1. Bach EA, Szabo SJ, Dighe AS, Askenazi A, Aguet M, Murphy KM, Schreiber RD (1995) Ligand induced autoregulation of IFNγ receptor chain expression in T helper cell subsets. Science 270, 1215–1218
2. Girard GP, Springer TA (1995) high endothelial venules (HEVs): spezialized endothelium for lymphocyte migration. Immunology Today 16, 449–457
3. Jung K, Elsner J, Emmendörfer A, Bittrich A, Lohmann-Matthes ML, Roesler J (1993) Severe infectious complications in a girl suffering from atopic dermatitis were found to be due to chronic granulomatous disease. Acta Derm Venereol (Stockh) 73, 433–436
4. Jung K, Linse F, Heller R, Moths C, Goebel R, Neumann C (1996) Adhesion in atopic dermatitis: VCAM-1 and ICAM-1 expression is increased in healthy appearing skin. Allergy 51, 452–460
5. Jung K, Linse F, Pals ST, Heller R, Neumann C (1997) Adhesion in atopic skin: Adhesion molecules in house dust mite elicited patch test reactions. Contact Dermatitis 37, 163–172
6. Jung K, Imhof BA, Linse R, Wollina U, Neumann C. (1997) Adhesion molecules in atopic dermatitis: Upregulation of α6-Integrin expression in spontaneous lesional skin as well as in atopen and antigen induced patch test reaction. Int Arch Allergy Clin Immunology 113, 495–504
7. Mackay CR (1991) Skin-seeking memory T cells. Nature 349, 737–739
8. Mackay CR, Imhof BA (1993) Cell adhesion in the immune system. Immunol Today 14, 99–102
9. Pernis A, Gupta S, Gollob KJ, Garfein E, Coffman RL, Schindler C, Rothman P (1995) Lack of IFNγ receptor β chain and the prevention of IFNγ signalling in Th1 cells. Science 269, 245–247
10. Santamaria LF, Perez-Soler MT, Hauser C, Blaser K (1995) Allergen specifity and endothelial transmigration of T cells in allergic contact dermatitis and atopic dermatitis are associated with the cutaneous lymphocyte antigen. Int Arch Allergy Immunol 107, 359–362
11. Thestrup-Pedersen K (1997) Atopic dermatitis may be a genetically determined dysmaturation of ectodermal tissue, resulting in disturbed T-lymphocyte maturation. A hypothesis. Acta Derm Venereol (Stockh) 77, 20–21

Morphinantagonist Nemexin reduziert Acetylcholin-induziertes Jucken bei atopischen Ekzematikern

G. Heyer, D. Gröne

Zusammenfassung

Bei atopischen Ekzematikern (AE) führt intrakutane Applikation von Acetylcholin (Ach) paradoxerweise zu Juckreiz, während Hautgesunde Brennschmerz empfinden. Dieses Ach-Jucken bei AE ließ sich durch vorherige Gabe eines Antihistaminikums nicht beeinflussen. Nachdem Morphinantagonisten bei verschiedenen Juckzuständen mit Erfolg therapeutisch eingesetzt wurden, untersuchten wir, inwieweit bei AE der oral wirksame Morphinantagonist Naltrexon (Nemexin) antipruriginösen Effekt nach Ach entwickelt. Doppelblind wurde Nemexin gegen Placebo bei 11 AE getestet. Neben der Juckempfindung untersuchten wir die Ausdehnung der Alloknesis (»itchy skin«) um die Ach-Reizstelle, sowie die Ach-bedingten kutanen Vasoreaktionen. Weder Nemexin noch Placebo beeinflußten die cholinerge Vasodilatation, während durch Nemexin das Jucken nach Ach reduziert und die Alloknesis fast völlig unterdrückt war. Placebo zeigte bei diesen Reaktionen keine signifikanten Effekte. Diese Ergebnisse weisen auf eine eher zentralnervös lokalisierte antipruriginöse Aktion des Morphinantagonisten Nemexin, während die peripheren vasokutanen Mechanismen nicht beeinflußt wurden. Nachdem AE häufig während des Schwitzens über Juckattacken klagen, erhöhte Ach-Spiegel bei diesen Patienten in der Haut nachgewiesen wurden, wäre eine cholinerge Juckinduktion durchaus denkbar. Hierzu passen Befunde über Therapieerfolge beim Pruritus des AE durch Gabe von Doxepin, einer teils anticholinerg wirksamen Substanz. Bisher war jedoch nicht bekannt, daß cholinerges Jucken auch durch Morphinantagonisten blockiert werden kann.

Einleitung

Als ein bekanntes Stigma der AE gilt Juckreiz während oder nach Schwitzreaktionen. Welche Vorgänge hierbei involviert sind, ist bisher nicht näher untersucht worden. Ach, das bei der Schweißsekretion eine wichtige Rolle spielt, wurde in der Haut von AE in erhöhten Spiegeln nachgewiesen [11]. Wir selbst konnten vor kurzem beobachten, daß intrakutane Applikation von Ach bei AE – im Gegensatz zu kurzem Brennschmerz bei hautgesunden Kontrollpersonen – länger anhaltendes Jucken provoziert [8], welches durch vorherige orale Gabe eines H1-Blockers nicht vermindert war [9]. Nachdem morphininduzierte Juckzustände bekannt sind und bei verschiedenen pruriginösen Erkrankungen Morphinantagonisten mit Erfolge angewandt wurden [1,2], interessierte uns, inwieweit sich das cholinerge Jucken bei AE durch Prämedikation mit dem oral verfügbaren Morphinantagonisten Nemexin beeinflussen läßt. Bei Hautgesunden hatten wir bereits in einer früheren Untersuchung gezeigt, daß Nemexin Histamin-induziertes Jucken und die Alloknesis (»itchy skin«) signifikant reduziert bzw. teilweise völlig blockiert, während sich die histaminergen Vasoreaktionen unverändert entwickeln [7]. Dies kann als zentralnervöser Angriff des Morphinantagonisten interpretiert werden, nachdem die Alloknesis vornehmlich zentralnervöse Abläufe bei der Juckempfindung zu reflektieren scheint [6], während Vasodilatation (Hautrötung) und Plasmaextravasation (Quaddeleruption) durch periphere Mechanismen entstehen. Zu untersuchen, ob das cholinerge Jucken bei AE durch Nemexin beeinflußbar ist, war Ziel dieser Studie.

Patienten und Methodik

Es wurden insgesamt 11 AE (6 weiblich, 5 männlich, Alter 22–34 Jahre), die sich während eines akuten Ekzemschubes stationär in unserer Klinik befanden, untersucht Der Morphinantagonist Naltrexon (Nemexin), in einer Dosis von 25 mg, bzw. Placebo wurde jeweils 1 Stunde vor der intrakutanen Ach-Injektion doppelblind verabreicht. Die Applikation von Ach (0,02 ml, 0,5 M) erfolgte jeweils am rechten bzw. linken volaren Unterarm in ekzemfreier Haut. Zwischen dem Verum- bzw. Placeboversuch lagen jeweils 1 Woche Intervall. Auf standardisierte Untersuchungsbedingungen (Raumtemperatur, Tageszeit, Karenz von Medikamenten bzw. Lokal- oder UV-Therapie, die das Experiment beeinflussen) wurde geachtet.

Nach Injektion der Testsubstanz gaben die Patienten in 10 s Abständen anhand einer visuellen Analogskala die Intensität der Empfindung an, nach Beendigung der 6 min Versuchsdauer wurde die Ausbreitung der Alloknesis ermittelt, indem die Haut mittels eines feinen Pinsels, sternförmig von 5 verschiedenen Richtungen von peripher kommend, zur Injektionsstelle mechanisch stimuliert wurde. Der Patient hatte unverzüglich anzugeben, sobald statt des Strichreizes Jucken verspürt wurde. Diese 5 resultierenden Punkte wurden markiert und zu einer Fläche verbunden, welche planimetrisch als »Alloknesisareal« ausgewertet wurde. Anschließend wurden die Rötungs- und Quaddelflächen abgezeichnet und ebenfalls berechnet.

Ergebnisse und Diskussion

Weder nach Placebo noch nach Nemexin kam es zu einer Änderung der Ach-induzierten vasokutanen Reaktionen. Hingegen bewirkte die Prämedikation mit Nemexin eine signifikante Verminderung der Juckempfindung, die Entwicklung der Alloknesis war bei 3 der 11 AE völlig unterdrückt, bei den restlichen Patienten signifikant kleiner. Placebo hatte keinen signifikanten Effekt auf die sensorischen Reaktionen nach Ach-Reiz.

Es ist bekannt, daß Opioide Jucken induzieren können, wobei man einen indirekten Mechanismus, Freisetzung von Histamin aus Mastzellen, nachweisen konnte [3]. Allerdings zeigten sich auch histaminunabhängige Effekte [4] und inzwischen werden direkte zentralnervöse Vorgänge für Opioid-bedingten Juckreiz postuliert [12]. Somit scheint neben Schmerz auch die Juckempfindung durch Opioid-abhängige Abläufe verarbeitet zu werden. Hierfür sprechen Befunde, daß sich durch Naloxon, ein potenter Opiatantagonist mit kaum vorhandener agonistischer Morphinwirkung, Histamin-induziertes Jucken nahezu völlig blockieren ließ [1,2]. Um Beteiligung von Opiatrezeptoren beim Jucken näher zu untersuchen, verglichen wir in einer früheren Studie den antipruriginösen Effekt von Naltrexon (Nemexin), von dem H1-Blocker Cetirizin (Zyrtec) und Placebo nach Histaminreiz bei Hautgesunden [7]. Während durch Cetirizin die Vasoreaktionen stark vermindert wurden, zeigte sich hierbei kein Einfluß durch Nemexin und Placebo, während Nemexin, nicht jedoch Cetirizin die Alloknesis fast völlig verhinderte.

Das Phänomen der Alloknesis (allos: anders, knesis: Jucken) kann z.B. in der Umgebung eines juckenden Insektenstiches beobachtet werden. Es bedeutet, daß ein normalerweise nicht juckender Reiz als juckend empfunden wird. Hierfür scheinen überwiegend zentralnervöse Vorgänge verantwortlich zu sein (Näheres in [6]) Somit gelingt es durch Untersuchung der Alloknesis die vornehmlich zentralnervösen Vorgänge bei der Juckempfindung bzw. -verarbeitung darzustellen.

Acetylcholin wurde bisher durch andere Forschungsgruppen unseres Wissens nicht als möglicher pruritugener Mediator beim AE diskutiert. Wir konnten in einer kürzlich publizierten Studie demonstrieren, daß AE nach intrakutan injiziertem Ach länger anhaltendes Jucken angeben, während Hautgesunde nur kurz über Brennschmerz klagen [8]. Dieses Jucken ließ sich durch den H1-Blocker Cetirizin nicht verhindern [9]. Nachdem AE nach bzw. während Schwitzen vermehrt an Pruritusattacken leiden, auch erhöhte Ach-Spiegel in der Haut dieser Patienten nachgewiesen wurden [11], scheint dieser Mediator einen durchaus interessanten »Kandidaten« als Juckinduktor beim AE darzustellen. Die Juckreiz-vermittelnden Nozizeptoren, die erstmals von Schmelz et al. [10] mit Hilfe der Mikroneurographie von anderen schmerzmediierenden Nozizeptoren differenziert werden konnten, befinden sich nur in den oberflächlichsten Hautschichten, insbesondere an der Grenzzone zwischen Dermis und Epidermis, teils reichen die freien Nervenendigungen bis in die Epidermis, befinden sich somit in nächster Umgebung zu den Keratinozyten. Es wurde in den letzten Jahren bekannt, daß diese Zellen Ach synthetisieren, sezernieren und speichern können [5], wobei noch weitgehend ungeklärt ist, welche Rolle dem Ach in der Haut zukommt.

In dieser Studie wurde nun demonstriert, daß sich das cholinerge Jucken und zu einem weitaus stärkeren Ausmaß die um die nach Ach-Reiz juckende Hautstelle entwickelnde Alloknesis durch Vorbehandlung mit dem Morphinantagonisten Nemexin reduzieren bzw. blockieren läßt.

Fazit

Der Morphinantagonist Nemexin entwickelt auf zentralnervöser Ebene antipruriginöse Wirkung bei experimentellem, Histamin- und Ach-induziertem Pruritus.

Literatur

1. Bernstein JE, Swift R (1979) Relief of intractable pruritus with naloxone. Arch Dermatol 115: 1366–1367
2. Bernstein JE, Swift RM, Soltani K, Lorincz KL (1982) Antipruritic effect of an opiate antagonist, naloxone hydrochloride. J Invest Dermatol 78: 82–83
3. Feldberg W, Paton WDM (1951) Release of histamine from skin and muscle in the cat by opium alkaloids and other histamine liberators. J Physiol (London) 114: 490–509
4. Fjellner B, Hägermark Ö (1982) Potentiation of histamine induced itch and flare responses in human skin by the enkephalin analogue FK 33-824, β-endorphin and morphine. Arch Derm Res 274: 29–37
5. Grando SA (1997) Biological functions of keratinocyte cholinergic receptors. Symposium Proceedings. J Invest Dermatol 2: 41–48

6. Handwerker HO (1992) Pain and allodynia, itch and alloknesis: an alternative hypothesis. Am Pain Soc J 1 (2): 135–138
7. Heyer G, Dotzer M, Diepgen TL, Handwerker HO (1997) Opiate and H1 antagonist effects on histamine induced pruritus and alloknesis. Pain 73: 239–243
8. Heyer G, Vogelgsang M, Hornstein OP (1997) Acetylcholine is an inducer of itching in patients with atopic eczema. Int J Dermatol 24: 621–625
9. Rukwied R, Heyer G (1999) Administration of acetylcholine and vasoactive intestinal polypeptid to atopic eczema patients. Exp Dermatol 8: 39–45
10. Schmelz M, Schmidt R, Bickel A, Handwerker HO, Törebjörk HE (1997) Specific C-receptors for itch in human skin. J Neurosci 17 (20): 8003–8008
11. Scott A (1962) Acetylcholine in normal and diseased skin. Br J Dermatol 74: 317–322
12. Scott PV, Fischer HBJ (1982) Spinal opiate analgesia and facial pruritus: a neural theory. Br Med J 284: 1015–1016

Allergologie

Allergie und Atopie – eine Begriffsbestimmung

B. Przybilla, F. Ruëff

Zusammenfassung

»Allergie« bezeichnet die spezifische Änderung der Immunitätslage im Sinne einer krankmachenden Überempfindlichkeit und ist ein grundsätzlich eindeutig definierter Begriff. Mittels gebräuchlicher Testverfahren kann eine allergische Reaktionslage zumeist korrekt klassifiziert werden, aber in Einzelfällen kann die immunologische Auslösung weder sicher bewiesen noch ausgeschlossen werden. Sofern eine Allergie nicht weitgehend gesichert ist, sollte der übergeordnete Begriff der »Überempfindlichkeitsreaktion« angewandt werden. Der Begriff »Atopie« beschreibt den Umfang der mit atopischen Erkrankungen assoziierten Phänomene. Eine weiterreichende Bedeutung im Sinne der Benennung einer genetischen Grundlage atopischer Erkrankungen ist zumindest unsicher und sollte dem Begriff nicht beigemessen werden. Wird »Atopie« zur Beschreibung einer Reaktionslage verwendet, so ist zu definieren, welche Kriterien zur Erfassung herangezogen werden. Die Kenntnis der atopischen Reaktionslage ist in der klinischer Medizin und der wissenschaftlichen Forschung von Bedeutung.

Nach Sigwart ist der Begriff »eine Vorstellung, die die Forderung durchgängiger Konstanz, vollkommener Bestimmtheit, allgemeiner Übereinstimmung und unzweideutiger sprachlicher Bedeutung erfüllt...« [9]. Allergie und Atopie sind Termini, die in der klinischen und forschenden Medizin zum Standardvokabular gehören. Beides sind Kunstworte: Der Begriff »Allergie« wurde im Jahre 1906 von dem Wiener Pädiater Clemens von Pirquet [10], der Begriff »Atopie« 1923 von dem Altphilologen Perry auf Wunsch von Coca und Cooke [2, 12] geprägt. Seither hat sich die Bedeutung dieser Bezeichnungen durch Wissensvermehrung und Sprachgebrauch verändert. Hier soll versucht werden, Inhalt und Grenzen dieser Begriffe aus heutiger Sicht zu diskutieren.

Allergie

Allergie ist eine durch exogene Stoffe ausgelöste »spezifische Änderung der Immunitätslage im Sinne einer

Tabelle 1. Klassifizierung von Unverträglichkeitsreaktionen. (Nach [13])

Pharmakologisch (toxisch) ausgelöste Reaktion	
Überempfindlichkeitsreaktion (individuelle Reaktionslage)	
Intoleranz:	Symptome der pharmakologischen Reaktion bei ungewöhnlich niedriger Substanzdosis
Idiosynkrasie:	Nicht immunologische Reaktion ohne Bezug zu pharmakologisch ausgelösten Symptomen
Allergie:	Immunologisch ausgelöste Reaktion

krankmachenden Überempfindlichkeit« [13]. Allergie ist damit eine Form der Unverträglichkeit, die nicht durch eine pharmakologische Stoffwirkung ausgelöst wird, sondern auf einer individuellen, erworbenen Überempfindlichkeit beruht (Tabelle 1). Durch die klinische Symptomatik ist die Allergie von der bloßen Sensibilisierung ohne bisher bemerkte Beschwerden unterschieden. Die klinischen Manifestationen allergischer Reaktionen sind sehr unterschiedlich, wobei die Zuordnung dieser Vielfalt zu grundsätzlichen Pathomechanismen durch Coombs und Gell ein wesentlicher Schritt zur Förderung des Verständnisses allergischer Erkrankungen war. Heute ist klar, daß sich der Ablauf allergischer Erkrankungen nicht durch einen einzelnen Effektormechanismus erklären läßt, sondern einer komplexen Regulation mit Beteiligung zahlreicher Komponenten des Immunsystems unterliegt. Trotz wesentlicher Wissensfortschritte ist aber der Pathomechanismus allergischer Erkrankungen immer noch nicht endgültig bekannt.

Unter Allergologen ist die oben genannte Definition von Allergie wohl unbestritten. Diese Sicherheit leitet sich her aus der experimentellen Möglichkeit, durch sensibilisierende Anwendung von Stoffen eine immunologische Überempfindlichkeit zu erzeugen und diese durch geeignete Tests am sensibilisierten Individuum sowie gegebenenfalls durch Übertragung von Antikörpern oder sensibilisierten Zellen auf andere Individuen zu beweisen.

Bei vielen allergischen Reaktionen vom Soforttyp kann durch Hauttests und korrespondierenden Nachweis von spezifischen IgE-Antikörpern im Serum eine Sensibilisierung belegt werden, die krankmachende Überempfindlichkeit ist durch Provokationstests aufzuzeigen. Der Schluß, daß es sich bei substanzinduzierten Symptomen und gleichzeitigem Nachweis einer spezifischen Sensibilisierung ursächlich um eine Allergie handeln muß, ist allerdings keineswegs zwingend. Dies zeigt das Beispiel des Isocyanat-Asthmas, bei dem immunologische Sensibilisierungen gefunden wurden, dessen Pathomechanismus aber immer noch als nicht gesichert gilt [4]. Bei nicht dem Soforttyp zuzurechnenden Reaktionen ist der Nachweis einer immunologischen Auslösung von Symptomen noch kritischer zu sehen. So beweisen beispielsweise Epikutantestreaktionen auch bei korrekter Testdurchführung einen immunologischen Pathomechanismus der ausgelösten Kontaktdermatitis nicht unmittelbar. Noch unsicherer wird es, wenn die immunologische Auslösung von Krankheitsbildern wie Vasculitis allergica, Arzneiexanthem oder Erythema exsudativum multiforme belegt werden soll. Bei häufigen Erkrankungen, die beispielsweise durch Pollen-, Tier- oder Gummihilfsstoff-Allergie ausgelöst sind, wird aufgrund der umfangreichen Erfahrungen eine Allergie aber im allgemeinen recht zuverlässig zu diagnostizieren sein. Schwierigkeiten ergeben sich aber bereits bei manchen Epikutantestreaktionen auf Standardallergene, beispielsweise auf Metallsalze.

Das Ausbleiben einer Testreaktion belegt umgekehrt nicht, daß keine Allergie vorliegt. Die Art und Qualität der Testmethode spielen die entscheidende Rolle: So können bei Patienten mit vermuteter Naturlatexallergie spezifische IgE-Antikörper mit einem empfindlichen ELISA nicht nachweisbar sein, lassen sich aber im Immunoblot demonstrieren [14]. Ein entsprechendes Krankheitsbild vorausgesetzt, kann mit klinischen Methoden ein allergischer Mechanismus nicht widerlegt werden, sofern nicht ein andersartiger Mechanismus bewiesen ist. Hieraus ergibt sich, daß der Terminus »Pseudo-Allergie« kein sinnvoller Begriff ist. Die Mechanismen der gemeinhin als »pseudoallergisch« bezeichneten Reaktionen (z.B. auf Acetylsalizylsäure oder Konservierungsstoffe) sind lediglich meist unklar, aber keinesfalls sicher nicht immunologisch. Bei Kenntnis des nicht immunologischen Pathomechanismus einer Überempfindlichkeitsreaktion ist die Bezeichnung Pseudo-Allergie ohnehin überflüssig und verwirrend.

Atopie

Das familiär gehäufte Auftreten von atopischem Ekzem, Heuschnupfen und allergischem Asthma führt zur Vorstellung eines gemeinsamen Hintergrunds dieser Erkrankungen, der »Atopie«. Unter Einbeziehung grundlegender pathophysiologischer Befunde hat J.

Ring vor 15 Jahren definiert: »Atopie ist eine familiär auftretende Überempfindlichkeit von Haut und Schleimhäuten gegenüber Umweltstoffen, assoziiert mit erhöhter IgE-Bildung und/oder veränderter pharmakologischer Reaktivität« [12]. Nicht zuletzt das im letzten Jahrzehnt entwickelte und bei atopischen Erkrankungen vielfach bestätigte Konzept der TH1-/TH2-Dichotomie als Grundlage der IgE-Regulation [7] sowie die Identifizierung von Aeroallergenen als Ursache von Krankheitserscheinungen bei einem Teil der Patienten mit atopischem Ekzem [3] passen hervorragend in den Rahmen dieser Definition. Über manifeste Erkrankungen, gesteigerte IgE-Bildung und veränderte pharmakologische Reaktivität sowie Folgen dieser Atopie-typischen Elemente hinaus gelten bestimmte körperliche Zeichen (Stigmata) ohne Krankheitswert als Atopie-assoziiert (zum Beispiel palmare Hyperlinearität, Hertoghe'sches Zeichen) [11].

Diese zahlreichen Merkmale atopischer Erkrankungen machen zunächst den Umfang des Begriffs »Atopie« aus. Die weiterreichende Vorstellung ist, daß diese Elemente eine genetische Grundlage haben, die zu ihrer Manifestation disponiert. Aber ist Atopie mehr als ihre Manifestation? Zumindest manche als pathophysiologisch bedeutsam erachteten Parameter werden offensichtlich durch Umwelteinflüsse oder durch die Krankheitserscheinungen selbst moduliert. So konnte gezeigt werden, daß bei Nahrungsmittelprovozierbarem atopischem Ekzem die spontane Histaminfreisetzung aus peripheren Blutzellen der Patienten ohne Eliminationsdiät etwa zehnmal höher war als bei entsprechender Karenz [15] und daß bei Heuschnupfen-Patienten eine Beta-2-Adrenozeptor-Subsensitivität zwar während der Pollenflugzeit, nicht aber im erscheinungsfreien Intervall bestand [6]. Für die Entwicklung der atopischen Reaktionslage werden in den letzten Jahren zunehmend Umwelteinflüsse, die bereits in utero oder in der frühesten Kindheit einwirken, als bedeutsam diskutiert [8]. Die Deutung von Atopie als wesentlich Umwelt-induzierter Zustand erklärt die Zunahme atopischer Erkrankungen in den letzten Jahrzehnten auch schlüssiger als die Vorstellung einer die Manifestation determinierenden genetischen Grundlage. Nicht zuletzt ist festzustellen, daß bei der Suche nach »Atopie-Genen« so zahlreiche Assoziationen gefunden wurden, daß sie nur bei Berücksichtigung von Umwelteinflüssen interpretierbar sind [1]. Wir fanden unter den zu mehr als 90 % erfaßten Beschäftigten eines Klinikums bei Anwendung strenger Kriterien bei der Hälfte der Untersuchten eine atopische Reaktionslage. Damit stellt sich die (radikale) Vorstellung ein, daß grundsätzlich jeder Mensch atopisch werden kann, sofern er entsprechenden Einflüssen ausgesetzt ist. Welche Umweltfaktoren in Betracht zu ziehen sind, kann hier nicht näher diskutiert werden. Genetisch determiniert sind aber

Unterschiede der Krankheitsmanifestationen und der Sensibilisierungsmuster.

Atopie wäre damit nicht die Ursache, sondern die Folge ihrer Manifestation. Das heißt, aus dem Vorhandensein atopischer Erkrankungen darf nicht zirkulär geschlossen werden, daß die Disposition zu ihnen auch vorhanden sein muß. In jedem Falle kommt der Erfassung dieser Reaktionslage große Bedeutung zu: So beispielsweise zur Erkennung eines erhöhten Risikos für den Erwerb von Soforttyp-Sensibilisierungen (z. B. gegenüber Haustieren oder Berufsallergenen) sowie bei wissenschaftlichen Untersuchungen atopischer Erkrankungen, bei denen eine mögliche atopische Reaktionslage auch in Kontrollgruppen berücksichtigt werden muß.

Zur Erkennung der atopischen Hautdiathese wurde vorgeschlagen, eine Anzahl Atopie-assoziierter Befunde zu erfassen, nach ihrer Ausprägung zu bewerten und hieraus mittels eines Scores auf die Krankheitsdisposition zu schließen [5]. Grundsätzlich können zur Erfassung der Atopie alle assoziierten Befunde herangezogen werden, die Parameter sollten jedoch einfach und reproduzierbar zu erheben sein. Es ist zu erwarten, daß in Abhängigkeit vom verwendeten Instrument die atopische Reaktionslage unterschiedlich häufig gefunden wird. Wir stellen das Vorliegen einer Atopie dann fest, wenn eine atopische Erkrankung (atopisches Ekzem, Heuschnupfen, Asthma vor dem 40. Lebensjahr) besteht oder bestand und/oder im Hautpricktest mindestens eine 1+-Reaktion auf Gräser-, Hausstaubmilben- oder Katzenallergene nachzuweisen ist [11]. Nach diesen Kriterien sind beispielsweise etwa 90 % der Naturlatex-allergischen Patienten atopisch.

Literatur

Bleecker ER (1998) Mapping susceptibility genes for asthma and allergy. Clin Exp Allergy 28 (Suppl 5) 6–12

Coca AF, Cooke RA (1923) On the classification of the phenomena of hypersensitiveness. J Immunol 8:163–182

Darsow U, Vieluf D, Ring J (1999) Evaluating the relevance of aeroallergen sensitization in atopic eczema with the atopy patch test: a randomized, double-blind multicenter study. J Am Acad Dermatol 40:187–193

Deschamps F, Prevost A, Lavaud F, Kochman S (1998) Mechanism of occupational asthma induced by isocyanates. Ann Occup Hyg 42:33–36

Diepgen TL, Fartasch M, Hornstein OP (1991) Kriterien zur Beurteilung der atopischen Hautdiathese. Dermatosen 39:79–83

Haen E, Bleise U, Przybilla B (1997) Some alterations of the leucocyte β2-adrenoceptor/cAMP-system in patients with seasonal allergic rhinoconjuctivitis are related to disease activity. Clin Exp Allergy 27:787–795

Holt PG (1994) Immunoprophylaxis of atopy: light at the end of the tunnel? Immunol Today 15:484–489

Howarth PH (1998) Is allergy increasing? – early life influences. Clin Exp Allergy 28 (Suppl 6):2–7

Philosophisches Wörterbuch (1969) Alfred Kröner Verlag, Stuttgart

Pirquet v. C (1906) Allergie. Münch Med Wochenschr 53:1457–1458

Przybilla B, Ring J, Enders F, Winkelmann H (1991) Stigmata of atopic constitution in patients with atopic eczema or atopic respiratory disease. Acta Derm Venereol 71:407–410

Ring J (1983) Was ist Atopie? In: Fortschritte der praktischen Dermatologie und Venerologie (Hrsg: Braun-Falco O, Burg G), 10. Band. Springer-Verlag, Berlin Heidelberg New York, S 103–111

Ring J (1988) Angewandte Allergologie. MMV Medizin Verlag, München

Rueff F, Schöpf P, Przybilla B (1999) Nachweis spezifischer IgE-Antikörper (sIgE-Ak) gegen Naturlagex (NL) im Serum durch Immunoblot bei fehlendem Nachweis im CAP-FEIA. Hautarzt 50 (Suppl 1) S 113

Sampson HA, Broadbent KR, Bernhisel-Broadbent J (1989) Spontaneous release of histamine from basophils and histamine-releasing factor in patients with atopic dermatitis and food hypersensitivity. N Engl J Med 321:228–232

Behandlung von Arzneimittelreaktionen in der Schwangerschaft

S. Werfel, B. Przybilla

Zusammenfassung

Arzneireaktionen bei Schwangeren machen das Absetzen des vermuteten Auslösers erforderlich. Die symptomatische Therapie erfolgt nach sorgfältiger Nutzen-Risiko-Abwägung, wobei auch das Risiko der Arzneireaktion zu berücksichtigen ist. Grundsätzlich ist jede medikamentöse Therapie in der Gravidität problematisch. Eine Monotherapie ist anzuraten, die Medikamentendosis ist so niedrig wie möglich zu wählen. Bei potentiell lebensbedrohlichen anaphylaktischen und anaphylaktoiden Reaktionen werden alle erforderlichen therapeutischen Maßnahmen ohne Einschränkung ausgeführt. Im allgemeinen ist es möglich, Arzneireaktionen auch in der Schwangerschaft befriedigend zu therapieren, wobei die Anwendung von Kortikosteroiden und gegebenenfalls Antihistaminika meist ausreichend sind.

Jede medikamentöse Therapie in der Schwangerschaft ist grundsätzlich als problematisch anzusehen und erfordert eine sorgfältige Nutzen-Risiko-Abwägung. Die Embryogenese (bis Ende des 3. Schwangerschaftsmonats) und Peripartalperiode sind besonders gefährdete Zeiträume. Schwere Mißbildungen bestehen bei 2-4% aller Neugeborenen, bei weiteren 2% treten sie bis zum 1. Lebensjahr auf. In etwa Zweidrittel der Fälle bleibt die Ursache für eine Mißbildung unbekannt. In 20% liegen genetische Störungen vor, in 5% chromosomale Aberrationen, in 6% uterine oder mütterliche Erkrankungen; lediglich 3% sind Genußmitteln (insbesondere Alkohol), Arzneimitteln oder anderen äußeren Einflüssen zuzuordnen [17].

Die Wirkungen von Arzneimitteln in der Schwangerschaft weisen speziespezifische Unterschiede auf. So führen 600 Arzneistoffe beim Tier zu Mißbildungen, nur wenige jedoch beim Menschen. Beispielhaft für die katastrophalen Auswirkungen dieser Unterschiede ist Thalidomid zu nennen, das in einer Dosis von 0,5 mg/kg/Tag beim Menschen teratogen ist, bei der Ratte jedoch in der 8000fachen Konzentration keine solche Wirkung aufweist. In der Pränataltoxikologie gelten im allgemeinen Dosis-Wirkungsbeziehungen wie auch sonst in der Pharmakologie und Toxikologie. Nach Überschreiten der Schwellendosis wird zunächst der teratogene Bereich erreicht, dann folgt der embryoletale. Thalidomid führte bereits nach Einnahme einer Tablette zwischen dem 21. und 40. Embryonalentwicklungstag zu den bekannten Extremitätenfehlbildungen [1, 16].

Daten über die Häufigkeit von Arzneireaktionen in der Schwangerschaft konnten wir in der Literatur nicht finden. Interessanterweise zeigte eine amerikanische Studie, daß Schwangere bis zu neun Arzneistoffe in den ersten drei Monaten der Gravidität eingenommen hatten, Schwangere mit allergischen Erkrankungen sogar bis zu 12 Medikamente. 50% der untersuchten Frauen wußten während der Arzneistoffanwendung jedoch noch nicht, daß sie bereits schwanger waren [1,8]. In Deutschland liegt die Anzahl der von Schwangeren eingenommenen Medikamente bei drei bis acht Arzneimitteln, die teils als Selbstmedikation, teils ärztlich verordnet Einsatz finden. Dies unterscheidet sich kaum vom Arzneimittelkonsum nicht schwangerer Frauen [17]. Neben oft unkritischer medikamentöser Therapie bei Schwangeren ist jedoch eine Anwendung von Arzneistoffen manchmal unumgänglich, um krankheitsbedingte Schäden bei Mutter oder Ungeborenem zu vermeiden. Welche Risiken die Anwendung eines Medikamentes in der Gravidität hat, ist oft unzureichend bekannt. In der Roten Liste werden hinsichtlich einer Anwendung in der Schwangerschaft die Arzneistoffe mit »Gr 1« bis zu »Gr 11« (Gravidität) bezeichnet. Dabei bedeutet »Gr 1«, daß für Mensch und Tier keine Embryotoxozität und Teratogenität bestehen, für Arzneistoffe der Gruppe 11 sind mutagene und karzinogene Wirkungen bekannt. Schwierigkeiten dieser Einteilung bestehen darin, daß die Klassifikation aus Gründen der Produkthaftung oft zu allgemein gehalten ist und nicht europaweit gilt. Auch finden sich nicht selten widersprüchliche Angaben [2]. Arzneistoffe der Gruppe 3 weisen im Tierexperiment Embryotoxizität und Teratogenität auf, beim Mensch sind jedoch keine teratogenen Folgen bekannt; sie können nach Nutzen-Risiko Abwägung in der Schwangerschaft eingesetzt werden. Bemerkenswerterweise werden aber Produkte mit gleichen Wirkstoffen unterschiedlich gekennzeichnet, beispielsweise werden Betamethason-17-valerat-haltige Externa manchmal Gruppe 3, aber auch Gruppe 8 (fetotoxisches Risiko beim Mensch im 2. und 3. Trimenon) zugeordnet.

Kommt es während einer Schwangerschaft zu einer Arzneireaktion, so ist der vermutete Auslöser abzusetzen und die Krankheitserscheinungen sind gegebenenfalls symptomatisch zu behandeln. Grundsätzlich ist eine Monotherapie anzuraten, die Medikamentendosis ist so niedrig wie möglich zu wählen. Ziel der Therapie ist es, eine Schädigung der Mutter oder/und des Neugeborenen zu vermeiden. Bei potentiell lebensbedrohlichen anaphylaktoiden oder anaphylaktischen Reaktionen werden alle erforderlichen therapeutischen Maßnahmen ohne Einschränkung ausgeführt, bei verschiedenen Pharmaka in einer Wirkstoffklasse ist jeweils das für die Anwendung in der Schwangerschaft bestgeeignete auszuwählen (Tabelle 1). Wenn nötig, wird auch Adrenalin ohne Zögern angewendet. Dieses wird teilweise in der Plazenta enzymatisch inaktiviert, ist jedoch plazentagängig. Teratogene Effekte sind im Gegensatz zum Tier beim Menschen nicht bekannt [7]. Adrenalin kann zu uterinen und plazentaren Durchblutungsstörungen führen und eine fetale Hypoxie zur Folge haben [11]. Bleibende zentralnervöse Störungen wurden aber auch nach anaphylaktoiden Schockreaktionen berichtet [6], so daß Therapieeinschränkungen nicht bestehen. Systemische Soforttypreaktionen treten oft nicht selten im Zusammenhang mit der Geburtsvorbereitung auf. Es kann dann eine sofortige Sectio caesarea erwogen werden.

Bei weniger dramatischen Verläufen ist anhand der pharmakologischen Daten zu prüfen, welches Medikament am besten geeignet ist. Hierzu können Beratungsstellen kontaktiert (Verzeichnis in der Roten Liste) oder einschlägige Werke [17] herangezogen werden. Zur Behandlung der Vielzahl unterschiedlicher Arzneireaktionen sind meist Kortikosteroide, die zu den sichersten Arzneistoffen in der Schwangerschaft gehören, und gegebenenfalls bestimmte ältere Antihistaminika ausreichend.

Kortikosteroide sind tierexperimentell embryotoxisch, weisen beim Menschen jedoch keine teratogene Wirkung auf. Die kurzfristige Gabe von Betamethason oder Dexamethason wird in der Schwangerschaft manchmal gezielt therapeutisch zur Förderung der kindlichen Lungenreifung bei drohender Fehlgeburt eingesetzt.

Aus der Vielzahl der Kortikosteroide sollten bevorzugt nicht-halogenierte Verbindungen (Prednison, Prednisolon oder Methylprednisolon) gewählt werden. Systemische Gabe hat bei Mäusen zu Gaumenmißbildungen geführt, nicht so beim Menschen. Allerdings wird kontrovers diskutiert, ob Schwangere, in denen familiär Mund-Kiefer-Gaumen Spalten vorkommen, Kortikosteroide systemisch erhalten sollen [5]. In neueren Veröffentlichungen findet diese Diskussion jedoch keine Erwähnung [17]. Bei der Anwendung von Kortikosteroiden über viele Schwangerschaftswochen kann es beim Kind zu Wachstumsretardierung und postnataler, behandlungsbedürftiger Nebenniereninsuffizienz kommen [12].

Entgegen der allgemeinen Meinung ist eine topische Therapie mit Kortikosteroiden nicht unbedingt sicherer, manche derartige Externa sind in der Gravidität sogar kontraindiziert. So liegen meist keine gesicherten Daten über die perkutane Resorption, kutane Depoteffekte oder Einflüsse der Hilfsstoffe (Vehikel, Konservierungsstoffe, Stabilisatoren) vor. Im Vergleich zur oralen Arzneitherapie fehlt bei der topischen Therapie weiterhin der First-pass-Effekt als wichtiger Entgiftungsschritt. Allgemein sollte keine längerfristige Anwendung auf größeren Areale stattfinden, das Risiko von systemischer oder lokaler Behandlung muß gut abgewogen werden [18].

Bei der Wahl eines H1-blockierenden Antihistaminikums sollten langerprobte Substanzen bevorzugt werden, zum Beispiel Clemastin oder Dimetinden [3]. Die nicht-sedierenden Antihistaminika der »2. Generation« sind also in der Schwangerschaft grundsätzlich eher zu vermeiden. Lediglich für Terfenadin liegen Daten vor, die zeigen, daß ebenfalls keine erhöhten Mißbildungsraten beobachtet worden [15]; Terfenadin ist allerdings wegen seines Nebenwirkungsprofils unbeliebt geworden.

Eine langfristige Antihistaminikagabe auch über die letzten beiden Schwangerschaftswochen kann beim Neugeborenen zu Entzugssymptomen mit »Zittrigkeit «und Diarrhoe führen [9]. Ein gehäuftes Auftreten von retrolentalen Fibroplasien bei Früh-

Tabelle 1. Zur systemischen Behandlung von Arzneireaktionen in der Schwangerschaft geeignete Substanzen [13, 14, 17]

- Bei Anaphylaxie
    - Phasengerechte Behandlung, wenn nötig auch Adrenalin.
- Kortikosteroide
    - Nicht-halogenierte Kortikosteroide:
  -Prednison
  -Prednisolon
  -Methylprednisolon
- H1-blockierende Antihistaminika
    - Langerprobte Substanzen:
      Clemastin
      Dimetinden
- Weitere Substanzen
    - Ältere β-2-Sympathikomemetika (z. B. Fenoterol, Salbutamol, Terbutalin)
    - Theophyllin
    - Paracetamol (Acetylsalicylsäure, Ibuprofen)
    - Penicilline, Cephalosporine, Erythromycin
    - Chlorhexidin, Ethanol, Isopropanol
    - Länger bewährte Lokalanästhetika, v.a. Bupivacain (kein Prilocain !)

geborenen nach der Anwendung von Antihistaminika in den letzten beiden Schwangerschaftswochen wurde berichtet [19]. Andere Untersucher bestätigen diesen Effekt nicht, diese Einzelbeobachtung erscheint kontrollbedürftig.

Zur Behandlung von Arzneireaktionen können in bestimmten Situationen auch weitere Arzneistoffe notwendig sein. Eine Auswahl geeigneter Substanzen findet sich in Tabelle 1. Im übrigen wird auf die einschlägigen Publikationen (z.B. [17]) verwiesen. In Zweifelsfällen sollte eine Beratungsstelle konsultiert werden. Bei einer Arzneimittelreaktion in der Schwangerschaft ist es nötig, die weiterreichende Allergiediagnostik in die Zeit nach Gravidität und Stillzeit zu verschieben. Jedoch muß eine zuverlässige Anamnese bereits zeitnah zur Reaktion erfolgen. Zum Ausschluß der wichtigsten Differentialdiagnosen, v.a. Schwangerschaftsdermatosen und virale Exantheme, können gegebenenfalls klinisch-chemische Laborparameter, Blutbild oder eine histologische Untersuchung weiterhelfen. Auf Hauttests jeder Art wird in der Schwangerschaft grundsätzlich verzichtet [4, 10]. In-vitro-Tests sollten, soweit sie sinnvoll und verfügbar sind, in üblicher Weise vorgenommen werden. In Einzelfällen kann ein Provokationstest mit einem unbedingt notwendigen »Ausweichpräparat« (z.B. Antibiotikum) auch während der Gravidität erforderlich sein; nur in Ausnahmefällen wird eine Toleranzinduktion mit nicht vertragenen Substanzen notwendig werden.

Literatur

1. Bleyer WA, Au WYN, Lange WA, Raisz LG (1970) Studies on the detection of adverse drug reactions in the newborn. Fetal exposure to maternal medication. JAMA 213: 2046–2049
2. Breit R (1996) Dermatologische Therapie in der Schwangerschaft. In: Plewig G, Przybilla B (eds) Fortschritte der praktischen Dermatologie und Venerologie. Springer, Berlin Heidelberg, New York: 146–151
3. Einarson A, Spizziri D, Berkovich M, Einarson T, Koren G (1993) Prospective study of hydrozine use in pregnancy. Reprod Toxicol 7: 640–644
4. Eleuterio-Gonzalez J, Leal-de-Hernandez L, Gonzalez-Spencer D (1997) Anaphylactic reaction caused by the performance of skin tests: report of a case. Rev Allerg mex 44: 74–76
5. Fränz J (1995) Arzneimittel in der Schwangerschaft. In: Kleinebrecht J, Fränz J, Windorfer A (eds) Arzneimittel in der Schwangerschaft und Stillzeit. Wissenschaftliche Verlagsgesellschaft, Stuttgart
6. Heim K, Alge A, Marth C (1991) Anaphylactic reaction to ampicillin and severe complications in the fetus. Lancet 337: 859–860
7. Heinionen OP, Slone D, Shapiro S (1977) Birth defects and drugs in pregnancy. In: Littleton (eds) Publishing Science Group/USA
8. Hill RM, Tennyson LM (1985) The effect of maternal allergy medications on the fetus. Immunol Allergy Pract 7: 17–21
9. Lione A, Scialli AR (1996) The developmental toxicity of the H1 histamine antagonists. Reprod Toxicol 10: 247–255
10. Lockey RF, Benedict LM, Turkeltaub PC, Bukantz SC (1987) Fatalities from immunotherapy and skin testing. J Allerg Clin Immunol 79: 660–677
11. Metzger WJ (1990) Indication for allergen immunotherapy during pregnancy. Comp Ther 16:17–26
12. Reinisch JM, Simon NG, Karow WG, Gandelman R (1978) Prenatal exposure to prednisone in humans and animals retards intrauterine growth. Science 202:436–438
13. Schatz M (1997) The safety of asthma and allergy medication during pregnancy. J Allerg Clin Immunol 100: 301–306
14. Schatz M (1999) Asthma and pregnancy. Lancet 353: 1202–1204
15. Schick B, Holm M, Librizzi R, Arnon J, Donnenfeld A (1994) Terfenadine (Teldane) exposure in early pregnancy. Teratology 49: 417–420
16. Shepard TH (1983) Catalog of teratogenic agents. In: Shepard TH (eds) Catalog of teratogenic agents. The Johns Hopkins University Press, Baltimore
17. Spielmann H, Steinhoff H, Schaefer CH, Bunjies R (1998) Arzneiverordnung in Schwangerschaft und Stillzeit. Gustav Fischer Verlag, Stuttgart, Jena, Ulm, Lübeck
18. Zech A (1990) Lokaltherapie in der Schwangerschaft. Hautarzt 41:365–368
19. Zierler S, Purohit D (1986) Prenatal antihistamine exposure and retrolental fibroplasia. Am J Epidemiol 123: 192–196

Vergleich von in vitro und in vivo Untersuchungen bei Arzneimittelunverträglichkeiten

M. Sticherling, I. König

Unverträglichkeiten stellen einen wesentlichen Anteil des Nebenwirkungsspektrums von Arzneimitteln und bedingen häufig das Absetzen das Präparates sowie dessen konsequente Meidung in der Zukunft. Untersuchungen der zellulären Reaktivität in vitro sind in der Vergangenheit mehrfach durchgeführt worden, haben jedoch bisher nicht Eingang als Routineverfahren gefunden. Die Bestimmung der antigeninduzierten Freisetzung von Sulfidoleukotrienen aus Blutleukozyten, der sogenannte CAST-ELISA, findet derzeit als jüngste Methode großes Interesse. In dieser Studie sollte seine Wertigkeit bei Patienten mit Verdacht auf Arzneimittelunverträglichkeiten überprüft und mit Ergebnissen der oralen Provokation verglichen werden. Dabei wurde insbesondere die klinisch bedeutsame Gruppe der nicht-steroidalen Antiphlogistika untersucht. Der CAST-ELISA hat in unseren Händen geringe Aussagekraft in der Diagnostik von Arzneimittelreaktionen. Die orale Exposition ist weiterhin das klinisch relevante Testverfahren. Klinisch und durch orale Provokation läßt sich die sogenannte Aspirin-Triade (ASS-Intoleranz, Polyposis nasi, Asthma bronchiale) mit Kreuzreaktion verschiedener NSA von der isolierten ASS-Intoleranz mit Urtikaria abgrenzen, nicht jedoch durch in vitro Testungen.

Klassische allergische Ursachen unter Beteiligung spezifischen IgEs oder spezifischer T-Lymphozyten sind nach dem derzeitigen Kenntnisstand bei diesen Unverträglichkeitsreaktionen eher selten oder mit den zur Verfügung stehenden Methoden nicht nachweisbar [1]. Damit ist die pathogenetische Zuordnung häufig schwierig. Nicht-allergologische Ursachen führen daher zur Einordnung in die Gruppe der Intoleranzreaktionen oder Pseudoallergien. Entsprechend problematisch sind derzeit verfügbare In-vitro- und In-vivo-Testverfahren. Haut- oder Expositionstestungen stellen für die Betroffenen unter Umständen eine erhebliche Belastung dar, sind jedoch häufig unumgänglich und gelten heute noch als Standard [1,2]. Konsequentes Meiden eines eindeutig verdächtigen Wirkstoffes macht eine Testung unnötig. Bei mehreren anamnestisch in Frage kommenden Präparaten oder möglicher Kreuzreaktionen mit anderen Wirkstoffen ist jedoch eine Testung häufig unumgänglich.

Drei wesentliche Wirkstoffgruppen, die Intoleranzen hervorrufen können, stellen Antibiotika, Nahrungsmittelzusatzstoffe sowie nicht-steroidale Antiphlogistika (NSA) dar. Angesichts ihrer Verbreitung und Verfügbarkeit als nicht-verschreibungspflichtige Präparate repräsentieren insbesondere die NSA eine klinisch wichtige Gruppe. Seit Jahrzehnten bekannt ist die Aspirin-Triade mit Azetysalizylsäure (ASS)-Intoleranz, Polyposis nasi und Asthma bronchiale [3]. Bei betroffenen Patienten können jedoch häufig auch andere NSA identische Reaktionen auslösen. Die Effektivität der sogenannten ASS-Toleranzinduktion zur Prophylaxe der rezidivierenden Polyposis nasi ist beschrieben und wird mit Erfolg in verschiedenen Kliniken durchgeführt [4]. ASS wird jedoch auch als Auslöser oder Aggravationsfaktor einer chronischen Urtikaria oder eines Quincke-Ödems beschrieben. Die in vitro Austestung dieser Intoleranzen ist daher angesichts des Risikos für die Patienten, aber auch zum Ausschluß von Kreuzreaktionen interessant [5].

Insgesamt 126 Patienten wurden in unserer Klinik von Mai 1996 bis Dezember 1998 mit dem Verdacht auf ASS-Intoleranz stationär aufgenommen und durch in vitro (CAST-ELISA) sowie Haut (Scratch-) und orale Provokationstestungen (OPT) untersucht. Anlaß der Untersuchung war eine Polyposis nasi bei 106 Patienten, bei den verbleibenden eine chronische Urtikaria unklarer Genese oder urtikarielle Raktionen nach Einnahme von ASS. 44 aller Patienten hatten eine positive ASS-Anamnese. Zusätzlich wurden 99 Patienten mit anamnestischen urtikariellen oder erythematösen Sofortreaktionen auf Diclofenac (n=11), Ibuprofen (n=16), Indometacin (n=2), Paracetamol (n=4), verschiedenen Antibiotika (n=34) und Nahrungsmittelzusatzstoffen (n=34) untersucht. Bei allen Patienten wurde ein CAST-ELISA mit den verdächtigten Substanzen durchgeführt [6]. Dazu wurden periphere Blutleukozyten durch Dichtegradientenzentrifugation präpariert, in vitro mit dem jeweiligen Medikament inkubiert und freigesetzte Sulfidoleukotriene in einem spezifischen ELISA bestimmt. Parallel erfolgte die Hauttestung im Scratch-Test sowie die orale Provokation mit den verdächtigten Medikamenten in aufsteigender Dosis. Zwischen den verschiedenen Para-

Tabelle 1. Resultat für Sensitivität und Spezifität anhand der 4-Felder-Tafel in der ASS-Testung (n = 126)

		Anamnese		Orale Provokation	
		+	−		+	−
CAST-ELISA	+	0	11	+	3	8
	−	43	72	−	36	79

metern wurde die Übereinstimmung in 4-Felder-Tafeln unter Berechnung der Sensitivät und Spezifität sowie des Konkordanzindexes Kappa als Maß der Übereinstimung zweier Testverfahren bestimmt.

In der Gruppe der ASS getesteten Patienten war bei 39 Patienten durch orale Exposition eine ASS-Intoleranz nachweisbar, 32 hatten eine positive Anamnese. Im CAST-ELISA waren jedoch nur drei dieser Patienten positiv, hingegen 8 der oral negativen (Tabelle 1). In der Gruppe der oral negativen 87 Patienten hatten nur 12 eine positive Anamnese. Mit einem Kappa-Index von 0.64 bestand somit eine starke Übereinstimmung zwischen positiver oraler Provokation und Anamnese. Gegenüber der oralen Provokation beträgt damit die Sensitivität des CAST-ELISA 7,7 %, die Spezifität 90,8 %, die Kappa-Konkordanz liegt jedoch bei >0, d.h. es besteht keine Übereinstimmung.

Ähnliche Ergebnisse ergaben sich für andere NSA Diclofenac, Ibuprofen, Indometacin und Paracetamol bei insgesamt deutliche geringeren Patientenzahlen. In keinem der Fälle zeigte sich ein positiver CAST-ELISA (Tabelle 2). Bei den Nahrungsmittelzusatzstoffen (n=34) und Antibiotika (n=34) zeigte sich ebenfalls keine Korrelation des CAST-ELISA mit dem OPT.

Neben dem Nachweis einer Intoleranz gegen einzelne Substanzen stellt sich die Frage nach Kreuzreaktivitäten. Diese ist insbesondere bei der ASS-Triade bekannt und ein Charakteristikum des Krankheitsbildes [3]. Unter den 54 NSA-intoleranten Patienten dieser Studie (41 aus der ASS-Gruppe, 13 andere NSA) konnten bei 13 Probanden Kreuzintoleranzen zwischen ASS und mindestens einem anderen NSA festgestellt werden. 10 dieser 13 Patienten hatten nasale Polypen und sind der ASS-Triade zuzuordnen, bei den drei Patienten, die an urtikariellen Reaktion auf ASS litten, wurde keine entsprechende Untersuchung durchgeführt. 5 Patienten reagierten nur auf ASS und 7 Patienten nur auf ein anderes NSA. Keiner dieser 12 Probanden litt an einer nasalen Polyposis, sondern an urtikariellen Reaktionen auf NSA.

Die Aussagekraft des CAST-ELISA bei der ASS-Intoleranz wird in der Literatur unterschiedlich beurteilt [6–9]. Während der Wert einer isolierten Testung von ASS in vitro bezweifelt wird [7], soll sich bei ASS-intoleranten Patienten eine erhöhte Reaktivität auf C5a im CAST-ELISA zeigen [8]. Andere Autoren sehen eine Erhöhung der Sensitivität durch den gleichzeitigen Nachweis einer Reaktivität auf andere NSA im CAST-ELISA [9]. Unterschiedliche Testdurchführungen sowie Intervalle zu einer klinischen ASS-Reaktion könnten diese Diskrepanzen erklären.

Aufgrund unserer Ergebnisse der Kreuzreaktivität im OPT lassen sich möglicherweise zwei unterschiedliche Patientengruppen mit NSA-Intoleranz definieren. Diejenigen mit ASS-Intoleranz und NSA-Kreuzreaktivität leiden an einer Polyposis nasi oder dem Vollbild einer ASS-Triade, diejenigen mit einer isolierten NSA-Intoleranz hingegen zeigen keine Polypen, sondern urtikarielle Reaktionen. Damit ermöglichte die klinische Austestung der Kreuzreaktivität durch OPT eine diagnostische und möglicherweise prognostische Aussage hinsichtlich einer Weiterentwicklung des Krankheitsbildes. Unterschiedliche pathogenetische Wege bei diesen beiden Gruppen sind daher zu erwarten. Mit den uns zur Verfügung stehenden Untersuchungsergebnissen scheint der CAST-ELISA bei dieser Differenzierung jedoch nicht weiterzuhelfen.

Angesichts der diagnostischen Unsicherheit bei der Feststellung einer dezenten oder initialen Polyposis handelt es sich möglicherweise jedoch auch um ein Krankheitskontinuum mit zunächst isolierter ASS-Intoleranz, der die Ausbildung von Polypen und einer

Tabelle 2. Ergebnisse der NSAID-Testungen (außer ASS), n = 33

Allergen	Testungen	OPT positiv	OPT negativ
Diclofenac	11 (100%)	8 (72,2%) CAST-ELISA positiv: 0	3 (27,3%) CAST-ELISA positiv: 0
Ibuprofen	16 (100%)	10 (62,5%) CAST-ELISA positiv: 8	6 (37,5%) CAST-ELISA positiv: 1
Paracetamol	4 (100%)	1 (25%) CAST-ELISA positiv: 0	3 (75%) CAST-ELISA positiv: 0
Indometacin	2 (100%)	1 (50%) CAST-ELISA positiv: 0	1 (50%) CAST-ELISA positiv: 0
Gesamt	33 (100%)	20 (60,6%)	13 (39,4%)

Kreuzintoleranz folgt letztlich bis zum Vollbild der ASS-Triade. Wo hier die Fälle einer isolierten Intoleranz gegen andere NSA als ASS einzuordnen sind, bleibt dabei jedoch unklar.

Literatur

1. Bircher, AJ (1996): Arzneimittelallergie und Haut, Thieme, Stuttgart, New York
2. Wiedow O, Brasch J, Christophers E (1996) Orale Expositionstestungen bei nicht Aspirin-bedingten Analgetikaintoleranzen. Hautarzt 47: 901–908
3. Randerath W, Rühle K-H (1998) Analgetika-Asthma-Syndrom Dtsch. med. Wschr. 123: 123–127
4. Brasch J, Doniec M, Mertens J, Wellbrock (1994) Azetylsalizylsäureintoleranz bei polypöser Rhinosinusitis. Allergologie 17: 197–203
5. Quiralte J, Blanco C, Castillo R, Ortega N, Carillo T (1997) Anaphylactoid reactions due to nonsteroidal antiinflammatory drugs: clinical and cross-reactivity studies. Ann Allergy Asthma Immunol 78: 293–296
6. de Weck AL (1997) Zellulärer Allergen-Stimulations-Test (CAST) Allergologie 20: 487–502
7. Wedi B, Kapp A (1997) Wertigkeit des zellulären Antigenstimulationstests (CAST). Hautarzt 48: 347–348
8. Czech W, Schopf E, Kapp A (1995) Release of sulfidoleukotrienes in vitro: its relevance in the diagnosis of pseudoallergy to acetylic acid. Inflamm Res 44: 291–295

CAST-ELISA bei Intoleranzreaktionen

B. Wedi, A. Kapp

Zusammenfassung

Die Stimulation mit den inkompletten basophilen Agonisten C5a, PAF und fMLP im modifizierten CAST kann als diagnostische Hilfe von hoher Sensitivität und Spezifität für die Acetylsalicylsäure-Pseudoallergie eingesetzt werden. Die Bedeutung für pseudoallergische Reaktionen auf andere nicht-steroidale Analgetika kann anhand der bisher vorliegenden Daten ausgehend vom bisherigen Goldstandard der oralen Provokation noch nicht ausreichend beurteilt werden.

Einleitung

Die Bedeutung des neu in die Allergiediagnostik eingeführten zellulären Allergen-Stimulationstests (CAST) für pseudoallergische Reaktionen (PSAR) auf Medikamente ist nicht geklärt [2, 7]. Der CAST beruht auf der Detektion von de novo synthetisierten Sulfidoleukotrienen (LTC_4, LTD_4, LTE_4) in mit Interleukin-3 vorstimulierten Leukozytensuspensionen nach Stimulation mit dem Allergen. Vorherige Untersuchungen konnten mithilfe eines modifizierten CASTs zeigen, daß bei pseudoallergischen Reaktionen auf Acetylsalicylsäure (ASS) die Stimulation mit ASS überflüssig ist und stattdessen eine Stimulation mit C5a sowie anderen inkompletten basophilen Agonisten erfolgreich zwischen ASS-intoleranten und -toleranten unterscheiden kann [1,5–7]. In der vorliegenden Untersuchung sollte einerseits anhand eines größeren Kollektivs die Spezifität und Sensitivität des modifizierten CASTs für durch positive orale Provokation gesicherte PSAR auf ASS bestimmt werden. Andererseits sollte die Bedeutung des herkömmlichen CASTs mit Stimulation durch das verdächtige Medikament bei Intoleranzreaktionen auf andere Analgetika geklärt werden.

Methoden

Untersucht wurden einerseits Patienten, die mit dem anamnestischen Verdacht auf eine Pseudoallergie gegenüber ASS oder anderen Analgetika die Dermatologische Klinik und Poliklinik der Medizinischen Hochschule aufsuchten. Vor der Expositionstestung erfolgte eine Atopiediagnostik (Atopie-Prick-Screening, Gesamt-IgE/Sx1) sowie eine Scratchtestung mit ASS und anderen Analgetika. Die stationäre orale Provokation erfolgte als einfach blinde Placebo-kontrollierte orale Expositionstestung mit ASS in den aufsteigenden Dosierungen 50 mg, 100 mg, 250 mg, 500 mg, 1000 mg; bzw. mit Paracetamol 50 mg, 250 mg, 500 mg; bzw. mit Diclofenac 2,5 mg, 12,5 mg, 25 mg. Die Patienten waren zum Zeitpunkt der in-vitro-Untersuchungen sowie der Provokationstestung symptomfrei. Als positiv wurde eine Provokation gewertet, wenn objektivierbare Symptome wie Urtikaria, Angioödem, Asthma bronchiale, anaphylaktoide Reaktion, auftraten.

Freisetzung von Sulfidoleukotrienen im modifizierten CAST-ELISA

Leukozytensuspensionen wurden über Dextran-Sedimentation aus EDTA-Blut isoliert und in einem standardisierten Assay (DPC Biermann, Bad Nauheim) über 15 min bei 37°C mit IL-3 (10 ng/ml) präinkubiert. Danach erfolgte die Stimulation für 30 min bei 37°C mit C5a (10^{-7} M), in weiteren Assays auch mit PAF (10^{-5} M) und fMLP (10^{-6} M). Bei PSAR-Verdacht auf ein anderes Analgetikum als ASS wurde außerdem die Stimulation mit 20 µg/ml sowie 200 µg/ml des jeweiligen Analgetikums über 30 min durchgeführt. Als Positivkontrolle diente die Stimulation mit einem anti-IgE-Rezeptor-Antikörper. In den zellfreien Überständen wurden die Sulfidoleukotriene LTC_4, LTD_4 und LTE_4 mittels ELISA-Technik quantitativ im Vergleich zu einer Standard-Titrationskurve bestimmt. Von den jeweiligen Werten wurde die Hintergrundkontrolle (IL-3 haltiger Stimulationspuffer) abgezogen. Für die Auswertung der ASS-PSAR erfolgte die Berechnung der Sensitivität und Spezifität mithilfe der 4-Felder-Tafel anhand des Goldstandards orale Provokationstestung. Es ergeben sich übereinstimmende Resultate (+/+ = a und –/– = d) und divergierende Resultate

(+/− = c und −/+ = b). Sensitivität = 100 · a/(a+c), Spezifität = 100 · d/(b+d). Ein Cut-off Wert (nach Abzug der Hintergrundkontrolle) von 300 pg/ml wurde für C5a als positiv bewertet, wohingegen die cut-offs für PAF und fMLP bei 150 pg/ml gesetzt wurden.

Ergebnisse

Freisetzung von Sulfidoleukotrienen (SLT) im modifizierten CAST bei V.a. ASS-Intoleranz

Patienten mit positiver oraler Provokation von ASS zeigten eine statistisch signifikant erhöhte Freisetzung von SLT aus Leukozytensuspensionen nach Vorinkubation mit IL-3 und Stimulation mit C5a, PAF oder fMLP im Vergleich zu ASS-Toleranten (Tabelle 1).

Tabelle 1. Vergleich der de novo Produktion von Sulfidoleukotrienen (SLT) bei Patienten mit positiver und negativer ASS-Provokation (jeweils nach Abzug der Hintergrundkontrolle, die dem IL-3 haltigen Stimulationspuffer entspricht)

	SLT [pg/ml] positive ASS-Provokation	negative ASS-Provokation
C5a (10^{-7} M)	(n = 18)	(n = 66)
Mittelwert	692	117
Median	583	79
Min-Max	45–2010	0–549
	$p < 0{,}0001$	
PAF (10^{-5} M)	(n = 8)	(n = 32)
Mittelwert	371	56
Median	300	45
Min-Max	141–647	−20–198
	$p < 0{,}0001$	
fMLP (10^{-6} M)	(n = 8)	(n = 32)
Mittelwert	444	123
Median	582	84
Min-Max	11–848	−3–647
	$p < 0{,}01$	

Die Freisetzung von SLT im CAST korrelierte nicht mit der Höhe des Gesamt-IgE und/oder dem Nachweis spezifischer IgE im Phadiatop/Sx1. Die Höhe des Gesamt-IgEs unterschied sich nicht signifikant zwischen Pseudoallergikern und Normalpersonen. Auch das Alter und der Nachweis spezifischer IgE-Antikörper im Sx1/Phadiatop war vergleichbar (nicht gezeigt).

Sensitivität und Spezifität des modifizierten CAST-ELISAs bei der ASS-Pseudoallergie

Abbildung 1 zeigt die Sensitivität und Spezifität des modifizierten CAST nach Stimulation mit den jeweiligen inkompletten basophilen Agonisten bzw. ihrer

Abb. 1. Sensitivität und Spezifität der Stimulation mit C5a, PAF oder fMLP im modifizierten CAST anhand der 4-Feldertafel

		ASS-Provokation +	ASS-Provokation −
CAST mit C5a cut-off 300 pg/ml	+	15	4
	−	3	62
Sensitivität:	83%		
Spezifität:	94%		

		ASS-Provokation +	ASS-Provokation −
CAST mit PAF cut-off 150 pg/ml	+	7	2
	−	1	30
Sensitivität:	88%		
Spezifität:	94%		

		ASS-Provokation +	ASS-Provokation −
CAST mit fMLP cut-off 150 pg/ml	+	5	6
	−	3	26
Sensitivität:	63%		
Spezifität:	81%		

		ASS-Provokation +	ASS-Provokation −
CAST mit ≥ zwei Stimuli positiv	+	7	3
	−	1	29
Sensitivität:	88%		
Spezifität:	91%		

		ASS-Provokation +	ASS-Provokation −
CAST mit C5a, PAF und fMLP positiv	+	4	0
	−	4	32
Sensitivität:	50%		
Spezifität:	100%		

Kombination. Mit der Stimulation durch C5a und PAF kann eine hohe Sensitivität und Spezifität erreicht werden. Wenn der CAST auf alle drei Stimuli positiv ist wird sogar eine Spezifität von 100% erreicht.

CAST-ELISA bei PSAR auf andere Analgetika

Jeweils bei sechs Patienten wurde eine orale Provokation mit Diclofenac bzw. Paracetamol bei entsprechendem Verdacht auf PSAR durchgeführt. Es reagierten lediglich zwei Patienten in der oralen Provokation und zwar auf Diclofenac. Bei beiden Patienten fand sich nach Stimulation mit 20 µg/ml bzw. 200 µg/ml Diclofenac keine erhöhte SLT-Produktion (< 100 pg/ml). Auffällig war hingegen, daß beide Patienten eine erhöhte SLT-Produktion nach Stimulation mit C5a aufwiesen. Die in der oralen Provokation mit Diclofenac unauffälligen Patienten zeigten einen unauffälligen CAST nach Stimulation mit Diclofenac als auch C5a. Eine PSAR gegen Paracetamol ließ sich in keiner Provokationstestung sichern. Bei allen diesen Patienten war der CAST mit Paracetamol wie auch mit C5a negativ.

Diskussion

Der modifizierte CAST, der mit einer Stimulation durch C5a, PAF, fMLP duchgeführt wird, stellt ein sensitives und für die ASS-Pseudoallergie spezifisches diagnostisches Werkzeug dar. Ob die direkte Stimulation der Leukozytensuspensionen im CAST mit anderen Analgetika wie Diclofenac oder Paracetamol im Gegensatz zu der von ASS für die Diagnosestellung einer Pseudoallergie ausreichend ist, kann anhand der vorliegenden Untersuchungen nicht bewertet werden, da hier lediglich zwei Patienten in der oralen Provokation positiv reagierten. Viele bisherige Untersuchungen validieren den CAST nicht mithilfe des Goldstandards der oralen Provokation, sondern nur anhand der anamnestischen Angaben und können daher für die Zuverlässigkeit des CASTs in der Diagnostik pseudoallergischer Reaktionen nicht herangezogen werden [3, 4].

Insgesamt weisen Pseudoallergiker auf ASS, vielleicht auch auf Diclofenac, eine erhöhte Suszeptibilität ihrer basophilen Granulozyten nach IL-3-Priming und Stimulation mit den inkompletten basophilen Agonisten wie C5a, PAF und fMLP auf. Zukünftige Untersuchungen müssen klären, ob diese Suszeptibilität bei pseudoallergischen Reaktionen auf einem in vivo priming, auf einer veränderten Signaltransduktion oder einer modulierten Oberflächenrezeptorexpression beruht.

Literatur

1. Czech W, Schöpf E, Kapp A (1995) Release of sulfidoleukotrienes in vitro: Its relevance in the diagnosis of pseudoallergy to acetylsalicylic acid. Inflamm Res 44:291–295
2. De Weck AL (1993) Cellular allergen stimulation test (CAST) – a new dimension in allergy diagnostics. ACI News 5/1:9–14
3. De Weck AL (1997) Zellulärer Allergen-Stimulierungs-Test (CAST). Allergologie 10:487–502.
4. Kubota Y, Imayama S, Toshitani A, Miyahara H, Tanahashi T, Uemura Y, Koga T, Sugawara N, Kurimoto F, Hata K (1997) Sulfidoleukotriene Release test (CAST) in hypersensitivity to nonsteroidal anti-inflammatory drugs. Int Arch Allergy Immunol 114:361–366.
5. Mewes T, Riechelmann H, Klimek L (1996) Increased in vitro cysteinyl leukotriene release from blood leukocytes in patients with asthma, nasal polyps and aspirin intolerance. Allergy 51:506–510.
6. Wedi B, Elsner J, Kapp A (1996) In vitro diagnostic of pseudoallergic reactions – New aspects. ACI International 8:113–115
7. Wedi B, Kapp A (1997) Wertigkeit des zellulären Antigenstimulationstests (CAST). Hautarzt 48:347–348.
8. Wedi B, Kapp A. In-vitro Diagnostik der Acetylsalicylsäure-Pseudoallergie (1997) In: Garbe, Rassner. Dermatologie - Leitlinien und Qualitätssicherung für Diagnostik und Therapie. Beiträge der 39. Tagung der DDG. Springer Verlag, S. 28–31.

CAST-Elisa bei allergischen Reaktionen auf β-Laktam-Antibiotika

A. J. Bircher, P. Bigliardi, S. Langauer Messmer, J. Weber

Zusammenfassung

Die Diagnostik bei unerwünschten Arzneimittelreaktionen ist oft schwierig, da häufig geeignete und validierte Tests fehlen. Mit dem CAST-Elisa wird die Neubildung von Sulfidoleukotrienen aus peripheren Leukozyten gemessen, was interessante Einblicke in die Pathophysiologie von allergischen Soforttyp- und pseudoallergischen Reaktionen ermöglicht. Die Technik muß aber für jedes Arzneiallergen und die dazugehörige klinische Reaktion validiert werden. Bei Patienten mit dokumentierten allergischen Soforttypreaktionen auf β-Laktam-Antibiotika wurden mit dem CAST-Elisa interessante Resultate erzielt. Bei anaphylaktischen Reaktionen ergab er häufig ein positives Resultat, während bei isolierter Urticaria keine Sulfidoleukotrienstimulation gemessen werden konnte.

Einleitung

Überempfindlichkeitsreaktionen auf Arzneimittel stellen auch heute oft noch eine diagnostische Herausforderung dar. Obwohl in den letzten Jahren Fortschritte im Verständnis der Arzneimittelallergene und der Pathogenese verschiedener Reaktionen gemacht wurden, stehen für viele dieser Nebenwirkungen noch keine validierten diagnostischen Tests mit einer ausreichenden Sensitivität und Spezifität zur Verfügung. Für Fragestellungen wie zum Beispiel die allergischen Soforttypreaktionen auf Penizilline sind zwar Allergentestlösungen und die Bestimmung spezifischer IgE kommerziell erhältlich. Für viele andere Medikamente und Pathomechanismen fehlen hingegen etablierte Testmethoden noch weitgehend. Neben der detaillierten Anamnese und der klinisch-morphologischen Diagnostik käme deshalb häufig nur eine kontrollierte Reexposition in Frage. Obwohl der Provokationstest der Goldstandard in der allergologischen Diagnostik darstellt, ist er für viele Fragestellungen und Medikamente nicht ausreichend standardisiert. Zudem kann er aufgrund ethischer Überlegungen und wegen einer nicht vorhersehbaren Reaktion kontraindiziert sein.

Der zelluläre Antigenstimulationstest (CAST-Elisa) wurde bereits vor einigen Jahren eingeführt (de Weck 1993a, 1993b). Wir haben diesen neuen funktionellen Test bei Patienten mit einer eindeutig diagnostizierten allergischen Reaktion vom Soforttyp auf β-Laktam Antibiotika eingesetzt und mit etablierten Testtechniken verglichen.

Patienten und Methoden

Patienten mit einer klinisch eindeutig dokumentierten Arzneimittelreaktion wurden eingeschlossen. Sie wurden prospektiv einer der folgenden Gruppen zugeteilt:
A) 7 Patienten mit einer Anaphylaxie (Urticaria, Angioödem, Bronchospasmus und Blutdruckabfall),
B) 10 Patienten mit Urticaria und
C) 10 Patienten mit einer fraglichen anamnestischen Penicillinallergie.

Auslösende Antibiotika waren Cefamandol, Cefazolin, Penicillin G und Amoxicillin.

Prick und Intradermaltests wurden mit dem Allergopen (Allergopharma, Deutschland, Benzylpenicilloyl-Polylysin, Nebendeterminanten-Mischung) durchgeführt. Andere auslösende Antibiotika wurden mit sterilen Ampullenlösungen in folgenden Konzentrationen getestet: Amoxicillin 5 mg/ml, 50 mg/ml, Cefamandol 3,3 mg/ml, 33,3 mg/ml, Cefazolin 4 mg/ml, 40 mg/ml. Die Teste wurden nach 20 min abgelesen.

Spezifische IgE gegen Penicilloyl G, Penicilloyl V und Amoxicillin wurden mittels der CAP-RAST Methode (Pharmacia & Upjohn, Schweden) gemessen, ein Resultat ≥ 0,71 kU/l wurde als positiv gewertet.

Der CAST-Elisa wurde nach den Richtlinien des Herstellers durchgeführt. Vollblut wurde in EDTA abgenommen und über einen Dextrangradienten wurden die peripheren Leukozyten separiert. Diese wurden nach Vorstimulation mit IL-3 mit 20 und 200 µg/ml der Allergenlösungen während 40 min inkubiert. Als Stimulationskontrolle wurde der LE-27 Anti-IgE-Antikörper eingesetzt, die Totalfreisetzung der Sulfidoleukotriene (sLT) wurde mit Ionomyzin

Tabelle 1. Cut-off Werte der einzelnen Antibiotika. (Daten von ≥ 10 nichtallergischen Spendern)

Testkonzentration [μg/ml] Arzneiallergen	20 pg/ml	200 pg/ml
Penicillin G	99	156
Amoxicillin	143	149
Cefamandol	110	105
Cefazolin	133	155

erreicht. Für ein positives Resultat wurden folgende Kriterien gefordert: Background <350 pg/ml sLT, Ionomyzin sLT-Release > 1500 pg/ml, Netto-Release sLT: > Cut-off für das entsprechende Antibiotikum oder Netto-Release sLT 200 μg/ml > 2mal Netto-Release sLT 20 μg/ml. Die Cut-off Werte für die Antibiotika sind aus Tabelle 1 ersichtlich.

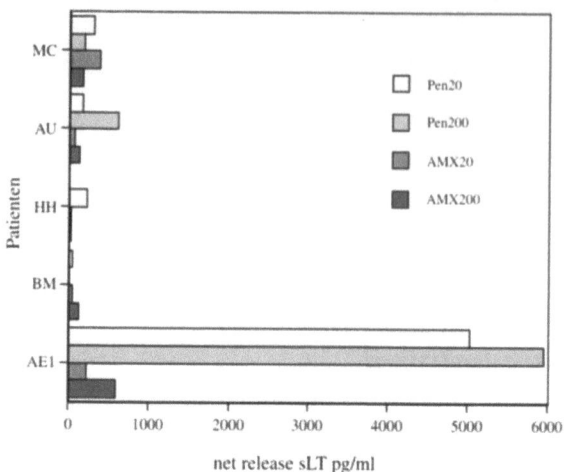

Abb. 1. CAST-ELISA Resultate für Penizillin (Pen) und Amoxicillin (AMX) (Testkonzentration 20, 200 μg/ml) bei 5 Patienten mit Anaphylaxie

Ergebnisse

Die Resultate sind in Tabelle 2 zusammengefaßt. In der Gruppe A (n=7) waren die Hauttests bei allen positiv, spezifische IgE fanden sich bei 5. Der CAST-Elisa war bei 6 positiv. Bei einer Patientin mit einer Anaphylaxie auf Amoxicillin mit einer Urticaria nach der Hauttestung fiel er negativ aus (Abb. 1).

Tabelle 2. Positive Resultate der diagnostischen Tests

Klinische Reaktion	Gruppe A Anaphylaxie	Gruppe B Urticaria	Gruppe C fragliche Penizillinallergie
n Patienten	7	10	10
Hauttests	7/7	7/10	0/10
Spezifische IgE	5/7	4/10	0/10
CAST-ELISA	6/7	0/10	0/10
Reexposition	2/2	0	0

In Gruppe B (n=10) wurde die Sensibilisierung im Hauttest bei 7, spezifische IgE bei 4 nachgewiesen. Der CAST-Elisa war bei allen negativ. Bei Patienten mit einer fraglichen Penizillinallergie fielen alle Tests negativ aus.

Diskussion

Wir konnten bei 17 Patienten mit einer klinisch dokumentierten allergischen Reaktion vom Soforttyp eine Sensibilisierung auf das vermutliche β-Laktam-Antibiotikum im Hauttest und/oder mittels des Nachweises spezifischer IgE nachweisen. Der funktionelle CAST-Elisa, bei welchem die Neubildung von Sulfidoleukotrienen gemessen wird, fiel nur bei Patienten mit einer Anaphylaxie positiv aus, war hingegen bei allen Patienten mit Urticaria negativ. Dies weist möglicherweise darauf hin, daß bei der Anaphylaxie die basophilen Granulozyten, deren Reaktivität im CAST-Elisa erfaßt wird, eine zentrale pathophysiologische Rolle spielen. Bei Urtikaria könnten hingegen überwiegend kutane Mastzellen aktiviert werden. Möglicherweise spielen auch technische Probleme eine Rolle, d.h. das einzelne Allergene wie Penizillin besser geeignet sind als Amoxicillin, oder daß die Testkonzentrationen angepaßt werden müssen. Möglicherweise könnten in Zukunft auch empfindlichere Anti-Sulfidoleukotrien-Antikörper die Sensitivität des Tests erhöhen.

Der CAST-Elisa wurde bereits bei verschiedenen Arzneimittelreaktionen, insbesondere auch bei pseudoallergischen Reaktionen auf Azetylsalizylsäure (ASS) und nichtsteroidale Antiphlogistika eingesetzt. Einige Autoren beobachteten bei im Provokationstest mit ASS positiven Patienten lediglich unter Zugabe von C5a, unabhängig von der Stimulation mit ASS, in einem modifizierten Testsystem spezifische positive Resultate (Czech 1995, Wedi 1997) Andere fanden bei ASS und anderen Antiphlogistika mit dem klassischen Testverfahren positive Werte (Kubota 1997, Zollner, 1997). Mit Antibiotika liegen noch relativ wenig Erfahrungen und häufig nur Einzelfälle mit verschiedenen Substanzen vor (Bircher 1996, Hipler 1995). Von Vorteil bei diesen Arzneiallergenen ist, daß mindestens bei den Penizillinen einige Allergene bekannt sind und damit Hauttests und spezifische IgE-Messungen durchgeführt werden können.

Der CAST-Elisa sollte aber in Bezug auf Testkonzentrationen, Antigene etc. an eindeutig sensibilisierten Patienten validiert werden. Dies muß bei der großen Vielfalt von Arzneimittelallergenen und den unterschiedlichen pathophysiologischen Mechanismen für jedes Arzneimittelallergen und die dadurch ausgelöste klinische Überempfindlichkeitsreaktionen etabliert werden, da die Testbedingungen nicht auf andere Typen von Nebenwirkungen und Arzneimittel übertragen werden können. Zudem müssen selbstverständlich exponierte nicht überempfindliche Kontrollen einbezogen werden. Vor einer isolierten und unkritischen Anwendung des CAST-Elisa bei Überempfindlichkeitsreaktionen auf Arzneimittel (Leynadier 1997, Sainte-Laudy 1996) muß deshalb gewarnt werden. Der Test stellt aber bei kritischer und überprüfter Anwendung eine interessante Bereicherung des immer noch spärlichen diagnostischen Armamentariums dar und kann zudem mit der entsprechenden Weiterentwicklung interessante Einblicke in pathophysiologische Abläufe gewähren.

Literatur

Bircher AJ, Haldimann D, Weber J (1996) CAST-ELISA testing for the diagnosis of immediate-type allergic reactions to β-lactam antibiotics. ACI International 8: 109–110

Czech W, Schöpf E, Kapp A (1995) Release of sulfidoleukotrienes in vitro: Its relevance in the diagnosis of pseudoallergy to acetylsalicylic acid. Inflamm Res 44: 291–295

de Weck AL, Stadler BM, Bühlmann RP, Wehner HU, Urwyler A (1993a) A new sulfidoleukotriene assay for the detection and monitoring of allergies and pseudoallergies. J Allergy Clin Immunol 91: 371

de Weck AL, Stadler BM, Urwyler A, Wehner HU, Bühlmann RP (1993b) Cellular allergen stimulation test (CAST). ACI News 5: 9–14

Hipler UC (1995) Der zelluläre Antigenstimulationsstest – eine neue Methode in der allergologische Diagnostik. Z Dermatol 181: 17–26

Kubota Y, Imayama S, Toshitani A, Miyahara H, Tanahashi T, Uemura Y, Koga T, Sugawara N, Kurimoto F, Hata K (1997) Sulfidoleukotriene release test (CAST) in hypersensitivity to nonsteroidal anti-inflammatory drugs. Int Arch Allergy Immunol 114: 361–366

Leynadier F (1997) Drug allergies: Value of the leucotriene C4 release test. Presse Med 26: 666

Sainte-Laudy J, Vallon C, Guérin JC (1996) Intérêt du test de libération du leucotriène C4 pour le diagnostic d'une allergie médicamenteuse (résultats préliminaires). Allergie Immunol 28: 44–47

Wedi B, Kapp A (1997) Wertigkeit des zellulären Antigenstimulationstests (CAST). Hautarzt 48: 347–348

Zollner TM, Röder C, Werner RJ, Diehl S, Kaufmann R (1997) Cellular antigen stimulation test in the diagnosis of intolerance to non-steroidal antiinflammatory drugs. Eur J Dermatol 7: 377–378

Innenraumallergene und -belastungen

C. Szliska, M. Freitag, M. Straube, S. Höxtermann

Einleitung

Internationale Untersuchungen belegen die Zunahme von Prävalenz und Inzidenz allergischer Erkrankungen einschließlich des Asthma bronchiale allergicum in den industrialisierten Ländern in den letzten vier-fünf Dekaden. Gleichzeitig besteht ein deutlicher Unterschied in der Prävalenz von allergischen Erkrankungen zwischen den west- und osteuropäischen Ländern. So liegen die Prävalenzraten für Kinder mit positivem Pricktest und einem diagnostizierten Asthma bronchiale bei 11- bis 12jährigen in Schweden etwa um den Faktor 2–3 höher als in Polen und Estland. E. von Mutius fand vergleichbare Ergebnisse bei 9- bis 11jährigen Kindern in einer Untersuchung zwischen 1989 und 1992 in München, Leipzig und Halle. Durchschnittlich hat sich die Asthma-Prävalenz bis Mitte der 80iger Jahre bei Kindern und Jugendlichen in Europa um 3–14 % pro Jahr erhöht. Von 1984/86 bis 1990/91 nahm die Prävalenz beim Mann um 12 % und bei der Frau um 7 % per anno zu (Daten des Nationalen Gesundheitssurveys der Deutschen Herz-Kreislauf-Prävalenz-Studie, DHP). In einer Untersuchung in Sachsen-Anhalt bei 5- bis 7jährigen zeigte sich eine Zunahme der Asthma-Prävalenz im Zeitraum 1992/93 bis 1995/96 ohne einen korrespondierenden Anstieg in der Sensibilisierungsrate. Dieser Anstieg ist in seinen wesentlichen Facetten bis dato ungeklärt, ist jedoch sicher nicht alleine auf erhöhte Aufmerksamkeit, verbesserte diagnostische Möglichkeiten oder gar Änderungen der genetischen Disposition zurückzuführen. Die Veränderung unserer Lebensgewohnheiten stellt einen möglichen Erklärungsansatz dar. Man begann beispielsweise seit der Energiekrise in den 70iger Jahren Wohnungen besser zu isolieren. Dies führte zu einer verringerten Luftkonvektion, gleichzeitig wurden mehr Teppiche bzw. -böden gelegt und die Haustierhaltung nahm im gleichen Zeitraum zu.

In der BRD leidet etwa ein Viertel der Bevölkerung an allergischen Erkrankungen, mehr als die Hälfte werden durch Innenraumallergene ausgelöst. Dies ist nicht weiter verwunderlich, bedenkt man, daß wir mehr als 90 % unserer Zeit in Innenräumen (Wohnräume, Arbeitsplatz, Schule, Hotel, Restaurant), etwa 5 % in Fahrzeugen und nur 2 % an der Außenluft verbringen.

Biologische Allergenquellen in Innenräumen

Hausstaubmilben (Pyroglyphidae u. Acaridae)

Hausstaubmilben stellen mit ihren Allergenen die wesentliche Ursache der perennialen allergischen Rhinitis und des allerg. Asthma bronchiale dar. Die 170–500 µm großen grau-weißen, fast transparenten Milben leben im Staub von Matratzen, Bettzeug, Polstermöbeln und weiteren Innenraumtextilien von den Hautschuppen, Pilzen und organischen Materialien. Optimale Lebensbedingungen stellen ein feucht-warmes Raumklima von etwa 25 °C bei einer relativen Luftfeuchtigkeit von 75–80 % dar. Die wichtigsten Allergene von D. pteronyssinus und D. farinae sind Gruppe 1- (Der p 1, Der f 1) und Gruppe 2-Allergene (Der p 2, Der f 2). Erstere sind hauptsächlich in den Faeces der Milben vorkommende wasserlösliche, hitzelabile Glykoproteine (zysteinähnliche Proteasen), letztere sind im wesentlichen dem Milbenkörper entstammende wasserlösliche hitzestabile Glykoproteine (wahrscheinlich aus der Gruppe der Lysozyme). Die Fäkalpartikel sind von einer wasserdurchlässigen Membran umgeben und haben eine durchschnittliche Größe von 10–35 µm (wie Pollenkörner).

Es zeigte sich, daß zwischen der Höhe der Allergenkonzentration im Hausstaub und dem Grad der IgE-Sensibilisierung eine direkte Beziehung sowohl für Kinder mit erhöhtem Atopie- als auch für Kinder ohne erhöhtes Atopierisiko bestand, wobei für die Kinder mit erhöhtem Atopierisiko durchschnittlich eine geringere Allergenmenge für die Sensibilisierung ausreichte (Ergebnisse der MAS-Studie).

Ebenso von Bedeutung ist die Konzentration der Allergene im Hausstaub für die Entwicklung von allergischem Asthma bronchiale und dem Auftreten von Asthmasymptomen.

Geeignete Nachweismethoden der Hausstaubmilben und -allergenbelastung sind nach standardisierter Staubgewinnung Verfahren wie Milbenzählung

Tabelle 1. Schwellenwerte der Milben- und Allergenbelastung, klinische Bedeutung

Der p 1,2/g Staub	Milben/g Staub	Guanin	Klinische Bedeutung
Bis 0,4 µg		0%	Geringe Allergiebelastung
0,4 bis 2 µg	bis 100 Milben	0,06%	Signifikante Allergenbelastung
2 bis 10 µg	100 bis 500 Milben	0,25%	Hohe Allergenbelastung. Risikofaktor für Bildung spezifischer IgE-Ak, BHR und Asthmasymptomen
über 10 µg	über 500 Milben	über 1,0%	Sehr hohe Allergenbelastung, Risiko ↑ Asthmaanfälle und andere Symptome
Fel d 1,2 8 µg			Auslösung von Symptomen bei sensibilisierten Patienten
Bla g 1,2 80–400 ng			Auslösung von Symptomen bei sensibilisierten Patienten

(Flotationsverfahren), Guanin-Nachweis, RAST-Inhibition oder Immunoassay (ELISA). Letztere hat eine sehr gute Empfindlichkeit und Spezifität, und insbesondere bei Verwendung von monoklonalen Antikörpern sind die Resultate über lange Zeit gut reproduzierbar. Eine Konzentration von 2 µg Milbenallergen pro Gramm Hausstaub wird als Schwelle für die Sensibilisierung und Symptomauslösung angegeben, 10 µg/g Hausstaub als Risikofaktor für die Auslösung akuter Asthmaanfälle, jedoch scheinen auch erhöhte Sensibilisierungsraten unterhalb dieser Konzentrationen vorzukommen (Tabelle 1). Die wesentliche therapeutische Konsequenz besteht in stringenter Allergenkarenz, d.h. häuslichen Sanierungsmaßnahmen (s. unten).

Haustiere (Katzenallergene)

Katzenallergene müssen als ubiquitäre Allergene betrachtet werden. In mehr als der Hälfte der deutschen Haushalte wird mindestens ein Haustier gehalten. Katzenallergene sind in 52% der Haushalte ohne eigene Katze nachweisbar. Die Prävalenz der Katzenallergien beträgt bei der Bevölkerung der USA bei Asthmatikern zwischen 9 und 41%. Das Majorallergen, Fel d 1 kommt im unterschiedlichen Ausmaß bei allen Katzenarten vor. Es findet sich im Speichel der Katze und wird darüberhinaus von Talgdrüsen abgesondert. Das Antigen wird auf der Haut und im Fell gespeichert. Katzenallergen wird zu einem großen Teil an Partikel gebunden, die kleiner als 2,5 µm Durchmesser haben, und sind so stark volatil, verteilen sich leicht in Räumen und Textilien und bleiben an Wandbekleidungen und Mobiliar haften. Durch einen regen Passivtransport des Allergens sind Katzenallergene in Fahrzeugen und öffentlichen Gebäuden wie Schulen anzutreffen. Für die Auslösung von Symptomen bei sensibilisierten Patienten (Atemnot, Asthmaanfälle) wird ein Schwellenwert von 8 µg/g Staub angegeben. Die in Wohnräumen gefundenen Katzenallergenkonzentrationen sind um so höher, je mehr Tiere im Haushalt gehalten werden. Zahlreiche Untersuchungen haben gezeigt, daß die Exposition gegenüber Haustierallergenen, vornehmlich Katze (und Hund) während der ersten 6–12 Lebensmonate mit einem höheren Sensibilisierungsrisiko verbunden ist. Karenzmaßnahmen führen nur sehr schleichend zur Allergenelimination, die um so länger dauert, je höher die Ausgangskonzentration (Zahl der im Haushalt gehaltenen Katzen) ist. In Abhängigkeit der Ausgangskonzentration kann die Eliminationszeit trotz Renovierungsarbeiten von Räumen, verstärkten Putzaktivitäten u.ä. von Monaten über ein Jahr und (nach einer englischen Arbeit) bis über 5 Jahre dauern. Die Allergenidentifikation und Quantifizierung gelingt nach standardisierter Staubsammlung mit einem geeigneten Staubsammler (ALK™-Staubsammler, MITEST™ Staubsammler) nach zweiminütigem Staubsaugen/m² Fläche mittels z.B. RAST-Inhibition oder ELISA (monoklonale Antikörper) (z.B. CMG Dustscreen™).

Schimmelpilze

Allergologisch relevante Pilze in Innenräumen sind Alternaria species, Aspergillus species, Cladosporium species und Penicillium species. Ideale Wachstumsbedingungen für Schimmelpilze in den gemäßigten Breiten sind eine hohe Luftfeuchtigkeit (70–80%) und Temperaturen über 10°C. Sie produzieren auch unter unvorteilhaften Wachstumsbedingungen große Mengen von Sporen, die beim Disponierten mit ihrem Durchmesser von 2–5 µm Asthma bronchiale auslösen können. Exakte epidemiologische Daten zu Schimmelpilzallergien liegen nicht vor, tendenziell scheinen sie bei Kindern häufiger als bei Erwachsenen zu sein. In den gemäßigten Zonen sind die Sporenzahlen von Cladosporium und Alternaria im Spätsommer am höchsten (primär extramurale Schimmel, die auch pollinoseähnliche Symptome hervorrufen können). Die Sporenzahlen in Innenräumen sind meist geringer als im Freien, können jedoch bei längeren Aufenthaltszeiten bedeutsam werden. Bei schlechter Luftkonvektion und Kondenswasserbildung an Scheiben kann Schimmelpilzbefall an Fensterrahmen und Dichtungen entstehen (Penicillium spezies). Desweiteren werden sie über Luftbefeuchter, Klimaanlagen, Vernebeler, Kühlaggregate, durch Abluftrohre von Wäschetrocknern verteilt. Feuchte Bereiche einer Wohnung oder eines Gebäudes wie Duschen, Keller oder Bereiche mit Kondenswasserbildung wie Fensterbänke oder Holzvertäfelungen bieten geeignete Wachstumsbedingungen. Die Prävalenz von Hauttestreaktionen auf Pilzallergene beträgt 1–10 % bei Personen mit Atemwegssymptomatik, bis zu 27 % bei Atopikern. Für Alternaria konnte eine signifikante Korrelation zwischen dem Grad der Exposition, Asthmasymptomen bis hin zu schweren Asthmaanfällen mit letalem Ausgang gezeigt werden. Der Nachweis und die Quantifizierung von Schimmelpilzallergenen können durch Kulturverfahren bzw. die Zahl der koloniebildenden Einheiten aus standardisiert gesammeltem Hausstaub erfolgen oder anhand indirekter Parameter wie Beta-Glukanen. Monoklonale Antikörper (nicht für den Routineeinsatz) sind für Alternaria und Aspergillus verfügbar.

Bakterien (Endotoxine)

Bakterien bzw. deren Endotoxine gehören nicht unmittelbar zu Allergenquellen in Innenräumen, aber sie stellen biologische Belastungsquellen dar, die nach heutigem Verständnis als Adjuvanzien oder Kofaktoren zur spezifischen Allergenexposition gerechnet werden im Sinne von Verstärkern (Triggermechanismus). Die Endotoxinexposition soll die Bereitschaft zur Sensibilisierung fördern.

Günstige Wachstumsbedingungen finden Bakterien in Innenräumen mit hoher Luftfeuchtigkeit und geringer Luftzirkulation vor. Die wichtigste Quelle bakterieller Aerosole sind Geräte und Materialien, die Wasser enthalten wie Klimaanlagen, Kühlaggregate, Heizsysteme mit integrierten Luftbefeuchtern usw.

Innenraumschadstoffe

Zahlreiche mehr oder weniger gut quantifizierbare Substanzen sind in Innenräumen nachweisbar, deren Adjuvanzrolle zu Allergenen, d.h. deren sensibilisierungsfördernde Wirkung bis dato nicht abschließend beurteilt werden kann, die jedoch Gegenstand zahlreicher größerer Studien bzw. Health survey Programme darstellen (z.B. INGA). In der Regel liegt eine Mischexposition gegenüber diesen Schadstoffen vor, so daß die Beurteilung der Einzelwirkung zusätzlich erschwert ist. Zu diesen Substanzen gehören Stickstoffdioxid, Formaldehyd, Zigarettenrauch, organische Kohlenwasserstoffverbindungen usw.

Eine weitere wichtige Gruppe von Innenraumschadstoffen stellen nicht biologische Allergenquellen dar wie beispielsweise Berufsallergene an Arbeitsplätzen, die potentiell zu Asthma bronchiale führen können, wie z.B. Isozyanate. Andere Allergenquellen sind Inhaltsstoffe von Anstrichfarben, Imprägniermittel usw.. Die Mitteilungen über aerogene allergische Kontaktekzeme durch Konservierungsstoffe in Anstrichfarben (z.B. durch Chlor (Methyl)isothiazolinon) häufen sich aktuell in der Fachliteratur.

Stickstoffdioxid

Die wesentlichen Innenraumquellen für Stickstoffdioxid sind Verbrennungsquellen wie Ölöfen, Gasherde, Zigarettenrauch u.a. Die höchsten Konzentration des Gases finden sich in Nähe der entsprechenden Quelle. Berücksichtigt werden müssen Außenquellen, so daß durch Lüften die Innenkonzentration erhöht wird. Gesundheitliche Auswirkungen bei Kindern durch NO_2-Belastung wurden in mehreren Studien untersucht. Die Ergebnisse sind heterogen, ebenso wie die Beantwortung der Fragestellung der Beeinflussung des Schweregrads von Atemwegsinfekten durch NO_2 während der ersten 18 Lebensmonate. Diese Untersuchung erbrachte aber keine Aussage über Auswirkungen von NO_2 auf den Anstieg der Neuerkrankungen für Erkrankungen der oberen und tiefen Atemwege, für sog. »wheezing« oder Asthma, noch für die Dauer der Erkrankung und Symptome in Abhängigkeit von NO_2. NO_2 gilt als Indikatorsubstanz für in Wohnungsnähe freigesetzte Kfz-Abgase, bei denen ein Zusammenhang mit Asthmasymptomen, bronchialer Hyperreagibilität und immunologischen Reaktionen postuliert wird.

Formaldehyd

Formaldehydquellen in Innenräumen stellen insbesondere Mobiliar mit Spanplatten sowie Feuerstellen, Zigarettenrauch, Wohntextilien sowie Lacke und Farben dar. Formaldehyd ist ein Reizgas, das in höheren Konzentrationen an den Schleimhäuten der Augen, des Larynx und Pharynx sowie der tiefen Atemwege Irritationen verursacht. Formaldehyd ist in der Lage IgE-vermittelte Reaktionen hervorzurufen und an der Haut Spättypallergien zu verursachen. Epidemiologische Daten zur Formaldehydbelastung in Innenräumen existieren kaum.

Zigarettenrauch

Wesentliche Inhaltsstoffe von Zigarettenrauch sind NO_2, CO, Formaldehyd, Rauchpartikel, organische Verbindungen, die eine Vielzahl von Krankheitsbildern wie Herz-Kreislauf-Erkrankungen, Atemwegserkrankungen bis hin zu Malignomen verursachen können. In zahlreichen Untersuchungen konnte belegt werden, daß kindliches Asthma bronchiale und bronchiale Hyperreagibilität signifikant mit der Exposition gegenüber Zigarettenrauch korrelieren, wenn mindestens ein Elternteil Zigarettenraucher ist, insbesondere während des ersten Lebensjahres. Zusätzlich besteht eine positive Dosis-Wirkungs-Beziehung zwischen dem Grad des Passivrauchens und den genannten Krankheiten. Mütterliches Rauchen scheint in diesem Zusammenhang relevanter als väterliches Rauchen (Grad der Exposition des Kindes, frühes Passivrauchen korreliert mit einem früheren Beginn des allergischen Asthma bronchiale und einem stärkeren Ausprägungsgrad der Erkrankung). Eine Expositionskarenz führt häufig zur Besserung der Symptomatik bei den Kindern.

Aromatische Kohlenwasserstoffe

In einer jüngst vorgelegten Untersuchung konnte der immunmodulatorische Effekt von Umweltschadstoffen aus Verbrennungsprozessen wie Anthracen, Benzpyren, Dibenzanthracen sowie Dimethylbenzanthracen, p-Benzochinon, p-Dinitrofluorbenzen auf menschliche periphere Blutmonozyten bzw. deren Zytokinproduktion gezeigt werden. Die Schadstoffe verursachten individuell verschiedene Zytokinprofile, Th1 oder Th2 dominiert, die ihrerseits mit einer entsprechenden Immunglobulinproduktion korrelieren. Eine Th2-Dominanz führte zur erhöhten IgE-Produktion in-vitro. Die abschließende Beurteilung dieser Befunde steht noch aus.

Innenraumfaktoren

Innenraumtemperatur- und feuchtigkeit

Das Innenraumklima stellt einen wesentlichen Part der Wachstumsbedingungen für Mikroorganismen dar. Mit steigender Luftfeuchtigkeit, z.B. durch häufiges Duschen, Wäsche trocknen in Wohnungen, offene Feuerstellen und höhere Raumisolation steigt die Konzentration an Hausstaubmilben und Schimmelpilzsporen im Hausstaub. Schimmelpilze finden sich besonders an geometrischen Wärmebrücken und Stellen von Kondenswasserbildung (Wasserdampfniederschlag an kalten Flächen). Eine direkte Wechselwirkung mit dem Außenklima ist nicht immer gegeben. In einigen Untersuchungen wurde ein direkter Zusammenhang zwischen der erhöhten Prävalenz von bronchialer Hyperreagibilität, Atemwegssymptomatik oder Asthma zur Raumfeuchtigkeit gefunden. In feuchten Wohnungen ist die Inzidenz von Husten, Erkältungen und obstruktiver Bronchitis erhöht.

Lüften und Staubsaugen

Eine Behinderung der Luftzirkulation und erhöhte Abdichtung von Wohnräumen verändert die Konzentration von Innenraumallergenen und Schadstoffen. Ständig offene Türen und Fenster in den niederschlagsreichen Monaten oder bei feuchter Umgebung, in Wasser- oder Waldnähe, können zu erhöhter Innenraumfeuchtigkeit führen, aus der eine Schimmelpilzbesiedlung resultieren kann. Andererseits kann je nach Jahreszeit durch offene Fenster oder Türen allergenes Material (Pollen, Schimmelpilze) oder ganzjährig können Schadstoffe z.B. aus Verbrennungsprozessen in Wohnräume transportiert werden. Durch verminderte Belüftung kann es zur Anreicherung von Innenraumallergenen wie Hausstaubmilbenallergenen, Haustierallergenen oder Schadstoffen kommen, die als Kofaktoren für IgE-vermittelte Sensibilisierungen oder Entzündungsreaktionen an den Atemwegen oder das Asthma bronchiale wirken.

Sorgfältiges Staubsaugen kann bei effektiven Filtersystemen und Nichtaustreten von Staub zur wirksamen Allergenverminderung von Innenraumallergenen führen. Falls es jedoch zu Staubaustritt beim Saugen kommen sollte oder Filtersysteme nicht effektiv arbeiten, führt Staubsaugen eher zur Staubaufwirbelung und Verteilung von allergenem Material in den Innenräumen. Glatte, wischbare Böden, die regelmäßig gepflegt werden, dienen der Allergen- und auch Keimverminderung.

Mobiliar und Innenraumausstattung

Polstermöbel dienen eher der Anreicherung von Hausstaubmilben- und Haustierallergenen, je nach Ausstattung führen sie auch zu individueller Allergenbelastung durch allergene Inhaltsstoffe in Textilien wie Seide, Roß- oder Kamelhaar.

In der ehemaligen DDR wurden Spanplatten oder Furniermöbel besonders formaldehydreich produziert, das die Innenraumluft dann belastete. Durch Renovierungsarbeiten können flüchtige organische Verbindungen freigesetzt werden oder durch Farben und Lacke mit formaldehydabspaltenen Konservierungsstoffen die Raumluft belastet werden, so daß Atemwegsymptome oder allergische Reaktionen an der Haut auftreten können. Ausrüststoffe von Raumtextilien können formaldehydharzhaltig sein und so zu allergischen Reaktionen an der Haut führen. Vergleichsweise von untergeordneter Bedeutung ist die Innenraumbelastung durch Pflanzenmaterialien, die jedoch Atemwegssymptome oder allergische Hautveränderungen hervorrufen können, wie die latexverwandten Allergene von Ficus benjamina.

Differentialdiagnose: Gebäudeassoziierte Gesundheitsstörungen

Ganz klar abzugrenzen von durch Innenraumallergene und -Schadstoffen ausgelösten Krankheitsbildern- und symptomen sind sog. gebäudeassoziierte Gesundheitsstörungen wie das Sick Building Syndrome (SBS). Darunter versteht man unspezifische Beschwerden wie Reizungen der Schleimhäute von Augen, Nase, Rachen und Atemwegen sowie der Haut, ferner Geruchs- und Geschmacksmißempfindungen und neurotoxische Symptome. Arbeitsrechtlich bedeutsam (nach WHO Definition) ist das Sick Building Syndrome, wenn mindestens 10% der im Gebäude tätigen Personen unter vorgenannten Beschwerden leiden, die bald nach Verlassen des Gebäudes wieder nachlassen. Das Sick Building Syndrome ist gleich den Building Related Complaints (BRC) oder den Building Related Symptoms (BRS) kein definiertes medizinisches Krankheitsbild, sondern eine epidemiologisch operational klassifizierte Entität, über die grundlegende Kenntnisse zu Ätiologie, Pathologie, Pathophysiologie, Diagnostik, Therapie, Prävention und Prognose nicht vorliegen. Im Gegensatz dazu beinhaltet der Begriff der Building Related Illness (BRI) medizinisch definierte Krankheitsbilder wie Befeuchterfieber, Legionellose, innenraumassoziierte Allergien und Malignome.

Präventiv- und Sanierungsmaßnahmen bei Innenraumallergien und -belastungen

Bei zahlreichen Untersuchungen haben sich nachstehende, tabellarisch aufgeführte Maßnahmen zur Sanierung und Prävention von durch Innenraumallergene und -belastungen ausgelöste Krankheitsbilder als effektiv erwiesen:

- Keine Haustierhaltung
- Niedrige Innenraumfeuchtigkeit (<45%), Temperatur (19°-22°C),
- Rauchverbot,
- Regelmäßige Frischluftzufuhr,
- Auswahl emissionsarmer Bau- und Arbeitsmaterialien,
- Wischbare Böden u. Reduktion von »Staubfängern«
- Regelmäßige Säuberung u. Wartung von Klimaanlagen,
- Hausstaubmilben-Allergie: Encasings und waschbares Bettzeug (bei nicht entfernbaren Teppichböden und Textilien: Anwendung akarizider Desinfektionsmittel wie Benzylbenzoat oder Tanninsäure [z. B. Acarosan, Allersearch, Lowal]),
- Einhalten von Verbrauchervorschriften und Sicherheitsmaßnahmen.

Literatur

1. Behrendt H (1993) Allergotoxikologie – Ein Forschungskonzept zur Untersuchung des Einflusses von Umweltschadstoffen auf die Allergieentstehung. Allergy 2 Suppl 1: 37–41
2. Bischof W, Koch A, Heilemann KJ, Douwes J, Gravesen S, Thyssen Rasmussen S, Heinrich J, Wichmann HE (1995) Endotoxinbelastung im Wohnbereich – eine orientierende Untersuchung in 25 Wohnungen. Allergologie 18: 506–510
3. Bollinger ME, Eggleston PA, Flanagan E, Wood RA (1997) Cat antigen in homes with and without cats may induce allergic symptoms. J Allergy Clin Immunol
4. Burney PGJ, Chinn S, Rona RJ (1990) Has the prevalence of asthma increased in children? Evidence from the national study of health and growth 1973–1986. Br Med J 300: 1306–1310
5. Burrows B (1989) Allergy and its relationship to asthma, airway responsiveness, and chronic airways obstruction: an epidemiological perspective. In: Weiss ST, Sparrow D: Airway responsiveness and atopy in the development of chronic lung disease. Raven, New York
6. Call RS, Smith TF, Morris E, Chapman MD, Platts-Mills TAE (1992) Risk factors for asthma in inner city children. J Pediatr 121: 862–866
7. Chinn S, Rona RJ (1991) Quantifying health aspects of passive smoking in British children aged 5–11 years. Epidemiol Comm Health 45: 188–194
8. Dold S, Reitmeir P, Wjst M, Mutius E v (1992) Auswirkungen des Passivrauchens auf den kindlichen Respirationstrakt. Monatszeitschr Kinderheilk. 140: 763–768
9. Douwes J, Doekes G, Heerik D, Brunekreef B, Montijn R, Wichmann HE (1995) Indoor exposure assessment of beta 1,3 glucans using an inhibition enzyme immunoassay. Abstrac ATS-Meeting, Seattle
10. Fahlbusch B, Jäger L, Koch A, Heinrich J, Burge H (1995) Erfassung und Analyse von Indoor-Allergenen. Allergologie 18: 495–500
11. Frischer T, Kühr J, Meinert R, Karmaus W, Barth R, Herrmann-Kunz E, Urbanek KR (1992) Maternal smoking in early childhood: A risk factor for bronchial responsiveness to exercise in primary school children. J Pediatrics 121: 17–22
12. Hoppe A, Müsken H, Bergmann K (1995) Allergische Erkrankungen durch Katzenallergen. Allergologie 18: 65–74
13. Koch A, Heilemann KJ, Bischof W, Burge H, Heinrich J, Wichmann HE (1995) Analyse von Schimmelpilzsporen im Hausstaub. Allergologie 18: 501–505
14. Kühr J, Frischer T, Meinert R, Barth R, Forster J, Schraub S, Urbanek R, Karmaus W (1994) Mite allergen exposure in a risk for incidence of specific sensitization. J Allergy Clin. Immunol 94: 44–52
15. Kühr J, Frischer T, Karmaus W, Meinert R, Barth R, Schraub S, Daschner A, Urbanek R, Forster J (1994) Natural variation in mite allergen density in house dust and relationship to residential factors. Clin Exp Allergy 24: 229–337
16. Ledford DK (1994) Indoor allergens. J Allergy Clin. Immunol 94: 327–334
17. Luczynska CM (1994) Risk factors for indoor allergen exposure. Respir Med 88: 723–729
18. Nowak D, Claussen M, Berger J, Magnussen H (1991) Weltweite Zunahme des Asthma bronchiale. Dtsch Ärzteblatt 88: 1646–1648
19. O'Hollaren MT, Yunginger JW, Offord KP, Sombr MJ, O'Connell EJ et al (1991) Exposure to an aeroallergen as a possible precipitating factor in respiratory arrest in young patients with asthma. N Engel J Med 324: 359–363

20. Pope AM, Patterson R, Burge H (1993) Indoor allergens: Assessing and controlling adverse health effects. Report of the committee on the health effects of indoor allergens. Division of Health Promotion and Disease Prevention. Institute of Medicine. National Academy Press, Washington DC
21. Ring J, Behrendt H (1993) Allergie-Entstehung und Immunglobulin E-Bildung, Rolle von Infekten und Umweltschadstoffen? Allergo J 2: 27–30
22. Rugtveit J (1990) Environmental factors in the first months of life and possible relationship to later development of hypersensitivity. Allergy 45: 154–156
23. Schou C, Hansen GN, Lintner T, Lowenstein H, (1991) Assay for the major dog allergen Can f I. Investigation of house dust samples and commercial dog extracts. J Allergy Clin Immunol. 88: 847–853
24. Wolf-Ostermann K, Luttmann H, Treiber-Klötzer C, Kreienbrock L, Wichmann HE (1995) Kohortenstudie zu Atemwegserkrankungen und Lungenfunktion bei Schulkindern in Südwestdeutschland. Teil 3: Einfluß von Rauchen und Passivrauchen. Zbl Hygiene Umweltmed 197: 459–488

Nahrungsmittelallergie – Moderne Diagnostik und Therapie

T. Werfel

In der täglichen Praxis scheinen Nahrungsmittelallergien zuzunehmen. Dieses liegt insbesondere daran, daß viele Patienten bzw. deren Eltern bei verschiedenen Beschwerden davon ausgehen, daß diese im Zusammenhang mit einer Nahrungsmittelallergie stehen könnten. Definitionsgemäß müssen bei einer Nahrungsmittelallergie eine spezifische Sensibilisierung sowie klinische Symptome, die im direkten Zusammenhang mit dem Genuß von entsprechenden Nahrungsmittelallergenen stehen, vorhanden sein. In der Diagnostik werden neben Anamnese, Hauttests, in vitro Tests, Eliminationsdiäten insbesondere auch Provokationstests gefordert. Die Therapie besteht in erster Linie aus Allergenkarenz, symptomatischen Pharmaka und nur bei Kreuzreaktionen zu Inhalationsallergenen möglicherweise in einer Hyposensibilisierung.

Häufigkeit von Nahrungsmittelallergien

Das Verhältnis von vermuteter zu objektivierbarer Nahrungsmittelallergie steht in unterschiedlichen Studien zwischen 4:1 bis 10:1, so daß offen ist, ob Nahrungsmittelallergien tatsächlich zunehmen oder lediglich die vom Patienten geäußerte Verdachtsdiagnose Nahrungsmittelallergie. Aufgrund oraler Provokationsuntersuchungen wurde die Häufigkeit von Nahrungsmittelallergien im Kindesalter dennoch immerhin bei 6% und insgesamt bei 1–2% angesiedelt, so daß es sich um ein recht häufiges Problem handelt [1, 4].

Klinisches Spektrum

Das klinische Spektrum der Manifestationen von Nahrungsmittelallergien ist breit. Es sind sowohl allergische Symptome vom Soforttyp (Urtikaria, Flush-Symptomatik, allergisches Asthma bronchiale, Rhinitis allergica, gastrointestinale Symptome) zu beobachten als auch verzögert eintretende Symptome wie Verdauungsbeschwerden oder Schübe einer *atopischen Dermatitis* [1, 4, 11]. Letztere sind besonders schwer zu diagnostizieren, da die Zuordnung zu entsprechenden Nahrungsmitteln aufgrund der anamnestischen Angaben häufig unmöglich ist [13, 16]. Umstritten sind nach wie vor die Auslösung einer Otitis media mit Erguß (die, wenn überhaupt, wahrscheinlich sekundär im Rahmen von respiratorischen Allergien auftritt), von Migräne oder von psychischen Symptomen im Rahmen von Nahrungsmittelallergien [6].

Diagnostische Prinzipien

Für das praktische Vorgehen zur Abklärung einer Nahrungsmittelallergie liegen aktuelle Positionspapiere der Europäischen Akademie für Allergologie und klinische Immunologie (EAACI) aus dem Jahre 1995 und von der Deutschen Gesellschaft für Allergologie und Klinische Immunologie (DGAI) aus dem Jahr 1998 vor [1, 5]. Danach sollten nach einer gründlichen Anamnese IgE-Testungen bzw. bei älteren Kindern, bei Jugendlichen und bei Erwachsenen auch Prick-Testungen erfolgen. Der häufigste Fehler in der Diagnostik der Nahrungsmittelallergie ist, eine Sensibilisierung mit einer klinisch manifesten Allergie gleichzusetzen: Verschiedene Untersuchungen haben ergeben, daß in ca. 2/3 der Fälle bei positivem Nachweis von spezifischen IgE auf ein Nahrungsmittel der orale Provokationstest negativ war, das heißt, daß eine stumme Sensibilisierung vorlag [10].

Es sollten daher im Rahmen der Diagnostik zeitlich begrenzte, gezielte Eliminationsdiäten durchgeführt werden [2] und anschließend orale Provokationen. Der »Goldstandard« in der Diagnostik von Nahrungsmittelallergien ist die doppelblinde Plazebo-kontrollierte orale Provokation, die aus praktischen Gründen wahrscheinlich eher an größere Institutionen angesiedelt sein dürfte [12]. Bei positivem Ergebnis eines oralen Provokationstests wird bei Kindern wegen der möglichen Toleranzentwicklung bei vielen Lebensmitteln eine Wiederholung der Diagnostik nach 1–2 Jahren empfohlen.

Erweiterte Diagnostik

Für die erweiterte Diagnostik von Nahrungsmittelallergien sind Labormethoden wie der Lymphozytenstimulationstest, der Histamin- oder Leukozytenfreisetzungstest und bestimmte Eosinophilen-Parameter derzeit in klinischer Erprobung. Beim Lymphozytenstimulationstest sind aufgrund eigener Erfahrungen zufriedenstellende diagnostische Senistivitäten und Spezifitäten zu erzielen, wenn kontaminierende Lipopolysaccharide aus den Nahrungsmittelproteinfraktionen, mit denen in vitro stimuliert wird, entfernt werden [7, 14, 15]. Da dieses im Routine-Laborbetrieb kaum durchgeführt werden kann, ist ein breiter Einsatz dieser Methode für die Aufklärung von zellulären Sensibilisierungen gegen Nahrungsmittelproteine derzeit noch nicht empfehlenswert. Ein weiteres diagnostisches Instrument in der Untersuchung von Nahrungsmittelallergien stellt die Epikutantestung mit nativen Nahrungsmitteln (sog. *Atopie-Patchtest*) dar, die in zwei Untersuchungen bei Kindern eine orale Provozierbarkeit von Ekzemreaktionen mit hoher diagnostischer Sensitivität und Spezifität anzeigte [3, 9], diese aber nicht ersetzen darf. Sinnlose Tests, die leider in der Diagnostik von Nahrungsmittelallergien auch nicht ganz selten angewendet werden, sind die Bestimmung spezifischen IgG, sogenannte Zytotoxizitätstests oder Bioresonanzuntersuchungen.

Berücksichtigung von Kreuzreaktionen von Inhalationsallergenen und Nahrungsmittelallergenen in der Diagnostik von Nahrungsmittelallergien

Neben den »etablierten« Auslösern von Nahrungsmittelallergien (Kuhmilch, Hühnerei, Soja) sind es in den letzten Jahren insbesondere Pollen- und Latexassoziierte Nahrungsmittel, die über die Zunahme der respiratorischen Allergien und der Kreuzreaktivität zu einer tatsächlichen Zunahme auch von Nahrungsmittelallergien geführt haben [4]. Birken- und Beifußpollen-assoziierte Nahrungsmittel wie Haselnuß, Apfel, Sellerie oder Karotte lösen bei einem Teil der pollensensibilisierten Patienten Symptome vom Soforttyp aus, die sich häufig auf Mißempfindungen und leichte Angioödeme im Mundschleimhautbereich beschränken (»orales Allergiesyndrom«). Ähnliches gilt für Latex-assoziierte Nahrungsmittel wie Banane, Eßkastanie oder Avocado. Aber auch andere Symptome vom Soforttyp bis hin zum anaphylaktischen Schock sowie Symptome vom Spättyp, die derzeit u. a. auch in unserer Klinik intensiv untersucht werden [8], sind beschrieben worden. Bei Verdacht auf derartige Kreuzallergien sollten Untersuchungen auf entsprechende Inhalationsallergene selbstverständlich mit bei der Diagnostik berücksichtigt werden.

Intensiv diskutiert wird derzeit das Allergierisiko bei genetisch manipulierten Nahrungsmitteln. Tatsächlich ist es möglich, Hauptallergene aus bestimmten Nahrungsmitteln in andere Nahrungsmittel zu übertragen, wie am Beispiel einer Sojabohne gezeigt werden konnte, die das Hauptallergen der Paranuß enthielt (und deren Vermarktung daher gestoppt werden mußte). Insgesamt ist das Allergierisiko bei den derzeit auf dem Markt befindlichen gentechnologisch manipulierten Nahrungsmitteln wahrscheinlich nicht sehr hoch, da die übertragenen Proteine nicht die typischen Charakteristika von Nahrungsmittelallergenen aufweisen.

Prinzipien der Therapie

Die Therapie der Nahrungsmittelallergie besteht in möglichst konsequenter Allergenkarenz, wobei es in Deutschland bzw. der europäischen Union nach wie vor Probleme einer eindeutigen *Deklarierung* gibt. So ist einem Sellerieallergiker z. B. kaum geholfen, wenn auf entsprechenden Lebensmitteln die Angabe »Gewürzmischung« vermerkt ist, aus der nicht klar hervorgeht, ob nun Sellerie enthalten ist oder nicht.

Schon lange ist bekannt, daß insbesondere bei frühem Beginn der Manifestation von Nahrungsmittelallergien die Wahrscheinlichkeit einer Toleranzentwicklung recht hoch ist. So wird zum Beispiel bei über 90 % der kuhmilchallergischen Kindern, bei denen diese Diagnose im ersten Lebensjahr zu stellen ist, eine Toleranzentwicklung während der nächsten Jahre beobachtet [4]. Daher ist es wichtig, diese Kinder nicht unnötig lange eine Eliminationsdiät zu verordnen, sondern die klinische Aktualität der Allergie regelmäßig (z. B. jährlich) durch Provokationstests zu überprüfen [5]. Ebenfalls häufig treten Toleranzentwicklungen auf Sojabohne oder Hühnerei auf, kaum jedoch auf Erdnüsse, Fisch oder Haselnüsse.

Diskutiert wird als Therapie die orale oder subkutane Hyposensibilisierung. Im Falle von pollenkreuzreaktiven Nahrungsmitteln ist davon auszugehen, daß sich etwa bei jedem zweiten Patienten auch die Symptome im Sinne eines oralen Allergiesyndroms oder andere Symptome vom Soforttyp auf Nahrungsmittel bessern, wenn mit entsprechenden Pollen hyposensibilisiert wird. Die subkutane Hyposensibilisierung mit Nahrungsmittelextrakten ist nicht etabliert. Alternativ gibt es Berichte über eine orale Toleranzentwicklung durch tägliche Gabe von Nahrungsmitteln, die initial nicht vertragen wurden. Größere Fallzahlen sind bislang lediglich für die orale Toleranzentwicklung mit Kuhmilch beschrieben. Demnach bessern sich die Symptome etwa jedes zweiten

Patienten [4]. Für die tägliche Praxis ist dieses Verfahren nur mit großen Vorbehalten zu empfehlen, da nicht sicher ist, was geschieht, wen die tägliche Einnahme des entsprechenden Nahrungsmittels krankheitsbedingt oder aus Gründen mangelnder Compliance unterbrochen wird und dann ohne ärztliche Kontrolle wieder begonnen wird.

Zur symptomatischen Behandlung der Nahrungsmittelallergie stehen als wichtigste Wirkstoffgruppen Antihistaminika, Cromoglycinsäure und Steroide zur Verfügung. Als präventive Diät hat sich bislang lediglich das 6-monatige Stillen oder, falls dieses nicht möglich ist, die Gabe von Proteinhydrolysaten bis zum sechsten Lebensmonat durchgesetzt. Mütterliche Diäten während der Stillzeit zur Prävention kindlicher Allergien sind aufgrund der vorliegenden Studien nach wie vor umstritten. Mütterliche Diäten während der Schwangerschaft können aufgrund der derzeitigen Datenlage nicht empfohlen werden. Wichtig ist insbesondere für den Umgang mit Nahrungsmittelallergien, daß es keine bewährten feststehenden Diäten für bestimmte Krankheitsgruppen (z.B. für die Behandlung der atopischen Dermatitis) gibt, sondern daß für jeden Patienten individuell herausgefunden werden muß, ob eine Diät überhaupt sinnvoll ist und wie die konkrete Diätempfehlung auszusehen hat.

Literatur

1. Bruijnzeel-Koomen C, Ortolani C, Aas K, Bindslev-Jensen C, Bjorksten B, Moneret-Vautrin D, Wüthrich B (1995) Adverse reactions to food. European Academy of Allergology and Clinical Immunology Subcommittee. Allergy 50:623–635
2. Constien A, Werfel T, Kapp A (1998) Praktische Aspekte zur Ernährungstherapie bei Nahrungsmittelallergien und -intoleranzen. In: Bachert C, Heppt W (Hrsg): Praktische Allergologie. Thieme Verlag, 131–137
3. Isolauri E, Turjanmaa K (1996) Combined skin prick and patch testing enhances identification of food allergy in infants with atopic dermatitis. J Allergy Clin Immunol 97:9–15
4. Jäger L, Wüthrich B (1998) Nahrungsmittelallergien und -intoleranzen. Fischer Verlag
5. Niggemann B, Kleine-Tebbe J, Saloga J, Sennekamp J, Vieluf I, Vieths S, Werfel T, Jäger L (1998) Standardisierung von oralen Provokationstests bei IgE-vermittelten Nahrungsmittelallergien. Allergo J 7:45–50
6. Ortolani C, Bruijnzeel-Koomen C, Bengtsson U, Bindslev-Jensen C, Bjorksten B, Host A, Ispano M, Jarish R, Madsen C, Nekam K, Paganelli R, Poulsen LK, Wüthrich B (1999) Controversial aspects of adverse reactions to food. Allergy 54:27–45
7. Reekers R, Beyer K, Niggemann N, Wahn U, Freihorst J, Kapp A, Werfel T (1996) The role of circulating food antigen specific lymphocytes in food allergic children with atopic dermatitis. Br J Dermatol 135:935–941
8. Reekers R, Busche M, Wittmann M, Kapp A, Werfel T (1999) Birch pollen related food trigger atopic dermatitis with specific cutaneous T-cell responses to birch pollen antigens. J Allergy Clin Immunol (im Druck)
9. Reibel S, Niggemann B, Wahn U (1999): Der Atopie Patch Test (APT) in der Diagnostik von Nahrungsmittelallergien im Kindesalter. Allergo J 8:21
10. Sampson HA, Albergo R (1984) Comparison of results of skin tests, RAST, and double blind, placebo-controlled food challenges in children with atopic dermatitis. J Allergy Clin Immunol 74:26–33
11. Sampson HA, McCaskill CC (1985) Food hypersensitivity and atopic dermatitis: Evaluation of 113 patients. J Pediatr 107:69–675
12. Werfel T (1999) Indikation, Technik, Aussagewert und Risiken der oralen Provokation bei allergischen und pseudoallergischen Reaktionen. In: Dermatologie an der Schwelle zum neuen Jahrtausend. A. Plettenberg et al., (Hrsg.), Springer Berlin, Heidelberg, New York: 137–139
13. Werfel T (1999) Die Rolle von Nahrungsmittelallergenen als Provokationsfaktoren der atopischen Dermatitis. In: Dermatologie an der Schwelle zum neuen Jahrtausend. A. Plettenberg et al., (Hrsg.), Springer Berlin, Heidelberg, New York: 101–103
14. Werfel T, Ahlers G, Schmidt P, Boeker M, Kapp A (1996) Detection of a κ-casein specific lymphocyte response in milk-responsive atopic dermatitis. Clin Exp Allergy 26:1380–1386
15. Werfel T, Ahlers G, Schmidt P, Boeker M, Kapp A, Neumann C (1997) Milk-responsive atopic dermatitis is associated with a casein-specific lymphocyte response in adolescent and adult patients. J Allergy Clin Immunol 99:124–133
16. Werfel T, Kapp A (1998) Environmental and other major provocation factors in atopic dermatitis. Allergy 53:731
17. Werfel T, Wedi B, Kleine-Tebbe J, Niggemann B, Saloga J, Sennekamp J, Vieluf I, Vieths S, Zuberbier T, Jäger L (1999) Vorgehen bei Verdacht auf eine pseudoallergische Reaktion auf Nahrungsmittelinhaltsstoffe. Allergo J (im Druck)

Indikation, Technik, Aussagewert und Risiken der oralen Provokation bei allergischen und pseudoallergischen Reaktionen auf Nahrungsmittel

T. Werfel

Zusammenfassung

Wie im Beitrag zur allgemeinen Diagnostik und Therapie von Nahrungsmittelallergien näher ausgeführt, werden Nahrungsmittel viel häufiger als Auslöser von klinischen Symptomen vermutet, als mit Provokationstesten objektivierbar ist ([10]. Da es keinen einzelnen beweisenden Parameter gibt, ist ein stufenweises Vorgehen unter der Berücksichtigung individueller Faktoren sinnvoll [5]. Dabei unterscheidet sich die Nahrungsmittelallergie prinzipiell nicht von der Diagnostik anderer Allergien, in denen die Elemente Anamnese, zeitlich befristete Allergenkarenz, in vitro Untersuchungen (insbesondere spezifisches IgE), Hauttestungen und schließlich Allergenprovokationen einen individuellen Stellenwert haben [2, 6]. Bei Verdacht auf pseudoallergische Reaktionen auf Nahrungsmitteladditiva reduziert sich das Spektrum der diagnostischen Methoden auf die Anamnese, Auslaßversuche und orale Provokationen [11].

Offene oder verblindete orale Provokation?

Offene orale Provokationen führen dann zu vollwertigen Aussagen, wenn sie im Ergebnis negativ sind. Besondere Probleme der offenen Provokationen stellen psychologische Faktoren sowie klinisch nicht eindeutige Reaktionen dar, die nicht selten bei Spätreaktionen gegeben sind. Gerade die erwarteten Spätreaktionen stellen aber häufige klinische Indikationen für die Allergiediagnostik dar (z.B. Abklärung von Nahrungsmittel-induzierten Ekzemverschlechterungen der atopischen Dermatitis [7, 9]). Vor eingreifenden diätetischen Maßnahmen wie eine kuhmilchfreie Ernährung von Säuglingen und Kleinkindern sollte man orale Provokationen besser doppelblind und plazebokontrolliert durchführen. Eine derartige doppelblind, plazebokontrolliert durchgeführte Nahrungsmittelprovokation (DBPCFC) stellt den sogenannten »Goldstandard« der Nahrungsmittelallergie-Diagnostik dar [2].

Aufgrund des hohen Aufwandes ist die Durchführung eher in (Poli-)Kliniken als in Praxen möglich. Der Aufwand ist jedoch gerechtfertigt, wenn man sich die oftmals unnötige Einschränkung von Patienten und deren Angehörigen vergegenwärtigt, zu denen strenge Eliminationsdiäten, über Jahre durchgeführt, führen können.

Grundsätze der DBPCFC

Die Grundsätze der DBPCFC werden in einem ausführlicheren Positionspapier der AG Nahrungsmittelallergie der DGAI dargestellt [6] und daher hier nur kurz zusammengefaßt. Orale Provokationen sollten im symptomarmen Intervall, in der Regel nach einer mindestens vierwöchigen Eliminationsdiät des entsprechenden Nahrungsmittels durchgeführt werden. Eine aktualisierte Anamnese und eine Abklärung von spezifischen Sensibilisierungen vor Provokation sind selbstverständlich.

Für die Verblindung von Nahrungsmitteln kommen Flüssigkeiten (z.B. eine extensiv hydrolysierte Eiweißpräparation) oder aromatisierte Breie in Frage, die dann auch als Plazebo verwendet werden. Kapseln werden nur noch selten verwendet, da sie für das Säuglings- und Kleinkindalter nicht geeignet sind, die Auslösung eines oralen Allergiesyndroms nicht zulassen und nur mit geringen Nahrungsmittelmengen durchgeführt werden können, die zur Auslösung von manchen Symptomen nicht ausreichen. Das Verhältnis von Plazebo zu (Pseudo-)Allergen sollte im Idealfall 1:1 betragen. Aus Gründen der Praktikabilität ist aufgrund der geringen Häufigkeit von objektivierbaren Reaktionen bei Patienten, die nicht überängstlich reagieren, ein Verhältnis von bis zu 1:4 zu rechtfertigen [6].

Die klinische Beurteilung erfolgt durch einen Arzt, der für mindestens einen Block dieselbe Person sein sollte. Bei der Beurteilung von Reaktionen ist auf einem standardisierten Dokumentationsbogen zwischen subjektiven und objektiven Symptomen zu unterscheiden. Der die klinische Reaktion beurteilende Arzt muß vor jedem Folgeschritt schriftlich festlegen, ob die vorangegangene Reaktion als positiv oder negativ zu werten ist. Die Entblindung erfolgt erst nach Beendigung des geplanten Expositionsprotokolls. Eine positive Plazeboreaktion läßt Zweifel an evtl. positiven Verum-Provokationen aufkommen [1]. In diesen Fällen müssen die vorherigen Testungen wiederholt und vermehrte Plazebo-Provokationen eingeplant werden. Bei Patienten mit einer belastungsabhängigen allergischen Reaktion sollte der oralen Provokation nach 45–60 min eine adäquate körperliche Belastung (z.B. Laufbandbelastung) folgen.

Orale Provokationen mit Nahrungsmittelallergenen sind nicht risikolos und durch den durchführenden Arzt zu verantworten. Da bei derartigen Provokationen auch schwere Symptome bis hin zu tödlichen Reaktionen auftreten können, müssen bei zu befürchtenden Frühreaktionen orale Provokationen in Form einer Titration durchgeführt werden. Die Gesamtdosis sollte ungefähr der durchschnittlichen täglichen Einnahme entsprechen (also z.B. ein Ei oder 150 ml Milch). Die Beobachtungsdauer sollte 24 Stunden bei erwarteten Frühreaktionen und mindestens 48 Stunden bei Spätreaktionen (also auch bei der atopischen Dermatitis) betragen [6]. Eventuell ist eine repetitive Provokation an zwei oder mehr aufeinanderfolgenden Tagen durchzuführen, um kumulative Effekte zu erfassen. Die Indikation für eine stationäre Abklärung ist großzügig zu stellen. Dringende Indikationen für eine stationäre Aufnahme sind bedrohliche Reaktionen in der Anamnese sowie mögliche Symptome außerhalb der ambulanten Beobachtungszeit.

Besonderheiten in der Diagnostik der Pseudoallergie

Neben nicht-steroidalen Antiphlogistika, Muskelrelaxantien und Röntgenkontrastmitteln gelten insbesondere auch Nahrungsmittelinhaltsstoffe als Pseudoallergene, die bei entsprechend empfindlichen Individuen verschiedene Beschwerden auslösen können [3, 8].

Krankheiten oder Symptome, die mit pseudo-allergischen Reaktionen auf Nahrungsmittelinhaltsstoffe assoziiert sein können

- Angioödem
- Atemwegsobstruktion
- Gastrointestinale Symptome
- Kreislaufreaktionen
- Polyposis nasi
- Rhinitis
- Urtikaria

Die Liste der in der klinischen Praxis zur Diagnostik eingesetzten Pseudoallergene beruht zu einem gewissen Teil auf kasuistischen Beobachtungen von dokumentierten Überempfindlichkeitsreaktionen. Vor dem Hintergrund, daß unseren Lebensmitteln bis zu 20 000 verschiedene Stoffe zugesetzt werden, ist es jedoch nicht auszuschließen, daß klinisch relevante Nahrungsmittelbestandteile in den üblichen diagnostischen Protokollen fehlen. Gerade aufgrund dieser Unsicherheit ist zu fordern, daß für die Einschätzung der klinischen Relevanz von Pseudoallergenen ein einheitliches Vorgehen bei der Abklärung von Reaktionen auf Nahrungsmittelinhaltsstoffe in der Praxis gewährleistet ist, und dieses Vorgehen regelmäßig dem aktuellen Kenntnisstand angepaßt wird. In einem aktuellen Positionspapier der AG Nahrungsmittelallergie der DGAI werden in Abstimmung mit der DDG und dem ADA diagnostische Leitlinien für das Vorgehen bei Verdacht auf Pseudoallergie gegen Nahrungsmittelinhaltsstoffe beschrieben, die hinsichtlich des Pseudoallergenspektrums in regelmäßigen Abständen aktualisiert werden sollen [11].

Hauttests bleiben bei pseudo-allergischen Reaktionen in der Regel negativ und sind somit für die Diagnostik im engeren Sinne nicht hilfreich, so daß zur Identifikation eventueller Auslöser immer Eliminationsdiäten und orale Provokationen durchgeführt werden müssen. Dabei ist grundsätzlich die gezielte Untersuchung eines oder weniger Zusatzstoffe bei spezifischem Verdacht auf eine Unverträglichkeit (z.B. Tartrazin-Intoleranz in Assoziation einer vorbekannten Acetylsalizylsäure-Intoleranz) von der eher ungezielten Suche bei chronischen Beschwerden (in der Regel chronische Urtikaria oder chronisch rezidivierende Quincke Ödeme) zu unterscheiden, die im folgenden Text besprochen wird.

Bei unpräzisem Verdacht auf eine Additivaintoleranz (meist also bei der chronischen Urtikaria) ist eine mindestens vierwöchige pseudoallergenarme Kost zu empfehlen, bei der auch einige Lebensmittel, die natürliche Pseudoallergene enthalten, gemieden werden [4, 12]. Sollte sich hierunter keine Besserung der Beschwerden einstellen, ist die Durchführung einer strengeren oligoallergenen Basisdiät über weitere 5–7 Tage zu empfehlen. Während der Diät sollte soweit möglich jede medikamentöse Symptomsuppression (z.B. durch Antihistaminika, Glukokortikosteroide) unterbleiben. Eine Pseudoallergen-arme Diät führt bei vielen Patienten zu einer Besserung von Beschwerden (insbesondere der Urtikaria). Tritt unter dieser und der danach ggf. über 5–7 Tage durchgeführten oligoallergenen Diät keine Besserung des klinischen Bildes ein, ist eine Nahrungsmittel-getriggerte Symptomatik nicht wahrscheinlich, und Provokationstestungen sind nicht sinnvoll.

Überraschenderweise führen orale Provokationen mit Zusatzstoffen nur bei der Minderheit der Patienten, deren Symptome sich unter einer Diät gebessert haben, zur Identifikation von Nahrungsmittelinhaltsstoff-spezifischen pseudoallergischen Reaktionen [12].

Da die in der Regel durchgeführten oralen Provokationstestungen mit Nahrungsmitteladditiva, insbesondere Farbstoffen, Salicylaten, Benzoaten, Sulfiten und Antioxidantien nur in seltenen Einzelfällen reproduzierbare positive Reaktionen ergaben, wird eine regelhafte sukzessive Provokation mit diesen Einzelsubstanzen nicht mehr vorgeschlagen. Um eine Beteiligung dieser in der Literatur als mögliche Triggerfaktoren der chronischen Urtikaria angesehenen Nahrungsmittelinhaltsstoffe aber dennoch ausschließen zu können, soll eine Provokation zunächst in Form einer Pseudoallergen-reichen Kost über zwei Tage erfolgen [11]. Bei ausbleibender klinischer Reaktion wird eine Verlängerung der Provokation mit der Pseudoallergen-reichen Kost um zwei weitere Tage empfohlen. Bei positiver Reaktion, charakterisiert durch objektivierbare Symptome wie Urtikaria, Angioödem, Rhinokonjunktivitis, Obstruktion, anaphylaktoide Kreislaufreaktion, erfolgt eine erneute Diätphase bis zur Besserung der Symptomatik. Danach wird eine Sammelexposition mit den unten angegebenen Zusatzstoffen vorgeschlagen. Führt diese zu einer positiven Reaktion, erfolgt die schrittweise Aufschlüsselung. Ergibt sich lediglich eine positive Reaktion auf die Pseudoallergen-reiche Kost, erfolgt ein langsamer Kostaufbau unter Hinzunahme von einem neuen Lebensmittel alle drei Tage, bis im Idealfall eine individuelle »therapeutische Diät« empfohlen werden kann.

Inhalt der Sammelexposition von Additiva

- Farbstoffmix (Chinolingelb, Gelborange S, Azorubin, Amaranth, Erythrosin, Ponceau 4 R, Patentblau, Indigocarmin, Brillantschwarz, Eisen-III-oxidrot, echtes Cochenille) je 5 mg
- Sorbinsäure 1000 mg
- Natriumbenzoat, p-Hydroxybenzoesäure je 1000 mg
- Kaliumdisulfit 300 mg
- Natriumnitrat 100 mg
- Natriumglutamat 500 mg
- Tartrazin 50 mg
- Natrium-Salicylat 1000 mg
- Antioxidanzien (BHA, BHT, Propygallate, Tocopherol, Kaffeesäure) je 50 mg

---

Die vorgestellte Pseudoallergen-reiche Kost soll die »alltägliche« In-vivo-Situation des Patienten besser widerspiegeln als die Provokation mit Einzelsubstanzen. In den beiden an der Erarbeitung dieser Vorschläge beteiligten Zentren Berlin und Hannover wurden klinische Reaktionen (Urtikaria) bei weniger als 15% der Patienten beobachtet, deren chronische Urtikaria sich unter Pseudoallergen-armer Diät gebessert hatte. Bislang wurde bei über 200 Sammelexpositionen keine gefährliche klinische Reaktion durch die Sammelexposition mit Pseudoallergenen dokumentiert. Selbstverständlich wird bei gezieltem Verdacht auf eine Additivaintoleranz oder bei bedrohlicher klinischer Symptomatik nach wie vor die vorsichtige Titration von Einzelsubstanzen empfohlen.

Literatur

1. Bahna SL (1994) Blind food challenge testing with wide open eyes. Ann Allergy 72:235–238
2. Bruijnzeel-Koomen C, Ortolani C, Aas K, Bindslev-Jensen C, Bjorksten B, Moneret-Vautrin D, Wüthrich B (1995) Adverse reactions to food. European Academy of Allergology and Clinical Immunology Subcommittee. Allergy 50:623–635
3. Czech W, Busse A, Wedi B, Kapp A (1996) Nahrungsmitteladditiva und nichtsteroidale Antiphlogistika – Auslöser von pseudoallergischen Reaktionen. Allergologie 19:442–448
4. Ehlers I, Henz BM, Zuberbier T (1996) Diagnose und Therapie pseudo-allergischer Reaktionen der Haut durch Nahrungsmittel. Allergologie 19:270–276
5. Jäger L, Wüthrich B (1998) Nahrungsmittelallergien und -intoleranzen. Fischer Verlag
6. Niggemann B, Kleine-Tebbe J, Saloga J, Sennekamp J, Vieluf I, Vieths S, Werfel T, Jäger L (1998) Standardisierung von oralen Provokationstests bei IgE-vermittelten Nahrungsmittelallergien. Allergo J 7:45–50
7. Sampson HA, Albergo R (1984) Comparison of results of skin tests, RAST, and double blind, placebo-controlled food challenges in children with atopic dermatitis. J Allergy Clin Immunol 74: 26–33
8. Wedi B, Kapp A (1998) Neue Aspekte in der Diagnostik der chronischen Urtikaria. In: Garbe C, Rassner G. Dermatologie – Leitlinien und Qualitätssicherung für Diagnostik und Therapie. Springer Verlag, S 19–23
9. Werfel T (1999) Die Rolle von Nahrungsmittelallergenen als Provokationsfaktoren der atopischen Dermatitis. In: Dermatologie an der Schwelle zum neuen Jahrtausend. A. Plettenberg et al., (Hrsg.), Springer Berlin, Heidelberg, New York: 101–103
10. Werfel T (1999) Nahrungsmittelallergie – Moderne Diagnostik und Therapie. Dermatologie an der Schwelle zum neuen Jahrtausend. Springer Verlag, S. 134–136
11. Werfel T, Wedi B, Kleine-Tebbe J, Niggemann B. Saloga J, Sennekamp J, Vieluf I, Vieths S, Zuberbier T, Jäger L (1999) Vorgehen bei Verdacht auf eine pseudoallergische Reaktion auf Nahrungsmittelinhaltsstoffe. Allergo J (im Druck)
12. Zuberbier T, Chantraine-Hess S, Hartmann K, Czarnetzki BM (1995) Pseudoalllergen-free diet in the treatment of chronic urticaria. Acta Derm Venereol (Stockh) 75:484–487

Antihistaminika-Prophylaxe von Nebenwirkungen der Hyposensibilisierungsbehandlung

K. Brockow, M. Kiehn, D. Vieluf, J. Ring

Zusammenfassung

Die klinische Wirksamkeit der Hyposensibilisierung in der Therapie allergischer Erkrankungen ist unbestritten; es besteht jedoch das Risiko von lokalen und systemischen Nebenwirkungen.

In einer doppelblinden, plazebo-kontrollierten randomisierten Studie wurden 121 Patienten mit Bienen- oder Wespengiftallergie während einer Schnellhyposensibilisierung unter einer Prämedikation mit den Antihistaminika Terfenadin (120mg), Terfenadin und Ranitidin (120mg/300mg) oder Plazebo untersucht. Es konnte eine deutliche Reduktion der lokalen Nebenwirkungen durch eine prophylaktische Gabe von Terfenadin sowie Terfenadin + Ranitidin aufgezeigt werden. Es fanden sich signifikant mehr Studienabbrecher aufgrund von systemischen Nebenwirkungen der Hyposensibilisierungsbehandlung in der Plazebogruppe (n=6) als in den beiden Behandlungsgruppen (n=1 bzw. n=0). Die Reduktion von lokalen und systemischen Nebenwirkungen der Hyposensibilisierungsbehandlung durch eine Antihistaminika-Prämedikation konnte nachgewiesen werden; allerdings sollten die Auswirkungen auf die Effektivität der Immuntherapie untersucht werden, bevor dieses Procedere in die Routine übernommen werden sollte.

Einleitung

Bei allergischen Erkrankungen mit nachgewiesener Sensibilisierung auf bestimmte Allergene stellt die spezifische Immuntherapie die einzige kausale Behandlungsmethode dar.

Diese Behandlung ist jedoch nicht frei von Nebenwirkungen. Es werden lokale und systemische Nebenwirkungen unterschieden. Gekennzeichnet durch Erythem, Schwellung und begleitenden Juckreiz am Injektionsort weisen die lokalen hyperergen Reaktionen insbesondere bei Persistenz einen Krankheitswert auf. Systemische Nebenwirkungen zeigen Reaktionen fern vom Injektionsort und müssen, insbesondere aufgrund der möglichen Entwicklung eines lebensbedrohlichen anaphylaktischen Schocks, ernst genommen werden.

Eine Prämedikation bei der Hyposensibilisierung ist derzeit keine gängige Praxis aufgrund des Fehlens von kontrollierten Studien und der theoretischen Gefahr der Maskierung von milden anaphylaktoiden Reaktionen, die als Hinweis auf mögliche schwere Reaktionen bei der nächsten Injektion gelten könnten. Wir untersuchten bei Patienten während einer Schnellhyposensibilisierung bei Bienen- oder Wespengiftallergie den Einfluß einer Antihistaminika-Prämedikation auf die Häufigkeit und den Schweregrad von Nebenwirkungen der Hyposensibilisierung [2].

Patienten und Methoden

In einer doppelblinden, plazebo-kontrollierten randomisierten Studie wurden 121 Patienten mit Bienen- oder Wespengiftallergie während einer Schnellhyposensibilierung untersucht. Eine Prämedikation erfolgte mit dem Antihistaminikum Terfenadin (120 mg), Terfenadin und Ranitidin (120mg/300mg) oder Plazebo eine Stunde vor der Injektion. Die Stärke der lokalen Reaktionen Rötung, Schwellung und Juckreiz wurden 30 Minuten nach der Injektion auf einer Vier-Punkte-Skala nach 1, 4, 8, 11, 22 und 50 Wochen gemessen sowie die systemischen Reaktionen untersucht [4]. Zur Evaluation der immunologischen Veränderungen wurde das Insektengift-spezifische IgE und IgG mit dem IgE RAST und IgG RAST (Pharmacia, Uppsala, Schweden) nach 11, 26 und 50 Wochen bestimmt.

Zur statistischen Auswertung der Häufigkeitsverteilung wurde der Chi-Quadrat Test, zum Vergleich der Lokalreaktionen der Jonckheere-Terpstra Test verwendet; eine statistische Signifikanz wurde bei einem p-Wert von <0,05 angenommen.

Ergebnisse

Zwischen den Studiengruppen bestanden bezüglich der demografischen Angaben keine signifikanten Unterschiede (Tabelle 1).

Tabelle 1. Demografische Daten der verschiedenen Studiengruppen bei Patienten mit Insektengiftallergie unter einer Hyposensibilisierungsbehandlung

	Terfenadine	Terfenadine plus Ranitidine	Plazebo
Patienten (n)	41	41	39
Alter (Jahre)			
Mittelwert	42,3	43,3	43,0
Bereich	19–66	18–70	21–59
Geschlecht (%)			
Männlich	49	56	64
Mittleres Gewicht (kg)	74	71,6	73,3
Mittlere Höhe (cm)	171	169	172
Insektengiftspecies (n)			
Honigbiene	7	2	3
Wespe	35	39	36
Schweregrad der anaphylaktoiden Reaktion (n)			
Grad I	3	4	4
Grad II	15	16	17
Grad III	21	19	17
Grad IV	2	2	1
Insektengift-spezifisches IgE (mittlere CAP-Klasse)	2,14	2,30	2,46

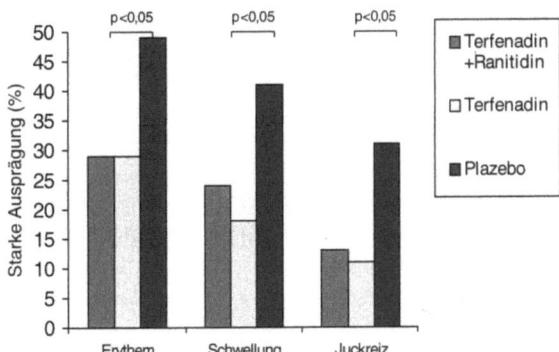

Abb. 1. Lokale Reaktionen auf die Hyposensibilisierungsbehandlung nach der ersten Woche

Systemische Unverträglichkeitsreaktionen

Objektive systemische anaphylaktoide Reaktionen während der Hyposensibilisierungsbehandlung führten zum Studienabbruch bei sieben Patienten (6%). Davon waren sechs Patienten in der Plazebogruppe und einer in der Terfenadingruppe (Tabelle 2). Der Unterschied zwischen der Plazebogruppe und den beiden Behandlungsgruppen war statistische signifikant (p=0,005). In keiner Studiengruppe traten schwere oder lebensbedrohliche Reaktionen auf. Bis auf einen Patienten, der nach zwei Stunden eine Urtikaria entwickelte, reagierten alle Patienten innerhalb von einer halben Stunde nach der Injektion.

Lokale Unverträglichkeitsreaktionen

Die lokalen Reaktionen Rötung, Schwellung und Juckreiz zeigten nach einer Woche bei Patienten in der Plazebogruppe signifikant erhöhte Symptomscores im Vergleich zu Patienten, die mit Terfenadin oder Terfenadin plus Ranitidin behandelt worden waren (p=0,041, 0,01, 0,025) (Abb. 1). Zwischen der beiden Behandlungsgruppen bestand kein signifikanter Unterschied. Im Verlauf der Hyposensibilisierungsbehandlung wurden die Unterschiede in der Ausprägung der lokalen Reaktionen geringer. Bereits nach vier Wochen war der Unterschied nicht mehr signifikant und nach der achten Woche wurden mehr als 90% der Symptome Schwellung und Juckreiz und mehr als 65% der Rötungen als fehlend oder mild eingestuft.

Laboruntersuchungen

Unter der Hyposensibilisierungsbehandlung kam es zu keiner signifikanten Änderung des Insektengift-spezifischen IgE; zwischen den Gruppen bestanden keine signifikanten Unterschiede. Das Insektengift-spezifische IgG stieg unter der Hyposensibilisierung signifikant in allen Gruppen an (von 20,0%, 15,0% und 22,5% auf 63%, 36% und 78% in den Gruppen Terfedadin plus Ranitidin, Terfenadin und Plazebo). Bei einer Tendenz zu höheren Werten unter der Plazebo-Prämedikation bestand ein signifikanter Unterschied zwischen den Gruppen nur zwischen Terfenadin plus Ranitidin und Plazebo in Woche 50 (p<0,05).

Diskussion

Diese Studie konnte eine signifikante Reduktion der lokalen und systemischen Unverträglichkeitsreaktionen unter der prophylaktischen Gabe der Antihista-

Tabelle 2. Studienabbrüche aufgrund von systemischen Unverträglichkeitsreaktionen

	Terfenadin	Terfenadin plus Ranitidin	Plazebo
Patienten (n)	1	0	6
Abbruch: in Woche 1(n)	1	0	5
in Woche 5(n)	0	0	1
Symptome			
Atemnot	1	0	3
Urtikaria	0	0	1
Lokalreaktion >10cm	0	0	2
Rhinitis, Konjunktivitis	0	0	2
Tachykardie	0	0	1
Blutdruckschwankungen	1	0	1
general. Juckreiz	0	0	1
Temperaturerhöhung	0	0	2
Übelkeit	1	0	0

minika Terfenadin und Terfenadin/Ranitidin nachweisen. Ein zusätzlicher Effekt auf die lokalen Reaktionen durch die Beigabe von Ranitidin zu Terfenadin konnte nicht nachgewiesen werden. Ähnliche Ergebnisse fanden auch Berchtold et al., die eine signifikante Reduktion lokaler und generalisierter systemischer Reaktionen während einer Schnellhyposensibilisierung mit Insektengift unter einer Prämedikation mit Terfenadin aufzeigen konnten [1]. Nielsen et al. untersuchten die Nebenwirkungen einer Hyposensibilisierungstherapie in Pollenallergikern mit allergischer Rhinokonjunktivitis unter einer Prämedikation mit Loratadin versus Plazebo [3]. Sowohl die Häufigkeit als auch der Schweregrad der systemischen Reaktionen konnte durch eine Prämedikation mit diesem Antihistaminikum reduziert werden.

In unserer Studie wurde eine Tendenz zu höheren spezifischen IgG-Konzentrationen in der Plazebogruppe im Vergleich zu den Behandlungsgruppen nachgewiesen; die Auswirkungen der Prämedikation mit einem Antihistaminikum auf den Erfolg der Hyposensibilisierungsbehandlung sind noch nicht ausreichend überprüft. Insofern sollten die Auswirkungen auf die Effektivität der Immuntherapie untersucht werden, bevor dieses Procedere in die Routine übernommen werden sollte.

Literatur

1. Berchtold E, Maibach R, Müller U (1991) Reduction of side effects from rush-immunotherapy with honey bee venom by pretreatment with terfenadine. Clin Exp Allergy22:59–65
2. Brockow K, Kiehn M, Riethmüller C, Vieluf D, Berger J, Ring J (1997) Efficacy of antihistamine pretreatment in the prevention of adverse reactions to hymenoptera venom immunotherapy: a prospective randomized placebo-controlled trial. J Allergy Clin Immunol 100;458–463.
3. Nielsen L, Johnsen CR, Mosbech H, et al. (1996) Antihistamine premedication in specific cluster immunotherapy: A double-blind, placebo-controlled study. J Allergy Clin Immunol 97:1207–13
4. Ring J, Messmer K (1977) Incidence and severity of anaphylactoid reactions to colloid volume substitutes. Lancet 1:466–468

Indikation, Technik, Aussagewert und Risiken der nasalen Provokation

C. Bachert

Nasale Provokationstestungen können zur Prüfung einer Reaktion auf Allergene, auf nicht-allergische Stimuli (Azetylsalizylsäure) sowie zur Testung der unspezifischen Reagibilität eingesetzt werden. Die im folgenden dargestellten Empfehlungen zur praktischen Durchführung des NPT-A stützen sich zum einen auf Richtlinien für die Durchführung von nasalen Provokationstests mit Allergenen bei Erkrankungen der oberen Luftwege, die 1990 von einem Arbeitskreis der Deutschen Gesellschaft für Allergie- und Immunitätsforschung erarbeitet wurden [9], auf persönliche klinische Erfahrungen [1, 4] und auf eine in den letzten Jahren belebte internationale Diskussion [5, 7, 8, 12]. Eine international gültige Standardisierung des Testverfahrens konnte bislang nicht erzielt werden; die hier gegebenen Empfehlungen stellen daher den gegenwärtigen Stand der Erkenntnisse für den deutschsprachigen Raum dar.

Der nasale Provokationstest (NPT) mit Allergenen (NPT-A)

Beim NPT-A wird die Nasenschleimhaut dem vermeintlichen Allergen exponiert und ihre Reaktion dokumentiert, um die krankmachende Wirkung des Allergens (Aktualität) nachzuweisen. Das Ziel dieses Testes ist es, Patienten mit einer klinischen relevanten Sensibilisierung gegen inhalative Allergene von solchen Patienten zu trennen, die zwar eine Sensibilisierung, aber unter den natürlichen Expositionsbedingungen keine Symptomatik aufweisen. Nur im Einzelfall wird der Test auch eingesetzt, um bei negativem Hauttest bzw. RAST eine Reaktion der Nasenschleimhaut auf ein vermutetes Agens aufzuzeigen. Hierbei handelt es sich jedoch nicht zwangsläufig um eine allergische Reaktion, auch wenn nach neueren Erkenntnissen die Möglichkeit einer lokalen IgE-Synthese besteht.

Schätzungsweise 30% der gegen ein Allergen sensibilisierten Patienten, bei denen also IgE-Antikörper im Hauttest und/oder im Serum nachweisbar sind, bleiben asymptomatisch. Wie groß der Anteil von Patienten ist, die neben ihrer Sensibilisierung auch nasale Symptome aufweisen, ohne daß diese im Zusammenhang mit der Sensibilisierung stehen, ist schwer zu schätzen. Besonders bei den perennialen Allergenen zeigt die klinische Erfahrung allerdings, daß Sensibilisierungen bei nur etwa 50–70% der symptomatischen Patienten auch tatsächlich für die Symptomatik verantwortlich zu machen sind [2].

Besondere Bedeutung kommt dem NPT-A für die Indikationsstellung im Falle von die Lebensqualität beeinträchtigenden Karenzmaßnahmen, bei einer Hyposensibilisierungsbehandlung sowie bei gutachterlichen Fragestellungen zu. Es kann angenommen werden, daß ein beträchtlicher Teil der Hyposensibilisierungen deshalb erfolglos bleiben, weil die nachgewiesene Sensibilisierung nicht organrelevant war und durch die Therapie somit keine Besserung der Symptomatik zu erreichen ist. Die Indikation zum nasalen Provokationstest sollte insbesondere bei perennialen Allergenen deutlich breiter gestellt werden, als dies derzeit der Fall ist.

In der Diagnostik der allergischen Rhinitis ist der NPT-A in aller Regel erst nach einer ausführlichen allergologischen Anamnese und nach den Hauttestungen bzw. In-vitro-Testungen für ausgesuchte Allergene zu indizieren (»diagnostische Pyramide«). Der NPT-A stellt sicherlich keine Screeningmethode dar, er sollte im Gegenteil dann eingesetzt werden, wenn das Ergebnis von Relevanz für die nachfolgende Therapieempfehlung ist.

Tabelle 1. Minimale Karenzfristen für Antiallergika vor einer nasalen Provokation

Arzneimittel	Karenzfrist
DNCG, Nedocromil	3
Kortikosteroide, topisch	7
Kortikosteroide, oral	7
Antihistaminika, topisch	3
Antihistaminika, oral	3
Ausnahme: Astemizol	42
α-Adrenergika, topisch	1
Inhalierte Bronchospasmolytika	keine
Trizyklische Psychopharmaka	3
Nichtsteroidale Analgetika	7

Indikationen

Der NPT-A ist nach Anamnese, Hauttestung und evtl. in-vitro-Testung indiziert, wenn

a) die vorangegangenen Untersuchungstechniken keine übereinstimmenden Ergebnisse zeigten, die Klärung der Aktualität eines fraglichen Allergens aber von therapeutischer Relevanz ist;
b) eine Sensibilisierung gegen inhalative Allergene nachgewiesen wurde, die Qualität der Anamnese aber keine klinischen Rückschlüsse erlaubt. Dies ist praktisch immer bei perennialen Rhinitiden der Fall, bei denen neben spezifischen Faktoren auch unspezifische an der Ausprägung des Krankheitsbildes beteiligt sein können;
c) Sensibilisierungen gegen mehrere saisonale Allergene vorliegen, deren zeitliche Zuordnung zu der Symptomatik aufgrund von Überschneidungen im Pollenflug nicht eindeutig gelingt;
d) die Relevanz beruflicher Allergene im Falle von Umschulungen, Begutachtungen etc. nachzuweisen ist, sowohl als konventioneller NPT als auch als arbeitsplatzbezogener Provokationstest;
e) im Ausnahmefall resorptionsferne Manifestationen einer inhalativ ausgelösten allergischen Erkrankung überprüft werden sollen oder die Reproduktion des Krankheitsbildes bei fehlendem Antikörpernachweis angestrebt wird.

Kontraindikationen

Der nasale Provokationstest ist kontraindiziert bei
a) akuten entzündlichen Erkrankungen der Nase oder der Nasennebenhöhlen
b) akuten allergischen Reaktionen vom Soforttyp an anderen Manifestationsorganen.
c) Besondere Vorsicht ist geboten bei vermutetem hohen Sensibilisierungsgrad, bei Vorliegen einer Schwangerschaft, bei Kleinkindern oder der Testung mit unstandardisierten Allergenextrakten
d) Technische Schwierigkeiten bei der Durchführung ergeben sich beim Vorliegen einer Choanalatresie, einer Septumperforation oder von Nasenpolypen; diese Veränderungen sind vor Durchführung des NPT-A möglichst durch eine endoskopische Inspektion der Nasenhaupthöhlen auszuschließen.

Praktische Durchführung

Die hier dargestellten Empfehlungen zur praktischen Durchführung des NPT-A stützen sich auf die Richtlinien für die Durchführung von nasalen Provokationstests mit Allergenen bei Erkrankungen der oberen Luftwege, die 1990 von einem Arbeitskreis der Deutschen Gesellschaft für Allergie- und Immunitätsforschung erarbeitet wurden [9]. Der Test beschränkt sich dabei auf den Nachweis einer allergischen Sofortphasenreaktion; eine Spätphasenreaktion kann mit klinischen Mitteln alleine nicht sicher identifiziert werden, hierfür bedarf es der Messung von Zellen oder Mediatoren ([10] Abb. 1).

Der Patient soll sich vor der Testung etwa 30 Minuten an das Raumklima adaptieren. Die Kontamination des Testraumes mit Allergenen muß verhindert werden (»Probesprühstöße bei Pumpsprays gegen eine Kompresse). Schon bei der Terminvergabe für die Testung sollte der Patient nach seiner gegenwärtigen Medikation gefragt und auf notwendige Karenzfristen hingewiesen werden (Abb. 1).

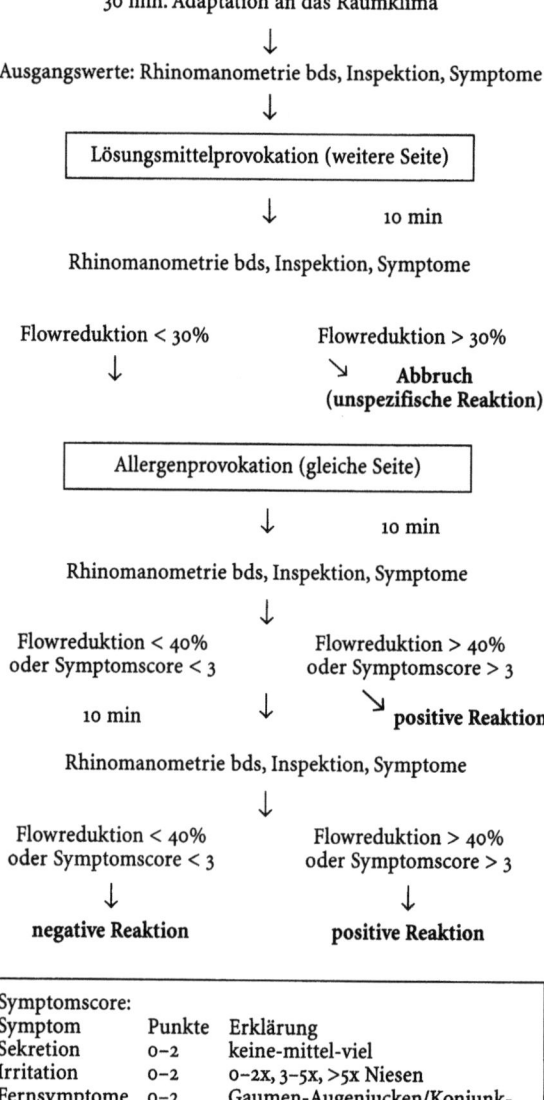

Abb. 1. Der Ablauf des NPT-A einschließlich der Bewertungskriterien

Als Testlösungen kommen isotone, gepufferte Lösungen mit neutralem pH-Wert und Konservierungsmittelzusatz zum Einsatz, die vor Applikation auf Raumtemperatur gebracht worden sind. Für die Zukunft ist anzustreben, lyophilisierte und standardisierte Allergenlösungen zur Verfügung zu haben, die vor dem Gebrauch portionsweise angesetzt werden. Die entsprechenden Haltbarkeitsangaben der Hersteller für die Testlösungen sind streng zu beachten. Leider benutzen die verschiedenen Hersteller unterschiedliche Konzentrationsangaben (Gewichtsteile pro Volumen, biologische Einheiten etc.), die eine direkte Vergleichbarkeit verschiedener Allergenextrakte nicht zulassen. Daraus ergibt sich für den Allergologen die Konsequenz, daß er sich eigene Erfahrungen mit den von ihm verwendeten Allergenlösungen erarbeiten muß.

Vor der Allergengabe ist eine Testung auf unspezifische Hyperreaktivität der Nasenschleimhaut mittels einer Kontrollösung durchzuführen. Ist es auch nach der Allergengabe nicht zu einer nasalen Reaktion gekommen und soll die Reaktionsbereitschaft des Organes getestet werden, so kann eine Histaminhydrochloridlösung verwendet werden. Für die tägliche Praxis eignet sich der Pumpdosierspray, der eine möglichst genau definierte Allergenmenge pro Sprühstoß abgibt. Alternativ kann eine allergengetränkte Papierscheibe (Disc) oder eine Allergenlösung in Tropfenform (Eppendorf-Pipette) eingebracht werden. Der Gebrauch von Wattestäbchen ist obsolet, aufwendigere Techniken wie die Erzeugung von Allergennebeln oder die Exposition von Probanden in Provokationskammern werden selten eingesetzt.

Kontrovers wird die Frage diskutiert, ob eine einzelne Allergenkonzentration zur Testung ausreicht, oder ob jeweils mehrere Konzentrationen in Titrationsschritten eingesetzt werden sollen. Für den klinischen Alltag wird in der Regel eine einzige Allergenkonzentration bevorzugt, wobei die Zielsetzung in einer qualitativen und nicht quantitativen Bewertung besteht. Titrationsprovokationen sind allerdings für die Beurteilung der veränderten Reaktivität des Organes vor und nach Hyposensibilisierungstherapie nötig. Die offenere Nasenseite wird einseitig provoziert; um evtl. Fehlschlüße durch den Nasenzyklus zu vermeiden, wird die nicht provozierte Seite ebenfalls gemessen. Zur Objektivierung des Nasenatemwegwiderstandes hat sich die aktive anteriore Rhinomanometrie bewährt, die durch ein Computerprogramm zuverlässiger gemacht werden kann (CAR nach Prof. Bachert [3], Fa. Atmos, Lenzkirch). Um eine Verschleppung von Allergen in die tieferen Atemwege zu verhindern, soll der Patient vor der Applikation tief einatmen, die Luft anhalten und nach der Applikation durch die Nase ausatmen. Selten kann es zu einem Uvulaödem kommen.

Idealerweise werden sowohl die Niesattacken als auch die Sekretion und die Obstruktion objektiv erfaßt. Bei Niesreiz ist dies einfach durch Zählen der Niesattacken zu erreichen; dieser Parameter ist im übrigen einer der verläßlichsten der nasalen Sofortreaktion. Für die Messung der Sekretion wurden verschiedene Techniken vorgeschlagen: Vorbeugen des Kopfes und Auffangen des Sekrets, Wiegen von Papiertaschentüchern vor und nach der Provokation sowie die Messung des Sekretionsgewichtes durch für jeweils 45 Sekunden eingebrachte Papierscheibchen (discs). Für die Messung der Atemwegsobstruktion wird heute die aktive anteriore Rhinomanometrie als die Standardmethode angesehen [5].

Die klinische Reaktion zeigt nicht in jedem Falle alle genannten Symptome, sondern kann vornehmlich aus Sekretion und Irritation oder aus Obstruktion bestehen. Im Zweifelsfall sollte man eine Wiederholung des Tests in Erwägung ziehen.

Fehlermöglichkeiten bei der Erfassung der nasalen Reaktion durch die Rhinomanometrie bestehen zum einen in der Technik: Nasenadapter und Gesichtsmaske müssen luftdicht schließen, der Mund des Probanden muß während der Messung geschlossen sein [6]. Fehlermöglichkeiten ergeben sich aber auch beim Vorliegen einer Septumperforation, einer Choanalatresie oder beweglicher Gewebeteile wie etwa Nasenpolypen. Zur Vermeidung solcher Fehler sind die vorherige endoskopische Inspektion der Nase und ein entsprechendes Training des Untersuchers Voraussetzung.

Von wesentlicher Bedeutung ist die Beachtung der unterschiedlichen Reaktivität der Schleimhaut eines Allergikers in Abhängigkeit von der Allergenexposition. Das Phänomen des Priming beschreibt die gesteigerte Reagibilität der Schleimhaut zum Ende der Saison, wobei diese die Saison auch mehrere Wochen überdauern kann. Umgekehrt kann die Reagibilität nach mehrwöchiger Allergenkarenz deutlich erniedrigt sein und unter Umständen höhere Allergenkonzentrationen zur Provokation erfordern. Diese durch den natürlichen Verlauf der Erkrankung bedingte Reagibilitätsschwankung ist bei der Interpretation von Provokationstestungen unbedingt zu berücksichtigen.

Die Übertragbarkeit von Provokationstestergebnissen an der Nase auf die Lunge ist nicht ausreichend validiert. Liegen bei nachgewiesener Sensibilisierung allergische Symptome sowohl von der Nase als auch von der Lunge zum gleichen Zeitpunkt vor, so scheint man bei positivem Provokationstestergebnis an der Nase auf eine Provokation der Lunge verzichten zu können.

Der nasale Provokationstest (NPT) mit unspezifischen Stimuli (NPT-U)

Neben Allergenen kommen weitere, unspezifische Stimuli bei der nasalen Provokation zum Einsatz, um eine nasale Hyperreaktivität oder eine Reaktion der Nasenschleimhaut über nicht-allergische Mechanismen nachzuweisen. In etwa dem Ablauf einer Allergenprovokation folgend, wurden eine Reihe von chemischen, biologischen und physikalischen Stimuli zur Definition einer Hyperreaktivität eingesetzt. Hierzu gehören nicht nur Histamin und Metacholin, sondern auch Neuropeptide, Zigarettenrauch, kalte trockene Luft oder Änderungen der Körperlage. Obwohl es auch an der Nase gelang, Patientengruppen von einem Normalkollektiv zu differenzieren, fanden sich in praktisch allen Untersuchungen starke Überschneidungen zwischen den Gruppen, die eine Aussage über einen individuellen Patienten nicht zulassen. Aus diesem Grunde haben sich diese Testverfahren bislang nicht in die tägliche Praxis umsetzen lassen.

Die nasale Provokation mit Acetylsalicylsäure (ASS)

Als Standardverfahren zum Nachweis einer Pseudoallergie durch Acetylsalicylsäure gilt die orale Provokation als Ein- oder Zwei-Tagesschema mit einer steigenden Dosierung von 30–650 mg. Da hierbei schwere bronchiale und auch anaphylaktoide Reaktion beobachtet werden konnten und gleichzeitig kein geeignetes in-vitro-Testverfahren zur Verfügung steht, wurden alternative Provokationsverfahren gesucht. Für die Nase wurde eine Provokation mit 0,5 mg bis 2 mg Lysin-Acetylsalicylsäure, von anderen Autoren auch bis 16 mg vorgeschlagen, wobei der Ablauf der Provokation in etwa dem der Allergenprovokation entspricht [11]. Das Agens wird mittels Eppendorf-Pipette auf die untere Muschel aufgebracht, der Meßzeitraum nach jeder Provokation auf bis zu 30 Minuten erweitert. Dieses Testverfahren soll eine ausreichend hohe Spezifität und Sensitivität bei pseudoallergischer Rhinitis aufweisen und sich zudem durch das Fehlen der oben genannten Komplikationen auszeichnen; eine weitere Validierung dieses Testes ist anzustreben.

Literatur

1. Bachert C (1990) Calibration of rhinomanometric equipment. Facial Plastic Surgery 7: 257–259
2. Bachert C (1996) Klinik der Umwelterkrankungen von Nase und Nasennebenhöhlen – Wissenschaft und Praxis. Eur Arch Oto-Rhino-Laryngol, Suppl. 1.
3. Bachert C, Feldmeth B (1988) Die computerunterstützte Rhinomanometry (CAR). HNO 36: 277–281
4. Bachert C, Keilmann A (1988) Zur Sensitivität und Spezifität der intranasalen Provokation. Laryngo-Rhino-Otol. 67: 57–60
5. Clement PAR (1984) Committee report on standardization of rhinomanometry. Rhinology 22: 151–154
6. Deitmer T (1996) Moderne Funktionsdiagnostik der Nase und der Nasennebenhöhlen. Eur Arch Oto-Rhino-Laryngol Suppl.1.
7. Druce H, Schumacher MJ (1990) Nasal provocation challenge – Report of the committee on upper airway allergy. J Allergy Clin Immunol 86: 261–264
8. Eccles R (1990) Other techniques for assessing nasal function. Facial plastic surgery 7: 260–265
9. Gonsior E, Bachert C, Berdel D (1990) Richtlinien für die Durchführung von nasalen Provokationen mit Allergenen bei Erkrankungen der oberen Luftwege. Allergologie 13: 53–56
10. Heppt W, Bachert C, Deitmer R (1995) Nasenzytologie. Springer-Verlag, Heidelberg
11. Schapowal A, Schmitz M (1992) Provokationstests bei aspirinsensitivem Asthma und aspirinsensitiver Rhinitis. Orale, inhalative und bronchiale Provokation. Allergologie 15: 158–164
12. Schumacher M, Borum P, Bachert C, Wihl JA (1992) Fireside Conference: Nasal provocation test. Rhinology, Suppl 14, 242–246

Reproduzierbarkeit von Epikutantestungen mit Natriumlaurylsulfat bei verblindeter klinischer Ablesung – eine DKG-Studie

J. Brasch, D. Becker, I. Effendy

Zusammenfassung

Ein Irritanzientest, der für die klinische Diagnostik geeignet sein soll, muß reproduzierbare Ergebnisse liefern. In der vorliegenden Doppelblindstudie wurde daher die synchrone Reproduzierbarkeit von Epikutantestungen mit Natriumlaurylsulfat in Konzentrationen von 0,0625% bis 1,0% untersucht. 139 Personen wurden nach ESCD-Richtlinien auf beiden Rückenseiten synchron getestet. Sowohl der Prozentsatz reaktiver Patienten als auch der Anteil beidseits gleicher Reaktionen stieg mit ansteigender Natriumlaurylsulfatkonzentration an, und zwar bis zu einem Maximum von 90% irritativer Reaktionen bzw. 85% synchroner Reproduzierbarkeit mit 1%igem Natriumlaurylsulfat. Möglicherweise ist eine Testung mit 1% Natriumlaurylsulfat geeignet, bei Epikutantestungen eine standardisierte Irritanzkontrolle auszulösen.

Einleitung

Zu jedem biologischen Test gehören geeignete Kontrollen. Während aus verschiedenen Gründen eine allergische Kontrollreaktion kaum standardisiert bei Epikutantestpatienten auslösbar ist, erscheint dies für Irritanzreaktionen grundsätzlich mit einer Reihe von Substanzen durchaus möglich [6, 12, 14, 15]. Voraussetzung für eine routinemäßige Irritanzientestung ist allerdings eine hinreichende Reproduzierbarkeit der Ergebnisse. Erstaunlicherweise wurde die Reproduzierbarkeit von Irritanzreaktionen aber bisher nicht ausreichend untersucht [13]. Da Natriumlaurylsulfat (NLS) das meistverwendete und bestuntersuchte Irritanz ist [6, 7], sind wir dieser Frage nun mit doppelseitigen verblindeten synchronen NLS-Epikutantestungen nachgegangen.

Methodik

Mit Billigung durch die zuständigen Ethikkommissionen wurden an den 3 beteiligten Zentren freiwillige Patienten über 17 Jahre auf beiden Rückenseiten nach ESCD-Richtlinien [11] mit großen Finn-Kammern synchron getestet, die über 1 Tag aufgeklebt wurden und mit je 60 µl NLS-Lösung der Konzentrationen 0,0%, 0,0625%, 0,125%, 0,25%, 0,5% und 1,0% auf Filterpapier gefüllt waren. Die Anordnung der Konzentrationen auf dem Rücken war randomisiert und für den Ablesenden verblindet. Ebenfalls gemäß ESCD-Richtlinien [11] wurden nach 2 und nach 3 Tagen negative (0), schwache (1+), mäßig starke (2+), starke (3+) und sehr starke (4+) Reaktion unterschieden.

Ergebnisse

Insgesamt wurden 75 Frauen und 64 Männer im Alter von 18 bis 77 Jahre getestet. Sehr starke Reaktionen oder Komplikationen traten in keinem Fall auf.

Die Anzahl positiv reagierender Patienten stieg mit zunehmender NLS-Konzentration an (Tabelle 1). Mit 1% NLS reagierten ca. 90% der Getesteten positiv. Mit 0,5% NLS wurden die meisten schwach positiven Reaktionen abgelesen, mäßig starke bzw. starke Reaktionen traten unter 0,25% bzw. 1.0% NLS kaum auf. Bei den Ablesungen an Tag 2 und 3 zeigten sich etwas unterschiedliche Reaktionszahlen und -stärken.

Tabelle 2 zeigt die absoluten Zahlen und Prozent derjenigen Patienten, bei denen auf beiden Seiten eine positive Reaktion (>0) abgelesen wurde. Danach stieg die Übereinstimmung mit zunehmender NLS-Konzentration deutlich an bis zu einem Maximum von 85% bei 1% NLS. Die entsprechenden Zahlen bzw.

Tabelle 1. Anzahl und % der Getesteten, die auf mindestens einer Seite mit einer positiven Reaktion (>0) reagierten, in Abhängigkeit von der benutzten NLS-Konzentration und vom Ablesezeitpunkt. Die Gesamtzahl der Patienten betrug 139 (100%).

% NLS	Tag 2 (n)	[%]	Tag 3 (n)	[%]
0,0	7	5	7	5
0,0625	26	19	19	14
0,125	52	37	46	33
0,25	81	58	72	52
0,5	117	84	114	82
1,0	128	92	124	89

Tabelle 2. Anzahl und % der Getesteten, die auf beiden Seiten mit einer positiven Reaktion (>0) an Tag 2 bzw. 3 reagierten. Für jede Konzentration und jeden Zeitpunkt wurde die Zahl der Getesteten, die auf mindestens einer Seite positiv reagierten, als 100 % angesetzt.

% NLS	Tag 2 (n)	[%]	Tag 3 (n)	[%]
0,0	3	43	2	29
0,0625	8	31	5	26
0,125	28	54	15	33
0,25	48	59	40	56
0,5	82	70	82	72
1,0	109	85	106	85

Prozente für diejenigen Patienten, die auf beiden Rückenseiten mit Irritanzreaktionen identischer Stärke reagierten, sind naturgemäß kleiner als in Tabelle 2, aber auch sie nehmen eindeutig mit steigender NLS-Konzentration zu (maximal 66 % Übereinstimmung bei 1 % NLS an Tag 3).

Bei Ablesung am 3. Tag wurden im Vergleich zum 2. Tag mit NLS-Konzentrationen >=0,25 % überwiegend konstante Reaktionsstärken registriert. Mit niedrigeren NLS-Konzentrationen wurden dagegen vergleichsweise häufiger auch im zeitlichen Verlauf abnehmende Reaktionsstärken (decrescendo) beobachtet. Ansteigende Reaktionsstärken (crescendo) wurden gleichfalls eher mit niedrigen als mit hohen NLS-Konzentrationen gesehen.

Besprechung

Unsere Ergebnisse zeigen zunächst, daß sich die bekannte Dosisabhängigkeit der Reaktionen auf NLS [10] auch ohne Benutzung von technischen Hilfsmitteln mittels einfacher klinischer Ablesung feststellen läßt.

Die Reproduzierbarkeit der klinischen Ablesung von Irritanzreaktionen auf NLS wurde bisher nicht untersucht. Unsere Ergebnisse zeigen nun, daß auch die Reproduzierbarkeit deutlich dosisabhängig ist und mit steigender NLS-Konzentration zunimmt. Legt man beidseits positive Reaktionen zugrunde, ohne dabei die exakte Reaktionsstärke zu berücksichtigen, wurde eine synchrone beidseitige Übereinstimmung bei maximal 85 % der Getesteten (mit 1 % NLS) festgestellt. Damit ist die Reproduzierbarkeit dieser Testung besser als die entsprechende durchschnittliche Reproduzierbarkeit von Epikutantestungen mit Allergenen [1,4]. Exakt gleichstarke Reaktionen auf 1 % NLS fanden sich immerhin noch bei 66 % der Getesteten an Tag 3.

Im Vergleich dazu erbrachten die Testungen mit NLS in Konzentrationen <0,5 % keine zufriedenstellende Reproduzierbarkeit. Ein einzelner Test mit derart niedrigen NLS-Konzentrationen ist daher wenig zuverlässig.

Bei Testung mit 1 % NLS ergaben die Ablesungen an Tag 2 und 3 nur geringfügig unterschiedliche Zahlen positiver Reaktionen. Dem entspricht die Beobachtung, daß mit 1 % NLS zumeist keine Änderung der Reaktionsstärke bei den Ablesungen an Tag 2 und 3 festgestellt wurde. Das Vorkommen von Crescendo-Reaktionen [2] bei der Testung mit NLS [5,8,9] konnten wir vor allem mit niedrigeren NLS-Konzentrationen bestätigen.

Wir schließen aus unseren Untersuchungen, daß die Testung mit 1 % NLS in großen Finn-Kammern, die für 1 Tag aufgeklebt werden, ausreichend reproduzierbare Ergebnisse für die klinische Anwendung erbringt. Inwieweit die so ausgelösten irritativen Reaktionen mit einer anderweitig bestimmten Hautirritabilität oder der Irritabilität durch Allergene [3] korrelieren ist eine Frage für künftige Studien.

Literatur

1. Ayala F, Balato N, Lembo G, Patruno C, Angelini G, Valsecchi R, Tosti A, Rivara G, Pigatto P, Seidenari S, Lisi P, Rafanelli A, Saccabusi S, Schena D, Kokelj F (1994) Italian multicenter study on Epiquick, Rapid Patch Test and TRUE Test. J Europ Acad Derm Ven 3: 511-17.
2. Brasch J, Geier J, Gefeller O (1996) Dynamic patterns of allergic patch test reactions to ten European Standard Allergens. An analysis of data recorded by the »Information Network of Departments of Dermatology (IVDK)«. Contact Dermatitis 35: 17-22
3. Brasch J, Geier J, Henseler T (1995) Evaluation of patch test results by use of the reaction index. An analysis of data recorded by the Information Network of Departments of Dermatology (IVDK). Contact Dermatitis 33: 375-380
4. Brasch J, Henseler T, Aberer W, Bäuerle G, Frosch PJ, Fuchs T, Fünfstück V, Kaiser G, Lischka GG, Pilz B, Sauer C, Schaller J, Scheuer B, Szliska C (1994) Reproducibility of Patch Tests. J Am Acad Dermatol 31: 584-91
5. Dahl MV, Trancik RJ (1977) Sodium lauryl sulfate irritant patch tests: degree of inflammation at various times. Contact Dermatitis 3: 263-6
6. Effendy I, Weltfriend S, Patil S, Maibach HI (1996) Differential irritant skin responses to topical retinoic acid and sodium lauryl sulphate: alone and in crossover design. Br J Dermatol 134: 424-30
7. Lee CH, Maibach HI (1995) The sodium lauryl sulfate irritant model. Contact Dermatitis 33: 1-7
8. Löffler H, Effendy I (1997) Crescendo reactions to sodium lauryl sulfate and retinoic acid in irritant patch tests. Contact Dermatitis 37: 47-8
9. Löffler H, Effendy I, Happle R (1996) Natriumlaurylsulfat-Test. Hautarzt 47: 832-8
10. Novak E, Francom F (1984) Inflammatory response to sodium lauryl sulfate in aqueous solutions applied to the skin of normal human volunteers. Contact Dermatitis 10: 101-4
11. Tupker RA, Willis C, Berardesca E, Lee CH, Fartasch M, Agner T, Serup J (1997) Guidelines on sodium lauryl sulfate (SLS) exposure tests. A report from the Standardization Group of the European Society of Contact Dermatitis. Contact Dermatitis 37: 53-69
12. Wahlberg JE, Maibach HI (1980) Nonanoic acid irritation - a positive control at routine patch testing? Contact Dermatitis 6: 128-30

13. Wilhelm KP, Surber C, Maibach HI (1989) Quantification of sodium lauryl sulfate irritant dermatitis in man: Comparison of four techniques: skin color reflectance, transepidermal water loss, laser Doppler flow measurement and visual scores. Arch Dermatol Res 281: 293–5
14. Wilhelm KP, Pasche F, Surber C, Maibach HI (1990) Sodium hydroxi-induced subclinical irritation. A test for evaluating stratum corneum barrier function. Acta Derm Venereol 70: 463–7
15. Willis CM, Stephens CJM, Wilkinson JD (1988) Experimentally-induced irritant contact dermatitis. Determination of optimum irritant concentrations. Contact Dermatitis 18: 20–4

Hauttests und in vitro Tests bei allergischen Arzneimittelreaktionen

J. C. Simon, D. Pflieger, S. Martin, A. Krüger, E. Schöpf

Zusammenfassung

Mit Ausnahme der fixen Arzneimittelexantheme bieten allergische Arzneimittelreaktionen (AR) ein unspezifisches klinisches Bild. Daher ist die Zuordnung von AR zu bestimmten Medikamenten oft schwierig. Die Diagnostik von AR basiert neben einer detaillierten Medikamentenanamnese, in vitro Assays zur Analyse unspezifischer oder spezifischer humoraler und zellulärer Immunreaktionen auf Hauttests mit den verdächtigen Medikamenten. Prick- und Intrakutantests können zur Identifizierung von allergischen Sofortreaktionen beitragen. Epikutantests kommen v. a. bei medikamentös ausgelöster systemischer Kontaktdermatitis, bei Photosensibilität und fixen Arzneimittelexanthemen zum Einsatz. Die standardisierte Durchführung dieser Hauttests und mögliche Probleme (falsch positive Irritanzreaktionen) werden erläutert. Im Rahmen dieser kurzen Übersicht soll am Beispiel Penicillinallergie auch auf neue Entwicklungen bei der in vitro Diagnostik (ELISPOT) bei AR eingegangen werden.

Hautteste

Hauttestungen sollten erst nach vollständiger Abheilung der Dermatose vorgenommen werden, um Aufflammphänomene oder das »Angry-back-Syndrom« zu vermeiden. Der günstigste Zeitpunkt ist frühestens zwei Wochen nach Abklingen der Reaktionssymptomatik bzw. einer innerlichen Glucokortikosteroid- oder Antihistaminika- Therapie und nicht später als 3 Monate danach [1,10,11]. Zu frühe oder zu späte Testung kann sowohl zu falsch-negativen als auch zu falsch-positiven Resultaten führen. Hautteste zeigen nur die immunlogische Sensibilisierung an und lassen somit keinen direkten Rückschluß auf die Reagibilität der Effektorzellen zu. Sie sind im allgemeinen sensitiver als in-vitro-Teste und erfassen neben IgE unter Umständen auch Reaktionen, die auf IgG-Antikörpern, Immunkomplex- und zellulären Spättypreaktionen beruhen [1]. Toxisch-irritative Reaktionen durch den Arzneistoff oder eventuelle Additiva sind auszuschließen und in die Interpretation mit einzubeziehen. Um schwere unerwünschte Allgemeinreaktionen weitgehend zu vermeiden, sollte die Testung mit einem Epikutantest (bzw. vorsichtig mit einem Reibetest bei hochsensibilisierten Patienten, cave: anaphylaktische Reaktionen möglich) beginnen. Erst dann kommen Prick- und Scratch-Test zur Anwendung. Der Intrakutantest sollte nur mit Vorsicht durchgeführt werden. Aufgrund eventueller Nebenwirkungen sollte die Hauttestung mit Arzneistoffen nur vom erfahrenen Allergologen unter Überwachung des Patienten und in Notfallbereitschaft vorgenommen werden.

Hautteste zur Diagnostik von Soforttypreaktionen (Typ I)

Prick- und Intrakutantests sowie die Skarifikationsmethode (Scratch-Test) können zur Identifizierung von allergischen Sofortreaktionen beitragen und sollten optimalerweise vier bis sechs Wochen nach dem Zwischenfall vorgenommen werden, da innerhalb dieses Zeitraums wieder genügend mastzellgebundene IgE-Antikörper vorhanden sein sollen [8]. Je nach Reaktionsschwere und Art des Medikamentes wird in verdünnter Form getestet, die Konzentration muß für jedes Arzneimittel evaluiert werden. Üblicherweise beginnt man mit einer Verdünnung von 0,1–1%. Klassische Testlokalisationen sind der palmare Unterarm und der obere Rücken.

Pricktest. An der Unterarminnenseite wird nach entsprechender Markierung in ein bis zwei Reihen je ein Tropfen der allergenhaltigen Lösung in drei bis fünf Zentimetern Abstand aufgetragen. Mittels einer standardisierten Lanzette wird durch den allergenhaltigen Tropfen die Epidermis unblutig angestochen. Die Ablesung erfolgt 20 Minuten nach dem Test. Zur Überprüfung der Hautreaktivität werden eine Positiv- (Histamin 10 mg/ml) und eine Negativkontrolle (0,9% NaCl) mitgetestet.

Intrakutantest. Der Intrakutantest wird zur Diagnose von Soforttypreaktionen nur bei negativem Pricktest eingesetzt. Da er um einen Faktor 100 bis 1000 empfindlicher als Pricktest ist, wird die Allergenkonzentration entsprechend gewählt. Es werden (50 µl einer allergenhaltigen Lösung streng intrakutan injiziert. Der Test beginnt mit der niedrigsten Allergenkonzentration. Zur Bestimmung des Sensibilisierungsgrades wird eine Titration alle 20 Minuten mit drei- bis zehnfach höheren Konzentrationen durchgeführt, bis eine eindeutig positive Reaktion eintritt oder der Test negativ ausfällt [12]. Auch hier werden zur Beurteilung der Reaktionsfähigkeit eine Positiv- (Histamin 0,1 mg/ml) und eine Negativkontrolle (0,9% NaCl) mitgetestet.

Scratchtest. Der Scratchtest ist weniger sensitiv als der Intrakutantest und weniger spezifisch als der Pricktest. Er entspricht dem Prinzip des Pricktests, ist aber schwerer standardisierbar und bleibt aus diesem Grund speziellen Fragestellungen vorbehalten. Er ist v. a. für Medikamente geeignet, die nur in Tabletten- oder Kapselform vorliegen.

Auswertung

Die Ablesung erfolgt bei allen Testverfahren zur Diagnostik von Typ I-Reaktionen nach 20 Minuten sowie nach 24, 48 und 72 Stunden (Spätablesung). Eine Quaddel von mindestens drei Millimeter gilt als positiv, eine Bewertung erfolgt aber in bezug auf die Positiv- und Negativkontrolle. Die Sensitivität und Spezifität der Teste sind nur für wenige Arzneimittel ausreichend bekannt. Ein positiver Prick- oder Intrakutantest mit Penicillinallergenen oder Myorelaxanzien haben beispielsweise einen hohen prädiktiven Aussagewert für eine zukünftige Soforttypreaktion [14]. Falsch-positive Reaktionen, die v.a. bei irritativen Testkonzentrationen und bei direkt histaminliberierenden Substanzen (z. B. Röntgenkontrastmittel, Aminoglykoside u.a.) zu erwarten sind, sowie falschnegative Teste haben vielfältige Ursachen und sind in folgender Übersicht dargestellt [1]:

Falsch-positive Testergebnisse:
- Zu hohe bzw. irritative Allergenkonzentration,
- Testung im Bereich einer aktiven Dermatose,
- Urticaria facticia,
- Testung direkt histaminliberierender (nicht IgE- vermittelt) Substanzen.

Falsch-negative Testergebnisse:
- Immunsupression (Glukokortikosteroide > 10 mg/d, Antihistaminika, UV),
- Inkomplettes Allergen (Hapten),
- Zu niedrige Allergenkonzentration,
- Nicht immunologischer Pathomechanismus.

Hautteste zur Diagnostik von Spättypreaktionen (Typ IV)

Epikutantests kommen v.a. bei medikamentös ausgelöster systemischer Kontaktdermatitis, bei Photosensibilität und fixen Arzneimittelexanthemen zum Einsatz. Anders als bei den Soforttyptesten sind standardisierte Allergenkonzentrationen für mehrere topische Medikamente festgelegt, die Testkonzentration für Medikamente liegt üblicherweise bei 1–5%. Bei schwachen oder ungenügend penetrierenden Substanzen kann mittels Abrißtechnik nach Scotchtape die Dicke des Stratum corneum reduziert werden [1].

Epikutan- oder Patchtest. Der Epikutantest dient der Diagnose allergischer Typ IV-Reaktionen. Da sich diese hauptsächlich an der Haut abspielen, entspricht er einer Provokationstestung mit optimierter Konzentration. Dabei werden standardisierte Allergenaufbereitungen in weißer Vaseline oder Wasser gelöst und für 24–48 h unter einer Aluminiumkammer, der sogenannten Finn-Chamber, auf die Haut des oberen Rückens aufgetragen. Beim fixen Arzneimittelexanthem ist die Hauttestung im erscheinungsfreien Intervall im betroffenen Areal durchzuführen [11]. Die Fixierung erfolgt mit Fixomull Stretch. Gegen beide Substanzen sind Kontaktallergien sehr selten. Die Reaktionen auf die Testsubstanzen werden sofort nach Abnahme derselben und mindestens einmal nach weiteren 24 bis 48 Stunden abgelesen. Als positiv gelten Infiltrat oder Papulovesikel, ein Erythem gilt als fraglich positiv. Zur Unterscheidung irritativer oder allergischer Reaktionen dient die Dynamik der Läsion (irritativ: decrescendo, allergisch: crescendo) und das Vorliegen von Streuphänomenen (irritativ: Reaktion am Testort, allergisch: Streuung mögl.). Die Epikutantestung beinhaltet zwei Risiken: Es kann sehr selten zu einer streuenden Ekzemreaktion kommen, in Ausnahmefällen auch zu einer Sensibilisierung gegen die getestete Substanz. Eine Sonderform des Epikutantests ist der Photopatchtest zur Diagnostik photoallergischer und phototoxischer Reaktionen. Dabei werden die Testsubstanzen in gleicher Weise wie beim Epikutantest, aber im Doppel appliziert. Nach 24 Stunden wird die eine Serie mit 5–10 J/cm^2 ≤ UVA bestrahlt. Es erfolgt die Sofortablesung, sowie eine Beurteilung täglich während vier bis fünf Tagen. Im Gegensatz zum klassischen Patchtest werden beim Photopatchtest bereits deutliche Eryteme als einfach-positive Reaktionen gewertet.

Auswertung

Falsch-positive und -negative Resultate können durch geeignete Testmodalitäten und ein korrekte Interpretation meist vermieden werden. Folgende Übersicht zeigt die häufigsten Ursachen falsch-positver bzw. -negativer Testergebnisse [1]:

Falsch-positive Testergebnisse:
- Angry-back-Syndrome bzw. aktive Dermatitiden
- Toxisch-irritative Testsubstanz bzw. zu hohe Konzentration
- Zu hohe UV Dosis bei Photopatchtest
- Artefakte

Falsch-negative Testergebnisse:
- Zu niedrige Testkonzentration bzw. zu kurze Applikation
- Ungenügende Okklusion oder Haftung
- Ungenügende Allergenpenetration
- Inkomplettes Allergen (Hapten)
- Immunsuppression (Medikamente, UV)

In-vitro-Teste

Die In-vitro-Diagnostik stellt heute einen unverzichtbaren Bestandteil im Rahmen der Allergiediagnostik dar, auch, um dem Patienten eventuell gefährliche Expositionen (im Hauttest oder in der Provokation) zu ersparen. Im Mittelpunkt steht hier nach wie vor die quantitative und qualitative IgE-Antikörperbestimmung neben Neuentwicklungen wie z.B. zelluläre Allergietests, die auf der Mediatorfreisetzung aus Effektorzellen beruhen [12]. Ergebnisse von Labortests bestätigen nur in Übereinstimmung mit Anamnese und Klinik eine Allergie. Ein positives bzw. negatives Testergebnis für sich allein bedeutet zunächst lediglich den Nachweis bzw. das Fehlen eines Antikörpers oder Reaktionsprodukts.

Serologische Antikörperteste

In der Diagnostik von Typ I-Reaktionen hat sich der Nachweis spezifischer IgE-Antikörper mit Hilfe des Radio-Allergo-Sorbens-Tests (RAST) oder von Enzym- bzw. Fluoreszenzimmunoassays (EIA, ELISA, FEIA) etabliert. Dabei werden Allergen an eine Festphase gebunden, diese dann mit Patientenserum inkubiert und eventuell spezifisch gebundene IgE in einem zweiten Schritt durch ein Detektionssystem (radioaktiv markierte Anti-IgE-Antikörper oder Enzym- oder Fluoreszenzkonjugate) meßbar gemacht. Aus technischen Gründen ist dies bis heute nur für wenige Arzneimittelallergene möglich. Der In-vitro-Nachweis spezifischer IgE gegenüber dem Hauptantigen des Penicillins, dem Penicilloyl, hat allerdings einen hohen prädiktiven Aussagewert für eine Soforttypallergie [7]. Im Gegensatz dazu ist die Bildung medikamentenspezifischer IgG-Antikörper bis auf wenige Ausnahmen (z.B. Immunkomplex-Anaphylaxie durch Dextran) ein immunologisches Epiphänomen der Arzneimitteltherapie, welches nur selten zu klinisch apparenten Symptomen führt [1].

Zelluläre in-vitro-Teste

Basophilendegranulationstest. Der Basophilendegranulationstest ist ein zeitlich aufwendiger Test zur Untersuchung von Typ I- und pseudoallergischen Reaktionen, bei dem nach Inkubation mit einem Allergen die Anfärbbarkeit der basophilen Granulozyten nach Degranulation gemessen wird [1,5]. An seiner Stelle wird heute vermehrt die Histamin- oder Leukotrienfreisetzung aus peripheren Leukozyten gemessen.

Leukotrienstimulationstest. Bei diesem Test wird die Neubildung und Freisetzung des Sulfidoleukotrienes LTC_4 und seiner Metaboliten LTD_4 und LTE_4 vorwiegend aus peripheren basophilen Granulozyten mittels eines monoklonalen Antikörpers erfaßt [3]. Er dient zur Erfassung von Soforttyp- und pseudoallergischen Arzneimittelreaktionen. Derartige funktionelle Tests könnten zukünftig klinisch relevantere Ergebnisse liefern als beispielsweise die IgE-Bestimmung, da neben der Sensibilisierung auch die Effektorphase der Reaktion (Neubildung von Leukotrienen) nachvollzogen wird.

Lymphozytentransformationstest (LTT). Das Grundprinzip des LTT ist die Messung der Proliferation von Lymphozyten nach Inkubation mit einem Medikamentenallergen. Erfaßt wird damit die Induktion und eventuell die Regulation einer T-Lymphozyten-vermittelten Immunantwort, nicht aber die Auslösungsphase mit Ausnahme bei der Typ IV-Reaktion. Die Reichweite dieses Tests erstreckt sich also auf alle vier Reaktionstypen mit besonderer Akzentuierung der zellvermittelten Spätreaktion [2,4,9]. Der Zeitpunkt der Untersuchung ist insofern von Bedeutung, da Untersuchungen während der akuten Phase sowohl zu falsch-negativen als auch zu falsch-positiven Resultaten, bei den letzteren wegen der polyklonale Aktivierung von T-Zellen, führen können. Optimaler Zeitpunkt ist zwei Wochen bis drei Monate nach der klinischen Reaktion. Als Labormethode ist der LTT relativ ungenau, da keine Norm- bzw. Schwellenwerte angegeben werden können und erhebliche Variabilität und eingeschränkte Reproduzierbarkeit besteht [1, 4]. Die Indikation muß deshalb streng gestellt werden.

ELISPOT. Während der LTT nur die Identifikation von Allergen-reaktiven T-Zellen aus dem Blut von Allergikern erlaubt, kann mittels ELISPOT Assay [6, 13] zusätzlich Information über die Frequenz der Antigen-spezifischen T-Lymphozyten sowie die Art der von ihnen sezernierten Zytokine erhalten werden. Der ELISPOT Assay funktioniert wie ein zellulärer Sandwich-ELISA. Es werden spezielle Platten verwendet, deren Wells einen Nitrocelluloseboden enthalten. Die Platten werden wie für den ELISA mit einem Zytokin-spezifischen Capture Antikörper gecoatet. Dann werden z.B. Antigen-präsentierende Zellen mit und ohne Antigen zugegeben sowie eine Verdünnungsreihe der zu testenden Effektorpopulation (z.B. PBMC aus Allergikern). Es können auch einfach mit Antigen vorstimulierte PBMC oder PBMC in Gegenwart von Antigen wie im LTT verwendet werden. Als Kontrolle werden immer unstimulierte Zellen verwendet. Nach 24–48 h Inkubation (evtl. in Gegenwart von IL-2) werden die Zellen ausgewaschen und ein biotinylierter Sekundärantikörper zugegeben. Der Test wird durch Zugabe von Streptavidin-gekoppelter Peroxidase und einem Substrat, das zu einem unlöslichen Produkt umgesetzt wird, entwickelt. Auf der Nitrocellulosemembran werden dann Spots an der Stelle sichtbar, wo Zytokin-sezernierende Zellen lagen. Die Frequenz kann dann durch Auszählung der Spots in Korrelation mit der Zahl der eingesetzten Zellen ermittelt werden.

Literatur

1. Bircher AJ (1996) Abklärung und Diagnostik. In: Bircher AJ. Arzneimittelallergie und Haut: Risikofaktoren – Klinik – Diagnostik – Therapie. Georg Thieme Verlag Stuttgart – New York: 126–160.
2. Bork K (1985) Diagnostik zur Identifizierung der auslösenden Medikamente. In: Bork K. Kutane Arzneimittelnebenwirkungen: Unerwünschte Wirkungen systemisch verabreichter Medikamente an Haut und hautnahen Schleimhäuten bei Erwachsenen und Kindern. Schattauer Stuttgart – New York: 394–407.
3. de Weck AL, Stadler BM, Bühlmann RP, Wehner HU, Urwyler A (1993) A new sulfidoleukotriene assay for the detection and monotoring of allergies and pseudoallergies. J Allergy Clin Immunol 91: 371.
4. Hertl M, Merk HF (1995) Lymphocyte activation in cutaneous drug reactions. J Invest Dermatol 105: 95S–98S.
5. Kofler H (1998) Allergologische Testmethoden. In Fritsch P. Dermatologie und Venerologie: Lehrbuch und Atlas. Springer Verlag Berlin, Heidelberg, New York: 105–115.
6. Miyahira Y, Murata K, Rodriguez D, Rodriguez JR, Esteban M, Rodrigues MM, Zavala F (1995) Quantification of antigen specific CD8+ T cells using an ELISPOT assay. J Immunol Methods 181 (1): 45–54.
7. Moreno F, Blanca M, Mayorga C, Terrados S, Moya M, Perez E, Suau R, Vega JM, Garcia J, Miranda A, Carmona MJ (1995) Studies of the specifities of IgE antibodies found in sera from subjects with allergic reactions to penicillins. Int Arch Allergy Appl Immunol 108: 74–81.
8. Pichler WJ (1993) Diagnostische Möglichkeiten bei Medikamentenallergien. Schweiz Med Wochenschr 123: 1183–1192.
9. Pichler WJ, Schnyder B, Zanni MP, Hari Y, von Greyerz S (1998) Review article: Role of T-cells in drug allergies. Allergy 53: 225–232.
10. Przybilla B, Fuchs TH, Ippen H, Kalveram KJ, Kapp A, Merk HF, Ring J, Schauder S, Schmutzler E, Schöpf E, Schulz KH, Vieluf D, de Weck AL (1991) Empfehlungen für die Aufklärung von Überempfindlichkeitsreaktionen auf Arzneimittel. Allergologie 14: 58–60.
11. Ring J (1987) Diagnostik von Arzneimittel-bedingten Unverträglichkeitsreaktionen. Hautarzt 38: S16-S22.
12. Röcken M (1998) Hauttestungen: Typ I- und Typ IV-Allergien. In: Heppt W, Renz H, Röcken M. Allergologie. Springer Verlag Berlin, Heidelberg, New York: 101–109.
13. Taguchi T, McGhee JR, Coffman RL, Beagley KW, Eldridge JH, Takatsu K, Kiyono H (1990) Detection of individual mouse splenic T cells producing IFN-gamma and IL-5 using the enzyme-linked immunospot (ELISPOT) assay. J Immunol Methods 128 (1): 65–73.
14. Weiss ME, Adkinson NF (1988) Immediate hypersensitivity reactions to penicillin and related antibiotics. Clin Allergy 18: 515–540.

Teebaumölkontaktallergie

B. M. Hausen

Zusammenfassung

Das zur Zeit äußerst populäre Naturheilmittel Teebaumöl unterliegt nach Zutritt von Licht und Sauerstoff einer Photooxidation, die zur Bildung von Peroxiden, Hydroperoxiden und Endoperoxiden der im Öl enthaltenen Monoterpene führt. Während frisch destilliertes Teebaumöl selten zu Hautveränderungen führt, induziert autoxidiertes Öl eine Kontaktallergie. Als Hauptursache wurden bisher α-Terpinen, Terpinolen, Ascaridol und 1,2,4-Trihydroxymenthan identifiziert. Letztere waren bisher nicht als Sensibilisatoren bekannt.

Unter den »Rennern« der natürlichen Heilmittel des letzten Jahrzehnts erreicht Teebaumöl die bisher höchste und auch am längsten anhaltende Popularität. Aufgrund der angepriesenen Vielzahl seiner Einsatzbereiche ist es mit einem »Wundermittel« gleichzusetzen. Noch nie wurde, wie die Importeure zwar hinter vorgehaltener Hand, aber nicht ohne Stolz zugeben, mit einem Allzweckmittel so viel verdient. Nach anfänglich rein medizinischer Indikation (»natürliches Heilmittel«, »Wundermedizin für die Selbstmedikation«), die zeitweilig ein Verkaufsverbot im Kreise Mettmann zur Folge hatte, ist die Anpreisung der Anwendungsbereiche etwas zurückhaltender geworden. Damit das Teebaumöl nicht den Regelungen des Arzneimittelgesetzes anheimfällt, verzeichnen einige Etikette inzwischen den Aufdruck: »Nur für kosmetische Zwecke«. Die in den Esoterikecken der Kaufhäuser und Bioläden erhältlichen Bücher folgen jedoch weiterhin rein medizinischen Aspekten bei der Empfehlung zur Behandlung aller nur erdenklichen Erkrankungen mit Teebaumöl.

Teebaumöl ist das ätherische Wasserdampfdestillat der Blätter des *Melaleuca alternifolia*-Baumes (Familie: Myrtaceae). Das überwiegend aus Australien, in geringem Maße auch aus Neuseeland und Hawaii importierte Öl (inzwischen > 1.000 t/a) besitzt – wissenschaftlich nachgewiesen – eine antiseptische, antibakterielle und antimykotische Wirkung. Teebaumöl wird daher in Salben, Shampoos, Seife, Duschgelen, Zahnpasta und anderen Kosmetik- und Hygieneartikeln als Zusatz eingesetzt und in reiner Forme (als Öl) zur Behandlung der Neurodermitis, Psoriasis vulgaris, Akne, in der Wundheilung, bei Hühneraugen, diabetischen Gesundheitsschäden sowie gegen Läuse-, Floh- und Zeckenbefall (u.a. bei Tieren, z. B. Hunde, Katzen, Rinder) sowie zur Pflege der Haut eingesetzt bzw. empfohlen.

Nebenwirkungen verschweigt die Werbung ausnahmslos. Einen solchen Verdacht weisen die Importeure unter Protest von der Hand. Vergiftungserscheinungen nach oraler Aufnahme oder zufälligem Verschlucken sind bereits seit den dreißiger Jahren bekannt. Bei Hunden und Katzen beobachtete man reversible Vergiftungserscheinungen nach kutaner Anwendung hoher Dosen zur Bekämpfung von Ungeziefer.

Allergische Reaktionen vom Spättyp (Kontaktallergie) werden seit Anfang der neunziger Jahre in zunehmendem Maße beschrieben [1]. Ekzematische Veränderungen nach Kontakt mit verwandten *Melaleuca*-Arten sind jedoch bereits seit 1916 [5] bekannt. Das aus *Melaleuca alternifolia* gewonnene Teebaumöl enthält in der Regel 45–50 Verbindungen [2]. Die Mehrzahl der Inhaltsstoffe zählt zu den Monoterpenen, in geringerem Maße kommen auch Sesquiterpene vor. Hervorzuheben sind α- und γ-Terpinen, α- und β-Pinen, Terpinolen, Terpinen-4-ol, 1,8-Cineol (Eukalyptol), *p*-Cymol, Myrcen, D-Limonen und α-Phellandren. Frisch destilliertes Teebaumöl reizt die Haut nur in seltenen Fällen. Dies steht in guter Übereinstimmung mit der Beobachtung, daß chemisch unveränderte Monoterpene keine oder nur eine geringe hautreizende bzw. sensibilisierende Wirkung aufweisen. Gelangen jedoch Licht und Sauerstoff in das Teebaumöl, weil die Öl-Fläschchen geöffnet und wieder geschlossen werden, kommt es zu oxidativen Veränderungen. Je älter das Öl, desto größer ist die Zahl der nachweisbaren Peroxide, Hydroperoxide und Endoperoxide. Nur wenige Wochen der Photooxidation ausgesetztes Teebaumöl weist bereits eine mittelstarke Sensibilisierungspotenz auf. Innerhalb von 4-12 Tagen steigt die Peroxidzahl von < 50 auf > 500 ppm an. Gaschromatographische Analysen zeigen eine zunehmende quantitative und qualitative Veränderung der Monoterpene, während die Sesquiterpene relativ stabil bleiben.

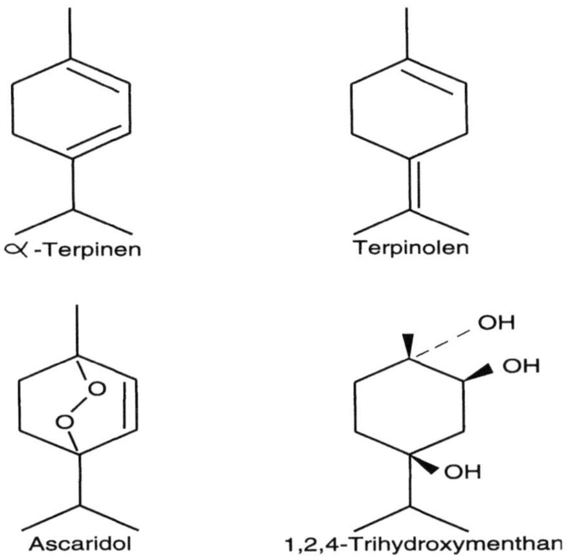

Kleine braune Flaschen mit Teebaumöl, die schon fast aufgebraucht sind, enthalten in nicht seltenen Fällen auf dem Boden ausgefallene Kristalle einer bisher unbekannten Verbindung. Unverdünnt aufgetragene Proben autoxidierter Öle führen zu einer hochgradig irritativen Testreaktion. Erst nach Verdünnen auf 2,5 % wird die Irritationsgrenze unterschritten und im Epikutantestung auch eine Sensibilisierung nachweisbar.

Um den beobachteten Oxidationsprozeß nachzuvollziehen, wurden experimentelle Untersuchungen mit Teebaumöl vorgenommen. Das Stehenlassen von 20 ml Teebaumöl in geschlossenen 1l-Gefäßen auf dem Fensterbrett (Zimmertemperatur), führte ebenso wie häufiges Öffnen oder Schließen von handelsüblichen 10 ml-Fläschchen innerhalb weniger Tage zu einem bemerkenswerten Anstieg der Peroxidzahl. Dabei kam es sowohl zu einer deutlichen grünlich-bräunlichen Verfärbung, als auch zu einer Veränderung des Geruchs (terpentinölartig). Mit oxidierten Ölen ließen sich Meerschweinchen sensibilisieren, während das zum Vergleich herangezogene frisch destillierte Teebaumöl keine Sensibilisierungspotenz aufwies. In der Analytik mittels Gaschromatographie und Massenspektrometrie zeigte sich eine Erhöhung des p-Cymol-Gehaltes von 2 % auf fast 30 %, während die Konzentration von (α-Terpinen von 11,2 % auf 0, von (γ-Terpinen von 21 % auf 2,3 % und von Terpinolen von 3,5 % auf 0,6 % drastisch abnahm. Die prozentualen Anteile des 1,8-Cineols und Terpinen-4-ols veränderten sich im gleichen Zeitraum nur unwesentlich. Mit 1,8-Cineol, einem mit nur einer Sauerstoffgruppe versehenen Monoterpen, erhielten wir im Epikutantestung am sensibilisierten Patienten keine positive Reaktion. Im experimentellen Sensibilisierungsversuch blieb die Verbindung negativ. In der gaschromatographischen Analyse fand sich nach Ablauf einiger Wochen eine neue, bisher nicht beschriebene Verbindung, die durch Vergleich mit einer authentischen Substanz als das Endoperoxid Ascaridol (zwei Sauerstoffatome) identifiziert werden konnte. Ascaridol entsteht im Teebaumöl wahrscheinlich durch Autoxidation von α-Terpinen. p-Cymol bildet dabei eine Zwischenstufe. Nach sechswöchigem Alterungsprozeß war es zunächst nur in Spuren, nach zwei bis drei Monaten in Konzentrationen bis 0,3 % nachweisbar. Bei der weiteren Autoxidation des Teebaumöls stießen wir nach drei bis neun Monate schließlich auch auf die schon früher beobachteten, am Boden der Fläschchen sich bildenden Kristalle. Deren Konzentration war ums höher, je älter das Öl war. Diese Verbindung konnte als 1,2,4-Trihydroxymenthan identifiziert werden. Sie weist drei angelagerte Sauerstoffatome auf. Sie stellt zur Zeit die höchste gefundene Oxidationsstufe dar. Einer weiteren Verbindung, die möglicherweise vier Sauerstoffgruppen enthält, wird zur Zeit nachgegangen.

Abb. 1. Bisher identifizierte Kontaktallergene in oxidiertem Teebaumöl

Nach Aufstellung einer 16 Substanzen umfassenden Testreihe wurden an 12 Patienten Epikutantests vorgenommen. Als Hauptallergene des (photo-)oxidierten Teebaumöls ließen sich bisher folgende Verbindungen nachweisen: α-Terpinen, Terpinolen, Ascaridol und 1,2, 4-Trihydroxymenthan (Abb. 1). In wenigen Fällen wurde auch das Monoterpen Myrcen und das Sesquiterpen α-Phellandren positiv. Ascaridol und 1,2,4-Trihydroxymenthan sind bisher nicht als Kontaktallergene beschrieben worden [4]. Ascaridol ist ein natürliches Anthelminthikum, das im ätherischen Öl des wohlriechenden Gänsefußes *Chenopodium ambrosioides* als Hauptkomponente vorliegt. In einem Fall entwickelte ein Patient bereits bei der ersten Anwendung von Teebaumöl eine allergische Kontaktdermatitis. In der differenzierten Aufschlüsselung reagierte er ausschließlich auf Ascaridol. In jungen Jahren hatten sich der Patient mehrfach einer Wurmkur unterziehen müssen, wobei Wurmsamenöl verwendet worden war. Vermutlich sensibilisierte er sich bereits damals gegenüber Ascaridol und sprach jetzt – Jahrzehnte später – deshalb auf das im oxidierten Teebaumöl enthaltene Ascaridol an [3].

Die Verwendung von natürlichen Produkten kann in der Hautpflege und Kosmetik durchaus zu unerwünschten Nebenwirkungen führen, über die die Anwender im Unklaren gelassen werden. Gegen die Autoxidation kann zur Zeit nichts unternommen werden, es sei denn, man würde die kleinen Fläschchen ungeöffnet lassen. Da bereits wenige Tage nach dem Öffnen und Verschließen der Teebaumöl-Fläschchen der Oxidationsprozeß einsetzt, sollen weitere Versuche zeigen, ob es möglich ist, mit Hilfe von Antioxidantien diesen Prozeß zu unterbinden.

Literatur

1. Apted JH (1991) Contact dermatitis associated with the use of tea tree oil. Austral J Dermatol 32: 177
2. Brophy JJ, Davies NW, Southwell IA, Stiff IA; Williams LR (1989) Gas chromatographic quality control for oil of Melaceuca terpinen-4-ol type (Australian tea tree). J Agric Food Chem 37: 1330–35
3. Hausen BM (1998) Kontaktallergie auf Teebaumöl und Ascaridol. Akt Dermatol 24: 60–2
4. Hausen BM, Reichling J, Harkenthal M (1999) Degradation products of monoterpenes are the sensitizing agents in tea tree oil. Am J Cont Derm 10: 68–77
5. Maiden JH (1916) On some plants which cause irritation of the skin. Agric Gaz NSW No 27: 39

Flowzytometrische Messung der Aktivierung basophiler Granulozyten in der Diagnostik der Wespengiftallergie

M. Freitag, S. Höxtermann, A. P. Castelo Anraku, M. Straube, G. von Kobyletzki, P. Altmeyer, C. Szliska

Zusammenfassung

Die Diagnose der Insektengiftallergie basiert auf Anamnese, Nachweis von spezifischem IgE und Hauttest [7, 8]. Andere Verfahren wie Histaminfreisetzungstest (HFT), Basophilendegranulationstest (BDT), Immunoblot oder Sulfidoleukotrienstimulation zählen derzeit nicht zu den Routineverfahren, können jedoch in Einzelfällen zusätzliche Informationen liefern [1, 4, 5, 7, 13].

Mit dieser Studie soll der Nutzen eines neuen, kommerziell verfügbaren In-vitro-Tests (Basotest, Orpegen Pharma, Heidelberg) in der Diagnostik der Wespengiftallergie evaluiert werden, welcher auf der flowzytometrischen Analyse der Aktivierung basophiler Granulozyten nach Allergenstimulation basiert.

Material und Methoden

Patientengut

Zehn noch unbehandelte Wespengiftallergiker (10 w, Durchschnittsalter 44,5 ± 13,2 Jahre) mit systemischen Stichreaktionen aller Schweregrade in der Vergangenheit und Nachweis von spezifischem IgE sowie 10 Wespengiftallergiker (8 w, 2 m, Durchschnittsalter 43,9 ± 11,5 Jahre) unter laufender, mindestens sechsmonatiger spezifischer Immuntherapie (SIT) wurden in die Studie aufgenommen. Als Kontrollkollektiv dienten 12 gesunde Probanden (3 w, 9 m, Durchschnittsalter 37,3 ± 16,8 Jahre) ohne anamnestische Hinweise auf eine Wespengiftallergie und ohne Nachweis von spezifischem IgE. Kein Patient erhielt zum Untersuchungszeitpunkt eine Therapie mit systemischen H1-Antihistaminika, Kortikosteroiden oder anderen Immunsuppressiva.

Methode

Bei allen Patienten wurden folgende Parameter erhoben: Detaillierte Vorgeschichte, Messung der Aktivierung von basophilen Granulozyten mittels eines neuen, kommerziell verfügbaren Testverfahrens (BASOTEST, ORPEGEN Pharma, Heidelberg), Bestimmung des spezifischen IgE gegen Wespengift (Vespula spp.) in kU/l bzw. CAP-Klassen sowie Messung des Gesamt-IgE im Serum in kU/l (CAP RAST-FEIA bzw. CAP IgE-FEIA, Pharmacia & Upjohn, Freiburg).

Flowzytometrische Messung der Aktivierung basophiler Granulozyten (Basophilen-Aktivierungstest, BAT)

Testansatz Zur Analyse wird heparinisiertes Vollblut verwendet. Sechs Testansätze mit je 100 µl Blut werden zur Steigerung der Sensitivität mit Interleukin-3 haltigem Stimulationspuffer für 10 min im Wasserbad bei 37 °C inkubiert. Anschließend werden 100 µl von gelöstem lyophilisierten Wespengift (ALK Scherax, Hamburg) in den Endkonzentrationen 4 ng/ml, 40 ng/ml, 400 ng/ml bzw. 4000 ng/ml zugegeben. Als positive Kontrolle dient eine Lösung des chemotaktischen Peptids N-formyl-Methionyl-Leucyl-Phenylalanin (fMLP), als negative Kontrolle PBS-Waschlösung. Nach Mischen werden die Proben für 20 min bei 37 °C inkubiert. Die Degranulation der Basophilen in den verschiedenen Ansätzen wird durch eine kurze Inkubation auf Eis gestoppt. Hiernach erfolgt jeweils die Zugabe von 20 µl Antikörpergemisch, welches zwei verschiedene monoklonale Antikörper enthält. Der Antikörper anti-IgE-PE (PE: Phycoerythrine) bindet humanes IgE und kann somit zur Charakterisierung von Basophilen verwendet werden, die IgE mit dem hochaffinen IgE-Rezeptor (FcεRI) binden. Der zweite Antikörper, anti-gp53-FITC (FITC: Fluorescein-isothiocyanate), erkennt ein auf aktivierten Basophilen exprimiertes, 53 kDa-Glykoprotein (gp53 bzw. CD63), welches bei der Degranulation durch die Verschmelzung intrazellulärer Vesikel mit der Zellmembran auf der Zelloberfläche detektierbar wird [6]. Nach einer 20minütigen Inkubation auf Eis werden Erythrozyten aus den Vollblutproben durch Zugabe eines Lysiermediums (10 min, Raumtemperatur) entfernt. Anschließend erfolgt ein zweimaliges Abzentrifugieren (250 x g, 4 °C, 5 min) und Waschen der Proben mit je 3 ml Waschlösung. Die Zellsuspensionen werden in

400 µl Puffer aufgenommen und anschließend mittels Flowzytometrie analysiert.

Flowzytometrische Analyse Die Zellen werden im Durchflußzytometer FACSCalibur (Becton-Dickinson, San Jose, CA, USA) bei blaugrüner Anregung mit 488 nm analysiert. Zur Erfassung und Auswertung der Daten wurde die CellQuest-Software verwendet. Im Durchschnitt werden ca. 1000 Basophile pro Ansatz analysiert. Die Detektion der Basophilen erfolgt nach Fluoreszenztriggerung im FL-2 Kanal (PE). Zur Datenanalyse wird ein Analysefenster in dem SSC/FL-2-Dot Plot um die Basophilen gelegt. Der Prozentsatz der gp53 exprimierenden Zellen wird im FL-1 Kanal (FITC) analysiert. Die negative Kontrolle dient zum Plazieren eines Markers im FL-1 Kanal. Zur Bestimmung des Prozentsatzes an aktivierten Basophilen bleibt die Markerposition unverändert.

Das Testprinzip des BASOTESTs entspricht mit gewissen Modifikationen der zuvor beschriebenen Methode [12].

Statistische Analyse Zur statistischen Auswertung wurde das Softwarepaket SPSS 8.0 für Windows verwendet (u.a. einfaktorieller ANOVA-Test mit Scheffé-Prozedur zum Vergleich der Studiengruppen, T-Test für gepaarte Stichproben und Korrelationskoeffizient nach Pearson zur Datenanalyse innerhalb der Studiengruppen). Statistische Signifikanz wurde angenommen für $p<0,05$.

Ergebnisse

Die drei Studiengruppen zeigten keine signifikanten Unterschiede hinsichtlich Alter, Gesamt-IgE und Basophilen-Aktivierung durch fMLP und Waschlösung. Nach Stimulation mit Wespengift zeigte sich im Kontrollkollektiv keine signifikante Basophilen-Aktivierung im Vergleich zur Stimulation mit Waschlösung. Die Mittelwerte plus 3 Standardabweichungen (SA) der Prozentzahlen aktivierter Basophilen im Kontrollkollektiv lagen für die unterschiedlichen Allergenkonzentrationen bei 2,5 % (4 ng/ml), 5,7 % (40 ng/ml), 3,5 % (400 ng/ml) bzw. 8,9 % (4000 ng/ml).

Unter Verwendung dieser Schwellenwerte berechneten sich für unbehandelte Wespengiftallergiker und Kontrollpersonen Sensitivität bzw. Spezifität wie folgt: 70 %/100 % (4 ng/ml), 80 %/100 % (40 ng/ml), 100 %/100 % (400 ng/ml) bzw. 100 %/100 % (4000 ng/ml). Alle unbehandelten Wespengiftallergiker konnten mit Hilfe des BAT unter Verwendung des o.g. Schwellenwertes und der Allergenkonzentrationen 400 und 4000 ng/ml erkannt werden. In dieser Gruppe unterschied sich der Prozentsatz an aktivierten Zellen bei Allergenkonzentrationen von 400 und 4000 ng/ml signifikant von den entsprechenden Werten des Kontrollkollektivs sowie nach Stimulation mit der Waschlösung. Der Prozentsatz der aktivierten Basophilen nahm mit der Konzentration des zur Stimulation verwendeten Wespengiftes zu (siehe Abb. 1). In der unbehandelten Gruppe fiel zudem eine positive Korrelation zwischen Gesamt-IgE und spezifischem IgE ($r=0,98$, $p<0,05$) auf.

Bei einer Patientin (I.F., 49 Jahre, w) lag das Stichereignis 5 Jahre zurück. Das spezifische IgE war nur gering nachweisbar (0,4 kU/l, CAP RAST Klasse 1). Hingegen war der BAT noch eindeutig positiv (57,0 % aktivierte Basophile nach Stimulation mit 4000 ng/ml Wespengift).

In der dritten Studiengruppe, Wespengiftallergiker mit aktueller spezifischer Immuntherapie, unterschied

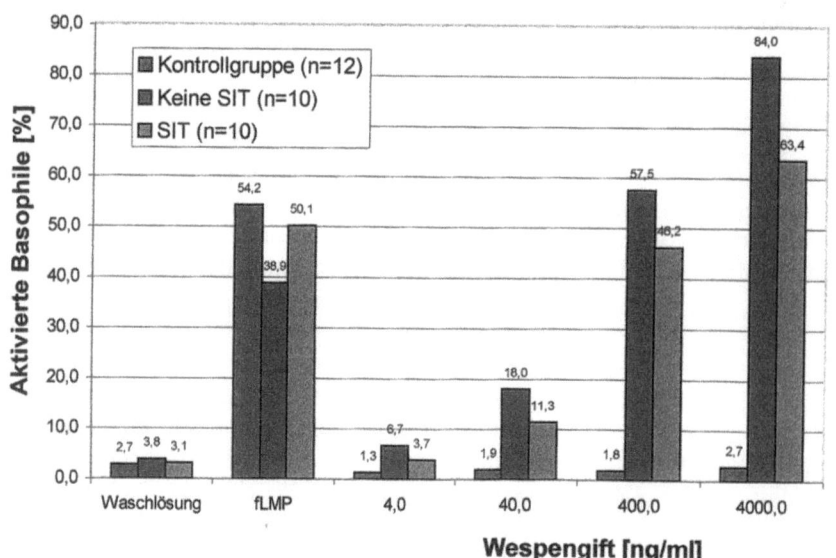

Abb. 1. Durchschnittlicher Prozentsatz an aktivierten Basophilen nach Stimulation mit lyophilisiertem Wespengift unterschiedlicher Konzentrationen, Waschlösung (negative Kontrolle) oder dem chemotaktischen Peptid fMLP (positive Kontrolle) und flowzytometrischer Analyse in den drei Studiengruppen: 10 noch unbehandelte Wespengiftallergiker mit systemischen Stichreaktionen in der Vergangenheit (»Keine SIT«), 10 Wespengiftallergiker unter laufender SIT (»SIT«) und 12 gesunde Kontrollpersonen ohne anamnestische Hinweise auf eine Wespengiftallergie (»Kontrollgruppe«).

sich der Prozentsatz aktivierter Basophilen nach Stimulation mit Wespengift (400 ng/ml bzw. 4000 ng/ml) ebenfalls signifikant von den entsprechenden Werten des Kontrollkollektivs sowie dem mit Waschlösung erzielten Wert. Die mittleren Prozentzahlen aktivierter Basophilen waren in der Gruppe der Wespengiftallergiker mit aktueller SIT niedriger als bei den unbehandelten Patienten (n.s., siehe Abb. 1).

Diskussion

Unsere Ergebnisse zeigen, daß die flowzytometrische Analyse der Basophilen-Aktivierung mittels des kommerziell verfügbaren BASOTESTs ein sehr sensitives und spezifisches Verfahren zur Diagnose einer Wespengiftallergie darstellt. Unsere Ergebnisse bestätigen somit die schon von Sabbah et al. berichteten positiven Resultate [10,11]. In der jetzigen Untersuchung wurden, unter Verwendung eines definierten Schwellenwertes (Mittelwert + 3 SA des Kontrollkollektivs) und Allergenkonzentrationen von 400 bzw 4000 ng/ml, alle Sensibilisierten mit dem BAT erkannt, wohingegen er bei den nicht-allergischen Kontrollpersonen negativ blieb. Seine Sensiviät und Spezifität waren in dem untersuchten Patientengut gleich denen des CAP RAST FEIA. Aufgrund der geringen Stichprobengröße sollten die Ergebnisse an einem größeren Kollektiv reproduziert werden. Hinzuweisen ist zudem auf die Tatsache, daß ein vorselektioniertes Patientengut untersucht wurde, welches keine CAP RAST FEIA-negativen Patienten enthielt. In weiteren Studien muß deshalb geklärt werden, inwieweit der BAT bei RAST/Hauttest-negativen Patienten Vorteile bietet. Aufgrund der bereits vor Studienbeginn gestellten Diagnose wurde auf eine erneute Intrakutantestung bei dieser Untersuchung verzichtet.

Mit Hilfe des BAT ist es möglich, Patienten auch noch nach einem langen Intervall zum Stichereignis zu detektieren, wenn das spezifische IgE im Serum evtl. nicht mehr nachweisbar ist. Ähnliches ist von der Sulfidoleukotrienstimulation und dem BDT bekannt [1, 4, 13].

Das Ergebnis des BAT war nicht abhängig vom Atopie-Status oder dem Gesamt-IgE. Hingegen ist bekannt und konnte erneut gezeigt werden, daß die Höhe des spezifischen IgE mit dem Gesamt-IgE positiv korreliert.

Erstmalig wurde in dieser Untersuchung der Einfluß einer SIT auf den BAT analysiert. Die mittleren Prozentzahlen aktivierter Basophilen waren, wenn auch statistisch nicht signifikant, niedriger in der Gruppe der Wespengiftallergiker mit aktueller SIT als bei den unbehandelten Patienten. Ein Patient hatte nach $3^{1}/_{2}$ Jahren einer SIT einen fast negativen BAT. Möglicherweise kann dieser Test zusätzliche Informationen über den Behandlungserfolg einer SIT geben.

Studien an größeren Patientenkollektiven müssen diese ersten positiven Resultate weiter evaluieren, insbesondere den Einfluß einer SIT auf den BAT sowie die Korrelation mit nachfolgenden Stichereignissen bzw. Stichprovokationen. Ob der BAT die mit dem Risiko einer Anaphylaxie einhergehende Stichprovokation [9] zu ersetzen vermag, kann derzeit nicht beurteilt werden.

Weitere Untersuchungen müssen ebenfalls zeigen, ob andere, bei der Basophilen-Aktivierung verändert exprimierte Oberflächenmarker wie beipielsweise CD45 [3] relevante Unterschiede hinsichtlich der Expression, Kinetik und der diagnostischen Aussagekraft im Vergleich zu CD63 aufweisen.

Der BAT kann ferner hilfreiche Informationen geben, das relevante Insekt zu spezifizieren und die adäquate SIT zu wählen, wenn Patienten (Daten nicht dargestellt) spezifisches IgE gegen verschiedene Hymenopterengifte aufweisen. Bei einem Patienten mit anamnestischer systemischer Insektenstichreaktion und Nachweis von spezifischem IgE gegen Wespen-, Bienen- und Hornissengift war der BAT negativ für Wespengift. In der späteren Intrakutantestung zeigte sich ebenfalls eine ausschließliche Soforttypsensibilisierung gegen Bienengift.

Ein weiterer Vorteil dieser Methode gegenüber anderen In-vitro-Verfahren wie dem BDT ist die einfache Durchführbarkeit. Die flowzytometrische Technik ermöglicht die schnelle Analyse vieler Hundert basophiler Granulozyten [2]. Des weiteren können die Testergebnisse bereits innerhalb von nur zwei Stunden erzielt werden.

Literatur

1. Cahen YD, Maly FE, Wüthrich B (1997) Cellular antigen stimulation test (CAST) - Verwendbarkeit in der Diagnostik von Insektengiftallergien. Schweiz Med Wochenschr 127: 5-11
2. Degenhart HJ, van der Maarel JWM, Jongkind H, Raatgeep HC, Neijens HJ (1988) Properties of human basophils isolated by fluorescence-activated cell sorting. J Allergy Clin Immunol 82: 455-461
3. Gane P, Pecquet C, Crespeau H, Lambin P, Leynadier F, Rouger P (1995) Flow cytometric monitoring of allergen induced basophil activation. Cytometry 19: 361-365
4. Höxtermann S, Auer T, Altmeyer P (1995) Zelluläre In-vitro-Diagnostik mittels CAST-ELISA. Allergologie 18: 287-291
5. Jeep S, Paul M, Müller U, Kunkel G (1996) Honeybee venom allergy: immunoblot studies in allergic patients after immunotherapy and before sting challenge. Allergy 51: 540-546
6. Knol EF, Mul FPJ, Jansen H, Calafat J, Roos D (1991) Monitoring human basophil activation via CD63 monoclonal antibody 435. J Allergy Clin Immunol 88: 328-338
7. Müller U, Mosbech H (1993) Position paper: Immunotherapy with hymenoptera venoms. (EAACI) The European Academy of Allergology and Clinical Immunology. Allergy 48 Suppl 14: 36-46
8. Przybilla B (1993) Bienen- und Wespengiftallergie. Hautarzt 44: 611-623

9. Rueff F, Przybilla B, Müller U, Mosbech H (1996) Position paper: The sting challenge test in hymenoptera venom allergy. Allergy 51: 216-225
10. Sabbah A, Drouet M, Sainte-Laudy J, Giffard G, Minkhar M (1997) Étude du seuil de positivité dans l'allergie aux venins d'hyménoptères. Allerg Immunol (Paris) 29: 92-100
11. Sabbah A, Plassais R, Grenapin S, Drouet M, Lauret MG, Loiry M, Sainte-Laudy J (1998) Le test d'activation des basophiles par cytométrie en flux dans le diagnostic de l'allergie aux venins d'hyménoptères. Allerg Immunol (Paris) 30: 44-48
12. Sainte-Laudy J, Vallon C, Guérin JC (1994) Analyse de l'expression membranaire du marqueur CD 63 par activation du basophile humain. Applications au diagnostic allergologique. Allerg Immunol (Paris) 26: 211-214
13. Wüthrich B, Dietschi R, Berlinger F, Marti-Wyss S, Cuhat J (1987) Der Basophilen-Degranulationstest in der Diagnostik der Hymenopterengift-Allergie. Schweiz Med Wschr 117: 1333-1341

Primäre Prävention der Typ I-Allergie gegen Latex durch Einsatz »hypoallergener«* Latexhandschuhe

V. Mahler, S. Fischer, T. Fuchs, M. Ghannadan, P. Valent, M. Fartasch,
B. Seybold, G. Schuler, D. Kraft, R. Valenta

Zusammenfassung

Die zunehmende Inzidenz von Typ I-Allergien gegen Latex in den letzten Jahren macht eine entschiedene Intervention erforderlich. Allergenkarenz stellt eine geeignete Primärmaßnahme dar. Ziel unserer Untersuchung war Identifikation von geeigneten Latexhandschuhen niedriger Allergenität.

Mittels proteinchemischer Methoden (BCA Protein Assay, Coomassie und Silberfärbung) wurde der Proteingehalt, mittels immunologischer Methoden (IgE-Immunoblot und IgE-ELISA) der Allergengehalt getrennt nach Handschuhaußen- und Innenseite gewonnener Handschuhextrakte bestimmt. Die klinische Relevanz dieser in vitro Befunde wurde mit Basophilen-Histaminrelease und in vivo mittels Pricktest überprüft. Die Ergebnisse unserer Untersuchungen zeigen, daß die derzeit auf dem Markt befindlichen Latexhandschuhsorten erheblich in Protein- und Allergengehalt variieren. Protein- und Allergengehalt korrelieren häufig, sind aber nicht identisch. In den gepuderten Latexhandschuhen war der Allergengehalt an der Handschuhinnenfläche, mit der der Träger dauernd in Kontakt ist, erheblich höher als an der Außenseite. Bei den untersuchten ungepuderten Handschuhen war der Allergengehalt der Handschuhinnenseite gegenüber der Außenseite nicht erhöht. Die im IgE-Immunoblot und -ELISA als niedrig allergen identifizierten Handschuhsorten zeigten im Vergleich mit stärker allergenen im Basophilen Histamin Release eine Histaminfreisetzung erst bei höheren Konzentrationen und waren im Einzelfall sogar in vivo bei latexallergischen Probanden ohne biologische Aktivität.

Zur Prävention der Latexallergie sollte bei der Wahl von Latexhandschuhen neben den Anschaffungskosten der Allergengehalt berücksichtigt werden. Dieser kann mit den vorgestellten Methoden leicht bestimmt werden.

In den letzten Jahren nahm die Typ I-Allergie gegen Latex in bestimmten Risikogruppen drastisch zu [17, 18]. Bei medizinischem Personal beträgt die Prävalenz der Typ I-Allergie gegen Latex um die 10% [13]. Die klinischen Symptome reichen von lokalisierten mucocutanen bis hin zu schweren systemischen anaphylaktischen Reaktionen, die den Verbleib im Beruf gefährden und Berufsunfähigkeit bedingen können [11, 17]. Im Gegensatz zu anderen Typ I-Allergien, die mit Pharmako- oder Immuntherapie kontrollierbar sind, ist Allergenkarenz die einzige Therapiemodalität bei bereits bestehender Latexallergie und stellt darüber hinaus eine Präventivmaßnahme gegen de novo Sensibilisierung dar [10, 17]. Aufgrund der bei Kontakt mit infektiösen Agenzien überlegenen Materialeigenschaften von Latex gegenüber nicht-Latexhandschuhen, ist jedoch gegenwärtig ein prinzipieller Verzicht nicht möglich [10, 20]. Ziel unserer Untersuchung war Identifikation von geeigneten Latexhandschuhen niedriger Allergenität.

Hierzu wurden getrennt von innerer bzw. äußerer Handschuhoberfläche gewonnene wässrige Extrakte [2] von 15 derzeit gebräuchlichen Handschuhsorten (5 chirurgische, 10 Untersuchungshandschuhe) quantitativ und qualitativ auf Protein- und Allergengehalt untersucht. Proteingehalte wurden bestimmt mittels BCA (bicinchoninic acid) Protein Assay, SDS-PAGE [9] mit Coomassie- [5] und Silberfärbungen [16], Allergengehalte mittels IgE-Immunoblot [19] und IgE-ELISA mit Serum IgE von 33 latex-allergischen Patienten (15 Personen aus dem Medizinbereich, 16 Patienten mit anderen Berufen, 2 Kinder (1 Spina bifida-Patient, 1 Patient mit 3 chirurgischen Eingriffen bei urogenitaler Fehlbildung). Die klinische Relevanz der in vitro Befunde wurde in vivo mittels serienverdünnter Handschuhextrakte im Pricktest und Basophilen-Histaminrelease [21] überprüft.

Dabei zeigten sich große Unterschiede zwischen den einzelnen Handschuhsorten: Der Proteingehalt reichte von 0,7mg/ml bis 13,8 mg/ml. Die qualitative Proteinauftrennung (Silverstain) wies unterschiedliche Mengen von Proteinen verschiedener Molekular-

---

* Der weitläufig benützte Begriff »hypoallergen« wurde geprägt, den reduzierten Gehalt an Typ IV-allergenen Gummizusatzstoffen zu beschreiben. Um Verwechslungen mit den Typ I-allergenen Eigenschaften von Latex Produkten zu vermeiden, sollte der Begriff in diesem Zusammenhang nicht mehr benützt werden.

gewichte nach. Insgesamt war der Proteingehalt in den untersuchten gepuderten Handschuhen höher als in den ungepuderten. Bei den gepuderten Handschuhen war der Proteingehalt der Handschuhinnenseite höher als von der Außenseite. Dies war bei den ungepuderten Handschuhen nicht der Fall.

Viele im Proteinnachweis (Silverstain) nachgewiesenen Proteine zeigen keine IgE-Bindung im Immunoblot, d.h. sie stellen keine Allergene dar. Das in den Hanschuhextrakten am häufigsten erkannte IgE-bindende Allergen hat ein Molekulargewicht von 46-50 kDa. Dabei handelt es möglicherweise um eine oligomere Form von Hev b 1, dem Rubber Elongation Factor [7]. Die gepuderten Handschuhe zeigten im Immunoblot einen höheren Allergengehalt in Extrakten von der Innenseite. Weder Muster noch die Stärke der IgE-Reaktivität lassen Rückschlüsse auf die Schwere oder Art der klinischen Symptome zu. Die Ergebnisse des IgE-ELISA bestätigten die des IgE-Immunoblots: Beide Methoden identifizierten die selben Handschuhsorten als hoch oder niedrig allergen. Die Extrakte niedrig allergener Handschuhe zeigten eine deutlich schwächere Kapazität, eine Histaminfreisetzung aus basophilen Granulozyten latexallergischer Patienten zu induzieren und zeigten im Einzelfall im Pricktest sogar in vivo bei latexallergischen Probanden eine fehlende biologische Aktivität. Die vorgestellten in vitro Methoden sind geeignet, die Allergenität von Latexprodukten zu bestimmen, wozu Proteinbestimmungen [8] alleine nicht in der Lage sind, da die allergenen Komponenten nur eine geringen Anteil des bestimmten Gesamtproteingehalts darstellen [3, 6, 15]. Der Befund der durchgeführten Untersuchung, daß Extrakte von gepuderten Handschuhe im Vergleich zu ungepuderten erhöhte Protein- und Allergengehalte an ihrer Innenseite aufweisen, ist in zweierlei Hinsicht relevant: Der hohe Allergengehalt an der Handschuhinnenseite trägt einerseits zur hohen Rate kutaner Manifestationen bei latexallergischen Patienten bei. Obwohl keine experimentellen Daten dazu bestehen, ist eine Sensibilisierung via Epidermis als möglicher pathogenetischer Faktor bei Personengruppen anzusehen, die dauernd mit hohen Latex-Allergenmengen in Hautkontakt stehen, wie beispielsweise bei handschuhtragendem medizinischem Personal gegeben. Darüber hinaus bedingt der an Puder gebundene Latex-Allergengehalt wesentlich den Allergengehalt in der Raumluft, der Soforttyp-Reaktionen bei bereits sensibilisierten Patienten auslösen, und eine de novo Sensibilisierung via Respiratorischen Trakt bedingen kann [1, 4, 14]. Epidemiologische Untersuchungen weisen auf eine niedrigere Inzidenz und Prävalenz von symptomatischen Latexallergien bei Verwendung von ungepuderten niedrig allergenen Latexhandschuhen hin [12, 18].

Eine primäre Prävention der Latexallergie ist möglich durch einen bewußten Kaufentscheid, der neben den Anschaffungskosten vor allem den Allergengehalt berücksichtigen sollte. Dieser kann leicht mit den vorgestellten Methoden bestimmt werden.

Literatur

1. Allmers H, Brehler R, Chen Z, Raulf-Heimsoth M, Fels H, Baur X (1998) Reduction of latex aeroallergens and latex-specific IgE antibodies in sensitized workers after removal of powdered natural rubber latex gloves in a hospital. J Allergy Clin Immunol 102: 841-6
2. American Society for Testing and Materials (ASTM) (1995) The standard test method for analyzing proteins in natural rubber and its products. ASTM D 5712-95, Annual Book of ASTM Standards, Vol. 14.02
3. Baur X, Chen Z, Raulf-Heimsoth M, Degens P (1997) Protein and allergen content of various natural latex articles. Allergy 52: 661-664
4. Baur X, Chen Z, Allmers H (1998) Can a threshold limit value for natural rubber latex airborne allergens be defined? J Allergy Clin Immunol 101:24-7
5. Bradford MM (1976) A rapid and sensitive method for the quantification of microgram quantities of protein-dye-binding. Anal Biochem 72: 248-54
6. Breiteneder H, Scheiner O (1998) Molecular and immunological characteristics of latex allergens. Int Arch Allergy Immunol 116:83-92
7. Czuppon AB, Chen Z, Rennert S, Engelke T, Meyer HE, Heber M, Baur X (1993) The rubber elongation factor of rubber trees (Hevea brasiliensis) is the major allergen in latex. J Allergy Clin Immunol 92: 690-7
8. European Committee for Standardization (CEN) Medical gloves for single use-Part 3: test methods for biocompatibility and requirements for biocompatibility labelling. prEN 455-3:1996-09
9. Fling SP, Gregerson DS (1986) Peptide and protein molecular weight determination by electrophoresis using a high-molarity Tris buffer system without urea. Anal Biochem 155:83-8
10. Gliniecki CM (1998) Management of latex reaction in the occupational setting. AAOHN J 46: 82-93
11. Heese A, Lacher U, Koch HU, Kubosch J, Ghane Y, Peters KP (1996) Aktuelles zum Thema Latex-Allergie. Hautarzt 47: 817-824
12. Levy DA, Allouache S, Brion M, Valantine C, Wolikow M, Buck D, Roth F, Burney P, Leynadier F (1998) Effect of powdered vs nonpowdered latex gloves on the prevalence of latex allergy in dental students. J Allergy Clin Immunol 101: S160
13. Liss GM, Sussman GL, Deal K, Brown S, Cividina M, Siu S (1997) Latex-allergy: Epidemiological study of 1,351 hospital workers. Occup Envir Med 54: 335-42
14. Loaprasert N, Swanson MC, Jones RT, Schroeder DR, Yunginger JW (1998) Inhalation challenge testing of latex-sensitive health care workers and the effectiveness of laminar flow HEPA-filtered helmets in reducing rhinoconjunctival and asthmatic reactions. J Allergy Clin Immunol 102: 998-1004
15. Palosuo T, Mäkinen-Kiljunen S, Alenius H, Reunala T, Yip E, Turjanmaa K (1998) Measurement of natural rubber latex allergen levels in medical gloves by allergen-specific IgE-ELISA inhibition, RAST inhibition, and skin prick test. Allergy 53: 59-67
16. Sammons DW, Adams LD, Nishizawa EE (1981) Ultrasensitive silver-based color stainings of polypeptides in polyacrylamide gels. Electrophoresis 2: 135-141
17. Slater JE (1994) Latex allergy. J Allergy Clin Immunol 94: 139-49
18. Sussman GL, Liss GM, Deal K, Brown S, Cividino M, Siu S, Beezhold DH, Smith G, Swanson MC, Yunginger J, Douglas A, Holness DL, Lebert P, Keith P, Waserman S, Turjanmaa K

(1998) Incidence of latex sensitization among latex glove users. J Allergy Clin Immunol 101: 171-8
19. Towbin H, Staehelin T, Gordon J (1979) Electrophoretic transfer of proteins from polyacrylamide gels to nitrocellulose sheets: procedure and some applications. Proc Natl Acad Sci USA 76: 4350-4
20. US Department of Health and Human Services, Public Health Service, Centers for Disease Control and Prevention, National Institute for Occupational Safety and Health (1997) Preventing allergic reactions to natural rubber latex in the workplace. NIOSH publication 97-135
21. Valent P, Besmer J, Muhm J, Maijdic O, Lechner K, Bettelheim P (1989) Interleukin 3 activates human blood basophils via high-affinity binding sites. Proc Natl Acad Sci USA 86: 5542-5547

Charakterisierung von T-Lymphozyten als diagnostisches Mittel bei allergischen Arzneimittelreaktionen

B. Sachs, H. F. Merk, M. Hertl

Zusammenfassung

Zur diagnostischen Abklärung allergischer Arzneimittelreaktionen bieten sich als Ergänzung zu Anamnese und Hauttests In-vitro-Proliferationstests, wie der Lymphozytentransformationstest, an. Darüber hinaus kann die Analyse der von den proliferierenden Zellen sezernierten Zytokine sowie die Phänotypisierung von T-Zellklonen zusätzliche Informationen liefern. Die Parameter arzneimittelspezifische Proliferation und Zytokinsekretion von Lymphozyten können auf der Ebene peripherer mononukleärer Zellen, angereicherter arzneimittelspezifischer T-Lymphozyten (T-Zellinien) sowie einzelner T-Lymphozytenklone untersucht werden. Am Beispiel einer Patientin mit Penicillinallergie stellen wir die Charakterisierung penicillinreaktiver T-Zellen als diagnostisches Mittel dar. Lymphozyten der Primärstimulation, zweier T-Zellinien und eines T-Zellklons zeigten eine arzneimittelspezifische Proliferation bei Koinkubation mit Penicillinen. Dabei deutete die Reaktivität gegen Penicilline mit unterschiedlicher Seitenkette auf das Penicilloyl als antigene Hauptdeterminante hin. In den Zellkulturüberständen der proliferierenden Zellen ließ sich quantitativ mehr Interleukin-5 als Interferon-γ nachweisen.

Hautreaktionen in Epikutantestungen mit Medikamenten, der Nachweis von Lymphozyten in Hautläsionen bei Patienten mit Arzneimittelreaktionen sowie der Nachweis arzneimittelreaktiver Lymphozyten aus dem peripheren Blut und aus Hautläsionen im Lymphozytentransformationstest (LTT) (Hertl 1995, Nyfeler 1995, Sachs 1996) unterstützen die Vermutung, daß viele Arzneimittelexantheme Folge spezifischer Immunantworten von T-Lymphozyten (T-Zellen) darstellen. Als »Read-out-Parameter« zur In-vitro-Charakterisierung von Lymphozyten bei allergischen Arzneimittelreaktionen bietet sich die Analyse der arzneimittelspezifischen Proliferation an. Darüber hinaus kann die Bestimmung der von den proliferierenden Zellen sezernierten Zytokine sowie die Phänotypisierung von T-Zellklonen zusätzliche Informationen liefern. Periphere mononukleäre Zellen (PBMC), die zur Testung im LTT eingesetzt werden, stellen einen Ausschnitt der im Blut zirkulierenden polyklonalen T-Zellen dar und kommen somit der »In-vivo«-Situation am nächsten. Werden arzneimittelspezifische, proliferierende T-Zellen mit Interleukin (IL)-2 weiter expandiert, entsteht eine Anreicherung arzneimittelspezifischer T-Zellen (T-Zellinie). Durch Endverdünnungsmethoden (Klonierung) können einzelne T-Zellklone isoliert werden, die dann auf ihre Spezifität getestet werden. Am Beispiel einer 38jährigen Patientin mit Penicillinallergie stellen wir die In-vitro-Charakterisierung von T-Zellen als diagnostisches Mittel dar. Penicilline, die häufig Auslöser allergischer Arzneimittelreaktionen sind, weisen als Grundstruktur einen chemisch labilen Beta-Laktamring, der mit verschiedenen Seitenketten substituiert sein kann, sowie einen Thiazolidinring auf (Abb. 1). Die antigene Hauptdeterminante des Penicillins stellt die Penicilloyl-Konfiguration dar. Dabei bindet der Beta-Laktamring unter Öffnung seiner Ringstruktur an freie Aminogruppen von Proteinen (Bircher 1996, Weltzien 1998).

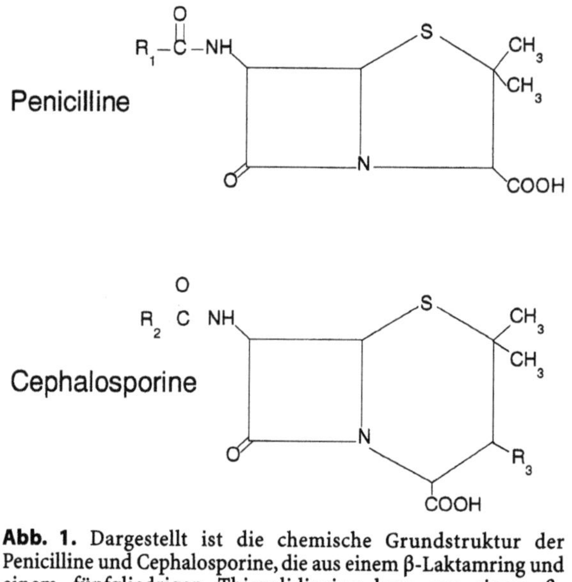

Abb. 1. Dargestellt ist die chemische Grundstruktur der Penicilline und Cephalosporine, die aus einem β-Laktamring und einem fünfgliedrigen Thiazolidinring bzw. aus einem β-Laktamring und einem sechsgliedrigen Dihydrothiazinring bestehen. R1, R2 und R3 stehen für die unterschiedlichen Seitenketten der Penicilline bzw. Cephalosporine

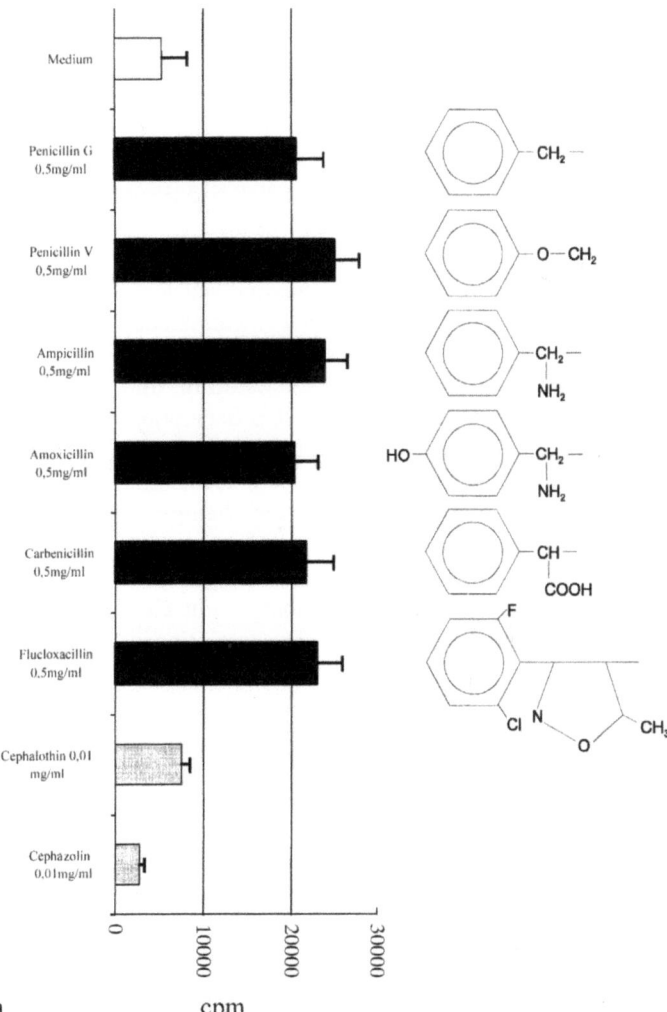

Abb. 2. *a* Arzneimittelspezifische Proliferation der T-Zellinie. Dargestellt ist die Proliferation der Lymphozyten einer T-Zellinie bei Inkubation mit verschiedenen Antibiotika in einer repräsentativen Konzentration. Die Strukturformel der Seitenkette ist neben dem jeweiligen Penicillin aufgezeichnet. In den letzten 18 Inkubationsstunden wurde radioaktivmarkiertes Thymidin hinzugefügt. Die inkorporierte Radioaktivität wurde in »counts per minute« (cpm) als ein Maß für die arzneimittelspezifische T-Lymphozytenproliferation bestimmt. Die Hintergrundproliferation entspricht einem Mediumansatz ohne Antigene (weiße Balken). Bei Inkubation der T-Zellinie mit 0,5 mg/ml Penicillin G, Penicillin V, Ampicillin, Amoxicillin, Carbenicillin und Flucloxacillin zeigte sich eine deutliche Proliferation (schwarze Balken), während Inkubationen mit Cephalothin und Cephazolin in der Konzentration 0,01mg/ml (graue Balken) keine deutliche Proliferation induzierten. *b* Interleukin-5 und Interferon-γ-Konzentrationen in den Zellkulturüberständen der T-Zellinie. Dargestellt ist die Konzentration der Zytokine Interleukin-5 (IL-5, schwarze Balken) und Interferon-γ (IFN-γ, graue Balken) in IU/ml in den Zellkulturüberständen der T-Zellinie nach 72 h bei Inkubation mit den dargestellten Penicillinen in der Konzentration 0,5mg/ml sowie bei Inkubation mit Cephalothin und Cephazolin in der Konzentration 0,01mg/ml

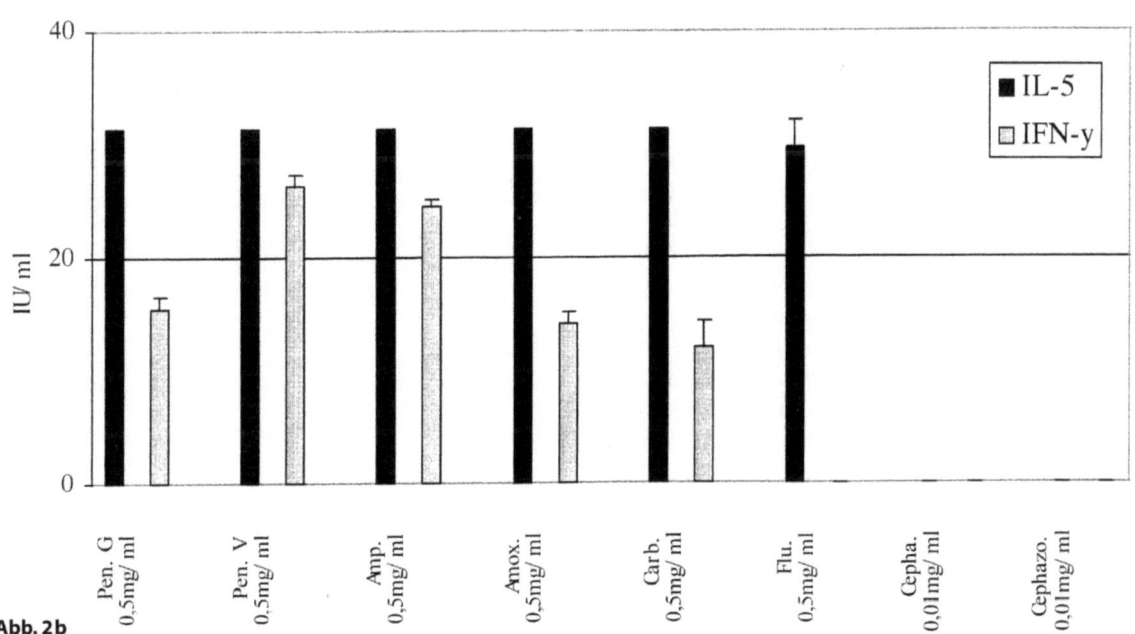

Anamnestisch berichtete die Patientin über ein Arzneimittelexanthem nach Einnahme nicht näher bekannter Antibiotika. Als aktuelle klinische Symptomatik stand eine Kontaktdermatitis auf Penicilline bei beruflicher Exposition (Krankenschwester) im Vordergrund. Im Epikutan- und Pricktest zeigte die Patientin Hautreaktionen (2-3+) gegen Penicillin G+V, Ampicillin und Amoxicillin, im Serum ließ sich dagegen Penicillin-spezifisches IgE nicht nachweisen. Im LTT testeten wir neben Penicillin G auch Penicillin V, Ampicillin, Amoxicillin, Carbenicillin und Flucloxacillin um zu untersuchen, ob außer Penicilloyl auch Seitenkettenstrukturen antigene Determinanten darstellen. Zusätzlich testeten wir Cephalothin und Cephazolin, als Cephalosporine der ersten Generation, für die Kreuzreaktionen zu Penicillinen beschrieben wurden (Bircher 1996) sowie Ciprofloxacin und Doxycyclin als Antibiotika mit anderer chemischer Struktur. Als Th1- bzw. Th2-repräsentative Zytokine wurden IFN-γ bzw. IL-5 bestimmt. Die Lymphozyten der Patientin proliferierten bei Inkubation mit allen Penicillinen in den drei eingesetzten Konzentrationen, nicht jedoch bei Inkubation der Zellen mit Cephalothin, Cephazolin, Doxycyclin und Ciprofloxacin in nicht proliferationshemmenden Konzentrationen. Korrespondierend zur Lymphozytenproliferation ließen sich bei allen Penicillin-Testansätzen in fast jeder der drei Konzentrationen, nicht aber bei den Cephalosporinen, relevante Mengen an IL-5 (13-29IU/ml) nachweisen. Die Untersuchung der Zellkulturüberstände auf IFN-γ zeigte ein ähnliches, jedoch insgesamt heterogenes Bild. Alle Penicilline, bis auf Flucloxacillin, führten in mindestens einer, meistens zwei der eingesetzten Konzentrationen zur Sekretion relevanter IFN-γ-Mengen (5-26IU/ml). Zwei Penicillin G-propagierte T-Zellinien wurden in bezug auf die arzneimittelspezifische Proliferation getestet und die IL-5 und IFN-γ-Konzentrationen in den Zellkulturüberständen einer T-Zellinie bestimmt. Beide T-Zellinien reagierten auf die verschiedenen Penicilline, jedoch nicht auf die beiden Cephalosporine (Abb. 2a). Die gemessenen IL-5-Mengen lagen bei allen 3 Konzentrationen der jeweiligen Penicilline am Extinktionsmaximum (≥31IU/ml; Ausnahme: 0,5mg/ml Flucloxacillin: 29IU/ml). Die IFN-γ-Mengen lagen mit 8-29IU/ml bei den drei eingesetzten Penicillinkonzentrationen auf einem niedrigeren Niveau als die IL-5-Konzentrationen (Flucloxacillin 0,5 und 1mg/ml: 0IU/ml IFN-γ, Abb. 2b). Einer (Klon 1.4) von vier aus einer T-Zellinie generierten T-Zellklonen proliferierte bei Inkubation mit 1mg/ml Penicillin G und Ampicillin, nicht jedoch bei Inkubation mit den irrelevanten Antigenen Tetanustoxoid und Paraphenylendiamin und sezernierte, einem Th2-polarisierten Zytokinmuster entsprechend, relevante Mengen an IL-5 (28 bzw. 31 IU/ml), während sich kein IFN-γ nachweisen ließ. In der Durchflußzytometrie zeigte der Klon 1.4 einen CD4+, α/βTCR+, CD45RO+ Phänotyp.

Die arzneimittelspezifische Proliferation im LTT erlaubt den Nachweis von Sensibilisierungen gegen die eingesetzten Substanzen und kann somit hilfreich in der Diagnostik allergischer Arzneimittelreaktionen sein. In dem präsentierten Fall deutet die Erkennung verschiedener Penicilline mit unterschiedlichen Seitenketten bei der Primärstimulation und den T-Zellinien darauf hin, daß die T-Zellen eine gemeinsame Struktur der eingesetzten Penicilline, nämlich das Penicilloyl, erkennen, das im wesentlichen den Thiazolidinring aufweist (Mauri-Hellweg 1996). Cephalosporine enthalten dahingegen im Grundgerüst neben dem Beta-Laktamring einen sechsgliedrigen Diyhydrothiazinring (Abb. 1) (Bircher 1996). Dementsprechend wurden in den durchgeführten Untersuchungen auch keine Reaktionen gegen die beiden eingesetzten Cephalosporine festgestellt. Penicillinreaktive T-Zellen der Primärstimulation und einer T-Zellinie sezernierten in Kultur mit Penicillinen deutliche Mengen an IL-5 und IFN-γ, wobei die IL-5-Konzentrationen die IFN-γ-Konzentrationen der jeweiligen Ansätze überstiegen. Der T-Zellklon 1.4 zeigte unter den beschriebenen Testbedingungen ein Th2-polarisiertes Zytokinmuster. Allerdings sagt die Analyse einer oder auch mehrerer monoklonaler T-Zellpopulationen wenig über Zytokinmuster und Kreuzreaktionen im peripheren Blut aus, da eine Vielzahl unterschiedlicher arzneimittelspezifischer T-Zellklone im Körper zirkulieren kann. In der Durchflußzytometrie zeigte sich ein CD4+, α/β TCR+, CD45RO+ Phänotyp des T-Zellklons 1.4. Die meisten arzneimittelspezifischen T-Zellklone, die aus dem peripheren Blut isoliert werden, weisen diesen Phänotyp auf, während T-Zellklone, die aus läsionalen T-Zellen gewonnen werden, auch CD8+ sein können (Hertl 1995, Weltzien 1998).

Literatur

Bircher AJ. Arzneimittelallergie und Haut. Thieme Verlag. Stuttgart New York, 1996

Hertl M, Merk HF (1995) Lymphocyte activation in cutaneous drug reactions. J Invest Dermatol 105:95S-98S

Mauri-Hellweg D, Zanni M, Frei E, Bettens F, Brander C, Mauri D, Padovan E, Weltzien HU, Pichler W (1996) Cross reactivity of T cell lines and clones to b-lactam antibiotics. J Immunol 157: 1071-1079

Nyfeler B, Pichler WJ (1997) The lymphocyte transformation test for the diagnosis of drug allergy:sensitivity and specificity. Clin Exp Allergy 27:175-181

Sachs B, Rönnau AC, Ruzicka T, Gleichmann E, and Schuppe H-C (1996) Lamotrigine and toxic epidermal necrolysis. Lancet (letter) 348:1597

Weltzien HU, Padovan E (1998) Molecular features of penicillin allergy. J Invest Dermatol 110:203-206

Psoriasis

Von der T-Zelle zum psoriatischen Plaque – die Rolle des Immunsystems bei der Psoriasis vulgaris

J. C. Prinz

Das Verständnis der Psoriasispathogenese hat in den letzten Jahren einen grundlegenden Wandel erfahren. Hierbei sind immunologische Mechanismen in den Vordergrund gerückt. So wird Psoriasis heute vor allem als eine T-Zell-vermittelten Erkrankung gedeutet. Wenn auch die gesteigerte läsionalen Keratinozytenproliferation und Granulozytenakkumulation der Psoriasis im ersten Anblick schwer mit einer spezifischen Immunreaktion in Einklang zu bringen sind, so wird diese Auffassung doch besser nachvollziehbar, wenn man Psoriasis vulgaris mit den Merkmalen von Autoimmunerkrankungen, wie dies hier am Beispiel der multiplen Sklerose erfolgen soll, vergleicht.

Multiple Sklerose (Tabelle 1) ist eine T-Zell-vermittelte, vom Verlauf her akut-progrediente oder chronisch-rezidivierende entzündliche Erkrankung des ZNS. Sie beruht auf einer zumeist fokal ablaufenden Entzündung der weißen Substanz des zentralen Nervensystems, die durch ein mononukleäres Infiltrat aus aktivierten T-Zellen und Makrophagen gekennzeichnet ist. Die T-Zellen dieses Infiltrates zeigen oligoklonale T-Zell-Rezeptor-(TZR)-Rearrangements als Zeichen einer antigenspezifischen Aktivierung und Expansion. Entsprechend dem Autoimmuncharakter sind Immunsuppressiva oder Immunmodulatoren wie Glukokortikosteroide, Azathioprin, Methotrexat und IFN-β die einzigen wirkungsvollen Medikamente dieser letztendlich unheilbaren Erkrankung. Die multiple Sklerose entsteht auf einer multifaktoriellen genetischen, also erblichen Prädisposition, wobei der hauptsächliche Empfänglichkeitsort auf dem Chromosom 6p im Bereich des MHC-Lokus lokalisiert wurde. Multiple Sklerose ist eine HLA-assoziierte Erkrankung, und das Risiko zum Erwerb der Erkrankung wird vor allem vor allem durch HLA-DR2 (DRB1*1501) vermittelt. Die Manifestation der Erkrankung wird von Umweltfaktoren beeinflußt, und hier werden vor allem virale und bakterielle Infektionen als Auslöser der Erkrankung angeschuldigt. Als pathogenetisches Prinzip wird unter anderem ein antigenes Mimikry angenommen. Hierunter versteht man, daß infektiöse Erreger Proteine mit Strukturhomologien zu menschlichen Proteinen besitzen, welche im Rahmen eines Infektes dann zur Durchbrechung der Autotoleranz führen. Derartige kreuzreagierende Immunantworten wurden gerade auch für das potentielle Autoantigen der multiplen Sklerose, das basische Markscheidenprotein, nachgewiesen (zusammengefaßt in Ref. [3]).

Wenn wir nun davon ausgehen, daß Psoriasis vulgaris ebenfalls eine T-Zell-vermittelte Erkrankung ist, dann sollte sie sich bezüglich der für die multiplen Sklerose herausgearbeiteten Kriterien ähnlich verhalten. Dies ist in weiten Bereichen der Fall. Wie die multiple Sklerose, ist Psoriasis vulgaris ebenfalls eine akute-progrediente oder chronisch-rezidivierende Entzündung. Das entzündliche Infiltrat der Psoriasis ist dem der multiplen Sklerose ähnlich und weist neben Makrophagen wechselnd dicht infiltrierende aktivierte T-Zellen auf. Wie bei der multiplen Sklerose wird die Bedeutung dieser T-Zellen für die Psoriasismanifestation zunächst einmal durch die Wirksamkeit

Tabelle 1. Gemeinsamkeiten zwischen multipler Sklerose und Psoriasis

	Multiple Sklerose	Psoriasis vulgaris
Verlauf	akut-progredient oder chronisch-rezidivierend	akut-exanthematisch oder chronisch-stationär
Entzündliches Infiltrat	Mononukleäres Infiltrat aus T-Zellen und Makrophagen	Mononukleäres Infiltrat aus T-Zellen und Makrophagen
Therapie	Immunsuppressiv, antientzündlich	Immunsuppressiv, antientzündlich, antiproliferativ
Genetische Prädisposition	multifaktoriell; primärer Empfänglichkeitsort: MHC-Locus auf Chromosom 6p; HLA-Assoziation: HLA-DR2 (DRB1*1501)	multifaktoriell; primärer Empfänglichkeitsort: MHC-Locus auf Chromosom 6p = HLA-Assoziation
Läsionale T-Zell-Aktivierung	Antigenspezifisch mit oligoklonaler T-Zell-Expansion	Antigenspezifisch mit oligoklonaler T-Zell-Expansion
Manifestation	Abhängigkeit von Umweltfaktoren, Zusammenhang mit Infekten	Abhängigkeit von Umweltfaktoren, Zusammenhang mit Infekten
Vermuteter Pathomechanismus	Antigenes Mimikry	Antigenes Mimikry; Induktion von Homing-Rezeptoren

immunsuppressiver Medikamente belegt. Hier sind es vordringlich Cyclosporine A und FK506, aber auch experimentell eingesetzte Behandlungsverfahren, wie monoklonale CD4-Antikörper oder ein rekombinantes, T-Zell-spezifisches Toxin, welche durch ihren besonderen Angriffspunkt an T-Zellen die Psoriasisläsionen zur Abheilung bringen können [2, 6].

Die Bedeutung der T-Zellen für die Entstehung der psoriatischen Hautveränderungen läßt sich aber auch direkt nachweisen. So bewirkte die Injektion von aktivierten T-Zellen in menschliche, auf SCID-Mäuse übertragene Hauttransplantate nur dann die Ausbildung psoriasistypischer Veränderungen, wenn diese T-Zellen von Psoriasispatienten, nicht aber gesunden Kontrollpersonen stammten [9]. Die T-Lymphozyten, welche an der Entstehung der psoriatischen Hautveränderungen ursächlich beteiligt sind, entsprechen also offensichtlich einem funktionell besonders differenzierten T-Zell-Typ, der in der Lage ist, sowohl die gesteigerte Keratinozytenproliferation, als auch die Granulozytenakkumulation zu induzieren. Bei dieser Funktion spielen sezernierte regulatorische Botenstoffe, sog. Zytokine, eine entscheidende Rolle. So produzieren T-Lymphozyten aus Psoriasisläsionen eine Reihe von Mediatoren, welche in der Summe – direkt oder indirekt – das Vollbild der psoriatischen Hautveränderungen induzieren können. Sie beinhalten unter anderem TNF-α und TNF-β, IFN-γ, IL-3, IL-5, IL-8 und GM-CSF [7, 8].

Ebenso wie die multiple Sklerose weist Psoriasis eine multifaktorielle genetische Prädisposition auf. Bei der Suche nach den genetischen Ursachen der Psoriasis wurden verschiedene Genorte, etwa auf den Chromosomen 2, 4q, 8, 17q oder 20 beschrieben. Die einzige bisher wirklich reproduzierbare genetische Hauptdeterminante fand sich mit hoher Signifikanz auf Chromosom 6q, und zwar, wie auch bei der multiplen Sklerose, gerade in dem Bereich der Gene, die für die HLA-Klasse I-Antigene kodieren. Dies verleiht der seit den 70iger Jahren bekannten HLA-Assoziation der Psoriasis neue Bedeutung. So sind es vor allem die HLA-Klasse I-Antigene Cw6, B13 und Bw57, welche mit einem deutlich erhöhten Krankheitsrisiko einhergehen [4]. Ob die HLA-Assoziation der Psoriasis wie auch bei anderen Autoimmunerkrankungen darauf beruht, daß bestimmte HLA-Allele organspezifische Proteine als Autoantigene an das Immunsystem präsentieren können, ist noch nicht geklärt. Daß ein solches Antigen in den Psoriasisläsionen von den infiltrierenden T-Zellen erkannt wird, wissen wir durch die Analyse des TZR-Repertoires, also der Vielfalt der in den Psoriasisläsionen vorliegenden T-Zell-Rezeptoren.

Bei der großen Variabilität möglicher TZR-Rearrangements gilt der Nachweis von T-Zellen mit identischen T-Zell-Rezeptoren in einem Entzündungsinfiltrat als eindeutiger Hinweis darauf, daß diese T-Zellen durch antigenspezifische Aktivierung aus einer einzelnen Ausgangszelle hervorgegangen sind. Und genau das ist auch bei der Psoriasis der Fall: wie bei anderen Autoimmunerkrankungen ließen sich in Psoriasisläsionen klonal expandierte T-Zellen oder hochrepetitive TZR-Rearrangements nachweisen [1, 5]. Dies belegt eindeutig, daß die T-Zell-Aktivierung in den Psoriasisläsionen antigenspezifisch erfolgt. Der wiederholte Nachweis identischer TZR-Rearrangements in mit größeren zeitlichen Abständen vom selben Patienten entnommenen läsionalen psoriatischen Biopsien untermauert zudem, daß die psoriatische Entzündung oft längerfristig durch dieselben T-Zellen und damit auch dieselben Antigene vermittelt wird.

Um Hinweise auf die Art des vermuteten psoriatischen Antigens zu bekommen, das dann ja auch als Auslöser der Psoriasis gesehen werden müßte, haben wir gemeinsam mit Priv.-Doz. Dr. H. Boehnke (Dermatologische Universitätsklinik, Frankfurt am Main) den TZR-Gebrauch in den Hautveränderungen eines monozygoten, konkordant an Psoriasis erkrankten Zwillingspaares untersucht. Hierbei konnten wir nachweisen, daß die läsional expandierten T-Zell-Rezeptoren beider Zwillinge deutliche Gemeinsamkeiten in der für die Antigenspezifität verantwortlichen CDR3-Regionen (complementarity determining region 3) der TZR-β-Kette aufwiesen. T-Zell-Rezeptoren mit ähnlichen CDR3-Regionen waren auch in Psoriasisläsionen anderer Psoriasispatienten nachweisbar. Diese Gemeinsamkeiten im TZR-Gebrauch lassen vermuten, daß T-Zellen in der Haut verschiedener Patienten das gleiche Antigen erkennen, und sie sind ein erster Hinweis auf das mögliche Vorliegen eines gemeinsamen Psoriasisantigens (unveröffentlichte Ergebnisse).

Bei der Identifikation dieses Antigens sollte die Tatsache weiterhelfen, daß Psoriasis vulgaris, eben genau wie auch verschiedene Autoimmunerkrankungen und multiple Sklerose, durch Umweltfaktoren und Infekte, hier vor allem durch Streptokokken-Anginen, induziert werden kann. Zwei Mechanismmen spielen hierbei möglicherweise eine Rolle: Streptokokken produzieren Superantigene, welche auf T-Zellen die Expression des Haut-selektiven Homing-Rezeptors »cutaneous lymphocyte associated antigen«, CLA, induzieren. Dieses Adhäsionsmolekül bewirkt, daß T-Lymphozyten bevorzugt in die Haut einwandern, da sein Ligand, E-Selektin, vor allem auf Blutgefäßen der Haut vorkommt. Andererseits besitzen Streptokokken verschiedene typenspezifische Proteine, welche Aminosäuresequenz-Homologien mit Proteinen von Keratinozyten besitzen. Die Ausbildung einer T-Zell-vermittelten Immunantwort gegen diese Streptokokkenproteine könnte dazu führen, daß die immunologische Toleranz gegenüber den homologen Keratinozytenproteinen durchbrochen wird. Die gemeinsame Folge beider Mechanismen wäre dann, daß die Streptokokken-aktivierten T-Zellen bevorzugt in die Haut einwandern, um hier mit der Erkennung der zu den Streptokokkenproteinen homologen Keratinozytenproteine zur Ausbildung einer Autoimmunreaktion zu führen. Psoriasis vulgaris wären dann eine T-Zell-vermittelte Autoimmunkranheit, welche gegen Keratinozytenproteine gerichtet ist.

In der Summe weisen Psoriasis vulgaris und multiple Sklerose verschiedene Parallelen auf. Ob Psoriasis vulgaris letztendlich aber eine Autoimmunerkrankung ist, läßt sich nur durch die Identifikation des auslösenden Antigens sicher feststellen.

Literatur

1. Chang JCC, Smith LR, Froning KJ, Schwabe BJ, Laxer JA, Caralli LL, Kurland HH, Karasek MA, Wilkinson DI, Carlo DJ, Brostoff SW (1994) CD8+ T cells in psoriatic lesions preferentially use T-cell receptor Vb3 and/orVb13.1 genes. Proc Natl Acad Sci USA 91:9282-9286
2. Gottlieb SL, Gilleaudeau P, Johnson R, Estes L, Woodworth TG, Gottlieb AB, Krueger JG (1995) Response of psoriasis to a lymphocyte-selective toxin ($DAB_{389}IL$-2) suggests a primary immune, but not keratinocyte, pathogenic basis. Nature Med 1:442-447
3. Hausmann S, Wucherpfennig KW (1997) Activation of autoreactive T cells by peptides from human pathogens. Curr Opin Immunol 9:831-838
4. Henseler T, Christophers E (1985) Psoriasis of early and late onset: characterization of two types of psoriasis vulgaris. J Am Acad Dermatol 13:450-456
5. Menssen A, Trommler P, Vollmer S, Schendel D, Albert E, Gürtler L, Riethmüller G, Prinz JC (1995) Evidence for an antigen-specific cellular immune response in skin lesions of patients with psoriasis vulgaris. J Immunol 155:4078-4083
6. Prinz JC, Braun-Falco O, Meurer M, Daddona P, Reiter C, Rieber EP, Riethmüller G (1991) Chimeric CD4 monoclonal antibody in the treatment of generalized pustular psoriasis. Lancet 338:320-321
7. Prinz JC, Gross B, Vollmer S, Trommler P, Strobel I, Meurer M, Plewig G (1994) T cell clones from psoriasis skin lesions can promote keratinocyte proliferation in vitro. Eur J Immunol 24:593-598
8. Vollmer S, Menssen A, Trommler P, Schendel D, Prinz JC (1994) T lymphocytes derived from skin lesions of patients with psoriasis vulgaris express a novel cytokine pattern that is distinct from that of T helper type 1 and T helper type 2 cells. Eur J Immunol 24:2377-2382
9. Wrone Smith T, Nickoloff BJ (1996) Dermal injection of immunocytes induces psoriasis. J Clin Invest 98:1878-1887

Neues zur Immunpathogenese der Psoriasis vulgaris

F. O. Nestle

Die Psoriasis vulgaris ist eine meist chronisch verlaufende Erkrankung der Haut, aber auch der Gelenke, mit erblicher Komponente. Ihr Pathomechanismus ist weitgehend unbekannt. Aktivierte T Zellen und deren Mediatoren scheinen eine Rolle in der Erzeugung und Erhaltung einer typischen psoriatischen Plaque zu spielen. Eine Vielzahl von Mausmodellen trägt in letzter Zeit zur Erhärtung dieser Hypothese bei [8]. Bei der Fokussierung auf die T Zelle als zentraler Effektor des spezifisch adaptiven Immunsystems darf nicht vergessen werden, daß neben diesem evolutionär jungen spezifischen Immunsystem ein viel älteres natürliches Immunsystem mit eigenen Effektorzellen (neutrophile Granulozyten, NK Zellen, Makrophagen) und Effektormolekülen (z.B. antimikrobielle Peptide) existiert. Die Isolierung antimikrobieller Peptide aus Schuppen psoriatischer Haut war dann auch eine der wichtigsten Erkenntnisse der Psoriasisforschung der letzten Jahre [5].

Im folgenden soll schwerpunktmäßig auf rezente Ergebnisse bezüglich der spezifisch adaptiven Immunpathogenese der Psoriasis eingegangen werden. Hierbei soll gefragt werden:
– was charakterisiert die pathogene T Zelle
– wie wird sie aktiviert
– wie wird sie rekrutiert.

Dendritische Zellen aktivieren TH-1 Effektor T Zellen

Die chronisch persistierende Entzündung im psoriatischen Mikroenvironment ist durch die Anwesenheit von zahlreichen aktivierten T Zellen, Makrophagen und dendritischen Zellen gekennzeichnet. Dieser Dominanz einer chronischen, zellulären Immunreaktion entspricht das Überwiegen von TH-1 Zytokinen, insbesondere IFN-γ, in läsionaler Haut. IFN-g produzierende T Zellen scheinen die zentralen Effektorzellen der chronisch-zellulären Entzündung zu sein [10]. Die Produktion von IFN-g trägt auch zur Hyperproliferation von Keratinozyten und damit zur psoriatischen Akanthose bei. In einer normalen Immunantwort übernimmt die Aufgabe der T Zellaktivierung die Antigen-präsentierende Zelle (APC). Sie präsentiert auf ihrer Zelloberfläche die entsprechenden T Zellrezeptor spezifischen Peptide in Form von Peptid-MHC Komplexen und gleichzeitig die notwendigen ko-stimulatorischen Moleküle und Adhäsionsmoleküle. Wie zwei Seiten eine Medaille spielen in der Psoriasispathogenese sowohl die T Zelle als auch ihr Aktivator die APC eine Rolle. Die zentrale Rolle von dendritischen APC in der lokalen T Zellaktivierung wurde nachgewiesen [6]. Diese APC befinden sich zum Großteil in der oberen Dermis (dermale dendritische Zellen = DDC), sind in der psoriatischen Haut stark erhöht und kommen in ihrer perivaskulären Lokalisation in engen Kontakt mit hautsuchenden T Zellen (»skin homing lymphocytes«). Ungefähr 10-20 x mehr DDC können aus läsionaler Haut verglichen mit nicht-läsionaler oder normaler Haut isoliert werden. Schon kleinste Mengen von DDC aus läsionaler Haut tragen in Abwesenheit weiterer Stimuli, zu einer deutlichen Proliferation von ruhenden, nicht-aktivierten CD4 T Helferzellen des selben psoriatischen Patienten führten. Interessanterweise kam es durch DDC in CD4 T Zellen ebenfalls zur spezifischen Induktion des TH-1 Zytokins IFN-γ, welchem eine zentrale pathophysiologische Bedeutung in der Psoriasis zugesprochen werden kann.

Gegenregulatorische Mechanismen

Es stellt sich die Frage nach gegenregulatorischen Mechanismen in der psoriatischen Plaque, deren Verständnis einen Beitrag zu zukünftigen immunologisch orientierten Therapien liefern könnte. Ältere Untersuchungen zeigen eine Korrelation der Neuentstehung von psoriatischen Plaques mit dem Influx von CD4 T Zellen. Rückbildung der Plaques ist hingegen mit dem Influx von CD8 T Zellen korreliert ist [2]. In der Literatur mehren sich Hinweise auf CD8 positiven »Suppressor« T Zellen vom TH-2 Typ (Sekretion von IL-4, IL-5 und IL-10). Nach Aktivierung von autologen CD8 T Zellen durch läsionale epidermale APC zeigt sich die selektive Produktion des TH-2 Zytokins IL-4. Diese Daten deuten auf die Möglichkeit einer delikaten Balance zwischen TH-1 Zytokin-produzierenden »krankmachenden« CD4 T Zellen in der Dermis und TH-2 Zytokin-produzierenden gegenregulatorischen CD8 T Zellen in der Epidermis hin. Die Verschiebung einer Balance in Richtung TH-2 Zytokine kann einen positiven Einfluss auf den klinischen Verlauf der Psoriasis haben (siehe unten).

Rekrutierung von TH-1 Effektor Zellen

Für die Entstehung des psoriatischen Plaques ist die Rekrutierung von Effektorzellen des Immunsystems von entscheidender Bedeutung. Psoriatische T Zellen tragen auf ihrer Oberfläche ein Glykoprotein (CLA = Cutaneous Lymphocyte Antigen) welches spezifisch an Selektine des dermalen Gefässystems bindet. Kürzlich konnte gezeigt werden, dass CLA eine Zuckervariante des P Selectin Glykoprotein Ligand 1 (PSGL-1) darstellt [4]. Es konnte ein Enzym (Fukosyltransferase VII = FukTVII)) identifiziert werden, welches PSGL-1 in CLA überführt. Durch Hemmung diese Enzyms wird es in Zukunft möglich sein die Expression von CLA auf pathogenen Lymphozyten zu verhindern und damit ihre Rekrutierung in die Haut. Ohne entzündliche T Zellen aber keine Entzündung und ohne Entzündung keine entzündliche Hauterkrankung. Wichtig für die Rekrutierung von Entzündungszellen sind auch lösliche Moleküle, »Lockstoffe«, sogenannte Chemokine. Der Familie der Chemokine und ihrer Rezeptoren wird eine zentrale Bedeutung für eine Vielzahl von Erkrankungen, darunter auch entzündlichen Hauterkrankungen wie der Psoriasis zukommen. Wir waren in der Lage der Lage die IFN-g produzierenden pathogenen T Zellen durch die An- oder Abwesenheit eines spezifischen Chemokin Rezeptors: CXCR-3 zu charakterisieren. Die entsprechenden Liganden Mig und IP10 werden in großen Mengen im psoriatischen Mikorenvironment produziert. Wir postulieren, dass die Rekrutierung von CXCR-3 positiven pathogenen T Zellen ein zentraler Bestandteil des psoriatischen Entzündungsprozesses ist.

Therapeutische Intervention

Haben die oben aufgeführten Erkenntnisse eine klinische Relevanz und Einfluß auf zukünftige Therapien?

Die Beeinflussung der Balance von TH-1 und TH-2 Zytokinen zugunsten eine TH-2 Milieus scheint ein erfolgversprechender Weg zu sein. Durch Anwendung von Fumaraten wird in diese Balance eingegriffen [3]. Die Anwendung des TH-2 Zytokins IL-10 hat in Pilotstudien erste Erfolge bei einem erfreulicherweise geringen Nebenwirkungsprofil gezeigt [1, 7]. Topische Vitamin D Präparate scheinen ebenfalls die Verschiebung zugunsten eines TH-2 Milieus zu begünstigen [9].

Ein weiteres bedeutendes Feld zukünftiger Immunpharmakotherapie wird die Blockade des Enzyms FucTVII, sowie die Blockade der für die Rekrutierung von pathogenen T Zellen wichtigen Chemokin/Chemokin-Rezeptor Interaktionen sein.

Literatur

1. Asadullah K, Docke WD, Ebeling M, Friedrich M, Belbe G, Audring H, Volk HD, Sterry W (1999) Interleukin 10 treatment of psoriasis: clinical results of a phase 2 trial. Arch Dermatol 135:187-192
2. Baker BS, Swain AF, Fry L, Valdimarsson H (1984) Epidermal T lymphocytes and HLA-DR expression in psoriasis. Br J Dermatol 110:555-564
3. Dejong P, Bezemer AC, Zomerdijk TPL, Vandepouwkraan T, Ottenhoff THM, Nibbering PH (1996) Selective Stimulation Of T Helper 2 Cytokine Responses By the Anti-Psoriasis Agent Monomethylfumarate. Eur J Immunol 26:2067-2074
4. Fuhlbrigge RC, Kieffer JD, Armerding D, Kupper TS (1997) Cutaneous lymphocyte antigen is a specialized form of PSGL-1 expressed on skin-homing T cells. Nature 389:978-981
5. Harder J, Bartels J, Christophers E, Schroder JM (1997) A peptide antibiotic from human skin [letter] [see comments]. Nature 387:861
6. Nestle FO, Turka LA, Nickoloff BJ (1994) Characterization of dermal dendritic cells in psoriasis. Autostimulation of T lymphocytes and induction of Th1 type cytokines. J Clin Invest 94:202-209
7. Reich K, Bruck M, Grafe A, Vente C, Neumann C, Garbe C (1998) Treatment of psoriasis with interleukin-10 [letter]. J Invest Dermatol 111:1235-1236
8. Schon MP (1999) Animal models of psoriasis - what can we learn from them? J Invest Dermatol 112:405-410
9. Snyman JR, de Sommers K, Steinmann MA, Lizamore DJ (1997) Effects of calcitriol on eosinophil activity and antibody responses in patients with schistosomiasis. Eur J Clin Pharmacol 52:277-280
10. Szabo SK, Hammerberg C, Yoshida Y, Bata-Csorgo Z, Cooper KD (1998) Identification and quantitation of interferon-gamma producing T cells in psoriatic lesions: localization to both CD4+ and CD8+ subsets. J Invest Dermatol 111:1072-1078

Die T-zelluläre Basis der Psoriasis

W.-H. Boehncke

Zusammenfassung

Obwohl eine Vielzahl (patho-)physiologischer Abweichungen in läsionaler Haut von Psoriasis-Patienten beschrieben wurden, stellt die aktuelle Forschung die Rolle des Immunsystems – speziell der T-Lymphozyten – mehr und mehr ins Zentrum ihrer Modelle zur Pathogenese dieser komplexen Dermatose. Die Frage nach den im Rahmen von Induktion und Rückbildung psoriatischer Hautveränderungen relevanten T-Zell Subpopulationen ist ein Schlüsselproblem derzeitiger Untersuchungen. Die Induzierbarkeit der Psoriasis durch eine Aktivierung von T-Zellen durch bakterielle Superantigene kann mittlerweile als gesichert gelten. Darüber hinaus mehren sich die Indizien dafür, daß die Präsenz eines (Auto-) Antigens den chronisch-rezidivierenden Verlauf der Erkrankung bedingen könnte. Vor dem Hintergrund der zur Zeit vorliegenden Daten kann die Psoriasis als eine durch bakterielle Superantigene induzierte T-Zell vermittelte Autoimmunerkrankung angesehen werden.

T-Zellen als integraler Bestandteil des entzündlichen Infiltrates bei Psoriasis

Charakteristisch für die Psoriasis ist das Nebeneinander von Entzündung und epidermaler Hyperproliferation. Mittlerweile ist akzeptiert, daß die Entzündung der epidermalen Hyperproliferation voraus geht. Daß insbesondere T-Zellen für die Pathogenese der Psoriasis von zentraler Bedeutung sind, ergibt sich aus einer Reihe klinischer Beobachtungen:
- ein Transfer der Erkrankung im Rahmen von Knochenmark-Transplantationen zwischen Geschwistern (im Rahmen der Behandlung von Leukämien) wurde beschrieben,
- das entzündliche Infiltrat psoriatischer Hautveränderungen umfaßt eine große Zahl von T-Zellen, wobei CD8+ Zellen primär in der Epidermis lokalisiert sind und CD4+ Zellen sich eher in der Dermis finden,
- T-Zell suppressive Therapien sind zur Behandlung der Psoriasis sehr effektiv. Auch der reziproke Ansatz (Ausschluß der Auslösung der Psoriasis durch Keratinozyten) erbrachte schlüssige Befunde. Im Rahmen von Transplantationsexperimenten konnte gezeigt werden, daß die Dermis läsionaler psoriatischer Haut einen psoriasiformen Phänotyp in muriner Epidermis induzieren kann. Darüber hinaus sind aus läsionaler Haut etablierte T-Zell Klone in der Lage, eine Kerartinozyten-Hyperproliferation auszulösen.

Die Frage, welche T-Zell Subpopulation für die Induktion und Rückbildung psoriatischer Hautveränderungen relevant ist, wird derzeit kontrovers diskutiert. Einerseits wurde eine klare Korrelation zwischen der Reduktion epidermaler CD8+ Zellen und einer Rückbildung der entsprechenden Läsionen beschrieben. Für eine pathogenetische Rolle von CD8+ Zellen spricht auch die seit langem bekannte Assoziation der Psoriasis mit dem HLA Klasse-I Allel Cw6, das als Restriktionselement für CD8+ Zellen dienen könnte. Andererseits liegen Berichte über die Koinzidenz eines Influx von CD4+ Zellen und der Entwicklung psoriatischer Plaques vor. Für eine pathogenetische Rolle von CD4+ Zellen sprechen auch die in den Hautverändeungen zu messenden Zytokine, welche auf ein Infiltrat vom T-Helfer-1 Typ hinweisen.

Hinweise auf die Rolle von Antigenen und Superantigenen bei der Aktivierung von T-Zellen bei Psoriasis

Hinweise auf die Art der T-Zell Stimulation im Rahmen der Psoriasis-Induktion ergeben sich aus der Analyse des T-Zell Rezeptor-Repertoires im Infiltrat. Eine unspezifische Stimulation würde das Repertoire im Vergleich zu den im Blut zierkulierenden Zellen nicht beeinflussen. Dagegen resultiert die Gegenwart eines klassischen Antigens in der Aktivierung einer kleinen Zahl von Z-Zellen, da die Frequenz spezifischer Rezeptoren in der Größenordnung von $1:10^6$ liegt; anschließend kann eine Proliferation der so aktivierten Zellen *in loco* angenommen werden, so daß sich schließlich ein (oligo-)klonales Infiltrat ergäbe.

Superantigene schließlich sind in der Lage, etwa 1–20% aller zirkulierenden T-Zellen aktivieren. Dieser Unterschied erklärt sich aus der andersartigen Interaktion von Superantigenen mit HLA-Molekülen einerseits und dem T-Zell Rezeptor andererseits: Superantigene werden nicht wie klassische Antigene innerhalb einer speziellen Bindungsgrube der HLA-Moleküle gebunden, sondern lagern sich außen an diese an. Somit ist auch das für klassische Antigene geltende Prinzip der HLA-Restriktion für Superantigene durchbrochen. Die Interaktion mit dem T-Zell Rezeptor involviert nicht – wie im Fall klassischer Antigene – dessen hypervariablen Anteil, sondern das sog. Vβ-Segment. Jedes der ca. 25 verschiedenen Vβ-Segemte wird von etwa 1–20 % der zirkulierenden T-Zellen exprimiert. Folglich sollte ine Superantigen-mediierte T-Zell Aktivierung in einer Verschiebung des Vβ-Repertoires resultieren.

Untersuchungen des Rezeptor-Repertoires läsionaler T-Zellen haben tatsächlich ergeben, daß verschiedene Vβ-Ketten überrepräsentiert sind. Diese Überrepräsentation ist besonders ausgeprägt bei der Psoriasis guttata und bei voll etablierten Hautveränderungen der Psoriasis vom chronisch-stationären Typ eher schwer nachzuweisen und läßt vermuten, daß Superantigene in der Lage sind, durch die Aktivierung von T-Zellen einen psoriatischen Krankheitsschub auszulösen. Der direkte experimentelle Beweis dieser Vermutung gelang durch die Transplantation nichtläsionaler Haut auf immundefekte Mäuse mit nachfolgender Injektion bakterieller Superantigene, ein Protokoll, das zur psoriasiformen Transformation des Transplantates führte.

Interessanterweise gelingt es, in länger persistierenden Plaques auch ein klonales Infiltrat zu charakterisieren, dessen Zusammensetzung sich auch in späteren Krankheitsschüben desselben Patienten nicht verändert. Besonders informativ ist die Beobachtung, daß bei konkordant erkrankten Zwillingen (mit entsprechend identischem Genotyp auch für die Antigen-präsentierenden HLA-Moleküle) dieselben Klone nachweisbar sind. Aus diesen Beobachtungen läßt sich ableiten, daß der chronisch-rezidivierende Verlauf der Psoriasis wahrscheinlich durch die Präsenz klassischer Antigene bedingt ist. Aufgrund der Konstanz der Klone bei gleichem HLA-Typ kann ein bei verschiedenen Patienten vorliegendes konserviertes Antigen angenommen werden.

Das Konzept der Psoriasis als T-Zell vermittelte, Superantigen-getriggerte Autoimmunerkrankung

Eine Verknüpfung der Befunde zur Präsenz eines Superantigen- und eines Antigen-Stimulus wird durch den Mechanismus der »molekular mimicry« möglich. Zwischen einigen bakteriellen Superantigenen und Keratinen, (welche von T-Zellen auch als Antigene erkannt werden können) bestehen so ausgeprägte Ähnlichkeiten, daß es zu einer Kreuz-Reaktivität kommen kann: Ursprünglich durch ein bakterielles Superantigen aktivierte T-Zellen würden dann körpereigene Keratine mit diesen verwechseln und gegen diese reagieren, eine klassische Autoimmun-Reaktion. Das Szenario für die Manifestation der Psoriasis im Sinne einer T-Zell vermittelten, durch Superantigene induzierten Autoimmunerkrankung könnte daher wie folgt aussehen:
– Im Rahmen einer bakteriellen Infektion (Tonsillitis?) kommt es zur Sekretion von Superantigenen
– ein hinsichtlich des Vβ-Repertoires modifiziertes T-Zell Infiltrat entsteht.
– durch die bestehende Entzündung sind kostimulatorische Signale vorhanden, so daß auch auf Keratinozyten präsentierte Antigene von T-Zellen erkannt werden können. Aufgrund der Kreuzreaktivität zwischen dem auslösenden Superantigen mit einem Keratin (K14?) wird der Zustand der peripheren Immuntoleranz durchbrochen.
– autoreaktive T-Zellen proliferieren *in loco* und halten die chronisch-rezidivierende Autoimmunerkrankung aufrecht.

Die Rolle bakterieller Superantigene für die Pathogenese von Psoriasis und Neurodermitis

W.-H. Boehncke, T.M. Zollner

Zusammenfassung

Anders als klassische Antigene können bakterielle Superantigene einen großen Anteil des gesamten T-Zell Repertoires eines Organismus aktivieren. Dies ist insbesondere bei Infektionen mit Gram-positiven Bakterien von direkter klinischer Relevanz. Die Aufklärung der molekularen Mechanismen der Superantigen-vermittelten T-Zellaktivierung führte zu neuen Einblicken in die Pathogenese einer Reihe von Erkrankungen, in der Dermatologie insbesondere von Psoriasis und atopischer Dermatitis. Darüber hinaus beginnen sich therapeutische Anwendungen von Superantigenen abzuzeichnen.

Molekulare Mechanismen Superantigen-vermittelter T-Zellaktivierung

Typischerweise erfolgt die Antigen-vermittelte T-Zellaktivierung über die Interaktionen eines trimolekularen Komplexes: Kleine, durch Prozessierung aus dem Antigen hervorgegangene Peptide, gebunden an Antigen-präsentierende sog. HLA-Moleküle, werden von hypervariablen Anteilen der T-Zell Rezeptoren erkannt. Die Frequenz Peptid-spezifischer T-Zellen liegt in der Größenordnung von $1:10^6$. Im Gegensatz dazu können Superantigene etwa 10 % aller zirkulierenden T-Zellen aktivieren. Dieser Unterschied erklärt sich aus der andersartigen Interaktion von Superantigenen mit HLA-Molekülen einerseits und dem T-Zellrezeptor andererseits (Abb. 1): Superantigene werden nicht wie klassische Antigene innerhalb einer speziellen Bindungsgrube der HLA-Moleküle gebunden, sondern lagern sich außen an diese an. Somit ist auch das für klassische Antigene geltende Prinzip der HLA-Restriktion für Superantigene durchbrochen. Die Interaktion mit dem T-Zellrezeptor involviert nicht – wie im Fall klassischer Antigene – dessen hypervariablen Anteil, sondern das sog. Vβ-Segment. Jedes der ca. 25 verschiedenen Vβ-Segmente wird von etwa 1–20 % der zirkulierenden T-Zellen exprimiert. Superantigene unterscheiden sich hinsichtlich der Vβ-Segmente, mit denen sie interagieren. Im Unterschied

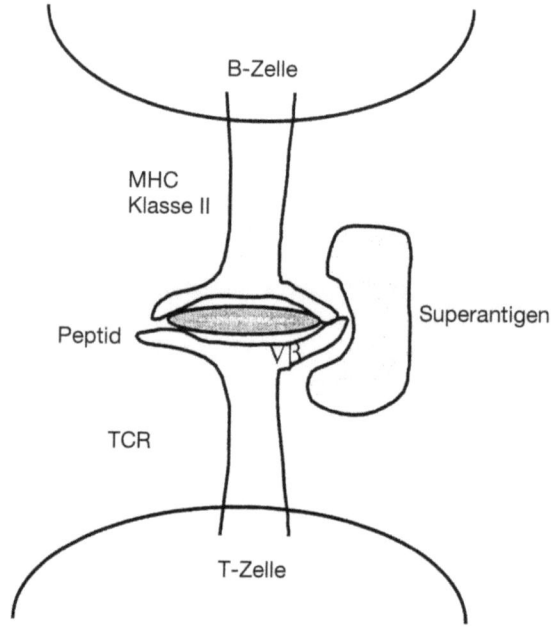

Abb. 1. Interaktion eines Peptids und eines Superantigens mit dem Antigen-präsentierenden HLA-Molekül einerseits und dem T-Zell Rezeptor andererseits. Peptide sind innerhalb der Bindungsgrube des HLA-Moleküls lokalisiert und haben mit hypervariablen Anteilen des T-Zell Rezeptors Kontakt. Superantigene interagieren mit der Außenseite des HLA-Moleküls und dem Vβ-Segment des T-Zell Rezeptors.

zu Mitogenen, welche T-Zellen unspezifisch aktivieren und zur Proliferation anregen, beschränkt sich die Superantigen-vermittelte T-Zellaktivierung also auf die Population, welche ein zur Interaktion mit dem jeweiligen Superantigen geeignetes Vβ-Segment exprimiert.

Physiologische Relevanz Superantigen-mediierter T-Zellaktivierung

Ziel eines Pathogens ist die Suppression der Immunantwort des Wirtes, um eine möglichst produktive Infektion zu gewährleisten. Dies könnte über die Induktion von Anergie und Apoptose erreicht werden. Tatsächlich sind Superantigene in der Lage, spezifische

Immunantworten dramatisch zu reduzieren. Die Vielfalt derartiger Proteine mit gleicher Funktion weist auf einen möglichen evolutionären Vorteil hin, Superantigene zu produzieren.

Das sich entwickelnde Immunsystem muß eine Toleranz gegen Autoantigene etablieren, wobei der T-Zellreifung im Thymus die Schlüsselrolle zukommt: Hier werden durch negative Selektion/Deletion potentiell autoreaktive Vorläufer-T-Zellen entfernt, wohingegen diejenigen T-Zellen positiv selektiert werden, welche fremde Peptide im Kontext der körpereigenen HLA-Moleküle erkennen. Dennoch findet sich ein – wenn auch quantitativ deutlich reduzierter – Anteil potentiell autoreaktiver T-Zellen in der Zirkulation, die sich i.d.R. jedoch im Zustand der Anergie befinden. Diese Anergie kann durchbrochen werden, wenn potentiell autoreaktive T-Zellen neben dem Autoantigen auch ein zweites, sog. »Kostimulatorisches« Signal erhalten. Superantigene scheinen geeignet zu sein, den Zustand der T-Zell Anergie zu durchbrechen und so eine Reaktionskaskade auszulösen, die schließlich zur Manifestation einer Autoimmunkrankheit führt.

Pathogenetische Relevanz bakterieller Superantigene bei Psoriasis

Charakteristisch für die Psoriasis ist das Nebeneinander von Entzündung und epidermaler Hyperproliferation, wobei die Entzündung der epidermalen Hyperproliferation vorausgeht. Mittlerweile wird dem Immunsystem, speziell den T-Zellen eine zentrale Rolle für das Verständnis dieser komplexen Erkrankung zugeschrieben [5]. Klinisch besteht ein Zusammenhang zwischen Infektionen mit Staphylokokken und Streptokokken einerseits und der Manifestation bzw. der Auslösung eines neuen Schubs der Psoriasis andererseits. Bei den pathogenetisch relevanten Faktoren dieser Gram-positiven Bakterien handelt es sich wahrscheinlich um von diesen produzierte Superantigene.

Eine Superantigen-vermittelte T-Zellaktivierung sollte eine initiale Vermehrung derjenigen Zellen bewirken, welche Vβ-Segmente exprimieren, die mit dem jeweiligen Superantigen interagieren können; infolge der dadurch ebenfalls ausgelösten späteren Apoptose sollte sich diese Verschiebung im Rezeptor-Repertoire im weiteren Verlauf tendentiell wieder verlieren. In einer Reihe von Studien wurde diese Kinetik auch beobachtet.

Der für die Psoriasis typische chronisch-rezidivierende Verlauf läßt sich nicht allein durch eine direkte Superantigen-vermittelte T-Zellaktivierung erklären. Die Präsenz von Superantigenen hat jedoch auch den Effekt, daß nicht-professionelle Antigen-präsentierende Zellen wie z.B. Keratinozyten Kostimulatorische Signale an T-Zellen vermitteln können. Somit ist die Auslösung einer T-Zell vermittelten kutanen Autoimmunreaktion denkbar. Ein Indiz dafür, daß T-Zellen in psoriatischen Hautveränderungen tatsächlich ein Antigen erkennen, ist der Nachweis von T-Zellklonen im Infiltrat. Die Erkennung eines Komplexes aus HLA-Molekül und Antigen setzt voraus, daß die entsprechende T-Zelle einen genau passenden Rezeptor exprimiert. Die Häufigkeit dieses Rezeptors beträgt etwa 1: 10^6. Infolge der Antigen-spezifischen Aktivierung proliferiert die entsprechende Zelle, so daß ein Klon entsteht. Stehen verschiedene Schübe der Psoriasis im Zusammenhang mit demselben Antigen, sollte derselbe Klon in diesen Schüben immer wieder nachweisbar sein. Genau dies wurde beobachtet [4].

Faßt man alle bisher publizierten Befunde bezüglich des T-Zellrezeptor-Repertoires bei Psoriasis unter Berücksichtigung der molekularen Wirkmechanismen bakterieller Superantigene zusammen, so läßt sich eine Hypothese für die Superantigen-vermittelte Manifestation der Psoriasis als T-Zell vermittelte Autoimmunreaktion formulieren (Abb. 2) [2]:

– Durch das konditionierte Haut-Kompartiment (z.B. genetisch fixierte Hautzell-Anomalie) rezirkulieren potentiell autoreaktive T-Zellen; das (Auto-)Antigen ist präsent, ein Kostimulatorisches Signal fehlt.

– Eine Infektion mit Superantigen-produzierenden Gram-positiven Bakterien führt zur Aktivierung zir-

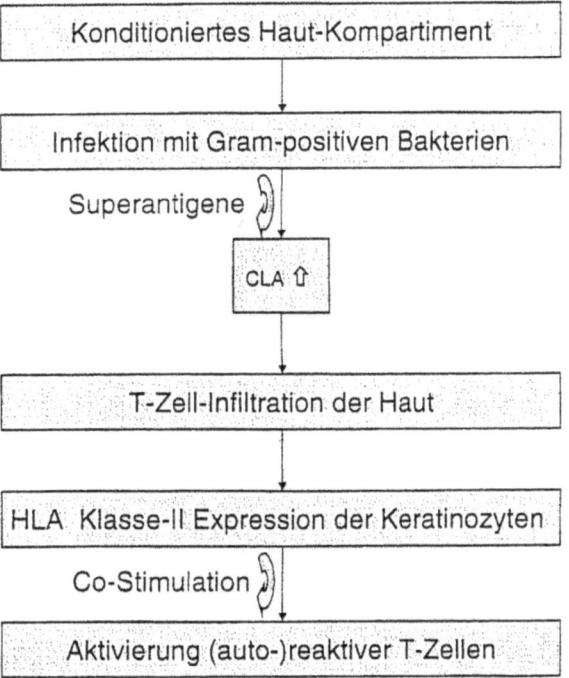

Abb. 2. Vorschlag für eine Superantigen-vermittelte Manifestation der Psoriasis als T-Zell vermittelte Autoimmunreaktion [nach 7].

kulierender T-Zellen mit Hochregulation des »skin homing receptor« (CLA).
- Die Superantigene aktivieren weitere Effektor-Zellen (z. B. des dermalen Monozyten-/Makrophagensystems), deren Zytokine eine Entzündung mit Leukozyteninfiltrat bewirken; in diesem Infiltrat sind CLA+ T-Zellen überrepräsentiert, welche ein mit dem Superantigen interagierendes Vβ-Segment exprimieren.
- Die dermale Entzündung induziert die epidermale Hyperproliferation und HLA Klasse-II Expression läsionaler Keratinozyten.
- Potentiell (auto-)reaktive T-Zellen erkennen ihr (Auto-)Antigen im Kontext co-stimulatorischer Signale (Durchbrechen des Status der peripheren Immuntoleranz?!).

Pathogenetische Relevanz bakterieller Superantigene bei atopischer Dermatitis

Patienten mit atopischer Dermatitis weisen häufig Infektionen mit Viren, Pilzen und Bakterien auf. Darüber hinaus läßt sich bei über 90% der Patienten eine Besiedlung läsionaler Haut mit *S. aureus* nachweisen. Staphylokokken-Toxine können den Verlauf der atopischen Dermatitis folgendermaßen beeinflussen (Abb. 3):
- In mehr als der Hälfte der Fälle sezernierten von läsionaler Haut gewonnene Isolate Superantigene, insbesondere Staphylokokken-Enterotoxine A (SEA), B (SEB) und toxic shock syndrome toxin-1 (TSST-1). Eine T-Zellaktivierung durch diese Superantigene bei Patienten mit atopischer Dermatitis ist gut dokumentiert [3].
- Für SEB und TSST-1 wurde demonstriert, daß sie in niedrigen Dosen über eine T-Zell abhängige polyklonale B-Zell Aktivierung eine gesteigerte IgE-Synthese induzieren, die bei höheren Dosen wieder abfällt.
- SEA, SEB und TSST-1 können auch als klassische Antigene wirken, wenn die Patienten eine spezifische IgE-Antwort gegen diese entwickeln. Eine entsprechende IgE-vermittelte Histaminfreisetzung wäre geeignet, den die atopische Dermatitis verschlimmernden circulus vitiosus aus Juckreiz und Kratzen zu unterstützen.
- Neben Superantigenen besteht ein weiteres pathogenetisches Prinzip von *S aureus* in der Sekretion von α-Toxin, welches direkt zytotoxisch wirkt. Keratinozyten zählen zu den gegenüber α-Toxin besonders empfindlichen Zellarten. Die α-Toxin-vermittelte Zellschädigung, obwohl *in vivo* wahrscheinlich abgeschwächt durch die Produktion antibakterieller Lysozyme sowie Inaktivierung des (-Toxins im Verlauf der Penetration durch die Epidermis, führt möglicherweise über die Freisetzung von Tumor-Nekrose-Faktor-α (TNF-α) ebenfalls zu einer kutanen Entzündung.

Ein Schlüssel zum Verständnis der Manifestation der atopischen Diathese am Hautorgan ist die Expression eines Haut-selektiven »Homing-Rezeptors« auf Lymphozyten, dem »cutaneous lymphocyte-associated antigen (CLA)« [6]. Haut-infiltrierende T-Zellen weisen einen CLA+ Phänotyp auf, wohingegen T-Zellen aus dem Respirationstrakt asthmatischer Patienten meist CLA- sind [1]. Staphylokokken-Superantigene sind in der Lage, einen CLA+ Phänotyp zu induzieren und somit die Infiltration von T-Zellen in die Haut zu fördern [7].

Literatur

1. Berg EL, Yoshin T, Rott LS, Robinson MK, Warnock RA, Kishimoto TK, Picker LJ, Butcher EC (1991) The cutaneous lymphocyte antigen is a skin lymphocyte homing receptor for the vaascular lectin endothelial cell-leukocyte adhesion molecule 1. J Exp Med 174:1461–1466
2. Boehncke W-H (1996) Psoriasis and bacterial superantigens – formal or causal correlation? Trends Microbiol 4:485–489
3. Campbell DE, Kemp AS (1997) Proliferation and production of interferon-gamma (IFN-GGG) and IL-4 in response to Staphylococcus aureus and Staphylococcal superantigen in childhood atopic dermatitis. Clin Exp Immunol 107:392–397
4. Chang JC, Smith LR, Froning KJ, Schwabe BJ, Laxer JA, Caralli LL, Kurland HH, Karasek MA, Wilkinson DI, Carlo DJ (1994) CD8+ T cells in psoriatic lesions preferentially use T-cell receptor VBBB3 and/or VBBB13.1 genes. Proc Natl Acad Sci (USA) 91:9282–9286
5. Christophers E (1996) The immunopathology of psoriasis. Int Arch Allergy Immunol 110:199–206
6. Fuhlbrigge RC, Kieffer JD, Armerding D, Kupper TS (1997) Cutaneous lymphocyte antigen is a specialized form of PSGL-1 expressed on skin-homing T cells. Nature 389:978–981
7. Zollner TM, Nuber V, Duijvestijn A-M, Boehncke W-H, Kaufmann R (1997) Superantigens but not mitogens are capable of inducing upregulation of E-selectin ligands on human lymphocytes. Exp Dermatol 6:161

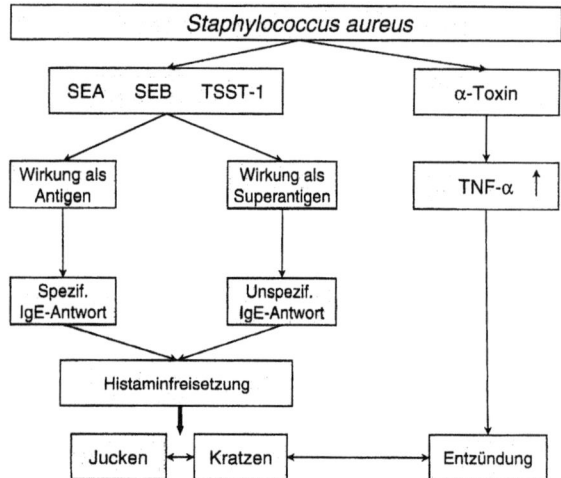

Abb. 3. Mechanismen, über die S. aureus den Verlauf der atopischen Dermatitis beeinflussen kann.

Therapeutische Optionen bei Psoriasis

U. Mrowietz

Die Therapie der Psoriasis wird wesentlich dadurch bestimmt, daß es sich um eine chronisch-rezidivierende Erkrankung handelt, die in der Regel eine langfristige Behandlung erforderlich macht, und daß individuelle Einflußfaktoren wie internistische Begleiterkrankungen, die klinische Form der Psoriasis und ihre Akuität, der Hauttyp und mögliche Vorbehandlungen beachtet werden müssen [1] (Tabelle 1).

Topische Therapie

Kortikosteroide

Kortikosteroide sind die am häufigsten verwendeten Medikamente zur topischen Therapie der Psoriasis. Sie haben sich besonders bei den entzündlichen Formen der Erkrankung bewährt. Nach Absetzen der topischen Kortikosteroide muß mit einem raschen Wiederauftreten der Psoriasis-Herde gerechnet werden. Daher ist die Kombination mit einer Phototherapie, z. B. UV-B, PUVA, sinnvoll.

Anthralin

Anthralin (Dithranol, Cignolin) ist vor allem bei stationären und teilstationären Patienten ein wichtiges Medikament zur topischen Therapie der Psoriasis vulgaris vom Plaque-Typ. Die Therapie kann als Langzeittherapie oder Kurz-Kontakt-Behandlung durchgeführt werden. Anfangs oder bei zu schneller Steigerung der Anthralin-Konzentration können lokale Irritationen (Cignolin-Dermatitis) auftreten.

Vitamin D^3-Analoga

Vor allem bei der chronisch-stationären Psoriasis vom Plaque-Typ werden die in verschiedenen galenischen Formen einsetzbaren Vitamin D3-Analoga Calcipotriol (Psorcutan, Daivonex) und Tacalcitol (Curatoderm) eingesetzt. Bedingt durch die gute anti-proliferative und Differenzierungs-induzierende Wirkung kommt es zu einer Verminderung der Schuppung und Infiltration. Vitamin D- Präparate eignen sich sehr gut für die Kombination mit einer Phototherapie [2].

Topische Retinoide

Das topische Retinoid Tazarotene (Zorac) steht erst seit zwei Jahren zur Therapie der Psoriasis zur Verfügung [3]. Erfahrungen aus den bisher vorliegenden Studien zeigen im Vergleich zu topischen Kortikosteroiden oder Vitamin D$_3$-Analoga eine schwächere Wirkung auf die Psoriasis-Effloreszenzen. Die Verbesserung der Wirkung durch Kombination mit einer Phototherapie wird zur Zeit in Studien überprüft.

Tabelle 1. Einteilung der Psoriasis-Therapie nach Typ und Schweregrad

	leichter Befall	mittelschwerer Befall	starker Befall
Chronisch-stationäre Psoriasis vulgaris vom Plaque-Typ	Topisch: – Kortikosteroide – Vitamin D$_3$-Analoga – Anthralin – Tazarotene	Topische Therapie mit UV-B oder Photo-Sole-Therapie oder Bade-PUVA	Topische Therapie mit Bade-PUVA oder PUVA; Ciclosporin; Fumarsäureester (Acitretin mit PUVA)
Akut-entzündliche Psoriasis vulgaris (häufig rezidivierend)	Topische Kortikosteroide und Vitamin D$_3$-Analoga mit UV-B	Topische Therapie mit Bade-PUVA oder PUVA	Ciclosporin, Fumarsäureester, Methotrexat
Pustulöse Psoriasis	Topische Kortikosteroide	Topische Kortikosteroide mit Bade-PUVA oder PUVA; Acitretin mit PUVA	Methotrexat, Ciclosporin (Fumarsäureester)

Phototherapie

UV-B Phototherapie

Die Therapie mit Licht aus dem UV-B Spektrum (280–320 nm) wird als selektive UV-Phototherapie, (»SUP«) bei der Psoriasis häufig eingesetzt. Hierbei können das Breitspektrum UV-B oder das Schmalspektrum UV-B (311 nm) verwendet werden. Beide Therapieverfahren gelten mittlerweile als Standard in der Behandlung der Psoriasis wobei vorzugsweise eine Kombination mit topischen Medikamenten durchgeführt werden sollte.

Die Kombination der UV-B Phototherapie mit Salzbädern (über 5 %), (Photo-Sole-Therapie) und Bade-PUVA haben durch das Erprobungsmodell ambulante Balneophototherapie in Deutschland zu einer weiten Verbreitung geführt. Die Auswertung dieser Studie zur Erarbeitung von Wirksicherheit und Therapiemodalitäten wurde vor kurzem abgeschlossen und bestätigte die gute Wirksamkeit, günstige Kosten-Nutzen-Relation und sehr gute Akzeptanz bei der Behandlung der Psoriasis.

Photochemotherapie (PUVA)

Bei der klassischen (oralen) PUVA-Behandlung wird der Photosensibilisator (meist 8-Methoxypsoralen) oral eingenommen. In den letzten Jahren hat sich besonders die Bade-PUVA-Therapie bewährt, bei der der Photosensibilisator über das Badewasser der Haut zugeführt wird. Die Vorteile liegen in einer fehlenden systemischen Wirkung von 8-Methoxypsoralen und in einer geringeren Gesamt-UV-A-Dosis. Auch die Anwendung des Photosensibilisators in einer geeigneten Cremegrundlage zur gezielten Therapie umschriebener Psoriasis-Herde (»Creme-PUVA«) ist möglich.

Systemische Psoriasis-Therapie

Eine systemische Therapie ist immer dann indiziert, wenn die Psoriasis große Teile des Integumentes einnimmt und/oder häufig rezidiviert.

Ciclosporin

In zahlreichen Studien konnte eine sehr gute Wirksamkeit von Ciclosporin (Sandimmun optoral) bei schwerer Psoriasis vulgaris nachgewiesen werden [4]. Auch pustulöse Psoriasis-Formen und die Psoriasis-Arthritis eignen sich gut für diese Behandlung.

Als initiale Dosis werden 3 mg/kg/KG/Tag Ciclosporin empfohlen. Nach Ansprechen auf die Therapie sollte die Dosis schrittweise auf eine individuelle Erhaltungsdosis vermindert werden. Ciclosporin kann besonders im Rahmen einer Kurzzeit-Intervall-Therapie wiederholt eingesetzt werden.

Unerwünschte Arzneimittelwirkungen bestehen vor allem in einer Dosis-abhängigen Einschränkung der Nierenfunktion und in der Entwicklung eines Hypertonus [5].

Acitretin

Eine Monotherapie mit Acitretin (Neo-Tigason) ist bei der Psoriasis vulgaris vom Plaque-Typ weniger wirksam als andere systemische Medikamente. Bei pustulösen Psoriasis-Formen können jedoch gute Behandlungsergebnisse erreicht werden. Eine Verbesserung der Wirkung ist durch die Kombination mit PUVA (»Re-PUVA«) möglich.

Als unerwünschte Arzneimittelwirkungen können Hauttrockenheit, diffuse Alopezie, Knochen- und Muskelschmerzen auftreten. Laborchemisch kann eine Erhöhung der Serumlipide und/oder ein Anstieg der Leberenzyme auftreten.

Fumarsäureester

Die zur Therapie zugelassenen Präparate Fumaderm initial und Fumaderm enthalten mehrere Ester der Fumarsäure in unterschiedlicher Konzentration. Die Therapie erfolgt einschleichend nach einem etablierten Dosierungsschema wobei mit der niedrig konzentrierten Zubereitung Fumaderm initial begonnen wird und nach drei Wochen auf die höher konzentrierte Form (Fumaderm) umgestellt wird.

Das therapeutische Ansprechen der Psoriasis vulgaris auf die Fumarsäureester-Therapie ist in der Regel gut [6], kasuistisch liegen Erfahrungen auch über die Therapie pustulöser Psoriasis vor.

Unerwünschte Nebenwirkungen, die oftmals zur Begrenzung der Fumarsäureester-Behandlung führen können, sind vor allem das Auftreten einer Flush-Symptomatik und Magen-Darm-Beschwerden. Bei der Therapie mit Fumarsäureestern kann eine Lymphopenie und Eosinophilie auftreten. Die Überwachung der Therapie muß daher auch die Bestimmung der Leukozytenzahlen mit Differentialblutbild einschließen.

Methotrexat

MTX wird besonders zur Behandlung der schweren pustulösen Psoriasis und bei der Psoriasis-Arthritis mit akut-destruierendem Verlauf eingesetzt. Es wird hierfür eine Dosis von MTX von etwa 15–25 mg/Woche oral, i.v. oder i.m. gegeben. Aufgrund der kumulativen Hepatotoxizität muß die MTX-Therapie engmaschig überwacht werden. Als Marker für die Entwicklung von Leberstrukturschäden kann die Messung des Prokollagen III aminoterminalen Peptides (PIIINP) hilfreich sein [7].

Kombinationstherapie

Kombinationen von Externa mit einer UV-Therapie führen meist zu einem verbesserten Therapieeffekt. Da auch frühe Rezidive durch sinnvolle Kombinationen vermindert werden, sollten Kombinationstherapien wenn immer möglich angewendet werden. Die systemischen Therapeutika Ciclosporin, Fumarsäureester und MTX sollten jedoch nicht mit einer gleichzeitigen UV-Therapie kombiniert werden.

Rotationstherapie

Zur Verbesserung der therapeutischen Effektivität und vor allem zur Verminderung des Risikos unerwünschter Arzneimittelwirkungen sollte ein stetiger Wechsel der verschiedenen zur Verfügung stehenden Behandlungsverfahren angestrebt werden [8]. Selbstverständlich wird die Auswahl der möglichen Maßnahmen durch individuelle Faktoren der betroffenen Patienten eingeschränkt bleiben. Jedoch kann durch die Rotation ein insgesamt verbessertes Nutzen-Risiko-Profil der Therapie vor allem der schweren und häufig rezidivierenden Psoriasis erreicht werden.

Literatur

1. Christophers E, Mrowietz U. (1999) Psoriasis. In Fitzpatrick TB, Eisen AZ, Wolff K, Freedberg IM, Austen KF (Hrsg.): Dermatology in general medicine. 5. Auflage. McGraw-Hill, New York
2. van de Kerkhof PC (1998) An update on vitamin D_3 analogues in the treatment of psoriasis. Skin Pharmacol Appl. Skin Physiol 11:2–10
3. Chandraratna RA (1996) Tazarotene-first of a new generation of receptor-selective retinoids. Br J Dermatol;135 Suppl 49:18–25
4. Mrowietz U, Färber L, Henneicke von Zepelin HH, Bachmann H, Welzel D, Christophers E (1995) Long-term maintenance therapy with cyclosporine and posttreatment survey in severe psoriasis: results of a multicenter study. German Multicenter Study. J Am Acad Dermatol 33:470–475.
5. Mrowietz U. Safety considerations with cyclosporin and other systemic therapy in the treatment of severe psoriasis. A comparative overview. Clin Drug Invest 1995;10, Suppl. 1:36–44
6. Mrowietz U, Christophers E, Altmeyer P (1997) Treatment of psoriasis with fumaric acid esters. Results of a prospective multicenter study. Br J Dermatol 138:456–460
7. Boffa MJ, Smith A, Chalmers RJG, Mitchell DM, Rowan B, Warnes TW, Shomaf M, Haboubi NY (1996) Serum type III procollagen aminopeptide for assessing liver damage in methotrexate-treated psoriatic patients. Br J Dermatol 135:538–544
8. Menter MA, See J-A, Amend WJ, Ellis CN, Krueger GG, Lebwohl M, Morison WL, Prystowsky JH (1996) Proceedings of the Psoriasis Combination and Rotation Therapy Conference. Deer Valley, Utah, Oct. 7–9, 1994. J Am Acad Dermatol 34:315–321

Rolle des Integrins α_E(CD103)β_7 auf epidermotropen T-Lymphozyten in psoriatischen Läsionen und in einem T-Zell-vermittelten murinen Psoriasis-Modell

M. P. Schön, J. P. Donohue, M. Schön, K. Pauls, W. W. Agace, Th. Ruzicka, Ch. M. Parker

Einleitung

Klinische und experimentelle Evidenz belegen eine zentrale Rolle von T-Lymphozyten bei der Pathogenese der Psoriasis (Christophers 1996). Diese Ansicht wird gestützt durch die Assoziation von Psoriasis mit bestimmten MHC-Allelen, wie -B13, -B17, -Bw57, und -Cw6 (Mallon et al. 1997; Russell et al. 1972; Tiilikainen et al. 1980; Watson et al. 1972; White et al. 1972), den therapeutischen Effekt immunsuppressiver Substanzen wie Cyclosporin A (Ellis et al. 1986; Mueller and Herrmann 1979) und das Lymphozyten-spezifische Toxin DAB$_{389}$IL-2 (Gottlieb et al. 1995), die Assoziation eines bei Psoriatikern gehäuft aktivierten Gens mit einem IL-2 regulierenden Gen (Tomfohrde et al. 1994), und das Abheilen psoriatischer Läsionen nach Knochenmark-Transplantationen (Eedy et al. 1990; Jowitt u. Yin 1990).

Weniger bekannt sind hingegen molekulare Mechanismen der T-Zell-Lokalisation in die Haut sowie die Funktionen bestimmter T-Zell-Subpopulationen bei der Pathogenese der Psoriasis und anderer hyperproliferativ-entzündlicher Dermatosen. Wir berichten über eine neue Funktion des Integrins α_E(CD103)β_7 auf epidermalen T-Lymphozyten in Psoriasis und psoriasiformen Hautveränderungen in einem Mausmodell.

Expression des Integrins α_E(CD103)β_7 auf epidermalen T-Lymphozyten in psoriatischen Läsionen

Bei der Immun-Phänotypisierung psoriatischer T-Lymphozyten fiel eine prominente Expression des Integrins α_E(CD103)β_7 auf einer Subpopulation epidermaler T-Zellen auf. Basierend auf der immunhistochemischen Auswertung sequentieller Gefrierschnitte von 12 Patienten mit Psoriasis vulgaris, exprimierten 53,5% (SD=9,7) der epidermalen T-Lymphozyten, aber nur 5,7% (SD=2,0) der dermalen T-Zellen das Integrin α_E(CD103)β_7 (Abb. 1). Diese Verteilung ist konsistent mit der epidermalen Expression von E-Cadherin, dem einzigen bisher bekannten Liganden für α_E(CD103)β_7 (Cepek et al. 1994). Die weitere Immun-Phänotypisierung der epidermalen psoriatischen T-Lymphozyten durch Doppel-Immunfluoreszenz zeigte, daß sowohl Subpopulationen von CD4+- als auch CD8+ T-Zellen das Integrin α_E(CD103)β_7 exprimierten. Jedoch war der Anteil der α_E(CD103)β_7 exprimierenden CD8+ T-Zellen deutlich höher als derjenige der CD4+ T-Zellen. Diese Beobachtung wurde durch in-vitro-Untersuchungen unterstützt, in denen T-Zellen des peripheren Blutes für 7 Tage durch Phytohämagglutinin (PHA) und anschließend für 14 Tage mit 2 ng/ml rTGFb$_1$ stimuliert wurden. Unter diesen Bedingungen kann die Expression des Integrins α_E(CD103)β_7 auf bestimmten T-Zellen induziert werden (Cepek et al. 1993; Kilshaw u. Murant 1991). Es wurde an T-Lymphozyten von 3/3 Probanden durch FACS-Analyse doppelt markierter Zellen gezeigt, daß 50-80% der CD8+ T-Zellen, aber nur etwa 10% der CD4+ T-Zellen α_E(CD103)β_7 nach Stimulation mit TGFβ_1 exprimierten. Diese präferentielle Induzierbarkeit von α_E(CD103)β_7 könnte eine Erklärung für die bevorzugte Lokalisation der CD8+ T-

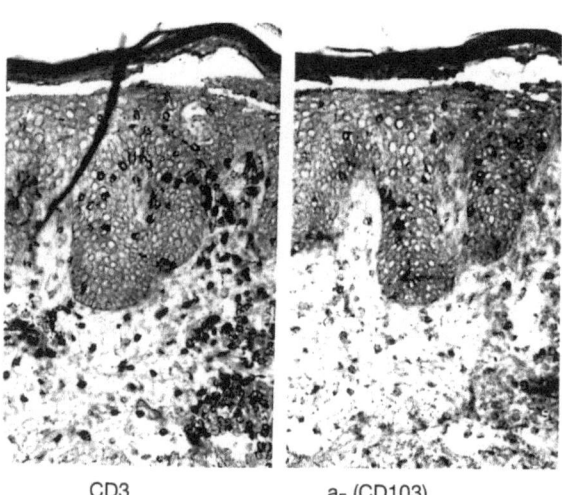

Abb. 1. Sequentielle Gefrierschnitte psoriatischer Haut wurden mit einem CD3-spezifischen mAk (links) oder dem α_E(CD103)-spezifischen mAk 28C12 nach der ABC-Immunperoxidase-Methode gefärbt. Während CD3+ T-Lymphozyten zahlreich die Dermis und die Epidermis infiltrieren, finden sich α_E(CD103)+ T-Zellen fast ausschließlich in der Epidermis. Die gezeigten Expressionsmuster sind repräsentativ für 12 Psoriasis-Patienten

Lymphozyten bei der Psoriasis und anderen entzündlichen Dermatosen sein.

Die Expression des Integrins $\alpha_E(CD103)\beta_7$ auf epidermalen T-Zellen in psoriatischen Läsionen war überraschend, da dieses Antigen als weitgehend spezifisch für intraepitheliale T-Lymphozyten im Darmepithel angesehen wurde (Kilshaw u. Murant 1991; Parker et al. 1992). Basierend auf der Expression im Darmepithel wurde angenommen, daß $\alpha_E(CD103)\beta_7$ eine Rolle bei der intestinalen Lokalisation von T-Lymphozyten oder bei der lokalen Immunüberwachung im mukosalen Immunsystem spielt (Cepek et al. 1993; Kilshaw u. Murant 1991; Parker et al. 1992). Diese Vorstellung erhielt durch die Entdeckung von E-Cadherin als epithelialem Liganden für $\alpha_E(CD103)\beta_7$ eine mechanistische Basis (Cepek et al. 1994). Kürzlich ist durch die Generation α_E-defizienter Mäuse direkt gezeigt worden, daß $\alpha_E(CD103)\beta_7$ tatsächlich eine Funktion bei der gewebespezifischen Lokalisation der diffus verteilten intraepithelialen T-Lymphozyten im mukosalen Immunsystem hat (Schön et al. 1999). Außerdem wurden Funktionen von $\alpha_E(CD103)\beta_7$ bei der T-Zell-Entwicklung im Thymus (Lefrancois et al. 1994), der mukosalen T-Zell-Aktivierung (Russell et al. 1994), der Mastzell-Aktivierung (Smith et al. 1994), oder der Pathogenese mancher Lymphome (Sperling et al. 1989) bzw. Leukämieformen (Möller et al. 1990) angenommen. Eine Funktion von $\alpha_E(CD103)\beta_7$ in entzündlichen Dermatosen wurde bislang nicht beschrieben.

Expression des Integrins $\alpha_E(CD103)\beta_7$ in murinen psoriasiformen Hautläsionen und therapeutischer Effekt von α_E-spezifischen monoklonalen Antikörpern

Um eine potentielle Funktion von $\alpha_E(CD103)\beta_7$ exprimierenden T-Lymphozyten bei der Pathogenese hyperproliferativ-entzündlicher Hautveränderungen zu untersuchen, wurde ein Mausmodell einer psoriasiformen Hauterkrankung eingesetzt (Schön 1999). Das verwendete Modell basiert auf der Erzeugung einer speziellen GVHD durch Transfer MHC-gleicher, aber Minor-HC-verschiedener CD4+/CD45RBhi T-Lymphozyten in immundefiziente (*scid/scid*) Empfängertiere (Morrissey et al. 1993; Powrie et al. 1993; Schön et al. 1997). Kurz zusammengefaßt, wurden Milz-Leukozyten der Spendertiere durch Dichtegradienten-Zentrifugation isoliert, Erythrozyten durch hypotone Lyse eliminiert, und dann durch Negativselektion mittels MACS Makrophagen, B-Lymphozyten, Granulozyten sowie CD8+ T-Lymphozyten entfernt. Aus der resultierenden angereicherten Population von CD4+ T-Lymphozyten wurden nach Fluoreszenz-Doppelmarkierung mittels FACSort diejenigen CD4+ T-Zellen isoliert, die die höchste Expression von CD45RB aufweisen (CD4+/CD45RBhi T-Zellen). Diese Zellen repräsentierten naive CD4+ T-Zellen (Birkeland et al. 1989). Die CD4+/CD45RBlo T-Zellen derselben Spendertiere können die Krankheitsentwicklung unterdrücken und dienten als Kontrolle (Schön et al. 1997). Zwischen 1,5 x 10^5 und 2,5 x 10^5 der isolierten Spenderzellen wurden pro *scid/scid*-Maus intravenös injiziert.

Etwa 4 Wochen nach Injektion der pathogenen CD4+/CD45RBhi T-Zellen entwickelten die Empfängertiere eine Darmentzündung sowie prominente erythematosquamöse Hautveränderungen, die meist an den Ohren begannen und sich bis zu Erythrodermie mit schwerer Schuppung ausweiten konnten. Nach 8 Wochen waren 100% der Empfängertiere betroffen. Histopathologisch bestanden ebenfalls Parallelen zwischen psoriatischen Läsionen und den hier untersuchten murinen Hautveränderungen. Diese umfaßten epidermale Veränderungen (Hyperproliferation, Akanthose, fokale Parakeratose, aberrante Expression von Keratin 6/16, Involucrin und Integrin $\alpha_6\beta_1/\beta_4$) sowie vaskuläre Veränderungen (Angiogenese, Vasodilatation, stimulierte Expression von ICAM-1, VEGF-Rezeptoren). Außerdem fand sich ein gemischtes leukozytäres Infiltrat aus aktivierten T-Lymphozyten, Neutrophilen in der Dermis und in epidermalen Mikroabszessen sowie einer vermehrten Zahl von Mastzellen. Diese histopathologischen Veränderungen waren begleitet von der Expression verschiedener Zytokine wie IFNγ, TNFα, IL-1, IL-6, GM-CSF und VEGF. Obwohl die Aktivierung der pathogenen T-Zellen in dieser psoriasiformen GVHD sicherlich auf anderem Wege als in menschlicher Psoriasis erfolgt, legen die histopathologischen Parallelen sowie die Pathogenese durch dysregulierte T-Lymphozyten ähnliche lokale Regulationsmechanismen nahe, die zur Ausbildung hyperproliferativ-entzündlicher Hautveränderungen führen (Schön 1999; Schön et al. 1997). Deshalb wurde dieses Tiermodell benutzt, um eine potentielle Rolle von $\alpha_E(CD103)\beta_7$ bei der Entstehung hyperproliferativ-entzündlicher Hautläsionen zu untersuchen.

In immunhistochemischen Untersuchungen wurde in der Haut von *scid/scid*-Mäusen, die mit CD4+/CD45RBhi T-Lymphozyten injiziert wurden, eine prominente Expression von $\alpha_E(CD103)\beta_7$ auf epidermalen T-Zellen nachgewiesen. Ähnlich wie in humaner Psoriasis, exprimierten nur sehr wenige dermale T-Lymphozyten dieses Antigen. Epidermale Expression von $\alpha_E(CD103)\beta_7$ fand sich in der Haut CD4+/CD45RBlo-injizierter *scid/scid*-Mäuse nicht (Abb. 2).

Um eine potentielle Rolle des Integrins $\alpha_E(CD103)\beta_7$ bei der Pathogenese der murinen psoriasiformen Hautveränderungen zu untersuchen, wurden die Empfänger von CD4+/CD45RBhi T-Lymphozyten vor Ausbruch der Hautläsionen mit dem αE-spe-

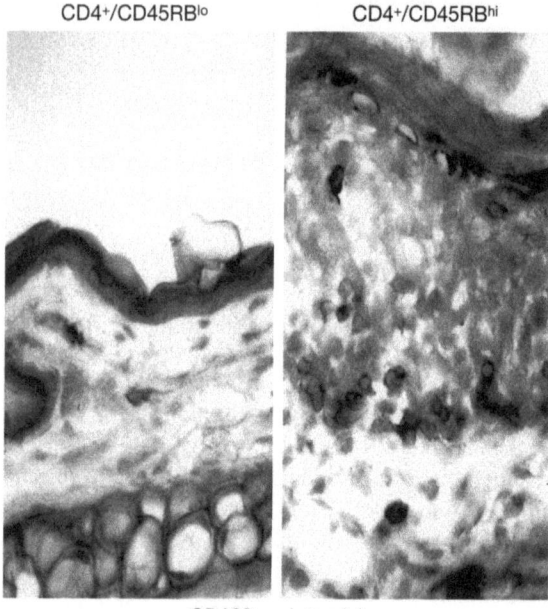

Abb. 2. Expression des Integrins $\alpha_E(CD103)\beta_7$ wurde immunhistochemisch in Haut-Gefrierschnitten einer mit CD4+/CD45RB^lo-T-Lymphozyten (links) und einer mit CD4+/CD45RB^hi T-Lymphozyten (rechts) injizierten *scid/scid*-Maus nachgewiesen. In den murinen psoriasiformen Hautveränderungen findet sich, ähnlich wie in humaner Psoriasis, eine nahezu selektive Expression von $\alpha_E(CD103)\beta_7$ auf epidermalen T-Lymphozyten. Die gezeigten Expressionsmuster sind repräsentativ für mehr als 10 Tiere in jedem der beiden Behandlungsschemata

zifischen monoklonalen Antikörper (mAk) 2E7 (Lefrancois et al. 1994) intraperitoneal injiziert. Insgesamt wurden pro *scid/scid*-Maus 5 Injektionen mit je 200 µg mAk in zweitägigen Abständen durchgeführt. Kontrolltiere erhielten intraperitoneale Injektionen des Isotyp-gleichen nicht reaktiven mAk Ha4/8 (Hamster IgG), des Integrin-α_1-(CD49a)-spezifischen mAk Ha31/8 (ebenfalls Hamster IgG), oder des Vehikels (PBS). Der therapeutische Erfolg wurde klinisch, durch Messung der Ohrdicken sowie histopathologisch evaluiert.

Nur bei Empfängertieren, die mit dem $\alpha_E(CD103)$-spezifischen mAk 2E7 injiziert wurden, konnte der Ausbruch der psoriasiformen Hauterkrankung (ebenso wie der Darmentzündung) vollständig verhindert werden (Abb. 3). Der therapeutische Effekt des $\alpha_E(CD103)$-spezifischen mAk könnte dabei entweder auf direkter Inhibition der $\alpha_E(CD103)\beta_7$-vermittelten T-Zell-Lokalisation oder auf einer Elimination $\alpha_E(CD103)\beta_7$ exprimierender T-Lymphozyten aus der Zirkulation beruhen. Jeder dieser beiden potentiellen Wirkungsmechanismen der *in-vivo* Blockade von $\alpha_E(CD103)\beta_7$ unterstützt dabei die Hypothese einer wichtigen Rolle $\alpha_E(CD103)\beta_7$ exprimierender T-Lymphozyten bei der Pathogenese psoriasiformer Hautveränderungen.

Schlußfolgerungen

Das Integrin $\alpha_E(CD103)\beta_7$ ist nahezu selektiv auf epidermalen T-Lymphozyten in psoriatischen Läsionen sowie in murinen psoriasiformen Hautveränderungen im CD4+/CD45RB^hi Transfer-Modell exprimiert. Basierend auf einer ähnlichen Funktion bei der Lokalisation intestinaler intraepithelialer T-Lymphozyten (Cepek

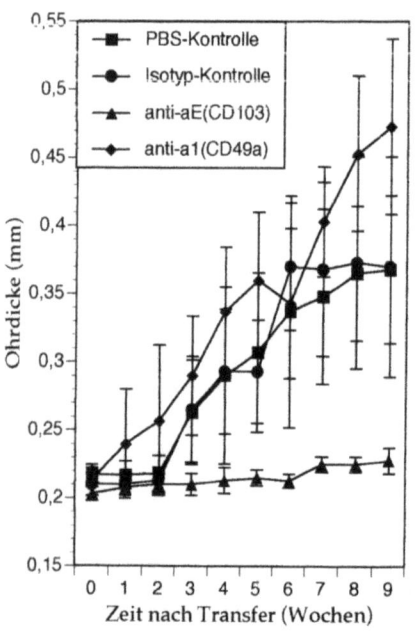

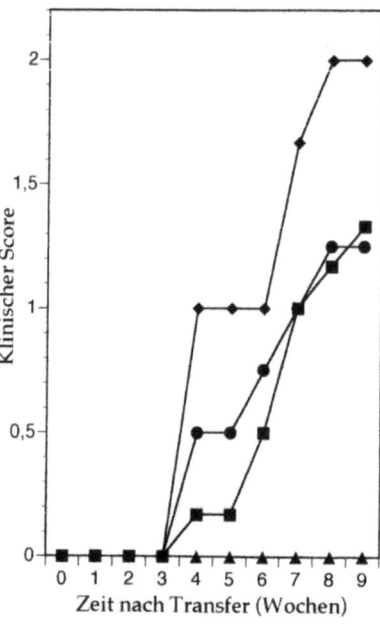

Abb. 3. Fünfmalige intraperitoneale Injektion des $\alpha_E(CD103)$-spezifischen mAk 2E7 in *scid/scid*-Mäuse nach Transfer von CD4+/CD45RB^hi T-Lymphozyten verhindert die Entwicklung psoriasiformer Hautveränderungen. Dies ist in der linken Grafik anhand der Ohrdicken und in der rechten Grafik anhand des klinischen Schweregrades dargestellt. Im Gegensatz dazu entwickeln Empfängertiere, die mit einem nicht bindenden Isotyp-gleichen Kontroll-mAk, dem ebenfalls Isotyp-gleichen α_1(CD49a)-spezifischen mAk Ha31/8 oder PBS behandelt wurden, hyperproliferativ-entzündliche Läsionen. Die Gruppengröße im gezeigten Experiment beträgt 5 Tiere

et al. 1994; Parker et al. 1992; Schön et al. 1999) trägt $\alpha_E(CD103)\beta_7$ wahrscheinlich durch Bindung an E-Cadherin zur gewebespezifischen epidermalen T-Zell-Lokalisation bei. Die therapeutische Beeinflußbarkeit psoriasiformer Hautläsionen durch Antikörper-vermittelte *in-vivo*-Blockade von $\alpha_E(CD103)\beta_7$ impliziert eine pathogenetische Rolle dieses Adhäsionsmoleküls in murinen psoriasiformen Hautveränderungen und legt eine ähnliche Rolle auch bei der humanen Psoriasis nahe. Es ist möglich, daß $\alpha_E(CD103)\beta_7$ zukünftig als therapeutische Zielstruktur zur spezifischen und selektiven Hemmung pathogenetischer Schlüsselschritte genutzt werden kann.

Literatur

1. Birkeland, M.L., P. Johnson, I.S. Trowbridge, and E. Pure. 1989. Changes in CD45 isoform expression accompany antigen-induced murine T-cell activation. *Proc. Natl. Acad. Sci. USA.* 86:6734-6738
2. Cepek, K.L., C.M. Parker, J.L. Madara, and M.B. Brenner. 1993. Integrin-alpha-e-beta-7 mediates adhesion of T-lymphocytes to epithelial-cells. *J. Immunol.* 150:3459-3470
3. Cepek, K.L., S.K. Shaw, C.M. Parker, G.J. Russell, J.S. Morrow, D.L. Rimm, and M.B. Brenner. 1994. Adhesion between epithelial cells and T lymphocytes mediated by E-cadherin and the alpha(E)beta(7) integrin. *Nature.* 372:190-193
4. Eedy, D.J., D. Burrows, J.M. Bridges, and F.G.C. Jones. 1990. Clearance of severe psoriasis after allogeneic bone marrow transplantation. *Br. Med. J.* 300:908
5. Ellis, C.N., D.C. Gorsulowsky, T.A. Hamilton, J.K. Billings, M.D. Brown, J.T. Headington, K.D. Cooper, O. Baadsgaard, E.A. Duell, T.M. Annesley, J.G. Turcotte, and J.J. Voorhees. 1986. Cyclosporine improves psoriasis in a double-blind study. *J. Am. Med. Assoc.* 256:3110-3116
6. Gottlieb, J.L., P. Gilleaudeau, R. Johnson, L. Estes, T.G. Woodworth, A.B. Gottlieb, and J.G. Krueger. 1995. Response of psoriasis to a lymphocyte-selective toxin (DAB389 IL-2) suggests a primary immune, but not keratinocyte, pathogenic basis. *Nat. Med.* 1:442-447
7. Jowitt, S.N., and J.A.L. Yin. 1990. Psoriasis and bone marrow transplantation. *Br. Med. J.* 300:1398-1399
8. Kilshaw, P.J., and S.J. Murant. 1991. Expression and regulation of beta 7(beta P) integrins on mouse lymphocytes: relevance to the mucosal immune system. *Eur. J. Immunol.* 21:2591-2597
9. Lefrancois, L., T.A. Barrett, W.L. Havran, and L. Puddington. 1994. Developmental expression of the alpha IEL beta 7 integrin on T cell receptor gamma delta and T cell receptor alpha beta T cells. *Eur J Immunol.* 24:635-640
10. Mallon, E., M. Bunce, F. Wojnarowska, and K. Welsh. 1997. HLA-CW*0602 is a susceptibility factor in type I psoriasis, and evidence Ala-73 is increased in male type I psoriatics. *J. Invest. Dermatol.* 109:183-186
11. Möller, P., B. Mielke, and G. Moldenhauer. 1990. Monoclonal antibody HML-1, a marker for intraepithelial T cells and lymphomas thereof, also recognizes hairy cell leukemia and some B-cell lymphomas. *Am. J. Pathol.* 136:509-512
12. Morrissey, P.J., K. Charrier, S. Braddy, D. Liggitt, and J.D. Watson. 1993. CD4+ T cells that express high levels of CD45RB induce wasting disease when transferred into congenic severe combined immunodeficient mice. Disease development is prevented by cotransfer of purified CD4+ T cells. *J. Exp. Med.* 178:237-244
13. Mueller, W., and B. Herrmann. 1979. Cyclosporin A for psoriasis. *N. Engl. J. Med.* 301:555
14. Parker, C.M., K. Cepek, G.J. Russell, S.K. Shaw, D. Posnett, R. Schwarting, and M.B. Brenner. 1992. A family of β_7 integrins on human mucosal lymphocytes. *Proc. Natl. Acad. Sci. USA.* 89:1924-1928
15. Powrie, F., M.W. Leach, S. Mauze, L.B. Caddle, and R.L. Coffman. 1993. Phenotypically distinct subsets of CD4+ T cells induce or protect from chronic intestinal inflammation in C.B-17 scid mice. *Int. Immunol.* 5:1461-1471
16. Russell, G., C. Parker, K. Cepek, D. Mandelbrot, A. Sood, E. Mizoguchi, E. Ebert, M. Brenner, and A. Bhan. 1994. Distinct structural and functional epitopes of the αEb7 integrin. *Eur. J. Immunol.* 24:2832-2841
17. Russell, T.J., L.M. Schultes, and D.J. Kuban. 1972. Histocompatibility (HLA) antigens associated with psoriasis. *N. Engl. J. Med.* 287:738-740
18. Schön, M.P. 1999. Animal models of psoriasis - what can we learn from them? *J. Invest. Dermatol.* 112:405-410
19. Schön, M.P., A. Arya, E.A. Murphy, C.M. Adams, U.G. Strauch, W.W. Agace, J. Marsal, J.P. Donohue, H. Her, D.R. Beier, S. Olson, L. Lefrancois, M.B. Brenner, M.J. Grusby, and C.M. Parker. 1999. Mucosal T lymphocyte numbers are selectively reduced in integrin αE (CD103) deficient mice. *J. Immunol.* 162:6641-6649
20. Schön, M.P., M. Detmar, and C.M. Parker. 1997. Murine psoriasis-like disorder induced by naive CD4+ T-cells. *Nat. Med.* 3:183-188
21. Smith, T.J., L.A. Ducharme, S.K. Shaw, C.M. Parker, M.B. Brenner, P.J. Kilshaw, and J.H. Weis. 1994. Murine M290 integrin expression modulated by mast cell activation. *Immunity.* 1:393-403
22. Sperling, M., P. Kaudewitz, O. Braun-Falco, and H. Stein. 1989. Reactivity of T cells in mycosis fungoides exhibiting marked epidermotropism with the monoclonal antibody HML-1 that defines a membrane molecule on human mucosal lymphocytes. *Am. J. Pathol.* 134:955-960
23. Tiilikainen, A., A. Lassus, J. Karvonen, P. Vartiainen, and M. Julin. 1980. Psoriasis and HLA-Cw6. *Br. J. Dermatol.* 102:179
24. Tomfohrde, J., A. Silverman, R. Barnes, M.A. Fernandez-Vina, M. Young, D. Lory, L. Morris, K.D. Wuepper, P. Stastny, A. Menter, and A. Bowcock. 1994. Gene for familial psoriasis susceptibility mapped to the distal end of human chromosome 17q. *Science.* 264:1141-1145
25. Watson, W., H.M. Cann, E.M. Farber, and M.L. Nall. 1972. The genetics of psoriasis. *Arch. Dermatol.* 105:197-207
26. White, S.H., V.D. Newcomer, M.R. Mickey, and P.I. Terasaki. 1972. Disturbance of HL-A antigen frequency in psoriasis. *N. Engl. J. Med.* 287:740-743

Sonstige Verhornungsstörungen

Granuläre Parakeratose – eine neue, erworbene Form der Verhornungsstörung

D. Metze, A. Rütten, H. Kutzner

Zusammenfassung

Die granuläre Parakeratose stellt eine distinkte Verhornungsstörung der intertriginösen Haut dar, die entgegen der Erstbeschreibung nicht immer durch Deodorants verursacht wird. Die Untersuchungen weisen auf einen Defekt in der Degradation der Keratohyalingranula noch unklarer Ursache hin, der mit einer komplexen Differenzierungsstörung der Epidermis einhergeht.

Einleitung

Die axilläre granuläre Parakeratose ist eine neu beschriebene Dermatose bei der sich in der Achselregion schwer therapierbare Papeln und Plaques entwickeln. Histologisch zeigt sich eine charakteristische und namensgebende Parakeratose mit granulärem Aspekt [8, 10-14, 18]. Wir berichten erstmalig im deutschsprachigen Raum anhand von zehn Fällen über die Klinik und den feingeweblichen Aspekt dieses ungewöhnlichen Krankheitsbildes. Immunhistochemische und ultrastrukturelle Untersuchungen ergaben dabei neue Erkenntnisse über den zugrundeliegenden Pathomechanismus.

Patienten

Insgesamt wurden zehn Patienten (9 Frauen, 1 Mann, Alter 19-77 Jahre, Durchschnittsalter 59,8 Jahre) mit granulärer Parakeratose untersucht. Bei den Patienten bestanden nicht nur an den Achseln (n = 4), sondern auch inter- (n=3) und submammär (n = 3), an Bauchfalten bei Adipositas (n = 2), Leisten (n = 3) und perianal (n = 1) uni- oder bilaterale Erytheme, Papeln oder Plaques mit schuppiger, hyperkeratotischer, teils auch verruköser Oberfläche (Abb. 1). Die klinischen Differentialdiagnosen umfaßten M. Hailey-Hailey, Tinea, Lichen planus, Psoriasis vulgaris, M. Darier, Pemphigus vegetans und Acanthosis nigricans. Der Verdacht auf Kontaktdermatitis wurde nur selten geäußert. Nur drei Patienten gaben diverse Kontaktallergien an, die jedoch kausal nicht relevant erschienen, weitere drei Patienten verwendeten Deodorants, zwei Patienten litten an axillärer Hyperhidrose. Bei jeweils einem Patienten bestand eine atopische bzw. seborrhoische Dermatitis.

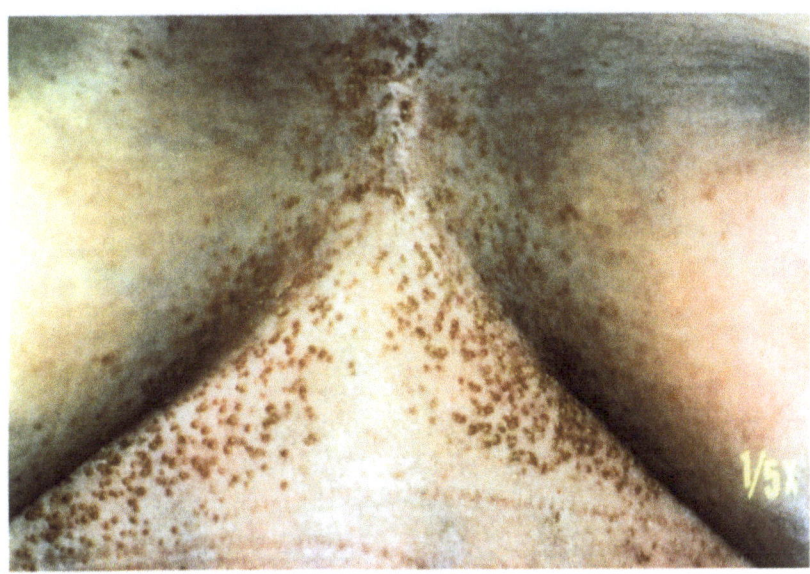

Abb. 1. Hyperkeratotische Papeln inter- und submammär, 60-jährige Frau

In zwei Fällen konnte Candida albicans angezüchtet werden. Die Läsionen persistierten für 4 Wochen bis zu einem Jahr, im Schnitt 15,8 Wochen. Therapeutische Versuche mit Kortikosteroiden, Retinoiden, Antiperspirantien oder keratolytischen und antimykotischen Lokalrezepturen waren erfolglos. Ein Patient sprach teilweise auf antiseptische Seifen, ein anderer auf systemische Gabe von Ketokonazol an. In einem Fall besserte sich das klinische Bild nach Umstellung auf ein anderes Deodorant. Meist war aber eine spontane Abheilung zu beobachten.

Methodik

Multiple Biopsien wurden histologisch, immunhistochemisch, ultrastrukturell und immunelektronenmikroskopisch untersucht. Zum In-situ Nachweis von Apoptose wurde eine Nick-end-labeling Technik (TUNEL) eingesetzt.

Ergebnisse

In allen Proben war die Hornschicht exzessiv verbreitert und über weite Strecken parakeratotisch, eingestreut aber auch orthokeratotische Lagen (Abb. 2). Die parakeratotischen Hornzellen enthielten charakteristischerweise zahlreiche basophile, PAS-negative Granula, die eine starke Immunreaktivität für Filaggrin aufwiesen. Die Kernreste in der Hornschicht waren stark positiv für die Apoptosemarkierung. Das Stratum granulosum erschien gut ausgebildet. In der PAS Färbung waren keine Pilzelemente zu erkennen. Die Epidermis zeigte in den meisten Fällen eine regelmäßige Hyperplasie, nur selten war sie atroph. In zwei Patienten imponierten auch breite Nekrosen der suprabasalen Epidermisschichten mit Einwanderung von neutrophilen Granulozyten. Die Verteilung der epidermalen Keratine (K5/14, 1/10) und die Expression von Involucrin war regelrecht, Hyperproliferations-Keratine waren nicht vorhanden. Die epidermalen CD1+ dendritische Zellen fehlten fast vollständig. In der oberen Dermis fanden sich mäßiggradig dichte, perivaskuläre T-Zell-reiche Infiltrate mit vereinzelten eosinophilen Granulozyten, Melanophagen und extravasalen Erythrozyten. Ultrastrukturell ließen sich vermehrt »transitional cells« nachweisen. Die parakeratotischen Hornzellen enthielten intakte Keratohyalingranula (Abb. 3), die immunelektronenmikroskopisch Filaggrin exprimierten, während kleinere Vesikel

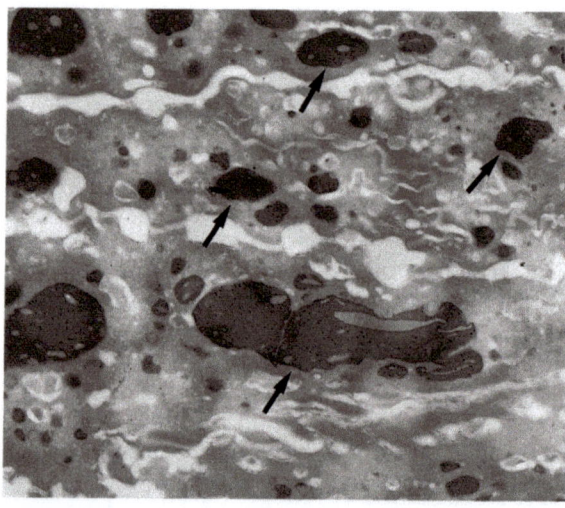

Abb. 3. Parakeratotische Zellen enthalten intakte Keratohyalingranula (Pfeile), die Filaggrin exprimieren (Immunogoldmarkierung)

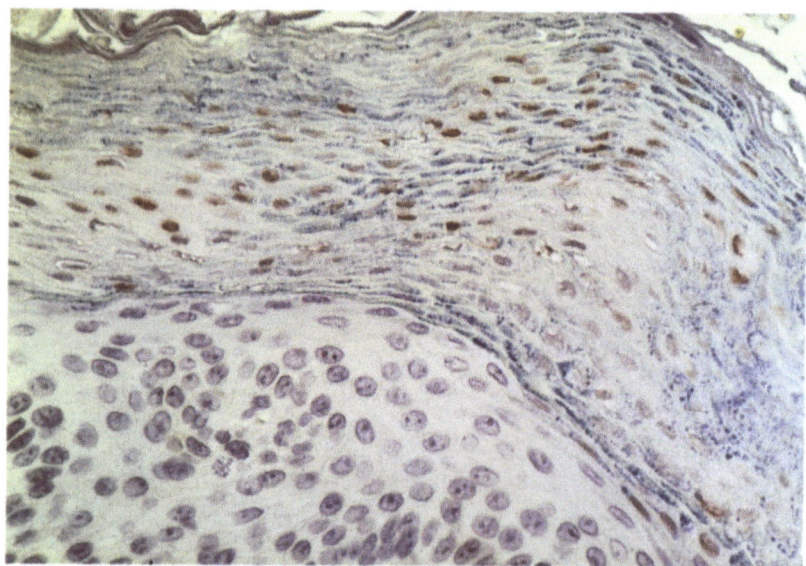

Abb. 2. Breite Hornschicht mit überwiegend parakeratotischen Zellen, die von basophilen Granula ausgefüllt sind. Kernreste in den Hornzellen mit dem Apoptosemarker TUNEL rot dargestellt, Gegenfärbung mit Hämatoxylin

Reaktivität für Loricrin aufwiesen. Innerhalb des ungewöhnlich locker aufgebauten Keratinskelettes der Hornzellen fehlte jede Immunreaktivität für Filaggrin.

Kommentar

Die klinischen Befunde unserer Patienten stimmten sehr gut mit den bisherigen Berichten über die axilläre granuläre Parakeratose überein. Die vereinzelt juckenden, umschriebenen, hyperkeratotischen Papeln und Plaques waren aber nicht nur auf die Achseln beschränkt, sondern fanden sich auch an anderen intertriginösen Körperstellen, sodaß wir die allgemeinere Bezeichnung »granuläre Parakeratose« für dieses Krankheitsbild vorschlagen [13]. Das klinische Bild ist zwar typisch, diagnostisch beweisend jedoch nur die Biopsie. Die breite Hornschicht mit überwiegend parakeratotischen, deutlich granulierten Zellen wird in dieser Ausprägung bei keiner anderen Dermatose angetroffen [19].

Unsere Untersuchungen zur Pathophysiologie der granulären Parakeratose zeigen, daß die basophilen Granula Keratohyalingranula (KHG) darstellen, die in den Hornzellen in pathologischer Weise nicht aufgelöst werden. KHG enthalten Profilaggrin, das nach Dephosphorylierung und Proteolyse in Filaggrin umgewandelt wird, welches als Matrixprotein für die Aggregation von Keratinfilamenten in den Hornzellen dient [1, 2, 5, 9, 16]. Die Tatsache, daß sich in der Immunelektronenmikroskopie keine Reaktivität für Filaggrin zwischen den Keratinfilamenten der Hornzellen nachweisen ließ, spricht für eine Störung der Prozessierung der KHG und erklärt die lockere Keratinstruktur der Hornschicht. Gleichzeitig kommt es zu einer ungewöhnlichen Anreicherung von Loricrin in kleinen Vesikel der Keratinozyten. Loricrin ist ein wichtiger Bestandteil des »cornified envelope« der Hornzellen und damit entscheidend an einer regelrechten Verhornung beteiligt [6, 7]. Diese Differenzierungsstörungen erklären wahrscheinlich auch die Vermehrung von apoptotischen Übergangsformen zwischen verhornten und unverhornten Keratinozyten, den s.g. »transitional cells« [1, 15, 17].

Die Ätiopathogenese der granulären Parakeratose bleibt unklar. Ihr Vorkommen in den Intertrigines deutet auf mikrobiologische oder physikalische Faktoren (Mazeration, Reibung u.ä.). Eine kontaktallergische Genese erscheint klinisch und histologisch unwahrscheinlich. Vielmehr weist die granuläre Parakeratose einige Charakteristika eines toxisch-irritativen Geschehens auf. So finden sich feingeweblich Nekrosezonen, Einwanderung von neutrophilen Granulozyten und eine reduzierte Zahl an Langerhans Zellen [4, 19, 20]. Weiters konnten für Irritantien unterschiedlichste Auswirkungen auf die Struktur der Keratinozyten und deren Verhornung gezeigt werden [3, 21]. Dementsprechend spricht die granuläre Parakeratose therapeutisch meist schlecht auf Kortikosteroide, Retinoide, Antibiotika oder Antimykotika an.

Literatur

1. Breathnach A (1975) Aspects of epidermal ultrastructure. J Invest Dermatol 65:2-15
2. Brody I (1959) An ultrastructural study on the role of keratohyalin granules in the keratinization process. J Ultrastruct Res 3:84-104
3. Fartasch M (1997) Ultrastructure of the epidermal barrier after irritation. Microsc Res Tech 37:193-199
4. Ferguson J, Gibbs JH, Beck JS (1985) Lymphocyte subsets and Langerhans cells in allergic and irritant patch test reactions: histometric studies. Contact Dermatitis 13:166-174
5. Fleckman P, Dale BA, Holbrook KA (1985) Profilaggrin, a high-molecular-weight precursor of filaggrin in human epidermis and cultured keratinocytes. J Invest Dermatol 85:507-512
6. Ishida-Yamamoto A, Hohl D, Roop, DR, Iizuka H, Eady RAJ (1993) Loricrin immunoreactivity in human skin: localization to specific granules (L-granules) in acrosyringia. Arch Dermatol Res 285:491-498
7. Ishida-Yamamoto A, Iizuka H (1998) Structural organization of cornified cell envelopes and alterations in inherited skin disorders. Exp Dermatol 7:1-10
8. Kossard S, White A (1998) Axillary granular parakeratosis. Australas J Dermatol 39:186-187
9. Matoltsy AG (1975) Desmosomes, filaments, and keratohyaline granules: their role in the stabilization and keratinization of the epidermis. J Invest Dermatol 65:127-142
10. Mehregan DA, Thomas JE, Mehregan DR (1998) Intertriginous granular parakeratosis. J Am Acad Dermatol 29:495-496
11. Mehregan DA, Vandersteen P, Sikorski L, Mehregan DR (1995) Axillary granular parakeratosis. J Am Acad Dermatol 33:373-375
12. Metze D, Rütten A (1998) Explaining Clinical Features and Histopathological Findings by Electron Microscopy - Axillary granular parakeratosis. Dermatopathology: Practical and conceptual 4:344-345
13. Metze D, Rütten A (1999). Granular Parakeratosis - a unique acquired disorder of keratinization. J Cutan Pathol 26: 339-352
14. Northcutt AD, Nelson DM, Tschen JA (1991) Axillary granular parakeratosis. J Am Acad Dermatol 24:541-544
15. Paus R, Rosenbach T, Haas N, Czarnetzki BM (1993) Patterns of cell death: the significance of apoptosis for dermatology. Exp Dermatol 2:3-11
16. Presland RB, Kimball JR, Kautsky MB, Lewis SP, Lo CY, Dale BA (1997) Evidence for specific proteolytic cleavage of the N-terminal domain of human profilaggrin during epidermal differentiation. J Invest Dermatol 108:170-178
17. Smack DP, Korge BP, James WD (1994) Keratin and keratinization. J Am Acad Dermatol 30:85-102
18. Webster CG, Resnik KS, Webster GF (1997) Axillary granular parakeratosis: response to isotretinoin. J Am Acad Dermatol 37:789-790
19. Weedon D. The skin. In: Symmers WSC ed. Systemic Pathology, vol 9. Edingburgh, London: Churchill Livingstone, 1992
20. Willis CM, Stephens CJ, Wilkinson JD (1990) Differential effects of structurally unrelated chemical irritants on the density and morphology of epidermal CD1+ cells. J Invest Dermatol 95:711-716
21. Willis CM, Stephens CJ, Wilkinson JD (1989) Epidermal changes induced by irritants in man: a light and electron microscopic study. J Invest Dermatol 93:695-699

Neutrophile Dermatosen

Reaktive neutrophile Dermatosen

P. von den Driesch, M. Simon Jr.

Neutrophile Infiltrate und reaktive neutrophile Dermatosen

Neutrophile Infiltrate in der Haut können erregerbedingt sein oder durch primär sterile Entzündungen entstehen. Grundsätzlich pathogenetisch unterschieden werden zum einen Infiltrate, die unter Ausnutzung zellulärer Adhäsionsmechanismen und durch Immigration entlang chemotaktischer Gradienten bei intaktem Gefäßsystem enstehen. Hingegen geht das klassische Pathogenese-Modell bei neutrophiler Infiltration aufgrund einer Immunkomplex-Vaskulitis davon aus, daß es nach Ablagerung der Immunkomplexe an endothelialen Strukturen zu einer Komplementaktivierung sowie weiterhin zu einer Aktivierung neutrophiler Granulozyten kommt, die typischerweise zu der Zerstörung der Gefäßwände sowie einer diffusen perivasalen neutrophilen Infiltration mit Leukozytoklasie führen.

Ein wichtiges pathogenetisches Element sind neutrophile Granulozyten u.a. bei den sog. klassischen Vaskulitiden, der Psoriasis, bei einigen blasenbildenden Erkrankungen sowie der Gruppe der reaktiven neutrophilen Dermatosen. Dies ist eine klinisch sehr heterogene Erkrankungsgruppe, deren gemeinsames Merkmal das Vorkommen neutrophiler Granulozyten im entzündlichen Infiltrat mit einem variablen Anteil histologischer Vaskulitiselemente ist. Ihr oft akutes Auftreten und die Vielzahl möglicher Auslöser und assoziierter Erkrankungen machen sie zu einer Herausforderung für unser Fach. Rechtzeitiges Erkennen kann betroffenen Patienten sinnlose Therapien und unnötige operative Maßnahmen ersparen. Im Folgenden sollen in einer Auswahl von den akuten reaktiven neutrophilen Dermatosen das Sweet-Syndrom, der Morbus Behcet und die wenig bekannte idiopathische palmoplantare Hidradenitis bei Kindern sowie von den chronischen neutrophilen Dermatosen das Pyoderma gangraenosum in Kürze besprochen werden.

Akute febrile neutrophile Dermatose (Sweet-Syndrom)

Es handelt sich um eine ätiologisch nicht geklärte, akut auftretende, in der Regel klinisch charakteristische Reaktion an der Haut, die von dem englischen Autor Robert Douglas Sweet 1964 erstmals beschrieben wurde. Ihre Häufigkeit wird mit etwa 3 Fällen pro 1 Mill. Einwohner im Jahr angegeben. Auffallend ist ein bevorzugtes Auftreten in den Frühjahr- und Herbstmonaten. Jedes Lebensalter kann von der Erkrankung betroffen werden, eine Häufung findet sich aber bei den 50- bis 70-jährigen. Frauen sind im Verhältnis 2–3 mal häufiger betroffen als Männer [1].

Die Bedingungen und Ursachen, die zu einem Auftreten des Sweet-Syndroms führen, können grob in 5 Gruppen aufgeteilt werden: Beim klassischen/idiopathischen Auftreten tritt die Erkrankung 4 bis 14 Tage nach einem Infekt typischerweise des Respirationstraktes auf, bzw. eine Ursache ist nicht eruierbar. Beim sog. parainflammatorischen Auftreten finden sich Autoimmunerkrankungen wie rheumatoide Arthritis, Infektionen, auch durch Yersinien, Mykoplasmen, oder Helicobacter pylori, chronisch entzündliche Darmerkrankungen und die Sarkoidose als Begleiterkrankungen. Eine weitere wichtige Gruppe stellen die paraneoplastischen Sweet-Syndrome dar. Hier wurden vor allen Dingen Assoziationen zu Leukämien und Lymphomen, aber auch zu soliden Tumoren, vorzugsweise Adenokarzinomen, beschrieben. Gelegentlich tritt das Sweet-Syndrom auch im Rahmen von Schwangerschaften auf, hingegen wird es nur ausgesprochen selten durch Medikamente verursacht. In diesem Zusammenhang in der Literatur genannt sind G-CSF, Hydralazin bei LE-Patienten, Minozyklin und der Einsatz von all-trans-Retinsäure in der Therapie von Leukämien.

Klinisch ist das Sweet-Syndrom in der Regel charakteristisch. Die Patienten fühlen sich krank und zeigen die typischen, erhabenen, prall-infiltrierten, scharf begrenzten, erythematösen Plaques, nicht selten mit Pseudovesikulation oder auch Pusteln [2] auf ihrer Oberfläche. Typische Prädilektionsstellen sind die Kopf-Hals-Region, die oberen Brust- und Rückenpartien sowie die distalen Extremitäten. An den Unterschenkeln kann es zum Auftreten eines typischen Erythema nodosum kommen. Hinzutreten können Konjunktivitis, Arthralgien, Fieberschübe und orale Aphten. Die Laborkonstellation ist in der akuten Phase in der Regel charakteristisch: Es zeigen sich fast stets eine erhöhte Blutsenkungsgeschwindigkeit, eine Vermehrung der Neutrophilen und Stabkernigen bei relativer Lymphopenie im Differentialblutbild und ein erhöhtes C-reaktives Protein, während eine Leukozytose bei 20 % der Patienten fehlen kann. Histologisch findet sich in der Akutphase ein typisches Bild mit nicht selten epidermotropen neutrophilen Granulozyten, die auch kleine Pusteln formen können, sowie einem kräftigen subepidermalen Ödem, das klinisch auch zu den Pseudovesikulationen führt, sowie darunter einem bandförmigen Infiltrat, das aus mehr perivasal orientierten mononukleären Zellen und mehr diffus verteilten neutrophilen Granulozyten besteht. Eine Vaskulitis der Gefäße fehlt typischerweise, allerdings kann ein genaues Durchmustern der Präparate an einzelnen Gefäßen durchaus Vaskulitistypische Befunde wie fibrinoide Nekrosen zeigen [3].

Therapeutisch ist das Sweet-Syndrom einer oralen Kortikosteroidtherapie gut zugänglich, die Prednisolon-Dosis braucht 1 mg/kg Körpergewicht nicht zu überschreiten. Das schnelle Ansprechen auf diese Therapie kann als Charakteristikum der Erkrankung angesehen werden. Auch die assoziierten Symptome wie Fieber, Gelenkbeschwerden und Konjunktivitis sprechen regelhaft sehr schnell auf die Therapie an, dasselbe gilt für die veränderten Laborwerte, die sich nach 2 Wochen vollständig normalisiert haben sollten. Bei etwa 20 % der Patienten kommt es in der Regel bei sehr niedrigen Steroiddosen oder beim Absetzen der Medikation zu einem Rezidiv. Bei diesen Patienten kann es in der Folge zu einem ausgesprochen hartnäckigen, rezidivierenden Verlauf kommen. Sollte eine erneute Erhöhung der Steroiddosis und langsameres Ausschleichen keinen Erfolg zeigen, hat sich bei unseren Patienten der Einsatz von Clofazimin (Lampren) bewährt. Wir geben es für 4 Wochen in einer Dosierung von 200 mg/Tag, dann für weitere 4 Wochen 100 mg/Tag, bevor wir einen erneuten Absetzversuch unternehmen. In der Literatur sind zu diesem Vorgehen einige Alternativen beschrieben. Am häufigsten werden der Einsatz von Kaliumjodid, Colchicin, Dapson und Indometacin genannt. Auch eine Antibiose mit Tetracyclinen kann erfolgreich sein, wobei hier nicht klar ist, ob nicht die Neutrophilenhemmende pharmakologischen Eigenschaften dieser Medikamente eine wichtige Rolle spielen.

Morbus Behcet

Schubweise verlaufende, chronisch progrediente Systemvaskulitis (Morbus Behcet-Touraine, Morbus Gilbert-Adamantiades-Behcet) [4], charakterisiert durch die klassische Symptomentrias von rezidivierenden Aphten der Mundschleimhaut, ulzerösen Genitalläsionen und Hypopyon-Iritis [5].

Der Morbus Behcet (MB) tritt häufiger im Mittelmeerraum, Mittleren und Fernen Osten als in Nordamerika, Mittel- und Nordeuropa auf, nimmt jedoch seit einigen Jahren auch bei uns zu. Mit einer Prävalenzrate um 0,01 % steht Japan weltweit an der Spitze. Der Altersgipfel liegt im 3. Lebensjahrzehnt, Männer erkranken insgesamt häufiger als Frauen [6].

Familiäre Häufung von MB und gewisse HLA-Assoziationen deuten auf genetische Faktoren der Krankheitsdisposition hin. Ethno-epidemiologische Vergleichsuntersuchungen konnten jedoch keine sicher reproduzierbaren Korrelationen der gefundenen HLA-Muster mit bestimmten (muko-kutanen, okulären, arthritischen etc.) Subtypen des MB aufdecken. Möglicherweise spielen auch umwelttoxische Faktoren beim MB eine wichtige Rolle. Nach dem heutigen Kenntnisstand ist eine polyätiologische Beteiligung viraler und/oder bakterieller Antigene am (auto)immunogenen Krankheitsprozeß anzunehmen, der sich klinisch unter den Zeichen einer hyperimmunogenen, polyorganotopen Systemvaskulitis manifestiert [6]. In geringer Ausprägung ist auch in den aphthösen Läsionen eine leukozytoklastische Vaskulitis kleiner Gefäße mit IgG- und Komplementablagerungen nachweisbar [7].

Diagnostisch obligate und meist auch erste Symptome des MB sind multiple orale, schubweise über mehrere Tage bis Wochen auftretende, in unregelmäßigen Intervallen rezidivierende, schmerzhafte Aphten (ggf. mit Ausbreitung in den Pharynx) sowie ähnliche flache, linsenförmige, schmierig belegte, scharf begrenzte, ulzeröse Läsionen mit entzündlich gerötetem Hof im Genitalbereich. Darüber hinaus finden sich in Einzelfällen an der Haut akneiforme, papulonekrotische, pustulöse (kutanes Pathergie-Phänomen) Läsionen, ferner ein rezidivierendes Erythema nodosum, Sweet-Syndrom- bzw. Pyoderma gangraenosum-ähnliche Herde, ggf. mit Thrombophlebitiden und/oder Phlebothrombosen. Zu den – ebenfalls charakteristischen – extrakutanen Manifestationen zählen variable okuläre, gastrointestinale, Herz-, Lungen-, Nieren-, Gefäß- und Gelenksymptome sowie Affektionen des ZNS, begleitet mit Allgemeinsymptomen wie Fieber, Schwächegefühl, Nachtschweiß und Gewichtsverlust.

Medikamente der Wahl sind (initial hochdosierte) Kortikosteroide, ergänzt durch systemische Immunsuppressiva (Azathioprin, Cyclophosphamid, Chlorambucil, Cyclosporin A, Methotrexat), Colchicin, Dapson, Thalidomid sind aufgrund antichemotaktischer Beeinflussung der Granulozyten wertvoll. Systemisch angewandte Interferone haben sich in schweren Fällen wiederholt bewährt. Hohe Heparindosen sind bei thrombembolischen Komplikationen, Plasma- oder Bluttransfusionen bei Blutanämie oder fibrinolytischen Störungen angezeigt. Die Lokalbehandlung der Aphthen folgt den bei RBA geltenden Regeln (Kortikosteroidgel, 1% wässrige Tetrazyklin-Lösung, Adstringentien etc.), wobei wegen der systemischen Immunsuppression bei der Mundpflege auch eine Candidaprophylaxe einbezogen werden muß.

Idiopathische rezidivierende palmoplantare Hidradenitis

Die idiopathische rezidivierende palmoplantare Hidradenitis (IRPH), erstmals 1994 bzw. 1995 von Stahr et al. [8] sowie Rabinowitz et al. [9] beschrieben, ist durch ein rezidivierendes Auftreten von schmerzhaften, geröteten Plaques und Knoten an den Sohlen und seltener auch an den Handtellern von Kindern charakterisiert. Im Gegensatz zu den älteren, meist schwerkranken Patienten mit neutrophiler ekkriner Hidradenitis [10] sind diese Kinder sonst gesund.

Die IRPH wurde bisher in Europa und Nordamerika etwa bei 50 Kindern beobachtet, wir haben inzwischen 25 Kinder mit dieser Erkrankung diagnostiziert und überblicken somit das weltweit größte Patientengut. Das Durchschnittsalter unserer Patienten betrug 6 (Altersspanne 1,5-15) Jahre. Mädchen erkrankten insgesamt häufiger als Jungen (Verhältnis 2,1:1) [11]. Das Auftreten der Erkrankung wurde besonders häufig im Frühjahr und Herbst beobachtet. Bei den Laboruntersuchungen fielen bei 3/24 Kindern eine leichte Leukozytose, mäßig erhöhte BKS und CRP-Werte, begleitet mit minimalem Körpertemperaturanstieg (< 38 °C), auf. Bei allen Patienten heilten die Läsionen z.T. auch ohne Therapie innerhalb von 3 Wochen (Median 7 Tage) ab. Die Hälfte der Kinder erlitten jedoch ein oder mehrere Rezidive ihrer Erkrankung. Histologisch dominierten neutrophile Granulozyten um und im dermalen ekkrinen Apparat.

Die Pathogenese der IRPH ist unbekannt. Mechanische und/oder thermische Traumen können zur Ruptur von palmoplantaren ekkrinen Schweißdrüsen mit Freisetzung von Zytokinen (TNF-alpha, G-CSF, IL-8) führen, die in der Lage sind, neutrophile Granulozyten anzulocken und dadurch die für die IRPH typischen schmerzhaften, entzündlich geröteten Papeln, Knoten und Plaques hervorzurufen.

Das klinische Bild ist äußerst charakteristisch und macht unseres Erachtens in den meisten Fällen eine histologische Untersuchung überflüssig. Darüber hinaus fanden wir gewisse Saisonalität bei Auftreten dieser wahrscheinlich gar nicht so seltenen, benignen, innerhalb von wenigen Tagen zur Spontanheilung neigenden, allerdings häufig rezidivierenden Dermatose.

Pyoderma gangraenosum

Das Pyoderma gangraenosum kann zu den chronisch verlaufenden reaktiven neutrophilen Dermatosen gezählt werden. Die Erstbeschreibung als eigene Krankheitsentität erfolgte 1930 durch Brunsting, Goeckermann und O'Leary, deren irreführende Bezeichnung »Pyoderma« bis heute erhalten blieb. Die Inzidenz wird in der Literatur mit etwa 3 Fällen auf 1 Mill. Einwohner/Jahr angegeben. Betroffen sind alle Altersgruppen mit einem Peak in der Gruppe der 50- bis 60-Jährigen. Bezüglich der Geschlechtsverteilung finden sich in der Literatur unterschiedliche Angaben, in unserem Kollektiv fanden wir ein Überwiegen weiblicher Patientinnen.

In etwa 50% der Patienten ist das Pyoderma gangraenosum assoziiert mit einer weiteren Erkrankung. Beim sog. parainflammatorischen Auftreten sind hier in erster Linie die rheumatoide Arthritis, der M. Crohn und die Colitis ulcerosa zu berücksichtigen. Beim Auftreten im Rahmen von hämatologischen Erkrankungen ist vor allem an das Vorliegen von Leukämien, Lymphomen und Paraproteinämien zu denken [12].

Klinisch zeigt sich beim klassischen Bild ein progressiv wachsendes Ulkus mit charakteristischem lividblauen, unterminierten Ulkusrand. Ein Pyoderma gangraenosum kann prinzipiell jedes Areal des Körpers betreffen, die typischen Prädilektionsstellen sind aber mit etwa 80% die Unterschenkel. Hieraus ergibt sich, daß die Differentialdiagnose zu klassischen Ulcera crurum, insbesondere bei älteren Patienten, ausgesprochen schwierig sein kann. Wir haben diesbezüglich Major- und Minorkriterien formuliert [13], die hier diagnostische Hilfestellung leisten können.

Histologisch sind die Befunde beim Pyoderma gangraenosum wenig spezifisch. In Frühphasen zeigt sich ein sehr neutrophilenreiches Infiltrat, das auch die Epidermis durchsetzen kann, und vom Sweet-Syndrom kaum abzugrenzen ist. In späteren Stadien ist histologisch und immunhistologisch eine oberflächliche wie tiefe Gefäße betreffende Vaskulitis noch am ehesten in der Differentialdiagnose zu primär gefäßbedingten Ulzerationen hilfreich. Seltene klinische Varianten des Pyoderma gangraenosum sind vor allen Dingen das Pyoderma gangraenosum vegetans, bei dem es bei meist hochchronischem Verlauf zu einem bizarren Nebeneinander von primär sterilen Pyodermien und verrukösen Epithelproliferationen kommen kann. Histologisch wird in diesen Fällen nicht selten ein granulomatöses Infiltrat mit sehr geringer vaskulitischer Komponente gesehen. In der Differentialdiagnose zum Sweet-Syndrom ist vor allen Dingen die akut ulzerierende Variante zu nennen, bei der es häufig mit Fieber und Gelenkbeschwerden sowie ähnlichen Laborveränderungen zu einem akuten Auftreten mehrerer bis zahlreicher, sich dann rasch verbreitender Ulzerationen kommen kann. In der Literatur immer wieder beschrieben und auch in unserem eigenen Patientengut beobachtet finden sich hierbei Fälle, bei denen parallel ein Sweet-Syndrom und ein akut verlaufendes Pyoderma gangraenosum auftreten. Allerdings sollte dieser zahlenmäßig doch geringe Overlap bei diesen beiden Entitäten nicht dazu verleiten, nicht den sorgfältigen Versuch einer präzisen Einschätzung eines klinischen Bildes zu versuchen.

Therapeutisch ist eine konservative Ulkustherapie stets unzureichend, ja, deren Versagen kann nicht selten diagnostisch hilfreich sein. Therapie der Wahl ist aus unserer Sicht die Gabe von oralen Kortikosteroiden, diese müssen in der Regel mit etwa 100 mg/Tag (z. B. Prednisolon) initial dosiert werden. Im Falle diagnostischer Unsicherheit ist nach unseren Erfahrungen das Ansprechen auf diese Therapie nach etwa 2 Wochen sicher feststellbar. Es empfiehlt sich dann, die Reduktion der Steroiddosen planmäßig weiterzuführen sowie ein nicht-steroidales Immunsuppressivum zusätzlich einzusetzen. Diesbezüglich am häufigsten beschrieben sind Azathioprin und Cyclosporin A, mit denen in der Literatur ausreichende positive Erfahrungen vorliegen. Wir und andere haben in der letzten Zeit auch positive Erfahrungen mit dem T- und B-Zellhemmer Mycophenolat (Cellsept) sammeln können, insbesondere die niedrigere Nebenwirkungsrate im Vergleich zum Cyclosporin A könnte für eine Kombination mit diesem Präparat sprechen, allerdings sind hier weitere Erfahrungen abzuwarten. Bei Therapieresistenz ist die Gabe von Cyclophosphamid oder Methotrexat eine therapeutische Alternative. Begleitet wird die medikamentöse Therapie von einer klassischen Ulkustherapie, die bevorzugt auf die moderne feuchte Wundbehandlung zurückgreifen sollte. Das subjektive Schmerzempfinden des Patienten sowie der möglichst reizlose Zustand des Ulkusrandes sind gute Verlaufsparameter für die Dosierung der Immunsuppression. Bei Vorliegen reizloser Verhältnisse und eines sauberen Granulationsgewebes haben wir unter Fortführung der Medikation keinerlei Bedenken gegen etwaige operative Maßnahmen wie eine Mash-graft-Deckung. Unsere Verlaufsbeobachtungen beim Pyoderma gangraenosum haben gezeigt, daß es sich bei einem nicht geringen Teil der Patienten um eine ausgesprochen hartnäckige, konstant rezidivierende Erkrankung handelt. Interessanterweise konnten wir bei unserem Kollektiv feststellen, daß es bei den sog. idiopathischen Fällen nicht im weiteren Verlauf zu einem Auftreten typischer assoziierter Erkrankungen kam. Zumindestens in diesen Fällen muß das Pyoderma gangraenosum als eine völlig eigenständige Erkrankung, derzeit letztlich völlig ungeklärter Ätiologie, angesehen werden [13].

Literatur

1. von den Driesch P (1994) Sweet's syndrome. J Am Acad Dermatol 31:535-556
2. Tacke J, Diepgen TL, Albrecht HP, von den Driesch P (1994) Pustulöse und bullöse Variante eines Sweet-Syndroms. Hautarzt 45:184-187
3. von den Driesch, P (1996) Sweet's syndrome and vasculitis (letter). J Am Acad Dermatol 34:539
4. Behcet H (1937) Über rezidivierende, aphthöse, durch ein Virus verursachte Geschwüre am Mund, an Auge und an den Genitalien. Dermatol Wochenschr 105:1152-1157
5. International study group for Behcet's disease (1990) Criteria for diagnosis of Behcet's disease. Lancet 335:1078-1080
6. Ghate JV, Jorizzo JL (1999) Behcet's disease and complex aphthosis. J Am Acad Dermatol 40:1-18
7. Reimer G, Luckner, L, Hornstein OP (1983) Direct immunofluorescence in recurrent aphthous ulcers and Behcet's disease. Dermatologica (Basel) 167:293-298
8. Stahr BJ, Cooper PH, Caputo RV (1994) Idiopathic plantar hidradenitis: a neutrophilic eccrine hidradenitis occurring primarily in children. J Cutan Pathol 21:289-296
9. Rabinowitz LG, Cintra ML, Hood AF, Esterly NB (1995) Recurrent palmoplantar hidradenitis in children. Arch Dermatol 131:817-820
10. Harrist TJ, Fine JD, Berman RS, Murphy GF, Mihm M Jr (1982) Neutrophilic eccrine hidradenitis: a distinctive type of neutrophilic dermatosis associated with myelogenous leukemia and chemotherapy. Arch Dermatol 118:263-266
11. Simon M Jr, Cremer H, von den Driesch P (1998) Idiopathic recurrent palmoplantar hidradenitis in children. Report of 22 cases. Arch Dermatol 134:76-79
12. Hüner A, Hornstein OP, von den Driesch P (1995) Pyoderma gangraenosum – Klinik, assoziierte Erkrankungen und Therapiemöglichkeiten. Dtsch Ärztebl 92:A1998-2002
13. von den Driesch P (1997) Pyoderma gangrenosum: a report of 44 cases with follow up. Br J Dermatol 137:1000-1005

Urtikaria und Angioödem

Urtikaria und Angioödem

K. Bork, T. Zuberbier

Urtikaria und Angioödem sind klinische Symptome, die auf passageren Ödemen beruhen und daher eine enge Beziehung zueinander aufweisen. Beide Symptome gehören zahlreichen verschiedenen Krankheitsentitäten an, deren Pathogenese, Klinik und Therapie durchaus unterschiedlich ist.

Bei der akuten Urtikaria stehen meist 1 cm große Urticae vergesellschaftet zum Teil mit Angioödemen im Vordergrund. In ca. 15 % der Fälle treten zusätzlich systemische Reaktionen wie Übelkeit, Luftnot und Schluckbeschwerden auf. Neuere eigene Untersuchungen zeigen, daß die Erkrankung meist ein einmaliges selbstlimitiertes Ereignis darstellt. Bei einer eigenen Untersuchung an 109 Patienten mit akuter Urtikaria war die maximale Bestandsdauer 21 Tage. Es kam in keinem Fall zu einem Übergang in eine chronische Form [11]. Der häufigste Auslöser waren Infekte der oberen Luftwege mit 39,5 % der Fälle. Der zweithäufigste eruierbare Auslöser waren zumeist pseudoallergische Reaktionen insbesondere auf Analgetika wie Acetylsalicylsäure. Während jeder zweite Patient Nahrungsmittel als Auslöser vermutete, spielten sie objektiv nur eine untergeordnete Rolle. Bei nur einem Betroffenen von 109 untersuchten Personen ließen sich Typ I-allergische Reaktionen als Auslöser der Urtikaria verifizieren. Diese Ergebnisse decken sich mit einer japanischen Untersuchung von Aoki et al., die in einem Kollektiv von 50 Patienten durchgeführt wurden, bei denen in keinem Fall Nahrungsmittel als Auslöser entdeckt werden konnten [1]. Die Bedeutung von Nahrungsmitteln scheint jedoch altersabhängig zu sein, nach einer Untersuchung von Legrain et al. 1994 spielt Kuhmilch insbesondere bei Kleinkindern mit 90 % als Auslöser einer akuten Urtikaria eine wichtige Rolle [8], pseudoallergische Reaktionen auf Nahrungsmittel spielen dagegen insgesamt bei der akuten Urtikaria kaum eine Rolle. Zusammenfassend kann entsprechend die eingehende Diagnostik angesichts des selbstlimitierten Verlaufes der Erkrankung nur dann empfohlen werden, wenn ein anamnestischer Verdacht und auf einen auslösenden Faktor besteht.

Tabelle 1. Einteilung der Urtikaria nach Dauer, Frequenz und Auslöser, (modifiziert nach: Urtikaria. Henz, Zuberbier, Grabbe (Hrsg.). Springer, 1996)

	Dauer	Frequenz der Urticae
1. Spontanes Auftreten von Quaddeln und/oder Angioödemen		
Akute Urtikaria	< 6 Wochen	
Chronische (kontinuierliche) Urtikaria	< 6 Wochen	täglich
Chronisch rezidivierende Urtikaria	> 6 Wochen,	mind. 1x/Woche
Chronisch intermittierende Urtikaria	> 6 Wochen,	> 1 Wo. bis 12 Mon.
2. Quaddeln und/oder Angioödeme durch physikalische Reize (physikalische Urtikaria)	durch:	
Urticaria factitia	Mechanische Scherkräfte (nach 1–5 min.)	
verzögerte Druckurtikaria	Senkrechten Druck (mit ca. 3–8 h Latenz)	
Kälteurtikaria	Kalte Luft/Wasser	
Wärmeurtikaria	lLokale Wärme	
Lichturtikaria	UV oder sichtbares Licht	
3. Sonderformen	**Charakteristika:**	
Cholinergische Urtikaria	Stecknadelkopfgroße Urticae nach Erhöhung der Körpertemperatur durch Anstrengung, Wärme, Aufregung	
Kontakt-Urtikaria	Urticae nach Haut-/Schleimhaut-Kontakt mit Typ I Allergenen der irritativ toxischen Noxen	
Urticaria vasculitis	kutane Vaskulitis mit quaddelartigen Effloreszenzen (im Gegensatz zur Quaddel > 24 h bestehend)	
Urticaria pigmentosa	kutane oder systemische Mastozytose	

In Gegensatz hierzu steht die chronische Urtikaria, bei der es definitionsgemäß über mindestens 6 Wochen, meist jedoch sehr viel länger zu einem spontanen Auftreten von Urticae kommt. Sie muß von den physikalischen Urtikariaformen wie auch der Urticaria factitia abgegrenzt werden, da diese pathogenetisch auf anderen Faktoren beruhen (Tabelle 1). Für die chronische Urtikaria fehlen epidemiologische Untersuchungen, Schätzungen gehen von einer Prävalenz in der Allgemeinbevölkerung von 0,05 % aus. Die durchschnittliche Erkrankungsdauer sind 3-5 Jahre [11, 12]. Neben Urticae können auch Angioödeme vorkommen. In 8-10 % der Fälle treten sogar ausschließlich Angioödeme auf, die jedoch im Gegensatz zu Angioödemen bei C1 Inhibitor (C1-INH)-Defekt gut auf Antihistaminika ansprechen. Systemische Reaktionen sind seltener als bei der akuten Urtikaria. Im Gegensatz zur akuten Urtikaria haben Nahrungsmittel bei der chronischen Urtikaria eine herausragende Rolle als auslösenden Faktor. Bei der chronisch kontinuierlich bestehenden Urtikaria mit täglich spontan auftretenden Quaddeln sprechen 50-70 % der Fälle auf eine strenge pseudoallergenarme Diät an. Die Auslöser sind in erster Linie natürlich vorkommende Pseudoallergene insbesondere in Obst und Gemüse, während künstliche Zusatzstoffe nur eine untergeordnete Rolle spielen [10]. Typ I-allergische Reaktionen auf Nahrungsmittel stellen ebenfalls eine Ausnahme dar. Leider stehen für die Diagnostik der pseudoallergischen Reaktion bis heute weder in vitro-Tests, noch Hauttests zur Verfügung. Die einzige Möglichkeit des Nachweises ist eine pseudoallergenarme Karenzdiät, die mindestens für 3 Wochen eingehalten werden muß, da die Symptome in 30 % der Paetienten erst nach 14-tägiger Eliminationsdiät sistieren. Bei Besserung kann zur Diagnosesicherung im Anschluß in der ambulanten Praxis dem Patienten ein Schema für eine 2-tägige pseudoallergenreiche Kost gegeben werden. Im Anschluß erfolgt ein Kostaufbau unter Protokollführung. Bei konsequenter Meidung auslösender Nahrungsmittel kommt es in 50 % der Fälle zu einer Ausheilung der Urtikaria innerhalb von 6 Monaten, so daß wieder alle Nahrungsmittel vertragen werden. Die Pathogenese der pseudoallergischen Reaktion konnte bisher nicht geklärt werden, neuere eigene Untersuchungen zeigen jedoch, daß möglicherweise geringgradige Schädigungen an der Mukosa des Magens, die zu einer erhöhten Permeabilität führen, beteiligt sein könnten.

Generell sind Entzündungen im Bereich des Magens und des distalen Ösophagus oft assoziiert mit einer Helicobacter pylori-Infektion, die zweithäufigste Ursache der chronischen Urtikaria (ca. 15 %). Weitere infektiöse Auslöser scheinen im Gegensatz zu Angaben in älterer Literatur nur eine untergeordnete Rolle zu spielen. So konnten in einer eigenen Untersuchung bei 64 Patienten weder Candida, Parasiten noch bakterielle Foci außerhalb des Magen-Darm-Traktes als ursächlich für die Urtikaria identifiziert werden. Pathogenetisch noch nicht geklärt ist die Rolle von Autoantikörpern [6]. Zum einen finden sich vermehrt Schilddrüsen-Antikörper, zum anderen ließen sich auch in unserem Kollektiv in 38 % der Fälle Autoantikörper gegen den hochaffinen IgE Rezeptor nachweisen. Die Bedeutung ist jedoch unklar, da beide Gruppen von Autoantikörpern zur Hälfte auch bei Patienten vorkamen, die auf Diät eine Vollremission zeigten.

Angioödeme sind rezidivierende flüchtige Ödeme der Haut oder der inneren Organe. Das Bedrohliche an ihnen ist, daß sie meist unvorhergesehen auftreten und neben anderen Lokalisationen auch Larynx und Glottis betreffen können, so daß ein Erstickungstod möglich ist. Todesfälle durch ein Larynxödem im Rahmen rezidivierender Angioödeme kommen auch heute noch vor, so daß die größtmögliche Sorgfalt bei der Zuordnung, Beurteilung und Prophylaxe geboten ist. Am weitaus häufigsten sind Angioödeme Teilbild oder Äquivalent einer Urtikaria. Sie treten oft auch isoliert und rezidivierend als sog. »idiopathische Angioödeme« auf. Der Hauptmediator dieser Angioödemform ist wahrscheinlich Histamin, analog zur Urtikaria.

Eine vollkommen andere Krankheit, auch hinsichtlich Pathogenese, klinischem Bild und Therapie, sind rezidivierende Angioödeme im Rahmen des hereditären Angioödems (HAE) durch einen ererbten C1-Inhibitormangel. Das HAE wird autosomal dominant vererbt. Jeder Patient ist für den C1-INH-Defekt heterozygot und hat ein normales und ein defektes Gen. Patienten mit HAE-Typ I besitzen ein normal exprimiertes C1-INH-Gen und ein abnormales oder deletiertes Gen, das nicht exprimiert wird. Patienten mit einem HAE-Typ II besitzen ebenfalls ein normales Gen, das andere Gen ist abnormal und wird exprimiert, es führt zur Synthese eines dysfunktionellen C1-INH. Das Gen, das den C1-INH kodiert, ist auf dem langen Arm des Chromosoms 11 lokalisiert [3]. Durch neue Techniken zur Erkennung von Mutationen sind zahlreiche Mutanten inzwischen bekannt geworden [2], bis jetzt sind es 65. Das HAE Typ II entsteht durch Punktmutationen im C1-INH-Gen. Der C1-INH kontrolliert die spontane Autoaktivierung der ersten Komplement-Komponente (C1) ebenso wie aktiviertes C1. Ein Mangel an funktionellem C1-INH führt zu Komplementaktivierung und rezidivierenden Angioödemen. Der C1-INH ist ein Glykoprotein von 105.000 Dalton Molekulargewicht. Es handelt sich um ein einkettiges Protein, das aus 478 Aminosäuren besteht und überwiegend in Hepatozyten gebildet wird, geringfügig auch in Blut-Monozyten, Hautfibroblasten und endothelialen Zellen der Nabelschnur [7]. Durch die

Aktivierung der Anfangsphase des Komplementsystems kommt es als Folge zu einer permanenten Verminderung von C2 und C4 im Plasma. Die exakte Pathogenese des Angioödems ist noch nicht geklärt, insbesondere ist der Hauptmediator, der zur Gefäßpermeabilitätserhöhung führt, nicht bekannt. Es wurde postuliert, daß das gespaltene C2 zur Entstehung der erhöhten Permeabilität der Gefäßwände führt. Eine zweite Hypothese ist, daß Bradykinin vermehrt über das nicht ausreichend vom C1-INH inhibierte Kallikrein entsteht und die Schwellungen bewirkt. Bradykinin ist ein potenter Vasodilatator und wirkt durch Freisetzung von Prostacyclin, Stickstoffoxid und dem aus Endothel stammenden hyperpolarisierenden Faktor. Obwohl auch nach anderen Hinweisen Bradykinin wohl als Mediator beteiligt ist, läßt sich nicht übersehen, daß die Injektion von Bradykinin in die Haut nicht zu Angioödemen, sondern zu andersartigen, schmerzhaften Erythemen führt. Möglicherweise wird das hereditäre Angioödem durch Zusammenwirken eines C2-Fragmentes und Bradykinin ausgelöst. Ein erhöhter Spiegel von Bradykinin ist sowohl bei den akuten Schwellungen [9] als auch im Intervall [5] festgestellt worden. Ein Trauma, das in vielen Fällen die lokale Schwellung auslöst, bewirkt offenbar eine Aktivierung der Gerinnungsfaktoren XI und XII, die wiederum C1-INH verbrauchen, so daß dieser örtlich in noch geringerer Konzentration zur Verfügung steht.

Patienten mit rezidivierenden Angioödemen durch einen ererbten C1-INH-Mangel bedürfen einer eingehenden Diagnostik und einer adäquaten Prophylaxe zur Vermeidung der Larynxödeme sowie der Haut- und Abdominalsymptomatik. Familienuntersuchungen sind zudem notwendig.

Angioödeme durch die Antihypertensiva-Klasse der ACE-Hemmer sind wichtige unerwünschte Arzneimittelwirkungen, sie können zu lebensbedrohlichen Larynxödemen mit Erstickungsgefahr führen und sind daher, obwohl selten, von großer praktischer Bedeutung, zumal auch ACE-Hemmer inzwischen weit verbreitet sind [4]. Mehrfach sind Todesfälle durch Larynxödeme vorgekommen. Das Risiko eines Angioödems durch ACE-Hemmer ist in den ersten drei Behandlungswochen am höchsten, doch können Angioödeme auch erst Monate oder, selten, sogar Jahre nach Behandlungsbeginn und komplikationsloser Langzeiteinahme auftreten. Wichtig ist, daß auch gerade bei den spät auftretenden Angioödemen der ursächliche Zusammenhang mit der Einnahme des ACE-Hemmers erkannt wird. Die Pathogenese der Angioödeme durch ACE-Hemmer ist bislang unklar. Alle bisherigen Erkenntnisse sprechen gegen einen immunologischen Mechanismus. Verschiedene Kriterien, z. B. das mögliche Auftreten von Darmödemen und das häufige Fehlen einer Urtikaria, lassen an einen ähnlichen Mechanismus wie bei den Angioödemen durch C1-INH-Mangel, dem hereditären Angioödem, denken, durchaus also an eine Kinin-vermittelte Reaktion. Hinweise auf prädisponierende Faktoren bestehen nicht. Eine Dosisabhängigkeit ist ebenfalls nicht zu eruieren. Bradykinin scheint gleichfalls der Hauptmediator zu sein.

Literatur

1. Aoki T, Kojima M, Horiko T (1994) Acute urticaria: history and natural course of 50 patients. J Dermatol 21:73–77
2. Bissler JJ, Aulak KS, Donaldson VH, Rosen FS, Cicardi M, Harrison RA, Davis III AE (1997) Molecular defects in hereditary angioneurotic edema. Proc Am Physicians 109:164–173
3. Bock SC, Skriver K, Nielsen E, Thogersen HC, Wiman B, Donaldson VH, Eddy RL, Marrinan J, Radziejewska E, Huber R et al (1986) Human C1 inhibitor: primary structure, cDNA cloning, and chromosomal localization. Biochemistry 25:4292-301
4. Bork K (1999) Angioödeme durch ACE-Hemmer. In Arzneimittelnebenwirkungen an der Haut, Schattauer, Stuttgart-New York, S. 81–83
5. Bork K, Benes P, Eckes B (1993) Erhöhte Konzentrationen von Plasma-Bradykinin und Lys-Bradykinin zwischen den Ödemphasen bei Patienten mit hereditärem Angioödem. Zentr Bl f Haut- u. Geschl Kr 162 (Suppl.):165
6. Hide M, Francis DM, Grattan CEH, Hakimi J, Kochan JP, Greaves MW (1993) Autoantibodies against the high-affinity IgE receptor as a cause of histamine release in chronic urticaria. N Engl J Med 328:1599–1604
7. Kramer J, Katz Y, Rosen FS, Davis AE 3d, Strunk RC (1991) Synthesis of C1 inhibitor in fibroblasts from patients with type I and type II hereditary angioneurotic edema. J Clin Invest 87:1614–1620
8. Legrain V, Taieb A, Sage T Maleville J (1990) Urticaria in infants: a study in 40 patients. Pediatr Dermatol 7:101–107
9. Nussberger J, Cugno M, Amstutz C, Cicardi M, Pellacani A, Agostoni A (1998) Plasma bradykinin in angio-oedema. Lancet 351:1693–1697
10. Zuberbier T, Chantraine-Hess S, Hartmann K, Czarnetzki BM (1995) Pseudoallergen-free diet in the treatment of chronic urticaria – a prospective study. Acta Derm Venereol (Stockh) 75:484–487
11. Zuberbier T, Iffländer J, Semmler C, Czarnetzki BM (1996) Acute urticaria - clinical aspects and therapeutical responsiveness. Acta Derm Venereol (Stockh) 76:295–297
12. Zuberbier T, Henz BM (1996) Diagnostik der Urtikaria. In: Urtikaria: Klinik, Diagnostik, Therapie (Hrsg.: Henz BM, Zuberbier T, Grabbe J) Springer, Berlin, Heidelberg, New York, pp 137ff.

Leberzelladenome nach Langzeitprophylaxe mit Danazol bei drei Patienten mit hereditärem Angioödem

P. Koch, K. Bork

Danazol ist ein Isoxazol-Derivat des Äthinyl-Testosteron mit geringer androgener Wirkung. Der Wirkstoff findet Anwendung bei Endometriose, fibrozystischer Mastopathie, idiopathischer thrombozytopenischer Purpura und hereditärem Angioödem (HAE). HAE ist charakterisiert durch den genetischen Defekt des C1-Inhibitors. Dadurch kommt es unter Aktivierung des Komplement- und Kininsystems zum Auftreten von 2–5 Tage anhaltenden Ödemen an der Haut, gegebenenfalls im Larynxbereich mit Erstickungsgefahr und im Magen-Darm-Trakt mit tagelangen spastischen Schmerzattacken, gelegentlich auch mit Erbrechen und Diarrhoen. In seltenen Fällen können Nieren, Lunge und Gehirn betroffen sein. Die Patienten leben unter der ständigen Bedrohung eines Glottisödems, das unvorhergesehen auftritt und resistent ist gegen eine Behandlung, die bei sonstigen Glottisödemen wirkt (zum Beispiel Corticosteroide). Danazol wird seit 1976 zur Langzeitprophylaxe des HAE angewendet [5]. Unter der durchschnittlichen niedrigen prophylaktischen Dosis von täglich 50 bis 200 mg entwickeln viele Patienten dosisabhängig Symptome wie Gewichtszunahme, Kopfschmerzen, Myalgien, Maskulinisierung und andere androgene Nebenwirkungen. Diese unerwünschten Wirkungen werden oft toleriert, da Danazol das Auftreten von Magen-Darm-Attacken, Hautschwellungen und Larynxödeme weitgehend verhindert und somit die Lebensqualität der Patienten wesentlich gesteigert wird. Bisher wurden keine schwerwiegenden unerwünschten Wirkungen unter Danazol-Einnahme bei HAE beschrieben, insbesondere wurden keine Lebertumoren bislang beobachtet. Berichtet wird im folgenden von 3 HAE-Patienten, die unter mehr als 10-jähriger niedrig dosierter Anwendung von Danazol Leberzelladenome entwickelten.

Fallberichte

In einem Kollektiv von 87 Patienten aus 47 Familien mit HAE Typ I befanden sich 41 Patienten, die Danazol als Dauermedikation erhielten, 11 bereits länger als 10 Jahre. Während der Einnahmezeit wurden regelmäßig laborchemisch Leberenzyme bestimmt und Ultraschalluntersuchungen der Leber durchgeführt.

Fall 1:

Eine 69jährige Patientin litt seit dem 14. Lebensjahr an Magen-Darm-Attacken und Hautschwellungen, die ca. 2–3 Tage anhielten. Ca. 50 Attacken von Larynxödemen waren erinnerlich. 1976 wurde ein C1-Inhibitor-Mangel entdeckt und die Diagnose eines HAE gestellt. In der Familie waren 5 weitere Personen erkrankt. Die Patientin wurde seit 1976 mit täglich 200 mg Danazol behandelt. Darunter verschwanden die Hautschwellungen und Larynxödeme. Die Magen-Darm-Attacken traten zunächst weiter auf. Seit 1985 war die Patientin vollständig erscheinungsfrei. An weiteren Erkrankungen waren arterieller Hypertonus, Apoplex mit inkompletter Hemiparese und eine kompensierte Niereninsuffizienz bekannt. Einmal jährlich wurden laborchemisch Leberenzyme bestimmt und eine Ultraschalluntersuchung des Bauchraumes durchgeführt. Im September 1996 fiel eine Leberenzymerhöhung auf. Im Ultraschall wurde ein ca. 10 cm messen-

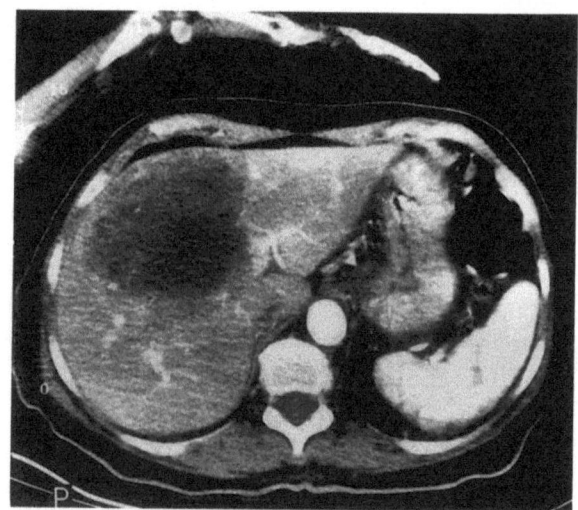

Abb. 1. Danazol-induziertes Leberzelladenom – computertomographische Darstellung

der Leberrundherd festgestellt. Mittels Computertomographie wurde der Befund bestätigt und durch eine Punktion die Diagnose eines Leberzelladenoms histologisch gestellt (Abb. 1). Keine anderen Medikamente konnten für diese pathologischen Untersuchungsbefunde verantwortlich gemacht werden. Aufgrund des reduzierten Allgemeinzustandes wurde von einer chirurgischen Intervention abgesehen. Die Danazol-Therapie wurde sofort beendet. Ultraschall-Kontrolluntersuchungen nach 6, 12, 18 und 24 Monaten zeigten keine Veränderungen. Die Patientin entwickelte seither keine Quincke-Symptomatik.

Fall 2:

Eine 29jährige Patientin berichtet über das Auftreten von Hautschwellungen und Magen-Darm-Attacken seit ihrem 16. Lebensjahr. Im Alter von 7, 16 und 24 Jahren entwickelte sie ein Larynxödem. Die Diagnose eines HAE Typ1 wurde mit 16 Jahren gestellt. Bis auf die Mutter und der Bruder waren bei keinem weiteren Blutsverwandten ähnliche Symptome bekannt. Ab dem 16. Lebensjahr wurde die Patientin mit Danazol 200 mg täglich behandelt. Jährlich durchgeführte laborchemische Kontrollen der Leberenzyme und Ultraschalluntersuchungen waren unauffällig. 1998 klagte die Patientin über Spannungsgefühle im Oberbauch. Bei der körperlichen Untersuchung fiel eine vergrößerte Leber auf. Die Leberenzyme lagen im Normbereich. Im Ultraschall wurden zwei Leberrundherde festgestellt und mittels Magnetresonanztomographie bestätigt. Durch eine Punktion wurde histologisch die Diagnose eines Leberzelladenoms ohne Malignitätszeichen gestellt. Die Danazol-Therapie wurde sofort beendet. Kurze Zeit später traten erneut Magen-Darm-Attacken und Hautschwellungen auf. Seit dieser Zeit wird die Patientin mit 2000 U C1-Inhibitor 2mal wöchentlich substituiert. Die Leberzelladenome wurden chirurgisch entfernt.

Fall 3:

Ein 39jähriger Patient klagte seit seinem 2. Lebensjahr über rezidivierend auftretende Magen-Darm-Attacken und Hautschwellungen. Ein Larynxödem war ihm im 17. Lebensjahr erinnerlich. Mit 16 Jahren wurde die Diagnose HAE gestellt. Seit dem 23. Lebensjahr wurde der Patient täglich mit Danazol 400 mg über 18 Monate und anschließend 200 mg behandelt. Halbjährlich durchgeführte Laborkontrollen der Leberenzyme und Ultraschalluntersuchungen des Bauchraumes waren unauffällig. 1998 wurde sonographisch ein Leberrundherd festgestellt, biopsiert und histologisch die Diagnose eines Leberzelladenoms gestellt. Nach Abbruch der Danazol-Therapie kam es wöchentlich 1-2 mal zum Auftreten von Magen-Darm-Attacken und Hautschwellungen. Eine Substitutionstherapie mit C1-Inhibitor 4000 U einmal wöchentlich oder 14tägig – je nach Symptomatik – wurde begonnen und der Lebertumor chirurgisch entfernt.

Diskussion

Zur Kurzzeitprophylaxe des HAE oder bei Auftreten lebensbedrohlicher Komplikationen steht ein C1-Inhibitor-Konzentrat zur Verfügung. Zur Langzeitprophylaxe kommen die Androgenderivate Danazol und Stanozolol zur Anwendung. Danazol wirkt antigonadotrop, stimuliert die Synthese von hormonbindenden Globulinen und Plasmaproteinen in der Leber, wodurch es zu einer Synthesesteigerung des C1-Inhibitors in der Leber kommt. Die durchschnittliche Tagesdosis zur erfolgreichen Prophylaxe des HAE liegt zwischen 50-200 mg. Andere Medikamente zur Langzeitprophylaxe sind entweder sehr teuer (C1-Inhibitor) [6], weniger effektiv oder mit mehr unerwünschten Wirkungen behaftet (epsilon-Aminocapronsäure, Tranexamsäure). An unerwünschten Wirkungen im Rahmen einer Danazol-Therapie waren bisher Leberenzymerhöhungen, Myalgien, Maskulinisierung, Abnahme der Libido, Kopfschmerz, Gewichtszunahme, Schwindel, Hämaturie und Übelkeit bekannt – oft dosisabhängig auftretend1. Leberzelltumoren unter niedrigdosierter Danazol-Langzeitmedikation bei HAE wurden bisher nicht beobachtet. Dies mag auch darin begründet sein, daß Danazol erstmals 1976 zur Therapie des HAE angewendet wurde und es zunächst wenige Langzeit-Anwender gab [1, 3, 11]. Bei anderen Erkrankungen dagegen wurden Danazol-induzierte Leberzelltumoren mehrfach beobachtet: Leberzelladenome wurden unter Danazol-Therapie mit einer täglichen Dosis von 400-600 mg bei Endometriose [9] beobachtet, bei idiopathischer thrombozytopenischer Purpura [4, 8] und bei Uterusmyomen [7]. Danazol-induzierte hepatozelluläre Karzinome wurden bisher bei 2 Patientinnen beobachtet, eine Patientin litt an einer Endometriose [2], die zweite an einem Lupus erythematodes [10]. Da inzwischen zunehmend HAE-Patienten länger als 10 Jahre Danazol erhalten, muß in den nächsten Jahren mit dem vermehrten Auftreten von Leberzelltumoren gerechnet werden.

Diese Fallberichte unterstreichen, daß Androgene zur Langzeittherapie nur sehr zurückhaltend eingesetzt werden sollten. Ist eine Behandlung mit Danazol unumgänglich, sollte die geringste, gerade noch wirksame Dosis, gewählt werden. Weiterhin sollte versucht werden, diese Dosis nach Jahren zu reduzieren oder, wenn möglich, Danazol abzusetzen. Regelmäßige

Leberenzymkontrollen und Ultraschall-Untersuchungen – mindestens einmal jährlich – müssen zur Routinediagnostik gehören.

Eine Langzeitbehandlung mit Danazol zu beenden, bedeutet für viele HAE-Patienten den Verlust einer neu gewonnenen Lebensqualität. Bei 2 der hier geschilderten Patienten kam es nach Absetzen von Danazol erneut zu häufigen, auch bedrohlichen Ödemattacken, so daß eine C1-Inhibitor Substitution über einige Monate erforderlich wurde.

Literatur

1. Bork K, Witzke G (1989) Long-term prophylaxis with C1-inhibitor (C1 INH) concentrate in patients with recurrent angioedema caused by hereditary and acquired C1-Inhibitor deficiency. J. Allergy Clin. Immunol 83:677–682
2. Buamah PK (1985) An apparent danazol-induced primary hepatocellular carcinoma: case report. J Surg Oncol 28:114–116
3. Cicardi M, Castelli R, Zingale LC, Agostoni A (1997) Side effects of long-term prophylaxis with attenuated androgens in hereditary angioedema: Comparison ot treated and untreated patients. J Allergy Clin Immunol 99:194–196
4. Fermand JP, Levy Y, Bouscary D, D'Agay MF, Clot P, Frija J, Brouet JC (1990) Danazol-induced hepatocellular adenoma. Am J Med 88:529–530
5. Gelfand JA, Sherins RJ, Alling DW, Frank MM (1976) Treatment of hereditary angioedema with danazol. N Engl J Med 295:1444–1448
6. Hosea SW, Santaella ML, Brown EJ, Berger M, Katusha K, Frank MM (1980) Long-term therapy with hereditary angioedema with danazol. Ann Intern Med 93:809–812
7. Kahn H, Manzarbeitia C, Theise N, Schwartz M, Miller C, Thung SN (1991) Danazol-induced hepatocellular adenoma. A case report and review of the literature. Arch Pathol Lab Med 115:1054–1057
8. Laraki R, Bletry O, Frances C, Bousquet JC, Abdelsamad I, Godeau P (1992) Adnomatose hpatique induite par le danatrol. Rev Med Intern 13:546
9. Middleton C, McCaughan GW, Painter DM, Stephen MS, Beale M, Fraser I (1989) Danazol and hepatic neoplasia: a case report. Aust N Z J Med 19:733–735
10. Weill BJ, Menkes CJ, Cormier C, Louvel A, Dougados M, Houssin D (1988) Hepatocellular carcinoma after danazol therapy. J Rheumatol 15:1447–1449
11. Zurlo JJ, Frank MM (1990) The long term safety of danazol in women with hereditary angioedema. Fertil Steril 54:64–72

Berufsmedizin

Hautphysiologische Untersuchungen – Methoden in Diagnostik und Prävention von Berufsdermatosen

U. Berndt, W. Wigger-Alberti, P. Elsner

Zusammenfassung

Neben der objektiven Erfassung und Quantifizierung bereits eingetretener beruflich bedingter irritativer Hautschäden dienen hautphysiologische Methoden in der Berufsdermatologie insbesondere der Bemühung um deren Prävention. Praktische Ansätze dazu sind Studien zur Erkennung ekzemgefährdeter Personen, die Ermittlung des irritativen Potentials von Berufsstoffen sowie Wirksamkeits- und Verträglichkeitstestungen beruflicher Hautschutzmaßnahmen.

Mit der Anwendung hautphysiologischer Methoden in der Berufsdermatologie wird in unterschiedlicher Herangehensweise das gemeinsame Ziel der Prävention und Früherkennung beruflich bedingter irritativer Hautschäden verfolgt. Diese, auf der Kumulation zahlreicher subtoxischer Hautreize durch schwache Irritantien beruhende Schädigung ist die häufigste Form des beruflichen Kontaktekzems und gleichzeitig oft die Grundlage für eine sich aufpfropfende Allergisierung. Sie ist jedoch ebenso ein Beispiel für einen durch konsequenten Hautschutz sicher vermeidbaren Krankheitsprozeß.

Eine Reihe verschiedener Meßmethoden, die unterschiedliche Aspekte des morphologischen und funktionellen Hautzustandes erfassen können, wurden in den letzten Jahren entwickelt und werden weltweit in hautphysiologischen Labors eingesetzt. Tabelle 1 zeigt eine Auswahl häufig zur Anwendung kommender Verfahren.

Wesentliche Voraussetzungen zur erfolgreichen Durchführung hautphysiologischer Methoden sind einerseits die Anwendung der Meßgeräte durch geschultes und erfahrenes Personal und andererseits die Gewährleistung standardisierter Meßbedingungen unter Beachtung von Umwelt- und individuellen Einflußfaktoren. Noch nicht in jedem Fall ist eine hinreichende Validierung und Standardisierung dieser Methoden gegeben. Weitere umfangreiche Forschungsbemühungen werden auf diesem jungen Gebiet der dermatologischen Diagnostik nötig sein.

Zum Teil werden hautphysiologische Methoden in der Berufsdermatologie bereits sinnvoll eingesetzt oder im Rahmen klinischer Studien auf ihre praktische Wertigkeit untersucht. Im weiteren sollen mögliche berufsdermatologisch relevante Einsatzgebiete kurz angesprochen und kritisch betrachtet werden.

Tabelle 1. Wichtige hautphysiologische Meßmethoden und ihre Anwendungsmöglichkeiten in der Berufsdermatologie

Hautphysiologisches Merkmal	Physikalisches Korrelat	Gerät	Möglichkeiten des Einsatzes in der Berufsdermatologie
Zustand der Hornschichtbarriere-Funktion	Transepidermaler Wasserverlust (Wasserdampfgradient über der Hautoberfläche)	Evaporimeter Tewameter	Erkennung einer subklinischen Schädigung, Objektivierung von ekzematösen Hautveränderungen, Irritantien- und Topikaeffekten
Hornschicht-Feuchtigkeit	Kapazitiver Widerstand	Corneometer	Erkennung einer subklinischen Schädigung, Objektivierung von ekzematösen Hautveränderungen, Irritantien- und Topikaeffekten
Säureschutzmantel	pH-Wert der Hautoberfläche	pH-Meter	Testung von Detergentien und Schutz- bzw. Pflegepräparaten
Hautdurchblutung	Kapillärer Erythrozytenfluß	Laser-Doppler-Velocimeter	Objektivierung und Verlaufsbeurteilung von entzündlichen Dermatosen, Irritantien- und Topikaeffekten
Hautelastizität	Dehnungs- und Retraktionsvermögen der Haut	Cutometer	Wirksamkeitsnachweis von Topika
Hautrauhigkeit	Höhen und Tiefen des Hautreliefs	Profilometer Visiometer	Objektivierung von ekzematösen Hautveränderungen, Irritantien- und Topikaeffekten
Hautfarbe	Lichtreflektion	Chromameter Spectrophotometer	Objektivierung und Verlaufsbeurteilung von entzündlichen Dermatosen, Irritantien- und Topikaeffekten
Hautdicke	Abstand zwischen Hautoberfläche und Korium-Subcutis-Grenze	Ultraschall	Quantifizierung ekzeminduzierter Lichenifizierung

Diagnostik und Objektivierung berufsbedingter irritativer Hautschäden

In der Berufsdermatologie dient die Erfassung und Quantifizierung hautphysiologischer Funktionsmerkmale der Objektivierung klinischer Befunde. Sie sind gleichzeitig verläßliche Verlaufsparameter bei der Kontrolle therapeutischer Bemühungen. Jedoch haben sie aufgrund ihres Mangels an Standardisierung im Rahmen von gutachterlichen Tätigkeiten bisher erst wenig Eingang in die berufsdermatologische Praxis gefunden.

Ein weiterer Vorteil dieser Meßmethoden liegt neben ihrer Objektivität in der Möglichkeit der Erfassung schon subklinischer Schädigungen der epidermalen Barriere. So kann durch entsprechende Präventivmaßnahmen die Entwicklung eines manifesten Ekzems vermieden bzw. dessen Ausprägung gemildert werden.

In klinischen und experimentellen berufsdermatologischen Studien hat sich hierbei die Erfassung des transepidermalen Wasserverlustes bewährt [24]. Dieser korreliert mit der Schädigung der Hornschichtbarriere und gilt damit als Maß der Schadensintensität. Ähnliche Aussagen gewinnt man mit der Bestimmung der Hornschichtfeuchtigkeit, die desto geringer ist, je stärker die epidermale Barriere gestört und so die Wasserbindungskapazität der Haut erniedrigt ist. Noch bevor das klinische Korrelat der trockenen, spröden Haut sichtbar wird, zeigt das Corneometer eine Meßwerterniedrigung an [4].

Die objektive Evaluierung und Verlaufsbeobachtung von Entzündungsprozessen in der Haut ist möglich z. B. durch die Erfassung der Hautrötung mit der Chromametrie [7], der Hautdurchblutung mit Hilfe des Laser Dopplers [3] oder der Hautschuppung unter Anwendung z. B. der Visiometrie zur Bestimmung der Oberflächenbeschaffenheit der Haut [11]. Sie sind in ihrer Genauigkeit der subjektiven Bewertung durch das betrachtende Auge des Untersuchers überlegen.

Identifizierung beruflicher irritativer Noxen

Die Kenntnis der irritativen Potenz eines Berufsstoffes ist eine wesentliche Säule der berufsdermatologischen Prävention. Für die Entstehung des kumulativ-subtoxischen Ekzems sind schwache Irritantien verantwortlich, die in unterschwelligen Konzentrationen über einen längeren Zeitraum auf die Haut einwirken müssen, um schließlich zu klinischen Hautschäden zu führen. Mit der Erfassung hautphysiologischer Parameter können Arbeitsprozesse auf ihre Hautbelastung überprüft werden. So ist z. B. mit Hilfe der Evaporimetrie und des Anstieges des TEWL ist eine Einordnung schwacher irritativer Substanzen sowie ein Ranking verschiedener zur Auswahl stehender Berufsstoffe, z. B. Kühlschmiermittel, hinsichtlich ihres irritativen Potentials möglich [26]. Hautphysiologisch-kontrollierte Anwendungsstudien z. B. mit chirurgischen Händedesinfektionsmitteln oder täglichem Kontakt zu Detergentien beim Geschirrspülen können wichtige Anhaltspunkte für deren Hautverträglichkeit geben [9, 17]. Es wäre wünschenswert, solcherart Überlegungen anzustellen, bevor ein Produkt auf den Markt kommt. Daß dies in der Praxis noch in unzureichendem Maße geschieht, konnte am Beispiel einer interessanten Umfrage verschiedener Hersteller von Kühlschmierstoffen gezeigt werden [16].

Erkennung hautempfindlicher und ekzemgefährdeter Personen

Wünschenswert ist die Identifizierung von Personen mit hoher Hautempfindlichkeit und erhöhtem Risiko, an einem berufsbedingten irritativen Ekzem zu erkranken.

Der Nachweis einer atopischen Hautdiathese, die als Risikofaktor für die Entstehung irritativer Ekzeme in zahlreichen Studien verifiziert werden konnte, ist mit der Anwendung hautphysiologischer Tests nicht ohne weiteres möglich [9, 14]. Ein im Vergleich zu Nichtatopikern durchschnittlich erhöhter Basis-TEWL der nicht-ekzematösen, trockenen Haut des Atopikers wurde zwar häufig beobachtet [18, 22, 23], jedoch zeigen die Basiswerte des transepidermalen Wasserverlustes generell große interindividuelle Unterschiede, so daß Überschneidungen zwischen Atopikern und Nichtatopikern vorkommen. Genau definierte Normwerte für diesen hautphysiologischen Parameter existieren aufgrund seiner natürlichen Streuung nicht [19].

Erfolgversprechender in der Bemühung um Identifizierung von empfindlichen Personen sind gezielte Funktionstests der Haut, bei denen die Dynamik der Hautirritation sowie deren Regenerationsfähigkeit erfaßt werden kann [6]. Eine in der berufsdermatologischen Praxis etablierte Methode zur Evaluierung der individuellen Irritabilität der Haut ist die Alkali-Resistenz- Prüfung nach Burckhardt [5]. Wilhelm modifizierte diesen bereits 1935 entwickelten Test, indem er die visuelle Erfassung der Irritation mit NaOH durch die Bestimmung der Änderung des transepidermalen Wasserverlustes ersetzte [28]. Unsere Untersuchungen an Metallarbeiterlehrlingen bestätigten, daß eine Verdopplung (oder stärkere Erhöhung) des TEWL nach Applikation von 0,1 ml einer 0,2 molaren NaOH-Lösung auf die Unterarm-Beugeseite das Risiko, ein irritatives Kontaktekzem zu entwickeln, um den Faktor 2,5 erhöht. Wiederum ist kritisch anzumerken, daß weder die Reliabilität noch Validität die für ein Screeningverfahren gewünschte hohe Ausprägung zeigten [2, 13]. Andere bekannte und in klinischen Studien zum Einsatz kommende chemische Irritantien sind Dimethylsulfoxid (DMSO) und Natriumlaurylsulfat (SLS) [1, 20, 21].

Von den in unserer Prospektiven Metallarbeiter-Ekzem-Studie (PROMETES) auf ihre prädiktiven Fähigkeiten untersuchten hautphysiologischen Parameter erwiesen sich in ihrer Einzelanwendung alle als wenig valide. Jedoch konnte mit der parallelen Anwendung mehrerer unterschiedlicher Methoden (Irritationstests mit NaOH, DMSO und der Bestimmung der Hornschichtfeuchtigkeit) eine sehr hohe Sensitivität bei der Erkennung ekzemgefährdeter Lehrlinge erreicht werden. Die relativ niedrige Spezifität läßt allerdings auf einen hohen Anteil Falsch-positiver schließen, was aber dem Sinn des Screenings, nämlich die als gefährdet ermittelten Personen zu besonders vorbildlicher Prävention anzuleiten, keinen Abbruch tut [2].

Experimenteller Wirksamkeits- und Verträglichkeitsnachweis von Hautschutz- und Hautpflegeprodukten

In der Berufsdermatologie besteht bezüglich Hautreinigungs- und Hautschutzpräparaten ein großer Bedarf an zuverlässigen, objektiven Studien zu Einsetzbarkeit, Wirksamkeit und Sicherheit der verwendeten Präparate. Seit kurzem wird auch offiziell der Nachweis dieser Kriterien gefordert (6. Amendment der EU-Kosmetikverordnung [8]). Hautphysiologische Meßverfahren kommen hierfür mehr und mehr zur Anwendung, denn sie ermöglichen im Gegensatz zur rein subjektiven Beurteilung von Externa-Wirkungen eine objektive Evaluierung des Hautzustandes nach Applikation der Testsubstanz. Dabei existieren unterschiedliche Testmodelle, in welchen das Präparat zum einen entweder durch einen Epikutantest oder offen auf die Haut aufgebracht wird, zum anderen kann die Applikation einmalig oder wiederholt erfolgen. Den Gegebenheiten am Arbeitsplatz kommen standardisierte Anwendungstests am nächsten. Im hautphysiologischen Labor unserer Klinik haben wir mit der Verträglichkeits- und Wirksamkeitstestung von Hautreinigungs-, Hautschutz- und Hautpflegeprodukten bereits umfangreiche Erfahrungen gewinnen können, die uns in die Lage versetzen, Hersteller bei der Entwicklung neuer hautverträglicher und wirksamer Produkte zu unterstützen [10, 12, 25, 27].

Zusammenfassend kann festgestellt werden, daß von der Anwendung hautphysiologischer Methoden wertvolle Erkenntnisse in der Berufsdermatologie resultieren und weiter zu erwarten sind. Während sie sich für wissenschaftliche Untersuchungen bereits etabliert haben, steht der Nachweis für ihren Nutzen in der individuellen Prävention und Diagnostik noch aus. Der Forschungsaufwand zur Standardisierung und Validierung der Verfahren ist hoch, aber lohnenswert, da jede Bemühung um Verbesserung in der Prävention und Früherfassung von irritativen Hautschäden einen wichtigen Baustein zur Bekämpfung des subtoxisch-kumulativen Kontaktekzems, der häufigsten Diagnose beruflich verursachter Hauterkrankungen, darstellt.

Literatur

1. Bangha E, Hinnen U, Elsner P (1997) Irritancy testing in occupational dermatology: Comparision between two quick tests and the acute irritation induced by sodium lauryl sulphate. Acta Derm Venereol (Stockh) 76:450–452
2. Berndt U, Hinnen U, Iliev D, Elsner P (1999) Is occupational irritant contact dermatitis predictable by cutaneous bioengineering methods? Dermatology 198:351–355
3. Bircher A, de Boer EM, Agner T, Wahlberg JE, Serup J (1994) Guidelines for measurement of cutaneous blood flow by laser Doppler flowmetry. Contact Dermatitis 30:65–72
4. Blichmann CW, Serup J (1988) Assessment of skin moisture: Measurement of electrical conductance, capacitance, and transepidermal water loss. Acta Derm Venereol (Stockh) 68:284–290
5. Burckhardt W (1935) Beiträge zur Ekzemfrage. Die Rolle des Alkali in der Pathogenese des Ekzems speziell des Gewerbeekzems. Archiv für Dermatologie und Syphilis 173:155–167
6. Elsner P (1992) Postirritative Regeneration der epidermalen Barrierefunktion: Vorstellung eines Prüfverfahrens und Konsequenzen für die berufsdermatologische Praxis. Allergologie 15:101
7. Elsner P (1994) Chromametry: Hardware, Measuring principles, and standardization of measurements. In: Berardesca E, Elsner P, Maibach HI (eds) Handbook of bioengineering. Cutaneous blood flow and erythema. CRC Press, Boca Raton-New York-London-Tokio
8. European Comission (1992) Geänderter Vorschlag für eine Richtlinie des Rates zur sechsten Änderung der Richtlinie 76/68/EWG zur Angleichung der Rechtsvorschriften der Mitgliedsstaaten über kosmetische Mittel. Amtblatt Europ Gem C249:5–13
9. Fartasch M, Hüner A, Tepe A, Funke U, Diepgen TL (1993) Hautphysiologische Untersuchungsmethoden in der Berufsdermatologie. Allergologie 16:25–34
10. Fischer T, Greif C, Wigger-Alberti W, Elsner P (1998) Instrumentelle Methoden zur Bewertung der Sicherheit und Wirksamkeit von Kosmetika. Akt Dermatol 24:243–250
11. Fluhr JW, Gehring W, Bettinger J, Gloor M (1997) Skin Visiometer SV 400 zur Hautrauhigkeitsmessung: EDV-gestützte transmissions-Profilometrie. Kosmet Med 18:42–47
12. Greif C, Wigger-Alberti W, Arens-Corell, M, Elsner P (1998) Beurteilung einer Körperlotion für trockene und empfindliche Haut. Kosmet Med 19:284–288
13. Iliev D, Hinnen U, Elsner P (1997) Reproducibility of a non-invasive skin irritancy test in a cohort of metalworker trainees Contact Dermatitis 36:101–103
14. Iliev D, Hinnen U, Elsner P (1997) Clinical atopy score and TEWL are not correlated in a cohort of metal workers. Contact Dermatitis 37:235–236
15. Iliev D, Hinnen U, Elsner P (1998) Skin bioengineering methods in occupational dermatology. In: Elsner P, Barel A, Berardesca E, Gabard B, Serup S (eds) Skin bioengineering.

Techniques and applications in dermatology and cosmetology. Karger, Basel, S. 145–150
16. Itschner L, Hinnen U, Elsner P (1996) Skin risk assessment of metalworking fluids: a survey among Swiss suppliers. Dermatology 193:33–35
17. Klein G, Grubauer G, Fritsch P (1992) Influence of daily dishwashing with synthetic detergent on human skin. Br J Dermatol 127: 31–37
18. Loden M, Olsson H, Axell T, Linde YW (1992) Friction, capacitance and transepidermal water loss (TEWL) in dry atopic and normal skin. Br J Dermatol 126:137–141
19. Pinnagoda J, Tupker RA, Ager T, Serup J (1990). Guidelines for transepidermal water loss (TEWL) measurement. Contact Dermatitis 22:164–178
20. Serup J (1995) The spectrum of irritancy and application of bioengineering techniques. In Elsner P, Maibach HI (eds): Irritant Dermatitis. New Clinical and Experimental Aspects. Curr Probl Dermatol. Basel, Karger, vol 23:131–143
21. Stolz R, Hinnen U, Elsner P (1997) An evaluation of the relationship between »atopic skin« and skin irritability in metal worker trainees. Contact Dermatitis 36:281–284
22. Tupker RA et al. (1989) Baseline transepidermal water loss (TEWL) as a prediction of susceptibility to sodium lauryl sulphate. Contact Dermatitis 20:265–269
23. Werner Y, Lindberg M (1985) Transepidermal water loss in dry and clinically normal skin in patients with atopic dermatitis. Acta Derm Venereol (Stockh) 65:102–105
24. Wigger-Alberti W, Elsner P (1997) Evaporimetrie. In: Korting HC, Sterry W (Hrsg) Diagnostische Verfahren in der Dermatologie. Blackwell, Berlin-Wien, S. 65–69
25. Wigger-Alberti W, Fischer T, Greif C, Maddern P, Elsner P (1999) Effects of various grit-containing cleansers. Contact Dermatitis (in press)
26. Wigger-Alberti W, Hinnen U, Elsner P (1997) Predictive testing of metalworking fluids: a comparision of 2 cumulative human irritation models and correlation with epidemiological data. Contact Dermatitis 36:14–20
27. Wigger-Alberti W, Rougier A, Richard A, Elsner P (1998) Efficacy of protective creams in a modified repeated irritation test (RIT): methodological aspects. Acta Derm Venereol (Stockh) 78:270–273
28. Wilhelm K, Pasche F, Surber C, Maibach HI (1990) Sodium hydroxide-induced subclinical irritation. A test foe evaluating stratum corneum barrier function. Acta Derm Venereol (Stockh) 70:463–470

Berufsallergene

A. Schnuch

Patienten, die häufig von einem beruflich bedingten Kontaktekzem betroffen sind, gehören vor allem den Berufen der Krankenschwestern [15], der Friseurinnen (10, 16], der Raumpflegerinnen [4], der Maurer [7], der Zahntechniker [15], der Bäcker [6] und der Metallarbeiter [18] an (Tabelle 1). Auf drei Berufe soll hier näher eingegangen werden.

Tabelle 1. Kontaktekzem in Berufen: Anteil der Berufe bei Patienten mit Berufsdermatose (n = 4397) im IVDK-Kollektiv 1994–1996 (n = 28 957)

Beruf	Prozent von 4397
Krankenschwester, -pfleger	10,0
Friseur	6,3
Raumpfleger	4,0
Zahntechniker	2,2
Maurer	1,9
Koch	1,8
Zahnarzthelferin	1,8
Dreher (Metall)	1,4
Arzthelferin	1,3
Bäcker	1,2
Maler, Lackierer	1,2

Krankenpflegepersonal

Die Prävalenz von Handekzemen bei Krankenschwestern wird mit 30% angegeben. Die Inzidenz betrug in einer retrospektiven Studie 7,8 und in einer prospektiven Studie 14,5 pro 100 Personenjahre (vgl.

Tabelle 2. Allergene in der Krankenpflege: Sensibilisierungsraten bei Krankenschwestern (n = 1100) und weiblichen Patienten (n = 19 000) im IVDK-Kollektiv 1992–1995

Allergen	Pflegepersonal [%] pos.	Kontrollen [%] pos.	RR
Nickelsulfat	24,9	23,2	1,1
Duftstoff-Mix	13,8	11,4	1,2
Thiomersal	13,5	4,9	2,8
Glutardialdehyd	11,6	2,6	4,5
Thiuram-Mix	7,3	2,6	2,8
Glyoxal	5,8	1,4	4,1
Formaldehyd	4,3	2,1	2,0
Benzalkoniumchlorid	2,4	1,6	1,5

15). Auch wenn auf Grund der feuchten Tätigkeit zahlreiche Ekzeme irritativer Genese sind, so lassen sich doch einige Sensibilisierungen erkennen (Tabelle 2), die zwanglos mit einem berufstypischen Expositionsmuster erklärt werden können. Die signifikant erhöhte Thiomersal-Sensibilisierungsrate (13,5%; RR=2.8) dürfte durch Impfstoffe (z.B. Hepatitis B), die mit Thiomersal konserviert wurden, hervorgerufen werden. Eine bei Sprechstundenhilfen *nicht* erhöhte Rate (5,0%; RR=1.02) könnte als Indikator für fehlenden Impfschutz ausschließlich bei dieser Berufsgruppe gedeutet werden [15]. Häufige Hände- und Flächendesinfektion erhöht das Risiko der Sensibilisierung gegen Desinfektionsmittel wie Glutardialdehyd, Glyoxal oder Formaldehyd (Tabelle 2). Das Tragen von Handschuhen erhöht die Rate der Sensibilisierungen gegen Gummi-Inhaltsstoffe, die mit dem Thiuram-Mix erfaßt wurde (7,3%; RR=2.8). Erwähnenswert ist die Duftstoff-Allergie bei Krankenschwestern, die sich leicht, aber signifikant häufiger findet (13,8%; RR=1.2), wahrscheinlich hervorgerufen durch parfümierte Pflegesalben, mit denen Patienten behandelt werden.

Friseure

Die Bedeutung der Hauterkrankungen im Friseurberuf [16, 17] spiegelt sich in epidemiologischen Daten wider [11]: Die Prävalenz reicht von 30% bis 50%, die Inzidenz von 15 [17] bis über 30 pro 100 Personenjahre

Tabelle 3. Allergene bei Friseuren I: Ergebnis der Testung mit dem Friseurblock der DKG bei Friseuren (n = 479) aus dem IVDK-Kollektiv 1996–1998 (n = 29 801) (nicht nach Alter und Geschlecht standardisierte Raten).

Allergen	++/+++ [%]	+ – +++ [%]
Ammoniumpersulfat	9,4	21,5
p-Toluylendiamin	9,9	21,4
Glycerylmonothioglykolat	7,5	20,2
Pyrogallol	0,2	4,4
4-Aminophenol	0,9	4,0
3-Aminophenol	1,7	3,4
Cocamidopropylbetain	0,3	2,8
Ammoniumthioglykolat	0	1,1
Hydrochinon	0	0

Tabelle 4. Allergene bei Friseuren II: Ergebnis der Testung mit verschiedenen Allergenen bei Friseuren (n = 597) aus dem IVDK-Kollektiv 1996–1998 (n = 29 801) (Sensibilisierungsraten nach Alter und Geschlecht standardisiert)

Allergen	Rohrate [%] pos.	Standard. Rate [%] pos.
Nickelsulfat	32,9	24,4
p-Toluylendiamin	21,0	19,9
Disperse Orange 3 (n=83)	25,3	19,9
p-Phenylendiamin	18,1	17,4
Duftstoff-Mix	10,8	10,6
Perubalsam	6,0	7,6
Dibromdicyanobutan+Phenoxyethanol	3,9	7,4
Thiuram-Mix	3,5	4,1
Wollwachsalkohole	3,5	5,1
(Chlor-)Methylisothiazolinon	3,5	3,9
Kolophonium	3,0	3,4
Formaldehyd	1,9	2,4
Kaliumdichromat	1,7	1,4

[11]. Die in klinischen Studien ermittelten Allergene (Tabelle 3) lassen sich den Wellmitteln, den Haarfärbemitteln und Hilfsstoffen (wie Konservierungsmitteln) zuordnen [10, 16]. Die Nickelsensibilisierung, die bei weiblichen Friseuren relativ häufig angetroffen wird (Tabelle 4), ist sehr wahrscheinlich nicht durch berufliche Tätigkeiten hervorgerufen (vgl. zur 'Soziologie der Nickelallergie' [14]).

Wellmittel

Das bei weitem wichtigste Friseurallergen war bis vor kurzer Zeit in Deutschland die »saure Dauerwelle«, das *Glyceryl Mono Thioglykolat*. In einer Studie der Deutschen Kontaktallergiegruppe (DKG) wurde bei 87 Friseuren eine Sensibilisierungsrate von 37,9% ermittelt [5]. In unserer Studie aus dem Jahre 1990/91 lag die Rate bei 34% im Kollektiv der mit der Friseurreihe getesteten [10], im Zeitraum 1.1.1993 bis 30.6.1995 bei 38% [16]. In über 40% der Fälle war (in unserem Kollektiv) GMT das einzige Berufsallergen war [10]. Die »saure Dauerwelle« wird von den Friseuren zunehmend seltener eingesetzt. Dies drückt sich auch in einem deutlichen Rückgang der Sensibilisierungsraten aus (Abb. 1).

Die »alkalische Dauerwelle« (Ammonium Thioglykolat) wird seit Anfang der 50er Jahre in Deutschland eingetzt. Sie ist ein schwaches Allergen, das trotz seines großen Einsatzes (in Deutschland 70% der Dauerwellen) in unseren Untersuchungen immer nur geringe Sensibilisierungsraten von etwa 2% erreichte [10, 16]. Ob neuen Substanzen wie Ammoniumthiolaktat (mit Thiomilchsäure) [17] und Ammoniumhydrogensulfit (»Sulfitwelle«) ein Risiko eigen ist, muß abgewartet werden.

Blondiermittel

Die Aufhellung der Haarfarbe erfogt duch oxidative Zerstörung des Melanins. Das als Blondiermittel eingesetzte Ammoniumpersulfat ist ein Allergen, das sowohl Typ-I- als auch Typ-IV-Sensibilisierungen hervorruft. Seine Bedeutung als Kontaktallergen unterstreichen die über die Jahre gleichbleibend hohen Sensibilisierungsraten [10, 16], die in einer letzten Auswertung der Jahre 1996 bis 1998 bei über 20% lagen (Tabelle 3).

Oxidationshaarfarben

Mit den Oxidationshaarfarben wird eine bleibende Veränderung der Haarfarbe angestrebt. Es handelt sich um »Parastoffe« wie para-Phenylendiamin oder para-Toluylendiamin (Tabelle 2), die in das Haar penetrieren, und dort durch ein Oxidationsmittel (im allgemeinen H_2O_2) zu Farbpigmenten polymerisiert werden. Die Oxidationshaarfarben sind nach der abnehmenden Bedeutung von GMT als die wichtigsten Allergene im Friseurberuf anzusehen (Tabelle 3), wobei auch Neuentwicklungen (z.B. 2-Amino-4-hydroxyethylaminoanisol) als Allergene von uns identifiziert wurden.

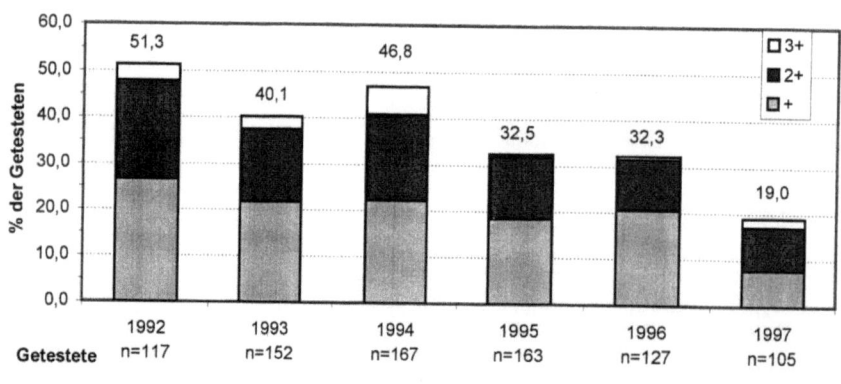

Abb. 1. Zeitlicher Verlauf der Reaktionen (+ – +++) im Epikutantest auf GMT ('Saure Dauerwelle') in den Jahren 1992 bis 1997 bei Friseurinnen mit Verdacht auf Vorliegen einer Berufsdermatose. Der Rückgang korreliert mit dem anderweitig festgestellten verminderten Einsatz der Substanz im Friseurberuf.

Hilfsstoffe

Duftstoffe, Konservierungsmittel und Salbengrundlagen spielen kaum oder gar keine Rolle als Friseur-Allergene. Die Rate der Duftstoffsensibilisierungen ist bei Friseuren nicht erhöht, die von Konservierungsmitteln eher geringfügig (Tabelle 4).

Bauhauptgewerbe

Epidemiologische Untersuchungen unter Bauarbeitern haben die hohe Ekzemprävalenz in diesem Berufszweig gezeigt – zwischen 15 und 30% sind betroffen [11]. Die dadurch für die Berufsgenossenschaften entstehenden Kosten von jährlich über 70 Millionen DM sind (in absoluten Zahlen) die höchsten aller Berufszweige [12].

Chromat

Dichromat ist unverändert das wichtigste Allergen bei Maurern und verwandten Berufen. Bei Patienten aus dem Bau-Bereich, bei denen eine Berufsdermatose vermutet wurde, lag die Chromat-Sensibilisierungsrate bei 44,3%, gegenüber Männern des Kontroll-Kollektivs, die nur 4,1% erreichten (Tabelle 5). Die hohe Di-Chromat-Sensibilisierung wird in allen Ländern beobachtet. Lediglich in den skandinavischen Ländern ist ein bemerkenswerter Rückgang der Chromatsensibilisierung zu verzeichnen, nachdem per Gesetz systematisch dem Zement Eisen-II-Sulfat zugesetzt worden ist [19].

Tabelle 5. Allergene im Bau-Hauptgewerbe: Ergebnisse der Testung bei Patienten aus Bauberufen mit Berufsdermatose (n = 335) und bei Männern ohne Bauberuf (n = 9767) aus dem IVDK-Kollektiv 1994–1996 (Sensibilisierungsraten nach Alter standardisiert)

Allergen	Bauberuf [%] pos.	Kontrolle [%] pos.
Kaliumdichromat	44,3	4,1
Kobaltchlorid	17,9	2,5
p-Phenylendiamin	7,2	4,2
Thiuram-Mix	8,2	2,1
Epoxidharz	7,8	1,5
Nickelsulfat	7,5	5,5
Duftstoff-Mix	4,2	9,1
N-Isopropyl-N_-phenyl-p-phenylendiamin (IPPD)	3,8	1,3
Perubalsam	3,7	6,6
Formaldehyd	2,8	1,9
Diaminodiphenylmethan	6,2	3,5
Mercaptobenzothiazol	4,2	0,8
Isophorondiamin (IPD)	4,9	0,4
Mercapto-Mix	3,4	0,6
Hexamethylendiamin	5,9	2,2

Cobalt

Eine signifikante Häufung von *Cobalt*-Allergien bei Beschäftigten im Bau-Hauptgewerbe wird ebenfalls seit langem beobachtet. In unserem Kollektiv [7] erreichte dieses Allergen eine Sensibilisierungsrate von fast 18%. Die Rate der zusätzlichen Chromat-Allergie bei Cobalt-positiven Patienten betrug in unserer Untersuchung über 90% [7]. Dies läßt zunächst an eine Kreuzreaktion der beiden Metalle Cr und Co denken. Untersuchungen aus dem IVDK bei Kindern [1], wie aber auch experimentelle Befunde am Meerschweinchen sprechen dagegen eher für eine Expositionskopplung. Auch die Annahme, daß die Cobalt-Allergie bei Maurern ein sekundäres, Nickel-assoziiertes Phänomen sein könnte [13], findet in unseren Daten keine Unterstützung. Nur 17% der Kobalt-Allergiker reagierten auch auf Nickel. Neben der Zementexposition sind auch andere Cobalt-Expositionen denkbar, denen weiter nachzugehen ist [7, 9].

Gummi

Angesichts der zahlreichen Expositionsmöglichkeiten gegenüber *Gummi* [8] sind die signifikant erhöhten Sensibilisierungsraten gegenüber Gummi-Inhaltsstoffen verständlich. In einem großen Kollektiv Gummi-Sensibilisierter stellten die Maurer mit 47% den bei weitem höchsten Anteil aller Berufsgruppen [2]. Im Bauberuf spielen neben Handschuhen auch Gegenstände aus mechanisch belastbarem Schwarzgummi eine Rolle, wie Werkzeuggriffe, oder Schläuche, die möglicherweise die erhöhten Raten auch gegenüber IPPD (Tabelle 5) oder den Dithiocarbamaten erklären könnten.

Epoxid-Harz und 'Bauchemie'

Von den beiden am häufigsten eingesetzten Klebern, nämlich den Polyurethanen und den *Epoxidharzen*, spielen als Allergene im Baugewerbe die Epoxidharze eine große Rolle. Sie durchdringen, Schutzhandschuhe aus Gummi oder Latex, und können auch bei Arbeitern ohne direkten Kontakt zu dem Stoff aerogene Kontaktekzeme auslösen [9]. In unseren Untersuchungen [7] waren in guter Übereinstimmung mit der Literatur [3] die Sensibilisierungsraten im Baubereich signifikant erhöht (Tabelle 5).

Die zunehmende Bedeutung der Bauchemie ist an weiteren Sensibilisierungen ablesbar, wie z.B. die gegen Diaminodiphenylmethan (6,2%), einem Marker für Parastoff-Allergien, oder gegen Isophorondiamin und Hexamethylendiamin (Tabelle 5). Mit weiteren 'neuen' Allergenen ist zu rechnen, da neue Expositionen hinzukommen. Die Liste der organischen Baustoffe, die mehr noch bei der Bausanierung als beim Neubau eingesetzt werden, umfaßt Klebstoffe, Spachtelmassen, Kitte, Dichtungsmassen, Anstrichmittel und Farben, Beschichtungen und Beläge, Isolier- und Dämmstoffe.

Die Bedeutung einzelner Allergene für bestimmte Berufe kann mit der klinischen Epidemiologie erkannt werden. Die Erkenntnisse können in die Prävention einfließen, und die berufsdermatologischen Begutachtung unterstützen.

Literatur

1. Brasch J, Geier J (1997) Patch test results in schoolchildren. Results from the Information Network of Departments of Dermatology (IVDK) and the German Contact Dermatitis Research Group (DKG). Contact Dermatitis 37:286-293
2. Conde-Salazar L, del-Río E, Guimaraens D, González Domingo A (1993) Type IV allergy to rubber additives: A 10-year study of 686 cases. J Am Acad Dermatol 29:176-80
3. Conde-Salazar L, Guimaraens D, Villegas C, Romero A, Gonzalez MA (1995) Occupational allergic contact dermatitis in construction workers. Contact Dermatitis 33:226-230
4. Darsow U, Geier J, Struppek K, Rakoski J, Ring J (1997) Kontaktallergien bei Raumpflegerinnen. Ergebnisse des Informationsverbundes Dermatologischer Kliniken und der Deutschen Kontaktallergie-Gruppe. Dermatosen 45:221-5
5. Frosch PJ, Kleinhans D, Fuchs T, Schnuch A, Ippen H, Ring J, Przybilla B, Rakoski J, Stary A, Merk H, Lischka G, Brasch J, Bahmer F, Goerz G (1988) Formaldehyd and Glyceryl Monothioglykolat: Results of the German Contact Dermatitis Research Group. in: P J Frosch, A Dooms-Goossens, J-M Lachapelle, R J G Rycroft, R J Scheper (Eds) : Current Topics in Contact Dermatitis; Springer Berlin Heidelberg New York:274-80
6. Gebhardt M, Wollina U, Stadeler M, Schneider W (1997) Zur Bedeutung der Kontaktekzeme im Bäckerhandwerk. Eine Auswertung von Daten des IVDK. Arbeitsmed Sozialmed Umweltmed 32:431-434
7. Geier J, Schnuch A (1998) Kontaktallergien im Bauhauptgewerbe. Eine Auswertung der Daten des Informationsverbundes Dermatologischer Kliniken (IVDK) 1994-1996. Dermatosen 46:109-114
8. Geier J, Struppek K (1995) Anamnese-Auxilium für die berufsdermatologische Untersuchung von Maurern, Betonbauern, Fliesenlegern und Angehörigen verwandter Berufe. Dermatosen 43:75-80
9. Irvine C, Pugh CE, Hansen EJ, Rycroft RJG (1994) Cement dermatitis in underground workers during construction of the Channel Tunnel. Occup Med (Oxf) 44:17-23
10. Peters K-P, Frosch PJ, Uter W, Schnuch A, Arnold R, Bahmer F, Brasch J, Diepgen TL, Elsner F, Fuchs Th, Henseler T, Müller St, Schulze-Dirks A, Stary A, Zimmermann J (1994) Typ IV-Allergien auf Friseurberufsstoffe. Ergebnisse des Informationsverbundes Dermatologischer Kliniken (IVDK). Dermatosen 42:50-57
11. Schnuch A (1994) Die Verbreitung des Kontaktekzems in der Allgemeinbevölkerung und in verschiedenen Berufen. E Fuchs, K-H Schulz, Manuale allergologicum, Dustri-Verlag, München-Deisenhofen:V.16.2:1-42
12. Schnuch A, Butz M (1993) Kosten berufsbedingter Hauterkrankungen für die Berufsgenossenschaften – eine Argumentation zur Verhütung des Kontaktekzems. Dermatosen 41:10-19
13. Schnuch A, Uter W, Lehmacher W, Fuchs Th, Enders F, Arnold R, Bahmer F, Brasch J, Diepgen TL, Frosch PJ, Henseler T, Müller St, Peters K-P, Schulze-Dirks A, Stary A, Zimmermann J (1993) Epikutantestung mit der Standardserie – Erste Ergebnisse des Projektes »Informationsverbund Dermatologischer Kliniken« (IVDK). Dermatosen 41:60-70
14. Schnuch A, Geier J, Uter W, Frosch PJ, Lehmacher W, Aberer W, Agathos M, Arnold R, Fuchs Th, Laubstein B, Lischka G, Pietrzyk PM, Rakoski J, Richter G, Rueff F (1997) National rates and regional differences in sensitization to allergens of the standard series. Population adjusted frequencies of sensitization (PAFS) in 40.000 patients from a multicenter study (IVDK). Contact Dermatitis 37:200-209
15. Schnuch A, Uter W, Geier J, Frosch PJ, Rustemeyer Th (1998) Contact allergies in healthcare workers. Results from the IVDK. Acta Derm Venereol (Stockh) 78:358-363
16. Uter W (1996) Aktuelle Allergene. in: H-J Schwanitz, W Uter, B Wulfhorst, Neue Wege zur Prävention – Paradigma Friseurekzem, Universitätsverlag Rasch, Osnabrück:68-77
17. Uter W (1998) Epidemiologie und Prävention von Handekzemen in Feuchtberufen am Beispiel des Friseurhandwerks, Habilitationsschrift, Osnabrück
18. Uter W, Schaller S, Bahmer FA, Brasch J, Diepgen TL, Enders F, Frosch PJ, Fuchs Th, Henseler T, Müller S, Peters KP, Przybilla B, Schaller J, Schnuch A, Schulze-Dirks A, Stary A (1993) Contact allergy in metal workers – a one-year analysis based on data collected by the »information network of dermatological clinics« (IVDK) in Germany. Dermatosen 41:220-7
19. Zachariae CO, Agner T, Menne T (1996) Chromium allergy in consecutive patients in a country where ferrous sulfate has been added to cement since 1981. Contact Dermatitis 35:83-85

Gesundheitspädagogik zur Prävention berufsbedingter Hauterkrankungen

B. Wulfhorst, H.J. Schwanitz

Aktuell wird die Implementation gesundheitsfördernder Maßnahmen in den Zusammenhang der berufsbedingten Erkrankungen diskutiert. Im Rahmen der sekundären Prävention bei hauterkrankten Friseuren, die der zuständigen Berufsgenossenschaft (BGW, Berufsgenossenschaft für Gesundheitsdienst und Wohlfahrtspflege) durch einen Hautarztbericht oder eine BK-Anzeige gemeldet waren, ist ein Konzept entwickelt und erprobt worden, das den Erkrankten ein Verbleiben im Beruf ermöglichen sollte. Hierbei haben sich gesundheitspädagogische Maßnahmen neben einer intensivierten dermatologischen Behandlung als sehr effektiv erwiesen. Aufgrund der Kombination von ärztlicher Betreuung, Einzelberatung, Kleingruppenseminaren und Betriebsberatungen sind Aspekte der Verhaltensprävention, die bei den erkrankten Personen ansetzt und der Verhältnisprävention, die bei den betroffenen Betrieben ansetzt, gleichermaßen berücksichtigt.

Tabelle 1. Bausteine des Projekts

Phase	Projektmaßnahmen
1	Dermatologische Untersuchung, erstes Beratungsgespräch, exploratives Interview
2	Hautschutzseminar »Theorie und Praxis von Hauterkrankungen und Hautschutz im Friseurhandwerk«, dermatologische Untersuchung
3	Betriebsberatung in den Salons der Teilnehmer
4	Abschlußseminar/Abschlußgespräch, dermatologische Untersuchung

Projektkonzeption

Zu Beginn des Projektes, in das 215 erkrankte Friseure integriert worden sind, erfolgte neben der dermatologischen Diagnostik und der Festlegung eines Therapiekonzeptes die Erhebung von vorhandenen Krankheits- bzw. Gesundheitskonzepten sowie zur Motivation, im Beruf zu verbleiben [2, 3, 5]. Ein aufeinander aufbauendes Maßnahmenpaket beinhaltete dann ein fachtheoretisches und fachpraktisch ausgerichtetes Hautschutzseminar, in dem inhaltlich auf die Ursachen und Formen der beruflich bedingten Hauterkrankungen eingegangen wurde, die einzusetzenden Hautschutzmaßnahmen erarbeitet wurden und in einem praktischen Teil des Gelernte direkt umgesetzt werden konnte. Das heißt, daß z.B. das Haareschneiden mit Handschuhen direkt geübt wurde. Ein weiterer Bestandteil des Projektes waren Betriebsberatungen in den Salons der erkrankten Friseure, an denen alle Mitarbeiter und der Betriebsinhaber teilgenommen haben. Hier wurde ebenfalls auf die Entstehung der beruflich bedingten Hauterkrankungen und Möglichkeiten ihrer (auch Primär-) Prävention durch Anwendung adäquater Hautschutzmittel eingegangen. Zum Abschluß der Maßnahmen ist für die Teilnehmer ein Rekapitulationsseminar durchgeführt worden. Hier sind Schwierigkeiten bei der Umsetzung der erlernten Schutzmaßnahmen diskutiert und gemeinsam Lösungsstrategien erarbeitet worden (Tabelle 1).

Ergebnisse

Anhand der Auswertung von 215 Interviews konnten verschiedene Faktoren von krankheitsspezifischen Einstellungsmustern herausgestellt werden [1]. So stimmten z.B. 46% (n = 99) der Interviewten der Aussage zu, daß gering gerötete oder rauhe Hände ganz normal seien für den Friseurberuf. Somit kann bei dieser Berufsgruppe von einer allgemeinen Akzeptanz geringfügiger Hautveränderungen als obligatorisches Berufsmerkmal gesprochen werden. Deutlich geworden ist auch, daß von den Betroffenen häufig kein ursächlicher Zusammenhang zwischen Erkrankung und beruflicher Hautbelastung hergestellt wird. So wird die Erkrankung z.B. als Schicksalsschlag, psychisch bedingt oder allein durch eine familiäre Belastung erklärt (Abb. 1).

In den Hautschutzseminaren ging es zum einen um die Vermittlung von in den meisten Fällen nicht vorhandenen Basisinformationen zu den Themen »Hauterkrankungen« und »Schutzmaßnahmen«. Zum anderen sollten durch praktische Übungen hautschonende Arbeitsweisen trainiert und häufig vorhandene

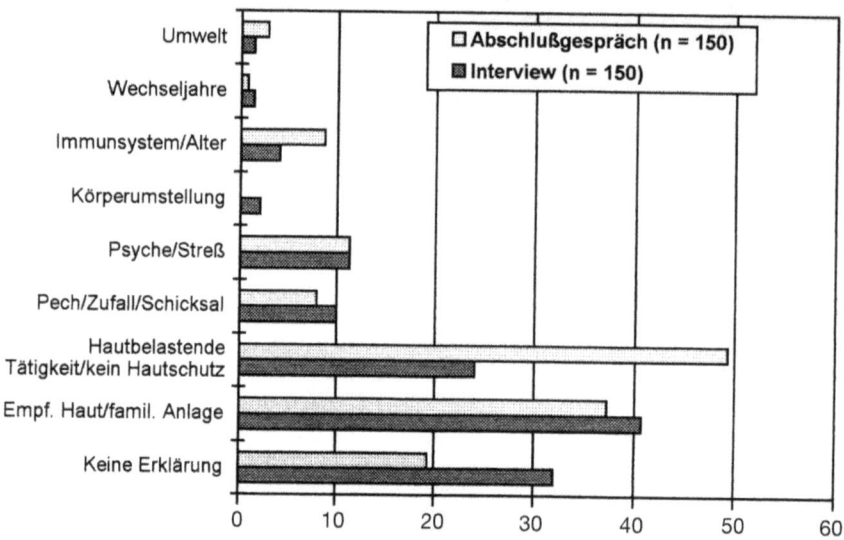

Abb. 1. Vergleich der Antworten auf die Frage »Erklärung für die Erkrankung« zum Zeitpunkt des Interviews und zum Zeitpunkt des Abschlußgesprächs (n = 150), Mehrfachnennungen

Abwehrhaltungen abgebaut werden. Weiterhin hervorzuheben ist die große Bedeutung des Erfahrungsaustausches zwischen den Teilnehmern. In diesem Zusammenhang hatte das Seminar teilweise die Funktion einer Selbsthilfegruppe unter professioneller Leitung.

Oft konnten erst durch die Betriebsberatungen die im Seminar erarbeiteten Veränderungsschritte auf den Alltag übertragen werden. Hierbei sind vor allem die strukturellen Besonderheiten von Kleinbetrieben zu berücksichtigen.

Im Rahmen des Projektes sind 103 Beratungen durchgeführt worden, an denen insgesamt 652 Personen teilgenommen haben.

Für den Saloninhaber war bei den Beratungen vor allem die Frage der Kosten für Hautschutzmittel oder aber nach der Höhe der Strafe bei Nichtbeachtung der Arbeitsschutzvorschrift von vorrangigem Interesse. Teilweise wurde die Problematik auch ignoriert und es wurden z.B. ausschließlich psychische Probleme für auftretende Hauterkrankungen verantwortlich gemacht. Die Tragweite von Vorbildverhalten war so gut wie keinem Betriebsinhaber bewußt, häufig wurde von diesen bekundet, sie wollten für ihre Angestellten adäquate Hautschutzmittel zur Verfügung stellen, sie selber aber könnten sich nicht mehr daran gewöhnen. Von den Angestellten wurde häufig die Befürchtung ausgesprochen, die Kunden würden das Tragen von Handschuhen nicht akzeptieren, auch sorgten sich viele um die hohe finanzielle Belastung ihres Arbeitgebers durch den Kauf von Hautschutzmitteln. Hier dominiert eine eigenen Interessen zuwiderlaufende Treue zum Betrieb oder auch Abhängigkeit vom Betriebsinhaber.

Bezüglich der zu Beginn des Projektes und im Rahmen der Nachbefragung erhobenen Angaben zum Arbeitsschutzverhalten sind deutliche Interventionseffekte festzustellen. So ist z.B. die Umsetzung der im Seminar und auch bei den Betriebsberatungen vermittelten Informationen zu geeigneten Handschuhmaterialien in hohem Maße erfolgt. Von den Teilnehmern an der Betriebsberatung haben 60,4 % bei einer nachträglichen schriftlichen und anonymen Befragung angegeben, ihr Hautschutzverhalten nach der Beratung geändert zu haben.

Fazit der Projektergebnisse ist, daß von 150 Teilnehmern, die alle Projektmaßnahmen durchlaufen haben, 121 (81 %) das Projekt erfolgreich abgeschlossen haben, d.h., daß die Hautveränderungen trotz weiterer Berufstätigkeit abgeheilt waren. Auch ein Vergleich der Teilnehmergruppe mit einer unbetreuten (bzw. ausschließlich ärztlich behandelten) Kontrollgruppe (n = 87) hat den Erfolg der gesundheitspädagogischen Maßnahmen unterstrichen. Eine Nachbefragung der Projektteilnehmer frühestens drei Monate nach Abschluß der Maßnahme ergab einen Prozentsatz von 79,5 % derer, die im Beruf verbleiben können im Vergleich zu 60 % in der Kontrollgruppe (Abb. 2).

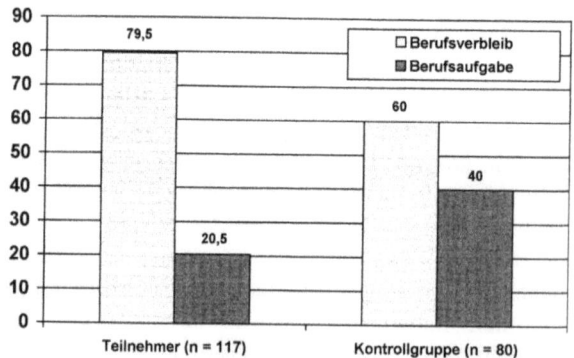

Abb. 2. Möglichkeit des Berufsverbleibs in der Teilnehmer- und Kontrollgruppe, Angaben in Prozent

Ausblick

Zusammenfassend können die von uns konzipierten gesundheitspädagogischen Maßnahmen immer dann sinnvoll eingesetzt werden, wenn Krankheitsverläufe stark von dem Verhalten bzw. der Motivation des Einzelnen und den durch das soziale bzw. berufliche Umfeld geprägten Verhältnissen abhängig sind.

Resultate einer erfolgreich angewandten Gesundheitspädagogik können dann ein verändertes Gesundheitsbewußtsein, die Verfügung über Handlungskompetenz bezüglich auftretender Gesundheitsgefährdungen wie Krankheitssymptomen und eine potentielle Konfliktfähigkeit sein, wenn es darum geht, tradierte gesundheitsgefährdende Verhaltensmuster zu durchbrechen.

Die erprobten Projektmaßnahmen werden zur Zeit flächendeckend durch die BGW umgesetzt und erkrankten Friseuren bundesweit als Regelversorgung angeboten. Hierzu sind im Rahmen der wissenschaftlichen Begleitforschung spezielle Ausbildungskonzepte (Dozentenleitfäden) für die einzelnen Bausteine erarbeitet und entsprechende Personen als Seminartrainer und Betriebsberater geschult worden [4].

Der Erfolg des oben beschriebenen Projektes unterstreicht die Notwendigkeit, erweiterte Maßnahmen auf dem Gebiet des Arbeitsschutzes zu etablieren. Hierzu sind gesundheitspädagogische Konzepte auch für andere Berufssparten zu entwickeln bzw. das am Beispiel des Friseurhandwerks entwickelte Konzept auf andere berufsbedingte Erkrankungen zu übertragen. Dabei müssen insbesondere vorhandene Einstellungen der betroffenen Personen zu ihrer Erkrankung und der Anwendung von Hautschutzmaßnahmen berücksichtigt werden und neben der Vermittlung von Sachinhalten die Förderung von Handlungskompetenz (auch z.B. bei auftretenden Widerständen seitens des Arbeitgebers oder Kollegen) in bezug auf gesundheitlich relevante Bereiche im Vordergrund stehen [6].

Literatur

1. Faltermeier T (1991) Subjektive Theorien von Gesundheit: Stand der Forschung und Bedeutung für die Praxis. In: Flick U (Hrsg.) Alltagswissen über Gesundheit und Krankheit. Roland Asanger Verlag, Heidelberg
2. Mayring P (1996) Einführung in die qualitative Sozialforschung. Psychologie Verlags Union, München
3. Nevitt GJ, Hutchinson PE (1996) Psoriasis in the community: prevalence, severity and patients beliefs and attitudes towards the disease. Br J Dermatol 135:533–537
4. Riemann K (1993) Begleitforschung als Beitrag zur Qualitätssicherung in der Gesundheitsförderung. Prävention 16, 28–29
5. Schmid-Ott G, Jaeger B, Kuensebeck HW, Ott R, Lamprecht F (1996) Dimension of stigmatisation in patients with psoriasis in a »Questionnaire on experience with skin complaints«. Dermatology 193:304–310
6. Schwanitz HJ, Uter W, Wulfhorst B (Hrsg.) (1996): Neue Wege zur Prävention: Paradigma Friseurekzem. Rasch, Osnabrück

Naturgummilatexallergie (NLA) – die unterschätzte Berufskrankheit

P. Schöpf, F. Ruëff, B. Przybilla

Zusammenfassung

Das Problem der Naturlatexallergie ist bei Beschäftigten des Gesundheitswesens von hoher Bedeutung. Prävalenz und Verlauf der Naturlatexallergie werden derzeit bei Beschäftigten eines Klinikums untersucht. Bei einer Erfassungsrate von 92,2% fanden wir unter 759 Beschäftigten bei 38 eine Naturlatexallergie, bei weiteren 67 eine Naturlatexsensibilisierung ohne bisherige klinische Symptomatik. Von Naturlatexallergie oder Naturlatexsensibilisierung waren insbesondere Ärzte betroffen (16,6%), in absteigender Reihenfolge Beschäftigte im medizinisch – technischen Bereich (15,8%), im Pflegebereich (13,0%) und im Büro Beschäftigte (8,9%). 33 der 38 Beschäftigten mit Naturlatexallergie (86,8%) lehnten eine ärztliche Anzeige über eine Berufskrankheit ab. Die Erstellung eines Hautarztberichts wurde von allen Sensibilisierten abgelehnt. Die Anzahl der als Berufskrankheit gemeldeten Fälle einer Naturlatexallergie ist somit nicht repräsentativ für die tatsächliche Prävalenz. Angesichts der Häufigkeit der Naturlatexallergie im Gesundheitswesen und der Schwere des damit verbundenen Krankheitsbildes müssen die gesetzlich vorgeschriebenen Präventionsmaßnahmen unverzüglich umgesetzt werden.

Einleitung

Ein epidemieartiges Auftreten der Naturgummilatexallergie (im folgenden als Naturlatexallergie bezeichnet) ist seit Anfang der achtziger Jahren in einigen westlichen Industrienationen beobachtet worden, insbesondere im Gesundheitswesen Beschäftigte sind betroffen [6, 10, 13]. Ursache hierfür ist der häufige und intensive Kontakt zu naturlatexallergenhaltigen Gegenständen, insbesondere zu gepuderten medizinischen Einmalhandschuhen aus Naturlatex. Die Symptome dieser IgE-vermittelten Allergie vom Soforttyp reichen von Kontakturtikaria, allergischer Rhinokonjunktivits und allergischem Asthma bronchiale bis hin zum manchmal tödlich verlaufenden anaphylaktischen Schock. Potentiell lebensbedrohliche Allergenkontakte ergeben sich für Betroffene auch bei eigener medizinischer Versorgung, insbesondere bei Unwissenheit über das Bestehen einer Naturlatexallergie. Die bislang mitgeteilten Todesfälle durch Naturlatexallergie traten im Rahmen medizinischer Versorgung auf [9, 11]. Gravierende Einschränkungen der Lebensqualität ergeben sich aus naturlatexallergieassoziierten Nahrungsmittelunverträglichkeiten, welche bei etwa der Hälfte der Patienten auftreten [3, 5]. Vor allem Banane, Avocado, Kiwi und andere vorwiegend tropische Früchte lösen solche Reaktionen aus [4, 5].

Um Häufigkeit und Verlauf der Naturlatexallergie zu erfassen haben wir eine Langzeitstudie an einer süddeutschen Universitätsklinik begonnen. Erste Teilergebnisse werden hier berichtet.

Methode

Ein wichtiges Ziel der Untersuchung ist die Feststellung der Häufigkeit der Naturlatexallergie bzw. Naturlatexsensibilisierung sowie die Erfassung des zeitlichen Verlaufs der Beschwerden.

Die Untersuchung wurde von der Ethikkommission der Ludwig-Maximilians-Universität genehmigt. Alle Probanden, die an der Untersuchung teilnahmen, erhielten einen Aufklärungsbogen und eine schriftliche Einverständniserklärung wurde eingeholt. Die Untersuchung umfaßte eine ausführliche Anamnese sowie einen Hautpricktest mit verschiedenen Naturlatextestlösungen und Naturlatexallergie-assoziierten Nahrungsmittelallergenen. Weiter wurden spezifische IgE-Antikörper (CAP-FEIA) im Serum bestimmt. Falls erforderlich wurden bei Hinweisen auf eine Naturlatexallergie oder -sensibilisierung Provokationstests mit Naturlatex-haltigem Material durchgeführt.

Alle Beschäftigten mit Naturlatexallergie oder -sensibilisierung wurden über das Verfahren einer ärztlichen Anzeige über eine Berufskrankheit aufgeklärt. Jeder Betroffene erhielt einen Allergiepaß und ein Merkblatt über Naturlatexallergie, weiter erfolgte eine ausführliche Beratung über Karenzmaßnahmen; individuelle medizinische Weiterbetreuung wurde angeboten.

Ergebnisse

Bei 38/759 Untersuchten (5,0%) wurde eine Naturlatexallergie diagnostiziert. Weitere 67 Beschäftigte (8,8%) wiesen eine Sensibilisierung (Hautpricktestreaktionen gegen eine der getesteten Naturlatextestzubereitungen und/oder Nachweis Naturlatex-spezifischer IgE-Antikörper im Serum) gegen Naturlatex ohne bislang manifeste Symptome auf.

Die Naturlatexallergie oder -sensibilisierung war mit 16,6% am häufigsten bei Ärzten; Die Häufigkeit betrug bei Beschäftigten im medizinisch-technischen Bereich 15,8%, im Pflegebereich 13,0% und bei im Büro Beschäftigten 8,9% (Abb. 1).

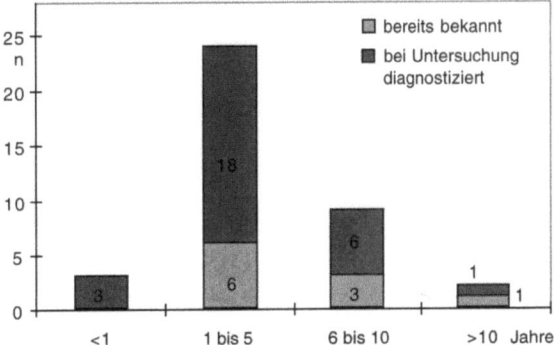

Abb. 2. Dauer der Naturlatex-allergischen Symptome

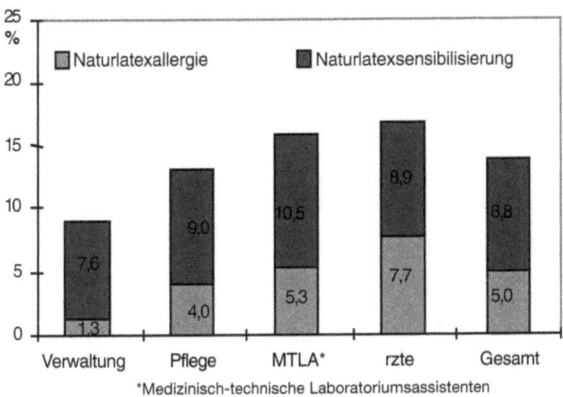

Abb. 1. Häufigkeit der Naturlatexallergie oder -sensibilisierung bei Beschäftigten des Gesundheitswesens

Neben einer Kontakturtikaria, die von fast allen betroffenen Beschäftigten (97,5%) angegeben wurde, hatten 15 Personen (39,5%) Rhinokonjunktivitis und acht Personen (21,1%) Asthma am Arbeitsplatz. 8 Personen (21,1%) gaben an, systemische anaphylaktische Reaktionen bei eigener medizinischer Versorgung entwickelt zu haben. Symptome der Naturlatexallergie bei Kontakt mit Gegenständen des alltäglichen Bedarfs waren von 19 Personen (50,0%) bemerkt worden. Bei 22/38 Beschäftigten mit Naturlatexallergie (57,9%) bestand anamnestisch eine Nahrungsmittelunverträglichkeit, wobei von insgesamt 15 Personen (39,5%) typische naturlatexallergieassoziierten Nahrungsmittelallergene (v.a. Banane, Avocado und Kiwi) nicht vertragen wurden.

Symptome durch die Naturlatexallergie hatten teilweise schon seit Jahren bestanden (Abb. 2). 20 Personen mit Naturlatexallergie hatten wiederholt aufgrund der Handschuhunverträglichkeit auch bei Tätigkeiten mit bedeutsamen Infektionsrisiko auf das Tragen von Schutzhandschuhen verzichtet. Den Verdacht, an einer Naturlatexallergie zu leiden hatten 20 Betroffene; sie hatten bewußt keinen Arzt aufgesucht, um eine Berufskrankheitenanzeige zu vermeiden. Als Grund für dieses Verhalten wurde von allen Befragten Angst vor beruflichen und/oder versicherungsrechtlichen Nachteilen angegeben.

Bei 10 von 38 Personen (26,3%) mit Naturlatexallergie war die Diagnose vor unserer Untersuchung gestellt worden.

Diskussion

Die Ergebnisse unserer Untersuchung bestätigen, daß bei Beschäftigten im Gesundheitswesen die Naturlatexallergie außerordentlich häufig ist [1, 8].

Das Vorliegen einer Naturlatexallergie- bzw. sensibilisierung ist bei Beschäftigten im Gesundheitswesen generell als beruflich erworben anzusehen, sofern eine außerberufliche Genese nicht eindeutig nachgewiesen ist. 33 von 38 Beschäftigten mit Naturlatexallergie (86,8%) und alle Beschäftigten mit Naturlatexsensibilisierung widersprachen einer Meldung an die zuständige Berufsgenossenschaft aus Furcht vor Nachteilen. Unabhängig von den Umständen der Sensibilisierung ist eine Naturlatexallergie oder -sensibilisierung bei Beschäftigten des Gesundheitswesen beruflich relevant und erfordert die Einleitung von Schutzmaßnahmen [2, 12], die im wesentlichen aus einer sicheren Allergenkarenz bestehen. Hautarztverfahren und Berufskrankheitenanzeige sollen die erforderlichen Schutz- bzw. Kompensationsmaßnahmen einleiten [7].

Offensichtlich wird die Anzeige einer Berufskrankheit bzw. das Erstellen eines Hautarztberichtes von den Betroffenen nicht als hilfreiche Schutzmaßnahme, sondern als Gefährdung ihrer Existenz empfunden und daher häufig mit heftiger Abwehr verhindert. Dies ist offensichtlich nicht unberechtigt. So sind uns zahlreiche Berichte von Patienten mit Naturlatexallergie bekannt, bei denen eine Offenlegung ihrer Berufskrankheit sich als höchst ungünstig für ihren weiteren beruflichen Werdegang erwies. Hier versagt offensichtlich der gesetzlich vorgesehene Schutz des Arbeitnehmers und der Sinn der BKVO verkehrt sich in sein Gegenteil. Betroffene arbeiten so mit zunehmenden Beschwerden weiter, so daß die Erkrankung fortschreitet. Weiter verzichten sie oft vollständig auf Schutzhandschuhe, was eine erhebliche Gesundheitsgefährdung durch Infektionen mit sich bringt.

Viele Betroffene vermeiden absichtsvoll eine allergologische Diagnostik zur Klärung des Verdachts auf eine Naturlatexallergie. Ohne Diagnose sind aber sekundäre Präventionsmaßnahmen am Arbeitsplatz ebenso unmöglich, wie eigene naturlatexallergenfreie medizinische Versorgung der Betroffenen. Potentiell lebensbedrohliche Reaktionen bzw. eine Lebenszeit verkürzende Erkrankung können die Folge sein.

Literatur

1. Allmers H, Kirov A, Hagemeyer O, Huber H, Walther JW, Baur X (1996) Latexsensibilisierung und Latexallergenkonzentration in der Luft. Allergologie 19:68-70
2. Baur X, Allmers H, Raulf-Heimsoth M et al (1996) Naturlatex-Allergie. Empfehlungen der interdisziplinären Arbeitsgruppe. Allergologie 19: 248-251
3. Beezhold DH, Sussman GL, Liss GM, Chang N-S (1996) Latex allergy can induce clinical reactions to specific foods. Clin Exp Allergy 26:416-422
4. Blanco C, Carrillo T, Castillo R et al (1994) Latex allergy: clinical features and cross-reactivity with fruits. Ann Allergy 73: 309-314
5. Brehler R (1997) »Latex-fruit syndrome«: frequency of cross-reacting IgE antibodies. Allergy 52: 404-410
6. Brown RH, Schauble JF, Hamilton RG (1998) Prevalence of latex allergy among anesthesiologists. Anesthesiology 89:292-299
7. Drexler H (1998) Berufskrankheiten: Pflichtwissen für jeden Arzt. Deutsches Ärzteblatt 21: 1037-1041
8. Heese A, Peters K-P, Stahl J, Koch HU, Hornstein OP (1995) Häufigkeit und Zunahme von Typ-I-Allergien gegen Gummihandschuhe bei Zahnmedizinstudenten. Hautarzt 46:15-21
9. Klinge J, Wild F, Drexler S et al (1994) Schwerer Narkosezwischenfall durch Sensibilisierung auf Latex. Letaler Verlauf bei einem 3jährigen Patienten mit Blasenekstrophie. Monatschr Kinderheilk 142: 784-786
10. Lagier F, Vervloet D, Lhermet I, Poyen D, Charpin D (1992) Prevalence of latex allergy in operating room nurses. J Allergy Clin Immunol 90:319-322
11. Ownby DR, Tomlanovich M, Sammons N et al (1991) Anaphylaxis associated with latex allergy during barium enema examinations. American J Radiology 156: 903-908
12. Przybilla B, Ruëff F, Baur X et al (1996) Zur gesundheitlichen Gefährdung durch die Allergie vom Soforttyp gegenüber Naturlatex. Positionspapier der Deutschen Gesellschaft für Allergie- und Immunitätsforschung. Allergo J 5: 185-192
13. Turjanmaa K (1987) Incidence of immediate allergy to latex gloves in hospital personnel. Contact Dermatitis 17:270-275

Umweltmedizin

Umweltdermatologie

H. Behrendt, J. Ring

Einleitung

Unter den vielfältigen Funktionen des Hautorgans, nimmt die der Grenze zwischen Individuum und Umwelt eine besondere Stellung ein; das Hautorgan bietet über seine Barrierefunktion Schutz vor physikalischen, chemischen und biologischen Noxen. Dabei läßt sich die Gesamtheit »Umwelt« auch heute noch am besten im Sinne von Aristoteles von der Physik über die Chemie, Biologie bis hin zur psychosozialen Interaktion gliedern [27].

Das Forschungsgebiet innerhalb der Dermatologie, das sich insbesondere mit krankmachenden Umwelteinflüssen auf das Hautorgan befaßt, wird hier als »Umweltdermatologie« verstanden und umfaßt verschiedene Bereiche (s. Übersicht), die nicht alle in extenso abgehandelt werden können. Dieser Beitrag befaßt sich schwerpunktmäßig mit allergischen Reaktionen und möglichen Einflüssen von Umweltschadstoffen auf die Entwicklung, Auslösung und Unterhaltung von Allergien (»Allergotoxikologie«) [1, 2].

Umweltdermatologie
- Photodermatologie
- Hautoberflächenforschung
- Dermatotoxikologie
- Allergologie

Toxisch/irritative Wirkungen

Wenn von Umweltnoxen die Rede ist, werden in erster Linie toxisch/irritative Wirkungen von Fremdstoffen betrachtet. Diese können unmittelbare Wirkungen im Sinne von Mutagenität, Teratogenität, Kanzerogenität, eventuell auch Kontagiosität, entfalten. Von diesen allgemein toxischen Wirkungen werden spezifische organtoxische Effekte (z. B. hepato-, neuro-, nephrotoxische Wirkungen) unterschieden.

Eine besondere Stellung nehmen die Schadstoffeffekte ein, die die Empfindlichkeit des Menschen beeinflussen. Man unterscheidet
- irritative Wirkungen (Haut- und Schleimhautreizung),
- immuntoxische Wirkungen (im Sinne einer Immunsuppression),
- allergotoxische Effekte (Einflüsse auf die Sensibilisierungs- bzw. Auslösungsreaktion allergischer Erkrankungen) [2].

Am Hautorgan können irritative Effekte in ganz unterschiedlicher klinischer Morphologie auftreten (s. Übersicht 2). Dabei sieht man es den unterschiedlichen Morphen nicht unbedingt an, durch welchen Umweltfaktor sie ausgelöst wurden [8, 15, 27].

Irritative Hautreaktionen
- Hyperkeratose
- Blasenbildung,
- Petechiale Blutung
- Hyper-/Hypopigmentierung
- Akneiforme Reaktion
- Urtikaria
- Kontaktdermatitis/-ekzem
- Cauterisatio

Die Quellen von schädlichen Umweltnoxen sind vielfältig und reichen vom Kosmos über die unbelebte und belebte Natur, Industrie und Technik, Berufsstoffe (auch Hobby), Nahrung, Trinkwasser, Kleidung (auch Schmuck) über Kosmetik und Hautpflege bis hin zu Medikamenten [5a, 8, 10, 12, 15, 23, 27]. Das große Gebiet der Wirkungen elektromagnetischer Strahlung (Photodermatologie) auf das Hautorgan im Sinne toxischer oder allergischer Reaktionen soll hier nur erwähnt, aber nicht abgehandelt werden [11, 16, 24, 26, 27].

Ein klassisches Beispiel ist die durch den Schadstoff Dioxin (2, 3, 7, 8-TCDD) hervorgerufene besondere Form einer Akne, die von dem Dermatologen Karl-Heinz Schulz zusammen mit dem Chemiker Sorge in Hamburg in den fünfziger Jahren erstmals beschrieben wurde und als Paradebeispiel für klinisch-angewandte Forschung dienen kann [12]. Ausgehend von der klinischen Beobachtung einer atypischen Akne bei Männern im mittleren Lebensalter untersuchten die Forscher mögliche aknegene Noxen im Herstellungsbetrieb einer chemischen Firma und stießen dabei auf eine vorher unbekannte chemische Verunreinigung, die später als 2,3,7,8-Tetrachlordibenzodioxin isoliert werden konnte und zu den giftigsten Substanzen der Welt zählt (»Seveso-Gift«). Zunächst im Tierexperiment (am Kaninchenohr), dann im heroischen Selbstversuch konnte Karl-Heinz Schulz die komedogene Wirkung dieser Substanz nachweisen und damit den jahrzehntelang einzigen Nachweistest für die in so geringen Konzentrationen auftretende Dioxinverunreinigung etablieren. Das Beispiel Dioxin zeigt nicht nur die Bedeutung der Dermatologie in der Aufklärung von umweltinduzierten Krankheiten, sondern auch die Rolle des Dermatologen in der Früherkennung toxischer Schäden. Die Haut dient als Signalorgan, bevor schwere und lebensbedrohliche innere Erkrankungen auftreten können [27].

Eine weitere toxisch induzierte Dermatose ist die durch Hexachlorbenzolinduzierte Porphyrie [9]. Inwieweit Autoimmunerkrankungen, insbesondere sklerodemiforme Hautveränderungen durch Schadstoffe, z. B. Silikate und Rapsölverunreinigungen, induziert werden können, ist Gegenstand der Forschung [10, 25]. Die häufigsten echten »Umweltkrankheiten« zeigt Tabelle 1.

Allergische Reaktionen

Während toxische Effekte dosisabhängig bei nahezu der Gesamtheit der Bevölkerung auftreten, stellen allergische Reaktionen eine Überempfindlichkeit bestimmter Individuen dar, welche – auch dosisabhängig – bei sehr geringen Konzentrationen bereits zu maximalen Effekten führen (Schwellenkonzentrationen). Unter Allergie versteht man eine »spezifische Änderung der Immunitätslage im Sinne einer krankmachenden Überempfindlichkeit«, welche über verschiedene Mechanismen ablaufen kann (Typen I–VI) [26a]. Die häufigsten allergischen Krankheitsbilder des der-

Tabelle 1. Häufige echte »Umweltkrankheiten«

Auslöser	Zustandsbild
Physik	Sonnenbrand/UV-Schäden
Elektromagnetische	Radiodermatitis
Strahlung	Knochenmarksstörungen
	Lärmschwerhörigkeit
	Streßfolgen durch Lärm?
Chemie	Intoxikation (bei Unfallsituation; z. B. Dioxin)
	Irritativ-toxisches Asthma
	Irritativ-toxisches Ekzem
	Allergisches Kontaktekzem
	ZNS-Störungen (zum Beispiel Blei)
Biologie	Infektionskrankheiten
	Allergien
	– Alveolitis
	– Asthma
	– Rhinokonjunktivitis
	– Atopisches Ekzem

matologischen Fachbereichs umfassen Urtikaria und Angioödem (allein oder als Bestandteil der Anaphylaxie), die Ekzemkrankheiten, bestimmte Purpuraformen, sowie das bunte Spektrum der durch Arzneimittel-induzierten Exantheme.

Beispiel: Ekzemerkrankungen

Während beim irritativ-toxischen Kontaktekzem die individuelle Suszeptibilität nur über den Faktor der generellen Empfindlichkeit des Hautorgans eine klinisch relevante Rolle spielt, erfordern die allergischen Ekzemformen eine spezifische immunologische Sensibilisierung, die entweder über Lymphozyten der Subpopulationen TH1 (klassisches allergisches Kontaktekzem) oder TH2 (atopisches Ekzem) abläuft.

Atopisches Ekzem

Die Rolle exogener Noxen beim klassischen Kontaktekzem ist wohl bekannt und unbezweifelt [32]. Anders ist dies beim atopischen Ekzem, das als konstitutionelle Erkrankung (»Neurodermitis diffusa constitutionalis sive atopica«) eine eindeutige erbliche Disposition aufweist und geradezu als Paradebeispiel einer »endogenen« Erkrankung galt, bei der allergische Sensibilisierungen gegen Umweltallergene, wie sie im Prick-Test oder Radio-Allergo-Sorbent-Test (RAST) regelmäßig gefunden werden, allenfalls den Charakter eines Epiphänomens bei gleichzeitiger respiratorischer Atopie besitzen sollten [26a, 30, 33]. Das Dilemma der klinischen und experimentellen Dermatologie lag in der Diskrepanz zwischen Morphologie und Pathophysiologie: die IgE-vermittelte pathogene Reaktion führt morphologisch zur Quaddel (Urtikaria), während die zelluläre Überempfindlichkeit über T-Zellen die Grundlage der Ekzemreaktion bildet.

Dieses Dilemma wurde gelöst durch den Nachweis von IgE sowie IgE-Rezeptoren auf der Oberfläche epidermaler Langerhans-Zellen [5, 30] in unmittelbarer Nachbarschaft zu häufigen Aeroallergenen (z. B. Hausstaubmilbe) [34]. Die bekannte und gut meßbare IgE-vermittelte Sensibilisierung gegen Umweltallergene gewinnt damit eine ganz andere Relevanz. Den endgültigen Beweis brachte ein Verfahren, das wir als »Atopie-Patch-Test« (APT) bezeichnet haben [6, 36], und bei dem auf die unbefallene, unbehandelte Haut Allergene, die klassischerweise eine IgE-Sensibilisierung auslösen, im Pflastertest aufgebracht werden, wobei das Auftreten einer ekzematösen Hautreaktion bewertet wird. Mit diesem Verfahren, das dosisabhängig und reproduzierbar standardisiert wurde [6], konnte der Beweis erbracht werden, daß Aeroallergene über den direkten Hautkontakt bei Patienten mit atopischem Ekzem eine ekzematöse Hautveränderung induzieren können. Besonders häufig ist dieses Phänomen bei Patienten, deren Ekzem sich während bestimmter zeitlicher Perioden besonders in luftexponierten Hautarealen manifestiert (z. B. Gesicht und Hände, Exazerbation im Frühjahr bei relevanter Birkenpollenallergie im Atopie-Patch-Test).

Eine interessante zusätzliche Beobachtung ergab die Messung der Barrierefunktionsstörung über Atopie-Patch-Test-Arealen, wobei sich ein stark erhöhter transepidermaler Wasserverlust insbesondere über positiven Atopie-Patch-Arealen fand, während die Störung der Barrierefunktion bei einer klinisch ähnlich starken Ekzemreaktion im klassischen Epikutantest (TH1-Reaktion) signifikant schwächer ausgeprägt war [8a].

Bei der Wiederentdeckung der Rolle allergischer Reaktionen in der Pathophysiologie des atopischen Ekzems darf nicht vergessen werden, daß eine Reihe von Patienten keine IgE-vermittelte Sensibilisierung und normales Serum IgE aufweisen. Nach Wüthrich kann dieses ähnlich wie beim Asthma als »intrinsisches« oder »kryptogenes« atopisches Ekzem klassifiziert werden [38].

Tabelle 2. Risikofaktoren in der multiplen logistischen Regressionsanalyse für atopisches Ekzem (Nach [13, 31])

Variable	OR	CI (95%)
Männliches Geschlecht	0,63	0,43–0,92[c]
Untersuchungsort (Referenz Borken)		
Duisburg-Süd	0,52	0,30–0,96[c]
Duisburg-Nord	0,42	0,15–1,16
Essen	0,85	0,46–1,54
Halle	1,39	0,77–2,52
Positive Familienanamnese (atopische Erkrankungen)	1,52	1,03–2,25*
Untersuchungsmonat (Mai vs. April/März vs. Februar)	0,55	0,37–0,81[c]
Elterliche Schulbildung (Abitur vs. Hauptschulabschluß)	1,83	0,83–4,02[a]
Kontakt mit Kaninchen	1,81	0,96–3,41
	2,90	1,36–6,19[b,c]
Tierfelle im Schlafzimmer	2,17	1,01–4,67[c]
Benutzung von Gas ohne Abzug (vs. kein Gas)	1,68	1,11–2,56[c]
Entfernung der Wohnung zu verkehrsreicher Straße (< 50 m vs. > 50 m)	1,71	1,07–2,73[c]
Wurminfektion in der Vorgeschichte	1,61	0,98–2,64

Adjustiert für: Alter, bedroom sharing, Passivrauchexposition, geschätzte Automobilabgasexposition (1 Std./Tag)

[a] signifikant in Duisburg-Süd (p = 0,039)
[b] Ergebnis bei den Mädchen
[c] signifikant auf dem 5% Niveau

Epidemiologische Studien: Unterschiede zwischen Ost- und Westdeutschland

Interessanterweise fanden wir bei epidemiologischen Untersuchungen zur Häufigkeit von Allergien in verschiedenen Gegenden Deutschlands auffallende Unterschiede in der Prävalenz zwischen ostdeutschen und westdeutschen Ländern. Ähnlich wie andere Untersucher fanden wir im Westen höhere Raten von Heuschnupfen und Asthma, während im Osten infektiöse und irritative Erkrankungen der oberen Luftwege häufiger waren [2, 13, 20, 21, 29, 30, 37]. Interessanterweise waren die Gesamtserum-IgE-Werte bei ostdeutschen Kindern deutlich höher als im Westen [3], was möglicherweise durch häufige Parasiteninfestation erklärt werden kann [28].

Aufregend erscheint eine Dissoziation der Prävalenzen von Ekzem und respiratorischer Atopie: Wir fanden konsistent im Osten höhere Raten von atopischem Ekzem bei Einschulungskindern als im Westen [2, 3, 29, 31], ohne daß wir diesen Unterschied derzeit erklären können. Werden nun diese Kinder entsprechend der Klassifikation von Wüthrich in »intrinsic« bzw. »extrinsic« atopisches Ekzem unterteilt, so fällt auf, daß in Ostdeutschland der Anteil des intrinsischen atopischen Ekzems signifikant höher war als in Westdeutschland [31].

In einer multivariaten logistischen Regression analysierten wir die Daten von inzwischen knapp 30 000 Kindern, die wir seit 1990 in verschiedenen ost- und westdeutschen Bundesländern mit der gleichen Methodik untersucht haben [13]. Dabei fanden sich signifikante Risikofaktoren für das Auftreten eines atopischen Ekzems (Tabelle 2). Diese Faktoren umfassen neben genetischen Komponenten eindeutige Einflüsse von Umweltstoffen sowohl natürlicher Herkunft (Allergene) als auch anthropogenen Ursprungs aus dem Innenraum (z. B. Tabakrauch) und der Außenluft (Verkehrsbelastung) [2, 14, 18, 31, 39]. In der Verlaufsbeobachtung von 1991 bis 1997 konnten wir parallel zu einem deutlichen Rückgang der Luftbelastung mit Schadstoffen des Schadstoffes Typ I [2] einen Rückgang der irritativ-infektiösen Atemwegserkrankungen beobachten. Umgekehrt war bei den 1997 untersuchten Einschulungskindern ein signifikantes Ansteigen von allergischer Rhinokonjunktivitis zu verzeichnen.

Konzept der Allergotoxikologie

Inwieweit natürliche und anthropogene Umweltfaktoren in der Entstehung, Auslösung und Unterhaltung allergischer Erkrankungen zusammenspielen, stellt eines der aufregendsten Forschungsgebiete der »Umweltdermatologie« dar. Daß Umweltschadstoffe, wie z. B. Dieselrußpartikel, die Entstehung von Allergien beeinflussen können, ist seit vielen Jahren aus Tierexperimenten und epidemiologischen Untersuchungen bekannt [19, 35]. Die Mechanismen dieser Wirkung sind unklar. Eine Reihe von Innenraumschadstoffen kann über irritierende und symptomverstärkende Effekte allergische Erkrankungen beeinflussen [7, 17].

Schlußfolgerungen

Aus den klinischen Beobachtungen, epidemiologischen Studien und experimentellen Untersuchungen geht eindeutig hervor, daß für umweltmedizinische Fragestellungen in Klinik und Epidemiologie eine dermatologisch-allergologische Expertise von großer Bedeutung ist. Die Erkennung und richtige Interpretation von zunächst unscheinbaren Hautveränderungen erlaubt wesentliche Rückschlüsse auf die Prävalenz und mögliche Weiterentwicklung allergischer Reaktionen im Kindesalter.

Neben vielen durch spezifisch toxische Effekte von Chemikalien hervorgerufenen Hauterkrankungen sind es vor allem die 3 großen Themenkomplexe von
- Hautkrebs,
- Hautalterung und
- Allergie,

die das Feld der Umweltdermatologie abstecken. Die Haut als Signalorgan erlaubt häufig eine frühzeitige Erkennung möglicher toxischer Noxen, bevor lebensbedrohliche innere Erkrankungen auftreten. Auch beim individuellen Patienten mit vermuteten »Umweltkrankheiten« soll deshalb der allergologisch erfahrene Dermatologe beigezogen werden.

Literatur

1. Behrendt H, Becker WM, Friedrich KH, Darsow U, Tomingas R (1992) Interaction between aeroallergens and airborne particulate matter. Int Arch Allergy Immunol 99:425–428
2. Behrendt H, Friedrichs KH, Krämer U, Hitzfeld B, Becker WM, Ring J (1995) The role of indoor and outdoor air pollution in allergic diseases. Prog Allergy Clin Immunol 3:83–89
3. Behrendt H, Krämer U, Dolgner R, Hinrichs J, Willer H, Hagenbeck H (1993) Elevated levels of total serum IgE in East German children: atopy, parasites or pollutants? Allergo J 3:31–40
4. Behrendt H, Wieczorek M, Wellner S, Winzer A (1988) Effect of some metal ions(Cd^{++}, Pb^{++}, Mn^{++}) on mediator release from mast cells in vivo and in vitro. In: Seemayer N, Hadnagy W. Environmental Hygiene. Springer, Berlin, Heidelberg New York Tokio, pp 105–110
5. Bieber T, De la Salle C, Wollenberg A et al. (1992) Human Langerhans cells express the high affinity receptor for IgE (FcERI). J Exp Med 175:1285–1290
5a. Cellini A, Offidani A (1994) An epidermiological study on cutaneous diseases of agricultural workers authorized to use pesticides. Dermatology 189:129–132
6. Darsow U, Vieluf D, Ring J (1995) Atopy patch test with different vehicles and allergen concentrations: an approach to standardization. J Allergy Clin Immunol 95:677–684
7. Eberlein-König B, Przybilla B, Kühnl P, Pechak J, Gebefügi I, Kleinschmidt J, Ring J (1998) Influence of airborne nitrogen dioxide or formaldehyde on parameters of skin function and of cellular activation in patients with atopic eczema and control subjects. J Allergy Clin Immunol (in press)
8. Frosch P (1985) Hautirritation und empfindliche Haut. Grosse Scripta 7, Grosse, Berlin
8a. Gfesser M, Rakoski J, Ring J (1996) The disturbance of epidermal barrier function in atopy patch test reactions in atopic eczema. Br. Jo. Dermatol. 135:560–565
9. Goerz G. Lissner R (1987) Die Hexachlorbenzol (HCB)-Porphyrie. Teil I–III. Zentralbl Haut 153:289–303, 363–381, 505–524
10. Haustein UF, Ziegler V (1985) Environmentally induced systemic sclerosis-like disorders. Int J Dermatol 24:147–151
11. Hölzle E, Plewig G, Kries R von, Lehmann P (1987) Polymorphous light eruption. J Invest Dermatol 88:32–38
12. Kimmig J, Schulz KH (1957) Berufliche Akne (sog. Chlorakne) durch chlorierte aromatische zyklische Äther. Dermatologica 115:540–546
13. Krämer U, Altus C, Behrendt H, Dolgner R, Gutsmuths F et al. (1992) Epidemiologische Untersuchungen zur Auswirkung der Luftverschmutzung auf die Gesundheit von Schulanfängern. Forum Städte-Hygiene 43:82–87
14. Krämer U, Koch T, Ranft U, Ring J, Behrendt H (??) Traffic-related air pollution is associated with atopy in children living in urban areas. Epidemiology, (in press)
15. Lammintausta K, Maibach HI (1988) Exogenous and endogenous factors in skin irritation. Int J Dermatol 4:213–222
16. Magnus IA (1976): Dermatological photobiology. Clinical and experimental aspects. Blackwell, Oxford
17. Magnusson H, Jorres R, Wagner HM, Nieding G v (1990) Relationship between the airway response to inhaled sulfur dioxide, isocapnic hyperventilation and histamine in asthmatic subjects. Int Arch Occup Environ Health 62:485
18. Malin EM, Dolgner R, Behrendt H (1991) Häufigkeit von Atemwegserkrankungen und Allergien in Abhängigkeit von der regionalen Schadstoffbelastung. Allergologie 14:77
19. Miyamoto T, Takafuji S (1991) Environment and allergy. In: Ring J, Przybilla B (eds) New trends in allergy III. Springer Berlin Heidelberg New York Tokyo, pp 459–468
20. Mutius E von, Fritsch F, Weiland S, Roell G, Magnussen H (1992) Prevalence of asthma and allergic diseases among children in united Germany: A descriptive comparison. BMJ 305:1395–1399
21. Mutius E von, Martinez F, Fritzsch C, Nicolai T, Roell G, Thiemann H (1994) Prevalence of asthma and atopy in two areas of West and East Germany. Am J Respir Crit Care Med 149:358–364
22. Neas L, Dockery D, Ware J, Spengler J, Speizer F, Ferris B Jr (1991) Association of indoor nitrogen dioxide with respiratory symptoms and pulmonary function in children. Am J Epidemiol 134:204–219
23. Ott MG (1987) Cohort mortality study of chemical workers with potential exposure to the higher chlorinated dioxins. J Occup Environ Med 29 (5):422
24. Peter RU, Braun-Falco O, Birioukou A, Hacker N, Kerscher M, Petersheim U, Ruzicka J et. al. (1994) Chronic cutaneous damage after accidental exposure to ionizing radiation: the Chernobyl experience. J Am Acad Dermatol 30:719–723
25. Phelps RG, Fleischmeier R (1988) Clinical, pathologic and immunopathologic manifestations of the toxic oil syndrome. J Am Acad Dermatol 18:313–324
26. Proksch E, Hauschild A (1994) Risiken der Sonnenexposition. Dtsch Med Wochenschr 119:1047–1052
26a. Ring J (1991) Angewandte Allergologie MMV, Medizin München
27. Ring J (1993) Haut und Umwelt. Hautarzt 44:625–635
28. Ring J (1997) Allergy and modern society: Does »Western Life Style« promote the development of allergies? Int Arch Allergy Immunol 113:7–10
29. Ring J, Behrendt H, Schäfer T, Vieluf D, Krämer U (1995) Impact of pollution in allergic diseases. Clinical and epidemiological studies. In: Johansson S. Progress in allergy and clinical immunology. Hogrefe and Huber, Seattle, pp 174–182
30. Ruzicka Th, Ring J, Przybilla B (eds) (1991) Handbook of atopic eczema. Springer, Berlin Heidelberg New York Tokio

31. Schäfer T, Vieluf D, Behrendt H, Krämer U, Ring J (1996) Atopic eczema and other manifestations of atopy: results of a study in East and West Germany. Allergy 51:532-539
31a. Schäfer T, Dirschedl P, Kunz B, Ring J, Überla K (1997) Maternal smoking during pregnancy and lactation increases the risk for atopic eczema in the offspring. J Am Acad Dermatol. 36:550-556
32. Schmuch A, Uter W (1989) Der Informationsverbund Dermatologischer Kliniken (IVDK) zur Dokumentation und wissenschaftlichen Auswertung der Kontaktallergien. Allergologie 12:471-474
33. Schultz Larsen F, Hom NV, Henningsen K (1986) Atopic dermatitis. A genetic-epidemiologic study in a population-based twin sample. J Am Acad Dermatol 15:487-494
34. Tanaka Y, Anan S, Yoshida H (1990) Immunohistochemical studies in mite antigen induced patch test sites in atopic dermatitis. J Dermatol Sci 1:361-368
35. Takafuji S, Suzuki S, Kozumi K (1987) Diesel exhaust particulates inoculated by the intranasal route have an adjuvant activity for IgE production in mice. J Allergy Clin Immunol 79:639-645
36. Vieluf D, Kunz B, Bieber T, Przybilla B, Ring J (1993) »Atopy Patch Test« with aeroallergens in patients with atopic eczema. Allergo J 2:9-12
37. Wichmann HE (1995) Environment, life-style and allergy: the German answer. Allergo J 6:315-316
38. Wüthrich B (1975) Zur Immunpathologie der Neurodermitis constitutionalis. Huber, Bern Stuttgart Wien
39. Zetterström O, Osterman K, Machedo L, Johansson SGO (1981) Another smoking hazard: raised IgE concentration and increased risk of occupational allergy. BM 283:1215-1217

Umweltmedizinische und berufsdermatologische Falldiskussion im Tele-Dialog (TED)

S. M. John, H. J. Schwanitz

Zusammenfassung

Im Bemühen um Innovationen auch in der Wissensvermittlung wurde eine interaktive Diskussionsveranstaltung unter Verwendung des Tele-Dialogs (TED) durchgeführt. Die Thematik der vorgestellten Kasuistiken bewegte sich im Grenzgebiet zwischen Gewerbedermatologie und Umweltmedizin, in dem durch neue Erkenntnisse und Entwicklungen zunehmend ärztlicher und juristischer Handlungsbedarf entsteht. In der Diskussion wurde insbesondere auf die Möglichkeiten und Grenzen der Anerkennung von in der Berufskrankheiten(BK)-Liste nicht genannten Erkrankungen als Berufserkrankung (§ 9 Abs. 2 SGB VII) eingegangen. Diese Möglichkeiten der Anerkennung einer Quasi-BK sind durch das Sozialgesetzbuch VII verbessert worden. Ein Bereich, auf den das dermatologische Augenmerk in Zukunft vermehrt gerichtet werden muß, sind berufsbedingte, UV-indizierte Malignome der Haut (Risikofaktor: »Outdoor-Work«). Aber auch auf dem Gebiet aktueller Allergene wie Naturgummilatex machte die Veranstaltung Informationsbedarf deutlich. 59 % der anwesenden Ärzte war die in diesem Zusammenhang einschlägige Technische Regel Gefahrstoffe »Sensibilisierende Stoffe« (TRGS 540) nicht bekannt, nur 38,7 % der Praxen waren entsprechend den Vorgaben dieser TRGS saniert.

Die formalisierte Art der Diskussion mit dem TED hat sich bewährt; die Veranstaltung hat ferner gezeigt, daß die Diskussion dennoch nicht im formalisierten Bereich stehen bleibt, sondern dies lediglich der Ausgangspunkt für fruchtbare weitere Vertiefungen der Thematik ist.

Tele-Dialog

Die Deutsche Dermatologische Gesellschaft hat in den letzten Jahren darauf Wert gelegt, innovative Medien zur Informationsvermittlung einzusetzen. Der Tele-Dialog (TED) ermöglicht eine formalisierte Diskussion: Die Teilnehmer der Veranstaltung können gestellte Fragen individuell, aber anonym beantworten, müssen sich dabei allerdings auf eine von jeweils fünf angebotenen Möglichkeiten beschränken. Das so zustandekommende Meinungsbild des Auditoriums steht innerhalb von 10 Sekunden zur Verfügung und kann dann als Ausgangspunkt weitergehender Diskussionen dienen. Auch wenn aus der Limitierung auf fünf vorgegebene Antwortmöglichkeiten eine Einengung des Diskussionsspielraums für den Einzelnen resultiert, ist der TED andererseits geeignet, auch die üblicherweise »schweigende Mehrheit« zur Meinungsäußerung zu stimulieren. Eine breite »Diskussion« wird damit auch in größeren Gruppen durchführbar.

Die Möglichkeiten, die sich mit dem Tele-Dialog für interaktive Lehrveranstaltungen ergeben, lassen sich besonders gut für Falldiskussionen implementieren. Fünf umweltmedizinisch/gewerbedermatologische Kasuistiken wurden im Rahmen einer derartigen Diskussionsveranstaltung erörtert. Dabei wurden Sachverhalte im Grenzgebiet zwischen Umweltmedizin und Gewerbedermatologie herausgegriffen, in dem durch neue Erkenntnisse und Entwicklungen zunehmend ärztlicher und juristischer Handlungsbedarf entsteht. Zwei der fünf Fälle werden im folgenden skizziert.

Die Veranstaltung soll hier auch unter didaktischen Gesichtspunkten hinsichtlich der Einsatzmöglichkeiten dieses neuen Mediums dargestellt werden. Alle 40 zur Verfügung stehenden TED-Plätze waren besetzt; da nur Kollegen, die einen dieser Plätze eingenommen hatten, an der TED-Diskussion teilnehmen konnten, bilden diese das Auditorium bzgl. der im folgenden genannten TED-Ergebnisse. 63 % der TED-Teilnehmer gaben an, regelmäßig Gutachten zu erstatten.

Kasuistiken

Fall 1:
Berufsbedingter Lichtschaden mit Präcancerosen?

66-jähriger Agraringenieur (A.B.). A.B. hat die ersten 25 Jahre seines Lebens in Chile bzw. in Argentinien verbracht. In den Jahren 1955-1962 lebte A.B. in der Bundesrepublik Deutschland. Von 1962 bis 1979 war er im Auftrag eines deutschen Arbeitgebers in Venezuela tätig. A.B. hielt sich regelmäßig im Rahmen von Dienstreisen im Freien auf. Er trug konsequent einen Hut, Sonnenschutz in Form von Lichtschutzmitteln wurde jedoch nur selten angewendet. Die Hände, Unterarme und der distale Anteil der Oberarme waren regelmäßig unbedeckt. Derartige Außenarbeiten machten ca. 20% seiner Arbeitszeit aus, 80% der Arbeitszeit befand er sich in geschlossenen Räumen. Ab 1979 übersiedelte der Versicherte wieder nach Deutschland, wo er im Auftrag seines Arbeitgebers weiterhin zweimal jährlich Dienstreisen in die Tropen unternahm.

1983 (54. Lebensjahr) begab sich der Versicherte wegen chronischer Lichtschäden der Haut besonders an Handrücken, Unterarmen, Oberarmen in dermatologische Behandlung. Es wurden verschiedentlich aktinische Keratosen vom Handrücken (histologische Diagnose »aktinische Präcancerosen«) entfernt.

Die Mehrheit der Anwesenden (67%) war der Meinung, daß hier die private UV-Exposition in der Jugend (Chile, Argentinien) als pathogenetisch ausschlaggebend zu bewerten sei. Seitens des zuständigen Unfallversicherungsträgers wurde die Hauterkrankung jedoch als Versicherungsfall anerkannt. Hierbei wurde in den Vordergrund gestellt, daß bei dem Versicherten zwar zwei Phasen erhöhter UV-Belastung feststellbar sind, nämlich in der Jugend in Chile bzw. Argentinien und während der beruflichen Tätigkeit in Venezuela. Die Orte in Chile bzw. Argentinien, an denen A.B. sich aufgehalten hat, befinden sich zwischen dem 33. bis 35. Breitengrad, was auf der nördlichen Halbkugel dem Breitengrad von Israel entspricht. Zweifelsohne ist hier gegenüber einer Jugend in Mitteleuropa eine erhöhte UV-Belastung anzunehmen. Hinsichtlich der Tätigkeit in Venezuela ist allerdings zu berücksichtigen, daß dieses Land am Äquator liegt und damit die UV-Belastung im Freien als extrem hoch einzustufen ist (> 0,75 W/m² im UVB Bereich).

Vergleichbare Unterschiede in der geographischen Breite finden sich zum Beispiel zwischen Queensland (Nordaustralien, Äquatornähe) und Victoria (Südaustralien). Hierzu liegen auch die detailliertesten epidemiologischen Daten bezüglich der Südhalbkugel vor; danach ergibt sich hinsichtlich der Häufigkeit epithelialer Hauttumoren ein Zahlenverhältnis von ca. 10:1 (ca. 3500 Erkrankungen im Norden vs. ca. 300 im Süden pro 100 000 Einwohner p.a. [4, 5]).

Da sich bei A.B. chronische Lichtschäden an der Haut in Form von poikilodermatischen Veränderungen und aktinischen Präcancerosen in Hautbezirken befanden, die während der beruflichen Tätigkeit in Venezuela eine besondere UV-Belastung erlitten (distale Oberarme, Unterarme, Handrücken),

Tabelle 1. Fall 1: Vom Auditorium für den Fall einer Anerkennung als Berufskrankheit in Betracht gezogene BK-Listennummern

BK-Ziffer	Kurzdefinition	Nennungen in Prozent (n=40)
BK 5102	Hautkrebs u.ä. durch Ruß, Rohparaffin, Teer u.ä.	41,2
BK 2402	Krankheiten durch ionisierende Strahlen	35,3
BK 5101	Schwere oder wiederholt rückfällige Hauterkrankungen...	17,6
BK 1108	Krankheiten durch Arsen (z.B. Hyperkeratosen)	5,9
BK 3104	Tropenkrankheiten	0,0

während zum Beispiel das Gesicht, das durch das Tragen eines Hutes geschützt wurde, keine übermäßigen Lichtschäden aufwies, wurde die berufliche Belastung als gravierender als die UV-Belastung in der Jugend eingestuft. Gleichwohl hat der aufgetretene UV-Schaden einen nicht-versicherten und einen versicherten Anteil, wobei letzterer als eine rechtlich wesentliche Teilursache zu bewerten ist.

Für den Fall einer Anerkennung als Berufserkrankung (BK) wurde vom Auditorium eine Reihe von Listen-BKs in Betracht gezogen, die aber sämtlich nicht einschlägig sind ([7], Tabelle 1.)

Da Hautkrebserkrankungen durch ultraviolette Strahlung bisher nicht in die Berufskrankheitenliste aufgenommen sind, wurde gewerbedermatologisch empfohlen, die Hauterkrankung bei A.B. *wie eine Berufskrankheit* anzuerkennen (MdE-Empfehlung 20%). Der zuständige Unfallversicherungsträger ist diesem Vorschlag letztlich gefolgt.

Die Möglichkeit, Erkrankungen, die nicht in der BK-Liste genannt sind, wie Berufskrankheiten anzuerkennen, hat bereits die Reichsversicherungsordnung (RVO) vorgesehen (§ 551 Abs. 2). Im Sozialgesetzbuch (SGB) VII, das am 1. Januar 1997 in Kraft trat, ist die Verpflichtung der Unfallversicherungsträger zur Anerkennung und Entschädigung entsprechender Fälle stringenter formuliert (§ 9 Abs. 2). Bestimmte Voraussetzungen müssen allerdings weiterhin erfüllt sein, u.a. muß es sich um »neue« Erkenntnisse handeln (s. Übersicht). Eine kürzliche Anfrage beim zuständigen Bundesministerium für Arbeit und Sozialordnung ergab, daß es sich bei UV-bedingten Hauttumoren im juristischen Sinne um *neue* Erkenntnisse handelt [10]. Erfahrungsgemäß kann nur durch vermehrte Meldungen entsprechender Verdachtsfälle die Aufmerksamkeit der zuständigen Stellen im erforderlichen Umfang geweckt werden. Das Auditorium vertrat mehrheitlich die Meinung (85%), daß das Problem »Outdoor-Work« bisher gewerbedermatologisch zu wenig beachtet wird. Die Abnahme des stratosphärischen Ozons auch auf der Nordhalbkugel dürfte die Problematik noch akzentuieren.

> **»Neue« Erkenntnisse im juristischen Sinne**
> (Nach [2])
>
> Erkenntnisse sind im juristischen Sinne i.d.R. dann »*neu*«, wenn sie:
> – Bei Erlaß der letzten Fassung der BKV (31.10.1997) noch nicht vorhanden waren
> – Vorhanden, aber dem Verordnungsgeber nicht bekannt waren
> – bekannt waren, aber nicht »erkennbar« vom Verordnungsgeber geprüft wurden
> – bekannt waren, aber trotz Nachprüfung noch nicht ausreichten, sich aber mit weiteren nachträglich gewonnenden Erkenntnissen zur BK-Reife verdichtet haben.

74% der Kollegen waren der Ansicht, daß man einen Hautarztbericht erstatten könne (Dies ist jedoch nur im Vorfeld der *BK 5101* zulässig). Erforderlich ist eine »Ärztliche Anzeige über eine Berufskrankheit« (gemäß § 202 SGB VII; »grüne Meldung«); eine solche Meldung in einem einschlägigen Verdachtsfall war jedoch von keinem der Teilnehmer jemals erstattet worden. Listen-Berufskrankheiten sind historisch gesehen nie systematisch ausgewählt, sondern durch Fallberichte, sich verdichtende Verdachtsmomente usw. schließlich in die BK-Liste inkorporiert worden. Weitere epidemiologische Daten sind also erforderlich; ferner sollten Beschäftigte mit dem Risikofaktor »Outdoor-Work« vermehrt über die zu ergreifenden Lichtschutzmaßnahmen aufgeklärt werden.

Fall 2:
Latexallergie

21-jährige Zahnarzthelferin, seit 1/1992 erstmals Symptome im Sinne eines Latexkontakturtikaria-Syndroms Stadium II–III (gesicherte Diagnose; Pricktest, RAST, Expositionsversuch). Arbeitsunfähigkeit ist nicht eingetreten, 4/1992 erfolgte Berufsaufgabe. Die Versicherte ist seither erscheinungsfrei.

Ein erster dermatologischer Gutachter war der Meinung, daß für den Unfallversicherungsträger keine Eintrittspflicht hinsichtlich beruflicher Rehabilitation bestünde, eine BK nach Ziffer 5101 läge nicht vor. In einem pulmonologischen Gutachten wurde auch das Vorliegen einer BK 4301 verneint. Der zuständige Unfallversicherungsträger hat eine BK 5101 daraufhin abgelehnt. Gegen diese Entscheidung wurde seitens der Versicherten vor dem Sozialgericht Klage eingereicht. Das Sozialgericht vertrat die Meinung, daß keine Berufserkrankung 5101 vorläge, aber eine Umschulung zu Lasten des § 3 BKV wegen einer drohenden BK erforderlich sei. Das Landessozialgericht Niedersachsen hat dieses Urteil aufgehoben. Es war der Ansicht, daß weder eine BK noch eine Umschulung zu Lasten des Unfallversicherungsträgers zu rechtfertigen sei. Begründung: Der Ausbilder – in diesem Fall der Zahnarzt – sei zur Gefahrbeseitigung verpflichtet (Das bedeutet in diesem Fall eine komplett latexfreie Praxis!). Die Voraussetzung für berufsfördernde Leistungen durch den Unfallversicherungsträger sei, daß die Gefahr nicht zu beseitigen ist. Dem Unfallversicherungsträger wird ferner ein Entscheidungsspielraum bezüglich der Art der eingesetzten § 3-Maßnahmen (z.B. arbeitsplatzbezogene Maßnahmen, Umschulung etc.) eingeräumt.

Bemerkenswert ist insbesondere, daß dieses Urteil 1996, mithin vor Wirksamwerden der TRGS 540 ergangen ist. Im Dezember 1997 ist die Technische Regel Gefahrstoffe 540 (»Sensibilisierende Stoffe«) in Kraft getreten, die u.a. Naturgummilatex als Gefahrstoff identifiziert und den Arbeitgeber in diesem Zusammenhang in die Pflicht nimmt. Wörtlich heißt es: »Gepuderte Latexhandschuhe sind durch puderfreie, allergenarme Latexhandschuhe oder andere geeignete Handschuhe zu ersetzen« [9]. Naturgemäß ist diese Vorgabe für Dermatologen als Arbeitgeber besonders verpflichtend, weil sie sich – vielleicht anders als andere Disziplinen – nicht mit Unkenntnis exkulpieren können. Aufgrund der Erkenntnisse, die wir heutzutage über das Sensibilisierungspotential proteinreicher gepuderter Latexhandschuhe besitzen, könnte eine Mißachtung dieser Vorgaben durch den Arbeitgeber, gerade bei beschäftigten Atopikern, in die Nähe der fahrlässigen Körperverletzung gerückt werden. Es ist unter diesem Gesichtspunkt wünschenswert, daß die noch junge TRGS 540 mehr praktische Bedeutung im Berufsleben erlangen wird als die TRGS 613 in der Bauindustrie, die seit 1992 die flächendeckende Verwendung chromatarmer Zemente nahelegt – bisher vergeblich.

Derzeit sind rund 10–20% des medizinischen Personals in Krankenhäusern, Arzt- und zunehmend auch Zahnarztpraxen gegen Latex sensibilisiert. Eine aktuelle Untersuchung aus einem süddeutschen Krankenhaus belegt eine Sensibilisierungsrate von 15,6% bei den untersuchten Ärzten [6]. Es ist dankenswert, daß das deutsche Ärzteblatt mit dieser Veröffentlichung die Thematik aufgegriffen hat [6]. Bedauerlich ist, daß ein Hinweis auf die TRGS 540 und die daraus resultierende stringente Verpflichtung[1] zu Sanierungsmaßnahmen fehlt. Hinsichtlich der erforderlichen Sanierung ist neben den Belangen des Personals auch an die Risiken für latexsensibilisierte Patienten zu denken. Hier ist angesichts der jetzigen Rechtslage in der

---

[1] Dies auch im Hinblick auf die in diesem Zusammenhang einschlägigen Vorgaben der Gefahrstoffverordnung (GefStoffV), des Chemikaliengesetzes (ChemG), des Medizinproduktegesetzes (MPG) sowie von EG-Richtlinien (z.B. Persönliche Schutzausrüstungen – Benutzerverordnung [PSA-BV]

Zukunft mit einschlägigen Schadensersatzprozessen zu rechnen. Bei Einsatz gepuderter proteinreicher Latexhandschuhe steigen die Sensibilisierungsrisiken durch die zusätzliche aerogene Exposition; es konnten erhebliche Unterschiede in der Raumluftkonzentration gemessen werden: 311 µg pro m³-Latexproteingehalt *mit* versus 0,2 µg pro m³ *ohne* die Verwendung gepuderter Latexhandschuhe [1].

Im Juni 1998 waren dermatologische Krankenhausabteilungen in Niedersachsen Spitzenreiter bei der Umstellung auf vollständig latexfreie Arbeitsbereiche; insgesamt fanden sich aber noch bis zu 88 % der untersuchten 75 Krankenhausabteilungen in der Kategorie »latexreich« [3]. Kürzlich publizierte Zahlen aus München Stadt sind tendenziell günstiger; hier waren 44 % der untersuchten Krankenhausabteilungen bereits gemäß TRGS 540 umgestellt [8]. In der jetzigen Sitzung gaben 59 % der teilnehmenden Kollegen an, daß ihnen die TRGS 540 nicht bekannt sei, nur 38,7 % der Praxen waren entsprechend den Vorgaben dieser TRGS saniert.

Kommentar

Das Medium Tele-Dialog (TED) hat sich nach überwiegender Ansicht des Auditoriums (90 %) für solche Veranstaltungen bewährt. Von Bedeutung ist sicher die Tatsache, daß das Verfahren Anonymität gewährleistet und so erleichtert, auch abweichende Meinungen zu äußern. Auch Kenntnislücken wurden freimütig eingeräumt. Das hier wiedergegebene Meinungsbild von 40 der teilnehmenden Kollegen ist allerdings nicht als repräsentative Stichprobe zu werten.

Literatur

1. Anonymus (1998) Interdisziplinäres Symposium »Latexallergien am Arbeitsplatz« Düsseldorf 6.12.1997. Arbeitsmed Sozialmed Umweltmed 33 (10):467
2. Blome O (1999) HVBG, St. Augustin. Persönliche Mitteilung
3. Böhm M, Niebler B (1998) Versorgungssituation Naturlatex - allergische Patienten in niedersächsischen Krankenhäusern. Eine Erhebung in operativ bzw. invasiv tätigen Fachabteilungen. Niedersächsisches Ärzteblatt 71 (12):22–26
4. Czarnecki D, Collins N, Meehan C, O_Brien T, Leahy S, Nash CA (1992) Squamous cell carcinoma in southern and northern Australia. Int J Dermatol 7:492–493
5. Marks R (1999) Two decades of the public health approach to skin cancer control in Australia: why, how and where are we now? Australas J Dermatol 40 (1):1–5
6. Rueff F, Schöpf P, Huber R (1999) Naturlatexallergie. Die verdrängte Berufskrankheit. Dt Ärzteblatt 96:A-1204–1207
7. Schönberger A, Valentin H, Mehrtens G (1998) Arbeitsunfall und Berufskrankheit. Rechtliche und medizinische Grundlagen für Gutachter, Sozialverwaltung, Berater und Gerichte. 6. Auflage, Erich Schmidt-Verlag, Berlin
8. Sperl B (1998) Latexsensibilisierung im Krankenhaus. Fragebogenaktion zur Umsetzung der TRGS 540 in Oberbayern. Arbeitsmed. Sozialmed. Umweltmed. 33 (10):465–466
9. TRGS 540: Sensibilisierende Stoffe. Bundesarbeitsblatt 12/97:5/8–6/3
10. Wehrmann W (1999) Persönliche Mitteilung

Umwelteinflüsse und männliche Fertilität

F.-M. Köhn, H.-C. Schuppe, A. Jung, J. Ring, H. Behrendt, W.-B. Schill

Zusammenfassung

Vielfältige Umwelteinflüsse wie Umweltchemikalien, Berufsstoffe, Genußgifte, Pharmaka, physikalische Faktoren sowie Streßfaktoren können die Fertilität des Mannes beeinträchtigen. Angesichts der komplexen Entwicklung und Regulation des männlichen Reproduktionssystems ergeben sich verschiedene Angriffspunkte und große intra- und interindividuelle Schwankungen in der Empfindlichkeit gegenüber exogenen Noxen. Gesicherte Erkenntnisse liegen bisher nur für wenige Substanzen vor, nicht zuletzt aufgrund der begrenzten Übertragbarkeit tierexperimenteller Befunde. In der andrologischen Praxis hat nach wie vor die anamnestische Identifizierung möglicher Expositionsrisiken den höchsten Stellenwert. Unter arbeits- und umweltmedizinischen Gesichtspunkten sind jedoch systematische Datenerhebungen nach standardisierten Kriterien bei exponierten und nicht exponierten Männern unerläßlich, um potentielle Reproduktionstoxine frühzeitig erfassen zu können.

Einleitung

Häufig werden Umwelteinflüsse auf den Menschen zunächst mit entsprechenden Veränderungen der Haut in Verbindung gebracht, da der Mensch über die Haut in vielfältiger Weise mit der Umgebung interagiert [38]. Doch auch andere Organsysteme unterliegen dem Einfluß der Umwelt. Gemäß den Richtlinien der Europäischen Union und der US Environmental Protection Agency werden die toxikologischen Endpunkte zur Beurteilung von Beeinträchtigungen der männlichen und weiblichen Fortpflanzungsfähigkeit wie folgt definiert: Libido, Sexualverhalten, Spermatogenese, Oogenese, Hormonhaushalt, Beginn der Pubertät, physiologische Reaktionen in Zusammenhang mit Befruchtungsfähigkeit, dem Befruchtungsvorgang selbst sowie Entwicklung der befruchteten Eizelle bis zur Nidation. Die Zusammenstellung dieser toxikologischen Endpunkte weist darauf hin, daß mit Effekten auf die Spermatogenese allein die reproduktionstoxikologische Wirkung von Substanzen nicht erfaßt wird. Andererseits lassen epidemiologisch relevante Parameter wie die Infertilitätsrate (keine Konzeption nach einem Jahr regelmäßigem, ungeschützen Geschlechtsverkehr), das Zeitintervall bis zum Auftreten einer Schwangerschaft und die standardisierte Geburtenrate (aktuelle Anzahl an Geburten im Vergleich zur erwarteten Anzahl entsprechend der Bevölkerungsstatistik) keinen eindeutigen Rückschluß auf einen andrologischen Sterilitätsfaktor zu, weil sie maßgeblich von der weiblichen Fertilität abhängig sind. Deshalb besteht bei der Mehrzahl von Substanzen lediglich ein Verdacht auf Reproduktionstoxizität. Das US General Accounting Office hat Anfang der 90iger Jahre bei Ethylalkohol, Cadmium, Schwefelkohlenstoff, Chlordecon, Chloropren, Dibromochlorpropan, Ethylendibromid, 2-Ethoxyethanol, 2-Methoxyethanol, Ethylenoxid, Blei, Quecksilber und Vinylchlorid einen entsprechenden Verdacht geäußert.

Globale Veränderungen der Spermaqualität

Die mögliche Beeinträchtigung der männlichen Fortpflanzungsfunktionen durch Umweltfaktoren ist seit Jahren Gegenstand wissenschaftlicher Untersuchungen. Gesicherte Erkenntnisse liegen jedoch nur in begrenztem Umfang vor. Carlsen et al. [9] berechneten anhand einer Metaanalyse von 61 Publikationen aus den Jahren 1938 bis 1990 für den genannten Zeitraum eine Abnahme der Spermatozoenkonzentration von 113 auf 66 Mio/ml. Dieses Ergebnis ist aufgrund methodischer Probleme der statistischen Auswertung, der zeitlich und geographisch ungleichen Verteilung der einbezogenen Studien, nicht repräsentativer Probandenkollektive sowie einer fehlenden Standardisierung der Untersuchungsmethoden umstritten [27]. In einer Reihe neuerer retrospektiver Studien wurde eine Abnahme der Spermatozoenzahlen entweder widerlegt [4, 6, 7, 15, 26, 33, 53] oder bestätigt [1, 5, 20, 51]. Bei Zuchttieren wie Bullen, Ebern und Schafsböcken konnte keine Abnahme der Spermatozoenzahlen zwischen den Jahren 1932 und 1995 nachgewiesen werden [45].

Methodische Probleme reproduktionstoxikologischer Untersuchungen

Die Übertragbarkeit tierexperimenteller Befunde auf den Menschen ist limitiert; speziesspezifische Unterschiede sind insbesondere bei der Beurteilung von Spermatogenesestörungen zu berücksichtigen. So war die Embryotoxizität von Thalidomid nicht bei Ratten und Mäusen, wohl aber bei Kaninchen nachweisbar. Zudem kann die Fertilität bei Nagern auch dann noch unbeeinträchtigt bleiben, wenn die Spermatozoenkonzentration um 90 % abnimmt. Neben Tierversuchen werden in der Reproduktionstoxikologie häufig In-vitro-Testsysteme eingesetzt. Hierbei kann aber nicht mit Sicherheit davon ausgegangen werden, daß die experimentellen Bedingungen den Verhältnissen in vivo entsprechen (Expositionsdauer, Konzentration der Noxe).

Die Beeinträchtigung der männlichen Fertilität ist oft multifaktorieller Genese, so daß »Fruchtbarkeit« in ihrer Komplexität nicht mittels eines Markers meßbar ist. Die Untersuchung der reproduktiven Gesundheit des Mannes erfordert eine aufwendige Analytik, die Hormonbestimmungen, Ejakulatparameter, Spermatozoenfunktionstests und gegebenenfalls auch Hodenbiopsien einschließt. Ein wichtiger Zielparameter ist die Bestimmung der akrosomalen Reaktion menschlicher Spermatozoen, die unter In-vitro-Bedingungen durch Metalle oder Insektizide beeinflußt werden kann [23, 34, 50].

Angriffspunkte für Reproduktionstoxine

Die reproduktionstoxische Wirkung von Umweltnoxen kann sich prätestikulär, testikulär oder posttestikulär entfalten. Eine zentrale Rolle spielt die Schädigung der Spermatogenese, wobei sowohl direkte zytotoxische und gentoxische Effekte als auch Funktionsstörungen der Sertoli-Zellen oder der hormonproduzierenden Leydig-Zellen zu berücksichtigen sind. Beim Erwachsenen stellen Spermatogonien kurz vor Erreichen der Mitose, pachytäne Spermatozyten und initiale Spermatiden »Schwachstellen« der Keimbahn dar, während die reifen Spermien vergleichsweise widerstandsfähig gegenüber exogenen Noxen sind [18]. Über posttestikulär wirkende Reproduktionstoxine ist beim Menschen wenig bekannt. Denkbar sind sowohl Veränderungen der Flüssigkeitssekretion des Nebenhodens, der Spermatozoenreifung, des Transportes oder der Spermatozoen selbst.

Fremdstoffmetabolismus und genetische Faktoren

Neben dem Expositionspfad, der Dosis, der Dauer und dem altersbezogenen Zeitpunkt der Exposition gegenüber einem reproduktionstoxisch wirksamen Fremdstoff kommt seiner Verteilung und Verstoffwechselung im Organismus eine besondere Bedeutung zu [44]. Die meisten Fremdstoffe müssen bioaktiviert werden, bevor sie ihre Wirkung entfalten. Reaktive Metabolite können an zelluläre Bestandteile wie DNS, RNS oder Proteine binden und so reproduktionstoxische Effekte auslösen. Ebenso sind hormonähnliche Wirkungen eines Fremdstoffes zu berücksichtigen. Unter den auch außerhalb der Leber anzutreffenden Enzymsystemen spielt das Cytochrom-P450 (CYP)-System eine wesentliche Rolle, dessen vorwiegend fremdstoffmetabolisierenden Familien ein breites Spektrum von Substraten wie z. B. polyzyklische aromatische Kohlenwasserstoffe haben. Es ist vorstellbar, daß genetisch determinierte Unterschiede in der Metabolisierung von Fremdstoffen die individuelle Empfänglichkeit des Mannes für Fertilitätsstörungen mitbestimmen. Erste klinische Daten über die Häufigkeit von Polymorphismen des CYP1A1 bei Männern mit Fertilitätsstörungen stützen diese Hypothese [16].

Relevanz einzelner Umwelteinflüsse

Physikalische Faktoren

Bezüglich physikalischer Faktoren liegen präzise Daten über die Wirkung ionisierender Strahlung vor [19]. Dosisabhängig kommt es zu einer Schädigung der Spermatogenese, insbesondere der proliferierenden Spermatogonien, die bereits ab 0,5 Gy zu einer Oligozoospermie führt und oberhalb 3 Gy meist irreversibel ist [39].

Von größerer praktischer Bedeutung ist der Umweltfaktor Temperatur [22]. Eine Zunahme der »time to pregnancy« wurde bei beruflicher Hitze-Exposition oder überwiegend sitzender Position in Kraftfahrzeugen beobachtet [49]. Auch eine Reduktion der Spermaqualität durch Lebensgewohnheiten wie heiße Bäder, Saunabesuche oder das Tragen enger Unterwäsche mit einer entsprechenden Erhöhung der Skrotaltemperatur wird diskutiert [29]. Neuere Untersuchungen weisen auf skrotale Temperaturerhöhungen durch Einmalwindeln bei Säuglingen hin [31]. Für die jahreszeitlichen Schwankungen mit einer Abnahme der Spermaqualität im Sommer sind wahrscheinlich andere Faktoren verantwortlich [28]. Neben circadianen Schwankungen der Ejakulatqualität liegen nun auch Hinweise für tageszeitlichen Veränderungen von Ejakulatparametern mit höheren Spermatozoenkonzentrationen am Nachmittag vor [8].

Nach derzeitigem Wissensstand ist unter alltäglichen Bedingungen nicht von einem ernsthaften Gefährdungspotential elektromagnetischer Felder (z. B. Mobiltelefone) auszugehen [22].

Genußgifte

Der Zusammenhang zwischen Tabakkonsum und reduzierter Ejakulatqualität wird kontrovers diskutiert. Die in einigen Studien beobachtete Abnahme der Spermatozoenkonzentration sowie der Anzahl motiler Spermatozoen sollte dennoch ernst genommen werden [54]. Neue Untersuchungen liefern außerdem Hinweise auf beeinträchtigte Spermatozoenfunktionen und Schädigungen der axonemalen Ultrastruktur an Spermatozoen von Rauchern [14, 58]. Genauere Daten liegen über den Einfluß von Alkohol vor, insbesondere seine direkt testikulär-toxische Wirkung [30]. Über die Wirkung von Drogen wie Marihuana, Kokain oder Opiaten auf die Spermatogenese ist wenig bekannt, das vermehrt beobachtete Auftreten einer Gynäkomastie weist jedoch auf eine Interaktion mit endokrinen Regelkreisen hin [25].

Medikamente

Pharmaka können Störungen der Erektionsfähigkeit und Ejakulation bewirken; es müssen aber auch direkte Einflüsse auf die Spermatogenese, Nebenhodenfunktionen, die Spermatozoen selber und die endokrinen Regulationsmechanismen berücksichtigt werden [24, 42]. Medikamente mit Blockade des autonomen Nervensystems oder alpha-adrenerger Rezeptoren können zu Ejakulationsstörungen führen (Trizyklische Antidepressiva, Monoaminooxidase-Inhibitoren, Guanethidin, Phenoxybenzamin, Prazosin, Reserpin, Thiazide). Daneben treten Erektionsstörungen auch bei vielen psychotrop wirksamen Medikamenten (Chlorpromazin, Chlorprothixen, Haloperidol, Perphenazin, Thioridazin, Triflupromazin) und Benzodiazepinen (Alprazolam, Chlordiazepoxid, Lorazepam) auf [46]. Tranquilizer und Antidepressiva verursachen neben Ejakulations- ebenfalls Erektionsstörungen. Neben den oben genannten Tranquilizern, Antidepressiva und Antihypertensiva müssen auch Kardiaka (z. B. Digitalispräparate), Diuretika (z. B. Chlortalidon, Hydrochlorothiazide, Spironolacton), Lipidsenker (z. B. Clofibrinsäure), H2-Blocker (z. B. Cimetidin, Ranitidin), Migränemittel (z. B. Dihydroergotamin), Antiphlogistika (z. B. Indometacin), Abmagerungsmittel (z. B. Fenfluramin), Opiate, Glukokortikoide, Östrogene und Gestagene berücksichtigt werden [36].

Die am besten untersuchten Substanzen mit direkter gonadotoxischer Wirkung sind sicherlich Zytostatika. Ihre reproduktionstoxikologische Potenz ist auf eine direkte Hemmung des Keimepithels und Störungen der hormonellen Regelkreise zurückzuführen.

Weitere direkt die Spermatogenese hemmende Medikamente können Immunsuppressiva, Antidepressiva, Antiemetika (Metoclopramid) und Antiepileptika (Diphenylhydantoin) sowie bestimmte Antibiotika (Nitrofurantoin, Gentamycin, Cotrimoxazol) in hoher Dosierung sein. Auch von Salazosulfapyridin sind negative Effekte auf die Spermatogenese beschrieben worden, die wahrscheinlich durch den Metaboliten Sulfapyridin hervorgerufen werden [41].

Natürlich können Hormone wie Östrogene, Gestagene oder Androgene, aber auch Glukokortikoide in höherer Dosierung durch negative Feedback-Mechanismen die Ausschüttung von Gonadotropinen und damit die Spermatogenese hemmen. Häufiger sind arzneimittelbedingte Störungen der männlichen Fertilität durch antiandrogene (Spironolakton, Cimetidin, Flutamid) oder östrogenartige (Digitalis) Wirkungen, sowie durch Substanzen, die die Androgensynthese beeinflussen (Aminoglutethimid, Etomidat, Ketoconazol).

Berufsstoffe

Die Mehrzahl klinischer Beobachtungen über reproduktionstoxische Effekte von Fremdstoffen bezieht sich auf arbeitsplatzbedingte Expositionen [32, 48]. Als klassisches Beispiel sei das in den 70er Jahren auf Bananen- und anderen Obstplantagen eingesetzte Nematozid 1,2-Dibromo-3-chlorpropan (DBCP) genannt, das je nach Expositionsdauer eine teilweise irreversible Schädigung der Spermatogenese bis zur Azoospermie sowie eine Erhöhung der Gonadotropine verursacht [37, 56]. In Verlaufsstudien konnte demonstriert werden, daß noch nach mehreren Jahren bei einem Teil der Männer nach Expositionsprophylaxe eine Regeneration der Spermatogenese einsetzen kann [37]. Für weitere Pestizide wie z. B. Kepon, DDT und seine Metabolite oder 2,3,7,8-Tetrachlordibenzo-p-dioxin-haltige Mittel wird eine Beeinträchtigung der männlichen Fertilität diskutiert [48]. Als relevante Schadstoffe wurden darüberhinaus Glykolether (z. B. 2-Ethoxyethanol) und Kohlenstoffdisulfid aus der Gruppe der organischen Lösungsmittel identifiziert [48, 52].

Als gesicherte Reproduktionstoxine gelten die Schwermetalle Blei und Quecksilber mit ihren Verbindungen [32]. Vor Einführung entsprechender arbeitshygienischer Maßnahmen wurden schwerwiegende Hodenfunktionsstörungen nach Bleiintoxikationen beobachtet [48]. In einer neueren Studie fand sich auch bei infertilen Männern im Vergleich zu fertilen Kontrollen eine signifikant höhere Bleikonzentration im Seminalplasma [21]. Die Datenlage über eine mögliche Korrelation zwischen Spermatozoenkonzentration und Bleikonzentration in Blut oder Seminalplasma ist allerdings widersprüchlich [3, 21]. Eine herabgesetzte Libido wurde nach Hg-Intoxikation berichtet [32, 48]. HgCl2 und CdCl2 beeinträchtigten in vitro die Spermatozoen-Zervikalmukus-Interaktion [13].

Sowohl der fragliche allgemeine Abwärtstrend in der Spermienproduktion als auch Hinweise auf eine Zunahme von Hodentumoren [2] werden mit einer vermehrten Exposition gegenüber Fremdstoffen mit hormonähnlicher Wirkung in Zusammenhang gebracht [47], wobei sich diese Hypothese vornehmlich auf tierexperimentelle Befunde in vivo und in vitro stützt. Neben Phyto- und Mykoöstrogenen können verschiedene Chemikalien aus Industrie und Umwelt, wie die bereits genannten Pestizide, polychlorierte Biphenyle (PCB), Dioxine oder Phthalate, östrogenähnliche, antiöstrogene oder antiandrogene Eigenschaften aufweisen und werden als »endocrine disruptors« bezeichnet [12, 40, 47]. Die in der Umwelt persistenten chlorierten Kohlenwasserstoffe wie PCB konnten sowohl im männlichen als auch im weiblichen Genitaltrakt in relevanten Konzentrationen nachgewiesen werden [43, 55]. Die Datenbasis für eine fundierte reproduktionstoxikologische Risikoabschätzung beim Menschen ist jedoch noch unzureichend [35]. Interessanterweise war bei Männern, deren Mütter in der Schwangerschaft Diethylstilbestrol eingenommen hatten, die Häufigkeit genitaler Fehlbildungen erhöht, die Fertilität jedoch offensichtlich nicht vermindert [57]. Es ergaben sich aber Hinweise für eine gestörte sexuelle Differenzierung von Reptilien, die gegenüber Insektiziden exponiert waren [38].

Psychogene Einflüsse

Zum Einfluß psychogener Faktoren auf die männliche Fertilität seien exemplarisch zwei Streßsituationen genannt, bei denen detaillierte Untersuchungen über die Spermaqualität betroffener Männer vorliegen. So fand sich eine signifikante Reduktion der Spermatozoenmotilität bei Männern, die nahe dem Epizentrum des Erdbebens in Kobe lebten. Der Einfluß von Streßfaktoren wird daraus ersichtlich, daß eine deutliche Reduktion der Spermaqualität nur bei den Männern zu verzeichnen war, deren Häuser zerstört wurden oder Angehörigen Schaden nahmen [17]. Ein anderes Beispiel für die Auswirkung von Streß zeigten Untersuchungen an Paaren eines IVF-Programmes. Am Tage der Follikelpunktion war die Ejakulatqualität der Männer signifikant schlechter als bei vorhergehenden Untersuchungen [10].

Literatur

1. Adamopoulos DA, Pappa A, Nicopoulou S, Andreou E, Karamertzanis M, Michopoulos J, Deligianni V, Simou M (1996) Seminal volume and total sperm number trends in men attending subfertility clinics in the Greater Athens area during the period 1977-1993. Hum Reprod 11:1936-1941
2. Adami HO, Bergström R, Möhner M, Zatonski W, Storm H, Ekbom A, Tretli S, Teppo L, Ziegler H, Rahu M, Gurevicius R, Stengrevics A (1994) Testicular cancer in nine northern European countries. Int J Cancer 59:33-38
3. Alexander BH, Checkoway H, van Netten C, Muller CH, Ewers TG, Kaufman JD, Mueller BA, Vaughan TL, Faustman EM (1996) Semen quality of men employed at a lead smelter. Occup Environ Med 53:411-416
4. Andolz P, Bielsa MA, Vila J (1999) Evolution of semen quality in North-eastern Spain: a study in 22759 infertile men over a 36 year period. Hum Reprod 14:731-735
5. Auger J, Kunstmann JM, Czyglik F, Jouannet P (1995) Decline in semen quality among fertile men in Paris during the past 20 years. N Engl J Med 332:281-285
6. Berling S, Wölner-Hanssen P (1997) No evidence of deteriorating semen quality among men in infertile relationships during the last decade: a study of males from Southern Sweden. Hum Reprod 12:1002-1005
7. Bujan L, Mansat A, Pontonnier F, Mieusset R (1996) Time series analysis of sperm concentration in fertile men in Toulouse, France between 1977 and 1992. Br Med J 312:471-472
8. Cagnacci A, Maxia N, Volpe N (1999) Diurnal variation of semen quality in human males. Hum Reprod 14:106-109
9. Carlsen E, Giwercman A, Keiding N, Skakkebaek NE (1992) Evidence for decreasing quality of semen during past 50 years. BMJ 305:609-613
10. Clarke RN, Klock SC, Geoghegan A, Travassos DE (1999) Relationship between psychological stress and semen quality among in-vitro fertilization patients. Hum Reprod 14:753-758
11. Colborn T, vom Saal FS, Soto AM (1993) Developmental effects of endocrine-disrupting chemicals in wildlife and humans. Environ Health Perspect 101:378-84
12. Comhaire F, Dhooge W, Zalata A, Depuydt C, Mahmoud A, Schoonjans F (1998) Östrogenartig wirkende Umweltnoxen. Fertilität 13 (Suppl 1):6-8
13. Eggert-Kruse W, Rohr G, Jochum R, Adolph M, Runnebaum B (1992) Der Einfluß von Schwermetallen auf die Interaktion zwischen humanen Spermien und Zervikalmukus. Dtsch Med Wschr 117:1383-1389
14. El Mulla KF, Köhn FM, El Beheiry AH, Schill WB (1995) The effect of smoking and varicocele on human sperm acrosin activity and acrosome reaction. Hum Reprod 10:3190-3194
15. Fisch H, Goluboff ET, Olson JH, Feldshuh J, Broder SJ, Barad DH (1996) Semen analysis in 1,283 men from the United States over a 25-year period: no decline in quality. Fertil Steril 65:1009-1014
16. Fritsche E, Schuppe HC, Döhr O, Ruzicka T, Gleichmann E, Abel J (1998) Increased frequencies of cytochrome P4501A1 polymorphisms in infertile men. Andrologia 30:125-128
17. Fukuda M, Fukuda K, Shimizu T, Yomura W, Shimizu S (1996) Kobe earthquake and reduced sperm motility. Hum Reprod 11:1244-1246
18. Hilscher W (1985) Umwelt und Fertilität - ein Beitrag zur Sensibilität der männlichen Keimbahn gegenüber Umweltnoxen. Z Hautkr 60:1040-1065
19. Hoyes KP, Morris ID (1996) Environmental radiation and male reproduction. Int J Androl 19:199-204
20. Irvine DS, Cawood E, Richardson D, MacDonald E, Aitken RJ (1996) Evidence of deteriorating semen quality in the United Kingdom: birth cohort study in 577 men in Scotland over 11 years. BMJ 312:467-471
21. Jockenhövel F, Bals-Pratsch M, Bertram HP, Nieschlag E (1990) Seminal lead and copper in fertile and infertile men. Andrologia 22:5503-511

22. Jung A (1998) Die Bedeutung elektromagnetischer Strahlung und Hitze für die männliche Fertilität. Fertilität 13 (Suppl 1):42-46
23. Köhn FM, Schuppe HC, Schill WB, Jeyendran RS (1995) Hydrogen hexachloroplatinate induces the acrosome reaction in human spermatozoa. Int J Androl 18:321-325
24. Köhn FM, Schill WB (1998) Iatrogene Einflüsse auf die männliche Fertilität-Medikamente. Fertilität 13 (Suppl 1):31-33
25. Langer J (1989) Gynäkomastie durch Pharmaka. Dermatosen 37:121-147
26. Lemcke B, Behre HM, Nieschlag E (1997) Frequently subnormal semen profiles of normal volunteers recruited over 17 years. Int J Androl 20:144-152
27. Lerchl A, Nieschlag E (1996) Gibt es eine Spermienkrise? Dt Ärztebl 93:A-2465-2468
28. Levine RJ, Brown MH, Bell M, Shue F, Greenberg GN, Bordson BL (1992) Air-conditioned environments do not prevent deterioration of human semen quality during the summer. Fertil Steril 57:1075-1083
29. Mieusset R, Bujan L (1995) Testicular heating and its possible contribution to male infertility: a review. Int J Androl 18:169-184
30. Pajarinen J, Karhunen PJ (1994) Spermatogenic arrest and »Sertoli cell-only« syndrome - common alcohol-induced disorders of the human testis. Int J Androl 17:292-299
31. Partsch CJ, Aukamp M, Sippell WC (1999) Scrotal temperature (ST) in male infants aged 1 to 12 months: effect of the use of different napkins. Exp.Clin.Endocrinol.Diabetes 107(Suppl 1):S10-S11
32. Paul M (1997) Occupational reproductive hazards. Lancet 349:1385-1388
33. Paulsen CA, Berman NG, Wang C (1996) Data from men in greater Seattle area reveals no downward trend in semen quality: further evidence that deterioration of semen quality is not geographically uniform. Fertil Steril 65:1015-1020
34. Pflieger-Bruss S, Körner W, Köhn FM, Hanf V, Hagenmaier H, Schill WB (1997) Effects of single polychlorinated biphenyls on human sperm acrosome reaction. Reprod Domes Anim 32:83
35. Pflieger-Bruss S (1998) Polychlorierte Kohlenwasserstoffe und männliche Fertilität. Fertilität 13 (Suppl 1):14-16
36. Porst H (1987) Erektile Impotenz. Ferdinand Enke Verlag, Stuttgart, S. 20-23
37. Potashnik G, Porath A (1995) Dibromochloropropane (DBCP): a 17-year reassessment of testicular function and reproductive performance. J Occup Environ Med 37:1278-1291
38. Ring J (1993) Haut und Umwelt. Hautarzt 44:625-635
39. Rowley MJ, Leach DR, Warner GA, Heller CG (1974) Effect of graded doses of ionizing radiation on the human testis. Radiat Res 59:665-678
40. Schäfer WR, Zahradnik HP, Frijus-Plessen N, Schneider K (1996) Anthropogene Substanzen mit unerwünschter Östrogenwirkung. Umweltmed Forsch Prax 1:35-42
41. Schill WB, Przybilla B (1985) Arzneimittel-Nebenwirkungen auf die männliche Fertilität. Z. Hautkr. 60:1066-1082
42. Schill W-B (1989) Medikamentöse Einflüsse auf die männliche Fertilität. MedWelt 40:1247-1251
43. Schlebusch H, Wagner U, van der Ven H, Al-Hasani S, Diedrich K, Krebs D (1989) Polychlorinated Biphenyls: the occurrence of the main congeners in follicular and sperm fluids. J Clin Chem Clin Biochem 27:663-667
44. Schuppe H-C, Döhr O, Abel J, Fritsche E (1998) Zur Bedeutung des Fremdstoffmetabolismus für die männliche Fertilität. Fertilität 13 (Suppl 1):S17-S23
45. Setchell BP (1997) Sperm counts in semen of farm animals 1932-1995. Int J Androl 20:209-214
46. Shaban SF (1991) Treatment of abnormalities of ejaculation. In: LI Lipshultz, SS Howards. Infertility in the male. Mosby Year Book, St. Louis, S. 409-426
47. Sharpe RM, Skakkebaek NE (1993) Are oestrogens involved in falling sperm counts and disorders of the male reproductive tract? Lancet 341:1392-1395
48. Tas S, Lauwerys R, Lison D (1996) Occupational hazards for the male reproductive system. Crit Rev Toxicol 26:261-307
49. Thonneau P, Ducot B, Bujan L, Mieusset R (1996) Heat exposure as a hazard to male fertility [letter] Lancet 347:204-205
50. Turner KO, Syvanen M, Meizel S (1997) The human acrosome reaction is higly sensitive to inhibtion by cyclodiene insecticides. J Androl 18:571-575
51. Van Waeleghem K, De Clercq N, Vermeulen L, Schoonjans F, Comhaire F (1996) Deterioration of sperm qualities in young healthy Belgian men. Hum Reprod 11:325-329
52. Veulemans H, Steeno O, Masschelein R, Groeseneken D (1993) Exposure to ethylene glycol ethers and spermatogenic disorders in man: a case-control study. Br J Ind Med 50:71-78
53. Vierula M, Niemi M, Keiski A, Saaranen M, Saarikoski S, Suominen J (1996) High and unchanged sperm counts of Finnish men. Int J Androl 19:11-17
54. Vine MF, Tse CKJ, Hu PC, Truong KY (1996) Cigarette smoking and semen quality. Fertil Steril 65:835-842
55. Wagner U, Schlebusch H, van der Ven H, van der Ven K, Diedrich K, Krebs D (1990) Accumulation of pollutants in the genital tract of sterility patients. J Clin Chem Clin Biochem 28:683-688
56. Whorton D, Krauss RM, Marshall S, Milby TH (1977) Infertility in male pesticide workers. Lancet ii:1259-1261
57. Wilcox AJ, Baird DD, Weinberg CR, Hornsby PP, Herbst AL (1995) Fertility in men exposed prenatally to diethylstilbestrol. N Engl J Med 332:1411-1416
58. Zavos PM, Correa JR, Karagounis CS, Ahparaki A, Phoroglou C, Hicks CL, Zarmakoupis-Zavos PN (1998) An electron microscope study of the axonemal ultrastructure in human spermatozoa from male smokers and nonsmokers. Fertil Steril 69:430-434

Einfluß von Luftschadstoffen auf die Freisetzung von Entzündungsmediatoren aus Keratinozyten

M. Bock, S. Meisel, L. Erdinger, M. Fried, M. Deichmann, V. Waldmann, A. Jäckel, H. Näher

Zusammenfassung

Ziel dieser Studie war es, zu klären, in welchem Umfang Luftschadstoffe eine Freisetzung von Zytokinen aus Keratinozyten bewirken können. Keratinozyten wurden dazu in vitro über 24 Stunden mit unterschiedlichen Konzentrationen von Luftstaubextrakten aus dem Ballungsgebiet Mannheim und aus einem Reinluftgebiet im Schwarzwald exponiert. Anschließend wurde als Parameter einer Entzündungsinduktion die Freisetzung der proinflammatorischen Zytokine (IL-1α, TNF-α, IL-6, IL-8 und GM-CSF) extrazellulär (bei IL-1α auch intrazellulär) bestimmt. Die Proben aus Mannheim bewirkten bereits bei deutlich geringeren Konzentrationen eine Zytokinfreisetzung als die weniger belasteten Proben aus dem Schwarzwald. Besondere Belastungssituationen ließen sich nicht mit einem spezifischen Zytokinmuster korrelieren. Genotoxizität (Ames Test) und entzündungsinduzierendes Potential der Proben stimmten im wesentlichen überein. Die Gefährdung durch Luftbegleitstoffe steigt besonders bei Inversionswetterlagen im Herbst und Winter an.

Einleitung

Die Haut ist als Grenzorgan zur Umwelt Schadstoffen in der Luft in besonderem Maße ausgesetzt. Es ist belegt, daß chemische und physikalische Einwirkungen auf die Haut Störungen der Physiologie von Keratinozyten bewirken [5, 7]. Die in den letzten Jahren dokumentierte Zunahme von Ekzemen, Allergien und Hauttumoren wird im Zusammenhang mit der steigenden Umweltbelastung gesehen. Aus diesem Grund wird darüber diskutiert, welche Gesundheitsrisiken von Luftinhaltsstoffen ausgehen. Von besonderer Bedeutung sind dabei die in der Luft enthaltenen Partikel bzw. die daran adsorbierten organischen Stoffe. Entzündungsreaktionen der Haut werden offenbar dadurch ausgelöst, daß die entsprechenden Stimuli Keratinozyten zur Abgabe spezieller proinflammatorischer Zytokine veranlassen. Ziel dieser Studie ist es, zu klären, in welchem Umfang Luftschadstoffe eine Freisetzung von Zytokinen aus Keratinozyten bewirken.

Material und Methoden

Luftprobennahme

Die Luftproben wurden im Rahmen eines durch das Land Baden-Württemberg geförderten »Projekt(s) Angewandte Ökologie« (PAÖ) gesammelt [3, 4]. Dabei wurden Partikel > 0,5 μm durch ein Filtersystem zurückgehalten und die daraus gewonnenen Luftstaubextrakte in DMSO gelöst. Bei diesem Projekt wurden an mehreren ländlichen und städtischen Standorten einmal im Monat über den Zeitraum einer Woche von 1992–1996 Proben genommen. Zur Bestimmung der Zytokininduktion wurden Proben aus dem Ballungszentrum Mannheim mit denen des Reinluftgebiets Kälblescheuer im Hochschwarzwald aus den Jahren 1995 und 1996 verglichen.

Zellkultur

Für die Zellkultur wurden gepoolte, normale, humane, epidermale Vorhautkeratinozyten verwendet (Promocell, Heidelberg). Die Kultur erfolgte unter Standardbedingungen nach Angaben des Herstellers. Nach zwei Zellpassagen in hydrokortisonhaltigem Medium wurden bei 80 % Konfluenz je 200 000 Keratinozyten in 24-Well-Plates gesplittet und mit hydrokortisonfreiem Medium für 24 h kultiviert. Anschließend erfolgte die Exposition der Keratinozyten über 24 h mit Luftstaubextrakten.

Zytokinbestimmung

Die Keratinozytenkulturen wurden mit unterschiedlichen Mengen von Luftstaubextrakten (0,25; 0,5; 2; 4; 8 m³) aus den Jahren 1995 und 1996 exponiert und die Freisetzung proinflammatorischer Zytokine (IL-1α, TNF-α, IL-6, IL-8 und GM-CSF) im Überstand bestimmt. Um die intrazelluläre Konzentration von IL-1α zu messen, wurde der Überstand der Zellkulturen nach der Exposition verworfen, 1 ml PBS (phosphate buffered saline) hinzugegeben und die Zellwände durch Gefrieren in flüssigem Stickstoff aufgeschlossen. Zusätzlich zur thermischen Schädigung wurden die Zellen mit Zellschabern vom Boden der Mulden abgeschabt. Die Zytokinmessungen erfolgten mittels ELISA (Quantikine R&D Systems, Mineapolis). Zur Validierung der Ergebnisse wurden bei einem Teil der Messungen Dreifachbestimmungen durchgeführt.

Ergebnisse

Im Rahmen von Vorversuchen wurde die Kinetik der Zytokinfreisetzung nach Exposition mit unterschiedlichen Stimuli untersucht. Es zeigte sich dabei, daß die Zytokinfreisetzung mit zunehmender Expositionsdauer ansteigt. Da über 24 h hinausgehende Expositionszeiträume nur noch zu einem geringen Zytokinanstieg führten, wurde im folgenden die Exposition auf 24 h begrenzt (Abb. 1). Das als Lösungsmittel für die Luftstaubextrakte eingesetzte DMSO (Dimethylsulfoxid) induzierte bei den verwendeten Konzentrationen keine wesentliche Zytokinfreisetzung. Von Interesse war zu Anfang auch die Frage, ob es anhand des Zytokinmusters möglich ist, sensibilisierende von irritativ/toxischen Substanzen zu unterscheiden. Dazu wurde das Zytokinmuster von sensibilisierenden (u.a. 4-Ethoxymethylen-2-phenyl-2-oxazolin-5-on/Azofarbstoffe) mit dem von irritativ/toxischen (u.a. Sodiumdodecylsulfat) Leitsubstanzen verglichen. Eine zuverlässige Differenzierung ist anhand dieser Ergebnisse jedoch nicht möglich.

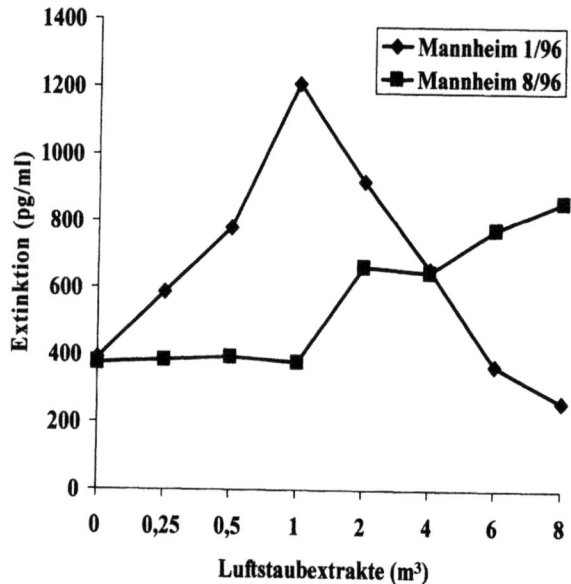

Abb. 2. Dosisabhängige Induktion von IL-1α (intrazellulär) nach Exposition mit Luftstaubextrakten aus Mannheim. Vergleich von Januar mit August 1996

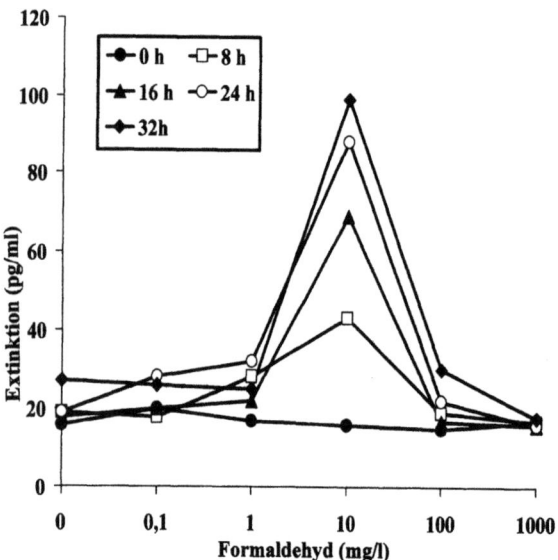

Abb. 1. Zeit- und dosisabhängige Induktion von IL-1α (extrazellulär) nach Exposition mit Formaldehyd

Die Exposition von Keratinozyten mit Luftstaubextrakten bewirkte eine starke, dosisabhängige Induktion der proinflammatorischen Zytokine IL-1α, IL-8 und GM-CSF, z.T. bis auf das achtfache des Kontrollwertes. Dabei führten steigende Konzentrationen der Luftstaubextrakte zu einem Anstieg der Zytokinfreisetzung. Bei zytotoxischen Konzentrationen fallen die Zytokinwerte anschließend rasch ab. Eine Zytokininduktion von IL-6 und TNF-α war hingegen kaum zu beobachten. Die Proben wiesen im Mittel im Winter eine deutlich stärkerer Zytokinfreisetzung auf als im Sommer. So wurde beispielsweise in Mannheim im Januar 1996 die maximale Induktion von IL-1α bereits bei einer Konzentration von 1 m³ Luft bewirkt. Bei höheren Konzentrationen kam es zum Absterben der Keratinozyten, verbunden mit einem raschen Absinken von IL-1α. Im August war hingegen auch bei 8 m³ Luft das Maximum noch nicht überschritten (Abb. 2). Auch in Kälbelscheuer bestanden von Jahreszeit und Wetterlage abhängige Schwankungen der Zytokininduktion. Wie erwartet bewirkten im Mittel die Proben aus Mannheim im Vergleich zu den weniger belasteten Proben aus Kälbelscheuer bereits bei deutlich geringeren Konzentrationen eine vermehrte Zytokinfreisetzung (Abb. 3). Besondere Belastungssituationen ließen sich nicht mit einem spezifischen Zytokinmuster korrelieren. Genotoxizität (Ames Test) und entzündungsinduzierendes Potential der Proben stimmten im wesentlichen überein. Erhöhte Werte treten v.a. bei Inversionswetterlagen auf.

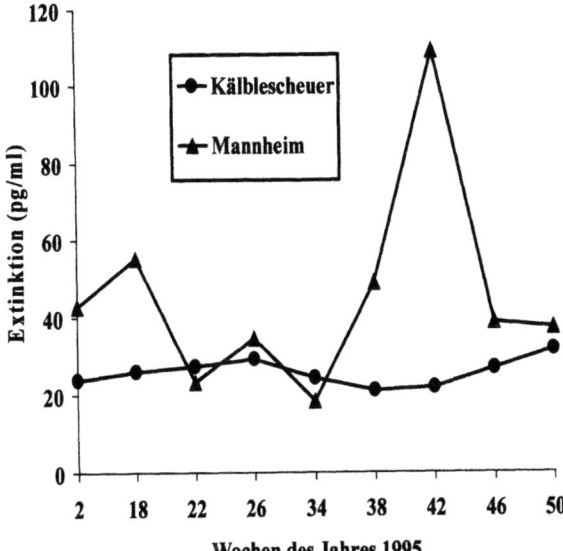

Abb. 3. Induktion von GM-CSF durch Luftstaubextrakte (8 m³). Vergleich von Proben Ballungszentrums Mannheim mit denen des Reinluftgebietes Kälbescheuer/Hochschwarzwald aus dem Jahr 1995

Diskussion und Schlußfolgerung

Die Keratinozyten der Haut bilden die »erste Verteidigungslinie« gegen Umweltschadstoffe. Neben einer rein mechanischen Schutzfunktion kommt ihnen eine entscheidende Rolle bei irritativen und allergischen Prozessen zu. Entzündungsreaktionen der Haut werden offenbar dadurch ausgelöst, daß die entsprechenden Stimuli und Noxen, zu denen UV-Strahlung, toxische Chemikalien und Kontaktallergene zählen, Keratinozyten zur Bildung und Abgabe spezieller pro-inflammatorischer Zytokine veranlassen. Diese sind für die Rekrutierung entzündungsvermittelnder Zellen aus den Gefäßen verantwortlich und regulieren auf diese Weise das Ausmaß der Entzündung [2]. Bei diesen entzündungsinitiierenden Mediatoren handelt es sich insbesondere um IL-1α und TNF-α, die als sogenannte initiierende Zytokine die Synthese weiterer Zytokine (IL-3, IL-6, IL-8, GM-CSF, TGF-α u. a.) stimulieren und direkten Einfluß auf die Expression von Adhäsionsmolekülen (ICAM-1, VCAM-1, ELAM-1) haben [6, 2]. IL-1α gilt dabei als Schlüsselmediator der epikutanen Entzündung und wird als einziges Zytokin in Keratinozyten auch ohne exogene Stimulation kontinuierlich gebildet und als »IL-1 Pool« intrazellulär gespeichert [1]. Zu den immunologischen Wirkungen zählt die durch IL-1 und TNF-α vermittelte Antigenpräsentation von Langerhanszellen sowie die Aktivierung von spezifischen T-Lymphozyten.

Mit dieser Untersuchung konnte nachgewiesen werden, daß Luftbegleitstoffe Entzündungsmediatoren freisetzen und neben einer genotoxischen auch eine irritative und/oder allergisierende Potenz für die Haut haben können. Die Freisetzung erfolgt dabei dosisabhängig und erreicht ein Maximum bei zellabtötenden Konzentrationen. Die potentielle Gefährdung durch Luftbegleitstoffe ist, wie zu vermuten war, in Ballungszentren mit starker Luftverschmutzung deutlich größer als in wenig belasteten Regionen und steigt besonders bei Inversionswetterlagen im Herbst und Winter an. Besondere Belastungssituationen ließen sich jedoch nicht mit einem spezifischen Zytokinmuster korrelieren. Die Ergebnisse decken sich weitgehend mit genotoxischen Untersuchungen [3, 4]. Das Verfahren könnte sich dazu eignen, die von Luftschadstoffen ausgehenden entzündungsinduzierenden Wirkungen im Sinne eines Umweltmonitorings präventiv zu erkennen.

Literatur

1. Ansel J, Perry P, Brown J, Damm D, Phan T, Hart C, Luger T, Hefeneider S (1990) Cytokine modulation of keratinocyte cytokines. J Invest Dermatol 94:101S–107S
2. Barker JN, Mitra R, Griffiths CE, Dixit VM, Nickoloff BJ (1991) Keratinocytes as iniators of inflammation. Lancet 337:211–214
3. Erdinger L, Ditton H, Dürr M, Dörr I, Fried M, Jehle S, Sonntag H-G (1995) Entwicklung und Anwendung von in-vitro Testverfahren zur routinemäßigen Untersuchung mutagener und cytotoxischer Wirkungen organischer Luftschadstoffe. Veröff: PAÖ, Band 12:371–388
4. Erdinger L, Höpker K A, Fried M, Dürr M, Dörr I, Sonntag H-G (1996) Identität, Transformation und ökotoxikologische Bedeutung mutagener organischer Verbindungen in der Außenluft. Veröff: PAÖ, Band 16:539–553
5. Herxheimer K (1899) Über Chlorakne. Münch Med Wochenschrift 46:278
6. Kupper TS (1990) Immune and inflammatory processes in cutaneous tissues. J Clin Invest 86:1783–1789
7. Poland A, Knutson J, Glover E (1984) Histologic changes produced by TCDD in the skin of mice carrying mutations that affect the integument. J Invest Dermatol 83:454–459

Akne und verwandte Krankheitsbilder

Acne fulminans

S. Michelsen

Zusammenfassung

Die *Acne fulminans* ist eine schwere Erkrankung, die, je früher diagnostiziert, desto besser therapierbar ist. Oft ist der Einsatz von oralen Glukokortikosteroiden nötig. Diese können zunächst mit einem Antibiotikum, später mit Isotretinoin kombiniert werden. Es sollte im Sinne des Begriffes SAPHO auch an eine Synovitis, Hyperostose sowie an eine Osteitis gedacht werden. Hierzu kann eine Vorstellung beim Rheumatologen indiziert sein.

1937 fand die Acne fulminans erstmals Erwähnung bei dem französischen Dermatologen Pautrier [23]. Der Begriff wurde aber erst 1975 von Plewig und Kligman geprägt [24]. Seitdem sind viele Namen in die Literatur eingegangen, so »Acne conglobata mit Septikämie« 1959 von Burns [2], der umschreibende Begriff »akute febrile ulzerative Acne conglobata mit Polyarthalgie« von Kelly 1971 [14], die »akute febrile Acne conglobata mit leukämoider Reaktion« von Ström 1973 (27), die »systemische Akne« von O'Malley 1979 [21] und »Acne rheumatism« von Gros 1981 [4].

Als diagnostische Kriterien der Acne fulminans gelten: akuter Krankheitsbeginn (Tage oder Wochen), Fieber, erhöhte Blutsenkungs-geschwindigkeit oder Sturzsenkung, sowie Leukozytose. Als Hautbefund findet man ausgedehnte schmerzhafte Nekrosen und Ulzerationen, bedeckt mit hämorrhagischen Krusten, meist an Brust und Rücken, seltener im Gesicht. Das Allgemeinbefinden ist oft eingeschränkt. Es treten auch Gelenkschmerzen auf. Typisch ist der schmerzhafte Gang der nach vorn gebeugter Patienten.

Die Pathogenese der Acne fulminans ist noch unklar. Es wird bei der Acne fulminans und bei der Acne conglobata eine verstärkte Immunreaktion gegen *Propionibacterium acnes* oder dessen Produkte vermutet [12]. Auch genetische Ursachen scheinen eine Rolle zu spielen, da eine familiäre Häufung beobachtet wurde [30]. Das Degradationsprodukt von Typ I Kollagen scheint bei Acne fulminans erhöht zu sein, infolge der Zerstörung der Knochenmatrix [20]. Die Ergebnisse von Karvonen zeigen, daß die Neutrophilen im peripheren Blut bei Patienten mit Acne fulminans aktiviert sind [11]. Bekannt ist, daß Androgene, wie sie unter anderem beim Doping benutzt werden, bis zu einer Acne fulminans führen können [7].

Es ist wichtig, die Schwere des Krankheitsbildes zu erfassen. Oft ist eine stationäre Aufnahme nötig und sinnvoll. Nur so kann eine adäquate Therapie durchgeführt und damit die Bildung von Narben verhindert werden.

Die Therapie der Acne fulminans unterscheidet sich grundsätzlich von der der Acne conglobata. Die alleinige Gabe von Antibiotika oder von Isotretinoin ist meist nutzlos. Wichtig ist hier zunächst der alleinige Einsatz eines oralen Glukokortikoids. So sollte zunächst Prednisolon in einer Dosierung von 0,5–1 mg/kg Körpergewicht gegeben werden [9]. Anfänglich kann auch eine Kombination mit einem Antibiotikum (Cephalosporine, Makrolide) zur Prävention einer Sekundärinfektion sinnvoll sein [13]. Die Gabe des Antibiotikums sollte nach etwa 10–14 Tagen beendet werden. Etwa 2 Wochen nach Beginn der systemischen Steroidbehandlung sollte mit einer Isotretinointherapie begonnen werden. Hier ist eine gewisse Vorsicht geboten, da es unter Isotretinoin zunächst zu einer erneuten Verschlechterung kommen kann [17, 22]. So sollte das Glukokortikosteroid während dieser Zeit oral weitergegeben und erst nach Stabilisierung des Befundes langsam reduziert werden.

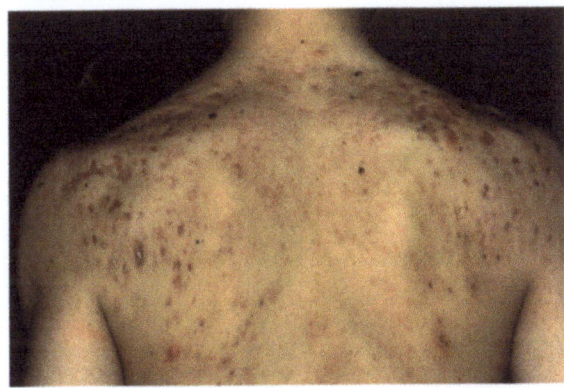

Abb. 1. Am Rücken ein buntes Bild mit multiplen hämorrhagischen und konfluierenden Abszessen, offenen und schlossenen Komedonen und mit atrophischen sowie keloidiformen Narben.

In der Literatur wird über Fälle von Acne fulminans und *Erythema nodosum* berichtet, in denen sich der Einsatz von Dapson (50-150 mg/Tag) als sinnvoll erwies [25, 28, 29].

Als topische Therapie empfehlen wir in den ersten 10 Tagen die Anwendung von hochpotenten Glukokortikosteroiden (Klasse III-IV) und NaCl-feuchten Umschlägen. Hierdurch wird eine gute antiinflammatorische Wirkung erzielt. Später kann auf Antiseptika wie Clioquinol oder Fusidinsäure übergegangen werden. Die abszedierenden Fistelgänge können durch intraläsionale Injektionen von Glukokortikosteroid-Kristallsuspensionen oder Kryochirurgie gebessert werden. Eine endgültige Beschwerdefreiheit ist oft nur durch eine chirurgische Exzision möglich [8].

Als besondere Fälle sind in der Literatur eine Acne fulminans kombiniert mit einem M. Crohn [18], Pyoderma gangraenosum-artigen Hautveränderungen und einer Skleritis [15] erwähnt worden.

Die Beziehung von Acne fulminans zu SAPHO wird kontrovers diskutiert. Das SAPHO-Syndrom ist ein 1987 von Chamot [3] geprägter Begriff. Ziel war es einen Überbegriff für Hauterkrankungen in Kombination mit Knochenveränderungen zu prägen. So stehen die Buchstaben für S-Synovitis (ursprünglich Syndrom), A-Akne, P-Pustulose, H-Hyperostose, O-Osteitis [1]. Grosshans [5] bezeichnet diesen Begriff als unmögliches Akronym, da pathogenetisch kein Zusammenhamg zwischen der Acne fulminans und der Psoriasis pustulosa palmaris et plantaris besteht. Insbesondere die Acne fulminans würde nicht in das Bild passen, da es hier zu einem akuten, nicht aber zu einem chronischen Beschwerdebild kommt. Auch von Schilling [6, 16, 26] wird dieser Begriff eher als ein umfassend geprägtes Dachsyndrom gesehen, unter dem eine Reihe zwar verwandter, klinisch aber selbständiger Entitäten verborgen ist. Das SAPHO-Syndrom hat insofern Bedeutung, da man auf die osteoartikulären Manifestationen achten sollte: sternokostoklavikuläre Hyperostose, chronisch-rezidivierende multifokale Osteomyelitis, seronegative Spondylarthritis, Sakroiliitis, periphere Arthritiden der großen Gelenke [10, 19]. Bildgebende Verfahren wie Röntgen, Computertomogramm oder Skletteszintigraphie können bei der Sicherung der Diagnose hilfreich sein.

Literatur

1. Brandsen RE, Dekel S, Yaron M, Caspi D, Ophir J, Brenner S (1993) SAPHO-Syndrome. Dermatology 186:176-180
2. Burns RE, Colville JM (1959) Acne conglobata with septicemia. Arch Dermatol 79:361-363
3. Chamot AM, Benhamou CL, Kahn MF (1987) Le syndrome synovite acné pustulose hyperostose ostéite (SAPHO). Résultats d'une enquête nationale. Rev Rhum Mal Osteoartic 54:187-196
4. Gros D, Gamby T, Serratrice G (1981) Acne rheumatism: report of a case. J Rheumatol 8:336-339
5. Grosshans EM (1993) SAPHO-The impossible Acronym. Dermatology 186:161-162
6. Gutzmer R, Herbst RA, Kapp A, Weiß J (1997) Das SAPHO-Syndrom. Hautarzt 48:186-190
7. Heydenreich G (1989) Testosterone and anabolic steroids and acne fulminans. Arch Dermatol 125:571-572
8. Jansen T, Lindner A, Plewig G (1995) Abezedierende Fistelgänge bei Akne und Rosazea. Hautarzt 417-420
9. Jansen T, Plewig G (1998) Acne fulminans: Review. Int J Dermatol 37:254-257
10. Jemec GBE, Rasmussen I (1989) Bone lesions of acne fulminans. J Am Acad Dermatol 20:353-357
11. Karvonen (1995) Increased chemiluminescence of whole blood and normal t-lymphocyte subsets in severe nodular acne and acne fulminans. Acta Derm Venereol 75:1-5
12. Karvonen SL, Räsänen L, Cunliffe WJ, Holland KT, Karvonen J, Reunala T (1994) Delayed hypersensitivity to Propionibacterium acnes in patients with severe nodular acne and acne fulminans. Dermatology 189:344-349
13. Karvonen S, Vaalasti A, Kautiainen H, Reunala T (1993) Systemic corticosteroid and isotretinoin treatment in cystic acne. Acta Derm Venereol 73:452-455
14. Kelly P, Burns RE (1971) Acute febrile ulcerative conglobate acne with polyarthralgie. Arch Dermatol 104:182
15. Kurokawa S, Tokura Y, Nham NX, Sudoh H, Wakita H, Furukawa F, Takigawa M (1996) Acne fulminans coexisting with pyoderma gangrenosum-like eruptions and posterior scleritis. J Dermatol 23:37-41
16. Lehmann P, Specker C, Schmiedeberg von S (1999) SAPHO: Nur ein schlechtes Akronym? In: Plewig G, Wolff H (Hrsg) Fortschritte der Dermatologie und Venerologie. Springer, Berlin, Heidelberg New York Tokio (im Druck)
17. Leyden JJ (1997) Oral Isotretinoin. Dermatology 195 (Suppl 1):29-33
18. McAuley D, Miller RA (1985) Acne fulminans associated with inflammatory bowel disease. Arch Dermatol 121:91-93
19. Nault P, Lassonde M, St-Antoine P (1985) Acne fulminans with osteolytic lesions. Acta Dermatol 121:662-664
20. Oikarinen A, Autio P, Karvonen SL, Risteli J, Reunala T (1996) Increased degradation of type I collagen in acne fulminans. Acta Derm Venereol 76:123-125
21. O'Malley BP, Anderson I, Rosenthal FD (1979) Bone lesions in systemic acne (acne fulminans). Br J Dermatol 100:703-705
22. Ortonne JP (1997) Oral isotretinoin treatment policy. Dermatology 195 (Suppl 1):34-37
23. Pautrier LM (1937) Acne conglobata avec placards végétants et ulcéreux. Acta Derm Venereol 18:565-574
24. Plewig G, Kligman (1975) Acne-morphogenesis and treatment. Springer, Berlin Heidelberg New York Tokio (im Druck) pp 196-198
25. Reizis Z, Trattner A, Hodak E, David M, Sandbank M (1991) Acne fulminans with hepatosplenomegaly and erythema nodosum migrans. J Am Acad Dermatol 24:886-888
26. Schilling (1998) Stellungnahme zur Arbeit von R. Gutzmer, R.A. Herbst, A.Kapp, J.Weiß: »Das SAPHO-Syndrom«. Hautarzt 49:322-324
27. Ström S, Thyresson N, Boström H (1973) Acute febrile ulcerative conglobate acne with leukemoid reaction. Acta Derm Venereol (Stockh) 53:306-312
28. Tan BB, Lear JT, Smith AG (1997) Acne fulminans and erythema nodosum during isotretinoin therapy responding to dapsone. Clin Exp Dermatol 22:26-27
29. Williamson DM, Cunliffe WJ, Gatecliff M, Scott FG (1977) Acute ulcerate acne conglobata (acne fulminans) with erythema nodosum. Clin Exp Dermatol 2:351-354
30. Wong SS, Pritchard MH, Holt PJA (1992) Familial acne fulminans. Clin Exp Dermatol 17:351-353

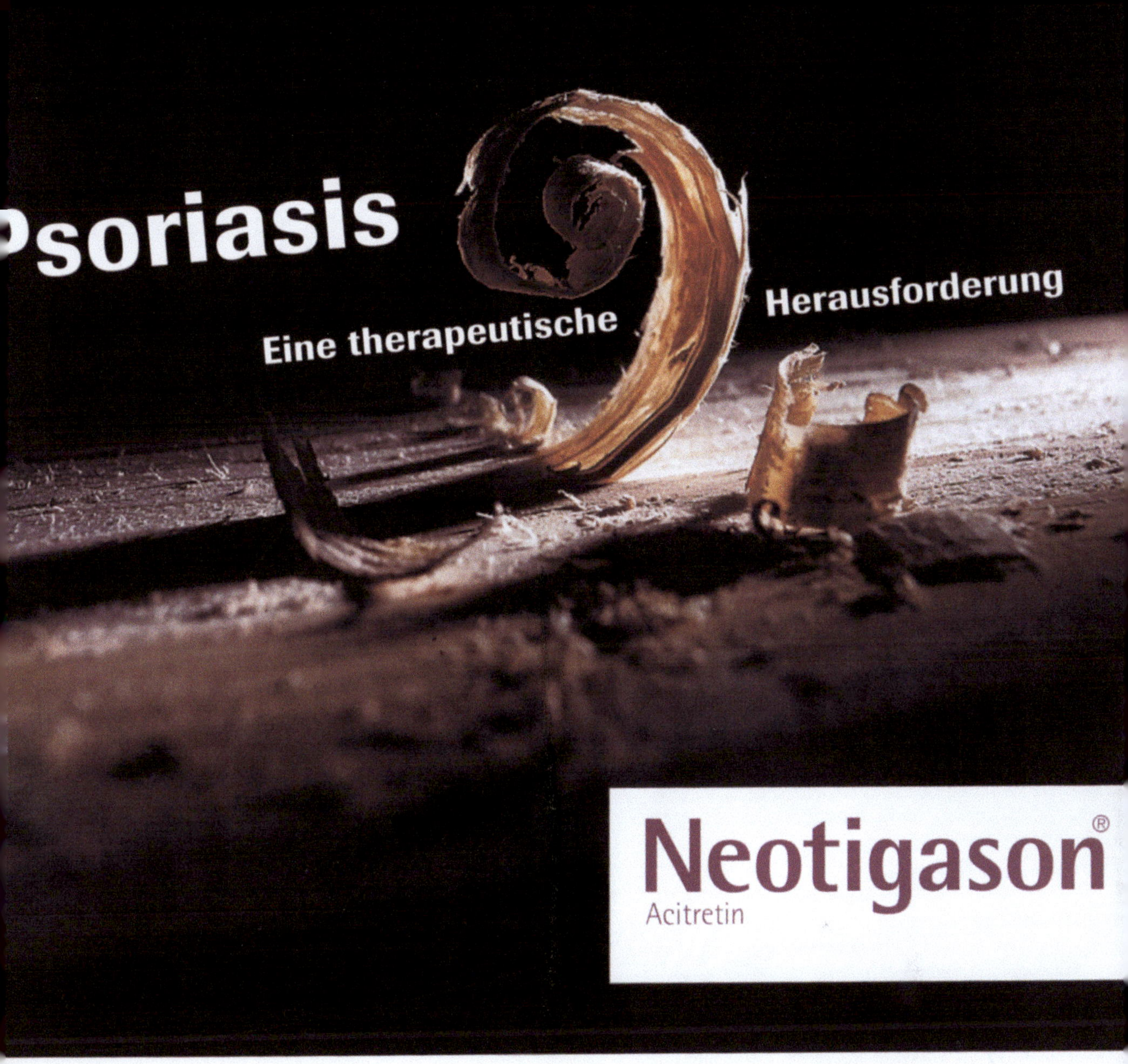

Psoriasis
Eine therapeutische Herausforderung

Neotigason®
Acitretin

tigason® 10, Neotigason® 25. Wirkstoff: Acitretin. ammensetzung: 1 Kapsel Neotigason® enthält 10 bzw. 25 mg Acitretin. Weitere Bestandteile: Mikrokristalline Cellulose; Gelatine; Maltodextrin; Natriumascorbat; Eisenoxide (E172); Titandio-E171). **Anwendungsgebiete:** Symptomatische Behandlung schwerster, konventionellen Therapien nicht zugänglicher Verhornungsstörungen wie Psoriasis vulgaris, vor allem erythrodermati- und pustulöse Formen, Hyperkeratosis palmoplantaris, Pustulosis palmoplantaris, Ichthyosis, Morbus Darier, Pityriasis rubra pilaris, Lichen ruber planus der Haut und Schleimhäute. **Gegen- eigen: Acitretin, der Wirkstoff von Neotigason, ist teratogen.** Seine Anwendung ist deshalb nicht nur während der Schwangerschaft, sondern auch bei allen gebärfähigen n kontraindiziert. Stillzeit, Leber- und Niereninsuffizienz, manifester Diabetes, krankhafte Fettsucht, gleichzeitige Gabe von Vitamin A, anderen Retinoiden, Tetrazyklinen oder Methotrexat. empfindlichkeit gegen das Präparat, Tragen von Kontaktlinsen, vorbestehende Fettstoffwechselstörungen. **Nebenwirkungen:** Nebenwirkungen treten von Patient zu Patient in unterschiedli- Ausmaß auf, sind weitgehend dosisabhängig und in der Regel reversibel. Lippentrockenheit, evtl. Lippenentzündung, Trockenheit der Mund- und Nasenschleimhaut, Abschälung der Hand- en und Fußsohlen; Rötung, Schuppung und Verdünnung der gesunden Haut mit erhöhter Verletzlichkeit; Juckreiz, Haarverlust, Entzündungen des Nagelwalles, Entzündungen der Bindehaut gadenbildung. Erhöhung von Triglyceriden, SGPT, Kreatinphosphokinase, SGOT, Gamma-GT, alkalischer Phosphatase, direktem Bilirubin, Lactatdehydrogenase, Harnsäure, Kreatinin, BUN, Auges, Nasenbluten, Gefühl der „brennenden" oder „klebrigen" Haut, Durst, Frieren, Pigmentverschiebungen der Haut und der Haare, Veränderungen der Wachstumsgeschwindigkeit der Haare, amt-Bilirubin; Erniedrigung des HDL-Cholesterins. SGOT, SGPT, alkalische Phosphatase, Triglyceride und Gesamtcholesterin sollten regelmäßig bestimmt werden. Bei pathologischer Erhöhung Blutfettwerte außerdem Differenzierung anhand des Lipoproteinmusters. Bei Erhöhung der Laborwerte Kontrolle nach 14 Tagen, sofern weiterer Anstieg; Dosisreduktion; bei Fortbestand patho- cher Laborwerte: Absetzen, da atherogenes Risiko nicht ausgeschlossen bzw. einige Fälle von Leberentzündung beschrieben. Regelmäßig Kontrolle von Patienten mit Risikofaktoren für Herz- slauferkrankungen, z. B. Hypertonie. In seltenen Fällen kann erhöhte Lichtempfindlichkeit der Haut bereits nach kurzer Sonnenexposition zu Sonnenbrand führen. In diesen Fällen ist für aus- enden Sonnenschutz zu sorgen. In seltenen Fällen Erhöhung des Schädelinnendruckes mit Kopfschmerz, Benommenheit, Übelkeit, Schwindel oder Sehstörungen. Bei Auftreten unverzüglich ndelnden Arzt konsultieren. **Folgende, in Einzelfällen unter der Therapie mit Etretinat beschriebene Nebenwirkungen können wegen der nahen Verwandtschaft der Wirkstoffe retisch auch unter Neotigason auftreten:** Ödeme, Anämie, Leukopenie, Thrombopenie, Diabetes mellitus bzw. Verschlechterung eines vorbestehenden Diabetes, Gynäkomastie, Vaskulitis, erträglichkeit von Kontaktlinsen durch erhöhte Verletzlichkeit der Hornhaut, Entzündungen oder Geschwüre der Hornhaut des Auges, Hornhauttrübungen, verminderte Sehschärfe, vermehrte dempfindlichkeit, reversible Störungen des Dunkelsehens sowie vorübergehende Hörstörungen, wahrscheinlich bedingt durch eine Minderbelüftung der Eustachischen Röhre. Reizerscheinun- m Magen-Darm-Bereich, z.B. Übelkeit, Erbrechen, Bauchschmerzen, Durchfall und Blutungen aus dem Darm sowie Magen-/Darmgeschwüre können vereinzelt auftreten. Aufgrund von Aus- knungseffekten auf die Schleimhäute unspezifische Urethritiden und Vulvitiden. Muskel-, Gelenk- und Knochenschmerzen sowie Kopfschmerzen; Geschwüre an der Haut (Furunkel, Granulome), them, Ekzem, Erythem, Urticaria, Purpura, Blasenbildung, Onycholyse und brüchige Nägel. Einzelfälle epidermaler Nekrolyse (Lyell-Syndrom) wurden berichtet. Nach langjähriger Therapie mit tinat traten in einem Fall spinale Hyperostosen und Verkalkungen spinaler Bänder auf, die zur Kompression des Rückenmarks führten. Nach **Langzeitbehandlung mit Acitretin** können Kno- veränderungen (Hyperostosen, Knochenverdünnungen, Osteoporose, vorzeitige Epiphysenschlüsse) und Weichteilverkalkungen (extraossäre Verkalkungen) auftreten. Deshalb bei Langzeitbe- flung periodische Röntgenkontrollen und bei Kindern Wachstumskontrollen. Alkoholaufnahme scheint die Bildung von Etretinat zu bewirken. Da dies auch ohne Alkohol denkbar wäre, müssen Frauen im ären. Vorübergehende Verstärkung der Krankheitserscheinungen sind zu Beginn möglich. Bei Therapie mit Neotigason® sollte aus Sicherheitsgründen während und ein Jahr, bei vorangegan- r Gabe von Tigason® zwei Jahre nach Beendigung der Behandlung kein Blut gespendet werden. **Wechselwirkungen mit anderen Mitteln:** Gleichzeitige Behandlung mit Phenytoin, Vitamin nderen oralen Retinoiden, Tetrazyklinen muß vermieden werden. Alkoholaufnahme scheint die Bildung von Etretinat zu bewirken. Da dies auch ohne Alkohol denkbar wäre, müssen Frauen im rfähigen Alter eine wirksame Empfängnisverhütung bis zwei Jahre nach Therapieende durchführen. **Warnhinweise: Nicht Frauen im gebärfähigen Alter! Packungsbeilage beachten! Dosierung:** Die Dosierung richtet sich nach dem Erschei- gsbild der Erkrankung und der Verträglichkeit des Präparates und muß für jeden Patienten individuell bestimmt werden. t nicht anders verordnet, kann folgendes Therapieschema als Orientierung gelten: **Erwachsene:** Anfängliche Tagesdosis 30 Acitretin während 2-4 Wochen. Anschließend Dosisanpassung entsprechend dem therapeutischen Ergebnis und der Ver- lichkeit. Die Tageshöchstdosis von 75 mg Acitretin sollte nicht überschritten werden. **Kinder:** Im Hinblick auf mögliche ere Nebenwirkungen bei Langzeittherapie sorgfältige Nutzen-Risiko-Abwägung. Als Anfangsdosis werden 0,5 mg Acitre- KG/Tag empfohlen. Die maximale Dosis von 35 mg Acitretin pro Tag sollte nicht überschritten werden. Die durchschnittli- Erhaltungsdosis liegt bei 0,1 mg Acitretin/kg KG/Tag. **Hinweis:** Nach bisheriger Erkenntnis schädigt Neotigason® in thera- ischen Dosen die Spermien nicht. **Packungen und Preise:** Neotigason 10: 50 Kapseln N 2 DM 188,06; 100 Kapseln N 3 DM 40; Neotigason 25: 50 Kapseln N 2 DM 409,63; 100 Kapseln N 3 DM 795,44. Außerdem Packungen für Krankenhausbedarf. chreibungspflichtig. Stand April 1998. Weitere Informationen auf Anfrage erhältlich. Bitte unbedingt Fachinformation beachten!

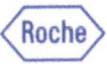 Pharma

Hoffmann-La Roche AG
79630 Grenzach-Wyhlen

Dauerhafter Erfolg in der Akne-Therapie – Bessere Perspektiven im Leben

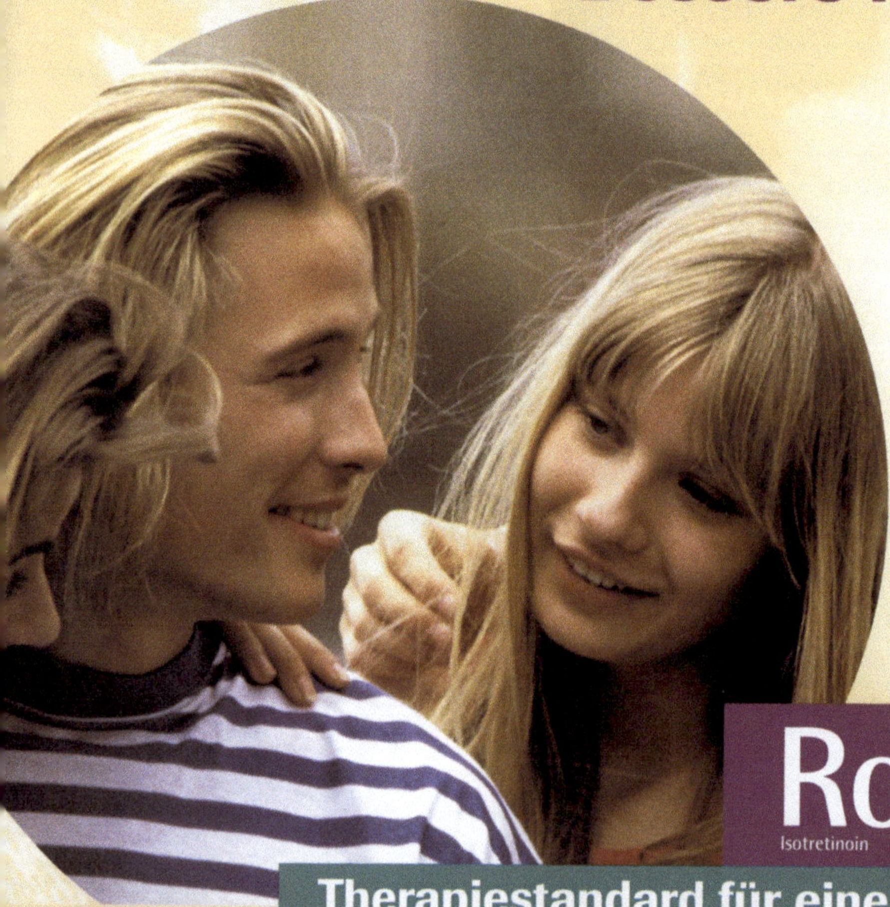

Roaccutan
Isotretinoin

Therapiestandard für einen dauerhaften Erfolg

Roaccutan® 10, 20. Wirkstoff: Isotretinoin. **Zusammensetzung:** 1 Kapsel enthält 10 mg bzw. 20 mg Isotretinoin. **Weitere Bestandteile:** Erdnußöl; partiell hydrierte Pflanzenöle; Sojabohnenöl; hydriertes Sojabohnenöl; gelbes Wachs; Gelatine; Glycerol 85%; Sorbitol u. a. Polyole; Ascorbylpalmitat; DL-α-Tocopherol; Canthaxantin E 161g; Titan (IV)-oxid E 171. **Anwendungsgebiete:** Schwere, therapieresistente Formen der Akne, insbesondere Acne conglobata (Acne cystica) und Acne fulminans. **Gegenanzeigen:** Isotretinoin, der Wirkstoff von Roaccutan, ist stark teratogen! Seine Anwendung ist deshalb nicht nur während der Schwangerschaft, sondern auch bei allen gebärfähigen Frauen kontraindiziert; Stillzeit, Leber- und Niereninsuffizienz, manifester Diabetes, krankhafte Fettsucht, gleichzeitige Gabe von Vitamin A, anderen Retinoiden oder Tetrazyklinen, Überempfindlichkeit gegen das Präparat, Tragen von Kontaktlinsen, vorbestehende Fettstoffwechselstörungen. **Nebenwirkungen:** Nebenwirkungen sind weitgehend dosisabhängig und in der Regel reversibel. Zu Behandlungsbeginn kann eine vorübergehende Verschlechterung der Akne auftreten. Häufig: Lippentrockenheit, Cheilitis, Dermatitis facialis, Hautschuppung, Trockenheit der Schleimhäute, Pruritus, Konjunktivitis, Verdünnung der Haut mit erhöhter Verletzlichkeit, leichter Haarausfall, Myalgien und Arthralgien, Epistaxis. Ausbildung eines Hirsutismus, irreversibel dünnes Haar, Heiserkeit wurden beobachtet. Einzelfälle von Acne fulminans wurden mitgeteilt; ein Kausalzusammenhang scheint nicht gegeben. Veränderungen von Laborwerten: Erhöhung der Leberfunktionswerte, Blutfettwerte, selten der Kreatinphosphokinase, Verminderung des HDL-Cholesterins, in Einzelfällen Anstieg der Prolaktin- und Harnsäurewerte; in nicht bestätigtem Zusammenhang: erhöhter Nüchternblutzucker, neu aufgetretener Diabetes. Regelmäßige Kontrollen der SGOT, SGPT, alkalischen Phosphatase, Triglyceride und des Gesamtcholesterins (Nüchternwert) sind erforderlich. Knochenveränderungen, Einzelfälle einer Arthritis und vorzeitiger Schluß der Epiphysenfugen unter hoher Dosierung, Skeletthyperostosen sowie in Einzelfällen Verminderung des Nachtsehens, vorübergehende Minderung der Sehschärfe, Verschlechterung des Hell-Dunkel-Sehens, vermehrte Blendempfindlichkeit, vorübergehende Trübungen oder Geschwüre der Hornhaut, Linsentrübungen, erhöhte Verletzlichkeit der Hornhaut und Trockenheit der Augen, die >1 Jahr anhalten kann, wurden beobachtet. In seltenen Fällen kann eine reversible Erhöhung des Schädelinnendruckes auftreten. Vereinzelt wurden intestinale Reizerscheinungen, Blutungen aus dem Darm (Absetzen bei Auftreten von Kolitis/Ileitis), Hepatitis, Pankreatitis, Schwitzen sowie Paronychien, Nageldystrophie, Exantheme, vermehrtes Granulationsgewebe in den Akneeffloreszenzen, allergische Vaskulitis, Erythema nodosum, Veränderungen des roten und weißen Blutbildes sowie der Thrombozytenzahl, Erhöhung der BSG, Ödembildung und Menstruationsstörungen, Kopfschmerz, Störungen der Psyche oder des Zentralnervensystems, Hörstörungen sowie Infektionen mit grampositiven Bakterien beobachtet; sehr selten wurden Hämaturie, Proteinurie und Gynäkomastie beschrieben. In seltenen Fällen kann erhöhte Lichtempfindlichkeit der Haut bereits nach kurzer Sonnenexposition zu Sonnenbrand führen. In diesen Fällen ist für ausreichenden Sonnenschutz zu sorgen. In Einzelfällen traten Hypo- bzw. Hyperpigmentierung der Haut auf. Vermehrte Narbenbildung kann bei Dermabrasion unter Therapie mit Isotretinoin auftreten. Während und bis zu 1 Monat nach Absetzen von Roaccutan sollte kein Blut gespendet werden. **Wechselwirkungen mit anderen Mitteln:** Keine gleichzeitige Behandlung mit Vitamin A oder Tetrazyklinen sowie anderen spezifisch lokal oder systemisch wirksamen Aknemitteln. UV-Bestrahlungen und intensive Sonnenexposition vermeiden. Isotretinoin kann die Bioverfügbarkeit von Carbamazepin verändern. **Warnhinweis:** Nicht für Frauen im gebärfähigen Alter! Packungsbeilage beachten! **Packungen und Preise:** Roaccutan 10: 50 Kapseln N2 DM 189,44; Roaccutan 20: 50 Kapseln N2 DM 329,18. Außerdem Packungen für Krankenhausbedarf. Verschreibungspflichtig. Stand April 1998. Bitte unbedingt die Fachinformation beachten! Weitere Informationen auf Anfrage erhältlich.

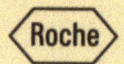 Pharma

Hoffmann-La Roche AG
79630 Grenzach-Wyhlen

Acne in the Younger Patient

A. W. Lucky

Summary

Acne can occur at all ages. Several reviews have recently been published on this topic [1–3]. This monograph will cover the diagnosis and therapy of acne in the younger child.

Neonatal and Infantile Acne

The first time that acne appears can actually be as early as the neonatal period. In recent years, it has become obvious that there is a difference between neonatal and infantile acne. Neonatal acne can occur right after birth or up to 2 weeks of age, and it often has spontaneous resolution. Neonatal acne lesions are small, 1- to 2-mm erythematous papules and pustules which may extend up into the scalp and down onto the neck. They may be scattered or grouped. Comedones are not seen in this type of acne. Several recent publications have questioned whether neonatal acne is actually acne at all, or whether it is a reaction to colonization with various Malessezia species [4] Some authors report excellent response to topical ketoconazole cream. However, neonatal acne is a disorder with spontaneous resolution over a few weeks.

Infantile acne can start early in some cases, and usually peaks at around 3 months of age. It can be more severe and persistent and last until around 1 year of age. It appears, anecdotally, that infantile acne is much more common in boys than in girls. The typical lesions of infantile acne include open and closed comedones, as well as papules, pustules and nodules. These typical acne lesions tend to appear on the face, primarily on the cheeks and the chin. Infantile acne can rarely be a marker for underlying hormonal abnormalities, specifically androgen excess. Although it is believed that children with severe infantile acne have a higher risk of adolescent acne, there are few studies that show such a higher prevalence of acne than the general population [5]. Acne in these individuals may be more refractory to therapy.

Boys may be more affected than girls because of the difference in hormonal profiles in the newborn. Although some textbooks will say that neonatal acne is a result of maternal hormones, the predominant maternal hormone is estrogen, which actually improves acne. In fact, it is the sudden fall of maternal estrogens after birth that causes a release of pituitary gonadotropins, primarily LH in boys and FSH in girls. Higher levels of LH stimulate testosterone production from the testes, and male infants in the first 6 to 12 months of life have high LH and testosterone levels, equivalent to the early pubertal range in boys. These levels fall to practically nothing in the mid-childhood years and rise again at puberty.

In both boys and girls, however, the adrenal gland is a source of androgens, primarily dehydroepiandrosterone (DHEA) and its sulfate (DHEAS). At birth the adrenal gland is composed primarily of the so-called fetal adrenal, which is actually an enlarged zona reticularis, the androgen-producing region of the adrenal. At around 6 to 12 months of age, this zone almost entirely disappears and remains quiescent until adrenarche, or the resurgence of adrenal androgen production starting around 7 or 8 years of age. Thus, both boys and girls have relatively higher levels of adrenal androgens in the first year of life.

The therapy of acne in the very young child is minimal. Neonatal acne, as mentioned above, is self-limited and usually requires no therapy although the suggestion that topical imidazoles may help is something to be tested. For infantile acne, topical benzoyl peroxide or erythromycin would be the primary treatment for inflammatory lesions (papules and pustules) and topical retinoids for noninflammatory lesions (open and closed comedones). Should there be severe, potentially scarring lesions, systemic erythromycin is really the only choice as the tetracycline family of antibiotics will cause permanent tooth staining before 8 years of age. There have been reports of severe nodular acne in infancy successfully treated with systemic isotretinoin [6–8]. Occasionally, intralesional steroids can be used for solitary nodules.

Acne in Middle Childhood

Acne between the ages of approximately 1 and 7 years is very rare. When it occurs, it is often a sign of androgen excess. A differential diagnosis would include premature adrenarche, congenital adrenal hyperplasia, Cushing's disease, adrenal or gonadal tumors, and true precocious puberty. The evaluation of acne in middle childhood heavily relies on a thorough history and physical examination. A growth chart is very helpful to see if a child has either fallen off or accelerated away from his or her previous height percentile. Examination of a bone age, usually a radiograph of the left hand and wrist, is also a non-invasive and helpful measure to see if there has been androgen stimulation to accelerate bone age. If there is physical or laboratory indication that there might be androgen excess, measurements of serum free testosterone, DHEAS, LH, FSH, and 17-alpha-hydroxy progesterone are useful parameters. The most common endocrine cause of acne in mid-childhood is premature adrenarche, which is the maturation of the adrenal gland earlier than expected with consequent secretion of adrenal androgens. The very first sign of adrenarche is usually the presence of underarm odor requiring deodorant. Increasing sebum production and acne can also be early signs, often preceding the more common signs of pubic and axillary hair. A recent study has described girls with premature adrenarche with and without acanthosis nigricans: Those children with acanthosis nigricans and premature adrenarche had more abnormal insulin sensitivity as diagnosed on glucose tolerance test stimulation, and it is postulated that these girls may be at increased risk for polycystic ovarian disease later in true puberty [9].

Early Adolescent Acne

True adolescent acne occurs much earlier than many clinicians expect, having an onset often by age 8 or 9 years in girls and a bit later in boys. It should be remembered that onset of acne is much more related to pubertal development than to age. There also seems to be a genetic predisposition. In a study of over 600 girls followed throughout puberty, acne was found to be present in 77.8% of those girls before menarche [10]. Most of the acne (48%), was comedonal and 27% was mixed, with only 2% being inflammatory acne. When corrected for pubertal maturation, there was no difference between black and white girls; although the black girls did mature earlier. Both the prevalence and severity of acne increased with advancing maturation. Hormonally, DHEAS was specifically and significantly correlated with the initiation of acne in these young girls. When these girls were followed for 5 years, the factors that appeared to be important in the development of severe acne were first, the presence of early comedonal acne, and second, statistically higher levels of DHEAS [11]. Both the number of comedones and the serum level of DHEAS were statistically higher as early as 3 to 4 years prior to the onset of menarche. Thus, a premenarchal girl with acne is at higher risk for severe acne and should be treated appropriately. Whether aggressive early treatment can prevent progression of disease is something that needs to be studied.

Therapy of early acne is no different from treatment of adult acne, except that one must take into account the need to individualize. First, treatment needs to be tailored to the predominant type of acne, considering whether it is comedonal, inflammatory or mixed. Second, in this age group the particular likes and dislikes of the patient must be carefully considered, as compliance is the biggest problem in acne in the young adolescent. These children are often brought in by their parents who are much more concerned about their acne than they are. Therapy often starts with over-the-counter products such as topical benzoyl peroxide, salicylic acid and sulfur. In the United States, children will most often be using some over-the-counter products before they come to the dermatologist. For very mild acne, some of these products will be sufficient and are often very popular due to advertising. Adjunctive treatment such as masks, abrasives, astringents and cover-ups are also considered very important by the young adolescent. A sympathetic physician who will listen to the likes and dislikes of the patient and incorporate prescribed therapy along with some of the over-the-counter products will find greater compliance among his or her patients. Third, the best choice of therapy for the topical treatment of inflammatory acne still remains benzoyl peroxide. Benzoyl peroxide is available in pads, lotions, creams, washes, soaps and gels in anywhere from 2.5% to 10% concentrations. The gel form seems to be the most effective. Benzoyl peroxide is preferable to topical erythromycin or clindamycin because of the rapidly emerging resistance to these antibiotics [12]. The one exception is a combination product of benzoyl peroxide plus erythromycin in which the benzoyl peroxide appears to protect from erythromycin resistance [13]. However, there are a small percentage of patients who cannot tolerate benzoyl peroxide, either from irritation or true allergy. In these rare cases, topical erythromycin and clindamycin are reasonable alternatives. In addition, in the United States, topical erythromycin and clindamycin are available in impregnated pads which are very appealing to the younger patients. Azeleic acid cream has also been very popular in Europe, but less popular in the United States, and is another alternative.

For comedonal acne, topical retinoids are the mainstay of therapy. These include tretinoin in a variety of cream, gel, liquid and microgel forms. In the United States there are two brand name and one generic product available. Adapalene and Tazarotene are also available topically. Patients using any of these topical retinoids should be warned ahead of time that they may get worse before they get better, that improvement is slow, so that they should not expect results for about 3 months. In addition, it should be emphasized that the main mechanism of action of the retinoids is to prevent formation of comedones rather than to eliminate lesions that are currently present. This is a hard concept for adolescents who will often stop treatment as soon as their faces are clear.

For more severe inflammatory acne, oral antibiotics are indicated. Tetracycline, minocycline and doxycycline are currently the drugs of choice. *Propionibacterium acnes* is recently showing greater resistance to erythromycin [8]. Trimethoprim-sulfa, although it works very well for acne, has a possibility for severe systemic reactions and is used for many other conditions; thus, it is not advisable to use it for chronic therapy. Similarly, ampicillin and cephalexin, which may produce some improvement in acne, should not be used because they may be needed for other conditions. Tetracycline and doxycycline are photosensitizing; minocycline has little, if any, photosensitizing property. None of these antibiotics should be given before 8 years of age because tooth enamel is not yet layed down and there can be permanent tooth staining. All three medications can cause esophagitis and gastrointestinal upset. Minocycline and doxycycline are easier for the adolescent to take because their absorption is not affected by dairy products and thus, they can take these on a less strict dietary schedule. In terms of minocycline, there have been many recent reports of systemic reactions occurring as late as 2 years into therapy, including lupus-like hepatitis, polyarteritis nodosa and severe arthritis [14, 15]. With time and increasing dose, there can be transient blue staining in the skin and a permanent gray-blue tooth staining.

Isotretinoin is indicated for severe scarring acne in young patients with similar criteria to the older adolescent and adult. If a child has severe scarring acne, age should not be a consideration in terms of treatment. The concern about epiphyseal closure has not been born out, and there have been recent studies of long-term retinoid therapy showing no adverse effect on the growth plate [16]. Thus, there is no reason not to treat the youngest of adolescents with isotretinoin if they meet the criteria. Finally, hormonal therapy in those girls who are demonstrated to have a true abnormality such as polycystic ovarian disease or partial congenital adrenal hyperplasia may be an additional way to successfully control acne [17].

References

1. Jansen T, Burgdorf WHC, Plewig G (1997) Pathogenesis and treatment of acne in childhood. Pediatr Dermatol 14:17–21
2. Lucky AW (1998) A review of infantile and pediatric acne. Dermatology 196:95–97
3. Lucky AW (1998) Acne therapy in infancy and childhood. Dermatol Ther 6:74–81
4. Rapelanoro R, Mortureux P, Couprie B, Maleville J, Taieb A (1996) Neonatal *Malassezia furfur* pustulosis. Arch Dermatol 132:190–193
5. Chew EW, Bingham A, Burrows D (1990) Incidence of acne vulgaris in patients with infantile acne. Clin Exp Dermatol 15:376–377
6. Burket JM, Storrs F (1987) Nodulocystic infantile acne occurring in a kindred of steatocystoma. Arch Dermatol 123:432–433
7. Arbegast KD, Braddock SW, Lamberty LF, Sawka AR (1991) Treatment of infantile cystic acne with oral isotretinoin: a case report. Pediatr Dermatol 8:166–168
8. Horne HL, Carmichael AJ (1997) Juvenile nodulocystic acne responding to systemic isotretinoin. Br J Dermatol 136:796–797
9. Oppenheimer E, Linder B, DiMartino-Nardi J (1995) Decreased insulin sensitivity in prepubertal girls with premature adrenarche and acanthosis nigricans. J Clin Endocrinol Med 80:614–618
10. Lucky AW, Biro FM, Huster GA, Leach AD, Morrison JA, Ratterman J (1994) Acne vulgaris in premenarchal girls. Arch Dermatol 130:308–314
11. Lucky AW, Biro FM, Simbartl LA, Morrison JA, Sorg NW (1997) Predictors of severity of acne vulgaris in young adolescent girls: results of a five-year longitudinal study. J Pediatr 130:30–39
12. Forssman T (1995) Antibiotic resistance in acne patients under antibiotic treatment in comparison to an untreated control group with retrospective assessment of therapy. Curr Probl Dermatol 22:91–97
13. Harkaway KS, McGinley KM, Foglia AN, Lee WL, Fried F, Shalita AR, Leyden JJ (1992) Antibiotic-resistance patients in coagulase-negative staphylococci after treatment with topical erythromycin, benzoyl peroxide and combination therapy. Br J Dermatol 126:586–590
14. Shapiro LE, Knowles SR, Sheer NH (1997) Comparative safety of tetracycline, minocycline and doxycycline. Arch Dermatol 133:1224–1230
15. Teitelbaum JE, Antonio RP, Cohen M, Bousvaros A, Jonas MM (1998) Minocycline-related autoimmune hepatitis. Arch Pediatr Adolesc Med 152:1132–1136
16. Margolis DJ, Attie M, Leyden JJ (1996) Effects of isotretinoin on bone mineralization during routine therapy with isotretinoin for acne vulgaris. Arch Dermatol 132:769–774
17. Lucky AW, Henderson TA, Olson WH, Robisch DM, Lebwohl M, Swinyer LJ (1997) Effectiveness of norgestimate and ethinyl estradiol in treating moderate acne vulgaris. J Am Acad Dermatol 37:745–754

Über die Therapie der Komplizierten Acne Vulgaris

S. Sommer, W. J. Cunliffe

Einführung

Diese kurze Übersicht soll die Ursachen erhellen, aus denen Patienten mit Akne ein Behandlungsproblem darstellen können, und gleichzeitig Therapieoptionen vorschlagen. Es gibt vier Hauptgründe, weshalb Patienten suboptimal auf die Behandlung ansprechen:
1. Der Patient ist verantwortlich durch schlechte Mitarbeit (Compliance).
2. Der Arzt ist verantwortlich durch unzulängliche Diagnose der Akne.
3. Bestimmte Akne-Formen sind trotz adequater Zusammenarbeit zwischen Arzt und Patient schwer therapierbar.
4. Medikamenten-Nebenwirkungen können die Therapie beeinträchtigen.

Probleme, die beim Patienten liegen

Compliance war schon immer ein Hauptgrund und wird es auch zukünftig bleiben, weshalb Patienten nicht auf eine ansonsten angemessene Therapie ansprechen. Dies kann verbessert werden, indem man das Verständnis des Patienten in Bezug auf die Krankheit sichert, die zu erwartenden Behandlungsresultate und die korrekte Behandlungsanwendung. Gute Informationsblätter, die entweder in der Abteilung für Dermatologie erstellt worden sind oder von Patienten-Selbsthilfegruppen oder nationalen Organisationen verbreitet werden, können dabei sehr hilfreich sein.

Probleme, die beim behandelnden Arzt liegen

Diese Gruppe umfaßt drei Gebiete, in denen der Arzt den Patienten möglicherweise fehlbehandelt: Der Arzt kann die Krankheitsschwere fehleinschätzen, die Akneeffloreszenzen fehldiagnostizieren oder das Ausmaß der psychologischen Krankheitsfolgen falsch beurteilen.

Eine unlängst in Leeds durchgeführte Studie ergab, daß nur 10 % der Dermatologen den Schweregrad der

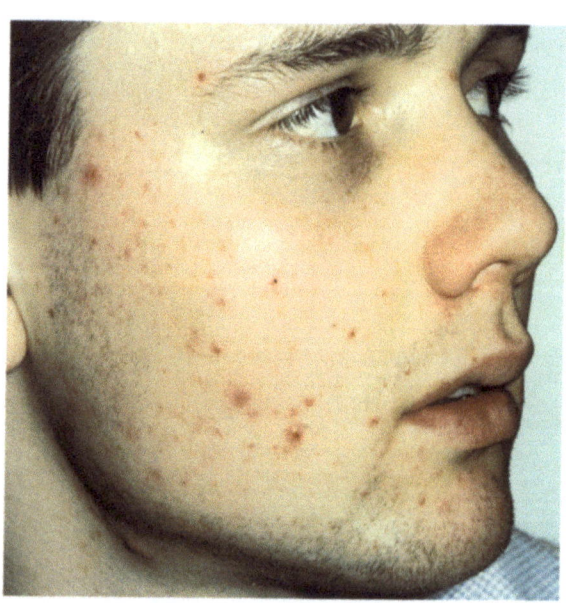

Abb. 1. Patient mit leichter Akne.

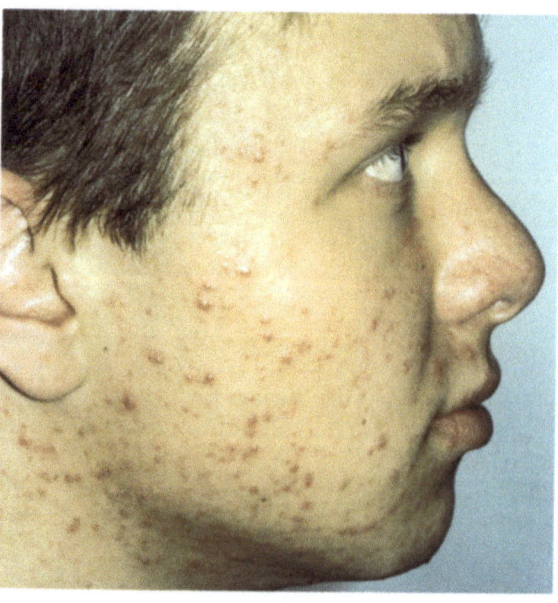

Abb. 2. Patient mit mittelschwerer Akne.

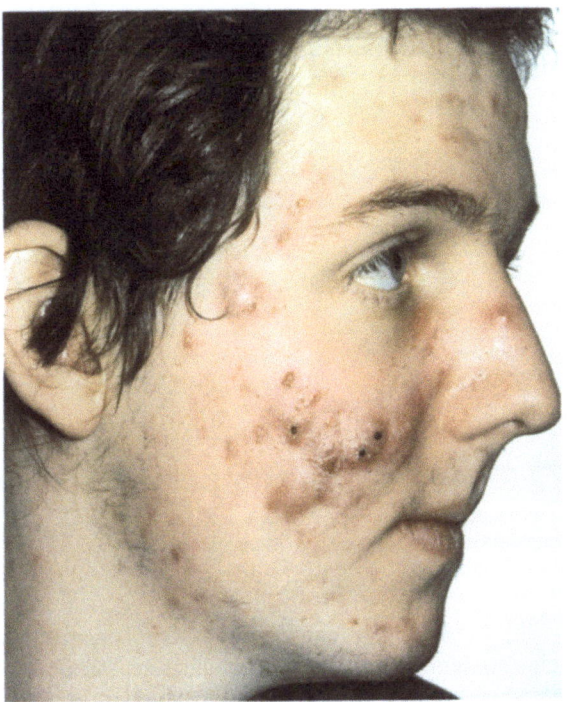
Abb. 3. Patient mit schwerer Akne.

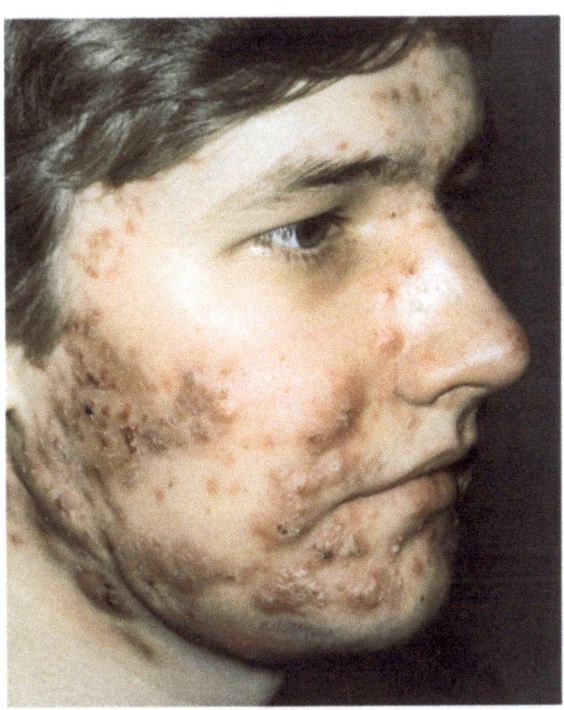
Abb. 4. Patient mit sehr schwerer Akne.

Akne angemessen beurteilen. Dies ist besonders deshalb enttäuschend, als Techniken der Akne-Graduierung mit einer visuellen Analogskala wirklich unkompliziert und leicht erlernbar sind. Während der letzten zwanzig Jahre wurden viele solcher Analogskalen publiziert, beginnend mit einer hervorragenden Arbeit von Plewig und Kligman [1]. Vor kurzem haben wir eine Modifikation der Leeds-Graduierung veröffentlicht, die die Schwere der Akne in bis zu zwölf Grade auf dem Gesicht und je acht Grade auf dem Rücken und der Brust einteilt, was eine gute Verlaufsbeurteilung der Akne des Patienten von einer Konsultation zur nächsten erlaubt [2] (Abb. 1–4). Wir sind der Meinung, daß ohne den Gebrauch einer visuellen Analogskala eine korrekte Beurteilung des Krankheitsverlaufes unmöglich ist.

Die Beurteilung der Akne sollte immer unter Gebrauch einer hervorragenden Beleuchtungsquelle erfolgen (wie z. B. der Brighton 1001 Lampe). Eine derartig gute Lichtquelle ist nicht nur für die Feststellung des Akne-Grades, sondern ebenso für die Diagnose der Akneeffloreszenzen nötig. Wir glauben, daß die meisten Ärzte Komedonen nicht korrekt beurteilen, die leicht zu übersehen sind, es sei denn die Haut wird gedehnt und im korrekten Winkel unter guter Beleuchtung untersucht (Abb. 5, 6). Besonders drei Arten der Effloreszenzen können in diagnostischen oder therapeutischen Schwierigkeiten resultieren:

Makrokomedonen sind für gewöhnlich geschlossene Komedonen von über 1,5 mm im Durchmesser. Sie können lediglich ein kosmetisches Problem darstellen oder aber einen Fokus für einen Akneschub bilden, wenn mit einer Isotretinointherapie begonnen wird. Die wahrscheinliche Ursache für diesen Schub ist eine plötzliche Veränderung des Mikro-Milieus des Makrokomedos, der reichlich Propionibacterium acnes enthält. Therapie mit oralem Isotretinoin resultiert im Tod des P.acnes, der Freisetzung zahlreicher Antigene und der Stimulierung einer schweren Entzündungsreaktion, die furchtbare Narbenbildung zur Folge haben kann. Deshalb ist die Identifikation eines Patienten mit Makrokomedonen sehr wichtig (Abb. 7, 8) insbesondere da diese Effloreszenzen einfach durch leichte Elektro-Kauterisierung unter lokaler Anaesthesie-creme (z. B. EMLA, 2,5 % Lidocain und 2,5 % Prilocain) behandelbar sind [3, 4]. Diese Prozedur ist normalerweise gut toleriert und verursacht nur selten Narbenbildung oder Veränderungen der Hautpigmentierung. Nachdem ein kleines Test-Gebiet zur Beurteilung des Therapieerfolges behandelt worden ist, können größere Areale kauterisiert werden. Für Patienten mit zahlreichen Makrokomedonen mag eine Vollnarkose indiziert sein. Wenn Patienten mit Makrokomedonen im Verlauf einer oralen Isotretinointherapie einen Akneschub erleiden, ist es ratsam, die Medikation zu unterbrechen oder die Dosierung stark zu reduzieren, bis alle Makrokomedonen behandelt worden sind. Prednisolon oral (0,5 mg/kg/d) kann für zwei bis drei Wochen nötig sein, wonach die Medikation allmählich über vierzehn Tage ausgeschlichen wird.

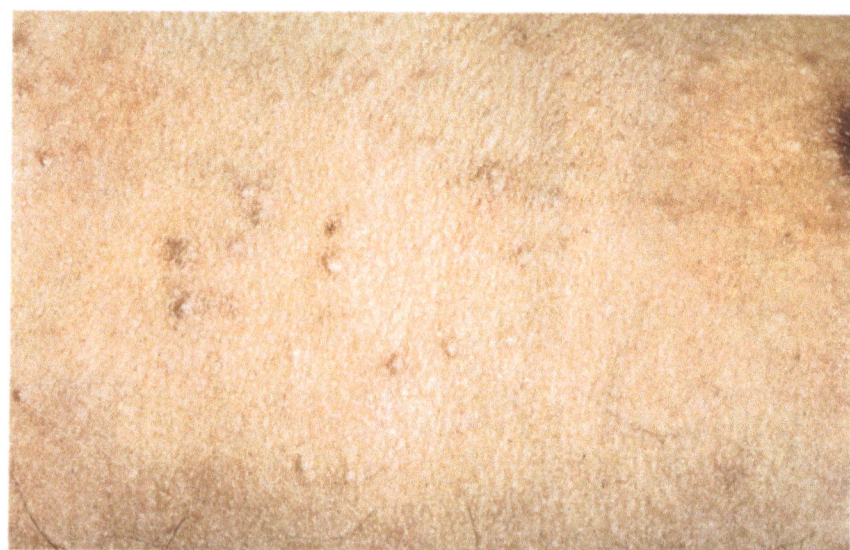

Abb. 5. Patient mit wenigen Komedonen.

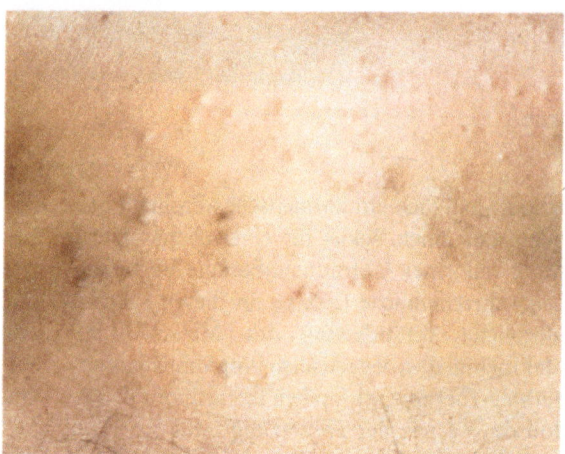

Abb. 6. Derselbe Patient wie in Abbildung 5. Bei Dehnung der Haut werden vielmehr Komedonen sichtbar.

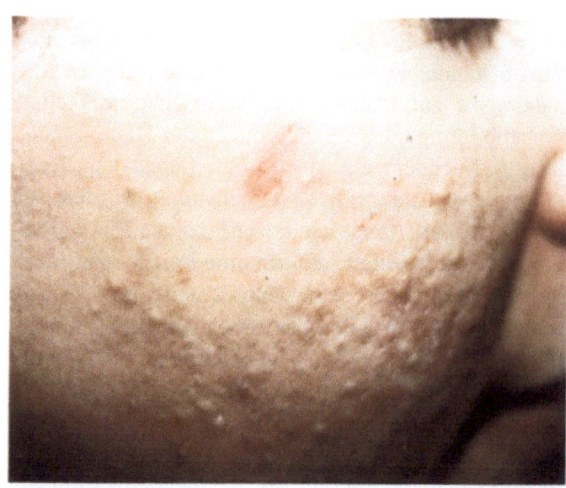

Abb. 7. Patient mit Makrokomedonen.

Eine kleine Patientengruppe hat sogenannte Schleifpapierakne. Diese manifestiert sich für gewöhnlich auf der Stirn mit zahlreichen, manchmal sogar mit über Tausend, kleinen konfluierenden geschlossenen Komedonen. Schleifpapierakne tritt häufig mit Entzündung auf und spricht nicht auf die normale Therapie mit oralen Antibiotika oder topischen Retinoiden an (Abb. 9). Betroffene Patienten benötigen für gewöhnlich Isotretinoin oral, vorzugsweise in einer Dosierung von 0,5 mg/kg/d, um das Risiko eines Akneschubes zu verringern.

U-Boot Komedonen sind selten (1% oder weniger). Patienten mit U-Boot Komedonen klagen normalerweise über andauernde aktive Papeln oder Knoten, die sich entzünden, abschwellen und sich dann erneut entzünden (Abb. 10). Die Behandlung ist nicht einfach, aber 50% der Betroffenen sprechen zufriedenstellend auf leichte Kauterisierung an [4]. Wiederholte Behandlung mag für einen Therapieerfolg erforderlich sein, jedoch kann in der Hälfte der Fälle kein befriedigendes Resultat erzielt werden.

Wenige Ärzte quantifizieren den Effekt der Akne auf das psychologische und soziale Wohlbefinden des Patienten. Es gibt mittlerweile einige Behinderungs-Klassifikationen [5, 6], jedoch eine weitere Studie aus Leeds ergab, daß nur 10% der Dermatologen regelmäßig einen derartigen Index anwenden. In einigen Patienten sind die psychologischen und sozialen Auswirkungen der Krankheit offensichtlich, z.B. in Patienten mit sehr schwerer Akne oder Acné excoriée. Ebenso sind Patienten mit Dysmorphophobie für gewöhnlich schwer eingeschränkt. Reife Akne-Leidenden mit vergleichsweise niedrigem Akne-Grad, wenn gemessen an der heranwachsenden Bevölkerung, können ebenfalls hohe Behinderungs-Indizes haben [8]. Außerdem fanden wir in 8,5% der Patienten

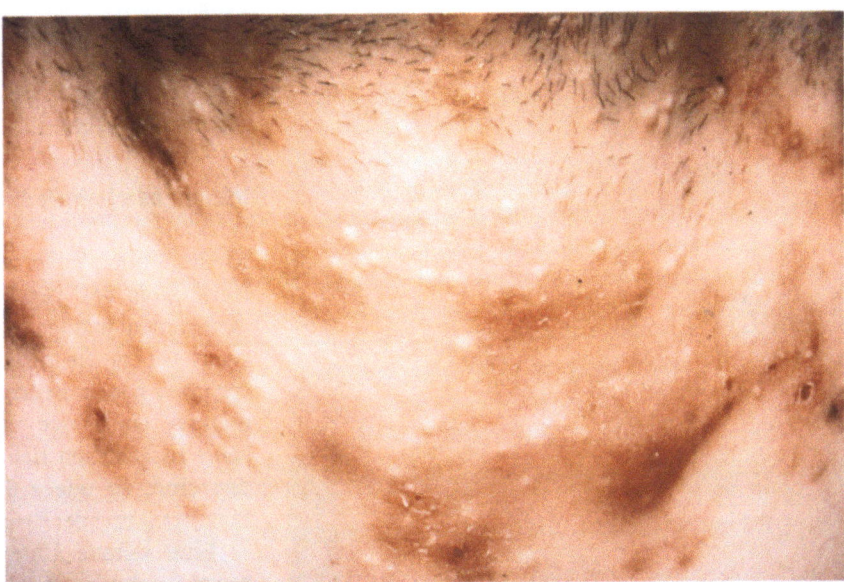

Abb. 8. Akneschub verbunden mit Makrokomedonen während systemischer Isotretinointherapie

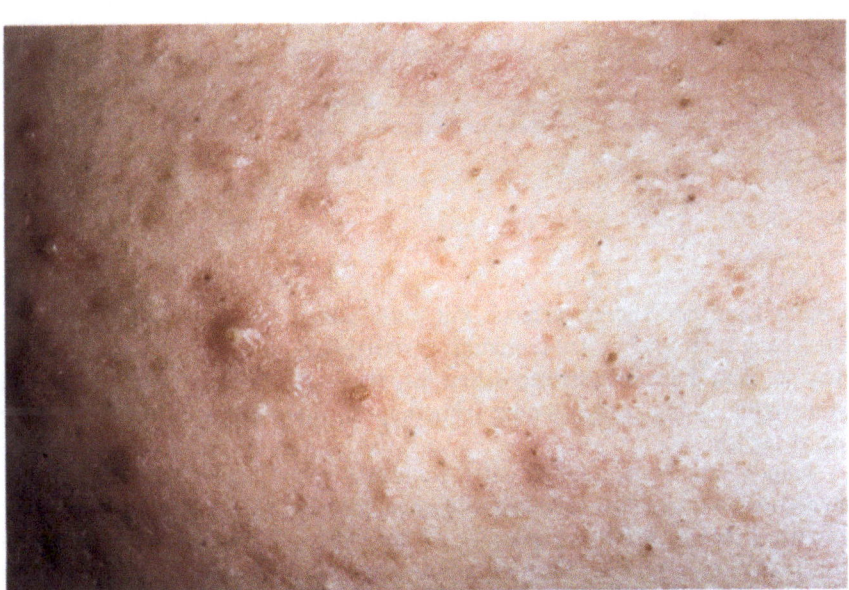

Abb. 9. Patient mit Schleifpapier Komdeonen.

mit relativ milder und unkomplizierter Akne, daß Messungen ihres sozial-psychologischen Index überproportional hohe Werte ergaben. Wir empfehlen deshalb ausdrücklich die routinemäßige Anwendung einer Akne-Behinderungs-Klassifikation.

Die Erkrankung selbst

Schwere Erkrankung
Jedem Patient mit schwerer Akne sollte Isotretinoin oral als Notfall verschrieben werden, um eine kumulative Dosis von ca. 120 mg/kg zu erreichen, vorausgesetzt es bestehen keine Kontraindikationen [9, 10].

Fehlendes Ansprechen auf konventionelle Therapie

Abgesehen von mangelnder Patienten-Mitarbeit ist Antibiotikaresistenz des P.acnes ein wichtiger Grund für das fehlende Ansprechen der Akne auf klassische Therapie [11, 12]. In unserer Poliklinik sind 67% der Patienten mit P.acnes kolonisiert, die resistent gegen ein oder mehrere Antibiotika sind, was in einem Drittel klinische Relevanz hat. Dieses Thema wird in einer weiteren Veröffentlichung in diesem Symposium-Manuskript bearbeitet.

Für Patienten, die nicht auf konventionelle Therapie ansprechen, gibt es drei Behandlungswege zu erwägen.

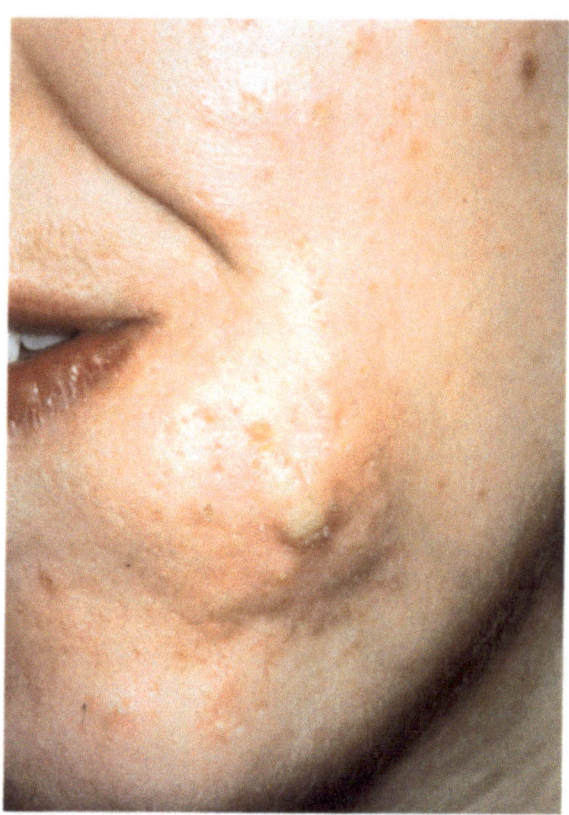

Abb. 10. Patient mit U-Boot Komedonen

Erstens kann ein Therapieversuch mit einer hohen Dosierung eines solchen Antibiotikums gestartet werden, in dem P.acnes-Resistenz selten ist, wie z.B. Minocyclin 100 mg 2x täglich oder Trimethoprim 300 mg 2x täglich.

Frauen, die Kontrazeption oder Kontrolle von menstruellen Unregelmässigkeiten wünschen, können mit der Diane-35 Kontrazeptionspille (2 mg Cyproteronazetat und 35 mg Ethinylestradiol) therapiert werden, wozu zusätzlich Cyproteronazetat 50–100mg/d vom fünften bis zum fünfzehnten Zyklustag addiert werden kann [13]. Spironolacton 100–200mg/d kann ebenso zu wertvoller Verbesserung für Frauen in den Mitt-Dreißigern führen [14]. Dies kann jedoch in menstruellen Störungen resultieren und ist kein Kontrazeptivum.

Die dritte Therapiemöglichkeit ist Isotretinoin oral. Viele neuere Publikationen zeigen an, daß sich die Haupt-Verschreibungsindikation von ungewöhnlich schwerer Akne auf leichte oder mittelschwere Erkrankungsformen verschoben hat, die nicht auf andere Therapien ansprechen und/oder mit schwerwiegender physischer oder psychischer Narbenbildung einhergehen [15, 16].

Seltener auftretende schwierige Fälle

Zum Zweck dieser Übersicht werden drei Gruppen schwieriger Fälle betrachtet.

Infantile oder juvenile Akne

Kindern mit problematischer infantiler Akne kann Isotretinoin oral gegeben werden. Wir haben dieses Medikament häufig für Patienten älter als sieben Jahre verschrieben, die nicht auf Standardtherapie angesprochen haben. Bedenken einer oralen Isotretinointherapie erscheinen nicht gerechtfertigt, da bisher keine zusätzlichen Nebenwirkungen beobachtet worden sind, so wie z.B. Wachstumshemmung oder Einschränkung der Brustentwicklung.

Eine seltene Untergruppe sind Patienten mit Apert-Syndrom, die eine Überempfindlichkeit der Röhrenknochenepiphysen und Talgdrüsenfollikel auf Androgene haben. Diese Patienten sprechen schlecht auf konventionelle Therapie an und brauchen fast immer Isotretinoin oral [17].

Eine weitere seltene Gruppe bilden Patienten mit einem Becker-Naevus, die mit auf diesen Naevus begrenzter Akne presentieren, häufig schlecht auf konventionelle Therapie ansprechen und oft Isotretinoin oral benötigen.

Reife Akne

Dermatologen scheinen in der Beurteilung übereinzustimmen, daß mehr ältere Patienten mit andauernder Akne präsentieren. Der Grund dafür ist nicht klar und liegt nicht an vermehrter Antibiotika-Resistenz des P.acnes. Vielleicht hat ein verstärktes öffentliches Bewußtsein der verbesserten Behandlungsmöglichkeiten im Laufe der letzten fünfzehn Jahre zu einer zunehmenden Presentation betroffener Patienten bei Dermatologen geführt. Kürzliche Studien haben gezeigt, daß persistierende Akne in einem dreißig jährigen Patienten wahrscheinlich auch im Alter von fünfundvierzig noch vorhanden sein wird [18]. Solche Patienten haben gewöhnlicher Weise bereits erfolglos konventionelle Therapien versucht, aber ihnen kann mit Isotretinoin geholfen werden. Männer und die Frauen, für die eine Schwangerschaft nicht zur Debatte steht, können gut auf eine intermittierende geringe Dosierung von Isotretinoin ansprechen. Die Therapie sollte mit 0,5 mg/kg/d für sieben von achtundzwanzig Tagen begonnen werden. Während eines Behandlungszyklus von sechs bis zwölf Monaten wird die Menge dann schrittweise reduziert, um die kleinste wirksame Dosis zu bestimmen. Wir haben Patienten, deren Akne mit so wenig wie 20 mg Isotretinoin fünf mal im Monat gut kontrolliert ist. Da die Nebenwirkungen dosisabhängig sind (mit Ausnahme der Teratogenität), sind Schwierigkeiten mit derartig niedrigen Dosierungen minimal.

Signifikante Begleiterkrankungen

Wir werden häufig gefragt, ob Akne-Patienten mit signifikanten Begleiterkrankungen Isotretinoin oral erhalten können. Dürfen wir den Leser auf eine Quelle verweisen, die unsere drei Protokolle erklärt [19].

Protokoll eins trifft auf Patienten mit häufigen Begleiterkrankungen ohne bekannte Kontraindikationen zu oralem Isotretinoin zu, so wie Diabetes, Epilepsy oder chronisches Nierenversagen. Diese Patienten können die Standard-Therapie von 1 mg/kg/d erhalten.

Das zweite Protokoll betrifft Patienten mit Erkrankungen, in denen wir einige Erfahrung im Gebrauch von Isotretinoin haben, und für die die Hälfte der Standarddosierung verschrieben wird.

Das dritte Protokoll ist für Patienten mit seltenen Krankheiten, auf die der Effekt von Isotretinoin noch unbekannt ist. Dies schließt z.B. Patienten mit Friedreichscher Ataxie oder zystischer Fibrose ein. In Woche eins wird eine Einzeldosis von Isotretinoin 20 mg oral gegeben, in der zweiten Woche zwei geteilte Dosen von je 20mg, in der dritten Woche drei Dosen usw., bis der Patient ausreichend Kontrolle der Akne erzielt, ohne die Begleiterkrankung zu verschlimmern.

Wir betonen die Wichtigkeit der Zusammenarbeit mit dem behandelnden Internisten oder Chirurgen, um adequate Kontrolle der Begleiterkrankung zu gewährleisten.

Sonderformen der Akne

Professor Plewig und Kollegen diskutieren gramnegative Follikulitis, Acne fulminans und Rosacea fulminans in einer weiteren Veröffentlichung in diesem Symposium Manuskript.

Zusätzlich möchten wir Ihre Aufmerksamkeit auf einen Zustand richten, den wir unlängst als Acne fulminans sine fulminans beschrieben haben [20]. Manche Dermatologen mögen dies für eine nur langsam auf Therapie ansprechende nodöse Akne halten. Diese Erkrankung spricht jedoch nicht nur ungenügend auf konventionelle Therapie an, sondern auch auf orales Isotretinoin. 95 % der Patienten presentieren mit zahlreichen Makrokomedonen, und viele haben zusätzlich haemorrhagische Knoten und Sinusgänge. Zusätzlich zur Kautersierung der Makrokomedonen ist eine Behandlung mit fünf oder sechs Zyklen von Prednisolon oral (0,5 mg/kg/d) über einen Zeitraum von zwölf bis fünfzehn Monaten benötigt. Isotretinoin kann den Krankheitszustand vor Behandlung der Makrokomedonen verschlimmern, wirkt danach aber in einer Dosierung von 0,5 mg/kg/d therapeutisch. Unglücklicherweise verbleiben betroffene Patienten für gewöhnlich mit schlimmen Narben.

Akute Akne, die in ähnlicher Weise wie Rosacea fulminans oder Acne fulminans presentiert, wenn auch ohne systemische Begleiterscheinungen, ist ein dermatologischer Notfall. Der Patient hat nicht notwendiger Weise Knoten, sondern hunderte aktiver Papeln. Um die Entzündung abklingen zu lassen, ist Prednisolon oral nötig, bevor die Dosis Isotretinoin erhöht werden kann, das am Besten in einer kleinen Dosis von 20 mg dreimal pro Woche eingeführt wird.

Nebenwirkungen der Therapie

Therapiebedingte Nebenwirkungen können ein Behandlungsproblem in Aknepatienten darstellen.

Behandlung mit Trimethoprim ist in 5 % der Fälle mit einer makulo-papulösen Eruption verbunden. Obwohl ungefährlich, ist eine Beendung der Therapie nötig.

Ernstzunehmender sind die selten auftretenden Nebenwirkungen von Minocyclin. Dies schließt eine dosisabhängige blau-schwarze Pigmentierung ein, die für gewöhnlich in achtzehn Monaten nach Therapiebeendigung verblaßt [21], ausgenommen in den Skleren, wo sie für immer bestehen bleiben kann.

Eine weitere Nebenwirkung ist eine dosisabhängige benigne intracranielle Drucksteigerung, die sich mit Kopfschmerzen bemerkbar machen kann [22].

Minocyclin kann außerdem zwei Arten von Vaskulitis verursachen [23, 24]. Eine manifestiert sich innerhalb der ersten drei Monate nach Beginn der Behandlung und ist häufig mit Hepatitis, Pneumonitis und urtikarieller Vasculitis verbunden. Die zweite Form ist mit Lupus erythematodes verwandt. Betroffene Patienten presentieren typischer Weise mit einer lupus-ähnlichen Eruption, Polyarthritis, Fieber und Hepatitis. In allen betroffenen Patienten ist das Absetzen der Behandlung erforderlich.

Die Leserschaft ist sich gänzlich der Teratogenität von Isotretinoin bewußt. Unlängst fokussierte die Aufmerksamkeit der Medien auf Stimmungsschwankungen und Depressionen, die mit diesem Medikament möglicher Weise gesehen werden können. Akne selbst ist mit beachtlichen psycho-sozialen Problemen verbunden. Zwei neuere Veröffentlichungen haben gefunden, daß bis zu 15 % der Akne-Patienten gleichzeitig auch unter Depressionen leiden [25]. Depressionen treten in ungefähr 0,17 % der Patienten unter Isotretinointherapie auf [26], wohingegen die Prevalenz unter Studenten – der typischen Altersgruppe von

Aknepatienten – in Leeds im Rahmen von 2% liegt [27]. Die Beziehungen zwischen Hintergrund-Depression, Medikation und Erkrankung sind komplex. Trotzdem bedarf dieses potentielle Problem, inclusive schwerwiegender Stimmungsschwankungen, der Diskussion mit dem Patienten, der derartige Informationen mit engen Freunden und Verwandten teilen sollte. Zusätzlich sollten Patienten unter Isotretinointherapie innerhalb von vierundzwanzig Stunden Zugang zu der Abteilung für Dermatologie haben, im Falle irgendwelcher Probleme oder Bedenken, eingeschlossen des Versagens der Akne anzusprechen.

Schlußfolgerung

Es mag noch weitere Gründe für schwer therapierbare Akne-Patienten geben, aber hoffentlich hat diese Übersicht die vier Hauptursachen beleuchtet, von denen manche zusammenhängen:
- Patienten Compliance;
- Fehler des Arztes, die Akne korrekt zu beurteilen;
- Eine Anzahl schwieriger Aknefälle;
- Medikamenten Nebenwirkungen.

Literatur

1. Plewig G, Kligman AM (1975) Acne; morphogenesis and treatment. Springer, Berlin Heidelberg New York, pp 162–163
2. O'Brien SC, Lewis JB, Cunliffe WJ (1998) The Leeds Revised Acne Grading System. J Dermatol Treat 9:215–220
3. Pepall LM, Cosgrove MP, Cunliffe WJ (1991) Ablation of whiteheads by cautery under topical anaesthesia. Br J Dermatol 125:256–259
4. Bottomley WW, Yip J, Knaggs H, Cunliffe WJ (1993) Treatment of close comedones – comparisons of fulguration with topical tretinoin and electrocautery with fulguration. Dermatology 186:253–257
5. Motley RJ, Finlay AY (1989) How much disability is caused by acne? Clin Exp Dermatol 14:194–198
6. Lim CC, Tan TC (1992) Personality, disability and acne in college students. Clin Exp Dermatol 16:371–373
7. Motley RJ, Finlay AY (1992) Practical use of a disability index in the routine management of acne. Clin Exp Dermatol 17:1–3
8. Goulden V, Cunliffe WJ (1997) Post adolescent acne: a review of the clinical features. Br J Dermatol 136:66–70
9. Cunliffe WJ, Van de Kerkhof P, Caputo R et al. (1997) Roaccutane treatment Guidelines: results of an international survey. Dermatology 194:351–357
10. Harms M, Masooye I, Radeff B (1986) The relapses of cystic acne after isotretinoin treatment are age-related: a long term follow up study. Dermatologica 172:148–153
11. Eady EA, Jones CE, Tipper JL et al. (1993) Antibiotic resistant propionibacteria in acne: need for policies to modify antibiotic usage. BMJ 306:555–556
12. Dreno B, Legallou F, de Sainte Marie I, Richet HK (1997) Prevalence of erythromycin resistant propionibacteria and Staphylococcus epidermidis in acne patients in France. J Invest Dermatol 108:379
13. Hammerstein J, Cupceancu B (1969) Behandlung des Hirsutismus mit Cyproteronacetat. Dtsch Med Wochenschr 94:829–834
14. Goodfellow A, Alaghband-Zadeh J, Carter C et al. (1984) Oral spironolactone improves acne vulgaris and reduces sebum excretion. Br J Dermatol 111:209–214
15. Clark SM, Goulden V, Cunliffe WJ (1996) The management of acne patients who respond slowly to oral isotretinoin. Br J Dermatol 135:20
16. Shahidullah M, Tham SN, Goh CL (1994) Isotretinoin therapy in acne vulgaris: a 10-year retrospective study in Singapore. Int J Dermatol 33:60–63
17. Parker TL, Roth JG, Esterly NB (1997) Isotretinoin for acne in Apert syndrome. Br J Dermatol 136:298–300
18. Goulden V, Cunliffe WJ, Stead J (1996) Intermittent isotretinoin for adults with acne. Pharm J 1996 (letter) 257:234
19. Cunliffe WJ, Stables G (1996) Optimum use of isotretinoin in acne. J Cut Med & Surg 1, Suppl 2:14–25
20. Thomson K, Cunliffe WJ (??) Acne fulminans sine fulminans. In preparation.
21. Dwyer CM, Cuddihy AM, Kerr REI et al. (1993) Skin pigmentation due to minocycline treatment of facial dermatoses. Br J Dermatol 129:158–162
22. Goulden V, Glass D, Cunliffe WJ (1996) Safety of long term high dose minocycline in the treatment of acne. Br J Dermatol 134:693–695
23. Kaufmann D, Pichler W, Beer JH (1994) Severe episode of high fever with rash, lymphadenopathy, neutropenia and eosinophilia after minocycline therapy for acne. Arch Intern Med 154:1983–1984
24. Byrne PAC, Williams BD, Pritchard MH (1994) Minocycline-related lupus. Br J Rheumatol 33:674–676
25. Kellett SC, Gawkrodger DJG (1999) The psychological and emotional impact of acne and the effect of treatment with isotretinoin. Br J Dermatol 140:273–282
26. Rubinow DR, Peck GL, Squillace KM, Gantt GG (1987) Reduced anxiety and depression cystic in acne patients after successful treatment with oral isotretinoin. J Am Acad Dermatol 17:25–32

Rosacea fulminans

P. Lehmann, A. Arens

Einleitung

1940 beschrieben O'Leary und Kierland das Pyoderma faciale. Dieses eindrucksvolle Krankheitsbild erinnerte die Autoren an eine plötzlich akut auftretende schwere Pyodermie des Gesichtes, so daß sie den Begriff Pyoderma faciale prägten. Der Begriff Pyoderma ist irreführend, zumal nie bei den bakteriologischen Untersuchungen Keime, die für diese Erkrankung verantwortlich gemacht werden konnten, nachgewiesen wurden. Plewig und Mitarbeiter haben in zahlreichen Arbeiten das Konzept entwickelt, daß das Pyoderma faciale die Maximalvariante einer Rosazea darstellt. Sie nannten es daher in Anlehnung an die Akne fulminas »Rosacea fulminans«. Grundlage für dieses Konzept ist, daß die Patienten außer regelmäßig vorkommenden Zeichen einer Rosazea keine anderen zugrundeliegenden Erkrankungen aufweisen. Andere Autoren ordneten das Pyoderma faciale als Sonderform einer Akne conglobata ein, jedoch zeigten genauere Untersuchungen der Patientinnen, daß sie in der Pubertät meist keine stärkere Akne aufwiesen und Komedonen nie gefunden werden konnten.

Sonderformen der Rosazea
- Persistierendes Ödem
- Lupoide oder granulomatöse Rosazea
- Rosacea conglobata
- Rosacea fulminans
  (Pyoderma faciale)
- Steroidrosazea
- Halogen-provozierte Rosazea
- Gram-negative Rosazea
- Phyme (Rhinophym, Otophym etc.)

Klinisches Bild

Betroffen sind immer Frauen zwischen 15 und 46 Jahren. Das mittlere Erkrankungsalter liegt bei 26 Jahren und ist somit höher als bei einer Aknepopulation.

Sehr charakteristisch ist der Verlauf: Ohne offensichtlichen Anlaß kommt es plötzlich zum Aufschießen von Pusteln und konfluierenden, teilweise abszedierenden Knoten auf geröteter Haut. Diese Veränderungen sind vorwiegend im Gesicht lokalisiert und zwar meistens zentrofazial. Ganz selten zeigen sich Herde am oberen Stamm, sog. Satellitenherde. In seltenen Fällen sind ebenfalls lediglich umschriebene Partien des Gesichtes befallen, wie z. B. die Kinnregion. Diese Formen wurden als lokalisierte Form der Rosacea fulminans benannt. Neben den charakteristischen Effloreszenzen findet sich regelhaft eine starke Seborrhoe. Diese Seborrhoe kann kurz vor oder gleichzeitig mit Aufschießen der Effloreszenzen auftreten. Komedonen wie bei Akneerkrankungen finden sich nie. Assoziierte Symptome einer Rosacea fulminans sind regelhaft dem Formenkreis milderer Rosazeaformen zugehörig. So geben die meisten Patientinnen das Auftreten von lange persistierenden, rezidivierenden Erythemen an (flushing and blushing). Daneben fallen Teleangiektasien. Anamnestisch geben die Patienten an, gelegentlich zentrofaziale Papulopusteln entwickelt zu haben. Jedoch waren diese Symptome bis zum Ausbruch der Rosacea fulminans höchstens mäßiggradig ausgeprägt. Im Gegensatz zur Akne fulminans ist das Allgemeinbefinden der Patientinnen wenig gestört (Tabelle 1). Die Patient-

Tabelle 1. Acne fulminans versus Rosacea fulminans

	Acne fulminans	Rosacea fulminans
Geschlecht	Männer	Frauen
Alter	13–16 Jahre	15–16 Jahre
Beginn	Plötzlich	Plötzlich
Lokalisation	Gesicht, Nacken, Brust, Rücken	Gesicht
Hautbefund	Hämorrhagische Ulzerationen	Konfluierende Knoten, abszedierende Fistelgänge
Allgemeinsymptome	Häufig Krankheitsgefühl, Fieber, Leukozytose, BSG-Beschleunigung, Polyarthralgie, Osteolysen, Proteinurie, Erythema nodosum, Hepatomegalie, Splenomegalie	Selten Guter Allgemeinzustand, geringe Temperatur, mäßige Leukozytose, BSG-Beschleunigung

innen sind vor allem psychisch aufgrund des entstellenden Charakters der Erkrankung beeinträchtigt. In ganz seltenen Fällen wurden Fieber und Gewichtsverlust beobachtet. Eine geringgradig erhöhte Blutsenkung und mäßige Leukozytose können vorkommen, entsprechen jedoch auch nicht der Regel. Die bakteriologische Untersuchung von Abstrichen aus den Läsionen zeigen keine Vermehrung pathogener Keime. Somit handelt es sich nicht um eine Pyodermie. Die Bezeichnung »Pyoderma« wurde in den letzten Jahren nur in historischem Zusammenhang benutzt.

Differentialdiagnostisch müssen folgende verwandte Erkrankungen in Betracht gezogen werden:
– Acne fulminans,
– Acne conglobata
– Gram-negative Follikulitis
– periorale Dermatitis
– Jododerm, Bromoderm
– Androluteom-Syndrom der Schwangerschaft.

Die *Acne fulminans* ist leicht abzugrenzen, da sie jüngere männliche Patienten betrifft und die hämorrhagischen Ulzerationen im Gesicht, aber auch im Nacken, Brust und Rücken vorkommen (Tabelle 1). Außerdem bestehen regelmäßig ausgeprägte Allgemeinsymptome. Die *Acne conglobata* betrifft ebenfalls jüngere Patienten mit einer längeren Anamnese und weiteren Aknesymptomen. Daneben bestehen regelhaft neben den Knoten und Papulopusteln Komedonen sowie verstärkte Narbenbildung und keine persistierenden Erytheme.

Die *Gram-negative Follikulitis* kommt meist nach vorausgegangener antibiotischer Therapie einer Akne als Komplikation vor. Die Diagnose wird durch Nachweis von Gram-negativen Keimen gestellt, die bei der Rosacea fulminans keine Rolle spielen. Die *periorale Dermatitis* kommt im wesentlichen nach Anwendung von Steroidexterna oder Kosmetika vor, die Symptome sind weniger stark ausgeprägt. Es kommt nicht zu konfluierenden Knoten und Fistelbildungen.

Bromoderm und *Jododerm* können ähnliche Symptome verursachen. Hier ist anamnestisch die Einnahme von Halogenen auszuschließen. Weiterhin müssen hormonproduzierende Tumoren ausgeschlossen werden, insbesondere das Androluteom-Syndrom der Schwangerschaft, das leicht durch eine Hormonanalyse sowie assoziierte Symptome der Virilisierung wie Hirsutismus ausgeschlossen werden können.

Histopathologie

Nur selten wurden histopathologische Untersuchungen durchgeführt, da die Diagnose der Erkrankung, wenn sie dem Untersucher bekannt ist, einfach ist. Eine histopathologische Bestätigung erübrigt sich somit meistens. Vor allem Plewig et al. haben im Rahmen ihrer Untersuchungen histopathologische Befunde evaluiert, die ein perivaskuläres periadnexiell angeordnetes Infiltrat, das das gesamte Korium erfaßt und bis in das subkutane Fettgewebe hineinreicht, dargestellt. Dieses Infiltrat besteht aus Lymphozyten, Histiozyten, Granulozyten, Epitheloidzellen und Riesenzellen. Weiterhin zeigte sich eine lobuläre und septale Pannikulitis, allerdings ohne Leukozytoklasie.

Ätiologie

Die Ätiologie der Rosaca fulminas ist völlig ungeklärt. Diskutiert wurden psychische Auslöser, hormonelle Störungen, innere Erkrankungen oder Medikamente. Keine dieser aufgeführten Ursachen konnte jemals regelhaft bewiesen werden, so daß die Zusammenhänge völlig im Dunkeln bleiben. Bestand hat lediglich das Konzept, daß eine zugrundeliegende milde bis mittelschwere Rosazea durch bislang ungeklärten Faktoren zu explosionsartigem Aufschießen der oben beschriebenen Effloreszenen geführt wird.

Therapie

So unbefriedigend das Wissen über die ätiopathogenetischen Grundlagen dieser Erkrankung und so verunstaltend sie auch ist, so führt doch eine frühzeitige und intensive Therapie zu einem sehr guten Erfolg (Tabelle 2). Hervorzuheben ist ebenso, daß Rezidive bislang nicht beschrieben worden sind, wenn die Erkrankung einmal austherapiert worden ist.

Nach den Erfahrungen der meisten Autoren besteht eine effektive Behandlung in der Kombination von oralen und topischen Kortikosteroiden sowie zusätzlich orale Gabe von Isotretinoin.

Aufgrund der Teratogenität von Isotretinoin muß eine sichere Kontrazeption gewährleistet sein. Unbedingt erforderlich sind vor und während der Therapie Schwangerschaftstests und die Kontrazeption über einen weiteren Monat nach Absetzen des Isotretinoin. Die Therapie sollte stufen- und phasengerecht durch-

Tabelle 2. Therapien der Rosacea fulminans

Therapie	Dosis u. Dauer
Kortikosteroide lokal	7 – 10 Tage
Kortikosteroide oral	0,5 – 1,0 mg/kg/KG
	10 – 14 Tage
Isotretinoin (13-cis-Retinsäure) oral	0,2 – 0,5 (1,0) mg/kg/KG
Kontraindikationen beachten	2 – 4 Monate
Schwangerschaftsausschluß	
Kontrazeption	

geführt werden, d.h. es sollte mit lokalen Kortikosteroiden gleich begonnen werden und diese sollten über 2 Wochen extern beibehalten werden. Orale Korikosteroide sollten in einer Dosis von etwa 1 mg/kg/KG über mindestens 2 Wochen gegeben werden. Das Roaccutan wird in einer Dosis von 0,2-1,0 mg/kg/KG gegeben. Wichtig erscheint, daß diese Therapie längerfristig beibehalten wird. Beschrieben sind Therapieverläufe von 2-6 Monaten. Bei der Gabe von Kontrazeptiva sind bevorzugt antiandrogen wirksame Medikamente zu verabreichen wie beispielsweise Diane 35. Unter diesem genannten Therapieschema heilen die Hautveränderungen innerhalb von etwa 3 Monaten ab.

Literatur

1. Barker DJ, Gould DJ (1978) A pustular eruption of the chin variant of pyoderma faciale? Acta dermatol-venerol 58:549-551
2. Cunliffe WJ, Rowell NR (1993) Pyoderma faciale. Brit J Dermatol 117, Suppl. 32:96-97
3. Haugstvedt A, Bjerke JR (1998) Rosacea Fulminans with Extrafacial Lesions Acta Derm Ven 78 70-71
4. Jansen T, Lindner A, Plewig G (1995) Abszedierende Fistelgänge bei Akne und Rosazea Hautarzt 46:417-420
5. Jansen T, Plewig G (1993) Häufig verkannt: Rosacea fulminans. Deutsches Ärzteblatt 90:1784-1787
6. Jansen T, Plewig G (1994) Rosacea fulminans. Therapie mit Kortikosteroiden und Isotretinoin. Akt Dermatol 20:212-216
7. Jansen T, Plewig G (1997) Fulminating rosacea conglobata (rosacea fulminans) and ulcerative colitis. Brit J Dermatol 137:830-831
8. Jansen T, Plewig G, Kligman AM (1993) Diagnosis and Treatment of Rosacea fulminans Dermatology 188:251-254
9. Jansen TG, Plewig G (1993) An historical note on pyoderma faciale. Brit J Dermatol 129:594-596
10. Marks VJ Briggaman RA (1987) Pyoderma faciale: succesful treatment with isotretinoin. J Amer Acad Dermatol 17:1062-1063
11. Massa MC, Su WPD (1982) Pyoderma faciale: a clinical study of twenty-nine patients. J Amer Acad Dermatol 6:84-91
12. O'Leary PA, Kierland RR (1940) Pyoderma faciale. Arch Dermatol 41:451-462
13. Plewig G, Jansen T, Kligman AM (1992) Pyoderma faciale - a review and report of 20 additional cases: is it rosacea? Arch Dermatol 128:1611-1617
14. Plewig G, Kligman AM (1993) Acne and Rosacea. Springer, Berlin Heidelberg New York pp 437:441-442 u. 462-471

How I Manage my Patients with Gram-Negative Folliculitis and Patients with Rosacea

G. Plewig, T. Jansen

Gram-Negative Folliculitis

In Germany, gram-negative folliculitis occurs in about 2% of acne patients treated with oral antibiotics. There are no data available concerning the incidence of gram-negative folliculitis in rosacea patients [8]. It is our impression that, as the use of long-term antibiotic therapy has been declining since the introduction of systemic isotretinoin, gram-negative folliculitis is becoming less common.

Gram-negative folliculitis was first reported in 1968 by Fulton et al. [5] in a group of patients with long-standing therapy-resistant acne vulgaris. This is a follicular infection and not a variant of acne or rosacea, but a characteristic complication of long-term antibiotic treatment of acne or rosacea. Gram-negative folliculitis needs to be diagnosed carefully, differentiated from the much more common forms of acne and rosacea, and then treated accordingly. Fortunately, no secondary sepsis has been observed so far.

Gram-negative folliculitis manifests itself in patients who have suffered from long-standing moderately inflammatory acne or rosacea, or even folliculitis on the face, back, chest, or scalp. Usually, oral and topical antibiotics initially provide rapid improvement, but the disease swiftly recurs with increasingly shorter remissions. When almost all antibiotics fail to improve the presenting condition, then one has to suspect gram-negative folliculitis [3].

The intensive use of soaps containing hexachlorophene is bacteriostatic against gram-positive bacteria [4]. Thus the combined action of prolonged use of antibiotics and antibacterial soaps that suppress gram-positive bacteria creates an ecological vacuum for proliferation of gram-negative organisms in acne and rosacea patients.

Marked seborrhea of the facial skin is a constant clinical feature in patients suffering from gram-negative folliculitis. Gram-negative bacteria normally do not survive for prolonged periods on the skin surface unless sufficient moisture is present. The presence of marked seborrhea may promote survival of gram-negatives by trapping moisture needed for survival of these organisms.

Two types of gram-negative folliculitis (type I and II) are recognized on the basis of clinical and bacteriologic findings [10]. The patients often exhibit no traditional signs of acne or rosacea, only an extremely oily film on the face and scalp with small juicy papules and pustules 3-6 mm in diameter that fan out around the nose and mouth (type I gram-negative folliculitis). Culture of these lesions usually reveals a species of *Enterobacter* or *Klebsiella, Escherichia coli,* or other *Enterobacteriaceae, or Pseudomonas aeruginosa. Salmonella* spec. has also been reported. Multiple infections with two or more gram-negative species are possible. In some patients itching is a main complaint. In contrast to acne patients, there is no comedonal core surrounded by inflammatory components. Rarely, in type II gram-negative folliculitis induced by *Proteus* spec., are there fluctuant, deep-seated nodules, resembling acne conglobata. Most cases occur in men above the average acne age group, although a few women have also been reported.

A similar clinical picture similar to that of gram-negative folliculitis may occur in an acne or rosacea patient, in whom the responsible bacterium is *Staphylococcus epidermidis* [11]. Its low virulence contributes to the self-limiting character of the disease. It has been postulated that this is a result of an imbalance of bacterial flora imposed by the use of broad-spectrum antibiotics.

Interestingly, gram-negative folliculitis has been observed in patients without a history of systemic antibiotic therapy, although long-term antimicrobial skin contacts from soaps, shampoos, or other cosmetic products cannot be ascertained retrospectively. In a single case of gram-negative folliculitis caused by *Escherichia coli* it has been speculated that this was secondary to topical antimicrobial therapy with clindamycin, erythromycin, and benzoyl peroxide [1].

Recent findings suggest that gram-negative folliculitis is not only an iatrogenic complication of long-term antibiotic treatment of acne and rosacea but might be an entity of its own [14]. We suggest that immunological factors may play a critical role in the pathogenesis of this disease. In a study of 46 patients with gram-negative folliculitis, deviations of one or more immune parameters were found in all patients, including lowered serum concentrations of immunoglobulin (Ig) M and alpha-1-antitrypsin, and elevated levels for IgE. Interestingly, the humoral and cellular parameters were not influenced by systemic isotretinoin therapy of gram-negative folliculitis.

Before isotretinoin was available for the systemic treatment of acne and rosacea, antibiotics such as ampicillin or chemotherapeutics such as trimethoprim-sulfamethoxazole (cotrimoxazole) were generally regarded the appropriate drugs to treat gram-negative folliculitis. Selection of the appropriate antibiotic was made after antibiotic sensitivities. However, it has been shown that antibiotic treatment usually is not effective in this condition, since gram-negatives are not permanently eliminated from the follicles and nasal antrum, and relapse is common.

Nowadays there is no doubt that systemic isotretinoin, the 13-*cis* isomer of retinoic acid, is the treatment of choice [2,6,14,15]. Although this drug helps many of these patients, long-lasting remission or permanent cure is not the rule. We start with at least 0.5–1.0 mg per kg body weight and increase it even higher, and continue to do so until 4 weeks after clearing, about a 16- to 20-week regimen. Isotretinoin not only helps clear the acne or rosacea, but also eliminates the colonization of the follicles and anterior nares by gram-negatives. The skin and nasal mucous membranes become extremely dry as a result of the marked reduction in sebaceous gland secretion. Thus the environment becomes inhospitable for gram-negative bacteria, which require moisture to survive.

A problem is that the colonization of *Staphylococcus aureus* is definitely facilitated by isotretinoin, occasionally leading to significant infections such as pyodermas or paronychias.

It is recommended to repeat bacteriology after discontinuing treatment with isotretinoin, usually 4 weeks after cessation. Swabs are taken from pustules from wherever they appear. One can often find the gram-negatives on the oily skin surface. We also take swabs from the nasal mucosa, which may represent a reservoir for gram-negatives. It has been shown that there is a higher rate of colonization of the anterior nares of acne patients following prolonged use of antibiotics [12]. In addition, we have even found gram-negative infections in the urogenital system of a minority of patients. Appropriate cultures from the urogenital area including ejaculate should be performed. It is recommended to repeat the swabs within a few days if one fails the first time. If possible, quantitative bacteriology should be done.

If there is a simultaneous infection of the follicles and the urogenital system by gram-negatives, oral antibiotics, e.g., cephalosporins, for 2 weeks may have to be combined with isotretinoin. Whether to use combination therapy before, during, or after giving isotretinoin is up to the individual clinician. We are presently trying to find the optimal approach. Tetracyclines are unsuitable in this disease and may cause benign intracranial hypertension (psudotumor cerebri) if combined with isotretinoin. The simultaneous administration of an antibiotic and isotretinoin is also used in selected patients with more than one relapse of gram-negative folliculitis and insufficient benefit from isotretinoin alone.

The adjunct of benzoyl peroxide may be helpful in eradicating resistant and suppressing some gram-negative species. Mupirocin is also suppressive and should be applied to the nasal antrum. Careful hygiene and razor desinfection with 70% isopropyl alcohol is also recommended.

Questions still unanswered are why there is an umbalance in the microbial flora on skin, mucous membranes, and even in the urogenital system. We suggest that abnormalities of the cellular or humoral immunity may play an important role in the development of gram-negative folliculitis. These aspects are still under investigation.

Rosacea

Rosacea is a relatively common disease that may affect tens of millions of individuals throughout the world. This is a chronic facial dermatosis, characterized by frequent flushing, persistent erythema and telangiectasias, interspersed with episodes of inflammation during which swelling, papules, pustules, and rarely nodules are present [7]. The disease is common in the third and fourth decades of life, peaking between the ages of 40 and 50 years. The early signs, such as recurrent episodes of blushing, may be observed before the age of 20 years.

Rosacea is a centrofacial disease. It is localized on the nose, cheeks, chin, forehead, and glabella. Sparring the immediate periorbital and perioral area is typical. Extrafacial lesions may be seen on the chest, back, extremities, and scalp.

Rosacea usually evolves in three stages, including a vascular stage, an inflammatory stage, and a hypertrophic stage [7]. The sequence, however, is not obligatory, and few patients experience the full course of the disease. The course of rosacea is unpredictable in the individual patient. Typically, it is a chronic disease with progression over many years or decades, although brief periods of remission may occur. Factors that indicate a poor prognosis are facial edema, rhinophyma, and keratitis.

The cause of rosacea is less clearly understood than that of acne [17]. A major predisposing factor is the vascular reactivity seen in patients who are fair-skinned and blush easily. The earliest stage of the disease is a telangiectatic erythema on the nose and cheeks. Subsequently, inflammatory papules and pustules may form but are not triggered by follicular plugging (comedogenesis) as in acne.

Sebaceous gland and connective tissue hyperplasia may be extensive. Some patients exhibit an enlarged nose termed *rhinophyma*. Other phymas may occur on the chin *(gnatophyma)*, forehead *(metophyma)*, earlobes *(otophyma)*, or eyelids *(blepharophyma)*. Unlike acne, seborrhea is not a constant feature of rosacea.

It has been suggested that rosacea is an indicator of *Helicobacter pylori* infection [16], but studies have led to conflicting results. If a rosacea patient has gastral symptoms and is refractory to conventional antibiotic treatment, one should check for *Helicobacter pylori* infection of the antral mucosa. Eradication of the gram-negative bacterium may be a therapeutic option to clear rosacea in such a patient.

As many as 50% of rosacea patients may have ocular complaints related to the disease [9]. The ocular complaints are independent of the severity of facial rosacea. Symptoms range from dry eye, blepharitis, conjunctivitis, and keratitis. Rosacea keratitis has an unfavorable prognosis, and in more severe cases can lead to blindness because of corneal ulceration. Often patients are not aware of their eye problems and should be asked and examined if rosacea is diagnosed. Pain and photophobia may be present. Thus it is instructive to ask rosacea patients how their eyes react to bright sunlight. In general, all rosacea patients should be seen by an ophthalmologist to detect any other subclinical ocular symptoms.

Treatment plans are determined by the stage and severity of the disease. The earliest stage of rosacea, when the disease is limited to vasodilatation, is difficult to treat. It is tempting to use corticosteroids for their vasoconstrictive action, but they invariably worsen the disease over the long-term (steroid rosacea). Topical metronidazole is of some benefit in this stage but is more active when inflammatory lesions are present.

The topical treatment of rosacea is ordinarily not as successful as it is in acne. Rosacea patients have a skin that is unusually vulnerable to chemical ad physical insults. Thus all sources of local irritation, such as alcoholic cleansers, tinctures, adstringents, abrasives, and peeling agents, should be avoided.

Papules and pustules that resist topical metronidazole usually respond well to oral tetracyclines. We prefer minocycline. Usually, therapy is begun at 100 mg/day and decreased after a few weeks to 50 mg/day. Because tetracyclines work primarily as anti-inflammatory agents in rosacea, low doses, e.g., 50 mg of minocycline every other day, may be effective as well. Tetracyclines are the treatment of choice for ophthalmic rosacea. However, relapses are common following withdrawal of antibiotics. To prevent relapses, antibiotics may be given in conjunction with topical metronidazole which is maintained as the antibiotics are tapered [18].

Severely inflamed rosacea should be treated using isotretinoin at a dosage of 0.2–1.0 mg per kg body weight daily for 4 to 6 months. In very severely inflamed rosacea, such as rosacea conglobata and rosacea fulminans, isotretinoin may be combined with topical and systemic corticosteroids, e.g., methylprednisolone 0.5–1.0 mg per kg body weight daily for 10–14 days, to cool down the inflammatory reaction and to shorten the duration of the disease.

Other acne medications, such as benzoyl peroxide, tretinoin, or azelaic acid, were used by some authors with favorable results, but are clearly inferior to topical metronidazole and systemic tetracyclines or isotretinoin.

Facial massage (Sobye's massage) has long been recommended. Its value, however, is uncertain, and controlled studies are lacking. The mechanism of action may be accelerated lymphatic drainage with reduction of edema.

There is no specific rosacea diet. Dietary restrictions relate only to factors which provoke facial vasodilatation, such as alcoholic beverages, hot liquids, highly seasoned foods, and spices. Encourage the patients to find out which dietary items are troublesome. Exposure to extremes of heat and cold and to excessive sunlight is best avoided. Sunscreens with a protective factor (SPF) of 15 or higher, preferably of the broad spectrum UV-A plus UV-B type, are recommended. So-called chemical free sunscreens are often well tolerated by rosacea patients.

Surgical treatment of rhinophyma is a very successful approach. Excellent cosmetic results can be obtained and the patients brought back into society. Systemic isotretinoin may be used successfully before the operation to reduce the size of the bulbous portions, and even postoperatively.

The telangiectasias may be treated by electrodesiccation or laser systems. In expert hands these physical modalities work satisfactorily.

Although complete clearing is rarely achieved, improvement of rosacea can be obtained by a dedicated clinician and a compliant patient.

References

1. Bartholow P, Maibach HI (1979) Gram-negative folliculitis without systemic antibiotics? Arch Dermatol 115:676
2. Blankenship ML (1984) Gram-negative folliculitis: follow-up observations in 20 patients. Arch Dermatol 120:1301–1303
3. Eady EA, Cove JH, Blake J, Holland KT, Cunliffe WJ (1988) Recalcitrant acne vulgaris. Clinical, biochemical and microbiological investigation of patients not responding to antibiotic treatment. Br J Dermatol 118:415–423

4. Forfar JO, Gould JC, MacCabe AF (1968) Effect of hexachlorophene on incidence of staphylococcal and gram-negative infections in the newborn. Lancet II:177–180
5. Fulton JE Jr, McGinley K, Leyden J, Marples R (1968) Gram-negative folliculitis in acne vulgaris. Arch Dermatol 98:349–353
6. James WD, Leyden JJ (1985) Treatment of gram-negative folliculitis with isotretinoin: positive clinical and microbiologic response. J Am Acad Dermatol 12:319–324
7. Jansen T, Plewig G (1997) Rosacea: classification and treatment. J R Soc Med 90:144–150
8. Jansen T, Melnik B, Plewig G (1994) Gramnegative Follikulitis als Begleitkomplikation bei Rosazea. Akt Dermatol 20:381–384
9. Kligman AM (1997) Ocular rosacea: current concepts and therapy. Arch Dermatol 133:89–90
10. Leyden JJ, Marples RR, Mills OH Jr, Kligman AM (1973) Gram-negative folliculitis – a complication of antibiotic therapy in acne vulgaris. Br J Dermatol 88:533–538
11. Lotem M, Ingber A, Filhaber A, Sandbank M (1988) Skin infection provoked by coagulase-negative Staphylococcus resembling gram-negative folliculitis. Cutis 42:443–444
12. Marples RR, Fulton JE, Leyden J, McGinley KJ (1969) Effect of antibiotics in the nasal flora in acne patients. Br J Dermatol 99:647–651
13. Neubert U, Jansen T, Plewig G (1999) Bacteriologic and immunologic aspects of gram-negative folliculitis: a study of 46 patients. Int J Dermatol 38:270–274
14. Neubert U, Plewig G, Ruhfus A (1986) Treatment of gram-negative folliculitis with isotretinoin. Arch Dermatol Res 278:307–313
15. Plewig G, Nikolowski J, Wolff HH (1982) Action of isotretinoin in acne, rosacea and gram-negative folliculitis. J Am Acad Dermatol 6:766–785
16. Rebora A, Drago F, Parodi A (1995) May *Helicobacter pylori* be important for dermatologists? Dermatology 191:6–8
17. Wilkin JK (1994) Rosacea: pathophysiology and treatment. Arch Dermatol 130:359–362
18. Wilkin JK (1999) Use of topical products for maintaining remission in rosacea. Arch Dermatol 135:79–80

Zur Interpretation der Resistenzen von Propionibakterien bei unbehandelter Akne gegen sechs Antibiotika

J. W. Fluhr, M. Gloor, P. Dietz, U. Höffler

Zusammenfassung

Die Beurteilung der Ergebnisse von Resistenzbestimmungen bei Propionibakterien bezüglich der systemischen Therapie wird dadurch erschwert, daß Angaben über die erreichbaren Konzentrationen im Talgdrüseninfundibulum fehlen. Legt man die im Blut erreichbaren Spiegel zugrunde – was bei der Aufstellung der DIN-Normen der Fall ist, so ist davon auszugehen, daß in dem von uns untersuchten Kollektiv (83 Propinibakterien von 69 Patienten) bei der systemischen Chlortetracyclin-, Doxycyclin- und Minocyclintherapie keine Therapieversager auftreten. Im Gegensatz dazu ist damit zu rechnen, daß bei Erythromycin in 11,0 % von P. acnes und in 30,8 % der P. granulosum-Stämme durch eine systemische Therapie nicht beeinflußbar sind. Unsere Untersuchungen zeigen, daß die bei Annahme der DIN-Normen Erythromycin resistente Stämme von P. acnes und P. granulosum auch bei wesentlich höheren Konzentrationen nicht sensibel sind. Man muß davon ausgehen, daß diejenigen Fälle, bei denen bei Zugrundelegung der DIN-Normen eine Resistenz vorliegt, auch klinisch bei der Lokalbehandlung eine Resistenz aufweisen. Bei Clindamycin fanden sich nur in 7,8 % der Fälle bei P. acnes eine Resistenz und in keinem Fall bei P. granulosum. Da bereits bei 16 μg/ml eine Sensibilität in 100 % der Fälle vorlag, ist zu vermuten, daß klinisch in allen Fällen ein Therapieeffekt zu erreichen ist. Bei Chlortetracyclin und Chloramphenicol fanden wir in allen Fällen eine 100 %ige Sensibilität.

Einleitung

Es wird bei der Acne vulgaris immer häufiger über eine Zunahme resistenter Propionibakterien berichtet [1]. Bei der systemischen Behandlung wird eine Resistenz angenommen, wenn unter den erreichbaren Blutspiegeln keine Sensibilität der Bakterien mehr vorliegt. Bei der topischen Therapie sind die Resistenztestungen jedoch kritisch zu bewerten, da nicht vorausgesagt werden kann, welche Antibiotikakonzentration auf der Hautoberfläche und im Taldrüseninfundibulum erreichbar sind.

Material und Methode

Die 83 untersuchten Propionistämme waren bei 26 männlichen und 45 weiblichen Patienten mit einer unbehandelten Akne papulopustulosa Grad II–III n. Plewig/Kligman gewonnen worden [16]. Z. T. konnten von einzelnen Patienten zwei unterschiedliche Propioni-Spezies angezüchtet werden. Die infundibuläre Bakterienflora wurde mittels Permabond-Technik [13] entnommen und auf RCM-Agarplatten angezüchtet. Die Identifizierung und Differenzierung der Stämme wurde mittels Standardverfahren durchgeführt [17]. Die MHK für Chlortetracyclin (CT), Doxycyclin (D), Minocyclin (M), Erythromycin (E), Clindamycin (CL) und Chloramphenicol (CH) wurde mit der Agardilutionsmethode mit einer Verdünnungsreihe von 256 μg/ml bis 0,063 μ/ml bestimmt.

Ergebnisse

Bei der systemischen Therapie sind vor allem die Antibiotika CT, D, M und E in Betracht zu ziehen. Die DIN-Normen [2] zugrundelegend, fanden sich für CT, D und M in keinem Fall eine Resistenz. Im Gegensatz dazu fand sich für E bei P. acnes in 11 % und bei P. granulosum in 31 % der Fälle resistente Keime. Für E lag die MHC 100 > 256 μg/ml und damit mehr als sieben Verdünnungsstufen über der dem Grenzwert. Für die topische Antibiotikatherapie spielen vor allem die Antibiotika E, CL, CT und CH eine Rolle. Bei CL war bei 16,0 μg/ml in allen Fällen eine Sensibilität gegeben. Unter Zugrundelegung des DIN-Norm-Grenzwertes von 4,0 μg/ml lag die MHC 100 zwei Verdünnungsstufen über dem Grenzwert. Bei niederereren Konzentrationen fand sich bei P. granulosum hier eine bessere Sensibilität als bei P. acnes, was in einem deutlichen Gegensatz zu E steht. Bei CT und CH lag entsprechend der DIN-Norm immer eine Empfindlichkeit vor (Abb. 1, Tabelle 1).

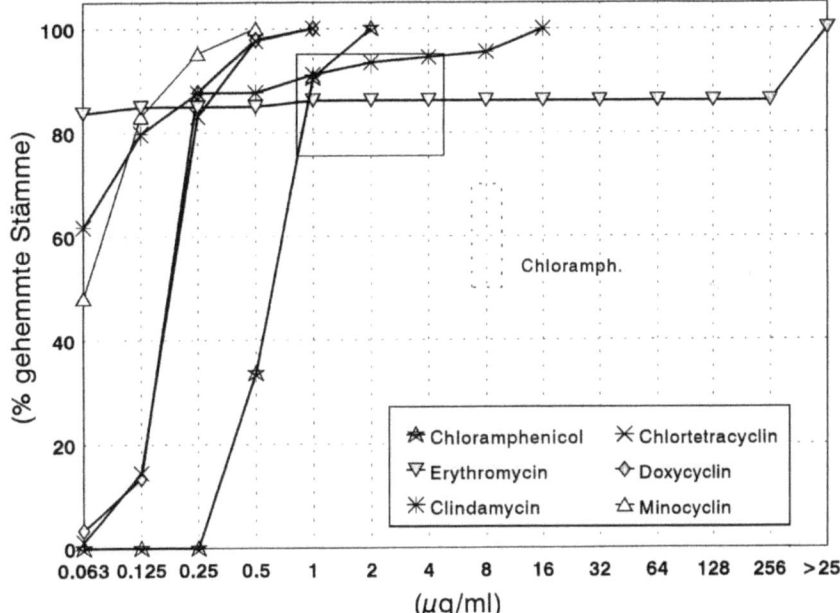

Abb. 1. Prozent der kumulativ gehemmten Propionibakterien-Stämme für sechs Antibiotika. Die Stämme links des umrahmten Bereiches = empfindlich, rechts = resistent, umrahmt = mäßig empfindlich.

Tabelle 1. Kumulative Häufigkeit (%) der gehemmten Stämme bei einer MHK [μg/ml] sowie der Empfindlichkeiten nach Höffler et al. [12] und der aktuellen Studie. Grenzwerte n. DIN [2]: links des umrahmten Bereiches = empfindlich, rechts = resistent, umrahmt = mäßig empfindlich, t = topisch, s = systemisch.

Antibiotikum	Spezies	Kumulative prozentuale Häufigkeit der gehemmten Stämme bei einer MHK [μg/ml] von:													Empfindlichkeit MHK μg/ml	
		MHK [μg/ml] 0,063	0,125	0,25	0,5	1,0	2,0	4,0	8,0	16,0	32,0	64,0	128,0	256,0	>256	n	n. (12)	1998
1. Chlortetra-	P. acnes	1,4	14,3	82,9	98,6	100,0										70	3,1	1,0
cyclin	P. granulosum	0,0	15,4	84,6	92,3	100,0										13	6,25	1,0
(t)	gesamt	1,2	14,5	83,1	97,6	100,0										83		
2. Doxycyclin	P. acnes	2,7	14,8	87,8	97,3	100,0										70	3,1	1,0
(s)	P. granulosum	6,7	6,7	86,7	100,0											13	3,1	0,5
	gesamt	3,4	13,5	87,7	97,8	100,0										83		
3. Minocyclin	P. acnes	48,6	83,4	97,2	100,0											70	0,4	0,5
(s)	P. granulosum	46,2	77,0	84,7	100,0											13	0,2	0,5
	gesamt	48,2	83,1	95,2	100,0											83		
4. Erythro-	P. acnes	86,3	87,7	87,7	87,7	89,0	89,0	89,0	89,0	89,0	89,0	89,0	89,0	89,0	100	70	0,1	>256
mycin	P. granulosum	69,2	69,2	69,2	69,2	69,2	69,2	69,2	69,2	69,2	69,2	69,2	69,2	69,2	100	13	<0,02	>256
(t + s)	gesamt	83,7	84,9	84,9	84,9	86,1	86,1	86,1	86,1	86,1	86,1	86,1	86,1	86,1	100	83		
5. Clinda-	P. acnes	58,1	78,4	87,8	87,8	90,5	91,9	93,2	94,6	100,0						70	0,4	16,0
mycin	P. granulosum	80,0	86,7	86,7	86,7	93,4	100,0									13	0,2	2,0
(t + s)	gesamt	61,8	79,8	87,6	87,6	91,0	93,3	94,4	95,5	100,0						83		
6. Chloram-	P. acnes	0,0	0,0	0,0	37,2	91,4	100,0									70	3,1	2,0
phenicol	P. granulosum	0,0	0,0	0,0	15,4	84,6	100,0									13	1,6	2,0
(t)	gesamt	0,0	0,0	0,0	33,5	90,4	100,0									83		

Diskussion

Zu Beginn der Ära der Antibiotikatherapie der Akne ging man davon aus, daß eine Resistenzinduktion bei nicht zu langen Behandlungszeiten bei Propionibakterien nicht auftritt. Bereits 1983 berichteten Leyden et al. über Resistenzinduktionen bei Propionibakterien [15]. 1988 und 1989 berichten die Arbeitskreise um Kurokawa [14] und Eady [3, 4] ebenfalls über eine erhebliche Zunahme resistenter Keime gegen E und CL. Spätere Untersuchungen aus unserem Arbeitskreis [8] sowie von Eady et al. [6] zeigten eine rapide Zunahme resistenter Propionibakterien besonders in den letzten Jahren auf. Den höchsten Prozentsatz gaben dabei Eady et al. [6] mit 61,2 % für E an. Die frühen Untersuchungen von Höffler et al. [11,

12], bei denen noch keine resistenten Propionibakterien gefunden wurden, stammen aus der Zeit vor einer breiten topischen Antibiotikatherapie der Akne. Unsere Untersuchungen bestätigen den Anstieg der MHK für E und CL in den letzten Jahrzehnten auch unbehandelter Patienten.

Den DIN-Normen für die Bestimmung der Sensibilität der Keime bei der systemischen Therapie liegt die in der Regel erreichte Blutkonzentration zugrunde [2]. Allerdings ist es nicht geklärt, welche Konzentration bei der systemischen Antibiotikatherapie in der Talgdrüse erreicht wird. Man nimmt an, daß insbesondere bei Tetracyclinen eine Anreicherung in Talgdrüsensekret stattfindet. Unsere Ergebnisse lassen bei Zugrundelegen der Blutkonzentrationen annehmen, daß gegen die geprüften Tetracycline keine Resistenzen vorlagen. Insbesondere liegt die bei M üblicherweise erreichte Blutkonzentration bei einer Dosierung von 100 mg/Tag [5] deutlich über den von uns ermittelten MHK-Werten. Anders sind die Verhältnisse bei E zu bewerten. Dabei fanden wir bei Zugrundelegen der DIN-Werte in 11,0 % eine Resistenz von P. acnes und in 30,8 % von P. granulosum. Auch hier ist nicht geklärt, welche Konzentrationen im Talgdrüsensekret erreicht werden. Man muß somit davon ausgehen, daß bei einem Teil der Aknepatienten eine systemische Behandlung mit E ineffektiv ist.

Geringe Kenntnisse liegen vor, welche Konzentrationen des Antibiotikums auf der Hautoberfläche und besonders im Talgdrüseninfundibulum erreichbar sind. Eady et al. [5] haben diskutiert, daß die Konzentrationen erheblich über den in den DIN-Normen genannten Konzentrationen liegen können und daß somit unter Umständen eine klinische Effektivität bei weit mehr Keimen gegeben sein kann, als man nach den üblichen Resistenztestungen annehmen möchte. Unsere Untersuchungen zeigen jedoch, daß sowohl bei P. acnes, wie bei P. granulosum diejenigen Keime, die bei einer Konzentration von 1 µg/ml nicht sensibel sind, auch bei wesentlich höheren Konzentrationen nicht sensibel sind. Man muß für E davon ausgehen, daß in unserem Kollektiv bei den Patienten, bei denen nach den DIN-Normen eine Resistenz vorliegt, auch bei der topischen Therapie kein Effekt erzielt werden kann. Bei CL fand sich entsprechend der DIN-Norm eine Resistenz von P. acnes in 7,8 % der Fälle und von P. granulosum in 0 % der Fälle. Untersuchungen nach Anwendung einer 1 % CL Creme in offenen Komedonen haben eine durchschnittliche Konzentration von CL im Komedonenmaterial von mehr als 64 µg/ml ergeben [10]. Diese Untersuchungen erlauben nur beschränkte Rückschlüsse, da gerade bei offenen Komedonen eine Antibiotikatherapie keine großen Therapieerfolge erwarten läßt. Wirklich interessant wäre die CL-Konzentration in geschlossenen Komedonen, Mikrokomedonen und entzündlichen Herden. Es ist anzunehmen, daß sie unter 64 µg/ml liegen wird. In den meisten Fällen wird eine Konzentration von 16 µg/ml erreicht, bei der bei unseren Untersuchungen in allen Fällen eine Sensibilität gefunden wurde. P. granulosum erwies sich als sensibler gegenüber CL als P. acnes.

Bei CT fanden wir in allen Fällen eine Sensibilität bei 1 µg/ml. Gardner et al. [9] fanden bei 2mal täglicher Anwendung einer 0,22 %igen Tetracyclinhydrochloridlösung über 4 Wochen in den Komedonen eine Tetracyclinkonzentration zwischen 0,45 und 114 µg/ml. Der Vergleich mit unseren Werten macht deutlich, daß nur in den ungünstigsten Fällen die Tetracyclinkonzentration unterhalb der Sensibilitätsgrenze bei P. acnes und P. granulosum liegt, so daß man mit einer Effizienz der topischen CT rechnen kann. Vorausgesetzt werden muß, daß die Tetracyclinkonzentration in geschlossenen Komedonen, Mikrokomedonen und entzündlichen Akneeffloreszenzen nicht extrem unter den in offenen Komedonen liegt. Bezüglich CH fanden sich in 2 vorausgegangenen Untersuchungen keine Resistenzen [7, 8]. Da eine Reduktion der Keime bei topischer Behandlung mit CH in den Infundibulae nachgewiesen wurde, muß man davon ausgehen, daß in den Infundibulae in den meisten Fällen CH-Konzentration erreicht werden, die einer Sensibilität der von P. acnes und P. granulosum entsprechen.

Für E ist anzunehmen, daß bei einem Teil der Patienten, eine Ineffizienz der topischen und systemischen E-Behandlung gegeben ist. Die vorliegenden Daten erlauben keine Rückschlüsse über die Effizienz einer systemischen und topischen Antibiotikatherapie, bei lange vorbehandelten und therapieresistenten Fällen. Es ist zu vermuten, daß der Anteil der therapeutisch nicht beeinflußbaren Fälle bei einem solchen Patientengut wesentlich höher ist. Die vorliegende Untersuchung widerlegt die Annahme, daß in den meisten Fällen eine E-Resistenz für die topische Behandlung wegen der hohen in der Praxis erreichbaren Konzentrationen an E unwesentlich ist. In den meisten Fällen bedeutet bei E eine Resistenz nach der DIN-Norm eine in vivo Ineffektivität.

Literatur

1. Cooper J (1998) Systematic review of propionibacterium acne resistance to systemic antibiotics. M J Aust 169:259–261
2. DIN 58 944, Teil 1 (1992) Methoden zur Empfindlichkeitsprüfung anaerober bakterieller Krankenhauserreger gegen Chemotherapeutika, DIN Taaschenbuch Medizinische Mikrobiologie und Immunologie, Beuth Verlag GmbH, Berlin
3. Eady EA, Cove JH, Blake J, Holland KT, Cunliffe WJ (1988) Recalcitrant acne vulgaris. Clinical, biochemical and microbiological investigation of patients not responding to antibiotic treatment. Br J Dermatol 118:415–423
4. Eady EA, Cove JH, Holland KT, Cunliffe WJ (1989) Erythromycin resistant propionibacteria in antibiotic treated acne patients: association with therapeutic failure. Br J Dermatol 121:51–57

5. Eady EA, Jones CE, Gardner KJ, Taylor JP, Cove JH, Cunliffe WJ (1993) Tetracycline-reistant propionibacteria from acne patients are cross-resistant to doxycycline, but sensitive to minocycline. Br J Dermatol 128:556–560
6. Eady EA, Jones CE, Vyarkman S, Cove JH, Cunliffe WJ (1997) Increasing Prevalence of Antibiotic Resistant Propionibacteria on the Skin of Acne Patients: Results of a Five Year Study. Br J Dermatol 137 (Suppl 50):27–28
7. Fluhr JW, Gloor M, Merkel W, Warnecke J, Höffler U, Lehmacher W, Glutsch J (1998) Antibacterial and Sebosuppressive Efficacy of a Combination of Chloramphenicol and Pale Sulfonated Shale Oil. Arzneim Forsch/Drug Res 48:188–196
8. Forssman Th, Gloor M, Gehring W (1994) Antibiotikaresistenzen bei Acne vulgaris – Eine retrospektive Untersuchung an einem antibiotisch vorbehandelten und einem unbehandelten Kollektiv. Z Hautkr 69:828–832
9. Gardner KJ, Cunliffe WJ, Eady EA, Cove JH (1994) Variation in comedonal antibiotic concentrations following application of tetracycline for acne vulgaris. Br J Dermatol 131:649–654
10. Guin JD, Lummis WL (1982) Comedonal levels of free clindamycin following topical treatmentwith 1% solution of clindamycin phosphate. J Am Acad Dermatol 7:265–268
11. Höffler U, Ko HL, Pulverer G(1976) Antimicrobial susceptibility of Propionibacterium acnes and related microbial spezies. Antimicrob. Agents Chemother. 10:387–394
12. Höffler U, Niederau W, Pulverer G (1980) Susceptibility of Cutaneous Propionibacteria to Newer Antiobiotics. Chemother 26:7–11
13. Holland KT, Roberts CD, Cunliffe JW, Williams M (1974) A Technique for Sampling Micro-organisms from the Pilosebaceous Ducts. J appl Bact 37:289–308
14. Kurokawa I, Nishijima S, Asada Y (1988) The antibiotic susceptibility of propionibacterium acnes: a 15 year bacteriological study and retrospective evaluation: J Dermatol 15:149–154
15. Leyden JJ, Mc Ginley KJ, Cavalieri S, Webster GF, Mills OH, Kligman AM (1983) Propionibacterium acnes resistance to antibiotics in acne patients. J Am Acad Deramtol 8:41–45
16. Plewig G, Kligman M (1994) Akne und Rosazea. Springer, Berlin Heidelberg, S. 36
17. Wiedemann B (1992) Bestimmung der Wirksamkeit von Chemotherapeutika. In: Burkhardt F. Mikrobiologische Diagnostik. Thieme, Stuttgart, S. 714–733

Abszedierende Fistelgänge

G. Albrecht

Bei der Akne vulgaris, die als sog. »Komedonentyp« ca. im 12. Lebensjahr beginnt und etwa im 16. Lebensjahr in die papulo-pustulöse Form übergeht, beginnt die Entwicklung von Komedonen u.a. durch die Retentionshyperkeratose am Infrainfundibulum des Talgdrüsenfollikels. Die zunächst geschlossenen »whiteheads« werden dann zu offenen Komedonen (»blackheads«), wenn sich die durch Melanin dunkelpigmentierten Hornmassen vorschieben. Diese primären Komedonen können sich im Laufe der Zeit durch permanente Rupturen, Entzündungen und erneute epitheliale Einkapselungen zu sekundären Komedonen umwandeln [7]. Darunter versteht man
- Zysten
- Fistelkomedonen und
- abszedierende Fistelgänge.

Die Zyste

Zysten haben eine epitheliale Auskleidung und die Öffnung ist oft klinisch - wenn auch schwer - erkennbar. Zysten sind besonders charakteristisch für die Acne conglobata und finden sich gerne am Rücken, weniger häufiger im Gesicht, Hals, Nacken und hinter den Ohren. Die darin enthaltene Masse aus Korneozyten, Bakterien und Debris hat einen aufdringlich üblen Geruch. Innerhalb weniger Tage kann die darüberliegende und umgebende Haut sich röten, ödematös anschwellen und zur Ruptur einer solchen Zyste führen. Zysten bilden sich spontan nie zurück. Für ihre Behandlung gibt es nur zwei Möglichkeiten: sie entweder zu eröffnen oder chirurgisch gänzlich zu entfernen.

Der Fistelkomedo

Fistelkomedonen (vielporige Komedonen, Riesenkomedonen) sind Mitesser, die in der Tiefe miteinander verbunden sind. Die Epithelschläuche sind mit einer Masse aus Korneozyten und Debris ausgefüllt. Geringgradige Entzündungen führen immer wieder zur Bildung von schmerzhaften Abszessen. Bakteriologische Untersuchungen ergeben oft nur eine normale Hautflora. Wahrscheinlich führt freies Material wie Hornzellen, eingewachsene Haare oder Epithelreste in der Dermis zu rezidivierenden Abszessen und Fremdkörpergranulomen. Eigentlich sind Fistelkomedonen als Endzustand eines langwierigen, vor sich hinschwelenden Prozesses zu verstehen. Sie werden oft massenhaft am Rücken bei der Acne conglobata gefunden, aber auch beim sog. Naevus comedonicus. Durch Durchtrennen der Epithelbrücken mit einer feinen Schere kann man jedes einzelne Gangsystem freilegen, so daß die Hornpfröpfe sich herauslösen und sich nicht mehr neu bilden. Die eröffneten Läsionen heilen dann sekundär ab. Diese mühsame Aufgabe ist lohnend und die einzige Möglichkeit, ausgedehnte und zahlreiche Fistelkomedonen zu beseitigen [7].

Der abszedierende Fistelgang

Ähnlich wie bei den Fistelkomedonen kommt es, insbesondere wenn die Entzündung tiefer sitzt, zu monströsen, langen Fistelgängen, die bis in das Bindegewebe, subkutane Fettgewebe oder sogar in die Muskulatur reichen. Die Entzündungszeichen sind wesentlich stärker ausgeprägt als beim Fistelkomedo. Schwallartig entleert sich Eiter, die Abheilung erfolgt durch Hinterlassen von hypertrophen Narben oder Keloiden. Diese dicken, glänzend-roten Bindegewebsstränge werden auch mit der Zeit nicht flacher, sondern können - wie z.B. bei der Acne inversa - (s.w.u.) zu Einschränkungen der Bewegungen in den Gelenken führen. Abszedierende Fistelgänge finden sich einzeln vorwiegend im Gesicht (s. Abb. 1), ansonsten im Rahmen einer Acne conglobata, einer Acne fulminans, einer Rosacea und bei der Acne inversa sowie auch beim Pilonidalsinus.

»Follicular occlusion triad« (FOT)

Zur FOT [5] (1956, Kligman und Pittsbury) zählen die Hidradenitis suppurativa (Acne inversa), die Acne conglobata und die Perifolliculitis capitis abscedens et

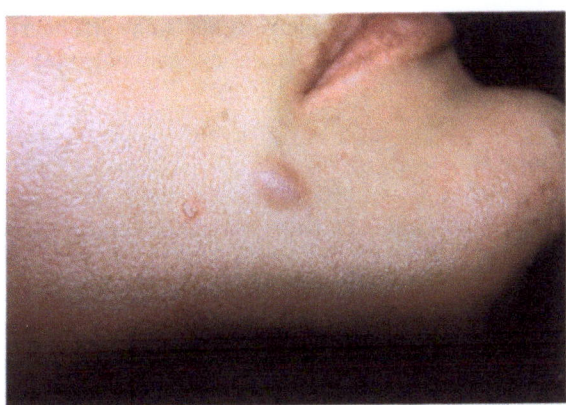

Abb. 1. Einzelner abszedierender Fistelgang im Gesicht

suffodiens. Alle diese Erkrankungen treten wesentlich später als die Acne vuglaris auf und können bis über das 30. Lebensjahr andauern [6] Die drei Dermatosen haben eine histologische Gemeinsamkeit, nämlich, daß die ersten frühen Veränderungen eine follikuläre Okklusion mit Perifollikulitis zeigen (s. Abb. 2). Das entzündliche Infiltrat besteht aus vorwiegend T-Lymphozyten, Neutrophilen und Histiozyten [1]. Aus diesen Entzündungen entstehen Abszesse und führen zur Destruktion der Pilosebaceuseinheit, in die später auch andere kutane Hautanhangsgebilde mit einbezogen werden, insbesondere die apokrinen Drüsen. Die Fistelgänge sind mit verhornendem Epithel ausgekleidet und mit locker geschichtetem keratotischen Material ausgefüllt. Als Antwort auf die Entzündung mit Zerstörung des Gewebes entsteht Granulationsgewebe mit Lymphozyten, Plasmazellen und mehrkernigen Fremdkörperriesenzellen in der Nähe der Resthaarfollikel. Je tiefer diese Entzündungen sich in das subkutane Fettgewebe ausweiten, umso tiefer sieht man drainierende Sinustrakte. Das Resultat sind Narben, vorwiegend aus kollagenem Gewebe.

Die FOT verbindet somit unterschiedliche Erkrankungen. Während die Acne conglobata als Maximalvariante einer Acne vulgaris angesehen wird, befällt die Hidradenitis suppurativa zwar die Regionen der apokrinen Schweißdrüsen [3], geht aber vom terminalen Haarfollikel aus und muß deswegen korrekterweise als Acne inversa bezeichnet werden. Von der Perifollikulitis capitis abscedens et suffodiens (P.c.a.e.s.) (s. Abb. 3), die sehr häufig mit diesen beiden Erkrankungen assoziiert ist, dachte der Erstautor Hoffmann 1907 ebenfalls und fälschlicherweise an den Ausgangspunkt von den apokrinen Schweißdrüsen. Die P.c.a.e.s. findet sich nur bei Männern mit Seborrhoe und läßt Atrophien, Büschelhaare sowie Narben im behaarten Kopfbereich und Nacken zurück.

Die Triade wurde später durch das Hinzufügen der Steißbeinfistel zur Akne-Tetrade. Erstmalig 1897 von Andresen beschrieben wurde sie 1889 von Hodge

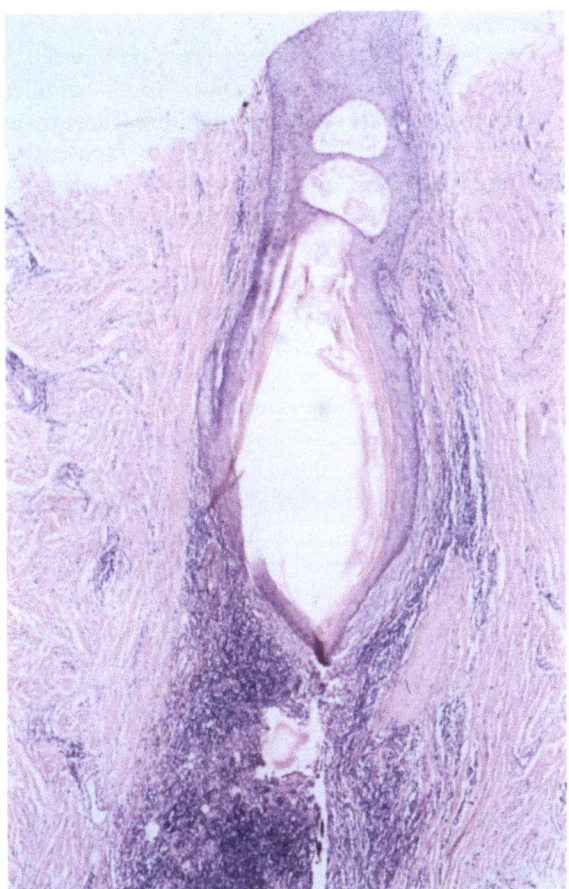

Abb. 2. Perifollikulitis als Beginn ein »follicular occlusion triad (FOT)«

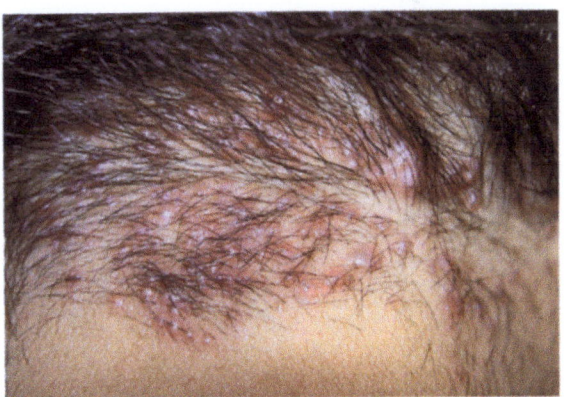

Abb. 3. Perifollikulitis capitis abscedens et suffodiens

Sinus pilonidalis genannt. Im Gegensatz zur früheren Auffassung, bei der man das sog. Sacraldermoid als kongenitales Leiden ansah, wird heute eher die Meinung vertreten, daß der Pilonidalsinus durch stärkere mechanische Belastung und/oder Mazerationsvorgänge an der Haut, z. B. infolge langer Autofahrten (»Jeep disease«) entsteht.

Therapie

Abszedierende Fistelgänge kommen somit bei allen oben genannten Erkrankungen vor. Ihre Therapie ist problematisch, zumal die übliche Aknetherapie, insbesondere langfristige Antibiotikagabe [6] versagt. Bei isolierten, im Gesicht stehenden Läsionen empfiehlt sich eine Absaugung des Sekretes und Injektion von wenigen Tropfen Triamcinolonacetonid. Damit können die ersten entzündlichen Erscheinungen behoben werden. Eine Inzision derartiger Knoten führt zu häßlichen Narben. Da bei der Hidradenitis suppurativa (Acne inversa) häufig keine Seborrhoe vorliegt, ist die Gabe von 13cis-Retinsäure oft enttäuschend [4]. Bei der Behandlung des Pilonidalsinus, der Acne inversa und der Perifollikulitis capitis abscedens et suffodiens sind einzig und allein, je nach Ausdehnung, chirurgische Maßnahmen sinnvoll, die dieses Geflecht aus abszedierenden Fistelgängen entfernen. Dabei sind von einfachen Exzisionen bis hin zu Schwenklappen und Hauttransplantationen alle Vorgehen sinnvoll. Ebenso wird auch der CO_2-Laser neuerdings empfohlen [2].

Literatur

1. Boer J, Weltevreden EF (1996) Hidradenitis suppurativa or acne inversa. A clinicopathological study of early lesions. J Dermatol 135:721–725
2. Finley EM, Ratz JL (1996) Treatment of hidradenitis suppurativa with carbon dioxide laser excision and second-intention healing. J Am Acad Dermatol 34:465–469
3. Jemec GB, Heidenheim M, Nielsen NH (1996) Hidradenitis suppurativa-characteristics and consequences. Clin Exp Dermatol 21:419–423
4. Jemec GB, Gniadecke M (1997) Sebum excretion in hidradenitis suppurativa. Dermatology 194:325–328
5. Lever WF, Schaumburg-Lever G (1990) Histopathology of the Skin. 7th edn. Lippincott, Philadelphia, p 322
6. Parks RW, Parks TG (1997) Pathogenesis, clinical features and management of hidradenitis suppurativa. Ann R Coll Surg Engl 79:83–89
7. Plewig G, Kligman AM (1994) Akne und Rosacea. Springer, Berlin 79–89 und 306–310

Bakterielle Infektionen

Klinische und serologische Diagnostik der Syphilis

U.-F. Haustein, R. Blatz

Die Syphilis stellt eine durch Treponema pallidum verursachte stadienhaft und chronisch verlaufende systemische Infektionskrankheit durch sexuelle Übertragung dar. Durch die Variationsbreite der klinischen Erscheinungen wird die Diagnostik dieser seltener gewordenen Erkrankung erschwert. Infolge des sehr guten therapeutischen Ansprechens auf Penicillin werden die späten Stadien wie kardiovaskuläre und zentralnervöse Syphilis kaum noch beobachtet. Andererseits ist der gelegentlich vor allem bei immundefizienten Patienten sich manifestierende rapid progressive Krankheitsverlauf (Lues maligna) hervorzuheben.

Für das **Primärstadium** sind indolente Ulcera dura charakteristisch. Bei 16% fanden sich in unserem Krankengut (N = 1380) multiple Läsionen, seltener auch atypische Herde in Form des sogenannten Erosivschankers oder des Ödema indurativum. Bei 12% persistieren die Primäraffekte, in 31% (!) traten sie extragenital auf. An der Portio werden sie zumeist übersehen. Später gesellt sich zum Primäraffekt die indolente Lymphknotenschwellung hinzu (Primärkomplex).

Das **Sekundärstadium** verläuft schubweise in Form von Exanthemen, die von Latenzphasen unterbrochen werden. Dazu gesellt sich eine generalisierte Lymphknotenschwellung. Während das zarte makulöse Erstexanthem (Roseola) oft übersehen wird, erscheinen die Rezidivexantheme makulös, papulös, vesikulös, krustös, papulo-pustulös, squamös oder auch ulzerös. Sie werden im weiteren Krankheitsverlauf zunehmend gruppiert und lokalisatorisch eingeengt. Die Condylo-mata lata sind hoch infektiös. Andere Papeln können palmoplantar in seborrhoischen Arealen, interdigital und im Mundschleimhautbereich (Plaques muqueuses, Angina specifica) auftreten. Die spezifische Alopezia areolaris und Leukoderme sind ebenfalls zu beachten.

Das **Tertiärstadium** wird nur bei 1/3 der Patienten (ohne Therapie) erreicht, und zwar in Form der
a) benignen Spätsyphilis (Syphilome, Gummata, Knochen) bei 15%, der
b) kardiovaskulären Syphilis (12%) und der
c) Neurosyphilis (Tabes dorsalis, progressive Paralyse) in 8% der Fälle.

Syphilis und HIV-Infektion begünstigen sich gegenseitig, d.h. genitale Ulcera erhöhen das Übertragungsrisiko für HIV, die Syphilis verläuft schneller und aggressiver (Lues maligna), die Seroreaktionen werden durch HIV-Infektion modifiziert und die Therapie der Syphilis wird erschwert bzw. kann sogar versagen und die cerebrovaskuläre Syphilis nicht verhindern.

Leider haben wir in den letzten 10 Jahren wieder vermehrt eine **Syphilis congenitalis** beobachtet (15 Fälle). Serologische Kontrollen hatten im Sinne der Vorsorgeuntersuchung während der Schwangerschaft nicht stattgefunden oder waren negativ verlaufen. Neben typischen Symptomen wie Hepatosplenomegalie, Anämie, Coryza und Anstieg der Aminotransferasen traten auch uncharakteristische Befunde im Sinne einer chron. Erkrankung und Gedeihstörung auf bis hin zur Sepsis. 2 Kinder waren schließlich gestorben.

Die bisher übliche Labordiagnose der Syphilis beruht neben dem mikroskopischen Erregernachweis im Dunkelfeld hauptsächlich auf dem Nachweis von Antikörpern. Voraussetzung für einen eindeutigen Antikörpernachweis nach erfolgter Infektion ist ein immunkompetenter Wirtsorganismus und ein Mindestabstand zum Infektionszeitpunkt von etwa 10 Tagen.

Von den ersten, nicht-treponema pallidum-spezifischen Nachweismethoden hat sich der Nachweis von **Cardiolipin-Antikörpern** in geringen Modifikationen bis heute erhalten (CMT, VDRL, RPR). Nachgewiesen werden lipoidale Antikörper, vorwiegend der Klasse IgM, die gegen Cardiolipin gerichtet sind. Letzteres ist ein mitochondrales Antigen, welches Kreuzantigenität mit T.pallidum besitzt. Es gibt Hinweise, daß diese Antikörper auch gegen Oberflächenstrukturen des Erregers gerichtet sein könnten. Für die definitive Diagnose »Syphilis« sind sie aufgrund einer nicht zureichenden Spezifität ungeeignet. Der Nachweis lipoidaler Antikörper gilt als Aktivitätskriterium. Lipoid-AK erscheinen 4-6 Wochen p.i. im Serum. Sie erreichen unbehandelt ihre höchste Konzentration im Sekundärstadium.

Bei einer durch den Nachweis T.pallidum-spezifischer Antikörper gesicherten Syphilis werden diese

Methoden aufgrund ihrer leichten, schnellen und kostengünstigen Durchführung noch weltweit zur Therapiekontrolle eingesetzt.

Von den T.pallidum-spezifischen Nachweisreaktionen ist seit 1972 der **TPHA-Test** das am häufigsten eingesetzte Verfahren. Der Test ist von hoher Sensitivität, Spezifität und Reproduzierbarkeit. Als diagnostisches Antigen wird ein Ultrasonikat, das Oberflächen- und innere, zytoplasmatisch gebundener Antigene enthält. Seine Besonderheit ist, daß mit ihm im Vergleich zu anderen Nachweismethoden eine Syphilis am längsten, noch über Jahrzehnte nachgewiesen werden kann. Seine Reaktivität beginnt aber erst 3–5 Wochen nach erfolgter Infektion. Zur Therapiekontrolle ist er nicht geeignet, da sich die Titer nur langsam verändern. Eine Quantifizierung ist erforderlich, um den TPHA-Index bei Verdacht auf ZNS-Infektionen oder möglicherweise vorhandene, negative feed-back-Mechanismen auf die IgM-Synthese zu bestimmen.

In den letzten Jahren werden vermehrt unspezifische Testausfälle beschrieben, die häufig nur passager beobachtet werden. Die Beurteilung ist unter dem Aspekt, daß der TPHA die am längsten persistierenden Antikörper erfaßt, teilweise schwierig.

Die unlängst erfolgte japanische Weiterentwicklung des Testprinzipes zum **TP-PA** (Treponema pallidum-Partikelagglutination Assay) verspricht durch die Verwendung eines im Gegensatz zum TPHA-Test zusätzlich gereinigten Antigens sowie durch den Einsatz antigen-inerter Gelatinepartikel anstelle der bisher üblichen Erythrozyten eine noch höhere Sensitivität und verbesserte Spezifität des Testes. Bei einer besseren Erfassung spezifischer IgM-Antikörper kann eine Infektion früher als bisher durch den TPHA-Test nachgewiesen werden. Der Test soll auch zur Therapiekontrolle geeignet sein.

Zusammen mit dem CMT/VDRL bietet sich der TPHA als Testkombination zum Screening für Syphilis an. Bei diskrepanten Ergebnisausfällen stehen je nach Fragestellung weitere Ergänzungstests zur Verfügung.

Im **FTA-ABS-Test** werden nach einem Absorptionsschritt Antikörper nachgewiesen, die gegen Oberflächenantigene des Erregers gerichtet sind. Durch den Erstkontakt der bakteriellen Oberfläche mit dem Immunsystem werden schon frühzeitig Antikörper erfaßt. Entsprechend unseren Erfahrungen kann der FTA-ABS *vor* dem TPHA-Test positiv werden.

Der FTA-ABS-Test wurde/wird am häufigsten als zweite spezifische Reaktion zur Diagnosebestätigung »Syphilis« eingesetzt. Prinzipiell ist er auch zur Therapiekontrolle geeignet.

Je nach verwendetem Konjugat kann der FTA-ABS-Test zum Nachweis spezifischer Antikörper aller Immunglobulinklassen, IgG oder nach entsprechender Vorbehandlung des Serums auch zur Bestimmung von IgM eingesetzt werden.

Von Nachteil sind biologisch falsch positive Ergebnisse und nicht auszuschließende subjektive Faktoren während der Ablesung.

Der **ELISA** ist eine weitere Methode zur Erfassung spezifischer Antikörper. Er kann ebenfalls je nach verwendetem Konjugat zum Nachweis aller Immunglobulinklassen, IgG oder IgM eingesetzt werden. ELISAs sind in Abhängigkeit von der Qualität des eingesetzten Antigens sehr sensitive und spezifische Nachweisverfahren. Die Anwendung rekombinanter Antigene läßt möglicherweise eine weitere Verbesserung der Sensibilität und Spezifität zu.

Eine andere hochspezifische und sensitive Methode stellt der **Westernblot** dar. In einem kontinuierlich aufgetrennten Gesamtantigen werden die spezifischen Banden 43-, 17- und 15 kD nachgewiesen. Es ist zu erwarten, daß hier ebenfalls rekombinante Antigene eingesetzt werden. Die Bewertung ist qualitativ. Es können IgG, IgM oder IgA nachgewiesen werden. Der Westernblot stellt eine wertvolle Ergänzung zur Abklärung fraglicher Befunde bei HIV-Patienten, bei gleichzeitig vorliegender oder auszuschließender LYME-Borreliose sowie kongenitalen Infektionen dar.

Für den **IgM-Nachweis** bei Verdacht auf frisch erworbene oder kongenitale Infektionen stehen mehrere Verfahren zur Verfügung.

Goldstandard ist nach wie vor der **19S-FTA-ABS-Test**, bei dem eine Separation der IgM-haltigen 19S-Fraktion dem eigentlichen FTA-ABS-Test mit μ-kettenspezifischen Konjugat vorausgeht. Dieses Verfahren ist jedoch aufwendig und kann deshalb nicht als Routinemethode empfohlen werden.

Eine Alternative bietet der **IgM-FTA-ABS-Test**, bei dem vor der Testdurchführung das IgG abgetrennt wird.

μ-Kettenspezifische ELISAs sind weniger störanfällig gegen Rheumafaktoren. Sie werden aber derzeit etwas kontrovers diskutiert. Falsch negative Ergebnisse werden beschrieben (Reaktivierungen, Zweitinfektionen, Neurosyphilis). Nach unseren Erfahrungen treten auch – sehr selten – falsch positive Ergebnisse auf.

Entgegen der früheren Annahme, daß IgM nach erfolgreicher Therapie rasch verschwinden, scheinen längere Persistenzen keine Ausnahme zu sein. IgG-Aviditätsbestimmungen, die bedingt einen Anhalt über den zeitlichen Abstand zur stattgehabten Infektion erlauben und an unserer Einrichtung durchgeführt wurden, belegen die Nachweisbarkeit spezifischer IgM über Zeiträume von mehr als sechs Monaten.

Der Nachweis spezifischer **IgA** ist mit kommerziellen Testkits bisher nur über Westernblot möglich. Er sollte bei Verdacht auf das Vorliegen kongenitaler Infektionen unbedingt als Ergänzungsreaktion zum IgM-Nachweis durchgeführt werden, da manche

Neugeborene möglicherweise nicht in der Lage sind, IgM zu synthetisieren. Bei Verdacht auf Reinfektion kann dieser durch einen IgA-Nachweis gefestigt werden. Im letzteren Fall ergeben sich jedoch keine Konsequenzen für die Therapie, es sei denn, es handelt sich um einen isolierten Nachweis spezifischer IgA bei fehlendem IgM-Nachweis und bestehendem klinischen Verdacht auf eine akuten Erkrankung.

Systematische Untersuchungen über den Nachweis T.pallidum-spezifischer IgA wurden bisher nicht durchgeführt.

Für den spezifischen Nukleinsäurenachweis werden verschiedene **DNA-Amplifikationsverfahren** beschrieben, die alle eine zu geringere Sensitivität haben, als daß sie zum derzeitigen Kenntnisstand einen diagnostischen Fortschritt bringen würden.

Insgesamt existieren noch wenig vergleichbare, zuverlässige Untersuchungen über die Sensitivität der PCR.

Eine deutliche Sensitivitätssteigerung und möglicherweise auch die Unterscheidung zwischen vermehrungsfähigen und abgestorbenen Mikroorganismen könnte eine durch Centurion-Lara 1997 beschriebene RNA-Amplifikation bringen.

Trotz erfolgversprechender Ansätze ist eine Differenzierung zwischen Syphilis und tropischen Treponematosen noch nicht möglich.

Denkbare Anwendungsgebiete sind die Diagnostik kongenitaler Syphilis-Infektionen, Syphilis bei HIV-Patienten, die Neurosyphilis, die pränatale Diagnostik und eine Differenzierung zwischen tropischen Treponematosen und Syphilis.

Zu den speziellen Fragestellungen der Syphilisdiagnostik gehört die Diagnose einer ZNS-Beteiligung, einer angeborenen Infektion und dem sicheren Infektionsnachweis bei HIV-Infektion.

Für eine **Syphilis des ZNS** typische Liquorbefunde weisen eine oligoklonale IgG- und IgM-Synthese nach, die Zellzahl liegt in der Regel < 300/mm³, im Zellbild dominieren monozytäre Granulozyten und Plasmazellen, es sind aktivierte B-Lymphozyten vorhanden.

Die spezifische Diagnostik erfolgt aus zeitgleich entnommenen Serum-Liquor-Paaren nach dem Reiber-Schema. Bei Nachweis einer lokalen Immunglobulinsynthese – unter Berücksichtigung der Schrankenfunktion wird die endgültige Diagnose über Berechnung des Antikörperindexes (TPHA-Index) gestellt. Der TPHA-Index ist nicht zur Therapiekontrolle geeignet.

Es muß immer beachtet werden, daß intrathekal synthetisierte spezifische Antikörper nur dann nachweisbar sind, wenn der Infektionsprozeß Anschluß an die Liquorräume gewonnen hat.

Über den serologischen Nachweis einer Syphilis bei HIV-Infizierten wird über unterschiedliche Erfahrungen berichtet. Auffälligkeiten, die beobachtet wurden, sind fehlende serologische Antikörperantwort bei eindeutiger Klinik, ungewöhnlich hohe lipoidale Antikörper, ihr verzögerter bis ausbleibender Abfall bei ungewöhnlich raschem Verschwinden der treponemenspezifischen Antikörper nach regelrechter Therapie. Teilweise erfolgt nach korrekter Behandlung während der Stadien I oder II der außergewöhnlich schnelle Übergang in ein Spätstadium.

Deshalb sollte bereits bei geringstem Verdacht – unabhängig vom Infektionszeitpunkt – eine ZNS-Beteiligung ausgeschlossen oder bewiesen werden.

Die meisten HIV-Patienten aber haben bei kritischer Betrachtung regelrechte serologische Reaktionen und auch eine typische Klinik.

Kinder von Müttern mit während der Schwangerschaft erworbener und bis zu zwei Jahren zurückliegender unbehandelter Infektion sind besonders gefährdet, eine konatale Syphilis zu erwerben.

Übliches Untersuchungsmaterial ist Nabelschnurblut. Im Verdachtsfall sollte immer eine zeitgleich entnommene Liquorprobe zum Ausschluß einer ZNS-Infektion untersucht werden.

Zum Einsatz kommen sollten die sensitivsten Methoden, z. B. Westernblot, zum Nachweis spezifischer IgM und IgA.

Bei mütterlicher Infektion oder einer erfolgten spezifischen Therapie kurz vor Entbindung muß auch ein serologisch negatives Kind nachkontrolliert werden. Gleichermaßen ist zu empfehlen, passiv übertragene Antikörper bis zum völligen Verschwinden zu kontrollieren.

Ausgehend von der Annahme, daß eine Syphilisübertragung auch während der ersten Schwangerschaftshälfte erfolgen kann, steht die Frage nach einer pränatalen Diagnostik zur Diskussion. Um über die Notwendigkeit einer solchen Diagnostik neben einer exakt durchgeführten konventionellen Diagnostik zu entscheiden, liegen zu geringe Erfahrungen vor.

Literatur

1. Centurion-Lara A, Castro C, Shaffer JM, Van Voorlin WC, Marra CM, Lukehart SA (1997) Detection of Treponema pallidum by a sensitive reverse transcriptase PCR. J Clin Microbiol 35:1348–1352
2. Deguchi M, Hosotsubo H, Yamashita N, Ohmine T, Asari S (1994) Evaluation of the gelatin particle agglutination method for determining Treponema pallidum antibody. Kansenshogaku Zasshi 68:1271–1277
3. Haustein U-F (1990) Syphilis in: Sexuell übertragbare Krankheiten. G. Fischer, Jena, S. 83–132
4. Haustein U-F, Pfeil B, Zschiesche A (1993) Analyse der von 1983–1991 an der Universitäts-Hautklinik Leipzig beobachteten Syphilisfälle. Der Hautarzt 44:23–29
5. Haustein U-F, Handrick W (1995) Renaissance of congenital syphilis – Report on 10 cases. JEADV 4:189–190
6. Reiber H (1998) Cerebrospinal fluid-physiology, analysis and interpretation of protein patterns for diagnosis of neurological diseases. Mult Scler 4:99–107

Gramnegative Follikulitis

G. Plewig, T. Jansen

Auf das Krankheitsbild der gramnegativen Follikulitis wurde erstmals 1968 von Fulton et al. [4] hingewiesen, die bei 11 (14,5%) von 76 Aknepatienten eine überwiegende Infektion mit gramnegativen Keimen nachweisen konnten. Die gramnegative Follikulitis ist, wie schon der Name sagt, eine follikulär lokalisierte Pyodermie. Es handelt sich nicht um eine Sonderform der Akne oder Rosazea, wie durch die gelegentlich verwendete Bezeichnung »gramnegative Akne« oder »gramnegative Rosazea« suggeriert wird, sondern um eine charakteristische Komplikation der antimikrobiellen Therapie dieser Krankheiten [6, 7, 15]. Die bisher berichteten Erkrankungsfälle blieben stets auf die Haut limitiert und zeigten niemals septische Infektionsverläufe.

Es handelt sich um ein gar nicht so seltenes Krankheitsbild, von dem in Deutschland etwa 2% der Aknepatienten betroffen sind, wobei seit Einführung von Isotretinoin (13-cis-Retinsäure, Roaccutan) in die systemische Aknetherapie eine deutliche Abnahme der Prävalenz zu verzeichnen ist [7].

Das Spektrum der gramnegativen Follikulitis umfaßt nicht nur Komplikationen der antimikrobiellen Langzeittherapie bei Akne- und Rosazeapatienten (s. Übersicht). Eine andere, lokalisierte Form der gramnegativen Follikulitis ist die *Pseudomonas-aeruginosa*-Follikulitis an den unteren Extremitäten nach Epilation, die durch kontaminierte Externa und nosokomial erworben werden kann [19]. Eine weitere, disseminierte Form der gramnegativen Follikulitis liegt bei der Schwimmbad- oder Whirlpool-Dermatitis vor [18]. Hier wirken die Anreicherung von *Pseudomonas aeruginosa*, meist Serotyp 0:11, im angewärmten Wasser und die Minderung der epidermalen Abwehrleistung gegen die Keime durch Feuchtigkeit und Wärme bei der Entstehung der Follikulitis zusammen. Die Pseudomonas-Quelle ist meist eine Otitis externa. Es handelt sich gewöhnlich um eine vorübergehende Erkrankung, die spontan innerhalb von 7–10 Tagen abheilt. Diese Form der Pseudomonas-Follikulitis kann aber auch Ausgangspunkt für ernstere Pseudomonas-Infektionen sein, wenn zusätzliche schwerwiegende, die Infektabwehr beeinträchtigende Faktoren vorhanden sind.

Die systemische antimikrobielle Akne- und Rosazeatherapie reduziert nicht nur die normale grampositive Hautflora, sondern auch die Flora der Nasenschleimhaut weist zunehmend gramnegative Bakterien auf [9]. Als wichtigstes Keimreservoir bei der gramnegativen Follikulitis wird daher neben den Follikeln der obere Respirationstrakt, insbesondere die Nasenhöhle, angesehen. Die Keimbesiedlung der Nasenhöhle besteht bei Patienten mit gramnegativer Follikulitis bis zu 4% aus gramnegativen Keimen, während sie bei hautgesunden Kontrollpersonen unter 1% liegt. Von der Nase können diese Bakterien durch Schmierinfektion auf die Gesichtshaut gelangen und Follikel kolonisieren.

Die Anamnese ist einprägsam (s. Übersicht). Die seit Jahren bestehende entzündliche Akne- oder Rosazeakomponente spricht anfangs gut auf eine topische oder orale Antibiotikatherapie an. Nach Absetzen der Therapie ist das erscheinungsfreie Intervall

---

Klassifikation der gramnegativen Follikulitis

Komplikation der antibiotischen Langzeittherapie der Akne und Rosazea

- **Typ I**
  Lokalisation: Perinasal, perioral
  Klinik: Kleine buttergelbe Pusteln
  Erreger: *Enterobacteriaceae, Pseudomonas aeruginosa*

- **Typ II**
  Lokalisation: Nasolabial, perioral
  Klinik: Große sukkulente Abszesse
  Erreger: *Proteus*

Komplikation nach Epilation
- Lokalisation: Untere Extremitäten
- Klinik: Papeln, Pusteln
- Erreger: *Pseudomonas aeruginosa*

Schwimmbad- oder Whirlpool-Dermatitis
- Lokalisation: Stamm, Gluträen
- Klinik: Juckendes papulopustulöses Exanthem, Lymphadenopathie, Abgeschlagenheit, Fieber, Konjunktivitis, Pharyngitis
- Erreger: *Pseudomonas aeruginosa*

> **Merkmale der gramnegativen Follikulitis als Komplikation der antibiotischen Akne- und Rosazeatherapie**
>
> – Meist männliche Akne- und Rosazeapatienten
> – Ausgeprägte Seborrhö
> – Follikuläre Pusteln oder sukkulente Knoten
>   Perinasal, nasolabial, perioral
>   Kopfhaut
>   Brust, Rücken
> – Nachweis gramnegativer Stäbchenbakterien aus Pusteln, von Gesichts- und Achselhaut sowie Nasen-Rachen-Raum
> – Oft langdauernde orale antibiotische Vorbehandlung
> – Immer schlechteres Ansprechen auf Antibiotika
> – Verkürzung der erscheinungsfreien Intervalle

zunächst lang. Erneute entzündliche Schübe sprechen anfangs gut, später kaum auf das gleiche Antibiotikum an, wobei die Rezidivintervalle immer kürzer werden. Umsetzen auf ein anderes Antibiotikum hilft zunächst, dann bleibt auch dieses wirkungslos.

Klinisch lassen sich nach Leyden et al. [8] zwei Formen der gramnegativen Follikulitis unterscheiden. Der häufigere Typ I ist durch vorwiegend perinasal und perioral angeordnete oberflächliche, follikulär gebundene, kleine, hellgelbe Pusteln mit erythematösem Hof gekennzeichnet (Abb. 1), deren Ursache die gramnegativen Stäbchenbakterien *Enterobacter, Klebsiella, Escherichia coli, Serratia* und andere *Enterobacteriaceae* sowie *Pseudomonas aeruginosa* darstellen. Der seltenere, aber schwerer verlaufende Typ II zeigt vorwiegend nasolabial und perioral angeordnete tiefsitzende, sukkulente, Acne-conglobata-artige Knoten, die durch Erreger der *Proteus*-Gruppe induziert werden. Der bakteriologische Befund ist nicht immer konstant, gelegentlich lassen sich zwei oder mehrere gramnegative Keime oder Mischinfektionen mit grampositiven Keimen, insbesondere *Staphylococcus aureus*, nachweisen. Die Patienten weisen in der Regel eine ausgeprägte Seborrhö der Gesichtshaut auf. Selten finden sich follikulär gebundene Läsionen auch an der behaarten Kopfhaut und am Stamm.

Das Erscheinungsbild der gramnegativen Follikulitis wird häufig als therapieresistente Akne oder Rosazea verkannt. Gerade die Therapieresistenz sollte der Anlaß sein, an das Vorliegen einer gramnegativen Follikulitis zu denken [3]. Die Differentialdiagnose umfaßt zudem Folliculitis simplex barbae (durch *Staphylococcus aureus*), Pseudofolliculitis barbae, Folliculitis decalvans (bei Kopfhautbefall), Folliculitis candidomycetica, initiale tiefe Trichophytie und periorale Dermatitis. Allein die bakteriologische Untersuchung kann die Diagnose einer gramnegativen Follikulitis sichern.

Der Keimnachweis wird aus den Pusteln geführt, ebenso aus Nasenhöhle, Rachen und intertriginösen Arealen wie Axillen. Für den Keimnachweis gelten besondere Regeln [7]. Die Keime kommen oft nur in kleinen Mengen vor, so daß für ihren Nachweis meist wiederholte Bestimmungen auch in kürzeren Abständen aus mehreren Pusteln und der Nasenhöhle erforderlich sind. Bis zur Materialabnahme sollte eine Waschkarenz von mindestens 12 Stunden eingehalten werden. Umgehendes Anlegen bakteriologischer Kulturen ist eine wesentliche Voraussetzung für den Keimnachweis.

Die gramnegative Follikulitis gilt als meist iatrogene Komplikation einer langdauernden antimikrobiellen Akne- und Rosazeabehandlung, insbesondere mit Tetrazyklinen, die zu einer Verdrängung der normalen grampositiven Hautflora (Staphylokokken, Mikrokokken) durch gramnegative Keime geführt hat. Die Infektion tritt gewöhnlich nur dann auf, wenn die normale grampositive Hautflora erheblich reduziert ist. In Einzelfällen scheint hierzu bereits eine topische antimikrobielle Therapie auszureichen. Bei einem Patienten entwickelte sich eine gramnegative Follikulitis durch *Escherichia coli*, nachdem er mit topischem Clindamycin, Benzoylperoxid und Erythromycin behandelt worden war [1].

Da nur relativ wenige der antibiotisch behandelten Akne- und Rosazeapatienten eine gramnegative Follikulitis entwickeln, könnten zusätzliche Faktoren zu ihrer Entstehung beitragen. Eigene Untersuchungen legen den Schluß nahe, daß konstitutionelle immunologische Störungen im Zusammenwirken mit weiteren Faktoren (Seborrhö, Keimselektionierung und Immunsuppression durch Antibiotika) zu einer gramnegativen Follikulitis führen (Abb. 2). Bei allen von uns untersuchten Patienten mit gramnegativer Follikulitis ließen sich veränderte Parameter der zellulären und humoralen Immunität nachweisen [9–12]. Am häufig-

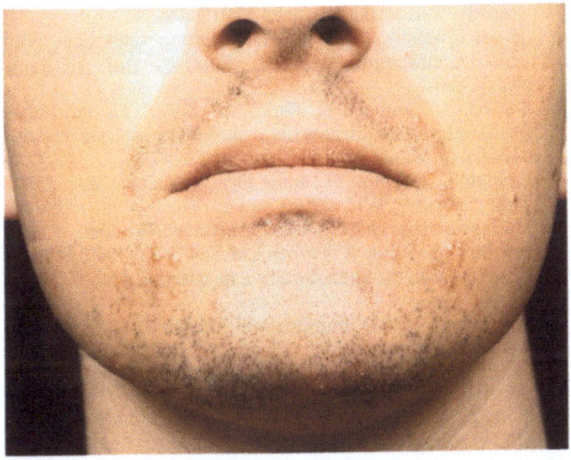

Abb. 1. Gramnegative Follikulitis, Typ I. Zahlreiche, fächerförmig um Nase und Mund angeordnete Pusteln.

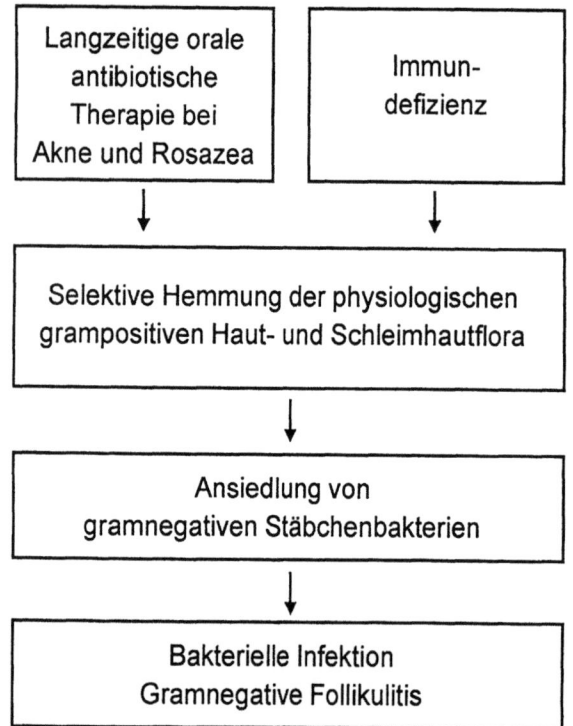

Abb. 2. Pathogenese der gramnegativen Follikulitis.

sten wurden folgende Normabweichungen gefunden: fehlende oder reduzierte Immunreaktion vom verzögerten Typ im Intrakutantest; Lymphozytopenie; Verminderung der T-Zellen; Hypergammaglobulinämie; verminderte IgM-Konzentration; erhöhte IgE-Konzentration; verminderte Alpha-1-Antitrypsin-Konzentration; sowie verminderte Gesamtkomplementaktivität.

Die Therapie der gramnegativen Follikulitis gestaltet sich ausgesprochen problematisch, da eine dauerhafte Abheilung häufig nicht gelingt. Vor Einführung von Isotretinoin galten hoch und ausreichend lang dosierte orale Antibiotika entsprechend dem Antibiogramm, insbesondere Ampicillin und Cotrimoxazol, als Therapie der Wahl. Antibiotika führen jedoch nicht zur Eliminierung der gramnegativen Bakterien, zudem tritt nach Absetzen der Therapie praktisch immer ein Rezidiv auf.

Der therapeutische Durchbruch gelang erst durch die orale Behandlung mit Isotretinoin [13], deren Wirksamkeit bei gramnegativer Follikulitis durch weitere klinische Studien bestätigt wurde [2, 5, 14]. Die Wirkungsweise von Isotretinoin bei der gramnegativen Follikulitis ist noch nicht vollständig geklärt. Wesentlich ist die Reduzierung der Bakterienflora der Haut und Schleimhaut, die sich nicht nur auf gramnegative Keime, sondern auch auf koagulase-negative Staphylokokken und Propionibakterien erstreckt [17]. Sie ist wahrscheinlich die Folge der starken, bis 90%igen Sebumsuppression und der damit verbundenen Austrocknung der seborrhoischen Gesichtshautareale durch Isotretinoin. Darüber hinaus führt die Isotretinoin-induzierte Verkleinerung des Follikelkanals zu einer erschwerten bakteriellen Kolonisierung der Infundibula. Zur Behandlung der gramnegativen Follikulitis sind relativ hohe Isotretinoindosen von 0,5 bis 1,0 mg/kg, selten bis 2,0 mg/kg erforderlich. Die Behandlung wird über 16–20 Wochen durchgeführt. Bei vielen Patienten wird eine vollständige Abheilung und prolongierte Remission erzielt, doch ist mit Therapieversagern zu rechnen.

Bei einigen Patienten, bei denen eine orale Monotherapie mit Isotretinoin versagte, konnten wir eine Simultanbesiedlung der Haut und der samenableitenden Wege durch bakteriologische Untersuchungen der Haut und des Ejakulates nachweisen [16, 20]. Nach unseren Erfahrungen bedarf diese Form der gramnegativen Follikulitis einer zweigleisigen systemischen Therapie mit Isotretinoin und Antibiotika. Geeignet sind Sulfonamide [z.B. Trimethoprim 160 mg/Sulfamethoxazol 800 mg (Bactrim forte) 2mal 1 Tbl. tgl. für 14 Tage] oder Cephalosporine [z.B. Cefixim 200 mg (Cephroral) 2mal 1 Tbl. tgl. für 14 Tage], die in Kombination mit Isotretinoin nicht zu einer benignen intrakraniellen Hypertension (Pseudotumor cerebri) führen.

Literatur

1. Bartholow P, Rosa S, Maibach HI (1979) Gram-negative folliculitis without systemic antibiotics? Arch Dermatol 115:576
2. Blankenship ML (1984) Gram-negative folliculitis: follow-up observations in 20 patients. Arch Dermatol 120:1301–1303
3. Eady EA, Cove JH, Blake J, Holland KT, Cunliffe WJ (1988) Recalcitrant acne vulgaris. Clinical, biochemical and microbiological investigation of patients not responding to antibiotic treatment. Br J Dermatol 118:415–423
4. Fulton JE Jr, McGinley K, Leyden J, Marples R (1968) Gram-negative folliculitis in acne vulgaris. Arch Dermatol 98:349–353
5. James WD, Leyden JJ (1985) Treatment of gram-negative folliculitis with isotretinoin: positive clinical and microbiologic response. J Am Acad Dermatol 12:319–324
6. Jansen T, Melnik B, Plewig G (1994) Gramnegative Follikulitis als Begleitkomplikation bei Rosazea. Akt Dermatol 20:381–384
7. Jansen T, Neubert U, Plewig G (1994) Gramnegative Follikulitis – Eine diagnostische und therapeutische Herausforderung. Münch Med Wochenschr 136:93–96
8. Leyden JJ, Marples RR, Mills OH Jr, Kligman AM (1973) Gram-negative folliculitis – a complication of antibiotic therapy in acne vulgaris. Br J Dermatol 88:533–536
9. Marples RR, Fulton JE, Leyden J, McKinley KJ (1969) Effect of antibiotics on the nasal flora in acne patients. Arch Dermatol 99:647–651
10. Neubert U (1983) Immunabweichungen bei sogenannter Gramnegativer Follikulitis. Hautarzt 34 (Suppl 6):277–278
11. Neubert U (1995) Salmonellenfollikulitis bei BBB-1-Antitrypsin-Mangel. In: Plewig G, Korting HC (Hrsg) Fortschritte der praktischen Dermatologie und Venerologie, Bd 14. Springer, Berlin, pp 422–424
12. Neubert U, Jansen T, Plewig G (1999) Bacteriological and immunological aspects of gram-negative folliculitis: a study of 46 patients. Int J Dermatol 38:270–274

13. Neubert U, Plewig G (1981) Gramnegative Follikulitis: Verlaufsbeobachtungen und therapeutische Möglichkeiten. Hautarzt 32 (Suppl 5):294–295
14. Neubert U, Plewig G, Ruhfus A (1986) Treatment of gram-negative folliculitis with isotretinoin. Arch Dermatol Res 278:307–313
15. Plewig G, Braun-Falco O (1974) Gramnegative Follikulitis. Hautarzt 25:541–546
16. Plewig G, Jansen T (1995) Isotretinoin. In: Plewig G, Korting HC (Hrsg) Fortschritte der praktischen Dermatologie und Venerologie, Bd 14. Springer, Berlin, pp 280–284
17. Plewig G, Nikolowski J, Wolff HH (1982) Action of isotretinoin in acne, rosacea and gram-negative folliculitis. J Am Acad Dermatol 6:766–785
18. Schirren CG, Stolz W, Plewig G (1992) Whirlpool-Dermatitis: Eine neue epidemische Freizeitdermatose. Dtsch Ärztebl 89:A_1-2763–2766
19. Trüeb RM, Elsner P, Burg G (1993) *Pseudomonas-aeruginosa*-Follikulitis nach Epilation. Hautarzt 44:103–105
20. Woitalla S, Jansen T, Neubert U, Plewig G (1995) Gram-negative Follikulitis der Haut und Gram-negative Besiedlung der ableitenden Samenwege. In: Plewig G, Korting HC (Hrsg) Fortschritte der praktischen Dermatologie und Venerologie, Bd 14. Springer, Berlin, pp 419–421

Helicobacter pylori und Haut

B. Tebbe, M. Radenhausen

Zusammenfassung

Nach gegenwärtigem Kenntnisstand kann die Aufnahme der Helicobacter pylori-Diagnostik in das Spektrum der diagnostischen Maßnahmen bei chronisch-rezidivierender Urtikaria empfohlen werden. Bei entsprechendem positiven Befund ist eine Eradikationsbehandlung durchzuführen, da diese in den meisten Fällen mit einer Besserung der Urtikaria verbunden ist. Allerdings ist eine ätiologische Abklärung anderer möglicher Ursachen der Urtikaria unerläßlich, da Nahrungsmittelunverträglichkeiten oder andere entzündliche Foci auch bei Helicobacter pylori-Infizierten häufig zu finden sind. Derzeit sind die Untersuchungsergebnisse zu einem möglichen Zusammenhang zwischen Helicobacter pylori und den anderen dermatologischen Krankheitsbildern noch zu wenig fundiert, als daß eine Helicobacter pylori-Diagnostik in diesen Fällen als Rountinemaßnahme gerechtfertigt erscheint.

Die Entdeckung und spätere Kultivierung von Helicobacter pylori aus der Magenschleimhaut durch die beiden Australier Warren und Marshall 1982 war eine Sensation in der Medizingeschichte [30]. Inzwischen kann als gesichert gelten, daß Helicobacter pylori ein pathogenetischer Faktor für die Entstehung der chronischen Typ B-Gastritis sowie für das Magen- und Duodenalulcus ist. Darüber hinaus ist eine Infektion mit Helicobacter pylori ein prädisponierender Faktor für die Entwicklung eines Adenokarzinoms und eines Lymphoms des Magens [19, 21].

Epidemiologisch gesehen ist nach dem heutigen Stand der Befall der Magenschleimhaut mit Helicobacter pylori weltweit eine der häufigsten Infektionen, die typischerweise im Kindesalter stattfindet. Obwohl eine fäkal-orale Übertragung möglich ist, dürfte die Infektion Folge einer Kontamination von Nahrungsmitteln sein. In Deutschland liegt die Seroprävalenz der Helicobacter pylori-Infektion zwischen 30 % (Altersgruppe von 25–34 Jahren) und 70 % (Altersgruppe 55–64 Jahre) [6, 9].

In den letzten Jahren häuften sich Berichte über einen Zusammenhang zwischen Helicobacter pylori-Infektion des Magens und chronisch-rezidivierender Urtikaria, wobei dies durchaus durch den klinischen Verlauf der Erkrankung nach einer erfolgreichen Eradikation begründet erscheint. In anderen Berichten mit kleineren Patientengruppen wurde auf einen möglichen Zusammenhang zwischen Helicobacter pylori und Rosazea bzw. Raynaud-Syndrom hingewiesen. Kasuistische Mitteilungen liegen vor über die günstige Beeinflussung von Sjögren-Syndrom, Purpura Schönlein-Henoch, Sweet-Syndrom und atopischer Dermatitis nach erfolgreicher Helicobacter pylori Eradikationstherapie. Bemerkenswert ist, daß fast allen diesen Erkrankungen eine gewisse Beziehung zum Gastrointestinaltrakt gemeinsam ist, sei es durch eine klinisch-immunologische Manifestation im Sinne der Grunderkrankung oder im Rahmen eines fokalen, infektiösen Begleitgeschehens in diesem Organsystem.

Diagnostik der Helicobacter pylori-Infektion

Heute stehen eine Reihe von diagnostischen Methoden zum Nachweis einer Helicobacter pylori-Infektion zur Verfügung. Grundsätzlich unterscheidet man zwischen invasiven, d.h. biopsieabhängigen Nachweismethoden wie Campylobacter-like-Organism (CLO)-Test, Histologie, PCR-Nachweis und Bakterienkultur und nicht-invasiven Nachweismethoden wie dem ^{13}C-Harnstoff-Atemtest (HAT) und dem serologischen Test zum Nachweis von zirkulierenden Antikörpern gerichtet gegen Helicobacter pylori.

Der *Harnstoff-Atemtest (HAT)* eignet sich für die Routinediagnostik, da er eine hohe Sensitivität (97 %) und Spezifität (100 %) im Vergleich zu anderen diagnostischen Verfahren hat und darüber hinaus für den Patienten wenig belastend ist [5]. Der HAT ist sowohl für die Diagnose einer bestehenden Helicobacter pylori-Infektion als auch zur Therapiekontrolle nach einer Eradikationsbehandlung geeignet [2, 17]. Das Prinzip des HAT beruht auf der selektiven Urease-Aktivität von Helicobacter pylori. Der indirekte Nachweis der Bakterien ist möglich, weil ^{13}C-markierter Harnstoff durch das katalytische Enzym Urease in seine Spaltprodukte Ammonium und $^{13}CO_2$ zerlegt wird.

Dabei wird ¹³C-markierter Harnstoff dem Patienten oral zugeführt und ¹³CO$_2$ nach einer halben Stunde in der Atemluft des Patienten aufgefangen. Die Messung von ¹³CO$_2$ ist ein Maß für die Helicobacter pylori-Infektion der Magenschleimhaut.

Serologisch können Antikörper der Isotypen IgM, IgG und IgA gerichtet gegen Helicobacter pylori nachgewiesen werden. Dazu stehen verschiedene diagnostische Verfahren zur Verfügung: Enzyme Linked Immunosorbent Assay (ELISA), Hämagglutinationstest, Immunoblot, Radioimmunoassay (RIA). Die größte diagnostische Bedeutung hat der ELISA, da Sensitivität (> 88%) und Spezifität (> 72%) hoch sind [12, 36]. Der serologische Nachweis von spezifischen Antikörpern gerichtet gegen Helicobacter pylori zeigt jedoch nur einen stattgefundenen Kontakt mit Helicobacter pylori an und läßt keine verläßliche Aussage über eine bestehende Infektion zu. Ein Abfall des Antikörperspiegels nach erfolgreicher Eradikationstherapie muß vorsichtig interpretiert werden, weil ein Effekt erst verspätet eintritt. Bei der Verlaufskontrolle einer Helicobacter pylori-Infektion hat sich die Serologie daher nicht bewährt [3, 26]. Die serologische Antikörperdiagnostik gilt trotz allem als ein geeignetes Instrumentarium für epidemiologische Studien, um den Durchseuchungsgrad mit Helicobacter pylori in größeren Kollektiven zu ermitteln.

Klinische Assoziationen mit einer Helicobacter pylori-Infektion

Für die *chronisch-rezidivierende Urtikaria* wird seit wenigen Jahren ein möglicher Zusammenhang zur Helicobacter pylori-Infektion diskutiert, da viele Patienten über gleichzeitig bestehende gastrointestinale Beschwerden, wie sie für Gastritis und Refluxösophagitis typisch sind, berichten.

Hervorgerufen wird dieses Krankheitsbild durch immunologische, IgE-vermittelte und nichtimmunologische Mechanismen mit Mastzellgranulation und Freisetzung von Histamin und anderen vasoaktiven Substanzen [24]. Die häufigsten Ursachen der chronisch-rezidivierenden Urtikaria sind Nahrungsmittelunverträglichkeiten, intestinale Candidasis, aber auch andere fokale Infekte, z.B. an den Zähnen und den paranasalen Sinus. Medikamentenallergien bzw. -intoleranzen werden ebenso für die Urtikaria verantwortlich gemacht [13, 27]. Neuere Untersuchungen zeigten, daß Autoantikörper gegen IgE-Rezeptoren an der Oberfläche von Mastzellen eine mögliche Ursache für die chronisch-rezidivierende Urtikaria sein können, wodurch bei einem Teil der Patienten das Krankheitsbild als eine Autoimmunopathie aufzufassen ist [11]. Dennoch bleibt in vielen Fällen trotz intensiver diagnostischer Abklärung die Ursache ungeklärt. In diesen Fällen werden oftmals systemische Antibiotika mit Erfolg in der Behandlung eingesetzt. Dieses eher empirische Vorgehen geschieht unter der Vorstellung, daß ein nicht bekannter, bakterieller Fokus eliminiert wird.

In den letzten Jahren wurde in mehreren Pilotstudien an ingesamt 242 Urtikaria-Patienten die Hypothese überprüft, inwiefern eine Assoziation zu einer Helicobacter pylori-Infektion vorlag [1, 4, 14, 20, 28, 31]. Der Helicobacter pylori-Nachweis gelang in 50% der Patienten und von einer erfolgreichen Eradikationstherapie profitierten immerhin fast 80% der Behandelten, d.h. es trat eine partielle oder vollständige Remission der Urtikaria ein. Diejenigen Patienten, die mit Helicobacter pylori infiziert waren, hatten in aller Regel gleichzeitig eine Gastritis. In diesen Studien waren ausschließlich Patienten mit chronisch-rezidivierender Urtikaria untersucht worden. Wegen der relativ hohen Prävalenz der Helicobacter pylori-Infektion in der allgemeinen Bevölkerung konnte es sich bei diesen Beobachtungen durchaus um eine rein zufällige Koinzidenz handeln. Aus diesem Grund führten wir eine Fall-Kontroll-Studie durch, in der Patienten mit chronisch-rezidivierender Urtikaria und alters- und geschlechtskonkordante Patienten mit Psoriasis hinsichtlich einer Helicobacter pylori-Infektion untersucht wurden. Patienten mit Psoriasis wurden als Vergleichskollektiv gewählt, da bei ihnen die Prävalenz der Helicobacter pylori-Infektion derjenigen in der allgemeinen Bevölkerung entspricht [10]. Ein Ergebnis unserer Fall-Kontroll-Studie war, daß eine Helicobacter pylori-Infektion signifikant häufiger bei Urtikaria-Patienten (64%) als bei Psoriasis-Patienten (40%) vorhanden war. Gleichzeitig wurden alle Urtikaria-Patienten auf mögliche andere Ursachen der Erkrankung untersucht. Dabei zeigte sich, daß andere fokale Infekte, meist chronische Sinusitis und gastrointestinale Candidiasis, in 45% der Helicobacter pylori-infizierten Urtikaria-Patienten und in 68% der Nichtinfizierten vorlagen. Nahrungsmittelunverträglichkeiten wurden in 48% der Helicobacter pylori-Infizierten Urtikaria-Patienten und in 27% der Nichtinfizierten diagnostiziert, ohne daß sich jedoch ein statistisch signifikanter Unterschied ergab [29]. Demnach ist also eine Infektion mit Helicobacter pylori ein häufiger Befund bei Patienten mit chronisch-rezidivierender Urtikaria, aber meist nicht die alleinige Ursache. Dies ist sowohl für das diagnostische als auch das therapeutische Management der Urtikaria-Patienten von Bedeutung.

Nach gegenwärtigem Kenntnisstand erscheint es sinnvoll, in die Urtikaria-Diagnostik die Suche nach einer Helicobacter pylori-Infektion aufzunehmen. Bei positiven Nachweis einer Helicobacter pylori-Infektion entweder durch den Harnstoffatemtest oder durch bioptische Sicherung in der Magenschleimhaut, ist eine 7-Tage-Kurzzeit-Tripletherapie zu empfehlen, die neben einem Protonenpumpenhemmer wie z.B. Omeprazol weitere 2 der 3 Antibiotika (Metronidazol, Clarithromycin oder Amoxicillin) beinhaltet und in entsprechenden Dosierungen eine > 90% Eradikationsquote garantiert [2]. Dennoch kann auch bei Besserung der Urtikaria nicht mit letzter Sicherheit davon ausgegangen werden, daß diese auf eine erfolgreiche Eradikation von Helicobacter pylori zurückzuführen ist. Andere okkulte Infektionen, die im Zusammmenhang mit der chronisch-rezidivierenden Urtikaria stehen, werden unter Umständen ebenfalls beseitigt. Da eine Helicobacter pylori-Infektion in Patienten mit chronisch-rezidivierender Urtikaria aber meist *nicht* die alleinige Ursache ist, sollten die Patienten auch immer auf andere fokale Infekte insbesondere eine gastrointestinale Candiasis oder Sinusitis sowie auf Nahrungsmittelunverträglichkeiten untersucht werden.

Erklärungen für einen direkten Zusammenhang zwischen chronisch-rezidivierender Urtikaria und Helicobacter pylori-Infektion sind allenfalls hypothetisch. Es wäre durchaus denkbar, daß ein IgE-vermittelter Mechanismus für die chronisch-rezidivierende Urtikaria bei Helicobacter pylori-infizierten Patienten verantwortlich gemacht werden kann. Über Antikörper vom Isotyp IgE, gerichtet gegen Helicobacter pylori wurde bislang noch nicht berichtet, da entsprechende Testmodalitäten noch nicht zur Verfügung stehen. Eine andere Möglichkeit ist, daß zirkulierende Autoantikörper, die gegen IgE-Rezeptoren an Mastzellen gerichtet sind, mit IgG-Antikörpern gegen Helicobacter pylori kreuzreagieren.

Die *Rosazea* ist ein weiteres Krankheitsbild für das ein Zusammenhang zur Helicobacter pylori-Infektion vermutet wird und für das inzwischen Untersuchungen an kleineren Patientenkollektiven vorliegen. Allerdings zeigen diese Untersuchungen kontroverse Ergebnisse. In der von Rebora et al. [22] publizierten Untersuchung konnte gezeigt werden, daß bei 26/31 (84%) der untersuchten Rosazea-Patienten eine histologisch gesicherte Helicobacter pylori-Infektion des Magens vorlag. Diese hohe Infektionsrate lag damit über der zu erwartenden in der allgemeinen Bevölkerung. In einer kürzlich erschienenen Arbeit konnte demgegenüber kein signifikanter Zusammenhang zwischen dem serologischen Antikörpernachweis des Isotyp IgG gerichtet gegen Helicobacter pylori und Rosazea im Vergleich zu hautgesunden Probanden nachgewiesen werden [25].

Kürzlich wurde über eine Assoziation von Helicobacter pylori-Infektion mit *Raynaud-Syndrom* in einem Kollektiv von 26 Patienten berichtet [8]. In 23/26 Fällen konnte nach erfolgreicher Helicobacter pylori-Eradikationstherapie eine deutliche Reduktion der Raynaud-Symptomatik beobachtet werden.

Tabelle 1. Assoziation zwischen Helicobacter pylori und dermatologisch-rheumatologischen Krankheitsbildern

Studie	Kollektivgröße (Anz. d. Pat.)	H.p.-Nachweis (Anz. d. Pat.)	Besserung d. Krankheitsbildes nach Eradikation
Urticaria			
Kolibasova et al. [14]	30	21	16/17
Tebbe et al. [29]	25	17	14/17
Bohmeyer et al. [1]	10	8	8/8
Di Campli et al. [4]	42	23	16/18
Özkaya et al. [21]	35	27	5/17
Wedi et al. [32]	100	26	19/21
Rosazea			
Kolibasova et al. [15]	1	1	1/1
Rebora et al. [23]	31	26	n.d.
Sharma et al. [26]	45	12	n.d.
Raynaud-Syndrom			
Gasbarrini et al. [8]	64	36	23/30
Sjögren-Syndrom			
Figura et al. [7]	4	3	3/3
Purpura Schönlein-Henoch			
Reinauer et al. [24]	1	1	1/1
Sweet-Syndrom			
Kurkcüoglu et al. [16]	1	1	1/1
Atopische Dermatitis			
Murakami et al. [18]	1	1	1/1

n.d. = nicht durchgeführt

Für mehrere andere Krankheitsbilder wird basierend auf der günstigen Beeinflussung durch eine erfolgreiche Helicobacter pylori-Eradikationstherapie ein möglicher Zusammenhang diskutiert. Eine Helicobacter pylori-Infektion des Magens konnte in 3 von 4 untersuchten Patienten mit *Sjögren-Syndrom* histologisch gesichert werden. Eine spezifische, antibakterielle Therapie führte in einem Nachbeobachtungszeitraum von 6 Monaten zu einer permanenten Keimeradikation sowie zu einer deutlichen klinischen Besserung der Xerostomie und Xerophthalmie in allen 3 Fällen [7]. In Einzelfallberichten wurde die Helicobacter pylori-Infektion als mögliche Ursache einer *Purpura Schönlein-Henoch*, eines *Sweet-Syndroms* bzw. einer *atopischen Dermatitis* angesehen, da es jeweils zu einer deutlichen klinischen Besserung nach erfolgreich Eradikation von Helicobacter pylori kam [16, 18, 23] (Tabelle 1).

Literatur

1. Bohmeyer J, Heller A, Hartig C et al. (1996) Assoziation der chronischen Urtikaria mit Helicobacter pylori-induzierter Antrum-Gastritis. Hautarzt 47:106–108
2. Caspary WF, Arnold R, Bayerdörffer E et al. (1996) Diagnostik und Therapie der Helicobacter pylori-Infektion. Z Gastroenterol 34:392–401

3. Cutler AF, Prasad VM (1996) Long-term follow-up of Helicobacter pylori serology after successful eradikation. Am J Gastroenterol 91:85-88
4. Di Campli C, Gasbarrini A, Nucera E et al. (1998) Beneficial effects of Helicobacter pylori eradication on idiopathic chronic urticaria. Dig Dis Sci 43:1226-1229
5. Epple HJ, Kirstein FW, Bojarski C, Fromm M, Riecken EO, Schulzke JD (1997) ^{13}C-urea breath test in Helicobacter pylori diagnosis and eradication: correlation to histology, origin of »false« results, and influence of food intake. Scand J Gastroenterol 32:308-314
6. Eurogast Study Group (1993) Epidemiology of, and risk factors for, Helicobacter pylori infection among 3194 asymptomatic subjects in 17 populations. Gut 34:1672-1676
7. Figura N, Giordano N, Burroni D (1994) Sjögren`s syndrome and Helicobacter pylori infection. Eur J Gastroenterol Hepatol 2:437-444
8. Gasbarrini A, Massari I, Serricchio M et al. (1998) Helicobacter pylori eradication ameliorates primary Raynaud's phenomenon. Dig Dis Sci 43:1641-1645
9. Glasbrenner B, Malfertheiner P, Nilius M et al. (1996) Prevalence of Helicobacter pylori infection and dyspepsia in young adults in Germany. Z Gastroenterol 34:478-482
10. Halasz LG (1996) Helicobacter pylori antibodies in patients with psoriasis. Arch Dermatol 132:95-96
11. Hide M, Francis DM, Grattan CEH et al. (1993) Autoantibodies against the high-affinity IgE receptor as a cause of histamine release in chronic urticaria. N Engl J Med 328:1599-1604
12. Jensen AKV, Andersen LP, Wachmann (1993) Evaluation of eight commercial kits for Helicobacter pylori IgG antibody detection. APMIS 101:795-801
13. Juhlin L (1981) Recurrent urticaria: clinical investigation of 330 patients. Br J Dermatol 104:369-381
14. Kolibasova K, Cervencova D, Hegyi E, Lengyelova J, Toth J (1994) Helicobacter pylori - ein möglicher ätiologischer Faktor der chronischen Urtikaria. Dermatosen 42:235-236
15. Kolibasova K, Tothova I, Baumgartner J, Filo V (1996) Eradication of Helicobacter pylori as the only successful treatment in rosacea. Arch Dermatol 132:1393
16. Kurkcüoglu N, Aksoy F (1997) Sweet's syndrome associated with Helicobacter pylori infection. J Am Acad Dermatol 37:123-124
17. Logan RP, Polson RJ, Misiewicz JJ et al. (1991) Simplified single sample ^{13}Carbon urea breath test for Helicobacter pylori: comparison with histology, culture, and ELISA serology. Gut 32:1461-1464
18. Murakami K, Fujioka T, Nishizono A et al. (1996) Atopic dermatitis successfully treated by eradication of Helicobacter pylori. J Gastroenterol 31:77-82
19. NIH (1994) Consensus development panel on Helicobacter pylori in peptic ulcer disease. J Am Med Assoc 272:65-69
20. Özkaya-Bayazit E, Demir K, Özgüroglu E, Kaymakoglu S, Özarmagan G (1998) Helicobacter pylori eradication in patients with chronic urticaria. Arch Dermatol 134:1165-1166
21. Parsonnet J, Friedman GD, Vandersteen DP et al. (1991) Helicobacter pylori infection and the risk of gastric carcinoma. N Engl J Med 325:1127-1131
22. Rebora A, Drago F, Picciotto A (1994) Helicobacter pylori in patients with rosacea. Am J Gastroenterol 89:1603-1604
23. Reinauer S, Megahed M, Goerz G et al. (1995) Schönlein-Henoch purpura associated with gastric Helicobacter pylori infection. J Am Acad Dermatol 33:876-879
24. Schäfer T, Ring J (1993) Epidemiology of urticaria. Monogr Allergy 31:49-60
25. Sharma VK, Lynn A, Kaminiski M, Vasudeva R, Howden CW (1998) A study of the prevalence of helicobacter pylori infection and other markers of upper gastrointestinal tract disease in patients with rosacea. Am J Gastroenterol 93:220-222
26. Shimoyama T, Fukuda Y, Fukuda S, Munakata A, Yoshida Y, Shimoyama T (1996) Validity of various diagnostic tests to evaluate cure of Helicobacter pylori infection. J Gastroenterol 31:171-174
27. Soter NA (1991) Acute and chronic urticaria and angioedema. J Am Acad Dermatol 25:146-154
28. Tebbe B, Geilen C, Schulzke JD, Bojarski C, Radenhausen M, Orfanos CE (1996) Helicobacter pylori infection and chronic urticaria. J Am Acad Dermatol 34:685-686
29. Tebbe B, Radenhausen M, Treudler R, Schulzke JD, Geilen C, Orfanos CE (1997) Helicobacter pylori und chronisch-rezidivierende Urtikaria - Mehr als ein Epiphänomen? Allergologie 20:426-427
30. Warren JR, Marshall BJ (1983) Unidentified curved bacilli on gastric epithelium in active chronic gastritis. Lancet I:1273-1275
31. Wedi B, Wagner S, Werfel T, Manns MP, Kapp A (1998) Prevalence of Helicobacter pylori-associated gastritis in chronic urticaria. Int Arch Allergy Immunol 116:228-294

Moderne Abklärung des genitalen Ausflusses in der Hautarztpraxis

H. Gall

Zusammenfassung

Die Abklärung eines urethralen Fluors des Mannes und eines genitalen Fluors der Frau sollte nach einem einheitlichen Untersuchungsprogramm erfolgen. Für den urethralen Fluor sind Neisseria gonorrhoeae, aerobe Bakterien (beim Mann), Chlamydia trachomatis und Mykoplasmen (Mykoplasma hominis und Ureaplasma urealyticum) verantwortlich. Für den vaginalen Fluor kommen Candida albicans, Trichomonas vaginalis und eine bakterielle Vaginose in Frage.

Einleitung

Als Ursache für den urethralen Fluor des Mannes und des vaginalen bzw. zervikalen Fluor der Frau kommen sexuell übertragbare Erkrankungen (STD) in Frage. Das diagnostische Vorgehen beginnt mit der Sexualanamnese. Danach folgt die Erhebung des klinischen Befundes, die Anfertigung von Nativ- und Färbepräparaten aus Abstrichmaterial und schließlich der Erregernachweis.

Urethraler Fluor des Mannes

Der entscheidende diagnostische Schritt des urethralen Fluor ist der Nachweis von Leukozyten im Urethralabstrich. Bei der mikroskopischen Untersuchung mit 1000facher Vergrößerung und Ölimmersion spricht das Vorliegen von 4 oder mehr Leukozyten in mindestens 3 Gesichtsfeldern des Präparates für das Vorliegen einer Urethritis [7]. Als Ursache des urethralen Fluor des Mannes kommen die gonorrhoische Urethritis und die nicht-gonorrhoische Urethritis (NGU) in Frage.

Charakteristisch für die gonorrhoische Urethritis ist der eitrige Ausfluß aus der Harnröhre (Abb. 1). Im Urethralabstrich finden sich im Grampräparat gramnegative, intrazelluläre Diplokokken. Daneben sollte immer eine Gonokokken-Kultur, z. B. auf modifiziertem Thayer-Martin-Medium angelegt werden [5]. Die Differenzierung der Neisserienarten erfolgt dann mit dem Phadebact, Monoclonal GC Test (spezifische Antigen-Antikörper-Reaktion, Ausbildung eines Koagglutinations-Netzwerkes).

Bei fehlendem Nachweis von Diplokokken im Ausstrichpräparat kann die Diagnose einer nicht-gonorrhoischen Urethritis gestellt werden. Als Erreger kommen hier in erster Linie aerobe Bakterien (häufigste Keime: Enterokokken, β-hämolys. Streptokokken, E. coli, Staphylococcus aureus), Chlamydia trachomatis und Mykoplasmen (Mykoplasma hominis und Ureaplasma urealyticum) in Frage [4]. Die aeroben Bakterien werden primär auf einem Blutagar (Trypticase Soja Agar mit 5% Schafsblut) angezüchtet. Gewachsene Bakterienkulturen werden dann nach den üblichen Methoden der Bakteriologie weiter differenziert. Beim Nachweis pathogener Keime wird ein Antibiogramm erstellt.

Für den Nachweis von Mykoplasmen wird der Mykoplasmen-Agar nach Blenk-Hofstetter verwendet [1]. Mikrokopisches Charakteristikum der Kulturen

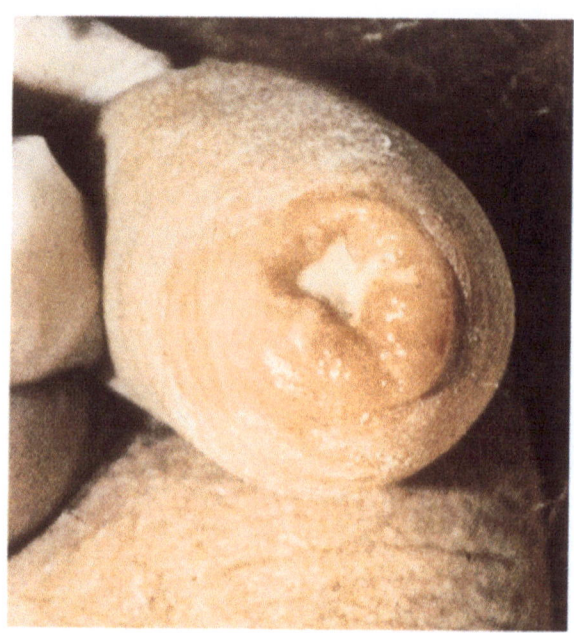

Abb. 1. Eitriger Ausfluß bei gonorrhoischer Urethritis

von Mykoplasma hominis ist die »Spiegelei-Form« (heller Rand). Kolonien von Ureaplasma urealyticum erkennt man an der »Eidotter-Form« (kein Rand) und durch den Farbumschlag der Kulturplatte von gelb nach rot (Harnstoffspaltung).

Für den Nachweis von Chlamydia trachomatis stehen mehrere Verfahren zur Verfügung. Der direkte Immunfluoreszenztest (z. B. Syva MikroTrak) ist mit 30 min. das schnellste Nachweisverfahren. Beim DIFT enthält das Nachweisreagenz monoklonale Antikörper, die mit einem Fluoreszenz-Farbstoff (Fluorescin-Isothiocyanat) markiert sind und Chlamydia trachomatis spezifisch binden. Bei der Auswertung im Fluoreszenz-Mikroskop zeigen Chlamydien-positive Abstriche apfelgrüne Elementarkörperchen vor dem Hintergrund der rot gegengefärbten Zellen. Als positiv wird der Befund gewertet, wenn wenigstens 5 fluoreszierende Elementarkörperchen nachweisbar sind [8]. Der Enzymimmunoassay (z. B. Chlamydiazyme Diagnostic Kit) dauert ca. 4 Stunden und beruht auf dem Prinzip der indirekten Sandwich-Methode, die Messung erfolgt photometrisch bei 492 nm [9]. Beim DNA-Sonden-Test »PACE 2« von GEN-PROBE erfolgt der Nachweis von Chlamydia trachomatis mit Hilfe einer genetischen Sonde und der In-situ-Hybridisierung, die Messung des Reaktionsproduktes erfolgt luminometrisch [2]. Die Nukleinsäure-Amplifikation mittels Polymerase-Kettenreaktion (PCR) bzw. Ligase-Kettenreaktion (LCR) (z. B. LCx Chlamydia trachomatis Assay) stellt derzeit die sensitivste Methode zum Nachweis von Chlamydia trachomatis dar [10].

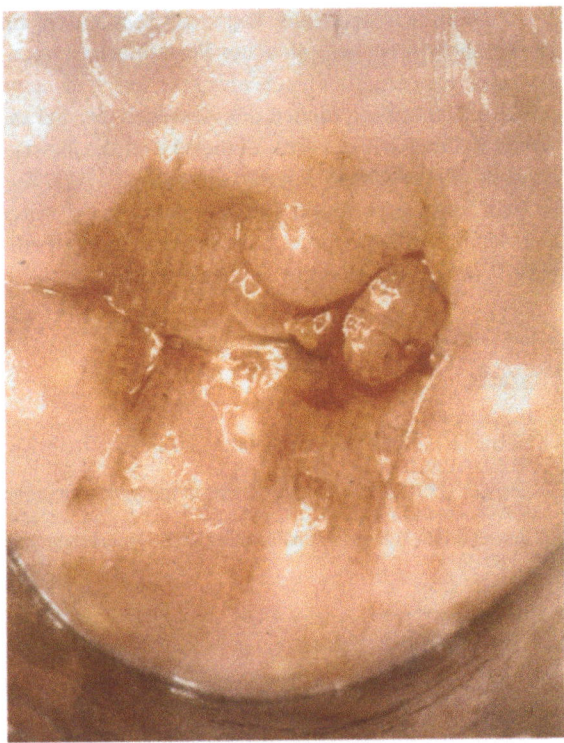

Abb. 2. Zervikaler Fluor bei Infektion mit Chlamydia trachomatis

Genitaler Fluor der Frau

Der genitale Fluor der Frau kann vaginalen und zervikalen Ursprungs sein. Nur durch eine Untersuchung mit Hilfe des Spekulums ist der vaginale Fluor vom zervikalen Fluor (Abb. 2) zu unterscheiden.

Bei Vorliegen von 30 und mehr Leukozyten bei 1000facher Vergrößerung im Färbepräparat aus dem Zervikalkanal kann die Diagnose einer Zervizitis gestellt werden [7]. Als Ursache des zervikalen Fluor kommen dieselben Erreger wie bei der Urethritis in Frage: Neisseria gonorrhoeae, Chlamydia trachomatis und Mykoplasmen. Bei Vorliegen von entzündlichen Erosionen auf der Zervix sollten auch Abstriche für den HSV-Nachweis entnommen werden. Der Syva MicroTrak Identifizierungs-/Typendifferenzierungstest für HSV-1/HSV-2-Direktproben ist ein direkter Immunfluoreszenztest, bei dem das HSV in infizierten Basal- und Parabasalzellen fluoreszenzoptisch (apfelgrüne, granuläre Fluoreszenz) nachgewiesen wird.

Als Ursache eines vaginalen Fluors kommen Candida albicans, Trichomonas vaginalis und eine bakterielle Vaginose in Frage [3]. Die Abklärung beginnt mit der Anfertigung eines Nativ- und eines Färbepräparates. In den Präparaten können Trichomonas vaginalis, Blastosporen und Pseudomyzel sowie sog. »Schlüsselzellen« erkannt werden.

Die bakterielle Vaginose ist die häufigste Ursache eines vaginalen Fluors [6]. Mikrobiologisch handelt es sich bei der bakteriellen Vaginose nicht um eine Infektion im strengen Sinne, sondern um eine Störung der vaginalen Mikroben-Ökologie mit Besiedlung von Gardnerella vaginalis, Mykoplasmen und Anaerobiern [3]. Die Diagnose bakterielle Vaginose begründet sich auf den Nachweis der »Schlüsselzellen« (»clue cells«). Dabei handelt es sich um von gramlabilen Stäbchen dicht besetzte Vaginalepithelien. Weitere diagnostische Kriterien sind das Vorliegen eines grau-weißen homogenen Fluors und ein positiver Amintest (nach Zugabe von 10% KOH zum Fluor entstehender fischartiger Geruch).

Hinweisend für einen Candidabefall der Vagina ist das Nativpräparat mit Blastosporen und Pseudomyzel, die sich in der Gramfärbung grampositiv darstellen. Die Anzüchtung von Candida-Arten erfolgt z. B. auf Saboraud-Agar [11]. Eine einfache Methode für den Nachweis von Candida albicans stellt die Keimschlauchbildung dar. Die weitere Differenzierung der Candida-Arten erfolgt biochemisch mittels der Zuckervergärungsreihe (Auxacolor) sowie Anzüchtung auf Reis-Agar mit der typischen Ausbildung von Chlamydosporen bei Candida albicans [11].

Trichomonas vaginalis kann mikroskopisch im Ausstrichpräparat bei 400facher Vergrößerung nachgewiesen werden. Als Entscheidungskriterien für eine positive Beurteilung dienen das Aussehen der gefundenen Zellen (Größe, Form, Geißeln) und die Beweglichkeit (Geißelschlag, Vorwärtsbewegung) [12]. Zusätzlich kann eine Kultur (48 Stunden bei 35° unter anaeroben Bedingungen, z. B. im Diamond- oder Feinberg-Whittington-Medium) angelegt werden [3].

Literatur

1. Blenk H (1980) Die mykoplasmenbedingte Urethritis. Hautarzt 31:259-62
2. Daly JA (1994) Rapid diagnostic tests in microbiology in the 1990s. Am J Clin Pathol 101:22-26
3. Elsner P (1993) Fluor vaginalis in der STD-Spechstunde. H + G 68: 38-43
4. Gall H, Beckert H, Meier-Ewert H, Tümmers U, Pust RA, Peter RU (1999) Erregerspektrum der Urethritis des Mannes. Hautarzt 50:186-193
5. Gründer K, Mayser P (1995) Gonorrhö heute. TW Dermatologie 25: 429-41
6. Hoyme UB (1989) Bakterielle Vaginose. Zentralbl Gynäkol 111: 1589-98
7. Kohl PK (1995) Urethraler und genitaler Fluor. TW Dermatologie 25: 278-83
8. Korting HC, Abeck D, Neubert U, Hartinger A, Blaufuß A (1987) Zur Bewertung des mikroskopischen Direktnachweises von Chlamydia trachomatis mit fluoreszenzmarkierten Antikörpern bei venerologisch-andrologischen Fragestellungen. Akt Dermatol 13: 88-91
9. Krech T, Gerhard-Fsadni D (1988) Moderne Methoden der Chlamydiendiagnostik. Chemotherapie, Bd. 7-1. Futuramed, München, S 15-24
10. Quinn T, Gaydos C, Shepherd M et al. (1996) Epidemiologic and microbiologic correlates of chlamydia trachomatis infection in sexual partnerships. JAMA 276: 1737-42
11. Rieth H (1984) Pilzdiagnostik - Mykosentherapie. Notabene medici, Melsungen
12. Rodermund OE, Piekarski G (1979) Zur Trichomonadenurethritis des Mannes. Z Hautkr 54: 481-86

Nachweis mykobakterieller DNS bei granulomatösen Infektionen der Haut mittels geschachtelter Polymerasekettenreaktion (»nested PCR«)

P. Nenoff, M. Rytter, M. Mittag, T. Friedrich, H. Kuhn, S. Schubert, U.-F. Haustein

Zusammenfassung

Der Erregernachweis bei Infektionen durch typische und atypische Mykobakterien mittels kultureller Anzucht und Spezialfärbungen ist aufgrund der Erregerarmut und Chronizität der Erkrankungen schwierig.

Zum Nachweis von Mykobakterien-DNS im Gewebe kam eine geschachtelte Polymerasekettenreaktion (nested PCR) zum Einsatz. Bei einem 58jährigen Ethnologen traten nach Aufenthalt in Westafrika ulzerierte Hautläsionen auf, die histologisch das Bild einer granulomatösen, verkäsenden Entzündung zeigten. Weder kulturell noch histologisch waren Mykobakterien nachweisbar. Mittels PCR wurde jedoch Mykobakterien-DNS in drei Bioptaten nachgewiesen, die Sequenzierung des Amplifikates ergab *Mycobacterium (M.) tuberculosis*. Die so gesicherte multilokuläre Inokulationstuberkulose der Haut heilte unter einer 9monatigen Therapie mit Rifampicin und Isoniazid ab.

Bei einer 31jährigen Frau wurde eine seit einem Jahr bestehende granulomatöse Entzündung am Finger zunächst als Fremdkörpergranulom gedeutet. Histologisch zeigten sich wiederum Granulome, wobei ein säurefestes Stäbchen in der Ziehl-Neelsen-Färbung erkennbar war. Die PCR bestätigte das Vorhandensein von Mykobakterien-DNS im Gewebe. Im Nachhinein wurde *M. fortuitum* aus Aquariumwasser – der Infektionsquelle – angezüchtet. Die atypische Mykobakteriose heilte nach Kryotherapie völlig ab.

Reaktiv war die *M. tuberculosis*-PCR auch bei einer Patientin mit Erythema induratum Bazin. Bei drei weiteren Patienten mit granulomatösen Erkrankungen anderer Genese (Sporotrichose, Pannikulitis, Myzetom) war die PCR dagegen negativ.

Einleitung

Moderne Nukleinsäureamplifikationstechniken haben einen Durchbruch bei der langwierigen und schwierigen Diagnostik der Tuberkulose und anderer Mykobakteriosen bewirkt, weil durch sie die Zeit bis zur Diagnosestellung verkürzt und die diagnostische Sensitivität und Spezifität verbessert werden konnte [2, 5, 8]. An erster Stelle steht die PCR zum Nachweis von *M. tuberculosis*-DNS. In Form der »geschachtelten« oder nested PCR wird das Amplifikationsprodukt einer ersten PCR mit einem zusätzlichen Primer (Oligonukleotidpaar) ein zweites Mal im Thermocycler amplifiziert, wodurch eine wesentlich höhere Empfindlichkeit erreicht wird.

Fallbeschreibungen

Patient 1

Von Januar bis März 1997 lebte ein 58jähriger Ethnologe in Westafrika (Timbuktu) in mehreren Eingeborenendörfern. Während dieser Zeit entwickelten sich an Armen, einzelnen Fingern, der Wange und am Rücken livid-rötliche, noduläre, ulzerierte, granulomatöse Effloreszenzen mit Krusten (Abb. 1).

Mikrobiologische Untersuchung Diverse Abstriche, insgesamt drei Gewebsbioptate, mehrere Sputa sowie Urin

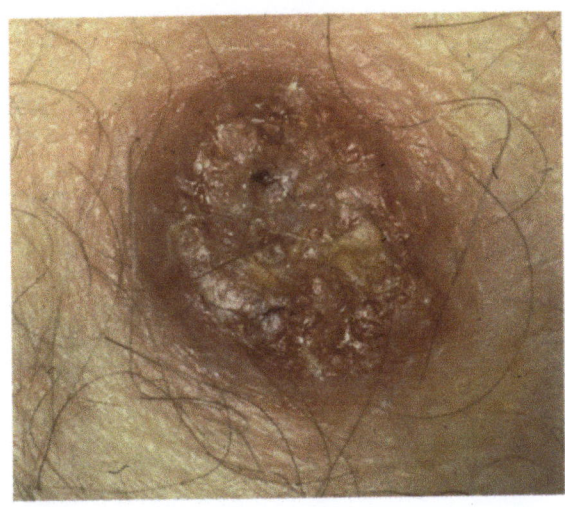

Abb. 1. Inokulationstuberkulose der Haut: ulzerierter, granulomatöser Herd am Arm.

erbrachten weder mikroskopisch mittels Ziehl-Neelsen-Färbung den Nachweis von säurefesten Stäbchen, noch ließen sich auf Löwenstein-Jensen-Medium, auf Eigelbnährboden ohne Glyzerin sowie mit MB/BacT-Kultursystem (Organon Technika) Mykobakterien kulturell anzüchten. Die Inkubation erfolgte bei 36°C sowie zusätzlich – um auch *M. ulcerans* zu erfassen – bei 30°C.

Histologie Im Korium fanden sich Granulome mit zentralen fibrinoiden Nekrosen, randständige Histiozyten, Epitheloidzellen sowie mehrkernige Riesenzellen vom Langhans- und Fremdkörpertyp, der Randsaum bestand aus Lymphozyten und Plasmazellen. In den Spezialfärbungen Ziehl-Neelsen, Giemsa, PAS, sowie Grocott-Gomori wurden weder säurefeste Stäbchen, noch Leishmanien oder Pilze nachgewiesen (Abb. 2).

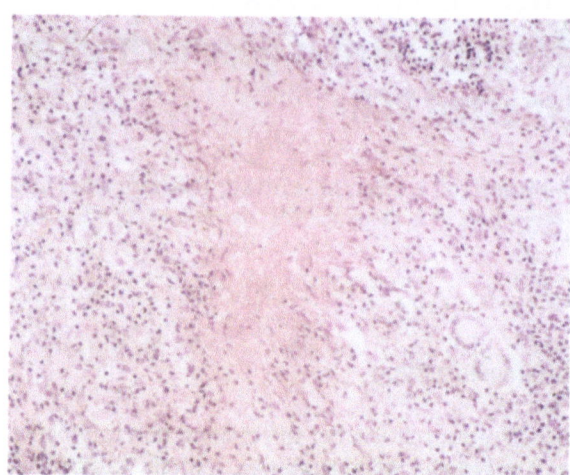

Abb. 2. Tuberkuloides Granulom mit zentraler fibrinoider Nekrose und randständigen Histiozyten, Epitheloidzellen sowie mehrkernige Riesenzellen vom Langhans- und Fremdkörpertyp. Der Randsaum besteht aus Lymphozyten und Plasmazellen, Hämatoxylin/Eosin-Färbung, x 430.

Tuberkulin-Probe Austitrierung 0,1 bis 1 IE (GT 1 Behring): negativ vor Therapie, jedoch reaktiv (10 IE; 18 mm) nach der Therapie.

Polymerasekettenreaktion (nested PCR) Ca. 20 mg Gewebe, gewonnen mittels Exzisionsbiopsie aus granulomatösen Läsionen der Haut, wurde für die DNA-Extraktion eingesetzt. Die PCR wurde wie kürzlich beschrieben durchgeführt [7]. Zur Verwendung kamen zwei verschiedene spezifische Primer-Paare: 1. PCR: TB11 (5´-ACCAACGATGGTGTGTCCAT), TB12 (5´-CTTGTC-GAACCGCATACCCT) Gen: hsp65; Fragmentlänge: 443 bp, Annealing: 62°C. 2. PCR: Mbak3 (5´-GGCGCC-GAGCTGGTCAAGA), Mbak5 (5´-CGGTGAT-GACGCCCTCGTTG) Gen: hsp65; Fragmentlänge: 319 bp, Annealing: 62°C.

Mittels nested-PCR ließ sich im paraffineingebetteten Hautgewebe sowie zusätzlich in zwei nativen Hautbioptaten, die bis zur Untersuchung bei -20°C eingefroren worden waren, Mykobakterien-DNA nachweisen (Abb. 3). Durch die nachfolgend durchgeführte Sequenzierung wurde in allen drei Proben *M. tuberculosis* (= *M. bovis*) identifiziert. Die Kontroll-PCR erfolgte mit GAPDH als Primer.

Verlauf Gescheiterte Therapieversuche mit Clindamycin, Flucloxacillin und (unter dem Verdacht auf eine atypische Mykobakterieninfektion) mit Trimethoprim/Sulfamethoxazol. Nachdem mittels PCR *M. tuberculosis*-DNS nachgewiesen worden war, erfolg-

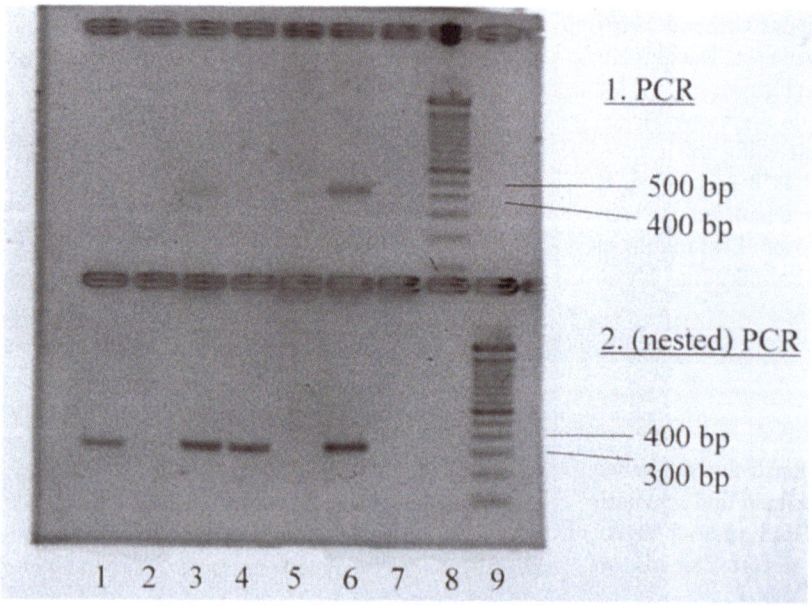

Abb. 3. Nested PCR: Die Agarose-Gelelektrophorese zeigt *M. tuberculosis*-spezifische Banden. Fragmentlänge des Amplifikates der nested PCR: 319 Basenpaare.
1...Paraffin-eingebettetes Bioptat reaktiv
2...Paraffin-eingebettetes Bioptat negativ
3 und 4...Nativgewebe, reaktiv in der 1. und in der nested PCR
5...Negativkontrolle
6...Positivkontrolle
7...Leerkontrolle
8...Leerkontrolle für nested PCR

reiche Behandlung mit Rifampicin 600 mg/d und Isoniazid 300 mg/d unter der Diagnose multilokuläre Inokulationstuberkulose der Haut.

Patientin 2

Bei einer 31jährigen Frau wurde eine seit einem Jahr bestehende granulomatöse Entzündung am Finger zunächst als Fremdkörpergranulom gedeutet. Histologisch zeigten sich ebenfalls Granulome, wobei ein säurefestes Stäbchen in der Ziehl-Neelsen-Färbung erkennbar war. Die PCR bestätigte das Vorhandensein von Mykobakterien-DNS im Gewebe. Im Nachhinein wurde *Mycobacterium fortuitum* aus Aquariumwasser – der Infektionsquelle – angezüchtet. Die atypische Mykobakteriose heilte nach Kryotherapie völlig ab [10].

Patient 3

Bei einer 21jährigen Frau bestanden am Unterschenkel braun-rote, plaqueförmige, z. T. noduläre Läsionen, die klinisch und histologisch als Erythema induratum Bazin diagnostiziert wurden. In dem Gewebe ließ sich *M. tuberculosis*-DNS mit einer einfachen PCR reproduzierbar nachweisen. Eine tuberkulostatische Therapie wurde eingeleitet, deren Behandlungsergebnis derzeit noch offen ist.

Patient 4–6

Bei drei Patienten mit granulomatösen Erkrankungen anderer Genese (Sporotrichose, Pannikulitis, Myzetom) war die PCR dagegen negativ.

Besprechung

In der Literatur erscheinen zunehmend Berichte über den Einsatz der PCR zur Diagnostik der Hauttuberkulose [14]. Seçkin et al. [16] berichten über einen Patienten mit in bezug auf *M. tuberculosis* histologisch und kulturell negativem Lupus vulgaris, jedoch reaktiver PCR. Sie faßten außerdem die bis 1993 publizierten Arbeiten zur PCR-Diagnostik der Hauttuberkulose zusammen und fanden in der Englisch-sprachigen Literatur 23 Fälle, darunter Lupus vulgaris (n=11) und Scrophuloderma (n=1) sowie drei nicht spezifizierte Fälle von Hauttuberkulose [3, 12, 17, 18, 19]. Außerdem war *M. tuberculosis*-DNS auch bei 2 Patienten mit Erythema induratum Bazin und bei 6 Patienten mit papulonekrotischem Tubekulid nachweisbar [4, 15].

Darüber hinaus berichteten Faizal et al. [5] über drei Patienten, bei denen in Hautproben *M. tuberculosis*-DNS detektiert wurde, darunter je ein Lupus vulgaris, eine in die Haut gestreute Miliartuberkulose sowie wiederum ein Erythema induratum Bazin. Eine PCR zur molekularbiologischen Diagnostik einer orifiziellen Tuberkulose nutzten Nachbar et al. [9], wobei hierbei auch die kulturelle Identifizierung der Erreger im Nachhinein möglich war. Barnadas et al. [1] wiesen nach, daß sich auf einem Plattenepithelkarzinom der Haut sekundär eine Tuberkulose entwickelte. Letztere konnte kulturell nicht gesichert werden, jedoch gelang es, *M. tuberculosis*-DNS aus dem granulomatösen Gewebe zu amplifizieren.

Bei fünf von 20 Patienten mit Erythema induratum Bazin und bei einem von acht Kindern mit papulonekrotischem Tuberkulid lieferte die PCR Hinweise, daß Tuberkulosebakterien in die Pathogenese dieser Hauterkrankungen involviert sind [6, 15].

Niebelschütz [10] untersuchte retrospektiv in einer größeren Serie formalinfixierte und paraffineingebettete Gewebeproben mit *M. tuberculosis*-spezifischer nested PCR. In sechs von vierzehn Proben bei Lupus vulgaris war DNS von *M. tuberculosis* nachweisbar, darüber hinaus immerhin auch in sieben von 14 Proben bei Erythema induratum Bazin.

Letztlich beweisend für das Vorliegen einer Tuberkulose oder atypischen Mykobakterieninfektion der Haut ist der mikrobiologische Erregernachweis.

Obwohl die Kultivierung bei 30°C und 36°C auf verschiedenen Spezialmedien erfolgte, ließen sich aus dem bioptisch gewonnenen Gewebe keine Mykobakterien isolieren. Das entspricht der allgemeinen Erfahrung, daß zumindest bei atypischen Mykobakterieninfektionen nur in etwa 50% der Fälle der kulturelle Mykobakteriennachweis gelingt.

Der Patient mit Inokulationstuberkulose, bei dem in 3 Gewebeproben *M. tuberculosis*-DNS nachweisbar war, wird die Diagnosestellung nicht unbeträchtlich durch den Erfolg der antituberkulotischen Therapie mittels Isoniazid und Rifampicin unterstützt.

Besonders wichtig war der histologische Nachweis zwar nur eines säurefesten Stäbchenbakteriums in der Ziehl-Neelsen-Färbung bei der Patientin mit Aquariumgranulom. Zusammen mit der charakteristischen histomorphologischen Struktur, d. h. den epitheloidzelligen Granulomen mit einem lymphoplasmazellulären Randsaum, ist von einer durch Mykobakterien bedingten granulomatösen Infektion auszugehen. Der molekularbiologische Nachweis von Mykobakterien-DNS im Gewebe mit nested PCR bildet die überzeugende Bestätigung der Diagnose, obwohl die Sequenzierung des Amplifikationsproduktes lediglich eine 80%ige Übereinstimmung mit verschiedenen Mykobakterienspezies erbrachte. Erst 1998 berichteten Posteraro et al. [13] über die Diagnostik einer sporotrichoiden *M. marinum*-Infektion mittels PCR-Amplifikation des 16S rRNA-Gens und Analyse des amplifizierten Produkts durch sog. reverse cross-blot-Hybridisierung.

Moderne Nukleinsäureamplifikationstechniken können für die schwierige Diagnostik von Infektionen mit Tuberkuloseerregern und atypischen Mykobakterien einen wichtigen Beitrag leisten; so kann insbesondere die Zeit der Diagnosestellung verkürzt werden. Inwieweit die Sensitivität und Spezifität der Diagnostik von Mykobakterieninfektionen durch Nukleinsäureamplifikations- und Sequenzierungstechniken generell verbessert wird, werden die praktischen Erfahrungen der nächsten Zeit zeigen [3]. Bezug nehmend auf günstige Berichte verschiedener Autoren [3, 16] bestehen hier große Erwartungen.

Kommerziell sind derzeit lediglich Amplifikationsmethoden zum Nachweis von spezifischen Nukleinsäurefragmenten des *M. tuberculosis*- und des *M. avium*-Komplex´ verfügbar. Bei der prinzipiell hohen Empfindlichkeit der molekularbiologischen Methoden ist mit kontaminationsbedingten falsch positiven Proben zu rechnen. Andererseits können Inhibitoren des Amplifikationsprozesses, die im Untersuchungsmaterial enthalten sind, falsch-negative Befunde verursachen.

Weiterhin ist – wie aus der klassischen Mykobakteriendiagnostik bekannt – auch bei molekularbiologischen Untersuchungen zu bedenken, daß die ungleichmäßige Verteilung der Mykobakterien im Gewebe und die gegebenenfalls geringe Keimzahl dazu führt, daß nicht alle Proben beispielsweise einer bioptischen Untersuchung oder nicht alle Sputumproben eines an Lungentuberkulose Erkrankten positiv sind. Im vorliegenden Fall können die Tatsachen, daß keine identischen Proben zur Untersuchung gekommen sind und die Keimzahl offensichtlich gering war, die unterschiedlichen Ergebnisse der klassischen und molekularbiologischen Untersuchungen der Bioptate erklären. Indirekt unterstützt der Nachweis des massiv im Aquarienwasser vorkommenden *M. fortuitum* das Ergebnis des molekularbiologischen Untersuchung.

Zusammenfassend läßt sich feststellen, daß die konventionelle mikroskopische und kulturelle Diagnostik einer kutanen Mykobakteriose oftmals frustran verläuft. Durch moderne molekularbiologische Techniken ist es jedoch möglich, auch in erregerarmen Läsionen das infektiöse Agens nachzuweisen.

Literatur

1. Barnadas MA, Baselga E, Curell R, Margall N, De Moragas JM (1996) Active cutaneous tuberculosis after therapy of squamous cell carcinoma of the skin, a PCR study. Int J Dermatol 35: 221-222
2. Degitz K (1996) Detection of mycobacterial DNA in the skin. Etiologic insights and diagnostic perspectives. Arch Dermatol 132: 71-75
3. Degitz K, Steidl M, Neubert U, Plewig G, Volkenandt M (1993) Detection of mycobacterial DNA in paraffin-embedded specimens of lupus vulgaris by polymerase-chain reaction. Arch Dermatol Res 285: 168-170
4. Degitz K, Messer G, Schirren H, Classen V, Meurer M (1993) Successful treatment of erythema induratum of Bazin following rapid detection of mycobacterial DNA by polymerase chain reaction. Arch Dermatol 129: 1619-1620
5. Faizal M, Jimenez G, Burgos C, Del Portillo P, Romero RE, Patarroyo ME (1996) Diagnosis of cutaneous tuberculosis by polymerase chain reaction using a species-specific gene. Int J Dermatol 35: 185-188
6. Jordaan HF, Schneider JW, Schaaf HS, Victor TS, Geiger DH, Van Helden PD, Rossouw DJ (1996) Papulonecrotic tuberculid in children. A report of eight patients. Am J Dermatopathol 18: 172-185
7. Kuhn H, Friedrich T (1997) Nachweis von atypischen Mykobakterien mit verschiedenen PCR-Protokollen. Verh Dtsch Ges Path 81: 613
8. Mauch H, Roth A (1997) Moderne mikrobiologische Diagnostik der Tuberkulose. Mikroskopie, Kultur oder Nukleinsäure-Amplifikations-Techniken? Atemw-Lungenkrkh 23: 118-126
9. Nachbar F, Classen V, Nachbar T, Meurer M, Schirren CG, Degitz K (1996) Orificial tuberculosis: detection by polymerase chain reaction. Br J Dermatol 135: 106-109
10. Nenoff P, Rytter M, Mittag M, Beer J, Kuhn H, Haustein U-F (1999) Aquarium- (Schwimmbad-)granulom - Nachweis mykobakterieller DNS mittels Polymerasekettenreaktion. Zeitschr H+G 74:345-351
11. Niebelschütz G (1996) Nachweis mykobakterieller DNA in Paraffinproben von Lupus vulgaris, Erythema induratum Bazin und Sarkoidose mit der PCR. Dissertation, Hamburg
12. Penneys NS, Leonardi CL, Cook S et al. (1993) Identification of Mycobacterium tuberculosis DNA in five different types of cutaneous lesions by the polymerase chain reaction. Arch Dermatol 129: 1584-1598
13. Posteraro B, Sanguinetti M, Garcovich A, Ardito F, Zampetti A, Masucci L, Sbordoni G, Fadda G (1998) Polymerase chain reaction-reverse cross-blot hybridization assay in the diagnosis of sporotrichoid *Mycobacterium marinum* infection. Br J Dermatol 139: 872-876
14. Salmhofer W, Degitz K, Bogiatzis A, Soyer HP, Kerl H (1994) Lupus vulgaris - identification of mycobacterial DNA with polymerase chain reaction. Zeitschr H + G 69: 613-617
15. Schneider JW, Jordaan HF, Geiger DH, Victor T, Van Helden PD, Rossouw DJ (1995) Erythema induratum of Bazin. A clinicopathological study of 20 cases and detection of Mycobacterium tuberculosis DNA in skin lesions by polymerase chain reaction. Am J Dermatopathol 17: 350-356
16. Seçkin D, Akpolat T, Ceyhan M, Tuncer S, Turanli AY (1997) Polymerase chain reaction in cutaneous tuberculosis. Int J Dermatol 36: 51-54
17. Serfling U, Penneys NS, Leonardi CL (1993) Identification od Mycobacterium tuberculosis DNA in a case of lupus vulgaris. J Am Acad Dermatol 28: 318-322
18. Steidl M, Neubert U, Volkenandt M, Chatelain R, Degitz K (1993) Lupus vulgaris confirmed by polymerase-chain reaction. Br J Dermatol 129: 314-318
19. Taniguchi S, Chandki M, Hamada T (1993) Scrophuloderma: the DNA analysis of mycobacteria by the polymerase chain reaction. Arch Dermatol 129: 1618-1619

Prophylaxe der Mycobacterium avium intracellulare-Infektion: Stand 1999

J. R. Bogner

Die Infektion mit Mycobacterium avium intracellulare complex (MAC) nimmt deutlich an Wahrscheinlichkeit und Häufigkeit zu, wenn ein Immundefekt mit weniger als 100 CD4-Zellen/µl vorliegt. Die Pathophysiologie der Infektion verläuft über eine Kolonisation mit diesem nahezu ubiquitären Erreger. Als Orte der Kolonisation kommen der Gastrointestinaltrakt und der Respirationstrakt in Frage. Bei stark eingeschränktem Immunstatus kann es zu einer lokalen Infektion und von hier aus hämatogen oder lymphogen zu einer disseminierten Infektion kommen. Wie auch bei andern Mykobakteriosen handelt es sich um eine intrazelluläre Infektion, die vorwiegend über die zelluläre Immunantwort abgewehrt wird. Pathologisch-anatomisch handelt es sich um eine mykobakterielle Histiozytose. Ein Charakteristikum ist die Phagozytose der Erreger durch Makrophagen.

Klinische Symptome sind meist sehr unspezifisch. Fieber in unterschiedlicher Qualität und Ausprägung gehört dazu, ist jedoch keineswegs obligat. Bei disseminierter Infektion können außerdem auftreten: Nachtschweiß, Gewichtsverlust, allgemeines Krankheitsgefühl und Abgeschlagenheit, Inappetenz und abdominelle Beschwerden. Insbesondere bei der abdominellen Ausbreitungsform sind ausgeprägte Bauchschmerzen, Diarrhöe und Malabsorption häufige Symptome.

Epidemiologische Daten zur Häufigkeit von MAC bei AIDS-Patienten existieren vorwiegend aus der Zeit vor der antiretroviralen Kombinationstherapie. Nightingale und Kollegen beschrieben 1992 eine Inzidenz von 21% im ersten Beobachtungsjahr und 43 % im zweiten Beobachtungsjahr für Patienten mit weniger als 10 Helferzellen. In einer weiteren Studie mit Patienten unterhalb von 200 Helferzellen wurde innerhalb von 190 Tagen Beobachtungszeit eine Inzidenz der MAC-Bakteriämie von 17% gefunden. Gegenüber den epidemiologischen Daten in den USA sind Europäische Daten hinweisend auf eine etwas niedrigere Inzidenz der MAC-Infektion bei AIDS. Eigene Daten aus München zeigen eine Wahrscheinlichkeit von 32% einer MAC-Infektion im Verlauf des gesamten Vollbildes von AIDS. Daten aus dem BGA-Fallregister weisen auf einen Prozentsatz unterhalb von 8% für Mykobakteriosen allgemein als Erstmanifestation von AIDS hin. Innerhalb von Europa ist bekannt, daß die Inzidenz der MAC-Infektion ein deutliches Nord-Süd-Gefälle aufweist.

Seit dem Jahr 1994/1995 hat sich die Häufigkeit neuer MAC-Infektionen deutlich verringert. Anhand eigener Daten an der Medizinischen Poliklinik in München wurden die neuen MAC-Diagnosen seit 1995 stark rückläufig. 1997 betrug die Inzidenz bezogen auf alle HIV-Patienten in unserer Betreuung nur noch 0,2%. Bezieht man die Häufigkeit allerdings auf diejenigen Patienten, welche weniger als 100 Helferzellen/µl haben, so waren es 1997 immerhin noch 9,1%. In der Patientenpopulation mit weniger als 100 CD4-Zellen (trotz hochaktiver antiretroviraler Therapie) ist also nach wie vor mit dem Auftreten von MAC zu rechnen.

Grundsätzliche Möglichkeiten für eine MAC-Prophylaxe bestehen in

- Immunisierung (für eine effektive Immunisierung gibt es momentan insbesondere im Stadium des Immundefekts keine Möglichkeit)
- Expositionsprophylaxe (ist wegen des ubiquitären Vorkommens von MAC praktisch unmöglich)
- Immunologische Prophylaxe: Durch eine Verbesserung des Immunstatus und Immunrekonstitution kann die Inzidenz der MAC-Infektion niedrig gehalten werden
- Medikamentöse Primarprophylaxe
- Medikamentöse Erhaltungstherapie im Sinn einer Rezidivprophylaxe der akuten disseminierten Infektion

Aus der 1993 von Nightingale und Kollegen publizierten Studie zur MAC-Prophylaxe mit Rifabutin resultierten die ersten Empfehlungen für eine primäre Prophylaxe. Damals wurden zwei Studien mit jeweils mehr als 500 Patienten durchgeführt. Die mittlere Beobachtungszeit lag im Bereich von 200 Tagen. Geprüft wurde Rifabutin 300 mg/Tag versus Placebo. Die MAC-Bakteriämie konnte von 17% in der Placebogruppe auf 8% in der Verumgruppe gesenkt werden. Dabei wurde eine geringe Nebenwirkungsrate beobachtet. Ein Einfluß die Mortalität ergab sich nicht. Nach dem Bekanntwerden dieser Daten wurde die

Public Health Service Task Force on MAC Prophylaxis gebildet. Die Empfehlungen, die man damals aussprach bezogen sich auf Patienten mit weniger als 100 CD4-Zellen. Alle Patienten mit weniger als 100 CD4-Zellen sollten eine MAC-Prophylaxe erhalten. Vor Beginn wurde ein Röntgen-Thorax, ein Hauttest und eine Blutkultur auf MAC empfohlen.

Aufgrund neuer Ergebnisse einer Studie mit Clarithromycin versus Placebo (Pierce et al. 1996) wurden die Empfehlungen modifiziert. In dieser Studie wurden 667 Patienten mit weniger als 100 CD4-Zellen (Median 30/μl) im mittel 427 Tage lang verfolgt. Die Behandlung wurde mit 2 x 500 mg Clarithromycin versus Placebo durchgeführt. Die MAC-Bakteriämie konnte von 16% auf 6% gesenkt werden. Allerdings traten in einem gewissen Prozentsatz gastrointestinale Nebenwirkungen auf. In den geänderten Empfehlungen der Task Force wurde ab 1995 der Zeitpunkt des Prophylaxebeginns auf 50–75 CD4-Zellen/μl festgesetzt.

Eine weitere Studie wurde in der Zeit zwischen 1992 und 1995 durchgeführt. Sie beschäftigte sich mit der Effektivität von einer Azithromycinprophylaxe im Vergleich zu Rifabutin versus Kombination aus Rifabutin und Azithromycin. Untersucht wurden 693 Patienten. Die mediane CD4-Zellzahl lag bei 36/μl. Das Follow-up betrug 514 Tage im Mittel. Die jährliche MAC-Inzidenz konnte in der Azithromycingruppe auf 7,6% versus 15,3% in der Rifabutingruppe gesenkt werden. Im Gegensatz zur Prophylaxe mit Clarithromycin waren in der Azithromycingruppe primäre MAC-Resistenzen selten (Havlir 1996). Von Oldfield und Kollegen (1998) wurden 181 Patienten in eine Azithromycin-Studie 1200 mg/Woche versus Placebo aufgenommen. Die MAC-Bakteriämie wurde auch hier durch Azithromycin signifikant gesenkt (8,2% vs. 23,3%). Gastrointestinale Nebenwirkungen traten nur bei 8% in Therapie limiterender Weise auf. Resistenzen gegen Azithromycin wurden nicht beobachtet. Als Nebeneffekt wurde eine deutliche Reduktion der Zahl von Atemwegsinfekten festgestellt. Nach dem Bekanntwerden der Daten dieser Studie wurden die USPHS/IDSA Guidelines zur MAC-Primärprophylaxe modifiziert. Als Therapeutikum der ersten Wahl wurde Azithromycin 1200 mg/Woche oder Clarithromycin 2mal 500 mg/Tag empfohlen. Als Prophylaxe der zweiten Wahl Rifabutin 300 mg/Tag. Vor Beginn der Prophylaxe sollten geeignete Untersuchungen zum Ausschluß einer disseminierten MAC-Infektion durchgeführt werden.

Vergleicht man Macrolide und Rifabutin in der MAC-Prophylaxe so ist auf die intrazelluläre Akkumulation von Macroliden hinzuweisen. Darüber hinaus bestehen weniger Interaktionen mit der HAART. Außerdem kann mit Azithromycin eine zusätzliche Prophylaxe bakterieller Infekte erreicht werden. Der spezielle Vorteil von Azithromycin gegenüber Clarithromycin besteht in der fehlenden Komplexbildung mit Cytochrom p450 3A4 und damit in der geringeren Wahrscheinlichkeit einer Interaktion mit der antiretroviralen Therapie. Bezüglich der Compliance ist die Einnahme von lediglich 2 Tabletten pro Woche als günstiger einzuschätzen. Darüber hinaus wird auf die fehlende Resistenzentwicklung gegenüber Azithromycin hingewiesen. Ein weiteres Argument ist der wesentlich günstigere Preis.

Literatur

1. Anonymous (1997) USPHS/IDSA guidelines for the prevention of opportunistic infections in persons infected with human immunodeficiency virus: disease-specific recommendations. USPHS/IDSA Prevention of Opportunistic Infections Working Group. Clin Infect Dis 25 (Suppl 3):S313–S335
2. Bogner JR, Rusch Gerdes S, Mertenskotter T, Loch O, Emminger C, Baumgarten R, Brockmeyer NH, Brockhaus W, Jablonowski H, Stoehr A, Roth A, Albrecht H, Roth K, Tschauder S, Dietrich M (1997) Patterns of mycobacterium avium culture and PCR positivity in immunodeficient HIV-infected patients: progression from localized to systematic disease, German Aids Study Group (GASG/IDKF). Scand J Infect Dis 29:579–584
3. Chaisson RE, Moore RD (1997) Prevention of opportunistic infections in the era of improved antiretroviral therapy. J Acquir Immune Defic Syndr Hum Retrovirol 16 (Suppl 1):S14–S22
4. Cohn DL (1997) Prevention strategies for Mycobacterium avium-intracellulare complex (MAC) infection. A review of recent studies in patients with AIDS. Drugs 54 (Suppl 2):8–15
5. Faris MA, Raasch RH, Hopfer RL, Butts JD (1998) Treatment and prophylaxis of disseminated Mycobacterium avium complex in HIV-infected individuals. Ann Pharmacother 32:564–573
6. Havlir DV, Dube MP, Sattler FR, Forthal DN, Kemper CA, Dunne MW, Parenti DM, Lavelle JP, White ACJ, Witt MD, Bozzette SA, McCutchan JA (1996) Prophylaxis against disseminated Mycobacterium avium complex with weekly azithromycin, daily rifabutin, or both. California Collaborative Treatment Group. N Engl J Med 335:392–398
7. Horsburgh CR, Jr., Havlik JA, Ellis DA, Kennedy E, Fann SA, Dubois RE, Thompson SE (1991) Survival of patients with acquired immune deficiency syndrome and disseminated Mycobacterium avium complex infection with and without antimycobacterial chemotherapy. Am Rev Respir Dis 144:557–559
8. Horsburgh CRJ (1991) Mycobacterium avium complex infection in the acquired immunodeficiency syndrome. N Engl J Med 324:1332–1338
9. Horsburgh CRJ (1992) Epidemiology of mycobacterial diseases in AIDS. Res Microbiol 143:372–377
10. Nightingale SD (1997) Prophylaxis against Mycobacterium avium-intracellulare complex infections in human immunodeficiency virus-infected patients. Infection 25:67–70
11. Nightingale SD, Byrd LT, Southern PM, Jockusch JD, Cal SX, Wynne BA (1992) Incidence of Mycobacterium avium-intracellulare complex bacteremia in human immunodeficiency virus-positive patients. J Infect Dis 165:1082–1085
12. Nightingale SD, Cameron DW, Gordin FM, Sullam PM, Cohn DL, Chaisson RE, Eron LJ, Sparti PD, Bihari B, Kaufman DL et al. Two controlled trials of rifabutin prophylaxis against Mycobacterium avium complex infection in AIDS. N Engl J Med 329:828–833
13. Oldfield EC, Fessel WJ, Dunne MW, Dickinson G, Wallace MR, Byrne W, Chung R, Wagner KF, Paparello SF, Craig DB,

Melcher G, Zajdowicz M, Williams RF, Kelly JW, Zelasky M, Heifets LB, Berman JD (1998) Once weekly azithromycin therapy for prevention of Mycobacterium avium complex infection in patients with AIDS: a randomized, double-blind, placebo-controlled multicenter trial. Clin Infect Dis 26:611–619

14. Pierce M, Crampton S, Henry D, Heifets L, LaMarca A, Montecalvo M, Wormser GP, Jablonowski H, Jemsek J, Cynamon M, Yangco BG, Notario G, Craft JC (1996) A randomized trial of clarithromycin as prophylaxis against disseminated Mycobacterium avium complex infection in patients with advanced acquired immunodeficiency syndrome. N Engl J Med 335:384–391

Expression von Zytokinen beim Erythema migrans, der Markerdermatose der frühen Lyme borreliose

R. R. Müllegger, G. McHugh, B. Binder, R. Ruthazer, A. C. Steere, H. Kerl

Zusammenfassung

In der vorliegenden Studie wurde die Expression pro- und antiinflammatorischer Zytokine aus Makrophagen sowie Th1 und Th2 Lymphozyten mittels *in situ* Hybridisierung in läsioneller Haut von Erythema migrans Patienten mit oder ohne Zusatzsymptomen untersucht. Es fand sich eine breite Aktivierung von pro- als auch antiinflammatorischen Zytokinen mit einer Dominanz von IFN-γ und einer signifikant stärkeren Expression von proinflammatorischen Makrophagen-typischen Zytokinen bei Patienten mit Zusatzsymptomen. Die beschriebene Aktivierung von Zytokinen scheint ein wesentliches pathogenetisches Prinzip beim Erythema migrans darzustellen (biologischer Amplifikationsmechanismus), das vorteilhaft für die Erradikation des Krankheitserregers *Borrelia burgdorferi* ist.

Einleitung

Das Erythema migrans (EM), die Markerdermatose der frühen Lyme Borreliose (LB), wird durch eine Infektion mit der Spirochäte *Borrelia burgdorferi (Bb)* hervorgerufen und zeichnet sich durch einen akuten (selbstlimitierten) Verlauf aus. Es handelt sich um eine makroskopisch und histopathologisch deutlich entzündliche Hautveränderung, in der jedoch nur wenige Krankheitserreger vorhanden sind. Bei durchschnittlich 10% aller Patienten mit EM finden sich sekundäre Krankheitsherde an der Haut, durchschnittlich 40% der Patienten leiden an zusätzlichen extrakutanen Symptomen.

Zytokine sind hochpotente Mediatoren inflammatorischer und immunologischer Prozesse. Für *Bb* ist *in vitro* und in Tierversuchen bewiesen, daß es die Produktion einer Reihe dieser Botenstoffe induzieren kann (z.B. TNF-α, IL-1β, IL-6, IL-12, IFN-γ, IL-8).

Von den Manifestationen der humanen LB sind die Neuroborreliose (NB) [1, 2, 7] und die Lyme Arthritis (LA) [3, 9] hinsichtlich des pathogenetischen Einflusses von Zytokinen besser untersucht. Dabei konnte gezeigt werden, daß hauptsächlich proinflammatorische Zytokine angestoßen werden und ein Überwiegen von Th1-Lymphozyten-typischen Zytokinen gegenüber Th2-Lymphozyten-typischen Zytokinen gegeben ist [1–3, 7, 9]. Ferner fiel bei diesen Untersuchungen auf, daß die Zytokine am Ort der Infektion selbst (Zentralnervensystem bzw. Gelenk) in höherer Konzentration produziert werden als im peripheren Blut [1, 3]. Über die Expression von Zytokinen bei der Dermatoborreliose (DB) gibt es bislang keine Untersuchungen.

Patienten und Methoden

Von März 1993 bis Dezember 1996 wurden 42 Patienten (m:w = 29:13, Durchschnittsalter = 46a) mit EM an der Universitätsklinik für Dermatologie in Graz, Österreich in die vorliegende Studie eingeschlossen. Die Diagnose wurde mittels eines Sets anamnestischer, klinischer, histopathologischer und serologischer Parameter gestellt. Es wurde eine Klassifizierung der Patienten in EM-major (n = 15, 36%) und EM-minor (n = 27, 64%) vorgenommen [8]. Die Diagnose EM-major wurde gestellt, wenn ein oder mehr Symptome, die auf Mitbeteiligung eines weiteren Organs verdächtig sind (z.B. sekundäre Hautveränderungen, Meningismus) und/oder mindestens zwei konstitutionelle Symptome (z.B. Fieber, Lymphadenopathie) akut/im Zusammenhang mit der primären Hautveränderung aufgetreten waren. Das EM-minor wurde definiert als das alleinige Vorliegen einer primären Hautveränderung ohne jegliche Zusatzsymptome.

Bei allen 42 Patienten wurde eine 4-mm Stanzbiopsie vom Rand des EM gewonnen. 5-μm Schnitte dieser Hautprobe wurden für die Immunhistochemie und *in situ* Hybridisierung (ISH) verwendet. Immunhistochemisch wurde die Präsenz von Leukozyten-Differenzierungs-Antigenen (CD68/Makrophagen, CD3/T Zellen, CD20/B Zellen) untersucht. Mittels ISH wurde die Expression von mRNA für folgende Zytokine analysiert: TNF-α, IL-1β, IL-6 (proinflammatorische, Makrophagen-typische Zytokine (M_{pro})), IFN-γ, IL-2 (proinflammatorische, Th1-Zellen-typische Zytokine ($T1_{pro}$)) und IL-4, IL-10 (antiinflammatorische, Th2-Zellen-typische Zytokine (T2$_{anti}$)). Die ISH mit cRNA antisense und sense Sonden wurde nach einer Publikation von Lan et al. [5] mit Modifikationen durchgeführt. Nach Deparaffinierung und Permeabilisierung (Mikrowellenerhitzung, Proteinase K) der Gewebeschnitte erfolgte die Hybridisierung mit den spezifischen Sonden über Nacht bei 42 °C. Nach Stringenz-Waschschritten und Applikation von RNAse A wurde der Nachweis der Hybridisierung mittels eines Immunoperoxidase-Verfahrens (biotinylierter primärer Antikörper, ABC-Komplex, DAB) und die Gegenfärbung mit Hämatoxylin durchgeführt. Die Quantifizierung der spezifischen mRNA Signale erfolgte mit einem Lichtmikroskop bei 1000-facher Vergrößerung unter Verwendung eines kalibrierten Zählgitters. Spezifische mRNA Signale wurden direkt gezählt, die Gesamtzahl der Entzündungszellen pro Gesichtsfeld indirekt unter Anwendung der Formel (N = nx $\Pi/4^2$) ermittelt [6]. Die Relation von mRNA Signalen zur Gesamtzahl der Entzündungszellen wurde zur statistischen Analyse herangezogen.

Resultate (Tabelle 1, 2)

Es imponierte eine Aktivierung multipler sowohl pro- als auch antiinflammatorischer Zytokine beim EM-major wie auch beim EM-minor, wobei T1$_{pro}$ Zytokine besonders im Vordergrund standen. Das dominierende Zytokin bei beiden Formen des EM war das T1$_{pro}$-spezifische IFN-γ, welches deutlich stärker exprimiert war als das T2$_{anti}$-spezifische IL-4. Bezüglich der Gesamtheit der proinflammatorischen Zytokine war lediglich beim EM-major ein (mäßiggradiges) Überwiegen gegenüber den antiinflammatorischen Zytokinen festzustellen. Dies war insbesondere durch eine signifikant stärkere Expression der M$_{pro}$ Zytokine gegenüber dem EM-minor bedingt.

Zytokin mRNA Signale waren gleichmäßig in den perivaskulären Entzündungsinfiltraten verteilt, jedoch mit einer Betonung der oberen Dermis und der Tendenz, Cluster zu bilden. Areale, in denen mRNA eines bestimmten Zytokins detektiert wurde, korrespondierten in Serienschnitten mit denjenigen Arealen, in denen immunhistochemisch die Typen von Leukozyten gefunden wurden, von denen bekannt ist, daß sie das jeweilige Zytokin produzieren. Dabei fanden sich in EM-major Läsionen viele Makrophagen, mäßig viele T Zellen und wenige B Zellen. Beim EM-minor war die Infiltration mit T Zellen mäßig stark, Makrophagen und B Zellen waren in geringer bis mäßiger Zahl nachweisbar.

Diskussion

Bei der vorliegenden Studie handelt es sich um die erste Untersuchung über die Expression von Zytokinen bei DB auf läsioneller Ebene. Es konnte gezeigt werden, daß das EM von einer breiten Aktivierung multipler Zytokine geprägt ist, wobei T1$_{pro}$ Zytokine am stärksten exprimiert sind. Besonders augenfällig ist ein signifikantes Überwiegen von M$_{pro}$ Zytokinen beim EM-major gegenüber dem EM-minor. Damit entspricht das Zytokinmuster beim EM im wesentlichen den Profilen, die bei NB und LA gefunden wurden [1–3, 7, 9].

Tabelle 1. Erythema migrans Patienten mit Expression von Zytokin-spezifischer mRNA in läsioneller Haut[a]

	EM-major (n = 15)	EM-minor (n = 27)
Proinflammatorische Zytokine		
TNF-α	15 (100)[b]	20 (74)
IL-1β	15 (100)[b]	10 (37)
IL-6	10 (67)[b]	7 (26)
IFN-γ	14 (93)	25 (93)
IL-2	12 (80)	19 (70)
Mittelwert	13,2 (88)	16,2 (60)
Antiinflammatorische Zytokine		
IL-4	9 (60)	12 (44)
IL-10	13 (87)	19 (70)
Mittelwert	11 (73,5)	15,5 (57)
Ratio pro/antiinflammatorische Zytokine	1,2	1,0
Ratio IFN-γ/IL-4	1,6	2,1

[a]Dargestellt sind die Zahl und der Prozentsatz (in Klammer) der Patienten, bei denen zumindest ein spezifisches mRNA Signal für das jeweilige Zytokin in der untersuchten Hautprobe gefunden wurde. Die Ergebnisse wurden mittels eines Chi-Quadrat Tests analysiert (α = 0,05).
[b]p < 0,05 versus EM-minor.

Tabelle 2. Zytokin-spezifische mRNA Signale in läsioneller Haut von Patienten mit Erythema migrans[a]

	EM-major (n = 15)	EM-minor (n = 27)
Proinflammatorische Zytokine		
TNF-α	6,3 (3,8–11,8)[b]	2,2 (0,0–6,7)
IL-1β	3,8 (1,4–7,1)[b]	0,0 (0,0–1,8)
IL-6	2,1 (0,0–5,2)[b]	0,0 (0,0–1,0)
IFN-γ	9,1 (3,6–10,6)	5,7 (2,9–8,6)
IL-2	5,0 (2,9–10,9)	2,0 (0,0–8,3)
Mittelwert	5,3	2,0
Antiinflammatorische Zytokine		
IL-4	1,3 (0,0–3,3)	0,0 (0,0–1,5)
IL-10	2,9 (0,9–5,9)	4,1 (0,0–6,0)
Mittelwert	2,1	2,1
Ratio pro/antiinflammatorische Zytokine	2,5	1,0
Ratio IFN-γ/IL-4	7,0	5,7/0,0

[a]Dargestellt sind der Median und die Quartillenwerte (in Klammer) des Prozentsatzes spezifischer mRNA Signale des jeweiligen Zytokins pro Gesamtheit der Entzündungszellen von allen Patienten einer Gruppe. Die Ergebnisse wurden mittels eines Kruskal-Wallis Tests analysiert (α = 0,05).
[b]p < 0,05 versus EM-minor.

Es kann darüber spekuliert werden, daß die signifikant stärker exprimierten M_{pro} Zytokine an der Entwicklung der zusätzlichen Symptome beim EM-major beteiligt sind. Zumindest ist von TNF-α, IL-1β und IL-6 bekannt, daß sie systemische Wirkungen (z. B. Fieber) entfalten können.

Es ist sehr wahrscheinlich, daß die ausgeprägte Aktivierung von Zytokinen ein wesentliches pathogenetisches Prinzip beim EM darstellt. Bedenkt man die geringe Zahl von Borrelien, die am Infektionsort vorhanden sind, könnten es die durch den Krankheitserreger angestoßenen proinflammatorischen Zytokine sein, die im Sinne eines biologischen Amplifikationsmechanismus [4] den in der Regel ausgeprägten Entzündungsgrad des EM induzieren.

Bb ist grundsätzlich ein extrazellulärer Krankheitserreger. Zur effektiven Bekämpfung eines extrazellulären Krankheitserregers ist in erster Linie eine Th2-Lymphozyten-getragene (humorale) Abwehr entscheidend. Für Borrelieninfektionen hat sich jedoch gezeigt, daß nicht nur Th2 Lymphozyten für die Erradikation des Krankheitserregers entscheidend sind, sondern auch Th1 Lymphozyten (zelluläre Abwehr) an der erfolgreichen Bekämpfung der Borrelien beteiligt sind [10]. Makrophagen sind in diesem Zusammenhang immer wieder als Zellen im Sinne einer ersten Abwehrlinie gegen *Bb* identifiziert worden. Damit verbunden ist der Umstand, daß IFN-γ und TNF-α entscheidend wichtige Zytokine für die Erradikation von *Bb* sind [1, 10]. Betrachtet man die Zytokinmuster, die in unserer Studie beim EM gefunden wurden, scheint insgesamt eine sehr günstige (kombinierte) Abwehrkonstellation vorzuliegen, was im Einklang mit dem akuten und letztlich selbstlimitierten Verlauf dieser frühen Form der DB steht. In der Tat kann nach klinischer Abheilung eines EM auch nur in Ausnahmefällen *Bb* in der Haut nachgewiesen werden.

Weitere Untersuchungen zu Zytokinmustern bei DB unter Einbeziehung der RT-PCR Methode sind geplant. Sie werden zum besseren Verständnis der bislang nur unvollständig verstandenen Pathogenese der LB beitragen.

Literatur

1. Ekerfelt C, Ernerudh J, Bunikis J et al. (1997) Compartmentalization of antigen specific cytokine responses to the central nervous system in CNS borreliosis: secretion of IFN-γ predominates over IL-4 secretion in response to outer surface proteins of Lyme disease Borrelia spirochetes. J Neuroimmunol 79:155–162
2. Forsberg P, Ernerudh J, Ekerfelt C et al. (1995) The outer surface proteins of Lyme disease spirochetes stimulate T cells to secrete interferon-γ: diagnostic and pathogenic implications. Clin Exp Immunol 101:453–460
3. Gross DM, Steere AC, Huber BT (1998) T helper 1 response is dominant and localized to the synovial fluid in patients with Lyme arthritis. J Immunol 160:1022–1028
4. Habicht GS, Katona LI, Benach JL (1991) Cytokines and the pathogenesis of neuroborreliosis: *Borrelia burgdorferi* induces glioma cells to secrete interleukin-6. J Infect Dis 164:568–74
5. Lan HY, Mu W, Ng Y, et al. (1996) A simple, reliable and sensitive method for nonradioactive *in situ* hybridization: use of microwave heating to improve hybridization efficiency and preserve tissue morphology. J Histochem Cytochem 44:281–287
6. Simpson JF, Dutt PL, Page DL (1992) Expression of mitoses per thousand cells and cell density in breast carcinomas: a proposal. Hum Pathol 23:608–611
7. Wang WZ, Fredrikson S, Sun JB, et al (1995) Lyme neuroborreliosis: evidence for persisting up-regulation of *Borrelia burgdorferi*-reactive cells secreting interferon-γ. Scand J Immunol 42:694–700
8. Weber K, Neubert U, Büchner SA (1993) Erythema migrans and early signs and symptoms. In: Weber K, Burgdorfer W (eds) Aspects of Lyme borreliosis. Springer, Berlin Heidelberg New York, pp 105–121
9. Yin Z, Braun J, Neure L et al. (1997) T cell cytokine pattern in the joints of patients with Lyme arthritis and its regulation by cytokines and anticytokines. Arthritis Rheum 40:69–79
10. Zeidner N, Dreitz M, Belasco D et al (1993) Suppression of acute Ixodes scapularis-induced *Borrelia burgdorferi* infection using tumor necrosis factor-α, interleukin-2, and interferon-γ. J Infect Dis 173:187–195

Virale Infektionen

Aktuelle Labordiagnostik der Virusinfektionen in der Dermatologie und Venerologie

R. Allwinn, H. W. Doerr

Zusammenfassung

An der Haut können sich Virusinfektionen unterschiedlich manifestieren. Neben den typisch viralen exanthematischen »Kinderkrankheiten«, wie Masern, Windpocken und Röteln, sind maßgeblich die Familie der Herpesviren, Papillomaviren- und Pockenviren, im weitesten Sinne auch die Enteroviren und Retroviren beteiligt.

Differentialdiagnostisch spielt die virologische Laboratoriumsdiagnostik insbesondere bei atypischen Verläufen von Infektionskrankheiten, bei Patienten mit chronischen oder immunologischen Erkrankungen, unter Chemotherapie, oder bei Behandlung mit Immunsuppressiva eine wichtige Rolle.

Einleitung

Viruserkrankungen können sich an der Haut unterschiedlich manifestieren, z.B. als warzige Tumoren (Papovaviren), kleinfleckige Erytheme, oder als Exantheme mit Flecken, Bläschen und Papeln.

Zu den akuten exanthematischen (viralen) Erkrankungen werden Masern, Röteln, Varizellen, Parvoviren und Pockenviren gerechnet. Andererseits ist eine Hautbeteiligung bei zahlreichen anderen Virusinfektionen zu verzeichnen, die jedoch kein typisch exanthematisches Bild zeigen.

Mit den Viren der Herpesgruppe, das Varizella Zoster Virus und Herpes simplex 1 und 2, sowie die Herpesviren 6, 7, und 8, den Papovaviren (Papilloma- und Polyomaviren), Pockenviren (Variola major, Molluscum contagiosum), Retroviren und den Enteroviren im weitesten Sinne sind auch die dermatologisch und venerologisch relevanten Viren erfaßt.

Pathogenese

Viren als obligate Zellparasiten veranlassen die Wirtszelle nach Infektion und Einschleusung des Virusgenoms zur Synthese von neuen Virusbausteinen. Trotz Immunabwehr können eine Reihe von Viren chronisch persistieren oder latent bleiben (z.B. als provirales Genom bei den Retroviren). Die Viruslatenz kann als potentiell onkogen gelten, insbesondere dann, wenn das Virusgenom in die Wirtszelle integriert wurde.

Damit wird die Bedeutung der Molekularbiologie für den Virusnachweis speziell bei Tumoren aufgezeigt.

Die Virusvermehrung schädigt insbesondere das Gefäßbindegewebe; durch Degeneration und entstehende Zellnekrosen des virusinfizierten Gewebes wird die Einwanderung von mononukleären Zellen gefördert. Die epidermotropen Viren können durch Befall von Hautzellen durch eine intrazelluläre Virusvermehrung oder über zytopathogene Effekte zu entzündlichen Gewebsreaktionen und Abwehrreaktionen führen (unspezifische oder spezifisch-immunologischer Natur).

Bei generalisierten Infektionen kommt es nach Eintritt der viralen Erreger über die Haut oder den oberen Respirationstrakt zu einer Virusverbreitung in den regionalen Lymphknoten und dem Blutkreislauf. Diese primäre Virämie entspricht klinisch dem Prodromalstadium.

Allgemeine Virusdiagnostik

Möglich ist der Direktnachweis (Zellkultur, PCR, Antigen-ELISA) des Erregers oder die serologische Untersuchung, d.h. der Nachweis von unterschiedlichen Antikörpern mit verschiedenen Methoden: agglutinierende Antikörper im Hämagglutinationshemmtest (HHT), komplementbindende in der Komplementbindungsreaktion (KBR), neutralisierende im Neutralisationstest (NT) oder verschiedene Ig-Klassen im Enzymimmunoassay (ELISA).

Bei der Auswahl der Untersuchungsmethoden spielt das Stadium des Infektionsgeschehens eine bedeutende Rolle (Erstinfektion oder Reaktivierung, Prodromalstadium oder Rekonvaleszenz). Der Direktnachweis, immer noch Goldstandard, wird erfolgreich nur während der Prodromalphase der Erkrankung bzw. der primären Virämie sein. Ganz im Vordergrund ist der Virus-Direktnachweis bei den vesikulären Virusinfektionen der Haut.

Nach Ablauf der Inkubationszeit lassen sich die viralen Antigene aufgrund einsetzender Immunreaktionen kaum noch nachweisen. Im Vordergrund stehen jetzt Antikörpernachweise, i. d. R. Serumpaare zum Nachweis des Titeranstieges oder einer frischen Serokonversion. Eine Frühdiagnose ermöglichen die IgM-assays. Der IgA-Antikörpernachweis dient in vielen Fällen zum Erfassen von Reaktivierungen z. B. beim Herpes Zoster. Allerdings kann das häufig rezidivierende Herpes simplex Virus serologisch nicht erfaßt werden, da die humorale Immunreaktion von der Rekurrenz nicht signifikant beeinflußt werden (Ausnahme: Ekzema herpeticatum). Auch Tumoren der Haut sind nur über Virusdirektnachweise erfaßbar.

Hingegen können die Enteroviren noch viele Wochen nach der Infektion im Stuhl nachgewiesen werden.

Für eine effiziente Laboratoriumsdiagnostik ist neben einer guten Zusammenarbeit mit dem Kliniker eine ausreichende Hintergrundinformation über den Patienten und den Krankheitsverlauf wichtig, um geeignete Testverfahren auswählen und die nötige Interpretation der Laborergebnisse liefern zu können. Nach der Materialgewinnung sollte ein schneller Probentransport gewährleistet sein. Wünschenswert sind abgeserte Blutproben im gekühlten Zustand. Auch Liquor sollte kühl versandt werden. Für den Virusdirektnachweis kann Nativmaterial, wie Bläschenpunktat oder Abstriche eingesandt werden. Für eine längerfristige Materialaufbewahrung empfiehlt sich das Einfrieren bei -70 °C.

Spezielle Virusdiagnostik

Masern (Paramyxoviridae)

Typisch ist ein konfluierendes, makulopapulöses Exanthem. Die Infektion mit dem lympho-und neurotropen Masernvirus hinterläßt regelmäßig eine vorübergehende Immunschwäche von bis zu sechs Wochen, mit der möglichen Folge von bakteriellen Sekundärinfektionen wie Pneumonie oder eine Otitis media. Eine gefährliche, aber seltenere Komplikation (0,1 %) ist die Masernenzephalitis.

Labordiagnostik. Für die Erregeranzucht (direkter Erregernachweis) eignen sich Konjunktivalabstriche, Urin und Nasen-Rachensekret (am günstigsten während des Prodromalstadiums). Die Antikörperbestimmung kann mittels KBR, HHT oder NT erfolgen, der am häufigsten verwendete Test ist jedoch der ELISA, welcher IgM und IgG zu identifizieren vermag. Beweisend ist eine Serokonversion oder ein signifikanter Titeranstieg. Die IgM-Masern-Antikörper sind normalerweise ab dem dritten Tag nach Auftreten des Exanthems bis 30–60 Tage danach nachweisbar.

Röteln (Togaviridae)

Die Rötelnerkrankung ist eine meist leichter verlaufende, akut fieberhafte Erkrankung mit einem makulopapulösem Exanthem und einer deutlichen Lymphknoten-Schwellung.

Das größte Risiko sind die »kongenitalen Röteln«, bei nicht ausreichender Immunität – insbesondere in den ersten vier Schwangerschaftsmonaten. Es können vorübergehende und auch permanente Organschäden (Gregg-Syndrom: Innohrtaubheit, Katarakt, Herzfehler) auftreten.

Labordiagnostik. Der Direktnachweis durch Virusisolierung (Rachenabstrich, Blut, Liquor, Urin) gehört zu den Spezialuntersuchungen und ist indiziert insbesondere bei Verdacht auf kongenitale Röteln. Üblicherweise werden indirekte Tests wie der HHT oder ELISA eingesetzt. Beweisend ist eine Serokonversion, ein signifikanter Titeranstieg oder ein IgM-Nachweis.

Das Parvovirus B19

Das Parvovirus B19 (Parvoviridae) ist das infektiöse Agens der Ringelröteln das »Erythema infectiosum«. Die Seroprävalenzenrate beträgt 40–60 %. In Kinderhorten, besonders im Frühjahr, finden sich gehäuft Parvovirusepidemien. Das typische Exanthem (»Papillon-Gesicht«, makulo-papulöse Effloreszenzen) kann von Arthralgien, respiratorischen oder gastrointestinalen Affektionen begleitet sein.

Durch die Virusvermehrung kommt es zu einer Hemmung der Erythropoese für maximal vier Wochen. Bei Gesunden lediglich zu einer vorübergehenden Retikulozytopenie führend, kann die Parvovirus-Infektion bei Patienten mit kongenitalen Erythrozytenerkrankungen (Thalassämie, Sichelzellenanämie), oder unter immunsuppressiver Therapie zu aplastischen Krisen führen. Eine pränatale Infektion kann in bis zu 10 % der Fälle zum Abort führen (Hydrops fetalis).

Labordiagnostik. Das typische Exanthem bedarf keiner serologischen Diagnose. In unklaren Fällen (chronisch Infizierte, Immunsupprimierte) bietet sich eine serologische Untersuchung der IgM- und IgG- Antikörper im ELISA oder IFT an. Für einen Direktnachweis steht die Elektronenmikroskopie (EM) und die Polymerase Chain Reaction (PCR) zur Verfügung.

Familie Herpesviridae
(HSV 1 und 2, EBV und VZV, HHV 6, 7 und 8)

Die dermato-neurotropen Herpesviren Typ 1 und 2 verursachen infektiöse und kontagiöse Erkrankungen mit bevorzugtem Befall von Haut/Schleimhaut (orofazial, genital). Die Übertragung erfolgt durch Kontaktinfektion mit der Ausbreitung über sensible Nervenfasern. Typisch für Herpesviren ist die generelle Viruspersistenz nach Erstinfektion und eine Rezidivneigung bei prädisponierten Personen. Gefürchtet sind Systeminfektionen des Neugeborenen.

Labordiagnose. Goldstandard ist Direktnachweis vom Vesikel-oder Pustelinhalt. Auch ein elektronenoptischer Virusnachweis ist in vielen Fällen möglich, das EM bietet jedoch nicht die Möglichkeit einer Spezies-Unterscheidung innerhalb der Familie der Herpesviridae.

Für eine Liquoruntersuchung hat sich die PCR bewährt. Der serologische Nachweis (ELISA, FIT, KBR) spielt in der Herpesdiagnostik nur eine sekundäre Rolle, denn nur die Primärinfektion wird von einer Serokonversion begleitet und Rezidive führen nur bei klinisch schweren Fällen (Enzephalitis) zu meßbaren Titeranstiegen.

Varizella-Zoster-Viren

Eine Infektion mit den hochkontagiösen Varizella-Zoster-Viren verläuft grundsätzlich schwerer, mit stärker entzündlichem Krankheitsbild gegenüber Herpes simplex-Infektionen. Der Häufigkeitsgipfel der Varizellenerkrankung liegt im Kindesalter, wobei bereits 95% der Jugendlichen herpesspezifische Antikörper haben. Nach Ausheilung der »Windpocken« persistiert das Virus in den sensorischen Spinalganglien; eine Reaktivierung kann sich durch vorübergehende Immunsuppression (UV-Licht, »Streß«, Kortikoide) als Lokalrezidiv »Herpes Zoster« äußern. Eine systemische Manifestation, der generalisierte Zoster«, kann bei Immunschwäche (AIDS) auftreten.

Labordiagnostik. Ein direkter Virusnachweis ist mit der Abstrichtechnik möglich (Elektronenmikroskopie oder Immunfluoreszenz) aber auch mittels Genomnachweis durch die PCR. Serologisch können mit der ELISA-Technik IgM-, IgG- und IgA-Antikörper nachgewiesen werden, wobei ein IgA-Anstieg auf eine Reaktivierung hinweist. Das Varizellen-IgG kann früher erscheinen als VZV-spezifische IgM-Antikörper.

Humanes Herpesvirus HHV 6

Das Humane Herpes Virus HHV 6, Erreger des »Exanthema subitum« (Roseola infantum) ist die häufigste Exanthemkrankheit im 1. Lebensjahr. Das körperstammbetonte, makulöse Exanthem tritt nach der kurzen Fieberphase auf (3-Tage-Fieber), oft mit Lymphadenitis und Katarrh (Bronchitis, Pharyngitis). Nach Abklingen der akuten Krankheitszeichen persistiert das Virus normalerweise latent in den Lymphozyten. Bei chronisch Erkrankten ist das Virus nahezu kontinuierlich im Speichel nachweisbar. Unter Immunsuppression kann es zur Exazerbation der HHV6-Infektion kommen.

Labordiagnostik. Serologisch beweisend ist das Auftreten von HHV6-IgM-Antikörpern in der Frühphase der Erkrankung, nach dem Abklingen des Exanthems. Ein Direktnachweis ist in infizierten Leukozyten möglich oder mittels Genomnachweis (PCR.).

Herpesvirus HHV7

Das ebenfalls lymphotrope humane Herpesvirus HHV 7 nahe verwandt mit HHV 6, kann serologisch nicht eindeutig differenziert werden, aufgrund der Antikörperkreuzreaktivität. HHV 7 wird im Zusammenhang mit der »Pityriasis rosea«, eine häufige, besonders im Frühjahr auftretende, nicht rezidivierende Krankheit unbekannter Genese, diskutiert. Aber die kausale Zuordnung einer Erkrankung steht noch aus. Bekannt ist eine hohe Seroprävalenz von HHV 7 bei Erwachsenen.

Geeignete Nachweismethoden bei akutem Infektionsverdacht sind einzig molekularbiologische Methoden mittels Hybridisierung oder PCR.

Humanes Herpesvirus HH8

Eine direkte Assoziation mit einer Erkrankung hingegen zeigt das humane Herpesvirus HHV 8. Es konnte in über 95% aus Kaposi-Sarkomen mittels Genomnachweis identifiziert werden. Das Kaposi-Sarkom existiert neben der AIDS-assoziierten Form auch endemisch in Afrika und kann auch bei immunkompromittierten Patienten auftreten.

Diagnostisch können Gewebsbiopsien (des Tumors) und auch Blutlymphozyten eingesetzt werden. Serologische Tests ergaben Seroprävalenzen die zwischen 0 und 20% lagen. Bei AIDS-Patienten zeigten sich bei über 46% Antikörperreaktivitäten.

Epstein-Barr-Virus

Das Epstein-Barr-Virus, der Erreger der »infektiösen Mononukleose« erstmals 1889 von Pfeiffer beschrieben, konnte 1964 von Epstein und Barr aus einem

Burkitt-Lymphom isoliert werden. Bei der Primärinfektion kommt es nach einer Inkubationszeit von 30–50 Tagen zu einer Virusvermehrung in den Epithelzellen der Mundschleimhaut und der Speicheldrüsen (kissing disease). In nur 5% der Fälle begleitet ein Exanthem die Primärinfektion. Bei Kindern mit genetisch bedingten Immundefekten, zytostatischer Therapie oder HIV-Infektion kann es zu schwerwiegenden Komplikationen, wie lymphoproliferativen Krankheitsbildern bis hin zu B-Zell-Lymphomen kommen. Die Durchseuchung beträgt im mittleren Lebensalter bei Europäern 90 bis 95%.

Labordiagnostik. Der Paul-Bunnell Test kann heterophile Antikörper im Serum von Patienten mit einer frischen EBV-Infektion nachweisen. Die Labordiagnose erfolgt durch Antikörpernachweis im ELISA oder fluoreszenzmikroskopisch. Nach der Primärinfektion treten IgM und IgG, aber auch IgA gegen das VCA-Protein (= Virus-Kapsid-Antigen) auf. Danach findet man Early-Antigen-(EA)-Antikörper. Relativ früh steigen die EBNA-2-Antikörper, nach Monaten erst die EBNA-1-Antikörper (EBNA= Epstein Barr spezifisches nukleäres Antigen) an. Unter Immunsuppression typisch wäre der EBNA-1-Antikörper Verlust und ein Anstieg der EBNA-2-Antkörper. Mit Hilfe der IgA-Titer ist eine prognostische Aussage über EBV-assoziierte Tumoren (Schmincke-Tumor) möglich. Weiterhin kann die Virus-DNA durch molekularbiologische Methoden (PCR) im Biopsiematerial, EDTA-Blut oder im Liquor nachgewiesen werden.

Humane Papillomaviren (HPV)

Die humanen Papillomaviren (HPV, Fam. Papovaviridae) sind mit über 100 Genotypen verantwortlich für gutartige Tumoren (Hautwarzen, Papillome), aber auch mit malignen Karzinomen, wie z.B. Plattenepithelkarzinomen der Haut und weiteren genitalen Neoplasien assoziiert. Neben histologischer Untersuchung empfiehlt sich für den Nachweis Die HPV-Hybridisierung oder PCR. Bevorzugtes Untersuchungsmaterial ist der Zytobrush oder Gewebsbiopsien.

Das Molluscum contagiosum Virus (Familie Parapoxviridae), ist der Erreger der der »Dellwarzen«, die normalerweise spontan abheilen, außer bei Immundefizienz. Die schnellste Methode der Wahl ist der elektronenoptische Nachweis.

Enteroviren

Den ECHO-, Coxsackie- und Polioviren gemeinsam ist der fäkal-orale Übertragungsweg und die Verbreitung im Gastrointestinaltrakt, obwohl sie die unterschiedlichsten Krankheitsbilder auslösen können. Coxsackie-A-Viren, die einen Tropismus für Haut Schleimhäute aufweisen haben als klassische Krankheitsbilder die Hand-Fuß-Mund-Krankheit und die Herpangina. Typischerweise beginnt die Hand-Fuß-Mund-Krankheit mit einer vesikulären Stomatitis und ein später folgendes, an Händen und Füßen lokalisiertes bläschenförmiges Exanthem. Die ECHO-Viren können neben einer Vielzahl von Erkrankungen wie Meningitis, Pleurodynie, Paresen, auch Exantheme verursachen, als Beispiel das Boston-Exanthem (meist ECHO-Virus Typ 16). Die epidemisch auftretende Erkrankung wurde erstmals 1951 in Boston und Umgebung beobachtet. Das rashartige Exanthem und Fieber sind die beiden Kardinalsymptome. Andere ECHO-Viren können Petechien oder ein Rubella-ähnliches Exanthem verursachen.

Labordiagnostik. Die Methode der Wahl ist die Virusisolierung (Zellkultur) aus Liquor, Blut oder Bläscheninhalt. Weiterhin sinnvoll ist eine Stuhluntersuchung im EM oder ein Genomnachweis mittels PCR sowie die übliche Virusserologie (NT, ELISA, KBR).

Gianotti-Crosti-Syndrom

Ein weiteres durch Hepatitis B Viren bedingtes Exanthem ist das Gianotti-Crosti-Syndrom. Diese infantile papulöse Akrodermatitis tritt gehäuft im Mittelmeerraum auf. Histologisch auffallend ist eine Entzündung der Kapillaren mit perivaskulären histiozytären Infiltraten der Kutis.

Weit weniger charakteristische Exantheme (scarlatiniform und morbilliform) können durch Influenza-, Parainfluenza- und Parotitis epidemica-Infektionen (selten) hervorgerufen werden.

HIV-Infektion

Auch die HIV-Infektion führt im Primärstadium bei 10–20% der Infizierten zu einem mononukleoseähnlichem Krankheitsbild mit einem Exanthem.

Arboviren

Die übergreifend als Arboviren zusammengefaßten Erreger des Dengue-Fiebers (Flaviviren) und das Chikungunyavirus und Ross-River Virus (beides Alphaviren) können gleichermaßen Exantheme hervorrufen. Wobei lediglich die Dengueviren nicht nur in Tropenregionen, sondern aufgrund der zunehmenden Reisefreudigkeit auch in unseren Breiten mittlerweile häufiger auftreten.

Bestimmung der Menge von Herpes-simplex-DNS im Blut eines Patienten mit Gingivostomatitis herpetica unter Aciclovir-Therapie mit quantitativer PCR

A. Panhans-Groß, P. Gottlöber, R. Sander, H. Pillekamp, G. Krähn, R.U. Peter, G. Bezold

Zusammenfassung

Fragestellung: Für verschiedene Viren (Humanes Immunschwächevirus und Hepatitis-C-Virus) konnte eine Abnahme der Viruslast im Blut bei Ansprechen einer Therapie gezeigt werden. Daher sollte untersucht werden, ob und in welchem Maß die Menge von DNS des Herpes-simplex-Virus (HSV) im Blut unter einer intravenösen Aciclovir-Therapie abnimmt.

Methode: Bei einem Patienten mit Gingivostomatitis herpetica wurde vor und während einer intravenösen Aciclovir-Therapie (10 mg/kg Körpergewicht) aus EDTA-Blut DNS isoliert und mit quantitativer PCR die Menge von HSV-DNS bestimmt. Die Quantifizierung von HSV-DNS erfolgte gegen einen internen Standard mit PCR-ELISA.

Ergebnisse: Vor Therapie wurden 66 HSV-Kopien/µl Blut nachgewiesen. Nach einem Tag der anfänglich durchgeführten oralen Therapie mit Valaciclovir 2 x 1000 mg/Tag fanden sich 60 Kopien/µl Blut und an den ersten beiden Tagen der intravenösen Aciclovir-Therapie 97 bzw. 72 Kopien/µl Blut. Nach Tag 3 und 4 wurden noch 8 bzw. 9 HSV-Kopien/µl Blut entdeckt, ab Tag 5 war keine HSV-DNS mehr nachweisbar.

Schlußfolgerungen: Mit intern kontrollierter quantitativer PCR konnte ein Abfall der HSV-Viruslast im Blut unter Aciclovir-Therapie gezeigt werden. Die Genauigkeit dieser Methode lag meist bei ±10 % (in einem Fall Abweichung um 45%), so daß eine Unterscheidung von Faktor 2 möglich sein sollte. Mit dieser quantitativen PCR ist ein Therapiemonitoring, u.a. auch im Rahmen von Medikamentenstudien, bei jedem Mikroorganismus möglich, da dieses Quantitatifizierungssystem leicht auf jede PCR adaptiert werden kann. Zu klären bleibt allerdings, ob der Abfall der Virusbelastung interindividuelle Unterschiede aufweist und von prognostischer Bedeutung ist.

Der Nachweis viraler Nukleinsäuren ist mit Virusvermehrung assoziiert [1, 2], und die Quantifizierung der Viruslast im Blut hat im Falle des Humanen Immunschwächevirus (HIV) und Hepatitis-C-Virus [3, 4] prognostische Aussagekraft. Auch für andere Viren, darunter das Herpes-simplex-Virus (HSV), wurden auf verschiedenen Techniken beruhende quantitative Polymerasekettenreaktionen (PCR) entwickelt. HSV verursacht normalerweise rezidivierende, schmerzhafte, aggregierte Bläschen auf gerötetem Grund. Die Primärinfektion verläuft, vor allem bei Erwachsenen, häufig schwer unter dem Bild einer Gingivostomatitis herpetica mit hohem Fieber und Allgemeinsymptomen und sollte intravenös virostatisch behandelt werden.

Der hier geschilderte Patient klagte über Fieber bis 40 °C, Schüttelfrost, Gliederschmerzen und Abgeschlagenheit während der vergangenen 4 Tage. Aufgrund der starken Schmerzen im Bereich der Mundschleimhaut war die Nahrungsaufnahme sehr erschwert (Abb. 1).

Unter der Verdachtsdiagnose Gingivostomatitis herpetica wurden ein Abstrich der Mundschleimhaut und EDTA-Blut entnommen; danach wurde der Patient mit Valtrex 2mal 1000 mg/Tag oral behandelt. DNS wurde mit Glasfasersäulen extrahiert, eine PCR wurde mit Primern durchgeführt, die ein 92 Basenpaare langes Fragment von HSV Typ 1 und 2 amplifizieren, das PCR-Produkt wurde auf einem 5%igen Agarosegel aufgetrennt und mit UV-Licht sichtbar gemacht. Nach Sicherung der Diagnose Gingivostomatitis herpetica durch PCR-Nachweis von HSV-DNS in beiden Proben wurde der Patient stationär aufgenommen und intravenös mit Aciclovir 10 mg/kg Körpergewicht 3mal täglich über 10 Tage behandelt. Jeden Morgen wurde EDTA-Blut entnommen, und DNS wurde mit Glasfasersäulen extrahiert. Die PCR wurde mit einer bekannten Anzahl interner Kontrollen durchgeführt. Interne Kontrollen, oder auch Mimics, sind DNS-Fragmente, die die gleichen Primersequenzen wie das Target, in diesem Fall HSV, enthalten, deren Intermediärsequenz aber unterschiedlich ist. Sie werden kompetitiv amplifiziert, das bedeutet, die PCR kann nicht unterscheiden, ob ein Target- oder ein Mimic-Fragment neu synthetisiert wird [5]. Der Downstream-Primer war 5'-digoxigeniert, so daß alle PCR-Produkte mit Digoxigenin markiert waren. Der Nachweis der PCR-Produkte erfolgte mit ELISA. Zwei Teile des PCR-Produktes wurden alkalisch denaturiert, mit der HSV- bzw. Mimic-spezifischen Sonde, die jeweils 5'-biotinyliert waren, hybridisiert und an eine

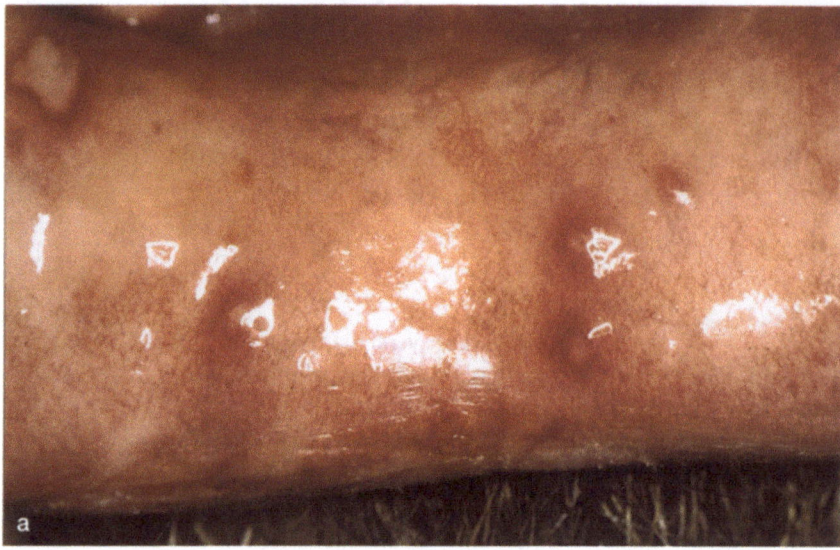

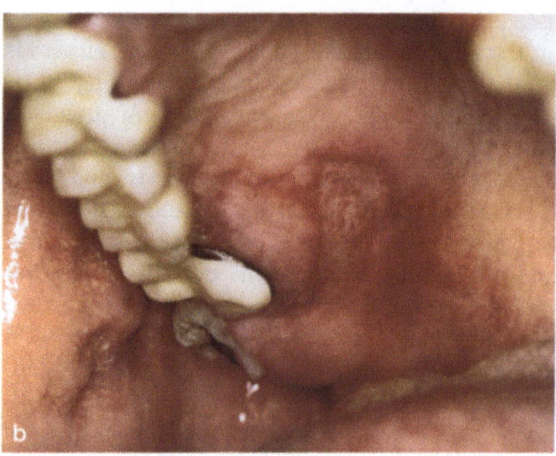

Abb. 1a,b. Hautbefund des Patienten vor Beginn der Therapie. An der Mundschleimhaut, v. a. an der Innenseite der Unterlippe und am harten Gaumen, sieht man multiple, bis 5 mm große, scharf begrenzte, weißlich belegte Erosionen mit erythematösem Randsaum.

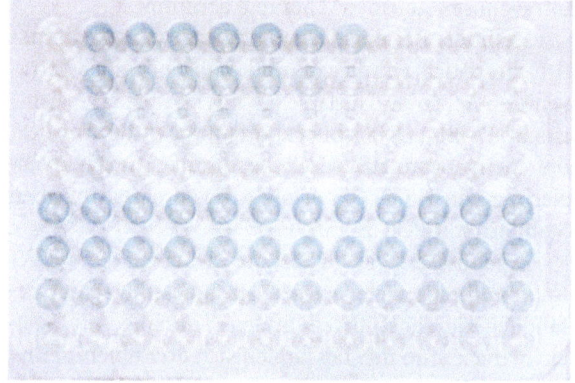

Abb. 2. Beispiel für Quantifizierung des PCR-Produkts mit ELISA (vor Stoppen der Farbreaktion). Spalte 1: Negativkontrolle; Spalte 2: Positivkontrolle; Spalten 3–12: konsekutive Proben des Patienten, davon sechs positiv. In den Reihen A–D wurde der ELISA nach Hybridisierung von 5er-Verdünnungen der PCR-Produkte mit der HSV-spezifischen Sonde, in Reihen E–H nach Hybridisierung mit der Mimic-spezifischen Sonde durchgeführt

mit Streptavidin beschichtete Mikrotiterplatte gebunden. Nach Inkubation und Waschen wurde ein mit Peroxidase markierter Anti-Digoxigenin-Antikörper zugegeben. Nach einer weiteren Inkubation und Waschen führte die Spaltung des zugegebenen Peroxidasesubstrates Tetramethylbenzidin (TMB) zu einer Extinktionsänderung, die nach Stoppen mit zweimolarer Salzsäure bei 450 nm gegen eine Referenzwellenlänge von 692 nm photometrisch gemessen wurde. Der positive Nachweis von Mimic-Produkt bei fehlendem HSV-Produkt beweist den korrekten Ablauf der PCR in der jeweiligen, HSV-negativen Probe. Proben mit positivem HSV-Nachweis wurden nach folgendem Prinzip quantifiziert: Wenn Target und Mimic etwa gleich lang sind, kann davon ausgegangen werden, daß sie mit der gleichen Effizienz koamplifiziert werden [6]. Durch Messung des Mimic-Produkts ist also eine Kontrolle der PCR-Effizienz möglich (Abb. 2). Die relative Quantifizierung der HSV-Kopienzahlen im Blut erfolgte durch Messung der Menge des HSV-Produktes in bezug auf die Menge des Mimic-Produktes nach dem Prinzip des kommerziellen Testkits zur Quantifizierung von HIV-RNA im Blut (HIV Monitor, Roche Diagnostic Systems, Branchburg NJ, USA; Tabelle 1). Dabei wurden Serienverdünnungen des PCR-Produktes der gleichen Probe (10; 2; 0,4; 0,08 µl) jeweils mit der HSV- und Mimic-spezifischen Probe hybridisiert und im ELISA gemessen. Nach Abzug der Absorption des Leerwertes (Negativkontrolle) wurde die jeweils niedrigste Absorption über 0,150 zur Berechnung der HSV-Kopienzahl verwendet nach der Formel: HSV-Kopien = (Absorption$_{HSV}$ × Verdünnungsfaktor) : (Absorption$_{Mimic}$ × Verdünnungsfaktor) × Kopienzahl$_{Mimics}$.

Die Präzision dieser Methode beträgt meistens ±10 %, die Richtigkeit ist nicht bestimmbar, da die HSV-Kopienzahlen nur relativ sind in

Tabelle 1. HSV-Kopienzahlen im Blut unter antiviraler Therapie

Probe	Therapie	HSV-Kopien/ µl Blut
1	vor Therapie	66
2	Valtrex 2 x 1000 mg/Tag	60
3	Aciclovir 10 mg/kg KG 3x/Tag i.v.	97
4	Aciclovir 10 mg/kg KG 3x/Tag i.v.	72
5	Aciclovir 10 mg/kg KG 3x/Tag i.v.	8
6	Aciclovir 10 mg/kg KG 3x/Tag i.v.	9
7	Aciclovir 10 mg/kg KG 3x/Tag i.v.	0
8	Aciclovir 10 mg/kg KG 3x/Tag i.v.	0
9	Aciclovir 10 mg/kg KG 3x/Tag i.v.	0
10	Aciclovir 10 mg/kg KG 3x/Tag i.v.	0
11	Aciclovir 10 mg/kg KG 3x/Tag i.v.	0
12	Aciclovir 10 mg/kg KG 3x/Tag i.v.	0

Bezug auf die Mimic-Kopienzahlen. Die Virusbelastung im Blut betrug 66 HSV-Kopien pro Mikroliter vor Therapie, 60 HSV-Kopien pro Mikroliter nach einem Tag Therapie mit Valtrex und 97 und 72 Kopien pro Mikroliter nach Tag 1 bzw. Tag 2 der intravenösen Aciclovir-Therapie. Nach Tag 3 und 4 der Aciclovir-Therapie fiel die HSV-Belastung auf 8 bzw. 9 Kopien pro Mikroliter. Danach war kein HSV mehr im Blut nachweisbar.

Mit dieser Methode konnte die relative Anzahl von HSV-Genomen im Blut unter Therapie sehr genau verfolgt werden. Das Nachweisprinzip basiert auf einem kommerziell erhältlichen System (PCR ELISA, Boehringer Mannheim, Penzberg), das Quantifizierungsprinzip wird bereits zu diagnostischen Zwecken verwendet (HIV Monitor). Im Gegensatz zum HIV Monitor ist das Digoxigenin-Nachweissystem universell auf jede PCR anwendbar, da nur die spezifische biotinylierte Sonde verändert werden muß. Auch sind für jedes Primerpaar Mimics durch Einbau ebendieser Primer in eine differente DNS unschwer selbst herzustellen. Die Durchführung einer quantitativen PCR für jedes Target ist damit möglich.

Bei HIV-Infizierten wurde nachgewiesen, daß die Menge an freier HIV-RNS im Serum ein guter Parameter für Therapieerfolg und Verlauf ist [3]. Routinemäßig wird der Erfolg einer antiretroviralen Kombinationstherapie durch Bestimmung der HIV-RNS-Menge im Serum verfolgt. Technisch ist dies ebenfalls für HSV und prinzipiell für jede andere PCR durchführbar. Allerdings sind dies, im Gegensatz zum HIV Monitor, relative Werte, da die Konzentration der Mimics, die als interner Quantifizierungsstandard dienen, nur ungenau bestimmbar ist. Wünschenswert wäre eine Standardisierung dieser Konzentrationsbestimmung. Zur Verlaufsbeobachtung ist diese relative Quantifizierung vollkommen ausreichend.

Zu klären bleibt, ob die Quantifizierung von HSV, ähnlich wie bei HIV, einen prognostischen Parameter darstellt. Die praktische Anwendung wird auch dadurch eingeschränkt, daß es sich bei einer systemischen Infektion mit HSV um eine akute, bei Therapie in der Regel kurze, Erkrankung handelt. Damit würde eine Quantifizierung hohe Ansprüche an die Analysenlogistik stellen.

Da diese Quantifizierungsmethode auch mit archivierten Proben durchgeführt werden kann, bietet dies retrospektiv die Möglichkeit eines objektiven Therapiemonitorings. Dies könnte insbesondere bei der Überprüfung der Wirksamkeit neuer antiviraler Pharmaka von Bedeutung sein. Hierbei müßten nur Proben im Verlauf archiviert werden. Eine relative Quantifizierung könnte später erfolgen.

Zusammenfassend läßt sich feststellen, daß ein deutlicher Abfall der Virusbelastung im Blut bei einem Patienten mit Gingivostomatitis herpetica zwischen Tag 3 und Tag 4 einer antiviralen Therapie festgestellt werden konnte. Dieses Verfahren scheint vor allem bei retrospektiven Untersuchungen von großem Nutzen zu sein.

Literatur

1. Diaz-Mitoma F, Ruben M, Sacks S, MacPherson P, Cissie G (1996) Detection of viral DNA to evaluate outcome of antiviral treatment of patients with recurrent genital herpes. J Clin Microbiol 34:657–663
2. Hardy DA, Arvin AM, Yasukawa LL, Bronzan RN, Lewinsohn DM, Hansleigh PA, Prober CG (1990) Use of the polymerase chain reaction for successful identification of asymptomatic infection with herpes simplex virus in pregnant women. J Infect Dis 162:1031–1035
3. Piatak M, Saag MS, Yang LC, Clark SJ, Kappes JC, Luk KC, Hahn BH, Shaw GM, Lifson JD (1993) High levels of HIV-1 in plasma during all stages of infection determined by competitive PCR. Science 259:1749–1754
4. Shindo M, Di Bisceglie AM, Cheung L, Shih JWK, Cristiano K, Feinstone SM, Hoofnagle JH (1991) Decrease in serum hepatitis C viral RNA during alpha-interferon therapy for chronic hepatitis C. Ann Int Med 115:700–704
5. Wang AM, Doyle MV, Mark DF (1989) Quantitation of mRNA by the polymerase chain reaction. Proc Natl Acad Sci USA 86:9717–9721
6. Siebert PD, Larrick JW (1992) Competitive PCR. Nature 359:557–558

Klinik des Herpes genitalis aus gynäkologischer Sicht

E. E. Petersen

Einleitung

Der Herpes genitalis spielt als Störfaktor im Leben vieler Frauen eine größere Rolle, als den meisten Ärzten und Patienten bewußt ist. Die heutigen Fortschritte in der Diagnostik, vor allem aber in der Behandlung der sehr schmerzhaften Primärerkrankung oder eines lästigen, häufigen Herpesrezidivs können nur genutzt werden, wenn eine frühzeitige richtige Diagnose gestellt wird.

Das Hauptproblem erscheint mir als ehemaligem Virologen und seit über 22 Jahren in der Klinik tätigem Gynäkologen und Infektiologen die unzureichende Erfahrung der Kollegen mit dem klinischen Bild dieser Erkrankung. Bildmäßig sei hier auf die von mir zusammen mit Herrn Siewers (Glaxo-Wellcome) herausgebrachte Bild-Broschüre »Der Herpes genitalis« verwiesen.

Frühzeitige Diagnose des primären Herpes

Probleme entstehen hauptsächlich dadurch, daß die Diagnose zu spät gestellt wird und damit die Therapie mit Aciclovir oder Valaciclovir beim ausgedehnten schmerzhaften primären Herpes genitalis zu spät begonnen wird.

Gerade der Vulvabereich ist wegen der hohen sensiblen Versorgung besonders empfindlich. Beschwerden treten schon auf, noch ehe die für die klinische Diagnose typischen Bläschen und Erosionen zu sehen sind.

Etwa 50% der primären Herpes-genitalis Erkrankungen werden beim ersten Arztbesuch nicht diagnostiziert, da es zunächst nur brennt und schmerzt und in diesem frühen Stadium eine Schwellung, aber noch keine Bläschen oder Erosionen sichtbar sind. Häufig wird die Frühform mit einer Candidose (Pilzinfektion) verwechselt. Dabei sind das Bild und der Verlauf doch sehr typisch:
- die Aussaat der Bläschen über größere Flächen des Genitals und der angrenzenden Haut, häufiger Mitbefall der Portio, gelegentlich auch der Vagina.
- die Beidseitigkeit der Erscheinungen
- die lange Bestandsdauer der in typischer Weise ablaufenden Läsionen bis zu 3 Wochen
- dolente Leistenlymphknotenschwellung beidseits
- Dysurie

Die lokalen Erscheinungen sind weniger ausgedehnt und die systemischen Erscheinungen kommen seltener vor bei Patienten, die bereits über HSV 1-Antikörper verfügen, meist aufgrund einer in der Kindheit durchgemachten oralen Herpesinfektion.

Ausgedehnter primärer Herpes genitalis des Vulvabereichs beim Kind ist selten und nur durch Schmierinfektion von der Mutter oder durch sexuellen Mißbrauch möglich.

Die Übertragung des Virus erfolgt meist über asymptomatische Virusausscheider. Auch ohne sichtbare Läsionen können im weiteren Verlauf Herpesviren ausgeschieden werden, z.B. im Bereich der Zervix, der Urethra und des Mundes, und so der Sexualpartner oder das Neugeborene infiziert werden. Dies scheint sogar die häufigste Form der Infektionsübertragung auf den Sexualpartner zu sein. Petting schützt nicht sicher vor Übertragung und auch das Kondom ist nur ein teilweiser Schutz, da es nicht den ganzen Genitalbereich bedeckt.

Auch unter der Therapie können die Viren noch tagelang aus den Erosionen kulturell nachgewiesen werden.

80–90% der Erwachsenen besitzen Antikörper gegen Herpes simplex Viren, wobei sich bei ca. einem Viertel auch/oder Antikörper gegen den HSV Typ-2 nachweisen lassen. Klinische Daten über die Häufigkeit des Herpes genitalis liegen nicht vor. Die Serologie ist nur begrenzt aussagefähig, da auch HSV 1 Infektionen im Genital vorkommen. Bei den schweren genitalen Primärerkrankungen, die wir in der Ambulanz in den letzten 10 Jahren gesehen haben (> 60 Fälle), ließ sich in 54% HSV 1 anzüchten. Das Überwiegen von HSV 1 bei Primärerkrankung ist wahrscheinlich ein Selektionsphänomen, da durch die stärkere klinische Symptomatik bei HSV-Seronegativität diese Patientinnen eher den Arzt bzw. die Klinik aufsuchen.

Schwierig wird die Diagnose, wenn eine Grunderkrankung der Haut wie z.B. ein Lichen sclerosus vorliegt. Auch kann der Herpes genitalis symptommäßig wie eine Adnexitis ablaufen, wenn überwiegend das innere Genital betroffen ist.

Erkennung eines Herpes genitalis Rezidivs

Wegen der Variabilität der Rezidivfrequenz und der Beschwerden werden viele rezidivierende Herpesattacken als solche nicht erkannt. Auf der anderen Seite werden vermeintlich Herpes Virus-verursachte Ulzera oder nur Klagen über brennende Schmerzen im Vulvabereich nach positiver Herpes-Serologie erfolglos therapiert, was zu Zweifeln an der Therapie führt.

Nur 30 % der Fälle von Herpes genitalis manifestieren sich klinisch eindeutig. 50 % verlaufen völlig asymptomatisch, die restlichen 20 % zeigen zwar Symptome, die aber vom Patienten – manchmal auch vom Arzt – falsch gedeutet werden. Die tatsächliche Zahl der HSV2- infizierten Patienten in der Praxis liegt somit mehr als 3x höher, als man aufgrund des klinischen Eindruckes schätzen würde.

Man ist immer wieder erstaunt, aus welchen Erosionen sich Herpes simplex Viren anzüchten lassen und wie manches Ulcus unter Aciclovir oder Valaciclovir rasch abheilt.

Im Gegensatz zur Primärmanifestation wird das Herpesrezidiv im Genitalbereich von prodromalen Beschwerden wie Hyperästhesie, neuralgieähnlichen Schmerzen und Krankheitsgefühl angekündigt. Insbesondere der rezidivierende Herpes kann ernstzunehmende emotionale, sexuelle und psychosoziale Konflikte in einer bestehenden Partnerschaft auslösen.

Nicht selten wird der Herpes mit einer rezidivierenden Zystitis verwechselt. Es wird eine Patientin vorgestellt mit einem Herpes urethralis, die zehn Jahre lang immer wieder unter der Diagnose »Zystitis« mit Antibiotika behandelt wurde. Gelegentlich, wenn die bakteriologische Kultur aus dem Urin negativ war, wurden ihre Beschwerden auch als psychosomatisch bedingt abgetan. Die Viruskultur war erst beim zweiten Versuch positiv und ergab HSV 2. Die frühzeitige Einnahme von 2 x 1 Tablette Valaciclovir für 2 Tage befreite die Patientin weitgehend von ihrem sie sehr belastenden Problem.

Herpesläsionen können auch in der Vagina und auf der Portio lokalisiert sein. Wegen der geringen Sensibilität dieser Areale wird der allein hier ablaufende Herpes nur als Zufallsbefund entdeckt. Allenfalls kann einmal stärkerer Ausfluß auftreten, als dessen Ursache der Herpes auch nur dann entdeckt wird, wenn die Vagina sorgfältig abgesucht wird und entsprechende Nachweisverfahren angewendet werden.

Differentialdiagnose des Herpes genitalis

Der primäre Herpes wird wegen der Beschwerden anfänglich nicht selten mit einer Pilzinfektion verwechselt. Gelegentlich bestehen Herpes- und Pilzinfektion gleichzeitig.

Beim rezidivierenden Herpes genitalis spielt neben der Pilzinfektion das Behçet Syndrom differentialdiagnostisch eine besondere Rolle, da diese mit Ulzera einhergehende Vaskulitis rezidivieren kann, insbesondere in der Schwangerschaft.

Nachdem die Lues aus dem Osten kommend wieder zugenommen hat, sollte bei einem Ulkus im Genitalbereich immer auch an eine primäre Lues gedacht und eine Lues-Serologie veranlaßt werden.

Sinnvoller Laboreinsatz

Die Diagnose wird gesichert durch den Erregernachweis. Bei allen unklaren Läsionen im Vulvabereich, der Vagina oder der Zervix uteri sollte ein Virusnachweis mittels Kultur versucht werden.

Die Serologie ist nur für den Immunstatus bzw. den Herpesausschluß geeignet. Leider wird viel zu häufig eine HSV-Serologie bei Patienten mit unklaren Vulvabeschwerden und ohne klinisches Korrelat veranlaßt.

Herpes genitalis in der Schwangerschaft und Neugeborenenherpes

Eine Herpes simplex-Infektion beim Neugeborenen ist eine seltene, aber meist sehr schwere Erkrankung mit einer hohen Mortalität. Da Hautefloreszenzen oft sehr spät auftreten, kommt die mögliche Therapie häufig zu spät.

Nur wenn das Risiko bekannt ist und Frühzeichen beim Neugeborenen beachtet werden, sind die Chancen gut. Das höchste Risiko (ca. 33 %) für das Neugeborene besteht bei einer Primärinfektion der Mutter unmittelbar vor der Entbindung. Dies ist zum Glück ein sehr seltenes Ereignis.

Dagegen ist die asymptomatische Virusausscheidung der Mutter unter der Geburt nicht so selten und wird zwischen 0,1 und 0,5 % aller Schwangerschaften bzw. bei 1 % der Frauen mit bekanntem rezidivierenden Herpes genitalis angenommen.

Eine primäre Schnittentbindung muß beim primären Herpes genitalis immer durchgeführt werden. Beim Herpesrezidiv gibt es erste Erfahrungen mit vaginaler Entbindung unter einer Aciclovir-Behandlung, die zu einer Senkung der Sectiorate von > 30 % geführt haben.

Der Neugeborenenherpes wird in den USA auf eine von ca. 5000 Geburten und in England auf eine von 30 000 Geburten geschätzt, für Deutschland sind keine Zahlen bekannt.

Ein weiteres Risiko besteht für Neugeborene, deren Mütter keine Antikörper gegen Herpes simplex Viren haben (ca. 5-10%) und die durch Personal oder durch Besucher aus dem oralen Bereich mit dem Virus infiziert werden. Diese Kinder sind dem Virus schutzlos ausgeliefert, weshalb die Infektion hier in der Regel sehr schwer verläuft, auch da sie meist sehr spät entdeckt wird wegen fehlender oder spät auftretender Bläschen.

Personal und Besucher mit floridem Herpes labialis bzw. facialis sollten daher nicht ohne Schutzmaßnahmen Neugeborenenstationen betreten.

Literatur

1. Corey L, Adams HG, Brown Z et al. (1983) Genital herpes simplex virus infections: clinical manifestations, course and complications. Ann Intern Med 98:958-972
2. Petersen EE, Doerr HW, Gross G, Petzoldt D, Weissenbacher ER, Wutzler P (1999) Der Herpes genitalis. Deutsches Ärzteblatt, im Druck
3. Scott LL (1995) Perinatal herpes: current status and obstetric management strategies. Pediatr Infect Dis J 14:827-832
4. Wald A, Zeh J, Selke S, Ashley RL, Corey L (1995) Virologic characteristics of subclinical and symptomatic genital herpes infections. New Eng J Med 333:770-775
5. Workshop (1994) Infektion in der Schwangerschaft und Herpes neonatorum. Chemotherapie Journal 3:154-156
6. Herpes genitalis, die unterschätzte Erkrankung? Sonderdruck »Der Hautarzt«, Band 48 (1), 1997

Therapie des Herpes genitalis

G. Gross

Der Herpes genitalis ist eine der häufigsten sexuell übertragbaren Infektionskrankheiten und stellt eine der wichtigsten Ursachen von Erosionen und Ulcerationen im Anogenitalbereich dar (Abb. 1).

Meistens geht der Herpes genitalis auf eine Infektion mit Herpes simplex virus Typ-2 (HSV-2) zurück, wobei neuerdings auch von einer Zunahme von HSV-1-Infektionen im Genitalbereich berichtet wird.

Epidemiologie und Klinik

Daten aus den USA zeigen, daß die Prävalenz der HSV-2-Infektionen in der Zeit von 1976 bis 1994 um 30 % zugenommen hat und heute bei Personen über 12 Jahren eine Seroprävalenz von 21,9 % beträgt [5]. In einer vor kurzem publizierten bundesdeutschen Studie von Wutzler et. al. wurden für 18–65jährige Personen eine niedrigere HSV-2 Seroprävalenz festgestellt [17]. Im Gesamtkollektiv waren 12,8 % der Seren-HSV-2-Antikörper positiv. Etwa 25 % der untersuchten Personen zwischen dem 18. und 45. Lebensjahr waren HSV-seronegativ, d.h. sie hatten weder Antikörper gegen HSV-1 noch gegen HSV-2.

Wie bei der HSV-1 Infektion, die vorwiegend im orofazialen Bereich auftritt, bleibt die genitale Primärinfektion mit HSV-2 zu über 90 % asymptomatisch, etabliert sich dann als latente Infektion in den regionalen Ganglien. Von dort gehen endogene Reaktivierungen aus, die nicht immer zu Haut- und Schleimhautläsionen, sondern nur mit einer Ausscheidung von Virus in der Schleimhaut des Genitaltraktes einhergeht. Über dieses asymptomatische »Virus-Shedding« ist eine Verbreitung des Virus möglich [14, 15]. Der Herpes genitalis kann somit syptomatisch und asymptomatisch im Rahmen der Primärinfektion aber auch im Rahmen von Rezidiven in Erscheinung treten (siehe Abb. 1, 2). In der Regel ist der rezidivierende Herpes genitalis in seiner Symptomatik weniger stark ausgeprägt. Außerdem verlaufen die Rezidive kürzer. Der rezidivierende Herpes bietet oft diagnostische und differentialdiagnostische Probleme (Tabelle 1). Untersuchungen aus dem Jahre 1994 haben gezeigt, daß weltweit nur jeder 5. Herpes genitalis als solcher

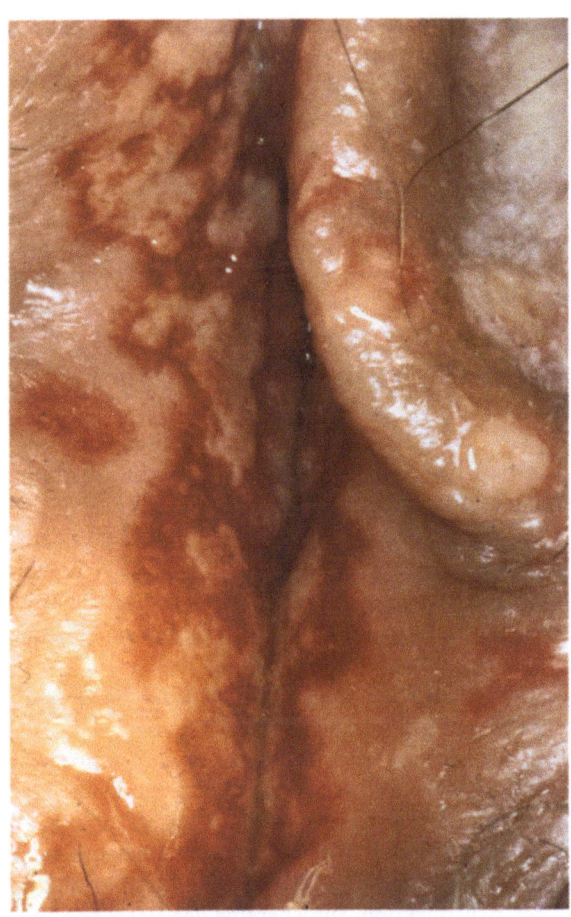

Abb. 1. Primärer Herpes genitalis der Vulva

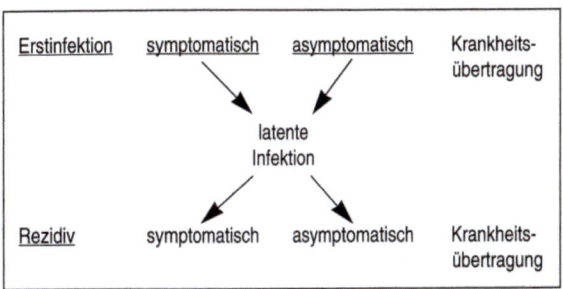

Abb. 2. Infektionen mit Herpes Simplex Virus

Tabelle 1. Differentialdiagnosen des Herpes genitalis

Primärer Herpes	Rezidivierender Herpes
Varizellen/Zoster	Bullöse Dermatosen
Erythema exsudativum multiforme	Lichen sclerosus et atrophicus
Allergische Kontaktdermatitis	Balanitis/Vulvitis candidomycetica
Fixes Arzneimittelexanthem	Morbus Behcet
Lues I	Fixes Arzneimittelexanthem
Artefakte	Erythema exsudativum multiforme
Mollusca contagiosa	Vulvodynie
	Artefakte

sicher diagnostiziert wird. Mindestens 20% der HSV-2-Infektionen verlaufen asymptomatisch und werden nicht erkannt. Außerdem erfolgt bei weitem nicht in allen Fällen eine regelrechte und konsequente Behandlung [3].

Herausforderung an den behandelnden Arzt

Der Herpes genitalis stellt auf Grund einer Reihe von Zusammenhängen eine therapeutische Herausforderung für den Dermato-Venerologen, den Urologen, den Gynäkologen und auch den Allgemeinmediziner dar.
1. Die manifeste Primärinfektion mit HSV ist mit schweren Allgemeinsymptomen vergesellschaftet. Eine dringliche Indikation zur antiviralen Therapie ist hier immer gegeben.
2. Die Symptomatik der Herpes Rezidive im Genitalbereich ist zwar geringer ausgeprägt, bei wiederholten Rezidiven führen jedoch vor allem psychosoziale Probleme und Partnerkonflikte zu einer Einschränkung der Lebensqualität [2, 4].
3. Der Herpes genitalis ist ein ernst zunehmender Risikofaktor für die Ansteckung und Übertragung der HIV-Infektion. Die Therapie des Herpes genitalis kann das Risiko der HIV-Infektion verringern [6, 10].
4. Die Übertragung von HSV auf das Neugeborene resultiert in einer schweren Systemerkrankung, die unbehandelt oft fatal endet oder schwere neurologische Schäden hinterläßt [16].

Therapie des Herpes genitalis

Ziele der Therapie des Herpes genitalis als sexuell übertragbare Krankheit sind die vollständige Beseitigung der zugrunde liegenden Infektion, die Unterbrechung der Übertragung von HSV und schließlich die Verhinderung von Langzeitfolgen. Mit der modernen antiviralen Chemotherapie läßt sich heute der manifeste symptomatische Herpes genitalis spezifisch und sehr erfolgreich behandeln. Nur bei ganz leichten Rezidiven kann auf eine systemische Therapie mit Virusstatika verzichtet werden. Die Lokalbehandlung des Herpes genitalis mit virustatikahaltigen Cremes ist im Gegensatz zur Behandlung des Herpes labialis nicht ausreichend wirksam. Inwiefern die Kenntnis individueller Triggerfaktoren und die Beeinflussung derselben tatsächlich Rezidive des Herpes genitalis verhindern können, wird heute kontrovers diskutiert (Mindel A., persönliche Mitteilung) [4].

Antivirale Chemotherapie

Insgesamt sind 3 Substanzen zur Therapie des genitalen Herpes zugelassen: Aciclovir, Valaciclovir, (Valin-Ester von Aciclovir) und Famciclovir, (Diacetylester von Penciclovir) (Abb. 3) [1].

Mit der Einführung der neueren oralen Virustatika Famciclovir und Valaciclovir ist die Therapie optimiert und wesentlich vereinfacht worden. Valaciclovir wird als Valinester des Aciclovir nach oraler Aufnahme durch die Valaciclovirhydrolase im Darm und der Leber in Aciclovir und Valin umgewandelt. Hieraus resultiert eine signifikant verbesserte Bioverfügbarkeit von Valaciclovir (54%) gegenüber Aciclovir (15–25%). Die antivirale Wirkung von Valaciclovir wird durch Aciclovir bzw. das aktivierte Aciclovir-Triphosphat erreicht [1].

Auch Famciclovir ist ein Pro-Drug, dessen Wirkung erst durch Metabolisierung zum Penciclovir (Abb. 3) zustande kommt. Das Penciclovir-Triphos-

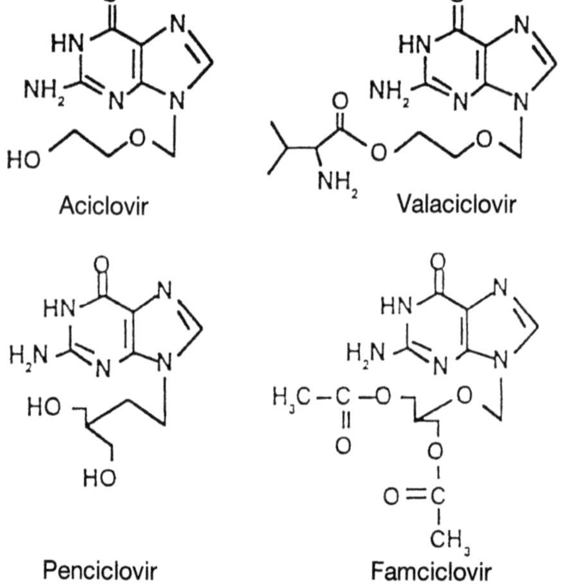

Abb. 3. Antivirale Substanzen zur Therapie des Herpes genitalis

Tabelle 2. Antivirale Therapie des Herpes genitalis

Medikament	Dosierung		Therapie
Valacicovir oral	2 x 500mg/Tag	10 Tage	Erste Episode
		5 Tage	Rezidivierender Herpes genitalis
	1 x 500mg/[a]Tag	>6 Mon.	Suppressionstherapie (6 – 10 Rec./Jahr)
	1 x 1000mg/Tag[a]		(> 10 Rec./Jahr)
Aciclovir oral	5 x 200mg/Tag	5 Tage	Milde erste Episode Rezidivierender Herpes genitalis
	2 x 400mg/d 4 x 200mg/d	>6 Mon.	Suppressionstherapie
Aciclovir iv	3 x 5mg/kg KG/Tag (alle 8h)	5Tage	Schwere erste Episode

[a] in den USA für diese Indikation zugelassen

Tabelle 3. Antivirale Therapie des Herpes genitalis

Medikament	Dosierung		Therapie
Famclicovir oral	3 x 250mg/Tag	5 Tage	Erste Episode
	3 x 125mg/Tag	5 Tage	Rezidivierender Herpes genitalis
	2 x 250mg/Tag		Suppressionstherapie
Foscarnet iv	3 x 40mg/Tag (alle 8h)	5 Tage	Erste Episode Rezidivierender Herpes genitalis durch ACV-resistente HSV-Stämme Immunsupprimierte Patienten

ACV-Aciclovir

phat, das in analoger Weise wie das Aciclovir in den herpesinfizierten Zellen gebildet wird, ist die eigentliche virustatische Substanz. Die Halbwertzeit von Famciclovir ist länger, als die von Aciclovir, weshalb wie bei Valaciclovir weniger häufig pro Tag dosiert werden muß (Tabelle 2, 3).

Behandlung des primären Herpes genitalis

In allen Fällen ist eine systemische antivirale Therapie erforderlich. Die Behandlung muß frühzeitig und mindestens über 5 Tage erfolgen. In besonders schweren Fällen kann die Dosis gesteigert werden und auch die Therapiedauer verlängert werden. Bei ausgeprägter Symptomatik des genitalen Herpes ist Aciclovir per Infusion indiziert. Bei starker Schmerzsymptomatik ist die zusätzliche Therapie z.B. mit Dichlophenac (100 mg 1 bis 2mal pro Tag über ca. 3 Tage) empfehlenswert. Lokal austrocknende und antiseptische Therapie 2–3% Visform-Zinklotion erleichtert die Abheilung (siehe Tabelle 2, 3) [1, 7, 8, 12].

Behandlung des rezidivierenden Herpes genitalis

Nur bei ganz leichten Rezidiven kann auf eine systemische antivirale Therapie verzichtet werden. Schweregrad und Dauer des Herpes kann durch frühzeitige systemische Verabreichung der Virustatika günstig beeinflußt werden. Die Therapie bei erster Prodromialsymptomatik kann die Bläschenerruption vollständig unterdrücken.

Im Gegensatz zu der episodischen Behandlung ist die sogenannte Suppressionsbehandlung eine kontinuierliche Therapie über einen Zeitraum von mehreren Monaten. Bei mehr als 6 Rezidiven im Jahr ist diese Therapie indiziert und sollte über mindestens 6 Monate fortgesetzt werden. Möglicherweise kann später dann mit einer episodischen Therapie fortgefahren werden (Tabelle 2, 3).

Therapie besonders schwerer Herpes genitalis-Erkrankungen

Bei disseminierten Infektionen und auch bei ausgeprägtem Herpes genitalis, bei Herpesmeningitis, Herpesenzephalitis ist die Behandlung mit Aciclovir i.v. indiziert (Abb. 3). Bei aciclovirresistenten Herpesviren kann mit Foskarnet therapiert werden (Tabelle 3). Alternativ kann bei Aciclovirresistenz auch eine Behandlung mit Famciclovir oral zum Erfolg führen (T. Mertens, Ulm, persönliche Mitteilung).

Inwiefern die suppressive antivirale Therapie die Übertragbarkeit des genitalen Herpes beeinflussen kann, ist nicht eindeutig geklärt. Zweifellos läßt sich während der suppressiven Therapie die Ausscheidung von Herpes-simplex-Virus im Genitaltrakt unterdrücken. Dieser Effekt verliert sich aber sehr rasch nach Ende der suppressiven Behandlung.

Therapie in der Schwangerschaft

Nach Auswertung des Internationalen Aciclovir-Schwangerschaftsregisters, in dem bisher mehr als 1000 Aciclovirtherapien von Herpes-Infektionen bei schwangeren Frauen dokumentiert worden sind, besteht kein erhöhtes Risiko an Mißbildungen nach Aciclovirtherapie während der Schwangerschaft (Dr. Siewers, GlaxoWellcome, persönliche Mitteilung). Allerdings besteht eine absolute Kontraindikation für eine Aciclovirbehandlung während der Frühschwangerschaft. Eine Behandlung sollte nach Nutzen-Risiko-Abwägung nur bei primärem Herpes genitalis, bei schweren HSV-Infektionen der Mutter, wie z.B. lebensbedrohenden disseminierten Herpesvirus Infektionen bzw. Pneumonien und schließlich zur Vermeidung einer Schnittentbindung durchgeführt werden [13].

Antivirale Therapie des Herpes-neonatorum

Mit Einführung der antiviralen Chemotherapie hat sich ab ca. 1980 die Mortalität für die Neugeborenen mit manifester HSV-Infektion wesentlich verringert [11, 16].

Die Therapie des symptomatischen Herpes neonatorum mit Aciclovir umfaßt intravenöse Infusionen mit 30–60 mg pro kg-Körpergewicht über 2–3 Wochen. Die prophylaktische Aciclovirtherapie ist indiziert, wenn vor Geburtstermin nachweisbar eine primäre HSV-Infektion bei der Mutter aufgetreten war [1].

Zukünftige Entwicklungen

Als besondere Herausforderung beim Herpes genitalis gilt die Beeinflussung des rezidivierenden Herpes genitalis mit gelegentlich mehr als Hunderten von Rezidiven. Ansatzpunkte neuer Therapieverfahren stellen einerseits Hemmstoffe herpesvirusspezifischer Protastasen [9], anderseits antiviral wirkende Substanzen dar, die gleichzeitig immunmodulierende Eigenschaften haben (Imiquimod und ähnliche) [8]. Inwiefern diese erfolgreicher den rezidivierenden Herpes genitalis verhindern können, müssen weitere klinische Untersuchungen zeigen.

Ganz im Vordergrund steht jedoch, die Kenntnisse über den Herpes genitalis in der Ärzteschaft zu verbessern und auch die Bevölkerung in Deutschland mit sexuell übertragbaren Krankheiten, wie die genitale HSV-Infektion besser vertraut zu machen.

Literatur

1. Balfour HF (1999) Drug Therapy: Antiviral Drugs. N Engl J Med 340:1255–1268
2. Carney D, Ross E, Bunker C et al. (1995) A prospective study of the psychological impact on patients with a first episode of genital herpes. Genitourinary Med 70:40–45
3. Corey L (1994) The current trend in genital herpes. Progress in prevention. Sex Transm Dis 21:538–544
4. Dalkvist J, Wahlin TB, Bartsch E et al. (1995) Herpes simplex and mood: a prospective study. Psychosom Med 57:127–137
5. Fleming DT, McQuillan GM, Johnson RE (1997) Herpes simplex virus type 2 in the United States/1976 to 1994. N Engl J Med 337:1105–1111
6. Greenblatt RM, Lukehart SA, Plummer FA et al. (1988) Genital ulceration as a risk factor for human immuno-deficiency virus infection. AIDS 2:47–50
7. Gross G (1995) Klinik und Therapie der HSV 1- und HSV 2- Infektion. In: Ring J, Zander AR, Malin JP (Hrsg) Diagnostik und Therapie von Herpesvirus-Infektionen. TW Taschenbuch, G. Braun Fachverlage, Band 39, S. 41–62
8. Gross G (1999) Do we need antivirals for herpes simplex virus and human papillomavirus infection? Intern J Antimicrob Agents 12:1–3
9. Holwerda BC (1997) Herpesvirus proteases: targets for novel antiviral drugs. Antiviral Res 35:1–21
10. Keet IP, Lee FK, van Greinsven G J et al. (1990) Herpes simplex virus type 2 and other genital ulcerative infections as a risk factor for HIV- 1 acquisition. Genitourinary Med 66:330–333
11. Kimberlin D, Powell D, Gruber W et al. (1996) Administration of oral acyclovir. supressive therapy after neonatal herpes simplex virus disease limited to the skin, eyes and mouth: results of a phase I/II trial. Pediatr Infect Dis J 15:247–254
12. Petersen EE, Doerr HW, Gross G Der Herpes genitalis. Dtsch Äbl (im Druck)
13. Scott LL, Sanchez PJ, Jackson GL, Zeray F, Wendel GD Jr (1996) Acyclovir suppression to prevent cesarean delivery after first – episode genital herpes. Obstet Gynecol 87:69–73
14. Wald A, Zeh J, Selke S et al. (1995) Virologic characteristics of subclinical and symptomatic genital herpes infection. N Engl J Med 333:770–775
15. Wald A, Corey L, Cone R (1997) Frequent genital herpes simplex virus 2 shedding in immunocompetent women: effect of acyclovir treatment. J Clin Invest 99:1092–1097
16. Whitley R, Arvin A, Prober C et al. (1991) Predictors of morbidity and mortality in neonates with herpes simplex virus infections. N Engl J Med 324:450–454
17. Wutzler P, Färber I, Eichhorn U Seroprävalenz von Herpessimplex-Virus Typ 2 (HSV-2) in Deutschland. B Ges Bl (eingereicht zur Publikation)

Differentialdiagnose und Therapie des akuten Herpes zoster

H. M. Lilie, S. W. Wassilew

Zusammenfassung

Der Herpes zoster ist eine durch das Varizella-zoster-Virus (VZV) hervorgerufene neurodermale Krankheit, die als endogenes Rezidiv der Primärinfektion Varizellen definiert wird. Das Problem der Therapie ist nicht der Einsatz der heute zur Verfügung stehenden Virostatika, sondern ihr gezielter früher Einsatz während der Virusreplikation. Durch einen frühzeitigen Therapiebeginn schon während der Prodromalphase wird der Krankheitsverlauf insbesondere im Hinblick auf die zosterassoziierten Schmerzen (ZAP) am günstigsten beeinflußt.

Für die Behandlung des Herpes zoster zugelassene Virostatika sind Aciclovir, Valaciclovir, Famciclovir und Brivudin. Alle verkürzen die akute Schmerzphase im Vergleich mit Placebo. Unterschiede bestehen in Bezug auf die Beeinflussung chronisch zosterassoziierter Schmerzen, postherpetischer Neuralgien, Menge und Einnahmehäufigkeit sowie im Preis.

Der Herpes zoster ist meist durch die typischen segmental angeordneten Effloreszenzen in den sensiblen Innervationsgebieten eines Hirn- oder Spinalnerven zu diagnostizieren. Zudem stehen weitere diagnostische Maßnahmen wie die Histologie, die Elektronenmikroskopie, die Viruskultur, serologische Methoden und die Polymerase-Ketten-Reaktion (PCR) zur Verfügung. Allerdings liegt der Nachteil der laborchemischen Nachweismethoden in ihrer langen Dauer.

Bislang konnte nicht geklärt werden, ob die Virusreplikation mit dem Beginn der Prodromalsymptome gleichgesetzt werden kann. 6 Studien mit insgesamt über 2300 Patienten belegen aber, daß durch einen frühzeitigen Therapiebeginn, schon während der Prodromalphase, der Krankheitsverlauf insbesondere im Hinblick auf die Schmerzen am günstigsten beeinflußt wird. Oft ist die Diagnose jedoch in diesem Stadium schwierig. Differentialdiagnostisch müssen u. a. Erysipele, Herpes simplex Infektionen, Insektenstichreaktionen, Kontaktdermatitiden, Mucorphlegmone und Pannikulitiden abgegrenzt werden. All diese Erkrankungen können mit einem ödematösen Erythem, Schmerzen und Fieber beginnen. Der Nachweis von Antikörpern im Patientenserum ist für die Differenzierung der Diagnose von untergeordneter Bedeutung. Deshalb sind zur Zeit täglich klinische Kontrollen für die Diagnosestellung eines frühen Herpes zoster und für den Beginn der antiviralen Therapie notwendig.

Histologisch findet sich eine perivaskuläre und interstitielle Dermatitis, ein Bläschen, eine oberflächliche Ulzeration, ein fokales Ödem mit ballonierender Degeneration, eine Vaskulitis und multinukleäre Riesenzellen.

Eine Methode zum schnellen Virusnachweis ist der Nachweis von Virus mittels Polymerase-Ketten-Reaktion. Mit dieser Technik können innerhalb von Stunden bestimmte Gene millionenfach vermehrt werden.

Die komplette DNA-Sequenz des VZV besteht aus 70 Genen, wobei wir bei unserer PCR die ORF, die open reading frames, also die Gene 14, 29 und 63 nachweisen. Diese ORF wurden ausgewählt, um die gesamte Bandbreite des Varizella-zoster Virus abzudecken, und zwar durch ein sog. late protein – oder auch Glykoprotein (14) –, durch ein early protein (29) und durch ein immediate early protein (63). Bei Patienten mit Herpes zoster konnten wir aus Bläschen alle 3 ORF nachweisen, was mit den Ergebnissen anderer Autoren übereinstimmt. Bei entsprechenden Negativkontrollen, Patienten mit anderen Diagnosen, waren alle 3 ORF negativ. Bei insgesamt 16 Patienten konnten wir einen Herpes zoster in erythematöser Haut ohne Bläschen bestätigen bzw. ausschließen. Unklar ist, ob auch eine Virusreplikation in unbefallener Haut im schmerzhaften Segment stattfindet. Aus diesem Grund werden weitere Hautproben sowie Blutproben als Ficollaufreinigungen aufgearbeitet, um eine eventuell bestehende Virämie nachzuweisen.

Die Voraussetzungen für eine Virostatikatherapie sind eine gesicherte Diagnose, Virusreplikation, ausreichend hohe Dosierung und gesicherte Wirksamkeit der Virostatika sowie gerechtfertigte Kosten. Die Therapieziele umfassen die Reduktion der Virusreplikation, die Verhinderung der Disseminierung, der Komplikationen und vor allem die Reduzierung bzw. Verhinderung der zosterassoziierten akuten und chro-

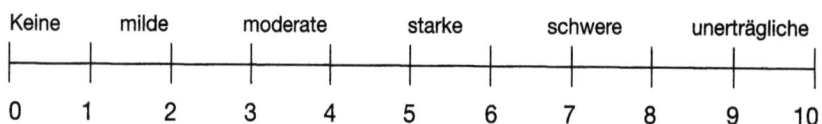

Abb. 1. Intensitätsskala

nischen Schmerzen (ZAP), insbesondere der postherpetischen Neuralgien (PHN). Deshalb sollten die Virostatika insbesondere bei Patienten über dem 50. Lebensjahr, bei Patienten mit Herpes zoster im Kopfbereich und bei Patienten mit Immunsuppression eingesetzt werden. Zudem sollten die Virostatika möglichst innerhalb von 72 Stunden nach Auftreten der ersten Hautveränderungen eingesetzt werden. Folgende Virostatika kommen heute zum Einsatz (Dauer 5–7 Tage): Aciclovir 3 x 10 mg/kg KG i.v. tgl. oder 5 x 800mg per os tgl., Valaciclovir 3 x 1000mg per os tgl., Famciclovir 3 x 250 mg per os tgl., Brivudin 4 x 125mg per os tgl., Foscarnet 3 x 50 mg/kg KG i.v. tgl.

Die Intensität der zosterassoziierten Schmerzen kann anhand einer Skala von 1–10 definiert werden (Abb. 1)

Ziel ist es, die Analgetikatherapie möglichst frühzeitig zu beginnen, ausreichend hoch zu dosieren und lange fortzusetzen. Dabei können die zosterassoziierten Schmerzen mit Analgetika anhand der folgenden Gradeinteilung behandelt werden:
- Grad I (milde bis moderate Schmerzen): Nicht-Opioide
- Grad II (starke bis schwere Schmerzen): Nicht-Opioide mit Koanalgetika/niederpotente Opioide
- Grad III (stärkste, unerträgliche Schmerzen): Hochpotente Opioide mit individueller Analgetikakombination

Ziel für das nächste Jahrtausend wäre, die Diagnose schon während der Prodromalphase stellen zu können. Ebenso wären neuere Virostatika mit besserer Wirksamkeit, geringeren Nebenwirkungen und einer eventuell nur einmaligen täglichen oder sogar nur einmaligen Dosierung wünschenswert.

Literatur

1. Beutner KR, Friedman DJ, Forszpaniak C, Andersen PL, Wood MJ (1995) Valaciclovir Compared with Aciclovir for Improved Therapy for Herpes Zoster in Immunocompetent Adults, Antimicrobial Agents and Chemotherapy, 1546–1553
2. Dworkin RH, Carrington D, Cunningham A, Kost RG, Levin MJ, McKendrick MW, Oxman MN, Rentier B, Schmader KE, Tappeiner G, Wassilew SW, Whitley RJ (1997) Assessment of pain in herpes zoster: lessons learned from antiviral trials, Antiviral Research 33:73–85
3. Morton P, Thomson AN (1989) Oral acyclovir in the treatment of herpes zoster in general practice, New Zealand Med J 102, 863:93–95
4. Tyring S, Barbarash RA, Nahlik JE, Cunningham A, Marley J, Heng M, Jones T, Rea T, Boon R, Saltzman R and the collaborative Famciclovir Herpes Zoster Study Group (1995) Famciclovir for the Treatment of Acute Herpes Zoster: Effects on Acute Disease and Postherpetic Neuralgia, Ann Intern Med, 123:89–96
5. Whitley RJ. Crooks RJ and the international Valaciclovir zoster study group (1997) Vortrag 3.VZV-Symposium, Palm Beach 9.–11.3.1997: Predicting high risk patients for prolonged pain in herpes zoster
6. Wutzler P, Doerr HW (1998) Antivirale Therapie des Zoster, Deutsches Ärzteblatt, 95, Heft 3, 95–97
7. Zenz M (1995) Taschenbuch der Schmerztherapie, Wissenschaftliche Verlagsgesellschaft mbH, Stuttgart

Differentialtherapie der Herpesvirusinfektionen

S. W. Wassilew

Seit mehr als 15 Jahren steht das Nukleosidanalogon Aciclovir zur intravenösen, peroralen und lokalen Therapie einiger Herpes-Virusinfektionen zur Verfügung. Seine geringe Bioverfügbarkeit und die kurze intrazelluläre Halbwertzeit des aktiven Triphosphats haben zu der Entwicklung neuer antiviraler Substanzen geführt, der sogenannten pro-drugs, die als Ester eine erheblich verbesserte Pharmakokinetik haben. Dieses sind Valaciclovir, mit der aktiven Substanz Aciclovir (Valtrex, Valtrex S), und Famciclovir, mit der aktiven Substanz Penciclovir (Famvir 125, Famvir 250, Famvir Zoster 250). Zusätzlich sind Brivudin Tabletten à 125 mg (Helpin) zur Behandlung des Zoster zugelassen [1–4, 16].

Der Stellenwert der Präparate ergibt sich zum einen aus der zu behandelnden Krankheit und dem zu definierenden Therapieziel, zum anderen aus dem hierzu erforderlichen, nicht zuletzt finanziellen Aufwand, im Vergleich zur Behandlung mit anderen Präparaten.

Bei den Herpes simplex Infektionen muß zwischen orofaszialen (labialen) Infektionen und anogenitalen Herpes-Erkrankungen sowie zwischen Primärinfektion und Rezidiven unterschieden werden.

Bei Patienten mit primärem Herpes genitalis (1. Herpesepisode im Leben) besteht das Behandlungsziel darin, die Dauer der Virusausscheidung, vor allem aber der Symptome, insbesondere der Schmerzen, abzukürzen. Dies gelingt effektiv mit der Gabe von 3mal täglich Famvir 250 oder 2mal täglich Valtrex S 1000 mg über 5 bis 10 Tage. Nach Ansicht des Autors ist diese Behandlung der ebenfalls bewiesen effizienten Therapie mit 5mal 200 mg Aciclovir vorzuziehen. Lokaltherapeutika sind nicht wirksam (Tabelle 1).

Behandlungsziel bei Patienten mit Herpes genitalis Rezidiv ist ebenfalls die Abkürzung der Dauer der Virusausscheidung, vor allem der Dauer der Symptome, wie Juckreiz und Schmerzen. Die sogenannte episodische Behandlung einzelner Rezidive mit Aciclovir Tabletten, 3–5mal 200 mg und höher dosiert, ist wenig wirksam und sollte daher nicht mehr verordnet werden. Famvir 2mal täglich 125 mg oder Valtrex 2mal 500 mg täglich über 5 Tage sind eine signifikant wirksame Möglichkeit, die Therapieziele zu erreichen.

Tabelle 1. Differentialtherapie der Herpes Virusinfektionen Therapie der ersten Episode des Herpes genitalis gemäß Richtlinien der CDC von 1998 [2]

Präparat	Dosis		Dauer
Aciclovir	400 mg	3/d	7–10 Tage
Aciclovir	200 mg	5/d	7–10 Tage
Famciclovir	250 mg	3/d	7–10 Tage
Valaciclovir	1000 mg	2/d	7–10 Tage
alles per os.			
Alternativ:			
Aciclovir	5–10 mg/kg KG alle 8 h intravenös		

Wird bei Patienten mit häufig rezidivierendem Herpes genitalis eine zeitlich limitierte Verhinderung der Rezidive angestrebt, so gelingt dies im Sinne der Suppression durch Aciclovir 2mal 400 mg pro Tag und auch mit Valaciclovir 1mal 500 mg pro Tag oder Famciclovir 2mal 250 mg pro Tag (Tabelle 2). Diese Suppressionsbehandlung mit Aciclovir ist für Zovirax als hochwirksame, nebenwirkungsfreie Rezidivsuppression über 10 Jahre gut dokumentiert, die auch die subklinische Virusausscheidung zu 95% unterdrückt. Auch Valtrex S und Famvir 250 sind zur Suppressionsbehandlung in Deutschland zugelassen. Künftige Untersuchungen werden zeigen müssen, ob die in placebokontrollierten Studien gezeigte Wirksamkeit und Nebenwirkungsarmut einer Suppressionsbehandlung mit aciclovirhaltigen Generika, 2mal 400 mg pro Tag, überlegen ist. Nach Meinung des Autors werden vor allem die Kosten dieser Behandlungen verglichen werden müssen.

Tabelle 2. Differentialtherapie der Herpes Virusinfektionen Rezidivsuppression bei rezidivierendem Herpes genitalis gemäß Richtlinien der CDC von 1998 (Interessant ist, daß in diesen Richtlinien der Versuch empfohlen wird, die Dosierung herunterzutitrieren, in dem beispielsweise mit 2mal 400 mg Aciclovir begonnen wird und dann auf 2mal 200 mg reduziert wird.)

Präparat	Dosis	
Aciclovir	400 mg	2/d p.o.
Valaciclovir	500 mg	1/d p.o.
Famciclovir	250 mg	2/d p.o.

Dosierung titrieren!

Die referierten Daten bezüglich der Behandlung des Herpes genitalis sind nicht auf eine Behandlung des Herpes simplex labialis übertragbar. Das schließt die Verwendung der bei Herpes genitalis wirksamen Virostatika in Ausnahmefällen aber nicht aus. Eine Fülle lokaler Virostatika ist in Deutschland für die unterschiedlichsten Herpes simplex Infektionen zugelassen, obgleich eine Wirksamkeit in der Regel nicht belegt ist. Dies gilt für zinksulfathaltige Gele (Virudermin-Gel, Lipactin-Gel, melissenextrakthaltige Creme (Lomaherpan Creme), interferonhaltige Externa, z. B. Fiblaferon-Gel u. a. Dies gilt auch für aciclovir-haltige Externa (Zovirax-Creme, Herpoviric und viele andere mehr), die von vielen Patienten aufgrund ihres subjektiv positiven Eindruckes geschätzt werden. Dieser positive Eindruck und damit verbundene, hohe Verkaufszahlen ersetzen aber keine wissenschaftlich begründete Untersuchung zur Wirksamkeit.

Eine penciclovirhaltige Creme (Vectavir) darf als einzig bewiesenes Lokaltherapeutikum zur Behandlung der Symptome eines Herpes labialis angesehen werden. Durch Behandlung mit Vectavir-Creme kann die Dauer der Symptome, wie Schmerzen und Juckreiz, um 20-30% signifikant abgekürzt werden. Ob dieser Effekt ausreichend ist, muß in jedem Einzelfall entschieden werden. Bei regelhaft schmerzhaften Herpes labialis Rezidiven, z. B. durch Insolation während des Urlaubs, empfiehlt der Autor eine temporäre Suppression durch die perorale Gabe eines Virostatikums entsprechend der Suppressionsbehandlung beim Herpes genitalis.

Eine gesicherte, gut wirksame Immuntherapie gegen rezidivierende Herpes simplex Infektionen besteht zur Zeit nicht [9]. Prophylaktische und therapeutische Herpes simplex Vaccinen werden zur Zeit klinisch geprüft. Die günstigsten Resultate liegen bisher mit rekombiniertem Glykoprotein D von Herpes simplex Virustyp 2 vor, das zusammen mit immunboosternden Adjuvantien injiziert wird. Vaccinierte Patienten haben in einer Studie bis zu 30% weniger Rezidive [10]. Verglichen mit der Reduktion von Rezidiven um 90% oder mehr unter peroraler Virostatikabehandlung ist das Ergebnis dieser Vaccination unbefriedigend. Die große Hoffnung vieler Vaccinologen beruht heute auf intramuskulär applizierbaren DNA-Vaccinen, sogenannten DISC (disabled infectious single cycle)-Viren, zur Vaccination [7]. Ob diese Hoffnung in bezug auf eine prophylaktische oder therapeutische Vaccination berechtigt ist, bleibt abzuwarten.

Bei immunkompetenten Patienten mit Herpes zoster ist das wichtigste Behandlungsziel die Verhinderung bzw. Verkürzung der Dauer der zosterassoziierten Schmerzen bzw. der postzosterischen Neuralgie. Desweiteren sollen bei diesen Patienten kutane und viszerale Disseminierung und ophthalmologische sowie otologische Komplikationen verhindert werden.

Tabelle 3. Differentialtherapie des Herpes zoster Akutschmerzes

Präparat	Dosis		
Aciclovir	i.v.	10 mg/kg KG	3/d
	p.o.	800 mg	5/d
Valaciclovir	p.o.	1000 mg	3/d
Famciclovir	p.o.	250 mg	3/d
Brivudin	p.o.	125 mg	4/d

Da nicht bei allen Patienten schwere Zosterverläufe mit Komplikationen zu erwarten sind, kann die Behandlung in der Regel auf Patienten über 50 Jahre, Patienten mit Zoster im Kopfbereich und Patienten mit ausgedehntem, schmerzhaftem kutanem Befall begrenzt werden. Patienten, die diese Kriterien nicht erfüllen, d. h. in der Regel einen komplikationslosen Zosterverlauf erwarten lassen, bedürfen keiner antiviralen Therapie, da diese keine Vorteile gegenüber symptomatischen Maßnahmen bietet [5, 6, 11].

Bezüglich der Eindämmung und Abheilung kutaner Zosterläsionen sind die heute verfügbaren Zostervirostatika weitgehend gleichwertig (Tabelle 3).

Hinsichtlich der Schmerzbeeinflussung hat die Behandlung mit Famvir Zoster oder Valtrex Filmtabletten eindeutige Vorteile. Bei nur dreimaliger, täglicher Gabe bewirkt diese Behandlung eine schnellere Befreiung von zosterassoziierten Schmerzen als Aciclovir in der Dosierung 5mal 800 mg pro Tag. Dem Autor erscheint daher die Behandlung des Zosters durch perorale Gabe von Aciclovir, auch wenn sie durch die Bereitstellung von Generika billiger ist, als nicht mehr vertretbar, wenn die Abkürzung der chronischen Schmerzen das Therapieziel ist. Die Behandlung mit Brivudin (Helpin) ist in den bisher vorliegenden Studien insbesondere in bezug auf die chronischen, zosterassoziierten Schmerzen bzw. die postzosterischen Neuralgien nicht untersucht.

Vergleichsstudien zwischen der Anwendung von Famvir Zoster und Valtrex sind zum jetzigen Zeitpunkt nicht publiziert. Nach Meinung des Autors bietet Famvir den Vorteil einer Dosierung mit 3mal 1 Tbl./die, insbesondere bei solchen Patienten, die bereits viele Medikamente oral einnehmen müssen. Valtrex dagegen bietet den Vorteil, daß die Behandlung zwar die Einnahme von 3mal 2 Tbl./die beinhaltet, aber mit 23% erheblich billiger ist.

Hinsichtlich der günstigen Beeinflussung chronischer, zosterassoziierter Schmerzen durch die Behandlung des Akutschmerzes mit Virostatika liegen bezüglich Aciclovir sehr unterschiedliche Ergebnisse vor. Die Beeinflussung dieser chronischen Schmerzen durch intravenös appliziertes Aciclovir ist nicht ausreichend in Studien untersucht. Die Wirksamkeit von peroral eingenommenem Aciclovir wird in den vorliegenden Studien unterschiedlich beurteilt und kann daher nicht als gesichert gelten [13, 14]. Dies gilt auch für eine

Tabelle 4. Differentialtherapie der chronischen Schmerzen bei Herpes zoster durch Virostatika. Eine Studie, in der 125 mg Brivudin 1mal tgl. mit 250 mg Famciclovir 3mal tgl. verglichen wird, ist noch nicht abgeschlossen.

Präparat	Darreichungsform	Dosis
Aciclovir	i.v. nicht untersucht	
	p.o. nicht sicher unwirksam	
Valaciclovir	p.o.	1000 mg 3x/Tag
Famciclovir		500 mg 3mal/Tag USA
		250 mg 3mal/Tag Europa
		750 mg 1mal/Tag UK
Brivudin		125 mg 1mal/Tag ?

Kombinationsbehandlung mit 40 oder 80 mg Prednison initial [13,15]. Die perorale Gabe von Valaciclovir oder Famciclovir (Tabelle 4) gilt als sicher wirksam in bezug auf die günstige Beeinflussung chronischer, zosterassoziierter Schmerzen [1, 4, 11]. Studien zur Beeinflussung der Prävalenz postzosterischer Neuralgien, wenn diese als zumindest moderate Schmerzen, die noch drei Monate nach Therapiebeginn bestehen, definiert sind [6], liegen nicht vor. Signifikante Effekte auf postzosterische Neuralgien, welche als Schmerzen, die noch 30 Tage nach Therapiebeginn bestehen, definiert wurden, liegen für Famciclovir vor [11]. Die Dosisempfehlungen sind für Europa mit 3mal 250 mg/die und die USA 3mal 500 mg/die unterschiedlich. Es muß darauf hingewiesen werden, daß die letztere Definition postzosterischer Schmerzen (Schmerzen länger als 30 Tage nach Therapiebeginn) nicht der Definition chronischer Schmerzen der Task Force on Taxonomy of the International Association for the study of pain [8] entsprechen.

Unklar ist, ob die energische, analgetische Behandlung akuter Zosterschmerzen die chronischen Schmerzen, insbesondere die postzosterischen Neuralgien (zumindest moderater Schmerz 90 Tage nach Therapiebeginn), beeinflussen. Diese energische Schmerztherapie ist für alle Patienten mit Akutschmerz hilfreich und wird trotz mangelnder Datenlage von vielen Schmerztherapeuten auch zur Prävention von chronischen Schmerzen bei Risikopatienten [12] empfohlen. In der Dermatologischen Klinik Krefeld erfolgt die Einschätzung der Schmerzintensität durch Patient und Arzt gemeinsam anhand einer 10-Punkte-Skala (Abb. 1).

Die Schmerztherapie erfolgt dann modifiziert nach den WHO-Empfehlungen [17], abhängig von der Schmerzintensität. Therapieziel ist Schmerzfreiheit (Tabelle 5–7). Mit diesem Stufenschema wird in der Regel eine Schmerzfreiheit der Patienten mit Herpes zoster erreicht. Ist dies nicht der Fall, werden schmerztherapeutische Maßnahmen durch die Klinik für Anästhesiologie und Schmerztherapie zusätzlich eingeleitet. Unerklärt bleibt die Beobachtung, daß in

Tabelle 5. Differentialtherapie des Herpes zoster Schmerzes. Modifiziert nach den WHO-Empfehlungen zur Behandlung chronischer Schmerzen. WHO-Stufe I Grundlage der Schmerztherapie sind Nichtopide

Präparat	Dosis
Milde Schmerzen:	
Metamizol	10–20 Trp. 4mal tgl. oder
Paracetamol	500 mg 3–4mal tgl.
Acetylsalicylsäure	500 mg 3mal tgl.
Moderate Schmerzen:	
Metamizol	30–40 Trpf. 4mal tgl. oder
Naproxen	2–3mal 500 mg tgl. oder
Diclofenac	ab 3mal 50 mg tgl.
Sympathikusblockaden?	

Tabelle 6. Differentialtherapie des Herpes zoster Schmerzes. Modifiziert nach den WHO-Empfehlungen zur Behandlung chronischer Schmerzen. WHO-Schema Stufe II. Die niederpotenten Opioide werden in der Regel zusätzlich zu der Kombination von Nichtopioiden und Koanalgetika, wie oben angegeben, verordnet. In Ausnahmefällen Prednison 1 mg/kg KG tgl. initial oder äquivalente Kortikosteroide.

Präparat	Dosis
Nichtopioide in Kombination mit Koanalgetika	
Unter Stufe 1 aufgeführte Medikamente plus	
Amitriptylin	25–150 mg tgl. oder/plus
Doxepin	30–25 mg tgl. oder/plus
Clomipramin	10–50 mg tgl. und/oder/plus
Carbamazepin	400–1600 mg tgl. und/oder/plus
Clonazepam	1–3 mg tgl.
Niederpotente Opioide	
Tramadol	200–600 mg tgl. oder
Tilidin plus Naloxon	300–600 mg tgl.

Tabelle 7. Differentialtherapie des Herpes zoster Schmerzes. Modifiziert nach den WHO-Empfehlungen zur Behandlung chronischer Schmerzen. WHO-Schema Stufe III: Grundlage dieser Schmerztherapie sind hochpotente Opioide, die individuell mit den o.a. Koanalgetika verordnet werden können.

Präparat	Dosis
Morphin initial oder	5–10 mg 2–3mal tgl. oder häufiger
Buprenorphin	0,8–4 mg tgl.

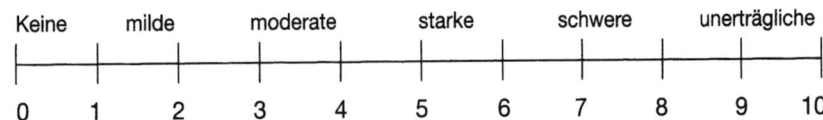

Abb. 1. Schmerzintensitätsskala

Einzelfällen, auch nach völliger Schmerzfreiheit in der akuten Phase der Zostererkrankung durch frühe antivirale Therapie und intensive Schmerztherapie, bei ganz wenigen Patienten postzosterische Schmerzen im Sinne der o. g. Definition auftreten können.

Literatur

1. Beutner KR, Friedman DJ, Forszpaniak Ch, Andersen PL and Wood MJ (1995) Valaciclovir compared with acyclovir for improved therapy for herpes zoster in immunocompetent adults. Antimicrobial Agents and Chemotherapy, 39:1546–1553
2. Centers of Disease Control and Prevention (1998) Guidelines for treatment of sexually transmitted diseases. MMWR, 47:RR-1
3. Corey L (1998) Raising the consciousness for identifying and controlling viral STDs: Fears and frustrations. Sexually Transmitted Diseases, 25:58–69
4. Degreef H, Famciclovir Herpes Zoster Clinical Study Group (1994) Famciclovir, a new oral antiherpes drug: results of the first controlled clinical study demonstrating its efficacy and safety in the treatment of uncomplicated herpes zoster in immunocompetent patients. International Journal of Antimicrobial Agents 4:241–246
5. Dworkin RH, Carrington D, Cunningham A, Kost RG, Levin MJ, McKendrick MW, Oxmann MN, Rentier B, Schmader KE, Tappeiner G, Wassilew SW, Whitley RJ (1997) Assessment of pain in herpes zoster: lessons learned from antiviral trials. Antiviral Research 33:73–85
6. Dworkin RH, Boon RJ, Griffin DRG and De Phung (1998) Postherpetic neuralgia: Impact of famciclovir, age, rash severity, and acute pain in herpes zoster patient. The Journal of Infectious Diseases, 178 (Suppl 1):76–80
7. Fricker J (1996)Herpes vaccines: spinning a new DISC. The Lancet 348:1576
8. Merskey H and Bogduk N (Eds.) (1994) Classification of Chronic Pain: Descriptions of Chronic Pain Syndromes and Definitions of Pain Terms (2nd ed.). IASP Press, Seattle, WA
9. Stanberry LR (1996) Herpes immunization – on the threshold. Journal of the European Academy of Dermatology and Venerology 7:120–128
10. Straus SE, Corey L, Burke RL, Savarese B, Barnum G, Krause PR, Kost RG, Meier JL, Sekulovich R, Adair SF, Dekker CL (1994) Placebo-controlled trial of vaccination with recombinant glycoprotein D of herpes simplex virus type 2 for immunotherapy of genital herpes. The Lancet 343:1460–1463
11. Tyring S, Barbarash RA, Nahlik JE, Cunningham A, Marley J, Heng M, Jones T, Rea R, Boon R, Saltzman R and the Collaborative Famciclovir Herpes Zoster Study Group (1995) Famciclovir for the Treatment of Acute Herpes Zoster: Effects on Acute Disease and Postherpetic Neuralgia. A Randomized, Double-Blind, Placebo-Controlled Trial. Ann Intern Med 123:89–96
12. Whitley RJ, Shukla S and Crooks RJ (1998) The Identification of Risk Factors Associated with Persistent Pain following Herpes Zoster. The Journal of Infectious Diseases, 178 (Suppl 1):71–75
13. Whitley RJ, Weiss H, Gnann JW, Tyring St, Mertz GJ, Pappas PG, Schleupner CH, Hayden F, Wolf J, Soong S-j, and the National Institute of Allergy and Infectious Diseases Collaborative Antivrial Study Group (1996) Acyclovir with and without Prednisone for the Treatment of Herpes Zoster. A Randomized, Placebo-Controlled Trial. Annals of Internal Medicine, 125:376–383
14. Wood MJ, Kay R, Dworkin RH, Soong SJ and Whitley RJ (1996) Oral Acyclovir Therapy Accelerates Pain Resolution in Patient with Herpes Zoster: A Meta-analysis of Placebo-Controlled Trials. Clinical Infectious Diseases, 22:341–347
15. Wood MJ, Johnson RW, McKendrick MW, Taylor J, Mandal BK, Crooks J (1994) A Randomized Trial of Acyclovir for 7 Days or 21 Days with and without Prednisolone for Treatment of acute Herpes Zoster: New England Journal of Medicine, 330:896–900
16. Wutzler P, Doerr HW (1998) Antivirale Therapie des Zoster. Deutsches Ärzteblatt 3:A-95–97, B-79–81, C-79–81
17. Zenz M (1995) Taschenbuch der Schmerztherapie, Wissenschaftliche Verlagsgesellschaft mbH, Stuttgart

Extragenitale Manifestationen der HPV-Infektion

A. Rübben

Die humanpathogenen Papillomviren weisen eine außerordentliche Typenvielfalt auf. Derzeit sind mehr als 80 verschiedene HPV-Genotypen bekannt (DELIUS et al. 1998). Die humanpathogenen Papillomviren sind streng epitheliotrop. Sie können als primäre Zielzellen die verhornenden Plattenepithelien der äußeren Haut, die anogenitale Übergangshaut sowie die nichtverhornenden Plattenepithelien der genitalen und oralen Schleimhäute infizieren. Je nach Präferenz werden die verschiedenen humanpathogenen Papillomvirus-Typen entsprechend als kutaneotrope oder als mucosotrope HPV bezeichnet (Tabelle 1). Etwa die Hälfte aller bekannten HPV-Typen induzieren benigne Haut- und Schleimhautwarzen, die nur sehr selten maligne entarten. Zu den hochmalignen (high risk) HPV zählen hingegen jene humanpathogene Papillomviren, die sich regelmäßig in den Plattenepithelkarzinomen der Haut von Patienten mit Epidermodysplasia verruciformis (Orth et al. 1978), im genitalen Morbus Bowen (Ikenberg et al. 1983) und in Zervixkarzinomen nachweisen lassen (Dürst et al. 1983).

Die kutaneotropen HPV rufen an der äußeren Haut Warzen hervor. Klinisch werden unterschieden: Dornwarzen (Myrmecia), gewöhnliche Warzen (Verrucae vulgares), Plantarzysten, plane Warzen und die seltene genetisch determinierte Warzenkrankheit Epidermodysplasia verruciformis (Ev). Dornwarzen (Myrmecia) werden durch HPV 1 hervorgerufen. Sie treten meist solitär an Palmae und Plantae auf und weisen eine massive Virusproduktion und ein charakteristisches histologisches Bild mit eosinophilen intrazytoplasmatischen Einschlußkörpern auf (Danos et al. 1982, Orth et al. 1981, Egawa et al. 1993). Die gewöhnlichen Warzen weisen morphologisch eine große Variationsbreite auf, die einerseits durch den induzierenden HPV-Typ und andererseits durch die anatomische Lokalisation der Warze determiniert wird. Die meisten gewöhnlichen Warzen werden durch die nahe verwandten HPV-Typen 2, 27 und 57 hervorgerufen (Rübben et al. 1993). An den Palmae und Plantae induzieren sie endophytische Warzen und Mosaikwarzen und an den übrigen Hautpartien exophytische Verrucae vulgares. Im Gesicht können HPV-2/27/57-induzierte Warzen eine filiforme Morphologie aufweisen. Die HPV-Typen 4 und 65 werden bevorzugt in endophytischen Warzen nachgewiesen, während HPV-63-induzierte Warzen typische punktförmige Hyperkeratosen zeigen (Egawa et al. 1993, 1994, Gissmann et al. 1977). Bei Metzgern und Fischverkäufern lassen sich in Verrucae vulgares der Hände neben den o.g. HPV-Typen auch HPV 7 nachweisen, das in der übrigen Bevölkerung keine Warzen zu induzieren scheint (Orth et al. 1981). HPV 60 wurde vornehmlich in plantaren verhornenden Epidermiszysten von Japanern nachgewiesen (Matsukura et al. 1992). Die planen Warzen (Verrucae planae), die sich histologisch deutlich von Verrucae vulgares unterscheiden, enthalten HPV 3 und HPV 10 (Orth et al. 1978). Die gleichen Viren lassen sich auch in planen Warzen bei Patienten

Tabelle 1. Erkrankungen durch humanpathogene Papillomviren (HPV), Abhängigkeit von der anatomischen Lokalisation und vom HPV-Typ

Anatomische Lokalisation	klinisches Bild	Assoziierte HPV-Typen
äußere Haut	Dornwarze (Myrmecia)	1
	Verrucae vulgares	2 26 27 29 41 48 57 75 76 77
	Verrucae planae	3 10 28
	Endophytische Warzen	4 65
	Metzgerwarzen	7
	Plantare verhornende Epidermiszysten	60
	Warzen mit punkt förmigen Hyperkeratosen	63
	Epidermodysplasia verruciformis (Ev)	5 8 9 12 14 15 17 19 20 21 22 23 24 25 36 37 38 46 47 49 50 77 80
Mundschleimhaut	Papillome	2 6 7 11 30 32 57 72 73
	Morbus Heck	13 32
Larynx	Larynxpapillome	6 11 30
genitoanale Übergangshaut	Condylomata acuminata	6 11 42 54
	Bowenoide Papulose	16
Zervix	zervikale intraepitheliale Neoplasien (CIN)	16 18 30 31 31 33 34 35 39 40 42 43 44 45 51 52 53 54 55 56 57 58 59 61 62 64 66 67 68 69 70 72 73

mit der seltenen genetisch determinierten Warzenkrankheit Epidermodysplasia verruciformis (Ev) nachweisen (Orth et al. 1978). Patienten mit Ev entwickeln schon im Alter von 5 bis 11 Jahren multiple plane Warzen und braun-rote schuppende Plaques, die lebenslang persistieren. Die braun-roten schuppenden Plaques werden durch die sogenannten EV-spezifischen HPV-Typen hervorgerufen, die eine große genetische Vielfalt aufweisen und die in der gesunden immunkompetenten Bevölkerung keine sichtbaren Hautveränderungen zu induzieren scheinen. In ungefähr 30% aller Fälle wird eine maligne Transformation dieser Läsionen in Plattenepithelkarzinome beobachtet (Jablonska et al. 1972).

Die humanpathogenen Papillomviren können an den Schleimhäuten des Mundes und des Respirationstraktes sowie an den anogenitalen Übergangs- und Schleimhäuten Fibropapillome hervorrufen. Analog zu den Infektionen der äußeren Haut wird auch an Schleimhäuten das Krankheitsbild durch den induzierenden HPV-Typ und durch die anatomische Lokalisation determiniert. Papillome der Mundschleimhaut können durch die HPV-Typen 2, 6, 7, 11, 30 und 57 hervorgerufen werden (De Villiers 1989). Beim Morbus Heck finden sich an Mundschleimhaut und Lippen multiple stecknadelkopfgroße flache Papeln, die HPV 13 oder 32 enthalten (Archard et al. 1965, Baudenon et al. 1987). Viral induzierte Papillome des Larynx sowie Condylomata acuminata werden fast ausschließlich durch die HPV-Typen 6 und 11 induziert (Gissmann et al. 1982). In der genital lokalisierten bowenoiden Papulose läßt sich vorwiegend der hochmaligne HPV-Typ 16 nachweisen (Ikenberg et al. 1983). Besondere Bedeutung kommt den mucosotropen HPV-Typen als Erreger der zervikalen intraepithelialen Neoplasien (CIN) zu. Ungefähr ein Drittel aller bekannten HPV-Typen können das Zervixepithel infizieren (Chan et al. 1995).

In den letzten Jahren wird immer deutlicher, daß die strenge Trennung in kutaneotrope und mucosotrope HPV nur widerspiegelt, an welchen Epithelien makroskopisch sichtbare produktive Infektionen auftreten. Dagegen scheinen latente oder klinisch okkulte produktive Infektionen von mucosotropen HPV in kutaner Lokalisation (Baron et al. 1999, Rübben et al. 1996) sowie von kutaneotropen HPV an den Schleimhäuten (Wieland et al. 1998) regelhaft vorzukommen, so daß davon ausgegangen werden kann, daß unabhängig vom HPV-Typ die humanpathogenen Papillomviren Haut- und Schleimhäute gleichermaßen infizieren können. In einem hohen Prozentsatz lassen sich in kutanen Plattenepithelkarzinomen (De Villiers et al. 1997) aber auch in klinisch gesunder Haut (Astori et al. 1998) bei immunkompetenten wie auch immunsupprimierten Patienten kutaneotrope HPV der Ev-Gruppe und onkogene mucosotrope HPV darstellen. Dies deutet darauf hin, daß wahrscheinlich bei allen Menschen die extragenitale Haut mit einer Vielzahl verschiedener HPV-Typen subklinisch infiziert ist. Es ist anzunehmen, daß trotz Fehlen sichtbarer Läsionen HPV aus der Ev-Gruppe wie auch onkogene mucosotrope HPV in immunkompetenten Patienten die Haut nicht nur latent infizieren können sondern auch intermittierend infektiöse Viruspartikel produzieren können, da sich sonst die hohe Durchseuchung der Bevölkerung nicht erklären läßt. Wahrscheinlich findet die Infektion der extragenitalen Haut mit den verschiedenen HPV schon zu einem sehr frühen Zeitpunkt an, da schon in utero die Infektion des Fetus mit verschiedenen HPV-Typen aus der Ev-Gruppe dargestellt werden konnte (FAVRE et al. 1998).

Literatur

Archard HO, Heck JW, Stanley HR (1965) Focal epithelial hyperplasia: an unusual oral mucosal lesion found in Indian children. Oral Surg 20:201–212

Astori G, Lavergne D, Benton C, Hockmayr B, Egawa K, Garbe C, de Villiers E-M (1998) Human papillomaviruses are commonly found in normal skin of immunocompetent hosts. J Invest Dermatol 110:752–755

Baron JM, Rübben A, Grußendorf-Conen E-I (1999) HPV 18-induced pigmented bowenoid papulosis of the neck. J Am Acad Dermatol 40:633–634

Beaudenon S, Praetorius F, Kremsdorf D, Lutzner M, Worsaae N, Pehau-Arnaudet G, Orth G (1987) A new type of human papillomavirus associated with oral focal epithelial hyperplasia. J Invest Dermatol 88:130–135

Chan S-Y, Delius H, Halpern AL, Bernard H-U (1995) Analysis of genomic sequences of 95 papillomavirus types: Uniting typing, phylogeny and taxonomy. J Virol 69:3074–3083

Danos O, Katinka M, Yaniv M (1982) Human papillomavirus 1a complete DNA sequence: a novel type of genome organization among papovaviridae. EMBO J 1:231–236

Delius H, Saegling B, Bergmann K, Shamanin V, de Villiers, E-M (1998) The genomes of three of four novel HPV types, defined by differences of their L1 genes, show high conservation of the E7 gene and the URR. Virology 240:359–365

de Villiers E-M (1989) Prevalence of HPV 7 papillomas in the oral mucosa and facial skin of patients with human immunodeficiency virus. Arch Dermatol 125:1590

de Villiers E-M, Hirsch-Behnan A, von Knebel-Doeberitz C, Neumann C, zur Hausen H (1989) Two newly identified human papillomavirus types (HPV 40 and 57) isolated from mucosal lesions. Virology 171:248–253

de Villiers E-M, Lavergne D, McLaren K, Benton EC (1997) Prevailing papillomavirus types in non-melanoma carcinomas of the skin in renal allograft recipients. Int J Cancer 356–361

Dürst M, Gissmann L, Ikenberg H, zur Hausen H (1983) A papillomavirus DNA from a cervical carcinoma and its prevalence in cancer biopsy samples from different geographic regions. Proc Natl Acad Sci USA 80:3812–3815

Egawa K, Delius H, Matsukura T, Kawashima M, de Villiers E-M (1993) Two novel types of human papillomavirus, HPV 63 and HPV 65: Comparison of their clinical and histological features and DNA sequences to other HPV types. Virology 194:789–799

Egawa K, Inaba Y, Yoshimura K, Ono T (1993) Varied clinical morphology of HPV-1-induced warts, depending on anatomical factors. Br J Dermatol 128:271–276

Egawa K (1994) New types of human papillomaviruses and intracytoplasmic inclusion bodies: a classification of inclusion warts according to clinical features, histology and associated HPV types. Br J Dermatol 130:158–166

Favre M, Majewski S, De Jesus N, Malejczyk M, Orth G, Jablonska S (1998) A possible vertical transmission of human papillomavirus genotypes associated with epidermodysplasia verruciformis. J Invest Dermatol 111:333-336

Gissmann L, Pfister H, zur Hausen H. (1977) Human papillomaviruses (HPV) characterization of four different isolates. Virology 76:569-80

Gissmann L, Diehl V, Schultz-Loulon HJ, zur Hausen H (1982) Molecular cloning and characterization of human papillomavirus DNA derived from a laryngeal papilloma. J Virol 44:393-400

Ikenberg H, Gissmann L, Gross G, Grussendorf-Conen E-I, zur Hausen H (1983) Human papilloma virus type 16-related DNA in genital Bowen's disease and bowenoid papulosis. Int J Cancer 32:563-565

Jablonska S, Dabrowski J, Jakubowicz K (1972) Epidermodysplasia verruciformis as a model in studies on the role of papovavirus in oncogenesis. Cancer Res 32:585-589

Matsukura T, Iwasaki T, Kawashima M (1992) Molecular cloning of a novel human papillomavirus (type 60) from a plantar cyst with characteristic pathological changes. Virology 190:561-564

Orth G, Jablonska S, Favre M, Croissant O, Jarzabek-Chorzelska M, Rzesa G (1978) Characterization of two types of human papillomaviruses in lesions of epidermodysplasia verruciformis. Proc Natl Acad Sci USA 75:1537-1541

Orth G, Jablonska S, Favre M, Croissant O, Obalek S, Jarzabek-Chorzelska M, Jibard N (1981) Identification of papillomavirus in butchers' warts. J Invest Dermatol 76:97-102

Rübben A, Krones R, Schwetschenau B, Grußendorf-Conen E-I (1993) Common warts from immunocompetent patients show the same distribution of human papillomavirus types as common warts from immunocompromised patients. Br J Dermatol 128:264-270

Rübben A, Baron JM, Grußendorf-Conen E-I (1996) Prevalence of human papillomavirus type 16-related DNA in cutaneous Bowen's disease and squamous cell cancer. Int J Oncol 9:609-611

Wieland U, Gross GE, Hofmann A, Sohendra N, Berlien HP, Pfister H (1998) Novel human papillomavirus (HPV) DNA sequences from recurrent cutaneous and mucosal lesions of a stoma-carrier. J Invest Dermatol 111:164-168

Immuntherapie bei Genital- und Perianalwarzen-Imiquimod – eine Innovation mit großem Potential

E. Stockfleth, T. Meyer, M. Reh, E. Christophers

Zusammenfassung

Die Möglichkeiten zur Behandlung Humaner Papillomavirus (HPV) – induzierter Läsionen erscheinen nach wie vor wenig zufriedenstellend. Mit Imiquimod, einem neuartigen Molekül mit Ähnlichkeit zu Nukleosid-Analoga, wurde ein lokales Therapeutikum gefunden, das eine Reihe unterschiedlicher immunmodelierender Wirkungen auf das Immunsystem entwickelt. Es zeigte sich, daß Imiquimod vor allem Interferon und eine Reihe anderer Zytokine wirksam freisetzt.

Kürzlich durchgeführte Therapiestudien bei Genitalwarzen zeigen hoffungsvolle Therapieerfolge. Der Wirkungsmechanismus von Imiquimod erlaubt darüberhinaus weitere interessante Indikationsgebiete wie die Behandlung von Basalzellkarzinomen oder anderen epithelialen Tumoren.

Wichtig ist die richtige lokale Anwendung des Präperates, da Therapieversagen oder zum Teil erhebliche lokale Reaktionen bei fehlerhafter Anwendung die Folge sind. Eine engmaschige klinische Kontrolle ist unabdingbar.

Einleitung

Imiquimod ist chemisch ein Imidazochinolin. Es hat zwar Ähnlichkeit mit einem Nukleosid-Analogum, wird aber aufgrund struktureller chemischer Veränderungen nicht in die Virus-DNA eingebaut. Es wirkt immunmodulierend und setzt durch Bindung an Oberflächenrezeptoren auf Monozyten und Makrophagen eine ganze Reihe von Zytokinen frei.

Daraus ergeben sich folgende Reaktionen:

(I) Über diese Oberflächenrezeptorenbindung induziert Imiquimod die Phosphorylierung von NF-kappa B (Kappa-gene enhancer binding protein) und von Faktoren für die Transkription von IFN über die Aktivierung der Tyrosinkinase oder der Proteinkinase C.

(II) Diese aktivierten phosphorylierten Moleküle induzieren eine Reihe von Zytokinen:

1. induziertes NF-kappa B reguliert unterschiedliche Zytokine. Es wirkt auf die zelluläre DNA und induziert so die Synthese spezifischer mRNA, welche die Zytokinesynthese aktiviert (TNF-α, IL-1, IL-8 etc.).
2. induzierte IFN-Transkriptionsfaktoren wirken ebenfalls auf die zelluläre DNA und induzieren die Synthese einer mRNA, die für Interferon kodiert,
3. die Inhibierung der Proteinsynthese durch Cycloheximid blockiert nicht die Imiquimod-induzierte Produktion von TNF-, IFN- und IL-mRNAs. Dieses deutet darauf hin, daß keines dieser Zytokine im Rahmen eines kaskadenartig ablaufenden Ereignisses freigesetzt wird. Die Zytokininduktion durch Imiquimod ist als Primärereignis anzusehen und die Produktion von Zytokin-mRNAs geschieht in direkter unabhängiger Weise,
4. die aktivierten Zytokine zeigen eine breitgefächerte Wirkung u. a. auf Monozyten. Dieses führt zur Freisetzung vor allem von Interferon-alpha, Tumor-Nekrose-Faktor (TNF-α) und Interleukin-1 (IL-1). Ihre Induktion führt zu einer Stimulierung von natürlichen Killerzellen mit antitumoraler und antiviraler Aktivität.

TNF-alpha und Interferon-alpha stimulieren iherseits Langerhanszellen (LZ), dendritische Zellen der Haut und Schleimhäute, die wichtigsten Antigen-präsentierenden Zellen der Epidermis. Nach Migration der LZ zu den regionalen Lymphknoten wird die lokale Immunantwort verstärkt. Durch die Stimulierung von LZ werden wiederum Th-1 Zellen und CD8+-Zellen vermehrt rekrutiert. TNF-alpha, CD4 und CD8+-Zellen eliminieren virusinfizierte Zellen.

Das lokale Auftragen von Imiquimod 5% Creme führt zu einer Modulation der kutanen Immunantwort. Imiquimod wirkt damit indirekt antiviral. Die antivirale und antitumorale Aktivität beruht insgesamt gesehen auf der Stimulation der lokalen Immunität.

Dieser umfangreiche Wirkmechanismus hat in unserer Klinik dazu geführt, Imiquimod neben der

Therapie von genito-analen Condylomata acuminata auch bei anderen Indikationen erfolgreich einzusetzen. Therapiestudien laufen vor allem z. Zt. bei aktinischen Keratosen am Capillitium und am Handrücken. Hier führt die lokale Therapie mit Imiquimod 5% nach einer ca. 6 wöchigen Anwendung zunächst zu einer deutlichen lokalen Rötung, anschließend zur Desquamation mit klinischer Abheilung. Die Lokaltherapie mit Imiquimod wird bei engmaschiger klinischer Kontrolle gut vertragen.

Imiquimod wird zunächst 2 mal wöchentlich dünn auf die befallenen Hautareale aufgetragen und für 8–10 Stunden belassen. Anschließend wird das behandelte Areal abgewaschen. Kommt es nur zu einer leichten lokalen Rötung (Reaktion gewünscht), kann bis zu 3mal wöchentlich aufgetragen werden.

Vorläufige Ergebnisse zeigen, daß neben epithelialen Tumoren wie dem Basalzellkarzinom, verrucae palmares et plantares effektiv mit Imiquimod behandelt werden können. Die Zukunft wird mit Sicherheit noch eine Fülle von neuen Indikationsgebieten für diese interessante Substanz bringen. Dabei ist es unumgänglich, neue Indikationsgebiete in kontrollierten klinischen Studien zu testen.

Literatur

1. Beutner KR et al. (1998) Imiquimod, a patient applied immune response modifier for the treatment of external genital warts. Antimicrob Agents Chemother 42 (4):789–794
2. Edwards et al. (1998) Self-administered topical 5% Imiquimod cream for external anogenital warts. Arch Dermatol, 134:25–30
3. Stanley M (1999) Mechanism of Action of Imiquimod. Papillomavirus Report, Vol 10, No 2

Imiquimod – Stellenwert bei der genitoanalen HPV-Infektion

H. Gollnick, A. Eul

Zusammenfassung und Ausblick

Imiquimod 5% Creme hat sich in klinischen Studien als sicher und wirksam in der Behandlung von HPV-induzierten Condylomata acuminata erwiesen. Die Applikation dreimal/Woche über 4–8 Stunden während der Schlafenszeit hat das günstigste Wirkungs-/ Nebenwirkungsverhältnis gezeigt. Imiquimod zeichnet sich durch eine gute lokale Verträglichkeit, hohe Wirksamkeit und insbesondere durch eine gegenüber bisherigen Verfahren niedrige Rezidivrate aus. Die Therapie kann vom Patienten selbst durchgeführt werden. Kontraindikationen – außer einer bekannten Überempfindlichkeit gegenüber einem der Inhaltsstoffe – sind nicht bekannt. Infolge der geringen perkutanen Resorption sind Wechselwirkungen mit systemisch verabreichten Arzneimitteln nicht zu erwarten. Der Wirkmechanismus dieses neuen Wirkstoffs aus der Gruppe der sogenannten Immune Response Modifiers läßt auf die Wirksamkeit in weiteren Indikationen schließen, die in der Zukunft in klinischen Studien belegt werden soll.

Einleitung

Die genitoanale Infektion mit humanen Papillomaviren (HPV) gehört zu den häufigsten sexuell übertragbaren Krankheiten. Es wird zwar mit einer hohen Durchseuchung in der sexuell aktiven Bevölkerung gerechnet, allerdings entwickelt nur ein kleiner Teil der Infizierten die für die genitale HPV-Infektion typischen Condylomata acuminata im Genital-/Perianalbereich. Therapeutisch stehen in erster Linie chirurgisch-ablative, physikalisch- oder chemisch-destruierende sowie immunmodulierende Verfahren zur Verfügung [1, 2]. Mit Imiquimod (Aldara 5% Creme, 3M Medica, Borken/Westfalen), dem ersten Wirkstoff einer neuen Klasse von lokal wirksamen, immunmodulierenden Substanzen, steht nun eine neue kausal angreifende Behandlungsmöglichkeit zur Verfügung.

Topisch appliziertes Imiquimod induziert eine Interferon- und Zytokinantwort in der Haut und aktiviert die zellvermittelte Immunantwort [3]. Untersuchungen an humanen peripheren mononukleären Zellen des Blutes und Tierversuche haben ergeben, daß Imiquimod in Makrophagen die Bildung von Interferon-alpha (IFN-α), Tumor-Nekrose-Faktor-alpha (TNF-α) und einer Reihe von Interleukinen (IL-1β, IL-6, IL-8, IL-12) bewirkt [4].

Die biologischen Wirkungen von Imiquimod resultieren in einer Aktivierung der zellvermittelten Immunität, wie sie auch bei der spontanen Regression von HPV-induzierten Warzen bzw. Condylomata beobachtet werden kann [5]. Tyring wies in einer Studie an Patienten mit Condylomata acuminata nach, daß die Remission der Condylomata unter Imiquimod mit einer Induktion verschiedener Zytokine, einer Zunahme der CD4$^+$-Zellen vor Ort und der Reduktion der Viruslast einhergeht [6]. Die Abheilung der Condylomata acuminata erfolgt bei dem größten Teil der Patienten narbenfrei.

Imiquimod ist für die Behandlung externer Condylomata acuminata im Genital-/Perianalbereich bei erwachsenen Patienten in vielen Ländern zugelassen. Die Wirksamkeit und Sicherheit in der Anwendung wurden in mehreren klinischen Studien nachgewiesen. Hierüber soll im folgenden berichtet werden.

Wirksamkeit von Imiquimod bei externen Condylomata acuminata

Bisher sind > 3000 Patienten in klinische Studien mit Imiquimod eingeschlossen worden, davon in die größte bisher durchgeführte kontrollierte Studie (1004-IMIQ) insgesamt 311 Patienten (siehe Tabelle 1).

Es handelt sich um eine dreiarmige, doppelblinde, placebo-kontrollierte Studie der Phase III, in der eine 5%ige Imiquimod-Creme, 1%ige Imiquimod-Creme und Placebo-Creme verglichen wurden [7]. Eine Biopsie zur Bestätigung der klinischen Diagnose einschließlich HPV-Typisierung war Voraussetzung für die Aufnahme in die Studie. Bei den Frauen waren die Condylomata acuminata überwiegend an Vulva, Damm oder perianal lokalisiert, bei den Männern am Penisschaft. Das Prüfpräparat wurde 3mal wöchentlich über 8 ± 2 Stunden zur Schlafenszeit appliziert. Die

Tabelle 1. Patientencharakteristika (Studie 1004-IMIQ)

	Imiquimod 5%	Imiquimod 1%	Placebo
Gesamtzahl	n = 109	n = 102	n = 100
Geschlecht			
w: n= [%]	46 (42)	45 (44)	40 (40)
m: n= [%]	63 (58)	57 (56)	60 (60)
mittleres Alter ±SD	32 ±12	30 ±10	31 ±10
mittlere Dauer der Erkrankung (Monate)	4,2 (0,4–375)	6,6 (0–182)	5,8 (0–270)
Warzenareal (mm^2)	69 (8–5525)	74 (10–4271)	77 (7–5000)

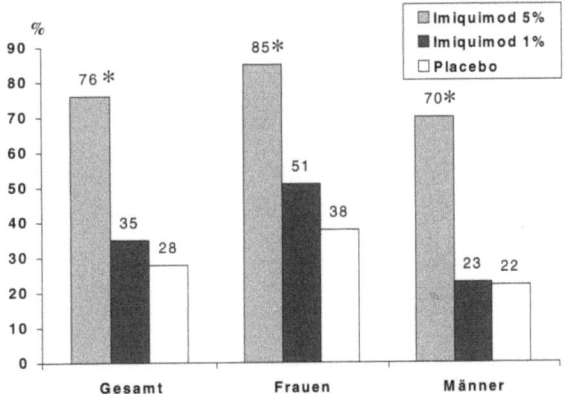

Abb. 2. Anteil der Patienten mit 50% Reduktion des Warzenareals (*: p < 0,001 vs Placebo)

Behandlung wurde beendet, wenn die Kondylome vollständig abgeheilt waren; die maximale Behandlungsdauer betrug 16 Wochen. Im Anschluß an die Therapie folgte ein dreimonatiger Nachbeobachtungszeitraum zur Beurteilung von Rezidiven.

Primärer Zielparameter war das vollständige Abheilen der Kondylome. Als sekundärer Parameter wurde eine 50 %ige Reduktion des Warzenareals einbezogen. Die Auswertung (Fisher exact test) erfolgte nach Intent-to-treat und per-Protokoll (Imiquimod 5 % n = 96, Imiquimod 1 % n = 79, Placebo n = 81). Aus der per-Protokoll-Analyse wurden alle Patienten ausgeschlossen, die die Studie aus medikationsunabhängigen Gründen abgebrochen hatten.

Nach maximal 16wöchiger Behandlung betrug die Erscheinungsfreiheit in der Intent-to-treat-Analyse in der Imiquimod 5%-Gruppe 50% (n = 54) versus 11% (n = 11) unter Placebo. Die Wirksamkeit war bei Frauen mit 72% überdurchschnittlich besser vs. 20% unter Placebo, bei Männern erreichten 33% vs. 5% der Patienten eine vollständige Heilung (Abb. 1). Die Unterschiede waren in allen drei Gruppen signifikant auf dem 5%-Niveau (p < 0,001). Die Ergebnisse in der Imiquimod 1%-Gruppe unterschieden sich nicht signifikant von Placebo (Gesamt: 21%, Frauen: 38%, Männer: 7%). Die Wirksamkeitsraten lagen in der per-Protokoll-Analyse geringfügig über denen der ITT-Auswertung.

In der Imiquimod 5%-Gruppe war nach Ende der Behandlung (16. Woche) bei 76% der Patienten das Warzenareal um mehr als 50% gegenüber dem Ausgangsbefund verringert (ITT). Auch bei diesem Parameter waren die Ergebnisse bei den Frauen besser als bei den Männern (s. Abb. 2).

Der mittlere Behandlungszeitraum bis zur Erscheinungsfreiheit betrug bei Frauen 8 Wochen und bei Männern 12 Wochen. Bemerkenswert ist, daß bei einigen Patienten, bei denen das Condylombeet bereits sehr stark zurückgegangen war, aber bei Ende der Behandlung noch nicht vollständig abgeheilt war, während des folgenden therapiefreien Nachbeobachtungszeitraumes noch eine komplette Remission beobachtet wurde.

Während der Nachbeobachtungsphase trat bei 6 der 45/54 Patienten, die das Follow-up von 12 Wochen beendeten und deren Kondylome vollständig abgeheilt waren, ein Rezidiv auf. Dies entspricht einer Rezidivrate von 13 %.

In zwei weiteren Studien wurden andere Dosierungsschemata eingesetzt, allerdings konnten weder bei einer dreimal wöchentlichen Applikation über 24 Stunden noch bei einer täglichen Applikation über 82 Stunden signifikant bessere Ergebnisse erzielt werden [8, 9]. Die entsprechenden Rezidivraten lagen bei 19 %.

Lokale und systemische Verträglichkeit von Imiquimod

Lokale Hautverträglichkeit von Imiquimod 5% Creme

In einer Untersuchung zur lokalen Verträglichkeit von Aldara 5% Creme wurde diese mit einer handelsüblichen Körperpflegelotion sowie der wirkstofffreien Salbengrundlage an 40 gesunden Probanden vergli-

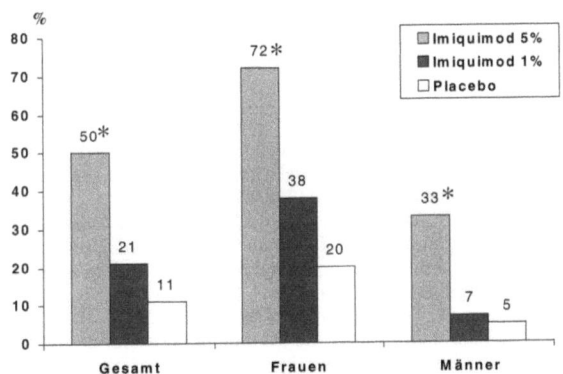

Abb. 1. Anteil der Patienten mit vollständiger Remission (*: p < 0,001 vs Placebo)

Tabelle 2. Häufigste Nebenwirkungen an der Applikationsstelle nach Angaben der Patienten

	Studie 1004-IMIQ Dosierung: 3x/Woche		Studie 1005-IMIQ Dosierung: 1x/die	
	Imiq 5 %	Placebo	Imiq 5 %	Placebo
Juckreiz	22 %	7 %	30 %	17 %
Brennen	13 %	3 %	15 %	1 %
Schmerzen	6 %	1 %	32 %	2 %
Empfindlichkeit	4 %	1 %	11 %	2 %

chen. Das kumulierte Irritationspotential über 21 Tage soll bei der Hautpflegelotion größer als bei Imiquimod 5 % Creme oder Salbengrundlage gewesen sein [10].

In den klinischen Studien erwies sich Imiquimod 5 % Creme ebenfalls als gut verträglich. In der größten Phase III-Studie mit n=311 Patienten [7] schieden insgesamt 77 Patienten vorzeitig aus (Imiquimod 5 %: n = 19; Imiquimod 1 %: n = 31; Placebo: n = 27), die meisten aus medikationsunabhängigen Gründen. Nur zwei Patienten der Imiquimod 5 %-Gruppe brachen die Studie wegen lokaler Hautreaktionen ab. Die Patienten berichteten am häufigsten über Juckreiz und Brennen an der Applikationsstelle. Diese Beschwerden waren in der Studie mit täglicher Anwendung von Imiquimod 5 % Creme [9] deutlich häufiger als bei dreimal wöchentlicher Applikation (Tabelle 2).

Die häufigsten Hautreaktionen, die bei der heute üblichen dreimal wöchentlichen Applikation von den Prüfärzten dokumentiert wurden, waren Erytheme (67 %; Plac.: 24 %), gefolgt von Erosionen (32 %; Plac.: 8 %), Exkoriation (24 %; Plac.: 2 %) und Ödem (16 %; Plac.: 1 %). Seltener wurde über eine Schorfbildung (15 %; Plac.: 2 %), Induration (8 %; Plac.: 3 %) oder Ulzeration (5 %; Plac.: 1 %) berichtet. In Abbildung 3 sind Häufigkeit und Schweregrad des Erythems im Vergleich zur einmal täglichen Applikation dargestellt.

Die lokalen Nebenwirkungen waren in der Regel leicht bis mäßig stark ausgeprägt, traten am häufigsten zu Beginn der Behandlung auf und waren meist innerhalb von 2 Wochen auch unter Weiterbehandlung reversibel. Die Hautreaktionen sind in erster Linie auf die lokale Induktion von Interferon und anderen Zytokinen zurückzuführen und sind als Ausdruck der pharmakologischen Wirkung des Imiquimods zu interpretieren. Es besteht eine enge Korrelation zwischen dem Auftreten derartiger Reaktionen und der Heilungstendenz [9].

In der Vergangenheit waren in seltenen Fällen stärkere Entzündungsreaktionen bei unbeschnittenen Männern aufgetreten, die Condylomata acuminata unter der Vorhaut behandelt hatten. Daher wurde eine Studie zur Toleranz der Imiquimod 5 % Creme in diesem Patientenkollektiv durchgeführt [Gollnick et al., unveröffentlichte Daten]. Es wurden 37 Patienten dreimal wöchentlich und 30 Patienten täglich mit Imiquimod 5 % Creme behandelt. Auch in dieser Studie wurde am häufigsten ein Erythem beobachtet, dessen Inzidenz bei einer dreimal wöchentlichen Applikation in der gleichen Größenordnung lag wie in den vorangegangenen Studien (66,5 %). Bei der täglichen im Vergleich zur dreimal wöchentlichen Applikation waren sowohl Häufigkeit als auch Schweregrad der Nebenwirkungen deutlich größer.

Systemische Verträglichkeit von Imiquimod

In Tierversuchen zeigte Imiquimod kein mutagenes, kanzerogenes, teratogenes oder embryotoxisches Potential. In Untersuchungen zur systemischen Resorption am Menschen wurde gezeigt, daß Imiquimod nur zu einem sehr geringen Anteil (0,9 %) durch die Haut resorbiert wird. Imiquimod war im Blut nicht nachweisbar (Nachweisgrenze > 5 ng/ml).

In den klinischen Studien sind in seltenen Fällen systemische Nebenwirkungen aufgetreten, die in erster Linie auf die Induktion von Interferon-alpha zurückzuführen sind (grippeähnliche Symptome, Myalgien, Kopfschmerzen).

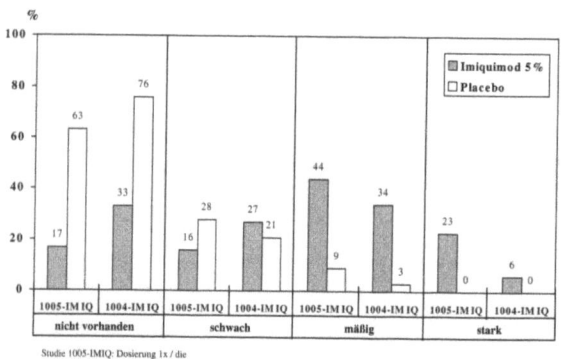

Abb. 3. Prozentualer Anteil der Patienten mit Erythem an der Applikationsstelle nach Angaben der Prüfärzte

Studie 1005-IMIQ: Dosierung 1x / die
Studie 1004-IMIQ: Dosierung 3x / Woche

Literatur

1. Orfanos CE, Garbe C (1995) Therapie der Hautkrankheiten. Springer, Berlin Heidelberg New York Tokyo
2. Weisshaar E, Neumann HJ, Gollnick H (1998) Successful treatment of disseminated facial verrucae with contact immunotherapy. Eur J Dermatol 8 (7):488–491
3. Wagner TL, Ahonen CL, Couture AM, Gibson SJ, Miller RL et al. (1999) Modulation of TH1 and TH2 cytokine production with the immune response modifiers, R-848 and imiquimod. Cell Immunol 191:10–19
4. Testerman TL, Gerster JF, Imbertson LM et al. (1995) Cytokine induction by the immunomodulators imiquimod and S-27609. J Leukoc Biol 58:365–372
5. Coleman N, Birley HD, Renton AM, Hanna NF, Ryait BK, Byrne M et al. (1994) Immunological events in regressing genital warts. Am J Clin Pathol 102:768–774

6. Tyring SK et al. (1998) A randomised, controlled, molecular study of condylomata acuminata clearance during treatment with imiquimod. J Invest Derm 178:551–555
7. Edwards L, Ferenzcy A, Eron L, Baker D, Owens ML, Fox TL, Hougham AJ, Schmitt KA (1998) Self-administered topical 5% imiquimod cream for external genital warts. Arch Dermatol 134:25–30
8. Beutner KR, Spruance SL, Hougham AJ, Fox TL, Owens ML, Douglas JM (1998) Treatment of genital warts with an immune-response modifier (imiquimod). J Am Acad Dermatol 38:230–239
9. Beutner KR, Tyring SK, Trofatter KF Jr, Spruance S, Owens ML, Fox TL, Hougham AJ, Schmitt KA, Douglas JM (1998) Imiquimod, a patient-applied immune-response modifier for the treatment of external genital warts. Antimicrob Agents Chemother 42:789–794
10. Slade HB, Owens ML, Tomai MA, Miller RL (1998) Imiquimod 5% cream (Aldara™). Exp. Opin. Invest. Drugs 7 (3):437–449

Hepatitis-C-Virus-assoziierte Dermatosen

M. Imhof, F. Ochsendorf, S. Zeuzem, H. Schöfer

Zusammenfassung

Das Hepatitis-C-Virus (HCV), ein (+)-strängiges RNA-Virus, ist der häufigste Erreger der sog. Non-A-, Non-B-Hepatitis. Die Inkubationszeit der transfusionsbedingten HCV-Infektion liegt zwischen 5 und 12 Wochen, die Serokonversion tritt 4-6 Wochen post infectionem auf. Die Prävalenz der HCV-Infektion beträgt in Deutschland bei Blutspendern 0,4-0,7 % [15], insgesamt muß mit etwa 500000 Hepatitis-C-Virusträgern gerechnet werden. Folgende Übertragungswege sind bekannt: parenteral, intravenöser Drogenabusus (»needle-sharing«), Tätowierungen, sexuelle und enge häusliche Kontakte (»community acquired«). 50-80 % aller HCV-Infektionen zeigen einen chronischen Verlauf, wobei in 20-30 % der Übergang in eine Leberzirrhose auftritt. Die Ansprechraten einer frühen α-Interferonbehandlung liegen bei etwa 50 % [24].

In zahlreichen Veröffentlichungen wurde in den letzten Jahren darauf hingwiesen, daß eine chronische HCV-Infektion mit verschiedenen dermatologischen Erkrankungen assoziiert sein kann [21]. HCV-assoziierte dermatologische Erkrankungen stellen Lichen ruber planus [14], Vaskulitiden, insbesondere Kryoglobulin-induzierte Vaskulitiden [17], und die Porphyria cutanea tarda [9] dar. Vereinzelt wurde in der Literatur zudem auf das gemeinsame Auftreten einer HCV-Infektionen mit Urticaria [22], Erythema multiforme [1], Erythema nodosum [7], Psoriasis vulgaris [4] und Polyarteritis nodosa [3] hingewiesen.

Lichen ruber planus

Während ein klinischer Zusammenhang zwischen Lichen planus und Lebererkrankungen im allgemeinen schon seit vielen Jahren bekannt ist, machte Mokni et al. [19] erstmalig 1991 auf einen möglichen Zusammenhang zwischen Lichen planus und HCV-Infektionen aufmerksam. Seitdem konnte in mehreren kontrollierten Studien das gehäufte Auftreten von anti-HCV-Antikörper bei Patienten mit Lichen ruber planus bestätigt werden. Während die Prävalenzrate von anti-HCV-Antikörper bei Patienten mit Lichen planus in südeuropäischen Ländern mit 20-28 % [2, 18, 23] angegeben wird, wurde in einer deutschen Studie eine Prävalenzrate von 15 % ermittelt [13]. Cribier et al. konnte dagegen keinen signifikanten Unterschied zwischen 52 französischen Patienten mit Lichen planus und einer Kontrollgruppe bezüglich des Vorliegens von anti-HCV-Antikörper nachweisen [5]. Auch wenn ein kausaler Zusammenhang zwischen einer HCV-Infektion und dem Auftreten eines Lichen planus aufgrund der vorliegenden Studienergebnisse als sicher erscheint, bleibt der genaue Pathomechanismus noch ungeklärt.

Kryoglobulin-assoziierte Vaskulitiden

Die Assoziation zwischen HCV-Infektionen mit leukozytoklastischen Vaskulitiden bei essentieller gemischter Kryoglobulinämie wurde gehäuft in Einzelfallberichten in der Literatur dargestellt [11]. Fallkontrollierte Studien bezüglich der Prävalenzrate von anti-HCV-Antikörper und Kryoglobulinen bei Patienten mit leukozytoklastischer Vaskulitis liegen dagegen weitgehend nicht vor. Lediglich Güngör et al. [10] untersuchten kürzlich 25 Patienten mit leukozyklastischer Vaskulitis auf das Vorliegen von anti-HCV-Antikörper. 2 der 25 Patienten (8%) waren anti-HCV-Antikörper positiv, wobei einer der zwei Patienten Kryoglobuline aufwies. Keiner der 30 Patienten in der Kontrollgruppe wurde anti-HCV-Antikörper positiv getestet. Auch wenn sich statistisch kein signifikanter Unterschied zwischen den beiden Patientengruppen ergab, so scheint diese Studie die in der Literatur vorliegenden Einzelfallberichte zu bestätigen. Weitere kontrollierte Studien mit größeren Patientenkollektiven sind in Zukunft notwendig, um statistisch signifikante Aussagen treffen zu können.

Porphyria cutanea tarda

Die Prävalenzrate von anti-HCV-Antikörper bei Patienten mit Porphyria cutanea tarda (PCT) wird in

Untersuchungen aus Südeurpa mit 76–79 % [8, 12, 16], in Irland dagegen mit 10 % angegeben [20]. Da in den bisherigen Studien keine Kontrollgruppen berücksichtigt wurden und nur geringe Fallzahlen ohne statistische Signifikanz vorliegen, sollten die sehr hohen Prävalenzraten kritisch beurteilt werden. Interessanterweise konnten anti-HCV-Antikörper vornehmlich bei Patienten mit einer erworbenen PCT nachgewiesen werden. Bei Patienten mit familiärer PCT ist ein Nachweis von anti-HCV-Antikörper nur vereinzelt gelungen. Möglicherweise kann eine Infektion mit dem HCV-Virus bei einem Enzymdefekt der Uroporphyrinogendekarboxylase als Triggerfaktor, ähnlich wie Alkohol und Medikamente, zur Manifestation einer PCT führen. Genaue Kenntnisse über den Pathomechanismus sind in diesem Zusammenhang weitgehend unbekannt.

Welches Spektrum an Dermatosen bei Patienten mit einer HCV-Infektion vorliegen kann, wurde bisher in kontrollierten Studien nur unzureichend bearbeitet. In der Frankfurter Hautklinik wurden daher 118 anti-HCV-Antikörper positive Patienten auf das Vorliegen von Dermatosen untersucht. Als Kontrollgruppe dienten 78 anti-HCV-Antikörper negative Patienten, die sich in der Hautklinik zwecks Beratung einer Lasertherapie von kosmetisch störenden Hautveränderungen vorstellten. In 7/118 Patienten (8,3 %) wurde ein Lichen ruber, in 2/118 Patienten (2,4 %) eine Vaskulitis allergica und in 0/118 Patienten eine Porphyria cutanea tarda diagnostiziert, während in der Kontrollgruppe diese Dermatosen nicht festgestellt werden konnten. Das Verteilungsspektrum der weiteren Hauterkrankungen ist in der Tabelle dargestellt. Im Fisher's Test ergab sich ein signifikant gehäuftes Auftreten zwischen einer HCV-Infektion und Lichen ruber planus. Die Assoziation zwischen einer HCV-Infektion und Vaskulitis allergica war dagegen statistisch nicht signifikant. Interessanterweise hatten 21/118 Patienten (24,7 %) eine Xerodermie gegenüber 2 der 78 Kontrollpatienten ($p < 0{,}01$).

Cribier et al. [6] untersuchten kürzlich 100 Patienten mit einer HCV-Infektion auf verschiedene Dermatosen. Sie konnten lediglich ein signifikant gehäuftes Auftreten zwischen einer HCV-Infektion und Pruritus, nicht jedoch für Lichen ruber planus nachweisen (Tabelle 1).

Zur genaueren Definition des Spektrums von Hauterkrankungen bei Patienten mit einer HCV-Infektion sind zukünftig weitere kontrollierte Studien mit höheren Fallzahlen notwendig. Aufgrund der bisherigen Untersuchungen kann zum jetzigen Zeitpunkt lediglich der Lichen ruber planus als statistisch gesicherte HCV-assoziierte Dermatose angesehen werden.

Literatur

1. Antinori S, Esposito R, Aliprandi CA, Tadini G (1991) Erythema multiforme and hepatitis C (Letter). Lancet 337:428
2. Bagin JV, Ramon C, Gonzales L, Diago M, Milian MA, Cors R, Lloria E, Cardona F, Jiminez Y (1998) Preliminary investigation of the association of oral lichen planus and hepatitis C. Oral Surg Oral Med Oral Pathol 85:532–536
3. Carson CW, Conn DL, Czaja AJ, Wright TL, Brecher ME (1993) Frequency and significance of antibodies to hepatitis C virus in polyarteritis nodosa. J Rheumatol 20:304–309
4. Chouela E, Abeldano A, Panetta J, Ducard M (1996) Hepatitis C virus antibody (anti-HCV): prevalence in psoriasis. Int J Dermatol 35:797–799
5. Cribier B, Garnier C, Laustriat D, Heid E (1994) Lichen planus and hepatitis C virus infection: an epidemiologic study. J Am Acad Dermatol 31:1070–1072
6. Cribier B, Samain F, Vetter D, Heid E, Grosshans E (1998) Systematic cutaneous examination in hepatitis C virus infected patients. Acta Derm Venereol (Stockh) 78:355–357
7. Domingo P, Ris J, Martinez E, Casas F (1990) Erythema nodosum and hepatitis C (Letter). Lancet 336:1377
8. Fargion S, Piperno A, Cappellini MD, Sampietro M, Fracanzani AL, Romano R, Caldarelli R, Marcelli R, Vecchi L, Fiorelli G (1992) Hepatitis C virus and porphyria cutanea tarda: evidence of a strong association. Hepatology 16:1322–1326
9. Ferri C, Baicchi U, La Civita L (1993) Hepatitis C virus-related autoimmunity in patients with porphyria cutanea tarda. Eur J Clin Invest 23:851–855
10. Güngör E, Cirit A, Alli N, Karakayali G, Gür G, Artüz F (1999) Prevalence of hepatitis C virus antibodies and cryoglobulinemia in patients with leukocytoclastic vasculitis. Dermatology 198:26–28
11. Hadziyannis SJ (1998) Skin diseases associated with hepatitis C virus infection. J Eur Acad Dermatol Venereol 10:12–21
12. Herrero C, Vicente A, Bruguera M, Ercilla MG, Barrera JM, Vidal J, Teres J, Mascaro JM, Rodes J (1993) Is hepatitis C virus infection a trigger of porphyria cutanea tarda? Lancet 341:788–789
13. Imhof M, Popal H, Lee JH, Zeuzem S, Milbradt R (1997) Prevalence of hepatitis C virus antibodies and evaluation of hepatitis C virus genotypes in patients with lichen planus. Dermatology 195:1–5
14. Jubert C, Pawlotsky JM, Pouget F, Andre C, DeForges L, Bretagne S, Mavier JP, Duval J, Revuz J, Dhumeaux D, Bagot M (1994) Lichen planus and hepatitis C virus-related chronic active hepatitis. Arch Dermatol 130:73–76
15. Kühnl P, Seidel S, Stangl W, Beyer J, Sibrowski W, Flik J (1989) Antibody to hepatitis C virus in German blood donors. Lancet 2:324

Tabelle 1. Hepatitis-C-Virus-assoziierte Dermatosen

Dermatose	anti-HCV-AK pos. (n = 118)	anti-HCV-AK neg. (n = 78)	Fisher's Test
Lichen ruber	7	0	$p < 0{,}05$
Vasculitis allerg.	2	0	n.s.
PCT	0	0	n.s.
Urticaria	2	0	n.s.
Erythema nod.	0	0	n.s.
EEM	0	0	n.s.
Psoriasis vulgaris	10	11	n.s.
Polyarteritis nod.	0	0	n.s.
Xerodermie	21	2	$p < 0{,}01$
Seborrh. Ekzem	14	3	n.s.
Follikulitis	10	7	n.s.

16. Lacour JP, Bodokh I, Castanet J, Bekri S, Ortonne JP (1993) Porphyria cutanea tarda and antibodies to hepatitis C virus. Br J Dermatol 128:121–123
17. Marcellin P, Descamps V, Martinot-Peignoux M (1993) Cryoglobulinemia with vasculitis associated with hepatitis C virus infection. Gastroenterology 104:272–277
18. Mignogna MD, Lo Muzio L, Favia G, Mignogna R, Carbone R, Bucci E (1998) Oral lichen planus and HCV infection: a clinical evaluation of 263 cases. Int J Dermatol 37:575–578
19. Mokni M, Rybojad M, Puppin D, Jr., Catala S, Venezia F, Djian R, Morel P (1991) Lichen planus and hepatitis C virus. J Am Acad Dermatol 24:792
20. Murphy A, Dooley S, Hillary IB, Murphy GM (1993) HCV infection in porphyria cutanea tarda. Lancet 341:1534–1535
21. Pawlotsky JM, Dhumeaux D, Bagot M (1995) Hepatitis C virus in dermatology. Arch Dermatol 131:1185–1193
22. Reichel M, Mauro TM (1990) Urticaria and hepatitis C. Lancet 336:822–823
23. Sánchez-Pérez J, De Castro M, Buezo GF, Fernandez-Herrera J, Borque MJ, García-Díez A (1996) Lichen planus and hepatitis C virus: prevalence and clinical presentation of patients with lichen planus and hepatitis C virus infection. Br J Dermatol 134:715–719
24. Zeuzem S, Roth WK, Herrmann G (1995) Virushepatitis C. Z Gastroenterol 33:117–132

HIV-Infektion

Primäre HIV-Infektion – welche Zellen und Wege sind involviert?

L. R. Braathen

Zusammenfassung

HIV kann übertragen werden mittels kontaminierten Blutprodukten und Injektionsnadeln und in einigen Fällen durch die Haut. Die primäre HIV-Infektion wird aber hauptsächlich sexuell übertragen und geschieht über die Schleimhäute. Die primäre Zelle, die infiziert wird, scheint die dendritische Langerhans-Zelle zu sein. Die Langerhans-Zellen sind potente antigenpräsentierende dendritische Zellen in den Epithelien der Haut und Schleimhäute. Sie exprimieren MHC Klasse II, CD4 und Fc IgG-Rezeptoren sowie Chemokinrezeptoren. Mittels Immunhistochemie könnte man HIV-1-infizierte epidermale Langerhans-Zellen und HIV-ähnliche virale Partikel assoziiert mit Langerhans-Zellen in Hautbiopsien von HIV-infizierten Patienten demonstrieren. Langerhans-Zellen können mit HIV infiziert werden in vitro und sind fähig HIV in vitro zu produzieren, die dann andere Zellen infizieren können. HIV-1 benutzt CD4 und Chemokinrezeptoren um in eine Zielzelle einzudringen. Studien in einem Macaque-Affenmodell haben gezeigt, dass Vaginal- und Oralübertragung vom »Simian immunodeficiency virus« möglich ist und dass die dendritischen Zellen in den Schleimhäuten die ersten infizierten Zellen sind. Die Langerhans-Zellen sind die ersten Zellen, die in Schleimhäuten bei der sexuellübertragenen HIV-Infektion infiziert werden. HIV-infizierte Langerhans-Zellen können mit der afferenten Lymphe wie ein trojanisches Pferd zu den regionalen Lymphknoten migrieren. Oft findet man LC-T-cell »clusters« in der Lymphe und diese clusters stellen in den regionalen Lymphknoten wahrscheinlich ein Hauptproduktionsort des HIV dar.

Einleitung

Die primäre HIV-Infektion wird in den meisten Fällen sexuell übertragen über die Schleimhäute. Viele Fälle sind verursacht durch den Gebrauch von HIV-kontaminiertem Blut oder Blutprodukten, oder Injektionsnadeln und es werden auch Einzelfälle, wo die Infektion durch die Haut erfolgt ist, beschrieben.

Voraussetzung für das Überleben und die Vermehrung des HIV, ist das Eindringen in eine Zelle, die Infektion. Die Frage stellt sich dann, welche ist die primäre Zielzelle der HIV-Infektion?

Untersuchungsergebnisse

In der Haut und den Schleimhäuten bieten sich die Langerhans-Zellen als die geeignetsten Kandidaten für die erstinfizierte Zelle an. Die Langerhans-Zellen sind potente antigenpräsentierende Zellen, die in der Haut und in den Schleimhäuten vorhanden sind [2]. Sie sind dendritische Zellen, tragen MHC Klasse II und CD4 sowie Chemokinrezeptoren an der Oberfläche [11, 18]. Es ist schon lange bekannt, daß CD4 von HIV benutzt wird, um in die Zelle einzudringen [12]. Neulich wurde auch gezeigt, daß in dendritischen Zellen stammend von der Haut die Chemokinrezeptoren CCR5 und CXCR4 beteiligt waren am in-vitro-Eindringen von sowohl Makrophagen- als auch T-Zell tropischen HIV [9, 19].

Immunhistochemische Studien haben HIV-1-infizierte epidermale Langerhans-Zellen und HIV-ähnliche virale Partikeln assoziiert mit Langerhans-Zellen in Hautbiopsien von HIV-1-infizierten Patienten gezeigt [17]. Es wurde auch schon vor mehr als 10 Jahren gezeigt, daß Langerhans-Zellen HIV-infiziert werden können in vitro, daß sie fähig sind, HIV in vitro produzieren zu können und daß das so produzierte HIV fähig war, andere Zellen zu infizieren [3, 4, 20]. Im weiteren konnte gezeigt werden, daß epidermale Langerhans-Zellen gewonnen von asymptomatischen HIV-infizierte HIV freisetzen können, die danach fähig waren, mononukleare Zellen vom peripheren Blut zu infizieren [5, 15]. Mit Hilfe von PCR-Technik gelang der Nachweis, dass epidermale Langerhans-Zellen von seropositiven Patienten HIV-1 DNA env und gag Sequenzen enthalten. HIV mRNA (tat) wurde auch gefunden in epidermalen Langerhans-Zellen bei 6 von 9 AIDS-Patienten [20].

Mit Hilfe eines Haut-«Explant»-Modells wurde vorgeschlagen, daß die dendritischen Zellen (DZ), epidermale Langerhans-Zellen und dermale dendritische

Zellen, stabile nicht proliferierende Konjugate bilden mit T-Zellen, die aus dem »Explant«-Modell migrierten, und daß diese Konjugate der Hauptproduktionsort für HIV ist [14]. Ähnliche DZ-T-Zellen-Konjugate sind wahrscheinlich wichtige Produktionsstätten für HIV in vivo [8].

Studien mittels Macaque-Affenmodell haben gezeigt, daß sowohl Vaginal- als auch Oralübertragung vom »Simian immunodeficiency virus« (SIV) möglich ist und daß die dendritischen Zellen in den Schleimhäuten die erstinfizierten Zellen sind [1, 16]. Es sind auch HIV in Darmzellen nachgewiesen worden, in Makrophagen und Lymphozyten und es ist wahrscheinlich, daß die sogenannten M-Zellen, die spezialisiert sind für die Aufnahme und den Transport von Mikroorganismen, die primären Zielzellen sind für die rektale HIV-Infektion [7, 10, 13].

Schlußfolgerung

In Anbetracht der zahlreichen Publikationen, die sich über Jahre akkumuliert haben und in dieselbe Richtung gehen, muß man es heute als gesichert betrachten, daß die Langerhans-Zellen die ersten Zellen sind, die in Schleimhäuten bei der sexuellübertragenen HIV-Infektion infiziert werden. Die Langerhans-Zelle ist hoch spezialisiert für das Aufnehmen von Antigenen und Präsentation zu T-Lymphozyten. Dasselbe gilt für die M-Zellen im Darm, die wahrscheinlich die primären Zielzellen sind für die primäre rektale HIV-Infektion. Im Rahmen des ständigen »turn-over« von immunkompetenten Zellen in der Haut und den Schleimhäuten sowie dem Reiz nach Antigenaufnahme und Beeinflussung die Haut und die Schleimhäute zu verlassen, migrieren die Langerhans-Zellen mit der afferenten Lymphe mit dem aufgenommenen Virus wie ein trojanisches Pferd zu den regionalen Lymphknoten. Oft geschieht diese Wanderung aus dendritischen Zell-T-Zellen »clusters« wie es nachgewiesen wurde, in menschlichen Hautlymphen [6].

Es ist nicht möglich ähnliche Experimente an Menschen zu machen, wie die Inokulationexperimente bei den Macaqueaffen mit SIV. Aufgrund des heutigen Wissens im Menschen sowie dem Menschenspezies ähnlichen Macaqueaffen müssen wir heute annehmen, daß die HIV-Infektion prinzipiell über alle Schleimhäute erfolgen kann. Sinnvolle seuchenpolitische und prophylaktische Ratschläge und Maßnahmen sollten auf diesem vorhandenen Wissen basieren.

Literatur

1. Baba TW, Trichel AM, An L et al (1996) Infection and AIDS in adult macaques after nontraumatic oral exposure to cell-free SIV. Science 272:1486–1489
2. Braathen LR, Thorsby E (1980) Studies on human epidermal Langerhans cells. I. Allo-activating and antigen-presenting capacity. Scand J Immunol 111:401–408
3. Braathen LR, Ramirez G, Kunze ROF et al (1987) Langerhans cells as primary target cells for HIV infection. Lancet 2:1094
4. Braathen LR (1988) Langerhans cells and HIV infection. Biomed Pharmacother 42:305–308
5. Braathen LR, Ramirez G, Kunze ROF et al (1991) Latent infection of epidermal Langerhans cells in HIV-positive individuals. Res Virol 142:119–121
6. Brand CU, Hunziker T, Schaffner T et al (1995) Activated immunocompetent cells in human skin lymph derived from irritant contact dermatitis: An immunomorphological study. Br J Dermatol 132:39–45
7. Fox CH, Kotler D, Tierney A, Wilson CS, Fauci AS (1989) Detection of HIV-1 RNA in the lamina propria of patients with AIDS and gastrointestinal disease. 159:467–471
8. Frankel SS, Wenig BM, Burke AP et al (1996) Replication of HIV-1 in dendritic cell-derive syncytia at the mucosal surface of the adenoid. Science 272:115–117
9. Granelli-Piperno A, Moser B, Pope M et al (1996) Efficient interaction of HIV-1 with purified dendritic cells via multiple chemokine coreceptors. J Exp Med 184:2433–2438
10. Jarry A, Cortez A, Rene E, Muzeau F, Brousse N (1990) Infected cells and immune cells in the gastrointestinal tract of AIDS patients. An immunohistochemical study of 127 cases. Histopathology 16:133–140
11. Klareskog L, Tjernlund UM, Forsum V, Peterson PA (1977) Ia antigen expression on human epidermal Langerhans cells. Nature 168:247–250
12. Klatzmann D, Champagne E, Charmaret S, Gruest J, Guetard D, Hercend T, Gluckman JC, Montagnier L (1984) T-lymphocyte T4 molecule behaves as the receptor for human retrovirus LAV. Nature 312:767–768
13. Owen RL (1998) M cells as portals of entry for HIV. Pathobiology 66:141–144
14. Pope M, Gezelter N, Gallo L et al (1995) Low levels of HIV-1 in cutaneous dendritic cells initiate a productive infection upon binding to memory CD4+ cells. J Exp Med 182: 2045–2054
15. Rappersberger K, Gartner S, Schenk P et al (1988) Langerhans cells are an actual site of HIV-1 replication. Intervirology 29:185–194
16. Spira AI, Marx PA, Patterson BK et al (1996) Cellular targets of infection and route of viral dissemination after an intravaginal inoculation of simian immunodeficiency virus into rhesus macaques. J Exp Med 183:215–225
17. Tschachler E, Groh V, Popovic M et al (1987) Epidermal Langerhans cell - a target for HTLV-III/LAV infection. J Invest Dermatol 88:233–237
18. Wood GS, Warner NL, Warnke RA (1983) Anti-Leu3/T4 antibodies react with cells of monocyte/macrophage and Langerhans lineage. J Immunol 131:212–216
19. Zaitseva M, Blauvelt A, Lee S, Lapham CK, Klaus-Kovtun V, Mostowski H, Manischewitz J, Golding H (1997) Expression and function of CCR5 and CXCR4 on human Langerhans cells and macrophages: implications for HIV primary infection. Nat Med 3:1369–1375
20. Zambruno G, Giannetti A, Berazzoni U et al (1995) Langerhans cells and HIV infection. Immunol Today 16:520–524

Heutiger Stand der Therapie der HIV-Infektion

R. Husak, C.E. Orfanos

Zusammenfassung

Die Behandlung der HIV-Infektion hat in den letzten Jahren durch neue Erkenntnisse in der Pathogenese der HIV-Infektion sowie die Einführung neuer antiretroviraler Medikamente bedeutende Fortschritte erzielt. Dabei konnten sowohl die mit der HIV-Infektion assoziierte Morbidität als auch die damit verbundene Mortalität deutlich gesenkt werden. Antiretrovirale Kombinationstherapien bestehend aus z.B. 2 nukleosidalen Reverse-Transkriptase-Inhibitoren (NRTI) und 1 oder 2 Protease-Inhibitoren (PI) stellen vorläufig den »Goldstandard« in der Therapie von HIV-infizierten Patienten dar. Daneben gewinnt der Einsatz von nicht-nukleosidalen Reverse-Transkriptase-Inhibitoren (NNRTI) in der Initialkombination einer antiretroviralen Therapie (ART) zunehmend an Bedeutung. Neue antiretrovirale Substanzen, wie z.B. Abacavir (NRTI), Efavirenz (NNRTI) und Amprenavir (PI) werden die Behandlungsmöglichkeiten erweitern.

Ziel jeder ART ist das Überleben der Patienten zu verlängern und ihre Morbidität zu verringern mittels maximaler Reduktion der HIV-Viruslast, möglichst unter der Nachweisgrenze der gegenwärtig zu Verfügung stehenden sensitivsten Testsysteme. Eine engmaschige Kontrolle der behandelten Patienten durch Messung der HIV-Virusbelastung und der CD4+-Zellen im peripheren Blut ist dabei erforderlich. Neben der Klinik dienen diese beiden Parameter als entscheidende Faktoren bei Einleitung, Wechsel und Beendigung einer antiretroviralen Therapie. Im Falle eines Therapieversagens sollten möglichst alle, jedoch mindestens 2 der verwendeten Medikamente ersetzt werden.

Insbesondere die Nebenwirkungen der Proteasehemmer, wie z.B. Fettstoffwechselstörungen, Diabetes mellitus und Lipodystrophiesyndrom zeigen zugleich die Grenzen der neuen therapeutischen Möglichkeiten auf. Die zunehmende Resistenzentwicklung, auch bei Therapie-naiven Patienten, wirft weitere bisher noch ungelöste Probleme auf. Die Entwicklung von neuen, preiswerteren und vor allem einahmefreundlicheren antiretroviralen Medikamenten bleibt daher dringend geboten.

Antiretrovirale Medikamente und ihre wichtigsten Nebenwirkungen

Gegenwärtig stehen 3 pharmakologisch unterschiedliche Substanzklassen von antiretroviralen Medikamenten zur Behandlung der HIV-Infektion zur Verfügung: Die nukleosidalen Reverse-Transkriptase-Inhibitoren (NRTI), die nicht-nukleosidalen Reverse-Transkriptase-Inhibitoren (NNRTI) und die Protease-Inhibitoren (PI).

Nukleosidale Reverse-Transkriptase-Inhibitoren

Die meiste Erfahrung bei der antiretroviralen Therapie der HIV-Infektion besteht mit Medikamenten aus der Gruppe der NRTI's. Nicht zuletzt aufgrund ihrer Liquorgängigkeit (v.a. ZDV und d4T) bleiben Medikamente dieser Substanzklasse Kernbestandteil einer jeden antiretroviralen Kombinationstherapie. Die Hauptnebenwirkungen dieser Gruppe von Medikamenten stellen die Knochenmarkstoxizität (ZDV), periphere Neuropathie und Pankreatitisgefahr (ddC, ddI) sowie das Hypersensivität-Syndrom (ABC) dar. Zur Zeit sind 6 verschiedene NRTI's verfügbar (Tabelle 1). Die Zulassung von Abacavir in Deutschland steht unmittelbar bevor und wird noch für dieses Jahr erwartet. Eine gute Entwicklung im Bereich der NRTI's stellt die Zusammenfassung von ZDV und 3TC in einem Medikament (Combivir) dar, da sie Zahl der täglich einzunehmenden Tabletten reduziert.

Tabelle 1. Antiretrovirale Medikamente

Nukleosidale Reverse-Transkriptase-Inhibitoren (NRTI)	Nicht-nukleosidale Reverse-Transkriptase-Inhibitoren (NNRTI)	Protease-Inhibitoren (PI)
Zidovudin (ZDV)	Nevirapin (NVP)	Indinavir (IDV)
Zalcitabin (ddC)	Delavirdin (DLV)	Saquinavir (SQV)
Didanosin (ddI)		Ritonavir (RTV)
Lamivudin (3TC)		Nelfinavir (NFV)
Stavudin (D4T)		
Abacavir (ABC)	*Efavirenz (EFV)*	*Amprenavir (APV)*

Nicht-Nukleosidale Reverse-Transkriptase-Inhibitoren

Die NNRTI's sind Medikamente, die die Aktivität der reversen Transkriptase durch eine nichtkompetitive Bindung hemmen und sich somit grundlegend in ihrer Wirkungsweise von den NRTI's unterscheiden. Die NNRTI's haben ihren Stellenwert vor allem in der Initialkombination einer antiretroviralen Therapie und können hier als Alternative zu einem PI eingesetzt werden, bei vergleichbarer antiviraler Potenz. Allergische Reaktionen der Haut, darunter auch schwere Arzneimittelreaktionen wie das Stevens-Johnson-Syndrom, sind häufige Nebenwirkungen und treten in bis zu 40% der Patienten auf. Gegenwärtig ist davon nur Nevirapin in Deutschland zugelassen.

Proteaseinhibitoren

Die Einführung der Protease-Inhibitoren 1996 hat die Möglichkeit einer effektiven Behandlung der HIV-Infektion beträchtlich erweitert. Erstmals ließ sich neben der reversen Transkriptase ein weiteres für die Replikation von HIV wichtigen Enzyms hemmen. Fünf PI's stehen zur Zeit als therapeutische Optionen für eine antiretrovirale Kombinationstherapie zur Verfügung. Amprenavir wird in Kürze als sechster PI auf dem Markt kommen. Zugleich wurde der anfänglich weit verbreitete Optimismus bezüglich dieser neuen Therapiemodalitäten, durch die zunehmend bekannten Nebenwirkungen dieser Substanzklasse gedämpft. So haben alle PI's z.T. deutliche gastrointestinale Nebenwirkungen. Daneben werden z.B. Nephrolithiasis (IDV) und periorale Dysästhesien (RTV) beobachtet. Die Langzeit-Nebenwirkungen sind beträchtlich und zeigen sich v.a. in den PI-induzierten Stoffwechselstörungen wie Diabetes mellitus, Hyperlipidämie und dem Lipodystrophiesyndrom, mit dem Risiko späterer Herz-Kreislauf Erkrankungen. Bei allen PI's kann es durch Beeinflußung des Cytochrom-P-450-Stoffwechsel zu Wechselwirkungen mit anderen Medikamenten kommen.

Indikation zu einer antiretroviralen Therapie und mögliche Einstiegskombinationen

Nach übereinstimmender Einschätzung mehrerer internationaler Expertenkommisionen ist gegenwärtig bei einer HIV-Viruslast > 5000–10000 Kopien/ml, CD4+-Zellen zwischen 350–500/µl, sowie einer symptomatischen HIV-Infektion die Einleitung einer ART indiziert.

Die Behandlung von Patienten mit einer primären HIV-Infektion sollte möglichst in Rahmen von klinischen Studien erfolgen, da in diesem konkreten Fall der Wert einer ART mit all ihren Implikationen (Langzeitnebenwirkungen, Resistenzen, Complianceprobleme, Kosten etc.) noch nicht durch entsprechende Langzeitstudien abgesichert ist.

Einstiegskombinationen in eine ART

Die richtige Wahl der initialen ART ist von entscheidener Bedeutung, da bei einem Fehlschlag die weiteren Möglichkeiten, insbesondere durch die vielen Kreuzresistenzen innerhalb der NNRTI's und PI's, eingeschränkt sind. Mit jeden Patienten sollte individuell entschieden werden, welche der vielen möglichen Therapiekombinationen (Tabelle 2) für ihn die Beste ist. Dabei finden wichtige Aspekte, wie weitere Erkrankungen und ihre Therapie, dabei mögliche Wechselwirkungen mit den in Betrachtgezogenen antiretroviralen Medikamenten, Complianceprobleme, Langzeitnebenwirkungen und zukünftige Therapieoptionen Beachtung.

Tabelle 2. Beispiele für Einstiegskombinationen einer ART

Medikamentengruppen	Beispiele
NRTI-1+NRTI-2+PI	D4T+3TC+IDV
NRTI-1+NRTI-2+NNRTI	ZDV+ddI+NVP
NRTI-1+NRTI-2+PI-1+PI-2	ZDV+3TC+SQV+RTV
NRTI+NNRTI+PI	D4T+NVP+NFV
NRTI-1+NRTI-2+NRTI-3	ZDV+3TC+ABC

Ziel jeder initialen ART ist die maximale Reduktion der HIV-Viruslast, möglichst unter der Nachweisgrenze der heute zur Verfügung stehenden sensitivsten Testsysteme, für einen maximalen Zeitraum. Dafür stehen heute verschiedene potente Kombinationsmöglichkeiten zur Verfügung (Tabelle 2), wobei eine Reihung nach Wirksamkeit gegenwärtig nicht vorgenommen werden kann, da randomisierte, vergleichende Studien fehlen. Mit der Kombination von 2 NRTI's mit einem PI liegen die meisten Erfahrungen vor, so daß diese Kombination in die engere Wahl gezogen werden sollte, sofern nicht andere Gründe dagegen sprechen. Als Therapieparameter dienen die HIV-Viruslast, die Zahl der CD4+-Zellen im peripheren Blut und die klinische Symptomatik, die nach Therapieeinleitung monatlich und später alle 3 Monate kontrolliert werden sollten.

Therapieversagen und Therapiewechsel einer ART

Eine unzureichende Viruslastsenkung (< 1 log10) in Therapie-naiven Patienten, ein neuerlicher, signifkanter Anstieg der Viruslast über den Nadir des erreichten Abfalls, ein progredienter Abfall der CD4+-Zellen, eine

Tabelle 3. Beispiele zum Wechsel der initialen ART

Initiale Kombination	Beispiele zum Wechsel
NRTI-1+NRTI-2+PI	NRTI-3+NRTI-4+PI-2
NRTI-1+NRTI-2+NNRTI	NRTI-3+NRTI-4+PI-1
NRTI-1+NRTI-2+PI-1+PI-2	NRTI-3+NRTI-4+PI-3+NNRTI
NRTI+NNRTI+PI	NRTI-2+NRTI-3+PI-2+PI-3
NRTI-1+NRTI-2+NRTI-3	PI-1+PI-2+NNRTI

klinische Progression, unakzeptable Nebenwirkungen oder Complianceprobleme sowie suboptimale Therapiekombinationen (z. B. überlappende Toxizität, Monotherapie etc.) können Zeichen und Ursachen eines möglichen Therapieversagens sein. Zu beachten ist, daß interkurrente Infekte oder z. B. Impfungen die Laborparameter beeinflussen können, so daß erst nach entsprechender Kontrolle dieser Meßwerte ein Therapiewechsel erwogen werden sollte. Die wichtigste Ursache für ein Therapieversagen liegt in der Resistenzentwicklung, häufig aber keineswegs immer als Folge mangelnder Compliance von Seiten des Patienten. Nach Diagnose eines Therapieversagens erfolgt eine möglichst schnelle Umstellung der ART (Beispiele hierfür in Tabelle 3), dabei sollten möglichst alle bisher verwendeten Medikamente, zumindest jedoch 2 Komponenten ausgetauscht werden. Nur bei schweren Nebenwirkungen, die exakt einem bestimmten Medikament zugeschrieben werden können, ist der alleinige Wechsel dieses Therapeutikums empfehlenswert.

Resistenzen und Resistenztests

Resistenzen treten häufiger und schneller in Patienten mit weit fortgeschrittener HIV-Infektion auf. Kreuzresistenzen, die v. a. bei NNRTI's und PI's zu finden sind, stellen neben den in letzter Zeit zu beobachtenden Multi-Drug-Resistenzen und Resistenzen in Therapienaiven Patienten ein zunehmendes Problem dar. Mittlerweile besteht die Möglichkeit von geno- und phänotypischen Resistenztests. Der genaue klinische Stellenwert solcher Resistenztests in dem Monitoring der HIV-Infektion bleibt abzuwarten. Gegenwärtig wird jedoch der routinemäßige Einsatz dieser Methoden schon durch die hohen Kosten solcher Untersuchungen limitiert. Noch sind keineswegs alle Mechanismen der Resitenzentwicklung bekannt und verstanden. Insofern bleibt eine optimal wirksame ART das beste Mittel zur Verhinderung von resistenten HIV-Stämmen, da diese nur während des Replikationsvorganges von HIV entstehen können.

Wirtschaftliche und soziale Implikationen

Eine antiretrovirale Kombinationstherapie ist teuer. Pro Patient muß gegenwärtig mit Kosten von ca. 25000–30000 DM jährlich gerechnet werden. Dabei sind die Kosten für andere Medikamente, für Laboruntersuchungen sowie ambulante und stationäre Versorgung nicht mitgerechnet. Wenn man alleine von 30 000 HIV-infizierten Individuen in Deutschland ausgeht, die für eine antiretrovirale Kombinationstherapie in Frage kommen, ergibt sich eine Summe von fast 1 Mrd. DM jährlich nur für die ART dieser Patienten. Selbst für ein so reiches Land wie Deutschland ist dies ein ganz erhebliche Summe. Demgegenüber stehen noch nicht genau bezifferbare Einsparungen durch einen z. T. deutlichen Rückgang an stationären Behandlungen. Durch die Abnahme der HIV-assoziierten Morbidität und Mortalität als Folge einer wirksamen ART können die Patienten länger als bisher am Arbeitsprozeß teilnehmen und werden voraussichtlich HIV-bedingte Berentungen merklich abnehmen. Besonders diese Aspekte können mit einem Gewinn an Lebensqualität für die betroffenen Individuen einhergehen, bedeutet doch der krankheitsbedingte Verlust des Arbeitsplatzes nicht selten auch einen Rückzug aus dem gewohnten und wichtigen sozialen Lebensumfeld des Patienten.

Ausblick

Obwohl gegenwärtig eine Eradikation von HIV durch die zur Verfügung stehenden Medikamente nicht möglich ist, hat sich die Therapierbarkeit der HIV-Infektion entscheidend verbessert. Eine Vielzahl von wirksamen Kombinationen antiretroviraler Medikamente ermöglichen heute eine zunehmend individualisierte Therapie. Dennoch bleibt die Entwicklung von äquivalent wirksamen antiretroviralen Medikamenten mit einfacheren Einnahmemodus und weniger Nebenwirkungen eine wichtige Aufgabe. Neue therapeutische Ansätze beiinhalten Integrase-Inhibitoren, Chemokine (z. B. IL-2, IL-16, MIP-1α, MIP-1β), und Antisense-Technologien.iInsgesamt konnte in den letzten Jahren ein signifikante Abnahme der HIV-assoziierten Morbidität und Mortalität beobachtet werden. Inwieweit dieser Trend anhält und aus der bislang tödlichen HIV-Infektion eine behandelbare Erkrankung macht, mit nahezu normaler Lebenserwartung der Betroffenen, wird die Zukunft zeigen.

Die hohen Kosten einer ART implizieren zugleich ein außerordentliches moralisches Dilemma, schließen sie doch mindestens 95 % der weltweit HIV-infizierten Menschen von dieser wirksamen Therapie aus. Die Überwindung dieser nicht akzeptablen Gerechtigkeitslücke durch preiswertere Medikamente bleibt die vielleicht wichtigste Aufgabe in der Therapie der HIV-Infektion.

Literatur

1. Anon (1996) New drugs for HIV infection. Med Lett Drug Ther 38:35–38
2. Bartlett JG (1996) Protease inhibitors for HIV infection. JAMA 124:1086–1088
3. Carpenter CCJ, Fischl MA, Hammer SM et al. (1997) Antiretroviral therapy for HIV Infection in 1997: updated recommendations of the International AIDS Society-USA Panel. JAMA 277:1962–1969
4. Carpenter CCJ, Fischl MA, Hammer SM et al. (1998) Antiretroviral therapy for HIV Infection in 1998: Updated recommendations of the International AIDS Society-USA Panel. JAMA 280:78–86
5. Deeks SG, Smith M, Holodniy M, Kahn JO (1997) HIV-1 protease inhibitors: a review for clinicians. JAMA 277:145–153
6. Detels R, Munoz A, McFarlane G et al. (1998) Effectiveness of potent antiretroviral therapy on time to AIDS and death in men with known HIV infection duration. JAMA 280:1497–1503
7. Deutsch-österreichische Richtlinien zur antiretroviralen Therapie der HIV-Infektion (1998) Arzneimitteltherapie 5:150–155
8. Dietrich U, Ruppach H, Gehring S, Knechten H, Knickmann M, Jäger H, Wolf E, Husak R, Orfanos CE, Rübsamen-Waigmann H, Brede HD, Von Briesen H (1997) Large proportion of non-B HIV-1 subtypes and presence of zidovudine resistance mutations among German seroconvertors. AIDS 11:1532–1533
9. Flexner C (1998) HIV-Protease Inhibitors. N Engl J Med 338:1281–1292
10. Gazzard BG, Moyle GJ, Weber J et al. (1997) British HIV Association guidelines for antiretroviral treatment of HIV seropositve individuals. Lancet 349:1086–1092
11. Gulick RM, Mellors JW, Havlir D et al. (1997) Treatment with indinavir, zidovudine, and lamivudine in adults with human immunodeficiency virus infection and prior antiretroviral therapy. N Engl J Med 337:734–739
12. Hammer SM, Squires KE, Hughes MD et al. (1997) A controlled trial of two nucleoside analogues plus indinavir in persons with human immunodeficiency virus infection and CD4 cell counts of 200 per cubic millimeter or less. N Engl J Med 337:725–733
13. Lipsky JJ (1996) Antiretroviral drugs for AIDS. Lancet 348:800–803
14. Montaner JSG, Hogg R, Raboud J et al. (1998) Antiretroviral treatment in 1998. Lancet 352:1919–1922
15. Mouton Y, Alfandari S, Valette M et al. (1997) Impact of protease inhibitors on AIDS-defining events and hospitalizations in 10 French AIDS reference centers. AIDS 11:101–105
16. Pezzotti P, Napoli PA, Acciai S et al. (1999) Increasing survival time after AIDS in Italy: the role of new combination therapies. AIDS 13:249–255
17. Stellbrink HJ (1997) Chemotherapie der HIV-1-Infektion. Deutsches Ärzteblatt 39:2040–2046

Kutane Nebenwirkungen antiretroviraler Substanzen

H. Schöfer

Zusammenfassung

Mit der Vielfalt antiretroviraler Behandlungsmöglichkeiten, derzeit sind in Deutschland 15 Präparate aus 3 Substanzgruppen (NRTI's, NNRTI's und Proteaseinhibitoren) zugelassen, zeigt sich ein breites Spektrum kutaner Unverträglichkeitsreaktionen. Da bereits zur initialen Therapie der HIV-Erkrankung Kombinationen von mindestens 3 Präparaten eingesetzt werden, ist die Diagnostik von Unverträglichkeitsreaktionen schwierig, zumal HIV-assoziierte Dermatosen, opportunistische Infektionen und kutane Symptome des Immunrekonstitutions-Syndroms abgegrenzt werden müssen.

Im Gegensatz zum sonstigen allergologischen Vorgehen bei Medikamentenallergien, kommt bei leichten Reaktionen HIV-Infizierter durchaus – wenn auch nicht in allen Fällen – eine Weiterbehandlung in frage. Passagere Erytheme oder Exantheme können sich spontan oder unter symptomatischer Therapie mit Antihistaminika und Glukokortikosteroiden zurückbilden. Gehen sie jedoch in schwere Reaktionen über, so muß, wie bei initialem Auftreten von Quincke-Ödemen, Erythema exsudativum multiforme majus, Stevens-Johnson-Syndrom, toxisch epidermaler Nekrolyse oder einem »Hypersensitivitätssyndrom« rechtzeitig die antiretrovirale Therapie abgesetzt werden. Zur Betreuung HIV-Infizierter unter antiretroviraler Therapie sind sowohl spezifische Kenntnisse der antiretroviralen Substanzen als auch der klinischen Morphologie kutaner Reaktionen erforderlich.

Einleitung

In den ersten 15 Jahren der HIV-Pandemie standen Infektionen der Haut und Schleimhäute sowie das Kaposi-Sarkom im Mittelpunkt der dermato-venerologischen Betreuung HIV-Infzierter [2, 7, 9]. Zwischen 1990 und 1995 setzte eine eindrucksvolle Wende ein: die opportunistischen Infektionen gingen zurück, nichtinfektiöse Dermatosen, kutane Tumoren und vor allem mukokutane Arzneimittelunverträglichkeitsreaktionen gewannen an klinischer Bedeutung. Ursache für diesen Wandel ist die zunehmende Effektivität der antiretroviralen Therapie (ART). Nach einer initial nur mäßig erfolgreichen Monotherapie mit Zidovudin (Retrovir, 1987), wurde seit 1990 mit der Kombination von Zidovudin und DDI (Videx) oder DDC (HIVID) und erst recht seit 1996 mit der Drei- und Mehrfachkombination von nukleosid-analogen (NRTI) und nicht nukleosid-analogen (NNRTI) Hemmstoffen der reversen Transkriptase sowie von Proteaseinhibitoren (HAART) ein therapeutischer Durchbruch erzielt. Die wesentlichen Fortschritte, die mit der HAART erreicht wurden, sind:

- Rückgang der Viruslast (Viruskopien in der HIV-RNA-PCR/ml Plasma ↓)
- Partielle Immunrekonstitution (Anstieg der CD4-positiven T-Lymphozyten/µl)
- Rückgang der – bis dahin meist letal verlaufenden – schweren opportunistischen Infektionen
- Stabilisierung/Rückgang bereits disseminierter Kaposi-Sarkome.

In eindrucksvoller Weise ging die Zahl der AIDS-definierenden Erkrankungen und damit die Zahl neu eingetretener AIDS-Fälle zurück [3, 10]. Die Zahl der pro 100 Patientenjahre versterbenden Patienten mit fortgeschrittener Immundefizienz (< 200 CD4-Zellen/µl) wurde halbiert (Abb. 1). Daß diese positiven Aus-

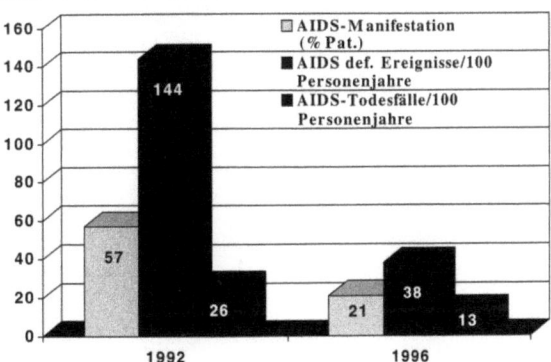

Abb. 1. Abnahme von AIDS-Neumanifestationen, AIDS-definierenden Erkrankungen und Versterben an AIDS unter Antiretroviraler Kombinationstherapie (nach Brodt et al. 1997)

Ersterkrankungen (bei im Mittel 117 (91–137) neuen Pat./Jahr)

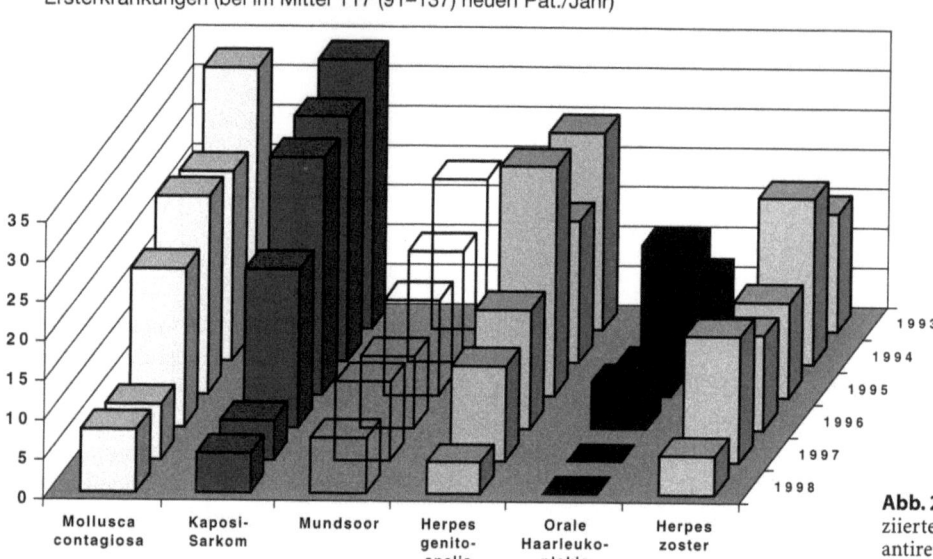

Abb. 2. Abnahme HIV-assoziierter Dermatosen unter antiretroviraler Kombinationstherapie

---

Antiretrovirale Medikamente 1999

Begriffe
- Nukleosidanaloge Hemmstoffe der reversen Transkriptase (NRTI's)
- Nichtnukleosidanaloge Hemmstoffe der reversen Transkriptase (NNRTI's)
- Proteaseinhibitoren (PI's)

Gruppen
- ART = Antiretrovirale Therapie
- HAART: = Highly active ART (antiretrovirale Kombinationstherapie, häufigste Kombination: 2 Hemmstoffe der reversen Transkriptase und 1 Proteaseinhibitor)

Unverträglichkeitsreaktionen (UAW)

- Unverträglichkeitsreaktionen sind abhängig vom zellulären Immunstatus, Stadium der HIV-Erkrankung, Begleitmedikationen (Interaktionen) und Begleitinfektionen.

- NNRTI's: Als Monosubstanzen: rasche Resistenzentwicklung und fast 100%ige Kreuzresistenz untereinander, Exantheme sehr häufig.

- PI's: Häufige kutane Reaktion: »Papular pruritic folliculitis« des oberen Rumpfes. Metabolische Veränderungen: Erhöhung der Transaminasen und der (GT, Triglyzeride bis > 1000 mg/dl.

- Lipodystrophie-Syndrom: Verschwinden der Fettpolster im Gesicht und an den Extremitäten (»Betonung« der Muskulatur), Fettansammlung am Abdomen (»pot belly«) und am Nacken (»buffalo hump«), Auslösung eines Diabetes mellitus möglich, keine Erhöhung des Plasmacortisolspiegels. Vorkommen auch ohne PI's in der antiretroviralen Kombinationstherapie!

---

wirkungen der HAART-Behandlung nicht nur für die schweren opportunistischen Systeminfektionen gelten, sondern sich auch auf die Haut- und Schleimhautinfektionen sowie das Kaposi-Sarkom ausgewirkt haben [4, 9] zeigt Abbildung 2. Erstaunlicherweise ist trotz dieses Rückgangs der dermatologisch relevanten Begleiterkrankungen (HIV-assoziierte Dermatosen), die Zahl der zu betreuenden HIV-Patienten keineswegs zurückgegangen. Dies hat verschiedene Gründe: Zum einen überleben heute auch Patienten mit weit fortgeschrittener HIV-Erkrankung (AIDS) unter HAART mindestens 2 Jahre länger als noch vor wenigen Jahren, zum anderen führen nun auch nichtinfektiöse entzündliche Dermatosen, epitheliale Tumoren und vor allem mukokutane Unverträglichkeitsreaktionen auf antiretrovirale Medikamente die Patienten in die dermatologische Sprechstunde. Das Risiko schwerer kutaner Arzneimittelreaktionen (SJS, TEN) ist für AIDS-Patienten etwa 500fach höher als in der Allgemeinbevölkerung [5].

Ätiologie

Über die grundlegenden Pathomechanismen, die zum gehäuften Auftreten von Arzneimittelunverträglichkeitsreaktionen bei HIV-Infizierten führen, ist noch wenig bekannt. Folgende Möglichkeiten werden u.a. diskutiert:
- Massive sekundäre polyklonale Stimulation der B-Lymphozyten bei HIV-bedingter zellulärer Immundefizienz mit erheblicher Produktion von Antikörpern (IgE ↑, IgA ↑).
- Die HIV-Infektion führt zu multiplen opportunistischen Infektionen wichtiger Organe und sekundär

zu einer ganzen Reihe von Stoffwechselveränderungen, insbesondere der Metabolisierung und Acetylierung pharmakologischer Wirkstoffe [11].
- Die hohe Durchseuchungsrate mit EBV und CMV (latente bzw. reaktivierte Infektionen bei Immundefizienz) ist ein wichtiger Kofaktor für Arzneimittelreaktionen (z.B. Ampicillinexanthem bei EBV-Infektion).
- Zytogenetische Veränderungen der Kerationzyten, Einfluss von TNF-α
- Zytokine induzieren eine erhöhte Freisetzung biogener Amine (Histamin) aus basophilen Granulozyten

Das die chemischen/immunologischen Eigenschaften der Präparate, auf die die HIV-infizierten Patienten reagieren nicht alleine für die Häufigkeit der Reaktionen verantwortlich sind, läßt sich leicht am Cotrimoxazol ableiten. Diese, zur PCP-Prophylaxe und -therapie weitläufig eingesetzte Substanz, zeigt bei immunkompetenten, HIV-negativen Patienten in 3,6 % kutane Reaktionen, während bei immundefizienten HIV-positiven Patienten mit PCP kutane Reaktionen in 25–41 % zu erwarten sind (Bauer H. Dissertation Frankfurt/M. 1999). Auch stammen die verschiedenen antiretroviralen Medikamente, z.B. die Hemmstoffe der reversen Transkriptase und die Proteaseinhibitoren aus chemisch unterschiedlichen Substanzgruppen. Wie häufig diese Medikamente bei nicht-HIV-Infizierten kutane Reaktionen auslösen, ist mangels fehlender Therapieindikationen nicht bekannt.

Diagnostik

Klinische-anamnestische Diagnostik

Noch immer gilt die Abklärung der Ursache von Arzneimittelunverträglichkeitsreaktionen, vor allem bei polyvalenter Medikation als außerordentlich schwierig. Zwar lassen sich die auftretenden Haut- und Schleimhautveränderungen klinisch-morphologisch (inklusive Histopathologie) meist klar eingrenzen, aber nur in seltenen Fällen einer gegebenen Medikation zuordnen. Fast jedes Medikament kann jede Art von Ausschlag auslösen und jede spezifische Form einer mukokutanen Arzneimittelunverträglichkeitsreaktion (z.B. Erythema exsudativum multiforme, E.e.m.) kann durch unterschiedliche Medikamente, aber auch durch Nahrungsmittel, Nahrungsmitteladditiva oder mikrobielle Erreger (Bsp. Postherpetisches E.e.m., Sekundärsyphilis, Virusexantheme) ausgelöst werden. Da bei HIV-Infizierten ein besonders hohes Risiko – auch seltener – opportunistischer Infektionen besteht und wegen des identischen Übertragungsweges auch mit einer erhöhten Prävalenz sexuell übertragbarer Erkrankungen zu rechnen ist, müssen serologische und bei entsprechenden Hautbefunden auch direkte Erregernachweise veranlaßt werden.

Soweit bisher bekannt, sind die Häufigkeiten kutaner Unverträglichkeitsreaktionen und klinische Besonderheiten einzelner antiretroviraler Substanzen in der folgenden Übersichtstabelle zusammengefaßt.

Kutane und sonstige Unverträglichkeitsreaktionen (UAW) auf antiretrovirale Medikamente (wegen fortlaufend neuen Erkenntnissen kein Anspruch auf Vollständigkeit!)

- **Agenerase/PI:** APV, 141W94, Amprenavir; *Glaxo-Wellcome*
  Kutane UAW: Exantheme (meist in der 2. Woche)
  Sonstige UAW: Diarrhoe, Kopfschmerzen, Nausea, Müdigkeit, orale/periorale Parästhesien
- **Combivir/NRTI:** Retrovir + Epivir; *Glaxo-Wellcome*
  Kutane UAW: siehe Einzelsubstanzen
  Sonstige UAW: siehe Einzelsubstanzen
- **Crixivan/PI:** Indinavir, MK-639; *MSD*
  Kutane UAW: trockene Haut und Cheilitis (fast obligat), Exsikkationsekzeme 3 %, Pharyngitis, Arzneimittelexantheme > 5 %, Paronychien und Granuloma pyogenicum der großen Zehen, Papular pruritic folliculitis 2,5 %, Alopezie Kopf- und Körperbehaarung ↓ 2 %
  Sonstige UAW: Nierenschmerzen, Nierensteine, Nausea 12 %, Bauchschmerzen 9 %, Kopfschmerzen 8 %, Hyperbilirubinämie 15 %
- **HIVID/NRTI:** DDC, Dideoxycytidin, Zalcitabin; *Hoffmann La Roche*
  Kutane UAW: Dosisabhängig bis 70 % makulopapulöse Exantheme, häufig mit Mundschleimhautulzera. Bei 60 % der Betroffenen, trotz Weiterbehandlung spontan abheilend. Beginn meist 10. oder 11. Behandlungstag.
  Sonstige UAW: Polyneuropathie 20 %, Fieber, Nausea, Kopfschmerzen, Transaminasenanstieg, selten Pankreatitis < 1 %
- **Epivir/NRTI:** 3TC, Lamivudin; *Glaxo-Wellcome*
  Kutane UAW: Exantheme 9 %, Vaskulitiden, Juckreiz, Lichtscheu, Paronychien, eingewachsene Zehennägel (20 Fälle bisher berichtet)
  Sonstige UAW: Pankreatitis (Kinder 14 %), Neuropathie (Kinder 13 %), Kopfschmerzen 34 %, Nausea 33 %, Diarrhoe 18 % u.a., nicht myelosuppressiv
- **Fortovase/PI:** SAQ-SGC, Saquinavir; *Hoffmann La Roche*
  Weiterentwicklung des Saquinavirs, UAW: siehe Invirase, Bioverfügbarkeit 10x↑
- **Invirase/PI:** Saquinavir, SAQ; *Hoffmann La Roche*
  Kutane UAW: Papular pruritic folliculitis 1 %
  Sonstige UAW: Müdigkeit, Diarrhoe, Übelkeit, abdominelle Schmerzen, Kopfschmerzen, Transaminasen ↑, γGT ↑, Hyperglykämien, Nachfolgepräparat=Fortovase
- **Norvir/PI:** Ritonavir, ABT-538; *Abbott*
  Kutane UAW: Exantheme 0,9–2,6 %, Papular pruritic folliculitis 8 %
  Sonstige UAW: Übelkeit 47 %, Erbrechen 22 %, Abgeschlagenheit 27 %, Diarrhoe 22 %, periorale Parästhesien, Transaminasen ↑ (30 % γGT), Triglyceride ↑ 60 %! und Harnsäure ↑
- **Rescriptor/NNRTI:** Delavirdin, U-901525, *Pharmacia/Upjohn*

Kutane UAW: Makulopapulöse/erythematöse Exantheme (12,5–50%), mit/ohne Pruritus, betont an Rumpf und Oberarmen, Begin ab 2./3. Behandlungswoche, in leichten Fällen spontane Rückbildung trotz Weiterbehandlung möglich, bei Begleitsymptomen: absetzen!
Sonstige UAW: Kopfschmerzen, Übelkeit, Fieber, Konjunktivitis, Muskel- und Gelenkschmerzen, Transaminasen ↑

- **Retrovir/NRTI:** Zidovudin, AZT, Azidothymidin,; *Glaxo-Wellcome*
  Mukokutane UAW: Arzneimittelexantheme in ca. 6%, Melanonychia striata medicamentosa
  Sonstige UAW: Kopfschmerzen, Übelkeit, Anämie, Leukopenie, Myopathie, Nausea,

- **Sustiva/NNRTI:** Efavirenz, DMP-266, EFV, *Du Pont Merck*
  Kutane UAW: In 27% urtikarielle/makulöse Exantheme, in leichten Fällen spontane Rückbildung trotz Weiterbehandlung möglich, bei Begleitsymptomen (Fieber, Blasenbildung): absetzen! Schwere Reaktionen < 1%, eher bei Kindern auftretend.
  Sonstige UAW: Zentralnervöse Störungen 52% (Schwindel 9%, Schlaftrunkenheit, Sehstörungen, Kopfschmerzen, Angstzustände), Übelkeit, Diarrhoe 6%, Nephrolithiasis 9%, Proteinurie 2%

- **Videx/NRTI:** DDI, Dideoxyinosin, Didanosin; *Bristol*
  Kutane UAW: Arzneimittelexantheme und Juckreiz (4%), Papuloerythroderma Ofuji
  Sonstige UAW: Periphere Neuropathie 16%, Nausea 8%, Pankreatitis 6%, Kopfschmerzen 5%, Hyperurikämie

- **Viracept/PI:** Nelfinavir, NFV, AG 1343, *Agouron*
  Kutane UAW: Exantheme 10%
  Sonstige UAW: Diarrhoe 20%! häufigste UAW, senkt Serumspiegel oraler Antikonzeptiva

- **Viramune/NNRTI:** Nevirapin, NVP, *Boehringer Ingelheim*
  Kutane UAW: 32–48% Exantheme, davon 6,1% schwere Reaktionen: Stevens-Johnson-Syndrom 0,5 % (8/1752 Patienten), vereinzelt TEN, einschleichende Therapie reduziert Exantheme auf 22%, Beginn nach 2–4 Wochen, Abbruchrate der NVP-Therapie 6,9%
  Sonstige UAW: Fieber, Nausea, Kopfschmerzen, Muskelschmerzen, Schläfrigkeit, Transaminasen ↑ (Hepatitis)

- **Zerit/NRTI:** d4T, Stavudin; *Bristol*
  Kutane UAW: Exantheme mit Fieber
  Sonstige UAW: Periphere Neuropathie 20%, Schlafstörungen, Pankreatitis 1%, Nausea, Diarrhoe, Kopfschmerzen, Transaminasen ↑, selten Myelosuppression

- **Ziagen/NRTI:** ABC, Abacavir, 1592U89; *Glaxo-Wellcome*
  Kutane UAW: Makulopapulöse Exantheme
  Sonstige UAW: Übelkeit, Erbrechen, Müdigkeit, »Hypersensitivitätssyndrom« < 5% nach 9–11 (3–42) Tagen mit Fieber 70%, Exanthem 55–75%, CPK ↑ und Transaminasen ↑; Lymphadenopathie. Indikation zum sofortigen Abbruch. Weitere Anwendung dann kontraindiziert

Allergologische Diagnostik

Der klassische erste Schritt einer allergologischen Abklärung ist die sorgfältige Medikamentenanamnese und das Weglassen/Ersetzen verdächtiger Präparate. Verdächtig sind vor allem solche Medikamente, die in engem zeitlichen Zusammenhang mit dem Auftreten der Reaktionen gegeben wurden. Bei neuen Präparaten treten allergische Reaktionen meist am 9. (±2) Behandlungstag auf. Werden früher bereits eingesetzte Präparate reexponiert, kann eine Reaktion schon nach wenigen Minuten (IgE-vermittelte Sofortreaktionen), nach Stunden oder Tagen, bei wenigen Präparaten (z. B. ACE-Hemmer) auch nach Wochen auftreten. Toxische Reaktionen, die auf einige hochdosierte Medikamente (z. B. Cotrimoxazol in der Behandlung der PCP) vermutet werden, können dagegen schon nach wenigen Einzelgaben, z.B. am 2. oder 3. Behandlungstag auftreten.

Leider läßt sich das Weglassen verdächtiger Präparate bei einer sonst suffizient eingestellten antiretroviralen Therapie (Viruslast ↓, CD4- positive T-Lymphozyten ↑) nur mit großen Nachteilen für den Patienten durchführen. Die Unterbrechung der Behandlung kann die Entwicklung resistenter HI-Viren begünstigen, das neue Präparat wegen bestehender Teilresistenz unwirksam oder aus anderen Gründen nicht verträglich sein. Darüber hinaus ist trotz der relativ großen Zahl bereits vorhandener antiretroviraler Medikamente die Auswahl von Ersatzpräparaten eingeschränkt, da besonders bei den NNRTI's und den Proteaseinhibitoren Gruppenallergien beschrieben werden.

Auch der komplette Austausch einer antiretroviralen 3-fach-Kombination birgt die Gefahr eines Therapieversagens und der Resistenzentwicklung.

Das Instrumentarium der allergologischen Testungen ist für Arzneimittelunverträglichkeitsreaktionen bisher unzureichend. Ausnahmen sind spezifische IgE-Antikörper-Nachweise (RAST) bei klinischem Verdacht auf IgE-vermittelte Sofortreaktion (Urtikaria, Quinke-Ödem) und der in einigen Fällen aussagekräftige, aber sehr aufwendige Lymphozytentransformationstest (LTT, [6]), der noch nicht als Routinediagnostik empfohlen werden kann.

Hauttests (Epikutan-, Prick-, Scratch- und Intrakutantest) werden zwar häufig auf die diversen pharmakologischen Substanzen durchgeführt, sind aber auch bei sicherer Allergie oft falsch negativ. Sie können nur bei Sensibilisierung auf die pharmakologische Reinsubstanz eine Reaktion hervorrufen. Entsteht das Allergen jedoch erst bei der Metabolisierung der Arzneistoffe, so lassen sich diese Reaktionen im Hauttest nicht nachweisen. Die zur Allergenbildung führenden metabolischen Schritte, finden bei Applikation auf/in die Haut meist nicht statt, der Hauttest bleibt negativ.

Reexpositionen mit vorübergehend ausgesetzten, allergieverdächtigen Medikamenten sind nach Abheilung der Befunde prinzipiell möglich und versprechen eine relativ hohe Aufklärungsrate, allerdings um den Preis eventuell lebensbedrohlicher Reaktionen. Sie sollten daher nur bei sorgfältiger Prüfung der Indikation (Nutzen/Risiko-Abwägung) und unter stationären Notfallbedingungen durchgeführt werden. Bei vorausgegangenen schweren Reaktionen, insbesondere beim »Hypersensitivitätssyndrom« auf Abacavir (Ziagen), aber auch bei Quincke-Ödemen mit Atemnot, Stevens-Johnson-Syndrom und toxisch epidermaler Nekrolyse verbieten sich Reexpositionen. Todesfälle wurden bereits beschrieben.

Therapie

Bei der Behandlung von kutanen Arzneimittelreaktionen ist zunächst anhand der klinischen Morphologie und des Ausbreitungsgrades zwischen leichten Reaktionen (Erytheme, Exantheme, jeweils ohne Beteiligung der oralen, okulären und genitalen Schleimhäute) und primär schweren Reaktionen, die sich meist mit Allgemeinsymptomen wie reduziertem Allgemeinzustand, Fieber und Schleimhautbeteiligungen (Enantheme, Mucositis, Ulzerationen) anzeigen, zu unterscheiden.

Leichte kutane Reaktionen auf antiretrovirale Substanzen, die in einigen Fällen zu einer spontanen Rückbildung neigen (siehe Übersicht), können zunächst ohne Behandlung oder bei bestehendem Juckreiz unter symptomatischer Behandlung mit oralen Antihistaminika und topischen Kortikosteroidcremes beobachtet werden. Dazu sind die Patienten möglichst täglich, bei einsetzender Besserung alle 2 Tage zu untersuchen. Bei Progredienz der Beschwerden können zusätzlich orale Steroide (1–2 mg/kg) eingesetzt werden. Zeigen sich jedoch vesikulöse, blasige, vaskulitisch-nekrotisierende Effloreszenzen oder dehnt sich der Befund auch auf die Schleimhäute aus, muß die antiretrovirale Therapie zwingend abgebrochen werden. Das Gleiche gilt für alle initial schweren Formen allergischer Reaktionen, die zunächst hochdosiert mit Kortikosteroiden behandelt werden. Für die toxisch epidermale Nekrolyse, mit einer bisherigen Letalitätsrate von 40%, wurde mit der kürzlich eingeführten, hochdosierten Gabe von Immunglobulinen eine deutliche Verbesserung der Überlebenschancen erzielt.

Schlußfolgerungen

Da alle antiretroviralen Substanzen erst relativ kurze Zeit auf dem Markt sind und heute ausschließlich als Kombinationspräparate eingesetzt werden, ist eine exakte morphologische und histopathologische Untersuchung von vermuteten Arzneimittelreaktionen zur Dokumentation eventueller spezifischer Reaktionen auf antiretrovirale Substanzen unbedingt erforderlich. Auch müssen andere HIV-assoziierte Hauterkrankungen, Infektionen mit kutaner Beteiligung und die Folgen des Immunrekonstitutionssyndroms [1] abgegrenzt werden. Die Dokumentation »Ausschlag/Exanthem« ist in diesem Zusammenhang völlig unzureichend. Eine gründliche allergologische Anamnese, exakte makro- und mikromorphologische Analyse der Effloreszenzen [8], Beschreibung von Verteilung und Verlauf der kutanen Symptome, sowie deren Ansprechen auf eine differenzierte dermatologische Therapie ist erforderlich, um möglichst vielen Patienten eine Langzeittherapie mit antiretroviralen Substanzen zu ermöglichen. Die Arbeitsgruppe »Kutane Arzneimittelunverträglichkeitsreaktionen auf antiretrovirale Substanzen« der Arbeitsgemeinschaft Dermatologische Infektiologie (ADI) in Zusammenarbeit mit der Deutschen AIDS Gesellschaft (Ansprechpartner: N. Brockmeyer, Bochum und H. Schöfer, Frankfurt/M.) stellt daher einen Dokumentations- und Verlaufsbogen für solche Reaktionen zur Verfügung. Mit der Auswertung einer großen Zahl von dokumentierten Unverträglichkeiten auf antiretrovirale Kombinationstherapien werden zwei Ziele verfolgt:

– Die Herausarbeitung eventueller spezifischer Reaktionen auf bestimmte Medikamente: z. B. Gibt es eine Crixivan-Follikulitis? Wie ist sie definiert, wie läßt sie sich behandeln?
– Die Erstellung von Entscheidungshilfen/-richtlinien für die zentralen Fragen der Unverträglichkeitsreaktionen auf antiretrovirale Substanzen:
  – Bei welchen Reaktionen kann die Behandlung fortgesetzt werden (»Durchbehandlung«)?
  – Empfiehlt sich eine symptomatische Begleitmedikation mit Antihistaminika/Glukokortikosteroiden? Wenn ja, in welcher Dosierung?
  – Welches sind die Indikationen für den sofortigen Abbruch der antiretroviralen Therapie und welche Richtlinien gelten für Ersatzpräparate?

Literatur

1. Autran B, Carcelaint G, Li TS, Gorochov G, Blanc C, Renaud M, Durali M, Mathez D, Calvez V, Leibowitch J, Katlama C, Debre P (1999) Restoration of the immune system with antiretroviral therapy. Immunol Lett 66:207–211
2. Berger, TG (1997) Dermatologic care in the AIDS patient. In: Sande MA, Volberding PA (Hrsg.) The medical management of AIDS. 5th Edition, Saunders, S 159–168
3. Brodt HR, Kamps BS, Gute P, Knupp B, Staszewski S, Helm EB (1997) Changing incidence of AIDS-defining illnesses in the era of antiretroviral combination therapy. AIDS 11:1731–1738
4. Costner M, Cockerell CJ (1998) The changing spectrum of the cutaneous manifestations of HIV disease. Arch Dermatol 134:1290–1292

5. Mockenhaupt M, Schlingmann J, Schröder W, Schöpf E (1998) Stevens-Johnson-Syndrom und toxisch epidermale Nekrolyse bei AIDS-Patienten: Inzidenz und Medikamentenanamnese. In: . Garbe C, Rassner G (Hrsg) Dermatologie – Leitlinien und Qualitätssicherung für Diagnostik und Therapie. Springer , Berlin Heidelberg New York London Paris Tokyo, S. 409–412
6. Pichler WY (1993) Diagnostische Möglichkeiten bei Medikamentenallergien. Schweiz Med Wschr 123:1183–1192
7. Rico MJ et al (1997) Guidelines of care for dermatologic conditions in patients infected with HIV. J Am Acad Dermatol 37:450–472
8. Rzany B, Mockenhaupt M, Schöpf E (1994) Arzneimittelinduzierte schwere Hautreaktionen. Diagnose, Epidemiologie und Therapie von toxisch epidermaler Nekrolyse und Stevens-Johnson-Syndrom. Allergologie 10:463–466
9. Schöfer H, Baur S (1999) Dermatovenerologische Manifestationen. In: L'age-Stehr J, Helm EM (Hrsg.) AIDS und die Vorstadien. III.5, Springer Loseblatt Systeme, Berlin Heidelberg, S. 1–47
10. Sepkowitz KA (1998) Effect of HAART on natural history of AIDS-related opportunistic disorders. Lancet 351:228–230
11. Wolkenstein P, Charue D, Laurent P, Revuz J, Roujeau J, Bagot M (1995) Metabolic predisposition to cutaneous adverse drug reactions. Arch Dermatol 131:544–551

Relevanz der genotypischen Resistenzbestimmung bei antiretroviraler Therapie

A.K. Sakrauski, E. Thoma-Greber, J. R. Bogner, L. Guertler, M. Röcken

Einleitung

Die Behandlungsmöglichkeiten der HIV-Infektion haben sich in den letzten drei Jahren grundlegend geändert. Durch die Etablierung der Kombinationstherapie ist es gelungen, die fortschreitende Zerstörung des Immunsystems zu bremsen. Trotz allem ist man von dem Ziel der Viruseradikation noch weit entfernt. Die Entwicklung von resistenten Virusstämmen unter der antiretroviralen Therapie und die damit einhergehende verringerte Effizienz, ist derzeit ein Hauptproblem bei der Kombinationstherapie.

Ziel der antiretroviralen Therapie ist die Verminderung der Virusvermehrung, um die Zerstörung des Immunsystems zu verhindern. Zur Zeit stehen 13 antiretroviral wirksame Medikamente aus drei Substanzklassen, den Nukleosidalen Reverse Transkriptase Inhibitoren (NRTI; AZT, ddI, ddC, 3TC, d4T, ABC), den Nicht Nukleosidalen Reverse Transkriptase Inhibitoren (NNRTI; Nevirapin, Delavirdin und Efavirenz) und den Protease Inhibitoren (PI; Saquinavir, Indinavir, Nelfinavir und Ritonavir) zur Verfügung. Durch die Bestimmung der Viruslast und der $CD4^+$-Zellen stehen verbesserte Möglichkeiten der Therapiekontrolle zur Verfügung.

Seit der Einführung der Reverse Transkriptase Inhibitoren in die antiretrovirale Therapie HIV-Infizierter ist das Problem der Resistenzentwicklung bekannt. Durch die Kombinationstherapie mit mehreren NRTIs konnte die Entwicklung der Resistenz verzögert werden. Insbesondere durch die Einführung neuer Substanzklassen, vor allem der Protease Inhibitoren, aber auch der NNRTI, konnte die Resistenzentwicklung sowie das Fortschreiten der Erkrankung weiter verlangsamt werden.

Trotzdem ist die schnelle Resistenzentwicklung und die Verbreitung multiresistenter HIV-Stämme eines der größten Probleme bei der Auswahl der derzeit zur Verfügung stehenden antiretroviralen Medikamente.

Eine Resistenzbestimmung der vorhanden HIV-Stämme bietet sich als Auswahlkriterium an. Zur Resistenzbestimmung stehen zwei Methoden zur Verfügung, die phänotypische und die genotypische Resistenzbestimmung. Die phänotypische Resistenzbestimmung gleicht einem Antibiogramm. Das Grundprinzip besteht darin, Virusstämme in verschiedenen Medien unter Zugabe antiretrovirale Substanzen zu testen. Alternativ dazu können die potentiellen Resistenzenzyme aus den HI-Viren kloniert und in Bakterienstämme transfiziert werden. Anschließend können die Enzymaktivitäten bestimmt werden. Neben methodischen Problemen bei der Anzucht der Virusstämme sowie des Zeitbedarfes, ist die phänotypische Resistenzbestimmung aufgrund des immensen materiellen und finanziellen Aufwandes meist nur unter wissenschaftlichen Gesichtspunkten praktikabel.

Die genotypische Resistenzbestimmung versucht über die Bestimmung des Genotypes Aufschluß über die vorhandenen Resistenzen zu geben. Hierbei werden bekannte Resistenzen über Sondenhybridisierungen identifiziert oder über verschiedene Amplifikationsmethoden die Genomabschnitte sequenziert. Die genotypische Resistenzbestimmung läßt sich relativ schnell durchführen und ist, im Vergleich zur phänotypischen Resistenzbestimmung, kostengünstiger. Das Problem der Resistenzbestimmung liegt in der Frage der Relevanz in der Praxis. Das Ziel, der von uns initiierten Studie war es, die Relevanz der genotypischen Resistenzbestimmung an einem großen Kollektiv von HIV-Infizierten zu testen.

Methode

Wir untersuchten retrospektiv die genotypischen Resistenz Muster von 72 Patienten. Die Therapieregime/Therapiewechsel sowie deren Einfluß auf die Viruslast, $CD4^+$-Zellen und Klinik wurden analysiert. Einschlußkriterium war zumindest eine genotypische Resistenzbestimmung zwischen Januar 1996 und März 1998, gefolgt von einer regelmäßigen Kontrolle der Viruslast sowie der $CD4^+$-Zellzahlen über mindestens 3 Monate. Die 72 Patienten waren in folgenden CDC-Stadien der HIV-Erkrankung: 2 Patienten CDC A2, 1 Patient CDC A3, 14 Patienten CDC B2, 26 Patienten CDC B3, 5 Patienten CDC C2 und 24 Patienten CDC C3.

Die Therapieregime beinhalteten alle damals zur Verfügung stehenden antiretroviralen Medikamente in zweifach, dreifach oder vierfach Kombinationen. Die Viruslast wurde über die Q-PCR und b-DNA Methode bestimmt. Für die genotypische Resistenzbestimmung erfolgte die Amplifikation des Reverse Transkriptase Gens und des Protease Gens über Nested-PCR und anschließende Sequenzierung und Darstellung der Aminosäuresequenz.

Ergebnisse

Im Beobachtungszeitraum entwickelten 9 Patienten eine oder mehrere AIDS definierende Erkrankungen (1 CMV-Retinitis, 1 CMV-Colitis, 1 Lungentuberkulose, 1 Pneumocystis carinii Pneumonie, 1 HIV-Wasting-Syndrome, 2 Kaposi Sarkom, 2 Non-Hodgkin Lymphome, 3 Candida-Ösophagitis). Alle waren bereits vor Beginn der Studie im Stadium CDC C3. Zwei Patienten starben an nicht AIDS definierenden Erkrankungen (1 Myokardinfarkt, 1 Endotoxic Schock Syndrom).

Die genotypischen Resistenzmuster wiesen im Beobachtungszeitraum 0 bis 14 Mutationen pro Patient auf, mit einem Durchschnitt von 4,6 Mutationen. Die Häufigkeit genotypischer Resistenzen war eng mit den klinischen Stadien verbunden. Bei Patienten mit relativ guten Immunstatus zeigten sich wenig Mutationen, bei Patienten mit fortgeschrittenen Immundefekten zeigten sich die meisten Mutationen (Abb. 1).

Die Reverse Transkriptase Mutationen 214 (83%), 211 (54,2%), 215 (45,8%), 184 (34,7%), 41 (33%) und die Protease-Mutationen 63 (36%) waren die häufigsten Mutationen und entsprachen einer ausgeprägten Resistenz gegenüber AZT und 3TC. Die Anzahl der Mutationen stiegen mit der Dauer der Therapie. Ein weiterer entscheidender Faktor war die Compliance der Patienten.

Bei 16 der Patienten wurde das Therapieregime innerhalb von 6 Wochen nach der genotypischen Resistenztestung gewechselt, weil multiple Resistenzen nachgewiesen wurden. Bei 14 der Patienten konnte nach dem Wechsel ein relevanter Abfall der Viruslast um 0,5 log bis 1,9 log, Durchschnitt 1,2 log, beobachtet werden. Die stärksten Senkungen der Viruslast wurden erzielt, wenn zwei oder mehr Medikamente ausgewechselt wurden oder wenn ein neuer Protease Inhibitor in das Therapieregime eingeführt wurde. Ein Patient zeigte keine Änderung der Viruslast und ein Patient zeigte einen leichten weiteren Anstieg der Viruslast um 0,3 log.

Diskussion

Die hier dargestellten Daten bestätigen, daß sich mit Hilfe der genotypischen Resistenzbestimmung bei Therapieversagen schnell und einfach Mutationen im Genom nachweisen lassen. Bei allen Patienten unter Therapie mit Therapieversagen (Anstieg der Viruslast unter antiretroviraler Therapie) ließen sich Mutationen im Genom der Reversentranskriptase oder Protease darstellen und wiesen somit auf resistente Virusstämme hin.

Die Schwierigkeit der Methode besteht in der Interpretation der Ergebnisse. Nicht jede Mutation hat eine klinische Bedeutung. Die Relevanz der Mutation muß in Zusammenarbeit zwischen Kliniker und Virologen interpretiert werden.

Wichtig ist dabei, die Interpretation der Sequenzanalysen unter Zuhilfenahme der zur Verfügung stehenden Literatur zu gestalten. Die vorhandenen Mutationen müssen mit den bisher beschriebenen Mutationen und deren Auswirkungen auf die verschiedenen Therapeutika verglichen werden. Bisher sind zwar die meisten typischen Mutationen für die einzelnen Therapeutika bekannt. Unter den verschiedenen Kombinationsmöglichkeiten und dem dadurch erzeugten Selektionsdruck entstehen jedoch auch weiterhin neue, bisher noch nicht interpretierbare Mutationen. Inwieweit einzelne Mutationen die Wirksamkeit anderer Mutationen Rückgängig machen können, ist noch nicht hinreichend untersucht. Ebenso bleibt bisher die Frage der durch die Mutation herabgesetzten »viral fitness« unbeantwortet. Hierzu sind weitere Untersuchungen nötig. Die phänotypischen Resistenzbestimmungen werden sicherlich weiterhin nützliche Informationen liefern. Im Vergleich zur phänotypischen Resistenzbestimmung ist die genotypische Resistenzbestimmung eine einfache, schneller durchführbare Methode. In der Routine ist die genotypische Resistenzbestimmung überlegen, insbesondere auch im Hinblick auf die weitere Zunahme der zu

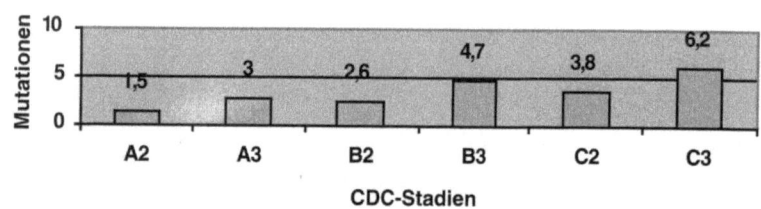

Abb. 1. Mutationsfrequenz in verschiedenen CDC-Stadien

Verfügung stehenden Medikamente, die umständlich einzeln bei der phänotypischen Resistenzbestimmung ausgetestet werden müßten.

Die Resistenztestung kann bei der Therapieumstellung hilfreiche Informationen geben. Man sollte jedoch dabei nicht außer acht lassen, daß sowohl bei der phänotypischen als auch der genotypischen Resistenzbestimmung immer nur der im peripheren Blut vorherrschende Virusstamm beurteilt werden kann. Viruspopulationen unter 10 % der Gesamtpopulation entgehen der Betrachtung. Daher muß bei der Beurteilung einer Resistenz und der Umstellung der Therapie auf eventuell vorhergehende Resistenzbestimmungen zurückgegriffen und die vorhergehenden Therapien sowie Kreuzresistenzen berücksichtigt werden.

Trotz allem kann ein Therapieversagen auch nach Beachtung all dieser Punkte nicht vollkommen ausgeschlossen werden. Ein großes Problem stellt die Compliance dar. Bei der großen Zahl der Medikamente und den zum Teil strengen Einnahme Regimen sind viele Patienten überlastet. Daneben können Resorptionsprobleme und Interaktionen für ein Therapieversagen verantwortlich sein.

Die Resistenzbestimmung ist ein weiterer Meilenstein in der Therapie der HIV-Erkrankung. Sie wird neben der Bestimmung der Viruslast, der CD4-Zellzahlen und der Wirkstoffspiegelbestimmung einen wichtigen Platz in der Therapie haben. Die genotypische Resistenzbestimmung wird dabei in der Routinediagnostik an Bedeutung gewinnen. Die phänotypische Resistenzbestimmung ist für die Evaluierung der biologischen Relevanz der einzelnen Mutationen unverzichtbar, jedoch für die Routinediagnostik derzeit zu aufwendig. Weitere prospektive Studien zu diesem Thema werden helfen, die genaue Rolle der Resistenzbestimmung in der täglichen Klinik zu untersuchen, da eine endgültige Aussage nur bei höheren Fallzahlen und unter Berücksichtigung der einzelnen Medikamente und der darunter aufgetretenen Mutationen möglich ist.

Literatur

Ballard AL, Cane PA, Pillay D (1998) HIV drug resistance: genotypic assays and their possible applications. Sex Transm Infect 74:243-248

Deeks SG, Abrams DI (1997) Genotypic-resistance assays and antiretroviral therapy. Lancet 349:1489-1490

Gürtler L (1998) Methoden der phänotypischen und genotypischen HIV-Resistenzbestimmung. Aus Bedeutung der Resistenzbestimmung für die antiretrovirale Therapie. 1. Norddeutscher Workshop Interdisziplinäre Infektiologie. Infektionsepidemiologische Forschung, Sonderheft A/98:16-20

Pillay D, Zambon M (1998) Antiviral drug resistance. BMJ 317:660-662

Ribeiro RM, Bonhoeffer S, Nowak MA (1998) The frequency of resistant mutant virus before antiviral therapy. AIDS. 1998 12(5):461-465

Stephenson J (1999) HIV drug resistance testing shows promise. JAMA 281(4):309-310

HIV-Genexpression bei Patienten mit unterschiedlichem Krankheitsverlauf

E. Flory, P. Chen, G. Gross, U.R. Rapp

Zusammenfassung

Das Niveau der HIV-Replikation und die Progression zum AIDS-Vollbild wird durch eine Balance zwischen zellulären Wirtsfaktoren, exogenen Einflüssen und dem Aktivierungsstatus des Immunsystems bestimmt. Auf molekularer Ebene werden diese Ereignisse durch intrazelluläre Signaltrans-duktionswege vermittelt, wie die Mitogen-stimulierte Ras/Raf/MEK/ERK und die Stress-induzierten Kinasenkaskaden. Wir konnten zeigen, daß die Mitogen-stimulierte Signalkaskade bei der Regulation der HIV-1 Genexpression eine wichtige Rolle spielt. Um die Beteiligung der intrazellulären Signalwege in Abhängigkeit vom Krankheitsverlauf zu bewerten, untersuchen wir die Rolle dieser Signalwege bei der Expressionsregulation von HIV-1 LTRs aus infizierten Personen mit unterschiedlichem Progressionsverhalten. Durch die Definition der Virus-Wirtszell-Interaktion soll es längerfristig möglich sein, ein therapeutisches Konzept zur Hemmung der HIV-Aktivierung durch Manipulation des zellulären Aktivierungsstatus zu entwickeln.

Humanes Immundefizienz Virus (HIV)-Pathogenese

Die Pathogenese der HIV induzierten Erkrankung ist äußerst komplex und sowohl von viralen als auch zellulären Faktoren abhängig [1]. Kurz nach einer HIV-Infektion hemmt gewöhnlich eine starke humorale und zelluläre Immunantwort die virale Replikation. Da das Virus offensichtlich der Immunüberwachung entkommt, kann sich eine chronisch-persistierende Infektion in Makrophagen, dentritischen Zellen und ruhenden T-Zellen entwickeln, die zu einem klinischen Krankheitsbild mit einer hohen Sterblichkeit führt [2]. Sowohl exogene als auch endogene Faktoren tragen zur Kontrolle der Virusreplikation bei. Exogene Faktoren, wie opportunistische Pathogene, regulieren die virale Replikation, indem sie hauptsächlich eine zelluläre Aktivierung und die Zytokinproduktion stimulieren. Die aktive Infektion durch Mycobacterium tuberculosis führt zum Beispiel zu einer Erhöhung der Plasmavirämie, die sich schnell zurückentwickelt, wenn die bakterielle Infektion erfolgreich behandelt wird. Weiterhin beobachtet man, daß die HIV-Infektion in afrikanischen Ländern deutlich aggressiver verläuft als in Industrienationen, was auf eine Immunaktivierung schließen läßt, die mit akuten und chronischen Infektionen von Parasiten und anderen Pathogenen einhergeht.

Der Einfluß der zellulären Aktivierung auf virale Replikation und Progression der Erkrankungen wurde besonders bei Experimenten an SIV-infizierten Affen, HIV-infizierten Schimpansen und in Studien an HIV-infizierten Menschen deutlich. Es zeigte sich, daß das Niveau der viralen Repklikation durch eine feine Balance zwischen HIV-induzierten wie z.B. IL-2, TNF α und HIV-supprimierenden Wirtsfaktoren wie z.B. IL-10, TGF-β und Corezeptor-Liganden wie β-Chemokine RANTES (Regulated on Activation, Normal T-cell Expressed and Secreted) oder MIP-1 alpha/beta (Macrophage Inflammatory Protein) kontrolliert wird. Eine Störung dieser Balance, sowohl in vitro als auch in vivo, interferiert stark mit der HIV-Replikation und kann die Progression der Infektion erheblich beeinflussen.

Der Verlauf der HIV-Erkrankung umfaßt ein breites Spektrum, welches von einem schnellen Verlauf des erworbenen Immun-Defizienz-Syndromes (AIDS) bis zum asymptomatischen Überleben der Infizierten weit mehr als 10 Jahre reicht (typische Progression, Langzeit-Nichtprogression, schnelle Progression und Langzeit-Überlebende). Neben den bereits erwähnten endogenen und exogenen Faktoren hängt die Progression auch vom Niveau der HIV-Replikation ab. Da eine effiziente virale Replikation eine spezifische Interaktion von Wirtszellfaktoren, wie Transkriptionsfaktoren und spezifischen Steuerregionen des Virus voraussetzt, sind intrazelluläre Signaltransduktionswege, die diese zellulären Faktoren aktivieren und regulieren, zentrale Schaltglieder der Virus-Wirtszellinteraktion.

Intrazelluläre Signaltransduktion

Mitogen-aktivierte Signalkaskade

Ein bedeutender intrazellulärer Signalweg, der die Replikation von HIV-1 beeinflußt, ist die Mitogen-stimulierte Proteinkinasen-Kaskade, die hauptsächlich bei Zell-Proliferation,-Differenzierung, und -Apoptose eine wichtige Rolle spielt. In dieser RAS/RAF/ MEK/ERK Proteinkinasen-Kaskade hat die komplexregulierte Aktivierung der Raf-Kinase eine zentrale Funktion [3]. Diese Kinase wird in HIV-permissiven lymphoiden Zellen durch T-Zell-Rezeptoraktivierung, pro- und inflammatorische Zytokine und Bindung von HIV-gp 120 an das CD4-Oberflächenmolekül aktiviert [4-6]. Diese Stimuli führen meist über das GTP-bindende Protein Ras zur schrittweisen Aktivierung der Raf-Kinase, der von ihr phosphorylierten MEK und schließlich zur Aktivierung der ERK Isoenzyme [7]. Diese Isoenzyme phosphorylieren und aktivieren Faktoren im Kern, wie Transkriptionsfaktoren, die zur spezifischen Genregulation beitragen [8]. Wichtige Mechanismen der HIV-Genregulation werden daher durch mitogen-vermittelte intrazelluläre Signaltransduktionswege übertragen [10, 15], durch welche eine kürzlich publizierte Arbeit an Bedeutung gewinnen, bei der man eine Inkorporation von ERK in HIV-Virionen gefunden hat.

Stress-induzierte Signalkaskaden

Neben der klassischen mitogen-stimulierten Proteinkinasen-Kaskade wurden kürzlich zwei weitere Kinasen-Kaskaden beschrieben, die durch zellulären Stress oder bestimmte inflammatorische Zytokine aktiviert werden [16]. Die Komponenten dieser Kaskaden sind funktionell homolog zu denen der mitogenen Kaskade aufgebaut. Einer dieser Signalwege ist preferentiell durch TNF-α, IL-1, UV-Licht und alkylierende Agenzien stimulierbar und führt zur Aktivierung der JNK/SAPK (Jun-N-terminal Kinase/ Stress Activated Protein Kinase) [17]. Stimulation mit Hitzeschock und osmotischem Stress vermittelt hingegen über eine zweite Kinasenkaskade preferentiell die Aktivierung von p38. Beide Kinasen sind aufgrund weiterer Sequenzhomologien in der Familie der MAP (Mitogen Activated Protein)-Kinasen zusammengefaßt. Aktivatoren dieser Kinasen sind die SEK1 (SAPK/ERK Kinase), welche JNK/SAPK aktiviert, sowie MKK6 (MAP-Kinase), deren bislang einziges bekanntes Substrat p38 ist. Als Kinase für die Aktivierung von MKK6 und SEK wird die Kinase SPRK (Src-homology 3 domain-containing Proline-Rich Kinase) betrachtet.

Mitogen- und Stress-induzierte Signalwege stimulieren die regulatorische Region von HIV-1 aus Patienten mit unterschiedlichem Krankheitsverlauf

Aus PBMCs von HIV infizierten Personen, deren Infektionsprogression nach klinischen Parametern und der CD4 + Lymphozytenzahl eingestuft wurde, sind die HIV-LTRs im Sequenzbereich von -150 bis +80 amplifiziert, sequenziert und vor einem Luciferasereporter kloniert worden [14]. Die Sequenzen der HIV-LTRs unterscheiden sich durch Punktmutationen und Insertionen. Um die Regulation dieser HIV-LTRs durch Mitogen und Stress-aktivierte Signalkaskaden zu untersuchen, wurden diese HIV-Luciferasereporter mit spezifischen Proteinkinasen in HIV-permissiven T-Zellen ko-transfiziert. Durch Stimulation der Zellen mit T-Zell Aktivatoren, wie Phorbolester (TPA) und Ca-Ionophoren (Ionomycin), konnten wir eine unterschiedliche transkriptionelle Aktivierung der verschiedenen HIV-LTRs feststellen. Dieser Effekt läßt sich auch durch transiente Transfektion von aktiven und inaktiven Kinasen beobachten. Interessanterweise korreliert die unterschiedliche transkriptionelle Aktivierung nicht mit dem Krankheitsverlauf. Da aber die HIV-Promotoren sequenziert sind und Mutationen in potentiellen Bindungsstellen für Transkriptionsfaktoren mit der transkriptionellen Aktivierung korreliert werden, hoffen wir, durch diese Analysen auf neue Transkriptionsfaktoren schließen zu können, die Bindeglieder und Effektoren der HIV-LTR regulierenden Signalketten sind.

Literatur

1. Fauci AS (1996) Host factors and the pathogenesis of HIV-induced disease. Nature 384:529–534
2. Pantaleo G, Graziosi C, Fauci A (1993) New concepts in the immunopathogenesis of human immunodeficiency virus infection. N Engl J Med 328:327–335
3. Naumann U, Hoffmeyer A, Flory E, Rapp UR (1996) Raf protein serine/threonine kinases. In: Marx (ed.) Protein phosphorylation. VCH, Weinheim, p 20
4. Owaki H, Varma R, Gillis B, Bruder JT, Rapp UR, Davis LS, Geppert TD (1993) Raf-1 is required for T cell IL 2 production. EMBO J 12:4367–4373
5. Popik W, Pitha P (1996) Binding of Human Immunodeficiency Virus Type 1 to CD4 induces Association of Lck and Raf-1 and Activates Raf-1 by a Ras-Independent Pathway. Mol Cell Biol 16:6532–6541
6. Siegel JN, June CH, Yamada H, Rapp UR, Samelson LE (1993) Rapid activation of C-Raf-1 after simulation of the T-cell receptor or the muscarinic receptor type 1 in resting T cells. J Immunol 151:4116–4127
7. Daum G, Eisenmann-Tappe I, Fries HW, Troppmair J, Rapp UR (1994) Ins and outs of raf kinases. Trends Biochem Sci 19:747–780
8. Rapp UR, Bruder JT, Troppmair J (1994) Role of Raf signal transduction pathway in Fos/Jun regulation and determination of cell fates. In: Angel P, Herrlich P (ed.) The Fos and Jun Family of Transcription Factors. CRC Press Inc., Boca Raton

9. Flory E, Weber C, Chen P, Hoffmeyer A, Jassoy C, Rapp UR (1998) Plasma membrane-targeted Raf kinase activates NF-kB and HIV-1 replication in T lymphocytes. J Virol 72:2788
10. Bruder JT, Heidecker G, Tan T-H, Weske JC, Derse D, Rapp UR (1993) Oncogene activation of HIV-LTR-driven expression via the NF-kappa B binding sites. Nucleic Acids Res 21:5229–5234
11. Flory E, Hoffmeyer A, Smola U, Rapp UR, Bruder JT (1996) Raf-1 kinase targets GA-binding protein in transcriptional regulation of human immunodeficiency virus type 1 promoter. J Virol 70:2260–2268
12. Hoffmeyer A, Avots A, Flory E, Weber C, Serfling E, Rapp UR (1998) The GABP responsive element of the interleukin-2 enhancer is regulated by JNK/SAPK activating pathways in T lymphocytes, J Bio Chem 17:10112
13. Kirchhoff F, Greenough TC, Hamacher M, Sullivan JL, Desrosiers RC (1997) Activity of human immunodeficiencyvirus type 1 promoter/TAR region and tat1 genes derived from individuals with different rates of disease progression. Virology 232:319–331
14. Briant L (1998) Involvement of extracellular signal regulated kinase module in HIV-mediated CD4 signals controlling activation of NFkappaB and AP-1 transcription factor. J Immunol 22:1875–1885
15. Cano E, Mahadevan LC (1995) Parallel signal processing among mammalian MAPKs. Trends Biochem Sci 20:117–122
16. Derijard B, Raingeaud J, Barrett T, I-Huan W, Han J, Ulevitch RJ, Davis RJ (1995) Independent human MAP kinase signal transduction pathways defined by MEK and MKK isoforms. Science 267:682–685

Kaposi Sarkome sind positiv für VEGFR-3 und Podoplanin: Ein erster direkter Beweis für die Abstammung dieses Tumors vom lymphatischen Endothel

W. Weninger, T. A. Partanen, S. Breiteneder-Geleff, C. Mayer, H. Kowalski, M. Mildner, J. Pammer, M. Stürzl, D. Kerjaschki, K. Alitalo, E. Tschachler

Zusammenfassung

In dieser Studie wurde die Expression von VEGFR-3 und Podoplanin, zweier neuer Lymphendothel-Marker, an KS Tumor-Zellen *in situ* und an KS-Zellkulturen untersucht. Mittels immunhistologischer Technik konnten wir zeigen, daß spindelförmige Zellen in KS Früh- und Spätstadien positiv für VEGFR-3 und Podoplanin waren. Die nähere Charakterisierung dieser Zellpopulation durch eine Immunfluoreszenz Doppelfärbung ergab, daß diese Zellen auch positiv für CD31, aber negativ für CD45 und CD68 waren. Im Gegensatz zu primären KS-Tumoren, konnte in den KS-Zellkulturen keines der beiden Antigene gefunden werden. Wir schließen daraus, daß die Expression von VEGFR-3 und Podoplanin auf KS Tumor-Zellen ein erster direkter Hinweis auf deren Verwandtschaft oder sogar Abstammung vom lymphatischen Endothel ist. Die Tatsache, daß KS-Zellkulturen *in vitro* keines dieser Antigene exprimieren, spricht für eine Abstammung dieser Zellen von anderen als KS Tumor-Zellen.

Einleitung

In frühen Kaposi Sarkom (KS) Läsionen findet man irregulär geformte vaskuläre Hohlräume und reichlich Neoangiogenese. Wenn die Läsion fortschreitet kommt es zum Auftreten sogenannter Spindelzellen, die in den Spätstadien das histologische Bild dominieren. Verschiedene mesenchymale Zelltypen wurden als Vorläuferzelle der KS Tumor-Zelle vorgeschlagen (Roth et al. 1992, Stürzl et al. 1992). Sowohl morphologische Kriterien als auch die Immunphänotypisierung der Spindelzellen *in situ* veranlaßten die meisten Untersucher eine vaskuläre Genese des KS anzunehmen (Roth et al, 1992, Stürzl et al. 1992). Allerdings ließ das Fehlen zweier Blutgefäß-Endothelantigene, nämlich PAL-E und eNOS, Zweifel an dieser Hypothese aufkommen (Roth et al. 1992, Stürzl et al. 1992, Weninger et al. 1998). Dieses Faktum, zusammen mit ultrastrukturellen Merkmalen der vaskulären Hohlräume im frühen KS, spricht daher nach Meinung einiger Autoren eher für eine lymphendotheliale Herkunft der KS Tumor-Zellen (Beckstead et al, 1985). Letztere Hypothese konnte durch das Fehlen spezifischer Lymph-Endothel Marker bislang nicht bewiesen werden.

Kürzlich wurden 2 neue Antigene beschrieben, die auf lymphatischen, nicht aber auf Blutgefäß-Endothelien exprimiert werden, nämlich flt-4/VEGFR-3 und Podoplanin (Jussila et al. 1998, Breitender-Geleff et al. 1999).

Um die Hypothese einer Lymph-Endothel Abstammung des KS weiter zu untersuchen, wurde in der vorliegenden Arbeit die Expression von VEGFR-3 und Podoplanin an KS Tumorzellen *in situ* und KS-Zellkulturen *in vitro* studiert.

Material und Methoden

Gewebsproben, Zellkultur und Immunfärbung

Es wurden insgesamt Biopsien von 21 KS Läsionen (15 HIV-1 seropositiv und 6 HIV-1 seronegativ Patienten; 9 Früh- und 9 Spätstadien, 3 Lymphknoten KS) untersucht. Zellkulturen aus KS Läsionen wurden wie bereits beschrieben isoliert und kultiviert (Pammer et al. 1996, Lunardi-Iskandar et al. 1995). Folgende Antikörper wurden für die Immunfärbung verwendet: Maus monoklonale Antikörper gegen VEGFR-3 (1 µg/ml, Jussila et al. 1998), CD34 (Qbend/10, 2 µg/ml, Immunotech, CA), CD31 (JC/70A, 1 µg/ml, Dako, Glostrup, Denmark), PAL-E (1:200, Serotec, Oxford, UK), FITC-markierte anti-CD31 (1,5 µg/ml, Alexis Corp., San Diego, CA, USA) und anti-CD68 (1:2000, Becton Dickinson, San Jose, CA) Antikörper und ein Affinitäts-gereinigtes Kaninchen anti-podoplanin IgG (1 µg/ml) (Breiteneder-Geleff et al. 1999) und TRITC-markiertes Schaf anti-Maus Serum (1:100, Jackson Immuno Research Laboratories, Westgrove, PA, USA). Die Immunfärbung wurde nach einem Standardprotokoll durchgeführt (Weninger et al. 1998). Immunfluoreszenz-Färbungen wurden mit einem Konfokalen Laser Mikrokop (LSM 410, Zeiss, Oberkochen, Germany) ausgewertet.

Western Blot Analyse, Northern Blot Analyse und Polymerase Kettenreaktion

Membran Protein Fraktionen wurden wie beschrieben aus KS Läsionen gereinigt und nach einem Standard Western Blot Analyse Protokoll untersucht (Breiteneder-Geleff et al. 1999). Gesamt RNS aus KS Gewebe wurde mittels Guanidin-Isocyanat Technik gewonnen. Zur Analyse der VEGFR-3 *Splice*formen wurden *splice*form-spezifische DNS-Sonden verwendet. Zur Northern Blot Analyse wurde eine ^{32}P-markierte VEGFR-3 cDNS Sonde verwendet.

Ergebnisse

KS Tumorzellen exprimieren VEGFR-3 und Podoplanin in situ

Serienschnitte von kutanen und Lymphknoten KS wurden für Podoplanin und VEGFR-3 immunhistochemisch gefärbt. Als Positivkontrolle zur Darstellung von KS Zellen dienten CD31 und CD34. In den Frühstadien der KS Läsionen waren jene Zellen, die die irregulär geformten Gefäßhohlräume auskleiden, durchwegs positiv für VEGFR-3 und Podoplanin (siehe Abb. 1). Die spindelförmigen Zellen in den späteren Stadien des KS zeigten ebenfalls konstante positive Reaktivität gegen VEGFR-3 und Podoplanin (s. Abb. 1). Es fand sich kein Unterschied im Färbeverhalten von Präparaten HIV-1 positiver und negativer Patienten.

Um die spindelförmige VEGFR-3 und Podoplanin positive Zellpopulation näher zu charakterisieren, führten wir Immunfluoreszenz Doppelfärbungen durch. Es zeigte sich, daß diese Zellen neben Podoplanin und VEGFR-3 auch positiv für CD31, jedoch negativ für CD45, CD68, und PAL-E waren. Mehr als 95 % der Podoplanin+ Zellen exprimierten auch VEGFR-3.

Analyse der Podoplanin Protein und VEGFR-3 mRNS Expression in KS mittels Western Blot bzw. Northern Blot

Um die Immunfärbedaten zu bestätigen, führten wir Western Blot Analysen von KS Tumorlysaten durch. Es zeigte sich eine Doppelbande von ~ 38 kD in allen 3 untersuchten KS Läsionen sowie in einem normalen Lymphknoten. Keine Reaktivität fand sich in Normalhaut. Die Northern blot Analyse von je 1 Lymphknoten KS und 1 kutanen KS ergab in ersterem Banden von ~ 5,8 und 4,5 kb, in letzterem eine Bande von ~ 5,8 kb. Um die beiden bekannten *Splice*formen von VEGFR-3 zu detektieren, wurde eine RT-PCR durchgeführt. Beide Varianten von VEGFR-3 konnten sowohl in Normalhaut, in normalem Lymphknoten sowie in kutanen und Lymphknoten KS nachgewiesen werden.

Aus KS Läsionen kultivierte Spindelzellen exprimieren weder VEGFR-3 noch Podoplanin

4 verschiedene Spindelzell-Kulturen, welche aus KS Läsionen kultiviert wurden, sowie die autonom wachsende Zellinie KS Y-1 wurden auf eine Expression von

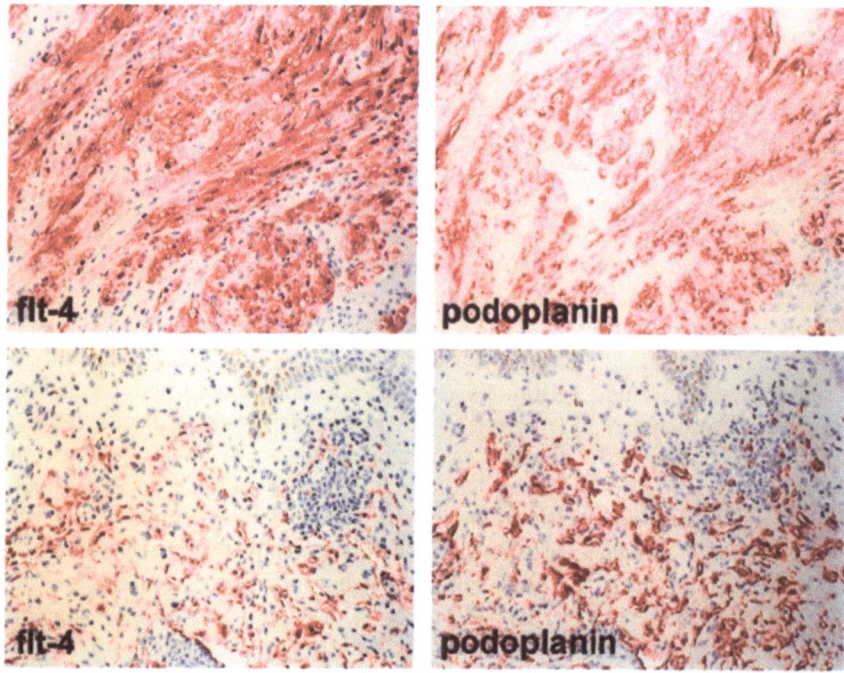

Abb. 1. Immunhistochemische Darstellung von flt-4/VEGFR-3 und Podoplanin in einem frühen (links und rechts unten) und einem nodulären Kaposi Sarkom (links und rechts oben).

VEGFR-3 und Podoplanin untersucht. Sowohl Western blot Analyse für Podoplanin als auch RT-PCR für VEGFR-3 waren negativ.

Diskussion

Das KS verläuft stadienhaft. Während man in den frühen Stadien irregulär geformte vaskuläre Hohlräume findet, treten im weiteren Verlauf spindelförmige Zellen auf, welche das histologische Bild im nodulären Stadium dominieren. Morphologisch-deskriptive Kriterien alleine, welche zum Begriff der KS »Spindelzelle« führten, konnten das Problem, die KS Vorläufer-Zelle zu definieren, nicht lösen. Vielmehr ist dieser Terminus verwirrend, da man spindelförmige Zellen auch in anderen Tumoren, welche mit dem KS nichts zu tun haben, finden kann, und sogar normale mesenchymale und hämatopoetische Zellen unter bestimmten Bedingungen eine Spindelform annehmen können. Daher überrascht es nicht, daß Versuche die Histogenese des KS durch Phänotypisierung der »Spindelzellen« zu klären, widersprüchliche Resultate brachte. So wurden KS »Spindelzellen« als Fibroblasten, dermale Dendrozyten, glatte Muskelzellen, Perizyten, und sowohl Blut- als auch lymphatische Endothelzellen charakterisiert (Roth et al. 1992, Stürzl et al. 1992).

In unserer Studie zeigen wir nun eine konsistente Expression von VEGFR-3 an spindelförmigen Zellen in KS Früh- und Spätlasionen. Mit Hilfe von Serienschnitten und Immunfluoreszenz Doppelfärbungen beweisen wir, daß diese VEGFR-3+ Zellpopulation gleichzeitig für CD31 und CD34 positiv, jedoch für CD45, CD68 und PAL-E negativ ist. Dieser Befund spricht gegen Makrophagen und generell hämatopoetische Zellen als Vorläufer der KS Tumorzelle. Vielmehr macht er eine Verwandtschaft zu lymphatischen Endothelzellen höchstwahrscheinlich. Unterstützt wird diese Theorie durch frühere Studien, welche ultrastrukturell fehlende Perizyten und eine diskontinuierliche Basalmembran um die irregulären Gefäßhohlräume im frühen KS, sowie eine Absenz der PAL-E und eNOS Antigene und Weibel-Palade Körpern in KS-Zellen demonstrierten (Rappersberger et al. 1990, Roth et al. 1992, Stürzl et al. 1992, Weninger et al. 1998).

Auch die Expression von Podoplanin an KS Tumorzellen ist ein starkes Argument in diese Richtung, denn dieses Antigen wurde kürzlich an lymphatischen, nicht jedoch an Blutgefäß-Endothelzellen gefunden (Breiteneder-Geleff et al. 1999). Ebenso kann man es an Tumorzellen in Lymphangiomen, aber nicht in Hämangiomen nachweisen (Breiteneder-Geleff et al. 1999). Wir fanden immunhistochemisch eine konstante Podoplanin Expression an CD31+ KS Tumorzellen in allen Stadien und unabhängig vom HIV-1 Status des Patienten.

Interessanterweise waren 4 verschiedene Spindelzell-Kulturen aus KS und die autonom wachsenden Zellinie KS Y-1 negativ für eine Expression von VEGFR-3 und Podoplanin. Mögliche Erklärungen für dieses Phänomen wären, daß diese Zellen mit der eigentlichen KS Tumorzelle nicht verwandt sind oder, alternativ, daß die Zellen diese Antigene in vitro verlieren. Aufgrund der Tatsache, daß diese Zellen auch negativ für CD31 und CD34 sind und sich weiters kein humanes Herpersvirus Typ 8 (HHV-8) in ihnen nachweisen läßt, bevorzugen wir die erste Hypothese. HHV-8 wurde in früheren Studien aus allen Formen des KS isoliert und in KS Tumor-Zellen, Endothelzellen und Makrophagen in situ gefunden (Chang et al. 1994, Boshoff et al. 1995). Diese Resultate legen nahe, daß VEGFR-3 und Podoplanin in die Liste der Antigene zur Phänotypisierung von Zellen, welche aus KS isoliert werden, aufgenommen werden müssen.

Wir ziehen aus unseren Daten den Schluß, daß
1. jene Zellen, welche die vaskulären Hohlräume im frühen KS auskleiden, vom lymphatischen Endothel oder deren Vorläufern abstammen und daß
2. diese Zellen und die KS Tumorzellen denselben Zelltyp darstellen. Daraus postulieren wir, daß KS Tumorzellen vom lymphatischen Endothel abstammen.

Literatur

Beckstead JH, Wood GS, Fletcher V (1985) Evidence for the origin of Kaposi`s sarcoma from lymphatic endothelium. Am J Pathol 119:294–300

Boshoff C, Schulz TF, Kennedy MM, Graham AK, Fisher C, Thomas A, McGee JO, Weiss RA, O_Leary JJ (1995) Kaposi_s sarcoma-associated herpesvirus infects endothelial and spindle cells. Nat Med 1:1274–1278

Breiteneder-Geleff S, Matsui K, Soleiman A, Meraner P, Poczewski H, Kalt R, Schaffner G, Kerjaschki D (1997) Podoplanin, novel 43-kd membrane protein of glomerular epithelial cells, is downregulated in puromycin nhephrosis. Am J Pathol 151:1141–1152

Breiteneder-Geleff S, Soleiman A, Kowalski H, Horvat R, Amann G, Kriehuber E, Diem K, Weninger W, Tschachler E, Alitalo K, Kerjaschki D (1999) Angiosarcomas express mixed endothelial phenotypes of blood and lymphatic capillaries: podoplanin as a specific marker for lymphatic endothelium. Am J Pathol 154:385–394

Chang Y, Cesarman E, Pessin MS, Lee F, Culpepper J, Knowles DM, Moore PS (1994) Identification of herpesvirus like DNA sequences in AIDS-associated Kaposi`s sarcoma. Science 266:1865–1869

Jussila L, Valtola R, Partanen TA, Salven P, Heikkilä P, Matikainen M-T, Renkonen R, Kaipainen A, Detmar M, Tschachler E, Alitalo R, Alitalo K (1998) Lymphatic endothelium and Kaposi's sarcoma spindle cells detected by antibodies against the vascular endothelial growth factor receptor-3. Cancer Res 58:1599–1604

Lunardi-Iskandar Y, Gill P, Lam VH, Zeman RA, Michaels F, Mann DL, Reitz MS Jr, Kaplan M, Berneman ZN, Carter D (1995) Isolation and characterization of an immortal neoplastic cell line (KS Y-1) from AIDS-associated Kaposi's sarcoma. J Natl Cancer Inst 87:974–981

Pammer J, Plettenberg A, Weninger W, Diller B, Mildner M, Uthman A, Issing W, Stürzl M, Tschachler E (1996) CD40 antigen is expressed by endothelial cells and tumor cells in Kaposi's sarcoma. Am J Pathol 148:1387–1396

Rappersberger K, Tschachler E, Zonzits E, Gillitzer R, Hatzakis A, Kaloterakis A, Mann DL, Popow-Kraupp T, Biggar RJ, Berger R, Stratigos J, Wolff K, Stingl G (1990) Endemic Kaposi's sarcoma in human immunodeficiency virus type 1-seronegative persons: Demonstration of retrovirus-like partikles in cutaneous lesions. J Invest Dermatol 95:371–381

Roth KWH, Brandstetter H, Stürzl M (1992) Cellular and molecular features of HIV-associated Kaposi's sarcoma. AIDS 6:895–913

Stürzl M, Brandstetter H, Roth WK: Kaposi's sarcoma (1992) A review of gene expression and ultrstructure of KS spindle cells in vivo. AIDS Res Hum Retroviruses 8:1753–1763

Weninger W, Rendl M, Pammer J, Mildner M, Tschugguel W, Schneeberger C, Stürzl M, Tschachler E (1998). Nitric oxide synthases in Kaposi`s sarcoma are expressed predominantly by vessels and tissue macrophages. Lab Invest 78:949–955

Parasitäre Infektionen

Aktuell in jedem Lebensalter: Ektoparasitosen

M. Agathos

Einleitung

Unter Ektoparasitosen versteht man Erkrankungen der Haut durch von außen kommende tierische Parasiten. Ektoparasitosen im engeren Sinne sind die Erkrankungen, bei denen der Parasit seinen gesamten Lebenszyklus in bzw. auf der Haut durchläuft. Ektoparasitosen im weiteren Sinne werden durch Tiere ausgelöst, die nur für eine bestimmte Stufe ihrer Weiterentwicklung oder der ihrer Eier tierisches Protein von warmblütigen Wirbeltieren benötigen und dabei auch den Menschen befallen können, oder durch Tiere, die nur zufällig ihre Blutmahlzeit am Menschen nehmen.

Viele Parasiten sind ausgezeichnet an ihren entsprechenden Wirt adaptiert. Wird der Mensch als Fehlwirt - also von nicht an ihn, sondern an andere Säugetierarten adaptierten Parasiten, wie z.B. Tierräudemilben, - befallen, so können sich diese Parasiten nicht weiterentwickeln und sterben ab.

Schließlich gehören zu Ektoparasitosen im weitesten Sinne Hautreaktionen auf Stiche und Bisse z.B. von Hymenopteren und Spinnen, die sich bei zufälligem Kontakt wehren.

Auslöser der Ektoparasitosen sind vor allem Tiere aus dem besonders artenreichen Stamm der Arthropoden (Gliederfüßler).

Dermatologisch wichtige Arthropoden in der Systematik der Zoologie

Stamm: Arthropoda (Gliederfüßler) (nach Storch und Welsch)
– Unterstamm: Chelicerata
  2. Klasse: Arachnida (Spinnentiere)
    1. Ordnung: Scorpiones
    4. Ordnung: Araneae (Webspinnen)
    9. Ordnung: Acari (Milben)
– Unterstamm: Mandibulata
  2. Gruppe: Antennata
  3. Oberklasse: Insecta (Hexapoda)
  Pterygota
    22. Ordnung: Hymenoptera (Hautflügler)
    24. Ordnung: Lepidoptera (Schmetterlinge)
    26. Ordnung: Diptera (Zweiflügler)
    27. Ordnung: Siphonaptera (Flöhe)

Ektoparasitosen im engeren Sinne

Skabies

Nach Alexander sind weltweit ständig etwa 300 Mio. Menschen an Skabies, hervorgerufen durch die Milbe Sarcoptes scabiei variatio hominis, erkrankt. Besonders in den Ländern der 3. Welt ist die Morbiditätsrate hoch: so sind z.B. in Zentralamerika 11–27% der Bevölkerung befallen, bei Kindern unter 2 Jahren sogar 74%. In Mitteleuropa war die Skabieshäufigkeit im dermatologischen Krankengut um 1950 unter 1% und stieg seitdem langsam an auf 2–4%. In unserem eigenen Krankengut fanden sich 1992 1,2% Skabieskranke unter den stationären Patienten. Zu Zeiten Hebras waren etwa 75% der stationären Patienten in der Dermatologie an Skabies erkrankt.

Die Skabiesmilbe ist an ihren Wirt, den Menschen, ausgezeichnet adaptiert und durchläuft ihren gesamten Lebenszyklus auf ihm. Mellanby konnte 1942 durch Beobachtung an fast 900 freiwilligen Probanden zeigen, daß durchschnittlich nur 11,3 erwachsene weibliche Milben auf einem Wirt leben, über 70% der Infizierten beherbergten nur 1–10 Milbenweibchen, nur 3% mehr als 50. Da die Infestation in der Regel durch Übertragung eines begatteten Milbenweibchens erfolgt, ist somit die Infektionsgefahr nicht allzu groß und setzt, so lange keine Skabies crustosa vorliegt, engen Körperkontakt voraus, wie er unter Sexualpartnern, in der Mutter-Kind-Beziehung, unter Kindern und innerhalb Familien, aber auch beispielsweise in der Kranken- und Altenpflege vorkommt.

Eine normal verlaufende Skabies mit den charakteristischen, vielfach zerkratzten Papeln an Handgelenken, Armen, Axillen, unterem Stamm und Oberschenkeln bei in der Regel freiem Gesicht, Kopf, Hals, Nacken und oberem Rücken, mit extremem, quälenden Pruritus, vor allem nachts, bereitet selten diagnostische Schwierigkeiten. Anders ist es bei den Sonderformen: gepflegte Skabies, Skabies incognita, Skabies bei Säuglingen und Kleinkindern, bei Bettlägerigen, bei alten Menschen, und schließlich die Skabies crustosa (norvegica) werden nicht selten verkannt. Schließlich ist auch daran zu denken, daß eine

Tabelle 1. Einschränkungen bei der Therapie der Skabies und Pediculosis. K Kontraindiziert, A Ärztliche Aufsicht, St Strenge Indikation, 1. Tr. 1. Trimenon (Nach ROTE LISTE 1999)

	Neugeborene	Säuglinge	Kleinkinder	Gravidität	Stillzeit
Benzylbenzoat	K	A	A	St	K(Brust)
Lindan		A	A	K	K
Pyrethrum		A			
Allethrin		K		K 1. Tr.	K
Pyrethrine		K	K	K	K
Crotamiton				St	St
Mesulfen		K	K	K	K

Skabies andere Hauterkrankungen imitieren oder bereits bestehende Hautkrankheiten komplizieren kann.

Die Therapie aller Skabiesformen ist gleich und setzt den Nachweis der Milbe oder deren Entwicklungsstufen voraus. In der BRD zugelassen sind Lindan, Benzylbenzoat, Allethrin plus Piperonylbutoxid, Crotamiton und Mesulfen. Problematisch ist der Einsatz bei Schwangeren, stillenden Müttern, Säuglingen und Kleinkindern (Tabelle 1). Diese sollten ggf. einer stationären Behandlung zugeführt werden. Uns hat sich dabei Benzylbenzoat als Skabizid bewährt. Bei stillenden Müttern ist an den 3 Behandlungstagen auf das Anlegen des Säuglings zu verzichten, die Milch muß abgepumpt werden.

In den USA ist das bei uns nicht zugelassene Permethrin das Mittel der Wahl bei Skabies; das Risiko toxischer Wirkungen für eine 5%ige Permethrin-Creme ist deutlich geringer als für eine 1%ige Lindan-Emulsion. Mit dem ebenfalls für diese Indikation bei uns nicht zugelassenen Ivermectin besteht die Möglichkeit einer oralen Therapie: einmalig 200 µg/kg Körpergewicht, als Mectizan beziehbar über Internationale Apotheken.

Demodex

Die zweite permanent am Menschen parasitierende Milbenart ist die Haarbalgmilbe in ihren 2 Variationen Demodex folliculorum und Demodex brevis. Sie findet sich vorwiegend dort, wo Talgdrüsen und Talgsekretion am reichlichsten vorhanden sind: in der Gesichtshaut. Ein Mensch mittleren Alters beherbergt ca. 1000 Milben, die Infestationsrate geht mit dem Alter gegen 100%. Meist handelt es sich um eine harmlose saprophytäre Besiedelung ohne gesicherte pathogene Bedeutung. Bei HIV-Positiven und AIDS-Patienten sind jedoch durch Demodex verursachte rosazeaartige papulöse Dermatosen vor allem des Gesichts bekannt, auch bei Kindern. Die Therapie erfolgt mit antiparasitären Substanzen wie bei Skabies.

Läuse

Kopf-, Kleider- und Filzläuse sind die häufigsten permanenten Ektoparasiten des Menschen. Sie zeichnen sich durch hohe Wirtsspezifität aus.

Pediculosis capitis Seit Anfang der 70er Jahre nimmt der Kopflausbefall in der BRD wie in anderen Industrieländern wieder deutlich zu, nachdem Läuse in den 50er und 60er Jahren kaum zu beobachten waren. Die Infestationsrate von Schulkindern wird mit 10–33% angegeben. Mädchen und Jungen, vor allem im Alter von 5–13 Jahren, sind gleichermaßen befallen. Unter Berücksichtigung einer erheblichen Dunkelziffer kann man von mindestens 1 Mio. Pediculosisfällen pro Jahr in der BRD ausgehen.

Läuse werden durch engen Kontakt von Kopf zu Kopf übertragen, daneben durch gemeinsam benutzte Kämme und Bürsten, Betten, Polstermöbel und Kleidungsstücke.

Das früher als charakteristisch geltende Läuseekzem im Nacken ist heute nur selten vorhanden, selbst Pruritus findet sich nur bei etwa 1/3 der infestierten Kinder. Viele Fälle verlaufen symptomarm bis asymptomatisch, bleiben damit unerkannt und unbehandelt und tragen damit zur weiten Verbreitung der Pediculosis bei.

Zur Therapie bei erfolgtem Nachweis der Nissen stehen in der BRD Lindan, Pyrethrumextrakt und Pyrethroide, letzte in Kombination mit Piperonylbutoxid, Permethrin und Crotamiton zur Verfügung (Tabelle 1).

Ektoparasitosen im weiteren Sinne

Trombidiose

Die Larven von Herbstmilben (Neotrombicula autumnalis, Grasmilbe, Birkenlaus) brauchen für ihre Weiterentwicklung tierisches Protein und befallen dafür warmblütige Wirbeltiere, auch den Menschen. Besonders aktiv sind sie bei Temperaturen um 30 °C. Sie kriechen durch Öffnungen in der Kleidung, bis dahin, wo die Kleidung der Haut eng anliegt, besonders die Gürtelregion. Nach erfolgtem Stich wird durch den Speichel der Larve das epitheliale Gewebe lysiert und dann aufgesaugt. Es kommt zu hellen urtikariellen Papeln. Bis zur Diagnosestellung haben die Larven in der Regel den Wirt bereits verlassen.

Reaktionen auf Insektenstiche

Die Ausprägung einer Insektenstichreaktion ist abhängig von Reaktionsbereitschaft und Sensibilisierungsgrad des Wirtes, weniger vom stechenden Insekt. Sie verlaufen alle unter sehr ähnlichem klinischen Bild: Quaddel, Papel, Erythem, Ödem. Auch blasige Reaktionen kommen vor (Culicosis bullosa).

Je nach Sensibilisierungsgrad unterscheidet man 4 Stadien der Reaktion: Bei Kontakt mit dem stechenden Insekt entwickelt sich nach dem ersten Stich nach 24 Stunden eine juckende, mehrere Tage persistierende Papel auf Erythem. Wiederholte Stiche führen dann zu urtikariellen Sofortreaktionen, die von Papeln gefolgt werden. Bei weiterer Exposition wird die verzögerte papulöse Reaktion immer schwächer; sie kann bei manchen Individuen völlig ausbleiben. Bei Kindern findet sich gelegentlich als Ausdruck einer Überempfindlichkeit das Bild der »large local reaction«: juckende, evtl. indurierte und schmerzende Schwellungen an der Stichstelle bis zu 10 cm Durchmesser.

Stechende Insekten sind Stechmücken (Culex-, Anopheles- und Aedesarten), Kriebelmücken, Gnitzen und Schmetterlings- oder Sandmücken sowie Fliegenarten (Bremsen, Wadenstecher). Auch Flohstichreaktionen laufen weitgehend nach o. a. Muster ab.

Der Mensch als Fehlwirt

Zahlreiche Milbenarten sind an bestimmte Wirtstiere adaptiert und haben die Fähigkeit verloren, auf einer anderen Spezies zu parasitieren. Dies gilt für Varietäten von Sarcoptes scabiei und verwandte Arten wie Notoedres und Otodectes wie für Cheyletiella- oder Dermanyssus-Arten. Bei Kontakt mit einem erkrankten Tier oder dessen Behausung (Vogelnester!) kann auch der Mensch befallen werden. Die Milben graben sich zwar in die menschliche Haut ein, können sich aber hier nicht vermehren – die Erkrankung ist selbstlimitiert und hört auf, sobald der Kontakt mit dem erkrankten Tier unterbrochen wird.

Reaktionen auf Abwehrmechanismen nichtparasitärer Arthropoden

Hierzu gehören die oft massiven Lokalreaktionen nach Bienen- und Wespenstichen. Ameisen, die sich mit Stacheln oder Mandibeln wehren können, spielen bei uns in diesem Zusammenhang kaum eine Rolle. Nur wenige, auch in Mitteleuropa vorkommende Giftspinnenarten lösen lokale Bißreaktionen aus. Raupen (in Europa die Raupen der Prozessionsspinner, des Brombeerspinners, des Braunen Bärs und des Goldafters) können über Brenn- oder Gifthaare und »Giftdornen« heftig juckende, hochrote makulöse, papulöse und urtikarielle Reaktionen verursachen, auch mit Bläschen oder Blasen, die sog. Raupendermatitis.

Literatur

Agathos M (1994) Skabies. Hautarzt 45:889–903
Agathos M (1996) Berufskrankheit Skabies? Dermatosen 44:126–128
Ettrich A, Schuhmann M, Zillikens D, Rzany B (1999) Skabies unter dem Bild eines bullösen Pemphigoids. Akt Derm 25:110–112
Franz TJ, Lehman PA, Franz SF Guin JD (1996) Comparative percutaneous absorption of lindane and permethrin. Arch Dermatol 132:901–905
Manske U (1997) Pediculosis – ein zunehmendes epidemiologisch-soziales Problem. Akt Derm 23:273–280
Meinking TL, Taplin D (1996) Infestations: Pediculosis. Curr Probl Dermatol 24:157–163
Mellanby K (1943) Skabies. University Press, Oxford, Humphry Milford, London
Mumcuoglu Y, Rufli T (1983) Dermatologische Entomologie. In: Metz J (Hrsg) Beiträge zur Dermatologie, Bd 9. Perimed, Erlangen
Rote Liste Service GmbH (Hrsg) (1999) ROTE LISTE 1999. Editio Cantor Verlag, Aulendorf
Scowen P (1996) Head lice: a problem for 1 in 10 primary school children. Prof Care Mother Child 6:139–140
Storch V, Welsch U (1991) Systematische Zoologie. 4. Aufl. Fischer, Stuttgart
Tzenow I, Wehmeier M, Melnik B (1997) Orale Behandung der Scabies mit Ivermectin. Hautarzt 48:2–4

Mykosen

Bedeutung von sekretorischen Aspartatproteinasen in einem oralen Kandidosemodell und *in vivo*

M. Schaller, H. C. Korting, B. Hube

Zusammenfassung

Für die Pathogenese von *Candida albicans (C. albicans)*-Infektionen stellen hydrolytische Enzyme, wie zum Beispiel sekretorische Aspartatproteinasen (Sap), einen bedeutenden Virulenzfaktor dar. Mit Hilfe eines *In-vitro*-Modells für eine orale Kandidose auf der Basis von humanem rekonstituiertem Schleimhautepithel wurde das Expressionsmuster verschiedener *SAP*-Gene mittels RT-PCR-Technik sowie spezifischen Primern untersucht und in Bezug zu den aufgetretenen histologischen Veränderungen gesetzt. Initiale Schleimhautläsionen korrelierten dabei zeitlich mit der Expression von *SAP1* und *SAP3*, das Auftreten von Hyphen mit der *SAP6*-Expression. Im weiteren Infektionsverlauf zeigten sich auch Transkripte für *SAP2* und *SAP8*. Der direkte Nachweis der Proteinasen erfolgte immunelektronenmikroskopisch mittels eines goldpartikelmarkierten, gegen Sap1-3 gerichteten Antikörpers in den *Candida*zellen und im geschädigten Gewebe. Erste Versuche mit Proteinasemutanten und Proteinaseinhibitoren zeigten ein deutlich abgeschwächtes epitheliales Schadensbild. Aus Abstrichmaterial von klinisch manifesten oralen Kandidosen konnten Transkripte für *SAP1, 2, 3* und *6* nachgewiesen werden. Aufgrund unserer Ergebnisse erscheint ein Zusammenhang zwischen der Expression bestimmter *SAP*-Gene und dem Auftreten einer Läsion im Schleimhautmodell ebenso wahrscheinlich wie ein wesentlicher Beitrag der Proteinasen während der *In-vivo*-Infektion. Die wichtige Rolle dieser Enzyme bei der Infektionsentstehung könnte einen innovativen Ansatzpunkt für die Entwicklung einer neuen antimykotischen Therapie aufzeigen.

Die Bedeutung sekretorischer Aspartatproteinasen als Virulenzfaktor

Candida albicans (C. albicans) ist ein opportunistischer Hefepilz, der sehr häufig als Saprophyt im menschlichen Gastrointestinaltrakt vorkommt [8]. Durch Immunschwäche des Wirtes oder weitere prädisponierende Faktoren, wie beispielsweise eine längere Antibiotikabehandlung oder eine diabetische Stoffwechsellage mit Störung des physiologischen Schleimhautmilieus kann es zu oberflächlichen Infektionen sowie unter besonderen Umständen auch zu systemischen Infektionen kommen [8, 9]. Für die Pathogenese der in mehreren Stadien verlaufenden Kandidose werden verschiedene Virulenzfaktoren diskutiert [1, 3, 8, 9]. Wichtige Virulenzfaktoren sind zum einen der Dimorphismus, d.h. die Fähigkeit des Erregers sowohl in der Hefe- als auch in der Myzelform wachsen zu können, verschiedene Adhäsionsfaktoren, der Thigmotropismus und das sogenannte »phänotypische switching«, die Fähigkeit des Sproßpilzes Zelloberflächeneigenschaften (Adhärenz, antigene Strukturen) reversibel zu verändern, was zu unterschiedlichen Koloniemorphologien führt [8, 9]. Zum anderen ist an dieser Stelle die Sekretion hydrolytischer Enzyme wie Lipasen, Phospholipasen und Aspartatproteinasen zu nennen [1, 3, 9]. Diese Enzyme scheinen vor allem während der ersten Schritte der Infektion, der Epitheladhäsion und Epithelpenetration eine entscheidende Rolle zu spielen [9]. Sekretorische Aspartatproteinasen werden bei *C. albicans* durch neun bislang bekannte Gene *(SAP1-9)* kodiert [1, 3, 4, 7]. Die differentielle Regulation dieser *SAP*-Gene konnte *in vitro* nachgewiesen werden [4, 7, 13]. Auf der Grundlage eines *In-vitro*-Schleimhautkandidosemodells untersuchten wir mittels RT-PCR-Technik das zeitliche Expressionsmuster dieser Gene während des Infektionsverlaufes, um mehr über Funktion der einzelnen Gene zu erfahren [11].

Expression von sekretorischen Aspartatproteinasen im *In-vitro*-Modell

Das von uns verwendete Schleimhautäquivalent der Firma Skinethic (Nizza, Frankreich) besteht aus einer Polykarbonatunterlage als Dermisersatz und menschlichen Keratinozyten einer Tumorzellinie, die ein mehrschichtiges, hochdifferenziertes Modell der menschlichen Schleimhaut ohne Stratum corneum ausbilden (Abb. 1). Der pH-Wert ist neutral und entspricht somit dem Milieu der Mundhöhle. Die

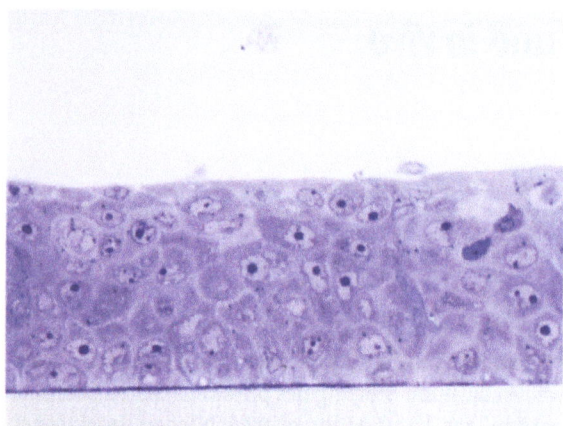

Abb. 1. Rekonstituierte menschliche Schleimhaut vor Infektion mit *C. albicans*. Mehrschichtiges Epithel ohne Hornschicht (Vergr. 400:1)

Inkubation der mit 2×10^6 *C. albicans*-Zellen infizierten Schleimhautkulturen sowie der nicht infizierten Kontrollen erfolgte bei 37 °C, 5%iger CO_2-Atmosphäre und 100%iger Luftfeuchtigkeit. Ein Vorteil dieses Modells ist, daß wiederholt und zu unterschiedlichen Zeiten der Infektionsverlauf anhand der Histologie verfolgt werden kann. Gleichzeitig können mit Hilfe der RT-PCR-Technik und spezifischen Primern für *SAP1-6* und *SAP8* Expressionstudien durchgeführt werden [11].

Nach experimenteller Infektion mit dem Wildtyp SC5314 zeigten sich histologisch nach 36 Stunden im Vergleich zur entsprechenden nicht infizierten Kontrolle keine nennenswerten Schleimhautveränderungen [11]. Zu diesem Zeitpunkt konnten auch keine *SAP*-Transkripte mittels RT-PCR nachgewiesen werden. Zeitgleich zur initialen Epithelläsion fanden sich nach 42 Stunden erstmals Transkripte für *SAP1* und *SAP3*. 48 Stunden nach Infektionsbeginn zeigte sich eine deutlich stärker geschädigte Schleimhaut mit zahlreichen, ödematös geschwollenen Keratinozyten, Vakuolen und einzelnen vorzeitig verhornten, sogenannten dyskeratotischen Zellen [11]. *Candida*-Zellen und aus dem Zellverband herausgelöste nekrotische Keratinozyten bildeten auf der Läsionsoberfläche eine Pseudomembran aus (Abb. 2) [11]. Neben Hefezellen waren erstmals auch zahlreiche Hyphen nachweisbar. In unseren Genexpressionsuntersuchungen zeigte sich zu diesem Zeitpunkt, korrespondierend zur Hypheninduktion eine *SAP6*-Expression (Abb. 3) [11]. Erst im weiteren Infektionsverlauf war dann eine Expression von *SAP2* und *SAP8* nachweisbar [11]. Um mehr über die Funktion einzelner *SAP*-Gene zu erfahren wurden Infektionsexperimente mit *SAP*-Null-Einfachmutanten (Δ*sap1*, Δ*sap2*, Δ*sap3*) [5] und mit einer Δ*sap4-6* Dreifachmutante [10] durchgeführt. Dabei zeigte sich in unserem In-vitro-Modell nur nach Infektion mit den Einfachmutanten eine deutlich schwächere Epithelschädigung als nach Infektion mit dem Wildtyp SC5314 (unveröffentlichte Ergebnisse). Bei gleichzeitiger Applikation von Proteinaseinhibitoren (Pepstatin A, Saquinavir, Indinavir) konnte bei der Wildtypinfektion eine weitere Läsionsabschwächung nachgewiesen werden (unveröffentlichte Ergebnisse). Mittels immunelektronenmikroskopischer Untersuchungen gelang der Proteinasenachweis im In-vitro-Modell. Dazu verwendeten wir einen gegen die Sap1-3 gerichteten, goldmarkierten, polyklonalen Antikörper. Besonders innerhalb der *Candida*-Zellen, aber auch in

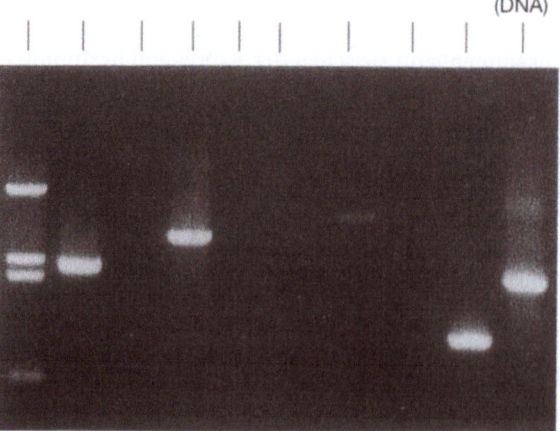

Abb. 2. Rekonstituierte menschliche Schleimhaut 48 Stunden nach Infektion mit *C. albicans*. Ödem und Vakuolenbildung einzelner Keratinozyten innerhalb des Epithels. Pseudomembran aus nekrotischen Keratinozyten und Hefezellen auf der Epitheloberfläche (Vergr. 400:1)

Abb. 3. RT-PCR-Produkte aus mRNA (Spuren 2–8) 48 Stunden nach Infektion. Das 526 basenpaargroße Amplifikationsprodukt mit *EFB1* spezifischen Primern (EF1) beweist den cDNA-Ursprung des eingesetzten Templates (Spur 9). 891 basenpaargroßes Fragment nach Amplifikation von genomischer DNA mit gleichem Primerpaar (Spur 10). Größenmarker pBR322 DNA/MvaI (M) (MBI Fermentas, St. Leon-Rot, Deutschland), Fragmentgrößen: 1857, 1058, 929 und 383 Basenpaare (Spur 1).

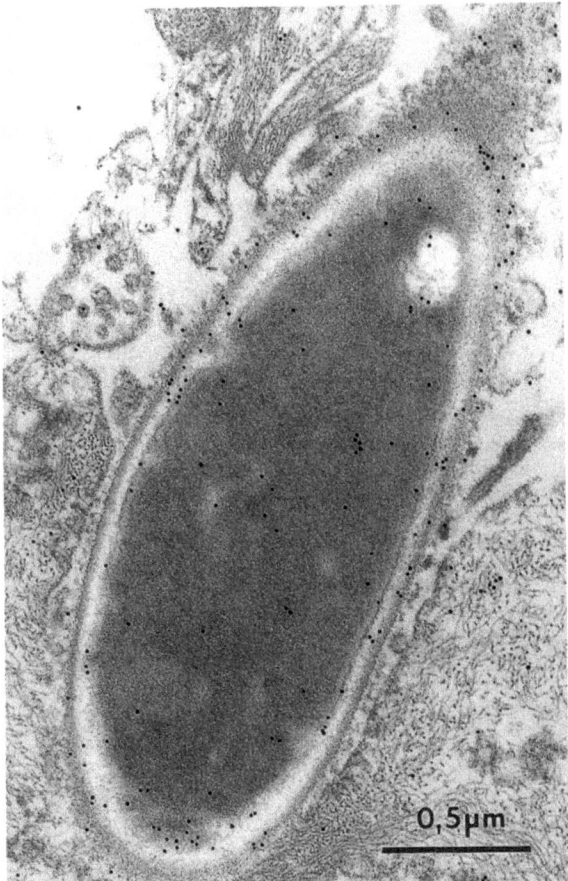

Abb. 4. Immunelektronenmikroskopischer Proteinasenachweis mittels eines gegen Sap1-3 gerichteten goldmarkierten Antikörpers. Insbesondere innerhalb der *Candida*-Zelle aber auch der geschädigten Epithelzellen deutliche Goldpartikelmarkierung (Vergr. 37400:1)

den geschädigten Epithelzellen fand sich eine deutliche Goldpartikelmarkierung (Abb. 4).

Expression von sekretorischen Aspartatproteinasen in vivo

Die Untersuchungsergebnisse an einem solchen Modell müssen immer kritisch mit der *In-vivo*-Situation verglichen werden. Wir haben deshalb auch Patientenproben aufgearbeitet. In der Analyse eines Abstrichs einer unbehandelten, etwa 2–3 Tage alten, d. h. akuten oralen Kandidose mit weißlichen Belägen, teils Erosionen am harten Gaumen zeigte sich entsprechend zu dem 48 Stundenwert im Schleimhautmodell eine Expression von *SAP1, 3* und *6*. Bei einer chronischen Kandidose eines HIV-Patienten ergaben sich Transkripte für *SAP1, 2, 3* und *6*. Auch in unserem *In-vitro*-Modell war eine *SAP2*-Expression erst im späteren Infektionsverlauf nachweisbar [11]. Immunelektronenmikroskopisch konnte Sap-Immunoreaktivität *in vivo* während unterschiedlicher Interaktionsphasen (Adhärenz und Invasion) von *Candida*- und Epithelzellen nachgewiesen werden [11].

Diskussion

Nach Infektion des Schleimhautäquivalents mit *C. albicans* zeigten sich histologische Veränderungen, die durchaus mit denen einer oralen Kandidose *in vivo* vergleichbar waren [6]. In den Genexpressionsuntersuchungen fand sich eine temporale Progression der *SAP*-Expression *(SAP1, SAP3 > SAP6 > SAP2, SAP8)* zeitgleich zum Auftreten bestimmter histologischer Schädigungsgrade des Epithels. Die Hypheninduktion 48 Stunden nach der Infektion korrelierte mit der zusätzlichen Expression von *SAP6*. Eine massive Schädigung des Epithelverbandes mit Vordringen von Hefezellen in das Epithel war zeitgleich mit der Expression von *SAP2* und *SAP8* nachweisbar. Immunelektronenmikroskopisch konnte Sap-Immunoreaktivität im *In-vitro*-Modell innerhalb der geschädigten Keratinozyten und im Zytoplasma von *C. albicans* gezeigt werden. Neben der Modellsubstanz Pepstatin A sind auch die HIV-Proteinaseinhibitoren Saquinavir und Indinavir aufgrund des gezeigten abgeschwächten Infektionsverlaufes in der Lage Saps im *In-vitro*-Kandidosemodell wirkungsvoll zu hemmen und könnten somit den Infektionsverlauf auch *in vivo* günstig beeinflussen. Ein Indiz dafür ist auch, daß mit der Einführung der HIV-Proteinaseinhibitoren die Prävalenz der oralen Kandidose, als die vormals am häufigsten diagnostizierte Infektionskrankheit bei HIV-Patienten, deutlich reduziert wurde [2]. Diese Beeinflussung eines wesentlichen Virulenzfaktors für die Entwicklung von *C. albicans*-Infektionen durch HIV-Proteinaseinhibitoren könnte zur Entwicklung eines neuen Therapieansatzes führen. Die Rolle einzelner sekretorischer Aspartatproteinasen für die Schleimhautinfektion konnte durch die Testung von *SAP*-Null-Mutanten näher charakterisiert werden. Dabei zeigte sich im Vergleich zum Wildtyp nur nach Infektion mit den drei Einfachmutanten Δ*sap1*, Δ*sap2*, Δ*sap3* ein deutlich abgeschwächter Virulenzphänotyp. Für die Entstehung der Schleimhautkandidose scheinen deshalb insbesondere Sap1–3, aber nicht Sap4–6 von Bedeutung zu sein. In den von uns bearbeiteten Patientenproben einer akuten und einer chronischen Kandidose fanden sich *SAP*-Genexpressionsmuster, die gut mit den entsprechenden Infektionsstadien im *In-vitro*-Modell vergleichbar waren und immunelektronenmikroskopisch konnte eine direkte Beteiligung von sekretorischen Aspartatproteinasen während der wichtigsten Interaktionsphasen von *Candida*- und Epithelzellen (Adhärenz und Invasion) nachgewiesen werden. Aufgrund der gezeigten Ergebnisse ist von einer entscheidenden Bedeutung von Proteinasen nicht nur für die histologischen Veränderungen im *In-vitro*-Modell, sondern auch für den Infektionsverlauf der oralen Kandidose *in vivo* auszugehen.

Literatur

1. Hoegl L, Ollert MW, Korting HC (1997) The role of *Candida albicans* secreted aspartic proteinase in the development of candidoses. J Mol Med 74:135–142
2. Hoegl L, Thoma-Greber E, Röcken M, Korting HC (1998) HIV protease inhibitors influence the prevalence of oral candidosis in HIV-infected patients: Results of a study over a period of 2 years. mycoses 41:321–325
3. Hube B (1996) *Candida albicans* secreted aspartyl proteinases (1996) Curr Top Med Mycol 7:55–69
4. Hube B, Monod M, Schofield DA, Brown AJP, Gow NAR (1994) Expression of seven members of the gene family encoding secretory aspartyl proteinase in *Candida albicans*. Mol Microbiol 14:87–99
5. Hube B, Sanglard D, Odds FC, Hess D, Monod M, Schäfer W, Brown AJP, Gow NAR (1997) Gene disruption of each of the secreted aspartyl proteinase genes *SAP1*, *SAP2* and *SAP3* in *Candida albicans* attenuates virulence. Infect Immun 65:3529–3538
6. Luna MA, Tortoledo ME (1993) Histologic identification and pathologic patterns of disease caused by *Candida*. In: Bodey GP (ed) Candidiasis. Pathogenesis, Diagnosis, and Treatment. New York, Raven Press, pp 21–42
7. Monod M, Togni G, Hube B, Hess D, Sanglard D (1998) Cloning, sequencing and expression of two new members of the secreted aspartyl proteinase family of *Candida albicans*. Microbiology 144:2731–2737
8. Odds FC (1998) *Candida* and Candidosis. Baillière Tindall, London, second edition
9. Odds FC (1994) *Candida* species and virulence. ASM 60:313–318
10. Sanglard D, Hube B, Monod M, Odds FC, Gow NAR (1997) A triple deletion in *SAP4*, *SAP5* and *SAP6* secretory aspartyl proteinase genes of *Candida albicans* causes attenuated virulence. Infect Immun 65:3549–3546
11. Schaller M, Schäfer W, Korting HC, Hube B (1998) Differential expression of secreted aspartyl proteinases in a model of human oral candidosis and in patient samples from the oral cavity. Mol Microbiol 29:605–615
12. Schaller M, Hube B, Ollert MW, Schäfer W, Borg-von Zepelin M, Thoma-Greber E, Korting HC (1999) *In vivo* expression and localization of *Candida albicans* secreted aspartyl proteinases during oral candidiasis in HIV-infected patients. J Invest Dermatol 112:383–386
13. White TC, Agabian N (1995) *Candida albicans* secreted aspartyl proteinases: isoenzym pattern is determined by cell type, levels are determined by environmental factors. J Bacteriol 177:5215–5221

Malassezia furfur – In vitro-Empfindlichkeit sowie Bildung von reaktiven Sauerstoffspezies

P. Reinl, P. Nenoff, U.C. Hipler, U.-F. Haustein

Zusammenfassung

Malassezia (M.) furfur, ein obligat lipophiler Sproßpilz (Abb. 1), ist auslösendes Agens der Pityriasis versicolor und der *Malassezia*-Follikulitis sowie mit dem seborrhoischen Ekzem und Kopfschuppenbildung assoziiert.

Die *In vitro*-Empfindlichkeit von *M. furfur*-Isolaten gegenüber den Antimykotika Ketoconazol, Itraconazol, Fluconazol, Clotrimazol, Miconazol, Terbinafin sowie dem neuen Hydroxypyridonantimykotikum Rilopirox wurde mit Hilfe der Agardilution und der Mikrodilution bestimmt. Die gefundene *In vitro*-Aktivität aller aufgeführten Substanzen gegenüber *M. furfur* spricht für eine *In vivo*-Hemmung von *M. furfur*, wobei Ketoconazol und Itraconazol die besten Hemmeffekte zeigten.

Mit der Lucigenin-verstärkten Chemilumineszenzmessung wurde die Fähigkeit von *M. furfur* zur Bildung von reaktiven Sauerstoffspezies untersucht. Es zeigte sich eine lineare proportionale Abhängigkeit der Bildung reaktiver Sauerstoffspezies von der Sproßzelldichte.

Einleitung

M. furfur gehört als obligat lipophiler Sproßpilz zur normalen menschlichen Hautflora (46% der totalen Mikroflora) [13, 16]. Neben *M. furfur* unterscheidet man die Spezies *M. pachydermatis*, eine nicht-lipophile Hefe, die als Erreger der Otitis externa beim Hund bekannt ist, aber auch systemische Infektionen beim Menschen auslösen kann [3, 4]. Erst seit 1990 ist die ebenfalls obligat lipophile Spezies *M. sympodialis* bekannt [19]. Neuerdings unterscheidet man zusätzlich die Spezies *M. globosa*, *M. obtusa*, *M. restricta* und *M. slooffiae* [6]. Die Kolonisierung mit *M. furfur* beginnt während der Pubertät [5], gelegentlich findet sich *M. furfur* auch auf der Haut von Kindern. Im Alter nimmt die Inzidenz von *M. furfur* auf der Haut ab, wahrscheinlich parallel zum Abfall des Hautlipidgehaltes. Die größte Dichte findet sich am oberen Stamm, Nacken und Kopfhaut, den Regionen mit der größten Anzahl von Talgdrüsen [16].

M. furfur ist als auslösendes Agens mit einer Reihe dermatologischer Erkrankungen assoziiert:

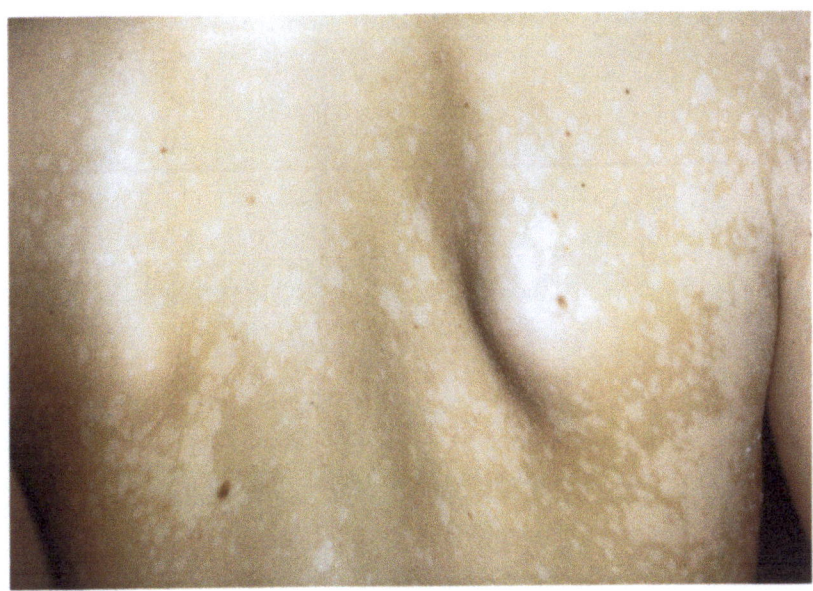

Abb. 1. Pityriasis versicolor. Hyper- und hypopigmentierte Areale im Hautniveau. Beim Kratzen mit einem Holzspatel lassen sich kleine, kleieartige Hautschuppen loslösen (Hobelspanphänomen).

Pityriasis versicolor (Kleienflechte)

Unter dem Einfluß verschiedener Faktoren (z. B. erhöhte Temperatur und Feuchtigkeit) kommt es zur Konversion der Sproßzellform von *M. furfur* in die Myzelform [16]. Hyperhidrosis, Seborrhoe, Nachtschweiß und Immunsuppression sind ebenfalls disponierende Faktoren. Mit hyper- und hypopigmentierten Arealen, durch Vergrößerung bzw. Verkleinerung der Melanosomen [1], ist die Pityriasis versicolor v. a. ein kosmetisches Problem. Erst kürzlich gelang Mayser u. Wille (1998) der Nachweis, daß *Malassezia furfur* in der Lage ist, aus Tryptophan als Stickstoffquelle Pigmente und Fluorochrome zu bilden, was möglicherweise pathogenetische Bedeutung für die Pityriasis versicolor besitzt [12]. So haben Mayser u. Pape (1998) in einer weiteren Untersuchung den protektiven Effekt dieses aus Tryptophan produzierten Farbstoffes gegenüber ultraviolettem Licht gezeigt [11]. Im Gegensatz dazu ist die Spezies *M. sympodialis* nicht fähig, Pigmente auszubilden und weist gegenüber UV-Licht keine unterschiedliche Resistenz oder Empfindlichkeit auf, wie man es für *M. furfur* in Abhängigkeit vom angebotenen Substrat (Arginin oder Tryptophan als Stickstoffquelle) sehen kann (Abb. 2).

Malassezia-Follikulitis

Es treten gerötete papulopustulöse Effloreszenzen, fast ausschließlich bei immunsupprimierten Patienten, v. a. an Stamm, Oberarm, Schulter und Nacken auf. Im Gegensatz zur Akne findet sich die *M.*-Follikulitis nicht bei Adoleszenten und ist durch ausgeprägten Juckreiz gekennzeichnet [14].

Seborrhoisches Ekzem (SE) und Kopfschuppen (Pityriasis capitis)

Das SE ist gekennzeichnet durch erythrosquamöse, juckende, oft ziemlich scharf begrenzte Hauterscheinungen von bräunlich-gelblicher bis rötlicher Farbe besonders auf dem behaarten Kopf, im Gesicht (Nasolabialfalten) und der vorderen und hinteren Schweißrinne. Die veränderte Zusammensetzung der Hautfette bei SE (Vermehrung epidermaler Lipide) deutet auf Veränderungen im Bereich der Epidermis und eine Störung der Mikroflora der Haut hin [2, 17] und könnte eine Ursache für die quantitative Vermehrung von *M. furfur* (74% der totalen Mikroflora bei Kopfschuppen und 83% bei SE) sein [13].

Systemmykosen (Organmykosen) durch Malassezia spp.

Sie treten meist in Form einer katheterassoziierten Sepsis bei unreifen Neugeborenen und immunsupprimierten Erwachsenen, die total parenteral ernährt werden, auf [8, 10].

Material und Methoden

30 *M. furfur*-Stämme, isoliert aus Hautschuppen von Patienten mit SE, Pityriasis capitis und Pityriasis versicolor sowie 2 Referenzstämme (CBS1878 – *M. furfur*, CBS 7222 – *M. sympodialis*) wurden untersucht. Die primäre Anzucht und weitere Subkultivierung erfolgte bei 37 °C auf Sabouraud-4%-Glukose-Nährboden (SIFIN, Berlin; pH 5,7), dem 2% Olivenöl und 0,2% Tween 80 zugesetzt wurden, um das Wachstum des lipophilen Sproßpilzes zu gewährleisten.

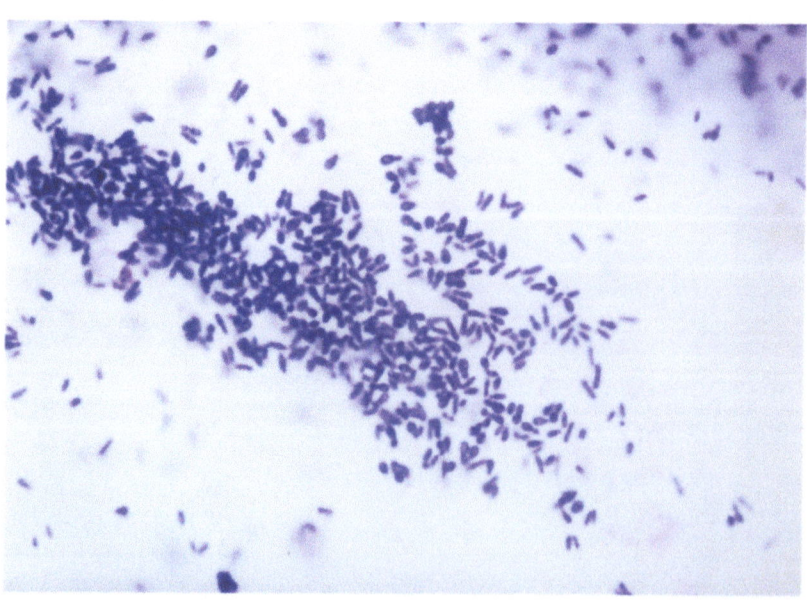

Abb. 2. *Malassezia furfur.* Ausstrich von der Kultur mit dem Nachweis von sehr kleinen, flaschenförmigen, z. T. ballonartig aufgetriebenen, charakteristischen Sproßzellen. Methylenblaufärbung.

Die *In vitro*-Empfindlichkeitstestung zur Ermittlung der minimalen Hemmkonzentration (MHK) erfolgte mittels Agardilutionstest auf D.S.T.-Agar (Diagnostic Sensitivity Test Agar, Unipath Ltd., Oxoid, Basingstoke, Hampshire, England; pH 5,7), dem ebenfalls 2% Olivenöl und 0,2% Tween 80 zugesetzt waren [16]. Die Antimykotika wurden in Dimethylsulfoxid, Methanol oder 0,2 N HCl aufgelöst und mit sterilem destillierten Wasser weiterverdünnt. Die Endkonzentrationen der einzelnen Wirkstoffe im Nährboden reichten von 0,006–100 µg/ml. Die Sproßzellsuspension in Olivenöl, sterilem destillierten Wasser und Tween 80 (Verhältnis 3:5:2) wurde mit einem Multipointinokulator aufgetragen [15, 16]. Die visuelle Ablesung der Resultate erfolgte nach 96 h Inkubation bei 37 °C. Als MHK wurde die niedrigste Wirkstoffkonzentration, bei der kein Wachstum mehr auftrat gewertet. Bei jeder MHK-Bestimmung wurden Wachstumskontrollen auf wirkstofffreiem Agar mitgeführt.

Eine modifizierte Form der Agardilution mit 5 tägiger Vorkultivierung der Stämme auf Dixon-Agar [20] und Herstellung einer homogenen, ölfreien Sproßzellsuspension in physiologischer Kochsalzlösung wurde ebenfalls durchgeführt. Die Endkonzentrationen im Nährboden reichten von 0,003–100 µg/ml. Auflösung der Antimykotika, Inkubationszeit und -temperatur stimmten mit der oben beschriebenen Agardilutionstestung überein.

Zusätzlich erfolgte eine *In vitro*-Empfindlichkeitstestung von 72 *M. furfur*-Stämmen gegenüber dem neuen Hydroxypyridonantimykotikum Rilopirox mittels Mikrodilutionstechnik in Anlehnung an eine kürzlich von Schmidt & Rühl-Hörster publizierte Methode [18] mit kolorimetrischer Detektion der alamar Blue TM-Umsetzung. Zur Vorkultivierung der Stämme und zur Testung kam sog. Medium A zur Anwendung [9]. Die Endkonzentrationen der Verdünnungsreihe lagen zwischen 0,125 und 125 µg/ml. Die kolorimetrische MHK-Endpunktablesung erfolgte 24 h nach Zugabe von alamar Blue TM (1:4 mit PBS verdünnt). Der MHK-Wert wurde bestimmt als die niedrigste Wirkstoffkonzentration, bei der noch die blaue bzw. blaurosa Originalfarbe des Indikators, gleichbedeutend mit fehlender Stoffwechselaktivität, sichtbar war.

Erstmals wurde die Fähigkeit von *M. furfur*, reaktive Sauerstoffspezies zu bilden, untersucht. Der Prozeß der Bildung reaktiver Sauerstoffradikale läßt sich durch Lumineszenzanalyse nachweisen [7]. Die Messung der Chemilumineszenz ist hochspezifisch und sehr empfindlich, weil verschiedene Arten von reaktiven Sauerstoffspezies simultan bestimmt werden können. Um die sehr schwachen natürlichen Lumineszenzphänomene nachzuweisen, wurde hier die Lucigenin-verstärkte Chemilumineszenz eingesetzt.

Ergebnisse

Agardilution

Wie zu erwarten war, zeigte Ketoconazol (Janssen-Cilag, Neuss) eine sehr gute *In-vitro*-Aktivität mit Werten von 0,006–0,087 µg/ml (Median 0,023 µg/ml). Ebenfalls niedrige Werte wurden mit dem systemi-

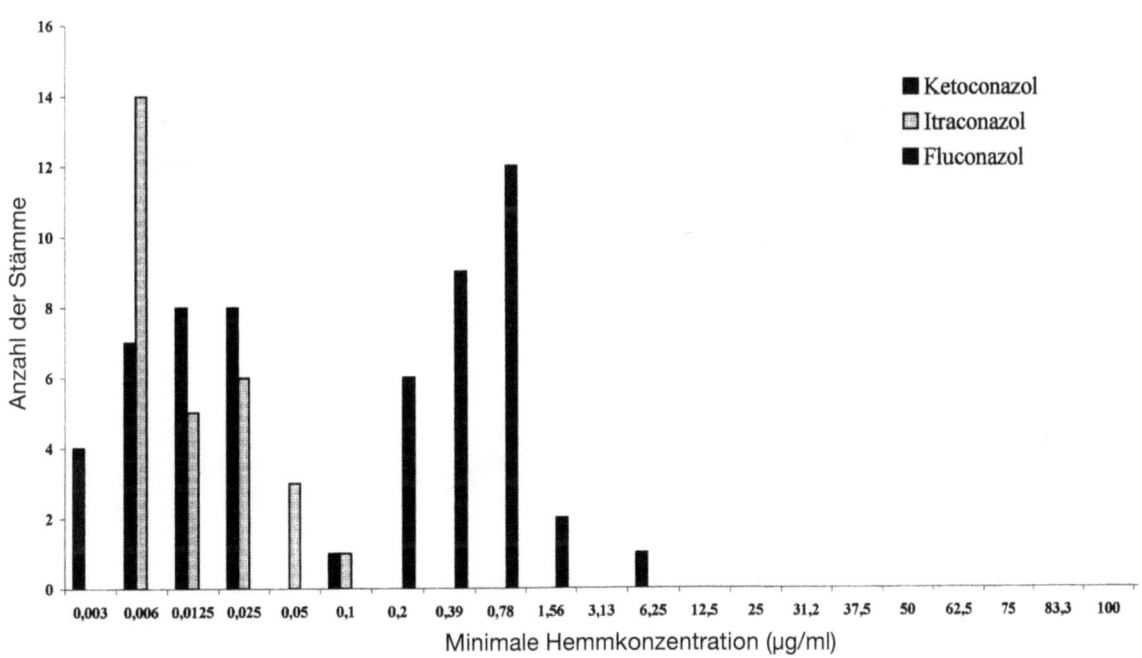

Abb. 3. *In vitro*-Empfindlichkeit von *Malassezia furfur* gegenüber Azolen (Agardilution, Anzucht der Stämme auf Dixon-Agar)

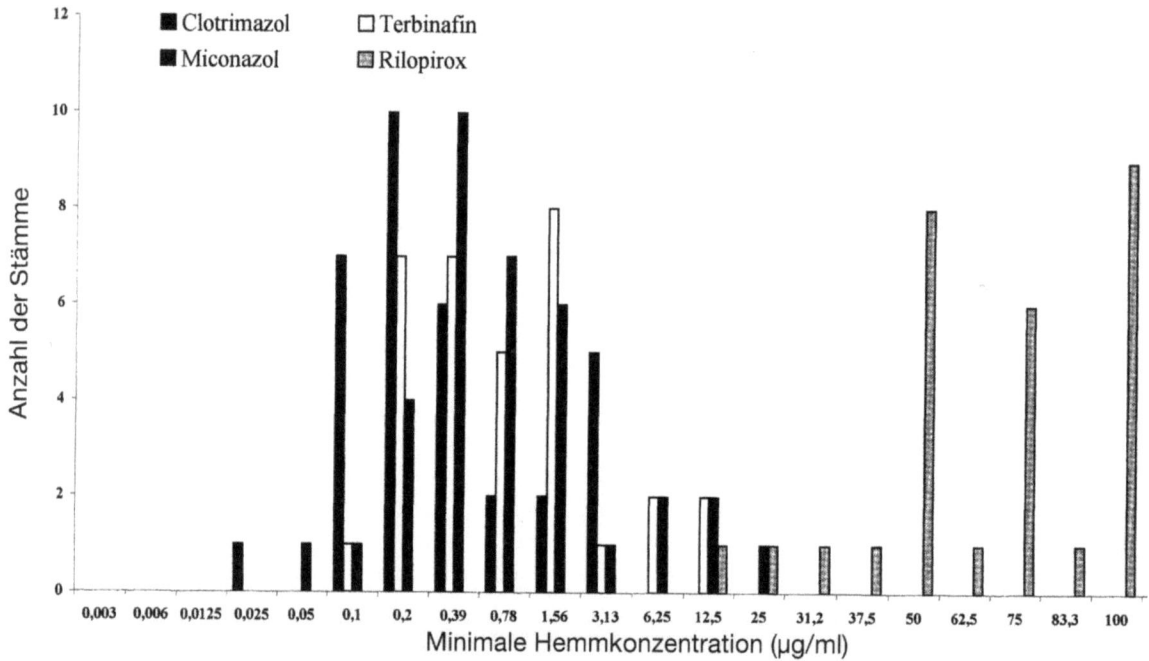

Abb. 4. Bestimmung der minimalen Hemmkonzentration von Clotrimazol, Terbinafin, Miconazol und Rilopirox gegenüber *Malassezia furfur in vitro* (Agardilution, Anzucht der Stämme auf Dixon-Agar).

schen Triazol Itraconazol (Janssen-Cilag, Neuss) erreicht (Median 0,46 μg/ml), aber auch Fluconazol (Pfizer, Karlsruhe), Miconazol, Clotrimazol (Dr. K. Hollborn & Söhne GmbH & Co KG, Leipzig), Terbinafin (Novartis, Nürnberg) und Rilopirox (Hoechst-Marion-Roussel, Bad Soden) zeigten eine gute *In vitro*-Aktivität gegenüber *M. furfur*, wobei für Rilopirox vergleichsweise höhere Wirkstoffkonzentrationen nötig waren (Median 53,26 μg/ml). Mit der modifizierten Agardilutionsmethode mit Anzucht der Stämme auf Dixon-Agar konnten ähnliche, teilweise sogar um einige Titerstufen niedrigere Werte erzielt werden (Abb. 3 und 4).

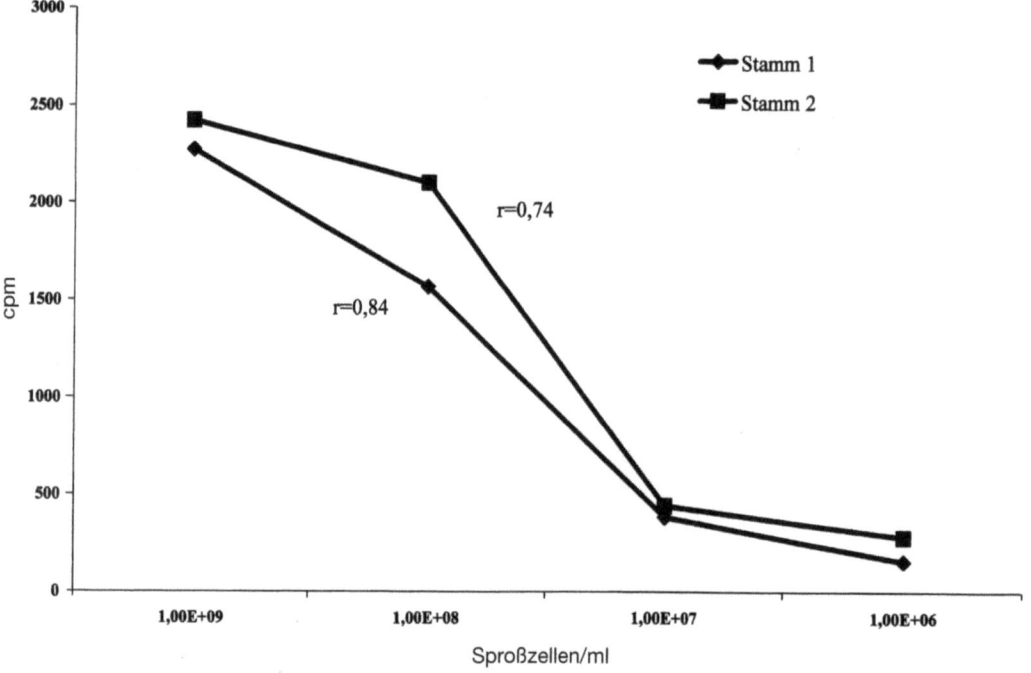

Abb. 5. Korrelation zwischen Sproßzelldichte *(Malassezia furfur)* und der Bildung reaktiver Sauerstoffspezies (Lucigenin-verstärkte Chemilumineszenz)

Mikrodilution

Rilopirox hemmte das Wachstum aller *M. furfur*-Isolate sowie der Referenzstämme *in vitro*. Es fanden sich MHK-Werte von 3,9–125 µg/ml (Median 32,3 µg/ml). Für die Referenzstämme wurde jeweils ein MHK-Wert von 7,8 µg/ml erreicht. Die Werte waren im Vergleich zur Agardilution deutlich niedriger.

Chemilumineszenzmessung

Für unstimulierte *M. furfur*-Stämme konnte mit der Lucigenin-verstärkten Chemilumineszenz die Bildung reaktiver Sauerstoffspezies nachgewiesen werden. Es besteht eine lineare, proportionale Abhängigkeit von der Sproßzelldichte (Korrelationskoeffizient r = 0,74–0,84). Möglicherweise ist die Bildung von reaktiven, zytotoxisch wirkenden Sauerstoffspezies, neben Lipase und Adhäsion, als ein weiterer Pathogenitätsfaktor von *Malassezia* spp. anzusehen (Abb. 5).

Literatur

1. Allen HB, Charles CR (1976) Hyperpigmented tinea versicolor. Arch Dermatol 112:1110–1112
2. Bergbrant IM, Feargemann J (1989) Seborrheic dermatitis and *Pityrosporum ovale*: A cultural and immunological study. Acta Derm Venereol (Stockh) 69:332–335
3. Bosboom RW, Van der Kamp GW, Petit PLG (1993) *Malassezia* spp. epidemic in neonatal intensive care unit, Abstract 509. Proc Abstr. VI Eur Congr Clin Microbiol Infect Dis, Seville, Spain
4. Dufrait R (1985) Présence de *Malassezia pachydermatis* (syn. Pityrosporum canis) sur les poils et les plumes d_animaux domestiques. Bull Soc Fr Mycol Med 1:19–22
5. Guého E, Faergemann J, Lyman C, Anaissie EJ (1994) Malassezia and Trichosporon: two emerging pathogenic basidiomycetous yeast-like fungi. J Med Vet Mycol 32 (Suppl 1):367–378
6. Guého E, Midgley G, Guillot J (1996) The genus Malassezia with description of four new species. Antonie van Leeuwenhoek 69:337–335
7. Hipler U-C, Schreiber G, Wollina U (1998) Reactive oxygen species in human semen: investigations and measurements. Arch Andrology 40:67–78
8. Ingham E, Cunningham AC (1993) Malassezia furfur. J Med Vet Mycol 31:265–288
9. Leeming JP, Notman FH (1987) Improved methods for isolation and enumeration of *Malassezia furfur* from human skin. J Clin Microbiol 25:2017–2019
10. Marcon MJ, Powell DA (1992) Human infections due to *Malassezia* spp. Clin Microbiol Rev 5:101–119
11. Mayser P, Pape B (1998) Decreased susceptibility of *Malassezia furfur* to UV light by synthesis of tryptophane derivates. Antonie van Leeuwenhoek 73:315–319
12. Mayser P, Wille G, Imkampe A, Thoma W, Arnold N, Monsees T (1998) Synthesis of fluorochromes and pigments in *Malassezia furfur* by use of tryptophane as single nitrogen source. mycoses 41, in press.
13. Mc Ginley KJ, Leyden JJ, Marples RR (1975) Quantitative microbiology of the scalp in non-dandruff, dandruff, and seborrheic dermatitis. J Invest Dermatol 64:401–405
14. Meinhof W (1995) *Pityrosporum*-Hefen *(Malassezia furfur, Pityrosporum orbiculare, Pityrosporum ovale, Pityrosporum pachydermatis)* als Krankheitserreger. Akt Dermatol 21:366–370
15. Nenoff P, Haustein U-F (1994): Der Effekt antiseborrhoischer Substanzen gegenüber *Pityrosporum ovale in vitro*. Hautarzt 45:464–467
16. Nenoff P, Haustein U-F (1997) *In vitro*-Empfindlichkeitstestung von *Malassezia furfur*. Zeitschr. H+G 2 (72):104–109
17. Schaich B, Korting GHC, Hollmann J (1993) Hautlipide bei mit Seborrhoe- und Sebostase-assoziierten Hauterkrankungen. Hautarzt 44:75–80
18. Schmidt A, Rühl-Hörster B (1996) *In vitro* susceptibility of *Malassezia furfur*. Arzneim- Forsch/Drug Res 46:442–444
19. Simmons RB, Guého E (1990) A new species of *Malassezia*. Mycol Res 94:1146–1149
20. Van Abbe NJ (1964) The investigation of dandruff. J Soc Cosmetic Chemists 15:609–630

Orale und ösophageale Kandidose

U. R. Hengge

Pilze besiedeln regelmäßig die äußeren und inneren Körperoberflächen. Als Saprophyten benötigen die Pilze günstige Lebensbedingungen, z. B. Wärme, Feuchtigkeit, eine Störung der epithelialen Barriere bzw. eine Abwehrschwäche des Wirts. In dieser Hinsicht finden oberflächliche Mykosen auf der Haut und den Schleimhäuten bei immunkompromittierten Patienten optimale Lebensbedingungen vor. Candida albicans ist der wichtigste humanpathogene Hefepilz. Neben Candida albicans müssen bei immungeschwächten Patienten auch Candida tropicalis, Candida kruseii und Candida glabrata abgegrenzt werden, da vor allem Candida kruseii eine primäre Resistenz gegenüber Fluconazol besitzt.

Die oropharyngeale Kandidose kann im allgemeinen durch inspektorische Diagnostik gesichert werden. Diese Form der pseudomembranösen Kandidose wird durch weißliche abstreifbare Beläge auf der Zunge oder den Wangenschleimhäuten charakterisiert, während die erythematöse atrophisierende Form mit einer Abflachung des Papillenreliefs und einer Atrophie des Epithels einhergeht. Die Kolonialisierung von verschiedenen Entnahmematerialien bei fortgeschrittenen HIV-Patienten umfaßt in absteigender Häufigkeit Stuhl, Rachenspülwasser, Bronchialsekret und Urin in einer Häufigkeit von 50–90%. Die Diagnose kann durch Entnahme von Rachenspülwasser und Anzucht der entsprechenden Erreger qualitativ als auch quantitativ gesichert werden. Ebenfalls ist es möglich, die Mykosen in der Histologie einer entsprechenden Biopsie darzustellen (z. B. PAS-Färbung).

Die immunologische Abwehr von Sproßpilzen umfaßt sowohl phagozytierende Monozyten und neutrophile Granulozyten als auch verschiedene lokal wirksame Abwehrmechanismen. Als lokale Abwehrmechanismen wurde in bioptisch untersuchten Gewebeproben von oraler Kandidose die erhöhte Expression von Interleukin-1-α, Interleukin-8 und dem antimikrobiellen Calprotectin gefunden. Histologisch auffällig war sowohl bei der pseudomembranösen als auch bei der erythematösen Form eine lymphozytische Mucositis, wobei ausgeprägte subcorneale Neutrophilenabszesse bei der erythematösen Form gefunden wurden. Die Abwehr von Kandida durch neutrophile Granulozyten scheint bei HIV-Patienten nicht gestört, da opsonisierte Candida albicans die Produktion oxidierender Radikale in gleicher Weise stimulierten wie bei gesunden Probanden (Jensen u. Obel 1996). Die maximal stimulierte Reaktion des oxidativen Stresses war jedoch bei HIV-Patienten reduziert. Die fungizide Kapazität von Blutmonozyten wird durch die Anwesenheit von gp120 (Oberflächenprotein von HIV) aufgrund einer inhibierten Freisetzung von im sauren Bereich aktiven lysosomalen Enzymen reduziert (Pietrella et al. 1998). Die Adhärenz von Hefen an der oralen Mucosa ist ein wesentliches Kriterium für deren Pathogenität. Während der HIV-Infektion wurde eine Zunahme der Adhärenz mit Fortschreiten der Infektion festgestellt (Pereiro et al. 1997). Als Ursache muß sowohl eine Selektion resistenter Stämme durch Pilzprophylaxen als auch die Entwicklung von Spezies mit höherem pathogenen Potential (z. B. Candida dubliniensis) diskutiert werden. Candida dubliniensis wurde kürzlich als Chlamydospor-positive Hefe beschrieben und stellt einen möglichen Erreger der oralen Kandidose bei HIV-infizierten Patienten dar. Interessant sind auch Befunde der molekularen Epidemiologie von kolonisierenden Hefen bei HIV-positiven Frauen, die eine gleichzeitige oropharyngeale und vaginale Kandidose aufwiesen (Dahl et al. 1997). Die in der Vagina und im Oropharynx isolierten Kandidaisolate waren in allen Fällen unterschiedlich, was einen unterschiedlichen Tropismus der verschiedenen Stämme nahelegt.

Während traditionell Ketoconazol und Amphotericin B zur lokalen Behandlung von oropharyngealen Kandidosen bei immungeschwächten Patienten eingesetzt wurden, ist heute die Therapie mit Azolen als Standard anzusehen. Hierbei müssen jedoch die relativen Suszeptibilitäten der einzelnen Stämme (Lücke von Fluconazol bei Candida kruseii, Candida glabrata und Candida tropicalis) in Betracht gezogen werden. Die Therapie mit Amphotericin B, dem Goldstandard der mykologischen Behandlung, bleibt der schweren, tiefen Systemmykose vorbehalten. Ein Vergleich zwischen oralem Nystatin bzw. einer Suspension von Fluconazol zur Therapie der oralen Kandidose ergab eine 87%ige klinische Heilung, verglichen mit 52% in der Nystatin-Gruppe nach einer Behandlungsdauer von 14 Tagen (p < 0,001). Auch war die Anzahl der Rezidive in der Fluconazol-Behandlungsgruppe signifikant geringer.

In einer großen Studie mit mykologisch dokumentierter oropharyngealer Kandidose bei 179 HIV-Patienten wurde die orale Lösung von Itraconazol (200 mg/d) mit Fluconazol-Kapseln (100 mg/d) für jeweils 14 Tage Behandlungsdauer verglichen. Hierbei fand sich, daß Itraconazol-Lösung der Fluconazol-Therapie vergleichbar war (Grabill et al. 1998). In einer weiteren Studie wurden die Itraconazol-Serumspiegel bei Patienten mit Itraconazol-Lösung und Itraconazol-Kapseln verglichen. Hierbei zeigte sich, daß die Itraconazol-Cyklodextrinlösung trotz hoher Variabilität zwischen verschiedenen Patienten eine signifikant höhere Serumkonzentration erreichte als die Kapselzubereitung. Die erreichte Serumkonzentration am Tag 7 der Behandlung besaß einen prädiktiven Wert für ein eventuelles Therapieversagen.

Das Problem der Rezidivprophylaxe von oropharyngealen Kandidosen wurde in einer prospektiven randomisierten Studie untersucht (Revankar et al. 1998). Hierbei wurden Patienten entweder einer Dauerprophylaxe mit 200 mg/d oder einer intermittierenden Therapie bei Manifestation einer oropharyngealen Kandidose zugeführt.

In der 11-monatigen Studienphase fanden sich weniger Rezidive in der Gruppe von Patienten mit kontinuierlicher Therapie (keine Episoden pro Jahr) als in der Therapiegruppe mit intermittierender Behandlung (4 Episoden pro Jahr; p < 0,01). Es fand sich kein signifikanter Unterschied in der Entwicklung von mikrobiologischen Resistenzen zwischen beiden Patientengruppen. Bemerkenswert ist, daß trotz einer in vitro-Resistenz mit eskalierenden Fluconazol-Dosen bis zu 800 mg/d bei 95% der Patienten eine klinische Abheilung erzielt werden konnte.

In einer weiteren Studie zur Prophylaxe der oropharyngealen Kandidose wurden 323 HIV-infizierte Frauen entweder mit 200 mg Fluconazol 1 mal pro Woche oder mit Placebo behandelt (Schuman et al. 1997). Nach einer medianen Beobachtungszeit von 29 Monaten hatten 72 von 162 Patienten in der Fluconazol-Gruppe und 93 von 161 in der Placebogruppe mindestens eine orale Kandidose entwickelt (p < 0,001). Das einmal wöchentlich verabreichte Fluconazol war sowohl in der Primärprophylaxe der oropharyngealen Kandidose als auch der vaginalen Kandidose, nicht aber zur Prophylaxe der ösophagealen Kandidose erfolgreich.

Neue Therapieansätze für die Therapie der oropharyngealen Kandidose umfassen die Kombination von Terbinafin (Lamisil) mit Amphotericin B, Itraconazol oder Fluconazol, wobei sich in Mikrodilutionsexperimenten eine Synergie zeigen ließ (Barchiesi et al. 1998). Neue Substanzen sind das Voriconazol, was als neues Triazol eine deutlich verbesserte Wirksamkeit gegenüber Candida glabrata, kruseii und albicans aufweist. Ebenfalls scheint das Triazol D0870 für die Behandlung der Fluconazol-resistenten oropharyngealen Kandidose geeignet zu sein (Cartledge et al. 1998). Weiterhin stellt die candidazide Aktivität von im Speichel befindlichen sogenannten Histatinen ein mögliches neues therapeutisches Prinzip dar (Edgerton et al. 1998).

Aufgrund der breit durchgeführten Prophylaxe von Kandidosen hat deren klinische und mykologische Resistenz zugenommen. Dies wird besonders deutlich bei HIV-Patienten sowie organ- und knochenmarkstransplantierten Individuen.

Neben der zugrundeliegenden Immunschwäche als Wirtsfaktor sind die Pharmakologie der verwendeten Medikamente sowie Virulenzfaktoren des infizierenden Stammes (Art, Suszeptibilität) für eine phänotypische Resistenz verantwortlich. Molekulare Mechanismen einer Pilzresistenz umfassen die Überexpression von zwei verschiedenen Effluxpumpen sowie die Überexpression bzw. Mutation wesentlicher Enzyme, die von den antimykotischen Therapeutika inhibiert werden (z.B. die Zytochrom P-450-Lanosterol-14-α-Demethylase; CYP51A1). In dieser Hinsicht wurden verschiedene Mutationen im Sinne einer einzelnen Aminosäuresubstitution identifiziert, die Auswirkungen auf die Resistenz gegenüber Azolderivaten haben (Sanglard et al. 1998). Weitere genomische Variationsmöglichkeiten bestehen in der Fluktuation der Ploidität von Chromosomen (2n oder 4n) bzw. in der Translokation verschiedener Chromosomen, die Einfluß auf die Virulenz des Phänotyps haben. Ebenfalls wurden verschiedene Rekombinationen während der Mitose beobachtet, die eine verstärkte Resistenz zur Folge haben. Die klinische Resistenz von verschiedenen Kandidaisolaten bei Patienten mit oraler Kandidose wurde systematisch untersucht (Cartledge et al. 1997). 700 klinische Candida albicans-Isolate wurden untersucht. Eine uneingeschränkte Suszeptibilität auf Azolderivate wurde in 431 Fällen gefunden. Die restlichen 269 Isolate zeigten drei hauptsächliche Resistenzmuster. 100 Isolate waren nur resistent auf Fluconazol. 94 Isolate waren resistent auf Fluconazol und Ketoconazol, jedoch sensibel auf Itraconazol. 50 Isolate waren resistent auf alle drei Derivate. Eine Ketoconazolresistenz wurde nur in Fluconazol-resistenten Isolaten beobachtet, während eine Itraconazolresistenz nur im Zusammenhang mit einer existierenden Ketoconazolresistenz beobachtet wurde. Die Entwicklung von kreuzresistenten Candida albicans-Isolaten war mit der Dauer und Dosierung vorausgegangener Therapiezyklen korreliert. Überraschenderweise waren klinische Abheilungen nach Dosiseskalation bis zu 800 mg Fluconazol erreichbar, obwohl die mittlere inhibitorische Konzentration der in vitro-Suszeptibilitätstestung > 8 µg/ml betrug.

Literatur

1. Barchiesi F, Arzeni D, Del Prete MS et al. (1998) Fluconazole susceptibility and strain variation of Candida albicans isolates from HIV-infected patients with oropharyngeal candidosis. AIDS 12:411–416
2. Cartledge JD, Midgley J, Gazzard BG (1998) Clinically significant azole cross-resistance in Candida isolates from HIV-positive patients with oral candidosis. Antimicrob Agents Chemother 42:241–253
3. Cartledge JD, Denning DW, Dupont B et al. (1998) Treatment of HIV-related fluconazole-resistant oral candidosis with D0870, a new triazole antifungal. J Biol Chem 273: 20438–20447
4. Dahl KM, Keath EJ, Fraser VJ, Powderly WG (1998) Molecular epidemiology of mucosal candidiasis in HIV-positive women. Am J Med 104:33–39
5. Edgerton M, Koshlukova SF, Lo TE et al. (1997) Candidacidal activity of salivary histatins. Identification of a histatin-5-binding protein on Candida albicans. AIDS 11:1839–1844
6. Graybill JR, Vazquez J, Darouiche RO et al. (1998) Randomized trial of itraconazole oral solution for oropharyngeal candidiasis in HIV-/AIDS-patients. Am J Med 105:7–11
7. Jensen T, Obel N (1997) Preserved neutrophil response to Candida albicans stimulation in AIDS-patients with candida esophagitis. Br J Dermatol 137:76–80
8. Pereiro M Jr., Losada A, Toribio J (1997) Adherence of Candida albicans strains isolated from AIDS-patients. Comparison with pathogenic yeasts isolated from patients without HIV-infection. AIDS Res Hum Retroviruses 13:485–491
9. Pietrella D, Monari C, Retini C et al. (1998) Human immunodeficiency virus type 1 envelope protein gp120 impairs intracellular antifungal mechanisms in human monocytes. J Infect Dis 177:347–354
10. Revankar SG, Kirkpatrick WR, McAtee RK et al. (1997) A randomized trial of continous or intermittent therapy with fluconazole for oropharyngeal candidiasis in HIV-infected patients; clinical otucomes and development of fluconazole resistance. Ann Intern Med 126:689–696
11. Sanglard D, Ischer F, Koymans L, Bille J (1997) Amino acid substitutions in the cytochrome P-450 Ianosterol 14-alpha-demethylase (CYP51A1) from azole-resistant Candida albicans clinical isolates contribute to resistance to azole antifungal agents. AIDS 11:1855–1865
12. Schuman P, Capps L, Peng G et al. (1998) Weekly fluconazole for the prevention of mucosal candidiasis in women with HIV-infection. A randomized double-blind, placebo-controlled trial. J Antimicrob Chemother 41:541–548

Onychomykose – Behandlungsbedürftigkeit und Therapieempfehlung

D. Abeck

Befallsmuster- und -ausmaß sowie individuelle Faktoren bestimmen das therapeutische Vorgehen bei der Behandlung der Onychomykose. Die systemische Behandlung ist mit Itraconazol oder Terbinafin zu führen, wobei bei der Verordnung der entsprechenden Substanz verschiedene Gesichtspunkte zu berücksichtigen sind. Jede Therapie bedarf unterstützend der konsequenten Aufdeckung und Vermeidung individueller Provokationsfaktoren. Für die Zukunft werden Fragen der Rezidivvermeidung nach erfolgreicher Therapie eine zunehmende Bedeutung erlangen.

Die Onychomykose, die die häufigste Nagelerkrankung überhaupt darstellt, zeigt eine deutliche Inzidenzzunahme mit zunehmenden Alter, wobei bislang berichtete Daten [7] aufgrund neuester Untersuchungen im Rahmen des »Foot-check«-Programms als zu gering erachtet werden müssen.

Die Mehrzahl der Onychomykosen wird durch Dermatophyten verursacht, von denen wiederum *Trichophyton rubrum* am häufigsten als Erreger isoliert werden kann [1].

Jede Beschwerden bereitende Onychomykose sollte einer Behandlung zugeführt werden, wobei in den letzten Jahren »Quality-of-life«-Aspekte untersuchende Studien wiederholt zeigen konnten, daß eine Onychomkose sowohl physische als auch psychische Beschwerden bereiten kann, wobei sowohl physische als auch psychische Beschwerden eine Behandlungsbedürftigkeit darstellen [4;8]. Auch vor dem Hintergrund einer Infizierung weiterer Personen sollte eine Onychomykose behandelt werden.

Die Frage, ob die Behandlung topisch oder systemisch zu führen ist, hängt ab von der Art der Onychomykose, dem Befallsgrad der Nägel sowie weiterer, Patienten-individueller Faktoren. Während eine oberflächliche weiße Onychomykose immer topisch, eine proximale subunguale Onychomykose oder eine totale subunguale Onychomykose dagegen immer systemisch zu behandeln sind, ist bei der häufigsten Erscheinungsform, der distalen subungualen Onychomykose eine topische oder systemische Behandlung möglich. Ein Befallsgrad von mehr als 50% ist in der Regel mit einer topischen Behandlung nicht erfolgversprechend zu behandeln. Auch die Zahl der betroffenen Nägel ist ein wichtiger Parameter, wobei ein Befall von mehr als 5 Nägeln ebenfalls die Aussichten auf eine erfolgreiche topische Behandlung schmälern. Die Zugänglichkeit der befallenen Nägel durch den Patienten ist ebenfalls im Rahmen eines topischen Behandlungsversuches ein wichtiger Gesichtspunkt.

Für die systemische Behandlung der Onychomykose sind in Deutschland zwei Substanzen, Itraconazol (Sempera) und Terbinafin (Lamisil) zugelassen, die beide in zahlreichen Studien ihre gute Wirksamkeit unter Beweis gestellt haben und Abheilungsraten zwischen 70 und 80% ermöglichen [3, 10]. Bis zur eventuellen Zulassung weiterer Substanzen sollten auch ausschließlich diese beiden verordnet werden.

Vergleichende Untersuchungen zur Wirksamkeit topischer bzw. systemischer Therapien fehlen bislang, werden jedoch im Rahmen einer derzeit noch nicht abgeschlossenen, kontrollierten Multicenterstudie erhoben, die die Itraconazol-Pulsbehandlung im Vergleich zur topischen Amorolfin-Nagellack-Behandlung bei distaler subungualer Onychomykose untersucht.

Bei der Verordnung von Itraconazol bzw. Terbinafin sind verschiedene Gesichtspunkte zu berücksichtigen, die den Applikationsmodus (Möglichkeit der Pulstherapie bei Itraconazol in Form der Gabe von 2x2 Tabletten für 1 Woche mit anschließender 3-wöchiger Behandlungspause bei 2 Pulsen für die Behandlung einer Onychomykose ausschließlich der Hände und drei Pulsen bei Zehennagelbefall im Vergleich zur kontinuierlichen Gabe von Terbinafin, wobei ein zweimonatiges Behandlungsintervall bei Befall ausschließlich der Fingernägel bzw. ein dreimonatiges Behandlungsintervall bei Befall der Zehennägel notwendig ist), das Erregerspektrum (Überlegenheit von Itraconazol bei einer durch Hefen bedingten Onychomykose [10] sowie das Nebenwirkungsprofil [2, 5, 8] beinhalten. Die Möglichkeit der diskontinuierlichen Gabe in Form der Pulsbehandlung weist insbesondere vor dem Hintergrund der Patientenakzeptanz eindeutige Vorteile für Itraconazol auf.

Als günstig für jede Art der Onychomykosebehandlung hat sich die unterstützende Entfernung infizierten Materials beispielsweise mit einer Nagel-

Tabelle 1. Unterstützende Maßnahmen im Rahmen der Onychomykose-Behandlung

Noxen-vermeidende Maßnahmen	Nikotinkarenz
Anti-hyperhidrotische Maßnahmen	Antiperspiranzien, Leitungswasseriontophorese
Durchblutungsfördernde Maßnahmen	Kneippsche Wechselbäder
Nagelwachstumbeschleunigende Maßnahmen	Biotin-Supplementierung

fräse erwiesen. Auch sollte jede Behandlung flankiert werden, indem die individuellen Risikofaktoren für die Nagelmykose entsprechend aufgedeckt und angegangen werden (Tabelle 1). Auch eine das Nagelwachstum begünstigende Behandlung kann zum besseren therapeutischen Ansprechen genutzt werden (Tabelle 1). Insgesamt ist jedoch festzuhalten, daß für keine der aufgeführten unterstützenden Maßnahmen die therapeutische Wirksamkeit in kontrollierten klinischen Studien belegt wurde.

Das moderne Onychomykose-Management muß mit dem Patienten auch über Maßnahmen nach einer erfolgreichen Behandlung sprechen, da in doch 20% aller erfolgreich behandelten Nagelmykosen mit einem Rezidiv zu rechnen ist [11]. Als Mittel der Wahl nach Ausschaltung individueller Provokationsfaktoren wird zur Zeit die topische Weiterbehandlung, vorzugsweise mit einer Zubereitung als Nagellack favourisiert, wobei Daten hinsichtlich der Anwendungsdauer und Effektivität einer derartigen Therapie fehlen [6].

Literatur

1. Abeck D, Gruseck E, Korting HC, Ring J (1996) Onychomykose: Epidemiologie, Pathogenese, Klinik, Mikrobiologie und Therapie. Dtsch Ärztebl 93: C-1432-37
2. arznei-telegramm (1999) Nagelmykosen behandeln: lokal, systemisch - oder gar nicht? 5. März; 3/99; 31-32
3. De Doncker P, Gupta AK, Marynissen G, Stoffels P, Heremans (1997) Itraconazole pulse therapy for onychomycosis and dermatomycosis: an overview. J Am Acad Dermatol 37: 969-74
4. Drake L (1995) Quality of life issues for patients with fungal infections. AIDS Pat Care 9: S15-7
5. Gupta AK, Lynde CW, Lauzon GJ, Mehlmauer MA, Braddock SW, Miller CA, Del Rosso JQ, Shear NH (1998) Cutaneous adverse effects with terbinafine therapy: 10 case reports and a review of the literature. Br J Dermatol 138: 529-32
6. Gupta AK, Scher BK (1998) Oral antifungal agents for onychomycosis. Lancet 351: 541-2
7. Hanecke E (1993) Therapie der Nagelmykosen. Hautarzt 44: 335-346
8. Lubeck DP (1998) Measuring health-related quality of life in onychomycosis. J Am Acad Dermatol 38: S64-8
9. Katz HI (1998) Systemic antifungal agents used to treat onychomycosis. J Am Acad Dermatol 38: S48-52
10. Roberts DT (1997) Oral terbinafine (Lamisil) in the treatment of fungal infections of the skin and nails. Dermatol 194 (Suppl. 1) 37-39
11. Tosti A, Piraccini BM, Stinchi C, Colombo MD (1998) Relapses of onnychomycosis after successful treatment with antifungals: a three-year follow-up. Dermatol 197: 162-6

Neue Erkenntnisse zur Epidemiologie von Fußerkrankungen

E. Haneke, S. Nolting, C. Seebacher, D. Abeck, O. Reinel

Untersuchungen zur Fußgesundheit sind sehr spärlich. Es handelt sich entweder nur um kleinere Kollektive von 100 bis 800 Patienten oder bei größeren Kollektiven um Selbsteinschätzung der befragten Personen [1–7]. Deshalb wurde von der European Nail Society mit Unterstützung der Janssen Research Foundation, Beerse, Belgien, eine Untersuchung unausgewählter Patienten aus 20 verschiedenen, vorwiegend europäischen Ländern durchgeführt. Angesprochen wurden Dermatologen, Internisten und Allgemeinmediziner, wobei von den Dermatologen eine genaue Untersuchung einschließlich Dokumentation der mykologischen Diagnostik vorgenommen wurde, während von Nichtdermatologen keine mykologische Diagnostik verlangt wurde. Jeder teilnehmende Arzt sollte ca. 20 Patienten untersuchen und befragen. Insgesamt nahmen 944 Ärzte teil. 600 Dermatologen untersuchten 10 339 Patienten, 344 praktische Ärzte, Allgemeinmediziner und Internisten 8468 Personen.

Die demographischen Daten sind in Tabelle 1 zusammengefaßt. Hier werden im folgenden nur die Ergebnisse der dermatologischen und mykologischen Untersuchungen besprochen, die anderen Ergebnisse sind tabellarisch zusammengefaßt.

70% der Untersuchten waren zwischen 18 und 65 Jahren alt. Frauen überwogen leicht. Insgesamt hatten 31,6% Mykosen der Füße, davon 8,2% nur der Haut, 10,1% der Nägel und 11,7% an Haut und Nägeln. Somit hatten 69% aller Mykosepatienten eine Nagelpilzinfektion. Nichtmykotische Hautveränderungen wurden bei weiteren 26,7% und nicht mykotische Nagelveränderungen bei 6,5% diagnostiziert. 31,1% hatten Fußfehlstellungen. Die Interdigitalmykose war die häufigste Form der Fußpilzerkrankung. Die Untersuchungen zeigen sehr deutlich, daß die Fußmykosen von der Kindheit zum Erwachsenenalter erheblich häufiger werden, dann aber ein gewisses Plateau erreichen, während die Häufigkeit der Onychomykosen offensichtlich kontinuierlich mit dem Alter ansteigt. Männer erkranken häufiger an Pilzinfektionen als Frauen (Tabelle 1).

Von den als mögliche Prädisposition angesehenen Faktoren waren in der Studie die Benutzung öffent-

Tabelle 1. Demographische Daten und Häufigkeit von mykologisch und klinisch diagnostizierten Fußmykosen (Studie: dermatologische Untersuchung mit Mykologie, Erhebung: allgemeinärztlich-internistische Untersuchung und Befragung)

	Studie (n = 10339)	Erhebung (n = 8468)
Kinder < 18 J	12,6%	8,7%
Erwachsene < 18–65>	70%	69,8%
Senioren > 65 J	17,4%	21,5%
Frauen/Männer	58%/42%	56,4%/43,6%
Hautmykosen/Nagelmykosen		
< 18 Jahre	5,4%/2,3% (n = 1286)	8,7%/3,3% (n = 727)
18–65 Jahre	20,5%/19,9% (n = 7114)	17,8%/16,9% (n = 5827)
> 65 Jahre	28,2%/43,7% (n = 1767)	24% /38,6% (n = 1796)
Frauen	15,5%/19,7%	16,3%/20,3%
Männer	25,7%/24,7%	21,2%/20,5%
Patienten mit prädisponierenden Faktoren	Mit Mykose 24% Mit Mykose 22,1% Ohne Mykose 39,3%	Ohne Mykose 35,1%
Patienten ohne prädisponierende Faktoren	Mit Mykose 9,5% Ohne Mykose 27,2%	Mit Mykose 8,1% Ohne Mykose 34,5%
Erkrankungsdauer [Monate]		
Haut	18,5	16,1
Nägel	48,3	52,8
Haut und Nägel	63,1	50,6

Tabelle 2. Erregerspektrum der Tinea pedum und Onychomykosen [%]

	Tinea pedum	Nägel
Dermatophyten	78,3	81,7
Hefen	12,8	7,8
Schimmelpilze	4,3	6,2
Mischinfektionen mit Dermatophyten	4,4	3,3
Non-Dermatophyten-Infektionen (gesamt)	17,3	14,9

licher Duschen (19%), Sport (18,6%), Durchblutungsstörungen (15,9%), atopische Diathese (15,3%), Adipositas (13%), Fußdeformationen (8%), Hautkrankheiten (7,3%) und Diabetes mellitus (6%) am häufigsten, während im allgemeinmedizinischen und internistischen Krankengut Adipositas mit 18,7% vor Durchblutungsstörungen (15,1%), Benutzung öffentlicher Badeeinrichtungen (11,7%), Diabetes (11,3%) und Sport (10,4%) rangierte. Während im Durchschnitt Patienten mit prädisponierenden Faktoren in 24% eine Mykose aufwiesen, hatten 70,4% der mit peripheren Neuropathien eine Mykose, 61,8% der Diabetiker, 55,9% der mit Durchblutungsstörungen und ebenfalls 55,9% der mit familiärer Disposition sowie 53,3% der mit Traumen in der Anamnese. Viele Patienten wiesen jedoch gleichzeitig mehrere Risikofaktoren auf, weshalb eine multivariate Regressionsanalyse durchgeführt wurde. Hierbei zeigte sich eine Gewichtung der Risikofaktoren in absteigender Reihenfolge:
- Familiäre Disposition
- Fußfehlstellungen
- Benutzung öffentlicher Badeeinrichtungen
- Männliches Geschlecht
- Traumen
- Periphere Neuropathie
- Diabetes mellitus
- Durchblutungsstörungen

Die Erkrankungsdauer zum Zeitpunkt der Studie betrug bei reinen Hautmykosen 1 1/2 Jahre, bei Nagelmykosen 4 Jahre und bei gleichzeitigem Haut- und Nagelbefall über 5 Jahre. Über 75% der Patienten mit Onychomykosen wiesen einen mittleren bis starken Befall mindestens eines Nagels auf. Die Frage nach der Lebensqualität erbrachte überraschende Ergebnisse bei den 3265 Mykose-Patienten. 25,6% (n = 863) fühlten sich durch die Mykose in ihrer Lebensqualität eingeschränkt. 76% davon gaben Beschwerden beim Gehen, 51% Schmerzen, 17,3% weitere Einschränkungen und 9,1% eine Behinderung an. Diese Zahlen zeigen, daß die Tinea pedum und Onychomykose weit mehr als nur eine kosmetische Belästigung des Patienten darstellen. Alarmierend war die Feststellung, daß 61,1% der Patienten mit Haut- und/oder Nagelmykosen, die im Rahmen dieser Studie von Dermatologen gesehen wurden, trotz der meist langen Bestandsdauer in den letzten 6 Monaten keine antimykotische Behandlung erhalten hatten. Von den 3128 Patienten mit Fußmykosen hatten 10,2% auch eine Mykose an anderen Körperstellen, während das nur bei 3,3% der Patienten ohne Fußmykosen der Fall war.

Diese europaweit angelegte Studie, deren deutsche Ergebnisse hier vorgestellt werden, zeigt einerseits die Vernachlässigung der Fußgesundheit im allgemeinen, andererseits die enorme Häufigkeit pathologischer Befunde. Mykosen der Haut und Nägel nehmen bzgl. der Häufigkeit eine hervorragende Stellung ein. Um so überraschender ist es, daß über die Hälfte der Patienten mit Pilzerkrankungen keine antimykotische Behandlung erhalten. Auch die Beeinträchtigung der Lebensqualität durch Mykosen ist beträchtlich und verlangt mehr Aufmerksamkeit seitens aller Ärzte, insbesondere aber der Dermatologen. Bzgl. prädisponierender Faktoren, die bei Mykose-Patienten gefunden wurden, stehen familiäre Disposition und Fußfehlstellungen an oberster Stelle.

Die Auswertung der europaweiten Studie mit insgesamt ca. 20000 Patienten ergab sehr ähnliche Werte. Auch in Ostasien (China, Taiwan, Südkorea) sind Mykosen der Fußhaut und Zehennägel häufig, allerdings unterscheidet sich die Häufigkeit der Risikofaktoren von denen europäischer Patienten ganz erheblich.

Literatur

1. Baran R, Hay R, Haneke E, Tosti A (1999) Onychomycosis Today. Differential Diagnosis and Treatment. M Dunitz Publ, London
2. Elewski B, Charif M (1997) Prevalence of onychomycosis in patients attending a dermatology clinic in Northeastern Ohio for other conditions. Arch Dermatol 133:1172-1173
3. English M, Gibson M (1959) Studies in the epidemiology of tinea pedis. Br Med J 1:1442-1446
4. Gupta, AK, Jain HC, Lynde CW, Watteel GN, Summerbell RC (1997) Prevalence and epidemiology of unsuspected onychomycosis in patients visiting dermatologists' offices in Ontario, Canada – a multicenter survey of 2001 patients. Int J Dermatol 36:783-787
5. Götz H, Hantschke D (1965) Einblicke in die Epidemiologie der Dermatomykosen im Kohlenbergblau. Hautarzt 16:543-547
6. Haneke E (1989) Epidemiology and pathology of onychomycoses. In Nolting S, Korting HC, eds. Onychomycoses. Springer, Berlin, 1-8
7. Roberts DT (1992) Prevalence of dermatophyte onychomycosis in the United Kingdom: results of an omnibus survey. Br J Dermatol 126 (S39):23-27

Itraconazol-Therapie bei Kindern

S. Nolting

Zusammenfassung

Eine erfolgreiche Therapie der tiefen Trichophytie, besonders des behaarten Kopfes bei Kindern, erfordert neben der lokalen auch eine systemische Therapie.

24 Kinder im Alter von 2–13 Jahren mit einem Körpergewicht von 10–42 kg wurden mit Itraconazol erfolgreich therapiert. Unerwünschte Wirkungen, die ein Absetzen der Therapie erforderten, oder veränderte Laborwerte konnten nicht beobachtet werden. Wechselwirkungen oder Probleme bei der Anwendung traten nicht auf. Es besteht die Forderung nach modernen, systemisch wirkenden Antimykotika zur Behandlung von Mykosen, auch bei Kindern.

Bei einer Tagung der Akademie der Wissenschaften in Mainz im Nov. 1998 trafen sich europäische und amerikanische Vertreter der pharmazeutischen Industrie, der Kinderärzte und der Zulassungsbehörden unter dem Thema »Mehr Arzneimittelsicherheit für Kinder« mit der Schlußfolgerung, daß Arzneimittelprüfungen auch bei Kindern notwendig sind, um ihnen sichere und wirksame Arzneimittel zur Verfügung stellen zu können.

Es gibt gute Gründe, moderne Präparate zur Behandlung von Mykosen einzusetzen. In der Tat sind Mykosen bei Kindern in den letzten Jahren weniger häufig beobachtet worden, was dazu geführt hat, daß diese Diagnosefindung nicht mehr mit der erforderlichen Umsicht erfolgte. Zur Feststellung einer Mykose auf dem behaarten Kopf von Kindern wie auch anderer Mykosen gilt die Kenntnis der mannigfaltigen klinischen Bilder, des Nachweises der Pilze und ihrer Anzüchtung in der Kultur. Grundsätzlich kommen heute Kinder mit Tieren, die als Hauptüberträger der zoophilen Pilze gelten, weniger in Kontakt als das früher der Fall war. Auf der anderen Seite kann es sich jedoch als höchst fatal erweisen, wenn die Diagnose erst zu spät gestellt wird mit den Folgen erheblicher Narbenbildung. Es besteht daher schon seit langem die Notwendigkeit, auch Kindern moderne, wirksame, systemische Antimykotika nicht vorzuenthalten.

Seit 5 Jahren wird die Forderung erhoben, die Anwendungsbeschränkung für die Behandlung von Kindern mit modernen Antimykotika aufzuheben, damit sie keine Nachteile gegenüber den Erwachsenen erleiden.

Nach dem vorliegenden Krankheitsbild ist es zunächst wichtig, an eine Mykose zu denken, das klinische Bild zu erkennen und differentialdiagnostische Überlegungen anzustellen. Der Nachweis der Pilze erfolgt im mikroskopischen Direktpräparat und in der Kultur, die immer auch Voraussetzung für eine erfolgreiche Therapie sein muß. Ich überblicke seit mehr als 5 Jahren 24 Fälle, besonders Mykosen des behaarten Kopfes von Kindern, die alle erfolgreich ohne Nebenwirkungen, die eine Unterbrechung der Therapie erforderlich gemacht hätten, mit Itraconazol behandelt wurden. Bei klinischem Verdacht auf Vorliegen einer Mykose und Nachweis der Pilze im Nativpräparat wurde immer mit der Lokaltherapie begonnen. Nur bei Zweifel an der Diagnose haben wir auf das Ergebnis der kulturellen Anzüchtung gewartet, bevor systemisch wirksame Antimykotika eingesetzt wurden. Ausnahme davon waren Kinder, bei denen schon nach dem fortgeschrittenen klinischen Bild mit erheblicher Narbenbildung zu rechnen war. In diesen Fällen, wo zweifelsfrei Pilze Ursache der Mykose waren, wurde auch sofort systemisch Itraconazol eingesetzt. Die Lokaltherapie läßt sich am besten mit breit wirksamen, auch gegen Bakterien gerichteten Antimykotika durchführen. Folienverbände wurden zu Beginn bevorzugt. Bei fehlendem Nachweis von Pilzen wurden auch Cortisoncremeverbände für 1–2 Tage verordnet. Nicht selten mußte man erleben, daß bei stark entzündlichen Veränderungen mit Pustelbildung Abstriche zur Keim- und Resistenzbestimmung gemacht worden waren und über Wochen eine systemische antibakterielle Antibiotikatherapie die Mykose nicht stoppen konnte. In einem Fall wurde das Kind auf einer Trage mit liegender Penicillininfusion eingewiesen.

Da sich Itraconazol als sehr wirksames und gut verträgliches Präparat erwiesen hat, wurde es in den letzten Jahren sowohl in mehreren klinischen Studien als auch im Rahmen des klinischen Alltags bei Kindern mit Mykosen erfolgreich eingesetzt. Zum jetzigen Zeitpunkt wurden 24 Kinder im Rahmen unserer Untersuchungen mit Vorliegen einer Dermatomykose behandelt, bei denen die Notwendigkeit einer systemischen Therapie bestand. Das Körpergewicht betrug 10–42 kg. 17 der Kinder hatten einen Befall des behaarten Kopfes aufzuweisen. In den meisten Fällen zeigte sich eine tiefe Trichophytie mit Ausbildung eines Kerion Celsi. Bemerkenswert war, daß in nicht wenigen Fällen die Diagnose im Prinzip schon bekannt war, die Kinder aber nicht einer exakten Diagnostik und entsprechend wirksamen Therapie zugeführt worden waren. Häufig verstrichen mehrere Wochen bis einige Monate, ehe den Kindern wirksam geholfen werden konnte. Die Itraconazol-Therapie wurde in 19 Fällen als Intervall- oder Pulstherapie durchgeführt. Dabei richtete sich die Höhe der Dosierung nach dem Körpergewicht. Als Faustregel galt bei einem Körpergewicht unter 20 kg 100 mg Itraconazol täglich und bei einem Gewicht über 20 kg 200 mg Itraconazol täglich. Da eine erfolgreiche Therapie immer von der Bioverfügbarkeit des Medikamentes abhängig ist, wurde den Eltern eingeschärft, daß die Kapseln am besten nach einer Mahlzeit einzunehmen seien. Bei den Kindern kam uns sehr entgegen, daß die Resorption von Itraconazol durch Cola-Getränke verbessert werden konnte. So traten überhaupt keine Schwierigkeiten ein, den Kindern die Einnahme der Kapseln schmackhaft zu machen. Unerwünschte Wirkungen, wie Appetitlosigkeit, Übelkeit, Erbrechen, Müdigkeit oder Bauchschmerzen wurden nicht beobachtet. Die Verträglichkeit war außerordentlich gut, und alle Untersuchungen bezüglich der Blut- und Leberwerte waren unauffällig. Interaktionen mit anderen Medikamenten traten nicht auf. Ein Absetzen der Therapie erfolgte in keinem Fall. Ein Erfolg der Behandlung konnte bei allen 24 Kindern mit ausgedehnten Dermatomykosen erzielt werden, wenn auch eine Narbenbildung bei einem späten Einsetzen der Therapie nicht immer zu verhindern war. Ein endgültiger Erfolg war in manchen Fällen erst nach 5 Monaten zu beobachten.

Abschließend ist festzustellen, daß eine systemische Therapie mit Itraconazol bei Kindern kein Problem ist, sondern mit großer Sicherheit eine Abheilung der Mykose ohne Auftreten von unerwünschten Wirkungen gewährleistet. Es ist gerade für Kinder von herausragender Bedeutung, daß eine frühe Diagnosestellung einer Mykose mit entsprechend wirksamer Therapie erfolgt, um eine bleibende Narbenbildung zu vermeiden.

Literatur

1. Nolting S (1996) Zur Häufigkeit von Mykosen bei Kindern. Pilzdialog, Pädiatrie
2. Nolting S, De Doncker P, Degreef H, Delescluse J, de Prost Y, Gupta AK, Hereman A, Stoffels P, Theissen U (1995) Itraconazole for the treatment of dermatomycosis in children. Poster at the 3rd Intern. Symp. on Cutaneous, Fungal, Bacterial and Viral Infection and Therapy. San Francisco, California, Sept.14-17
3. Degreef H (1996) Itraconazole in the treatment of tinea capitis. Therapeutics for the clinician 58:90–93
4. Ginter G (1996) Microsporum canis infections in children: results of a new oral antifungal therapy. Mycoses 39:265–269
5. Greer DL (1996) Treatment of tinea capitis with itraconazole. J Amer Acad Dermatol 35 (4):637–638

Qualitätssicherung in der Mykologie

C. Seebacher, J. Brasch

Maßnahmen zur Qualitätssicherung in der Medizin sind Aufgaben, die in der Berufsordnung für deutsche Ärzte festgeschrieben sind. Für die klinische Medizin sind sowohl für Diagnostik und Therapie zahlreiche Leitlinien in den letzten Jahren erarbeitet worden, so auch für die Dermatologie und hier speziell für die Diagnostik und Behandlung von Pilzkrankheiten der Haut und der Schleimhäute (Seebacher, 1998).

Zur externen Qualitätskontrolle in der Mikrobiologie sind seit langem in der Bundesrepublik Deutschland Ringversuche etabliert. In der medizinischen Mykologie fehlten diese bislang. 1999 sollen über INSTAND e. V., zunächst auf freiwilliger Basis, Ringversuche erstmals organisiert werden. Ringversuchsleiter sind die Herren Prof. Dr. H. C. Korting und Prof. Dr. J. Tietz.

1996 wurde ein Gemeinschaftsprojekt Qualitätssicherungsseminare der Deutschen Dermatologischen Gesellschaft und des Berufsverbandes der Deutschen Dermatologen, unterstützt von der Deutschsprachigen Mykologischen Gesellschaft und der Firma Hoechst Marion Roussel, gestartet, die, inzwischen deutschlandweit angeboten, von mehr als 2000 Dermatologen besucht worden sind. Ziel dieser Seminare ist die Differenzierung von Pilzen bis zur Art, die in der dermatologischen Praxis besonders häufig vorkommen. Die nachfolgenden Ausführungen berücksichtigen bereits die Vorschriften der Qualitätsstandards in der mikrobiologisch-infektiologischen Diagnostik – Laboratoriumsdiagnostik von Mykosen –, die z. Z. unter Beteiligung der Deutschsprachigen Mykologischen Gesellschaft erarbeitet werden.

Materialgewinnung

Schuppenmaterial ist mit einem geeigneten sterilen Instrument von den Rändern des Krankheitsherdes zu entnehmen, da hier am ehesten lebende Pilze anzutreffen sind. Die Entnahmestelle ist vor der Probengewinnung mit 70%igem Äthanol zu desinfizieren, um die kontaminierende Begleitflora zu reduzieren. Ist eine antimykotische Lokalbehandlung bereits vorausgegangen, sollte mindestens ein 5–14tägiges behandlungsfreies Intervall der Probengewinnung vorausgehen.

Von den Nägeln sind nach gründlicher Reinigung mit 70%igem Äthanol zunächst alle leicht ablösbaren, bröckligen Teile zu verwerfen und feine Nagelspäne aus befallenen Arealen ist soweit proximal wie möglich zu gewinnen. Mit der Schere oder der Nagelzange abgeschnittene größere Nagelteile sind für die Untersuchung ungeeignet.

Lose Haare, Krusten oder dicke Schuppen sind zunächst zu entfernen, um dann randständige Haarstümpfe mit der Epilationspinzette zu entnehmen. Lediglich distal abgeschnittene Haare können ein falsch negatives Untersuchungsergebnis bringen. Bei schuppenden Prozessen auf dem behaarten Kopf sind auch Schuppen dem Untersuchungsgut beizugeben.

Dermatologische Untersuchungsmaterialien müssen sowohl mikroskopisch als auch kulturell auf Pilze untersucht werden. Nach Auswertungen von Blaschke-Hellmessen waren bei 1000 mykologisch positiven Hautproben in 76% der Fälle das KOH-Präparat und in 83% die Pilzkultur positiv. Bei positiven Nagelproben konnte der Pilznachweis in 86% durch das Nativpräparat und nur in 62% durch die Kultur geführt werden.

Nativpräparat

Auf einen Objektträger wird ein Tropfen 15–30%iger KOH-Lösung gebracht, dort hinein mehrere Partikel des zuvor zerkleinerten Untersuchungsmaterials. Das Ganze wird mit einem Deckgläschen abgedeckt und für etwa 2 h oder mehr in einer feuchten Kammer aufbewahrt. Zur Mazeration des Untersuchungsgutes ist auch eine 20%ige Tetraethylammoniumhydroxid (TEAH)-Lösung geeignet. Bei zunächst schwacher und zur Bestätigung bei mittlerer Mikroskopvergrößerung mit abgeblendetem Licht unter ständigem Nachfokussieren wird das Präparat sorgfältig nach deutlich strukturierten Hyphen, Arthrosporen oder Sproßzellen durchmustert. Ein negatives Untersuchungsergebnis sollte erst bei vollständiger Durchsicht des Präparates festgestellt werden.

Bei Verdacht des Vorliegens einer Pityriasis versicolor hat es sich bewährt, auf den Objektträger einen Tropfen Lactophenolbaumwollblau zu geben und von dem befallenen Herd einen direkten Hautabriss mittels eines Tesafilmstreifens durchzuführen. Dieser Streifen wird auf den Objektträger geklebt und kann auf typische Pilzelemente durchmustert werden.

Kulturelle Untersuchungsverfahren

Von jedem Untersuchungsmaterial sollten mindestens drei Schrägagar-Röhrchen oder Petrischalen mit jeweils 3–4 Partikeln parallel beimpft werden. Die in der Dermatomykologie gebräuchlichsten Nährböden zur Primäranzucht sind der Kimmig-Agar, der Sabouraud-Glukose-Agar sowie der Mycosel-Agar. Zur Differenzierung werden dann weitere Nährböden benötigt, auf die noch eingegangen wird. Die jeweiligen Rezepturen müssen entsprechenden Spezialwerken entnommen werden.

Von mehreren Firmen werden sog. Selektiv-Nährböden angeboten. Spezifische Stoffwechselleistungen der Pilze führen zu einem Farbumschlag von Indikatoren. Diese Farbeffekte können allerdings auch von einigen apathogenen Pilzen oder Bakterien erbracht werden und damit das Untersuchungsergebnis verfälschen. Hinzu kommt, daß die für die Artbestimmung notwendigen mikromorphologischen Merkmale auf den meisten Selektivmedien nur mangelhaft ausgebildet werden. Mindestens 1 oder 2 der Anzuchtmedien sollten Cycloheximid zum Unterdrücken des Schimmelpilzwachstums und Streptomycin/Penicillin oder Chloramphenicol zur Unterdrückung des bakteriellen Begleitwachstums enthalten. Schrägagar-Röhrchen trocknen weniger schnell aus und sind nicht so sehr einer aerogenen Schimmelpilzbesiedlung ausgesetzt. Gewachsene Pilzkulturen lassen sich in Petrischalen leicht direkt unter dem Mikroskop betrachten. Die frisch beimpften Primärkulturen sollten erstmals nach 2 Tagen und dann wöchentlich 1mal begutachtet werden, um schnell wachsende Pilze rechtzeitig zu erkennen. Die Bebrütungstemperatur beträgt etwa 25 °C (Raumtemperatur).

Pilzdifferenzierung

Zur Pilzdifferenzierung wird zunächst die Kolonietextur makroskopisch beachtet. Die Pilzkolonie kann flauschig, samtartig, wachsig, lederartig oder auch pudrig sein. Dann wird die Koloniefarbe beurteilt, wobei die Oberfläche und die Rückseite, d.h., der in den Nährboden diffundierende Farbstoff, zu beachten sind. Weiß, rosa- oder cremefarbige, olivgelbe Farbtöne deuten auf Dermatophyten hin, braune, schwarze, dunkelblaue oder grüne auf Schimmelpilze. Hefepilzkolonien sind in der Regel weiß oder cremfarbig, feucht glänzend glatt oder schleimig.

Die Differenzierung von Pilzen, auch in der dermatologischen Praxis, muß bis zur Art erfolgen, will man die entsprechende Leistung abrechnen. Zur Differenzierung werden die genannten makromorphologischen Merkmale herangezogen und weitere mikromorphologische, die in einem Zupfpräparat oder an einem Tesafilmabriss von der Kulturoberfläche (geht nur bei Anlage der Kultur in Petrischalen) aufgesucht und beurteilt werden können. Die wichtigsten mikromorphologischen Charakteristika sind aus den Abbildungen 1–3 zu ersehen[1]. Leider werden nicht alle Merkmale auf jedem Nährmedium gleichermaßen ausgebildet.

Gattung Trichophyton

Trichophyton (T.) rubrum ist der häufigste Dermatophyt aus dermatologischem Material. Typischerweise ist die Kolonie flaumig bis flauschig, die Unterseite rot bzw. gelborange oder braun pigmentiert. Die mikroskopischen Charakteristika sind der Abbildung 1 zu entnehmen. Zu beachten sind die länglich birnenförmig und einzeln an den Hyphen angeordneten Mikrokonidien. T. rubrum bildet keine Spiralhyphen. Gelegentlich wächst ein weißer, flauschiger Pilz auf dem Nährboden, die Unterseite ist ungefärbt und bei der Betrachtung unter dem Mikroskop sind keinerlei mikromorphologische Elemente, nur steriles Myzel, zu sehen. Hier kann es sich um einen Schimmelpilz oder auch um T. rubrum handeln. Ohne das Anlegen von Subkulturen auf Spezialnährböden ist eine Artbestimmung dann nicht möglich.

Ein geeigneter Spezialnährboden ist der Kartoffel-Glukose-Agar, auf dem T. rubrum zur Pigmentbildung angeregt wird.

Darüber hinaus eignet sich das Medium auch, um die mikromorphologischen Charakteristika besser zur Entwicklung zu bringen. Die Unterscheidung von T. rubrum und T. mentagrophytes var. interdigitale kann problematisch sein. Eine Subkultur auf Harnstoff-Glukose-Agar ist hilfreich. T. mentagrophytes bildet Urease und spaltet Harnstoff, wodurch eine rot-violette Verfärbung des Nährbodens eintritt. Die Bewertung erfolgt nach 5 Tagen. T. rubrum vermag zwar auch, aber in wesentlich geringerem Umfange, Harnstoff zu spalten. Hier bleibt der Nährboden zunächst gelb, wird aber nach 1–2 Wochen auch langsam rot-violett verfärbt.

---

[1] Abb. 1–3 wurden aus C. Seebacher und R. Blaschke-Hellmessen, Mykosen Epidemiologie-Diagnostik-Therapie mit Genehmigung der Autoren entnommen.

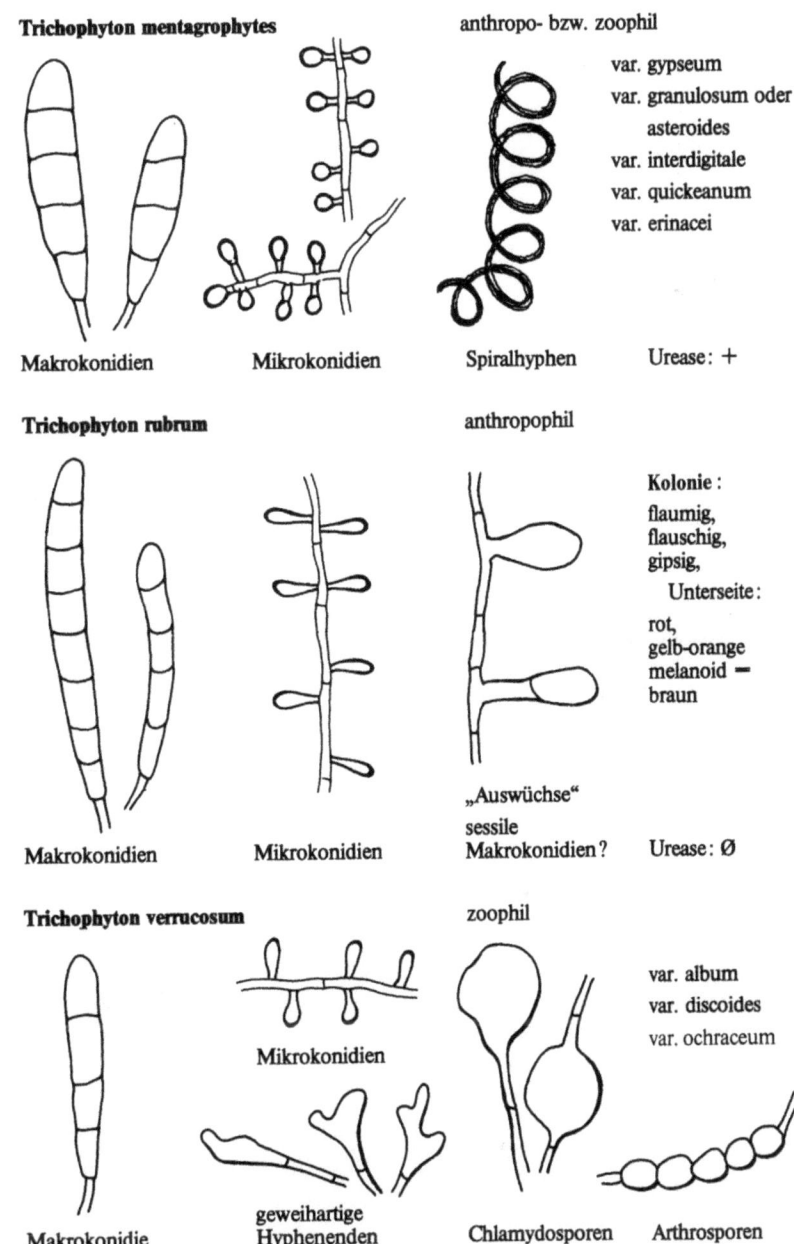

Abb. 1. Schematische Darstellung mikromorphologischer Merkmale von Dermatophyten (Tafel 1)

Die Kolonie von T. mentagrophytes ist oft pudrig granulär, seltener flaumig weiß. Die Unterseite ist üblicherweise farblos, gelbliche bis bräunliche Pigmentierungen sind aber möglich. Die mikromorphologischen Charakteristika sind in Abbildung 1 zu sehen. Die Mikrokonidien sind überwiegend rund, in Traubenform angeordnet und sehr reichlich vorhanden. Typisch sind Spiralhyphen.

Die Differenzierung verschiedener Varietäten von T. mentagrophytes muß Spezialbüchern entnommen werden, kann aber bedeutsam sein, wenn die Frage steht, ob eine Infektion vom Tier auf den Menschen übertragen wurde.

Ein weiterer für Dermatologen wichtiger Dermatophyt ist T. verrucosum. Die Kolonie wächst wachsartig bis samtig, ist unregelmäßig zerklüftet und wächst in den Nährboden hinein. Nach 4–6 Wochen sind oft nur kleine, stecknadelkopfgroße Kolonien zu sehen. Bei Verdacht auf T. verrucosum muß daher die Kultur mindestens 6 Wochen beobachtet werden, bevor sie als negativ befundet werden kann. Die Unterseite der Kolonie ist farblos. Makrokonidien werden nur extrem selten ausgebildet, wenn, dann sind sie schlank. Mikrokonidien sind schlank und spitz, einzeln an Hyphen, oft fehlen sie ganz. Typisch sind zahlreiche Chlamydosporen, entweder terminal oder inter-

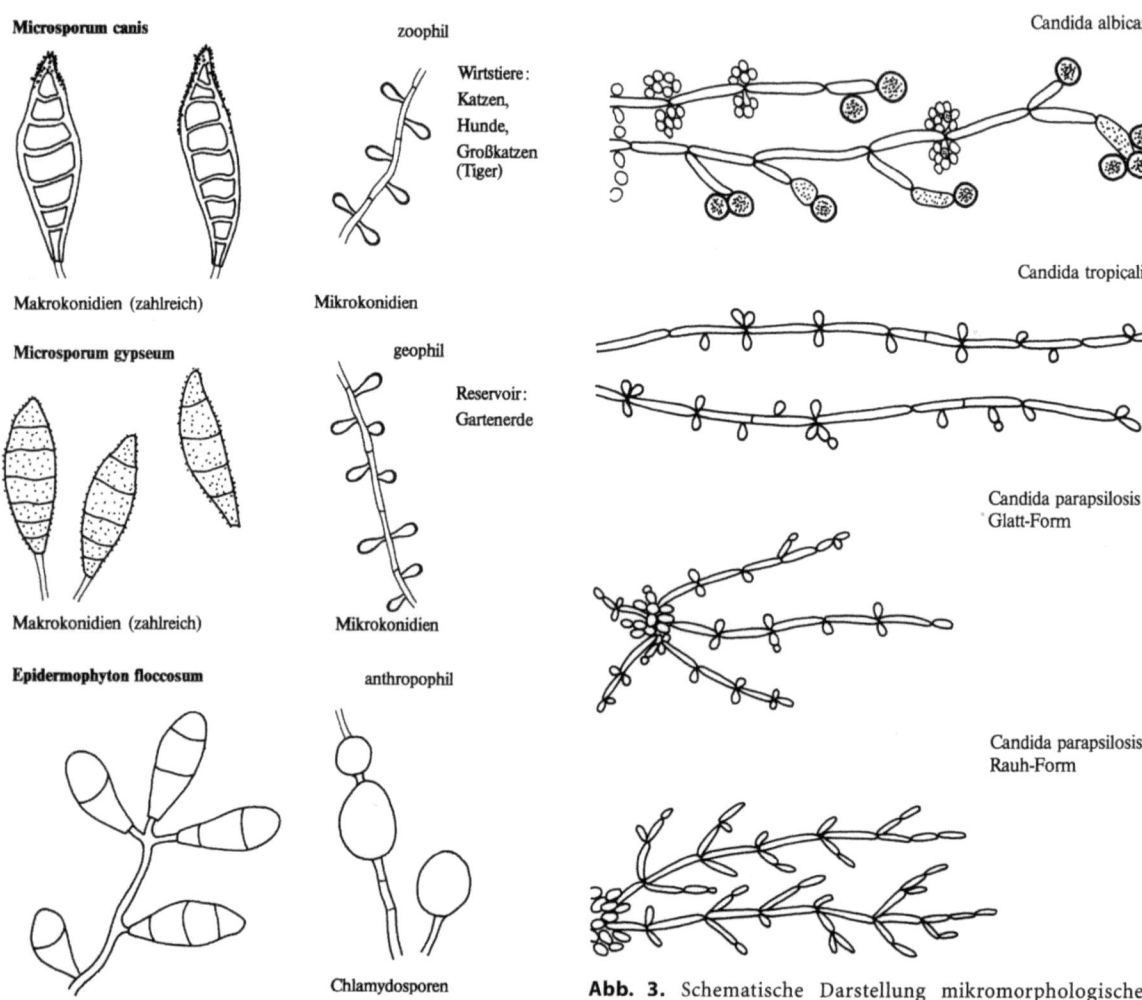

Abb. 2. Schematische Darstellung mikromorphologischer Merkmale von Dermatophyten (Tafel 2)

Abb. 3. Schematische Darstellung mikromorphologischer Merkmale von Hefen auf der Reisagarplatte

kalar, einzeln oder in Ketten angeordnet. Spiralhyphen sind nicht zu beobachten.

Gattung Mikrosporum

Aus dieser Gattung sind Mikrosporum (M.) canis und mit weitem Abstand M. gypseum dermatologisch relevant. M. audouinii, der typische Erreger der kindlichen Mikrosporie früherer Jahre, wird in Deutschland kaum noch isoliert. M. canis ist ein typischer zoophiler Erreger, der von Katzen, Hamstern und anderen Spieltieren oft auf Kinder, aber auch auf Erwachsene übertragen wird. Epidemieartiges Auftreten ist wiederholt beschrieben worden. Die meisten therapeutischen Probleme resultieren weniger aus der Resistenz des Erregers gegen Antimykotika, als vielmehr aus der oft viel zu kurzen Behandlungsdauer, auch mit modernen Antimykotika. Die Pilzkolonie wächst relativ rasch auf den gängigen Nährböden. Die Oberfläche ist wollig bis flaumig, manchmal auch pudrig flach oder gefaltet. Der Rand der Kolonie erscheint ausgefranst, die Farbe tendiert von weiß zu gelb. Die Unterseite der Kolonie ist zartgelb bis tief zitronen- oder goldgelb gefärbt. Typisch sind spindelförmige, dickwandige, besonders an der Spitze rauhe, 2–10 Kammern aufweisende Makrokonidien. Mikrokonidien sind an Hyphen einzeln, überwiegend birnenförmig oval gestaltet zu sehen.

M. gypseum lebt im Erdboden und wird gelegentlich von Gartenerde auf den Menschen übertragen. Er wächst schnell, die Kulturoberseite ist gipsig, pudrig, flach. Die Farbe der Oberfläche ist ocker bis gelbbraun, die Unterseite bräunlich.

Im Präparat sieht man sehr viele spindelförmige, dünnwandige, durchgehend rauhe Makrokonidien mit 4–7 Kammern. Einzelne bis mäßig viele Mikrokonidien sind birnenförmig bis rundlich an den Hyphen angeheftet. Chlamydosporen und auch vereinzelte Spiralhyphen können zu sehen sein.

Gattung Epidermophyton

Epidermophyton floccosum wächst auf den üblichen Nährböden samtig pudrig, das Zentrum ist unregelmäßig gefaltet. Bildet sich weißwolliges Luftmycel, ist dies ein Anzeichen für pleomorphe Sektoren. Die Oberfläche der Kultur kann grünlich-gelb bis olivgrün aussehen. Die Unterseite ist farblos bis gelbbräunlich. Typisch sind keulenförmige, glattwandige, 2–8 Kammern aufweisende Makrokonidien, die einzeln oder in Büscheln auf den Hyphen angeheftet sind. Mikrokonidien fehlen vollständig. Terminale und interkalare Chlamydosporen kommen vor.

Schimmelpilze

Bestimmte Schimmelpilze können auch als Krankheitserreger der Haut und ihrer Anhangsgebilde vorkommen. Viel häufiger treffen wir sie als sekundäre Anflugkeime und damit als Verunreiniger unserer Pilzkulturen an. Da sie wesentlich schneller als Dermatophyten wachsen, können sie die Anzucht und Differenzierung der Dermatophyten unmöglich machen. Will man eine bestimmte Schimmelpilzart als Erreger z. B. einer Onychomykose ansehen, sollte dieser Pilz mindestens zwei-, wenn nicht gar dreimal aus der gleichen Läsion herausgezüchtet worden sein. Die einmalige Kultur reicht nicht aus, um eine Schimmelpilzart als Erreger einer Onychomykose anzuerkennen, mit Ausnahme von Scopulariopsis brevicaulis. Es handelt sich um einen schnellwüchsigen Pilz, die Kultur erscheint zunächst farblos, färbt sich dann aber nach wenigen Tagen hell- bis rehbraun. Die Hyphen sind septiert und farblos, unter dem Mikroskop sieht man typische Konidiophoren, die pinselartig verzweigt sind und an denen in langen Ketten rundliche mit gerader Basis versehene, rauhwandige Konidien aufgereiht sind.

Hefen

Unter den medizinisch bedeutsamen Hefen soll nur Candida albicans besprochen werden. Sicher haben viele andere Hefen, die aus Patientenmaterial isoliert werden, auch medizinische Bedeutung, nur können diese Hefen ausschließlich über Spezialverfahren mittels Assimilation und Gärung bis zu ihrer Art bestimmt werden. C. albicans macht hier eine Ausnahme. Alle auf einer Primärkultur (z. B. auf Sabouraud- oder Kimmig-Agar) gewachsenen Hefen werden auf eine Reis-Agar-Platte überimpft, wobei auf einer Platte von 9 cm Durchmesser nicht mehr als 3, maximal 4 Sektoren beimpft werden sollten. Die Impfstelle ist so auszuziehen, daß an der Spitze nur wenige Hefezellen sind. Auf diese Impfstelle wird ein Deckgläschen gelegt und 2–3 Tage bei Zimmertemperatur (22–25 °C) bebrütet. Im Falle von C. albicans bilden sich unter dem Deckgläschen typische Chlamydosporen aus (Abb. 3). Die Betrachtung der Platte kann direkt unter dem Mikroskop erfolgen. Weitere Candidaarten, wie z. B. C. parapsilosis, C. tropicalis usw., bilden zwar auch relativ typische morphologische Merkmale aus. Diese reichen aber nicht, um eine sichere Artbestimmung zu gewährleisten. In Speziallaboratorien werden hierzu entsprechende kommerzielle Testsysteme verwendet.

Entsorgung

Pilzkulturen können einmal im Dampfdrucktopf bei 120 °C in 10–30 Min. abgetötet und dann mit dem Hausmüll entsorgt werden. Eine chemische Abtötung ist mit geeigneten Wirkstoffen, wie z. B. Phenol und seinen Derivaten, aber auch Chlor möglich. Zweckmäßigerweise wählt man das Desinfektionsmittel aus der vom BGA herausgegebenen Liste der anerkannten Desinfektionsmittel. Die Pilzkulturen werden in die gebrauchsfertige Lösung, die entsprechenden Konzentrationen sind genau einzuhalten, eingebracht und 4–6 Stunden darin belassen. Es ist darauf zu achten, daß nicht Luftblasen den Desinfektions- und Abtötungprozeß stellenweise unwirksam machen. Danach können die Petrischalen bzw. Röhrchen mit dem Hausmüll entsorgt werden.

Ringversuch

Für die anstehenden Ringversuche werden zunächst nur die für den Dermatologen wichtigsten Pilze zum Einsatz kommen. Da auf Dauer nur eine qualitätsgerechte mykologische Diagnostik Bestand haben kann, wird ersichtlich, daß hierzu mehrere Nährböden zur Differenzierung der einzelnen Pilzarten vorgehalten werden müssen. Es könnte durchaus ökonomischer sein, wenn mehrere Praxen sich hierbei zusammentun.

Literatur

Kozlowska EA, Nuber D (1996) Leitfaden der praktischen Mykologie. Blackwell Wissenschafts-Verlag, Berlin Wien

Seebacher C, Blaschke-Hellmessen R (1990) Mykosen. Gustav Fischer Verlag, Jena

Seebacher C, Hamm G, Abeck D, Brasch J, Haake N, Korting HC, Schlacke K-H, Tietz H-J (1998) Diagnostische und therapeutische Leitlinien Mykologie. Hautarzt 48 [Suppl 1]: 6–12

Tietz H-J, Ulbricht H (1999) Humanpathogene Pilze der Haut und Schleimhäute. Schlütersche GmbH & Co. KG Verlag und Druckerei, Hannover

Genodermatosen

Was macht man bei einer Genodermatose? – Ratschläge zur Diagnostik

M. Raghunath, H. Traupe

Zusammenfassung

Genodermatosen sind erbliche Erkrankungen von Haut- und Schleimhäuten, und solche genetischen Erkrankungen, bei denen eine kutane Symptomatik wegweisend ist. Das breit gefächerte Spektrum umfaßt u. a. Epidermolysen, Bindegewebserkrankungen, Verhornungsstörungen und Tumorsyndrome. Da diesen Erkrankungen Defekte funktionell wichtiger Moleküle von Epidermis, Dermis und der dermo-epidermalen Junktionszone (DEJ) zu Grunde liegen, können gezielte Laboruntersuchungen eingesetzt werden, um die klinische Diagnose zu erhärten. Dies ist eine essentielle Voraussetzung für die Prognose und eine humangenetische Beratung. Schließlich wird zukünftig die genaue Charakterisierung der jeweiligen molekularen Defekte die Basis für gentherapeutische Maßnahmen sein. Im folgenden Aufsatz beschreiben wir kurz die aktuellen Optionen zur effizienten Diagnostik von bullösen Epidermolysen, verschiedener Formen des Ehlers-Danlos-Syndrom, sowie kongenitaler Ichthyosen.

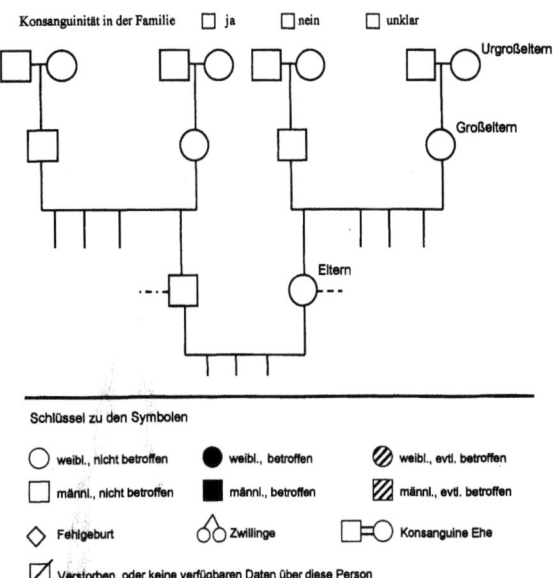

Abb. 1. Verwendeter Vordruck eines Familienstammbaumes der Genodermatosensprechstunde der Universitätshautklinik Münster

Anamnese und Untersuchung

Beim Erstkontakt mit dem Patienten empfiehlt sich die Verwendung eines vorgefertigten Schemas für die Erstellung eines Familienstammbaumes (Abb. 1). Blutsverwandtschaft (Kulturkreis oder die ethnische Gruppe!) oder die Herkunft von Vorfahren aus dem gleichen Ort sollten gezielt erfragt werden. Der Verlauf der Schwangerschaft beim Indexpatienten sowie vorausgegangene Schwangerschaften und etwaige Fehlgeburten sind wichtige Informationen. Die klinische Untersuchung des Indexpatienten definiert den Phänotyp. Bei Verwandten, die als klinisch normal gelten, kann man dann gezielt nach klinischen Fragmenten dieses Phänotyps suchen. Nicht selten gibt es innerhalb von Familien pathognomonische Besonderheiten, die als völlig normal empfunden, und daher nicht spontan berichtet werden. Beispielsweise finden wir zunehmend bei sog. klinisch unauffälligen Angehörigen von EB-Patienten Zahnanomalien i.S. von Zahnschmelzdefekten (z. B. Grübchenbildung) oder Nagelanomalien. Solche Befunde können u. U. einen heterozygoten Mutationsträger identifizieren.

Laboruntersuchungen

Bullöse Epidermolysen (EB)

Diese Erkrankungen beruhen auf einem Defizit von Proteinen der Epidermis oder den Etagen der dermo-epidermalen Junktionszone (DEJ). Der *Hemidesmosomen-Verankerungsfilament-Komplex* heftet die basalen Keratinozyten an die Lamina densa der *Basalmembran*. Hierbei durchquert er die Lamina lucida. Die Lamina densa wiederum wird durch *Verankerungsfibrillen* aus Kollagen VII mit Kollagenfasern der papillären Dermis verknüpft. Schließlich sorgen Keratine für die Integrität der Epidermiszellen selbst. Je nach Defekt entsteht eine Dehiszenz innerhalb der basalen Keratinozyten (EB simplex), in der Lamina lucida (alle junktionalen EB's) oder unterhalb der

Lamina densa (EB dystrophica) [1]. Rein klinisch läßt sich die Etage der Blasenbildung nicht festlegen. Hier hilft das sog. Antigenmapping: Gefrierschnitte werden auf das Vorhandensein und Lokalisation von Markerproteinen der verschiedenen Etagen der DEJ mit einer Batterie spezifischer Antikörper untersucht (Abb. 2). Dieses Verfahren hat sich zur Subtypisierung von EB Patienten hervorragend bewährt, seine Ergebnisse sind ausschlaggebend für die Wahl des zu untersuchenden Kandidaten-Gens für die DNA Analyse aus EDTA-Blut des Patienten.

Ehlers-Danlos-Syndrome

Nach der neuen Nomenklatur unterscheidet man nunmehr sechs Typen [2]. Dermatologisch relevant sind als gemeinsame Hauptkriterien die überstreckbare Haut, Hautfragilität (fischmaulartige Wunden, zigarettenpapierartige Narben, hohe Zerreißlichkeit, ausgesprochene Hämatomneigung) zu nennen. Hiervon ausgenommen ist der vaskuläre Typ (früher EDS IV) mit dünner und durchscheinender Haut und deutlicher Venenzeichnung und akrogerischen Zügen. Den gemeinsamen pathobiochemischen Nenner stellen Defekte der Kollagene I (Arthrochalasis Typ/ EDS VIIA und B), III (vaskulärer Typ/EDS IV) und V (klassischer Typ/EDS I und II) dar. Ferner führen Defekte kollagen-modifizierender Enzyme zum Kyphoskoliose Typ/EDS VI (Lysylhydroxylasemangel) und zum Dermatosparaxis Typ/EDS VIIC (Prokollagen I-N-proteinase-Mangel). Bei den genannten EDS-Typen können biochemisch faßbare Abnormitäten der jeweiligen Kollagenketten in der Gelelektrophorese nach radioaktiver Markierung von Hautfibroblasten dargestellt werden. Dermale Fibroblasten produzieren in Kultur die Kollagentypen I, III und V. Diese kommen als Gemisch in Kollagenfasern der Dermis vor (heterotype Fibrillen). Folgerichtig lassen sich in der Elektronenmikroskopie morphologisch abnorme Kollagenfibrillen in der Dermis bei den EDS-Formen finden (Abb. 3). Beim pathobiochemisch noch unklaren hypermobilen Typ/EDS III, stellt die EM-Untersuchung einer Hautbiopsie von der Oberarminnenseite die Untersuchung der Wahl dar. Hingegen sollte beim Verdacht auf den vaskulären Typ/EDS IV sofort eine biochemische Analyse angestrebt werden. Eine faßbare Kollagen III-Störung ist hier beweisend. Fakultative Zusatzuntersuchungen betreffen die Ermittlung der Schmelztemperatur der strukturell abnormen Kollagenketten sowie die Identifikation der Mutation [3].

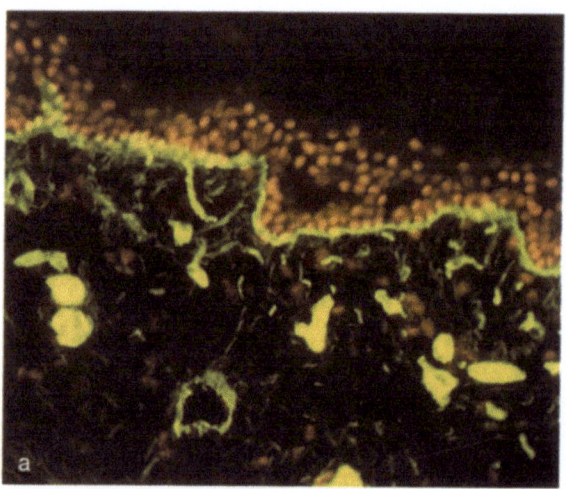

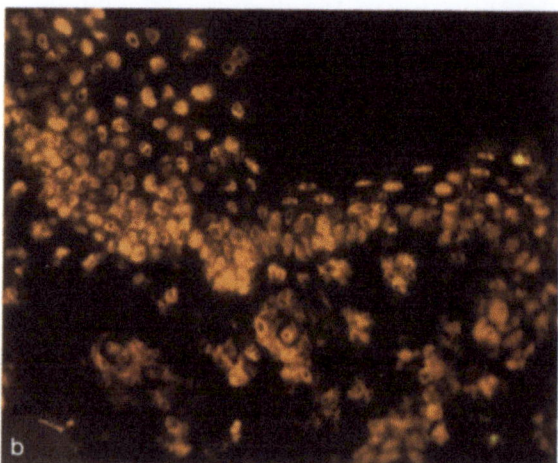

Abb. 2. Antigenmapping von klinisch unbefallener Haut bei EB dystrophica. *a* Normalhaut: Kollagen IV findet sich als lineare Immunofluoreszenz entlang der dermo-epidermalen Junktionszone und entlang der perivaskulären Basalmembranen *b* Patientenhaut: völliges Fehlen von Kollagen VII in der dermoepidermalen Junktionszone. Die Zellkerne wurden mit Propidiumjodid rot gegengefärbt. (Mit freundlicher Genehmigung von Frau Prof. Bruckner-Tuderman, Universitätshautklinik Münster)

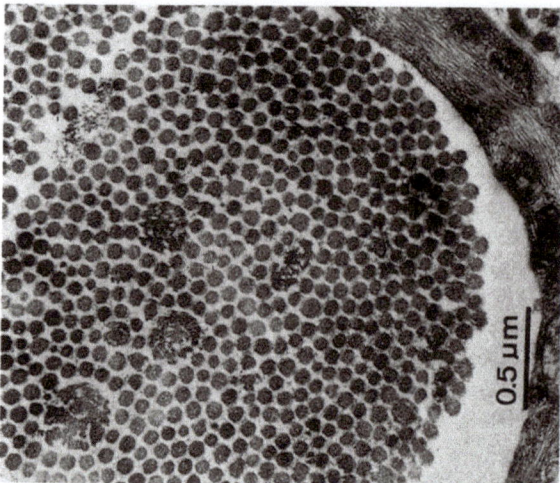

Abb. 3. Elektronenmikroskopische Aufnahme von dermalen Kollagenfasern bei klassischem Ehlers-Danlos-Syndrom. Das quergetroffene Faserbündel zeigt typische Blumenkohl oder Blümchenstrukturen (Mit freundlicher Genehmigung von Prof. B. Steinmann, Universitätskinderklinik Zürich)

Kongenitale Ichthyosen

Auf dem Wege in die Hornschicht mauert sich der Keratinozyt in ein spezielles Proteingerüst ein, den sog. »cornified envelope«, welcher durch Transglutaminase 1 und 3 kreuzverküpft wird. Dieser cornified envelope ist der Schauplatz mehrerer Verhornungsstörungen. Eine Untergruppe der lamellären Ichthyose zeigt Mutationen im *TGM1* Gen auf Chromosom 14q, das für Transglutaminase 1 kodiert [4]. Patienten mit solchen Defekten können mit einem von uns entwickelten funktionellen Screeningtest in situ in einem Hautgefrierschnitt zuverlässig identifiziert werden [5]. Wir haben bisher bei einem Drittel von Patienten mit ichthyosiformen Hautzuständen eine Transglutaminasedefizienz identifiziert. Es handelt sich hierbei ausnahmslos um autosomal-rezessiv vererbte lamelläre Ichthyosen und selbstheilende Kollodiumbabies. Von den auf DNA-Ebene untersuchten histochemisch auffälligen Patienten hatten alle eine homo-oder heterozygote Mutationen im *TGM1* Gen. (Abb. 4) [5].

Was kommt nach dem Laborergebnis?

Die molekulare Charakterisierung einer Genodermatose erlaubt eine endgültige Diagnose und eine umfassende Beratung des Patienten und seiner Angehörigen. Aus versicherungsrechtlichen Gründen sollte eine ausführliche genetische Beratung nur durch entsprechend autorisierte humangenetische Institute erfolgen. Auf der anderen Seite aber stellen die erhobenen Laborergebnisse einen wesentlichen Teil der Beratungsbasis dar. Patienten mit Genodermatosen empfinden sich of als »Rarität« da niemand in ihrer Umgebung diese Erkrankung zu haben scheint, und die endgültigen Diagnose oftmals über verschlungene Pfade erreicht wurde. Sie empfinden oft den Kontakt mit Experten als hilfreich, auch wenn ihnen eine Heilung derzeit nicht in Aussicht gestellt werden kann. Für jeden Patienten muß ein individueller – häufig empirisch modifizierter – Behandlungsplan für eine symptomatische Therapie aufgestellt werden. Die Patienten sollten auf die Existenz von Selbsthilfegruppen hingewiesen werden, mit denen auch die Experten Tuchfühlung pflegen sollten. Diese Organisationen vermitteln nicht nur therapeutische Kniffe und Mittel, Beratung in versiche-

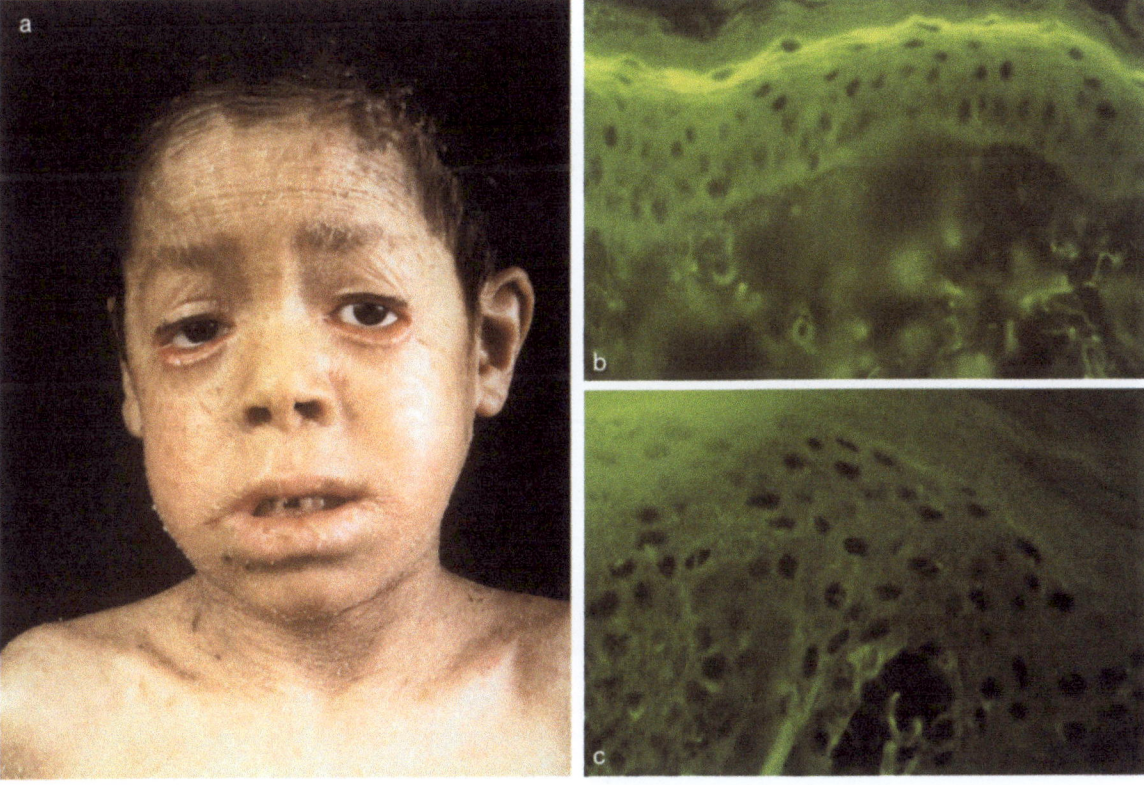

Abb. 4a–c. *a* Phänotyp einer lamellären Ichthyose bei einem 10jährigen Knaben aus konsanguiner Ehe *b* In-situ Darstellung der epidermalen Transglutaminaseaktivät (grüne Fluoreszenz) am unfixierten Gefrierschnitt einer normalen Haut in perizellulärer Verteilung der Keratinozyten des Str. granulosum. *c* bei diesem Patienten Abwesenheit dieser Aktivität. Der Verdacht auf Mutationen des *TGM1*-Genes wurde auf DNA Ebene bestätigt

rungs- und versorgungsrechtlicher Hinsicht, sondern den Betroffenen auch das Gefühl, nicht alleine mit einer seltenen Krankheit dazustehen.

Literatur

1. Bruckner-Tuderman (1996) Blistering skin diseases:models for studies on epidermal-dermal adhesion. Biochem Cell Biol 74:729-736
2. Beighton P, De Paepe A, Steinmann B, Tsipouras P, Wenstrup RJ (1997) Ehlers-Danlos Syndromes: revised nosology, Villefranche, 1997. 1998. Am J Med Genet 77:31-37
3. Royce PM, Steinmann B (eds) (1993) Connective Tissue and ist Heritable Disorders. Molecular, Genetic and Medical Aspects. Wiley-Liss
4. Huber M, Rettler I, Bernasconi K, Frenk E, Lavrijsen SPM, Ponec M, Bon A, Lautenschlager S, Schorderet DF, Hohl D (1995) Mutations of the keratinocyte transglutaminase in lamellar ichthyosis. Science 267:525-528
5. Raghunath M, Hennies HC, Velten F, Wiebe V, Steinert PM, Reis A, Traupe H (1998) A novel in situ method for the detection of deficient transglutaminase activity in the skin. Arch Dermatol Res 290:621-627

Anschriften von Genodermatosen-Selbsthilfegruppen in Deutschland:

Selbsthilfegruppe Ichthyose e.V.
c/o Frau Wiegandt
Schilllerweg 38
75015 Bremen
internet homepage:http://home-t-online.de/home/
0454061418/0001/SI.htm

E-D-S-Initiative
Deutsche Ehlers-Danlos Initiative e.V.
Sabine Meyer
Büdnerei 20
18059 Rostock

Interessengemeinschaft
Epidermolysis Bullosa e.V.
Schnorrstr. 59–63
01069 Dresden

Was macht man bei einer Genodermatose? – Ratschläge zur Therapie

A. König

Zusammenfassung

Die hochtourige Dermabrasion wird nach einem Probeschliff bei Patienten mit M. Hailey-Hailey, M. Darier und Xeroderma pigmentosum (XP) durchgeführt, hierbei wird bis auf die papilläre Dermis gefräst und der Therapieerfolg frühestens nach 6 Monaten beurteilt. Nach Dermabrasion bei M. Hailey-Hailey kommt es innerhalb weniger Tage zur Reepithelisierung; die Adnexepithelien scheinen den Gendefekt nicht zu exprimieren, Langzeitergebnisse sind überzeugend. Gute Ergebnisse sind auch nach Schleifung der Hyperkeratosen bei M. Darier zu erzielen, wobei ausreichend tief gefräst werden muß, um die Rezidivrate zu mindern. Dermabrasion lichtexponierter Areale bei XP führt durch Regeneration aus tiefen, relativ lichtgeschützten Adnexepithelien zu einer »Verjüngung« der Haut. Tumorfreie Langzeitnachbeobachtungen sind dokumentiert.

Einleitung

Abgesehen von der Entwicklung neuer Medikamente wie z.B. der oralen Retinoide gibt es auch operative Methoden, welche die Therapie einiger erblicher Hautleiden in den letzten Jahren revolutioniert haben. In dieser Übersicht sollen ausgewählte Einsatzmöglichkeiten der Dermabrasion vorgestellt, Behandlungsgrundsätze und Wirkmechanismen diskutiert werden. Das Prinzip der Dermabrasion besteht im hochtourigen Abschleifen der Epidermis mit rotierenden Diamantfräsen. Die Regenerierung erfolgt, bei korrekter Operationstechnik, ohne sichtbare Narben aus den Adnexepithelien der Haarfollikel und Drüsenschläuche.

Operative Technik und Ergebnisse

Die Dermabrasion wird – nach erfolgreichem Probeschliff – bei Patienten mit Morbus Hailey-Hailey, Morbus Darier und Xeroderma pigmentosum (XP) durchgeführt. Das Abschleifen erfolgt in parallelen Linien, rechtwinklig zur Rotationsebene der Fräse. Die Haut muß während der Prozedur straff gespannt werden. Das Auftreten punktförmiger Blutungen zeigt an, daß die papilläre Dermis erreicht ist. Der Therapieerfolg wird frühestens nach 6 Monaten beurteilt.

Nach Dermabrasion bei M. Hailey-Hailey kommt es innerhalb weniger Tage zur Reepithelisierung. Rezidivfreiheit bei langfristigen Nachbeobachtungen wird, übereinstimmend mit Literaturangaben, bei etwa 80 % der Patienten erzielt. Rezidive können meist durch einen Zweiteingriff zur definitiven Abheilung gebracht werden [3, 7, 9].

Ähnlich gute Ergebnisse sind nach Schleifung der Hyperkeratosen bei M. Darier zu erzielen, wobei ausreichend tief gefräst werden muß; Rezidive sind häufiger als beim M. Hailey-Hailey zu beobachten, evtl. sind ebenfalls Wiederholungseingriffe erforderlich [4, 12, 17].

Dermabradierte lichtexponierte Areale bei XP ähneln nach Abheilung klinisch den lichtgeschützten Regionen, der Eingriff erzielt gewissermaßen eine »Verjüngung« der Haut (Abb. 1). Tumorfreie Nach-

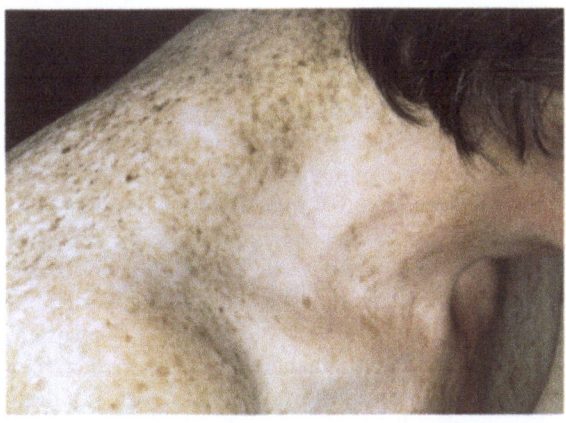

Abb. 1. 53jährige Patientin mit Xeroderma pigmentosum Typ D; in der Vorgeschichte Exzision multipler maligner Melanome, Basaliome und Präkanzerosen. Zustand 2 Jahre nach Dermabrasion des Gesichts, der ventralen und seitlichen Halsregion und des Decolletés. Die geschliffenen Areale zeigen nicht das typische poikilodermatische Bild sondern ähneln den lichtgeschützten Hautregionen. In diesem Bereich wurde während der Nachbeobachtung kein neuer Tumor festgestellt. Vergleiche die nicht dermabradierten Kontrollregionen.

beobachtungszeiten von mehreren Jahren dokumentieren dies; histologisch fehlen in den geschliffenen Arealen die typischen Zeichen des XP [1, 10, 11, 15, 16].

Kommentar

Der therapeutische Effekt der Dermabrasion bei Genodermatosen läßt sich auf zwei Mechanismen zurückführen.

1. Entweder wird der genetische Defekt vom regenerierenden Adnexepithel nicht exprimiert. Dies wurde bei M. Hailey-Hailey nachgewiesen. [14] Entfernt man also die Epidermis komplett, d. h. schleift man bis auf die papilläre Dermis, so werden phänotypisch erkrankte Areale durch Keratinozyten ersetzt, die den Defekt der Zelladhäsion nicht aufweisen. Diese Therapie des M. Hailey-Hailey ist konservativen Ansätzen deutlich überlegen [7]. Vergleichbare Langzeiterfolge wurden nur durch komplette Exzision befallener Haut und anschließende Deckung mit Spalthauttransplantaten erreicht. Hierbei handelt es sich jedoch um eine viel stärker belastende Maßnahme; ihr Effekt beruht wahrscheinlich darauf, daß es durch Bildung von Narbengewebe unter dem Transplantat zur Verminderung der Schweißdrüsen in intertriginösen Arealen kommt, wodurch über eine Änderung des Lokalmilieus ein Manifestationsfaktor der Erkrankung wegfällt. Weitere ablative Verfahren bestehen in der Behandlung durch CO_2-Laser [8, 13] und neuerdings auch durch den Erbium:Yag-Laser [2]. Ob es sich hierbei um gleichwertige oder gar überlegene Therapiealternativen handelt, muß noch anhand von vergleichenden Studien überprüft werden.

2. Der zweite mögliche Therapieeffekt der Dermabrasion, welcher offenbar beim XP zum Tragen kommt, besteht darin, daß die Regeneration aus tiefen, relativ lichtgeschützten Adnexepithelien erfolgt. XP-Patienten sammeln durch den DNA-Reparaturdefekt multiple UV-induzierte somatische Mutationen in der lichtgeschädigten Haut an, so daß es bereits im Kindesalter zur Entstehung bösartiger Hauttumoren kommt. Die Behandlung besteht in einer frühen und radikalen Exzision der Neoplasien. Prophylaktische Maßnahmen wurden in den 70er Jahren als sog. »resurfacing« beschrieben [6], hierbei werden lichtexponierte Areale exzidiert und durch freie Transplantate aus lichtgeschützten Hautregionen ersetzt. Eine erste Verbesserung dieser kosmetisch nicht befriedigenden Möglichkeit bestand im »dermatome shaving« [5]. Die Dermabrasion bietet die Möglichkeit, UV-geschädigte Haut durch lichtgeschütztes Epithel zu ersetzen; dieses weist zwar ebenfalls den genetischen Defekt auf, enthält jedoch weniger DNA-Schäden, da der externe Manifestationsfaktor Sonnenlicht auf die Adnexepithelien im Laufe des Lebens weniger stark einwirken konnte. Man kann davon ausgehen, daß durch die Dermabrasion eine Verminderung des Risikos UV-induzierter Neoplasien erreicht wird, wobei nach dem Eingriff gewissenhaft Lichtschutz betrieben werden muß. Der prophylaktische Wert dieses Eingriffs bei XP wird wahrscheinlich noch unterschätzt. In der Literatur werden für verschiedene Typen des XP positive Langzeitergebnisse angegeben [1, 10, 11, 15, 16].

Literatur

1. Agrawal K, Veliath AJ, Mishra S, Panda KN (1992) Xeroderma pigmentosum: resurfacing versus dermabrasion. Br J Plast Surg 45:311–314
2. Beier C, Kaufmann R (1999) Efficacy of erbium:YAG laser ablation in Darier disease and Hailey-Hailey disease. Arch Dermatol 135:423–427
3. Belhaouari L, Chavion JP, Cantala P, Bonafé JL, Costagliola M (1983) Indications peu communes de dermabrasion. Ann Dermatol Venereol 110:298
4. Cohen KI, Kraemer KH, Peck GL (1976) Cornifying Darier disease – a unique variant. II. Surgical treatment. Arch Dermatol 112:504–506
5. Epstein EH Jr, Bwik PG, Cohen IK, Deckers P (1972) Dermatome shaving in the treatment of xeroderma pigmentosum. Arch Dermatol 105:589–590
6. Gleason MC (1970) Xeroderma pigmentosum – five-year arrest after total resurfacing of the face. Plast Reconstr Surg 46:577–581
7. Hamm H, Metze D, Bröcker EB (1994) Hailey-Hailey disease: eradication by dermabrasion. Arch Dermatol 130:1143–1149
8. Kartamaa M, Reitamo S (1992) Familial benign chronic pemphigus (Hailey-Hailey disease): treatment with carbon dioxide laser vaporization. Arch Dermatol 128:646–648
9. Kirtschig G, Gieler U, Happle R (1993) Treatment of Hailey-Hailey disease by dermabrasion. J Am Acad Dermatol; 28:784–786
10. König A, Friederich HC, Hoffmann R, Happle R (1998) Dermabrasion for the treatment of xeroderma pigmentosum. Arch Dermatol 134:241–242
11. Leal-Khouri S, Hruza GJ, Hruza LL, Martin AG (1994) Management of a young patient with xeroderma pigmentosum. Pediatr Dermatol 11:72–75
12. Mandel MA (1979) Cornifying Darier's disease. Plast Reconstr Surg 63:167–172
13. McElroy JA, Mehregan DA, Roenigk RK (1990) Carbon dioxide laser vaporization of recalcitrant symptomatic plaques of Hailey-Hailey disease and Darier's disease. J Am Acad Dermatol 23:893–897
14. Metze D, Hamm H, Schorat A, Luger T (1996) Involvement of the adherens junction-actin filament system in acantholytic dyskeratosis of Hailey-Hailey disease: a histological, ultrastructural, and histochemical study of lesional and nonlesional skin. J Cutan Pathol 23:211–222
15. Nelson BR, Fader DJ, Gillard M, Baker SR, Johnson TM (1995) The role of dermabrasion and chemical peels in the treatment of patients with xeroderma pigmentosum. J Am Acad Dermatol 32:623–626
16. Ocampo-Candiani J, Silva-Siwady G, Fernandez-Gutierrez L, Field LM (1996) Dermabrasion in xeroderma pigmentosum. Dermatol Surg 22:575–577
17. Zachariae H (1979) Dermabrasion in Darier's disease. Acta Derm Venereol 59:184–186

Neue Steine im genetischen Mosaik: Das moderne Konzept zu den autosomal dominant vererbten segmentalen Dermatosen

P. H. Itin

Zusammenfassung

Happle hat kürzlich 2 Typen von segmentaler Ausprägung autosomal dominant vererbter Dermatosen beschrieben. Der sogenannte Typ 1 ist gekennzeichnet durch ein segmentales Ausbreitungsmuster einer autosomal dominant vererbten Erkrankung. Die restliche Haut ist völlig normal. Dieser Zustand reflektiert ein genetisches Mosaik bedingt durch eine postzygote Mutation. Diese postzygote Mutation kann auch gonadal auftreten. Diese Tatsache hat zur Folge, daß ein Teil der Nachkommen eine diffuse Form der autosomal dominant vererbten Dermatose aufweisen. Verschiedene Beispiele werden kurz vorgestellt. Happle erkannte, daß sehr selten Genodermatosen mit autosomal dominantem Erbgang vorliegen können, welche neben der diffusen Ausbreitung der Dermatose noch eine segmentale Form mit sehr starker Krankheitsausprägung manifestieren können. Dieser Erscheinungstyp wird heute als Typ 2 Variante autosomal dominanter segmentaler Dermatosen bezeichnet. Diese Form könnte hypothetisch durch Verlust der Heterozygotie durch eine postzygote Mutation erklärt werden. Dadurch zeigen gewisse Zellen eine homozygote Ausprägung und deshalb eine stärkere klinische Manifestation. Der variable Schweregrad entspricht einer unterschiedlichen Zygotie. Voraussetzung für die Entwicklung des Typ 2 ist eine bestehende Keimbahnmutation für die Krankheit. Zusätzlich entwickelt sich eine postzygote Mutation auf dem 2. Allel, womit ein Verlust der Heterozygotie auftritt. Auch zu diesem Typ werden Beispiele vorgestellt.

Kürzlich konnten wir in einer Familie mit Nägeli-Franceschetti-Jadassohn Syndrom, einer autosomal dominant vererbten Erkrankung, ein Familienmitglied beobachten, welches die Krankheit nur segmental aufwies. Die Mutter des Patienten wies den vollständig ausgeprägten Phänotyp auf. Dieser Erbmodus hat bis heute noch keine Erklärung. Möglicherweise kommt eine Rückmutation in Frage, wie sie bereits bei nicht segmentaler Anordnung beschrieben wurde.

Autosomal dominant vererbte Hauterkrankungen können sich klinisch gelegentlich als Mosaik präsentieren. Nicht selten findet sich eine lineäre Anordnung von Hautveränderungen als Folge einer frühen postzygoten Mutation. Diese lineäre Anordnung entspricht den Entwicklungslinien der Haut, deren Muster von Blaschko beschrieben wurde.

Die segmentalen Formen von autosomal dominanten Genodermatosen treten meist als umschriebene Varianten der ansonsten diffus auftretenden Dermatosen auf. Der Schweregrad lineärer autosomal dominanter Dermatosen entspricht in der Regel dem diffusen Typ. Die Haut ausserhalb der streifenförmigen Affektion ist vollständig normal. Verschiedenste autosomal dominant vererbte Dermatosen mit umschriebenem lineärem Ausprägungsgrad wurden dokumentiert wie z. B. der segmentale Morbus Darier, Neurofibromatosis, Syringome, naevoides Basalzellkarzinom, Trichoepitheliome sowie die epidermolytische Hyperkeratosis Brocq, welche sowohl durch eine Mutation in Keratin 1 als auch 10 verursacht werden kann [2, 5]. Kürzlich wurden auch unilaterale Angiofibrome mehrfach dokumentiert, welche möglicherweise eine segmentale Variante der tuberösen Sklerose spiegeln [1]. Diese umschriebenen lineären Formen wurden als sogenannte Typ 1-Variante der segmentalen Formen autosomal dominanter Dermatosen von Happle bezeichnet [7]. Der Typ 1 widerspiegelt eine heterozygote Mutation, welche in der frühen Embryonalphase entstanden ist und zeigt den Schweregrad, wie er bei den nicht segmentalen Ausprägungsformen gesehen wird. Diese sogenannte Typ 1 Variante kann auch als gonadales Mosaik auftreten, welches dann bei den Nachkommen in einem Teil eine diffuse Ausprägungsform der Genodermatose verursacht.

Happle beobachtete, daß einzelne Patienten mit einer diffusen aktinischen disseminierten Porokeratose neben einem diffusen Befall auch eine segmentale Ausprägungsform zeigten, wobei in den segmentalen Anteilen der Ausprägungsgrad verstärkt war [4]. Daraufhin konnte Happle in der Literatur verschiedene autosomal dominant vererbte segmentale Dermatosen finden mit diffusem Ausprägungstyp und gleichzeitig verstärkter segmentaler Manifestation. Bei solchen Patienten scheint ein Mosaik des Erbgutes zu bestehen, welches sowohl zu einer diffusen Ausprägungsform als auch zu einer linearen Variante führen kann. Es besteht ein unterschiedlicher Status der Zygotie. Happle bezeichnete diese klinische Manifestationsform als sogenannten Typ 2 der segmentalen Manifestation autosomal dominanter Erkrankungen. Er vermutete, daß dieser Typ 2 eine zusätzliche Mutation des normalen Allels widerspiegelt. Diese Verdoppelung des genetischen Defektes in einem Teil der Hautzellen könnte in einer umschriebenen Verstärkung des Ausprägungstyps in linearer Anordnung enden. Der Typ 2 entsteht bei einem Individuum, welches eine Mutation auf einem Allel besitzt, welches für die generalisierte klinische Manifestation der Hauterkrankung verantwortlich ist. Neben dieser vererbten heterozygoten Keimbahnmutation kann es nun während der Embryogenese zu einer postzygoten zusätzlichen Mutation auf dem 2. Allel kommen, so daß durch Rekombination oder Non-Disjunction oder Deletion in einzelnen Gewebeabschnitten eine Verdoppelung des mutierten Erbgutes entsteht. Dieser Mechanismus führt zu einer Population von Zellen mit entweder homozygoter oder hemizygoter Genmutation.

Theoretisch sollten Regionen mit schwerer segmentaler Ausprägung neben umschriebenen, nicht erkrankten Körperregionen zu finden sein. In der Praxis ist es aber schwierig, solche exakten Unterscheidungen zu treffen.

Happle konnte einzelne Fälle von segmentaler Ausprägung Typ 2 bei der Neurofibromatose sowie bei Patienten mit Leiomyomatose, Syringomen, Hailey-Hailey Disease und disseminierter superfizieller aktinischer Porokeratose finden. In der Zwischenzeit sind weitere Fälle publiziert worden mit diesem klinischen Ausprägungsmuster. Restano und Mitarbeiter [10] berichteten kürzlich über ein Mädchen mit KID Syndrom und linearer Hyperkeratose. Die Autoren interpretierten diese Klinik ebenfalls als Manifestation einer Typ 2 Ausprägung.

Wir selber beobachteten einen Patienten mit tuberöser Sklerose, typischen symmetrisch angeordneten Angiofibromen und gingivaler Hyperplasie. Zusätzlich fand sich aber ein Zungenhamartom, welches linear angeordnet war. Diese klinische Manifestation würde sich gut mit einem sogenannten Typ 2 erklären lassen.

Weiter konnten wir eine Patientin mit klassischer Dyskeratosis follicularis (M. Darier) beobachten, welche neben dem diffusem Befall auch eine lineäre Manifestation besonders an den Vorderarmen zeigte, welche einem stärkeren Ausprägungsgrad des M. Darier entsprach. Bis jetzt ist nur ein gut dokumentierter Fall von segmentalem M. Darier Typ 2 in der Literatur dokumentiert worden [3].

Wir beobachteten zusätzlich einen 37jährigen, ansonsten gesunden Mann, der eine segmentale Ausprägung einer Neurofibromatose am lateralen Stamm aufwies. Ergänzend hatte der Patient aber auch einen Café-au-Lait-Fleck in der Clavicularregion und Neurofibrome in der Axillargegend. Auch dieser Patient klassifiziert klinisch für die Typ 2 Form.

Interessant ist ja auch die Tatsache, daß ein Verlust der Heterozygotie als Maß für eine doppelte Inaktivation bei zahlreichen bösartigen Tumoren der Haut gefunden wird. Happle konnte zeigen, daß Patienten mit segmentaler Porokeratose ein deutlich erhöhtes Entartungsrisiko aufwiesen im Vergleich zu solchen Patienten, welche eine nicht segmentale Ausprägungsform der Porokeratose zeigten [6]. Viele der Patienten mit Entwicklung von Plattenepithelkarzinomen im Rahmen der disseminierten superfiziellen aktinischen Porokreatose zeigten am Ort der Tumormanifestation eine Typ 2-Ausprägung.

Die lineare Hautveränderung, welche bei der segmentalen Form der autosomal dominant vererbten Genodermatosen gesehen wird, entspricht der Wanderung von Vorläuferzellen der Primitivanlagen der Haut und sie widerspiegeln die dorsoventrale Auswuchstendenz von zwei funktionell unterschiedlichen Klonen während der frühen Embryogenese. Bei einem Patienten mit Typ 2 Variante kam es zu einem Verlust der Heterozygotie in somatischen Zellen kurz vor der Auswanderung entlang den Blaschko-Linien während der Embryogenese.

Wir hatten kürzlich die Gelegenheit, ein Mitglied der grossen Schweizer Familie mit Nägeli-Franceschetti-Jadassohn-Syndrom zu untersuchen, das eine segmentale Ausprägung der Erkrankung zeigte. Er war der Sohn einer erkrankten Mutter mit dem klassischen, diffusen Bild des Nägeli-Franceschetti-Jadassohn-Syndroms. Ansonsten war der Sohn gesund, hatte keine Anamnese für Sonnenbrände oder Herpes zoster, welche eine fleckförmige segmentale Pigmentierung erklären könnten. Bei der klinischen Untersuchung zeigte er eine segmentale Anordnung von multiplen reticulären Pigmentierungen im Bereiche des rechten Abdomens. Die Klinik entsprach exakt den Befunden, wie sie bei der Mutter und den anderen Betroffenen der Familie mit Nägeli-Franceschetti-Jadassohn-Syndrom von uns dokumentiert werden konnten [8]. Die Haare sowie die Zähne des Patienten waren normal und er hatte keine Hitzeintoleranz. Seine Palmoplantarregionen waren unauffällig und die Fingerleisten normal ausgeprägt.

Bis heute gibt es keine genetische Erklärung für eine segmentale Ausprägung einer autosomal dominant vererbten Erkrankung bei einem Sohn, der von einer Mutter mit diffusem Ausprägungstyp stammt. Um dieses ungewöhnliche Phänomen zu erklären, könnte eine sogenannte Rückmutation diskutiert werden. Es könnte sein, daß in einer frühen Phase der Embryogenese das Allel für Nägeli-Franceschetti-

Jadassohn-Syndrom durch somatische Rekombination teilweise verloren ging. Auch eine Deletion oder eine Non-Disjunktion hätten zu einem Verlust des mutierten Gens führen können. Die Tatsache, daß ein grösserer Teil der Haut einen normalen Phänotyp zeigt, könnte durch einen selektiven Vorteil der gesunden Zellpopulation erklärt werden. Die zweite Erklärung, daß eine erneute Mutation bei einem ansonsten gesunden Patienten auftrat, ist äußerst unwahrscheinlich (Happle 1998, persönliche Mitteilung). In den letzten Jahren wurden verschiedene Formen von Rückmutationen bei diversen Erkrankungen beschrieben [9]. In Zukunft werden molekulargenetische Untersuchungen zeigen, ob die oben beschriebenen Hypothesen zur genetischen Erklärung von segmentalen autosomal dominant vererbten Erkrankungen zutreffen.

Literatur

1. Anliker MD, Dummer R, Burg G (1997) Unilateral agminated angiofibromas: a segmental expression of tuberous sclerosis. Dermatology 195:176–178
2. Bowden PE, Jones DO, Marks R (1999) Genotypic and phenotypic mosaicism of KRT1 and KRT10 mutations in patients with linear epidermal nevi. J Invest Dermatol 112:593 (Abstract)
3. Esche C, Pier A, Zumdick M, Krutmann J, Ruzicka T (1995) Morbus Darier im Verlauf der Blaschko-Linien. Z Hautkr 70:758–760
4. Happle R (1991) Somatic recombination may explain linear porokeratosis associated with disseminated superficial actinic porokeratosis. Am J Med Genet 39:237
5. Happle R (1997) A rule concerning the segmental manifestation of autosomal dominant skin disorders. Review of clinical examples providing evidence for dichotomous types of severity. Arch Dermatol 133:1505–1509
6. Happle R (1997) Cancer proneness of linear porokeratosis may be explained by allelic loss. Dermatology 195:20–25
7. Happle R (1996) Segmental forms of autosomal dominant skin disorders: different types of severity reflect different states of zygosity. Am J Med Genet 66:241–242
8. Itin PH, Lautenschlager S, Meyer R, Mevorah B, Rufli T (1993) Natural history of the Naegeli-Franceschetti-Jadassohn syndrome and further delineation of the symptom complex. J Am Acad Dermatol 28:942–950
9. Jonkman MF, Scheffer H, Stulp R, Pas HH, Nijenhuis M, Heeres K, Owaribe K, Pulkkinen L, Uitto J (1997) Revertant mosaicism in epidermolysis bullosa caused by mitotic gene conversion. Cell 88:543–551
10. Restano L, Cambiaghi S, Brusasco A, Tadini G, Caputo R (1999) A hyperkeratotic linear lesion in a girl with KID syndrome. A further example of early allelic loss? Eur J Dermatol 9:142–143

Normale fetale Entwicklung und genetische Defekte der Plakophilinexpression beim Menschen

P. H. Höger, J. Brandner, G. Finger, I. Moll

Zusammenfassung

Plakophiline (Plakophilin 1a/b, 2a/b, 3) zählen zu den desmosomalen Plaque-Proteinen. Plakophilin 1 ist in der fetalen Epidermis bereits in der 10. Gestationswoche nachweisbar, und zwar zunächst nur in den suprabasalen, dann in allen epidermalen Schichten. Plakophilin 2 wird hingegen nur in der frühen Fetalzeit in der Basalschicht exprimiert. Eine Mutation des Plakophilin 1 Gens (PKP1) führt zu Akantholyse und Zeichen der ektodermalen Dysplasie. Diese und andere Beobachtungen sprechen dafür, daß den Plakophilinen neben ihrer Strukturfunktion auch eine Bedeutung bei der intrazellulären Signaltransduktion bzw. bei der epidermalen Morphogenese zukommt.

Einleitung

Die Keratinozyten der Epidermis werden durch verschiedene Arten von Haftstrukturen, puncta adhaerentia und maculae adhaerentes, miteinander verbunden. Zu den Desmosomen (maculae adhaerentes) gehören teils intra-, teils extrazellulär lokalisierte Proteine und Glykoproteine. Desmosomale Cadherine (Desmogleine [DSG] 1-3, Desmocolline [DSC] 1-3) bewirken als Transmembranmoleküle über ihre extrazelluläre Matrix die Verbindung zwischen den Keratinozyten [11]. Mit ihrem carboxy-terminalen Anteil binden sie an zytoplasmatische Moleküle, die intrazellulär einen dichten Plaque bilden. An diesem Plaque inserieren die Intermediär- (Zytokeratin-) Filamentbündel. Zu diesen desmosomalen Plaque-Proteinen zählen Desmoplakin I und II, Desmomyokin, Desmocalmin, Plakoglobin und die Plakophiline (Abb. 1). Ihre Verteilung in den verschiedenen Epithelien ist differenzierungsabhängig.

Plakophiline

Bisher wurden drei Plakophilin-Typen identifiziert, die sich in ihrem Molekulargewicht und in ihrer Gewebsverteilung unterscheiden. Plakophilin 1, früher

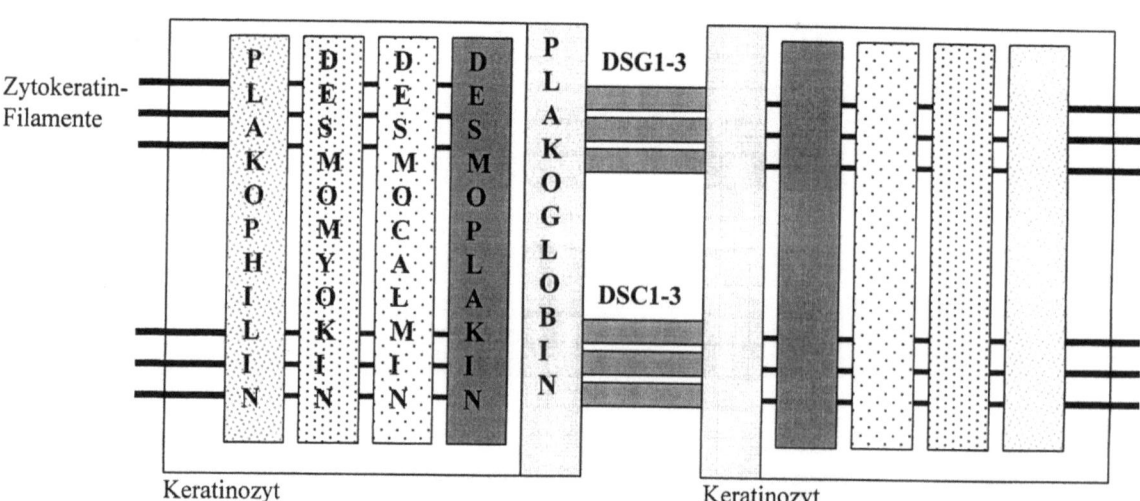

Abb. 1. Desmosomale Haftstrukturen. Die desmosomalen Cadherine DSG und DSG stellen die interzelluläre Verbindung zwischen den Keratinozyten her. Intrazellulär stehen ihnen desmosomale Plaque-Proteine gegenüber. An diesen inserieren die Zytokeratin-Filamente. DSG Desmoglein, DSC Desmocollin

als »band-6-Protein« bezeichnet, ist ein basisches Polypeptid mit einem Molekulargewicht von 80,5 kDa, das in zwei Isoformen (1a und 1b) existiert [12] und in Desmosomen geschichteter Epithelien vorkommt [9]. Das Plakophilin-1 Gen ist auf dem Chromosom 1q31 lokalisiert [1], während die desmosomalen Cadherine auf dem Chromosom 18q12.1 codiert werden [6]. Plakophilin 2 hat ein MW von 100 kDa und kommt gleichfalls in zwei Isoformen (2a und 2b) vor; im Unterschied zu Plakophilin 1 wird Plakophilin 2 überwiegend in einschichtigen Epithelien nachgewiesen [8], kommt jedoch auch in komplexen Epithelien des Herzmuskelgewebes und der dendritischen Retikulumzellen lymphatischer Keimzentren vor, in denen Plakophilin 1 nicht nachweisbar ist [8]. Kürzlich wurde ein weiteres Plakophilin (PkP3) beschrieben [13]. Die Plakophiline gehören zusammen mit β-Catenin und Plakoglobin zur Familie der *arm-repeat* Proteine [10]. Diesen ist eine variable Anzahl eines 42-Aminosäuren-Motivs gemeinsam, das erstmals in dem *armadillo* (Segment-Polaritäts-) Genprodukt von *Drosophila melanogaster* identifiziert wurde. Plakophiline wurden sowohl in den desmosomalen Plaques wie im Karyoplasma verschiedener Zelltypen nachgewiesen [8, 12]. Ihr intranukleäres Vorkommen wird als Hinweis auf eine mögliche Beteiligung bei der intrazellulären Signaltransduktion (zwischen Plasmamembran und Nukleus) und der genetischen Regulation von Zell-Zell-Interaktionen gesehen [8]; dafür sprechen auch Beobachtungen mit anderen *arm-repeat* Proteinen [2, 6, 10, 13, 14].

Genetische Defekte der Plakophilin-Expression

Vor kurzem wurden erstmals zwei Kinder mit einer Mutation des Plakophilin-1-Gens (PKP1) beschrieben [4-6]. Dieser Gendefekt zeichnet sich durch folgende klinische Charakteristika aus:
- bei Geburt Erythrodermie und ausgedehnte, vornehmlich akral lokalisierte Blasenbildung;
- kongenitale Hypotrichie und Nageldystrophie;
- im Verlauf erhöhte Verletzlichkeit der Haut mit häufigen Erosionen, die langsam verschorfen
- Hypohidrosis
- Palmoplantare Hyperkeratose
- bisher keine Hinweise auf interne, neurologische oder Augenbeteiligung

Histologisch fand sich eine Akantholyse. Elektronenmikroskopische Untersuchungen zeigten an Zahl und Größe verminderte Desmosomen, deren Verbindung zu den Keratinfilamenten gelockert erschien. Die Erkrankung wird autosomal-rezessiv vererbt. In den beiden Fällen kam es durch frameshift-Mutationen zu einem funktionellen Knock-out dieses Gens.

Normale Entwicklung der Plakophilin-Expression beim Menschen

Angaben zur Expression von Plakophilin während der Embryogenese des Menschen liegen bisher nicht vor. Die Frage, in welchem Stadium der fetalen Entwicklung diese desmosomalen Plaque-Proteine exprimiert werden, ist für die Beurteilung ihrer Funktion und zur Abgrenzung frühmanifester Entwicklungsstörungen von Bedeutung.

Material und Methodik

Wir untersuchten fetale Hautproben von 22 menschlichen Feten der 10.–27. Gestationswoche (Abortindikationen: maternale Indikation; intrauterin nachgewiesene Fehlbildungen; Spontanaborte). Es wurden kleine Hautspindeln von Hinterhaupt, Rücken, Palmae und Plantae entnommen und sofort bei −125 °C eingefroren. Die Probenentnahme erfolgte mit schriftlichem Einverständnis der Schwangeren und nach Billigung durch die Ethik-Kommission der Ärztekammer Hamburg. Ferner wurden einige Hautproben reifer Neugeborener untersucht, bei denen in den ersten Lebenstagen ein kinderchirurgischer Eingriff erforderlich war (Zwerchfell-, Leistenhernienoperation). Die Hautproben wurden mit einem Gefrier-Mikrotom (Kryostat, Fa. Leica, Bensheim) geschnitten und auf Poly-Lysin bedeckte Objektträger (Superfrost, Fa. Menzel, Hamburg) gebracht, luftgetrocknet und für 10 Minuten bei −20 °C in Aceton fixiert, bevor sie mit den folgenden Antikörpern gefärbt wurden: Plakophilin 1 (9E7, 1:20, [Ref. 3]), Plakophilin 2 (PP2 150, unverdünnt, [Ref. 8]). Als Sekundärantikörper für die indirekte Immunfluoreszenz dienten Cy-3-gekoppelt Anti-Maus bzw. Anti-Kaninchen-Antikörper der Ziege (Fa. Dianova, Hamburg). Die Auswertung erfolgte mit einem Immunfluoreszenz-Fotomikroskop (Axiophot, Fa. Carl Zeiss, Jena).

Ergebnisse

Plakophilin 1 wird bereits in der Frühschwangerschaft exprimiert und findet sich etwa ab der 18. Gestationswoche in allen Epidermisschichten, zuvor nur in den suprabasalen Schichten (Tabelle 1). Dabei zeigen sich keine Unterschiede zwischen Rückenhaut (Abb. 2) und der Haut von Hinterhaupt bzw. palmoplantarer Haut (ohne Abb.). Plakophilin 2 wird hingegen nur während der 13.–23. Gestationswoche konstitutiv in der Basalschicht exprimiert. Etwa ab der 24. Gestationswoche ist Plakophilin 2 nicht mehr in der fetalen (bzw. neonatalen) Epidermis nachweisbar. Auch hier zeigen sich

Tabelle 1. Epidermale Expression von Plakophilin 1 und 2 beim Fetus und Neugeborenen. Ergebnisse von 1–3 Hautproben (Rücken) pro Gestationswoche. Gestationsalter 42 Wochen: Hautproben von 2 Wochen alten Neugeborenen. 0 negativ, ± schwache oder inhomogene Färbung, + mäßig positiv, ++ stark positiv

Antigen	Stratum	Gestationsalter [Wochen]							
		10	13	16	18	22	23	24	42
Plakophilin-1 (9E7)	Basale	0	0	0	±	±	±	±	+
	Intermedium	++	+	++	+	++	++	++	++
	Granulosum	++	++	++	++	++	++	++	++
Plakophilin-2 (PP2 150)	Basale	0	+	±	±	±	±	±	0
	Intermedium	0	+	±	0	0	0	0	0
	Granulosum	0	0	0	0	0	0	0	0

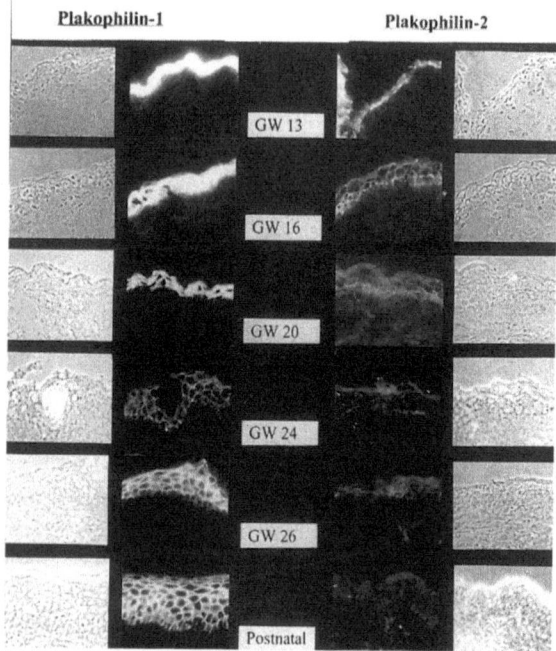

Abb. 2. Fetale Expression von Plakophilin 1 und Plakophilin 2. Plakophilin-1: Zunahme der Expression insbesondere in den basalen Epidermisschichten. Plakophilin-2: In der frühen Fetalperiode Expression in der Basalzellschicht. Später wird Plakophilin nicht mehr in der normalen Epidermis exprimiert. Äußere Abbildungen Phasenkontrast, innere Abbildungen Immunfluoreszenz GW=Gestationswoche. (Vergr. 40:1)

keine Unterschiede zwischen den verschiedenen untersuchten Hautregionen.

Diskussion

Plakophilin 1 ist ein konstitutiv in der fetalen Epidermis exprimiertes nukleäres und desmosomales Protein. Insbesondere sein Vorkommen in Zellkernen verschiedener Zellarten hat zu der Auffassung geführt, daß Plakophilin 1 kein reines Strukturprotein ist, sondern wie β-Catenin und Plakoglobin an Signalvorgängen beteiligt ist [2, 8, 10, 12, 14]. Die erweiterte biologische Funktion dieses Proteins wird auch durch die mit seinem Fehlen assoziierten Symptome verdeutlicht: Akantholyse und Blasenbildung einerseits beruhen auf der Lockerung der interzellulären Adhäsion, namentlich der Verbindung zwischen desmosomalen Cadherinen und Keratinfilamenten. Die bei den PKP1-defizienten Patienten beobachteten Zeichen der ektodermalen Dysplasie sind jedoch andererseits nicht durch eine »Gefügelockerung« erklärbar, sondern weisen auf eine Beteiligung von Plakophilin 1 an der Regulation der epidermalen Morphogenese hin [6, 7, 14]. Eine ähnliche Regulatorfunktion könnte auch Plakophilin 2 zukommen, das zwar nicht in der reifen Epidermis exprimiert wird, wohl aber in der frühfetalen Basalschicht. Es ist bisher unklar, inwieweit Plakophilin 2 und 3 ähnlich wie Plakophilin 1 an der Bindung von Zytokeratinfilamenten beteiligt sind. Sein Vorkommen auch in nicht-epithelialen Geweben, die keine Desmosomen besitzen, und seine Lokalisation im Zellkern weisen daraufhin, daß auch PkP2 nicht nur der intraepidermalen Adhäsion dient [8]. Ein genetischer Defekt der Expression von Plakophilin 2 ist bisher nicht bekannt.

Beide Plakophilin-Isotypen weisen wie die desmosomalen Cadherine ein gewebstypisches Verteilungsmuster auf; auch ihre Verteilung zwischen Kern und Zytoplasma unterliegt großen gewebstypischen Unterschieden. Der intranukleäre Bindungsort und die genaue Funktion der Plakophiline ist Gegenstand weiterer Forschungen, ebenso die Frage, ob ein Defekt desmosomaler Plaque-Proteine anderen Formen ektodermaler Dysplasien oder palmoplantaren Hyperkeratosen zugrundeliegen könnte.

Literatur

1. Cowley CM, Simrak D, Spurr NK (1997) The plakophilin 1 (PKP1) and plakoglobin (JUP) genes map to human chromosomes 1q and 17, respectively. Hum Genet 100:486–488
2. Gumbiner BM (1995) Signal transduction by β-catenin. Curr Opin Cell Biol 7:634–640
3. Heid HW, Schmidt A, Zimbelmann R, Schäfer S, Winter-Simanowski S, Stumpp S, Keith M, Figge U, Schnölzer M, Franke WW (1994) Cell type-specific desmosomal plaque proteins of the plakoglobin family: plakophilin 1 (band 6 protein). Differentiation 58:113–131
4. Hoeger PH, Harper I, McMillan JR, Eady RAJ, McGrath JA (1998) Autosomal recessive acantholytic genodermatosis due to mutations of the plakophilin-1 gene. Ann Derm Vener 125 (Suppl. 1):S44
5. McGrath JA, Hoeger PH, Christiano AM, McMillan JR, Mellerio JE, Ashton GHS, Dopping-Hepenstal PJC, Lake BD, Leigh IM, Harper JI, Eady RAJ (1998) Skin fragility and hypohidrotic ectodermal dysplasia resulting from ablation of plakophilin 1. Brit J Dermatol 140:297–307
6. McGrath JA, McMillan JR, Shemanko CS, Runswick SK, Leigh IM, Lane EB, Garrod DR, Eady RAJ (1997) Mutations in the plakophilin 1 gene result in ectodermal dysplasia/skin fragility syndrome. Nature Genet 17: 240–244

7. McMillan JR, McGrath JA, Hatzfeld M, Garrod DR, Hoeger PH, Harper JI, Lake BD, Eady RAJ (1998) Role of plakophilin-1 in epithelial development and desmosome function. J Invest Dermatol 110:538
8. Mertens C, Kuhn C, Franke WW (1996) Plakophilins 2a and 2b: Constitutive proteins of dual location in the karyoplasm and the desmosomal plaque. J Cell Biol 135:1009-1025
9. Moll I, Kurzen H, Langbein L, Franke WW (1997) The distribution of the desmosomal protein, plakophilin 1, in human skin and skin tumors. J Invest Dermatol 108:139-146
10. Peifer M (1995) Cell adhesion and signal transduction: the Armadillo connection. Trends Cell Biol 5:224-229
11. Schmidt A, Heid HW, Schäfer S, Nuber UA, Zimbelmann R, Franke WW (1994) Desmosomes and cytoskeletal architecture in epithelial differentiation: cell type-specific plaque components and intermediate filament anchorage. Eur J Cell Biol 65:229-245
12. Schmidt A, Langbein L, Rode M, Prätzel S, Zimbelmann R, Franke WW (1997) Plakophilins 1a and 1b: widespread nuclear proteins recruited in specific epithelial cells as desmosomal plaque components. Cell Tissue Res 290:481-499
13. Schmidt A, Langbein L, Prätzel S, Rode M, Rackwitz HR, Franke WW (1999) Plakophilin 3 - a novel cell-type-specific desmosomal plague protein. Differentiation 64:291-306
14. Takeichi M (1995) Morphogenetic roles of classic cadherins. Curr Opin Cell Biol 7: 619-627

Pädiatrische Dermatologie

Aktuelles aus der pädiatrischen Dermatologie

D. Abeck, C. Schnopp, J. Ring

Das unilaterale laterothorakale Exanthem ist eine typischerweise sich im Kindesalter manifestierende, vermutlich infektallergische Hauterkrankung, die klinisch durch in der Regel von der Axillarregion sich ausbreitende, erythematöse oder auch papulöse Hautveränderungen gekennzeichnet ist [11]. Die üblicherweise symptomlosen, entweder streng einseitig lokalisierten oder doch zumindest einseitig dominierenden Hautveränderungen heilen spontan innerhalb von drei bis sechs Wochen ab. Die Kenntnis dieses vermutlich nicht seltenen Krankheitsbildes hilft, unnötige, zeit- und kostenintensive Zusatzuntersuchungen zu verhindern.

Eine ebenfalls typischerweise im Kindesalter auftretende, streng auf Palmae und Plantae lokalisierte Erkrankung stellt die rekurrierende palmoplantare Hidradenitis dar, die erstmals 1994 beschrieben wurde [10]. Die an nodöse Erytheme erinnernden Hautveränderungen treten im allgemeinen aus voller Gesundheit auf, können über einige Tage sehr starke Schmerzen verursachen, so daß die betroffenen Kinder bettlägerig werden, um dann gewöhnlich innerhalb einer Woche spontan wieder abzuheilen. Rezidive sind möglich. Die Pathogenese ist nicht bekannt, wobei Cremer, der in der deutschsprachigen Literatur die meisten Fälle veröffentlichte, physikalische Noxen wie Exposition gegenüber feuchter Kälte als ursächlich sieht [4].

Unter den Erregerbedingten Erkrankungen ist die Impetigo contagiosa im Kindesalter die häufigste bakterielle Erkrankung, wobei heute *Staphylococcus aureus* für die Mehrzahl der Infektionen verantwortlich ist [1]. Aus diesem Grunde ist bei der Therapieentscheidung auf die Staphylokokkengängigkeit der eingesetzten Substanz zu achten.

Eine topische Behandlung ist lediglich bei lokalisierten Hautveränderungen erfolgversprechend, während disseminiert vorliegende Hautveränderungen, ein Rezidiv, begleitende Allgemeinsymptome, starker Juckreiz oder eine Impetigo auf dem Boden eines atopischen Ekzems Indikationen für eine systemische Behandlung darstellen.

Neben dem hohen Anteil Penicillin-resistenter *Staphylococcus aureus*-Isolate, die 80–90% ausmachen, sind heute auch über 20% der Erreger resistent gegenüber Erythromycin [7]. Aus diesem Grunde verbietet sich der Einsatz der Makrolide zur Erstbehandlung. Die Präparate der Wahl nennt Tabelle 1, wobei die Behandlung 7–10 Tage betragen sollte.

Tabelle 1. Orale Behandlung der Impetigo contagiosa

Antibiotikaklasse	Generischer Name	Handelspräparat
Isoxazolylpenicilline	Flucloxacillin	Staphylex
Oralcephalosporine der Cefalexin-Gruppe	Cefalexin	Oracef
bei Penicillinallergie:		
Lincosamide	Clindamycin	Sobelin
Fusidinsäure	Fusidinsäure	Fucidine

Die Tinea capitis stellt die häufigste Pilzerkrankung im Kindesalter dar und hat in den letzten Jahren an Häufigkeit zugenommen. In Deutschland ist die Erkrankung am häufigsten durch *Microsporum canis* verursacht, wobei die Infektion in der Mehrzahl bei Urlaubsaufenthalten in Mittelmeerländern erworben wird [1]. Die topische Behandlung der Tinea capitis ist nicht ausreichend und kann lediglich initial in Kombination mit der oralen Behandlung erfolgen, um eine Ansteckung weiterer Kontaktpersonen zu verhindern. Derzeit ist in Deutschland lediglich Griseofulvin für die Behandlung der Tinea capitis zugelassen, wobei diese Substanz aufgrund des Vorliegens wirksamer und nebenwirkungsärmerer Substanzen von uns seit Jahren nicht mehr zum Einsatz gelangt. Mittel der Wahl sind Itraconazol und Terbinafin (Tabelle 2), wobei Itraconazol gegenüber einer *Microsporum canis*-Infektion Vorteile aufzuweisen scheint [5]. Beide Substanzen werden sehr gut vertragen, eine begleiten-

Tabelle 2. Orale Behandlung der Tinea capitis

Generischer Name	Handelspräparat	Dosierung/Tag	Therapiedauer
Itraconazol	Sempera	< 20kg: 50 mg > 20kg: 100 mg	4 Wochen
Terbinafin	Lamisil	< 20kg: 62,5 mg 20–40 kg: 125 mg > 40kg: 250 mg	4 Wochen

de Untersuchung von Serumparametern ist nicht erforderlich. Da sowohl Itraconazol als auch Terbinafin nicht für die Behandlung der Tinea capitis zugelassen sind, empfiehlt sich vorab das schriftliche Einverständnis der Eltern einzuholen. Wichtig ist die Aufdeckung möglicher Infektionsquellen und eine konsequente Kontrolle des Therapieerfolges. An unserer Klinik werden die Kinder 14 Tage nach Beendigung der oralen Behandlung erneut einbestellt. Haare und Schuppen werden nativ und kulturell untersucht. Eine zweite gleichartige Untersuchung findet nach weiteren 2 Wochen statt. Erst der zweimalige negative kulturelle Pilznachweis führt zur Entlassung aus unserer Betreuung.

Die *Herpes simplex*-Erstinfektion verläuft im frühen Kindesalter häufig unter dem Bild der Gingivostomatitis aphthosa mit ausgeprägten Allgemeinsymptomen. Eine sofortige Aciclovir-Gabe kann das Krankheitsbild deutlich abschwächen und ist in allen Fällen zu fordern [2].

Ein Zoster im Kindesalter wird gelegentlich beobachtet. Erkrankte Kinder wurden meist im frühen Säuglingsalter mit dem *Varicella-Zoster*-Virus infiziert, zu einem Zeitpunkt also, zu dem sie noch über eine begrenzte Leihimmunität durch die Mutter verfügten. Ein Zoster im Kindesalter stellt keinen Hinweis für eine zugrundeliegende Abwehrschwäche dar und bedarf mit Ausnahme des Zoster oticus und des Zoster ophthalmicus keiner systemischen Behandlung [1].

Das infantile seborrhoische Ekzem weist deutliche Unterschiede zum atopischen Ekzem auf (Tabelle 3), weshalb seine Eigenständigkeit durch uns und andere [3] anerkannt wird.

Eine ätiopathogenetische Bedeutung der Hefe *Malassezia furfur* konnte unlängst widerlegt werden (12). Basierend auf Hinweisen, daß ein transienter Delta-6-Desaturase-Enzymdefekt ursächlich eine Rolle spielen könnte, berichteten Tollesson und Graz [13] von der erfolgreichen Behandlung der Erkrankung durch zweimal tägliche Applikation von 0,5 ml Borageöl, das reich an Gammalinolensäure ist, im Windelbereich. Unsere eigenen an fünf Kindern mit diesem Krankheitsbild gemachten Erfahrungen bestätigen die Wirksamkeit dieser Behandlung, die wir derzeit als Therapie der ersten Wahl bei dieser Erkrankung erachten [1].

Akute Exazerbationen des atopischen Ekzems sind häufig und kennzeichnen den wechselhaften Verlauf dieser Erkrankung. Der Einsatz von fett-feuchten Verbänden stellt eine sehr wirkungsvolle Hilfe bei der Bewältigung dieser Extremsituationen dar. Das im englischen unter dem Begriff des »wet wrap-dressing« (»wet pyjama«) bekannte Therapieverfahren [6] ist effektiv und bei Verwendung industriell gefertigter Verbände (z.B. Viscose-Elastan (Tubifast)) auch im ambulanten Bereich problemlos durchführbar. Die für die topische Behandlung eingesetzten Grundlagen können lediglich Basisexterna sein, Steroidzubereitungen [8] oder aufgrund einer eigenen Untersuchung eine Kombination von Basisexterna und Antiseptika [9]. Ein mögliches Behandlungsprotokoll kann wie folgt aussehen:

Behandlungsprotokoll sowie Technik der fett-feuchten Verbännde

1. Zurechtschneiden der entsprechenden Tubifast-Verbände für Arme, Beine und Stamm.
2. Auftragen des Basisexternums (z.B. Excipial Fettcreme)
3. Anfeuchten der Verbände mit Wasser (handwarm) oder Gerbstoffzubereitung (z.B. Tannolact) oder 0,5 %iger wässriger Chlorhexidin-Lösung
4. Anlegen der feuchten Verbände und Adaptation der Verbände an Arme und Beinen an die Stammverbände
5. Anbringen eines zweiten, trockenen Verbandes in gleicher Weise
6. Alle 3 Stunden Anfeuchten der untersten Verbandslage mit Leitungswasser
7. Mittags vor dem erneuten Anfeuchten auch erneutes Auftragen des Basisexternums
8. Abends Baden unter Zuhilfenahme eines Badeölzusatzes
9. Erneutes Aufbringen des Basisexternums
10. Wechsel der Verbände und Neuanlegen mit Wasser (handwarm) oder Gerbstoffzubereitung (z.B. Tannolact) oder 0,5 %iger wässriger Chlorhexidin-Lösung; Verbleiben der Verbände über Nacht möglich

---

Für die Zukunft sind kontrollierte Studien zur optimalen Behandlungsdauer und zur Wirksamkeit verschiedener Behandlungsmodalitäten notwendig.

Tabelle 3. Abgrenzungsmöglichkeiten zwischen infantilem seborrhoischem Ekzem und atopischem Ekzem

	Seborrhoisches Ekzem	Atopisches Ekzem
Auftretenszeitpunkt (Wochen post partum)	i.d.R. 2–8	i.d.R. > 8
Lokalisation	auch Stamm, auch Windelbereich	überwiegend Gesicht
Schuppung	feucht	trocken
Nässen	−	+
Juckreiz	−	+

Literatur

1. Abeck D, Cremer H (1999) Häufige Hautkrankheiten im Kindesalter. Klinik, Diagnose, Therapie. Steinkopff, Darmstadt

2. Amir J, Harel L, Smetana Z, Varsano I (1997) Treatment of herpes simplex gingivostomatitis with aciclovir in children: a randomised double blind placebo controlled study. BJM 314:1800–1803
3. Atherton D (1998) Infantile »seborrhoeic« dermatitis. In: Champion RH, Burton JL, Burns DA, Breathnach SM (eds) Textbook of Dermatology. 6th ed., Blackwell, Oxford, pp 474–477
4. Cremer HJ (1997) Die rekurrierende palmoplantare Hidradenitis im Kindesalter. Vorwiegende Auslösung durch physikalische Noxen (»feuchte Kälte«). pädiat prax 52:449–460
5. Dragos V, Lunder M (1997) Lack of efficacy of 6-week treatment with oral terbinafine for tinea capitis due to *Microsporum canis* in children. Ped Dermatol 14:46–48
6. Goodyear HM, Spowart K, Harper JI (1991) »Wet-wrap« dressings for the treatment of atopic dermatitis. Br J Dermatol 125:604
7. Korting HC, Neubert U, Abeck D (1998) Current antiomicrobial susceptibility of cutaneous bacteria to first line antibiotics. Intern J Antimicrob Agents 10:165–168
8. Oranje AP, Wolkerstorfer A, de Waard-van der Spek FB (1999) Treatment of erythrodermic atopic dermatitis with »wet-wrap« fluticasone propionate 0.05% cream/emollient 1:1 dressings. J Dermatol Treatm 10:73–74
9. Stachowitz S, Abeck D, Brockow K, Mempel M, Fesq H, Ring J (1999) Fett-feuchte Verbände und topische Applikation von Chlorhexidin zur Behandlung des akut exazerbierten atopischen Ekzems. Hautarzt 50 (Suppl 1):31
10. Stahr BJ, Cooper PH, Caputo RV (1994) Idiopathic plantar hidradenitis: a neutrophilic eccrine hidradenitis occuring primarily in children. J Cutan Pathol 21:289–296
11. Strom K, Mempel M, Fölster-Holst R, Abeck D (1999) Unilaterales laterothorakales Exanthem im Kindesalter. Hautarzt 50:39–41
12. Tollesson A, Fitzh A, Stenlund K (1997) *Malassezia furfur* in infantile seborrhoeic dermatitis. Ped Dermatol 14:423–425
13. Tollesson A, Graz A (1993) Borage oil, an effective new treatment for infantile seborrhoeic dermatitis. Br J Dermatol 129:5

Geriatrische Dermatologie

Neue Aspekte der Prophylaxe und Therapie des Hautalterns

J. B. Schmidt

Zusammenfassung

Die zunehmende Lebensdauer der Menschen und damit assoziierte soziologische und psychische Probleme, sowie die im hohen Lebensalter erhöhten Hautkarzinomraten, stellen an die Dermatologie die Anforderung sich verstärkt mit der Forschung und Therapie der Hautalterung auseinanderzusetzen.

Bisher war vor allem das Photogaging das Hauptinteressensgebiet der Hautalterungsforschung. Die Lokaltherapie mit Tretinoin ist mittlerweile etabliert und vielfach wissenschaftlich publiziert.

Jüngste Forschungsergebnisse zeigen, daß hormonelle Defizienzen – vor allem Östrogenmangel – ein wichtiger Faktor für das endogene postmenopausale Hautaltern sind. Eine Lokaltherapie der Altershaut bei Frauen ab der Menopause mit Östrogencremen als Therapieoption erscheint deshalb sinnvoll.

Neben den ersten Therapieergebnissen der topischen Östrogenanwendungen interessieren die Vitaminen C und E als Prophylaxe des Photoaging.

Postmenopausales Hautaltern und Östrogene

Die externe Östrogenapplikation ist eine neue Therapiemöglichkeit für das postmenopausale Hautaltern. Das Ansprechen der postmenopausalen Vaginalatrophie auf Östrogensalbentherapie und Berichte über positive Relationen zwischen Hautdicke und Östrogenstatus gaben Anlaß zu Untersuchungen der Wirkungen der Östrogene auf Hautalterungserscheinungen bei postmenopausalen, nicht hormonsubstituierten Frauen [17]. 58 Frauen (mittleres Alter 53 Jahre) trugen einmal täglich 1 g Salbe (0,3 % Östriol vs. 0,01 % Östradiol) auf Gesicht und Hals auf. Bei 10 Frauen wurden Stanzbiobsien zur immunhistochemischen Bestimmung von Kollagen I und III entnommen. Weiters ergänzten profilometrische Untersuchungen der Faltentiefe und Corneometrie als Meßparameter die klinischen Beurteilungen. Die Messungen der Faltentiefe zeigten signifikante Reduktionen der Östradiolgruppe vs. hochsignifikante Reduktionen der Östriolgruppe und waren in Übereinstimmung mit den klinischen Ergebnissen deutlicher Faltenabflachung. Klinisch waren auch deutliche Besserungen der Hautfestigkeit und der Hautfeuchte bei Behandlungsende zu verzeichnen. Die Kontrolle der vaginalen KPI-Indices zeigt das Fehlen von systemischen Hormonwirkungen. Allerdings war der signifikante Anstieg von Prolaktin ein Hinweis, daß systemische Effekte immerhin möglich wären. Diese sind abhängig von der Art und Konzentration des verwendeten Östrogens sowie von der Größe der Behandlungsfläche [17].

Das Rationale für den Behandlungsversuch mit topischen Östrogenen ist einerseits eine Vielzahl von Wirkungen der Östrogene auf das kollagene Bindegewebe und Zunahme saurer Mucopolysaccharide und der Huyaluronsäure und Wirkungen an den elastischen Fasern [6, 7, 16] und anderseits die erwiesenermaßen positiven klinischen Erfahrungen einer lokalen Östrogensalbentherapie des postmenopausal atrophen Vaginalepithels [8]. Darüberhinaus wurden auch bei der sytemischen Östrogensubsitution Verdickungen der Hautdicke, die mit der Zunahme der Knochendichten korrelierten, beschrieben [2].

Als kausal für die positiven Effekte der topischen Östrogentherapie auf den endogenen Hautalterungsprozeß sind deshalb vor allem die Bindgewebswirkungen der Östrogene anzusehen. Zunahmen von Kollagen III sowie die Zunahme dermaler Grundsubstanz, aber auch die Steigerung des Mitoseindex den Keratinozyten, und die Gefäßwirkungen der Östrogene sind an diesen »Anti-Aging« Effekten beteiligt.

Jüngst publizierte Studien zeigen auch positive Effekte der systemischen Hormonsubstitution auf das postmenopausale Hautaltern.

Photoaging und Vitamine

Neben den wohlbekannten positiven Effekten von Retin A Säure beim Photoaging, rücken nun auch Vitamin C (Ascorbinsäure) und Vitamin E (Tocopherol) in den Blickpunkt des Interesses. Neben den Wirkungen beider Substanzen auf Enzymparameter von oxydativem Zellstreß und auf die freie Radikalbildung sind es vor allem auch die potentiellen Wirkungen auf die Kollagensynthese, die interessieren.

Vitamin E

Die in der Haut meßbar erhöhte Konzentration von freien Radikalen nach UV-Exposition ist ein Rationale für den Einsatz von Antioxydanzien gegen Sonnenschäden. Die Konzentration von freiem Tocopherol ist in der Haut niedriger als in anderen Organen und beträgt im Mittel zwischen 1 bis 2,2 ng/mg Haut. Bei der Ingestion wird die Acetatgruppe von Tocopherolacetat durch Esterasen entfernt. Da Tocopherolacetat in den lipidhältigen Zellmembranen löslich ist, kann es durch Diffusion die Zellwand penetrieren und wird durch zytoplasmatische Esterasen zu freiem Tocopherol hydrolisiert. Die antioxydative Wirkung von α-Tocopherol beruht auf der Hemmung der Lipopigmente der freien Radikale. In Hautäquivalentkulturen verzeichnet man bei höherem UV-bestrahlungswerten (4,2 J/cm²) eine lineare Relation zwischen UV dosis und α-Tocopheroldepletion der Haut (1,7 p mol Tocopherol/cm² Hautäquivalentoberfläche wurden pro J/cm² UV-Strahlung zerstört) [15]. Topisches Tocopherolacetat reduziert in der Haut haarloser Mäuse das Post-UVB- Sonnenbrand assoziierte Erythem, Ödem und die Hautsensitivität [18]. Die Auftragung von reinem Tocopherolacetat nach der UVB Exposition reduzierte den Erythemindex um 40–55 %. Die MRI kontrollierte Hautdicke wurde ebenfalls signifikant reduziert und während die nicht-behandelten Mäuse noch 8 Tage nach Bestrahlung eine höhere Hautdicke aufwiesen, zeigte die mit Vitamin E behandelte Gruppe eine normale Hautdicke. Topisches α-Tocopherol vor UVB Bestrahlung appliziert, hemmt die Thymin-Dimerbildung dosisabhängig. Mit 1 % α-Tocopheroldispersion wurde die Thymin-Dimerbildung um 43 % gehemmt. Andere Tocopherolderivate – inklusive Tocopherolacetat wirken dagegen fünf- bis zehnfach schwächer hemmend auf die Dimerbildung [9]. Die Ergebnisse dieser Untersuchung zeigen, daß die DNA Photoprotektion ein wichtiger Mechanismus ist, wobei α-Tocopherol UVB- induzierte Hauttumore hemmen kann.

Das in kommerziellen Produkten enthaltene Tocopherolacetat ist hingegen wesentlich schwächer wirksam. In den letzten Jahren häufen sich Berichte, die auf die unterschiedlichen Wirkungen von reinem Tocopherol und Tocopherolacetat im Hinblick auf die Photokarzinogenese hinweisen. Im Gegensatz zu topischem, freiem α-Tocopherol, das signifikant die Photokarzinogenese in UVB bestrahlten Mäusen reduzierte, führte die Behandlung von Mäusen mit Tocopherolestern (-acetat und -succinat) zu einem 20–40 prozentigen Anstieg der Tumorinzidenz [5]. Während in DMBA initiierter Maushaut, die mit topischem Vitamin E behandelt wurde, die Hautpapillomrate reduziert wurde [12], zeigte eine andere Studie topisch appliziertes Vitamin E als Tumorpromotor in DMBA initiierter Maushaut. Da Vitamin E ein wirksames Antioxydans ist, stellen die Autoren die Frage, ob die Reduktion zellulärer Oxydantien der Tumorpromovierende Prozesse aktiviert und hinterfragen deshalb die Sinnhaftigkeit der Anwendung topischer Antioxidantien [10].

Vitamin C

Eine wichtige Funktion von Vitamin C ist die antioxydative des freien Radikalfängers. In Anwesenheit von Vitamin C (Ascorbinsäure) ist die Hemmung der freien Radikalbildung durch Vitamin E gesteigert. Ascorbat ist als Donor von Fe und Cu Ionen Cofaktor in zahlreichen Enzymsystemen und besitzt antioxydative Eigenschaften. Mono- oder Dioxygenasen benötigen z. B. reduzierte Cu und Fe Ionen. Darüberhinaus ist Vitamin C in mehrfacher Hinsicht für die Kollagensynthese erforderlich. Es spielt eine wichtige Rolle bei der Hydroxylierung von Lysin- und Prolinrückständen von Prokollagen. Daneben kommt es zu einer Stimulation der Kollagen-Genexpressionen durch Erhöhung der Transskriptionsrate, die Stabilisierung von Prokollagen mRNA und zur Stimulation der Lipidperoxidase. Dadurch wird die Kollagensynthese quantitativ stimuliert [11, 13].

Auch andere wichtige enzymatische Prozesse, die hier nicht näher besprochen werden sollen, werden durch Ascorbat stimuliert. Die Kollagensynthese läuft ohne Ascorbat fehlerhaft ab und produziert abnorme Fasern, die zu Haut- und Gefäßfragilität führen. Vitamin C regeneriert Vitamin E in die reduzierte Form. Als einziges Vitamin kann Vitamin C vom Organismus nicht synthetisiert werden.

Die Proliferationsaktivität von Fibroblastenkulturen alter Menschen geht in Abwesenheit von Vitamin C verloren und wird durch dessen Zugabe auf das gleiche Niveau wie bei Neugeborenenzellen gesteigert [13]. Im Tiermodell kommt es durch Vitamin C zu signifikanten Reduktionen von Falten und Hauttumoren [3]. Durch topische Gabe von Vitamin C werden höhere Hautspiegel erreicht, als durch perorale Einnahme erzielt werden können. In der Haut kommt es zu epidermalen Konzentrationsanreicherung von Vitamin C. In menschlicher Haut weist die Epidermis 5-fach höhere Vitamin C Spiegel auf als die Dermis. Im Vergleich zu Vitamin E zeigte Vitamin C in Schweinehaut signifikant bessere antioxydative Wirkungen gegen UVA mediierte phototoxische Schäden [4].

Von Interesse sind ferner unterschiedliche Wirkungsspektren einzelner Vitamin C Derivate. Hinsichtlich der Stabilität von Vitamin C-hältigen Verordnungen bereiten vor allem wäßrige Lösungen durch rasche Oxydation Probleme [1]. Die Kosmetikindustrie hat stabile Ascorbat Cremen entwickelt, die C-ascorbat in Epidermis und Dermis freisetzten. Ascorbylester, vor allem -palmitat und -phosphat wurden, früher gegen Hyperpigmentierungen eingesetzt. Hinsichtlich der Lipid- und Wasserlöslichkeit gibt es Unterschiede zwischen den Derivaten. Ascorbylphosphat ist wasserlöslich, Palmitat hingegen lipophil und deshalb gut in Cremen und Öle einzuarbeiten. Darüberhinaus ist es pH-neutral und wirkt deshalb nicht irritativ.

Es ist anzunehmen, daß Ascorbat durch Suppression von endogen und exogen produzierten oxydativen Zellstreßparametern dem Photoaging entgegenwirkt. Im Tierversuch kann es UV-induzierte Tumore reduzieren.

Diskussion

Die bisher in Zellkultur und im Tiermodell untersuchten positiven Effekte von Vitamin C und Vitamin E als Antioxodantien und partiell als Stimulatoren der Kollagensynthese wurden bisher durch klinische Studien nicht ausreichend dokumentiert. Vor allem Vitamin C ist im Hinblick auf die Kombination photoprotektiver und potentiell reparativer Effekte ein neues Therapiepotential bei Photoaging. Aber auch Vitamin E und seine Isomere sind im Hinblick auf prophylaktische und therapeutische Wirkungen untersuchungswert. Ebenso wie für topische Östrogenanwendungen beim endogenen Hautaltern sind Doppelblindstudien erforderlich um die interessanten neuen Therapiemöglichkeiten beim endogenem und exogenem Hautaltern abzusichern.

Die bisher etablierte Therapie des Photoaging mit Retinsäure könnte beim Vorliegen positiver Ergebnisse von Therapiestudien mit Vitamin C und E, erweitert werden. In einer Kombinationstherapie, die gegen das Photoaging mit Vitaminen A, C und E und einer lokalen Östrogentherapie bei postmenopausalem Hautaltern könnte eine zukunftsweisende Therapievision liegen.

Literatur

1. Austria R, Semenzats A, Bettero A (1997) Stability of Vitamin C in solution and topical formulations. J Pharmaceut and Biomed Analysis 15:795–801
2. Brincat M, Moniz CJ, Studd JW (1985) Long-term effects of the menopause and sex hormones on skin thickness. Br J Obstet Gynaecol 92:256–259
3. Colven RM, Pinnell SR (1996) Topical Vitamin C in Aging. Clinics in Dermatology 14:227–234
4. Darr D, Dunston S, Faust H, Pinnell S (1996) Effectiveness of antioxidants (Vitamin C and E) with and without sunscreens as topical photoprotectants. Acta Derm Venerol 76:264–268
5. Gensler HL, Aickin M, Peng YM, Xu M (1996) Importance of the form of topical vitamin E for prevention of photocarcinogenesis. Nutr Cancer 26:183–191
6. Grosmann N (1973) Studies on the hyaluronic acid complex, the molecular size of hyraluronic acid and the exchangeability of chloride in skin of mice before and after oestrogen treatment. Acta Pharmacol Toxicol 33:201–208
7. Grosman N, Hridbey E, Schon J (1971) The effect of oestrogenic treatment on the acid mucopolysaccharide pattern of skin in mice. Acta Pharmacol Toxicol 30:458–464
8. Lauritzen C (1979) Erfahrungen mit einer Östriol-Vaginalcreme. Therapie Gegenw 118:567–577
9. Mc Vean M, Liebler DC (1997) Inhibition of UVB induced DNA photodamage in mouse epidermis by topically applied alpha-tocopherol. Carcinogenesis 18:1617–1622
10. Mitchel RE, Mc Cann JE (1993) Vitamin E is a complete tumor promotor in mouse skin. Carcinogenesis 14:659–662
11. Murad S, Grove D, Lindberge KA (1981) Regulation of Collagen synthesis by ascorbic acid. Porc Natl Acad Sci USA 78:2879–2882
12. Perchellet JP (1985) Carcinogenesis 6:567–573
13. Phillips CL, Combs SB, Pinnell SR (1994) Effects of ascorbic acid on proliferation and collagen synthesis in relation to the donor age of human dermal fibroblasts. J Invest Dermatol 103:228–232
14. Phillips Cl, Tajima S, Pinnell SR (1992) Ascorbic acid and transforming factor-β_1 (TGF-β_1) increase collagen biosynthesis via different mechanisms and coordinate regulation of pro α 1 (I) and pro α (III) collagens. Arch Biochem Biophys 295:397–403
15. Podda M, Traber MG, Weber C, Yan LJ, Packer L (1998) UV-irradiation depletes antioxidants and causes oxidative damage in a model of human skin. Free Radic Biol Med 24:55–65
16. Punnonen R, Vaajalahri P, Teisala K (1987) Local oestriol treatment improves the structure of elastic fibres in the skin of postmenopausal woman. Ann Chir Gynecol (Suppl) 202:39–41
17. Schmidt JB, Binder M, Demschik G, Bieglmayer Ch, Reiner A (1996) Treatment of skin aging with topical estrogens. Int J Dermatol 35:669–674
18. Trevithick JR, Xiong H, Lee S, Shum DT, Sanford SE, Karlik SJ, Norley C, Dilworth GR (1992) Topical tocopherol acetate reduces post-UVB, sunburn associated erythema, edema, and skin sensitivity in hairless mice. Arch Biochem Biophys 296:575–582

Andrologie

Computer-assistierte Samenanalyse (CASA), Entzündungsparameter und Aussagefähigkeit von Ejakulatbefunden

W. Krause, F. Ochsendorf, H.-J. Glander

Computer-assistierte Samenanalyse (CASA)

Mit Hilfe der CASA-Systeme können Samenzellzahl und eine Reihe von Motilitäts-Parametern entsprechend den Empfehlungen des WHO-Manual gemessen werden (Tabelle 1). Darüber hinaus werden Parameter erfaßt, wie die verschiedenen Motilitäts-Typen und Geschwindigkeiten, die der mikroskopischen Messung nicht zugänglich sind. Alle gemessenen Daten stehen on-line in spezifischen Datenbanken zur Verfügung, so daß Qualitätskontrollen, Therapiekontrollen, prognostische Vergleiche und statistische Berechnungen mit Hilfe geeigneter Programme unmittelbar durchgeführt werden können.

Folgende CASA Systeme sind derzeit am Markt erhältlich: Strömberg-Mika Cell Motion Analysis System (SM-CMA); Hamilton-Thorne Motility Analyzer (HTMA), USA; Cell Soft Automated Semen Analyzer, USA; Cell Trak Analyzer, Cell Motion Analysis System, USA; Hobson SpermTracker, UK.

Für die Erfassung der Samenzell-Morphologie durch die CASA ist der Rechenaufwand erheblich höher, moderne Computer bewältigen diesen jedoch ohne Schwierigkeiten. Die CASA ist in der Reproduzierbarkeit überlegen, da die Variabilität der subjektiven Morphologieschätzung hoch ist. Die heute zur Verfügung stehenden Systeme benötigen leider jedoch noch etwa die doppelte Zeit für die Erfassung von 100 Zellen gegenüber der direkten mikroskopischen Untersuchung.

Entzündungsparameter und reaktive Sauerstoffspezies (ROS) im Ejakulat

Zur Diagnostik einer Entzündung versucht man, das schädigende Agens zu identifizieren, wobei man hier primär nach Bakterien sucht. Allerdings können prinzipiell auch andere Mikroorganismen, wie Viren, sowie Allergene, physikalische oder chemische Reize Entzündungen induzieren. Diese Faktoren sind im Zusammenhang mit einer männlichen Infertilität weitgehend unerforscht. Häufiger wird zur Diagnostik die Zunahme von Leukozyten (Nachweis über

Tabelle 1. CASA-Parameter

CASA-Parameter	Definition	mikroskopisches Äquivalent (WHO 1993)
Samenzellzahl per ml		Samenzellzahl per ml
Prozentsatz progressiv motile Zellen	Geschwindigkeit > 10 µm/s	WHO-Klassen a + b
Prozentsatz linear motile Zellen	gerade Linie in mehr als drei mikroskop. Bildern	WHO-Klasse a
Prozentsatz nicht-linear motile Zellen	gerade Linie in weniger als drei mikroskop. Bildern	WHO-Klasse b
Prozentsatz nicht-progressiv (lokal) motiler Zellen	Geschwindigkeit > 5 µm/s	WHO-Klasse c
Prozentsatz immotiler Zellen	Geschwindigkeit < 5 µm/s	WHO-Klasse d
curvilineare Geschwindigkeit (velocity curvilinear, VCL)	Geschwindigkeit entlang der echten Bewegungsbahn	keines
Geradeausgeschwindigkeit (velocity straight line, VSL)	Geschwindigkeit entlang des Abstands zweier Punkte	keines
mittlere Pfadgeschwindigkeit (velocity average path, VAP)	Geschwindigkeit entlang einer geglätteten Bahn	keines
mittlere Kopfauslenkung (average lateral head dispacement, ALH)	Abstände des Kopfes von der geglätteten Bahn	keines
mittlere Frequenz der Richtungsänderung (beat-cross-frequency, BCF)	Wechsel der Richtung, in der der Kopf die geglättete Bahn kreuzt	keines

Peroxidasefärbung) oder die Detektion von freigesetzten Mediatoren (Granulozytenelastase, reaktive Sauerstoffspezies = ROS) im Ejakulat verwendet. Diese Parameter erlauben jedoch in der Regel keine Rückschlüsse bezüglich der Lokalisation der Entzündung.

Die klinische Relevanz von Entzündungen wird in der Literatur kontrovers diskutiert. Manche Autoren betrachten das Vorhandensein von Leukozyten im Ejakulat als Ausdruck einer physiologischen Aufräumreaktion ohne nachteilige Bedeutung, andere fanden dagegen Zusammenhänge zwischen erhöhten Granulozytenkonzentrationen ($> 2 \times 10^6$/ml) im Ejakulat und eingeschränkten Ejakulatparametern. Eine mögliche Ursache für diese Diskrepanz könnte in verschiedenen Diagnosekriterien liegen. Die eigene Erfahrung zeigt beispielsweise, daß bei der Hälfte der Patienten mit dem Nachweis einer Leukozytospermie ($> 1 \times 10^6$ Peroxidase-positive Zellen/ml Ejakulat) die Granulozytenkonzentration bei der Kontrolle unter diesem Grenzwert lag. Weiterhin erschweren die unterschiedlichen, meist nicht definierten Ursachen einer Entzündung sowie ihre verschiedenen Lokalisationen eine eindeutige Beurteilung ihrer klinischen Relevanz. Der letztgenannte Tatbestand soll am Beispiel der ROS verdeutlicht werden. ROS werden einerseits von Spermatozoen gebildet und besitzen offenbar eine physiologische Bedeutung bei bestimmten Spermatozoenfunktionen, wie Kapazitation und Zonabindung. Andererseits werden ROS in weit höherem Maße von Leukozyten produziert und führen über eine Peroxidation von Lipiden der Spermatozoen-Plasmamembranen zu einer gestörten Funktionsfähigkeit der Spermatozoen. Zum Schutz vor einer Schädigung existieren zahlreiche antioxidative Mechanismen, insbesondere im Seminalplasma. Übersteigt die ROS-Bildung die protektiven Mechanismen (massive Leukozytospermie?) oder fehlen letztere, wie bei Entzündungen im Nebenhoden oder nach Entfernung des Seminalplasmas im Rahmen der Spermatozoenpräparation, können die Spermatozoen geschädigt werden. Dies verdeutlicht die Problematik der Interpretation von Entzündungsparametern im Ejakulat und ihrer Bedeutung als Ursache der Infertilität.

Interpretation der Ergebnisse von Ejakulatuntersuchungen

Ejakulatuntersuchungen werden hauptsächlich zur Einschätzung der Fertilität durchgeführt. Es ist zweifelsfrei anerkannt, daß in großen Kohorten statistisch cut-off-Punkte der Spermiogramm-Parameter zwischen fertilen und infertilen Männern und auch Korrelationen zwischen Spermiogramm-Parametern und Konzeptionseintritt bestimmbar sind (Ombelet et al. 1997). Die Aussagen sind jedoch immer Wahrscheinlichkeitsaussagen, im Gegensatz dazu können *für den Einzelfall* sichere Fertilitätsprognosen nicht gegeben werden, weil wichtige Spermatozoenfunktionen nicht erfaßt und Kompensationsmechanismen durch die Partnerin nicht berücksichtigt werden.

Die Ergebnisse von Ejakulatuntersuchungen sind zweckgebunden, d.h. in Abhängigkeit von konkreten Fragestellungen zu interpretieren. Folgende Fragen sind in der Praxis häufig anzutreffen:
a) Welche Fertilitätschance liegt vor?
b) Welche andrologischen Folgeuntersuchungen sind indiziert?
c) Welche therapeutischen Konsequenzen sind sinnvoll? Insbesondere assistierte Fertilisierungstechniken erfordern spezifischere Voraussetzungen an die Ejakulatuntersuchungen.
d) Gibt es Konsequenzen für die Diagnostik und Therapie der Partnerin?

Für die Einschätzung der Fertilitätsprognose unter physiologischen Bedingungen orientiert man sich primär an Normalwerten (Tabelle 2) und postuliert eine hyperbolisch abnehmende Fertilitätschance bis zur Azoospermie, die einer absoluten Zeugungsunfähigkeit entspricht. Der Nachweis von auch nur wenigen intakten, normomorphen und motilen Spermatozoen schließt nach gegenwärtiger Ansicht eine *absolute* Zeugungsunfähigkeit aus. Unter einer Zahl von 30 000 motiler und normomorpher Spermatozoen pro ml werden jedoch praktisch kaum Fertilisierungen beobachtet.

Eine Azoospermie bedarf einer Differenzierung zwischen Verschluß- und »Produktions«-azoospermie insbesondere in Hinsicht auf die Erfolgschancen einer testikulären Spermatozoenextraktion (TESE). Die Methoden zur Differenzierung schließen ein: die

Tabelle 2. Normalwerte der Ejakulatanalyse (WHO, 1993)

Parameter	Normalwert
Volumen	> 2,0 ml
PH	7,2–8,0
Spermienkonzentration	> 20 Mio/ml
Spermienmotilität	> 50 % progressiv (Kategorie a + b) oder > 25 % schnell progressiv (Kategorie a)
Spermien-Morphologie	> 30 % normal
progressiv motile Spermien pro Ejakulat	> 20 Mio
normomorphe Spermien pro Ejakulat	> 12 Mio
Spermienvitalität	> 75 % durch Eosin nicht anfärbbar
MAR-Test	< 10 % Spermien mit adhärenten Partikeln
Leukozyten	< 1 Mio/ml
α-Glukosidase	> 11 mU/Ejakulat
Zitrat	> 52 μmol/Ejakulat
Saure Phosphatase	> 200 U/Ejakulat
Fruktose	> 13 μmol/Ejakulat

Ejakulatanreicherung durch Zentrifugation, die Bestimmung des Spermavolumen, der Seminalplasma-Fruktose- und α-Glukosidase-Konzentration, des Serum-FSH, des zystischen Fibrosegens (kongenitale bilaterale Abwesenheit des Ductus deferens) sowie die Hodenhistologie.

Literatur

Ombelet W, Bosmans E, Janssen M, Cox A, Vlasselaer J, Gysalaers W, Vandeput H, Gielen J, Pollet H, Maes M, Steeno O, Kruger T (1997) Semen parameters in a fertile versus subfertile populations. Hum Reprod 12:987–993

WHO (1993) Laborhandbuch zur Untersuchung des menschlichen Ejakulates und der Spermien-Zervikalschleim-Interaktion. 3. Aufl. Springer, Berlin Heidelberg New York

Andrologische Untersuchungen von Vasektomiepatienten

H.-J. Neumann

In den Jahren 1993 bis 1997 erfolgten an unserer Klinik andrologische Untersuchungen bei 221 verheirateten Vasektomiepatienten. Zuvor sind im Rahmen der Familienplanung nach präoperativer Sterilisationsberatung durch 12 Fachärzte für Urologie ambulant die gewünschten Vasektomien durchgeführt worden. Dabei hat die Zahl der operierten Männer von Jahr zu Jahr zugenommen. Das Durchschnittsalter lag bei 38,6 Jahre mit einer Lebensaltersdifferenz von 26 Jahre bis 69 Jahre. 95,4% aller vasektomierten Patienten waren 26 bis 45 Jahre alt. 24,4% unserer Patienten waren Väter von 3 Kindern, 60,6% Väter von 2 Kindern, 12,9% Väter von 1 Kind. 5 Patienten (2,1%) hatten bisher keine Kinder und entschlossen sich zur Vasektomie durch nicht mögliche Kontrazeption der Ehefrauen. Die soziale Strukturanalyse zeigte bei 47% eine Berufstätigkeit als Handwerker, 24% der Patienten waren Akademiker, 18% Angestellte und 11% in der Landwirtschaft tätig. Die postoperativen spermatologischen Verlaufsuntersuchungen mit mindestens 2 Ejakulatanalysen hatten bei 63% der Patienten nach 8 Wochen eine Azoospermie, bei 27,4% erst nach 12 Wochen eine Azoospermie und bei 3% erst nach 17 Wochen eine Azoospermie bestätigt. 6,6% der Patienten zeigten noch nach 24 Wochen eine Kryptozoospermie, die erst in der 28. Woche post operationem die erstrebte Azoospermie erreichten. Lediglich 1 Patient (0,45%) hatte auch 30 Wochen post operationem noch immer eine Normozoospermie, die sich als Versagerquote der Vasektomie infolge eines zunächst unerkannten Vas duplex erklärte.

Im Dunkel der Medizingeschichte sind erste Vasektomien Ende des 19. Jahrhunderts nicht aus Sterilisationsgründen, sondern aus anderen medizinischen Indikationen durchgeführt worden. Damals bestand die Ansicht, nach Durchtrennung der Samenleiter ließen sich Prostataerkrankungen verbessern, Impotenz heilen und eine Lebensverlängerung erzielen. Isnardi (1896) sowie D. und H. Wolfers (1974) propagierten in ihrem Buch »Vasectomy und Vasectomania« die Vasektomien im Sinne eines »Jungbrunnens«. In den 20er und 30er Jahren unseres Jahrhunderts traten eugenische Aspekte und Indikationen zur sozialen Kontrolle hinzu, die im sog. 3. Reich zur eugenischen Zwangssterilisation geführt hatten. Aus Gründen der Kontrazeption wurde die Vasektomie in den 60er Jahren zunächst in den USA, dann in Europa und den Ländern der 3. Welt zunehmend populärer. Insbesondere Staaten mit hohem Bevölkerungszuwachs wie Indien, Thailand und China führten sog. Vasektomie-Camps ein [13]. In den USA entwickelte sich die Sterilisations-Vasectomie zur häufigsten Fertilitätskontrolle bei verheirateten Paaren im Lebensalter von über 30 Jahren [15]. Nach einer zuletzt 1990 von Deindl ausgewerteten Umfrage in Deutschland ist die Frequenz der Sterilisations-Vasektomien mit 50000 pro Jahr ermittelt worden [2]. Da der Kontrazeptionsschutz dieser Methode ebenso gut, wenn nicht besser, wie der durch Tubenligatur auf Seiten der Frau ist, hat die Sterilisations-Vasektomie in einigen Industrie- und Entwicklungsländern eine hohe Prävalenz. In China sind 12%, in Kanada 13%, in den Niederlanden und Großbritannien jeweils 10% der Männer im reproduktiven Alter vasektomiert. In der Bundesrepublik Deutschland dagegen lassen sich vergleichsweise sehr viel weniger, etwa nur 3%, der verheirateten Männer, sterilisationsvasektomieren [11]. Nach einer Publikation von Alexander et al. [1] 1978 im Science über erhöhte Inzidenz von diätetisch induzierter Atherosklerose bei vasektomierten Affen und Beobachtungen von erhöhten Spermaantikörpertitern sowohl bei Affen als auch vasektomierten Männern sanken die jährlich in den USA durchgeführten Vasektomien von 460000 im Jahr 1980 auf 254000 im Jahr 1982. Von der WHO und dem National Institutes of Health veranlaßte große epidemiologische Studien in den USA und China konnten aber keine höheren Inzidenzen von Atherosklerose und koronaren Herzerkrankungen nachweisen als bei nicht vasektomierten Männern. Darüber hinaus haben endokrinologische Untersuchungen gezeigt, daß die Androgenproduktion durch die Vasektomie nicht negativ beeinflußt wird [14]. In diesem Zusammenhang findet sich auch keine höhere Rate von Potenzstörungen bei vasektomierten Männern [9]. Negative Einflüsse der Sterilisations-Vasektomien auf die Prostatafunktion ließen sich bisher nicht nachweisen [7]. Somit sind langfristige gesundheitsgefährdende

Wirkungen der Vasektomie nicht zu erwarten. Der in Lokalanästhesie ambulant durchgeführte operative Eingriff führt auch äußerst selten zu kurzfristigen Nebenwirkungen bzw. Komplikationen. Bei bisher über 6 Millionen Sterilisations-Vasektomien in den USA hat es keine Todesfälle gegeben [4]. Hämatome, Schwellungen und Infektionen zeigen sich nur bei 1–2% der Patienten. Eine floride Epididymitis trat bei weniger als 1% der Patienten auf. Im Verhältnis zur Komplikationsrate bei der Tubenligatur sind die Komplikationen nach Sterilisations-Vasektomien signifikant niedriger.

Die Akzeptanz dieser quasi irreversiblen Kontrazeptionsmaßnahme ist insbesondere hier in Deutschland mit konsequenter präoperativer Aufklärung gestiegen. Dabei ist die Erfolgsrate von Reanastomoseoperationen zur Reversibilität der Kontrazeption gemessen am Eintritt einer Gravidität in den letzten 10 Jahren durch verbesserte mikrochirurgische Technik von 35 auf 51% erhöht worden [8]. Trotz dieser noch als unsicher zu bewertenden Refertilisierungschance nach Reanastomoseoperationen unterziehen sich bisher nur 2‰ der vasektomierten Männer dieser Operation [3]. Als Veranlassung dazu wurden erneuter Kinderwunsch, Wiederverheiratung, aber auch der Tod eines Kindes oder auch Gesinnungswandel durch Änderung der finanziellen Verhältnisse angegeben. Würden Refertilisierungsmaßnahmen nach Sterilisations-Vasektomien effektiver erreichbar sein, wäre auch bei uns in Deutschland die Akzeptanz der Vasektomie als kontrazeptive Methode größer. Solange dieses Ziel aber nicht hinreichend sicher erreicht ist, wird die Notwendigkeit zur Suche nach einer reversiblen medikamentösen Methode der männlichen Kontrazeption unbedingt bestehen bleiben müssen.

Ehepaaren mit der endgültigen Entscheidung zur kontrazeptiven Sterilisations-Vasektomie kann zur Wahrung der möglichen Reversibilität der Fertilität heute eine präoperative Spermakryokonservierung angeboten werden, wie dies auch an unserer Klinik gegeben ist.

Das Aufgabenprofil der Andrologie beinhaltet Methoden der Kontrazeption für den Mann zu entwickeln und zur Verfügung zu stellen, sowohl zum Erhalt einer stabilen Bevölkerung in den Industriestaaten als auch zur Begrenzung des rapiden Bevölkerungswachstums in den Entwicklungsländern. 1987 überschritt die Weltbevölkerung die 5 Milliardengrenze, in diesem Jahr wird erwartet, daß 6 Milliarden Menschen auf der Erde leben und für das Jahr 2020 sagt die letzte Weltbevölkerungskonferenz in Kairo 1994 eine Weltbevölkerungszunahme bis 8 Milliarden voraus. Darum hat die WHO den Begriff »Reproductive Health« als Ziel der Arbeit auf diesem Gebiet eingeführt. Reproduktive Gesundheit muß in diesem Sinne die Möglichkeit des Kinderwunsches verwirklichen helfen aber auch die Fertilität steuernd beeinflussen und planen. Dazu sind kontrazeptive Methoden für Mann und Frau weltweit als integraler Bestandteil der reproduktiven Medizin weiter zu entwickeln. Vom Mann wird erwartet, daß er nicht nur die Vorteile, sondern auch die Risiken der Familienplanung mit seiner Partnerin teilt. Das Risiko der Kontrazeption steigt mit der Dauer ihrer Anwendung und sollte durch anteilige Anwendung beim Mann oder der Frau für jeden einzelnen reduziert werden. Auch in Deutschland verlassen sich mehr als 1/4 der kontrazeptionsanwendenden Paare auf Methoden, die für den Mann entwickelt wurden. Nach mehr als 30 Jahren »Pille« für die Frau hat sich auch die Einstellung des Mannes zu neuen Methoden der männlichen Kontrazeption geändert. In einer repräsentativen Umfrage in Großbritannien haben sich 74% der befragten 18- bis 54jährigen Männer bereit erklärt, eine hormonelle Kontrazeptionsmethode zu benutzen, wenn sie verfügbar wäre (Survey Research Assoc. 1992). Auch in Deutschland besteht nach Meinungsumfragen eine hohe Bereitschaft der Männer zur Anwendung medikamentöser kontrazeptiver Methoden, deren Entwicklung bisher aber noch nicht zu erfolgreichen, hinreichend sicheren und nebenwirkungsfreien Medikamenten geführt hat.

Bisher stehen für den Mann derzeit nur die periodische Abstinenz, die Benutzung des Kondoms und der Koitus interruptus als relativ unsichere Kontrazeptionsmethoden zur Verfügung. Die Sterilisations-Vasektomie kann in ihrer praktizierten Form zur Zeit als eine nur bedingt reversible Methode angesehen werden. Dennoch verdient sie eine weitere Propagierung, um eine zunehmende Akzeptanz erfahren. Diese existierenden kontrazeptiven Methoden gehören zur ersten und praktizierten Maßnahmengruppe. Die andrologische Forschung konzentriert sich zur Zeit auf Methoden der Beeinflussung von Keimzellentwicklung und Keimzellreifung und wird sich bei der leider zunehmenden finanziellen Mittelbeschränkung nur langsam diesem Ziel nähern können.

Aus globalpolitischen Gesichtspunkten wie auch aus der Sicht des eine kontrazeptive Methode auswählenden einzelnen Mannes stellt die Sterilisations-Vasektomie aber eine relativ sichere, wenig belastende und ambulant rasch durchführbare, kostengünstige Option dar. Sie ist dem entsprechenden Eingriff der Frau überlegen und verdient durch den Wandel im Rollenverhältnis des Mannes eine noch weitere Verbreitung als bisher. Die Aufgaben des Andrologen werden daher auch in der Zukunft in der begleitenden Aufklärung der Methode und in der Überprüfung ihrer erfolgreichen Durchführung liegen.

Literatur

1. Alexander NJ, Clarkson B (1978) Vasectomy intcrerases the serverity of dietinduced atherosclerosis in Macaca fascicularis. Science 201:538
2. Deindl F (1990) Die Refertilisationssituation in der Bundesrepublik Deutschland, der Republik Österreich und der Schweiz – eine Dreiländerumfrage. Inaugural-Dissertation, Ruhr-Universität Bochum
3. Haas GG, Manganiello PA (1987) A double-blind, placebo-controlled study of the use methylprednisolone in infertile men with sperm-associated immunoglobulins. Fertil An Steril 47:295
4. Huber DH, Hong S, Ross JA (1986) The international experience with vasectomy. In: Zatuchni GI, Goldsmith A, Spieler JM, Sciarra JJ (ed) Male Contraception. Advances and Future Prospects. Harper & Row, Philadelphia, p 7
5. International Health Foundation, Geneva 1986
6. Isnardi L (1896) Die Behandlung der senilen Dysurie mit Durchschneidung und doppelseitiger Ligatur der vasa deferentia. Therap Wschr 111:25-36
7. Jakobsen H, June N, Torp Pedersen S, Juul N, Hald T (1987) The longterm influence of vasectomy on prostata volume and morphology in amn. 3rd. International Forum of Andrology, Paris, (Abstract)
8. Lee HY (1986) A 20-years experience with vasovasostomy. J Urol 136:413
9. Massey FJ, Bernstein GS, O_Fallon WM, Schuman LM, Coulson AH, Crozier R, Mandel JS, Benjamin RB, Berendes HW, Chang PC, Detels R, Emslander RF, Korelitz J, Kurland LT, Lepow IH, McGregor DD, Nakamura RN, Quiroga J, Schmidt S, Spivev GH, Sullivan T (1984) Vasectomy and health. J Amer Med Ass 252:1023
10. Nieschlag E (1986) Perspektiven der Reproduktionsmedizin. Hautarzt 37:190
11. Nieschlag E (1986) European research priorities. Nature:322
12. Nieschlag E, Knuth UA, Weinbauer GF (1987) Male contraception – possible endocrine approaches. In: van Keep P, Davis KE (ed) Contraception in the Year 2001. Excerpta medica, Amsterdam
13. Nirapathpongporn A, Huber D, Krieger JN (1990) No-scalpel vasectomy at the King_s birthday vasectomy festival. Lancet 335:894-895
14. Skegg DCG, Mathews JD, Guillebaud J, Vessey MP, Biswas S, Ferguson KFM, Kitchin Y, Mandfiels MD, Sommerville IF (1976) Hormonal assessment before and after vasectomy. Brit med J 1:621
15. Smith GL, Taylor GP, Smith KF (1985) Comparative risks and costs of male and female sterilization. Am J Pub Health 75:370-374
16. Trusell J, Hatcher RA, Cates W, Stewart FH, Kost K (1990) Contraceptive failure in the United States: an update. Stud Fam Plan 21:51-54
17. Walter J, Hoffmann KOK (1986) Partnerschaftliche Empfängnisregelung. Hipokrates, Stuttgart
18. Wolfers D, Wolfers H (1974) Vasectomy and Vasectomania. Mayflowers Books, London

Spermatozoenfunktionstests und Stellenwert biochemischer Ejakulatuntersuchungen

W.-B. Schill, H.-C. Schuppe

Die konventionelle Spermaanalyse erlaubt keine eindeutige Aussage zur individuellen Fertilitätsprognose eines Mannes. Auch die meisten biochemischen Parameter tragen nur unzureichend zur Unterscheidung fertiler bzw. infertiler Ejakulate bei. Aus diesem Grunde besteht die Notwendigkeit der Bereitstellung funktioneller Untersuchungsverfahren in der Andrologie. Diese haben das Ziel, über die Befruchtungsfähigkeit von Spermatozoen Auskunft zu geben und im Rahmen der In-vitro-Fertilisation Störungen der Interaktion der männlichen Keimzellen mit den Eizellen zu erfassen.

Im Vordergrund der Funktionsdiagnostik steht die Identifizierung von Funktionsstörungen im Bereich der Spermatozoen-Eizell-Interaktion. Spermatozoenfunktionstests sollten daher vor allem im Rahmen des IVF-Programms zur Verfügung stehen. Insbesondere erscheint es sinnvoll, nach mindestens einjähriger erfolgloser Sterilitätstherapie Untersuchungen der Spermatozoenfunktion durchzuführen, um bisher nicht erkennbare Defekte der Spermatozoen-Eizell-Interaktion zu erfassen bzw. eine bessere Einschätzung der Chance einer Schwangerschaft zu erreichen. Die Funktionsdiagnostik erlaubt auch, das für das Paar geeignete Vorgehen bei der assistierten Reproduktion auszuwählen.

Folgende Spermatozoenfunktionstests stehen für die andrologische Diagnostik zur Verfügung:
- Progressivmotilität
- Zervixmukus-Penetration (Penetrak-Test)
- Chromatinkondensation
- Akrosomale Reaktion
- Akrosinaktivität
- Hemizona-Assay
- Heterologer Ovum-Penetrationstest

Da das Eindringen der Spermatozoen in den weiblichen Genitaltrakt und die Penetration der Eizellhüllen ein aktiver Vorgang ist, muß eine ausreichende Progressivmotilität der Spermatozoen gewährleistet sein. Auch die Wanderung der Spermatozoen durch den Mukus des Zervikalkanals ist von großer Bedeutung für eine optimale Fertilisationschance. Von besonderer Bedeutung ist die Bestimmung der akrosomalen Funktion und die Messung der Akrosinaktivität.

Ein weiteres hochspezifisches Testverfahren ist die Bestimmung des Bindungsverhaltens der Spermatozoen an die Zona pellucida mit Hilfe des Hemizona-Assays. Schließlich kann in ausgewählten Fällen das Fusionsverhalten der Spermatozoen mit der Vitellinmembran der Eizelle durch den heterologen Hamster-Ovum-Penetrationstest analysiert werden. Eine ungestörte Chromatinkondensation im Verlauf der Spermatogenese sowie eine nach der Penetration der Eizelle regelrecht ablaufende Dekondensierung des männlichen Genoms ist eine unabdingbare Voraussetzung für eine erfolgreiche Fertilisation. Normalerweise werden im Verlauf der Spermatogenese bestimmte Nukleoproteine, die Histone, durch andere Nukleoproteine, die Protamine, ersetzt. Bei gestörter Chromatinkondensierung persistieren die lysinreichen Histone. Durch Anfärbung mit saurem Anilinblau im Glutaraldehyd fixierten Spermaausstrich kann diese Störung sichtbar gemacht werden. Spermatozoen mit gestörter Chromatinkondensation, die meist unreifen Spermatozoen entsprechen, werden blau angefärbt, während normal ausgereifte Spermatozoen ungefärbt erscheinen. Die Anilinblaufärbung stellt somit ein sinnvolles Screening-Verfahren vor einer geplanten In-vitro-Fertilisation dar, nicht zuletzt, da eine gute Korrelation zwischen der Fertilisationsrate bei In-vitro-Fertilisation und der Zahl normal chromatinkondensierter Spermatozoen gezeigt werden konnte. Darüber hinaus besteht eine gute Korrelation zwischen gestörter Chromatinkondensation und akrosomalen Abweichungen.

Zahlreiche Untersuchungen zum Befruchtungsverhalten von Spermatozoen haben gezeigt, daß eine normale Induktion der akrosomalen Reaktion mit Fusion der äußeren akrosomalen Membran und der Plasmamembran eine unabdingbare Voraussetzung für die Fertilisation der Eizelle ist. Die Bestimmung der Akrosomreaktion ist daher ein wichtiger Spermatozoenfunktionstest, der bereits in zahlreichen andrologischen und reproduktionsbiologischen Labors zur Anwendung kommt.

Eine Standardisierung des Tests kommt nach Induktion und Synchronisation der Akrosomreaktion mit Hilfe von Kalziumionophor, Follikelflüssigkeit, Progesteron oder Niedrigtemperaturbehandlung zum Einsatz. Besonders die Induzierbarkeit der Akrosomreaktion, also die Differenz zwischen der spontanen Akrosomreaktion und der durch Niedrigtemperatur induzierten Akrosomreaktion, zeigt hochsignifikante Unterschiede zwischen gut und schlecht fertilisierenden Ejakulaten.

Die Bestimmung der enzymatischen Aktivität von Akrosin, einem der am besten charakterisierten spermatozoenspezifischen Enzyme, gibt schließlich verläßliche Informationen über das Penetrationsverhalten von Spermatozoen. Männer mit einer guten Befruchtungsrate weisen eine normale Akrosinaktivität auf, während solche mit reduziertem Fertilisationspotential eine herabgesetzte Enzymaktivität mit reduziertem Halo-Durchmesser zeigen. Die Methode der Gelatinolyse weist eine gute Übereinstimmung zu den Fertilisationsraten auf. Ein standardisierter, hochspezifischer Test ist der sogenannte Hemizona-Test, der die feste Bindung der Spermatozoen an die Zona pellucida erfaßt. Die Zahl der fest an die Zona pellucida gebundenen Spermatozoen wird gezählt und ein Hemizona-Index errechnet. Dieser weist einen hohen Vorhersagewert in der menschlichen In-vitro-Fertilisation auf. Schließlich wird für die Überprüfung des Fusionsverhaltens der Spermatozoen mit der Vitellinmembran der heterologe Ovum-Penetrationstest mit Hamstereizelle (HOP-Test) durchgeführt. Die Standardisierung dieses biologischen Testes ist schwierig, erfährt aber durch Induktion und Synchronisation der akrosomalen Reaktion mit Kalziumionophor bzw. durch Niedrigtemperaturbehandlung der untersuchten Spermatozoen eine richtungsweisende Aussagekraft. Auch der HOP-Test vermittelt so verläßliche Informationen im Hinblick auf eine Prognose der In-vitro-Fertilisation.

Spermatozoenfunktionstests sind vor allem dann gefragt, wenn eine langjährige ungeklärte Kinderlosigkeit vorliegt und eine konventionelle In-vitro-Fertilisation ein negatives Ergebnis aufweist. Spermatozoen-Funktionstests ermöglichen eine gezielte Abklärung der einzelnen beim Befruchtungsvorgang involvierten Teilschritte; dadurch läßt sich gezielt das für den individuellen Fall geeignete Verfahren der assistierten Reproduktion, einschließlich Mikroinjektion, festlegen.

Hinsichtlich des Stellenwerts biochemischer Ejakulatuntersuchungen muß zunächst festgestellt werden, daß das Seminalplasma eine komplexe Flüssigkeit ist, die sich aus den Sekreten der Hoden, Nebenhoden, distalen akzessorischen Geschlechtsdrüsen, Prostata, Bläschendrüsen und Cowperschen (bulbourethralen) Drüsen zusammensetzt. Während der Ejakulation ist ein optimales Zusammenwirken der beteiligten Organe und ihrer Sekrete erforderlich. Initial wird die Urethra mit alkalischem Sekret aus den Cowperschen Drüsen benetzt, das mit ca. 5% allerdings nur einen geringen Volumenanteil am Gesamtejakulat hat. In einer zweiten Phase trifft ein vergleichbarer Flüssigkeitsanteil von den Nebenhoden mit Prostatasekret (pH 6,5) zusammen, das 15–30% des Ejakulatvolumens ausmacht. Schließlich wird der mit 50–80% größte Anteil des Ejakulates aus den Bläschendrüsen (pH 7,2–7,6) abgegeben. Neben Elektrolyten, Zink, Fruktose und anderen Kohlenhydraten, Zitrat Carnitin, Polyaminen, Prostaglandinen und Glycerophosphocholin enthält das Seminalplasma zahlreiche Proteine wie Immunglobuline, Proteasen und andere Enzyme, Zytokine sowie Wachstumsfaktoren.

Von den aufgeführten Bestandteilen können einige Substanzen als spezifische Marker für die sekretorische Funktion der einzelnen akzessorischen Drüsen herangezogen werden (Tabelle 1).

Neben der enzymatischen Bestimmung des Fruktosegehaltes (Marker der Bläschendrüsenfunktion) ist insbesondere die Messung der α-Glukosidaseaktivität (Sekretionsprodukt der Nebenhoden) im Seminalplasma Bestandteil der modernen andrologischen Labordiagnostik. Der Nachweis des prostataspezifischen Antigens (PSA), einer zu den Kallikreinen zählenden Serinprotease, mittels Enzymimmunoassay ist im Hinblick auf die Sekretionsleistung der Prostata eine interessante Alternative zur Messung des Zitratgehaltes oder der Aktivität der sauren Phosphatase. Ebenso wurde für die Bestimmung von Zink im Seminalplasma ein einfacher kolorimetrischer Test etabliert. Für alle genannten Parameter sind kommerzielle Testkits erhältlich.

Die Konzentrationen der Marker im Seminalplasma können erheblichen physiologischen Schwankungen unterliegen. Voraussetzung für die korrekte Interpretation der Meßergebnisse ist also nicht nur ein vollständiges Ejakulat, sondern es sollten Mehrfachbestimmungen erfolgen und insbesondere pathologi-

Tabelle 1. Biochemische Ejakulatparameter als Marker für die sekretorische Funktion der akzessorischen Drüsen

Quelle	Substanz	Normalwert
Prostata	Zitrat	≥ 52 µmol/ Ejakulat
	Zink	≥ 2,4 µmol/ Ejakulat
	saure Phosphatase	≥ 200 U/ Ejakulat
	prostataspezifisches Antigen (PSA)	100–1000 µg/ml
Bläschendrüsen	Fruktose	≥ 13 µmol/ Ejakulat
Nebenhoden	L-Carnitin (freies)	≥ 0,5 µmol/ Ejakulat
	α-Glukosidase (neutrale Isoform)	≥ 20 mU/ Ejakulat

scher Werte vor Therapieentscheidungen überprüft werden.

Verminderte Konzentration eines Markers weist auf eine Funktionsstörung des betreffenden sezernierenden Organs hin. Die biochemische Ejakulatanalyse erlaubt somit eine regionale Orientierung bei Verdacht auf Obstruktionen im Bereich der ableitenden Samenwege (Tabelle 2). Die Differentialdiagnostik der Azoospermie, insbesondere bei unauffälligem Hodenvolumen und normalem Serum-FSH, kann vor invasiven Maßnahmen gezielt ergänzt werden. Darüber hinaus unterstützt die Analyse der o.g. Marker die Identifizierung und Lokalisation entzündlich bedingter Funktionsstörungen der akzessorischen Drüsen.

Zu den biochemischen Ejakulatanalysen ist im weiteren Sinne auch die Bestimmung immunologischer Parameter, z.B. der Konzentrationen der Immunglobuline IgG und IgA, des Coeruloplasmins, der Komplementfaktoren oder der Granulozyten-Elastase zu zählen. Diese Bestandteile des Seminalplasmas sind insbesondere im Zusammenhang mit Genitalinfektionen bzw. Entzündungen im Bereich der ableitenden Samenwege bedeutsam und werden an anderer Stelle ausführlich besprochen.

Neuere Untersuchungen belegen das Vorhandensein verschiedener Zytokine, Chemokine und Wachstumsfaktoren im Seminalplasma. Neben den proinflammatorischen Zytokinen Tumor-Nekrose-Faktor-α, Interleukin (IL)-1, IL-6 sowie dem Neutrophilen-aktivierenden IL-8 ist in hohen Konzentrationen der immunsuppressiv wirksame transforming growth factor β nachweisbar. Die mögliche pathobiologische Bedeutung dieser Faktoren im Seminalplasma ist jedoch noch nicht ausreichend untersucht.

Tabelle 2. Differentialdiagnostik bei Obstruktionen der ableitenden Samenwege anhand biochemischer Ejakulatparameter

Störung	Volumen	Fruktose	PSA[a]	α-Glukosidase
Bilaterale Obstruktion der Nebenhoden	normal	normal	normal	↓
Kongenitale bilaterale Aplasie des Vas deferens (CBAVD)	(↓[b]	↓ - 0[b]	↑	↓
Agenesie/ Dysfunktion der Bläschendrüsen	↓	0	↑	↓
Obstruktion der Ductus ejaculatorii	↓	0	↑	↓

[a]Vergleichbare Resultate bei Bestimmung von Zitrat oder saurer Phosphatase
[b]Assoziierte Anomalien der Bläschendrüsen

Andrologische Indikationen zur ICSI

G. Haidl

Nach den Zahlen des Deutschen IVF-Registers wurden 1997 in Deutschland über 15000 *ICSI*-Zyklen vorgenommen, wobei in mehr als 80% eine andrologische Indikation gestellt wurde. Da jedoch keine einheitlichen Richtlinien existieren, in welchen Fällen die ICSI-Methode angezeigt ist und die ICSI-Behandlung nach wie vor als Kassenleistung nicht anerkannt ist, stellt sich aus andrologischer Sicht die Frage, inwieweit diese Behandlungen wirklich notwendig waren, oder ob nicht doch auch alternative Möglichkeiten zur Verwirklichung des Kinderwunsches existierten. »Schlechte« Spermawerte sind nicht von vornherein eine Indikation zur ICSI-Behandlung. Diese müssen zunächst durch eine zweite Untersuchung bestätigt werden, darüber hinaus muß im Hinblick auf eine eventuelle alternative Behandelbarkeit abgeklärt werden, ob die Störung testikulären oder extratestikulären – meist epididymalen – Ursprungs ist, auch muß eine Spermatozoentransportstörung ausgeschlossen sein. Dazu sind Anamnese, klinische Untersuchung, Hormonanalysen – unter anderem Inhibin B – und die *Spermaanalyse* erforderlich. Mit den genannten Methoden muß auch herausgearbeitet werden, ob ein schädigender Einfluß noch besteht und gegebenenfalls beseitigt werden kann, oder ob es sich um einen Endzustand handelt. Unter diesen Voraussetzungen ergeben sich aus Sicht des Andrologen folgende Indikationen für die ICSI:

- Schwere Spermatogenesestörung mit hochgradiger Einschränkung von Spermatozoenzahl, Beweglichkeit und Anteil normal geformter Spermatozoen.
- Genetische Störungen der Spermatidendifferenzierung, z. B. Rundkopfspermatozoen oder Immotile Cilia-Syndrom.
- Nicht behebbare Ejakulationsstörung.
- Verwendung von testikulären oder epididymalen Spermatozoen bei Azoospermie.
- Hochgradiger Befall mit Spermatozoenantikörpern.

Ein vorausgegangener Fehlschlag einer konventionellen In-vitro-Fertilisation stellt nur dann eine Indikation zur ICSI dar, wenn die oben angeführten Voraussetzungen erfüllt sind. Angesichts des hohen Aufwandes dieser neuesten reproduktionsmedizinischen Technik und der relativ starken Belastung der in vielen Fällen – im Hinblick auf die Fertilität – gesunden Partnerin muß jeder alternative Therapieansatz (operativ oder konservativ) abgeklärt bzw. dessen Aussichtslosigkeit klar herausgearbeitet worden sein. Dies sollte mit den heute zur Verfügung stehenden diagnostischen Methoden in kurzer Zeit möglich sein.

Literatur

1. Haidl G (1996) Andrologische Diagnostik heute. Fortschr Med 114:465–469
2. Köhn FM, Haidl G, Schill W-B (1999) Medikamentöse Therapie bei männlichen Fertilitätsstörungen und Hypogonadismus. Reproduktionsmedizin 15:9–17
3. Palermo G, Joris H, Devrocy P, van Steirteghem AC (1992) Pregnancies after intracytoplasmic injection of single spermatozoom into an oocyte. Lancet 340:17–18
4. Rowe PJ, Comhaire F, Hargreave T, Mellows HJ (1993) WHO Manual for the Standardised Investigation of the Infertile Couple. Cambridge University Press, Cambridge

Antiandrogene Therapie – Neue Entwicklungen der systemischen und peripheren Inhibition

Ch. C. Zouboulis

Androgene und Talgdrüse

Die Entwicklung und die sekretorische Leistung der Talgdrüse stehen unter dem Einfluß der Androgene [11, 26], Patienten mit totalem Androgenresistenzsyndrom weisen keine Sebumproduktion auf [17]. Testosteron, das wichtigste zirkulierende Androgen, wird in den Leydig-Zellen des Hodens und im Ovar synthetisiert und während der Fetalzeit vom plazentalen Choriongonadotropin stimuliert. Nach der Geburt steht die Testosteronproduktion unter dem Einfluß des hypophysären Lutropin (LH). Testosteron gelangt über den Blutweg in die Talgdrüsen. Neben Testosteron wird im Hoden Androstendiol synthetisiert. Das Ovar kann ebenfalls Testosteron aber auch Androstendion und Dehydroepiandrosteron (DHEA) produzieren.

Androgene werden nicht nur in den Gonaden sondern auch in der Nebennierenrinde synthetisiert. Die Nebennierenrinde ist die Hauptquelle für DHEA und Dehydroepiandrosteronsulfat, welches quantitativ das wesentliche zirkulierende Androgen darstellt (100mal höher im Serum als Testosteron). Darüber hinaus produziert sie Androstendion und Androstendiol, wobei das letztere unter den zirkulierenden Androgenen der Frau eine wesentliche Rolle spielt. Die Nebennierenrinde ist hinsichtlich des Androgenmetabolismus bei Heranwachsenden früher aktiv als die Gonaden. Deshalb spielen die adrenalen Androgene eine wichtige Rolle in der Initiation der Talgdrüsenaktivität in der Pubertät [22].

Die Talgdrüse besitzt alle notwendigen Enzyme für den vielfältigen Androgenmetabolismus ([15, 39] Abb. 1). DHEA wird in der Talgdrüse zu Testosteron umgewandelt. Über das Enzym 5α-Reduktase (Typ-1) wird Testosteron zu dem noch potenteren 5α-Dehydrotestosteron (5α-DHT) metabolisiert. Andererseits verursacht das Enzym 17β-Hydroxysteroiddehydrogenase (17β-HSD) einen doppelseitigen Metabolismus zwischen Testosteron und Androstendion [23]. Das Androstendion wird zu Androstandion verstoffwechselt. Androgene mit einer 17β-Hydroxygruppe (Testosteron, 5α-DHT) sind im allgemeinen aktiver als 17-Oxosteroide (DHEA, Androstendion). Aus 5α-DHT und Androstandion entstehen weitere, weniger aktive Androgene und schließlich inaktive Metaboliten, die in der Blutbahn erscheinen.

Intrazellulär bindet sich Testosteron entweder direkt an den spezifischen Androgenrezeptor oder indirekt nach seinem Metabolismus zu 5α-DHT, das seine Wirkung ebenfalls über den Androgenrezeptor entfaltet ([16] Abb. 2). Der Hormonrezeptorkomplex gelangt in den Zellkern, bindet sich dort an die spezifischen Hormonantwortelemente (HRE) in der Promotorregion androgenregulierter Gene und kontrolliert so deren Transkription und die spezifische Zellantwort. Obwohl beide Liganden über den gleichen Rezeptor wirken, ist ihre Wirkung unterschied-

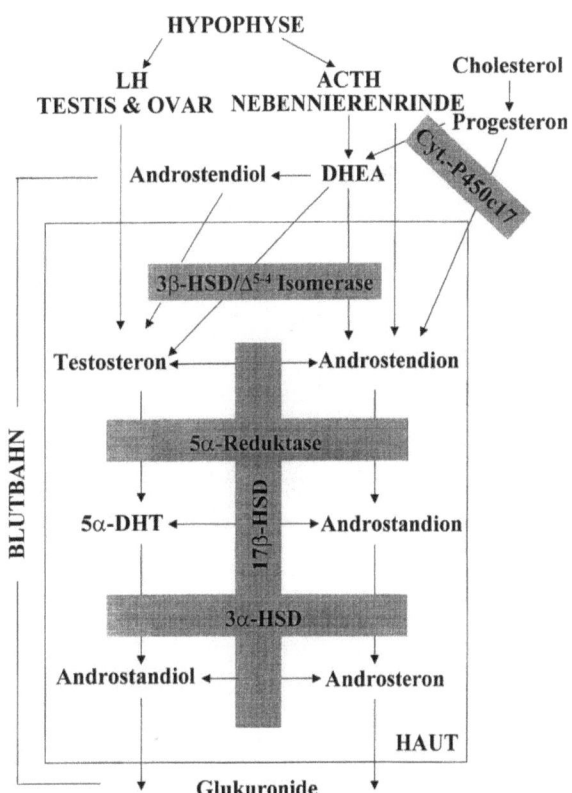

Abb. 1. Androgensynthese und Androgenmetabolismus in der menschlichen Haut. LH Lutropin, ACTH Corticotropin, DHEA Dehydroepiandrosteron, HSD Hydroxysteroiddehydrogenase, 5α-DHT 5α-Dihydrotestosteron

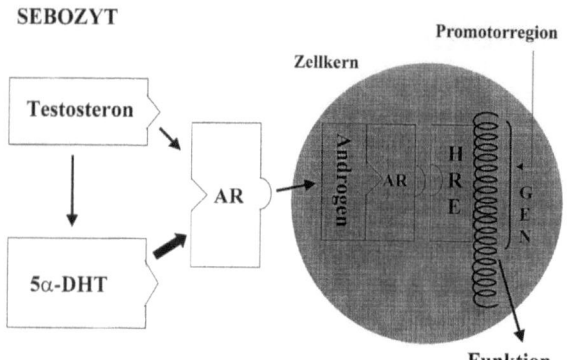

Abb. 2. Molekularer Mechanismus der Androgenaktivität. 5α-DHT 5α-Dihydrotestosteron, AR androgenrezeptor, HRE Hormon-Antwort-Element

lich. Während Testosteron die Differenzierung der Wolffschen Gänge induziert und die Spermatogenese sowie die Lutropinsynthese reguliert, ist 5α-DHT für die externe Virilisierung, die sexuelle Reifung in der Pubertät und die Funktion peripherer androgenabhängiger Organe, z.B. der Talgdrüse, verantwortlich.

5α-DHT wird als das Hauptandrogen betrachtet, das die Talgdrüsenaktivität beeinflußt [37]. Während 5α-DHT die Talgdrüsenzellproliferation stärker als Testosteron stimuliert [1], ist ihre stimulierende Wirkung auf die Lipogenese widersprüchlich [27, 37]. Akne ist selten das Ergebnis eines systemischen Hyperandrogenismus; eher resultiert sie aus einer Erhöhung der wirksamen Androgene im Zielorgan. Einerseits sind die Expression [6, 24] und die Aktivität [34, 35] der Typ-1-5α-Reduktase in der Gesichtshaut und insbesondere in den Zellen des Talgdrüsenfollikels erhöht. Andererseits ist die lokale Androgensynthese in der Haut von Aknepatienten höher als die bei Gesunden [21, 28, 35]. DHEA wird für die juvenilen und Spätakne-Formen verantwortlich gemacht [22]. Im Gegensatz zu den Gonaden und der Nebennierenrinde zeigt die menschliche Haut allerdings eine verstärkte oxidative 17β-HSD-Aktivität und soll somit einen inaktivierenden Einfluß auf die über den Blutweg im Überschuß lokal gelangten Androgene üben [15, 36].

Antiandrogene und antiandrogene Therapie der Akne

Antiandrogene im weiteren Sinne stellen Verbindungen dar, die die Entfaltung der Androgenwirkung hemmen. Sie wirken
a) über eine kompetitive Bindung am Androgenrezeptor und/oder
b) über eine Hemmung der Aktivität von Schlüsselenzymen des Androgenmetabolismus.

Der erste Wirkungsweg führt zu einem obligat peripheren Effekt, der in der Zielzelle realisiert wird. Der zweite Weg kann sowohl zu einem zentralen Effekt durch Gonadoliberinagonisten, die eine biochemische Kastration verursachen, als auch zu einer peripheren Wirkung auf ausgewählte Enzyme der Steroidogenese führen. Da die Haut ein androgensynthetisierendes Organ mit intrakriner Aktivität ist, sind bei androgeninduzierten Erkrankungen der Haut – z.B. Seborrhoe, Akne, Hirsutismus, androgenetische Alopezie – in der Regel nur peripher wirksame Antiandrogene, nämlich Antiandrogene, die auf die Hautzellen direkt wirken, sinnvoll. Auch bei Hautkrankheiten als Folge systemischer Endokrinopathien führt die periphere Behandlung der Endokrinopathie, nämlich eine Behandlung auf der Ebene des endokrinen Organs, zu positiven Effekten für die Haut.

Bestimmte steroidale und nichtsteroidale Verbindungen gehen eine kompetitive Bindung am spezifischen nukleären Androgenrezeptor ein (Tabelle 1). Zu den Enzymhemmern des Androgenmetabolismus gehören Inhibitoren der 5α-Reduktase [7], der 3β-HSD/Δ$^{5-4}$-Isomerase [12] und des Cytochroms-P450c17 [4] (Tabellen 2 und 3). Zur Behandlung der Akne kommen theoretisch Antiandrogene in Frage, die zu den Familien der Androgenrezeptorblocker sowie der 5α-Reduktase-Typ-1-, 3β-HSD/Δ$^{5-4}$-Isomerase- und Cytochrom-P450c17-Inhibitoren gehören. Die systemische hormonelle Behandlung der Akne bleibt verständlicherweise den Frauen vorbehalten.

Tabelle 1. Antiandrogene, die sich kompetitiv am spezifischen nukleären Androgenrezeptor binden. *kl* klinisch eingesetzt, *exp* nur experimentell getestet, *tierexp* eingesetzt in Tierexperimenten, *iv* nur In-vitro-Untersuchungen

Steroidale Verbindungen	Literatur	Nichtsteroidale Verbindungen	Literatur
Cyproteronacetat (kl)	[25, 38]	Cimetidin (kl)	[29]
Klassische Gestagene (kl) (z.B. Chlormadinonacetat, Dienogest)	[25]	Inocoteronacetat (exp)	[20]
		Flutamid (exp)	[29]
Spironolacton (kl)	[2, 29, 31]	RU 58841 (tierexp)	[3, 31]
TSAA-291 (iv)	[19]	RU 56187 (tierexp)	[8]

Cyproteronacetat, das am häufigsten eingesetzte Antiandrogen zur Aknebehandlung, gehört zu der Gruppe der Hydroxyprogesterone [25, 38]. Es blockiert die Bindung der aktiven Androgene an den Androgenrezeptor und zeigt zusätzlich eine Hemmung der sebozytären 3β-HSD/Δ$^{5-4}$-Isomerase [12, 13]. Cyproteronacetat wird in einer Dosis von 2 mg mit Ethinylestradiol 35 μg in einem Präparat (Diane 35) mit antiandrogener und kontrazeptiver Wirkung kombiniert (Abb. 3). Die Behandlung der Akne mit Diane 35 sollte

Tabelle 2. Inhibitoren der 5α-Reduktase. *kl* klinisch eingesetzt, *exp* nur experimentell getestet, *tierexp* eingesetzt in Tierexperimenten, *iv* nur In-vitro-Untersuchungen

Typ-1	Typ-1 und 2	Typ-2
Steroidale Verbindungen		
4-methyl-4-Azasteroide		
MK-386 (exp) [31]		Turosterid (exp) [7, 31]
EM-402 (tierexp) [5]		MK-963 (exp) [7]
4-MABP (tierexp) [33]		
4-MA (tierexp) [19]		
4-Azasteroide		
		Finasterid (exp) [7, 31, 40]
		MK-434 (exp) [7]
		Dihydrofinasterid (iv) [31, 40]
	PNU 157706 (tierexp) [10]	
6-Azasteroide		
	GI157669X (iv) [7]	
Andere Steroide		
		17α-Estradiol (exp) [30]
		Epristerid (exp) [7, 19]
		L-612710 (iv) [19]
	TSAA-291 (iv) [19]	
	RMI 18341 (iv) [19]	
Nichtsteroidale Verbindungen		
Zinksulfat (kl) [7]		
Azelainsäure (kl) [7]		
Grüntee-Katechine (iv) [7]		
	Linolsäure (exp) [7, 32]	
Benzoquinolone		
LY191704 (tierexp) [7]		
Phenazinderivate		
	WS-9659 (iv) [19]	
	Riboflavin (iv) [19]	
Benzoylaminophenoxybutansäurederivate		
	ONO-3805 (iv) [7]	
	FK143 (iv) [7]	

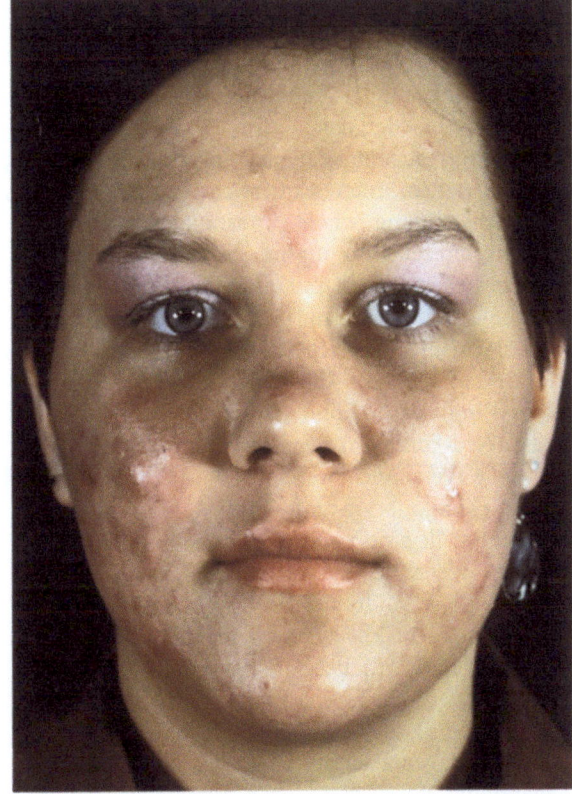

Tabelle 3. Inhibitoren von Enzymen des Androgenmetabolismus. *kl* klinisch eingesetzt, *exp* nur experimentell getestet, *tierexp* eingesetzt in Tierexperimenten, *iv* nur In-vitro-Untersuchungen

3β-HSDΔ⁵⁻⁴-Isomerase-Inhibitoren	Inhibitoren des Cytochroms-P450c17
Cyproteronacetat (kl) [12, 13]	Ketoconazol (kl) [4]
Norgestrel (kl) [12]	Liarazol (tierexp) [4]
Norethisteron (kl) [12]	
4-MA (tierexp) [12]	
Epostan (iv) [12]	

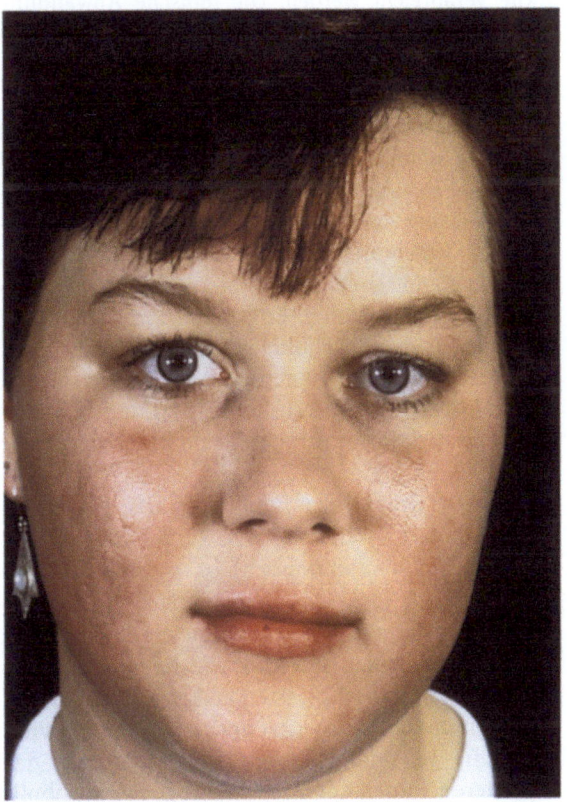

Abb. 3. *a* Schwere Akne papulopustulosa mit Entwicklung von Knoten bei einer Patientin vor und *b* nach 6-monatiger Behandlung mit Cyproteronacetat 2 mg/Ethinylestradiol 35 µg pro Tag.

nach dem Schweregrad der Erkrankung für 6–12 Monate geplant werden. Zur Steigerung der antiandrogenen Wirkung, insbesondere bei einem Hinweis auf Hyperandrogenämie, kann Cyproteronacetat 10–20 mg/d während der ersten 10 Tage des Zyklus oder 100–300 mg i.m. einmalig am Anfang des Zyklus verabreicht werden. Interessanterweise konnte die topische Anwendung einer liposomalen Lotio mit Cyproteronacetat 20 mg/ml einmal täglich für 3 Monate bei 12 Frauen mit Akne als wirksam gegen Placebo erwiesen werden [14].

Chlormadinonacetat ist ein antiandrogen wirksames Gestagen, das als Alternative zu Cyproteronacetat allein (2 mg) oder in Kombination mit Ethinylestradiol 35 µg (Neo-Eunomin) oder Mestranol 50 µg (Gestamestrol N) verabreicht werden kann. Auch Dienogest 2 mg in Kombination mit Ethinylestradiol 30 µg (Valette) stellt eine weitere Alternative dar [25]. Als Nor-Gestagene besitzen Norgestrel und Levonorgestrel eine restandrogene Wirkung und werden zur Behandlung der Akne nicht empfohlen.

Eine weitere Möglichkeit, antiandrogen einzuwirken, stellt der systemische Einsatz von Spironolacton (50–200 mg/d), ein Aldosteronantagonist und steroidaler Androgenrezeptorblocker [25, 29, 31], dar. Die Behandlung sollte über > 3–6 Monate dauern und kann zur kurzzeitigen Behandlung der männlichen Akne verabreicht werden. Die topische Anwendung von Spironolacton (5%) war in Tierexperimenten wirksam aber zeigte sich beim Menschen nicht ausreichend sebosuppressiv.

Es gibt wenig Information über eine Effektivität von nicht-steroidalen Androgenrezeptorblockern bei der Aknebehandlung [29]. Die Ergebnisse der Antiakne-Wirkung von Cimetidin (1200 mg/d), ein spezifischer H_2-Rezeptorantagonist, sind widersprüchlich. Die lokale Anwendung von Inocoteronacetat blieb erfolglos [20], während Erfahrungen mit Flutamid lediglich aus der Behandlung einzelner Patientinnen mit Hirsutismus und Akne bestehen. Mit den neuen Antiandrogenen RU 58841 (topisch) [3] und RU 56187 (systemisch) [8] gibt es noch keine klinische Erfahrung.

Aus der Gruppe der Inhibitoren des Androgenmetabolismus im weiteren Sinne wurden bis jetzt nur Zinksulfat (systemisch/topisch) [9, 25] und Azelainsäure (topisch) [25], Cyproteronacetat und die Nor-Gestagenen Norgestrel und Norethisteron, die letzten insbesondere in den U.S.A., sowie Ketokonazol zur Therapie der Akne eingesetzt. Ketokonazol, ein klassisches Antimycoticum, besitzt antiandrogene Aktivität durch die Hemmung des Cytochrom-P450C17, das Progesteron zu den adrenalen Androgenen metabolisiert [4]. Ketokonazol entfaltet seine Antiakne-Wirkung bei 400–600 mg/d p.o. über > 9 Monate, wobei eine Hemmung der Seborrhoe schon bei 200 mg/d erreichbar ist [29].

Steroidale 5α-Reduktase-Inhibitoren mit 4-methyl-4-aza-Funktion (MK-386, 4-MABP, 4-MA, EM-402 aber nicht Turosterid und MK-963) weisen eine potente Wirkung auf den Isotyp-1 auf, während 4-aza- und 6-aza-Derivate (Finasterid, Dihydofinasterid, MK-434, GI157669X) hoch selektiv für den Isotyp-2 sind [7, 19]. Zu den nicht-steroidalen 5α-Reduktase-Typ-1-Inhibitoren gehören das Benzoquinolon LY 191704; die Benzoylaminophenoxybutansäurederivate ONO-3805 und FK-143; die Phenazinderivate WS-9659 und Riboflavin; Kationen, insbesondere Zinksulfat; die Azelainsäure; ungesättigte Fettsäure, insbesondere die Linolsäure [7, 32] und die Grüntee-Katechine Epikatechin-3-gallat und Epigallokatechin-3-gallat. Die Mehrzahl der 5α-Reduktase-Typ-1-Inhibitoren befinden sich noch im Stadium der Zellkultur- oder tierexperimentellen Untersuchungen. In klinischen Studien hemmte MK-386 (Einzeldosis von 10 mg p.o.) die 5α-DHT-Serumkonzentration, während Einzeldosen von 5–50 mg die 5α-DHT-Konzentration im Sebum signifikant reduzierten [7]. Eine topisches Linolsäure-Präparat war gegen Mikrokomedonen in einer klinischen Studie wirksam [18].

Eine Ausnahme in der antiandrogenen Behandlung der Akne bei der Frau bildet die Spätakne beim adrenogenitalen Syndrom, die mit Prednisolon 2,5–5 mg/d ausreichend kontrolliert werden kann [25].

Literatur

1. Akamatsu H, Zouboulis ChC, Orfanos CE (1992) Control of human sebocyte proliferation in vitro by testosterone and 5-alpha-dihydrotestosterone is dependent on the localization of the sebaceous glands. J Invest Dermatol 99:509–11
2. Akamatsu H, Zouboulis ChC, Orfanos CE (1993) Spironolactone directly inhibits proliferation of cultured human facial sebocytes and acts antagonistically to testosterone and 5α-dihydrotestosterone in vitro. J Invest Dermatol 100:660–662
3. Battmann T, Bonfils A, Branche C, Humbert J, Goubet F, Teutsch G, Philibert D (1994) RU 58841, a new specific topical antiandrogen: a candidate of choice for the treatment of acne, androgenetic alopecia and hirsutism. J Steroid Biochem Molec Biol 48:55–60
4. Bossche HV, Koymans L, Moereels H (1995) P450 inhibitors of use in medical treatment: focus on mechanisms of action. Pharmac Ther 67:79–100
5. Chen C, Li X, Singh SM, Labrie F (1998) Activity of 17beta-(N-alkyl/arylformamido) and 17β-[(N-alkyl/aryl)alkyl/aryl-amido]-4-methyl-4-aza-5alpha-androstan-3-ones as 5alpha-reductase inhibitors in the hamster flank organ and ear. J Invest Dermatol 111: 273–278
6. Chen W, Zouboulis ChC, Fritsch M, Blume-Peytavi U, Kodelja V, Goerdt S, Luu-The V, Orfanos CE (1998) Evidence of heterogeneity and quantitative differences of the type 1 5α-reductase expression in cultured human skin cells – evidence of its presence in melanocytes. J Invest Dermatol 110:84–89
7. Chen W, Zouboulis ChC, Orfanos CE (1996) The 5α-reductase system and its inhibitors. Dermatology 193:177–184
8. Cousty-Berlin D, Bergaud B, Bruyant MC, Battmann T, Branche C, Philibert D (1994) Preliminary pharmacokinetics

and metabolism of novel non-steroidal antiandrogens in the rat: relation of their systemic activity to the formation of a common metabolite. J Steroid Biochem Mol Biol 51:47-55
9. Demetree JW, Safer LF, Artis WM (1980) The effect of zink on sebum secretion rate. Acta Derm Venereol (Stockh) 60:166-169
10. di Salle E, Giudici D, Radice A, Zaccheo T, Ornati G, Nesi M, Panzeri A, Délos S, Martin PM (1998) PNU 157706, a novel dual type I and II 5α-reductase inhibitor. J Steroid Biochem Molec Biol 64:179-186
11. Diamond P, Cusan L, Gomez JL, Belanger A, Labrie F (1996) Metabolic effects of 12-month percutaneous dehydroepiandrosterone replacement therapy in postmenopausal women. J Endocrinol 150 (suppl):S43-50
12. Dumont M, Luu-The V, Dupont E, Pelletier G, Labrie F (1992) Characterization, expression, and immunohistochemical localization of 3β-hydroxysteroid dehydrogenase/Δ5-Δ4 isomerase in human skin. J Invest Dermatol 99:415-421
13. Fritsch M, Orfanos CE, Zouboulis ChC. Androgen metabolism in the human sebocyte line SZ95. In preparation
14. Gruber DM, Sator MO, Joura EA, Kokoschka EV, Heinze G, Huber JC (1998) Topical cyproterone acetate treatment in women with acne. Arch Dermatol 134:459-463
15. Hay JB, Hodgins MB (1978) Distribution of androgen metabolizing enzymes in isolated tissues of human forehead and axillary skin. Endocrinal 79:29-39
16. Hiipakka RA, Liao S (1998) Molecular mechanisms of androgen action. TEM 9:317-324
17. Imperato-McGinley J, Gautier T, Cai L-Q, Yee B, Epstein J, Pochi P (1993) The androgen control of sebum production. Studies of subjects with dihydrotestosterone deficiency and complete androgen insensitivity. J Clin Endocrinol Metab 76:524-528
18. Letawe C, Boone M, Pierard GE (1998) Digital image analysis of the effect of topically applied linoleic acid on acne microcomedones. Clin Exp Dermatol 23:56-58
19. Li X, Chen C, Singh SM, Labrie F (1995) The enzyme and inhibitors of 4-ene-3-oxosteroid 5α-oxidoreductase. Steroids 60:430-441
20. Lookingbill DP, Abrams BB, Ellis CN, Jegasothy BV, Lucky AW, Ortiz-Ferrer LC, Savin RC, Shupck JL, Stiller MJ, Zone JJ, Landis R, Ramaswamy R, Cherill RJ, Pochi PE (1992) Inocoterone and acne. The effect of a topical antiandrogen: Results of a multicenter clinical trial. Arch Dermatol 128:1197-1200
21. Lookingbill DP, Horton R, Demers LM, Egan N, Marks JG Jr, Santen RJ (1985) Tissue production of androgens in women with acne. J Am Acad Dermatol 12:481-487
22. Lucky AW (1998) A review of infantile and pediatric acne. Dermatology 196:95-97
23. Luu-The V, Zhang Y, Poirier D, Labrie F (1995) Characteristics of human types 1, 2 and 3 17β-hydroxysteroid dehydrogenase activities: oxidation/reduction and inhibition. J Steroid Biochem Molec Biol 55:581-587
24. Luu-The V, Sugimoto Y, Puy L, Labrie Y, Solache IL, Singh M, Labrie F (1994) Characterization, expression, and immunohistochemical localization of 5α-reductase in human skin. J Invest Dermatol 102:221-226
25. Orfanos CE, Garbe C (1995) Therapie der Hautkrankheiten. Springer, Berlin, S 318-348
26. Pochi PE, Strauss JS (1974) Endocrinologic control of the development and activity of the human sebaceous gland. J Invest Dermatol 62:191-201
27. Rosenfield RL, Deplewski D, Kentsis A, Ciletti N (1998) Mechanisms of androgen induction of sebocyte differentiation. Dermatology 196:43-46
28. Sansone G, Reisner RM (1971) Differential rates of conversion of testosterone to dihydrotestosterone in acne and in normal human skin - a possible pathogenic factor in acne. J Invest Dermatol 56:366-372
29. Schmidt JB (1998) Other antiandrogens. Dermatology 196:153-157
30. Schriefers H, Wright MC, Rozman T, Hevert F (1991) Hemmung des Testosteron-Stoffwechsels durch 17α-Estradiol in Rattenleberschnitten. Drug Res 41:1186-1189
31. Seiffert K, Fritsch M, Seltmann H, Orfanos CE, Zouboulis ChC. Inhibition of 5α-reductase activity in sebocytes and keratinocytes in vitro. Submitted
32. Seltmann H, Hornemann S, Orfanos CE, Zouboulis ChC (1999) Linolsäure induziert eine Akkumulation neutraler Lipide in undifferenzierten humanen Sebozyten und reduziert ihre spontane IL-8-Sekretion. Hautarzt 50 (Suppl 1):S150
33. Taylor MF, Bhattacharyya AK, Rajagopalan K, Hiipakka R, Liao S, Collins DC (1996) Photoaffinity labeling of rat steroid 5α-reductase (isozyme-1) by a benzophenone derivative of a 4-methyl-4-azasteroid. Steroids 61:323-331
34. Thiboutot D, Harris G, Iles V, Cimis G, Gilliland K, Hagari S (1995) Activity of the type 1 5 alpha-reductase exhibits regional differences in isolated sebaceous glands and whole skin. J Invest Dermatol 105:209-214
35. Thiboutot D, Knaggs H, Gilliland K, Lin G (1998) Activity of 5-alpha-reductase and 17-beta-hydroxysteroid dehydrogenase in the infrainfundibulum of subjects with and without acne vulgaris. Dermatology 196:38-42
36. Thiboutot D, Martin P, Volikas L, Gilliland K (1998) Oxidative activity of the type 2 isozyme of 17β-hydroxysteroid dehydrogenase predominates in intact and homogenized human sebaceous glands. J Invest Dermatol 111:390-395
37. Thody AJ, Shuster S (1989) Control and function of sebaceous glands. Physiol Reviews 69:383-416
38. van Wayjen RGA, van den Ende A (1995) Experience in the long-term treatment of patients with hirsutism and/or acne with cyproterone acetate-containing preparations: efficacy, metabolic and endocrine effects. Exp Clin Endocrinol 103:241-251
39. Zouboulis ChC, Fritsch M, Seltmann H, Orfanos CE (1998) Human skin is a factory of androgens: Sebocytes produce active compounds and keratinocytes inactivate them. J Eur Acad Dermatol Venereol 11(suppl 2):S273
40. Zouboulis ChC, Xia L, Akamatsu H, Seltmann H, Fritsch M, Hornemann S, Rühl R, Chen W, Nau H, Orfanos CE (1998) The human sebocyte culture model provides new insights into development and management of seborrhoea and acne. Dermatology 196:21-31

Systemische Therapie der androgenetischen Alopezie des Mannes

C. Kunte, H. Wolff

Der Testosteronmetabolit DHT (Dihydrotestosteron) spielt bei der androgenetischen Alopezie des Mannes eine wichtige Rolle. DHT entsteht aus Testosteron mit Hilfe der 5α-Reduktase. Das Enzym 5α-Reduktase kommt beim Menschen in zwei verschiedenen Isoformen vor, dem Typ I und dem Typ II. Bei der androgenetischen Alopezie scheint nach neueren Befunden von Hoffmann und Happle insbesondere das Isoenzym Typ II von pathogenetischer Bedeutung zu sein [1]. Imperato-McGinley et al. haben 1974 einen Volksstamm in der Dominikanischen Republik beschrieben, bei dessen Mitgliedern ein genetischer Mangel beziehungsweise ein Fehlen der 5α-Reduktase besteht. Betroffene Männer entwickeln keine androgenetische Alopezie, Akne oder Prostatahyperplasie [2]. Im folgenden sollen zwei Studien vorgestellt werden, die zur systemischen Behandlung der androgenetischen Alopezie des Mannes durchgeführt wurden. Untersucht wurde die Wirksamkeit der Hemmung der 5α-Reduktase Typ II durch Finasterid 1 mg auf das Haarwachstum.

Primärer Endpunkt beider Multicenterstudien war es, den androgenetischen Haarausfall zu stoppen.

Die erste Studie fokussierte sich dabei auf die Betrachtung des klinischen Erscheinungsbildes und die Veränderung der Haarzahl [3, 5, 7]. Die zweite Studie untersuchte mit Hilfe des Phototrichogramms das Verhältnis von Anagen- zu Telogenhaaren [4].

Beide Phase-III-Studien hatten ein doppelblindes, randomisiertes, plazebokontrolliertes Studiendesign.

Die erste Studie wurde an 1215 Männern zwischen 18 und 41 Jahren mit aktiver androgenetischer Alopezie in den Hamilton-Norwood Stadien II-Vertex, III-Vertex, IV und V über zwei Jahre durchgeführt [3, 5, 7]. Im ersten Studienjahr erhielt jeder Proband entweder eine Plazebotablette oder Finasterid 1 mg/die. Die Crossover-Randomisierung nach dem ersten Jahr ergab insgesamt vier verschiedene Behandlungsgruppen für das erste und zweite Jahr:
– Finasterid 1 mg/Finasterid 1 mg (n = 547)
– Finasterid 1 mg/Plazebo (n = 65)
– Plazebo/Finasterid 1 mg (n = 543)
– Plazebo/Plazebo (n = 60)

Folgende Parameter wurden im Verlauf der Studie regelmäßig untersucht:
– Zahl der Haare in einem 1-Inch-Vertex-Kreisareal (5,1 cm^2)
– Erscheinungsbild auf Übersichtsphotographien
– Einschätzung durch den Studienarzt vor Ort
– Einschätzung durch den Probanden selbst.

Vor Studienbeginn sowie nach 6, 12 und 24 Monaten wurden frontale, fronto-temporale und vertikale Übersichtsphotografien angefertigt. Nach den Übersichtsphotographien wurden die Haare in einem 5,1 cm^2 Kreisareal am vorderen Rand der Vertexlichtung auf 1 Millimeter gekürzt und mit einer speziellen Makrokamera photographiert. Die exakte Wiederfindung des Kreisareals nach 6, 12 und 24 Monaten wurde durch eine Tätowierung gewährleistet. Die Zählung der Haare erfolgte ohne Kenntnis der jeweiligen Medikation mit Hilfe computerisierter Bildverarbeitung [3, 5, 7].

Bereits nach 6 Monaten zeigte sich eine signifikante Zunahme der Haarzahl bei den mit Finasterid behandelten Probanden. Nach 12 und 24 Monaten hatten die Finasterid-Probanden im Mittel 86 Haare mehr im 1-Inch-Kreisareal. Dagegen wiesen die Plazebo-Probanden nach 12 Monaten im Testareal 21 Haare, nach 24 Monaten 37 Haare weniger auf. Die Abnahme der Haarzahl in der Plazebo-Gruppe entspricht dem natürlichen Verlauf der androgenetischen Alopezie. Der Unterschied zwischen Finasterid- und Plazebogruppe betrug nach 12 Monaten insgesamt 107 Haare im Testareal. Nach 24 Monaten stieg der Unterschied auf 138 Haare im Testareal an. Ehemalige Plazebo-Probanden, die im zweiten Jahr auf Finasterid randomisiert wurden, erhöhten ihre Haardichte um 76 Haare im Testareal, während ehemalige Finasterid-Probanden unter Plazebo ihre hinzugewonnenen Haare wieder verloren (minus 117 Haare). Letzteres unterstreicht, daß eine kontinuierliche Einnahme von Finasterid notwendig ist, um das Fortschreiten der androgenetischen Alopezie zu verhindern.

Wichtiger als die Haarzahl ist für die Probanden jedoch das Erscheinungsbild. Nach 12 Monaten wurden von der nach Therapie geblindeten Bewertungskommission die Übersichtsphotographien von 48% der Finasterid-Probanden als gebessert (= Haarkleid optisch verdichtet) eingestuft, davon 18% als deutlich. In der Plazebo-Gruppe wurden nur 7% gebessert gesehen, davon 1% deutlich. Nach 24 Monaten wurden 66% der Finasterid-Probanden als gebessert eingestuft, davon 36% als deutlich. In der Plazebogruppe blieb es bei 7% gebesserten Probanden, davon 1% deutlich.

Auch die Einschätzung der Prüfärzte und Probanden selbst zeigte signifikant günstigere Ergebnisse in der Finasterid-Behandlungsgruppe.

Die beobachteten Verbesserungen der Haardichte sollen nicht vom primären Ziel der Finasterid-Behandlung ablenken. In erster Linie geht es darum, das Fortschreiten des Haarverlustes zu verhindern. Dieses Ziel wurde durch den Erhalt oder die Erhöhung der Haarzahl im 1-Inch-Testareal nach zwei Jahren bei 83% der Finasterid-Probanden erreicht. Das klinische Erscheinungsbild des Haarkleides zeigte sich bei insgesamt 99% der Finasteridprobanden unverändert oder verdichtet. In der Plazebogruppe war die Haarzahl nach zwei Jahren dagegen nur noch bei 28% der Probanden stabil [3, 5, 7].

In der zweiten doppelblinden, randomisierten und plazebokontrollierten Studie erhielten 212 Männer zwischen 18 und 40 Jahren mit aktiver androgenetischer Alopezie in den Hamilton-Norwood Stadien II-Vertex, III-Vertex, IV und V über ein Jahre hinweg entweder Finasterid 1 mg/die oder eine Plazebotablette. Neben der Zahl der Haare in einem 1 cm² Vertex-Kreisareal, dem Erscheinungsbild auf Übersichtsphotographien, der Einschätzung durch den Studienarzt vor Ort und dem Probanden selbst wurde vier mal ein Phototrichogramm angefertigt [4].

Hierzu wurden die Haare in dem 1 cm² Vertex-Kreisareal auf 1 mm Länge rasiert und photographiert. Zur Wiederfindung des immer selben Areals wurde eine punktförmige Tätowierung eingebracht. Die Photographien wurden mit einer speziellen Makrokamera angefertigt und ohne Kenntnis der jeweiligen Medikation computerisiert ausgewertet. Im Anschluß wurden die Haare auf Kopfhautniveau rasiert. Erneut wurde ein Photo angefertigt. Nach drei Tagen stellte sich der Proband wieder im Studienzentrum vor und das rasierte Areal wurde wieder photografiert. Alle Haare, die sich in der Anagenphase befinden, sind mittlerweile auf 1 mm Länge gewachsen. Auf diese Weise ließ sich im Verlauf der Studie die Zahl der Anagenhaare bestimmen. Nicht nachwachsende Haare wurden als Telogenhaare klassifiziert [4, 6].

Zu Beginn fanden sich im 1 cm² Vertex-Kreisareal bei der Finasteridgruppe (n=93) 200 Haare, wovon 124 Anagenhaare waren (62%). In der Plazebogruppe (n = 91) waren zu Beginn der Studie 196 Haare im Kreisareal zu zählen, davon 119 Anagenhaare (61%).

Nach 48 Behandlungswochen zeigten sich bei den Finasteridprobanden 27 Anagenhaaren mehr als in der Plazebogruppe. Finasterid 1 mg erwies sich in der Lage, Haarfollikel in die Anagenphase zu konvertieren, oder länger als vorgesehen im Anagen zu halten [4].

Fazit

In beiden klinischen Studien erwies sich Finasterid als hochsignifikant wirksamer als Plazebo. Derzeit werden weitere 5α-Reduktase-Inhibitoren durch verschiedene Firmen überprüft. Sie werden jedoch frühestens in einigen Jahren als Alternative zu Finasterid 1 mg zur Verfügung stehen.

Literatur

1. Hoffmann R, Happle R (1990) Die pathogenetische Bedeutung der 5α-Reduktase-Isoenzyme für die androgenetische Alopezie. Hautarzt 50:165–173
2. Imperato-McGinley J, Guerrero L, Gautier T, Peterson RE (1974) Steroid 5α-reductase deficiency in men: an inherited form of male pseudohermaphroditism. Science 186:1213–1215
3. Kaufman KD, Olsen EA, Whiting D, Savin R, DeVillez R, Bergfeld W, Price VH, van Neste D, Roberts JL, Hordinsky M, Shapiro J, Binkowitz B, Gormley GJ, Group F.M.P.H.L.S (1998) Finasteride in the treatment of men with androgenetic alopecia (male pattern hair loss). J Am Acad Dermatol 36:578–589
4. Van Neste D, Fuh V, Sanchez-Pedreno P, Lopez-Bran E, Wolff H, Whiting D, Roberts J, Stene JJ, Tosti A, Calvieri S, Kerl H, Rebora A, Prens E, Kanojia P, He W, Kaufmann KD (1998) Finasteride in the treatment of men with androgenetic alopecia using a phototrichogram technique. Abstract at the European Academy of Dermatology and Venerology, October 7–11, Nice, France
5. Wolff H, Kunte C (1998) Die Behandlung der androgenetischen Alopezie des Mannes mittels systemischer 5α-Reduktase Hemmung. Hautarzt 49:813–817
6. Wolff H, Kunte C (1998) Trichorhizogramm und Phototrichogramm – ein Vergleich. Kosmetische Medizin 6:328–331
7. Wolff H, Kunte C (1998) Die androgenetische Alopezie des Mannes-Pathogenese und Therapie. H+G:201–208

Der neue Stellenwert der Hodenbiopsie im Zeitalter der assistierten Reproduktion

W. Schulze

Der Stellenwert der Hodenbiopsie zur Evaluierung männlicher Fertilitätsstörungen hat sich im Verlauf der letzen Jahrzehnte beträchtlich verändert. Zunächst wurde der erstmals in den 4oiger Jahren beschriebene Eingriff ohne wesentliche Indikationseinschränkung für nahezu alle Fälle von Subfertilität mit verminderter Spermienkonzentration im Ejakulat empfohlen. Hierdurch konnten in der Folgezeit wesentliche Aspekte zum Verständnis der normalen und gestörten Hodenfunktion gewonnen werden. Für die Patienten selbst hatte die Hodenbiopsie zumeist aber nur diagnostischen und prognostischen Wert. Bis auf wenige Ausnahmen, z. B. Aufdeckung einer posttestikulären obstruktiven Azoospermie mit der Möglichkeit einer Refertilisierungsoperation, ergaben sich kaum therapeutische Konsequenzen. Insofern wurde bereits in den 6oiger Jahren die Frage nach dem Sinn der Hodenbiopsie zunehmend kontrovers diskutiert. Durch die Entwicklung und Verfeinerung nicht invasiver Methoden wie Chromosomenanalyse, Sonographie und endokrinologischer Analytik konnten die Indikationen für die Hodenbiopsie immer weiter eingeengt werden. Als absolute Indikationen blieben Ende der 8oiger Jahre nur noch die Konstellation der normogonadotropen Azoospermie (Differenzierung zwischen Samenwegsverschluß und Spermatogenesearrest) sowie die Abklärung suspekter songraphischer Befunde (z. B. Vd. auf Carcinoma in situ).

Eine Zäsur ergab sich Mitte der 9oiger Jahre als Silber et al. (1995) zeigen konnten, daß sich durch die extrakorporale Injektion operativ gewonnener testikulärer Spermatiden in das Zytoplasma von Oozyten (ICSI) in gleicher Weise wie mit Ejakulat-Spermatozoen Fertilisierungen und Schwangerschaften induzieren lassen. Hiermit eröffnete sich eine Behandlungsperspektive auch für jene Paare mit Kinderwunsch, bei denen beim Mann eine Azoospermie aufgrund angeborener oder erworbener Defekte des Hodenparenchyms besteht. Es ist bekannt, daß bei vielen dieser Männer durchaus noch Areale mit spermatogenetischer Aktivität im Hoden vorhanden sein können. Durch differenzierte morphologische Diagnostik mittels Semidünnschnitttechnik, Elektronenmikroskopie und enzymatischer Gewebsdigestion gelingt es, an bioptisch entnommenem Hodengewebe solche Areale zu identifizieren und zu charakterisieren (Jezek et al. 1998). Ein neues minimal-invasives und minimal-traumatisierendes Verfahren zur Entnahme von Mikrobiopsien gestattet noch während der operativen Maßnahmen eine weitgehende morphologische Exploration der Gesamtgonade. Die ergänzend zur Diagnostik durchgeführte Kryokonservierung von Gewebsproben mit spermatogenetischer Aktivität ermöglicht zu einem späteren Zeitpunkt die definitive reproduktionsmedizinische Behandlung. Im eigenen Patientenkollektiv ließen sich bei mehr als 50 % aller obligat infertiler Männer mit nicht-obstruktiver Azoospermie durch die genannten Maßnahmen ICSI-geeignete testikuläre Gameten nachweisen und später dann aus den Kryokonservaten extrahieren (Schulze et al. 1998). Über 600 ICSI-Behandlungszyklen mit testikulären Spermatiden der Entwicklungsstufen 6-8 wurden bislang durchgeführt. Die Schwangerschaftsrate liegt derzeit bei 30,5 %/Paar und unterscheidet sich damit nicht von jener, die mit Ejakulat-Spermatozoen erzielt wird. Über 100 Kinder sind bereits geboren.

Literatur

Jezek D, Knuth UA, Schulze W (1998) Successful testicular sperm extraction (TESE) in spite of high serum follicle stimulating hormone and azoospermia: correlation between testicular morphology, TESE results, semen analysis and serum hormone values in 103 infertile men. Hum Reprod 13:1230-1234

Schulze W, Hohenberg H, Knuth UA (1998) Cryopreservation of testicular tissue: a highly effective method to provide sperm for successful TESE/ICSI procedures. In: Kempers RD, Cohen J, Haney AF, Younger JB (eds) Fertility and reproductive medicine. Elsevier Science, 621–626

Silber SJ, Van Steirteghem AC, Nagy Z (1995) High fertilization and pregnancy rate after intracytoplasmic sperm injection with spermatozoa obtained from testicle biopsy. Hum Reprod 10:148–152

17α-Estradiol – ein moderner Inhibitor der 5α-Reductase

F. Hevert

Der pharmakologische Wirkstoff 17α-Estradiol (1,3,5(10)-Estratrien-3,17α-diol) ist ein synthetisches Derivat des physiologischen weiblichen Sexualhormons Estradiol (Östradiol, 17β-Estradiol, 1,3,5(10)-Estratrien-3,17β-diol).

Er wird seit Jahren mit Erfolg in 0,015 bis 0,025 %iger Zubereitung in der topischen Therapie der androgenetischen Alopezie eingesetzt.

Da ebenfalls das physiologische Estradiol und Estradiolbenzoat in dieser Indikation eingesetzt werden und da – von der chemischen Struktur und vom Namen suggeriert – das hier diskutierte 17α-Estradiol eine sehr ähnliche Substanz zu sein scheint, liegt der Schluß nahe, 17α-Estradiol sei ebenfalls ein Hormon und würde seine Wirkung bei der androgenetischen Alopezie gewissermaßen als »Antiandrogen« entfalten. Dem ist nicht so. Vielmehr zeigt das 17α-Estradiol nahezu überhaupt keine, zumindest keine klinisch oder therapeutisch relevante, estrogene Wirkung und damit sensu strictu keine Hormonwirkung, sondern es hemmt das Enzym, welches im Androgenstoffwechsel eine Doppelbindung im Ring A des Steroidmoleküls sättigt und damit aus dem Testosteron das biologisch viel aktivere Dihydrotestosteron (DHT) entstehen läßt. Der Vorgang entspricht einer Reduktion des Steroids in 5α-Stellung, das Enzym ist die 5α-Reductase. Möglicherweise erfolgt die Hemmung, ohne zwischen Subtypen dieses Enzyms unterscheiden zu können und möglicherweise werden auch noch weitere Enzyme im Androgenstoffwechsel durch 17-α-Estradiol gehemmt. Somit ist der pharmakologische Wirkstoff 17α-Estradiol nicht als estrogenes Hormon, sondern als Enzyminhibitor zu bezeichnen. Die Wirkung bei der androgenetischen Alopezie ist keine hormonelle Wirkung, sondern sie beruht auf der Hemmung der Aktivierung von Testosteron zu DHT im Bereich der Haarwurzel.

Stereochemische Betrachtung

Beim 17α-Estradiol steht die Hydroxylgruppe am C17 im Ring D des Steroidgerüsts in alpha-Stellung, während sie beim 17β-Estradiol beta-ständig ist. Der Unterschied zwischen den beiden Enantiomeren 17α-Estradiol und 17β-Estradiol ist chemisch gesehen also minimal aber für die sterische Wechselwirkung mit dem Östrogenrezeptor von essentieller Bedeutung: Gerade diese Position C17 ist nämlich wichtig für das Zustandekommen einer Rezeptor-Ligand-Wechselwirkung und vor allem für das Auftreten einer intrinsischen, also hormonellen Aktivität. Damit diese hormonelle Aktivität ausgeübt werden kann, muß nämlich am C17 entweder eine ketonartige Doppelbindung (wie beim Estron) oder ein in beta-Stellung fixiertes Hydroxyl wie beim Estradiol oder beim Estriol vorhanden sein. Ein in alpha-Stellung fixiertes Hydroxyl wie beim 17α-Estradiol, ist nicht geeignet (Shutt and Cox und Murat and Kuret).

Pharmakologische Betrachtung zur »Nicht-Hormon«-Wirkung – ein Literaturreview

Patton u. Dmochowski verwenden bereits vor fast 40 Jahren einen durchaus auch heute noch gebräuchlichen Bio-Assay (Allen-Doisy's vaginal smear assay) und finden für beta-Estradiol eine relative Aktivität von 100 000 und für alpha-Estradiol eine relative Aktivität von 980; umgerechnet hat also alpha-Estradiol in ihrem Assay nur 0,98 % der hormonellen Aktivität von beta-Estradiol. Korenmann unterscheidet zwischen oraler und subcutaner Applikation: bei der subcutanen Applikation hat alpha-Estradiol 2,5 % der hormonellen Aktivität von beta-Estradiol, bei der oralen Applikation liegt der Wert bei < 1,5 %; für die topische Applikation zeigt er leider keine Daten. Shutt u. Cox legen keine eigenen Daten vor sondern zitieren Hilgar u. Palmore [1968]. Nach diesen Autoren hat α-Estradiol 2 % der »uterotropic potency« von β-Estradiol, wenn es oral appliziert wird und < 1,5 %, wenn es subcutan gegeben wird. Kobayashi nennt keine Zahlenwerte, schreibt aber: »E2 (Anmerkung: E2 = β-Estradiol)-induced uterine proteine (IP) was demonstrated in vitro but E217α did not induce IP ...« und weiter: »the chromatin template was activated by the E2-ER-Komplex (Anmerkung: E2-ER-Komplex = beta-Estradiol – Estradiolrezeptor-

Komplex) but not by the E2 17α-ER-Komplex«. Dies ist ein ganz deutlicher Hinweis darauf, daß die erforderliche Wechselwirkung mit der DNS (»chromatin template«) unter 17α-Estradiol nicht zustande kommt. Moll u. Rosenfield haben gezeigt, daß die Hemmung der Freisetzung von luteinisierendem Hormon aus dem Ratten-Hypophysenvorderlappen mit 17β-Estradiol möglich ist, mit 17α-Estradiol aber nicht. LeGuellec u. Duval zeigen, daß sich die Thymidinkinase sehr stark durch 17β-Estradiol stimulieren läßt aber nicht durch 17α-Estradiol. Paul et al. beschreiben eine nur schwache oder fehlende Wirkung von 17α-Estradiol im Gegensatz zu 17β-Estradiol auf den Efflux von Katecholaminen aus dem Hypothalamus. Flandroy and Galand u. Vesely u. Hill haben die oestrogenrezeptormodulierte Aktivität der Guanylat-Zyklase untersucht und finden, daß sie durch Estrogene und Progesteron stark gesteigert wird, während 17α-Estradiol kaum eine oder überhaupt keine Wirkung zeigt. Kneifel et al. haben sich mit einer weiteren möglichen Induktion einer Enzymaktivität am Uterus durch Estrogene beschäftigt; in ihren Experimenten zeigte 17α-Estradiol wieder fast keinen stimulatorischen Effekt auf die Induktion von Plasminogen-Aktivator. Whitsett, Gray u. Bediz finden keinen Einfluß von 17α-Estradiol auf das Sexualverhalten (Lordose) des weiblichen Hamsters. Goz bestimmt die Fähigkeit von 17α-Estradiol, das Vaginalepithel verhornen zu lassen, im Vergleich mit 17β-Estradiol zu 0,4%. Lundeen et al. haben die neueste (1997) Untersuchung zur Frage der oestrogenen Aktivität von 17α-Estradiol im Vergleich zu 17β-Estradiol und Ethinylestradiol vorgelegt; sie messen direkt den Effekt auf die Zunahme des Uterusgewichts und finden für Ethinylestradiol eine EC 50 von 0,3 ±15 µg pro kg Körpergewicht, für 17β-Estradiol eine EC50 von 0,67 ±0,087 µg pro kg Körpergewicht und für 17α-Estradiol eine EC50 von 207 ±37,2 µg pro kg Körpergewicht. Das bedeutet, daß in ihren Untersuchungen 17α-Estradiol nur eine hormonelle Aktivität von 0,3% gegenüber 17β-Estradiol und 0,1% gegenüber Ethinylestradiol zeigt.

Pharmakologische Betrachtung zur enzyminhibierenden Wirkung

Die direkte Wirkung der Estra-Steroide auf die Hemmung bestimmter Enzyme, z.B. solche des Cholesterin-Stoffwechsels (Stichwort: »cardiovasculare Protektion durch Estrogene«) und vor allem auf die für die hier betrachtete Indikation androgenetische Alopezie relevante 5α-Reduktase ist von der rezeptormodulierten Hormonwirkung vollkommen unabhängig. Es ist wohl sogar so, daß es eine negative Korrelation zwischen der »ersten«, der Hormonwirkung der Estra-Steroide und der »zweiten«, der Enzyminhibitionswirkung gibt:

Schriefers et al. vergleichen sowohl die hormonelle als auch die enzymhemmende Potenz von Ethinylestradiol (EE), Estradiol (E2) und 17α-Estradiol (17α-E2) miteinander und finden für den Fall der hormonellen Potenz folgende Aktivitätsreihenfolge:

EE > E2 > 17α-E2

und für den Fall der enzymhemmenden Potenz genau die gegenläufige Reihenfolge:

17α-E2 > E2 > EE.

Die gleiche Gegenläufigkeit beobachten Lundeen et al. bei der oben erwähnten Wirkung auf den Cholesterinstoffwechsel.

Schlußfolgerung

Der »alte« Wirkstoff 17α-Estradiol ist nicht, wie man vermuten könnte, ein Hormon; bei der Therapie der androgenetischen Alopezie wirkt er nicht als Estrogen sondern er zeigt sich insoweit als »moderner« Wirkstoff als er das »Schlüsselenzym« bei der Pathogenese der androgenetischen Alopezie, die 5α-Reductase hemmt.

Literatur

Schriefers H, Wright MC, Rozman T, Hevert F (1991) Hemmung des Testosteron-Stoffwechsels durch 17α-Estradiol in Rattenleberschnitten. Arzneim Forsch/Drug Res 41 (II):1186–1189

Flandroy L, Galand P (1979) Oestrogen induced increase in uterine cGMP content: A true hormonal Action? Mol Cell Endocrinol 13:281–290

Goz B (1978) The effect of incorporation of 5-halogenated desoxyuridines into the DNA of eukaryotic cells. Pharmacol Rev 29:249–272

Kneifel MA, Leytus SP, Fletcher E, Weber T, Mangel WF, Katzenellenbogen BS (1979) Uterine Plasminogen Activator Activity: Modulation by Steroid Hormones. Endocrinology 111 (2):493–499

Kobayashi H (1979) Mechanism of Action of Estradiol 17β and Estradiol 17α in rabbit uterus. Kyoto Furitsu Ika Daigaku Zasshi 88:493–503

Korenmann SG (1969) Comparative Binding Affinity of Estrogens and its Relation to Estrogenic Potency. Steroids 13 (2):163–177

LeGuellec R, Duval J (1976) Oestrogen Induction of Thymidin Kinase in the Pituitary. J Endocr 70:149–150

Lundeen SG, Carver JM, McKean M-L, Winneker RC (1997) Charakterization of the Ovariectomized Rat Model for the Evaluation of Estrogen Effects on Plasma Cholesterol Levels. Endocrinology 138 (4):1552–1558

Moll GWM, Rosenfield RL (1984) Direct inhibitory Effect of Estradiol on Pituitary Luteinizing Hormone Responsiveness to Luteinizing Hormone-Releasing Hormone is specific and of rapid onset. Biol Reprod. 30:59–66

Murad F, Kuret JA (1992) Estrogens and Progestins. In: Gilman AG, Rall TW, Nies AS, Palmer T (eds) Goodman and Gilman's The Pharmacological Basis of Therapeutics. Eighth Edition, chapt. 58, p 1384

Patton TL, Dmochowsksi L (1963) Estrogens. V. Studies on the relationship of Estrogenic Activity and Molecular structure. Arch Biochem Biophys 101:181–185

Paul SM, Axelrod J, Saavedra JM, Skolnik P (1979) Estrogen induced efflux of endogenous catecholamines from the Hypothalamus in vitro. Brain Res 178:499–505

Shutt DA, Cox RI (1972) Steroid and phyto-oestrogen binding to sheep uterine receptors in vitro. J Endocr 52:299–310

Vesely DL, Hill DE (1980) Estrogens and Progesterone increase fetal and maternal guanylate cyclase activity. Endocrinology 107 (6):2104–2109

Whitsett L, Gray E, Bediz GM (1978) Differential Influence of stereoisomers of estradiol on sexual behavior of female hamsters. J Comp Physiol Psychol 92:7–12

Haare und Nägel

Therapie der Alopezia areata

F.-M. Schaart

Zusammenfassung

Die Alopezia areata (AA) ist eine Erkrankung bislang ungeklärter Ätiologie, die überzufällig häufig mit anderen Autoimmunerkrankungen assoziiert ist. Aktuelle Hypothesen weisen melanocytären, Cytomegalie-Virus- bzw. bakteriellen Superantigenen eine auslösende Rolle in der Entstehung der beobachteten Immunkaskade zu, an deren Ende Interleukin 1 als entscheidender Vermittler des Haarausfalles stehen könnte. Die Inzidenz der AA wird mit 0,3–1,7% angegeben; Frauen und Männer sind gleichermaßen betroffen und die Erstmanifestation der Erkrankung erfolgt in 60% vor dem 20.Lebensjahr. Klinische Charakteristika sind haarlose Areale, erhaltene Follikelöffnungen sowie »Ausrufezeichen-Haare«. An Verlaufsformen unterscheidet man die typische, fleckförmige AA, die diffuse AA, die AA totalis, die AA generalisata sowie die AA vom »Ophiasis-Typ« mit unterschiedlichen Prognosen. Differentialdiagnostisch muß die AA vom diskoiden Lupus erythematodes, dem lichen planopilaris, der Trichotillomanie, der Lues II und der Pseudopelade Brocq abgegrenzt werden. An Therapien stehen lokale (Cortisoncreme oder -lösung, Unterspritzung mit Kristallsuspension, Cignolin, 0,5–3%, Minoxidil 2–5%, PUVA-lokal, Diphenylcyprone = DPC oder Quadratsäuredibutylester = SADBE) und/oder sytemische (Zink, Isoprinosine, Steroide, Dapsone, Cyclosporin A) Behandlungsverfahren alleine oder in Kombination zur Verfügung. Die Kontaktsensibilisierung mit DCP (»topische Immuntherapie«) ist derzeit weltweit mit 40–50% Erfolgsquote die erfolgreichste Therapie der AA. Sie schließt Kinder unter 15 Jahren aus, erfolgt durch 1xwöchentliches Auftragen der Substanz in ansteigender Konzentration auf die Kopfhaut und kann sich über einen Zeitraum von bis zu 1 1/2 Jahren hinziehen. Der Wirkungsmechanismus scheint aus einer »Ablenkung« der Immunkaskade von der Haarwurzel weg hin zur Kopfhaut zu bestehen; an Nebenwirkungen treten ein Erythem, Schuppung, Juckreiz sowie Lymphknotenschwellungen auf; an Komplikationen können ein schweres allergisches Kontaktekzem sowie Pigmentverschiebungen (»Dyschromia in confetti«, Vitiligo) auftreten. DPC ist als Medikament in Deutschland nicht zugelassen, die Behandlung sollte nur von erfahrenen Dermatologen durchgeführt werden. Die Abrechnung der DPC-Behandlung erfolgt nicht über den Einheitlichen Bewertungsmaßstab (EBM), sondern erfordert eine Sondervereinbarung mit den Krankenkassen.

Einleitung

Trotz erheblicher Fortschritte der Haarforschung in den letzten Jahren auf den Gebieten der Immunbiologie, der Zytokinbiochemie und der Molekulargenetik ist es bis heute nicht gelungen, die *Ätiologie* der AA aufzuklären. Eine familiäre Häufung der Erkrankung wird in 10–24% der Fälle beschrieben und Einzelbeobachtungen über das Auftreten der AA bei eineiigen Zwillingen liegen vor [1]. Dennoch steht der Beweis für eine *genetische Verursachung* aus. Die *Inzidenz* der AA wird mit 0,3–1,7% angegeben; der Erkrankungsgipfel liegt zwischen dem 20. und 40. Lebensjahr wobei 60% aller Betroffenen die ersten Symptome vor dem 20.Lebensjahr aufweisen [2]. Bei der AA handelt es sich wahrscheinlich um eine *Autoimmunerkrankung*, welches durch die überzufällig häufige Assoziation mit anderen Autoimmunerkrankungen nahegelegt wird (Lupus erythematodes, Diabetes mellitus Typ I, Autoimmun-Thyreoiditis, perniziöse Anämie, atrophisierende Gastritis, Vitiligo, aber auch Erkrankungen des atopischen Formenkreises). Daneben werden psychische Faktoren wie Streß oder umweltbedingte Einflüsse für das Entstehen der AA verantwortlich gemacht [3]. Neuerdings wurde mittels der polymerase chain reaction (PCR) *Cytomegalie-(CMV) DNA* in Kopfhautbiopsie von AA-Patienten nachgewiesen, so daß modernere Hypothesen von einer ursächlichen Rolle dieses Virus bei der Krankheitsentstehung ausgehen [4].

Theorien zur Pathogenese

Die Vielzahl immunologischer, biochemischer sowie molekulargenetischer experimenteller Ergebnisse legen derzeit folgenden noch hypothetischen Mechanismus der Krankheitsentstehung auf zellulärer Ebene nahe: Die Präsentation eines Antigens auf dem Bulbus des Anagenhaares im Stadium III/IV (bakterielles Superantigen, melanocytäres Antigen oder CMV-Antigen) führt zu einer peripilären Infiltration immunkompetenter Zellen, vorwiegend bestehend aus CD8+ T-Lymphozyten, aber auch aus Mastzellen, Plasmazellen, Histiozyten sowie eosinophilen Granulozyten. Damit einher geht eine abnorme Expression von Adhäsionsmolekülen (ICAM-1, HLA-ABC, HLA-DR) auf Haarfollikelzellen. In Kopfhautgewebe läsionaler Haut läßt sich mittels PCR eine erhöhte Expression der Zytokine Interferon-gamma, Interleukin 2 sowie Interleukin 1-beta nachweisen. Insbesondere dem Interleukin 1 als potentem Hemmer des Haarwachstums in vitro kommt bei der Vermittlung von Haarausfall sowohl bei der AA, wahrscheinlich aber auch bei anderen Alopezie-Formen offensichtlich eine entscheidende Bedeutung zu [5].

Klinische Formen und Differentialdiagnosen

Charakteristische Merkmale der AA sind haarlose Areale, erhaltene Follikelöffnungen sowie »Ausrufezeichenhaare«. An Verlaufsformen der Erkrankung werden unterschieden: die typische fleckförmige AA, die AA diffusa, die AA totalis (5–10%) mit vollständigem Verlust der Kopfbehaarung, die AA universalis (1–2%) mit generellem Verlust sämtlicher Körperhaare einschließlich Wimpern und Augenbrauen sowie der »Ophiasis-Typ« der AA mit vorwiegender Lichtung der Haare im Nackenbereich und schlechterer Prognose. Diagnostisch hinweisend auf die AA ist eine Nagelbeteiligung (»Tüpfelnägel«, »Sandpapiernägel«, vollständiges Ablösen der Nägel = »Onychomadesis«) [6]. An Differentialdiagnosen muß an den diskoiden Lupus erythematodes, die Trichotillomanie, den lichen planopilaris, an die Lues II sowie an die Pseudopelade Brocq gedacht werden [6].

Therapie

In 6–10% der Fälle wird auch ohne Behandlung ein spontanes Nachwachsen der Haare beobachtet, was die Interpretation insbesondere von Einzelfallbeobachtungen therapeutischer Erfolge bei der AA deutlich erschwert. Durchgesetzt haben sich und weltweit praktiziert werden heute folgende Behandlungsschemata bei der AA [7]: Lokale Maßnahmen: Cortisoncremes oder -lösungen 1mal täglich, läsionale Unterspritzungen mit Steroid-Kristallsuspensionen 3mal im Abstand von 14 Tagen, Minoxidil 2–5% in Isopropanol 1–2mal täglich, Thymusextrakte 1mal täglich, Dithranol 0,5–3% in Cremegrundlage 1mal täglich über wenige Minuten bis hin zur Anwendung über Nacht, PUVA lokal mit Khellin 2% oder 8-Methoxypsoralen 0,15% 1mal wöchentlich, Diphenylcyprone (DPC) 1:100000 bis 2:100 in Aceton 1mal wöchentlich oder alternativ Quadratsäuredibutylester (squaric acid dibutylester = SADBE). Systemische Maßnahmen: Zink (50 mg 3mal täglich über mindestens 1 Jahr), Steroide (60 mg Prednisolonäquivalent 1mal täglich über einige Wochen bis Monate ausschleichend, Cortison-«Stoßtherapie« mit z.B. 2mal täglich 250 mg Methylprednisolon i.v. über 3 Tage), Dapsone (100 mg täglich an 6 Tagen die Woche über Monate), Cyclosporin A (reserviert für Ausnahmefälle aufgrund der starken Nebenwirkungen).

Kontaktsensibilisierung mit DPC

Die sog. »topische Immuntherapie ist derzeit weltweit die Therapie mit den höchsten Erfolgsquoten (40–50%) in der Behandlung der AA. Sie wurde 1981 von Prof. Happle in Deutschland eingeführt [8] und wird bei Kindern unter 15 Jahren nicht angewendet. Bei dem Erstkontakt des Patienten mit dem obligaten Kontaktallergen (Handschuhe für das behandelnde Personal!) erfolgt die Sensibilisierung mittels der höchsten verwendeten Konzentration von 2:100 in Aceton (Lichtschutzflaschen). Anschließend erfolgt 1xwöchentliches Auftragen ausgehend von der niedrigsten Konzentration (1:100000 oder sogar 1:200000) unter vorsichtiger Steigerung auf die befallenen Kopfhautareale. Die erfolgreiche Wirkung von DPC scheint über eine vermehrte Ausschüttung von Interleukin (IL)-10 sowie von Transforming growth factor (TGF)-alpha vermittelt zu werden [9]. Es kommt erwünschterweise zu einer leichten Rötung, Schuppung und zu Juckreiz der behandelten Partien sowie zu einem Anschwellen der lokalen Lymphknoten. An unerwünschten Reaktionen können massive, sogar bullöse Kontaktallergien, eine Kontakturtikaria, Erythema-multiforme artige Hautveränderungen sowie persistierende Pigmentverschiebungen (»Dyschromia in confetti«, Vitiligo) auftreten. Aufgrund dieser Problematik sollte die Therapie mit DPC nur von speziell hierin ausgebildeten Dermatologen durchgeführt werden. DPC ist als Medikament in Deutschland nicht zugelassen, weswegen vor Therapiebeginn eine Unterschrift durch den Patienten zu leisten ist. Die Abrechnung der Kontaktsensibilisierung mit DPC erfolgt nicht über den Einheitlichen Bewertungsmaßstab (EBM), hierfür ist eine gesonderte Vereinbarung mit den Krankenkassen erforderlich.

Literatur

1. Scerry L, Pace JL (1992) Identical twins with identical alopecia areata. J Am Acad Dermatol 27:766–767
2. Hoffmann R, Happle R (1996) Alopecia areata: Aktuelles über Ätiologie, Pathogenese, Klinik und Therapie. H+G 71 (7):528–541
3. Egle UT, Tauschke E (1987) Die Alopezie, ein psychosomatisches Krankheitsbild? Psychother Med Psychol 37:31–38
4. Jackow C, Puffer N, Hordinsky M, Nelson J, Tarrand J, Duvic M (1998) Alopecia areata and cytomegalovirus infection in twins: genes versus environment? J Am Acad Dermatol 38 (3):418–425
5. Hoffmann R, Happle R (1999) Alopecia areata Teil 1: Klinik, Ätiologie und Pathogenese. Hautarzt 50:222–231
6. Perret CM (1983) Nagelveränderungen bei Alopecia areata. Inaugural-Dissertation, Westfälische Wilhelms-Universität, Münster
7. Gollnick H, Orfanos CE (1990) Alopecia areata: pathogenesis and clinical picture. In: Orfanos CE, Happle R (eds) Hair and hair diseases. Springer, Berlin, pp 529–569
8. Hoffmann R, Happle R (1999) Alopecia areata Teil 2: Therapie. Hautarzt 50:310–315
9. Happle R, Hausen BM, Wiesner-Menzel L (1983) Diphencyprone in the treatment of alopecia areata. Acta Derm Venerol (Stockh) 63:49–52
10. Philpott MP, Sanders DA, Bowen J, Kealey T (1999) Effects of interleukins, colony-stimulating factor and tumor necrosis factor-alpha on human hair follicle cells in vitro: a possible role for interleukin-1 and tumor necrosis factor-alpha in alopecia areata. Br J Dermatol 135 (6):942–948

Therapie vernarbender Alopezien

H. Hamm

Zusammenfassung

Vernarbende Alopezien sind ätiologisch heterogen und therapeutisch schwer oder nicht beeinflussbar. Beispielhaft wird hier auf aktuelle Entwicklungen der Therapie dreier entzündlicher Formen (Lichen planopilaris, chronisch-diskoider Lupus erythematodes und Folliculitis decalvans) eingegangen.

Vorbemerkungen

Zustände irreversiblen Untergangs von Haarfollikeln werden unter dem Begriff der vernarbenden Alopezien zusammengefaßt. Für ihre Pathogenese scheinen eine Störung der Regenerations- und Funktionsfähigkeit zweier Zellpopulationen, nämlich der epithelialen Follikelstammzellen im sogenannten Haarwulst und der hochspezialisierten Fibroblasten der dermalen Papille, sowie die molekulare Kommunikation dieser beiden Zelltypen untereinander von ausschlaggebender Bedeutung zu sein [2]. Die Ätiologie der meisten Entitäten in dieser sehr umfangreichen und heterogenen Gruppe ist unbekannt, so daß eine kausale Behandlung in der Regel nicht möglich ist.

Das Therapieziel bei vernarbenden Alopezien besteht vor allem in dem Versuch, das weitere Fortschreiten des ursächlichen Prozesses zu verhindern. Dabei sind primär fibrosierende noch schwerer als entzündliche Formen zu beeinflussen. Die Entwicklung wirksamer Therapien ist ferner dadurch erschwert, daß der Behandlungserfolg um so schwerer beurteilbar, je weniger entzündlich die vernarbende Alopezie ist.

Im folgenden soll auf den aktuellen Kenntnisstand der Therapiemöglichkeiten bei den 3 wohl häufigsten vernarbenden Alopezien entzündlicher Genese im Erwachsenenalter eingegangen werden.

Lichen planopilaris

Der Lichen ruber der Kopfhaut, auch als Lichen planopilaris bezeichnet, ist die häufigste vernarbende Alopezie beim Erwachsenen. Nur wenn er sich in typischer Weise mit follikulären Keratosen mit livider Umgebungsrötung manifestiert und/oder mit krankheitstypischen Manifestationen am übrigen Integument oder an den Schleimhäuten einhergeht, fällt die klinische Diagnose leicht. Je weniger entzündliche Veränderungen vorliegen und je mehr sich der Befund dem fibrotischen Endzustand nähert, um so schwerer ist er auch histologisch diagnostizierbar. Auch die ansonsten diagnostisch hilfreiche direkte Immunfluoreszenz ist unserer Erfahrung nach an der Kopfhaut oft negativ.

Neue therapeutische Aspekte haben sich beim Lichen planopilaris in den letzten Jahren nicht ergeben. Nach wie vor steht die Bemühung, die lymphozytäre Entzündung mit Glukokortikoiden in topischer, oraler, bei umschriebener Manifestation auch intraläsionaler Form zu hemmen, im Mittelpunkt. Bei konsequenter Durchführung läßt sich hierdurch ein Fortschreiten in der Regel aufhalten oder verlangsamen, jedoch nur für die Dauer der Therapie oder wenige Monate darüber hinaus. Dies trifft auch für wiederholte intravenöse Pulstherapien mit 100 mg Dexamethason über jeweils 3 Tage zu, wie wir sie bei einigen Patienten durchgeführt haben. Unter den therapeutischen Alternativen zu den Glukokortikoiden kommt Literaturdaten zufolge am ehesten Acitretin in Betracht; allerdings wird man einige Mühe aufwenden müssen, einen Patienten davon zu überzeugen, ein nicht selten zum Haarausfall führendes Medikament gegen Haarausfall einzunehmen. Weitere Möglichkeiten bestehen in Antimalariamitteln und Dapson. Für sämtliche genannten Therapien trifft jedoch zu, daß ihre Effektivität nie in größeren randomisierten Studien belegt wurde [1]. Der Einsatz von Azathioprin oder Cyclosporin ist nach Meinung des Autors beim Lichen planopilaris nicht gerechtfertigt.

Chronisch-diskoider Lupus erythematodes (CDLE)

Der CDLE manifestiert sich bei etwa 50% der weiblichen und 20% der männlichen Patienten auch an der behaarten Kopfhaut. Die Behandlung von Herden am

Kapillitium unterscheidet sich nicht oder nur unwesentlich von denen anderer Lokalisationen.

Minimierung der UV-Exposition, mechanischer Lichtschutz (Kopfbedeckung) und potente, im UVB- und UVA-Bereich wirksame Lichtschutzmittel stellen die Basis der Lokalbehandlung dar. Glukokortikoidexterna, obwohl am behaarten Kopf unbedenklich in intensivierter Form (halogenierte Präparate, okklusive Anwendung) einsetzbar, und auch intraläsionale Triamcinolon-Kristallsuspensionen sind erfahrungsgemäß nicht in der Lage, die Krankheitsaktivität längerfristig zu unterdrücken. Fast immer ist daher eine systemische Therapie indiziert.

Mittel der ersten Wahl beim CDLE sind die Antimalariamittel, wobei das besser verträgliche Hydroxychloroquin dem Chloroquin meist vorgezogen wird. Für die Entwicklung einer Retinopathie ist weder die Dauer der Gabe noch die kumulative Dosis, sondern ausschließlich die Tagesdosis von Bedeutung. Bei Beachtung maximaler Tagesdosen von 6–6,5 mg Hydroxychloroquin bzw. 3,5–4 mg Chloroquin pro kg Idealgewicht läßt sich diese gefürchtete Nebenwirkung offenbar nahezu sicher vermeiden [4]. Empfehlungen zum Vorgehen vor Einleitung einer Therapie mit Antimalariamitteln (Prüfung der Leber- und Nierenfunktion, Frage nach nicht durch Brille korrigierter Sehminderung, Untersuchung der Nahsehschärfe jedes Auges) und in deren Verlauf wurden kürzlich veröffentlicht [3].

Unter den vielfältigen Behandlungsmöglichkeiten des CDLE (Übersicht) sei ferner das Sulfasalazin in einer Dosierung von 1,5–2 g tgl. als oft wirksame, relativ sichere und preiswerte Alternative hervorgehoben. Hohe Ansprechraten wurden speziell bei schnellen Azetylierern dieser Substanz erzielt [6].

Folliculitis decalvans

Die Folliculitis decalvans ist eine chronisch-rezidivierende, entzündlich-exsudative vernarbende Alopezie, die durch pustulöse Follikulitiden am Rand der sich zentrifugal ausbreitenden Narbenareale charakterisiert ist. Von den Pusteln läßt sich regelmäßig Staphylococcus aureus isolieren. Zusätzlich scheint bei den Betroffenen eine nicht näher bekannte Störung der Leukozytenfunktion und/oder der Immunantwort gegenüber bakteriellen Antigenen vorzuliegen. Die Bündelhaar-Follikulitis, bei der bis zu 20 Haare aus benachbarten Haarfollikeln in ein gemeinsames Infundibulum mit erweitertem Ostium münden, wird heute als Variante der Folliculitis decalvans aufgefasst [7]. In einigen Fällen wurden überraschende Erfolge durch die Kombination oraler Zinksalze mit oraler und topischer Anwendung von Fusidinsäure beobachtet. Auch die längerfristige und wiederholte Gabe anderer Staphylokokken-wirksamer Antibiotika ist geeignet, die Entzündung zu unterdrücken, in der Regel jedoch nur vorübergehend. Ein wesentlicher therapeutischer Fortschritt scheint nun Powell et al. [5] gelungen zu sein, die bei 10 von 18 Patienten durch die orale Kombination von 2x 300 mg Rifampicin und 2x 300 mg Clindamycin tgl. über 10 Wochen eine längerfristige Rezidivfreiheit erzielen konnten. Bei weiteren 5 dieser 18 Patienten war für den Erfolg eine ein- oder 2malige Wiederholung der 10wöchigen Therapie erforderlich. Für die hohen Ansprechraten wird von den Autoren das Zusammenwirken antibakterieller und immunmodulierender Eigenschaften von Rifampicin verantwortlich gemacht. Da Staphlokken unter Rifampicin allein jedoch schnell Resistenzen entwickeln, sollte es mit einem anderen Antibiotikum wie z.B. Clindamycin kombiniert werden.

Ausblick

Einige kleine Erfolge können nicht darüber hinwegtäuschen, daß die gegenwärtigen Möglichkeiten, vernarbende Alopezien zu behandeln oder gar zu verhindern, immer noch sehr beschränkt sind. Vielfach stellen die verfeinerten operativen Verfahren die letzte Möglichkeit einer kosmetischen Verbesserung dar. Andererseits lassen aber rasch zunehmende Kenntnisse der Physiologie und Pathophysiologie des Haarwachstums auf neue, kausal begründete Therapien hoffen. Echte Fortschritte werden nur durch die Erarbeitung klarer Ziel- und Beurteilungskriterien

---

Therapeutische Möglichkeiten bei chronisch-diskoidem Lupus erythematodes

Topisch
- Lichtschutz
- Glukokortikosteroide (ohne/mit Okklusion, intraläsional)
- Kryotherapie

Systemisch
- Antimalariamittel (Hydroxychloroquin; Chloroquin, ggf. in Kombination mit Quinacrin)
- Glukokortikosteroide
- Azathioprin
- Retinoide
- Dapson
- Sulfasalazin
- Thalidomid
- Methotrexat
- Phenytoin
- Gold
- Clofazimin
- Interferon alpha
- Extrakorporale Photopherese
- CD4-Antikörper
- Kombinationen

und eine verstärkte Zusammenarbeit trichologisch interessierter Kollegen im Rahmen multizentrischer Studien zu erreichen sein.

Literatur

1. Cribier B, Frances C, Chosidow O (1998) Treatment of lichen planus. An evidence-based medicine analysis of efficacy. Arch Dermatol 134:1521–1530
2. Hermes B, Paus R (1998) »Vernarbende« Alopezien. Anmerkungen zur Klassifikation, Differentialdiagnose und Pathobiologie. Hautarzt 49:462–472
3. Jones SK (1999) Ocular toxicity and hydroxychloroquine: guidelines for screening. Br J Dermatol 140:3–7
4. Ochsendorf FR, Runne U (1996) Chloroquine: consideration of maximum daily dose (3.5 mg/kg ideal body weight) prevents retinopathy. Dermatology 192:382–383
5. Powell JJ, Dawber RPR, Gatter K (1999) Folliculitis decalvans including tufted folliculitis: clinical, histological and therapeutic findings. Br J Dermatol 140:328–333
6. Sabbagh N, Delaporte E, Marez D, Lo Guidice JM, Piette F, Broly F (1997) NAT2 genotyping and efficacy of sulfasalazine in patients with chronic discoid lupus erythematosus. Pharmacogenetics 7:131–135
7. Trüeb RM, Pericin M, Hafner J, Burg G (1997) Bündelhaar-Follikulitis. Hautarzt 48:266–269

Haarwebesystem („hair weaving")

H.-G. Dauer

Zusammenfassung

Die Methode des Hairweavings ist eine nebenwirkungsfreie Alternative zu medikamentösen sowie zu operativen Therapieformen des Haarverlustes beim Menschen. Aufgrund der Technik des Einwebens entstehen weder Reizungen noch allergische Reaktionen im Bereich der Kopfhaut. Gegenüber operativen Methoden zeichnet sich das Hair Weaving dadurch aus, daß es eine echte Bereicherung an Haaren darstellt und nicht nur eine Umverteilung der Haarmenge. Unverträglichkeitsreaktionen oder postoperative Komplikationen sind ausgeschlossen. Im Gegensatz zu medikamentösen Therapieformen, die sich nicht für alle Haarausfälle eignen, stellt das Hair Weaving eine nebenwirkungsfreie Alternative dar, die in jedem Stadium des Haarverlustes die individuell gewünschte Vermehrung der Haarmenge garantiert.

Das Haarwebesystem oder auch Hair weaving ist ein Zweithaarsystem, das als Permanentlösung seine Anwendung findet.

Die Methode des Hairweavings wurde während der 60er Jahre in den Vereinigten Staaten erstmals mit Erfolg durchgeführt und auch in Deutschland vorgestellt. Seit dieser Zeit unterlag sie einer kontinuierlichen Weiterentwicklung und Perfektionierung.

Methodik

In den Haarkranz werden mit der Technik des Zopfflechtens drei Spezialfäden in jeweils kleine Haarbüschel mit ca. 10–15 Haaren eingeflochten. In diese Basis wird daraufhin die Haarwebekreation eingenäht. Als Spenderhaar wird humanes Haar verwendet, das auf die eigenen Resthaare in Farbe und Struktur abgestimmt ist.

Die optischen Vorteile bestehen darin, daß die Haarwebekreation in einem variabel gestaltbaren Raster an jeder Stelle die Kopfhaut freigibt. Durch dieses Raster läßt sich das verbliebene Resthaar hindurchziehen und in die neuen Haare integrieren.

Im Gegensatz zu anderen Zweithaartherapien entsteht kein fester Kontakt zwischen der Kopfhaut und dem Zweithaar, so daß mögliche Reizungen oder allergische Reaktionen nicht auftreten.

Indikationen

Die diffusen Haarausfälle stellen das Hauptindikationsgebiet zur Durchführung eines Weavings. Gerade bei androgenen Alopezien, wo die Substitution mit weiblichen Hormonen sich aus weiterreichenden medizinischen Gründen verbietet und selbst die lokale α-Östradiol Anwendung bereits kontratindiziert erscheint, ist das Hairweaving eine geeignete Methode das Haargesamtbild wieder aufzufüllen und so nebenwirkungsfrei einen echten Ersatz der verlorengegangenen Haarmenge zu erzielen. Gleiches gilt auch für therapeutisch schwer zu beeinflussende androgenetische Alopezien.

Bei medikamtenös bedingten Haarverlusten, so z. B. durch die notwendige Einnahme von immunsupressiv wirksamen Medikamenten, bleibt, um ein ästhetisch akzeptables Haarbild zu erhalten bzw. zu erlangen, nur ein Hairweaving als einzige Lösung.

Bei Unfallfolgen, die zu Skalpierungsverletzungen geführt haben, ist das Weaving als echte risikolose Alternative zu Eigenhaartransplantationen etabliert.

Die zum gegenwärtigen Zeitpunkt durchgeführten Operationstechniken der Mini-Graft und Mikro-Grafts Transplantation zeichnen sich alle durch zwei charakteristische Faktoren aus:

Erstens werden keine neuen Haare eingebracht, sondern es ist immer eine bloße Umverteilung der Haarfollikel aus dichter besiedelten Regionen in diejenigen Kopfhautregionen, die eine optisch den Patienten beeinträchtigende Minderung der Haardichte aufweisen. Zweitens werden diese Operationen in Lokalanästhesie durchgeführt und bergen das Risiko von Unverträglichkeiten sowie postoperativer Wundkomplikationen in sich.

Ist eine solche Transplantation mit Erfolg durchgeführt worden aber das kosmetische Ergebnis ist nicht voll befriedigend, so kann im Anschluß daran ein zusätzliches Hairweaving zur Vervollkommnung des kosmetischen Ergebnisses durchgeführt werden.

Schwenklappentechniken sind in letzter Zeit immer weniger durchgeführt worden, da es sich hier um größere operative Eingriffe handelt und letztendlich die erzielten Ergebnisse in keinem Verhältnis zum Aufwand des Eingriffs stehen.

Die Reduktionsplastik ist nach wie vor eine schnell durchzuführende mit geringem Risiko behaftete Methode das haarlose Areal zu verkleinern um im zweiten Schritt dann Mini-Grafts oder Mikro-Grafts einzusetzen oder ein Hairweaving anzuschließen.

Die medikamentöse Behandlung von Haarverlusten gestaltet sich schwierig. Trotz neuen Erkenntnissen in der Pathogenese von Haarverlusten ist es bis zum heutigen Zeitpunkt kaum möglich eine kausale Behandlung mit sehr gutem Erfolg durchzuführen. Dies liegt an der Vielzahl von Faktoren, die einen Haarverlust beeinflussen oder hervorrufen können.

Die momentan zur Verfügung stehenden lokalen Therapiemöglichkeiten eines diffusen Haarverlustes bestehen in erster Linie in der Applikation von α-Östrogen haltigen Lösungen. Weiterhin kommt auch noch die lokale Applikation des Antihypertonikums Minoxidil in Frage, welches aber in Deutschland für diese Indikation nicht zugelassen ist.

Eine systemische Behandlung des Haarverlustes kann, sofern keine Kontraindikationen vorliegen, bei Frauen mit geeigneten Hormonpräparaten durchgeführt werden. Bei Männern verbietet sich diese Art der Therapie. Seit etwa einem halben Jahr steht besteht nun auch bei männlichen Patienten die Möglichkeit mittels interner Behandlung eine androgenetische Alopezie günstig zu beeinflussen. Der Wirkstoff Finasterid ist in der Lage das Isoenzym II der 5-α-Reduktase im Haarfollikel zu hemmen. Dieses Enzym stellt den Hauptmetabolisationsweg von Testosteron zu 5-α-Testosteron, dem potenten Androgenmetaboliten, dar.

Bei männlichen Patienten, die keine Medikamente einnehmen wollen oder dürfen, bietet das Hair weaving auch hier eine ideale Alternative.

Literatur

1. Braun-Falco O, Plewig G, Wolf HH (1995) Dermatologie und Venerologie
2. Hoffman R, Happle R (1999) Die pathogenetische Bedeutung der 5-α-Reduktase-Isoenzyme für die androgenetische Alopezie. Hautarzt 3:165–173
3. Hoffmann R, Happle R (1999) Alopecia areata Teil I: Klinik, Ätiologie, Pathogenese. Hautarzt 3:222–231
4. Hoffmann R, Happle R (1999) Alopecia areata Teil II: Therapie. Hautarzt 4:310–315
5. Wolff H, Kunte C (1998) Finasterid bei androgenetischer Alopezie des Mannes. Derm 4:71–73
6. Svenson Hairweaving Produktinformation (1999)

Steroidmetabolismus im Haarfollikel und androgenetische Alopezie

R. Hoffmann

Einleitung

Die androgenetische Alopezie der Frau und des Mannes ist die häufigste Ursache für Haarausfall. Wenngleich sich der Haarausfall bei Frauen und Männern klinisch meist unterschiedlich manifestiert, sind dennoch die zugrundeliegenden Pathomechanismen dieselben [4], wobei genetische Faktoren und Androgene die entscheidende Rolle spielen.

Zahlreiche Vererbungsmodi der androgenetischen Alopezie wurden bis heute diskutiert. Vermutet wurde ein autosomal-dominanter Erbgang mit variabler Penetranz [3, 18, 20], wenngleich am wahrscheinlichsten ein polygenetischer Erbgang ist [6, 14]. Spezifische Gene, welche die Veranlagung und die Ausprägung der androgenetischen Alopezie determinieren, sind ebenfalls noch nicht identifiziert. Wahrscheinlich sind solche Gene, welche auf den Chromosomen 2 und 5 liegen diesbezüglich nicht von Bedeutung [22], dies gilt demnach auch für die Gene der 5α-Reduktase [6], welche auf diesen Chromosomen lokalisiert sind.

Unzweifelhaft sind Androgene wichtige Realisationsfaktoren. Hierbei sind es nicht abnorm erhöhte Blutserumkonzentrationen von bestimmten Androgenen, sondern es kann vielmehr davon ausgegangen werden, daß aufgrund genetischer Prägung bestimmte Haarfollikel am Capillitium eine verstärke Sensitivität gegenüber Androgenen aufweisen. Die Forschungsergebnisse der letzten Jahre haben eine Vielzahl pathophysiologisch bedeutsamer Erkenntnisse über die Ausstattung humaner Haarfollikel mit Androgenrezeptoren und Androgen-metabolisierender Enzyme hervorgebracht und insbesondere die 5α-Reduktase (5αR) scheint in der Pathogenese der androgenetischen Alopezie eine zentrale Bedeutung zu haben.

Androgene und Haarwachstum

Seit den systematischen Untersuchungen von Hamilton [7] wissen wir, daß Androgene das Haarwachstum bestimmter Körperregionen maßgeblich beeinflussen. Damals konnte beobachtet werden, daß eine vor der Pubertät durchgeführte Kastration die Entwicklung einer androgenetischen Alopezie bei Männern mit genetischer Prädisposition (androgenetische Alopezie in der Familie) verhindert, und daß eine Kastration nach der Pubertät einen Stillstand des androgenetischen Effluviums bewirkt, diesen aber nicht rückgängig macht. Weiterhin konnte beobachtet werden, daß durch Substitution von Testosteron die androgenetische Alopezie entweder weiter fortschreitet oder erstmals einsetzt. Hieraus konnte geschlossen werden, daß Testosteron oder ein Testosteronmetabolit bei entsprechender genetischer Prägung die Entwicklung und das Ausmaß der androgenetischen Alopezie bestimmt.

Androgene haben auf das Haarwachstum eine paradoxe Wirkung: während Testosteron oder dessen Metabolite bei entsprechend genetisch determinierten Menschen zu regionärem (z.B. frontalen) Haarausfall führen (= *androgen-sensitive* Haarfollikel), wächst das Okzipitalhaar *androgenunabhängig*, während Barthaar nur unter Androgeneinfluß wachsen kann (= *androgenabhängig*). Bis heute ist diese paradoxe Wirkung ungeklärt, wenngleich androgenabhängige Haarfollikel generell mehr Androgenrezeptoren und androgenmetabolisierende Enzyme aufweisen [19, 21]. Es darf jedoch bezweifelt werden, ob dies die Ursache für die verschiedenen Reaktionsmuster von Haarfollikeln auf Androgene ist. Zumindest denkbar ist die Vorstellung, daß die Aktivitätszunahme z.B. der 5αR oder anderer androgenabhängiger Genprodukte erst am Ende einer bislang unerforschten androgenabhängigen Signalkaskade in Haarfollikeln steht.

5α-Reduktase-Defekt

Testosteron entfaltet seine Wirkung auf der Ebene der Zielzellen im Zusammenwirken mit zwei Proteinen: dem Androgenrezeptor (AR) und der 5αR, welche Testosteron nach Eintritt in die Zielzelle irreversibel zu 5α-Dihydrotestosteron (DHT) metabolisiert. Der Androgenrezeptor kann nur nach Bindung des Steroids und damit einhergehender Konformationsänderung mit spezifischen DNA-Sequenzen (Androgen-responsive elements) als Transkriptionsfaktor wirken. Beim Menschen lassen sich Testosteronabhängige von DHT-abhängigen Stoffwechselreaktionen unterscheiden.

Ein anschauliches Beispiel für die Wirkungen von Testosteron und DHT auf die sexuelle Differenzierung, den Haarwuchs und die androgenetische Alopezie, ist ein autosomal-rezessiv erblicher männlicher Pseudohermaphroditismus 5αR. Haarbiologisch interessant ist die Beobachtung, daß diese Männer keinen oder nur einen spärlichen Bartwuchs und praktisch keine androgenetische Alopezie entwickeln. Aufgrund dieser Befunde ließ sich schon vor Jahrzehnten folgern, daß das durch die 5αR aus Testosteron gebildete DHT ein wichtiger pathogenetischer Faktor in der Entstehung und Ausprägung der androgenetischen Alopezie ist. Generell läßt sich feststellen, daß das Ausmaß der männlichen Körperbehaarung und der androgentischen Alopezie offenbar von der Konzentration 5α-reduzierter Testosteronmetaboliten abhängig ist [15].

5α-Reduktase-Isoenzyme

Die 5α-Reduktase setzt Testosteron NADPH-abhängig nach Eintritt in die Zielzelle irreversibel zu 5α-DHT um. 5α-DHT hat aufgrund einer höheren Affinität zum Androgenrezeptor ein größeres androgenes Potential als Testosteron; die 5α-Reduktion des Testosterons kommt somit einer Aktivierung des Hormons gleich. Mittlerweile sind zwei Isoenzyme Isotyp 1 (5αR1) und Isotyp 2 (5αR2), molekularbiologisch und sowohl genetisch als auch biochemisch charakterisiert worden [1,2].

Bis heute ist unklar, wie die beiden Isoenzyme im Organismus zusammenwirken und welche spezifische Rolle ihnen im Gesamtandrogenmetabolismus spielen. Eine selektive Mutation der 5αR1 ist bislang nur bei der Maus beschrieben worden [16]; sie führt bei graviden homozygoten Weibchen zum Fruchttod, hervorgerufen durch im Überschuß vorhandene Östrogene. Beim Menschen ist eine derartige Mutation bislang nicht beobachtet worden. Möglicherweise ist eine solche mit dem Überleben nicht vereinbar, und es kommt zum Fruchttod in der Frühschwangerschaft. Die oben beschriebene Intersexualität bei Männern aber wird durch einen Gendefekt im Gen der 5αR2 bedingt [11].

Interessanterweise ließ sich nachweisen, daß komplette Haarfollikel aus Kopfhautarealen (frontal) Patientinnen von mit androgenetischem Effluvium deutlich mehr Androgenrezeptoren sowie 5αR1 und 5αR2 exprimieren als Okzipitalhaarfollikel [21] und daß die 5α-R2 das Hauptisoenzym der dermalen Papille ist [8, 9, 10]. Damit wurde die dermale Papille zum ersten Mal als der Wirkungort eines endokrinen Signales (Testosteron) durch metabolische Verstärkung (DHT-Bildung mittels 5αR2) auf der Zielzellebene identifiziert.

Klinische Studien mit Inhibitoren der 5α-Reduktase-Isoenzyme

Die 5αR spielt in der Pathogenese der androgenetischen Alopezie somit ganz offenbar eine wesentliche Rolle. Es liegt daher nahe zu versuchen, eine oder beide Isoenzyme selektiv zu hemmen. Für eine mögliche Therapie androgenbedingter Störungen in der Haut durch Isoenzym-spezifische Hemmung der 5αR stehen eine Reihe von steroidalen und nicht-steroidalen Inhibitoren der 5αR1 und 5αR2 zur Verfügung, die z. T. schon klinisch angewendet werden, z. B. bei Prostatatumoren, oder derzeit noch in der klinischen oder vorklinischen Prüfung sind [5, 17].

Vor der praktischen topischen Anwendung stellt sich allerdings das Problem der transdermalen Penetration und der unkontrollierbaren Resorption. Es konnte gezeigt werden, daß eine unilaterale Behandlung der Kopfhaut mit einem natürlichen 5αR-Inhibitor (Progesteron) auch zur Abnahme der 5αR-Aktivität in der kontralateralen, nicht behandelten Kopfhaut führt. Aus der Beobachtung, daß Männer mit einem Defekt der 5αR2 neben eine Intersexualität und praktisch keine androgenetische Alopezie entwickeln, und daß dieses Enzym in der dermalen Papille, dem zentralen Steuerungsorgan des Haarfollikels, lokalisiert ist, läßt sich ableiten, daß die Gabe eines 5αR2-Inhibitors eine sinnvolle Strategie in der Therapie der androgenetischen Alopezie ist. In der Tat konnten Plazebo-kontrollierte Doppelblindstudien an 1879 männlichen Probanden zeigen zudem, daß Finasterid zuverlässig in der Lage ist, den androgenetischen Haarausfall zu stoppen und bei vielen Patienten sogar neues Haarwachstum erzeugen [13]. Das androgenetische Effluvium der Frau in der Postmenopause wird durch Finasterid nicht günstig beeinflußt. Zu beachten ist, daß eine derartige Therapie nur bei Männern indiziert ist. Sollte eine Frau unter der Einnahme von Finasterid mit einem männlichen Feten schwanger werden, so ist eine Intersexualität des Feten, ähnlich einen genetisch determinierten 5αR2-Defekt zu erwarten [12]. Nimmt hingegen ein Mann Finasterid, so sind die geringen Mengen an Wirksubstanz, welche im Sperma nachweisbar sind, nicht in der Lage, die DHT-Spiegel bei Frauen derart zu senken, daß bei einer eventuellen Schwangerschaft eine Intersexualität eines männlichen Feten zu befürchten sind.

Ausblick

Die 5αR2 in der dermalen Haarpapille spielt durch die Bereitstellung von DHT und der daraus resultierenden Verstärkung des androgenen Stimulus eine zentrale Rolle im Haarzyklus. Offenbar wird die Androgenwirkung durch gesteigerte 5αR2-Enzymaktivität in der

DP aus androgenabhängigen (z. B. Barthaar) versus DP aus eher androgeninsensitiven Okzipitalhaaren noch zusätzlich amplifiziert. Es bleibt dennoch bis heute unklar über welche nachgeschalteten Mechanismen das DHT die oben beschriebenen paradoxen Effekte am androgensensitiven versus androgenabhängigen Haarfollikeln vermittelt. Zwar sind wir in der Lage, durch selektive Hemmung der 5αR2 den androgenetischen Haarausfall zu therapieren, dennoch muß das Ziel zukünftiger Forschung sein, diejenigen Mechanismen zu identifizieren, welche die lokale Aufregulation der 5αR2-Enymaktivität in androgenabhänigigen Haarfollikeln regulieren, um damit möglicherweise noch nebenwirkungsärmer zu therapieren.

Literatur

1. Andersson S, Bishop RW, Russell DW (1989) Expression, cloning and regulation of steroid 5α-reductase, an enzyme essential for male sexual differentiation. J Cell Biol 264:16249-16255
2. Andersson S, Berman EM, Jenkins EP, Russel DW (1990) Deletion of steroid 5α-reductase 2 gene in male pseudohermaphroditism. Nature 354:159-161
3. Bergfeld WF (1995) Androgenetic alopecia: An autosomal dominant disorder. Am J Med 98:995-985
4. Braun-Falco O, Bergner T (1989) Die androgenetische Alopezie des Mannes. Hautarzt 40:669-678
5. Chen W, Zouboulis CC, Orfanos CE (1996) The 5α-reductase system and its inhibitors. Recent development and its perspective in treating androgen-dependent skin disorders. Dermatology 193:177-184
6. Ellis JA, Stebbing M, Harrap DSB (1998) Genetic analysis of male pattern baldness and the 5α-reductase genes. J Invest Dermatol 110:849-853
7. Hamilton JB (1942) Male hormone stimulation is prerequisite and an incitement in common baldness. Am J Anat 71:451-455
8. Eicheler W, Happle R, Hoffmann R (1998) 5α-reductase activity in the human hair follicle concentrates in the dermal papilla. Arch Dermatol Res 290:126-132
9. Hoffmann R, Happle R (1999) Finasteride is the main inhibitor of 5α-reductase activity in microdissected dermal papillae from human hair follicles. Arch Dermatol Res 291:100-103
10. Hoffmann R, Happle R (1999) Die pathogenetische Bedeutung der 5α-Reduktase-Isoenzyme für die androgenetische Alopezie. Hautarzt 50:165-173
11. Imperato-McGinley J, Guerrero L, Gautier T, Peterson RE (1974) Steroid 5α-reductase-deficiency in man: An inherited form of male pseudohermaphroditism. Science 186:1213-1215
12. Imperato-McGinley J, Binienda Z, Arthur A, Minenberg D, Vaughan ED, Quimby F (1986) The development of male pseudohermaphoditic rat using an inhibitor of the enzyme 5α-reductase. Endocrinol 113:569-573
13. Kaufman K (1998) Treatment of men with androgenetic alopecia with finasteride: the 2-year experience. Lecture at the international meeting »Clinical Dermatology 2000«, 18.-20. June 1998, Singapore
14. Küster W, Happle R (1984) The inheritance of common baldness: two B or not two b? J Am Acad Dermatol 11:921-926
15. Lookingbill DP, Demers LM, Wang C, Leung A, Rittmaster RS, Santen RJ (1991) Clinical and biochemical parameters of androgen action in normal healthy caucasian versus chinese subjects. J Clin Endocrinol Metab 72:1242-1248
16. Mahendroo MS, Cala KM, Landrum DP, Russell DW (1997) Fetal death in mice lacking 5 α-reductase type 1 caused by estrogen excess. Mol Endocrinol 11:917-927
17. Mellin TN, Busch RD, Rasmusson GH (1993) Azasteroids as inhibitors of testosterone 5α-reductase in mammalian skin. J Steroid Biochem Molec Biol 44:121-131
18. Osborn D (1916) Inheritance of baldness. J Hered 7:347-355
19. Randall VA, Thornton MJ, Messenger AG (1992) Cultured dermal papilla cells from androgen-dependent human follicles (e.g. beard) contain more androgen receptors than those from non-balding areas. J Endocrinol 133:141-147
20. Salamon T (1968) Genetic factors in male pattern alopecia. In: Baccaredda-Boy A, Moretti G, Frey JR (eds) Biopathology of pattern alopecia. Karger, Basel New York, pp 39-49
21. Sawaya, ME, Price VH (1997) Different levels of 5α-reductase type I and II, aromatase, and androgen receptor in hair follicles of women and men with androgenetic alopecia. J Invest Dermatol 109:296-300
22. Sreekumar GP, Pardinas J, Wong CQ, Whiting D, Katz I, Price V, Zolotogovski A, Roberts J, Stenn K, Parimoo S (1998) Search for male pattern baldness gene(s): Hormone and chromosome 2 and 5 linkage analysis. J Invest Dermatol 110:622

Lymphome

Pathogenese kutaner T-Zell-Lymphome

R. Dummer, U. Döbbeling, R. Geertsen, J. Willers, G. Burg

Einleitung

Kutane Lymphome stellen eine heterogene Gruppe lymphoproliferativer Hauterkrankungen dar, die durch eine klonale Akkumulation von T-Lymphozyten charakterisiert sind. Die häufigsten Formen sind die Mycosis fungoides, das Sézary-Syndrom und die CD 30+, zumeist großzelligen kutanen T-Zell-Lymphome [7]. Die Pathogenese dieser verschiedenen Erkrankungen ist sicherlich heterogen. Es ist anzunehmen, daß bei individuellen Patienten klinische und histologische Phänomene verschiedene molekulare Ursachen haben können. Die im Folgenden beschriebenen Erklärungsversuche sind sicher nur bei einem Teil der Erkrankungen anwendbar. Die meisten der diskutierten Untersuchungen haben sich intensiv mit der Mycosis fungoides (MF) und dem Sézary-Syndrom (SS) auseinandergesetzt.

Zytokine in der Pathogenese kutaner T-Zell-Lymphome

Sowohl morphologisch als auch phänotypisch sind die Tumorzellen bei der MF und beim SS gut differenzierte T-Memoryzellen, die mit der Ausnahme von CD 7 die typischen T-Zellmarker, wie CD 2, CD 3, CD 4, CD 5, CD 45Ro, exprimieren. Die Zellen sind in der Regel wenig aktiviert (CD 25 und HLADR negativ) [7]. Die proliferative Potenz dieser Zellen ist meist gering, so daß für die Akkumulation wahrscheinlich eine verringerte Absterberate über einen Apoptosedefekt vermutet werden muss. Für reife T-Zellen stellen verschiedene Zytokine wesentliche Viabilitätsfaktoren dar. Zu dieser Gruppe gehören Interleukin(IL)-2, IL-4, IL-7, IL-10, IL-15 (s. Abb. 1;) [5]. Da die meisten Tumorzellen den hochaffinen IL-2-Rezeptor(R) nicht exprimieren und in vitro unter Stimulation mit IL-2 vor allem reaktive CD 8-positive zytotoxische Lymphozyten expandieren, ist dieses Zytokin wahrscheinlich kein wichtiger Wachstumsfaktor für kutane T-Zell-Lymphome. Auch die Zytokine IL-4 oder auch IL-5 werden selten bei MF nachgewiesen. Jedoch weisen Tiermodelle und in vitro-Untersuchungen darauf hin, daß IL-7 ein wichtiges Zytokin für das Überleben und den Epidermotropismus von Tumorzellen bei diesen Erkrankungen darstellen [5].

Interleukin-15

IL-15 verwendet für seine Signaltransduktion eine identische Rezeptorkette wie IL-9, IL-7 und IL-4 und IL-2 und wurde immunhistologisch in Hautbiopsien einiger MF-Patienten und SS-Patienten nachgewiesen. Die Expression von IL-15 wurde bei Zell-Linien von Sézary-Patienten und Sézary-Tumorzellen ebenfalls detektiert [2].

Interleukin-10

Neben IL-15 sezernieren die malignen Zellen auch teilweise IL-5 und regelmässig IL-10 [4]. Die mRNA IL-10 in der Haut nimmt im Rahmen der Tumorprogression zu [1].

Interferone und Interferonrezeptoren

Dieses Zytokin-Spektrum bei fehlender Expression von IL-2 und Interferon (IFN) γ läßt sich den sogenannten T-Heller-2-Zellen zuordnen. Diese Zellen sind im normalen Immunsystem für die Regulation der Antikörperantwort und für die Eosinophilie verantwortlich. Eine Erhöhung der Eosinophilen und

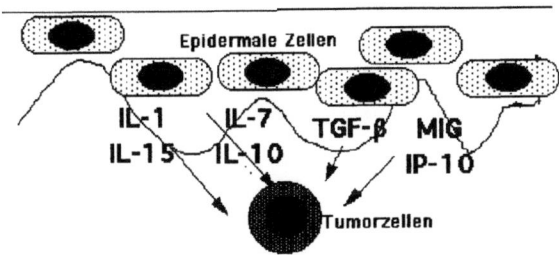

Abb. 1. Die erwähnten Zytokine können wesentliche Viabilitätsfaktoren für die Tumorzellen bei MF und SS sein

Störungen in der Antikörperproduktion (z. B. erhöhte IgE-Serumspiegel oder erhöhte Immunglobulin-Spiegel) werden regelmässig bei diesen Patienten gefunden. Passend zu dieser Hypothese läßt sich häufig der IFN γ-Rezeptor (β-Kette) und die α-Kette nachweisen. Allerdings ist die IFN-Signalübertragung nicht funktionell, was erklären kann, warum die Erkrankungen nicht durch endogene IFN γ-Produktion gehemmt werden können [3]. Auch war IFN γ in klinischen Untersuchungen wesentlich schlechter als Therapieversuche mit IFN α, dessen Zielstrukturen in vivo wesentlich breiter verteilt sind. Gut passend zur T-Helfer-2-Natur der malignen Zellen läßt sich bei Tumorzellen kutaner Lymphome der Chemokin-Rezeptor CCR3 nachweisen. Zumeist ist der Rezeptor allerdings auf CD 30-positiven Tumorzellen nachzuweisen.

Genetische Veränderungen

Die früher vermutete Assoziation der kutanen T-Zell-Lymphome mit einer Integration von Teilen des Genoms des HTLV1-Virus läßt sich heute ausschließen. Typische Translokationen, wie sie z.B. für das grosszellig anaplastische nodale Lymphom (t2;5) typisch sind, fehlen ebenfalls [8]. Neuere Untersuchungen weisen darauf hin, daß das Tumorsuppressorgen P 16 bei diesen Erkrankungen defekt ist und bestimmte Transkriptionsfaktoren, wie z.B. c-myc, auch ohne Stimulation an entsprechende Promotorsequenzen der DNA binden [6].

Schlußfolgerung

Die komplexe Pathogenese der kutanen Lymphome ist aus tumorbiologischer und immunbiologischer Sicht äußerst spannend und erlaubt die Anwendung neuerer Erkenntnisse der Grundlagenwissenschaften. Möglicherweise ergeben sich schon in naher Zukunft neue therapeutische Strategien zu einer nebenwirkungsarmen Therapie dieser heterogenen Erkrankungsgruppe.

Literatur

1. Asadullah K, Döcke W-D, Haeussler A, Sterry W, Volk HD (1996) Progression of Mycosis fungoides is associated with increasing cutaneous expression of interleukin-10 (IL-10) mRNA. J Invest Dermatol 107:833–837
2. Döbbeling U, Dummer R, Laine E, Potoczna N, Qin JZ et al. (1998) Interleukin-15 is an autocrine/paracrine viability factor for cutaneous T-cell lymphoma cells. Blood 92:252–258
3. Dummer R, Geertsen R, Ludwig E, Niederer E, Burg G (1998) Sezary syndrome, T-helper 2 cytokines and accessory factor-1 (AF-1). Leuk Lymphoma 28:515–522
4. Dummer R, Heald PW, Nestle FO, Ludwig E, Laine E et al. (1996) Sézary Syndrome's T-cell clones display T helper 2 cytokines and express the accessory factor-1 (interferon gamma receptor beta chain). Blood 88:1383–1389
5. Dummer R, Schwarz T (1994) Cytokines as regulatory proteins in cutaneous lymphoproliferation. Dermatol Clin 12:283–241
6. Qin JZ, Dummer R, Burg G, Döbbeling U (1999) Constitutive and interleukin-7/interleukin-15 stimulated DNA binding of Myc, Jun, and novel Myc-like proteins in cutaneous T-cell lymphoma cells. Blood 93:260–267
7. Willemze R, Kerl H, Sterry W, Berti E, Cerroni L et al. (1997) EORTC classification for primary cutaneous lymphomas: a proposal from the Cutaneous Lymphoma Study Group of the European Organization for Research and Treatment of Cancer. Blood 90:354–371
8. Wood GS, Hardman DL, Böni R, Dummer R, Kim YH et al. (1996) Lack Of the T(2–5) or Other Mutations Resulting In Expression Of Anaplastic Lymphoma Kinase Catalytic Domain In Cd30(+) Primary Cutaneous Lymphoproliferative Disorders and Hodgkins Disease. Blood 88:1765–1770

Chemokine und Chemokinrezeptoren als wichtiges Kontrollinstrument für die Migration von Leukozyten in die Haut

M. Kleinhans, G. Burg, F.O. Nestle

Zusammenfassung und Ausblick

Chemokine sind ohne Zweifel in der Lage die Migration von Zellen präzise zu steuern und besitzen somit eine herausragende Bedeutung in der Rekrutierung von Zellen in erkranktes Gewebe. Die Rolle von Chemokinen und deren Rezeptoren in verschiedenen Erkrankungen läßt vermuten, daß eine Rekrutierung von Leukozyten in entzündliche Hauterkrankungen wie Psoriasis, aber auch in kutane T Zell Lymphome durch Chemokin bzw. Chemokinrezeptor Antagonisten unterbrochen werden kann. Das Ziel weiterer Forschungsanstrengungen wird die Klärung der Rolle von Chemokinen in der Pathophysiologie von Erkrankungen sein, um so Ansätze für neue Therapien zu erhalten.

Einleitung

Die Fähigkeit von Leukozyten aktiv aus dem Blut in verschiedene Gewebe auszuwandern ist eine grundlegende Vorrausetzung für die Entwicklung effizienter Immunantworten in diesen Geweben. Diese Migration ist ein komplexer Prozeß, der mehrere Schritte von Leukozyt-Endothelzell-Interaktionen beinhaltet. Der Prozeß der Migration wird einerseits durch Adhäsionsmoleküle auf der Leukozytenoberfläche und entsprechenden Liganden auf Gefäßendothel gesteuert, andererseits spielen spezifische Chemokine und Chemokinrezeptoren eine entscheidende Rolle. So kann es einer Zelle durch die Expression einer bestimmten Kombination von Selektinen, Integrinen und Chemokinrezeptoren möglich sein, an einem definierten Ort das Blutgefäß zu verlassen und zielgerichtet an den Ort ihrer Bestimmung zu migrieren [4, 6].

CC und CXC Chemokine und ihre Rezeptoren

Chemokine stellen eine Gruppe von chemotaktisch aktiven Zytokinen dar und werden hauptsächlich in zwei Hauptgruppen unterteilt: in CC und CXC Chemokine. Die Chemokine beider Gruppen besitzen vier Cysteine und werden aufgrund der Position der ersten beiden Cysteine und einer fakultativ vorhandenen Aminosäure zueinander unterschieden (CC = Cystein-Cystein; CXC = Cystein-AminosäureX-Cystein). Zwei neuere Chemokine passen nicht in dieses Konzept: das C Chemokin Lymphotactin und das CXXXC Chemokin Fractalkine. Entsprechend dieser Unterteilung binden Chemokine selektiv an C, CC, CXC und CXXXC Rezeptoren. Bis heute wurden fünf CXC Rezeptoren (CXCR1-5), zehn CC Rezeptoren (CCR1-10), sowie der Lymphotactin Rezeptor XCR1 und Fractalkine Rezeptor CX_3CR1 beschrieben (Tabelle 1) [10].

Die Bedeutung von Chemokinrezeptoren für die Lymphozytenmigration

Es ist bekannt, daß Selektine und Integrine auf zirkulierenden Lymphozyten Subpopulationen mit verschiedenen Zielorten differentiell exprimiert werden. So zeigen Lymphozyten, welche in die Haut migrieren, das Adhäsionsmolekül CLA (cutaneous lymphocyte-associated antigen) auf ihrer Oberfläche. Lymphozyten, die in den Darm wandern exprimieren β7 Integrine, während solche mit dem Ziel Lymphknoten L-Selectin auf ihrer Oberfläche zeigen. Aber auch in Richtung Th1 bzw. Th2 polarisierte T Zellen zeigen eine selektive Expression von Adhäsionsmolekülen [1, 4].

Neben dieser Expression von Adhäsionsmolekülen spielen Chemokine und ihre Rezeptoren für eine zielgerichtete Migration eine entscheidende Rolle. So erlaubt z. B. die Expression von CCR3 auf Eosinophilen oder CXCR1 auf Neutrophilen diesen Zellen in Gewebe zu migrieren, in denen die entsprechenden Liganden Eotaxin bzw. IL-8 vorhanden sind.

Neben der Erkenntnis, dass Chemokinrezeptoren auf T Zellen für eine Infektion derselben mit HIV essentiell sind, war eine der wichtigsten Entdeckungen in jüngerer Zeit, dass einige Chemokinrezeptoren für polarisierte T Zellen spezifisch sind. Während der CXC Chemokinrezeptor CXCR4 konstitutionell auf naiven T Zellen exprimiert wird, besitzen Th1 Zellen die Chemokinrezeptoren CCR5 und CXCR3 auf ihrer

Tabelle 1. Übersicht über Chemokinrezeptoren, deren Expression und bindende Chemokine. *Th1*, »T helper type« 1; *Th2*, »T helper cell type« 2; *MIP*, »macrophage inflammatory protein«; *MCP* »monocyte chemoattractant protein«; *RANTES* »regulated upon activation normal T expressed and secreted«; *TARC* »T cell and activation-related chemokine«; *LARC* »liver and activation-related chemokine«; *SLC* »secondary lymphoid tissue chemokine«; *ELC* »Epstein-Barr virus-induced receptor ligand chemokine«; *MDC* »monocyte-derived chemokine«; *IL-8* »interleukin-8«; *NAP-2* »neutrophil-activating peptide-2«; *GRO* »growth-related oncogene«; *ENA-78* »epithelial cell-derived neutrophil-activating factor-78«; *GCP-2* »granulocyte chemoattractant protein-2«; *Mig* »monokine-induced by gamma-interferon«; *IP10* »gamma-interferon-inducible protein-10«; *SDF-1* »stromal cell-derived factor-1«, *DC-CK1* »dendritic cell chemokine1

Rezeptorklasse	Rezeptor	Bindende Chemokine	Expression auf
C	XCR1	Lymphotactin	T Zellen
CC	CCR1	MIP-1α, RANTES, MCP-3, MIP-5	T Zellen, Monozyten, immature Dendritische Zellen,
	CCR2	MCP-1, MCP-2, MCP-3, MCP-4, MCP-5	Basophile T Zellen, Monozyten, immature
	CCR3	Eotaxin, Eotaxin-2, MCP-2, MCP-3, MCP-4, MCP-5, RANTES,	Dendritische Zellen, Basophile Eosinophile, Basophile, Th-2 Zellen
	CCR4	TARC, MDC	Th-2 Zellen, mature Dendritische Zellen, Basophile
	CCR5	MIP-1α, MIP-1β, RANTES	immature Dendritische Zellen, Monozyten, Th-1
	CCR6	LARC	Zellen, immature Dendritische Zellen, naive T Zellen
	CCR7	ELC, SLC	mature Dendritische Zellen, naive T Zellen, B Zellen
	CCR8	I-309	Th-2 Zellen
	CCR9	MIP-1α, MIP-1β, RANTES, MCP-1	Hämatopoetische Vorläuferzellen
	CCR10	MCP-1, -3	?
CXC	CXCR1	IL-8, GCP-2	immature Dendritische Zellen, Neutrophile, T Zellen
	CXCR2	IL-8, GROα, GROβ, GROγ, NAP-2, ENA-78, GCP-2	Neutrophile, T Zellen
	CXCR3	Mig, IP-10, I-TAC, SLC	Th-0/Th-1 Zellen
	CXCR4	SDF-1α, SDF-1β	naive T Zellen, Monozyten, mature Dendritische Zellen, B Zellen
	CXCR5	BCA-1	B Zellen
CX$_3$C	CX$_3$CR1	Fractalkine	Neutrophile, Monozyten, T Zellen
?	?	DC-CK1	T Zellen

Oberfläche, Th2 Zellen hingegen sind durch die Expression von CCR3, CCR4, und CCR8 gekennzeichnet [3, 11, 15]. Darüberhinaus werden Chemokinrezeptoren in Abhängigkeit vom Grad der Maturation differentiell auf Dendritischen Zellen exprimiert und können somit die Migration dieser Zellen steuern. Durch die Expression von Chemokinrezeptoren auf T Zellsubpopulationen und Dendritischen Zellen nehmen diese direkt Einfluss auf deren Migration und sind somit in der Lage Th1 oder Th2 mediierte Immunantworten zu steuern [16].

Chemokine und Chemokinrezeptoren in dermatologischen Erkrankungen

Es gilt als gesichert, daß Chemokine in verschiedenen entzündlichen Erkrankungen zu einer Akkumulation und Aktivierung von Leukozyten beitragen und daß sie darüber hinaus den Typ des Entzündungsinfiltrates bestimmen [12]. Folgerichtig sind im Infiltrat bestimmter inflammatorischer Reaktionen auch spezifische Chemokinrezeptoren vorhanden [14]. Entsprechend der oben beschriebenen Expression auf Th1 bzw. Th2 Zellinien sind Chemokinrezeptoren auch in vivo in polarsierten Immunantworten vorhanden. So konnte in allergischen Erkrankungen der Chemokinrezeptor CCR3, neben der Expression auf Eosinophilen, auch auf infiltrierenden T Zellen nachgewiesen werden.

Auch in der Haut spielen Chemokine für die Rekrutierung von Leukozyten eine wichtige Rolle. In-vivo Daten zeigen eine wichtige Funktion der beiden CC Chemokine MCP-1 und MIP-1α für die Migration von T Lymphozyten in nicht erkrankte Haut [9]. Hierüber hinaus spielen in entzündlich veränderter Haut weitere Chemokine ein Rolle. So konnte in psoriatisch veränderter Haut eine Überexpression der Chemokine IP-10, IL-8, GRO-α, RANTES und Mig gefunden werden, deren Expression sich interessanterweise durch Anti-Psoriatika beeinflussen läßt [7]. Eine verstärkte Expression der Chemokinrezeptoren CXCR1 und CXCR2 in läsionaler Psoriasis Haut läßt auf eine chemokinbedingten Mechanismus in der Neutrophilen Rekrutierung schließen [8]. In verschiedenen Phasen der kutanen Wundheilung kommt es zu einer phasenabhängigen Expression der Chemokine IL-8, GRO-α, MCP-1, IP-10 und Mig, dies zeigt die Bedeutung von Chemokinen innerhalb des komplexen Netzwerkes des Wundheilungsprozesses [5].

Aber auch in malignen Erkrankungen der Haut spielen Chemokine eine wichtige Rolle. Neuere Untersuchungen zeigen das Vorhandensein von RANTES im Überstand von Melanomzellinien, im Mausmodell ist eine vermehrte RANTES Produktion der Melanomzelllinien mit einem verstärkten Tumorwachstum verbunden [13]. Ebenso wird durch IL-8 das Tumorwachstum und die Tumormetastasierung gefördert [2].

Die von uns vorgestellte Arbeit zeigt ein spezifische Expression des Th2 spezifischen Chemokin Rezeptors

CCR3 auf T Zellen in CD30 positiven kutanen T Zell Lymphomen (CTCL). Primär CD30 positive CTCL sind durch eine gute Prognose und durch einen nur bei einer Minderheit der Patienten stattfindenden Befall anderer Organe gekennzeichnet. Dieses biologische Verhalten läßt einen Mechanismus vermuten, welcher maligne T Lymphozyten in der Haut hält und so zu einer langsamen Progression der Erkrankung beiträgt.

CD30 positive CTCL sind durch die Expression von Th2 Zytokin mRNA gekennzeichnet. Aufgrund der Expression des Th2 spezifischen Chemokinrezeptors CCR3 in CD 30 positiven CTCL kann eine Verbindung zwischen der gewebespezifischen Rekrutierung von malignen T Zellen und ihrem Differenzierungsstadium als Th2 Zellen hergestellt werden. Interessanterweise wurde gezeigt, daß sich CCR3 sowohl durch TGF-β, als auch durch IFN-α herunterregulieren läßt [15]. IFN-α wird erfolgreich in der Behandlung der lymphomatoiden Papulose, einer ebenso CD30 positiven Vorläufererkrankung von CD30 positiven CTCL, angewendet. Zudem ist in CD30 positiven CTCL ein TGF-β Rezeptor Verlust beschrieben worden. Ein möglicher Mechanismus einer selektiven CCR3 Expression auf CD30 positiven malignen T Lymphozyten könnte der durch den Rezeptor Verlust bedingte fehlende Einfluß von TGF-β auf die Regulation des CCR3 Rezeptors sein, wodurch es zu einer verstärkten CCR3 Expression selektiv auf CD30 positiven Lymphomzellen kommt.

Literatur

1. Austrup F, Vestweber D, Borges E, Lohning M, Brauer R, Herz U, Renz H, Hallmann R, Scheffold A, Radbruch A, Hamann A (1997) P- and E-selectin mediate recruitment of T-helper-1 but not T-helper-2 cells into inflamed tissues. Nature 385:81–83
2. Bar Eli M (1999) Role of interleukin-8 in tumor growth and metastasis of human melanoma. Pathobiology 67:12–18
3. Bonecchi R, Bianchi G, Bordignon PP, D_Ambrosio D, Lang R, Borsatti A, Sozzani S, Allavena P, Gray PA, Mantovani A, Sinigaglia F (1998) Differential expression of chemokine receptors and chemotactic responsiveness of type 1 T helper cells (Th1s) and Th2s. J Exp Med 187:129–134
4. Butcher EC, Picker LJ (1996) Lymphocyte homing and homeostasis. Science 272:60–66
5. Engelhardt E, Toksoy A, Goebeler M, Debus S, Brocker EB, Gillitzer R (1998) Chemokines IL-8, GROalpha, MCP-1, IP-10, and Mig are sequentially and differentially expressed during phase-specific infiltration of leukocyte subsets in human wound healing. Am J Pathol 153:1849–1860
6. Foxman EF, Campbell JJ, Butcher EC (1997) Multistep navigation and the combinatorial control of leukocyte chemotaxis. J Cell Biol 139:1349–1360
7. Kang S, Yi S, Griffiths CEM, Fancher L, Hamilton TA, Choi JH (1998) Calcipotriene-induced improvement in psoriasis is associated with reduced interleukin-8 and increased interleukin-10 levels within lesions. Br J Derm 138:77–83
8. Kulke R, Bornscheuer E, Schluter C, Bartels J, Rowert J, Sticherling M, Christophers E (1998) The CXC receptor 2 is overexpressed in psoriatic epidermis. J Invest Dermatol 10:90–94
9. Kunstfeld R, Lechleitner S, Wolff K, Petzelbauer P (1998) MCP-1 and MIP-1alpha are most efficient in recruiting T cells into the skin in vivo. J Invest Dermatol 111:1040–1044
10. Locati M, Murphy PM (1999) Chemokines and Chemokine Receptors. Annu Rev Immunol:425–440
11. Loetscher P, Uguccioni M, Bordoli L, Baggiolini M, Moser B, Chizzolini C, Dayer JM (1998) CCR5 is characteristic of Th1 lymphocytes. Nature 391:344–345
12. Luster AD (1998) Chemokines-chemotactic cytokines that mediate inflammation. N Engl J Med 338:436–445
13. Mrowietz U, Schwenk U, Maune S, Bartels J, Kupper M, Fichtner I, Schroder J, Schadendorf D (1999) The chemokine RANTES is secreted by human melanoma cells and is associated with enhanced tumour formation in nude mice. Br J Cancer 79:1025–1031
14. Qin S, Rottman JB, Myers P, Kassam N, Weinblatt M, Loetscher M, Koch AE, Moser B, Mackay CR (1998) The chemokine receptors CXCR3 and CCR5 mark subsets of T cells associated with certain inflammatory reactions. J Clin Invest 101:746–754
15. Sallusto F, Lenig D, Mackay CR, Lanzavecchia A (1998) Flexible programs of chemokine receptor expression on human polarized T helper 1 and 2 lymphocytes. J Exp Med 187:875–883
16. Sallusto F, Schaerli P, Loetscher P, Schaniel C, Lenig D, Mackay CR, Qin S, Lanzavecchia A (1998) Rapid and coordinated switch in chemokine receptor expression during dendritic cell maturation. Eur J Immunol 28:2760–2769

Nachweis klonaler T-Zellrezeptor-γ-Umlagerungen bei kutanen T-Zell Lymphomen mittels der PCR in Kombination mit der GeneScan Analyse: Sensitivität und Kriterien der Spezifität

E. Dippel, C. Assaf, M. Hummel, H. Stein, S. Goerdt, C. E. Orfanos

Einleitung

Das breite Spektrum der klinischen und histologischen Erscheinungsformen der kutanen T-Zell Lymphome (CTCL) erschwert häufig die klare Unterscheidung zwischen benignen und malignen T-Zell Proliferationen. In diesem Fall ist der Nachweis identischer T-Zellrezeptorumlagerungen von klonal proliferierenden T-Zellen hilfreich für die Diagnosestellung. Dies gilt insbesondere für die frühen Formen, die nur schwer klinisch und histologisch von benignen entzündlichen Veränderungen abzugrenzen sind. Die Polymerase-Kettenreaktion (PCR) ermöglicht einen schnellen und sensitiven Nachweis identisch umgelagerter T-Zellrezeptorgene (TCR). Aufgrund der vergleichsweise einfachen Genstruktur der TCR-γ-Kette ist die TCR-γ-PCR die am häufigsten durchgeführte Methode. In bisher publizierten Studien entgehen jedoch mittels dieser Technik 10–47 % der CTCL-Fälle dem Nachweis einer monoklonalen T-Zell Population.

Methode

Um diagnostische Unsicherheiten bei Frühformen der kutanen T-Zell Lymphome auszuschließen, untersuchten wir 21 Patienten fortgeschrittener Stadien (II–IV) mit einer neuen semiverschachtelten TCR-γ PCR in Kombination mit der GeneScan Analyse, um die klinische Spezifität und Sensitivität der Methode zu überprüfen.

Von 21 Patienten mit der Diagnose kutanes T-Zell Lymphom Stadium II-IV (17x Mycosis fungoides, 3x Sézary Syndrom, 1x pleomorphes CTCL) wurden Hautbiopsien, Lymphknoten und peripheres Blut untersucht. Als Kontrollen wurden Hautproben von Patienten mit Psoriasis (n = 13) und Ekzemen (n = 8) untersucht.

PCR-Bedingungen und GeneScan Analyse

Die DNA Isolierung erfolgte aus Paraffinmaterial mit Hilfe des QIAamp tissue kit (QIAGEN GmbH, Hilden, Germany). PCR Produkte wurden durch eine semiverschachtelte PCR erzeugt. Zwei Amplifikationszyklen wurden durchgeführt: die Primäramplifikation wurde mit einem Vγ Konsensusprimer Vγ1 (forward) in zwei Ansätzen jeweils mit Jγ1/2 und Jγ3 Primer (reverse) durchgeführt. Die Reamplifikation erfolgte mit einem 1% Aliquot der ersten PCR und wurde mit einem 5'-fluoreszenzmarkierten-Vγ2γKonsensusprimer jeweils in Kombination mit den Jγ1/2 und Jγ3 Primern durchgeführt. Vγ1 und Vγ2 sind Konsensusprimer, die die Vγ1 bis Vγ8 Genabschnitte erfassen. Um das komplette TCRγ-Gen zu analysieren wurden für die verbeibenden Vγ8Genabschnitte (Vγ9-Vγ11) familienspezifische Vγ9-γ11 Primer eingesetzt [1]. Die PCR Bedingungen waren für die Primär- und Reamplifikation identisch: 4 Minuten bei 96 °C, 30 Sekunden bei 96 °C, 30 Sekunden bei 60 °C, and 30 Sekunden bei 72 °C für 25 Zyklen. Die PCR-Produkte wurden elektrophoretisch mit einem 6 %igem Polyacrylamidgel aufgetrennt. Parallel dazu, wurde die exakte Größenbestimmung der PCR-Produkte mit einem hochauflösenden Gel und der automatischen Fluoreszenz-Quantifizierung analysiert (373A DNA sequencer, Applied Biosystems, Perkin Elmer, Weiterstadt, Germany and GeneScan software 672, Applied Biosystems, Perkin Elmer, Foster City, California). Die DNA der T-Zelllinie Peer diente als monoklonale Kontrolle für die Jγ1/2 Primerkombination sowie die T-Zellinie HUT102 für Jγ3.

Ergebnisse

Die in vitro Sensitivität der TCRγ-PCR kombiniert mit der GeneScan Analyse besitzt eine Nachweisegrenze für einen monoklonalen Klon abhängig vom polyklonalen DNA-Hintergrund von 0,5–6% der lymphozytären DNA. 16/21 (76%) Patienten zeigten eine klonale Umlagerung der TCR-γ-Kette, die durch Mehrfachbestimmungen und Direktsequenzierung bestätigt wurden (Tabelle 1). Davon zeigten 5 Patienten sowohl im Lymphknoten als auch im peripheren Blut den identischen T-Zell Klon. 5/21 Patienten zeigten in den untersuchten Hautbiopsien ein oligo- oder polyklona-

Tabelle 1. Klinische Daten und TCRγ-PCR GeneScan Ergebnisse von 21 Patienten mit fortgeschrittenen kutanen T-Zell Lymphomen. ++ monoklonal, oc oligoklonal, pc polyklonal, n.u. nicht untersucht

Patient	TNM/ Stadium*	CTCL-SI+	TCRγ-Profil[a] Haut	TCRγ-Profil[a] Lymphknoten	TCRγ-Profil[b] Blut
1	$T_3N_0M_0$/II B	17	++[d]	n.u.	n.u.
2	$T_3N_0M_0$/II B	18	++[d]	n.u.	n.u.
3	$T_3N_0M_0$/II B	18	oc	n.u.	n.u.
4	$T_3N_0M_0$/II B	14	++[d]	++	n.u.
5	$T_4N_0M_0$/III	15	pc	n.u.	n.u.
6	$T_4N_0M_0$/III	15	++[d]	++	n.u.
7	$T_3N_3M_0$/IV A	33	++	++	++
8	$T_2N_3M_0$/IV A	27	++	pc	n.u.
9	$T_3N_3M_0$/IV A	37	pc	pc	pc
10	$T_4N_3M_0$/IV A	30	++	++	n.u.
11	$T_4N_3M_0$/IV A	30	++	pc	n.u.
12	$T_4N_3M_0$/IV A	30	pc	pc	n.u.
13	$T_4N_3M_0$/IV A	30	++	++	n.u.
14	$T_2N_3M_0$/IV A	27	++	++	n.u.
15	$T_4N_3M_0$/IV A	30	++	n.u.	n.u.
16	$T_2N_3M_0$/IV A	27	++	n.u.	++
17	$T_3N_3M_0$/IV A	30	pc	pc	pc
18	$T_4N_3B_1M_0$/IVA[c]	45	++[d]	++[d]	++[d]
19	$T_4N_3B_1M_0$/IVA[c]	45	++	++	++
20	$T_4N_3B_1M_1$/IVB[c]	60	++	++	++
21	$T_4N_3B_1M_1$/IVB[c]	60	++	++	++

[a] MF Cooperative Group Steering Committee. Arch Dermatol 1975, 115:1103–1105.
[b] CTCL-SI (severity index): Dippel E, Scharg H, Goerdt S, Orfanos CE (1997) Lancet 350:32–33;
[c] Sézary Syndrom;
[d] direkte Sequenzierung. 16/21 CTCL Hautläsionen zeigten ein monoklonales, 1/21 oligoklonales und 4/21 ein polyklonales TCRγ-Genrearrangement.

les TCRγ-Rearrangement. Dominante T-Zell Populationen konnten auch in 2/13 Psoriasisläsionen und in 1/8 Ekzemläsionen nachgewiesen werden. Mehrfachbestimmungen zeigten jedoch, daß die dominanten PCR-Produkte entzündlicher Hautläsionen nicht reproduzierbar waren. Diese zeigten bei der Analyse derselben Probe im Gegensatz zu den T-Zell Lymphomläsionen jeweils unterschiedliche Basenpaarlänge (Abb. 1). Diese Befunde wurden daher als »pseudomonoklonal« interpretiert.

Diskussion

In dieser Studie wurde die Klonalität klinisch fortgeschrittener T-Zell Lymphome im Stadium II-IV mit einer neu entwickelten semi-verschachtelten PCR Methode und anschließender GeneScan Analyse untersucht. Ziel war es diese Technik zur Analyse der TCR-γ-Kette auf die Sensitivität und Reliabilität hin zu überprüfen. Die Darstellung der fluoreszierenden PCR-Produkte erfolgte durch die Kombination einer hochauflösenden Gelelektrophorese und der Fluoreszenzdetektion durch einen automatischen DNA-Sequenzer, der eine sensitive und exakte Größenbestimmung der Amplifikate zuläßt.

Die neu entwickelten Konsensusprimer decken die TCR Vγ1-8 Segmente ab. Die nur sehr selten umgelagerten TCR Vγ9-11 Gensegmente wurden mit separaten Primernkombinationen untersucht und zeigten keine klonalen Umlagerungen in diesen Genabschnitten. Im Vergleich zu konventionellen PCR-Detektionssystemen stellt sich die GeneScan-Technik als wertvolle Hilfe bei der Interpretation klonaler Amplifikate dar, da die exakte Auflösung bis auf ein Basenpaar genau dargestellt werden kann. Ein weiterer Vorteil besteht in der Möglichkeit einer Abschätzung des monoklonalen TCRγ DNA-Anteils anhand der Intensität des Fluoreszenzsignals, obwohl eine exakte Quantifikation bisher nicht möglich ist.

Verdünnungsexperimente zeigten ein hohe Sensitivität in vitro bis zu 0,5 % klonaler TCRγ-DNA bei

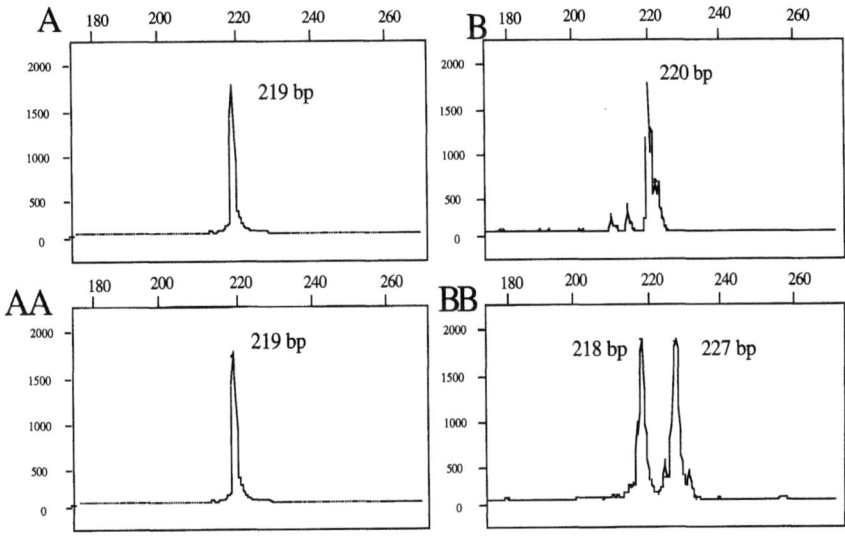

Abb. 1. Monoklonale und pseudomonoklonale TCRγ-PCR-Produkte nach Mehrfachbestimmungen. A, AA: Hautprobe eines kutanen T-Zell Lymphoms; B, BB: Hautprobe einer Ekzemläsion (bp = Basenpaare).

geringem polyklonalen Hintergrund. Ein hoher Gehalt an polyklonalem Hintergrund reduzierte die Nachweisgrenze auf 6% der monoklonalen TCRγ-DNA. Dies bedeutet, daß bei der Beurteilung diagnostisch zweifelhafter Fälle der weite Sensitivitätsbereich der Methode von 0,5–6% an monoklonaler TCRγ-DNA berücksichtigt werden muß.

Die Ergebnisse des TCRγ-PCR zeigten eine eindeutige Korrelation der klinischen und histologischen Diagnose eines kutanen T-Zell Lymphoms mit einem monoklonalen TCRγ-Genrearrangement. In 5 Fällen klinisch gesicherter T-Zell Lymphome konnte eine Monoklonalität nicht nachgewiesen werden. Eine mögliche Erklärung dafür wäre, daß aufgrund häufiger Mutationen im TCRγ-Genlokus die Primer nicht an die TCRγ-Sequenzen binden können [4]. Ein weitere Erklärung wäre die Möglichkeit, daß ein hoher polyklonaler Hintergrund die monoklonalen Peaks maskiert, eine solche Situation könnte z.B. bei einem starken entzündlichen Abwehrinfiltrat vorliegen.

Die auf den ersten Blick dominanten TCRγ-Genamplifikate in Hautproben von Patienten mit Psoriasis (2/13) und Ekzemen (1/8) könnten durch die hohe Sensitivität der PCR-Technik und der GeneScan-Analyse erklärt werden, die auch wenige T-Zell Klone bei einem geringen entzündlichen Infiltrat erfaßt. Charakteristischerweise zeigten wiederholte TCRγ-PCR Untersuchungen der gleichen Psoriasis- bzw. Ekzemprobe PCR-Amplifikate mit unterschiedlicher Größe und Gensequenz. Diese dominanten PCR-Produkte wurden als pseudomonoklonal bezeichnet.

Im Gegensatz dazu, fand sich bei wiederholten TCRγ-PCR Untersuchungen bei kutanen T-Zell Lymphomen immer wieder der jeweilige identische monoklonale Klon.

Schlußfolgerung

Die TCR-γ-PCR kann aufgrund der limitierten klinischen Sensitivität nicht in jedem Fall ein malignes T-Zell Lymphom ausschließen. Jedoch ist diese Methode aufgrund der hohen klinischen Spezifität unter Berücksichtigung von Pseudomonoklonalitäten wertvoll als zusätzliches Instrument in der Diagnostik unklarer T-Zell-Proliferationen.

Literatur

1. Dippel E, Assaf C, Hummel M, Schrag H-J, Stein H, Goerdt S, Orfanos CE (1999) Clonal T-cell receptor γ-chain gene rearrangement by PCR-based GeneScan analysis in advanced cutaneous T-cell Lymphoma: a critical evaluation. J Pathol 108:146-154
2. Dippel E, Goerdt S, Assaf C, Stein H, Orfanos CE (1997) Cutaneous T-cell lymphoma severity index and T-cell gene rearrangement. Lancet 350:1776-1777
3. Trainor KJ, Brisco MJ, Wan JH, Neoh S, Grist S, Morley AA (1991) Gene rearrangement in B- and T-lymphoproliferative disease detected by the polymerase chain reaction. Blood 78:192-196
4. Yoshikai Y, Toyonaga B, Kimura N, Griesser H, Mak TW (1987) Repertoire of the human T cell gamma genes: high frequency of nonfunctional transcripts in thymus and mature T cells. Eur J Immunol 17:199-126

Zirkulierende maligne und benigne Lymphozyten in Frühstadien kutaner Lymphome

K. Asadullah, M. Muche, M. Friedrich, W. Sterry

Zusammenfassung

Kutane T-Zell Lymphome (CTCL) sind klonale lymphoproliferative Erkrankungen, die in der Regel von CD4+ T-Zellen der Haut ausgehen. Diese klonal expandierten Zellen sind in Hautläsionen aller Stadien der Mycosis Fungoides (MF) und anderer CTCL nachweisbar. Das multifokale Auftreten der Hauterscheinungen ließ jedoch vermuten, daß diese Zellen zwischen Haut und Blut rezirkulieren. Tatsächlich sind mit sensitiven Techniken in der Mehrzahl der Patienten klonale T-Zellen, die mit denen in der Haut identisch sind, auch im peripheren Blut nachweisbar. Bereits in frühen Stadien der MF wird in etwa 50 % der Fälle ein T-Zell Klon im Blut gefunden. Diese Ergebnisse lassen vermuten, daß es sich bei den kutanen Lymphomen von Anfang an um systemische Erkrankungen handelt. Es wurden daher durchflußzytometrische Analysen von peripheren Lymphozyten des Blutes vorgenommen, um zu untersuchen, ob es auch Hinweise für eine systemische anti-Tumorantwort gibt. Tatsächlich wurden erhöhte Anteile an natürlichen Killerzellen sowie an aktivierten T-Zellen gefunden. Bei den aktivierten T-Zellen handelte es sich vornehmlich um CD8+ polyklonale Zellen, die tumorspezifische, zytotoxische T-Zellen sein könnten. Beachtenswerterweise nimmt der Anteil dieser Zellen in den fortgeschrittenen Stadien der Lymphome ab. Dieses könnte Ausdruck eines Verlustes der Kontrolle des Tumors durch das Immunsystem bei Progression der Erkrankung sein.

Einleitung

CTCL stellen eine heterogene Gruppe von lymphoproliferative Erkrankungen der Haut dar. Obwohl die einzelnen Erkrankungen innerhalb dieser Gruppe eine unterschiedliche Klinik und einen unterschiedlichen Verlauf zeigen (relativ gute Prognose der MF im Vergleich zum Sézary-Syndrom) gibt es doch wesentliche gemeinsame pathophsyiologische Merkmale. So liegt allen Erkrankungen eine abnorme Vermehrung von T-Zellen (in der Regel CD4+Helferzellen) zugrunde [6]. Diese Zellen sind genetisch weitgehend identisch (monoklonal). Eine solche Dominanz eines T-Zellklons tritt unter physiologischen Verhältnissen nicht auf, so daß molekularbiologische Untersuchungen zur Bestimmung der Klonalität zunehmend auch in der Diagnostik der Lymphome Anwendung finden und klinische, histologische und immunhistologische Befunde sinnvoll ergänzen. Es ist jedoch zu beachten, daß in den Frühstadien der Lymphome das zelluläre Infiltrat nur relativ wenige maligne (klonale) aber zahlreiche polyklonale, reaktive T-Zellen enthält. Der Nachweis eines Klons kann somit nur bei Gewährleistung einer hohen Sensitivität gelingen. Durch moderne molekularbiologische Techniken insbesondere mit Hilfe der Polymerasekettenreaktion (PCR), ist diese Möglichkeit jedoch inzwischen gegeben [6]. Die Tabelle 1 zeigt die Frequenz des Nachweises eines T-Zell-Klons in läsionaler Haut bei CTCL.

Tabelle 1. Nachweis eines monoklonalen Amplifikationsproduktes (%).

Diagnose		Haut	Blut
MF Stadium I	(n = 39)	71,8	52,5
MF Stadium II–IV	(n = 6)	83	100
Sezary Syndrom	(n = 4)	75	100
Pleom. T-Zell Lymphom	(n = 13)	100	69
Kontrollen	(n = 40/60)[a]	0	1,7

[a] Die Kontrollen umfaßten jeweils 20 Psoriatiker, Atopiker und gesunde Normalprobanden. Für die Untersuchungen zur Klonalität in der Haut wurden nur Psoraitker und Atopiker einbezogen.

Der Nachweis von entarteten, klonalen Lymphozyten im Blut (z.B. mikroskopisch als Sézary Zellen) ist bisher im wesentlichen nur bei fortgeschrittenen Hautlymphomen gelungen und wurde als ein ungünstiges prognostisches Zeichen betrachtet. Dabei ging man davon aus, daß die Einbeziehung des Blutes in den Ausdehnungsprozeß des Tumors ein sekundäres Phänomen im Krankheitsverlauf ist. Das klinische »Vollbild« solch einer systemischen Beteiligung ist eindrucksvoll beim Sézary-Syndrom gegeben, wo neben der Erythrodermie, die Leukämie und die generalisierte Lymphadenopathie absolut charakteristisch sind [6].

Bekanntlich zirkulieren Lymphozyten unter physiologischen Bedingungen zwischen Blut, Lymphknoten und dem Organ für dessen immunologische »Überwachung« sie zuständig sind. Dieses gilt auch für hautinfiltrierende Lymphozyten. Zudem findet sich bei Untersuchungen von Hautbiopsien aus verschiedenen Läsionen bei CTCL Patienten stets derselbe T-Zell-Klon. Dieses multifokale Auftreten läßt vermuten, daß auch die klonalen Zellen von Anfang an, und nicht erst in fortgeschrittenen Stadien, zwischen Haut und Blut rezirkulieren. Zudem finden sich, z. T. auch in den Frühstadien der CTCL eine Reihe von systemischen immunologischen Phänomenen wie die verstärkte Produktion von Typ-2-Zytokinen, Eosinophilie, erhöhte Plasma IgE Spiegel und eine verminderte Reaktion auf sogenannte Recallantigenen [3, 6]. Es stellte sich daher die Frage, ob es:
a) auch in den Frühstadien der kutanen Lymphomen zu einem Auftreten der klonalen Zellen im peripheren Blut kommt und ob es
b) Anzeichen für eine frühzeitige systemische Anti-Tumorantwort gibt.

Nachweis eines T-Zellklons im peripheren Blut

Um eine hohe Sensitivität des Testsystems zu gewährleisten wurde eine PCR Methode zur Amplifikation der DNA für die γ-Kette des T-Zellrezeptors (TCR) gewählt, für die verschiedene Primer zu Verfügung standen. Der Nachweis des dominanten TCR-Genarrangements erfolgte dann mittels der Temperatur Gradienten Gelelektrophorese. In einigen Fällen wurde das Amplifikationsprodukt als zusätzliche Kontrolle sequenziert. Die Bestimmung der Sensitivität des Testsystems in Verdünnungsreihen einer T-Zell-Tumorlinie in peripheren mononukleären Zellen (PBMC) ergab eine Detektionsgrenze von 0,1 % klonalen Zellen in einem polyklonlen Gemisch [7].

Die Analyse der PBMC von Patienten mit CTCL ergab in über 60 % der Fälle ein monoklonales Genarrangement, während bei der Untersuchung von 60 Kontrollen nur in einer Probe ein Klon detektiert wurde (Tabelle 1). Beachtenswerterweise, konnte auch in den Frühstadien der CTCL (Stadium I der MF) in etwa der Hälfte der Fälle ein Klon im Blut nachgewiesen werden. Unter Berücksichtigung der bekannten Nachweisgrenze, heißt das, daß in diesen Fällen über 0,1 % der zirkulierenden T-Zellen zum Klon gehören. Somit muß davon ausgegangen werden, daß die maligne T-Zelle bei den CTCL frühzeitig auch im Blut auftritt. Tatsächlich sind die im Blut nachgewiesenen klonalen Zellen mit denen in den Hautläsionen identisch [7].

Charakterisierung der zirkulierenden malignen T-Zellen

Aufgrund der geringen Zahl zirkulierender klonaler T-Zellen im peripheren Blut bei den Frühstadien der CTCL sind umfassende Charakterisierungen dieser Zellen bisher noch nicht möglich geworden. Es liegen jedoch Ergebnisse zur Charakterisierung der zirkulierenden malignen Zellen bei Patienten mit Sézary-Syndrom vor. So ist bekannt, daß es sich bei diesen Zellen um CD4+ T-Helfer Memory Zellen handelt (CD45RO+) [5]. Diese Ergebnisse sprechen für einen stattgehabten Antigenkontakt der Tumorzellen. Nach unseren neueren Ergebnisse scheint es jedoch auch Patienten mit zirkulierden Sézary Zellen zu geben, welche keinen klassischen Memory-Phänotyp zeigen (CD45RO, L-Selektin und CD45RA positiv- nicht publizierte Beobachtung). Ob dieses einen zuvor stattgefunden Antigenkontakt sicher ausschließt, ist fraglich. Beachtenswerterweise konnte Dummer et al., daß die Sézary-Zellen die Typ 2 Zytokine IL-10 und IL-5 produzieren [5]. Die nachgewiesene Produktion von IL-10 könnte dabei von erheblicher pathophysiologischer Bedeutung sein, da IL-10 beachtliche antiinflammatorische Eigenschaften besitzt und einen wesentlichen Suppressor der zellulären Immunität darstellt [2]. Es ist daher gut möglich, daß die IL-10 Produktion durch die maligne Zelle über eine Unterdrückung der normalen Anti-Tumorantwort die Tumorprogression weiter begünstigt. Ob diese Ergebnisse von den zirkulierenden malignen Zellen beim Sézary Syndrom, auf die entsprechenden Zellen bei den anderen CTCL, einschließlich ihrer Frühstadien, übertragbar sind, ist nicht sicher. Zwar konnte mittels immunhistologischer Untersuchungen gezeigt werden, das die maligne Zelle bei der MF in der Haut eine Memory-Zelle ist [6] und unsere Ergebnisse zur läsionalen IL-10mRNA Expression sprechen dafür, daß diese IL-10 produziert [1] aber es ist nicht sicher, daß die maligne Zelle im Blut die gleichen Charakteristika aufweist. Weitergehende Untersuchungen zur Charakterisierung der zirkulierenden malignen Zellen insbesondere in den Frühstadien der MF sind notwendig.

Charakterisierung der zirkulierenden benignen Lymphozyten

Nachdem sich Hinweise für eine frühzeitige systemische Manifestation bei den CTCL ergeben hatten, stellte sich die Frage ob es auch Anhalt für eine systemische Reaktion auf diesen Prozeß gibt. Zwei Lymphozyten Subpopulationen spielen in der Auseinandersetzung des Immunsystems mit Tumor eine besondere Rolle: die natürlichen Killerzellen (NK-Zellen) und die zytotoxischen T-Zellen (CTL). Es wurden daher ent-

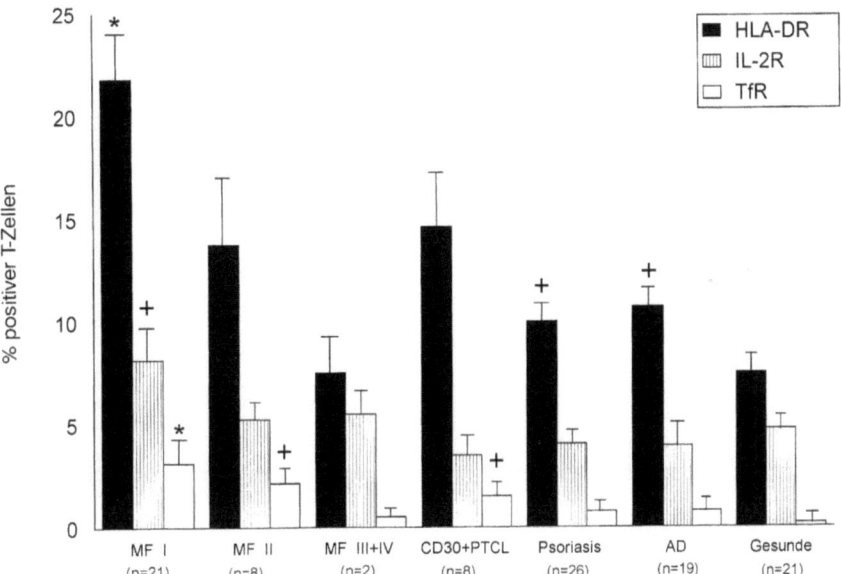

Abb. 1. Anteil an T-Zellen die Aktivierungsmarker exprimieren. Der prozentuale Anteil an T-Zellen die HLA-DR, die alpha Kette des IL-2Rezeptor (CD25) oder den Transferrinrezeptor exprimieren wurde durchflußzytometrisch bestimmt. Gezeigt wird der Mittelwert (± SEM). *p < 0,05 im Vergleich zu Psoriasis, atopischer Dermatitis und gesunden Kontrollen (Mann-Whitney U-Test)

Tabelle 2. Anteil der NK-Zellen an den zirkulierenden Lymphozyten (%). Angaben der Mittelwerte

Diagnose		CD16+ Ly.	CD57+ Ly.
MF Stadium I	(n = 21)	18,5 ± 2,0*	23,8 ± 2,4**
MF Stadium II–IV	(n = 10)	16,9 ± 3,5	17,9 ± 3,2
Gesunde	(n = 21)	13,7 ± 1,3	12,9 ± 1,2

± SEM, *p = 0,07; **p < 0,001 im Vergleich zu Gesunden (Mann-Whitney U-Test)

sprechende Bestimmungen (durchflußzytometrische Analyse) durchgeführt [4]. Es zeigte sich, daß in den in den frühen Stadien der MF der Anteil an NK-Zellen im peripheren Blut, nicht jedoch in den weiter fortgeschrittenen Stadien, deutlich höher ist als bei gesunden Normalprobanden (Tabelle 2). Die Charakterisierung der zirkulierenden T-Zellen ergab ein ähnliches Bild: Deutliche T-Zell Aktivierung (HLA-DR+, CD71+, CD25+) in den frühen Stadien der MF, nicht jedoch in den weiter fortgeschrittenen Stadien (Abb. 1). Die weitere Typisierung der T-Zellen ergab, daß insbesondere polyklonale CD8+T-Zellen (21%) und nur zu einem geringeren Teil CD4+ T-Zellen (13%) aktiviert sind. Diese Zellen exprimieren zudem, in direkter Korrelation mit dem Aktivierungsmarker HLA-DR, das Adhäsionsmolekül LFA-1, so daß die Kapazität zur transendothelialen Migration vermutet werden kann.

Insgesamt sprechen diese Ergebnisse für die Existenz von tumorspezifischen zytotoxischen T-Zellen, deren Frequenz im Verlauf der Erkrankung abnimmt. Hierfür könnte z. B. die Produktion immunsuppressiver Faktoren durch den Tumor verantwortlich sein [1–3].

Schlußfolgerungen

Der Nachweis von klonalen T-Zellen im peripheren Blut bei Patienten mit CTCL, einschließlich deren Frühstadien, legt die Vermutung nahe, daß es sich bei CTCL von Anfang an um systemische Erkrankungen an handelt. Das vermehrte Auftreten von NK-Zellen und aktivierten CD8+T-Zellen scheint Ausdruck einer systemischen Antitumorantwort in den frühen Stadien zu sein, welche mit dem Fortschreiten der Erkrankungen jedoch abnimmt. Da dieses zu einer Begünstigung der weiteren Tumorprogression beitragen könnte, sind die dafür zugrundeliegenden Mechanismen aufzuklären. Insbesondere ist zu prüfen, ob durch frühzeitige, gezielte systemische Interventionen (z. B. Immunstimulation mit Interferonen) bessere therapeutische Erfolge erreicht werden können. Letztlich ist zu klären, ob die Bestimmungen der T-Zell-Klonalität im Blut sowie durchflußzytometrische Analysen der zirkulierenden Lymphozyten relevante Aussagen über Prognose und therapeutisches Ansprechen für einzelne Patienten ermöglichen.

Literatur

1. Asadullah K, Döcke WD, Haeußler A, Sterry W, Volk HD (1996) Progression of Mycosis fungoides is associated with increasing cutaneous expression of IL-10 mRNA. J Invest Dermatol 107:833–837
2. Asadullah K, Döcke WD, Sabat R, Ebeling M, Volk HD, Sterry W (1999) Interleukin-10 in Dermatology. Hautarzt 50:12–19
3. Asadullah K, Döcke WD, Volk HD, Sterry W (1997) Cytokines and cutaneous T-cell lymphomas. Exp Derm 7:314–320
4. Asadullah K, Friedrich F, Döcke WD, Jahn S, Volk HD, Sterry W (1997) Enhanced expression of T-cell activation and natural

killer cell antigens indicates systemic anti-tumor response in early primary cutaneous T cell lymphoma. J Invest Dermatol 108:743–747
5. Dummer R, Heald PW, Nestle FO, Ludwig E, Laine E, Hemmi S, Burg G (1996) Sezary syndrome T-cell clones display T-helper 2 cytokines and express the accessory factor-1. Blood 88:1383–1389
6. Muche JM, Asadullah K, Sterry W (1999) Primary cutaneous T-cell lymphomas, In Kupper/Norris (eds) Immune mechanisms in dermatology. Marcel Dekker, New York, in press
7. Muche JM, Lukowsky A, Asadullah K, Gellrich S, Sterry W (1997) Demonstration of frequent occurrence of clonal T cells in the peripheral blood of patients with primary cutaneous T cell lymphoma. Blood 90:1636–1642

Klassifikation kutaner Lymphome

M. J. Flaig, C. A. Sander

Geschichtlicher Überblick

Die Klassifikation maligner Lymphome wird seit vielen Jahren kontrovers diskutiert. Insbesondere die Frage der zu verwendenden Klassifikation führte zu Beginn der siebziger Jahre zu einem erbitterten Streit der Anhängern der Working Formulation und der Kiel Klassifikation. Trotz intensiver Diskussionen konnte man sich nicht auf eine gemeinsame Klassifikation einigen. Dies führte dazu, daß in den USA die Working Formulation, in Europa und Asien die Kiel Klassifikation favorisiert wurde [3, 6]. Das Fehlen einer standardisierten, international akzeptierten Klassifikation führte zu großen Problemen, da die Lymphomentitäten beider Klassifikationen vielfach nicht vergleichbar und übersetzbar waren. Beispielsweise stießen Daten, die im Rahmen von klinischen Studien in Europa generiert wurden, vor einem amerikanischen Publikum, infolge der Unkenntnis der Kiel Klassifikation, auf große Verständnisschwierigkeiten. Erst in der folgenden Generation kam es zu einer Einigung im Klassifikationsstreit als federführend Nancy L. Harris, Elaine S. Jaffe und Harald Stein zusammen mit der International Lymphoma Study Group (ILSG) eine neue Klassifikation die Revised European-American Classification of Lymphoid Neoplasms (REAL Klassifikation) formulierten [2]. Hiermit liegt nun eine Klassifikation vor, die von Amerikanern und Europäern gemeinsam erarbeitet und anerkannt wurde. Drei Jahre nach Publikation der REAL Klassifikation wurde eine Klassifikation, die ausschließlich primäre Hautlymphome berücksichtigt, die EORTC Klassifikation der Primären Kutanen Lymphome präsentiert [7].

Klassifikation der kutanen Lymphome

Die kutanen Lymphome wurden vor Einführung der REAL und EORTC Klassifikationen in Europa nach der Kiel Klassifikation in USA nach der Working Formulation klassifiziert. Hierbei ist einschränkend zu bemerken, daß die Kiel Klassifikation per definitionem mit Ausnahme der Mycosis fungoides und des Sézary Syndroms nur die nodalen Lymphome berücksichtigt. Insofern ist sie für die Klassifikation der Hautlymphome nicht geeignet. Die Kategorien der Working Formulation wurden aus den Überlebensdaten von Patienten, die nach Chemotherapie-Protokollen aus den siebziger Jahren behandelt wurden, definiert. Die Fortschritte der Immunologie und Genetik der letzten Jahre sind in beiden Klassifikationen insbesondere in der Working Formulation nicht berücksichtigt. Insofern erscheint die Einführung neuer Klassifikationen wie der REAL Klassifikation und der EORTC Klassifikation gerechtfertigt.

REAL Klassifikation

Die REAL Klassifikation (s. unten) unterscheidet zwischen B-und T-Zell Lymphomen. Die Lymphome werden in Vorläuferneoplasien wie beispielsweise das lymphoblastische Lymphom und in periphere Neoplasien unterschieden. Die Nomenklatur der Entitäten der REAL Klassifikation orientiert sich an der Morphologie der Zellen (z. B. lymphoblastisches Lymphom), an bekannten Lymphomtypen (z. B. Mycosis fungoides) sowie an Strukturen die als Ausgangspunkt des Lymphoms vermutet werden (z.B. Keimzentrumslymphom). Zusätzliche Kriterien der REAL Klassifikation sind der Immunphänotyp und der Genotyp. Lymphomentitäten über die die International Lymphoma Study Group zu wenig Erfahrung gesammelt hatte, wurden in die Kategorie »provisorisch« eingeteilt. Im Gegensatz zur Kiel Klassifikation, zur Working Formulation und zur EORTC Klassifikation wird nicht zwischen Malignitätsgraden unterschieden, da der Malignitätsgrad einer bestimmten Lymphomentität oft ein Spektrum darstellt, das von niedrigmaligne bis hochmaligne reicht. Bei den kutanen Lymphomen ist dies bei der Mykosis fungoides durchaus bekannt, eine Transformation in ein hochmalignes Lymphom wird bei 50% der Patienten im Tumorstadium beobachtet [1]. Zusammengefasst ermöglicht die REAL Klassifikation die Einordnung der Lymphome nach morphologischen, immunhisto-

REAL Klassifikation*

B-Cell neoplasms

Precursor B-cell neoplasm:
Precursor B-lymphoblastic leukemia/lymphoma

II. Peripheral B-cell neoplasms
1. B-cell chronic lymphocytic leukemia/prolymphocytic leukemia/small lymphocytic lymphoma
2. Lymphoplasmacytoid lymphoma/immunocytoma
3. Mantle cell lymphoma
4. *Follicle center cell lymphoma*, follicular
   Provisional cytologic grades: I (small cell), II (mixed small and large cell), III (large cell)
   Provisional subtype: diffuse, predominantly small cell type
5. Marginal zone B-cell lymphoma
   Extranodal (MALT-type +/− monocytoid B cells)
   Provisional subtype: Nodal (+/− monocytoid B cells)
6. Provisional entity: Splenic marginal zone lymphoma (+/− villous lymphocytes)
7. Hairy cell leukemia
8. Plasmacytoma/plasma cell myeloma
9. *Diffuse Large B-cell lymphoma*
   Subtype: Primary medistinal (thymic) B-cell lymphoma
10. Burkitt's lymphoma
11. Provisional entity: High-grade B-cell lymphoma, Burkitt-like

T-Cell and Putative NK-Cell Neoplasms

Precursor T-cell neoplasm:
Precursor T-lymphoblastic lymphoma/leukemia

II. Peripheral T-cell and NK-cell neoplasms
1. T-cell chronic lymphocytic leukemia/prolymphocytic leukemia
2. Large granular lymphocyte leukemia (LGL)
   T-cell type
   NK-cell type
3. *Mycosis fungoides/Sézary syndrome*
4. Peripheral T-cell lymphomas, unspecified
   Provisional cytologic categories: medium-sized cell, mixed medium and large cell, large cell, lymphoepitheloid cell
   Provisional subtype: Hepatosplenic gamma/delta T-cell lymphoma
   Provisional subtype: Subcutaneous panniculitic T-cell lymphoma
5. Angioimmunoblastic T-cell lymphoma (AILD)
6. *Angiocentric lymphoma*
7. Intestinal T-cell lymphoma (+/− enteropathy associated)
8. *Adult T-cell lymphoma/leukemia (ATL/L)*
9. *Anaplastic large cell lymphoma (ALCL)*, CD30+, T- and null cell types
10. Provisional entity: Anaplastic large cell lymphoma, Hodgkin's like

Hodgkin's Disease
I. Lymphocyte predominance
II. Nodular sclerosis
III. Mixed cellularity
IV. Lymphocyte depletion
V. Provisional entity: Lymphocyte-rich classical HD

*in der Haut häufige vorkommende Entitäten sind kursiv dargestellt

chemischen und klinischen Gesichtspunkten. Die REAL Klassifikation berücksichtigt sowohl nodale als auch extranodale Lymphome. Insofern ist sie geeignet für die Klassifikation von Lymphomen mit sekundärem als auch mit primärem Hautbefall. Sämtliche heute bekannte Entitäten, die sich primär oder sekundär an der Haut manifestieren, sind in der REAL Klassifikation direkt oder indirekt erwähnt, beispielsweise das T-Zell reiche B-Zell Lymphom in der Rubrik »diffuse large B-cell lymphoma« [4, 5].

EORTC Klassifikation

Die EORTC Klassifikation (s. unten) berücksichtigt ausschließlich primäre kutane Lymphome, also Lymphome, die zum Zeitpunkt der Diagnosestellung nach abgeschlossenem Staging keinen extrakutanen Befall aufweisen. Auch die EORTC Klassifikation unterscheidet zwischen B- und T-Zell Lymphomen. Im Gegensatz zur REAL Klassifikation erfolgt eine Einteilung aufgrund des Malignitätsgrades (indolent,

EORTC Classification for Primary Cutaneous Lymphomas

B-cell lymphomas

Indolent
Follicle center cell lymphoma
Immunocytoma (marginal zone B-cell lymphoma)

Intermediate
Large B-cell lymphoma of the leg

Provisional
Intravascular large B-cell lymphoma
Plasmacytoma

T-cell lymphomas

Indolent
MF
MF + follicular mucinosis
Pagetoid reticulosis
Large cell CTCL, CD30+
Anaplastic
Immunoblastic
Pleomorphic
Lymphomatoid papulosis

Aggressive
Sézary's syndrome
Large cell CTCL, CD30−
Immunoblastic
Pleomorphic

Provisional
Granulomatous slack skin
CTCL, pleomorphic small/medium-sized
Subcutaneous panniculitis-like T-cell lymphoma

intermediate und agressiv). Die Entitäten wurden nach klinischen, histologischen und immunphänotypischen Kriterien zusammengestellt. Besonderes Augenmerk wurde auf die Klinik der Lymphomentitäten gelegt, wobei die Überlebensdaten von 626 Patienten hinzugezogen wurden. Hiermit wollten die Autoren der Tatsache Rechnung tragen, daß der klinische Verlauf kutaner Lymphome im Vergleich zu den nodalen Lymphomen vielfach deutlich weniger agressiv ist. Beispielsweise hat ein primäres Keimzentrumslymphom der Haut, das in der EORTC Klassifikation, als »follicle center cell lymphoma« unter der Rubrik »indolent« eingeordnet wird, eine exzellente Prognose im Gegensatz zu einem nodalen Keimzentrumslymphom. Die EORTC Klassifikation berücksichtigt auch Varianten der Mycosis fungoides und seltene Entitäten wie die pagetoide Retikulose. Entitäten für die bisher keine ausreichende klinische Erfahrungen vorliegen, wie beispielsweise dem »subkutanen T-Zell Lymphom«, werden in der Rubrik provisorisch geführt.

Kommentar

Die Entscheidung welche der beiden Klassifikation zu bevorzugen ist, sollte individuell entschieden werden. Wichtig ist es den Lymphomtyp zu erkennen und folglich die richtigen Maßnahmen für das Staging und die Therapie des Patienten zu veranlassen. Prinzipiell ist dies sowohl mit der EORTC Klassifikation als auch mit der REAL Klassifikation möglich. Einschränkend ist zu erwähnen, daß die EORTC Klassifikation per definitionem nur primär kutane Lymphome berücksichtigt, somit ist das Spektrum der Lymphome die von der REAL Klassifikation erkannt werden deutlich größer.

Weiterhin sollte man die Chance nützen eine Klassifikation zu verwenden, die international anerkannt ist und sowohl von Dermatopathologen als auch Pathologen in allen Teilen der Welt verstanden wird, um wie oben erwähnt das Debakel der Verständnisschwierigkeiten mit unterschiedlichen Klassifikationen in verschiedenen Erdteilen nicht zu wiederholen. Insofern ist unter diesen Aspekten betrachtet die REAL Klassifikation zu bevorzugen [4, 5].

Literatur

1. Cerroni L, Rieger E, Hödl S, Kerl H (1992) Clinicopathologic and immunologic features associated with transformation of mycosis fungoides to large-cell lymphoma. Am J Surg Pathol 16:543–552
2. Harris NL, Jaffe ES, Stein H et al (1994) A revised European-American classification of lymphoid neoplasms: A proposal from the international lymphoma study group. Blood 84:1361–1392
3. Non-Hodgkin's lymphoma classification project (1982) National Cancer Institute sponsored study for classifications of non-Hodgkin's lymphomas: Summary and description of a Working Formulation for clinical usage. Cancer 49:2112–2135
4. Sander CA, Kind P, Kaudewitz P et al (1996) The Revised European-American Classification of lymphoid neoplasms (REAL): A new perspective for the classification of cutaneous lymphomas. J Cutan Pathol 24:329–341
5. Sander CA, Flaig MJ, Kaudewitz P, Jaffe ES (1999) The Revised European-American Classification of Lymphoid Neoplasms (REAL): A preferred approach for the classification of cutaneous lymphomas. Am J Dermatol 21:274–278
6. Stansfeld A, Diebold J, Kapanci Y et al (1988) Updated Kiel classification for lymphomas. Lancet 1:292–293
7. Willemze R, Kerl H, Sterry W, Berti E, Cerroni L et al (1997) EORTC classification for primary cutaneous lymphomas: A proposal from the cutaneous lymphoma study group of the European Organization for Research and Treatment of Cancer. Blood 90:354–371

Behandlung kutaner T-Zell-Lymphome

R. Stadler

Zusammenfassung

Die Behandlung kutaner T-Zell-Lymphome wird phasenadaptiert durchgeführt. Sie beruht auf dem Einsatz von PUVA, Photopherese, Radiatio, Interferon α, Retinoiden, Chemotherapeutika und deren Kombination sowie experimentellen Therapieansätzen.

Kutane T-Zell-Lymphome stellen eine heterogene Gruppe dar von klonal expandierenden T-Lymphozyten mit unterschiedlicher klinischer Manifestation, Histologie, Immunphänotyp und Prognose. Aus diesem Grund sind kutane T-Zell-Lymphome von anderen Lymphomneoplasien abzugrenzen. Die EORTC (Europäische Organisation für Forschung und Behandlung von Krebs) hat dieser klinischen Differenzierung Rechnung getragen und eine eigene klinisch orientierte Klassifikation kutaner T- und B-Zell-Lymphome 1997 vorgelegt [9]. In dieser Klassifikation werden die klassischen kutanen T-Zell-Lymphome wie die Mycosis fungoides, die pagetoide Retikulose, das großzellig anaplastische CD30-positive Lymphom, die lymphomatoide Papulose abgegrenzt von aggressiven Formen kutaner T-Zell-Lymphome wie dem Sézary-Syndrom, dem anaplastischen, großzelligen CD30-negativen Lymphom, die eine 5-Jahres-Überlebensrate zeigen, die unter 20% liegt, während die klassischen Formen bei nahezu 100% liegen. Die klinischen Erfahrungen der letzten zwei Jahrzehnte haben weiterhin gezeigt, daß eine phasenadaptierte Therapie kutaner T-Zell-Lymphome den zur Zeit bestmöglichen Ansatz darstellt [6] (Tabelle 1). Aggressive Behandlungsansätze führten nicht zu einer Verbesserung des krankheitsfreien Zeitintervalles.

Die exakte histologische und zytologische Untersuchung der Hautinfiltrate wie auch der molekularbiologische Nachweis eines malignen T-Zell-Klons mit Hilfe der Polymerasekettenreaktion (PCR) zusammen mit einer genauen Stadieneinteilung nach der TMM-Klassifikation dienen nicht nur der Bestätigung der Diagnose, sondern liefern entscheidende Basisparameter für eine phasenadaptierte Therapie sowie für die Verlaufsbeobachtung kutaner Lymphome.

Tabelle 1. Stadiengerechte Therapie der kutanen T-Zell-Lymphome

Stadium	Therapie
Ia	PUVA, SUP, Kortikosteroide, Stickstofflost, BCNU IFN-PUVA
Ib, IIa	IFN-PUVA, RePUVA, Stickstofflost, BCNU
IIb	IFN-PUVA + Radiatio + Exzision Re-PUVA + Radiatio + Exzision
III	Photopherese └─── IFN alpha, Retinoid, Re-PUVA, Methotrexat, Chlorambucil
IV	Palliative Therapie Interferon, Retinoide, systemische Chemotherapie, Radiatio, DAB-IL$_2$

Die Behandlung der kutanen T-Zell-Lymphome beruhte bei weitgehend kutanem Befall auf den Einsatz der auf die Haut zielgerichteten Therapien wie der Photochemotherapie, des topischen Einsatzes von Stickssofflost, BCNU und der Röntgentherapie. Basierend auf das zunehmende pathophysiologische Verständnis kutaner T-Zell-Lymphome, daß der maligne T-Zell-Klon einem TH-2-Phänotyp entspricht mit einer erhöhten Zytokinsekretion von Interleukin 4, -5, -6 und -10 sowie der Erkenntnis, daß schon frühzeitig T-Zell-Klone auch bei minimaler Hautbeteiligung im peripheren Blut, Knochenmark und Lymphknoten nachweisbar sind, wurden gerade in den letzten Jahren zunehmend sog. biological response modifier insbesondere Interferone und Retinoide eingesetzt [2, 4, 5, 7].

Standardtherapien

Die Therapie der frühen Stadien des kutanen T-Zell-Lymphoms (Stadium Ia, Ib und IIa) beruht in Europa auf dem Einsatz der oralen Photochemotherapie (PUVA), in angloamerikanischen Ländern auf dem Einsatz von lokal applizierten Chemotherapeutika wie Stickstoff-lost sowie Carmustin (BCNU). Stickstofflost wird in einer Konzentration von 10–20 mg in

40–100 ml Wasser gelöst und als Lösung auf die Haut aufgetragen. In Studien von Vonderheid und Hoppe werden komplette Remissionen in 60–80 % der behandelten Patienten berichtet. Hohe Remissionsraten wurden vor allen Dingen bei Patienten mit umschriebener Plaqueform beobachtet, während bei ausgedehnteren Plaquestadien und in Tumorstadien nur noch geringere Ansprechraten beobachtet wurden. Die Remissionsdauer reichte in diesen Stadien zwischen 5 und 15 Monaten; die Daten sind jedoch mit Zurückhaltung zu werten, da neben Stickstoff-lost viele andere Substanzen gleichzeitig angewandt wurden. Bedauerlicherweise wurden in der Vergangenheit weder mit Stickstoff-lost noch mit Carmustin kontrollierte Studien durchgeführt.

Photochemotherapie

Die PUVA-Therapie beruht auf dem Einsatz von Psoralen und UVA unter Verwendung von 8- oder 5-Methoxypsoralen und deren Aktivierung durch UVA. Die PUVA-Therapie wird standardmäßig in der Initialphase viermal wöchentlich mit einer Anfangsdosis von 1,5 J mit aufsteigenden Dosisschritten von 0,25–0,5 J durchgeführt. Nach Erreichen einer kompletten Remission wird die Frequenz reduziert und schrittweise über Wochen bzw. Monate durchgeführt. Eine Erhaltungstherapie ist in der Regel erforderlich, um Dauerremissionen zu erreichen. Insbesondere die Behandlung der frühen Stadien des kutanen T-Zell-Lymphoms stellt eine Domäne der PUVA-Therapie dar. Roenigk und Mitarbeiter berichten über komplette Remissionen unter PUVA-Therapie zwischen 90 und 76 % im Stadium Ia und Ib, allerdings zeigte kein Patient mit Tumoren eine komplette Abheilung. Ähnliche Ergebnisse wurden auch von Hoenigsmann und Wolff in mehreren konsekutiven Studien berichtet; dabei zeigten 55,6 % der Patienten im Stadium Ia und 38,5 % im Stadium Ib eine vollständige Remission mit erscheinungsfreien Intervallen von mehr als 44 Monaten. Insgesamt kann die PUVA-Therapie als die effektivste und schonenste Therapie des kutanen T-Zell-Lymphoms im Frühstadium betrachtet werden, ohne jedoch in der Mehrzahl der Fälle kurative Potenz zu besitzen.

Strahlentherapie

Kutane T-Zell-Lymphome sind radiosensitiv. Röntgentherapie stellt eine effektive Lokaltherapieform, vor allem im Tumorstadium, dar. Ganzkörperbestrahlung mit schnellen Elektronen sollte fortgeschrittenen Tumorstadien oder ausgedehnten therapieresistenten Plaquestadien vorbehalten sein. Nach dem Stanford-Schema werden Gesamtdosen von 3000–3600 cGy über 8 bis 10 Wochen verabreicht. Hiermit verbundene Nebenwirkungen sind Trockenheit, Erythem, Schuppung und Ulzeration der Haut sowie ein oft irreversibler Verlust der Adnexe (Schweißdrüsen) und Haare. In frühen Stadien sollte diese Therapie aufgrund ihrer potentiellen Toxizität nicht zur Anwendung kommen.

Chemotherapie

Die Chemotherapie des kutanen T-Zell-Lymphoms in frühen Stadien ist nach dem bisherigen Kenntnisstand nicht empfehlenswert. Einzelsubstanzen, auch neuere wie Fludarabine und 2-Chloro-desoxyadenosin zeigen zwar initiale Ansprechraten, jedoch sind diese von geringer Dauer, begleitet von höheren Nebenwirkungen gegenüber etablierten Therapieverfahren. Darüber hinaus konnten bisher keine erhöhten Remissionsraten belegt werden.

Biologische Therapie

Interferone

In zahlreichen Untersuchungen der letzten Jahre konnte die Wirksamkeit von Interferonen bei kutanen T-Zell-Lymphomen belegt werden. Die ersten Phase-I- bzw. Phase-II-Studien mit rekombinatem Interferon wurden überwiegend bei Patienten mit fortgeschrittenen kutanen T-Zell-Lymphomen, die sich gegenüber konventionellen Therapieformen resistent zeigten, durchgeführt. Bei 207 publizierten Patienten, die mit Interferonen unterschiedlicher Dosierung behandelt wurden, wird über 52 % komplette Remissionen, 17 % partielle Remissionen und einer mittleren Ansprechdauer zwischen 4 und 28 Monaten berichtet. In den heutigen Studien werden Interferone in einer Größenordnung zwischen 3 und 9 Mio IE dreimal wöchentlich pro Gesamtgewicht eingesetzt. Die natürlichen Nebenwirkungen der Interferon-Therapie wie Müdigkeit, grippeähnliche Symptomatik sind in diesen Dosen auch bei Langzeitanwendung für die so behandelten Patienten tolerabel. Höhere Dosen sind mit einer deutlich gesteigerten Toxizität verbunden und für eine Langzeittherapie nicht geeignet [7].

Interferon in Kombination mit PUVA

In mehreren Pilotstudien konnte gezeigt werden, daß die Kombination Interferon mit einer bewährten Standardtherapieform wie PUVA zu hohen Remissionsraten führt, die in den Stadien Ia, b über 90 % liegen, daß aber auch Patienten im Tumorstadium ein

Ansprechen zeigten. Ausgehend von diesen Ergebnissen wurde eine prospektiv angelegte, randomisierte Multizenterstudie im deutschsprachigen Raum, die vergleichend mit den Kombinationstherapien Interferon 2a plus PUVA versus Acitretin bei Patienten mit kutanem T-Zell-Lymphom in den Stadien I und II angelegt war, durchgeführt. Das Therapieschema beinhaltete 9 Mio IE Interferon dreimal wöchentlich subkutan appliziert in beiden Therapiearmen. Die PUVA-Therapie wurde standardmäßig durchgeführt. Acitretin wurde gegeben in einer täglichen Dosis von 25 mg in der ersten Woche und 50 mg von der 2. bis zur 48. Woche. 98 Patienten wurden in diese Studie randomisiert, 82 Patienten im Stadium I und II waren evaluierbar, 40 Patienten in der Interferon-PUVA-Gruppe und 42 in der Interferon-Acitretin-Gruppe. Die Kombination Interferon-PUVA war über alle Stadien mit 70% kompletter Remissionen signifikant dem Kombinationsschema Interferon-Acitretin mit 38,1% kompletter Remissionen überlegen [8]. Ebenfalls signifikant besser war die Zeit, die zum Erreichen der kompletten Remission benötigt wurde, in der Interferon-PUVA-Gruppe betrug sie 18,6 Wochen versus 21,8 Wochen in der Interferon-Acitretin-Gruppe. Die Nebenwirkungen waren überwiegend mild. In Einzelfällen führte die Therapie vor allem im Interferon-Acitretin-Arm zum Studienausschluß. Basierend auf diesen Daten gehört die Kombinationstherapie Interferon plus PUVA zu den effektivsten Kombinationstherapien, die für die frühen Stadien des kutanen T-Zell-Lymphoms zur Verfügung stehen. In einer Nachfolgestudie wird zur Zeit vergleichend die Kombinationstherapie Interferon α plus PUVA versus PUVA prospektiv kontrolliert geprüft. Hierüber wird an anderer Stelle in diesem Buch berichtet (vorläufige Ergebnisse).

Retinoide

Retinoide sind bekannt für ihre umfassende Wirkung auf die normale Entwicklung und Physiologie des Hautorgans. Sie spielen eine kritische Rolle in der Kontrolle von Zellwachstum, Zellteilung und Differenzierung nicht nur des Epithels, sondern auch des Immunsystems. Die biologische Wirkung der Retinoide wird ausgelöst über spezifische Rezeptoren mit nachfolgend veränderter Genexpression. In insgesamt fünf Studien wurden bei mehr als 120 Patienten Retinoidderivate (13-cis-Retinsäure, Etretinat und Arotinoid-ethylester) in der Therapie kutaner T-Zell-Lymphome in unterschiedlichen Stadien eingesetzt. Die Gesamtansprechrate lag bei 58%, davon 19% mit kompletten Remissionen. Die mittlere Überlebenszeit lag bei 13 Monaten. Diese Ergebnisse zeigen, daß Retinoide bei kutanen T-Zell-Lymphomen ähnlich wirksam sind wie Monochemotherapeutika. In der Kombination mit Interferon α waren sie dem Kombinationsschema Interferon plus PUVA in der bereits erwähnten kontrollierten, prospektiv angelegten Multizenterstudie unterlegen. Es konnten jedoch in Einzelfällen auch komplette Remissionen im Tumorstadium erzielt werden.

Zur Zeit wird in einer Multizenterstudie in den USA bei Patienten mit kutanem T-Zell-Lymphom die Tolerabilität, Sicherheit und Antitumoreffektivität von zwei unterschiedlichen Dosierungen eines oral verabreichten neuen Retinoids Targretin geprüft. Targretin ist ein synthetisches Retinoidanalogon, das vor allem an RXR-Rezeptor-Subtypen bindet, die möglicherweise von besonderen biologischen Eigenschaften begleitet werden. Für Targretin konnte eine in-vitro-Wirkung in Tumorzellinien des hämatopoetischen Systems und in Plattenepithelkarzinomen nachgewiesen werden. Es induziert Apoptose bzw. einen programmierten Zelltod in einer Reihe von Tumorzellinien. Systemisch verspricht Targretin eine vielversprechende Rolle in der Behandlung des kutanen T-Zell-Lymphoms einzunehmen.

DAB-IL2 und T-Zell-Vakzination

DAB-IL2 ist ein rekombinantes Fusionsprotein, das eine Verbindung zwischen dem Diphtherietoxin und Interleukin 2 darstellt und ein IL2-Rezeptor-spezifisches Zytotoxin. Die Effektivität von DAB-IL2 konnte in Phase-I- und -II-Studien bei kutanen T-Zell-Lymphomen belegt werden. Die Behandlung erfolgte mit intravenösen Infusionen über 15 Minuten für 5 Tage jede 3. Woche. 35 Patienten mit kutanem T-Zell-Lymphom wurden nach diesem Schema behandelt. 13 Patienten (37%) erreichten ein nachweisbares Ansprechen, eingeschlossen eine komplette Remission bei 5 Patienten (14%). Komplette Remissionen wurden vor allen Dingen erreicht bei Patienten im Stadium der Erythrodermie und im Tumorstadium. Die Nebenwirkungen bestanden in reversiblen Fieberschüben, Hypotension, Übelkeit und Erhöhung der Lebertransaminasen. Dosen bis zu 31 µg/kg wurden von den Patienten gut toleriert. Die Autoren schlußfolgern, daß DAB-IL2-Fusionstoxin ein wirksames Therapeutikum in der Behandlung der Mycosis fungoides auch in fortgeschrittenen Stadien darstellt mit deutlicher Antitumoraktivität. Eine randomisierte Phase-III-Studie, doppelblind, placebokontrolliert wird zur Zeit durchgeführt. Die bisher vorgelegten Daten sind jedoch so überzeugend, daß bereits im Frühjahr 1999 die nationale Gesundheitsbehörde der USA DAB-IL2-Fusionstoxin zur Behandlung des kutanen T-Zell-Lymphoms zugelassen hat [1, 2].

Immuntherapie, die gegen spezifische T-Zell-Rezeptoren gerichtet ist, garantiert die höchste spezifische T-Zell-Rezeptor-Peptid-Immunisierung oder über Peptid-beladene dendritische Zellen. Zukünftige Studien müssen den Stellenwert dieser neuen Strategie jedoch erst noch belegen.

Extracorporale Photochemotherapie

Für die Therapie der leukämischen Variante des kutanen T-Zell-Lymphoms stellt der Einsatz der extracorporalen Photochemotherapie (Photopherese) ein neues Therapiekonzept dar. Das Sézary-Syndrom hat mit einer mittleren Überlebenszeit von 2,5 Jahren eine deutlich schlechtere Prognose als das kutane T-Zell-Lymphom vom Typ der Mycosis fungoides. Als Therapie stand bisher die Kombination Retinoid plus PUVA und das Knospe-Schema mit Chlorambuzil und Prednisolon als auch Methotrexat zur Verfügung. Die Photopherese besteht aus einer Photochemotherapie, der durch Leukapherese gewonnenen Blutbestandteile. Obwohl der Wirkmechanismus der Photopherese noch nicht vollständig aufgeklärt ist, werden neben einer Apoptoseinduktion heute weitere immunologische Wirkungen durch Veränderungen der Zytokinexpression diskutiert. Mit der extracorporalen Photopherese behandelten Edelson et al. 37 Patienten mit Sézary-Syndrom, dabei zeigten über 80% eine deutliche Besserung. Die Überlebenszeit konnte im Vergleich zu einem historischen Kontrollkollektiv im Durchschnitt auf 60 Monate ausgedehnt werden. Als günstig für ein Ansprechen werden kurze Erkrankungsverläufe von weniger als 2 Jahren angesehen, eine primäre Erythrodermie sowie normale T8-Lymphozytenzahlen. Unter diesen Voraussetzungen wird die extracorporale Photopherese durch zahlreiche Berichte als ein wirksames Therapieprinzip bei Erythrodermie angesehen. Werden diese Voraussetzungen nicht erfüllt, sind die Ergebnisse eher enttäuschend [4, 5, 6].

Literatur

1. Foss FM, Kuzel TM (1999) Novel treatment approaches for cutaneous T-cell lymphoma. Cancer Treat Res 99:227–240
2. Rook AH, Yoo EK, Grossman DJ, Kao DMF, Fox FE, Niu Z (1998) Use of biological response modifiers in the treatment of cutaneous T-cell lymphoma. Current Opinion in Oncology 10:170–174
3. Saleh MN, LeMaistre CF, Kuzel TM, Foss F, Platanias LC, Schwartz G, Ratain M, Rook A, Freytes CO, Craig F, Reuben J, Sams MW, Nichols JC (1998) Antitumor activity of DAB38IL-2 fusion toxin im mycosis fungoides. J Am Acad Dermatol 39:63–73
4. Samuelson E (1998) Cutaneous T-Cell Lymphomas. Seminars in Oncology Nursing 14:293–301
5. Sinha AA, Heald P (1998) Advances in the management of cutaneous T-cell lymphoma. Dermatologic Clinics 16:301–311
6. Stadler R, Otte HG (1997) Aktuelle Behandlungsstrategien kutaner Lymphome. H+G 4 (72):257–262
7. Stadler R (1998) Interferons in Dermatology. Dermatologic Therapy 16:377–398
8. Stadler R, Otte HG, Luger T, Henz BM, Kühl P, Zwingers T, Sterry W (1998) Prospective Randomized Multicenter Clinical Trial on the Use of Interferon α-2a Plus Acitretin Versus Interferon α-2a Plus PUVA in Patients With Cutaneous T-Cell Lymphoma Stages I and II. Blood 92:3578–3581
9. Willemze R, Kerl H, Sterry W, Berti E, Cerroni L, Chimenti S, Diaz-Peréz JL, Geerts ML, Goos M, Knobler R, Ralfkiaer E, Santucci M, Smith N, Wechsler J, van Vloten WA, Meijer CJLM (1997) EORTC Classification for Primary Cutaneous Lymphomas: A Proposal From the Cutaneous Lymphoma Study Group of the European Organization for Research and Treatment of Cancer. Blood 90:354–371

Therapie kutaner T-Zell-Lymphome mit PUVA versus Interferon α plus PUVA: Erste Ergebnisse des prospektiven randomisierten multizentrischen Therapieoptimierungsprotokolls

H.-G. Otte, R. Stadler, T. Luger, W. Sterry

Zusammenfassung

Sowohl die orale Photochemotherapie (PUVA) als auch die systemische Therapie mit Interferonen haben sich in der Behandlung kutaner T-Zell-Lymphome als erfolgreich erwiesen. Zur Verbesserung der Behandlungsergebnisse wurde daraufhin die Kombination dieser beiden Therapieformen untersucht, die sich in ersten nicht kontrollierten Studien ebenfalls als sehr wirksam zeigte. Um die Wertigkeit der Interferongabe zusätzlich zu einer PUVA-Therapie vergleichend zu untersuchen, wurde 1996 ein multizentrisches prospektives randomisiertes Therapieoptimierungsprotokoll PUVA versus Interferon α2a plus PUVA bei Patienten mit kutanen T-Zell-Lymphomen der Stadien IA bis IIA begonnen. Eine erste Zwischenanalyse zeigt bei einer höheren Rate kompletter Remissionen im IFN+PUVA-Arm (63,6 versus 55,9%) eine kürzerer Abheilungszeit mit deutlich geringerer UVA-Dosis (47,5 versus 163,9 J/cm²). Vorbehaltlich der Endauswertung ergibt sich somit ein Vorteil durch die Kombination Interferon α2a mit PUVA bei Patienten mit kutanen T-Zell-Lymphomen im Stadium IA bis IIA.

Einleitung

Die PUVA-Therapie zählt seit ihrer Einführung in die Behandlung kutaner T-Zell-Lymphome zu den etablierten Behandlungsmöglichkeiten insbesondere früher Krankheitsstadien [3]. Eine Analyse der Publikationen mit vergleichbarer Stadieneinteilung, ergibt 90% (54/60) komplette Remissionen im Stadium IA, 76% (88/116) im Stadium IB und 78% (7/9) im Stadium IIA. Die Behandlungsergebnisse im Stadium IIB wurden teilweise mit zusätzlicher Röntgenweichstrahltherapie erzielt und sind so nicht auswertbar. Im Stadium III stellt die PUVA-Behandlung aufgrund hoher Rezidivraten lediglich eine Palliativtherapie dar, im Stadium IVA sind komplette Remissionen lediglich in Einzelfällen berichtet [4].

In der Nachbeobachtung der Patienten unter alleiniger PUVA-Therapie wurden nach 44 Monaten 55,6% anhaltende komplette Remissionen im Stadium IA und 38,5% im Stadium IB berichtet [6], während kein Patient im Stadium IIB oder III erscheinungsfrei blieb. Auch unter einer PUVA-Erhaltungstherapie wurden ähnliche Ergebnisse mitgeteilt: Stad. IA – 58%; Stad. IB – 25%; Stad. IIA – 67%. Auch hier entwickelten alle Patienten in fortgeschrittenen Stadien ein Rezidiv [5].

Über den erfolgreichen Einsatz von Interferon α bei Patienten mit fortgeschrittenen, mehrfach vorbehandelten kutanen T-Zell-Lymphomen wurde erstmals 1984 von Bunn et al. berichtet [1]. Aufgrund erheblicher Nebenwirkungen der Hochdosistherapie wurde in Folgestudien mit niedrigeren Interferondosen behandelt, die sich ebenfalls als wirksam erwiesen, jedoch mit durchschnittlich 6 Monaten nur eine kurze Ansprechdauer zeigten [2].

In einer ersten Phase I-Studie wurden 15 Patienten der Stadien IB bis IVB mit einer IFN+PUVA-Kombinationstherapie behandelt. Interferon α2a wurde in steigender Dosierung bis zu 30 Mio. I.E. i.m. 3mal pro Woche verabreicht. Als maximal tolerable Dosis erwiesen sich 18 Mio. I.E. Bei 12 der 15 Patienten (80%) wurde eine komplette Remission erzielt, die Ansprechrate lag bei 93% [7]. In einer anschließenden Phase II-Studie wurde weitere 24 Patienten mit 12 Mio. I.E. Interferon α2a pro m² KO behandelt. Die Auswertung des Gesamtkollektivs ergab im Stadium IB 79% (11/14) komplette Remissionen, im Stadium IIA 80% (4/5), IIB 33% (2/6), III 62% (5/8) und im Stadium IVA 40% (2/5). Ein Patient im Stadium IVB zeigte keinerlei Ansprechen [8]. Die Ergebnisse einer ersten Multicenterstudie im deutschsprachigen Raum bestätigte die Rate kompletter Remissionen im Stadium IA,B mit 83,9% und zeigte eine Überlegenheit der Interferon+PUVA-Therapie gegenüber der Kombination Interferon+Acitretin. Im Stadium IIA,B wurden jedoch nur 22,2% (2/9) komplette Remissionen erzielt [9].

Um die Wertigkeit einer zusätzlich zur PUVA-Behandlung durchgeführten Interferontherapie bei Patienten mit kutanem T-Zell-Lymphom vergleichend zu untersuchen, wurde 1996 ein prospektives randomisiertes multizentrisches Therapieoptimierungsprotokoll zum Vergleich einer PUVA-Behandlung und einer PUVA-Behandlung + Interferon α2a initiiert, über dessen erste Zwischenauswertung im folgenden berichtet wird.

Patienten und Therapieplan

Patienten mit histologisch und molekularbiologisch gesichertem kutanen T-Zell-Lymphom vom MF- oder klein- bis mittelgroßzelligen pleomorphen Typ in den Stadien IA bis IIA wurden einer PUVA- oder IFN+PUVA-Therapie zugeordnet und bis zur kompletten Remission, längstens aber 52 Wochen behandelt.

Die PUVA-Therapie wurde während der ersten 4 Wochen 4mal wöchentlich, anschließend 3mal pro Woche beginnend mit 0,25 J/cm² entsprechend den Empfehlungen zur oralen Photochemotherapie durchgeführt.

Die Interferon-Therapie erfolgte in der ersten Woche einschleichend mit 3, 6 und 9 Mio. I.E. s.c. und wurde anschließend mit 9 Mio I.E. s.c. 3mal pro Woche fortgeführt. Dosisanpassungen waren je nach Verträglichkeit zugelassen, als Begleitmedikation war Paracetamol gestattet. Bei Erreichen einer kompletten Remission sollte die Therapie beendet und der Patient über mindestens ein Jahr nachbeobachtet werden. Bei Patienten, die nach einer Behandlungszeit von 52 Wochen lediglich eine partielle Remission oder nach 6 Monaten nur eine stabile Erkrankung aufwiesen, wurde je nach Therapiearm zusätzlich Interferon oder Acitretin empfohlen. Zur Dokumentation des Behandlungsergebnisses erfolgten regelmäßig klinische und laborchemische Untersuchungen.

Ergebnisse der ersten Zwischenauswertung

Bisher wurden 105 Patienten randomisiert, die bezüglich Geschlecht, Alter und Vorbehandlung in beiden Gruppen gleichmäßig verteilt sind (Tabelle 1). Eine Auswertung der ersten 69 Patienten zeigt bei ausgeglichener Stadienverteilung im IFN+PUVA-Arm 63,6%

Tabelle 1. Patientenkollektiv

	IFN+PUVA	PUVA	Gesamt
Anzahl	53	52	105
Geschlecht			
männlich	32	30	62
weiblich	21	22	43
Vorbehandlung			
Nein	37	36	73
Ja	16	16	32
Alter			
Mittelwert	59,8	60,3	60
Min	21,3	34,5	21,3
Max	81,2	84,4	84,4

Tabelle 2. Behandlungsergebnisse

	IFN+PUVA	PUVA
Komplette Remission		
Stad. IA	10/16 (62,5%)	9/16 (56,3%)
Stad. IB	8/11 (72,7%)	8/12 (66,7%)
Stad. IIA	3/6 (50,0%)	2/6 (33,3%)
alle Stad.	21/33 (63,6%)	19/34 (55,9%)
Partielle Remission		
Stad. IA	4/16 (25,0%)	4/16 (25,0%)
Stad. IB	2/11 (18,2%)	3/12 (25,0%)
Stad. IIA	1/6 (16,7%)	2/6 (33,3%)
alle Stad.	8/33 (24,2%)	9/34 (26,5%)
Zeit bis zur kompletten Remission (Tage)		
Mittel	108,6	154,9
Min	84	46
Max	230	410
Zeit bis zum Ansprechen (Tage)		
Mittel	95,8	132,3
Min	15	46
Max	230	410

(21/33), im PUVA-Arm 55,9% (19/34) komplette Remissionen. Die Rate der partiellen Remissionen beträgt 24,2% im IFN+PUVA-Arm versus 26,5% im PUVA-Arm (Tabelle 2).

Die Zeit bis zum Erreichen der kompletten Remission ist mit 109 Tagen im IFN+PUVA-Arm deutlich kürzer als bei alleiniger PUVA-Therapie (155 Tage). Ebenso ist die Zeit bis zum Ansprechen im IFN+PUVA-Arm mit 95,8 versus 132,3 Tagen vergleichbar kürzer.

Die kumulative UVA-Dosis bis zum Erreichen einer kompletten oder partiellen Remission lag im IFN+PUVA-Arm mit 47,5 + 28,1 J/cm² deutlich unter der im PUVA-Arm mit 163,9 + 171,1 J/cm². Die kumulative Interferon-Dosis betrug im Mittel 358,4 + 216,8 Mio. I.E. (Tabelle 3).

Tabelle 3. Behandlungsdaten

	IFN+PUVA	PUVA
Kumulative UVA-Dosis (J/cm²)		
Mittelwert	47,5	163,9
± Standardabweichung	28,12	171,1
Kumulative Interferondosis (Mio. I.E.)		
Mittelwert	358,4	0
± Standardabweichung	216,8	

Schlußfolgerung

Vorbehaltlich des Studienabschlusses lassen die vorliegenden Daten eine Überlegenheit der Kombinationstherapie Interferon α2a plus PUVA gegenüber einer alleinigen PUVA-Therapie bei kutanen T-Zell-Lymphomen der Stadien IA bis IIA erkennen. Die Rate kompletter Remissionen ist bei der Kombinationstherapie höher als bei der PUVA-Monotherapie, liegt für beide Therapiearme aber deutlich unter den in der Literatur mitgeteilten meist unizentrisch ermittelten Daten. Der Therapieerfolg wird in kürzerer Zeit und mit einer deutlich geringeren UVA-Dosis erzielt.

Literatur

1. Bunn PA Jr, Foon KA, Ihde DC, Longo DL, Eddy J, Winkler CF (1984) Recombinant leucocyte A interferon: An active agent in advanced cutaneous T-cell lymphomas. Ann Intern Med 101:484-487
2. Bunn PA Jr, Hoffmann SJ, Norris D, Golitz LE, Aeling JL (1994) Systemic therapy of cutaneous T-cell lymphomas (mycosis fungoides and the Sézary syndrome). Ann Intern Med 121:592-602
3. Gilchrest BA, Parrish JA, Tanenbaum L, Haynes HA, Fitzpatrick TB (1976) Oral methoxsalen photochemotherapy of mycosis fungoides. Cancer 38:683-689
4. Herrmann JJ, Roenigk HH Jr., Hönigsmann H (1995) Ultraviolet radiation for treatment of cutaneous T-cell lymphoma. Hematol Oncol Clin 9:1077-1088
5. Herrmann JJ, Roenigk HH Jr, Hurria A, Kuzel TM, Samuelson E, Rademaker AW, Rosen ST (1995) Treatment of mycosis fungoides with photochemotherapy (PUVA): Long-term follow-up. J Am Acad Dermatol 33:234-242
6. Hönigsmann H, Brenner W, Rauschmeier W, Konrad K, Wolff K (1984) Photochemotherapy for cutaneous T cell lymphoma. J Am Acad Dermatol 10:238-245
7. Kuzel TM, Gilyon K, Springer E, Variakojis D, Kaul K, Bunn PA, Evans L, Roenigk HH Jr, Rosen ST (1990) Interferon alfa-2a combined with phototherapy in the treatment of cutaneous T-cell lymphoma. J Natl Cancer Inst 82:203-207
8. Kuzel TM, Roenigk HH Jr, Samuelson E, Herrmann JJ, Hurria A, Rademaker AW, Rosen ST (1995) Effectiveness of interferon alfa-2a combined with phototherapy for mycosis fungoides and the Sézary syndrome. J Clin Oncol 13:257-263
9. Stadler R, Otte H-G, Luger T, Henz BM, Kühl P, Zwingers T, Sterry W (1998) Prospective randomized multicenter clinical trial on the use of interferon α-2a plus Acitretin versus Interferon α-2a plus PUVA in patients with cutaneous T-cell lymphoma stages I and II. Blood 92:3578-3581

Malignes Melanom

T-Zell Immunreaktionen gegen Melanome – Rolle von CD4+ Lymphozyten

J. C. Becker, P. Terheyden, P. thor-Straten

Zusammenfassung

Die Forschung über die Immunologie des Melanoms hat sich in den letzten Jahren auf CD8+ zytotoxische T-Lymphozyten konzentriert. Dabei gelang die Identifikation MHC Klasse I-restringierter Melanomantigene. Bisherige Versuche, eine spezifische, gegen das Melanom gerichtete Immunität beim Patienten zu induzieren, die auf dem isolierten Einsatz MHC Klasse I-restringierter Antigene basierten, erbrachten leider nur geringe klinisch relevante Erfolge. Ein wesentliches Problem dieser Strategien ist die Vernachlässigung der Bedeutung CD4+ Helfer-T-Lymphozyten bei der Aktivierung und Regulation CD8-vermittelter Immunantworten. Die aktuelle Vorstellung der Rolle CD4+ T-Zellen in der Abwehr des Melanoms wird in dieser Arbeit diskutiert.

Seit langem ist bekannt, daß die immunologische Abwehr in der Kontrolle der Progression Melanom eine Rolle spielen. Allerdings zeigt die klinische Erfahrung, daß bei progredientem Tumorleiden das Immunsystem nicht in der Lage ist, das Tumorwachstum zu kontrollieren. Die Aufklärung der Mechanismen, mit denen es dem Melanom gelingt, das Immunsystem zu »überlisten«, ist die Voraussetzung für die Erarbeitung wirksamer Therapiestrategien.

Tierexperimentell kann eine Immunantwort gegen das maligne Melanom induziert und analysiert werden. Die Funktion des Immunsystems in der Abwehr des Melanoms ist beim Menschen nur indirekt ableitbar. Das primäre Melanom der Haut zeigt regelmäßig ein inflammatorisches Infiltrat mit Vorherrschen von T-Lymphozyten [8].

In den letzten Jahren konzentrierte sich die Forschung auf CD8+ zytotoxische T-Lymphozyten (CTL) [5]. Dabei gelang es, die Spezifität *in vitro* expandierter, gegen das Melanom gerichteter CTL zu charakterisieren, und die immunogenen Determinanten des Tumors, die in Assoziation mit dem »major histocompatibility complex« (MHC) Klasse I-Molekül exprimiert werden, zu identifizieren. Beim Melanom werden diese antigenen Proteine drei Gruppen zugeordnet:

1. Antigene, die von mutierten Genen kodiert werden,
2. solche von Genen, die nur von Tumorzellen exprimiert werden und wahrscheinlich fehlexprimierten embryonalen Proteinen entsprechen (»cancer-testis-antigen«), und
3. melanozytäre Differenzierungsantigene [5].

Die Rolle von CD4+ T-Zellen wurde erst in den letzten Jahren genauer untersucht. Sie sind entscheidend an der Induktion und Expansion CD8+ Tumor-spezifischer CTL beteiligt [1]. In experimentellen Tumormodellen wurde gezeigt, daß CD4+ T-Zellen für Tumorregression essentiell sind. Beim Menschen ist dieser Zusammenhang weniger deutlich. Immunhistologische Untersuchungen belegen, daß regrediente Primärmelanome stärker mit CD4+ T-Zellen infiltriert sind als nicht-regrediente Tumoren [6]. Obwohl CD4+ T-Zellen mit gegen Melanomzellen gerichteter Spezifität wiederholt isoliert und kloniert wurden, ist Tyrosinase bisher das einzige bekannte Zielprotein für CD4+ Melanom-reaktive T-Zellen [16]. Es ist aber wahrscheinlich, daß auch andere Proteine, die MHC Klasse I-restringierte Peptide liefern, Epitope, die von MHC Klasse II Molekülen präsentiert werden, enthalten [9]. Interessant ist in diesem Zusammenhang, daß Melanomzellen *in vitro* häufig von MHC Klasse II exprimieren, was auch *in situ* beobachtet wird [6].

Zur Einleitung einer zellulären Immunantwort werden professionelle APC benötigt, die im Kontext mit dem spezifischen Antigen kostimulatorische Signale liefern; als potenteste APC gelten Dendritische Zellen (DC) [3]. In der Peripherie nehmen sie Antigen auf und prozessieren es; anschließend wandern sie in die lymphatischen Organe. Während dieser Reifungsphase exprimieren sie vermehrt kostimulatorische Moleküle und präsentieren schließlich die prozessierten Antigene als MHC/Peptid-Komplexe. Um Tumor-reaktive CD8+ CTL zu induzieren, muß das relevante Antigen an MHC Klasse I-Moleküle gebunden präsentiert werden. Dies stellt ein Problem dar, weil die MHC Klasse I-restringierte Präsentation normalerweise »endogenen Antigenen« vorbehalten ist. Unter der Annahme, daß Tumorantigene über den Abbau nekrotischer Tumorareale von DC endozytiert und prozessiert werden, müßten sie eigentlich über MHC Klasse II präsentiert werden. Mehrere Arbeiten zeigten aber, daß bestimmte exogene Proteine auch in den endogenen MHC Klasse I Weg eingeschleust werden können. Eine derartige »Cross-presentation« wurde bereits vor über 20 Jahren postuliert und mittlerweile für virale Proteine und Tumorantigene nachgewiesen [7]. Dabei hängt die CTL Induktion essentiell von der Funktion $CD4^+$ T-Helferzellen ab; »cross-priming« über »cross-presentation« kann nur stattfinden, wenn sowohl die T-Helferzelle als auch die CTL dieselbe APC erkennen [4].

Ist auch ein direktes T-Zellpriming durch »cross-priming« durch Tumorzellen, d.h. nicht-professionelle APC, möglich? Tumorzellen wurden u. a. mit Genen für Zytokine und kostimulatorische Moleküle genetisch modifiziert [2]. Durch diese Modifikationen sollten sie in die Lage versetzt werden, T-Zellen direkt unter Umgehung von APC zu primen. In der Tat lösten diese Zellen effektive Immunantworten aus. Überraschenderweise erfolgte die Induktion der zellulären Immunreaktion abhängig von der experimentellen Veränderung sowohl über »cross«- und/oder über »direct priming«: Zytokin-produzierende Tumorzellen induzierten »cross-priming«; die Expression des kostimulatorischen Moleküls B7.1 führte sowohl zu »direct« als auch zu »cross-priming«; die von MHC Klasse II-Molekülen zu »direct priming«.

Der exakte Mechanismus, über den $CD4^+$ T-Zellen $CD8^+$ T-Zellen Hilfe vermitteln, ist nicht bekannt. Sie besteht wahrscheinlich in der Produktion von Zytokinen, z.B. über IL-2. Da die meisten Zytokine eine parakrine Wirkung haben, d.h. über wenige Zelldiameter hinweg ihre Wirkung entfalten, stellt sich die Frage, ob T-Helferzellen und CTL gleichzeitig mit einer APC interagieren müssen. Sofern die Hilfe aber auch indirekt, d.h. durch Modifikationen der APC erreicht werden kann, wäre dieses gleichzeitige Zusammentreffen von APC, CD4-Hilfe und CD8-CTL nicht nötig. Nach der »Lizensierungs-Theorie« von Polly Matzinger konditioniert die T-Helferzelle während der Erkennung des Antigens die APC, d.h. sie vermittelt ein Signal, das die APC in die Lage versetzt, eine CTL zu induzieren [13]. In verschiedenen murinen Modellen wurde gezeigt, daß diese Lizensierung über die Interaktion von CD40-Ligand und CD40 vermittelt werden kann [4,13]. CD40L ist ein Membranmolekül, das von Antigen-stimulierten T-Helferzellen exprimiert wird. Es reagiert mit CD40, einem Oberflächenrezeptor der APC: Vernetzung von CD40 auf der APC kann die $CD4^+$ T-Zelle ersetzen, Blockade von CD40L hemmt das CTL-priming [4,13].

T-Helferzellen werden aufgrund ihres Zytokinsekretionsmusters zwei Kategorien, T-Helfer 1 (Th1) und T-Helfer 2 (Th 2), zugeteilt [1]. Th1 Zellen bilden Interleukin (IL)-2, Interferon (IFN)-γ und Tumor Nekrose Faktor (TNF)-β. Sie sind insbesondere in Prozesse zellulärer Immunität involviert. T_h2 Zellen produzieren IL-4, IL-5, IL6, IL-10 und IL-13 und sind besonders an humoralen Immunantworten beteiligt. Ursprünglich wurden diese Zytokinexpressionsmuster bei murinen T-Helferzellklonen beschrieben. Obwohl Th1 und Th2 Zellen auch bei humanen T-Helferzellklonen identifiziert wurden, sind die Zytokinantworten auf Antigenstimulation deutlich komplizierter als ursprünglich angenommen, d.h. eine klare Unterscheidung zwischen Th1 und Th2 T-Zellklonen ist nicht immer möglich. Die bedeutende Rolle von Zytokinen während der Immunantwort gegen das Melanom und andere Tumoren wurde in vielen Studien nachgewiesen. Kürzlich haben zwei unterschiedliche Arbeitsgruppen die Assoziation von Th1 Zytokinen und spontaner Regredienz primärer Melanome gezeigt. Lowes et al. fanden erhöhte mRNA Spiegel für IL-2, TNF-β und IFN-γ in Regressionszonen verglichen mit nicht-regredienten Anteilen. Hingegen gab es keine Unterschiede in der Expression von Th2 Zytokinen [10]. Wagner et al. fanden eine Assoziation von Melanomregredienz und erhöhter mRNA Expression von IL-2, GM-CSF und IL-15. Diese Beobachtungen unterstützen die wesentliche Funktion von $CD4^+$ T-Zellen in der immunologischen Abwehr des Melanoms [17].

Andererseits wurden auch Tumor-spezifische T_h2 Zellen beschrieben [15]. $CD4^+$ T-Zellklone, die von TIL eines Patienten mit metastasierendem Melanom stammten, produzieren signifikante Mengen IL-4, IL-6, IL-10 und GM-CSF nach Kokultur mit der autologen Melanomzellinie. Wir haben $CD4^+$ T-Zellklone aus TIL mit Hilfe Melanomantigen-gepulster autologer DC isoliert. Diese T-Zellklone haben einen stabilen Th2-Phänotyp und produzieren nach Antigenkontakt IL-4, aber kein IFN-γ (Terheyden et al., Manuskript eingeschickt). Obwohl die Funktion Th2-artiger Zellen bei der Abwehr des Melanoms noch nicht geklärt ist, haben diese Zellen vermutlich regulative Aufgaben. In einem murinen Sarkom-Modell wurde kürzlich T_h2 Klone beschrieben, die die Tumorabstoßung über Aktivierung von Tumor-spezifischen CTL auslösen [15].

Die Regression von Primärmelanomen wird von der Infiltration $CD4^+$ T-Zellen begleitet. Verschiedene Studien geben Hinweise darauf, daß $CD4^+$ T-Zellen auch direkte zytotoxische Effekte gegen Melanomzellen ausüben. Die Natur der zytotoxischen Effekte wird kontrovers diskutiert. Fas-abhängige und Fas-unabhängige Mechanismen sowie GranazymB-Perforin-vermittelte Zytotoxizität wurden beschrieben. Auch die zytotoxischen Zytokine TNF-α und Lymphotoxin werden von $CD4^+$ T-Zellen produziert. Kürzlich wurde beschrieben, daß dem zur TNF-Familie gehörenden Apoptose induzierenden Liganden (TRAIL) große Bedeutung bei der Abwehr Fas-resistenter Melanomzellen zukommt.

Die Auseinandersetzung des Immunsystems mit Antigen führt nicht zwangsläufig zu Aktivierung, sondern kann auch in Toleranz münden. Nur wenn die Antigenerkennung im Zusammenhang mit »Gefahr«-signalisierenden Faktoren, d. h. vermehrt exprimierten kostimulatorischen, Adhäsions-vermittelnden und MHC-Molekülen erfolgt, kommt es zu einer T-Zellaktivierung. Tumor-spezifische CTL sind die potentesten Effektorzellen gegen Tumore [12]. Sie existieren als inaktive CTL-Vorläuferzellen (CTL-«precursors«), die erst nach Aktivierung ihre zytotoxische Kapazität entwickeln [7]. Ihre Aktivierung beruht auf der Erkennung der Peptid/MHC Klasse I-Komplexe auf der Oberfläche APC. Sofern die »precursor«-APC Interaktion nicht ausreicht, um die CTL zu aktivieren, sind CD4+ T-Helferzellen erforderlich. Zur Induktion einer optimalen zytotoxischen anti-Tumor Antwort ist also die Koaktivierung von CD8+ CTL und CD4+ T-Helferzellen nötig.

Es ist eine große Herausforderung an die klinische Immunologie, über gezielte Manipulationen eine langdauernde Antigen-spezifische Immunität zu induzieren, welche z.B. Krebspatienten vor Metastasen schützen könnte. Zur einer aktiven spezifischen Immuntherapie (Vakzinierung) können Onkolysate – also ein Gemisch der Antigene des Tumors –, definierte antigene Peptide, Nukleinsäuren von Tumorantigenen, mit Tumorantigengene rekombinierte Viren und Bakterien sowie genetisch modifizierte Tumorzellen oder APC eingesetzt werden [16]. Peptidvakzinierungen hängen von der Beladbarkeit leerer MHC-Moleküle auf APC *in vivo* ab [14]. Fast alle bis jetzt angewandten Peptid-basierten Impfstoffe basieren auf MHC Klasse I-restringierten Peptiden, d.h. eine Induktion CD4+ T-Helferzellen findet nicht statt. Klinische Beobachtungen mit einem speziell modifizierten gp100 Peptid demonstrierten die Schwäche dieses Ansatzes. Obwohl ein starker und meßbarer immunologischer Effekt auftrat, konnte kein klinisches Ansprechen festgestellt werden. Im Gegensatz dazu zeigten mehr als 40% der Melanompatienten, die eine Kombination aus dem gp100 Peptid und IL-2 erhielten, eine Remission [14]. Der initiale Vakzinierungsansatz, der nur auf die Induktion einer CTL-Antwort abzielt, scheint also nur effektiv zu sein, wenn gleichzeitig ein Teil der T-Helferzellfunktion durch exogenes IL-2 substituiert wird.

Die intrinsische Immunogenität von Viren und Bakterien in Verbindung mit der Entwicklung von molelekularbiologischen Techniken ermöglichte die Entwicklung rekombinanten viralen und bakteriellen Vakzinen [17]. Die infektionsbedingte Zellschädigung liefert »Gefahr«-Signale, und damit wird das Antigen in einem Milieu präsentiert, das die Aktivierung einer Immunantwort begünstigt. Einige bakterielle Vakzine sind besonders attraktiv: durch die Infektion von APC gelangt *L. monocytogenes* in Phagolysosomen und sekretiert Listeriolysin O, wodurch die phagolysosomale Membran geschädigt wird, und die Bakterien ins Zytoplasma gelangen. Der phagolysosomal-zytoplasmatische Lebenszyklus der Listerien erlaubt die adäquate Prozessierung von Antigenen zur Präsentation mit sowohl MHC Klasse I- als auch Klasse II-Molekülen [17].

Literatur

1. Abbas AK, Murphy KM, Sher A (1996) Functional diversity of helper T lymphocytes. Nature 383:787–793
2. Armstrong TD, Pulaski BA, Ostrand RS (1998) Tumor antigen presentation: changing the rules. Cancer Immunol Immunother 46:70–74
3. Banchereau J, Steinman RM (1998) Dendritic cells and the control of immunity. Nature 392:245–252
4. Benett SR, Carbone FR, Karamalis F, Flavell RA, Miller JF, Heath WR (1998) Help for cytotoxic T-cell responses is mediated by CD40 signalling. Nature 393:478–480
5. Boon T, van der Bruggen P (1996) Human tumor-antigens recognized by T lymphocytes. J Exp Med 183:725–729
6. Bröcker E-B, Becker JC (1995) Die Immunologie des Melanoms. Hautarzt 46:818–828
7. Carbone FR, Kurts C, Benett SR, Miller JF, Heath WR (1998) Cross-presentation: a general mechanism for CTL immunity and tolerance. Immunol Today 19:368–373
8. Clemente CG, Mihm MCJ, Bufalino R, Zurrida S, Collini P, Cascinelli N (1996) Prognostic value of tumor infiltrating lymphocytes in the vertical growth phase of primary cutaneous melanoma. Cancer 77:1303–1310
9. Halder T, Pawelec G, Kirkin AF, Zeuthen J, Meyer HE, Kun L, Kalbacher H (1997) Isolation of a novel HLA-DR restricted potential tumor-associated antigens from the melanoma cell line FM3. Cancer Res 57:3238–3244
10. Lowes MA, Bishop GA, Crotty K, Barnetson RS, Halliday GM (1997) T helper 1 cytokine mRNA is increased in spontaneously regressing primary melanomas. J Invest Dermatol 108:914–919
11. Pan ZK, Ikonomidis G, Lazenby A, Pardoll D, Paterson Y (1995) A recombinant Listeria monocytogenes vaccine expressing a model tumour antigen protects mice against lethal tumour cell challenge and causes regression of established tumours. Nature Med 1:471–477
12. Pardoll D (1998) Cancer vaccines. Nature Med 4:525–531
13. Ridge JP, Di Rosa F, Matzinger P (1998) A conditioned dendritic cell can be a temporal bridge between a CD4+ T-helper and a T-killer cell. Nature 393:474–478
14. Rosenberg SA, Yang JC, Schwartzenruber DJ, Hwu P, Marincola FM, Topalian S, Restifo NP, Dudley ME, Schwarz SL, Spiess PJ, Wunderlich JR, Parkhurst MR, Kawakami Y, Seipp CA, Einhorn JH, White DE (1998) Immunologic and therapeutic evaluation of a synthetic peptide vaccine for the treatment of patients with metastatic melanoma. Nature Med 4:321–327
15. Shen Y, Fujimoto S (1996) A tumor-specific Th2 clone initiating tumor rejection via primed CD8+ cytotoxic T-lymphocyte activation in mice. Cancer Res 56:5005–5011
16. Topalian S, Rivoltini L, Mancini M, Markus NR, Robbins PF, Kawakami Y, Rosenberg SA (1994) Human CD4+ T cells specifically recognize a shared melanoma-associated antigen encoded by the tyrosinase gene. Proc Natl Acad Sci USA 91:9461–9465
17. Wagner SN, Schultewolter T, Wagner C, Briedrigkeit L, Becker JC, Kwasnicka HM, Goos M (1998) Immune response against human primary malignant melanoma: a distinct cytokine mRNA profile associated with spontanous regression. Lab Invest 78:541–550

Molekulare Diagnose des malignen Melanoms

C. Garbe, B. Schittek, H.-J. Blaheta, U. Ellwanger, B. Schlagenhauff, H. Breuninger, G. Rassner

Gegenwärtige Prognoseschätzung und Ausbreitungsdiagnostik

Bei primären malignen Melanomen wird heute die Prognoseschätzung aufgrund der Parameter des Primärtumors vorgenommen. Der wichtigste Faktor ist die Bestimmung der vertikalen Tumordicke am histologischen Präparat nach Breslow (Breslow, 1970). Als zweiter wesentlicher prognostischer Faktor gilt der Invasionslevel nach Clark, bei dem das Eindringen des Tumors anhand des anatomischen Aufbaus der Haut bestimmt wird (Clark et al. 1969). Diese Parameter erlauben statistische Voraussagen, daß eine Tumorprogression und ein Versterben an dem Tumor mit einer bestimmten Wahrscheinlichkeit erfolgen wird. Sie erlauben aber keine Aussagen darüber, inwieweit der Einzelne betroffen sein wird oder nicht. Deshalb impliziert diese Art der Prognoseschätzung, daß aufwendige diagnostische Maßnahmen in der Tumornachsorge ebenso wie adjuvante Therapien bei einem Teil der Patienten durchgeführt wird, bei denen eine Mikrometastasierung und damit die Chance zur späteren Manifestation von Tumoren gar nicht vorliegt. Hier ist es wünschenswert, diagnostische Strategien zu entwickeln, mit denen das Vorhandensein von Mikrometastasierung bereits zum Zeitpunkt der Diagnose des Primärtumors erkannt werden kann.

Im Rahmen der Tumornachsorge wird versucht, das Auftreten von Tumorrezidiven möglichst frühzeitig mittels klinischer Untersuchungen und bildgebender Verfahren zu erkennen. Dieses führt dazu, daß bei einer Reihe von Patienten ebenfalls aufwendige technische Untersuchungsverfahren durchgeführt werden, ohne, daß bei ihnen eine Mikrometastasierung besteht oder überhaupt die Chance zur Entwicklung von Metastasen vorhanden ist. Weiterhin wird die Entwicklung von Metastasen in der Regel erst recht spät erkannt. Bei viszeralen Metastasen ist eine Entdeckung zumeist erst dann möglich, wenn eine operative Sanierung aufgrund der Ausdehnung des Tumors nicht mehr sinnvoll ist. Hier stellt sich die Frage, ob durch eine Überwachung von Blutparametern die Möglichkeit besteht, Tumoren frühzeitig zu erkennen auch wenn eine umfangreiche Metastasierung noch nicht eingesetzt hat.

Grundlagen der molekularen Diagnose des Melanoms

Die molekulare Erkennung von Mikrometastasen als auch von Molekülen, die sich von entwickelten Metastasen ablösen, wurde anhand pigmentzellspezifischer Gene und Proteine entwickelt. Die Spezifität dieser Moleküle ist dabei mehr oder weniger groß. Sehr spezifisch sind diejenigen Moleküle, die in die Melaninsynthese involviert sind. Diese sind an den Membranen von Melanosomen lokalisiert und werden beim Menschen nahezu ausschließlich in Pigmentzellen synthetisiert. Die Tyrosinase stellt das Leitenzym für die Melaninsynthese dar und die Genexpression für Tyrosinase wird zumeist für den molekularen Nachweis mit RT-PCR-Untersuchungen herangezogen (Abb. 1). Als zweites Molekül, das pigmentzellspezifisch ist und für Nachweise benutzt wurde hat sich MelanA/Mart1 herauskristallisiert. Andere an der melanosomalen Membran lokalisierte Proteine und ihre Genexpressionen wie z.B. für Pmel 17/gp100 sind weniger spezifisch und können auch auf anderen Zellen im Blut vorkommen. Da diese Gene spezifisch exprimiert werden, ist der Nachweis ihrer Expression auf mRNA-Ebene möglich. Zu diesem Zweck wird die RNA aus dem peripheren Blut oder aus dem Lymphknotengewebe extrahiert und anschließend wird mittels einer Reverse-Transkriptase-Reaktion die mRNA in cDNA umgeschrieben. Diese DNA

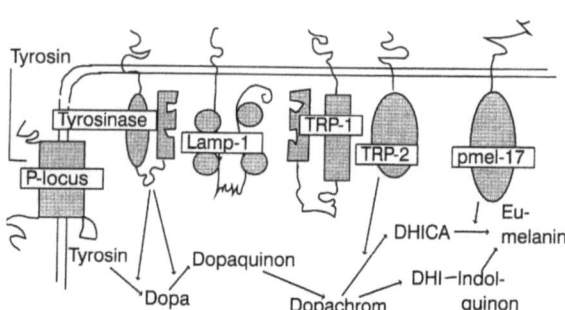

Abb. 1. In Pigmentzellen spezifisch exprimierte Gene und die Genprodukte an der melanosomalen Membran. Angedeutet wird ihre Beziehung zum Melaninstoffwechsel.

kann dann in z. B. 2mal 35 Zyklen mit der Technik der nestet PCR amplifiziert werden. So gelingt bereits der Nachweis von 1-10 Zellen in 5-10 ml Blut.

Eine zweite Möglichkeit für den Nachweis besteht dann, wenn von Tumoren Moleküle an das Blut abgegeben werden und die Moleküle recht spezifisch für die zu untersuchenden Tumoren sind. Beim Melanom wurden bisher zwei solcher Moleküle beschrieben. Es handelt sich dabei um das Protein S100 (Guo et al. 1995) und um die Melanoma inhibitory activity (MIA) (Bosserhoff et al. 1996, Bosserhoff et al. 1997). Das Protein S100 ist ein 21kD dimeres, kalziumbindendes Protein, das in neuronalen Zellen, Melanozyten, Chondrozyten und epidermalen Langerhanszellen exprimiert wird. Es kann in neuronalen Tumoren und in Melanomen in aller Regel nachgewiesen werden. Protein S100 wird bei vorhandenen Tumormassen von der Zelloberfläche abgespalten und findet sich im Serum erhöht bei metastasierenden Melanomen. Der Nachweis kann mittels eines ELISA oder eines verwandten Verfahrens wie z. B. eines immunoluminometrischen Assays (Byk-Santec) durchgeführt werden.

Tyrosinase-RT-PCR-Diagnostik an Sentinel lymph nodes

Die hier beschriebene Technik setzt voraus, daß eine Sentinel lymph node Biopsie entnommen wurde. In einer Studie in der Universitäts-Hautklinik Tübingen wurden Sentinel lymph node Biopsien von insgesamt 116 Patienten aufgearbeitet (Blaheta et al. 1999). Zu diesem Zweck wurden die Lymphknoten zunächst scheibchenweise und später in der Längsachse in 2 Hälften aufgeschnitten. Hinsichtlich der Ergebnisse zeigen sich bei den beiden Aufarbeitungsstrategien keine Unterschiede. Zur Hälfte wurde das Material anschließend mittels konventioneller histologischer Techniken in HE-Färbung sowie Immunhistologie mit den Markern S100 und HMB45 aufgearbeitet. Bei insgesamt 15 Patienten konnten Tumorzellen mittels Histologie oder Immunhistologie nachgewiesen werden. Alle diese Patienten waren auch in der Tyrosinase-RT-PCR-Untersuchung positiv. Bei 36 Patienten fand sich ein positives Ergebnis ausschließlich in der Tyrosinase-RT-PCR-Untersuchung. 65 Patienten waren in beiden Untersuchungen negativ. Der Nachweis von Mikrometastasierung im Lymphknoten korrelierte mit der vertikalen Tumordicke der Primärtumoren. Die Gruppe mit dem histologischen/immunhistologischen Nachweis von Mikrometastasen wies die höchste Tumordicke mit einem Median von 4,5 mm auf während die Gruppe mit positiven Befunden in der Tyrosinase-RT-PCR-Untersuchung eine mediane Tumordicke von 2,3 mm hatte. Die Gruppe bei der keine Mikrometastasen nachgewiesen werden konn-

Tabelle 1. Nachweis von Mikrometastasierung in den Schildwächterlymphknoten und Verhältnis zur Tumordicke sowie zum Prozentsatz von Tumorrezidiven (20 Monate nach Beobachtung)

Sentinel-lymph-node Befund	Zahl der Patienten (n)	Mediane Tumordicke (mm)	Zahl der Rezidive (n) [%]
Immunhistochemie + Tyrosinase RT-PCR +	15	4,50 [2,2–9,0]	10 67
Immunhistochemie – Tyrosinase RT-PCR +	36	2,30 [2,0–3,0]	9 25
Immunhistochemie – – Tyrosinase RT-PCR	65	1,70 [1,5–1,9]	4 6
Zusammen	116	2,00 [1,7–2,3]	23 20

te, hatte dagegen nur eine mediane Tumordicke von 1,7 mm.

Das Gesamtkollektiv wurde über einen Zeitraum von median 20 Monaten nachbeobachtet, in diesem Zeitraum entwickelten sich bei 20 % der Patienten Rezidive. Die Rezidivhäufigkeit war hochsignifikant mit den Lymphknotenbefunden verbunden. 10 Rezidive (67 % der Patienten) traten in der Gruppe mit positiven Befunden in der Histologie/Immunhistologie auf, gefolgt von 9 Rezidiven (25 %) in der Gruppe mit positiven Befunden in der Tyrosinase-RT-PCR-Untersuchung. Nur 4 Patienten (6 %) aus der Gruppe mit negativen Befunden in der Histologie/Immunhistologie und in der Tyrosinase-RT-PCR-Untersuchung erlitten während des Beobachtungszeitraumes Rezidive (Tabelle 1).

Die dokumentierten 23 Rezidive verteilen sich relativ gleichmäßig auf die Intransitstrecke, die regionären Lymphknoten und auf Fernmetastasierung (8 Lokal- und Intransitrezidive, 7 regionäre Lymphknoten, 8 Fernmetastasierungen). Der Anteil der Fernmetastasierungen betrug 50 % bei den Patienten mit positiven Befunden in der Histologie/Immunhistologie sowie 20 % bei den Patienten mit ausschließlich positiven Befunden in der Tyrosinase-RT-PCR-Untersuchung. Diese Daten zeigen, daß die im Lymphknoten gefundene Mikrometastasierung als Ausdruck systemischer Mikrometastasierung gewertet werden muß.

Es wurde auch eine multivariate Analyse unabhängiger prognostischer Faktoren mittel des Cox-Hazard-Modells vorgenommen. Bei Einschluß der Tumordicke sowie des Lymphknotenstatus in diese Untersuchungen erwiesen sich positive Befunde in der Histologie/Immunhistologie und in der Tyrosinase-RT-PCR-Untersuchung als die einzig signifikanten prognostischen Parameter, während die Tumordicke keine Signifikanz mehr erlangte. Diese Befunde weisen darauf hin, daß der individuelle Nachweis von Mikrometastasierung den bisher etablierten prognostischen

Markern deutlich überlegen zu sein scheint. Dabei gewinnt auch der ausschließliche Nachweis von Mikrometastasierung durch die Tyrosinase-RT-PCR-Untersuchung eine unabhängig signifikante Bedeutung. Bemerkenswert ist auch, daß mittels dieser Untersuchungen bei Patienten mit einer Tumordicke von ≥ 1 mm ein großes Subkollektiv definiert werden kann, das eine sehr günstige Prognose besitzt, weil in Lymphknoten keine Mikrometastasierung nachgewiesen werden konnte. Diese Ergebnisse dürften in naher Zukunft Auswirkungen auf die prognostische Klassifikation wie auch auf diagnostische und therapeutische Entscheidungen haben.

Tyrosinase-RT-PCR-Untersuchungen im peripheren Blut

Die Tyrosinase-RT-PCR-Diagnostik wurde ursprünglich mittels RNA-Extraktion aus dem peripheren Blut entwickelt. Nachdem in der Anfangszeit positive Nachweisraten von 100% im peripheren Blut berichtet wurden, zeigten spätere Untersuchungen eher Nachweisraten zwischen 20 und 40% (Gläser 1997; Gläser et al. 1997). Das heißt, bei vorhandenen Metastasen können Tumorzellen nur bei einem Teil der Patienten im peripheren Blut entdeckt werden. Wir führten Untersuchungen zur Optimierung der Technik der RT-PCR-Detektion von zirkulierende Tumorzellen im Blut durch. Dazu wurden mit Mikromanipulationstechniken intakte Tumorzellen von der Zellinie SkMel-28 (etablierte Melanomzellinie mit Expression von Tyrosinase und MelanA/Mart1) in genauer Anzahl in Blutproben von freiwilligen Spendern ohne malignes Melanom gegeben. Verschiedene Schritte des technischen Vorgehens wurden auf diese Weise untersucht indem insgesamt jeweils 10 ml EDTA Blut mit unterschiedlichen Zellzahlen präpariert wurden. Unter verschiedenen Arten der Blutaufbereitung erwies sich die Aufreinigung von Blutzellen mittels eines Ficoll-Gradienten als das effektivste Verfahren. Weiterhin wurden verschiedene Vorgehensweisen bei der RNA-Extraktion, bei der Reversen Transkription und bei der PCR-Amplifikation untersucht. Der Nachweis von Tumorzellen konnte durch parallelen Nachweis von Tyrosinase mRNA und MelanA/Mart1 mRNA verbessert werden. Erst nach Austestung aller Schritte des gesamten Untersuchungsganges wurden die Untersuchungen auf Patientenblut ausgedehnt (Schittek et al. 1999). Mittels dieses Verfahrens gelang der Nachweis von einer Tumorzelle in 10 ml Blut in 60% aller Proben.

Blutuntersuchungen wurden bei insgesamt 225 Patienten in verschiedenen Tumorstadien anhand von 340 Serumproben vorgenommen. Ein positiver Nachweis konnte bei 52% aller Patienten im Stadium der

Tabelle 2. Nachweis von Tumorzellen im peripheren Blut durch Reverse Transkriptase Polimerasekettenreaktion für die Expression des Thyrosinasegens und von MelanA/Mart1

	Stadium I	Stadium II	Stadium III	Stadium IV	Zusammen
Blutproben	78	48	80	134	340
Patienten	74	45	48	58	225
Patienten Tyr+	13	8	8	21	50
Patienten MelA+	5	6	7	20	38
Tyr+ or MelA+	14	14	14	30	72
Prozent positiv	19%	31%	29%	52%	32%

disseminierten Metastasierung geführt werden, dabei wurden z. T. mehrere Blutproben verwendet. In der ersten Blutprobe fand sich ein positiver Nachweis bei 32% der Patienten. Interessanterweise fanden sich positive Befunde auch bei einem relativ hohen Prozentsatz der Patienten in den Stadien des Primärtumors. Die Rate positiver Befunde betrug im Stadium I 19% und im Stadium II 31%. Die prognostische Bedeutung dieser Daten wird durch weitere Langzeitbeobachtungen geklärt werden müssen (Tabelle 2) (Schittek et al. 1999). Bisher ist nicht sicher entscheidbar, welche Bedeutung den RT-PCR-Untersuchungen im Blut in Zukunft zukommen wird. Für einen frühen Metastasennachweis im Stadium der disseminierten Erkrankung ist die Sensitivität der Methode bei hohem Arbeitsaufwand vergleichsweise gering. Hier werden wahrscheinlich einfachere Nachweisverfahren von Tumormarkern eine höhere Bedeutung erlangen. Es könnte aber sein, daß die Methode eine prognostische Bedeutung für den Nachweis von Mikrometastasierung bei primären Melanomen erlangen kann.

Nachweis von Protein S100 in der Rezidivdiagnostik in der Tumornachsorge.

In einer Studie der Universitätshautklinik Tübingen zum Nachweis von Tumorrezidiven im Rahmen der Nachsorge wurden 411 Patienten mit Primärtumoren mit einer Tumordicke > 1,5 mm einbezogen und es wurden insgesamt 666 Serumproben untersucht (Schlagenhauff et al. 1999). Parallel dazu wurden Blutproben von 120 Patienten ohne malignes Melanom untersucht. Die Serumspiegelmessung erfolgt mittels eines Immoluminometrischen Assays der Firma Byk-Santec. Bei allen Patienten wurden reguläre Nachsorgeuntersuchungen nach den Empfehlungen der Deutschen Dermatologischen Gesellllschaft durchgeführt. Die mediane Nachbeobachtungszeit des Kollektivs betrug 15 Monate und in diesem Zeitraum wurden 41 Tumorrezidive mittel klinischer Untersuchungen und bildgebender Verfahren gesichert.

Die Verteilung der ermittelten Werte unterschied sich signifikant für das Kontrollkollektiv, für Mela-

Tabelle 3. Nachweis von Protein S100 im peripheren Blut und Zusammenhang zum Auftreten von Tumorrezidiven (41 Tumorrezidive bei 411 Patienten)

Abschließendes Untersuchungsergebnis	S100 erhöht > 0,13 µg/l	S100 normal < 0,13 µg/l	Gesamt
Metastasierung	richtig positiv 13 (32%)	falsch negativ 28 (68%)	41 (100%)
Keine Metastasierung	falsch positiv 15 (4%)	richtig negativ 355 (96%)	370 (100%)
Zusammen	28 (7%)	383 (93%)	411 (100%)

nompatienten ohne Metastasierung und für Melanompatienten mit Metastasierung. Im ersten Fall waren die Werte insgesamt niedrig und der Median lag bei 0,0 µg/dl. Bei Melanompatienten ohne Metastasierung waren die ermittelten Werte signifikant höher und der Median lag bei 0,02 µg/dl. Am höchsten waren die ermittelten Werte bei Melanompatienten mit Metastasierung, hier lag der Median bei 0,08 µg/dl.

Da es deutliche Unterschiede zwischen den Kontrollpersonen und den Melanompatienten ohne Metastasierung gibt, haben wir den Schwellenwert für pathologische Ereignisse bei der 95% Perzentile des Melanomkollektives ohne Metastasierung festgelegt. Dieses entspricht 0,13 µg/dl Protein S100 im Serum. Bei Anwendung dieses Wertes fanden sich unter den Protein S100 Bestimmungen bei 411 Patienten erhöhte Werte bei 28 Patienten (7%). Bei 13 davon waren Tumorrezidive aufgetreten, bei den übrigen 15 handelte es sich um falsch positive Werte. In 28 Fällen war ein Tumorrezidiv aufgetreten aber der Protein S100 Wert war nicht erhöht (falsch negative Bestimmung s. Tabelle 3). Die weitere Analyse nach Art der Metastasierung zeigt, daß in keinem Fall eines Lokal- oder Intransittumorrezidivs die Protein S100 Werte erhöht waren, daß nur in einem von 12 Fällen mit regionärer Lymphknotenmetastasierung der Protein S100 Wert erhöht war aber in 12 von 22 Fällen mit Fernmetastasierung. 8 Fälle mit Fernmetastasierung wurden zuerst durch die Bestimmung des Protein S100 Wertes entdeckt, die übrigen waren bereits zuvor durch bildgebende Verfahren entdeckt worden.

Schlußfolgerungen

Die molekulare Diagnose von Mikrometastasierung in Lymphknoten mittels der Tyrosinase-RT-PCR als Ergänzung der histologischen Diagnostik von Mikrometastasierungen hat eine hohe Relevanz für die individuelle Prognoseschätzung. Die Prognoseschätzung bei primären Melanomen wird durch die Diagnostik von Mikrometastasierung in Lymphknoten wesentlich verbessert. Diese Parameter werden mit hoher Wahrscheinlichkeit in künftige prognostischen Klassifikationen und Stadieneinteilungen eingehen.

Es ist heute noch nicht sicher beurteilbar, welche Rolle der Nachweis zirkulierender Tumorzellen im Blut haben wird. Der Nachweis von Tumorzellen bei primären Melanomen ebenso wie in späteren Stadien hat offenbar prognostische Relevanz. Ob die Untersuchungen an Lymphknoten dadurch sinnvoll ergänzt werden können, bleibt in künftigen Untersuchungen weiter abzuklären.

Die Bestimmung von Protein S100 im Serum kann bei 30–50% aller Patienten mit der Entwicklung einer Fernmetastasierung zu einer frühzeitigen Erkennung des Tumorrezidives führen. Die Durchführung dieser Untersuchung bei Patienten mit einem erhöhten Metastasierungsrisiko im Rahmen der Nachsorge erscheint daher sinnvoll.

Literatur

1. Blaheta HJ, Ellwanger U, Schittek B, Sotlar K, Maczey E, Breuninger H, Thelen MH, Bueltmann B, Rassner G, Garbe C (1999) Examination of regional lymph nodes by sentinel node biopsy and molecular analysis provides new staging facilities in primary cutaneous melanoma. (zur Veröffentlichung eingereicht)
2. Bosserhoff AK, Hein R, Bogdahn U, Buettner R (1996) Structure and promoter analysis of the gene encoding the human melanoma-inhibiting protein MIA. J Biol Chem 271:490–495
3. Bosserhoff AK, Kaufmann M, Kaluza B, Bartke I, Zirngibl H, Hein R, Stolz W, Buettner R (1997) Melanoma-inhibiting activity, a novel serum marker for progression of malignant melanoma. Cancer Res 57:3149–3153
4. Breslow A (1970) Thickness, cross-sectional areas and depth of invasion in the prognosis of cutaneous melanoma. Ann Surg 172:902–908
5. Clark-WH J, From L, Bernardino EA, Mihm MC (1969) The histogenesis and biologic behavior of primary human malignant melanomas of the skin. Cancer Res 29:705–727
6. Gläser R (1997) Tumormarker des malignen Melanoms. In: Garbe C, Dummer R, Kaufmann R, Tilgen W (eds) Dermatologische Onkologie. Springer, Berlin Heidelberg New York Tokio, pp 324–329
7. Gläser R, Rass K, Seiter S, Hauschild A, Christophers E, Tilgen W (1997) Detection of circulating melanoma cells by specific amplification of tyrosinase complementary DNA is not a reliable tumor marker in melanoma patients: a clinical two-center study. J Clin Oncol 15:2818–2825
8. Guo HB, Stoffel WB, Bierwirth T, Mezger J, Klingmüller D (1995) Clinical significance of serum s100 in metastatic malignant melanoma. Eur J Cancer 31A:1898–1902
9. Schittek B, Blaheta HJ, Flörchinger G, Sauer B, Garbe C (1999) Increased sensitivity for the detection of melanoma cells in peripheral blood by an improved reverse transcription-polymerase chain reaction protocol. Br J Dermatol 141:37–43
10. Schittek B, Bodingbauer Y, Ellwanger U, Blaheta HJ, Garbe C (1999) Amplification of MelanA messenger RNA in addition to tyrosinase increases sensitivity of melanoma cell detection in peripheral blood and is associated with prognosis. Br J Dermatol 141:30–36
11. Schlagenhauff B, Schittek B, Ellwanger U, Stroebel W, Blum A, Schwarz M, Rassner G, Garbe C (1999) Significance of serum protein S100 levels in screening for melanoma metastasis. Does protein S100 enable early detection of melanoma recurrence? (zur Veröffentlichung eingereicht)

Schnittpräparatesammlung des Zentralregisters Malignes Melanom – Probleme der Auswertung

M. Tronnier, H.H. Wolff

Zusammenfassung

Die unzureichende Reproduzierbarkeit der Diagnosestellung und die individuell abweichende Bestimmung der Tumorparameter bei malignen Melanomen stellt für den einzelnen Patienten wie auch für das Zentralregister Malignes Melanom der Deutschen Dermatologischen Gesellschaft ein großes Problem dar.

Die 1997 in Lübeck eingerichtete Schnittpräparatesammlung maligner Melanome stellt eine selektionierte Sammlung von Präparaten dar, die histologisch als Melanom beurteilt wurden. Durch die kritische Diskussion der Histologie und durch eine Korrelation der histologischen Charakteristika mit den klinischen Daten sind Aussagen bezüglich der Häufigkeit und Aussagekraft von diagnostischen und prognostischen Kriterien bei Pigmenttumoren und somit weitergehende Empfehlungen zu einer Standardisierung der Befundung zu erwarten.

Einleitung

Die histopathologische Begutachtung eines Pigmenttumors ist die Grundvoraussetzung für die Diagnosestellung malignes Melanom. Selbst bei klassischen klinischen Veränderungen oder auch im Stadium der Metastasierung ist eine histologische Untersuchung mit Sicherung der Diagnose und Klassifizierung des Tumors unumgänglich. In den letzten Jahren sind Kriterien erarbeitet worden, die bei der histologischen Diagnostik von Pigmenttumoren zur Objektivierung der Diagnoseentscheidung erheblich beigetragen haben [1]. Wichtige Probleme bei der Befundung von melanozytären Tumoren sind, daß unterschiedliche Diagnosekriterien mit verschiedener Interpretation und Gewichtung verwendet werden und die Tumorparameter uneinheitlich erfaßt werden. Die Arbeitsgruppe »Qualitätskontrolle in der histopathologischen Melanomdiagnose« des Zentralregisters Malignes Melanom der Deutschen Dermatologischen Gesellschaft hat Empfehlungen zur Standardisierung der histopathologischen Befundung melanozytärer Tumoren erarbeitet, um eine Vereinheitlichung der Befundung im deutschen Sprachraum zu fördern [5].

Die Schnittpräparatesammlung des Zentralregisters Malignes Melanom

Sitz der Sammlung ist die Klinik für Dermatologie und Venerologie in Lübeck. Verschiedene Universitätsklinika, städtische Kliniken und niedergelassene Dermatohistologen senden mindestens einen repräsentativen Schnitt ihrer diagnostizierten malignen Melanome. Inzwischen liegen weit über 1000 Präparate maligner Melanome vor. Vom erstbefundenden Kollegen werden in einem standardisierten Befundbogen die in Tabelle 1 genannten Angaben erfragt. Wird der Fall vom Erstbefunder als »Problemfall« eingestuft, soll der Grund für die erschwerte Beurteilung in den in Tabelle 2 genannten Gruppen präzisiert werden. Zudem wird zur Überprüfung der Wertigkeit immunhistologischer Zusatzuntersuchen erfragt, ob diese durchgeführt wurden und ob die Ergebnisse bei der Diagnostik hilfreich waren.

Die Präparate werden anhand der gegebenen Fragen zunächst von den Autoren nachuntersucht und

Tabelle 1

- Patientenstammdaten
- Lokalisation des Tumors
- Histologischer Typ (SSM, NM, LMM, ALM, nicht klassifizierbar)
- Tumordicke nach Breslow
- Invasionslevel nach Clark
- Wachstumsphase (horizontal oder vertikal)
- Ulzeration
- Nävusassoziation
- Regression
- Gefäßeinbrüche

Tabelle 2

- Problem der Differentialdiagnose
- Problem der Klassifizierung
- Problem der Tumorparameterbestimmung (Tumordicke)

bei wesentlichen Abweichungen in der Diagnose, bei den Tumorparametern oder der Klassifikation gesondert erfaßt und später in einer größeren Gruppe von Dermatohistopathologen erneut diskutiert. Auf diesem Wege soll die Nachbefundung Aufschluß über die häufigsten Probleme bei der Befundung geben.

Probleme der histopathologischen Befundung für das klinische Register

Ein Patient wird im Register erfaßt, wenn histologisch die Diagnose eines Melanoms gestellt wird. Die überwiegende Mehrzahl der Melanome zeigen charakteristische morphologische Veränderungen, so daß die Diagnosestellung zweifelsfrei möglich ist. Studien über die Reproduzierbarkeit von histologischen Diagnosen bei melanozytären Tumoren zeigen jedoch deutliche Diskrepanzen. Farmer und Mitarbeiter fanden bei einer Nachbefundung von 37 als typisch bezeichneten melanozytären Tumoren durch acht ausgewiesene Histopathologen in nur 35 % eine komplette Übereinstimmung der Diagnosen [2].

Aufgrund der Abweichungen bei der Diagnostik von Pigmenttumoren ist davon auszugehen, daß im Register auch falsch positive Fälle (»richtige« Diagnose: gutartiger Pigmenttumor) aufgenommen sind. Falsch negative Fälle (nicht diagnostizierte Melanome) erscheinen nicht im Register, wenn durch die Primärexzision eine Heilung bzw. Erscheinungsfreiheit erfolgte. Letztlich ist eine sichere Überprüfung der Richtigkeit einer histologischen Melanom- oder Nävusdiagnose, besonders bei schwierigen Präparaten (»Simulatoren«), nicht möglich. In diesen Fällen ist eine Metastasierung der einzig mögliche Beweis für die Malignität.

Das Zentralregister erfaßt zu den Erkrankungsfällen wichtige Tumorparameter (z.B. Tumordicke, Invasionslevel, Tumortyp), so daß durch die Korrelation der Tumordaten mit dem klinischen Verlauf bei einem sehr großen Patientenkollektiv bedeutende Erkenntnisse zur Epidemiologie und Prognose der Melanomerkrankung erlangt werden konnten [3, 4]. Eine in Jahren 1990 und 1991 durchgeführte Sonderstudie des Zentralregisters zeigte allerdings bei der Nachuntersuchung der histologischen Präparate von gemeldeten Melanomfällen eine unzureichende Reproduzierbarkeit selbst der wichtigsten Tumorparameter wie Tumordicke, Invasionslevel und Tumortyp.

Probleme der Auswertung histologischer Präparate für das histologische Register

Die Schnittpräparatesammlung stellt ein unvollständiges und selektioniertes Untersuchungsgut der Zentralregisterfälle dar. Zum einen übersenden nicht alle am Zentralregister teilnehmenden Zentren ihre gemeldeten Fälle, zum anderen sind die von den Teilnehmern an die Schnittsammlung gesandten Präparate zum Teil selektioniert. Die nachuntersuchten Schnittpräparate sind somit nicht sicher repräsentativ für alle Fälle des Zentralregisters.

Wie für das klinische Register geltend, gehen nur Fälle ein, die histologisch als Melanom beurteilt wurden. Eine diagnostische Unschärfe ist jedoch in gleicher Weise auch für eine Reihe von Pigmenttumoren, die letztlich als gutartig eingestuft wurden, vorauszusetzen.

Die Nachbegutachtung erfolgt an einem repräsentativen Schnitt des Gesamtpräparates. Die Auswahl der übersandten Objektträger trifft der Einsender. Es besteht die Möglichkeit, daß im nachuntersuchten Gewebematerial die Kriterien zur Diagnose nur unvollständig erfaßt sind und bei der Beurteilung der Tumorparameter abweichende Ergebnisse erzielt werden können.

Die Auswahl der Präparate, die als »Problemfälle« in einer größeren Gruppe von Dermatohistopathologen diskutiert werden sollen, erfolgt durch die Autoren. Sowohl die primäre Auswahl der »Problemfälle« als auch später die Begutachtung und Diskussion dieser Präparate in einer größeren Gruppe unterliegt einer gewissen Subjektivität.

Ausblick

Eine weitgehende Standardisierung bei der Befundung von Pigmenttumoren ist einerseits für die Festlegung des therapeutischen Vorgehens bei dem einzelnen Patienten von großer Bedeutung, andererseits ist sie eine wichtige Voraussetzung für eine aussagekräftige Auswertung der vom Zentralregister gesammelten Daten.

Die Schnittpräparatesammlung stellt ein selektioniertes und somit nicht sicher repräsentatives Untersuchungsgut von Pigmenttumoren dar, die als Melanom klassifiziert wurden. Überwiegend handelt es sich um Fälle, bei denen auch im Zentralregister die klinischen Daten erfaßt wurden. Auch wenn die Sammlung nur einen kleineren Teil der gesamten diagnostizierten Melanome erfaßt, erwarten wir von der kritischen Diskussion der »Problemfälle« und der Korrelation der histologischen Veränderungen zum klinischen Verlauf belegbare Aussagen zur Wertigkeit von diagnostischen Kriterien und Tumorparametern. Diese wiederum werden zur Standardisierung der histopathologischen Begutachtung von Pigmenttumoren als qualitätssichernde Maßnahme beitragen können. Eine Einbindung der Problemfälle (»Simulatoren«), die vom Erstuntersucher als benigne eingestuft wurden, in die Untersuchungen wäre u. E. sinnvoll. In dieser Gruppe könnten sich einerseits durchaus Melanome verbergen, andererseits könnten die Kriterien für die wichtige diagnostische Entscheidung zwischen »Simulator« und Melanom nach beiden Seiten hin besser bewertet werden.

Literatur

1. Ackerman AB, Cerroni L, Kerl H (1994) Pitfalls in histopathologic diagnosis of malignant melanoma. Lea & Febiger, Philadelphia Baltimore Hong Kong London München Sydney Tokio
2. Farmer ER, Gonin R, Hanna MP (1996) Discordance in the histopathologic diagnosis of melanoma and melanocytic nevi between expert pathologists. Hum Pathol 27:528-531
3. Garbe C, Büttner P, Ellwanger U, Bröcker EB, Jung EG, Orfanos CE, Rassner G, Wolff HH (1995) Das Zentralregister Malignes Melanom der Deutschen Dermatologischen Gesellschaft in den Jahren 1983-1993. Epidemiologische Entwicklungen und aktuelle therapeutische Versorgung des malignen Melanoms der Haut. Hautarzt 46:683-692
4. Garbe C, Büttner P, Bertz J, Burg G, d_Hoedt B, Drepper H, Guggenmoos-Holzmann I, Lechner W, Lippold A, Orfanos CE, Peters A, Rassner G, Stadler R, Stroebel W (1995) Primary cutaneous melanoma. Identification of prognostic groups and estimation of individual prognosis for 5093 patients. Cancer 75:2484-2491
5. Tronnier M, Garbe C, Bröcker EB, Stadler R, Steinkraus V, Soyer HP, Wolff HH (1997) Standards der histopathologischen Diagnose maligner Melanome. Hautarzt 48:720-729

Expression des Epidermal-Growth-Factor-Receptor (EGFR)-Gens und Chromosom-7-Aneuploidie bei malignem Melanom

G. Krähn, M. Udart

Zusammenfassung

An RNA isoliert aus Gewebeproben von Nävi, primären Melanomen, Melanommetastasen und Normalgewebe führten wir RT-PCR mit Primern für das EGFR-Gen durch, um die differentielle Expression des EGFR-Gens zu untersuchen. Der Locus des EGFR-Gens befindet sich auf Chromosom 7p12-13. Deshalb stellten wir die Anzahl an Chromosomen 7 in Zellkernen der Gewebeproben mittels Fluoreszenz-in-situ-Hybridisierung fest. Wir fanden das EGFR-Gen am häufigsten und stärksten in Metastasen exprimiert. Der höchste Anteil an Zellkernen mit 3, 4 und 5 Chromosomen 7 wurde ebenfalls in Gewebeproben der Melanommetastasen detektiert. Unsere Ergebnisse deuten darauf hin, daß EGFR an der Metastasierung von Melanomen beteiligt sein könnte. Ebenso könnte Aneuploidie 7 in diesem Zusammenhang von Bedeutung sein, möglicherweise über eine erhöhte Anzahl an Kopien des EGFR-Gens.

Einleitung

Die stetig steigende Inzidenz und ihr potentiell letaler Ausgang führten zu einer intensivierten molekularbiologischen Erforschung der pathophysiologischen Grundlagen des malignen Melanoms. Hierbei ist insbesondere die maligne Transformation von normaler Haut oder benignen Nävi zu malignen Melanomen mit anschließender Metastasierung von großer Bedeutung.

In den letzten Jahren wurde eine Vielzahl von Proto-Onkogenen und Onkogenen sowie Tumorsupressorgenen untersucht, um die pathogenetischen Mechanismen, die zu kutanen Neoplasien führen, zu verstehen [10]. Hierbei steht zu bedenken, daß nicht nur diese pathogenetischen Faktoren aufgeklärt werden können, sondern daß, wie im Fall von Mammakarzinomen oder Zervixkarzinomen, die Expression von Onkogenen auch als prognostischer Marker herangezogen werden kann [13, 19].

Her2/neu, jenes Gen, dessen Expression mit einer schlechteren Prognose dieser beiden Malignome korreliert, gehört, wie auch der EGF-Rezeptor oder HER3 [9,16], HER4 [15] sowie Xmrk [23], zu den Mitgliedern der Subfamilie I der Rezeptortyrosinkinasen (RTK). RTK sind an der Pathogenese einer Vielzahl von humanen malignen Tumoren [21] beteiligt, da sie als transmembranöse Regulaturproteine biologische Signale aus der extrazellulären Umgebung an das intrazelluläre Kompartiment weiterleiten, und dadurch die Reaktion der Zelle auf chemische Karzinogene oder physikalische Karzinogene wie UV-Strahlung oder ionisierende Strahlung einleiten. Spezifische Liganden wie der Epidermal Growth Factor (EGF) interagieren mit der extrazellulären Bindungsstelle der RTK, wodurch eine Dimerisierung des Rezeptors induziert wird, was schließlich zu einer Autophosphorylierung und Aktivierung der Tyrosinkinasedomäne führt, die Signaltransduktionsprozesse in Gang setzt. Mutationen, veränderte Expression oder chromosomale Aberrationen können somit zu veränderten Signaltransduktionsvorgängen führen, die in pathologischer Proliferation oder Differenzierung enden.

Bedingt durch ihre »Pförtnerfunktion« haben Rezeptortyrosinkinasen große Aufmerksamkeit auf sich gezogen. Das als erstes entdeckte Mitglied der RTK ist der Epidermal Growth Factor Receptor (EGFR), der zunächst in einer Epidermoidkarzinomzellinie (A431) isoliert wurde [22], und dessen Gen auf Chromosom 7p12-p13 liegt. Immunhistochemisch ist EGFR in basalen epidermalen Keratinozyten, in Haarfollikeln, in dermalen Arterien und Muskelzellen des M. arrector pili nachweisbar [2,18]. EGFR ist ferner ein Marker für melanozytäre Differenzierung [20, 22]. Über Melanomzellinien wurden sehr widersprüchliche Ergebnisse publiziert, die von 16% bis 66% EGFR-positiven Zellen reichen [3, 6]. Unterschiedliche Expression ist dabei von der Anzahl der Zellpassagen abhängig [20]. Immunhistochemisch ist eine Färbung in 19% von Nävuszellnävi, 61% von dysplastischen Nävi, 89% von primären Melanomen und 91% von Melanommetastasen nachweisbar [6]. In Übereinstimmung hiermit ist die Expression in Melanomzellinien, die sich von Melanomen der horizontalen Wachstumsphase ableiten, höher als bei von vertikal wachsenden Melanomen abstammenden Zellinien. Diese Ergebnisse deuten auf eine mögliche Rolle des EGFR in

Spätphasemelanomen hin. Da insbesondere bei Zelllinien widersprüchliche Daten vorliegen, und Arbeiten auf dem Gebiet der RNA-Expression bisher noch nicht veröffentlicht sind, ist die Bedeutung der EGFR-Expression in Melanomen noch nicht eindeutig geklärt. Neben der EGFR-Expression auf RNA-Ebene ist ferner die Untersuchung der zugrunde liegenden chromosomalen Situation essentiell.

Chromosomale Aberrationen sind bei vielen Neoplasien nachweisbar. So wurde beispielsweise bei Prostatakarzinomen eine erhöhte Anzahl der Chromosomen 7, 8, 10 und Y festgestellt [17]. Auch Korrelationen von Aneuploidien mit der Überlebensrate von Patienten sind bekannt, so z. B. eine deutlich geringere Überlebenszeit von Patienten mit Trisomie 7 bei Prostatakarzinom [1]. Bei Melanomen wurden verschiedene chromosomale Aberrationen und Aneuploidien beschrieben, beispielsweise für Chromosom 1, 6 und 7 sowie 9 und 10 [14], oder für Chromosom 17 [12]. In einer Melanommetastasen-Zelllinie wurde eine zusätzliche Kopie des Chromosoms 7 festgestellt [5]. In Paraffinschnitten von sieben primären Melanomen wurde mittels Fluoreszenz-in-situ-Hybridisierung (FISH) ein nennenswerter Anteil an Zellkernen mit mehr als zwei Chromosomen 7 detektiert [4]. Zu ähnlichen Ergebnissen führte auch eine FISH-Studie an insgesamt 24 Melanomen [11]. Ziel unserer Studie war, sowohl auf RNA-Ebene als auch auf chromosomaler Ebene, eine differentielle, vom Grad der Dedifferenzierung und vom Tumorstadium abhängige, Expression bzw. eventuelle chromosomale Aberration zu untersuchen. Mit Hilfe der FISH wollten wir vor allem etwaige Unterschiede in der Kopienanzahl des Chromosoms 7 zwischen benignen Nävi, primären Melanomen und Metastasen aufdecken.

Material und Methoden

Gewebeproben

Für die RT-PCR-Analyse wurden Gewebeproben von normaler Haut (n = 16), Nävi (n = 28), primären Melanomen und Melanommetastasen sofort nach Exzision in flüssigem Stickstoff schockgefroren. Die dermatohistologischen Diagnosen der Nävi beinhalten Compoundnävi, Junktionsnävi, dermale Nävi und kongentiale Nävi. 63 Melanomproben gliedern sich folgendermaßen auf: 19 noduläre maligne Melanome (NMM), 22 superfiziell spreitende Melanome (SSM), 2 Lentigo maligna Melanome (LMM), 2 akrolentiginöse Melanome, 2 Melanome auf Nävus, 2 lokoregionale kutane Metastasen, 14 distale kutane und Lymphknotenmetastasen. Die Tumordicke der primären Melanome reichte von 0,2 bis 12,1 mm. Die mittlere Tumordicke der superfiziell spreitenden Melanome war 0,86 mm, die der nodulären Melanome 3,17 mm. 30 Melanompatienten waren weiblich, 33 waren männlich. Der Photohauttyp nach Fitzpatrick reichte von I-III.

Für die Fluoreszenz-in-situ-Hybridisierung standen folgende Gewebeproben zur Verfügung: 8 Nävi, 20 primäre Melanome (davon 4 NMM, 6 SSM, 2 LMM), 42 Melanommetastasen und 7 Kontrollen (3 Normalgewebe und 4 Sicherheitsabstände). Die Gewebeproben wurden bei –80 °C gelagert.

RT-PCR-Analyse der EGFR-Gen-Expression

Das schockgefrorene Gewebe wurde homogenisiert, mRNA wurde mit dem RNA-Clean-System (Angewandte Gentechnologie Systeme, Heidelberg) isoliert. Mit Oligo (dt) Primern wurde die extrahierte RNA mit dem Reverse Transcriptase System (Promega, Madison, USA) in cDNA überschrieben. Die cDNAs wurden dann mit Phenol/Chloroform extrahiert, durch Äthanolextraktion präzipitiert und in Aqua bidest. gelöst. Die cDNA Konzentration wurde bei 260 nm photometrisch bestimmt. In anschließenden PCR-Reaktionen wurde 100 ng cDNA als Templat eingesetzt, um die Expression folgender Gene zu untersuchen: EGFR (Primer: 5'-ACT AGC CAG GAA GTA CTT CC-3' und 5'-GGC CTT CTT GGA TCT TTA GT-3', Produktgröße: 398 bp) und HER2 (Primer 5'-CGG GAG ATC CCT GAC CTG CTG GAA-3' und 5'-CTG CTG GGG TAC CAG ATA CTC CTC-3', Produktgröße: 300 bp). Um falschnegative Ergebnisse zu vermeiden wurde die Expression des »house keeping genes« GAPDH bestimmt: Primer 5'-CCA CCC ATG GCA AAT TCC ATG GCA-3' und 5'-TCT AGA CGG CAG GTC AGG TCC ACC-3', Produktgröße 598 bp). Genomische Kontamination wurde durch Exon-Intron überspannende Primer für HER2, das in allen Proben exprimiert wurde, ausgeschlossen. Als Positivkontrolle wurde zunächst RNA von A431-Zellen, später von einer positiven Melanommetastasenprobe, verwendet. Wasser wurde als Negativkontrolle amplifiziert. Parallel wurde genomische DNA amplifiziert. Die PCR-Produkte wurden auf 2%igen, Ethidiumbromidgefärbten Agarosegelen visualisiert und mittels Gelauswertesystem (Image Master, Pharmacia) dokumentiert. Genomische DNA-Expression diente dabei als Vergleichswert für die Expressionsstärke von EGFR. Gleiche oder stärkere Expression von EGFR im Gewebe im Vergleich zu genomischer DNA wurde als starke Expression betrachtet, geringere als schwach positiv gewertet.

Fluoreszenz-in-situ-Hybridisierung (FISH)

Interphasekernpräparate wurden durch das vorsichtige Tupfen von angetauten Gewebestückchen auf positiv geladene Objektträger hergestellt. Die Tupfpräparate ließ man einige Stunden lufttrocknen, bevor man sie fixierte (in 4% Paraformaldehyd/1xPBS, 20 min). Anschließend wurden die Objektträger jeweils 5 min in 3xPBS und 1xPBS gewaschen, in aufsteigender Alkoholreihe dehydriert und luftgetrocknet. Nach einer Inkubation auf einem Heizblock (55 °C, über Nacht) führte man einen einstündigen RNase-Verdau durch (100 µg/ml bei 37 °C in feuchter Kammer). Danach wurden die Präparate bei 75 °C für 15 min in 2 x SSC inkubiert. Es folgte ein 15 minütiger Pepsinverdau (4 mg/ml in 0,9% NaCl; pH 1,5; 37 °C). Diese Reaktion wurde durch Waschen der Objektträger in 2 x SSC (5 min) abgestoppt. Die Präparate wurden nun luftgetrocknet. Die FISH führten wir mit einer direkt fluoreszenz-markierten α-Satelliten DNA-Sonde durch, die mit dem Zentromer des menschlichen Chromosoms 7 hybridisiert (Vysis, Downers Grove, USA). Die Sonde wurde nach Herstellerangaben im mitgelieferten Hybridisierungspuffer gelöst und auf die Präparate gegeben. Anschließend wurde die DNA bei 80 °C für 4 min denaturiert und über Nacht hybridisiert (bei 42 °C in feuchter Kammer). Nach dem Waschen (1,5 M Harnstoff/0,1xSSC, 45 °C, 30 min und 2xSSC, Raumtemperatur, 2 min) folgte die Gegenfärbung der Interphasezellkerne mit DAPI (4',6-Diamidino-2-phenylindol) in Antifading-Eindeckmittel. Die fertigen Präparate wurden unter dem Fluoreszenzmikroskop (Zeiss) mit geeigneten Wellenlängenfiltern begutachtet und die Hybridisierungssignale in 100 Zellkernen ausgezählt. Hybridisierungssignale wurden nur als positiv gewertet, wenn sie ungefähr die gleiche Größe und Intensität aufwiesen, wie solche in benachbarten Kernen. Gepaarte Signale wurden als ein Hybridisierungsereignis gewertet. Positive Fälle wurden mit Hilfe einer Digitalkamera und passender Auswertungssoftware (psi, England) asserviert.

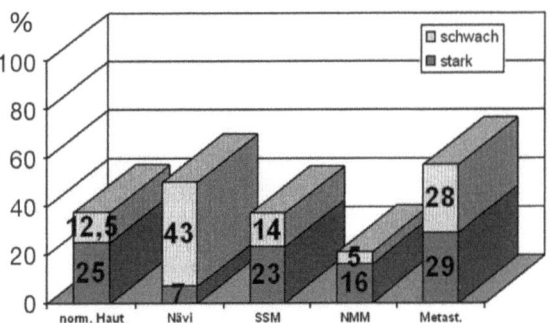

Abb. 1. EGFR-Gen-Expression in verschiedenen Geweben, unterteilt in starke und schwache Expression

Ergebnisse

Ergebnisse der RT-PCR-Analyse der EGFR Genexpression

Insgesamt wurden 107 Gewebeproben untersucht. Klinische und dermatohistologische Daten bezüglich Diagnose und, im Fall von Primärtumoren, die Tumordicke, wurden erhoben. SSM und NMM wurden bezüglich ihrer Tumordicke getrennt ausgewertet, da NMM im allgemeinen eine höhere Tumordicke als SSM aufweisen. HER2 war in allen Geweben zumindest schwach positiv exprimiert. EGFR Gen-Expression war nicht nachweisbar in 62% der Normalhautgewebe. Die höchste Anzahl an EGFR-positiven Geweben wurde bei Nävi (50%) und Melanommetastasen (57%) gefunden (Abb. 1). Von den 50% EGFR-positiven Nävi exprimierten jedoch nur 7% EGFR in einer vergleichbaren Stärke wie genomische DNA, der Rest exprimierte EGFR nur schwach. 37% der primären SSM und sogar weniger NMM (21%) exprimierten EGFR, meist jedoch stark. EGFR exprimierende Primärmelanome hatten dabei eine geringere Tumordicke als EGFR-negative Melanome: EGFR-positive NMM hatten eine mittlere Tumordicke von 1,6 mm im Vergleich zu EGFR negativen NMM mit 3,7 mm, EGFR positive SSM hatten 0,7 mm , während EGFR negative SSM 0,9 mm aufwiesen. 1 von 2 akrolentiginösen Melanomen, beide Lentigo maligna Melanome und jeweils 1 von 2 lokoregionären Metastasen und Melanomen auf Nävus waren EGFR-positiv.

Ergebnisse der FISH

Wir beobachteten in allen Fällen von neoplastischem Gewebe Zellkerne mit Trisomie 7 zu unterschiedlichen prozentualen Anteilen. Meistens waren auch Kerne mit Monosomie 7 und mehr als 4 Chromosomen 7 zu sehen. Der mittlere Anteil an Interphasekernen mit normalem Karyotyp für Chromosom 7 (zwei Fluoreszenzsignale) lag bei den untersuchten Kontrollen und den Nävi in ähnlicher Höhe bei 83% bzw. 82%. Dieser Anteil lag bei den primären Melanomen mit 76% niedriger. Am wenigsten Kerne mit normalem Chromosom 7-Karyotyp beobachteten wir in Metastasen mit durchschnittlich nur 52%. Zellkerne mit Trisomie 7 fanden wir hingegen wesentlich häufiger in Metastasen (25%) als in primären Melanomen (8%), Nävi (4%), oder in Kontrollgewebe (3%) (s. Abb. 2). 19 der 42 Metastasen (45%) wiesen eine Trisomie 7 in mehr als 20% der Zellkerne auf. Dies traf nur auf eines der 20 Melanome (5%) und auf keines der untersuchten Nävi- und Kontrollpräparate zu. Auch Zellkerne mit vier oder fünf Chromosomen 7 waren am häufigsten bei Metastasen zu beobachten. 7 der 42 Metastasen (17%) wiesen vier Chromosomen 7 in mehr als 20% ihrer Zellkerne auf, verglichen mit 5% (1/20) der Melanome und 0% der Nävi und Kontrollen. Fünf Chromo-

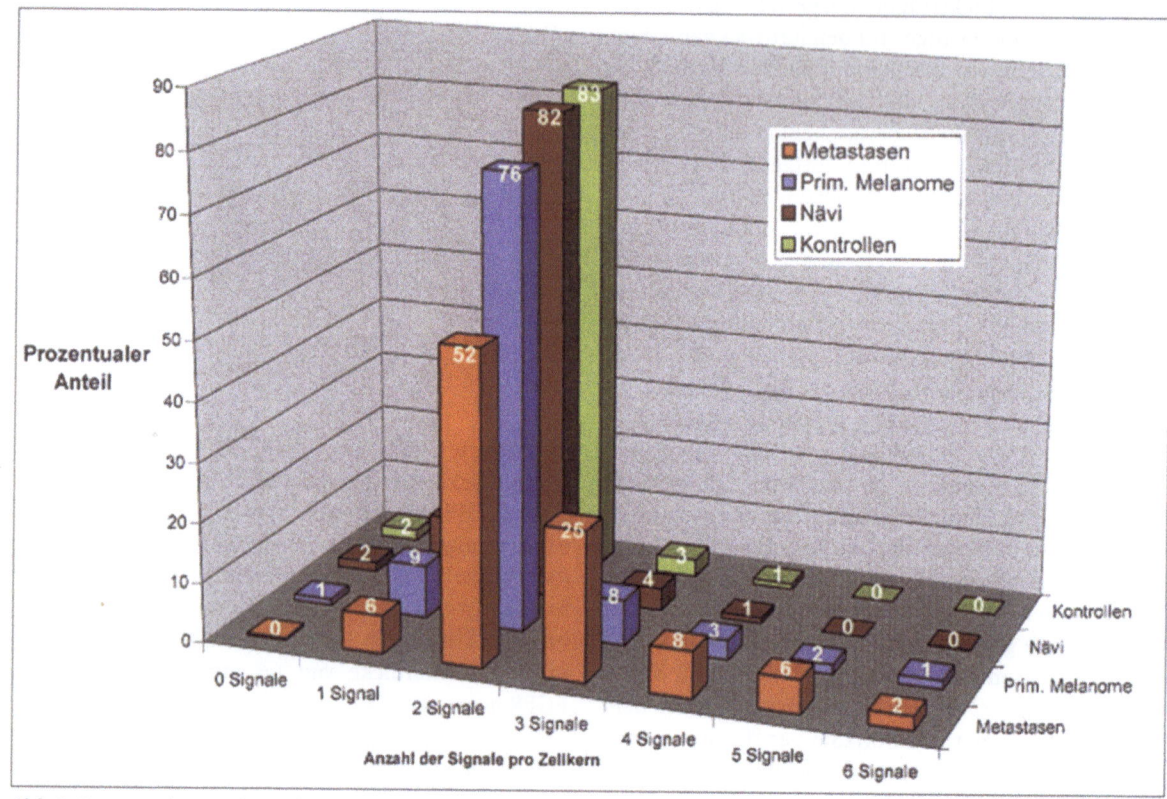

Abb. 2. Prozentualer Anteil an Zellkernen mit einer bestimmten Anzahl von FISH-Signalen für Chromosom 7 bei kutanen Neoplasien und Kontrollen

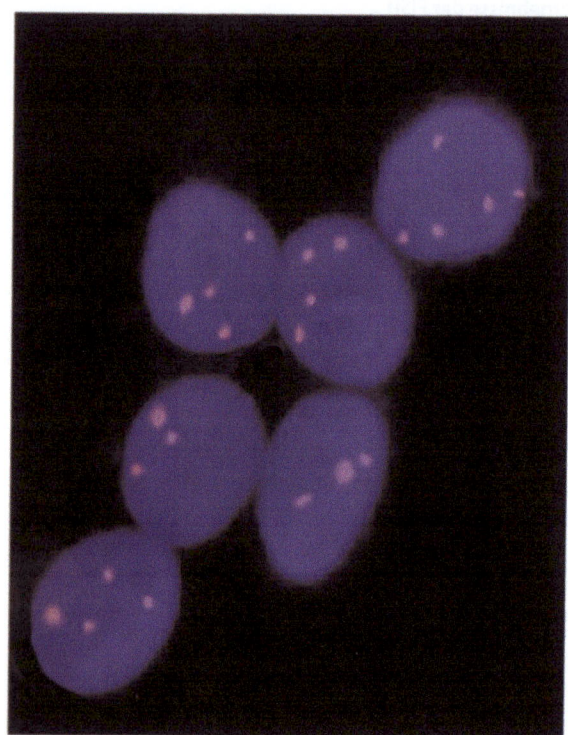

Abb. 3. Sechs Interphasezellkerne aus einer Melanommetastase mit je drei bis fünf Fluoreszenzsignalen

somen 7 in mehr als 20% der Kerne fanden wir bei 5 der 42 Metastasen (12%) jedoch bei keinem der primären Melanome, der Nävi oder der Kontrollen. In Abbildung 3 sieht man beispielhaft sechs Interphasekerne einer Melanommetastase mit drei bis fünf Fluoreszenzsignalen für Chromosom 7.

Diskussion

Ein vergleichbarer Anteil an stark EGFR-positiven Geweben fand sich für normale Haut und primäre Melanome, während Nävi die niedrigste Rate und Melanommetastasen die höchste Rate aufwiesen. Zieht man schwach positive Ergebnisse mit in Betracht, so bleiben Metastasen die am häufigsten EGFR-exprimierenden Gewebe. Dieses Ergebnis deutet darauf hin, daß EGFR an der Metastasierung der malignen Melanome beteiligt sein könnte. Auch in immunhistochemischen Arbeiten ergab sich, daß die am häufigsten EGFR-gefärbte Gewebegruppe die der Metastasen war (89% in primären Melanomen versus 91% in Melanommetastasen) [6]. In vitro Studien deuten in eine ähnliche Richtung [7, 8]. Ein zusätzlicher Aspekt hierzu ist die niedrigere Tumordicke der von uns untersuchten superfiziell spreitenden und nodulären

Melanome, die den EGFR exprimierten. Zusammenfassend kann von einer Beteiligung des EGFR bei der Metastasierung und nicht bei der Induktion von malignen Melanomen ausgegangen werden.

Da neuere in-vitro-Studien darauf hinweisen, daß Heterodimerbildungen der einzelnen Mitglieder der Rezeptortyrosinkinasen einen bedeutenden Einfluß auf die Modulierung der Signaltransduktionsvorgänge haben und diese unterschiedlichen Kombinationen das Repertoire der »downstream« Signalisierung erweitern, was zu unterschiedlicher Differenzierung und Proliferation führt, werden weitere Studien zeigen müssen, ob unterschiedliche Kombinationen von Rezeptortyrosinkinasen im malignen Melanom mit dem Tumorstadium korrelieren.

Mit Hilfe der FISH wurde der höchste Anteil an Zellkernen mit Chromosom-7-Aneuploidie bei Melanommetastasen festgestellt. Nur durchschnittlich 52 % der Kerne wiesen einen normalen Karyotyp mit zwei Chromosomen 7 auf, aber durchschnittlich 41 % der Kerne hatten mehr als zwei Chromosomen 7. Es erscheint deshalb möglich, daß eine erhöhte Chromosom-7-Anzahl eine wichtige Rolle bei der Metastasierung von malignen Melanomen spielt. Dies könnte möglicherweise auf eine erhöhte Kopienzahl des EGFR-Gens zurückzuführen sein, das auf Chromosom-7p12-13 lokalisiert ist, und welches wir in Metastasen besonders stark und häufig exprimiert fanden. Die Aneuploidierate für das Chromosom 7 schwankt unter den untersuchten Metastasen stark. Deshalb können in Zukunft Langzeitbeobachtungen an Patienten sinnvoll sein, um zu erfahren, ob eine höhere Anzahl an Chromosomen 7 in Metastasen einen Einfluß auf die Prognose der Betroffenen hat.

Literatur

1. Alcaraz A, Takahashi S, Brown JA, Herath JF, Bergstralh EJ, Larson-Keller JJ et al. (1994) Aneuploidy and aneusomy of chromosome 7 detected by fluorescence in situ hybridization are markers of poor prognosis in prostate cancer. Cancer Res 54:3998–4002
2. Bauer J, Sokol L, Stribrna J, Kremen M, Krajsova I, Hausner P, Hejnar P (1990) Amplification of N-myc oncogene in human melanoma cells. Neoplasma 37 (3):233–238
3. Chevenix-Trench G, Martin N, Ellem KOA (1990) Gene expression in melanoma cell lines and cultured melanocytes: correlation between levels of c-src-1, c-myc and p53. Oncogene 5:1187–1193
4. D'Alessandro I, Zitzelsberger H, Hutzler P, Lehmann L, Braselmann H, Chimenti S, Höfler H (1997) Numercial aberrations of chromosome 7 detected in 15 µm paraffin-embedded tissue sections of primary cutaneous melanomas by fluorescence in situ hybridization and confocal laser scanning microscopy. J Cutan Pathol 24:70–75
5. de Wit PEJ, Hopman AHN, van Muijen GNP, Smeets DFCM, Beck JLM, Moesker O, Ruiter DJ (1992) In Situ Detection of Supernumerary Aberrations of Chromosome-Specific Repetitive DNA Targets in Interphase Nuclei in Human Melanoma Cell Lines and Tissue Sections. J Invest Dermatol 98:450–458
6. de Wit PEJ, Moretti S, Koenders PG, Weterman MAJ, van Muijen GNP, Gianotti B, Ruiter D. (1992) Increasing epidermal growth factor receptor expression in human melanocytic tumor progression. J Invest Dermatol 99:168–173
7. Huang TS, Rauth S, Das Gupta TK, Tron VA, Crawford R, Vielkind JR (1997) Overexpression of EGF receptor is associated with spontaneous metastases of a human melanoma cell line in nude mice. Anticancer Res 7:209–213
8. Koprowski H, Herlyn M, Balaban G, Parmiter A, Ross A, Nowell P (1985) Expression of the receptor for Epidermal Growth Factor correlates with increased dosage of chromosome 7 in malignant melanoma. Som Cell Mol Gen 11:297–302
9. Kraus MH, Issing W, Miki T, Popescu NC, Aaronson SA (1989) Isolation and characterization of ERBB3, a third member of the ERBB/epidermal growth factor receptor family: Evidence for overexpression in a subset of human mammary tumors. Proc Natl Acad Sci USA 86:9193–9197
10. Krähn G, Schartl M, Peter RU (1995) Malignant melanoma: A genetic disease? Cancer 75:1228–1237
11. Matsutsa M, Imamura Y, Matsutsa M, Sasaki K, Kon S (1997) Detection of numerical chromosomal aberrations in malignant melanomas using fluorescence in situ hybridization. J Cutan Pathol 24:201–205
12. Matsutsa M, Matsutsa M, Kon S, Thompson C, LeBoit PE, Weier HU, Gray JW (1994) Interphase cytogenetics of melanocytic neoplasms: numerical aberrations of chromosomes can be detected in interphase nuclei using centromeric DNA probes. J Cutan Pathol 21:1–6
13. Ndubisi B, Sanz S, Lu L, Podczaski E, Benrubi G, Masood S (1997) The prognostic value of HER-2/neu oncogene in cervical cancer. Ann Clin Lab Sci 27:396–401
14. Parmiter AH, Nowell PC (1988) The Cytogenetics of human malignant melanoma and premalignant lesions. In: Nathanson L (ed) Malignant Melanoma: Biology, Diagnosis, and Therapy. Kluwer Academic Publishers, Boston, pp 47–61
15. Plowman GD, Culouscou JM, Whitney GS, Green JM, Carlton GW, Foy L, Neubauer MG, Shoyab M (1993) Ligand-specific activation of HER4/p180erbB4, a fourth member of the epidermal growth factor receptor family. Proc Natl Acad Sci USA 90:1746–1750
16. Plowman GD, Whitney GS, Neubauer MG, Green JM, McDonald VL, Todaro GJ, Shoyab M (1990) Molecular cloning and expression of an additional epidermal growth factor receptor-related gene. Proc Natl Acad Sci USA 87:4905–4909
17. Qian, J, Bostwick DG, Takahashi S, Borell TJ, Herath JF, Lieber MM, Jenkins RB (1995) Chromosomal Anomalies in Prostatic Intraepithelial Neoplasia and Carcinoma Detected by Fluorescence in Situ Hybridization. Cancer Res 55:5408–5414
18. Rieber M, Rieber MS (1990) Tumor Hypersensitive DNA is Enriched in c-myc Sequences and Reacts Differentially With Normal and Malignant Genomic DNA. Biochemical and Biophysical Research Communications 169:352–359
19. Slamon DJ, Clark GM, Wong SG, Levin WJ, Ullrich A, McGuire WL (1987) Human breast cancer: Correlation of relapse and survival with amplification of the HER-2/neu oncogene. Science 235:177–182
20. Stancovski I, Hurwitz E, Leitner O, Ullrich A, Yarden Y, Sela M (1991) Mechanistic aspects of the opposing effects of monoclonal antibodies to the ERBB2 receptor on tumor growth. Proc Natl Acad Sci USA 88 (19):8691–8695
21. Tateishi M, Ishida T, Mitsudomi T, Kaneko S, Sugimachi K (1990) Immunohistochemical evidence of autocrine growth factors in adenocarcinoma of the human lung. Cancer Res 50:7077–7080
22. Ullrich A, Coussens L, Hayflick JS, Dull TJ, Gray A, Tam AW, Lee J, Yarden Y, Liberman TA, Schlessinger J (1984) Human epidermal growth factor receptor cDNA sequence and aberrant expression of the amplified gene in A431 epidermoid carcinoma cells. Nature 309:418–425
23. Wittbrodt J, Adam D, Malitschek B, Mäueler W, Raulf F, Telling A, Robertson SM, Schartl M (1989) Novel putative receptor tyrosine kinase encoded by the melanoma-inducing TU locus in Xiphophorus. Nature 341:415–421

Allelverlust von 11q23 als Progressionsmechanismus zur regionären Lymphknotenmetastasierung beim Melanom?

R. A. Herbst, U. Casper, S. Mommert, J. Schubach, E. Podewski, A. Ehnis, A. Kapp, J. Weiß

Danksagung

Die Arbeiten wurden von der Deutschen Forschungsgemeinschaft (DFG We 2098/1-1-3 an RAH und JW) gefördert.

Zusammenfassung

Nach Deletionsmapping-Studien werden mindestens zwei unterschiedliche und unabhängig agierende Tumorsuppressorgene (TSG) mit Bedeutung für die Melanomgenese auf dem langen Arm von Chromosom 11 – in der Bande 11q23 – vermutet. Ihr Verlust scheint relativ spät in der Tumorgenese des Melanoms aufzutreten und ein Indikator für eine schlechtere Prognose zu sein. Um den Zeitpunkt in der Melanompathogenese, an dem diese beiden TSG relevant werden, einzugrenzen, haben wir beide Regionen in Tumoren von progredienten Melanompatienten auf Allelverluste (loss of heterozygosity, LOH) hin untersucht. Über 100 Gewebeproben von 23 Patienten, von denen 2 (10 Patienten) oder drei (13 Patienten) verschiedene Tumorproben von unterschiedlichen Progressionsstufen (Primärtumor und/oder In-transit Metastase und/oder regionäre Lymphknotenmetastase und/oder Organ-Fernmetastase) zur Verfügung standen, wurden an insgesamt 6 Mikrosatelliten-Loci in den beiden Regionen auf LOH hin untersucht. Dazu wurde Tumor- und Kontroll-DNA der Patienten mittels der Polymerasekettenreaktion amplifiziert und die Amplimere nach Polyacrylamid-Gelelektrophorese mit einer Silberfärbetechnik visualisiert. Wir fanden Allelverluste in beiden Regionen auf 11q23 am häufigsten in regionären Lymphknotenmetastasen. Bei mehreren Patienten fanden wir außerdem erhaltene konstitutionelle Heterozygotie in späten In-transit Metastasen, obwohl Allelverluste in – zum Teil bereits mehrere Monate älteren – regionären Lymphknotenmetastasen detektierbar waren. Insbesondere bei letzteren Patienten scheint der 11q23-LOH den Tumorzellen die Ausbreitung in die regionären Lymphknoten ermöglicht zu haben. Deshalb ist es naheliegend, daß 11q23-LOH essentiell für die Progression in die regionären Lymphknoten beim Melanom ist.

Einleitung

Aberrationen und Deletionen von Chromosom 11 kommen bei verschiedenen soliden Tumoren einschließlich dem Melanom häufig vor. Insbesondere in der Region 11q22-11qter auf dem langen Arm werden ein (oder mehrere) Tumorsuppressorgen(e) (TSG) mit Relevanz für verschiedene Malignome wie z. B. Kolon-, Ovarial- und Mammakarzinome vermutet [10]. Karyotypisch wurden beim Melanom Chromosomenaberrationen häufig in fortgeschrittenen Stadien, aber nur selten in Primärtumoren gefunden [3, 4, 6] und von Trent et al. mit einer verringerten Überlebenszeit korreliert [8].

Ein Hinweis auf die subchromosomale Lokalisation von TSG kann das gehäufte Auftreten von Allelverlusten (loss of heterozygosity, LOH) sein. Wir

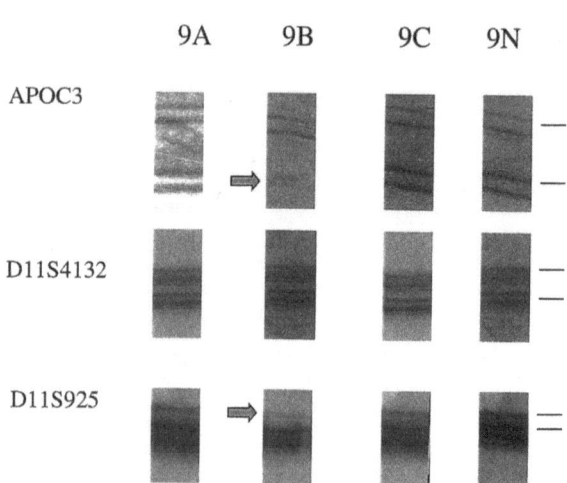

Abb. 1. LOH zweier distinkter Deletionsziele in 11q23 tritt bei Patient 9 zuerst in einer regionären Lymphknotenmetastase auf. Allelverlust des kürzeren Allels in der regionären Lymphknotenmetastase [9B] bei Marker APOC3 (Region 1: 11q23.1–q23.2). Marker D11S4132 zeigt erhaltene konstitutionelle Heterozygotie während bei D11S925 das längere Allel verloren ging (beide Marker sind in Region 2: 11q23.3). Primärtumor [9A] und In-transit Metastase [9C] behalten die konstitutionelle Heterozygotie in allen Markern wie Normalgewebe [9N]. Allele sind durch – angezeigt, LOH durch Pfeile. Die Marker sind von zentromer (oben) nach telomer (unten) angeordnet.

Tabelle 1. Allelverluste in 11q23.1–q23.2 (Region 1) und 11q23.3 (Region 2) treten am häufigsten zuerst in regionären Lymphknotenmetastasen auf. O, Erhaltene konstitutionelle Heterozygotie; •, Verlust der Heterozygotie (loss of heterozygosity, LOH); ᶜn/u, kein Tumorgewebe konnte untersucht werden oder es trat kein Tumor dieses Stadiums auf;

Patient ID	Primärtumor (Region 1/ Region 2)	In-transit Metastase (Region 1/Region 2)	Regionäre Lymph- knotenmetastase (Region 1/Region 2)	Fernmetastase (Region 1/Region 2)
15	Oᵃ/O	•ᵇ/O	•/O	n/uᶜ
22	O/NI	•/NI	•/NI	n/u
12	O/O	O/O	•/•	n/u
18	n/u	O/O	•/O	•/•
3	O/NI	•/NI*	•/NI	n/u
16	O/O	•/•*	•/•	n/u
6	O/O	•/•	•/•	n/u
9	O/O	•/•	•/•	n/u
4	O/O	n/u	O/•	n/u
19	O/NI	n/u	•/NI	n/u
23	O/O	n/u	O/O	•/•
14	n/u	n/u	O/O	•/•

*, In-transit Metastasen mit LOH traten bei diesen beiden Patienten nach den regionären Lymphknotenmetastasen auf.

untersuchten deshalb den distalen langen Arm von Chromosom 11 in 77 Melanomen unterschiedlicher Stadien [1, 2] auf LOH und fanden Verlustraten von ~35%. Dies deckt sich mit Untersuchungen anderer Gruppen die zwischen 26 und 38% LOH in vergleichbaren Studien ermittelten [7, 9]. Wir konnten außerdem zwei unabhängig voneinander von LOH betroffene Regionen in den Chromosomenbanden 11q23.1-11q23.2 und 11q23.3 abgrenzen. Während erstere Region (Region 1) um den Marker APOC3 etwa 5 Megabasen (Mb) umfaßt und von den Markern D11S1347 und D11S4142 begrenzt wird, umfaßt die zweite Region 3 Mb um den Marker D11S925 und wird von den Markern D11S528 und D11S1345 definiert.

11q23 Allelverlustuntersuchungen bei progredienten Melanompatienten

Um den Zeitpunkt in der Melanompathogenese einzugrenzen, an dem diese beiden putativen Tumorsuppressor-Regionen relevant werden, haben wir beide in Tumoren von progredienten Melanompatienten auf LOH untersucht. Über 100 Gewebeproben von 23 Patienten von denen 2 (10 Patienten) oder drei (13 Patienten) Tumorproben von unterschiedlichen Progressionsstufen (Primärtumor und/oder In-transit Metastase und/oder regionäre Lymphknotenmetastase und/oder Organ-Fernmetastase) zur Verfügung standen, wurden an insgesamt 6 Mikrosatelliten-Loci in den beiden Regionen untersucht. Dazu wurde Tumor- und Kontroll-DNA der Patienten mittels der Polymerasekettenreaktion amplifiziert und die Amplimere nach Polyacrylamid-Gelelektrophorese mit einer Silberfärbetechnik visualisiert.

Ergebnisse und Diskussion

Wir fanden Allelverluste in Region 1 in 38% der Primärtumore, 62% der In-transit Metastasen, 67% der regionären Lymphknotenmetastasen und 100% der Fernmetatsasen. In Region 2 zeigten 29% der Primärtumore, 36% der der In-transit Metastasen, 53% der regionären Lymphknotenmetastasen und 100% der Fernmetastasen LOH. Während bei 3/23 Patienten überhaupt kein Allelverlust in beiden Regionen festgestellt werden konnte und bei 8/23 Patienten vom Primärtumor an alle Stadien LOH zeigten, trat der 11q23-LOH bei 12/23 Patienten während der Tumorprogression auf. Diese 12 Patienten und ihr jeweiliger Allelverluststatus für beide Regionen sind in Tabelle 1 dargestellt. Bei 67% (8/12) dieser Patienten erfolgte der 11q23 Allelverlust zuerst im Stadium der regionären Lymphknotenmetastase. Bei mehreren Patienten (Patienten 6 und 9 in Tabelle 1) fanden wir außerdem erhaltene konstitutionelle Heterozygotie in späten In-transit Metastasen obwohl Allelverluste in - zum Teil bereits mehrere Monate älteren - regionären Lymphknotenmetastasen detektierbar waren. Insbesondere bei letzteren Patienten könnte gerade der 11q23-LOH den Tumorzellen die Ausbreitung in die regionären Lymphknoten ermöglicht haben.

Deshalb spekulieren wir, daß in 11q23 ein (oder mehrere) Tumorsuppressorgen(e) lokalisiert sind, deren Inaktivierung zumindest bei einem Teil der Patienten eine fortschreitende Metastasierung in die regionären Lymphknoten zur Folge hat. Dies ist für die Patienten insofern von Bedeutung, als daß die 5- und 10-Jahres-Überlebensraten mit dem Auftreten von regionären Lymphknotenmetastasen um etwa ein Drittel sinken.

Murakami et al. beschrieben kürzlich mittels YAC-Komplementierung eine tumorsupprimierende Aktivität auf 11q für Lungentumore [5]. Ein Marker der Region 1 (D11S1885) ist sehr nahe an der 700 Kilobasen großen zentralen Region dieser Suppressoraktivität lokalisiert. Deshalb könnte es sich bei dem Deletionsziel der Region 1 um diese Suppressoraktivität handeln. Untersuchungen in diese Richtung sind derzeit im Gange.

Addendum

Während der Drucklegung dieses Manuskripts grenzten Robertson und Mitarbeiter eine ~2Mb Region für ein potentielles Melanom-Suppressorgen zwischen den Markern D11S1786 und D11S2077 durch funktionelle Studien mittels Mikrozellen-mediiertem Chromosomentransfer ein; diese Region überlappt mit der hier beschriebenen Region 1. Robertson GP, Goldberg EK, Lugo TG, Fountain JW (1999) Functional localisation of a melanoma tumor suppressor gene to a small (<2Mb) region on 11q23. Oncogene 18:3173-3180.

Literatur

1. Herbst RA, Gutzmer R, Matiaske F, Mommert S, Casper U, Kapp A, Weiss J (1999) Identification of two distinct deletion targets at 11q23 in cutaneous malignant melanoma. Int J Cancer 80:205-209
2. Herbst RA, Larson A, Weiss J, Cavenee WK, Hampton GM, Arden KC (1995) A defined region of loss of heterozygosity at 11q23 in cutaneous malignant melanoma. Cancer Res 55:2494-2496
3. Mitelman F, Mertens F, Johansson B (1997) A breakpoint map of recurrent chromosomal rearrangements in human neoplasia. Nat Genet 15:417-474
4. Morse HG, Gonzalez R, Moore GE, Robinson WA (1992) Preferential chromosome 11q and /or 17q aberrations in short-term cultures of metastatic melanoma in resections from human brain. Cancer Genet Cytogenet 64:118-126
5. Murakami Y, Nobukuni T, Tamura K, Maruyama T, Sekiya T, Arai Y, Gomyou H, Tanigami A, Ohki M, Cabin D, Frischmeyer P, Hunt P, Repvin RH (1998) Localization of tumor suppressor activity important in nonsmall cell lung carcinoma on chromosome 11q. Proc Natl Acad Sci USA 95:8153-8158
6. Nedoszytko B, Mrozek K, Limon J (1992) Absence of structural rearrangements of chromosome 11 in human primary malignant melanoma. Cancer Genet Cytogenet 58:196-197
7. Tomlinson IPM, Beck NE, Bodmer WF (1996) Allele loss on chromosome 11q and microsatellite instability in malignant melanoma. Eur J Cancer 32:1797-1802
8. Trent JM, Meyskens FL, Salmon SE, Ryschon K, Leong SP, Davis JR, McGee DL (1990) Relation of cytogenetic abnormalities and clinical outcome in metastatic melanoma. N Engl J Med 322:1508-1511
9. Walker GJ, Palmer JM, Walters MK, Hayward NK (1995) A genetic model for melanoma tumorigenesis based on allelic losses. Genes Chromosom Cancer 12:134-141
10. Weiß J, Herbst RA, Kapp A (1999) Genetics of cutaneous melanoma – Update 1998. Onkologie 22: (im Druck)

CD40 Ligation auf malignen Melanomen erhöht deren CTL-vermittelte Lyse und induziert Apoptose

J. C. Simon, A. v. Leoprechting

Zusammenfassung

CD40–CD154 Signale sind bei der Regulation immunologischer Prozesse von zentraler Bedeutung. Die funktionelle Bedeutung einer CD40 Expression auf nicht-hämatopoetischen, neoplastischen Zellen wie denen des malignen Melanoms ist dagegen nicht bekannt. Unser immunhistologische Vergleich von melanozytären Nävi, Primärmelanomen und Melanommetastasen zeigte eine Verminderung der Expression von CD40 auf den Tumorzellen im Verlauf der Melanomprogression. CD40 Expression wurde auf humanen Melanomzellinien detektiert, die in der Mehrzahl aus immunogenen Tumoren oder langsam wachsenden Metastasen generiert worden waren. Im Gegensatz hierzu waren Zellinien aus fortgeschrittenen oder schnell wachsenden Tumorstadien CD40 negativ. CD40 Ligation von Melanomzellen führte zu einer Aktivierung des Transkriptionsfaktors NF-kB, zu einer Aufregulation von ICAM-1, MHC Klasse-I und -II-Molekülen und induzierte die Sekretion von proinflamatorischen Zytokinen. Weiterhin resultierte die CD40 Ligation einer MelanA/MART-1 positiven Melanomzellinie in ihrer erhöhten Lyse durch einen MelanA/MART-1 spezifischen zytotoxischen T Zellklon. Desweiteren hemmten CD40-Signale die Proliferation von Melanomzellen und induzierten in diesen Apoptose.

Einleitung

CD40 gehört zu der Gruppe von Transmembranproteinen, die als Tumor-Nekrose-Faktor Rezeptorfamilie zusammengefaßt werden (Stout und Suttles, 1996). Erstmals beschrieben wurde CD40 als Aktivierungsmolekül auf humanen B Lymphozyten, aber CD40 wird darüber hinaus von vielen anderen hämatopoetischen und nicht-hämatopoetischen Zellen funktionell exprimiert (Stout u. Suttles 1996). Der Ligand von CD40, der als CD154, CD40L oder TRAP (engl. »T-cell related activation protein«) bezeichnet wird, gehört zur Proteinfamilie der Tumor Nekrose Faktoren (TNF) und wurde auf aktivierten CD4+ T Lymphozyten identifiziert und charakterisiert (Armitage et al. 1992). Bei B Lymphozyten, Monozyten und Dendritischen Zellen führen CD40/CD154 Signale zu einer Steigerung der T-Zell-stimulatorischen Kapazität und Zytokinsekretion, sowie einer Aufregulation von Adhäsionsmolekülen (Stout u. Suttles 1996).

Das Melanom ist ein immunogener Tumor, wobei die antitumorale Immunantwort dieses Tumors im wesentlichen durch T Lymphozyten vermittelt wird (Topalian et al. 1989). In der vorliegenden Studie sollte die Funktion des Rezeptors CD40 auf humanen Melanomzellen bezüglich des Einflusses von CD40 Signalen auf die Expression immunrelevanter Oberflächenmoleküle und Zytokine, der Lyse durch Melanomantigen-spezifische zytotoxische T Lymphozyten, sowie ihrer Vitalität untersucht werden.

Ergebnisse

Biopsien von melanozytären Naevi (n=9), primären Melanomen (n = 13), sowie Melanommetastasen (n = 10) wurden immunhistochemisch auf CD40 Expression untersucht. Während die Tumorzellen der Naevi und der Primärmelanome eine starke CD40 Oberflächenexpression zeigten, exprimierten die untersuchten Melanommetastasen CD40 nur schwach oder gar nicht.

Des weiteren wurde die Expression von CD40 auf Melanomzellinien (n = 18) mittels Durchflußzytometrie und die CD40 Transkription durch RNA-Analysen bestimmt. In Korrelation mit den immunhistologischen Ergebnissen zeigte auch die durchflußzytometrische Untersuchung eine Abwesenheit von CD40 auf Melanomzellinien, die aus fortgeschrittenen Tumorstadien etabliert wurden (n = 11), Melanomzellinien von immunogenen Primärtumoren oder langsam wachsenden Melanommetastasen (n = 7) waren demgegenüber CD40 positiv. CD40 Transkription und Oberflächenexpression konnte in vitro durch Stimulation CD40 positiver Melanomzellen mit IFN-γ oder TNF-α, jedoch nicht durch IL-1β oder CD40 Stimulation erhöht werden.

Um die funktionellen Effekte einer CD40 Ligation zu untersuchen, wurden Melanomzellen mit CD40Ltransfizierten L-Zellen oder CD40L-CD8α Fusionsprotein stimuliert. Diese Ligation von CD40 auf positiven Melanomzellen führte zur Aktivierung des Transkriptionsfaktors NF-κB und zu einer Aufregulation der Oberflächenmoleküle ICAM-1, MHC Klasse I und II, sowie einer Induktion der Expression der proinflammatorischen Zytokine IL-6, IL-8, TNF-α und GM-CSF. Eine Stimulation der Melanomzellen mit IFN-γ vor der CD40 spezifischen Stimulation zeigte in allen Fällen eine synergistische Wirkung auf die CD40 induzierten Effekte. Zugabe von TNF-α-blockierendem Rezeptorprotein oder löslichem CD95 beeinflußte keinen der durch CD40 induzierten Effekte.

Um die Relevanz dieser Resultate hinsichtlich einer durch zytotoxische T Zellen vermittelten Melanomlyse zu untersuchen, wurden ^{51}Chrom-Freisetzungstests mit einer CD40 und MelanA/MART-1-positiven Melanomzellinie als Zielpopulation, sowie einem MelanA/MART-1 spezifischen CD8+ T Zellklon als Effektorpopulation durchgeführt. Kombinierte IFNγ/CD40 Stimulation der Melanomzellen führte zu hier einer deutlich gesteigerten spezifischen Lyse der Melanomzellen (28%), gegenüber unstimulierten (12%) oder nur mit IFN-γ (16%) beziehungsweise CD40L (17%) stimulierten Melanomzellen.

Die durch ^{3}H-Thymidin-Einbau gemessene Proliferation von Melanomzellen wurde im Verlauf einer 48 h CD40 Ligation gegenüber unstimulierten Zellen um 50%, nach IFN-γ Vorstimulation um bis zu 70% inhibiert. Darüberhinaus führte CD40 Ligation zur Induktion des programmierten Zelltodes (Apoptose), was durch die CD40 spezifische Auslösung einer DNA-Fragmentierung, wie TUNEL-Tests, DNA-Gelelektrophorese und Kernfärbung gezeigt wurde. Auch hier beeinflußte die Zugabe von TNF-α blockierendem Rezeptorprotein oder löslichem CD95 die durch CD40 induzierten Effekte nicht.

Diskussion

Die *In situ* Expression von CD40 auf humanen Melanomen wurde 1996 von van den Oord et al. und Thomas et al. beschrieben (Thomas et al., 1996; van den Oord et al. 1996). Unsere Studie weist eine graduelle Abnahme der Expression von CD40 im Verlauf der Tumorprogression *in situ* nach. Dieser Befund korreliert mit der Untersuchung der CD40 Expression von Melanomzellinien, die aus entsprechenden Tumorproben generiert worden waren. Diese Ergebnisse werden durch die Arbeit von Thomas (Thomas et al. 1996) bestätigt, die eine CD40 Expression auf 50% der aus Primärmelanomen generierten Zellinien, aber nur einem geringen Teil der von Melanommetastasen stammenden Zellinien beschreibt. Die Expression von CD40 konnte bei Stimulation durch T Zell Zytokine und Faktoren nur bei CD40 positiven, nicht aber bei CD40 negativen Melanomzellen beeinflußt werden.

CD40 auf humanen Melanomzellen ist funktionell, da nach CD40 Ligation eine Aufregulation des zellulären Adhäsionsmoleküls ICAM-1, sowie der für eine T Zell Stimulation essentiellen Antigen-Präsentationsmoleküle MHC Klasse I und MHC Klasse II erfolgt. Desweiteren kommt es nach Stimulation CD40 positiver Melanomzellen durch CD154 zu einer Sekretion der proinflammatorischen Zytokine IL-6, IL-8, TNF-α und GM-CSF. Da die Promotorsequenzen aller Moleküle, die durch CD40 Stimulation von Melanomzellen aufreguliert werden über NF-κB Bindungsstellen verfügen (May u. Ghosch, 1998), kommt der Aktivierung dieses Transkriptionsfaktors bei den CD40 vermittelten Regulationsmechanismen in humanen Melanomzellen eine zentrale Rolle zu. Die Sekretion dieser Zytokine könnte für die Verstärkung einer Immunreaktionen gegen maligne Melanome von großer Bedeutung sein (Armstrong et al. 1994; Armstrong et al. 1996).

Wir konnten zeigen, daß CD40/CD40L Signale auf Melanomzellen eine direkte Auswirkung auf die Effizienz einer spezifischen antitumoralen CD8 T Zell Reaktion hat. Als Grund hierfür kann die durch CD40 Ligation vermittelte Aufregulation von MHC-Klasse I Molekülen und ICAM-1 angesehen werden. Weiterhin können CD154 exprimierende CD4+ und CD8+ T Lymphozyten essentielle Aktivierungsignale durch CD40 positive Melanomzellen erhalten (Armitage et al. 1993).

Die in dieser Arbeit beschriebene CD40 spezifische Inhibition der Melanomzellproliferation und Induktion von Apoptose kann durch die Identifikation einer zytoplasmatischen Todesdomäne in dem CD40 Rezeptor gesehen werden (Hess u. Engelmann, 1996). Wie beschrieben wurden keine Anhaltspunkte für eine Beteiligung von CD95 oder TNF-Rezeptor I an der CD40 induzierten Apoptose bei Melanomzellen gefunden.

Schlußfolgerung

Der Verlust der CD40 Expression auf humanen Melanomzellen im Verlauf der Tumorprogression in situ deutet auf einen weiteren Mechanismus dieses Tumors hin, der Kontrolle des Immunsystems zu entgehen. Die funktionellen Konsequenzen einer CD40 Ligation auf Melanomzellen demonstrieren eine zentrale Rolle dieses Rezeptors bei der Regulation der immunologischen Tumorabwehr und der Apoptoseinduktion des malignen Melanoms.

Literatur

Armitage RJ, Fanslow WC, Strockbine L, Sato TA, Cäfford KN, Macduff BM, Anderson DM, Gimpel SD, Davis-Smith T, Maliszewski CR, Clark EA, Smith CA, Grabstein KH, Cosman D, Spriggs MK (1992) Molecular and biological characterization of a murine ligand for CD40. Nature 357:80–82

Armitage RJ, Maliszewski CR, Alderson MR, Grabstein KH, Spriggs MK, Fanslow WC (1993) CD40L: a multi-functional ligand. Seminars in Immunology 5:401–412

Armstrong CA, Murray N, Kennedy M, Koppula SV, Tara D, Ansel JC (1994) Melanoma derived interleukin 6 inhibits melanome growth in vivo. J Invest Dermatol 102:278–284

Armstrong CA, Botella R, Galloway TH, Murray N, Kramp JM, Song IS, Ansel JC (1996) Antitumor effects of granulocyte-macrophage colony-stimulating factor production by melanoma cells. Cancer Res 56:2191–2198

May MJ, Ghosch S (1998) Signal transduction through NF-kappaB. Immunol Today 19:80–89

Stout RD, Suttles J (1996) The many roles of CD40 in cell-mediated inflammatory responses. Immunol Today 17:487–492

Thomas WD, Smith MJ, Si Z, Hersey P (1996) Expression of the co-stimulatory molecule CD40 on melanoma cells. Int J Cancer 68:795–801

Topalian SL, Solomon D, Rosenberg SA (1989) Tumor-specific cytolysis by lymphocytes infiltrating human melanomas. J Immunol 142:3714–3725

van den Oord JJ, Maes A, Stas M, Nuyts J, Battocchio S, Kasran A, Garmyn M, De Wever I, De Wolf-Peeters C (1996) CD40 is a prognostic marker in primary cutaneous malignant melanoma. Am J Pathol 149:1953–1961

Differentielle Modulation der FasR/CD95-vermittelten Apoptose in Melanomzellen durch Interferone

S. Ugurel, S. Seiter, G. Rappl, A. Stark, W. Tilgen, U. Reinhold

FasR/CD95-vermittelte Apoptose in der zellulären Immunabwehr von Tumorzellen

Der Expression und Funktionalität des Apoptose-vermittelnden Fas-Rezeptors (FasR/CD95/APO-1) in Tumorzellen wird eine wichtige Rolle für deren Elimination durch Effektorzellen des Immunsystems beigemessen. FasR/CD95 ist ein 45 kDa Typ-I-Membranprotein und gehört zur Familie der Tumor-Nekrose-Faktor-Rezeptoren. Nach Bindung seines spezifischen Liganden, des Fas-Liganden (FasL), wird über den zytoplasmatischen Anteil des Rezeptors, die sogenannte »Todes-Domäne«, in der den FasR/CD95-tragenden Zelle eine enzymatische Kettenreaktion ausgelöst, die zum Tod der Zelle in Form einer Apoptose führt. FasR/CD95 wird auf verschiedensten Zelltypen in unterschiedlicher Stärke exprimiert und hat eine essentielle Funktion in der Homöostase des Immunsystems, so z. B. in der Terminierung einer Immunantwort und in der Ausbildung von Immuntoleranz [6]. In Mäusen mit einem Defekt des für FasR/CD95 kodierenden Gens konnten lymphoproliferative Erkrankungen nachgewiesen werden [5]. Humane FasR/CD95-positive Tumorzellen konnten im SCID-Maus-Modell durch Behandlung der Mäuse mit Anti-FasR/CD95-Antikörpern in die Apoptose getrieben werden [10]. Diese Beobachtungen lassen auf eine wichtige Funktion des FasR/CD95 für die immunologische Abwehr und Elimination von Tumorzellen schließen. Nachdem in zahlreichen Arbeiten eine FasR/CD95-Expression in verschiedensten Malignomentitäten nachgewiesen wurde, konnte gezeigt werden, daß eine beträchtliche Anzahl von Tumoren trotz deutlicher FasR/CD95-Expression keine FasR/CD95-Funktionalität aufwies [7]. Für das maligne Melanom wurde bisher eine geringe bis fehlende Expression des FasR/CD95 beschrieben, desweiteren erwiesen sich Melanomzellen als weitgehend resistent gegenüber FasR/CD95-vermittelter Apoptosesignale [3, 8]. Diese Ergebnisse lassen vermuten, daß die FasR/CD95-Resistenz in Melanomzellen einen möglichen Mechanismus zur Verhinderung ihrer Elimination durch Effektor-T-Zellen, z. B. Tumor-infiltrierende Lymphozyten, darstellt.

Zur weiteren Aufklärung dieser Zusammenhänge untersuchten wir ein Kollektiv von 11 Melanomzellinien hinsichtlich der Expression und Funktionalität des FasR/CD95 [9]. Die hierbei gewonnenen Ergebnisse wurden zur Expression einiger bedeutender Apoptose-assoziierter Faktoren, Bcl-2, Bcl-x, Bax und FLIP, in Bezug gesetzt. Desweiteren wurde eine potentielle Modulation der FasR/CD95-Funktionalität durch verschiedene Interferone untersucht.

Expression Apoptose-assoziierter Proteine in Melanomzellen

In den letzten Jahren konnten zahlreiche der FasR/CD95-Rezeptor-Liganden-Interaktion nachgeschaltete, intrazelluläre Signalwege aufgedeckt werden. Nach hierbei gewonnenen Erkenntnissen führt die Interaktion des FasL mit dem FasR/CD95 zur Auslösung einer Enzymkaskade bestehend aus einander nachgeschalteten Proteasen, den Caspasen. Diese enzymatische Kettenreaktion führt schließlich zur nukleären DNA-Fragmentation und zur Permeabilitätssteigerung der Mitochondrienmembran. Für beide Vorgänge wird eine essentielle Bedeutung bei der Terminierung der Apoptose postuliert. Es konnte gezeigt werden, daß der Ablauf der beschriebenen Mechanismen durch zahlreiche zelleigene Faktoren, den sogenannten Apoptose-assoziierten Proteinen, verlangsamt bzw. sogar komplett unterbunden werden kann. Zu diesen Faktoren werden insbesondere die Proteine der Bcl-2-Familie gezählt. Diese sind in der Lage, untereinander zu dimerisieren und somit sowohl pro- als auch anti-apoptotisch wirksame Komplexe zu bilden. Das intrazelluläre Gleichgewicht der Expression der einzelnen Faktoren bestimmt die Bereitschaft der Zelle, eine Apoptose einzugehen, und reguliert somit ihre FasR/CD95-Sensitivität [4]. Desweiteren besteht die Möglichkeit, daß ein Defekt des FasR/CD95 selbst zu einer fehlenden Funktionalität desselben führt [2] (Abb. 1).

Die 11 von uns untersuchten Melanomzellinien wurden hinsichtlich ihrer Expression Apoptose-assoziierter Proteine mittels fluoreszenzmarkierter Antikörper

Differentielle Modulation der FasR/CD95-vermittelten Apoptose in Melanomzellen durch Interferone 501

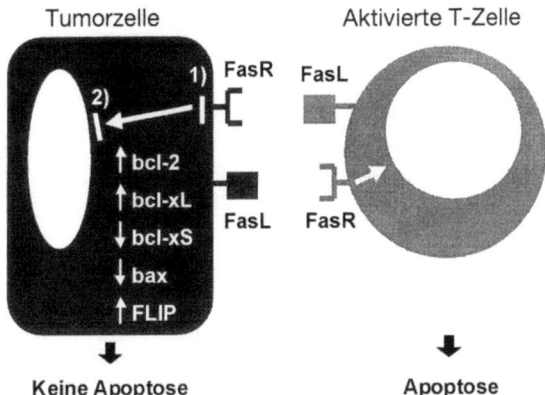

Abb. 1. Potentielle Mechanismen der FasR/CD95-Resistenz in Tumorzellen. 1) Defekt des FasR/CD95, folglich fehlende Auslösung der apoptotischen Enzymkaskade. 2) Ungleichgewicht der zellulären Apoptose-assoziierten Faktoren: Überexpression anti-apoptotisch wirkender Proteine (Bcl-2, Bcl-xL, FLIP), und/oder verminderte Expression pro-apoptotisch wirkender Proteine (Bcl-xS, Bax)

Expression nachgewiesen werden. Das Protein FLIP wurde nur in 7 der 11 Zellinien detektiert.

Heterogene Sensitivität von Melanomzellinien gegenüber FasR/CD95

Die Funktionalität des FasR/CD95 wurde durch Inkubation der Melanomzellinien über 48 Std. sowohl mittels Zusatz eines monoklonalen Apoptose-induzierenden Anti-FasR/CD95-Antikörpers als auch mittels Zufügen des löslichen FasL (sFasL) untersucht. Hierbei erwiesen sich lediglich 3 der 11 getesteten Melanomzellinien als signifikant sensitiv gegenüber einer FasR/CD95-induzierten Apoptose (Abb. 3). Die FasR/CD95-Sensitivität korrelierte nicht mit der Expressionsstärke von FasR/CD95, bax und FLIP. Jedoch zeigte sich eine deutlich erniedrigte Expression von Bcl-2 und Bcl-x in den 3 FasR/CD95-sensitiven Melanomzellinien (Abb. 4).

durchflußzytometrisch untersucht (Abb. 2). Es zeigte sich eine geringe bis mäßige Expression des FasR/CD95 in 9 der 11 Linien, 2 Zellinien erwiesen sich als FasR/CD95-negativ. Die Apoptose-assoziierten Proteine Bcl-2, Bcl-x und bax konnten in allen untersuchten Melanomzellinien in unterschiedlich starker

Modulation der FasR/CD95-Sensitivität durch Interferone

Nachdem sich die Mehrzahl der von uns getesteten Melanomzellinien als resistent gegenüber einer

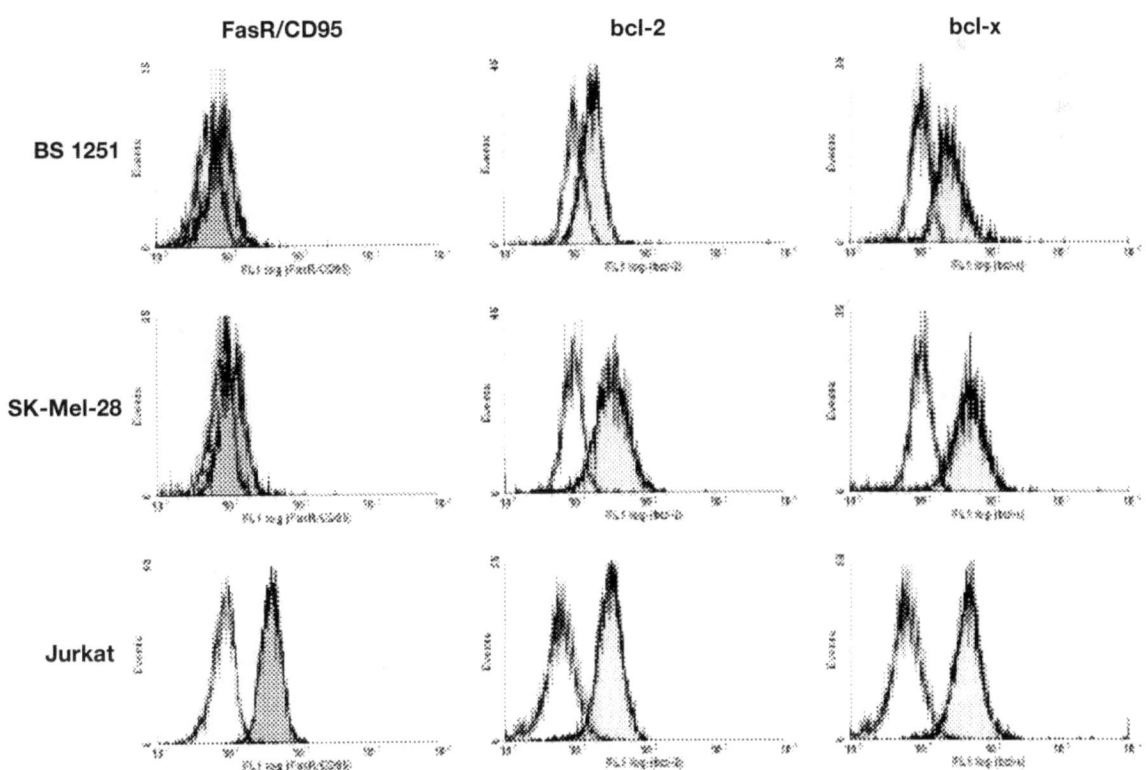

Abb. 2. Durchflußzytometrische Bestimmung der Expression der Apoptose-assoziierten Proteine FasR/CD95, Bcl-2 und Bcl-x, exemplarisch gezeigt für jeweils eine FasR/CD95-sensitive (BS1251) und eine FasR/CD95-resistente (SK-Mel-28) Melanomzellinie. Als Kontrolle wurden Jurkat T-Zellen analysiert

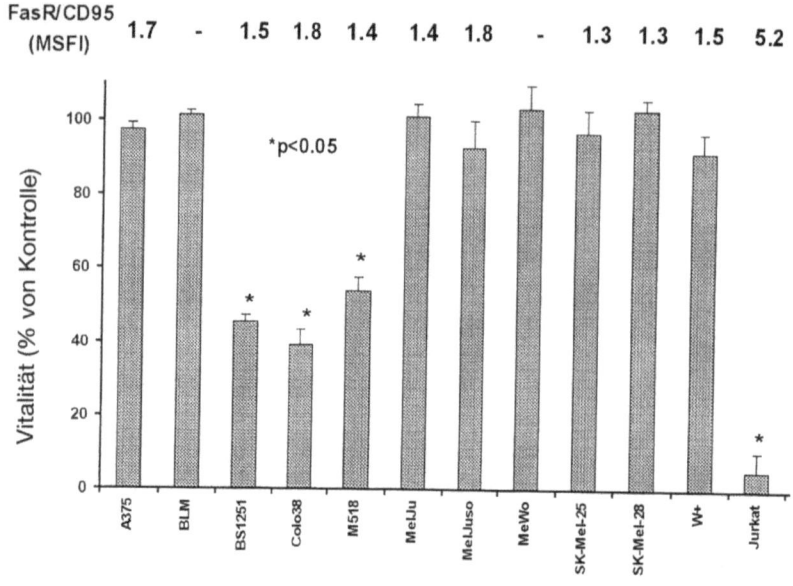

Abb. 3. FasR/CD95-Sensitivität in 11 Melanomzellinien, als Positivkontrolle dienten Jurkat T-Zellen. Nach 48 h Inkubation der Zellen mit einem agonistischen Anti-FasR/CD95-mAb (7C11) erfolgte die durchflußzytometrische Messung der Zellvitalität mittels Propidiumiodid-Färbung. Parallel wurde eine durchflußzytometrische Messung der FasR/CD95-Oberflächenexpression durchgeführt; Darstellung der Ergebnisse als mittlere Fluoreszenzintensität (MSFI) ± SD

FasR/CD95-vermittelten Apoptose gezeigt hatte, stellte sich die Frage nach einer möglichen Sensibilisierung der Linien durch immunmodulatorisch wirksame Substanzen. Wir wählten als Testsubstanzen verschiedene Interferon(IFN)e, da für diese Substanzgruppe in anderen Tumorentitäten, wie z. B. dem Mammakarzinom oder Nierenzellkarzinom, eine Steigerung der FasR/CD95-Sensitivität beobachtet werden konnte. Interferone als antiproliferativ und zugleich immunmodulatorisch agierende Substanzen wurden desweiteren bereits in zahlreichen Therapiestudien beim malignen Melanom eingesetzt. Insbesondere für IFN-α wird eine klinische Wirksamkeit in der Therapie des metastasierten Melanoms diskutiert [1], wobei der genaue Wirkmechanismus in vivo noch unklar ist.

Zur Untersuchung der Modulation der FasR/CD95-Funktionalität durch Interferone wurden IFN-α aus der Gruppe der Typ-I-Interferone und IFN-γ aus der Gruppe der Typ-II-Interferone ausgewählt. Die 11 getesteten Melanomzellinien wurden jeweils mit verschiedenen Konzentrationen der beiden Interferone inkubiert und durch Zugabe des Apoptose-induzierenden Anti-FasR/CD95-Antikörpers 7C11 hinsichtlich ihrer FasR/CD95-Funktionalität getestet. Hierbei ergab sich nach 48 h Inkubation mit IFN-γ eine dosisabhängige Steigerung der FasR/CD95-Sensitivität für die 3 FasR/CD95-sensitiven Zellinien, desweiteren konnte durch IFN-γ-Behandlung in 4 der 8 zuvor resistenten Zellinien eine FasR/CD95-Sensitivität induziert werden. Zu den 4 durch IFN-γ nicht zu sensibilisierenden Zellinien gehörten unter anderem die beiden FasR/CD95-negativen Linien. Die parallel durchgeführte Messung der Expression der Apoptose-assoziierten Proteine FasR/CD95, Bcl-2, Bcl-x, Bax und FLIP ergab nach Behandlung mit IFN-α eine signifikante Expressionssteigerung von FasR/CD95 und Bcl-xS, einer durch alternatives Splicen entstehenden Variante des bcl-x mit pro-apoptotischer Wirkung (Abb. 5). Die quantitative Expression von bcl-2, bax und FLIP wurde durch IFN-γ nicht signifikant beeinflußt. IFN-α zeigte

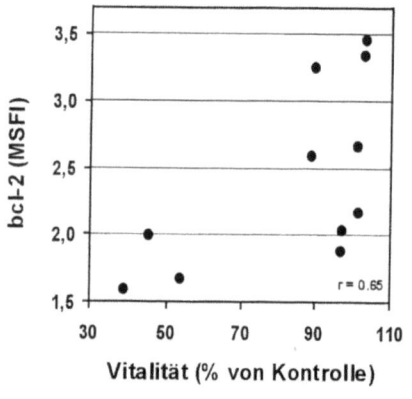

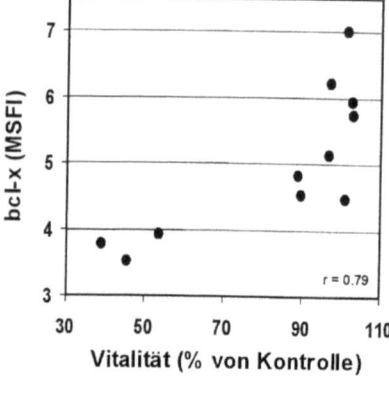

Abb. 4. Korrelation der Expression der Apoptose-assoziierten Proteine Bcl-2 und Bcl-x mit der FasR/CD95-Sensitivität in Melanomzellinien. Jeder Punkt stellt eine der 11 getesteten Zellinien dar, die Messung der Proteinexpression erfolgte mittels Durchflußzytometrie

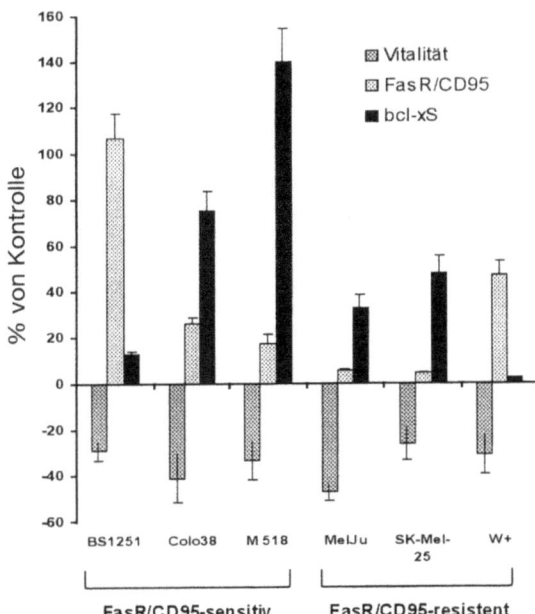

Abb. 5. Modulation der FasR/CD95-Sensitivität und der Proteinexpression von FasR/CD95 und/oder bcl-xS durch IFN-γ. Die Vitalitätsbestimmung und die Messung der Proteinexpressionen erfolgte mittels Durchflußzytometrie nach 48 h Inkubation der Zellen mit IFN-γ

in allen getesteten Konzentrationen weder einen Einfluß auf die FasR/CD95-Sensitivität der untersuchten Melanomzellinien, noch ergab sich ein Effekt auf die Expression der untersuchten Apoptose-assoziierten Proteine.

Zusammenfassung der Ergebnisse

In dem von uns untersuchten Panel von 11 verschiedenen Melanomzellinien erwiesen sich lediglich 3 Zellinien als sensitiv gegenüber einer FasR/CD95-vermittelten Apoptose. In diesen 3 Zellinien fand sich eine signifikant erniedrigte Expression der Apoptose-assoziierten Proteine Bcl-2 und Bcl-x. Die Expression der Proteine FasR/CD95, Bax und FLIP zeigte keine Korrelation zur FasR/CD95-Sensitivität. Durch Behandlung mit IFN-γ konnte die Apoptoserate der 3 FasR/CD95-sensitiven Zellinien signifikant gesteigert werden, desweiteren konnte durch IFN-γ in 4 der 8 resistenten Zellinien eine FasR/CD95-Sensitivität induziert werden. Die Änderungen der FasR/CD95-Sensitivität unter IFN-γ-Behandlung waren mit einer Expressionssteigerung von FasR/CD95 oder bcl-xS assoziiert. IFN-α bewirkte weder einen Einfluß auf die FasR/CD95-Sensitivität der untersuchten Melanomzellinien, noch zeigte sich ein Effekt hinsichtlich der Expression der untersuchten Apoptose-assoziierten Proteine. Die erhaltenen Ergebnisse lassen vermuten, daß der therapeutische Effekt des IFN-α in Stadium-IV-Melanompatienten nicht auf einer Beeinflußung der Sensitivität der Melanomzellen gegenüber einer FasR/CD95-vermittelten Apoptose beruht.

Literatur

1. Agarwala SS, Kirkwood JM (1996) Interferons in melanoma. Curr Opin Oncol 8 (2):167–174
2. Chouaib S, Asselin-Paturel C, Mami-Chouaib F, Caignard A, Blay JY (1997) The host-tumor immune conflict: from immunosuppression to resistance and destruction. Immunol Today 18 (10):493–497
3. Hahne M, Rimoldi D, Schroeter M, Romero P, Schreier M, French LE, Schneider P, Bornand T, Fontana A, Lienard D, Cerottini J, Tschopp J (1996) Melanoma cell expression of Fas(Apo-1/CD95) ligand: implications for tumor immune escape. Science 274 (5291):1363–1366
4. Hockenbery DM (1994) bcl-2 in cancer, development and apoptosis. J Cell Sci Suppl 18:51–55
5. Lucking-Famira KM, Daniel PT, Möller P, Krammer PH, Debatin KM (1994) APO-1 (CD95) mediated apoptosis in human T-ALL engrafted in SCID mice. Leukemia 8 (11):1825–1833
6. Lynch DH, Ramsdell F, Alderson MR (1995) Fas and FasL in the homeostatic regulation of immune responses. Immunol Today 16 (12):569–574
7. Owen-Schaub LB, Radinsky R, Kruzel E, Berry K, Yonehara S (1994) Anti-Fas on nonhematopoietic tumors: levels of Fas/APO-1 and bcl-2 are not predictive of biological responsiveness. Cancer Res 54 (6):1580–1586
8. Thomas WD, Hersey P (1998) CD4 T cells kill melanoma cells by mechanisms that are independent of Fas (CD95). Int J Cancer 75 (3):384–390
9. Ugurel S, Seiter S, Rappl G, Stark A, Tilgen W, Reinhold U (1999) Heterogenous susceptibility to CD95-induced apoptosis in melanoma cells correlates with bcl-2 and bcl-x expression and is sensitive to modulation by interferon-γ. Int J Cancer (in press)
10. Watanabe-Fukunaga R, Brannan CI, Copeland NG, Jenkins NA, Nagata S (1992) Lymphoproliferation disorder in mice explained by defects in Fas antigen that mediates apoptosis. Nature 356 (6367):314–317

Adjuvante Interferontherapie des Melanoms

A. Hauschild, M. Volkenandt

Zusammenfassung

Nach der mittlerweile weitgehend standardisierten operativen Therapie von Melanomprimärtumoren stellt sich für Patienten mit einem erhöhten Metastasierungsrisiko die Frage, ob weitere unterstützende (»adjuvante«) Maßnahmen erforderlich sind. Patienten mit einem mittelhohen Metastasierungsrisiko (1,5–4,0 mm Tumordicke) oder hohem Metastasierungsrisiko (> 4,0 mm Tumordicke) wurden in den letzten Jahren zumeist in kontrollierte klinische Studien eingeschlossen, um den Wert adjuvanter Therapiemaßnahmen im Hinblick auf die rezidivfreie und Gesamtüberlebenszeit zu überprüfen. Dabei zeigte sich, daß in allen prospektiv-randomisierten Studien eine adjuvante Chemotherapie ebenso wie eine unspezifische Immunstimulation (z. B. mit BCG) keinen Überlebensvorteil bewirkt. Die Untersuchungen zur adjuvanten Interferon-Therapie wiesen in den größten nationalen und internationalen Kollektiven von Melanompatienten übereinstimmend eine Verbesserung der rezidivfreien Überlebenszeit für Interferon-behandelte Patienten im Vergleich zu unbehandelten Kontrollpatienten auf. Der Vorteil im Hinblick auf eine Verbesserung der Heilungsrate bleibt bisher unklar. Die Therapieschemata sind auch im Hinblick auf ihre optimale Dosierung und Dauer der Therapie noch nicht hinlänglich untersucht, so daß beim malignen Melanom noch nicht von standardisierten Schemata wie zum Beispiel beim Mamma-Karzinom der Frau oder kolorektalen Karzinomen in der adjuvanten Therapie gesprochen werden kann. Somit gilt auch in der Zukunft, Patienten mit einem höheren Metastasierungsrisiko in kontrollierte klinische Studien einzuschließen. Attraktivste Kandidaten für eine erfolgreiche Therapie sind dabei die Interferone (vor allem Interferon-α), in jüngster Zeit aber auch die zunehmend in klinischen Phase III-Studien untersuchten Vakzine-Präparationen.

Adjuvante Immuntherapie

Die Rationale einer Immuntherapie beim Melanom ist die aus vielen Beobachtungen bekannte Immunogenität dieser Tumorentität. Melanome gehören zu den soliden Tumoren, die am häufigsten Spontanremissionen im Primärtumor erkennen lassen. Ein Infiltrat von aktivierten T-Lymphozyten ist das histologische Korrelat dieser sogenannten »Regressionszonen«. Das gleichzeitige Auftreten einer Vitiligo bei Melanom-Patienten, vor allem unter Immuntherapie, ist offensichtlich mit einer günstigeren Prognose bei betroffenen Paienten verbunden. Ein weiteres Indiz der Immunogenität des malignen Melanoms ist die erhöhte Inzidenzrate bei immunsupprimierten Patienten.

Frühe Phase II-Studien beim metastasierten Melanom ließen eine Regression von Metastasen durch eine intraläsionäre oder systemische Therapie mit unspezifischen Immunstimulantien erkennen [10]. Bei bestimmten Subgruppen, die mit den am häufigsten verwendeten Substanzen *Bacille Calmette Guerin (BCG)* und *Corynebacterium parvum* (C. parvum) behandelt wurden, zeigte sich in den ersten Studien zwar eine Verlängerung des rezidivfreien Intervalls, die aber ohne Einfluß auf die Gesamtüberlebenszeit blieb [1, 4]. Alle prospektiv-randomisierten BCG-Studien mit größeren Patientenzahlen bei Patienten mit Hochrisiko-Primär-Melanomen beziehungsweise bei Patienten mit operativ entfernten Lymphknoten-Metastasen und postoperativer BCG-Immunisierung blieben übereinstimmend ohne statistisch signifikanten Einfluß auf die rezidivfreie Zeit oder die Gesamtüberlebenszeit.

Im Gegensatz zur unspezifischeren Immunstimulation können durch die Interferone und Interleukin 2 spezifische Aktivierungen von immunkompetenten Zellen in der Tumorabwehr nachgewiesen werden.

Eine randomisierte adjuvante US-Therapiestudie der Southwestern Oncology Group (SWOG) mit *Interferon γ* bei Patienten mit Stadium II und III wurde vorzeitig abgebrochen, da die Interferon γ-behandelten Patienten im Vergleich zu unbehandelten Patienten frühzeitiger verstarben [9]. In einer Studie der EORTC zeigte die Interferon γ-Gruppe die gleichen Rezidiv- und Überlebensraten wie die unbehandelte Kontrollgruppe (U. Kleeberg, Hamburg, persönliche Mitteilung). Interferon γ wird daher heute nicht mehr zur adjuvanten, systemischen Therapie des Melanoms verwendet.

Rekombinantes Interferon β (rIFN β) wird derzeit im Rahmen einer deutschen prospektiv-randomisierten Studie bei Patienten mit Melanomen mittleren und höheren Risikoprofils (mehr als 1,5 mm Tumordicke) überprüft. Eine Untersuchung von *natürlichen Interferon β (nIFN β)*-behandelten Patienten im Vergleich zu Symptomzwillingen aus dem »Zentralregister Malignes Melanom« der »Deutschen Dermatologischen Gesellschaft« wies erste Hinweise für einen möglichen Nutzen auf [2].

Das rekombinante *Interferon α2a* (Roferon A) und *Interferon α2b* (Intron A) hat bei der Behandlung von fernmetastasierten Melanompatienten durch Remissionsraten von jeweils etwa 15 % ihre Wirksamkeit bewiesen.

In den letzten Jahren wurden mehrere Studien publiziert, die für die rIFN α-behandelten Patienten einen signifikanten Vorteil in der rezidivfreien Überlebenszeit ergaben. Allerdings sind die Nachbeobachtungszeiten oftmals noch kurz und somit ist vielfach keine Aussage zum Einfluß auf die Gesamtüberlebenszeit möglich.

Die aufsehenerregendste Studie zur adjuvanten IFN α-Therapie wurde 1996 von der Eastern Cooperative Oncology Group (ECOG; EST 1684) vorgestellt. Patienten mit Hochrisiko-Primärmelanomen mit klinisch okkulter oder klinisch manifester Lymphknotenmetastasierung wurden zunächst vier Wochen lang mit sehr hoch dosierten IFN α2b (20 Mio IE/m² pro Tag; 5 Tage pro Woche) intravenös behandelt, danach erfolgte eine Erhaltungstherapie mit subkutan appliziertem hochdosiertem IFN α2b (10 Mio IE/m²; 3mal pro Woche) über 11 Monate [7].

Im Vergleich zu unbehandelten Kontrollpatienten zeigte sich nicht nur eine verbesserte rezidivfreie Überlebenszeit (1,72 Jahre versus 0,98 Jahre; 5 Jahres Rezidivfreiheit: 37 % versus 26 %) sondern auch eine verlängerte Gesamtüberlebenszeit von 3,82 Jahren versus 2,78 Jahren und eine 5 Jahres-Überlebensrate (Heilungsrate?) von 46 % versus 37 %. Diese Studie ist weltweit die erste, die signifikante Überlebensvorteile durch eine adjuvante Therapie zeigen konnte. Allerdings war die Toxizität dieser Hochdosis-Interferon-Therapie ausgeprägt. Bei der Mehrzahl der Patienten mußte die Dosis reduziert werden, bei 25 % der Patienten wurde die Therapie aufgrund von starken Nebenwirkungen abgebrochen [7].

Die ECOG hat 1990 eine neue Studie (EST 1690) bestehend aus einem Vergleich von Hochdosis (EST 1684 Studie)-versus Niedrigdosis-Interferon (3 x 3 Mio IFN α2b/Woche über 2 Jahre) konzipiert. Zwischenergebnisse, die im wesentlichen den Endergebnissen entsprechen dürften, wurden im November 1998 vom Studienleiter, J. Kirkwood aus Pittsburgh/USA, vorgestellt [8]. Zwar konnte für die Hochdosis-Interferon-Therapie und tendenziell auch für die Niedrigdosis-Interferon-Therapie eine Verlängerung der rezidivfreien Überlebenszeit beobachtet werden, die Gesamtüberlebenszeit war jedoch im Vergleich zu den ausschließlich kontrollierten, nicht mit Interferon behandelten Patienten nicht signifikant verlängert [8].

Angesichts der hohen Toxizität und auch Behandlungskosten der Hochdosis-Interferon α-Therapie sind Studien zu einer niedriger dosierten Interferon α-Therapie von großem Interesse.

Eine große prospektiv angelegte Untersuchung zur adjuvanten IFN α-Therapie wurde in Frankreich an 497 Patienten mit Melanomen mit einer Tumordicke von 1,5 mm oder mehr durchgeführt [5]. Die 18-monatige Therapie mit rIFN α2a (3 x 3 Mio IE/Wo) führte zu einer statistisch signifikanten Verlängerung der rezidivfreien Überlebenszeit, die auch nach Absetzen der Therapie anhielt. Allerdings zeigte sich in den Endauswertungen der französischen Multicenterstudie, daß sich bezüglich der Verbesserung der Gesamtüberlebenszeit lediglich ein Trend zugunsten der Interferon-behandelten Patienten nachvollziehen ließ [5].

Eine österreichische Multicenterstudie [11] untersuchte ebenfalls die Niedrigdosis-Therapie mit Interferon α2a (drei Wochen lang 3 Mio Einheiten subkutan täglich; anschließend über 1 Jahr 3 Mio Einheiten subkutan dreimal pro Woche). Behandelt wurden ausschließlich Patienten mit einer Tumordicke von mehr als 1,5 mm ohne Nachweis von Metastasen. Nach einer medianen Nachbeobachtungszeit von 3,4 Jahren ergab sich ein signifikant verbessertes rezidivfreies Überleben (75,9 % versus 63,6 %), in der bisherigen Analyse konnten jedoch noch keine Aussagen zu einer Verbesserung der Gesamtüberlebenszeit gemacht werden [11].

Eine Studie der WHO-Melanomgruppe (»Trial 16«) an 418 Melanompatienten mit vollständig operierten Lymphknotenmetastasen wurde bisher lediglich als Zwischenanalyse publiziert [3]. In der Auswertung zeigten sich bei dieser Studie mit niedrigdosiertem Interferon α2a (3 x 3 Mio IE/Woche über drei Jahre) signifikant weniger Rezidive bei Interferon-behandelten Patienten im Vergleich zu unbehandelten Kontrollpatienten. Allerdings ist dieser positive Effekt nach Absetzen der Therapie eindeutig rückläufig. Die Kaplan-Meier-Kurven zur Überlebenswahrscheinlichkeit beider Studienarme nähern sich immer mehr (N. Cascinelli, Mailand, persönliche Mitteilung).

Ausblick

Zusammenfassend gibt es aus den bisher publizierten Studien deutliche Hinweise darauf, daß Interferon α in der adjuvanten Therapie des malignen Melanoms wirksam ist. Allerdings scheint sich die Wirksamkeit überwiegend auf die rezidivfreie Überlebenszeit und weniger auf die Gesamtüberlebenszeit auszuwirken. Bei der Beurteilung der Gesamtüberlebenszeit ist in den meisten Studien lediglich ein statistisch grenzwertiger Trend erkennbar. Ungeklärt ist die Frage der optimalen Dosis, vor allem aber auch der notwendigen und sinnvollen Dauer einer adjuvanten Interferon-Therapie. Die in einigen Studien gezeigten initial divergierenden Überlebenskurven zwischen Interferon-behandelten und unbehandelten Melanompatienten sprechen für einen Therapieeffekt. Die Beobachtungen von sich annähernden Überlebenskurven nach Absetzen der Therapie könnten ein Indiz dafür sein, daß eine längerdauernde Therapie (z. B. bis zum Progreß bzw. lebenslang) von Nutzen ist.

Die Arbeitsgemeinschaft Dermatologische Onkologie (ADO), eine Institution der deutschsprachigen Länder, und die Melanomgruppe der EORTC (European Organisation for Research and Treatment of Cancer) haben derzeit laufende Studien zu den oben genannten Fragen initiiert, die in Zukunft mehr Klarheit in die Frage der optimalen Dosierung und Dauer einer adjuvanten Interferon-Therapie bringen können (Übersicht bei [6]).

Eine zentrale Frage der nächsten Jahre wird sein, ob neue diagnostische und therapeutische Verfahren die Ergebnisse adjuvanter Therapiestudien signifikant beeinflussen. So konnte vor kurzem eindrucksvoll gezeigt werden, daß die »sentinel node biopsy« der wichtigste prognostische Faktor bei Patienten im Primärtumorstadium ohne klinisch erkennbare Lymphknotenmetastasierung ist. Angesichts der relativ kleinen Unterschiede im Hinblick auf die rezidivfreie Überlebenszeit zwischen Interferon-behandelten Melanompatienten und unbehandelten Kontrollen könnte sich eine statistische Ungleichgewichtung (»bias«) bei Kollektiven ergeben, wenn der Lymphknotenstatus nicht ermittelt wurde. Es wird allgemein davon ausgegangen, daß Patienten mit einem negativen Lymphknotenstatus (ermittelt durch eine sentinel node biopsy oder auch eine elektive Lymphknotendissektion) ein prognostisch günstigeres Patientenkollektiv im Vergleich zu Patienten mit einem unbekannten Lymphknotenstatus (keine sentinel node biopsy; keine elektive Lymphknotendissektion) darstellen. Somit ergibt sich vor der adjuvanten Therapie die Frage, ob die Kollektive für Therapiestudien gleiche prognostische Merkmale aufweisen.

Vor kurzem wurde erstmals öffentlich darüber diskutiert, ob die nach dem Auftreten einer Metastasierung (Rezidiv) eingeleitete zumeist palliative Therapie ebenfalls einen Einfluß auf die Gesamtüberlebenszeit hat. Obwohl es in der Literatur keine klaren Daten darüber gibt, ob palliative Polychemotherapie oder Kombinationen mit Zytokinen wie Interleukin-2 oder Interferon-α bei einem größeren Patientenkollektiv wirklich eine Verlängerung der Gesamtüberlebenszeit bewirkt, ist nicht auszuschließen, daß dies der Fall ist. Somit könnte bei allen adjuvanten Therapiestudien der Zukunft das Problem auftreten, daß die Gesamtüberlebenszeit (in adjuvanten Therapiestudien) nur schwer zu interpretieren sein wird. Es stellt sich die Frage, ob nicht die Verlängerung der rezidivfreien Überlebenszeit das primäre Ziel in Zukunft darstellen wird.

Danksagung

Frau Tina Evers gilt der Dank für die sorgfältige Präparation des Manuskriptes.

Literatur

1. Bast RC Jr, Zbar B, Borsos T, Rapp HJ (1974) BCG and cancer. N Engl J Med 290:1413
2. Beiteke U, Ruppert P, Garbe C, Oxenfarth R, Kastl I, Türker T, Tronnier H, Frosch PJ (1993) Adjuvante Therapie des primären malignen Melanoms mit natürlichem humanen Interferon beta. Hautarzt 44:365
3. Cascinelli N, Bufalino R, Morabito A, MacKie R (1994) Results of adjuvant interferon study in WHO melanoma programme. Lancet 343:913
4. Eilber FR, Townsend CM Jr, Morton DL (1976) Results of BCG adjuvant immunotherapy for melanoma of the head and neck. Am J Surg 132:476
5. Grob JJ, Dreno B, de la Salmoniere P, Delaunay M, Cupissol D, Guillot B, Souteyrand P, Sassolas B, Cesarini JP, Lionnet S, Lok C, Chastang C, Bonerandi JJ (1998) Randomised trial of interferon alpha-2b as adjuvant therapy in resected primary melanoma thicker thatn 1.5 mm without clinically detectable node metastases. French Cooperative Group on Melanoma. Lancet 351:1905
6. Hauschild A, Dummer R, Garbe C, Kaufmann R, Schadendorf D, Soyer HP, Stadler R, Tilgen W (1998) Adjuvante Interferon-AAA-Therapie beim Melanom. Stellungnahme der Arbeitsgemeinschaft Dermatologische Onkologie (ADO). Hautarzt 49:167
7. Kirkwood JM, Strawderman MH, Ernstoff MS, Smith TJ, Borden EC, Blum RH (1996) Interferon alfa-2b adjuvant therapy of high-risk resected cutaneous melanoma: The Eastern Cooperative Oncology Group Trial EST 1684. J Clin Oncol 14:7
8. Kirkwood JM, Ibrahim J, Sondak J, Ernsthoff M, Flaherty L, Smith T, Richards J, Rao U, Steele M, Blum R (1998) Role of high-dose IFN in high-risk melanoma: preliminary results of the E1690/C9190 US Intergroup postoperative adjuvant trial of high- and low-dose IFNα2b (HDI and LDI) in resected high-risk primary or regionally lymph node metastatic melanoma in relation to 10-year updated results of E1690. Abstract of the Annual Congress of the European Society for Medical Oncology, Athen, November 1998
9. Meyskens FL, Kopecky K, Samson M, Hersh E, MacDonald J, Jaffe H et al (1990) Recombinant human interferon gamma: Adverse effects in high-risk stage I and II cutaneous malignant melanoma. J Natl Cancer Inst 82:1071
10. Morton DL, Eilber FR, Malmgren RA, Wood WC (1970) Immunological factors which influence response to immunotherapy in malignant melanoma. Surgery 68:158
11. Pehamberger H, Soyer HP, Steiner A, Kofler R, Binder M, Mischer P, Pachinger W, Auboeck J, Fritsch P, Kerl H, Wolff K (1998) Adjuvant interferon-α2a treatment in resected primary stage II cutaneous melanoma. Austrian Malignant Melanoma Cooperative Group. J Clin Oncol 16:1425

Therapeutischer Einsatz von Interleukin-2 beim Melanom

R. Dummer, A. C. Häffner, G. Burg

Immunologische Grundlagen

IL-2 ist ein Glycoprotein mit einem Molekulargewicht von 15 kD, das von antigen- oder mitogenstimulierten Lymphozyten produziert wird. In vitro als auch vivo ist Interleukin(IL)-2 in der Lage, T-Lymphozyten, NK-Zellen (natürliche Killerzellen) und Makrophagen zu aktivieren [3]. In vivo führt es zu erhöhten Serumspiegeln verschiedener Zytokine einschließlich Tumor Nekrose Faktor α, IFN γ, IL-5, IL-6, IL-8, GM-CSF, M-CSF und anderen. Die Wirkung von IL-2 auf Zielzellen wird vermittelt über den hochaffinen IL-2-Rezeptor (IL-2R), der sich aus drei Ketten (α-, β-, γ-Kette) zusammensetzt. Die gemeinsame γ-Kette wird nicht nur für die Signalübertragung von IL-2, sondern auch von vier weiteren Zytokin-Rezeptoren verwendet (IL-4-R, IL-7-R, IL-9-R, IL-15-R). Diese 5 Zytokine sind wesentlich für eine normale Entwicklung der T-Lymphozyten verantwortlich, wobei sie teilweise überlappend wirken, so daß auch ohne IL-2 eine fast normale T-Zellentwicklung stattfinden kann.

Sowohl in vivo als auch in vitro führt die Aktivierung von zytotoxischen T-Lymphozyten und natürlichen Killerzellen zur Lyse von Tumorzell-Linien bzw. zum Abstoßen von etablierten Tumoren, so daß IL-2 Mitte der 80iger Jahre auch in der Klinik erprobt wurde. Zunächst wurde es überwiegend als Monotherapie eingesetzt, später kombiniert mit einer adoptiven Immuntherapie, wobei in vitro in Gegenwart von IL-2 aus dem peripheren Blut sogenannte lymphokinaktivierte Killerzellen oder aus Tumorgewebe tumorinfiltrierende Lymphozyten gewonnen wurden [3].

Therapie des Melanoms

Adjuvante Therapie des Melanoms

Obwohl der Einsatz der Immuntherapie in frühen Krankheitsstadien besonders erfolgversprechend erscheint, liegen kaum Daten zur adjuvanten Therapie des malignen Melanoms vor. Die größte Untersuchung für Patienten mit Hochrisikomelanomen (Tumordicke < 1,5 mm) wurde in Deutschland unter der Leitung der Dermatologischen Kliniken in Kiel und Zürich durchgeführt [2]. Dabei wurden über 200 Patienten eingeschlossen, wobei die Hälfte mit IL-2 in Kombination mit IFN α behandelt wurden. Die mittlere Nachbeobachtungszeit im Rahmen dieser Untersuchung liegt jetzt bei 5 Jahren. Ein signifikanter Unterschied in der Gesamtüberlebenszeit liegt momentan nicht vor, obwohl sich ein Trend zu einem längeren Überleben abzeichnet [2]. In einer Pilotstudie wurden Patienten mit Stabilisierung oder Remission nach einer Chemoimmunbehandlung mit IFN in Kombination mit IL-2 behandelt. Hier lassen vorläufige Ergebnisse vermuten, daß die Zeit bis zum Rezidiv durch eine solche Behandlung verlängert werden kann [4].

Palliative Therapie des Melanoms

IL-2 ist eine wirksame Substanz beim metastasierenden Melanom alleine oder in Kombination mit IFN α bzw. mit Zytostatika [1]. Eine Reihe von Phase 2-Studien haben die Wirksamkeit einer Chemoimmuntherapie für das fortgeschrittene Melanom untersucht [7]. Aufgrund dieser Daten erscheint die Kombination der 3 Substanzen IL-2, IFN α und Cisplatin besonders wirksam. Bei einigen Patienten wurden erstaunlich lange komplette Remissionen beobachtet, so daß ein kleiner Prozentsatz (bis zu 10%) mittels einer Chemoimmunbehandlung eventuell sogar geheilt werden kann. Untersuchungen der EORTC an einer großen Datenbank von Melanompatienten, die mit IL-2 alleine oder in Kombination behandelt wurden, zeigen eine mittlere Überlebenszeit aller Patienten von 10 1/2 Monaten und die 5-Jahres-Überlebensrate bei 10% [6].

Im Gegensatz zu diesen positiven Ergebnissen stehen zwei prospektiv randomisierte Studien, die eine Chemotherapie verglichen haben mit einer Chemotherapie kombiniert mit IFN α und IL-2. Keine der beiden Untersuchungen konnten einen Vorteil für die Chemoimmunbehandlung feststellen [5, 8]. Jedoch ist die Zahl der eingeschlossenen Patienten (65 bzw. 102) nicht ausreichend für eine solide Aussage. Die endgültige Auswertung der laufenden EORTC- und ADO-Studien, die die Zugabe von IL-2 zu einer Chemoimmunbehandlung untersuchen, werden diese wichtigen Fragen beantworten können.

Intratumorale Applikation

Insbesondere bei der Behandlung von epidermotropen Hautmetastasen des malignen Melanoms kann die intraläsionale Applikation von IL-2 zu erstaunlichen Erfolgen führen [9]. Ein typisches Beispiel ist der in Abbildung 1 gezeigte Patient. Er wurde mit 2 x 0,5 mg Proleukin an 4 aufeinanderfolgenden Tagen intraläsional behandelt. Interessanterweise fand sich im behandelten Areal nicht nur eine komplette Regression der Melanommetastasen, sondern auch eine vitiligoähnliche Depigmentierung, die immunhistologisch mit einer Eliminierung von Melanozyten verbunden war.

Gentherapeutische Behandlungsansätze

Aufgrund der antitumoralen IL-2-Effekte und der kurzen Halbwertszeit dieses Zytokins in vivo wird in verschiedenen gentherapeutischen Behandlungsansätzen die cDNA dieses Zytokins übertragen. Zum einen werden virale Vektoren (adenovirale Vektoren oder Kanarienvogelpockenviren) verwendet, um dieses Zytokin über längere Zeit im Tumor zu exprimieren. Daneben werden autologe Tumorzellen transfiziert. Nach einer Bestrahlung werden sie dem Patienten injiziert, um einen systemischen Effekt über eine Vakzinierung auszulösen. Eine weitere Option ist die Verwendung von Affenfibroblasten (Vero-IL-2-Zellen). Diese Zellen werden ebenfalls intratumoral appliziert. Eigene Erfahrungen mit Kanarienvogelpockenviren und Vero-IL-2-Zellen zeigen, daß die kontinuierliche intratumorale Freisetzung von IL-2 zumindest zu einer lokalen Regression von Melanommetastasen führen kann.

Schlußfolgerung

Mehr als 15 Jahre nach der Einführung des IL-2 in den klinischen Alltag zeichnen sich einige positive Effekte beim malignen Melanom ab. Man darf hoffen, daß IL-2 wesentlich dazu beigetragen hat, daß die Überlebenszeiten im Stadium der Metastasierung länger

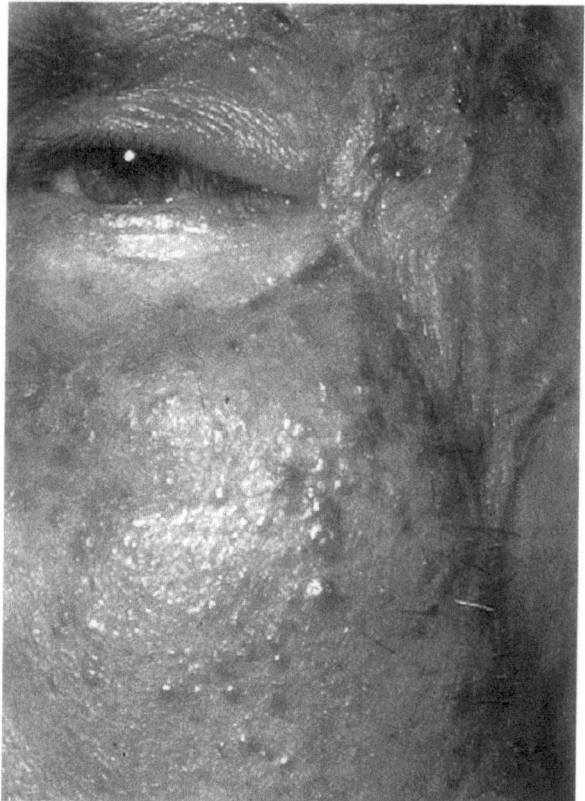 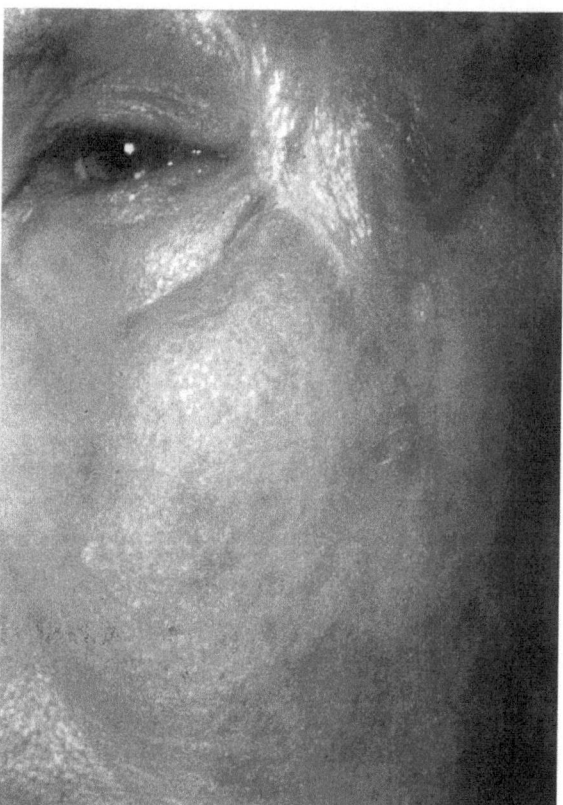

Abb. 1. Multiple epidermotrope Melanommetastasen nach mehrfacher operativer Versorgung eines Primärmelanoms im Schläfenbereich (zuletzt gestielter Lappen vom Rücken). Nach 4 Therapiezyklen à 4 Tage (2 x 0,5 mg Proleukin intraläsional pro Tag) komplettes Verschwinden der Hautmetastasen (rechte Seite) und vitiligoähnliche Depigmentierung im behandelten Areal. Der Patient war 3 Jahre metastasenfrei, bevor er an einer isolierten ZNS-Metastasierung verstarb

Tabelle 1. Klinische Studien zur IL-2-Behandlung bei metastasierenden Melanom

Autor	IL-2-Anwendung und Zusatzmedikamente	Zahl der Patienten (n)	Ansprechrate	Ansprechdauer in Monaten
IL-2 allein				
Rosenberg 1989	b	42	24%	2-> 41
Thatcher 1989	b	31	3%	n.b.
Parkinson 1990	b	46	22%	4-> 20
Whitehead 1991	b	42	10%	n.b.
IL-2 + IFN α				
Rosenberg 1989	b + IFN α	44	36%	n.b.
Keilholz, 1993	a) civ + IFN α	27	18%	3-22
	b) Descrescendo + IFN α	27	41%	3-> 36
Dillmann, 1993	civ + IFN α	66	11%	n.b.
EORTC-MCG*	Decrescendo + IFN α	66	18%	3-> 36
IL-2 + Chemotherapie				
Flaherty, 1993	s.c. + CDDP + DTIC	27	41%	3-> 20
Atkins, 1994	ivb + Tamoxifen + CDDP + DTIC	38	42%	2-> 20
Dummer, 1995	civ + DTIC 850 mg/m²	57	25%	n.b.
IL-2 + IFN α Chemotherapie				
Khayat 1993	civ + IFN α + CDDP + Tam	39	54%	3-> 21
EORTC-MCGª	Decrescendo + IFN α + CDDP	60	33%	3-> 36

ªRandomisierte Studie. ᵇ intravenöse Bolusgabe, *civ* kontinuierliche i.v. Gabe. *nb* nicht berichtet, *n.r.* Mod. nach [6a]

geworden sind. Daneben ist IL-2 ein vielversprechendes Zytokin für die intraläsionale Therapie, sei es als Protein oder als Transgen im Rahmen von Gentherapieprotokollen (Tabelle 1).

Literatur

1. Dummer R, Gore M, Hancock B, Guillou P, Grobben H et al. (1995) A multicenter phase II clinical trial using dacarbazine and continuous infusion of interleukin-2 in metastatic melanoma: clinical data and immunomonitoring. Cancer 75:1038–1044
2. Dummer R, Hauschild A, Henseler T, Burg G (1998) Combined interferon-alpha and interleukin-2 as adjuvant treatment for melanoma. Lancet 352:908–909
3. Dummer R, Welters H, Keilholz U, Tilgen W, Burg G (1990) Interleukin 2: immunologischer Hintergrund und Anwendung in der Tumortherapie. Hautarzt 41:53–55
4. Enk A, Wölfel T, Knop J (1999) Verminderte Progressionsrate und Induktion tumorspezifischer Immunantworten durch adjuvante Immuntherapie bei Stadium IV Melanomen. Hautarzt 50:103–108
5. Johnston SR, Constenla DO, Moore J, Atkinson H, A_Hern RP et al. (1998) Randomized phase II trial of BCDT [carmustine (BCNU), cisplatin, dacarbazine (DTIC) and tamoxifen] with or without interferon alpha (IFN-alpha) and interleukin (IL-2) in patients with metastatic melanoma. Br J Cancer 77:1280–1286
6. Keilholz U, Conradt C, Legha SS, Khayat D, Scheibenbogen C et al. (1998) Results of interleukin-2-based treatment in advanced melanoma: a case record-based analysis of 631 patients. J Clin Oncol 16:2921–2929
6.a Keilholz U, Eggermont AM (1999) Oncology (in press)
7. Legha SS, Ring S, Eton O, Bedikian A, Buzaid AC et al. (1998) Development of a biochemotherapy regimen with concurrent administration of cisplatin, vinblastine, dacarbazine, interferon alfa, and interleukin-2 for patients with metastatic melanoma. J Clin Oncol 16:1752–1759
8. Rosenberg S, Yang J, Schwartzentruber D, Hwu P, Marincola F et al. (1999) Prospective randomized trial of the treatment of patients with metastatic melanoma using chemotherapy with cisplatin, dacarbazine, and tamoxifen alone or in combination with interleukin-2 and interferon alfa-2b. J Clin Oncol 85:1060–1066
9. Zepter K, Häffner A (1997) Topical immunotherapy of Malignant Melanoma. In: Burg G, Dummer R (eds) »Strategies in immuninterventions in Dermatology«, Springer, Berlin Heidelberg New York, pp 387–398

Wachstumsverzögerung und Rückbildung von Melanomen in vivo durch Therapie mit IL-12

L. Heinzerling, J. Pavlovic, J. Schultz, R. Dummer, G. Burg, K. Moelling

Einleitung

Grundlegend für die Entwicklungen von Immuntherapien gegen das maligne Melanom sind Erkenntnisse aus dem Bereich der Tumorbiologie über die Wechselwirkungen zwischen Tumor und Organismus. Hierbei sind zwei Punkte von entscheidender Bedeutung:

1. Das menschliche Immunsystem kann Tumore erkennen und zerstören. Melanomzellen werden durch das Immunsystem über verändert oder überexprimierte Antigene, wie der Tyrosinase, gp 100 (pmel 17), MART und MAGE erkannt. Die Aktivierung der Effektormechanismen erfolgt über Präsentation dieser prozessierten Antigene als Peptide im Zusammenhang mit MHC- und kostimulatorischen Molekülen.
2. Tumore entziehen sich diesen Angriffen durch Strategien, die das Immunsystem außer Kraft setzen. Durch die Herunterregulierung von Molekülen, die der Erkennung durch das Immunsystem dienen, wie dem Major Histocompatibility Complex Klasse I (MHC I) können Tumorzellen nicht mehr erkannt werden. Durch Produktion immunsuppressiver Faktoren wie dem Interleukin 10 (IL-10) und dem Transforming-Growth-Factor-β (TGF-β) oder der Expression von Fas-Ligand, der in aktivierten Lymphozyten Apoptose induziert, werden Effektormechanismen des Immunsystems unterbunden.

Mit der molekularen Charakterisierung der Tumorantigene wurde es möglich, diese als Peptide auf gepulsten dendritischen Zellen dem Immunsystem zu präsentieren und so eine Antitumorantwort zu induzieren [15]. In Weiterentwicklung dieses Ansatzes können mit der, für die Antigene kodierenden DNA, *ex vivo* Antigen-präsentierende Zellen transduziert werden. So führten autologe murine mit Tumorantigenen transduzierte dendritische Zellen in der Maus zu spezifischer Antitumorimmunität und Tumorregression [23].

Bei der Induktion und Ausprägung der Immunantwort spielen Zytokine eine zentrale Rolle. Über sie werden Zellen angelockt, aktiviert und zur Proliferation angeregt, so daß es zur Eliminierung als fremd erkannter Tumorzellen kommen kann. Interleukin 12 (IL-12) trägt mit vielfältigen Mechanismen zur Tumorabwehr bei. Über eine Induktion von Interferon-γ (IFN-γ) und Interleukin 2 (IL-2) verstärkt IL-12 nicht nur die zellulären Abwehrmechanismen, wobei es durch ein Prägung von CD4+-Lymphozyten in Richtung einer Th1-Antwort zu einer Aktivierung zytotoxischer T-Lymphozyten (CTL) kommt. Gleichzeitig wird die Immunogenität des Tumors durch eine Heraufregulierung von HLA Klasse I und II auf humanen Melanomzellen gesteigert [24]. Antigenunabhängige Effekte bestehen in der Steigerung der Aktivität von Natürlichen Killerzellen (NK-Zellen). Die Neoangiogenese, die für das Tumorwachstum häufig den limitierenden Faktor darstellt, wird über eine IL-12-induzierte Ausschüttung von Interferon-inducible Protein (IP-10) gehemmt. Dadurch kommt es über eine Induktion von Ischämie in den Tumorzellverbänden zu Nekrosen [6].

Diese Effekte lassen IL-12 als eine vielversprechende Substanz für die Krebstherapie erscheinen.

Therapieansätze mit Interleukin-12

Rekombinantes Interleukin-12

Durch Applikation von rekombinantem IL-12 konnte in verschiedenen Tumormodellen eine Wachstumsverzögerung, eine Reduktion der Anzahl der Metastasen und eine Steigerung der Überlebenszeit gezeigt werden. Eine Langzeitwirkung mit Abwehr eines zweiten, in zeitlichem Abstand nach der Ersttherapie gesetzten Tumors, wurde nur zum Teil erreicht. In einem Modell mit subkutanen Nierenzell-Karzinomen zeigte sich der beste Schutz nach peritumoraler IL-12-Injektion [4]. Auch bei Patienten mit verschiedenen fortgeschrittenen Tumorerkrankungen, unter anderen Patienten mit malignem Melanom, wurde im Rahmen von Studien eine Therapie mit IL-12 als Protein versucht und zeigte gute Antitumoraktivität. Limitierender Faktor seiner Anwendbarkeit waren die zum Teil erheblichen systemischen Nebenwirkungen [2, 3].

Die Adjuvanswirkung von IL-12 und anderen Zytokinen in Kombination mit Tumorantigenen wird in aktuellen klinischen Studien untersucht. Durch simultane Applikation von Antigen und immunstimulatorischem Zytokin soll eine potente spezifische Abwehrreaktion induziert werden. Die Antigene MART-1 und gp-100 werden als Peptide oder in rekombinanten Viren mit und ohne IL-12 in einer Phase-I-Studie am National Cancer Institute als Immuntherapie bei Melanom appliziert [10]. Im Mausmodell erprobt man den Zusatz von IL-12 zu einer Vakzine mit gepulsten dendritischen Zellen [7].

Ex vivo modifizierte IL-12 exprimierende Zellen

Um die toxischen Nebenwirkungen, wie zum Beispiel die Nebenwirkungen auf das hämatopoetische System, zu begrenzen, wurde die Wirksamkeit von ex vivo genetisch modifizierten Zellen, die IL-12 sezernieren auf Melanome überprüft. Derartige Zellen exprimieren nach Injektion in den Wirtsorganismus das Zytokin lokal und werden dann vom Wirtsorganismus abgetötet. Bei intradermaler Injektion von mit IL-12 transduzierten Fibroblasten kam es bei Untersuchung im Mausmodell neben einer dosisabhängigen Tumorreduktion zu einer spezifischen Immunreaktion [22]. Manche dieser Ansätze (s. Tabelle 1) zeigten eindrückliche präklinische und klinische Ergebnisse. Nichts desto trotz sind sie mit einem nicht unerheblichen labortechnischen Aufwand verbunden. Die Gewinnung von Gewebe oder Zellen aus dem Patienten, deren Aufbereitung oder auch die Aufbereitung modifizierter fremder Zellen stellen hohe Anforderungen an die therapierende Einrichtung.

In vivo Gentherapie mit viralen Vektoren

Als erfolgversprechenden Vektor zur Applikation kodierender Sequenzen des gewünschten Proteins in vivo setzte man deshalb Viren ein. Die am häufigsten verwendeten sind Adenoviren. Begrenzender Faktor ist die Immunantwort, die mit Bildung von Antikörpern gegen virale Proteine einher geht [9]. Mehrfachtherapie ist weitgehend unwirksam. Bei einem Einsatz von Adenoviren kommt es im Wirt nur zu einer transienten Expression der Genprodukte, da sich die virale DNA nicht ins Genom integriert. Der adenovirale Vektor mit IL-12 wurde bisher als intraperitoneale Injektion mit und ohne zusätzliche Applikation des Tumorantigens gp75 bei Mäusen erprobt. In beiden therapierten Gruppen kam es zu einer signifikanten Reduktion der B16-Melanom-Lungenmetastasen gegenüber der Kontrollgruppe [8].

Therapie mit nackter DNA

Im Gegensatz zu adenoviralen Vektoren ist DNA selbst nicht imunogen, d. h. wiederholte Anwendungen werden nicht durch gebildete Antikörper unwirksam. DNA ist sehr viel einfacher zu handhaben und zeigt gute Wirksamkeit. Als Träger genetischer Information kann sie im Patienten die Produktion der gewünschten Proteine induzieren. Die verschiedensten Applikationswege wurden bisher untersucht und zeigen jeweils eine eigene Charakteristik in Art und Stärke der induzierten Immunantwort. DNA wurde bereits als intramuskuläre, intradermale und intravenöse Injektion verabreicht oder atraumatisch auf Schleimhäute appliziert [11]. Neben zahlreichen Erprobungen in der Immunisierung gegen virale Erkrankungen, wie z. B. Influenza, Tollwut, Hepatitis, HIV und anderen, werden jetzt auch Therapieansätze, die eine Immunisierung gegenüber bestimmten Tumor-assoziierten Antigenen herbeiführen sollen, entwickelt. DNA-Immunisierungen mit Antigenen induzieren sowohl eine humorale als auch eine zelluäre Immunantwort. Gerade in der Tumorabwehr sind sie deshalb von großem Interesse. In einer Studie mit Hunden wurde vor kurzem mit nackter Plasmid-DNA gegen carcinoemryonales Antigen immunisiert [20]. Mit der Injektion von Melanom-Antigenen konnte eine Pro-

Tabelle 1. Versuche mit *ex vivo* modifizierten IL-12 sezernierenden Zellen in verschiedenen Tumormodellen und bei Patienten mit Melanom

transduzierte Zellen	kodierte Proteine	Tumor	Organismus	Literatur
MCA 102 Sarkom MCA 207 Sarkom B16F10 Melanom TS/A Mamma-Ca	mu IL-12	B16F10 Melanom MCA 102 Sarkom MCA 207 Sarkom TS/A Mamma-Ca	Mäuse	[22]
Fibroblasten	hu IL-12	Melanom Kopf und Hals-Ca Mamma-Ca	Menschen	[12]
K1735 Melanom	mu IL-12	Melanom	Mäuse	[5]
Fibroblasten	hu IL-12	Melanom	Menschen	[21]
D5 Tumorzellen	mu IL-12 +/- GM-CSF	Melanom	Mäuse	[1]

tektion von Mäusen gegenüber sonst letalen Tumorzelldosen beobachtet werden [14]. Bei Therapieansätzen mit Zytokinen bietet die DNA-Vakzine den Vorteil einer langanhaltenden Expression des jeweiligen Proteins ohne die oft mit toxischen Nebenwirkungen behafteten maximalen Konzentrationen, die nach Injektion des Proteins beobachtet werden.

IL-12 kodierende DNA wurde mittels Gene gun intradermal über etablierten B16-Melanomen der Maus appliziert [17]. Alternativ zur Anwendung der Gene gun kann das Plasmid, welches das kodierende Gen unter Kontrolle eines Cytomegalovirus(CMV)-Promotors enthält, auch injiziert werden. Das Zytokin wird hierbei an der Injektionsstelle und in den drainierenden Lymphknoten freigesetzt. Zytokine sind parakrine Mediatoren, d.h. entscheidend sind die lokalen Konzentrationen. Die direkte Umgebung des Tumors, die für die Abwehr bestimmend ist, wird durch die Expression von Zytokinen vor Ort so moduliert, das eine effizientere Tumorabwehr möglich wird.

Mechanismus der DNA-Vakzine

Applizierte DNA wird in die Zelle aufgenommen und dort zunächst in RNA transkribiert. Der Mechanismus der Aufnahme der DNA in die Zelle ist nicht vollständig geklärt. Bei der Expression des Proteins erfolgen Modifikationen. Das exprimierte Protein kann nach intrazellulärer Prozessierung sowohl über MHC I als auch über MHC II präsentiert werden (siehe Abb. 1). Durch Koppelung mit den entsprechenden DNA-Sequenzen wird eine Sezernierung des Proteins ermöglicht. Neben spezifischen Wirkungen durch die DNA, also der Induktion einer Immunantwort entweder durch ein Antigen oder durch ein sezerniertes Zytokin, besteht ein simultaner Adjuvanseffekt durch bestimmte Sequenzen der DNA selbst. Unmethylierte CpG-Dinucleotide in bestimmtem Sequenzkontext von gruppierten palindromischen Sequenzen führen unabhängig von dem kodierten Protein zu Zytokinfreisetzung im Sinne eines Th1-Priming und zu NK-Zell-Aktivierung [13].

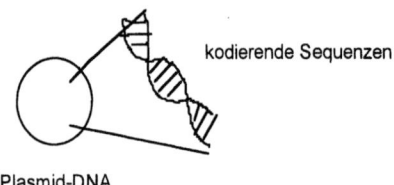

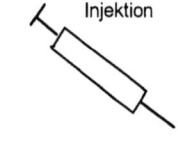

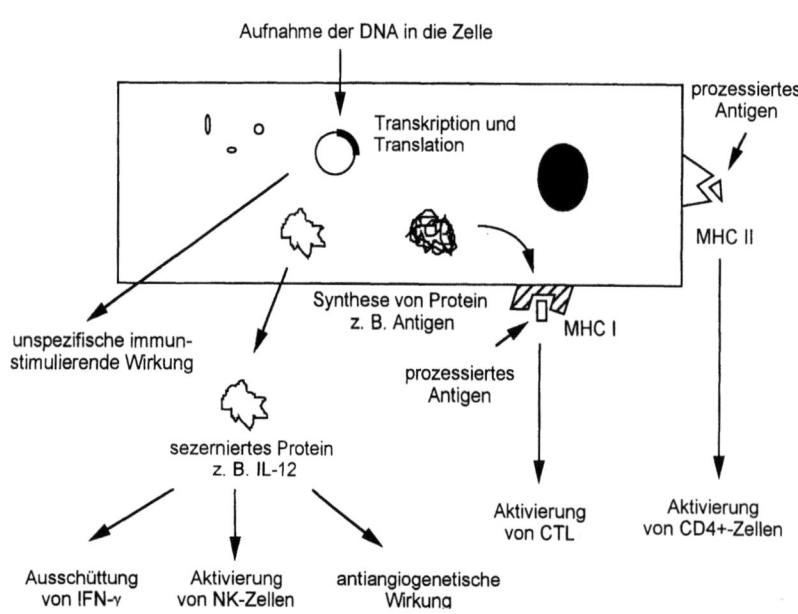

Abb. 1. Die injizierte DNA wird von der Zelle aufgenommen, in RNA transkribiert und als Protein entweder sezerniert oder via MHC I bzw. II präsentiert. Gleichzeitig haben die im Plasmid enthaltenen CpG-Motive eine unspezifisch immunstimulierende Wirkung

Die Expression der kodierenden Sequenzen in den Zellen ist transient. Um Reaktionen auch nach dem Einbringen der DNA in den Organismus kontrollierbar zu halten, besteht darüberhinaus die Möglichkeit des Abschaltens der transduzierten Zellen und damit der applizierten Gene mittels Kopplung an z. B. bestimmte Sequenzen. Die Thymidin-Kinase aus dem HSV 1-Virus stellt ein solches Suizid-Gen dar. Wird dieses mittransduziert, entsteht bei Gabe sonst ungefährlicher Vorläufermedikamente wie Ganciclovir Ganciclovir-Triphosphat, welches sich in die DNA einlagert, wodurch die Zellen absterben [18]. Gefahren für den Patienten könnten aus einer möglichen Integration der Plasmid-DNA in das Genom resultieren [16]. Bei der Therapie mit nackter DNA ist eine Zusammenstellung der DNA für die verschiedensten Genprodukte in beliebiger Kombination möglich.

Erprobung der Therapie mit IL-12 kodierender DNA im Mausmodell

Im Vordergrund der Melanomforschung stand zunächst die Entwicklung einer Vakzine, die bei Applikation nach Exzision des Primärtumors zu einer Prävention von Metastasen führen würde. Tatsächlich konnte im Mausmodell durch zweimalige intramuskuläre Injektion von für IL-12 kodierender DNA eine langanhaltende Metastasenprävention erreicht werden. Aus intravenös injizierten B16F10-Melanomzellen bildeten sich signifikant weniger Metastasen in der Lunge. Mäuse, die gar nicht oder nur mit Kontrollplasmid behandelt wurden, zeigten eine ausgedehnte Lungenmetastasierung. Neben einer Vergrößerung von Leber und Milz konnten keine Nebenwirkungen festgestellt werden [19]. Für einen Einsatz in der Klinik würde dies heißen, daß Patienten parallel zu ihren Nachkontrollterminen periodisch eine DNA-Injektion erhalten würden, die zu einer anhaltenden Expression von IL-12, einer Induktion von Interferon-γ und damit einer Aktivierung des Immunsystems führen würde. Damit könnte eine Etablierung neuer Metastasen verhindert werden.

Doch auch bereits bestehende Metastasen sollen in ihrem Wachstum gebremst werden, beziehungsweise zur Regression gebracht werden. Hier zeigten sich bei intramuskulärer Injektion verschiedener Zytokinkodierender Plasmide, auch dem IL-12, zunächst keine wesentlichen Erfolge. In einem neuen Therapieansatz soll jetzt durch andere Applikationsmethoden verschiedener Zytokin-kodierender Plasmide eine Reduktion der Tumorvolumina in den Mäusen erreicht werden. Erste Ergebnisse mit IL-12 kodierender DNA zeigen eine Wachstumsverzögerung und Rückbildung von Melanomen.

Schlußfolgerung

Angesichts der immer noch belastenden konventionellen Therapieverfahren, die bei einigen Patienten nur mit begrenztem Erfolg auf die Tumorreduktion und erheblichem Aufwand – meist stationär – eingesetzt werden, sollten die neuen Therapiemodalitäten, die mit der DNA-Vakzinierung zu Verfügung stehen, weiterentwickelt und in der Klinik erprobt werden. Die vielversprechenden präklinischen Resultate und das weitgehende Fehlen von Nebenwirkungen dieser spezifischen Therapien lassen hoffen, daß Patienten von den neuen genmedizinischen Therapieansätzen profitieren können.

Literatur

1. Aruga A, Tanigawa K, Aruga E, Yu H, Chang AE (1999) Enhanced adjuvant effect of granulocyte-macrophage colony-stimulating factor plus interleukin-12 compared with either alone in vaccine-induced tumor immunity. Caner Gene Ther 6 (1):89–95
2. Atkins MB, Robertson MJ, Gordon M, Lotze MT, DeCoste M, DuBois JS, Ritz J, Sandler AB, Edington HD, Garzone PD (1997) Phase I evaluation of intravenous recombinant interleukin 12 in patients with advanced malignancies. Clin Cancer Research 3 (3):409–417
3. Bajetta E, Del Vecchio M, Mortarini R, Nadeau R, Rakhit A, Rimassa L, Fowst C, Borri A, Anichini A, Parmiani G (1998) Pilot study of subcutaneous recombinant human interleukin 12 in metastatic melanoma. Clin Cancer Res 4 (1):75–85
4. Brunda MJ, Luistro L, Warrier RR, Wright RB, Hubbard BR, Murphys M, Wolf SF, Gately MK (1993) Antitumor and antimetastatic activity of interleukin 12 against murine tumors. J Exp Med 178:1223–1230
5. Chong H, Todryk S, Hutchinson G, Hart IR, Vile RG (1998) Tumour cell expression of B7 costimulatory molecules and interleukin-12 or granulocyte-macrophage colony-stimulating factor induces a local antitumour response and may generate systemic protective immunity. Gene Ther 5 (2):223–232
6. Coughlin CM, Salhany KE, Gee MS, LaTemple DC, Kotenko S, Ma X, Gri G, Wysocka M, Kim JE, Liu L, Liao F, Farber JM, Pestka S, Trinchieri G, Lee WM (1998) Tumor cell responses to IFNgamma affect tumorigenicity and response to IL-12 therapy and antiangiogenesis. Immunity 9 (1):25–34
7. Fallarino F, Uyttenhove C, Boon T, Gajewski TF (1999) Improved efficacy of dendritic cell vaccines and successful immunization with tumor antigen peptide-pulsed peripheral blood mononuclear cells by coadministration of recombinant murine interleukin-12. Int J Cancer 80 (2):324–333
8. Hirschowitz EA, Crystal RG (1999) Adenovirus-mediated expression of interleukin-12 induces natural killer cell activity and complements adenovirus-directed gp75 treatment of melanoma lung metastases. Am J Respir Cell Mol Biol 20 (5):935–941
9. Kass-Eisler A, Leinwand L, Gall J, Bloom B, Falck-Petersen E (1996) Circumventing the immune response to adenovirus-mediated gene therapy. Gene Ther 3 (2):154–162
10. Kawakami Y, Robbins PF, Wang RF, Parkhurst M, Kang X, Rosenberg SA (1998) The use of melanosomal proteins in the immunotherapy of melanoma. J Immunother 21 (4):237–246
11. Liu MA, Fu TM, Donnelly JJ, Caulfield MJ, Ulmer JB (1998) DNA vaccines. Mechanisms for generation of immune responses. Adv Exp Med Biol 452:187–191
12. Lotze MT, Hellerstein B, Stolinski L, Tueting T, Wilson C, Kinzler D, Vu H, Rubin JT, Storkus W, Tahara H, Elder E, Whiteside T (1997) The role of interleukin-2, interleukin-12,

and dendritic cells in cancer therapy. Cancer J Sci Am 3 Suppl 1:S109–114
13. Moldoveanu-Z, Love-Homan-L, Huang-WQ, Krieg-AM (1998) CpG DNA, a novel immune enhancer for systemic and mucosal immunization with influenza virus. Vaccine 16 (11–12):1216–1224
14. Nawrath M, Heinrich J, Strack B, Pavlovic J, Moelling K (1998) A DNA vaccine against malignant melanoma coexpressing antigen and cytokine. Adv Exp Med Biol 451:305–310
15. Nestle FO, Alijagic S, Gilliet M, Sun Y, Grabbe S, Dummer R, Burg G, Schadendorf D (1998) Vaccination of melanoma patients with peptide- or tumor lysate-pulsed dendritic cells. Nat Med 4 (3):328–332
16. Nichols-WW, Ledwith-BJ, Manam-SV, Troilo-PJ (1995) Potential DNA vaccine integration into host cell genome. Ann N Y Acad Sci 772:30–39
17. Rakhmilevich AL, Janssen K, Turner J, Culp J, Yang NS (1997) Cytokine gene therapy of cancer using gene gun technology: superior antitumor activity of interleukin-12. Hum Gene Ther 8 (11):1303–1311
18. Rogulski-KR, Kim-JH, Kim-SH, Freytag-SO (1997) Glioma cells transduced with an Escherichia coli CD/HSV-1 TK fusion gene exhibit enhanced metabolic suicide and radiosensitivity. Hum Gene Ther 8 (1):73–85
19. Schultz J, Pavlovic J, Strack B, Nawrath M, Moelling K (1999) Long-lasting anti-metastatic efficiency of IL-12-encoding plasmid DNA. Hum Gene Ther 10:407–417
20. Smith BF, Baker HJ, Curiel DT, Jiang W, Conry RM (1998) Humoral and cellular immune responses of dogs immunized with a nucleic acid vaccine encoding human carcinoembryonic antigen. Gene Ther 5:865–868
21. Sun Y, Jurgovsky K, Moller P, Alijagic S, Dorbic T, Georgieva J, Wittig B, Schadendorf D (1998) Vaccination with IL-12 gene-modified autologous melanoma cells: preclinical results and a first clinical phase I study. Gene Ther 5 (4):481–490
22. Tahara H, Zitvoegel L, Storkus WJ, Robbins PD, Lotze MT (1996) Murine models of cancer cytokine gene therapy using interleukin-12. Ann N Y Acad Sci 795:275–283
23. Wan Y, Emtage P, Foley R, Carter R, Gauldie J (1999) Murine dendritic cells transduced with an adenoviral vector expressing a defined tumor antigen can overcome anti-adenovirus neutralizing immunity and induce effective tumor regression. Int J Oncol 14 (4):771–776
24. Yue F, Geertsen R, Hemmi S, Burg G, Pavlovic J, Laine E, Dummer R (1999) IL-12 directly upregulates the expression of HLA class I, HLA class II and ICAM-1 on human melanoma cells: a mechanism for its antitumor activity. Eur J Immunol, in press

Dendritische Zellen und andere neue Vakzinationsstrategien zur Therapie des Melanoms und anderer Tumoren

G. Schuler, B. Thurner, A. Enk, E. Kämpgen

Einleitung

Es ist heute sicher, daß das Immunsystem über Abwehrzellen, insbesondere CD8 positive zytotoxische T-Zellen (CTL) verfügt, welche Tumorantigene erkennen und so Tumorzellen spezifisch abtöten können [18, 30]. Ein wesentliches Problem ist allerdings, daß diese T-Zellen entweder im Patienten überhaupt nicht induziert werden oder nur sehr schwach und transient. Eine wahrscheinliche Erklärung dafür ist, daß die dendritischen Zellen (DZ), das »Adjuvans der Natur«, Tumorantigene in vivo nur sehr schlecht präsentieren [26], ein weiterer Mechanismus könnte die Tolerisierung tumorreaktiver T-Zellen durch die Tumoren sein [18]. DZ sind für die Einleitung sämtlicher Immunantworten notwendig [2]. Unreife DZ nehmen Antigene in der Peripherie auf und prozessieren diese in MHC-Peptid-Komplexe (aufgenommene lösliche oder partikuläre Antigene in den sog. Klasse-II Pathway, phagozytierte apoptotische Zellen in den sog. Klasse-I Weg) [1, 2]. Die unreifen DZ verfügen allerdings noch nicht über die volle T-Zell-stimulatorische Aktivität. In der Anwesenheit geeigneter Stimuli (»Danger Signal«) wie z. B. entzündlicher Zytokine (z. B. bei einer Infektion freigesetzt) durchlaufen die DZ dann einen Reifungsprozeß. Sie regulieren für die T-Zellaktivierung nötige Adhäsions- und kostimulatorische Moleküle hinauf und exprimieren bestimmte Chemokinrezeptoren. Letztere steuern die Migration der DZ in die segmentären lymphoiden Organe, wo dann antigenspezifische T-Zellen stimuliert werden. Dieser Prozeß der T-Zell-Stimulation durch DZ erscheint im Falle der Tumorabwehr nicht zu funktionieren. Tumoren tragen Antigene, diese sind aber kaum immunogen, wahrscheinlich einfach deshalb, weil langsam wachsende Tumoren im Gegensatz zu den meisten Infektionen keinen ausreichenden Reifungsstimulus (»Danger Signal«) liefern, um eine Ausreifung der DZ zu veranlassen [26]. Eine weitere Möglichkeit ist, daß die Funktion der DZ durch Produkte, die vom Tumor produziert werden (z. B. Interleukin-10) in ihrer Funktion derart gestört werden, daß sie u. U. sogar ein Abschalten/eine Toleranz tumorreaktiver T-Zellen bewirken [6, 7].

Grundlagen der Tumorimmunologie

Die entscheidenden Effektorzellen für die Attacke auf einen Tumor sind wie erwähnt zytotoxische T-Zellen (CTL), die MHC Klasse I-Peptidkomplexe an der Oberfläche der Tumorzellen erkennen, wobei sich die Peptide von in der Zelle vorkommenden Tumorantigenen herleiten [18]. Die Induktion von spezifischen gegen diese Tumorantigene gerichteten CTL ist das Hauptziel der aktiven Immunisierung bzw. Vakzination. Dieser Ansatz ist bei weitem erfolgversprechender als die unspezifische Stimulation mittels Zytokinen (wie Interferon-α, Interleukin-2), da gezielt der afferente Schenkel der Immunantwort, speziell die zu schwache T-Zellantwort, gestärkt werden kann. Zudem erlauben moderne Methoden der Messung der T-Zellantwort (Immunomonitoring) [15, 22] die objektive Erfassung der Wirkung der Vakzination, so daß eine rationale Optimierung dieser Strategie möglich ist. Das Melanom ist ein für die Optimierung von Vakzinationsstrategien aus mehreren Gründen geradezu ideal geeigneter Tumor. So sind die meisten der identifizierten Tumorantigene für das Melanom beschrieben worden [30]. Zudem kommt in Melanompatienten offenbar bereits spontan eine gewisse Antitumorantwort vor, wie aus der partiellen Regression primärer Melanome, der Entwicklung von Vitiligo bei metastasierenden Melanomen (oft in Assoziation mit einer verbesserten Prognose) und dem Vorkommen Melanom-reaktiver CTL in Läsionen wahrscheinlich wird [22].

Wie bereits erwähnt, sind die für die Tumorabwehr entscheidenden Effektorzellen die CTL, die aus den oben erwähnten Gründen leider im Patienten spontan überhaupt nicht oder nur unzureichend induziert werden. Eine vollwertige Protektion gegen Tumoren erfordert allerdings neben den CD8 positiven CTL auch CD4 positive Helfer-T-Zellen, welche MHC Klasse-II-Peptidkomplexe an Zelloberflächen erkennen [18, 26]. Solche Helfer-T-Zellen müssen allerdings tumorspezifisch sein. Nur diese können nämlich in der Umgebung des Tumors MHC-Klasse-II-Peptide auf der Oberfläche von Antigen präsentierenden Zellen, die Tumormaterial in den MHC-Klasse-II-Pathway prozessiert haben, erkennen. Die von diesen Helfer-T-Zellen freigesetzten Zytokine bewirken, daß die den Tumor angreifenden CTL am Leben bleiben und sich vermehren. Selbst wenn CTL induziert werden und damit der efferente Schenkel der Immunantwort funktioniert, ist hiermit aber noch keineswegs garantiert, daß ein Tumor abgestoßen wird. Es können mehrere Probleme auch im Bereich des efferenten Schenkels der Immunantwort auftreten. So haben Experimente gezeigt, daß die fehlende Migration von im Blut kreisenden CTL in den Tumor ein ganz wesentliches Problem darstellt [31]. Eine weitere, auch in klinischen Versuchen bereits festgestellte Möglichkeit für einen »Immune Escape« ist der Verlust der MHC-Peptid-Komplexe auf der Oberfläche von Tumorzellen über verschiedene Mechanismen, wodurch die Erkennungsstrukturen für die CTL verschwinden [11, 24]. Zudem ist es so, daß zytotoxische Effektorzellen, welche nach einer Vakzination entstehen, selbst wenn sie in den Tumor eindringen und Tumorzellen zerstören, durch diese Tumorzellen nur suboptimal aktiviert werden, da diese keine kostimulatorischen Moleküle wie professionelle Antigen präsentierende Zellen tragen. Dies kann sogar zur Anergisierung oder zum apoptotischen Zelltod der tumorspezifischen CTL führen [18]. Tierexperimente zeigen, daß es wahrscheinlich notwendig ist, repetitive Vakzinationen durchzuführen, um Wellen von CTL zu induzieren, die den Tumor angreifen, welcher leider nicht im Stande ist, eine einmalig in Gang gesetzte CTL-Antwort auch aufrecht zu erhalten [28]. Dies könnte vielleicht durch die Induktion auch von tumorspezifischen Helfer-T-Zellen (s. oben) oder durch gleichzeitige Gabe von Interleukin-2 möglich sein. Selbst wenn CTL erfolgreich induziert werden, in den Tumor einwandern und aktiviert werden, gibt es noch mehrere potentielle Probleme, die einer Effizienz der tumorspezifischen CTL entgegenstehen, wie z. B.

a) die Selektion Tumorantigen- oder MHC-Klasse-I-negativer Tumoren [11, 24],
b) das Vorkommen Fas-Ligand-tragender Tumorzellen, welche eine Apoptose der CTL bewirken [8],
c) die Produktion löslicher Inhibitoren wie IL-10 [6], TGFβ [16] löslichen ICAM-1 [4] oder des vor kurzem entdeckten DcR-3 [19], der den für die zytotoxische Funktion wichtigen FasL auf den CTL blockieren kann,
d) Anergieinduktion in CD4 positiven tumorspezifischen Helfer-T-Zellen durch MHC-Klasse-II exprimierende Melanomzellen (die im Gegensatz zur professionellen Antigen präsentierenden Zellen keine kostimulatorische Moleküle exprimieren) [3] oder
e) die Erschöpfung der CTL-Antwort, wenn die Tumorzellen sich einfach rascher vermehren als dies die CTL-Vorläufer tun können.

Zwei Vakzinationsstrategien, um Tumor-spezifische CTL in Krebspatienten zu erzeugen: modifizierte Tumorzellen oder definierte Tumorantigene

Prinzipiell gibt es 2 Ansätze für eine aktive Immunisierung bzw. Induktion von CTL im Patienten. Einerseits können autologe oder allogene Melanomzellen mit verschiedenen Genen, die eine Immunantwort stimulieren, transduziert werden, wobei GM-CSF effektiver als Interleukin-2 zu sein scheint. Bei diesem Ansatz werden wahrscheinlich die transduzierten und in die Haut injizierten Tumorzellen apoptotisch. Durch die Begleitentzündung werden jedoch DZ rekrutiert und aktiviert, welche Tumorantigene (durch Phagozytose apoptotischer Melanomzellen) in MHC-Klasse-I-Peptidkomplexe umwandeln und CTL induzieren [1]. Bei diesem Ansatz sind die Kenntnisse von Tumorantigenen nicht notwendig, da diese ja in der Tumorzelle selbst vorkommen. Dies ist einerseits ein Vorteil, da das gesamte Antigenspektrum des Tumors potentiell präsentiert werden kann, andererseits ergibt sich daraus aber auch die Gefahr einer Autoimmunantwort. IL-2-transfizierte autologe Melanomzellvakzinen wurden bereits erprobt [25], wegen der Schwierigkeiten der Präparation autologer Melanomzellinien wird jetzt der gleiche Weg unter Einsatz von standardisierten allogenen Melanomzellinien gegangen. Vor kurzem wurde eine klinische Studie basierend auf der Verwendung einer GM-CSF transduzierten Melanomzellvakzine, welche intradermal und subkutan injiziert wurde, publiziert [27]. Es kam zur Rückbildung metastatischer Läsionen, bei denen sich interessanterweise eine massive entzündliche Infiltration mit T-Zellen und auch Plasmazellen zeigte, die offenbar zu exzessiver Destruktion des Tumors mit Fibrose und Ödem geführt hatte. Diese entzündliche Infiltration und Schwellung führt zu differentialdiagnostischen Problemen, da die derzeit verfügbaren bildgebenden Verfahren dies nicht von einer Tumorprogression unterscheiden können.

Der zweite und heute favorisierte Ansatz beruht auf der Immunisierung gegen definierte Tumorantigene. Das Problem hierbei ist, daß konventionelle Adjuvantien (wie bei den so erfolgreichen prophylaktischen Impfungen gegen infektiöse Erreger verwendet) zwar sehr gut Antikörperantworten, aber sehr schlecht CTL induzieren. Daher werden verschiedene neue Vakzinationsstrategien verwendet wie z.B. Peptide oder Protein + neue Adjuvantien, rekombinante Viren (Adeno-, Vaccinia-Virus, etc.), bakterielle Vektoren, »naked-DNA« oder die »Gene Gun« [18]. Bei allen diesen Vakzinationsstrategien müssen letztlich im Körper die DZ erreicht werden, die das Tumorantigen in MHC-Klasse-I-Peptidkomplexe prozessieren und CTL induzieren müssen. Dies ist bislang noch nicht reproduzierbar und in effektiver Art und

Weise gelungen. Ein besonders attraktiver Weg ist es daher, aus Vorläuferzellen im Blut DZ in vitro zu züchten, diese ex vivo mit Tumorantigen auf verschiedene Art und Weise zu beladen und in den Patienten zwecks Induktion von CTL zu injizieren [26]. Für diesen Approach werden weltweit in erster Linie DZ verwendet, die nach einem von uns patentierten Verfahren mittels GM-CSF und IL-4 aus Monozyten gezüchtet werden [20, 21, 29].

Mehrere klinische Trials, welche Peptidvakzinen verwendeten, wurden bereits durchgeführt. Die Resultate sind ermutigend und geben eine Leitlinie für zukünftige Arbeit. Die Gruppe um T. Boon [14] vakzinierte 39 Melanompatienten mit Mage-3A.1-Peptid (100 oder 300 µg, 4/10 der Dosis subkutan, 1/10 intradermal). Von den 25 Patienten, die die Studie beendeten, zeigten 7 ohne Auftreten ernstlicher Nebenwirkungen signifikante Remissionen (alle bis auf eine kutane Metastasen betreffend). Eine interessante Beobachtung war, daß die Rückbildungen erst nach 2-4 Monaten begannen und langsam über Monate fortschritten bis zur völligen Rückbildung der Läsionen. Die Gruppe um A. Knuth in Frankfurt war die erste, die mehrere systematische Peptidvakzinations-Trials begleitet von extensivem Immunomonitoring durchführte, so daß trotz der geringen Zahl der behandelten Patienten wesentliche Erkenntnisse gewonnen werden konnten [10, 11]. Mehrere HLA-A2-restringierte Melanom-assoziierte Peptide (Melan A/Mart p 26-35 u. p 27-35, Tyrosinase Signalpeptid p 1-9 und internes natürliches Peptid p 386 - 376, gp100 p 280-288 u. p 457-466) wurden wöchentlich intradermal verabreicht, zum Teil unter gleichzeitiger Gabe von niedrigen Dosen von GM-CSF als Adjuvans (75 µg/Tag an anderen Stellen als der Impfstelle für 5 Tage, beginnend 3 Tage vor der Vakzination). Die Zugabe von GM-CSF wirkte als Adjuvans und verstärkte die nachweisbaren CTL-Antworten [10]. Feinnadelbiopsien zeigten, daß tatsächlich ein Tumor-Escape durch Verlust von MHC-Klasse-I oder Tumorantigen in progressiven Läsionen auftritt [11]. Vor kurzem publizierte Rosenberg's Gruppe die Ergebnisse einer Studie, wo ein zwecks besserer Haftung an das HLA-A2.1-Molekül modifiziertes gp100-Peptid mit inkomplettem Freud'schen Adjuvans alle 3 Wochen bis zu 6 mal subkutan appliziert wurde [23]. Interessanterweise kam es zur Induktion von CTL im peripheren Blut, allerdings nur bei gleichzeitiger Gabe hoher Dosen von Interleukin-2 auch zu Tumorrückbildungen (in 42 % der Patienten). Der positive Effekt des Interleukin-2 mag darauf zurückzuführen sein, daß die hohen Dosen von Interleukin-2 die Emigration der CTL aus dem Blut in den Tumor förderten. Es ist allerdings nicht sicher auszuschließen, daß die hohen Dosen von Interleukin-2 alleine für die beobachteten klinischen Effekte verantwortlich waren, wenngleich in der historischen Kontrolle die Response-Raten von IL-2 deutlich (dreifach) geringer waren.

Tierversuche haben gezeigt, daß auf verschiedene Art und Weise mit Tumorantigen beladene DZ (Peptide, Transfektion mit rekombinanten Viren, Gene Gun, RNA-Transfektion) effektiver als andere Vakzinationsstrategien tumorspezifische CTL induzieren und Metastasen reproduzierbar zur Rückbildung bringen können [26]. Beim Menschen wurden bislang nur 3 Pilotstudien publiziert. Einige klinische Remissionen wurden beobachtet, allerdings wurde bei keiner dieser Studie mit etablierten Methoden gezeigt, daß CTL tatsächlich induziert wurden. Zur Therapie des Melanoms gibt es bislang nur eine einzige publizierte Pilotstudie von Nestle et al. [17] In dieser Studie erhielten 16 Patienten 1 Mill. unreife DZ (generiert in der Gegenwart von GM-CSF und IL-4 aus adhärenten Monozyten in fetales Kälberserum enthaltendem Medium) direkt in die regionären Lymphknoten wöchentlich für 4 Wochen, dann eine 5. Vakzination nach 2 Wochen und schließlich in monatlichen Intervallen bis zu insgesamt 10 Vakzinationen. Die DZ wurden bei 14 der 16 Patienten mit Melanompeptiden gepulst. Bei 5 der 16 Stadium IV-Patienten (13 davon hatten keine vorherige Chemotherapie erhalten!) zeigten sich Remissionen. Obzwar diese Beobachtungen ermutigend sind, bleibt es aber fraglich, ob wirklich die Induktion von spezifischen CTL durch die Vakzine für diese Effekte verantwortlich ist. Der klare Nachweis der Induktion CTL wurde nicht erbracht. Zudem ist es nach den publizierten Daten unwahrscheinlich, daß die gleichzeitige Beladung von DZ mit mehreren Peptiden höchst unterschiedlicher Affinität und »off rate« in equimolarer Konzentration überhaupt zur effektiven gleichzeitigen Beladung mit all diesen Peptiden führen kann. Zudem wurde von der Gruppe von Enk et al. vor kurzem gezeigt, daß nur die Verwendung von reifen DZ, nicht aber die intranodale Injektion der von Nestle et al. verwendeten unreifen DZ in den Lymphknoten die Induktion von CTL bewirkt. Die Injektion der unreifen DZ bewirkt viel mehr eine de facto Tolerisierung tumorspezifischer T-Zellen! [Manuskript in Vorbereitung]. Aufgrund dieser Überlegungen muß man annehmen, daß es nach der intranodalen Injektion der in fetalem Kälberserum gezüchteten und als Kontrolle mit dem Fremdprotein KLH (Keyhole Limpet Hemocyanin aus einer Meeresschnecke) gepulsten und damit massiv mit Fremdantigenen beladenen DZ in den Lymphknoten zu massiven Entzündungen mit IL-2-Produktion gekommen ist. Dies entspreche somit einer »endogenen IL-2-Therapie«, bei der vielleicht die in den Lymphknoten a priori vorhandene, aber anergisierten CTL [22] aktiviert werden.

Wir haben seit unserer Erstbeschreibung, daß GM-CSF das essentielle Zytokin für die Generation von myeloiden immunstimulatorischen DZ [9] ist, systematisch an einer Verbesserung der Generationsprotokolle gearbeitet [20, 21, 29]. Es wurde von uns dann das auch von der Gruppe von Nestle et al. verwendete »GM-CSF+IL-4-Protokoll« zur Generation von unreifen DZ aus Monozyten entwickelt [20]. In der Folge wurde diese Methode soweit entwickelt, daß für den klinischen Einsatz geeignete, ohne Fremdproteine gezüchtete und voll ausdifferenzierte reife und stabile DZ generiert werden konnten [21, 29]. Diese bestens charakterisierten DZ wurden nach Beladung mit dem Mage-3-Tumorpeptid in 2 vor kurzem abgeschlossenen klinischen Multicenter-Phase-I-Studien (Erlangen, Würzburg, Mainz) an HLA-A.1 bzw. A.2.1 positiven Melanompatienten im Stadium IV (alle progressiv trotz mindestens einer Standard-Chemo- oder Chemoimmun-Therapie) eingesetzt. Wir konnten bei einem Großteil der Patienten nachweisen, daß tatsächlich Mage-3-spezifische CTL im Patienten induziert werden, so daß weltweit erstmals das »proof of principle« gelungen ist [Manuskript eingereicht]. Von Bedeutung ist auch, daß die entsprechenden Vakzinationen intradermal oder subkutan durchgeführt wurden, so daß eine direkt intranodale Injektion nicht notwendig zu sein scheint. Bei der inzwischen voll ausgewerteten Mage-3-A1-Studie zeigte sich überraschend in einem hohem Prozentsatz (6 von 11 Patienten) eine teilweise eindrucksvolle Rückbildung von einzelnen Metastasen in Haut, Lymphknoten, Lunge und/oder Leber. Interessanterweise war die Rückbildung von Hautmetastasen bei einem Teil der Patienten von einer klinisch als Erythem und Juckreiz imponierenden Entzündung begleitet. Histologisch fand sich eine massive Infiltration mit CD8 positiven T-Zellen und Nekrose der Tumorzellen. Klinisches Ansprechen ist natürlich sehr erfreulich, klinische Effektivität kann aber nur in großen Studien bewiesen werden und ist zudem als Leitparameter für die rasche Validierung von Vakzinationsansätzen – wie uns die letzten Jahre leidvoll gelehrt haben – nicht geeignet. Um so bedeutsamer ist der erfolgreiche Nachweis der Induktion von CTL, da mit den modernen Methoden des Immunomonitoring zur Messung dieser Zellen eine schrittweise rationale Optimierung der *Vakzinentwicklung* in kleineren Phase-II- oder Phase II/III-Studien rasch möglich sein wird, bevor die klinische Effektivität in einer großen Phase-III-Studie geprüft werden kann.

Die Verwendung von MHC-Klasse-I-restringierten Peptiden hat den Nachteil, daß nur diese Peptide für wenige HLA-Konstellationen identifiziert sind und daher nur ein Teil der Melanompatienten vakziniert werden kann. Dieses Problem kann durch die Transfektion mit tumorkodierenden Genen (z. B. mittels Adenoviren oder Vaccinia-Viren) oder einer RNA-Transfektion (Verwendung von in vitro transkribierter RNA z. B. spezifisch für Mage 3) [5] umgangen werden. Die Verwendung von totaler Tumor-RNA [5] oder apoptotischen Tumorzellen [1] zur Beladung von DZ mit Tumorantigen ist aufgrund neuerer Arbeiten eine weitere attraktive Möglichkeit, die es ermöglichen wird, das gesamte Antigenspektrum des Tumors (inklusive noch nicht identifizierter universeller Tumorantigene sowie den vielleicht besonders wichtigen Patienten-spezifischen durch Mutationen entstandenen Antigenen) zu inkludieren. Eine weitere, völlig neue Möglichkeit der Impfung ist die Verwendung von Exosomen, die von DZ freigesetzt werden [32]. Vor kurzem wurde erkannt, daß der Flt3-Ligand in vivo DZ und deren Vorläufer massiv expandieren kann [13]. Dies wird einerseits die Generation von DZ *ex vivo* auch aus kleinsten Blutvolumina ermöglichen, andererseits wird es dadurch vielleicht möglich, nach Flt3-Ligand-Vorbehandlung des Patienten die DZ in situ effektiv zu beladen. Durch dieses Vorgehen würde eine Vakzination sehr vereinfacht werden.

Ausblick

Die aktive Immunisierung bzw. Vakzination gegen das Melanom oder sonstige Tumoren steht erst am Beginn der Entwicklung. Sporadisches klinisches Ansprechen wie es in Phase-I-Studien berichtet wurde, gab es auch schon früher unter Antigen-unspezifischen Immunstimulationsansätzen, deren Effektivität sich später aber nicht zeigen ließ (wie z. B. BCG-Injektionen). Der Schlüssel zum zukünftigen Fortschritt und rationaler Entwicklung besserer Vakzinen ist es, die Gründe für Erfolg oder Fehlschlag zu verstehen. Dies ist nun möglich durch die Identifikation definierter Tumorantigene und vor allem durch die rezente Entwicklung innovativer Methoden zum Monitoren von T-Zellantworten (Elispot-Analyse, MACS, Sekretionsassay, Tetramere MHC-Peptidkomplexe) [15]. Diese Techniken werden nun die objektive Erfassung der induzierten CTL-Antworten erlauben und damit sowohl die systematische Optimierung der Vakzinationsprotokolle als auch die Identifikation jener Methoden, die CTL-Antworten am effektivsten und regelmäßigsten induzieren. Erst, wenn die Induktion potenter CTL-Antworten reproduzierbar gelingt, wird es möglich sein, auch die Escape-Mechanismen und Strategien zu deren Verhinderung zu studieren. Auch ist es nur so möglich, zu testen, ob die CTL-Antwort verstärkt werden kann, z. B. durch die Koadministration von Zytokinen wie Interleukin-2 oder die Induktion tumorspezifischer CD4 positiver Helfer-T-Zellantworten. Dieses systematische Vorgehen wird einen schnelleren Fortschritt erlauben als in der Vergangenheit, als keine anderen Parameter als die klinische Antwort, zu deren Erfassung eine große Zahl von Patienten in Studien eingeschleust werden muß, verfügbar waren. Bislang durchgeführte Studien zeigten bei Vakzinationsstrategien wenig Nebenwirkungen. Dies könnte sich allerdings ändern, wenn wir in der Lage sind, tumorspezifische CTL in einer Zahl und Affinität zu erzeugen, welche der massiven Antwort bei einer Virusinfektion vergleichbar ist. Es kann nicht ausgeschlossen werden, daß unter diesen Umständen massive Autoimmunreaktionen auftreten und in der Tat wurde dies experimentell beobachtet.

Literatur

1. Albert ML, Sauter B, Bhardwaj N (1998) Dendritic cells acquire antigen from apoptotic cells and induce class I-restricted CTL2. Nature 392:86–89
2. Bancherau J, Steinman RM (1998) Dendritic cells and the control of immunity. Nature 393:245–252
3. Becker JC, Brabletz T, Czerny C, Termeer C, Bröcker EB (1993) Tumor escape mechanisms from immunosurveillance: induction of unresponsiveness in a specific MHC-restricted CD4+ human T cell clone by the autologous MHC class II+ melanoma. Int Immunol 5:1501–1508
4. Becker JC, Termeer C, Schmidt RE, Bröcker EB (1993) Soluble intercellular adhesion molecule-1 inhibits MHC-restricted specific T cell/tumor interaction. J Immunol 151:7224–7232
5. Boczkowski D, Nair SK, Snyder D, Gilboa E (1996) Dendritic cells pulsed with RNA are potent antigen-presenting cells in vitro and in vivo. J Exp Med 184:465–447
6. Dummer W, Becker JC, Schwaaf A, Leverkus M, Moll T, Bröcker EB (1995) Elevated serum levels of interleukin-10 in patients with metastatic malignant melanoma. Melanoma Res 5:67–68
7. Enk AH, Jonuleit H, Saloga J, Knop J (1997) Dendritic cells as mediators of tumor-induced tolerance in metastatic melanoma. Int J Cancer 73:309–316
8. Hahne M, Rimoldi D, Schröter M, Romero P, Schreier M, French LE et al. (1996) Melanoma cell expression of Fas (Apo-1/CD95) ligand: implications for tumor immune escape. Nature 274:1363–1366
9. Inaba K, Steinman RM, Witmer-Pack M, Aya H, Inaba M, Sudo T, Wolpe S, Schuler G (1992) Identification of proliferating dendritic cell precursors in mouse blood. J Exp Med 175:1157–1167
10. Jäger E, Ringhoffer M, Dienes HP, Arand, M, Karbach J et al. (1996) Granulocyte-macrophage-colony-stimulating factor enhances immune responses to melanoma-associated peptides in vivo. Int J Cancer 67:54–62
11. Jäger E, Ringhoffer M, Altmannsberger M, Arand M, Karbach J et al. (1997) Immunoselection in vivo: Independent loss of MHC class I and melanocyte differentiation antigen expression in metastatic melanoma. Int J Cancer 71:142–147
12. Ludewig B, Odermatt B, Landmann S, Hengartner H, Zinkernagel RM (1998) Dendritic cells induce autoimmune diabetes and maintain disease via de novo formation of local lymphoid tissue. J Exp Med 188:1493–1501
13. Lynch DH, Andreasen A, Maraskovsky E, Whitmore J, Miller RE, Schuh JCL (1997) Flt3 ligand induces tumor regression and antitumor immune responses in vivo. Nat Med 3:625–631
14. Marchand M, van Baren N, Weynants P, Brichard V, Dréno B, Tessier MH et al (1999, in press) Tumor regressions observed in patients with metastatic melanoma treated with an antigenic peptide encoded by gene Mage-3 and presented by HLA-A1. Int J Cancer, in press
15. McMichael Andrew J, O'Callaghan CA (1998) A new look at T cells. J Exp Med 187:1367–1371
16. Moretti S, Pinzi C, Berti E, Spallanzani A, Chiarugi A, Boddi V, Reali UM, Giannotti B (1997) In situ expression of transforming growth factor beta is associated with melanoma progression and correlates with Ki67, HLA-DR and beta 3 integrin expression. Melanoma Res 7:313–321
17. Nestle FO, Alijagic S, Gilliet M, Gilliet M, Sun Y, Grabbe S et al. (1998) Vaccination of melanoma patients with peptide- or tumor lysate-pulsed dendritic cells. Nat Med 4:328–332
18. Pardoll DM (1998) Cancer vaccines. Nat Med (Vaccine Suppl) 4:525
19. Pitti RM, Masters SA, Lawrence DA, Roy M, Kischkel FC, Dowd P et al (1998) Genomic amplification of a decoy receptor for Fas ligand in lung and colon cancer. Nature 396:699–703
20. Romani N, Gruner S, Brang D, Kämpgen E, Lenz A, Trockenbacher B, Konwalinka G, Fritsch PO, Steinman RM, Schuler G (1994) Proliferating dendritic cell precursors in human blood. J Exp Med 180:83–93
21. Romani N, Reider D, Heuer M, Ebner S, Eibl B, Niederwieser D, Schuler G (1996) Generation of mature dendritic cells from human blood: an improved method with special regard to clinical applicability. J Immunological Methods 196:137–151
22. Romero P, Dunbar PR, Valmori D, Pittet M, Ogg GS, Rimoldi D, Chen JL, Lienard D, Cerottini JC, Cerundolo V (1998) Ex vivo staining of metastatic lymph nodes by class I major histocompatibility complex tetramers reveals high numbers of antigen-experienced tumor-specific cytolytic T lymphocytes. J Exp Med 188:1641–1650
23. Rosenberg SA, Yang JC, Schwartzentruber DJ, Hwu P, Marincola F, Topalian S et al (1998) Immunologic and therapeutic evaluation of a synthetic peptide vaccine for the treatment of patients with metastatic melanoma. Nat Med 4:321–327
24. Ruiz-Cabello F, Garrido F (1998) HLA and cancer: from research to clinical impact. Immunol Today 19:539–542
25. Schreiber S, Kämpgen E, Wagner E, Pirkhammer, Trcka J, Korschan H et al. (1999) Immunotherapy of Metastatic Malignant Melanoma by a Vaccine Consisting of Autologous IL-2-transfected Cancer Cells – Outcome of a Phase I Study. Human Gene Ther, in press
26. Schuler G, Steinman RM (1997) Dendritic cells as adjuvants for immune-mediated resistance to tumors. J Exp Med 186:1183–1187
27. Soiffer R, Lynch T, Mihm M, Jung K, Rhuda C, Schmollinger JC et al (1998) Vaccination with irradiated autologous melanoma cells engineered to secrete human granulocyte-macrophage colony-stimulating factor generates potent antitumor immunity in patients with metastatic melanoma. Proc Natl Acad Sci USA 95:13141–13146
28. Speiser DE, Miranda R, Zakarian A, Bachmann MF, McKall-Faienza K, Odermatt B, Hanahan D, Zinkernagel RM, Ohashi PS (1997) Self antigens expressed by solid tumors do not efficiently stimulate naive or activated T cells: implications for immunotherapy. J Exp Med 186:645–653
29. Thurner B, Röder C, Dieckmann D, Heuer M, Kruse M, Glaser A, Kämpgen E, Bender A, Schuler G (1998) Generation of large numbers of fully mature and stable dendritic cells form leukapheresis products for clinical application. J Immunol Methods 223:1–15
30. Van den Eynde B, Van der Bruggen P (1997) T cell defined tumor antigens. Curr Opin Immunol 9:684–693
31. Wick M, Dubey P, Koeppen H, Siegel CT, Fields PE, Chen L, Bluestone JA, Schreiber H (1997) Antigenic cancer cells grow progressively in immune hosts without evidence for T cells exhaustion or systemic anergy. J Exp Med 186:229–238
32. Zitvogel L, Regnault A, Lozier A, Wolfers J, Flament C, Tenza D et al (1998) Eradication of established murine tumors using a novel cell-free vaccine: dendritic cell-derived exosomes. Nat Med 4:594–600

Palliative Therapie des Melanoms

W. Tilgen, S. Ugurel

Die Spannweite der uns zur Verfügung stehenden palliativen Therapieoptionen belegt einerseits die eindrucksvolle Entwicklung in der Pharmakotherapie, zeigt andererseits, daß ein Durchbruch in der Therapie des metastasierten Melanoms noch nicht gelungen ist, die Behandlungserfolge sind weiterhin unbefriedigend. Daher ist es nicht verwunderlich, daß ein Melanompatient in der Beratung über die »richtige« Melanomtherapie in das Spannungsfeld zwischen rationaler naturwissenschaftlicher Medizin, die um objektive Daten bemüht ist und Patienten vor unnötigem iatrogen zugefügtem Leid zu schützen sucht, und die Versprechungen der biologischen »natürlichen«, »die Abwehrkräfte stärkenden« Ganzheitsmedizin geraten kann. Neben den drei Säulen jeder Tumortherapie, die Operation, die Strahlen- und Chemotherapie sind als weitere Therapieverfahren bei Patienten mit metastasiertem Melanom die Immuntherapie und multimodale Therapiekonzepte zu nennen (s. Übersicht).

Therapiemöglichkeiten des malignen Melanoms – palliative Therapie

Operative Therapie
– Operation
– Kryotherapie
– Laser-/photodynamische Therapie (PDT)

Strahlentherapie
– ionisierende Strahlung
– Bestrahlung und Hyperthermie
– Stereotaktische Konvergenzbestrahlung

Chemotherapie
– Monochemotherapie
– Polychemotherapie
– Kombinierte Zytostatika-Tamoxifentherapie
– isolierte Extremitätenperfusion
– regionale Infusion/Perfusion

Immuntherapie
– Interferone (IFN α)
– Interleukin-2 (IL-2)
– Lymphokin-aktivierte Killerzellen (LAK)
– Tumor-infiltrierende Lymphozyten (TIL)
– monoklonale Antikörper (mAK)
– regionale Infusion/Perfusion
– Tumor-/Antigen-Vakzine
– Peptid-gepulste Dendritenzellen
– Gentherapie

Chemoimmuntherapie
– Kombinierte Zytostatika-Zytokin-Therapie
– isolierte Extremitätenperfusion

Operative Therapie

Eine kurative Intention besteht bei einer Metastasierung in ein einzelnes Organ, wie zum Beispiel Haut, Lymphknoten, Lunge, Leber oder ZNS. Die komplette Resektion von nicht-viszeralen Metastasen bedeutet für den Patienten eine mediane Überlebenszeit von 17–50 Monaten und eine 5-Jahresüberlebenschance von 9–35%, von Lungenmetastasen von 16–19 Monaten und eine 5-Jahresüberlebenschance von 20–25%. Die mediane Überlebenszeit nach Operation von Hirnmetastasen beträgt lediglich 6 (2–20) Monate bei nur wenigen Langzeitüberlebenden. Amputationen sind ausschließlich als palliative Maßnahmen zu sehen.

Strahlentherapie

Die Therapie mit ionisierenden Strahlen hat ihren festen Platz im Indikationsspektrum der palliativen Behandlungsmodalitäten. Bei multiplen kutanen Metastasen kommt eine Kombination der Strahlentherapie mit lokaler Hyperthermie in Frage. Die Radiochirurgie (stereotaktische Hochdosis-Einzeit-Photonenkonvergenz-Bestrahlung) kann bei einzelnen (nicht mehr als 3) Hirnmetastasen in einer Größenordnung bis zu 4 cm eingesetzt werden.

Chemotherapie

Eine *regionale* Chemotherapie wird als hypertherme Perfusionstherapie mit Zytostatika an den Extremitäten durchgeführt. Die Kombination mit Zytokinen, insbesondere TNF-α führt möglicherweise zu einem höheren Anteil an kompletten Remissionen und damit zu besseren Überlebenschancen.

In der *systemischen* Mono- und Polychemotherapie hat es keine entscheidenen Fortschritte gegeben: Mit einer Monochemotherapie sind in größeren randomisierten Studien Ansprechraten von 15% nachgewiesen, mit einer Polychemotherapie von 40%. Komplette Remissionen und daraus resultierende längere Überlebenszeiten können lediglich in 1% bis 2% der Patienten erzielt werden. Insgesamt liegt die mittlere Überlebenszeit der Patienten weiterhin bei 6–8 Monaten. Eine Kombination der Chemotherapie mit dem Hormonantagonisten Tamoxifen hat keine Verbesserung der Resultate erbracht.

Immuntherapie

Zentrale Mediatoren im Zytokinnetzwerk sind Interferon alpha (IFN α) und Interleukin-2 (IL-2). Je nach verwendetem Interferon, je nach Verabreichungsform und Dosis sowie Metastasenlokalisation und Vorbehandlung werden für beide Zytokine Ansprechraten zwischen 0% und über 20% angegeben.

Kombinationstherapien beider Medikamenten zeigten eine ähnliche dosisabhängige Schwankungsbreite.

Kein anderes Therapiekonzept spiegelt die unterschiedlichen Philosophien, die den einzelnen Therapiestrategien zugrunde liegen so deutlich wieder, wie die *Chemoimmuntherapie*. Das Spektrum umfaßt die Kombination eines einzelnen Zytostatikums mit Zytokinen in mittlerer Dosierung, wie z.B. das Therapieoptimierungsprotokoll der Arbeitsgemeinschaft Dermatologische Onkologie (ADO), in welches 300 Patienten aufgenommen wurden. Die Ansprechrate bei 244 Patienten (Zwischenauswertung) lag für eine Kombination von DTIC mit IFN α bei 18%, bei Hinzugabe von IL-2 bei 19%. Die medianen Überlebenszeiten lagen bei 12 Monaten, für Patienten die auf die Therapie ansprachen bei 25 Monaten, für Patienten mit einer progredienten Erkrankung bei 9 Monaten. Für Patienten, bei denen eine komplette Tumorremission erzielt werden konnte (9% bzw. 8%) ist der Median der Überlebenszeit noch nicht erreicht. Demgegenüber steht eine amerikanische Monocenterstudie, die eine Kombination von Cisplatin, Vinblastin, DTIC und hochdosiertem IL-2 und IFN α verwendet. Hier wurden komplette Remissionen bei 21% der Patienten erzielt, bei einer Gesamtansprechrate von über 60%. 10% der Patienten, bei denen eine komplette Tumorremission erzielt werden konnte (n = 12) haben langanhaltende Überlebenszeiten von bis über 6 Jahre. Diese Ergebnisse werden zur Zeit in einer multizentrischen Studie der ECOG überprüft. Es besteht ein entscheidender Unterschied in der Toxizität beider Therapieregime: die Hochdosistherapie macht eine kontinuierliche stationäre Betreuung der Patienten erforderlich.

Wege zur Verbesserung von Therapieerfolgen

- Früherkennung von Metastasen (Sentinel Node Biopsy, Tyrosinase-PCR, S100, MIA)
- Entwicklung neuer Medikamente (z.B. IFN, IL-2, Zytostatika)
- Kombination von Pharmaka mit unterschiedlichen Angriffspunkten (z.B. Polychemotherapie, Chemoimmuntherapie, Hormonantagonisten)
- Modifikation des Therapieschemas (sequentielle, alternierende, gleichzeitige Gabe von Pharmaka, Dosisfindung)
- Senkung der Toxizität von Pharmaka (z.B. Ethyol, 5-HT_3-Antagonisten, Wachstumsfaktoren)
- Entdeckung neuer Wirkungsmechanismen (z.B. Vakzine)
- Entwicklung neuer Technologien (mAk, Vakzine, Gentherapie)

Um die Wirksamkeit der Therapie bei Patienten mit metastasiertem Melanom zu erhöhen, werden die verschiedensten Wege beschrieben (s. Übersicht): Ein wichtiges Ziel ist es, Patienten in einer möglichst frühen Entwicklung der Metastasierung zu behandeln. Hier könnte die Technik der Sentinel node biopsy oder die Validisierung von Tumormarkern einen Fortschritt bringen. Eine weitere Hoffnung beruht auf der Entwicklung neuer Medikamente, wie z.B. Taxol, Fotemustin, Temodal. Die Entwicklung neuer Technologien hat neuen, noch experimentellen Therapiekonzepten, den Weg gebahnt, u.a. der Therapie mit Peptidgepulsten Dendritenzellen (Vakzine-Therapie).

Wenn wir den Standort der palliativen Therapie des metastasierten Melanoms kritisch beurteilen, müssen wir feststellen, daß viele Maßnahmen noch auf Hypothesen oder Theorien beruhen. So mag es verwundern, daß die Behandlung des metastasierten Melanoms heute überwiegend mit noch nicht zugelassenen Medikamenten erfolgt wie z.B. Temozolomid, Fotemustin, Treosulfan, Gemcitabin, IL-2, IFN α. Es gilt den positiven Trend zu bestätigen, der anzeigt, daß mit neuen Therapieverfahren nicht nur hohe Tumorremissionsraten zu erzielen sind, sondern auch das krankheitsfreie Intervall und die Überlebenszeiten der Patienten bei erhaltener Lebensqualität verlängert werden können. Dem Ziel, die Frage nach dem Patientennutzen zu beantworten (vgl. Übersicht) dienen zahlreiche, derzeit laufende nationale (ADO) und

---

Definition: »Was ist Patientennutzen«

- Krankheitsfreie Überlebenszeit
- Überlebenszeit
- Lebensqualität/TWIST
- Ansprechrate
- Senkung der Nebenwirkungen
- Definition von Patientengruppen, die auf eine bestimmte Therapie ansprechen

internationale (EORTC, ECOG, SWOG) Studienprotokolle. Ausgangspunkt einer Bewertung müssen die uns vorliegenden Daten über Überlebenszeiten von Patienten ohne Therapie bzw. nach ausschließlich operativer Therapie sein. Die Vielfalt an therapeutischen Möglichkeiten zeigt zum einen, daß es ohne die Hoffnung Therapieergebnisse zu verbessern, keinen Fortschritt gäbe; zum anderen verdeutlicht sie die stetige Entwicklung und Erweiterung des Leistungsspektrums der dermatologischen Onkologie in Deutschland.

Literatur

Balch CM, Houghton AN, Sober AJ, Soong S-J (Hrsg) (1998) Cutaneous melanoma. Quality Medical Publishing, Inc. St. Louis Missouri

Falkson CI, Ibrahim J, Kirkwood JM, Coates AS, Atkins MB, Blum RH (1998) Phase III trial of darcarbazine versus darcarbazine with interferon alpha-2b versus darcarbazine with tamoxifen versus darcarbazine with interferon alpha-2b and tamoxifen in patients with metastatic malignant melanoma: an Eastern Cooperative Oncology Group study. J Clin Oncol 16:1743–1751

Legha SS, Ring S, Eton O, Bedikian A, Buzaid AC, Plager C, Papadopoulos N (1998) Development of a biochemotherapy regimen with concurrent administration of cisplatin, vinblastine, darcarbazine, interferon alfa, and interleukin-2 for patients with metastatic melanoma. J Clin Oncol 16:1752–1759

Tilgen W, Uhl K, Bröcker E-B (1997) Palliative Therapie des malignen Melanoms. In: Garbe C, Dummer R, Kaufmann R, Tilgen W (Hrsg) Dermatologische Onkologie. Springer, Berlin Heidelberg New York, S. 369–386

Temodal in der Behandlung des metastasierten Melanoms

W. Tilgen, S. Seiter, D. Dill-Müller

Auf der Suche nach wirksameren und/oder nebenwirkungsärmeren Medikamenten wurde ein neues oral verabreichbares Zytostatikum entwickelt – Temodal (Temozolomid) – welches seit kurzem für die Behandlung von Glioblastomen in Europa zugelassen ist und dessen Zulassung für das metastasierte Melanom beantragt ist. Im Rahmen von Studienprotokollen der Arbeitsgemeinschaft Dermatologische Onkologie (ADO) und der EORTC steht das Präparat bereits zur Verfügung. In einer weltweit durchgeführten – und bereits abgeschlossenen – Studie wurden 305 Patienten behandelt. Überlebenszeiten und Ansprechraten sind zwar nicht signifikant der Therapie mit Darcabazin (DTIC) überlegen, aber die Möglichkeit der oralen Gabe von Temodal dürfte hinsichtlich der Lebensqualität für Patienten mit metastasiertem Melanom und die gute Liquorgängigkeit insbesondere für Patienten mit Hirnmetastasen von Vorteil sein.

Temodal ist ein Alkylanz, der Imidazotetrazin-Klasse und als Prodrug anzusehen. Wirksame Komponente ist wie bei DTIC das MTIC. Die zytotoxische Wirkung beruht hauptsächlich auf der Akylierung der O^6-Position von Guanin. Ein pharmakokinetischer Vorteil gegenüber DTIC besteht in der raschen Passage der Bluthirnschranke in den cerebrospinalen Liquor. Nachdem die Wirksamkeit von Temozolomid zunächst in einer Phase II-Studie an 60 Patienten überprüft wurde und eine Gesamtremission von 21% erzielt werden konnte (Bleehen et al. 1995) wurde im Rahmen einer weltweit durchgeführten Phase III-Zulassungsstudie die Wirksamkeit von Temodal bei 305 Patienten mit metastasiertem malignen Melanom mit dem bisherigen »Goldstandard« DTIC verglichen. An der Studie nahmen Kliniken aus 14 Ländern teil. Temodal wurde in einer Dosis von 200 mg/m² oral an Tag 1 bis 5, DTIC 250 mg/m² i.v. an Tag 1 bis 5 verabreicht. Die Studie zeigte, daß die Wirksamkeit beider Substanzen ihre Grenzen hat. Die Remissionsraten waren vergleichbar: Temodal (n = 156) 13,5% (CR 2,6%; PR 10,9%), DTIC (n = 149) 12,1% (CR 2,7%; PR 9,4%). Bei der Bewertung des krankheitsfreien Überlebens zeigte sich ein geringer, wenn auch statistisch signifikanter Überlebensvorteil für die Temodal-behandelten Patienten (1,9 gegenüber 1,5 Monate). Die mediane Überlebenszeit war für die Temodal-behandelten Patienten 2 Monate länger (7,9 gegenüber 5,7 Monate), allerdings ohne statistische Signifikanz. Das Nebenwirkungsspektrum von Temodal und DTIC ist vergleichbar. Die häufigsten Gründe für die insgesamt selten notwendige Dosisanpassung waren hinsichtlich der subjektiven Beschwerden Übelkeit und Erbrechen, bei den Laborparametern stand die hämatologische Toxizität, insbesondere Neutro- und Thrombozytopenie im Vordergrund. Die subjektiven Beschwerden konnten mit modernen Antiemetika gut kontrolliert werden, so daß die Therapie nur im Ausnahmefall aufgrund von Nebenwirkungen abgebrochen werden mußte (Middleton et al. 1999). Welche konkreten Vorteile sprechen für den Einsatz von Temodal gegenüber DTIC? Bei vergleichbarer Wirksamkeit hat Temodal einen entscheidenen Vorteil: die orale Verabreichung ermöglicht eine ambulante Behandlung der Patienten. Die Bioverfügbarkeit von Temodal ist trotz oraler Gabe 100%, es bedarf keiner metabolischen Aktivierung in der Leber, wie dies für DTIC erforderlich ist. Temodal passiert die Bluthirnschranke und kann damit auch im Gegensatz zu DTIC im ZNS wirksam werden. Letzteres wurde in einer Studie, in die 40 Patienten (DTIC = 21, Temodal = 19) aufgenommen wurden, überprüft. Es ergab sich ein signifikanter Unterschied in Hinsicht auf ein Tumorrezidiv von Hirnmetastasen: bei 8 von 21 DTIC behandelten Patienten kam es zu einem Tumorrezidiv, gegenüber nur 2 von 19 mit Temodal-behandelten Patienten (Summers et al. 1999).

Diese Daten, die zwar keinen Durchbruch in der Therapie des metastasierten Melanoms darstellen, führten zu zwei Therapieprotokollen, die einerseits bei Patienten mit metastasiertem Melanom die Wirksamkeit der Kombination von Temodal mit Interferon überprüfen, dies ist eine bereits begonnene Studie der ADO, andererseits die Kombination einer Strahlentherapie mit Temodal bei Patienten mit Hirnmetastasen, dies ist eine Studie der EORTC, die im Herbst begonnen werden soll.

Mit Temodal steht somit eine Substanz mit identischer Wirksamkeit aber mit einigen Vorteilen gegenüber DTIC, dem bisherigen nicht optimalen »Goldstandard« für die Behandlung von Patienten mit metastasiertem Melanom zur Verfügung: orale Anwendbarkeit und Liquorgängigkeit. Unter dem Aspekt der Lebensqualität, dem für Patienten in der palliativen Behandlungssituation besondere Bedeutung zukommt, ist Temodal gegenüber DTIC im Vorteil. Möglicherweise läßt sich die Effektivität der Substanz in multimodalen Therapiekonzepten verbessern.

Literatur

Bleehen NM, Newlands ES, Lee SM, Thatcher N, Selby P, Calvert AH, Rustin GJS, Brampton M, Stevens MFG (1995) Cancer research campaign phase II trial of temozolomide in metastatic melanoma. J Clin Oncol 13:910–913

Middleton MR, Gore M, Tilgen W, Fierlbeck G, Grob J J, Thatcher N (1999) A randomized, phase III study of temozolomide (TMZ) versus dacarbazine (DTIC) in the treatment of patients with advanced, metastatic malignant melanoma. Proc Am Soc Clin Oncol, ASCO

Newlands ES Stevens MFG, Wedge SR, Wheelhouse RT, Brock C (1997) Temozolomide: a review of its discovery, chemical properties, pre-clinical development and clinical trials. Cancer Treatm Rev 23:35–61

Summers Y, Middleton MR, Calvert AH, Rustin G, Newell DR, Thatcher N (1999) Effect of temozolomide (TMZ) on central nervous system (CNS) relapse in patients with advanced melanoma. Proc Am Soc Clin Oncol, ASCO

Tilgen W (1999) Temozolomid beim metastasierten malignen Melanom. Onkologie Service aktuell 1/99:9–10

Therapieoptionen bei Hirnmetastasen des malignen Melanoms – Chemotherapie

P. Mohr, M. Weichenthal

Zusammenfassung

Hirnmetastasen stellen mit 20–32 % die häufigste Todesursache beim metastasierenden malignen Melanom dar. Für Patienten mit mehreren Hirnmetastasen oder zusätzlicher extrazerebraler Metastasierung stellt die Behandlung mit Chemotherapeutika, welche die Bluthirnschranke überwinden, eine Therapieoption dar.

Die meisten beim metastasierenden Melanom eingesetzten Zytostatika sind gegenüber Hirnmetastasen weitgehend wirkungslos. Unter verschiedenen experimentellen Therapieansätzen konnte an sehr kleinen Patientenkollektiven die therapeutische Aktivität von intraarteriell verabreichtem Cisplatin gezeigt werden.

Die bei weitem meisten Therapieerfahrungen liegen für das Nitrosoharnstoffderivat Fotemustine vor. In einer Reihe von Phase II-Studien mit Fotemustine wurden Ansprechraten bei Hirnmetastasen zwischen 8,3 % und 28,2 % erzielt, so daß Fotemustine für die Indikation nicht operabler Hirnmetastasen eine Alternative zur Bestrahlung darstellt. Eine prospektiv-randomisierte Studie konnte keinen signifikanten Vorteil einer Kombination aus Ganzhirnbestrahlung und Fotemustine gegenüber einer alleinigen Fotemustine-Monotherapie nachweisen.

Einleitung

Obwohl die Bluthirnschranke im Bereich von Hirnmetastasen des malignen Melanoms deutlich gestört ist, gelten fast alle sonst bei Melanommetastasen wirksamen Substanzen im Hirn als unwirksam. Patienten die beispielsweise auf Polychemotherapien gut ansprechen, entwickeln im weiteren Verlauf der Behandlung häufig Hirnmetastasen. Die Penetrationsfähigkeit eines Zytostatikums durch die Bluhirnschranke hängt in erster Linie von seiner Fettlöslichkeit ab. Insgesamt zeigen Untersuchungen, daß bei etwa 12–20 % der Patienten im Stadium IV des malignen Melanoms primär Hirnmetastasen diagnostiziert werden und daß ca. 60 % der Patienten im Verlauf ihrer Erkrankung Hirnmetastasen entwickeln. Wenn eine Ausbreitung der Metastasen im Hirn vorliegt, ist die Prognose binnen kurzer Zeit infaust. Die mediane Überlebenszeit beträgt dann, je nach Anzahl der Hirnmetastasen und Therapiemöglichkeiten, zwischen 1,5 und 5 Monaten. Somit stellt die Therapie von Hirnmetastasen eines der schwierigsten Probleme im Stadium IV des Melanoms dar.

Fotemustine

In einer Reihe von Phase-II-Studien wurde seit Beginn der 90er Jahre die therapeutische Wirksamkeit von Fotemustine überprüft. Hierbei wurden auch Patienten mit Hirnmetastasen in die Studien eingeschlossen, da das lipophile Molekül die Bluthirnschranke passieren kann. Die Remissionsraten von Fotemustine für Hirnmetastasen schwanken zwischen 8,3 % und 28,2 %. Die mittlere Ansprechrate in allen Studien mit zusammen 113 Patienten mit Hirnfiliae beträgt ca. 18 % (Tabelle 1).

Auch Kombinationen, in erster Linie von Fotemustine und DTIC, wurden in Studien auf ihre Wirksamkeit bei Hirnmetastasen geprüft (Tabelle 2). Die Patientenkollektive sind insgesamt relativ klein und die Ansprechraten der Kombinationstherapie sind im Mittel nicht höher als bei der Fotemustine-Monotherapie. Zusätzlich mußte bei einem hohen Anteil der Patienten wegen erhöhter Toxizität eine Dosisreduktion vorgenommen werden. In der

Tabelle 1. Wirksamkeit von Fotemustine bei Hirnmetastasen. *RR* objektive Remissionsrate (komplette plus partielle Remissionen nach WHO-Kriterien)

Autor	Patienten (n)	RR [%]	Hirnfiliae (n)	RR [%]
Boote	20	20	12	8,3
Calabresi	30	25	7	14,3
Mohr	40	27,5	9	11,1
Jaquillat	39	28,2	39	28,2
Falkson	31	9,7	10	20,0
EORTC	98	13,0	35	11,0

Tabelle 2. Kombinationen und sonstige Chemotherapeutika bei Hirnmetastasen des malignen Melaloms. *DTIC* Dacarbazin; *i.a.* regionäre intraarterielle Applikation; *IFNα* Interferon alpha; *Il-2* Interleukin 2; *RR* objektive Remissionsrate

Schema	n	RR [%/n]	Autor
Fotemustine/DTIC	19	26/5	Avril (1992)
Fotemustine/DTIC	18	22/4	Merimski (1992)
Fotemustine/DTIC	34	12/4	Chang (1994)
Cisplatin i.a.	7	25/3	Feun (1990)
+ Carmustin	13	23/3	
+ Bleomycin	3	33/1	
Cisplatin/DTIC/ Carmustin/Il-2/IFNα	15[a]	47/7	Richards (1999)

[a] 15 Patienten mit Hirnmetastasen in einer Studie von 83 Patienten mit metastasiertem malignen Melanom

Literatur finden sich einzelne Fallberichte, in denen DTIC als Monotherapie bei Hirnmetastasen eine Wirksamkeit zeigte. Diese Patienten haben möglicherweise von der gestörten Bluthirnschranke im Bereich der Melanommetastasen profitiert.

Cisplatin

In Verbindung mit Cisplatin sind zwei verschiedene Verfahren gewählt worden, um die intrazerebrale Konzentration zu erhöhen. Zum einen wurde ein intrarterieller Zugang über die Arteria carotis gewählt, wodurch hoffnungsvolle Ergebnisse erzielt werden konnten, jedoch ist diese Therapie schwierig durchzuführen, da die Arteria ophthalmica wegen drohender retinaler Toxizität speziell geschützt werden muß. In einer anderen Studie wurde eine Cisplatin-Hochdosistherapie durchgeführt. In dieser Studie konnten bei neun behandelten Patienten 2 komplette und eine partielle Remission erzielt werden, jedoch waren mit dieser Hochdosistherapie ernste Nebenwirkungen verbunden. Platinhaltige Polychemotherapien, z. B. mit Cisplatin, Vinblastin und DTIC, führten ebenfalls in Einzelfällen zu Remissionen bei Hirnmetastasen.

Kombination von Chemotherapeutika mit Ganzhirnbestrahlung

Zwei Pilotstudien (n = 13 und n = 9) mit der Kombination von Fotemustine und einer Ganzhirnbestrahlung erzielten Remissionsraten bei Hirnmetastasen von 33 % beziehungsweise 66 % (Tabelle 3). Die mediane Überlebenszeit betrug 4 und 5,5 Monate. Diese ermutigenden Ergebnisse konnten jedoch leider nicht durch eine prospektiv randomisierte französisch-deutsche Studie (n = 76) mit Fotemustine versus Fotemustine plus Ganzhirnbestrahlung bestätigt werden. Die Ansprechraten waren mit 10 % für die Monotherapie und 16 % für die Kombinationstherapie deutlich niedriger als erwartet. Auch die medianen Überlebenszeiten fielen mit 86 Tagen bzw. 105 Tagen geringer aus. Ein signifikanter Therapievorteil konnte für die Kombinationstherapie gegenüber der Monotherapie nicht festgestellt werden, wobei das Patientenkollektiv insgesamt einen schlechten Performance-Status aufwies und die prognostischen Parameter für die Gruppe mit der Fotemustine Monotherapie signifikant schlechter waren.

Diskussion

Die Nitrosoharnstoffderivate Lomustine (CCNU), Carmustine (BCNU), und Semustine (Methyl-CCNU) sind hoch lipophile Zytostatika und passieren die Bluthirnschranke. Die theoretische Wirksamkeit bei Hirnmetastasen konnte jedoch in klinischen Studien nicht belegt werden.

Der Einsatz von hochdosiertem Cisplatin, zum Teil intraarteriell verabreicht, scheint Remissionsraten um 30 % zu erbringen. Die Durchführung dieser Therapie ist jedoch schwierig, damit speziellen Zentren vorbehalten und kann zu schwerwiegenden Nebenwirkungen führen.

Eine Monochemotherapie mit Fotemustine führt bei ca. 8–28 % der Patienten zur Remission der

Tabelle 3. Chemotherapie plus Ganzhirnbestrahlung bei Patienten mit Hirnmetastasen des malignen Melanoms. Angegeben sind die kumulativen Bestrahlungsdosen sowie die Fraktionierungsdosis (in Klammern). CR komplette Remission; PR partielle Remission; RR objektive Remissionsrate

Schema	Pat. (n)	CR (n)	PR (n)	RR %	Überleben (Monate)	Autor
Fotemustine 100 mg/m² + 40 Gy (2,5 Gy)	13	–	4	30,8	4,0	Bröcker (1996)
Fotemustine 100 mg/m² + 25–60 Gy (2,5 Gy)	9	4	2	66,7	5,5	Ulrich (1997)
Fotemustine 100 mg/m² vs.	39	1	3	10,3	3,0	Mohr (1999)
Fotemustine 100 mg/m² +37,5 Gy (2,5 Gy)	37	2	4	16,2	3,5	
Lomustin 120 mg/m² + 22,5 Gy (4,5 Gy)	62	0	10	16,1	3,0	Retsas (1989)

Hirnmetastasen, wobei die Remissionsraten bei nicht vorbehandelten Patienten günstiger sind. In der Kombination von DTIC mit Fotemustine wird zur Zeit kein Vorteil bei Hirnmetastasen gesehen.

Die hämatologischen Nebenwirkungen von Fotemustine müssen streng kontrolliert werden, um bedrohliche Leukopenien und Thrombopenien rechtzeitig zu erkennen. Besonders bei chemotherapeutisch vorbehandelten Patienten können die hämatologischen Nebenwirkungen durch die Kombination mit dem Zytoprotektivum Amifostine deutlich vermindert werden.

Für das neue Darcarbazinderivat Temozolamid liegen noch keine ausreichenden Daten vor, um die Potenz in der Wirkung auf Hirnmetastasen von Melanomen abschließend beurteilen zu können. Weder Temozolamid noch Fotemustine sind zur Zeit in Deutschland zur Behandlung des metastasierenden malignen Melanoms zugelassen.

Die Anzahl der einsetzbaren Zytostatika wie auch die Wirksamkeit dieser Substanzen sind bei Hirnmetastasen des malignen Melanoms sehr beschränkt. Selbst Bluthirnschranken-gängige Substanzen scheinen bei Hirnmetastasen geringer wirksam zu sein als bei extrazerebralen Metastasen. Dennoch hat die chemotherapeutische Behandlung von Hirnmetastasen inzwischen einen Stellenwert unter den Therapieoptionen des metastasierenden malignen Melanoms erreicht. Da es zur Zeit kaum randomisierte Studien zu dieser Behandlungsindikation gibt, ist beispielsweise noch unklar, ob die Kombination von mehreren bluthirnschrankengängigen Zytostatika gegenüber einer Monotherapie Vorteile erbringt.

Literatur

Avril MF, Bonneterre J, Cupissol D et al. (1991) Fotemustine and dacarbacine (DTIC): a combined regimen for malignant melanoma - final report on 103 evaluable patients. Proc Am Soc Clin Oncol 10:297

Bröcker EB, Bohndorf W, Kämpgen E et al. (1996) Fotemustine given simultaneously with total brain irradiation in multiple brain metastases of malignant melanoma: report on a pilot study. Melanoma Res 6:399-401

Chang J, Atkinson H, A_Hern R, Lorentzos A, Gore ME (1994) A Phase II Study of sequential Administration of Dacarbacine and fotemustine in the treatment of cerebral metastases from malignant melanoma. Eur J Cancer 30A:2093-2095

Feun LG, Lee YY, Plager C et al. (1990) Intracarotid cisplatin-based chemotherapy in patients with malignant melanoma and central nervous system metastases. Am J Clin Oncol 13 (5):448-451

Jaquillat C, Kayat D, Banzet P et al. (1990) Chemotherapy by fotemustine in cerebral metastases of disseminated malignant melanoma. Cancer Chemother Pharmacol 25:263-266

Jaquillat C, Kayat D, Banzet P et al. (1990) Final report of the French multicenter phase II study of the nitrosourea fotemustine in 153 evaluable patients with dissiminated malignant melanoma including patients with cerebral metastases. Cancer 66:1873-1878

Merimsky O, Inbar M, Chaitchik G, Chaichik S (1992) Fotemustine - an advance in the treatment of metastatic malignant melanoma. Melanoma Res 2:401-406

Mohr P, Makki A, Breitbart EW, Schadendorf D (1998) Combined treatment of stage IV melanoma patients with amifostine and fotemustine-a pilot study. Melanoma Res 8:166-169

Mohr P, Mornex F, Thomas L et al. (1999) Fotemustine chemotherapy with or without whole brain irradiation in patients with brain metastasis of milignant melanoma (French-German randomized phase III trial) ASCO meeting 1999, Atlanta May 15-19 1999

Richards M, Gale D, Mehta N, Lestingi T (1999) Combination of chemotherapy with interleukin 2 and interferon alpha for the treatment of metastitic melanoma. J Clin Oncol 17:651-657

Experimentelle Entwicklung der genetischen Immunisierung mit dendritischen Zellen für die spezifische Immuntherapie des malignen Melanoms

T. Tüting, H. Jonuleit, J. Steitz, J. Brück, A. Giesecke, K. Steinbrink, J. Knop, A. Enk

Zusammenfassung

Die molekulare Charakterisierung von Melanomantigenen mit Hilfe zytotoxischer T Zellen aus Melanomgewebe oder dem peripheren Blut von Melanompatienten und die Erkenntnis der zentralen Bedeutung dendritischer Zellen für die Induktion zellulärer Immunantworten bilden die wissenschaftliche Grundlage für die Entwicklung neuartiger Strategien für die spezifischer Immuntherapie des malignen Melanoms. Gegenwärtig werden mit Melanompeptiden beladene dendritische Zellen in ersten klinischen Studien für die Stimulation zellulärer Immunantworten gegen Melanomzellen eingesetzt. Alternativ kann die Antigenbeladung dendritischer Zellen durch Transduktion mit antigen-kodierenden Genen erfolgen. Das Ziel unserer Studien ist die Entwicklung einer solchen genetischen Immunisierung mit dendritischen Zellen. Wir konnten mit dem klinisch relevanten melanozytären Autoantigen TRP2 im tierexperimentellen Melanommodell der Maus *in vivo* die Möglichkeit der genetischen Immunisierung mit adenoviral-transduzierten dendritischen Zellen für die spezifische Immuntherapie des Melanoms zeigen. Die Transduktion mit rekombinanten Adenoviren erlaubt auch eine starke Genexpression in reifen, CD83+ dendritischen Zellen. In einigen Versuchsansätzen zeigte sich jedoch eine Beeinträchtigung der immunstimulatorischen Fähigkeiten dendritischer Zellen in gemischten Lymphozytenreaktionen. Potentielle immunsuppressive Effekte müssen bei der Verwendung humanpathogener viraler Gentransfersysteme berücksichtigt werden.

Einleitung

Der klinische Verlauf des malignen Melanoms ist durch eine frühzeitige metastatische Ausbreitung gekennzeichnet. Die unbefriedigenden Behandlungsmöglichkeiten einer disseminierten Fernmetastasierung stellen gegenwärtig ein großes Behandlungsproblem dar. Die Wirksamkeit einer Hochdosisbehandlung mit IL-2 alleine oder in Kombination mit dem adoptiven Transfer von Tumor-infiltrierenden Lymphozyten sowie das Auftreten Vitiligo-artiger Depigmentierung im Rahmen der IL-2 Behandlung werden als Indizien für die Induktion einer gegen melanozytäre Antigene gerichteten zellulären Immunabwehr gewertet [1–3]. In den letzten Jahren gelang mit Hilfe von zytotoxischen T Lymphozyten, die aus Melanomgewebe oder peripherem Blut isoliert und *in vitro* etabliert wurden, die molekulare Charakterisierung zahlreicher Melanomantigene [4–5]. Diese Erkenntnisse bilden die wissenschaftliche Grundlage für die Entwicklung spezifischer Immuntherapien, welche sich die Stimulation einer effektiven, gegen Melanomzellen gerichteten zellulären Tumorimmunabwehr zum Ziel setzen [5, 6]. Gerade im Stadium der Mikrometastasierung besteht die Hoffnung, daß durch immuntherapeutische Interventionen eine günstige Beeinflussung des weiteren Krankheitsverlaufs bewirkt werden kann.

Genetische Immunisierung mit dendritischen Zellen im Tiermodell

Eine neuartige, vielversprechende Strategie für die Tumorvakzinentwicklung stellt die Immunisierung mit genetischem Material aus Tumoren dar [7]. Im Tiermodell führte sowohl der Gene Gun Beschuß der Haut mit Plasmid DNA als auch die Injektion adenoviraler Vektoren zu einer Stimulation von spezifischen zellulären und humoralen Immunreaktionen gegen die kodierten Antigene [8]. Die Induktion einer protektiven Immunabwehr durch die genetische Immunisierung konnte mit Modellantigenen wie Hühner-Ovalbumin, E. coli β-Galaktosidase oder dem Tumorvirusantigen HPV16-E7 und antigen-transduzierten Tumorzellen eindeutig belegt werden [9, 10]. Bemühungen um klinisch für die spezifische Immuntherapie des malignen Melanoms relevantere Modellantigene haben zur Identifikation eines MHC Klasse I (H-2^b) bindenden TRP2$_{aa180-188}$ Peptidepitops in C57BL/6 Mäusen mit Hilfe von zytotoxischen T Zellen spezifisch für B16 Melanomzellen geführt [11]. Das an der Melaninsynthese beteiligte melanosomale Protein

TRP2 wird von Melanozyten und den meisten Melanomzellen natürlicherweise exprimiert und gehört zur Tyrosinase Genfamilie. TRP2 kann auch bei Melanompatienten von autoreaktiven zytotoxischen T Zellen erkannt werden [12, 13]. Im Mausmodell inhibierte der adoptive Transfer TRP2-spezifischer zytotoxischen T Zellen das Wachstum von B16 Lungenmetastsen. Die Gene Gun Immunisierung mit TRP2 führte jedoch nur zu einer schwachen Immunabwehr von B16 Melanomzellen [10]. Die Induktion von Immunantworten gegen das melanozytäre Autoantigen TRP2 ist möglicherweise durch Mechanismen zur Aufrechterhaltung der peripheren Toleranz limitiert. Hierfür spricht, daß die gleichzeitige Applikation von IL-12, das die Induktion zellulärer Immunreaktionen unterstützt, zu einer verstärkten Wirkung der Gene Gun Immunisierung mit TRP2 führte [10]. Um die Effektivität einer Immunisierung mit dendritischen Zellen in diesem System zu analysieren, wurden DC aus Knochenmarksvorläufern gezüchtet und mit einem rekombinanten Adenovirus für murines TRP2 (Ad-mTRP2) transduziert. Die endogene Expression von TRP2 in DC wurde durch spezifischen Proteinnachweis in Western Blot und Immunzytochemie verifiziert. Durchflußzytometrische Analysen von kultivierten DC, die mit einem Adenovirus für das Markergen »green fluorescent protein« (Ad-EGFP) transduziert wurden, zeigten 30–60 % fluoreszierende DC mit gleichzeitiger, starker Expression von MHC und kostimulatorischen Molekülen sowie dem DC-Marker NLDC-145. Während die direkte Injektion von Ad-mTRP2 nur zu einer Reduktion der Anzahl Lungenmetastasen nach intravenöser Inokulation von B16 Melanomzellen führt, verhinderte die Immunisierung mit Ad-mTRP2-transduzierten DC das Wachstum von experimentellen B16 Lungenmetastsen vollständig. Dieser protektive Effekt wurde sowohl bei der intravenösen als auch bei der subkutanen Applikation transduzierter DC beobachtet. Zusammengefaßt belegen unsere Ergebnisse mit dem klinisch relevanten melanozytären Autoantigen TRP2 im tierexperimentellen Melanommodell der Maus in vivo die Möglichkeit der genetischen Immunisierung und die Bedeutung dendritischer Zellen für die spezifische Immuntherapie des Melanoms.

Antigenexpression in reifen, CD83+ humanen dendritischen Zellen

Mit synthetischen Melanompeptiden beladene kultivierte dendritische Zellen werden bereits in ersten klinischen Studien zur spezifischen Immuntherapie des malignen Melanoms erprobt. Alternativ kann die Antigenbeladung dendritischer Zellen durch Transduktion mit antigen-kodierenden Genen erfolgen. Im Gegensatz zur Verwendung von Peptiden führt die anhaltende endogene Antigenproduktion zur kontinuierlichen Beladung von verschiedenen MHC Klasse I und möglicherweise auch MHC Klasse II Molekülen. Wir haben die Verwendung adenoviraler Vektoren, die in konzentrierter und hochreiner Form hergestellt werden können, zur Transduktion humaner dendritischer Zellen geprüft und die Auswirkungen der Transduktion auf Morphologie, Phänotyp und Funktion analysiert. Dendritische Zellen wurden mit dem von uns etablierten Verfahren in zwei Kulturschritten generiert [14]. Hierzu wurden plastik-adhärente Zellen aus dem peripheren Blut von Melanompatienten für 7 Tage mit GM-CSF und IL-4 in Kulturmedium mit 1% autologem Plasma inkubiert. Anschließend wurden die nicht-adhärenten dendritischen Zellen mit einem Cocktail proinflammatorischer Zytokine bestehend aus TNF-α, IL-1β, IL-6 und PGE$_2$ zur terminalen Differenzierung gebracht. 12–24 h später wurden rekombinante Adenoviren für die Markergene EGFP (Ad-EGFP) und E. coli β-Galaktosidase (Ad-βgal) sowie das humane melanosomale Protein TRP2 in verschiedener Menge zugegeben. Die Transduktion mit Ad-EGFP sowie der Einfluß der adenoviralen Transduktion auf die Zellorphologie ließ sich fluoreszenzmikroskopisch verfolgen und durchflußzytometrisch quantifizieren. Die Effizienz des Gentransfers in dendritische Zellen war proportional zu der verwendeten Virusmenge, der sogenannten MOI (multiplicity of infection). 50–80 % der Zellen fluoreszierten aufgrund der zytoplasmatischen Expression von EGFP bei einer MOI von 300. Bei höheren Virusmengen zeigten sich morphologische Veränderungen sowie eine verminderte Viabilität der Zellen. Die durchflußzytometrische Analyse erlaubte den Nachweis einer starken Expression von MHC und kostimulatorischen Molekülen sowie des DC-spezifischen Markers CD83 auf der Oberfläche Ad-EGFP-transduzierter DC. Die adenovirale Transduktion dendritischer Zellen ohne Stimulation mit dem proinflammatorischen Zytokincocktail führte nicht zur Expression von CD83 charakteristisch für terminal differenzierte DC. Von besonderem Interesse war die Beobachtung, daß die adenovirale Transduktion die Fähigkeit dendritischer Zellen, die Proliferation allogeneischer CD4+ oder CD8+ T-Zellen zu stimulieren, beeinträchtigt. Dies wurde nur bei einer größeren Anzahl dendritischer Zellen, i.e. bei hohen DC zu T-Zell Verhältnissen, bemerkt. Die Zugabe von adenovirus-transduzierten dendritischen Zellen zu gemischten Kulturen von unbehandelten dendritischen Zellen und allogenen CD4+ oder CD8+ T Zellen bewirkte ebenfalls eine zellzahlabhängige Suppression der T-Zell Proliferation. Transwellexperimente ergaben, daß ein direkter Zellkontakt für diesen immunsuppressiven Effekt erforderlich ist. Derzeit ist unklar, inwieweit die Verwendung rekombinanter

Adenoviren für die genetische Immunisierung mit dendritischen Zellen durch diese immunsuppressiven Eigenschaften limitiert ist. Erste Versuche zeigen jedoch eine erfolgreiche Induktion von melanomantigen-spezifischen zellulären Immunreaktionen *in vitro* mit adenoviral-transduzierten dendritischen Zellen [15]. Unsere Experimente zeigen, daß eine sorgfältige Prüfung der Auswirkungen verschiedener gentherapeutischer Strategien für die Antigenbeladung auf die Funktion kultivierter dendritischer Zellen im Hinblick auf potentielle immunsuppressive Effekte erfolgen muß.

Literatur

1. Rosenberg SA, Yang JC, White DE, Steinberg SM (1998) Durability of complete responses in patients with metastatic cancer treated with high-dose interleukin-2: identification of the antigens mediating response. Ann Surg 228:307–319
2. Kawakami Y, Eliyahu J, Delgado CH, Robbins PF, Sakaguchi K, Apella E, Yanelli JR, Adema GJ, Miki T, Rosenberg SA (1994) Identification of a human melanoma antigen recognized by tumor infiltrating lymphocytes associated with in vivo tumor rejection. Proc Natl Acad Sci USA 91:6458–6462
3. Rosenberg SA, White DE (1996) Vitiligo in patients with melanoma: normal tissue antigens can be targets for cancer immunotherapy. J Immunother Emphasis Tumor Immunol 19:81–84
4. Boon T, Van der Bruggen P (1996) Human tumor antigens recognized by T lymphocytes. J Exp Med 183:725–729
5. Tüting T, Storkus WJ, Lotze MT (1997) Gene-based strategies for the immunotherapy of cancer. J Mol Med 75:478–491
6. Rosenberg SA (1997) Cancer vaccines based on the identification of genes encoding cancer regression antigens. Immunol Today 18:175–182
7. Tüting T, Storkus WJ, Falo LD (1998) DNA immunization targeting the skin: Molecular control of adaptive immunity. J Invest Dermatol 111:183–188
8. Tüting T, Gambotto A, Storkus WJ, De Leo AB (1999) Co-delivery of T helper 1-biasing cytokine genes enhances the efficacy of gene gun immunization of mice: Studies with the model tumor antigen β-galactosidase and the BALB/c Meth A p53 tumor-specific antigen. Gene Ther 6:629–636
9. Condon C, Watkins SC, Celluzzi CM, Thompson K, LD Falo (1996) DNA-based immunization by in vivo transfection of dendritic cells. Nature Med 2:1122–1128
10. Tüting T, Gambotto A, De Leo AB, Robbins PD, Lotze MT, Storkus WJ (1999) Induction of tumor antigen-specific immunity using DNA immunization in mice. Cancer Gene Ther 6:73–80
11. Bloom MB, Perry-Lalley D, Robbins PF, Li Y, el-Gamil M, Rosenberg SA, Yang JC (1997) Identification of tyrosinase-related protein 2 as a tumor rejection antigen for the B16 melanoma. J Exp Med 185:453–459
12. Wang RF, Appella E, Kawakami Y, Kang X, Rosenberg SA (1996) Identification of TRP-2 as a human tumor antigen recognized by cytotoxic T lymphocytes. J Exp Med 184:2207–2216
13. Castelli C, Tarsini P, Mazzocchi A, Rini F, Rivoltini L, Ravagnani F, Gallino F, Belli F, Parmiani G (1999) Novel HLA-Cw8-Restricted T Cell Epitopes Derived from Tyrosinase-Related Protein-2 and gp100 Melanoma Antigens. J Immunol 162:1739–1748
14. Jonuleit H, Kuhn U, Muller G, Steinbrink K, Paragnik L, Schmitt E, Knop J, Enk AH (1997) Pro-inflammatory cytokines and prostaglandins induce maturation of potent immunostimulatory dendritic cells under fetal calf serum-free conditions. Eur J Immunol 27:3135–3142
15. Perez-Diez A, Butterfield LH, Li L, Chakraborty NG, Economou JS, Mukherji B (1998) Generation of CD8+ and CD4+ T-cell response to dendritic cells genetically engineered to express the MART-1/Melan-A gene. Cancer Res 58:5305–5309

Neurochirurgische Therapie bei Hirnmetastasen des malignen Melanoms

G. Schackert, C. Bonk, S. B. Sobottka

Einleitung

Die Inzidenz der kutanen malignen Melanome steigt weltweit. Die Tumorgenese ist multifaktoriell, und basiert einerseits auf der Sonnenlichtexposition, andererseits auf individuellen genetischen, phänotypischen und immunologischen Prädispositionen. Die onkogene Transformation der epidermalen Melanozyten hängt von der graduellen Akkumulation irreversibler genetischer Alterationen ab. Zellzyklus-regulierende Tumorsuppressorgene wie $p16^{INK4A}$ scheinen eine wichtige Rolle zu spielen.

Unter allen primären Karzinomen hat das maligne Melanom die höchste Inzidenz für Hirnmetastasen. In mehr als 50% entwickeln die Patienten zerebrale Absiedlungen. In 39% sind sie singulär, in 61% multipel (Mendez 1988). In autoptischen Untersuchungen werden in bis zu 74% Hirnmetastasen nachgewiesen. Trotz frühzeitiger Erkennung und Therapie steigt die Mortalitätsrate. Neben der Chemo- und Radiotherapie sowie Radiochirurgie stellt die neurochirurgische Therapie von Hirnmetastasen eine effektive Behandlungsmöglichkeit dar. Die Indikation zur operativen Therapie der zerebralen Absiedlung ist abhängig von: Zeitintervall zwischen Auftreten des Primärtumors und der Metastasierung, Karnofskystatus, Ausmaß der extrazerebralen Metastasierung, Anzahl und Größe der zerebralen Metastasen, Lokalisation der Hirnmetastase, Alter des Patienten.

Material und Methode

Patientenpopulation

In der Neurochirurgischen Klinik der TU Dresden wurden in den Jahren 1994–März 1999 13 Patienten mit zerebralen Metastasen bei metastasierendem malignem Melanom operiert. Das Alter der Patienten lag zwischen 31 und 71 Jahren. In 7 Fällen handelte es sich um multiple Metastasen mit bis zu 4 Absiedlungen. 12 von 13 Patienten litten zusätzlich an extrazerebralen Metastasen. Die Indikation zur Operation wurde bei singulären Hirnmetastasen gestellt, um die Histologie zu sichern und gleichzeitig die Raumforderung zu beseitigen. Läsionen, die eine Größe von mehr als 3 cm Durchmesser aufwiesen, wurden immer einer Operation zugeführt, da sie die Behandlungsgröße für eine radiochirurgische Therapie überschreiten. Bei multiplen Hirnmetastasen wurde die Indikation zur Operation gestellt, wenn die Läsionen raumfordernd wirkten, und die Absiedlungen operativ zugänglich waren. Durch die Planung der Zugangswege mit Neuronavigation können multiple Raumforderungen in verschiedenen Arealen des Gehirns unter Schonung funktionell wichtiger Hirnareale und Vermeidung zusätzlicher neurologischer Defizite in einer operativen Sitzung entfernt werden. Damit ist die Hospitalisationszeit gegenüber Patienten mit singulären Metastasen nicht verlängert.

Ergebnisse

Die mittlere Überlebenszeit der Patienten mit singulären Hirnmetastasen betrug bei 2 noch lebenden im Median 6,5 Monate, mit multiplen Läsionen bei 2 noch lebenden 7,5 Monate. Patienten mit singulärer zerebraler Metastase, bei denen die Läsion in toto entfernt werden konnte, erhielten keine Nachbestrahlung. Patienten mit multiplen Absiedlungen wurden postoperativ einer Ganzhirnbestrahlung mit 30 Gy zugeführt. Bei 2 Patienten kam es zu einem lokalen Rezidiv, bei 3 Patienten zu weiteren zerebralen Absiedlungen. 5 Patienten wurden mehrmals operiert. Das Zeitintervall zwischen Auftreten des Primärtumors und der zerebralen Metastase betrug im Median 29 Monate. Zusätzliche Radiochirurgie erfolgte bei 3 Patienten. Bei keinem der operierten Patienten kam es durch die chirurgische Intervention zu einer Verschlechterung der klinischen Symptomatik. Durch die Beseitigung der Raumforderung konnte die Dexamethason-Therapie wenige Tage nach der Operation abgesetzt werden. Damit wurden die Nebenwirkungen einer langfristigen Cortisontherapie vermieden.

Diskussion

Das Auftreten von Hirnmetastasen ist ein häufiges Ereignis im Krankheitsverlauf von Patienten mit malignem Melanom. In einer retrospektiven Analyse von Sampson et al. (1998), die 6953 Patienten mit malignem Melanom umfasste und damit die umfangreichste Studie einer einzelnen Institution darstellt, von denen 702 Patienten Hirnmetastasen aufwiesen, wurde eine mittlere Überlebenszeit für Hirnmetastasenträger von 113,2 Tagen ermittelt. In 94,5 % der Fälle war die Hirnmetastase die Todesursache. Langzeitüberlebende von mehr als drei Jahren waren durch eine solitäre Hirnmetastase bei fehlender extrazerebraler Metastasierung gekennzeichnet. In diesen Fällen konnte durch die operative Exstirpation der Hirnmetastase eine signifikante Überlebenzeitverlängerung erreicht werden.

In unserem Patientengut, das 13 Patienten mit zerebralen Melanommetastasen umfaßt, wurde bei singulären Hirnmetastasen eine mediane Überlebenszeit von 6,5 Monaten erreicht, während bei multiplen Hirnmetastasen die mediane Überlebenszeit 7,5 Monate betrug. Obwohl nahezu alle unsere Patienten extrazerebrale Metastasen aufwiesen, konnte durch die operative Therapie, teilweise in Verbindung mit Radiochirurgie, eine Verlängerung der Überlebenszeit bei hoher Lebensqualität erreicht werden. Solitäre, aber auch singuläre Hirnmetastasen bilden auf Grund ihrer vitalen Bedrohung eine Indikation zur operativen Exstirpation. Insbesondere bei nicht progredienter extrazerebraler Metastasierung kann durch die operative Exstirpation der zerebralen Läsion eine Verlängerung der Überlebenszeit erreicht werden (Sampson 1998; Gupta 1997). Die postoperative Nachbestrahlung mit 30 Gy bzw. 40 Gy wird als effektive Therapie in der Reduzierung von Rezidiven gewertet (Nieder 1998, Skibber 1996), ist jedoch nicht unumstritten (Sampson 1998; Stevens 1992). Bei unseren Patienten wurde in der Regel bei singulärer Hirnmetastasierung auf eine postoperative Ganzhirnbestrahlung oder lokale Nachbestrahlung verzichtet. Multiple Hirmetastasen wurden in unserem Patientengut in 7 Fällen operiert. Unsere Ergebnisse mit einer medianen Überlebenszeit von 7,5 Monaten werden durch Angaben der Literatur bestätigt, in denen die Lebenserwartung von Patienten mit multiplen Hirnmetastasen bei operativer Exstirpation nicht schlechter ist als bei singulären Metastasen (Ewend 1996). Der Karnofskystatus war in allen Fällen ausschlaggebend für das operative Vorgehen und für die Prognose. So wurden nur solche Patienten operiert, die einen Karnofskystatus von > 70 aufwiesen. Das Zeitintervall zwischen Auftreten des Primärtumors und der zerebralen Absiedlung beeinflusste die Überlebenszeit. Bei metachroner Metastasierung war die Überlebenszeit entsprechend verlängert. Das Alter unserer Patienten lag im Median bei 51 Jahren und konnte in unserem begrenzten Patientengut nicht als prognostischer Parameter nachgewiesen werden. Fünf unserer Patienten wurden an lokalen, resp. weiteren zerebralen Metastasen operiert. Die Überlebenszeit für diese Patienten betrug im Median 12 Monate nach Auftreten der ersten zerebralen Metastasen und 6 Monate nach Rezidivoperation. Bei einem Karnofskystatus > 70 wird in der Reoperation von zerebralen Metastasen eine adäquate Therapie unter Erhaltung der Lebensqualität gesehen (Bindal 1995).

Die Bewertung der eigenen Ergebnisse und der Literatur bestätigen die operative Entfernung von solitären und multiplen Hirnmetastasen als wichtige Therapiemodalität in der Behandlung zerebraler Metastasen.

Literatur

Bindal RK, Sawaya R, Leavens ME, Hess KR, Taylor SH (1995) Reoperation for recurrent metastatic brain tumors. J Neurosurg 83 (4):600–604

Ewend MG, Carey LA, Brem H (1996) Treatment of melanoma metastases in the brain. Semin Surg Oncol 12 (6):429–435

Gupta G, Robertson AG, MacKie RM (1997) Cerebral metastases of cutaneous melanoma. Br J Cancer 76 (2):256–259

Mendez IM, Del Maestro RF (1988) Cerebral metastases from malignant melanoma. Can J Neurol Sci 15:119–123

Nieder C, Schwerdtfeger K, Studel WI, Schnabel K (1998) Patterns of relapse and late toxicity after resection and whole-brain radiotherapy for solitary brain metastases. Strahlenther Onkol 174 (5):275–278

Sampson JH, Carter JH, Friedman AH, Seigler HF (1998) Demographics, prognosis, and therapy in 702 patients with brain metastases from malignant melanoma. J Neurosurg 88 (1):11–20

Skibber JM, Soong SJ, Austin L, Balch CM, Sawaya RE (1996) Cranial irradiation after surgical excision of brain metastases in melanoma patients. Ann Surg Oncol 3 (2):118–123

Stevens G, Firth I, Coates A (1992) Cerebral metastases from malignant melanoma. Radiother Oncol 23 (3):185–191

Repräsentative Ergebnisse der Schildwächter-Lymphknoten-Exstirpation (SLKE) beim malignen Melanom

J. Ulrich, H.-J. Otto, A. Roessner, B. Bonnekoh, H. Gollnick

Zusammenfassung

Die elektive Lymphknotendissektion (ELND) ist seit fast 20 Jahren Gegenstand kontroverser Diskussionen. Durch die Einführung der Schildwächter-Lymphknoten-Exstirpation (SLKE) besteht jedoch jetzt die Möglichkeit, Patienten, die aufgrund klinisch und sonographisch okkulter Mikrometastasen von einer ELND profitieren könnten, zu identifizieren. Seit Oktober 1997 führten wir bei 140 Patienten mit melanozytären und nichtmelanozytären Tumoren der Haut die SLKE nach lymphoszintigraphischer und zusätzlicher Farbstoffmarkierung durch. Bei positivem SLK wurde in zweiter Sitzung eine radikale Lymphknotendissektion der betroffenen Region angestrebt. Von 119 auswertbaren Patienten mit malignem Melanom war in 87 % ein unilateraler Lymphabstrom nachweisbar. Im Gesamtkollektiv betrug die Rate positiver Befunde in Lymphknoten 9,2 % (11 Patienten). Bei Patienten mit einer Tumordicke > 1,5 mm (Stadium II) stieg die Rate auf 17,3 %. Nach einer medianen Nachbeobachtungszeit von 8 Monaten ist bei einem Patienten mit positivem SLK eine weitere Lymphknotenmetastase aufgetreten. Die SLKE stellt im Gegensatz zur radikalen Lymphknotendissektion eine vergleichsweise einfache, komplikationsarme und kostengünstige Diagnostikmethode dar, die ein präziseres Staging der Patienten erlaubt. Mit der SLKE können Subkollektive identifiziert werden, die von einer ELND und/oder einer adjuvanten Chemo-und/oder Immuntherapie profitieren könnten.

Einleitung

Die elektive Lymphknotendissektion (ELND) ist seit über 20 Jahren Gegenstand kontroverser Diskussionen. Die Befürworter der Methode verweisen auf Ergebnisse überwiegend retrospektiver Studien, in denen für Subkollektive ein Überlebensvorteil gesichert werden konnte [5, 7, 12, 24]. Die Gegner der ELND führen die Ergebnisse prospektiv-randomisierter Studien ins Feld, in denen bislang kein Überlebensvorteil für elektiv lymphadenektomierte Patienten gesichert werden konnte [25, 26, 30, 31]. Als weitere Argumente gegen die ELND werden die Tatsache, daß nur in etwa 20 % der Fälle Mikrometastasen gefunden werden und so die überwiegende Mehrheit der Patienten nicht von der Methode profitiert sowie die relativ hohe peri- und postoperative Morbidität einer kompletten LKD genannt. In Deutschland wird die ELND nur noch an wenigen Zentren routinemäßig durchgeführt. Nach Angaben des Zentralregisters Malignes Melanom der Deutschen Dermatologischen Gesellschaft wurden Anfang der 90er Jahre etwa 16 % der Patienten im klinischen Stadium II (Tumordicke > 1,5 mm) einer ELND unterzogen [8].

Eine Lösung des Problems könnte sich durch die Einführung der Methode der SLKE ergeben, die Anfang der 90er Jahre von Morton et al. entwickelt wurde [18]. Als Schildwächter-Lymphknoten (SLK) wurde dabei derjenige (diejenigen) Lymphknoten definiert, der (die) als erster die Lymphe eines regionären Lymphabflußgebietes drainiert(en). Die Identifikation des SLK erfolgte nach intrakutaner peritumoraler Injektion von Farbstoffen, die sich selektiv im Lymphknotengewebe anreichern.

Alex und Krag führten dann 1993 die Methoden des farbstoffgeführten »lymphatic mapping« und der lymphabstromszintigraphischen Markierung der Lymphknoten zusammen, wobei erstmals intraoperativ eine mobile Gamma-Sonde zur Lokalisation der SLK zum Einsatz kam [2, 3].

Seither sind zahlreiche, überwiegend nichtrandomisierte, monozentrische Studien zur Problematik der SLKE publiziert worden.

Wir setzen seit September 1997 die SLKE routinemäßig in der Behandlung von Patienten mit primärem malignen Melanom und malignen nichtmelanozytären Tumoren der Haut ein. Über die ersten Ergebnisse soll im folgenden berichtet werden.

Patienten und Methoden

Im Zeitraum von September 1997 bis März 1999 wurden 126 Patienten mit malignem Melanom und 14 Patienten mit nichtmelanozytären malignen Tumoren der Haut einer SLKE unterzogen (s. Tabelle 1). Die Indikation zur SLKE wurde ab einer Tumordicke nach Breslow von 0,7 mm gestellt, wobei deren Bestimmung mittels 20 MHz-Sonographie erfolgte. Der Altersmedian der 49 Männer (39%) und 77 Frauen (61%) betrug 61 Jahre [18–87 Jahre]. Bei allen Patienten bestand weder palpatorisch noch sonographisch der Verdacht auf Lymphknotenmetastasen.

Am Tage der Operation erfolgte in der Klinik für Nuklearmedizin die intrakutane Injektion von ca. 50 MBq ^{99m}Technetium-markiertem humanen Serumalbumin (Nanocoll) mit mindestens 4 Quaddeln um den Primärtumor oder die Exzisiosnarbe, wobei die Erstoperation nicht länger als 4 Wochen zurücklag. Unmittelbar post injectionem wurden die drainierenden Lymphbahnen mittels sequentieller Szintigramme identifiziert und auf der Haut markiert. Anschließend erfolgte eine statische Szintigraphie nach ca. 60 Minuten zur Lokalisation der(s) SLK(s) und ihre Markierung auf der Haut. Anschließend wurde der Patient in den Operationssaal transferiert. Die SLKE wurde im axillären und cervikalen Bereich in Allgemeinanästhesie, in der Inguinalregion auch in Lokalanästhesie vorgenommen. Unmittelbar präoperativ wurde analog der Injektion des Radiopharmakons peritumoral bzw. periläsional streng intrakutan ca. 0,5 ml Patentblau V (Byk Gulden) injiziert. Die Operation begann in der Regel mit der Exstirpation des(r) SLK unter Verwendung der Gamma-Sonde (C-Trak, CareWise, Morgan Hill, Ca., USA). Die SLKE galt als abgeschlossen, wenn keine nennenswerte Radioaktivität im Wundbett mehr nachweisbar war. Im zweiten Schritt wurde dann der Primärtumor bzw. die Exzisisonsnarbe nach den Richtlinien der Arbeitsgemeinschaft Dermatologische Onkologie (ADO) mit entsprechendem Sicherheitsabstand exzidiert.

Die exstirpierten SLK wurden nach Entnahme eines repräsentativen Anteils für die molekularbiologische Diagnostik (Tyrosinase-RT-PCR) in der Routinehistologie in Stufenschnitten aufgearbeitet. Neben der Diagnostik am HE-Schnitt erfolgte die immunhistochemische Aufarbeitung der Präparate mit den monoklonalen Antikörpern S-100 und HMB-45.

Bei positivem SLK wurde in zweiter Sitzung eine radikale Lymphknotendissektion der betroffenen Region angestrebt.

Ergebnisse

Bei den 126 Patienten war der Primärtumor in 17 Fällen (14%) im Kopf-Hals-Bereich, in 41 Fällen (32%) am Stamm und in 68 Fällen (54%) an den Extremitäten lokalisiert. Die Verteilung der histologischen Subtypen des Melanoms entsprach mit 60% superfiziell spreitenden Melanomen, 23% primär nodulären Melanomen, 6% Lentigo-Maligna-Melanomen, 2% akral-lentiginösen Melanomen und 8% anderen Melanomtypen der »Normal«verteilung. Die mittlere Tumordicke nach Breslow betrug 1,97 mm (Median 1,4 mm, Extremwerte 0,25–9 mm). Die Verteilung der Patienten auf die klinischen Stadien (Einteilung nach ADO) ist in Tab. 1 dargestellt.

Mit 110 Patienten (87%) wies die große Mehrheit einen einseitigen Lymphabstrom auf. Bei 14 Patienten (11%) konnte ein bidirektionaler Lymphabfluß beobachtet werden. Je ein Patient wiesen einen dreiseitigen bzw. keinen Lymphabfluß auf. Die axillären Lymphknoten waren mit 48% die häufigste drainierende Lymphknotenstation. In 37% der Fälle waren die SLK inguinal und nur in 9% cervikal lokalisiert.

Von den 125 operierten Patienten gelang bei 119 (95%) die Exstirpation der zuvor szintigraphisch detektierten SLK, wobei in jeweils 3 Patienten axillär bzw. cervikal die Exstirpation der SLK nicht gelang.

Die Rate positiver SLK im Gesamtkollektiv betrug 9,2% (11 von 119 Patienten). Betrachtet man nur die 52 Patienten im klinischen Stadium II (GTD > 1,5 mm) steigt der Anteil auf 17,3% (s. Tabelle 1). Bei einem Patienten mit einem supramammär lokalisiertem superfiziell spreitenden Melanom mit einer maximalen Tumordicke von 0,8 mm konnte bereits axillär eine Mikrometastase nachgewiesen werden. Von den 11 Patienten mit nachgewiesenen Mikrometastasen sind 10 Patienten einer radikalen Lymphadenektomie in zweiter Sitzung unterzogen worden. In keinem Fall konnten weitere Metastasen nachgewiesen werden. Bei 6 Patienten mit hohem Metastasierungsrisiko ist nach Entfernung des SLK in gleicher Sitzung eine ELND durchgeführt worden, wobei in keinem Fall der Nachweis eines »übersprungenen« SLK gelang.

Die Rate und das Ausmaß peri -und postoperativer Komplikationen waren bis auf einen Fall gering. Bei 5 Patienten wurden nicht behandlungsbedürftige Serome und Hämatome, bei einem Patienten eine Wundinfektion und bei einem weiteren Patienten eine Nervenverletzung mit konsekutiver Muskelatrophie des M. supraspinatus festgestellt.

Tabelle 1. Ergebnisse der SLKE bei kutanen Tumoren

Tumorentität	Patientenzahl	SLK positiv
MM Stadium Ia (< 0,76 mm)	28 (22%)	0
MM Stadium Ib (0,76–1,49 mm)	42 (33%)	2 (4,8%)
MM-Stadium IIa (1,5–4 mm)	40 (32%)	8 (20%)
MM-Stadium IIb (> 4 mm)	16 (13%)	1 (6,2%)
Plattenepithelkarzinom	6	0
Merkelzellkarzinom	4	0
Schweißdrüsenkarzinom	2	0
Dermatofibrosarkoma protuberans	2	0

Die noch kurze mediane Nachbeobachtungszeit in unserem Kollektiv liegt bei 8,7 Monaten. In diesem Zeitraum ist bei keinem Patienten mit negativem SLK eine Progression aufgetreten. Ein Patient mit einem positivem SLK im Supraklavikularbereich hat 12 Monate nach radikaler Neck dissection eine juxta-regionäre Lymphknotenmetasase entwickelt.

Diskussion

Die SLKE in Kombination von präoperativer Lymphabstromszintigraphie, intraoperativer Gamma-Sonde und Farbstoffmarkierung der Lymphknoten stellt eine weitere wichtige Bereicherung des Arsenals diagnostischer Methoden in der Therapie des malignen Melanoms dar. Mit Hilfe dieses Verfahrens gelingt die Identifikation der, vor allem bei Melanomen mit Stammlokalisation klinisch schwer vorhersagbaren regionären Lymphabflußregion und die exakte Lokalisation des SLK, der ohne großen operativen Aufwand selektiv entfernt werden kann. Unsere Erfahrungen zeigten, daß nicht selten der SLK außerhalb der zu erwartenden Lymphknotenstation lag und somit bei einer ELND nicht mit entfernt worden wäre.

Die Rate der mit der kombinierten Operationsmethode aufgefundenen SLK lag in unserem Kollektiv bei 95%, was sich mit den Ergebnissen anderer Arbeitsgruppen vergleichen läßt [1, 15, 23]. Eine Ursache für das Nichtauffinden der SLK war die unmittelbare Nachbarschaft von Primärtumor und regionärer Lymphknotenstation, so daß das Signal des SLK von der Aktivität des Primärtumors überstrahlt wurde. Außerdem ist eine gewisse, auch von anderen Arbeitsgruppen beschriebene, operative »Lernphase« notwendig, um eine fast 100 %ige Exstirpationsrate zu erreichen. Als sicheren Hinweis auf die Notwendigkeit der intraoperativen Anwendung der Gamma-Sonde werten wir die Tatsache, daß trotz präoperativer Injektion des Farbstoffes sich in 15% der Patienten kein angefärbter SLK nachweisen ließ.

Die Anzahl positiver SLK im Gesamtkollektiv war mit 9% im Vergleich mit den Ergebnissen anderer Autoren relativ gering (s. Tabelle 2). Eine Erklärung könnte der mit 55% relativ hohe Anteil von Patienten im klinischen Stadium I sein. Betrachtet man nur die Ergebnisse im klinischen Stadium II, so schwanken hier die Angaben zwischen 16% und 55% (s. Tabelle 2).

Diskutiert werden müssen diese Ergebnisse vor dem Hintergrund der histologischen und molekularbiologischen Aufarbeitung der Lymphknoten. Die Detektionsrate in der Routinehistologie (HE-Färbung) kann durch die zusätzlich Färbung mit S-100 und HMB-45 um 24% erhöht werden [17, 22]. Erste Ergebnisse von Reintgen et al. über die Aufarbeitung der SLK mittels Tyrosinase-RT-PCR zeigten bei Patienten mit negativem SLK in der Routinehistologie statistisch signifikante Unterschiede bezüglich des Überlebens bei PCR positivem oder negativem Befund [22]. In der bislang größten publizierten multizentrischen Studie an 612 Patienten mit malignem Melanom in den Stadien I und II konnte die gleiche Arbeitsgruppe zeigen, daß der Status des SLK der prognostisch wichtigste Faktor bezüglich des Überlebens sowohl in der univariaten als auch der covariaten Analyse war [9].

Die Frage, ob die radikale LKD nach SLKE mit positivem Befund zu einem Vorteil bezüglich des

Tabelle 2. Ergebnisse der SLKE beim malignen Melanom

Autor	Methode	Anzahl Patienten	mediane TD [Bereich]	pos. SLK Gesamt-kollektiv	pos. SLK Stad. II	Literatur
Morton et al. (1992)	Sz+F	194	k.A.	20,6%	36,9%	[22]
Uren et al. (1994)	Sz+F	119	k.A.	7,5%	k.A.	[28]
van der Veen et al. (1994)	Sz+GK+F	11	2,04 mm [1,35–2,3 mm]	36%	37,5%	[29]
Pijpers et al. (1995)	Sz+GK+F	41	k.A. [0,65–6,7 mm]	19,5%	28,6%	[21]
Thompson et al. (1995)	Sz+F	118	2,5 mm [0,9–8,5 mm]	23%	k.A.	[27]
Krag et al. (1995)	Sz+GK+F	118	k.A.	12,7%	22,8%	[14]
Albertini et al. (1996)	Sz+GK+F	106	2,24 mm [0,75–??]	15%	k.A.	[1]
Mudun et al. (1996)	Sz+GK	25	k.A.	24%	27,3%	[20]
Glass et al. (1996)	Sz+GK+F	148	2,3 mm [0,51–12,6 mm]	14%	k.A.	[10]
Bachter et al. (1996)	Sz+GK+F	28	k.A. [0,7–4,2 mm]	14,3%	28,6%	[4]
Rettenbacher et al. (1997)	Sz+GK+F	51	k.A.	k.A.	40%	[23]
Lingam et al. (1997)	F	35	3,4 mm [1,5–8,1.mm]	k.A.	26%	[16]
Kapteijn et al. (1997)	Sz+GK+F	51	2,4 mm [1,1–8 mm]	k.A.	16,6%	[13]
Leong et al. (1997)	Sz+GK+F	160	2,45 mm [0,35–9,5 mm]	18,4%	k.A.	[15]
Wells et al. (1997)	Sz+GK+F	55**	2,21 mm [0,82–6,87]	11%	k.A.	[32]
Mraz-Gernhard et al. (1998)	Sz+GK+F	215	k.A.	21,4%	54,8%*	[19]
Gogel et al. (1998)	Sz+GK	68	1,97 mm [0,4–7,8 mm]	9%	k.A.	[11]
Gershenwald et al. (1999)	Sz+GK+F	580	1,8 mm	15%	22%	[9]
Ulrich et al. (1999)	F+Sz+GK	119	1,4 mm [0,25–9 mm]	9,2%	17,3%	

Sz = präoperative Lymphabstromszintigraphie; GK = intraoperative Gamma-Kamera; F = Farbstoffmethode; k.A. = keine Angabe; * ab TD 2,0 mm; ** nur Melanome im Hals- und Kopfbereich

Überlebens führt, bleibt derzeit noch unbeantwortet. Ergebnisse prospektiv randomisierter Studien stehen noch aus, die Nachbeobachtungszeiten der meisten Studien sind noch zu kurz. Weltweit sind zwei große Studien, die die Frage nach dem Einfluß der SLKE auf das Überleben von Melanompatienten beantworten sollen, initiiert worden. Die »Sunbelt Melanoma Trial«, die insgesamt 1370 Patienten rekrutieren will, berücksichtigt neben der Stratifizierung nach dem Zustand des SLK, die Problematik der ELND bei negativem SLK und der adjuvanten Therapie bei positivem und negativem SLK mit Interferon-α (IFN-α) [22]. Beim WHO Melanoma Programm (clinical trial 19) wird nur bei positivem SLK in 3 Therapiearme randomisiert. Ein Drittel der Patienten erhält nur eine komplette LKD, ein Drittel keine LKD aber eine adjuvante Therapie mit IFN-α und ein Drittel erhält sowohl eine LKD als auch eine adjuvante Interferontherapie [6].

In Deutschland hat es in den letzten Monaten mehrere Konsensuskonferenzen zur Frage der technischen Durchführung aber auch zur Indikation und Wertigkeit der SLKE gegeben. Entsprechende Studienprotokolle, die zur Evaluierung der Methode unabdingbar sind, befinden sich in Vorbereitung.

Zusammenfassend kann man feststellen, daß die SLKE eine im Gegensatz zur radikalen LKD vergleichsweise komplikationsarme Diagnostikmethode darstellt, die ein präzises »Staging« der Patienten erlaubt. Die Rate der falsch negativen Ergebnisse, bei denen eine lymphogene Metastasierung unter Umgehung des SLK stattgefunden hat, werden in den Arbeiten von Morton et al. mit lediglich 1–2 % angegeben [18]. Mit der SLKE können Subkollektive identifiziert werden, die von einer ELND und anderen Therapieoptionen wie z. B. Chemo-und/oder Immuntherapie profitieren könnten. Ob tatsächlich das frühzeitige Auffinden und Entfernen von Mikrometastasen zu einer Überlebensverlängerung führt, kann derzeit wegen sehr kurzer Nachbeobachtungszeiten in den meisten Studien noch nicht eingeschätzt werden und bleibt laufenden randomisierten Multizenterstudien vorbehalten. Insbesondere muß auch die Frage geklärt werden, ob eine Mikrometastasierung im SLK für eine Tumorimmunisierung des Wirtes von Nutzen wäre. Daher ist eine randomisierte Langzeituntersuchung an einem zugegeben sehr großen Kollektiv multizentrisch notwendig.

Literatur

1. Albertini JJ, Cruse CW, Rapaport D et al. (1996) Intraoperative radiolymphoscintigraphy improves sentinel lymph node identification for patients with melanoma. Ann Surg 223:217–224
2. Alex JC, Krag DN (1993) Gamma-probe-guided localization of lymph nodes. Surg Oncol 2:137–144
3. Alex JC, Weaver DL, Fairbank JT et al. (1993) Gamma-probe-guided lymph node localization in malignant melanoma. Surg Oncol 2:303–308
4. Bachter D, Balda BR, Vogt H, Büchels H (1996) Die »sentinel« Lymphonodektomie mittels Szintillationsdetektor. Hautarzt 47:754–758
5. Balch CM, Soong SJ, Bartolucci AA et al. (1996) Efficacy of an elective regional lymph node dissection of 1 to 4 mm thick melanomas for patients 60 years of age and younger. Ann Surg 224:255–263
6. Cascinelli N (1999) Interferon in the adjuvant setting of melanoma: reality or mirage? 3rd International Conference on Adjuvant Therapy of Malignant Melanoma. London, 19–20 März, abstracts, pp 10
7. Drepper H, Köhler CO, Bastian B et al. (1993) Benefit of elective lymph node dissection in subgroups of melanoma patients. Results of a multicenter study of 3616 patients. Cancer 72:741–749
8. Garbe C, Büttner P, Ellwanger U et al. (1995) Das Zentralregister Malignes Melanom der Deutschen Dermatologischen Gesellschaft in den Jahren 1983–1993. Hautarzt 46:683–692
9. Gershenwald JE, Thompson W, Mansfield PF et al. (1999) Multi-institutional melanoma lymphatic mapping experience: the prognostic value of sentinel lymph node status in 612 stage I or II melanoma patients. J Clin Oncol 17:976–983
10. Glass F, Messina JL, Cruse CW et al. (1996) The use of intraoperative radiolymphoscintigraphy for sentinel node biopsy in patients with malignant melanoma. Dermatol Surg 22:715–720
11. Gogel BM, Kuhn JA, Ferry KM et al. (1998) Sentinel lymph node biopsy for melanoma. Am J Surg 176:544–547
12. Hein DW, Moy RL (1992) Elective lymph node dissection in stage I malignant melanoma: a meta-analysis. Melanoma Res 2:273–277
13. Kapteijn BAE, Nieweg OE, Muller SH et al. (1997) Validation of gamma probe detection of the sentinel node in melanoma. J Nucl Med 38:362–366
14. Krag DN, Meijer SJ, Weaver DL et al. (1995) Minimal-access surgery for staging of malignant melanoma. Arch Dermatol 130:654–658
15. Leong SP, Steinmetz I, Habib FA et al. (1997) Optimal selective sentinel lymph node dissection in primary malignant melanoma. Arch Surg 132:666–673
16. Lingam MK, Mackie RM, McKay AJ (1997) Intraoperative identification of sentinel lymph node in patients with malignant melanoma. Br J Cancer 75:1505–1508
17. Messina JL, Glass LF (1997) Pathologic examination of the sentinel lymph node. J Florida Med Ass 84:153–156
18. Morton DL, Wen DR, Wong JS et al. (1992) Technical details of intraoperative lymphatic mapping for early stage melanoma. Arch Surg 127:392–399
19. Mraz-Gernhard S, Sagebiel RW, Kashani-Sabet M et al. (1998) Prediction of sentinel lymph node micrometastasis by histological features in primary cutaneous malignant melanoma. Arch Dermatol 134:983–987
20. Mudun A, Murray DR, Herda S et al. (1996) Early stage melanoma: lymphoscintigraphy, reproducibility of sentinel node detection, and effectiveness of the intraoperative gamma probe. Radiology 199:171–175
21. Pijpers R, Collet G, Meijer S, Hoekstra OS (1995) The impact of dynamic lymphoscintigraphy and gamma probe guidance on sentinel node biopsy in melanoma. Eur J Nucl Med 22:1238–1241
22. Reintgen D (1998) Sentinel node biopsy: the accurate staging of the patient with melanoma. 7th World Congress on Cancer of the Skin, Rom 22–25 April, abstracts, pp 11–12
23. Rettenbacher L, Koller J, Gmeiner D, Kässmann H, Galvan G (1997) Selektive regionale Lymphadenektomie beim malignen Melanom mit Hilfe einer Gammasonde. Acta Med Austriaca 24:79–80
24. Rompel R, Garbe C, Büttner P, Teichelmann K, Petres J (1995) Elective lymph node dissection in primary malignant melanoma: a matched-pair analysis. Melanoma Res 5:189–194
25. Sim FH, Taylor WF, Pritchard DJ, Soule E (1986) Lymphadenectomy in the management of stage I malignant melan-

oma: a prospective randomized study. Mayo Clin Proc 61:697–705
26. Slingluff CL, Stidham KR, Ricci WM, Stanley WE, Seigler HF (1994) Surgical management of regional lymph nodes in patients with melanoma. Ann Surg 219:120–130
27. Thompson JF, McCarthy WH, Bosch CMJ et al. (1995) Sentinel lymph node status as an indicator of the presence of metastatic melanoma in regional lymph nodes. Melanoma Res 5:255–260
28. Uren RF, Howman-Giles RB, Shaw HM et al. (1993) Lymphoscintigraphy in high-risk melanoma of the trunk: predicting draining node groups, defining lymphatic channels and locating the sentinel node. J Nucl Med 34:1435–1440
29. van der Veen H, Hoekstra OS, Paul MA et al. (1994) Gamma probe-guided sentinel node biopsy to select patients with melanoma for lymphadenectomy. Br J Surg 81:1769–1770
30. Veronesi U, Adamus J, Bandira DC et al. (1977) Inefficacy of immediate node dissection in stage I melanoma of the limbs. N Engl J Med 297:627–630
31. Veronesi U, Adamus J, Bandira DC et al. (1982) Delayed regional lymph node dissection in stage I melanoma of the skin of the lower extremities. Cancer 49:2420–2430
32. Wells KE, Rapaport DP, Cruse CW et al. (1997) Sentinel lymph node biopsy in melanoma of the head and neck. Plast Reconstr Surg 100:591–594

Fraglicher Profit der Routine-Thorax-Untersuchung bei der Nachsorge maligner Melanome nach primärer Versorgung

C. C. Giese, P. Schramm

Einleitung

»Jede Evaluierung eines Nachsorgekonzeptes orientiert sich an der Frage: Nutzen diese Maßnahmen dem Kranken? Ein Nutzen in der Onkologie ist immer dann gegeben, wenn der Kranke durch Nachsorgemaßnahmen Heilungschancen erhält, die er ohne sie nicht hätte, oder länger und besser lebt« [1]. Erfüllt die Nachsorge beim malignen Melanom diese anspruchsvollen Bedingungen? Man muß dies bejahen, allein wenn man an die Erfassung der Zweitmelanome, welche mit 3–8% anzusetzen sind, denkt: An der Metastase eines nicht diagnostizierten Zweitmelanoms zu versterben, nachdem man sein primäres Melanom überlebt hat, ist im Regelfall vermeidbar. Bei unseren Melanompatienten mit konsequenter Nachsorge wurden die Zweitmelanome meist frühzeitig bis Level II erfaßt. Das Erkennen unscheinbarer In-transit-Metastasen und frühen Lymphknotenmetastasen bei peripherer Lokalisation wurde 1988 als weiteres Ziel der Nachsorge propagiert [7]. Die DDG-Statistik belegt inzwischen einen signifikanten Unterschied bezüglich der Überlebensaussicht bei nur einem befallenen Lymphknoten im Vergleich zu mehreren metastatisch befallenen regionalen Lymphknoten [6]. Sofern die Lymphknotensonographie bei der Aufdeckung entsprechender regionaler Melanomlymphknotenmetastasen hilft und dem erfahrenen Kliniker überlegen ist, wäre die regionale Lymphknotensonographie die sinnvollste begleitende Untersuchung [4, 5]. Ungünstiger sieht die Bilanz der Abdomensonographie aus, die nach Verfügbarkeit etwa ab 1980 in die Melanomnachsorge eingebaut wurde und die Balch in seiner frühesten Monographie noch nicht erwähnt hat. Dem Aufwand, an der Leber sich bildende Angiome oder Zysten zuverlässig von seltenen Melanommetastasen abzugrenzen, steht bisher kein nachweisbarer Profit des Patienten gegenüber, so lange die Therapie fortgeschrittener Melanome mit Leberbefall unbefriedigend ist. Die Option der kryochirurgischen Intervention oder der Metastasenchirurgie in Einzelfällen ändert an diesem Urteil wenig.

Die radiologische Thoraxuntersuchung

Eine Röntgenthoraxuntersuchung wurde bei Tumorleiden als unverzichtbar angesehen und auch in Mainz im Rahmen der Melanomnachsorge regelmäßig, das heißt, bei jeder zweiten Konsultation, planmäßig veranlaßt und durchgeführt [8] (Tabelle 1). Auch seitens unserer Fachgesellschaft werden Routinethoraxuntersuchungen empfohlen [6]. Will man aber den Sinn einer solchen diagnostischen Maßnahme überprüfen, so sieht man sich den gleichen Problemen gegenüber, wie sie von Melanomtherapiestudien bekannt sind. Da eine valide Kontrollgruppe nicht verfügbar ist, benötigt man entsprechend hohe Fallzahlen und längere Verlaufsbeobachtungen. Die Frage nach dem Sinn planmäßiger begleitender Thoraxuntersuchungen ließ sich für uns aufgrund der folgenden Fallbeobachtung zunächst positiv beantworten. Kasuistik: Bei übergewichtiger Patientin, Jahrgang 1946, wurde am rechten Oberarm im Sommer 1983 ein großzelliges, pigmentarmes Melanom, 1,3 × 1 cm Durchmesser, Level V entfernt. In der gleichseitigen Axilla konnte ein Metastasenlymphknoten entfernt werden. Bereits Ende 1984 wurden im rechten Lungenunterfeld mikronoduläre Veränderungen beschrieben. Es wurde die damals übliche Dacarbazinbehandlung

Tabelle 1. Melanomnachsorge in Mainz. Röntgenthorax in zwei Ebenen ab 1978 bei jeder zweiten Kontrolle [8]

Jahre	Bis 1978 Alle M-Fälle:	Ab 1978 Melanome bis 1,5 mm TD	Ab 1,5 mm TD (nach Bresow)
1	alle 3 Monate	alle 3 Monate	alle 8–12 Wochen
2			
3	alle 6 Monate		alle 3 Monate
4			
5			
6			
7	Ende	alle 4 Monate	
8			
9			alle 4 Monate
10			

Auf Wunsch Kontrolle auch danach. Ab 1987 wegen der zunehmenden Anzahl von Patienten Hinausschieben um 4 Wochen pro Untersuchung eingeleitet und bis zum 3. Zyklus Progredienz der Lungenmetastase konstatiert. Erst nach dem 6. Zyklus zeigte die CT-Kontrolle die Vollremission. Es erfolgte dann eine adjuvante Nachbehandlung mit 600 mg Medroxyprogesteronacetat bis 1988. Die Patientin wurde in Mainz 1995 zuletzt thoracal-radiologisch untersucht und schied im Herbst 1996 aus unserer regelmäßigen Nachsorge aus. Aus radiologischer Sicht wären damit etwa 1000 Rö-Thoraxuntersuchungen legitimiert (pers. Mitteilung). Laut DDG-Statistik hat sich die durchschnittliche Tumordicke, die ja Hauptprognosefaktor bei malignen Melanomen ist, bei den primären Melanomen in den vergangenen 15 Jahren verringert. Die Frage nach dem Nutzen routinemäßiger Thoraxkontrollen im Rahmen der Nachsorge nach zeitgemäßer Sanierung wäre also unabhängig vom Zeitgeist schon deshalb erneut aktuell.

Patienten und Methoden

Die hiesige Radiologie wurde gebeten, alle Röntgenthoraxuntersuchungen, die im Jahr 1990 für die Tumorsprechstunde der Hautklinik ambulant angefertigt worden waren, auszudrucken. Die Unterlagen wurden gesichtet und 249 Patienten mit malignem Melanom erfaßt. Das Durchschnittsalter betrug 49,1 Jahre zum Zeitpunkt der Diagnose, Frauen überwogen mit 65,1%. Lokalisation und Typverteilung entsprachen den Erwartungen. Gesucht wurden Patienten, die primär pulmonal metastasierten und aufgrund der frühzeitigen Röntgenerfassung länger, besser ge- oder überlebt hatten. Wir fanden nur einen Patienten (Fall 1 Tabelle 2). Um es nicht bei einer weiteren Kasuistik bewenden zu lassen, wurde nun der Verlauf bei diesen 249 Patienten rekonstruiert. Bei insgesamt 6407 Nachsorgeterminen wurden 2876 Thoraxuntersuchungen planmäßig bei jeder zweiten Konsultation durchgeführt. Der Abstand der Kontrollen betrug 1990 im Durchschnitt 4 Monate. Bei 48 Patienten war Metastasierung des Melanoms aktenkundig, in der Hälfte der Fälle regional. Von den 201 Melanompatienten ohne Metastasen im Jahr 1990 verstarben 16 später am Melanom, ein Patient an einem Unfall [3]. 180 Patienten wurden nach meist 10 Jahren und im Durchschnitt 13,2 Thoraxuntersuchungen als geheilt aus der Routinenachsorge entlassen. Im Mittel lag die Nachbeobachtungszeit bei gut 5 Jahren.

Ergebnisse

Es wurden 9 Patienten mit pulmonaler Metastasierung erfaßt (Tabelle 2). In den Fällen 3, 8 und 9 waren anderweitig schon Metastasen aufgetreten, welche behandelt worden waren, bevor nach einem Zeitintervall bei der Routinethoraxkontrolle die Lungenmetastasierung beobachtet wurde. Vergleichbar waren die Fälle 1, 5 und 7, wo die Lungenmetastasen nicht im Rahmen der planmäßigen Nachsorgetermine, sondern aufgrund von Symptomen durch vom Hausarzt veranlaßte Röntgenthoraxuntersuchungen erkannt wurden. Nur bei den Fällen 2, 4 und 7 wurde die Lungenmetastasierung bei planmäßig angesetzten Thoraxkontrollen im Rahmen der Nachsorge aufgedeckt. Bei 6 Patienten verschlechterte sich der Gesundheitszustand rapide, so daß keine sinnvollen Therapiemaßnahmen eingeleitet werden konnten, und sie verstarben binnen 3 Monaten nach Diagnosestellung. Zwei Patienten lebten noch 10 bzw. 16 Monate, bevor sie trotz Therapieversuche dem Melanom erlagen. Nur Patientin 4, welche 1982 im 47. Lebensjahr die Enucleatio bulbi wegen eines Melanoms vom Spindelzelltyp B erlitt, überlebte. Sie hatte nach 10 Jahren Nachsorge darum

Tabelle 2. Patienten, bei denen im Rahmen der planmäßgen Nachsorge pulmonale Metastasen aufgefallen waren (Aus [3])

Patient Geschlecht	Melanomtyp Lokalisation	Tumordicke	Clark-Level:	Nachsorgejahr	Metastasenstatus	Überleben (Monate)
1 Frau	NM, Bein	6 mm	IV	2.	andere Fernmetastasen	ca. 3
2 Frau	NM, Rücken	0,85 mm	IV	8.	keine	ca. 10
3 Frau	SSM, Bein	nicht gemessen	II	4.	regionale	2
4 Frau	Spindelzelltyp B, Auge			12.	keine	überlebt
5 Mann	NM, Brust	4 mm	IV	4.	andere Fernmetastasen	ca.3
6 Mann	SSM, Schulter	1,2 mm	IV	6.	andere Fernmetastasen	10
7 Mann	NM, Arm	4 mm	IV	4.	keine	1
8 Mann	NM, Rücken	2,18 mm	III	3.	andere Fernmetastasen	2
9 Mann	SSM, Rücken	3,5 mm	IV	3.	andere Fernmetastasen	5

gebeten, weiterhin zu uns kommen zu dürfen, und so wurde dann im 12. Jahr per Routinethorax die Lungenmetastasierung erfaßt und umgehend operativ therapiert. Diese Patientin hat dann unsere Nachsorgesprechstunde bis Juli 1998 besucht und demnach von der Therapiemaßnahme und der Thoraxuntersuchung als Einzige profitiert. Das Verhältnis Nutzen pro Thoraxbild wäre demnach 1:2876. Fast 3000 Röntgenuntersuchungen wären demnach bei Patienten mit malignem Melanom erforderlich, um einem Patienten nachweisbar zu nutzen. Diese einzige sinnvolle Thoraxuntersuchung war aber außerhalb der planmäßigen Melanomnachsorge erfolgt, welche nach 10 Jahren endet. Sie war also ein Zufallsergebnis.

Diskussion

Will man nach diesem ernüchternden Resultat einem niedergelassenen Kollegen raten, so kann man ihm getrost vorschlagen, die planmäßige sogenannte Routine-Thoraxuntersuchung ersatzlos dann zu streichen, wenn der damit verbundene Umstand gewaltig ist und zum Beispiel einer Reise in die nächste Kreisstadt zum einzigen Radiologen weit und breit bedarf. Betrachtet man die Strahlenbelastung, die vielen Mitmenschen Sorge bereitet, so haben wir unseren 180 Melanompatienten, die »überlebt« haben, eben 13mal umsonst nach New York fliegen lassen.

So lange wir als Ärzte hoffen, demnächst auch fortgeschrittenere metastasierende Melanome sinnvoll behandeln zu können, kann man wohl nicht auf Routinethoraxmaßnahmen verzichten. Aus Tabelle zwei ergibt sich, daß Melanommetastasenschübe oft sehr schnelle Progredienz zeigen: Will man die routinemäßige Thoraxkontrolle als Basis zur Rekrutierung von Patienten für Therapiestudien nutzen und verteidigen, dann selektioniert man, da in Studien nur die protrahierten Verläufe Eingang finden. Die Studienergebnisse fallen daher relativ günstig aus, und es werden so zu frühzeitig zu weitreichende Schlüsse gezogen.

Literatur

1. Gallmeiner WM, Keding G (1994) Nachsorge bei Krebs-Patienten. Münch med Wschr 127:390-394
2. Garbe C, Büttner P, Bertz J (1990) Die Prognose des primären malignen Melanoms. Eine multizentrische Studie an 5093 Patienten. In: Orfanos CE, Garbe C (Hrsg) Das maligne Melanom der Haut. Zuckschwerdt, München, pp 41-59
3. Giese C (1998) Der Nutzen regelmäßiger Röntgen-Thorax-Untersuchungen bei Patienten mit primärem malignen Melanom. Inaug Diss Mainz
4. Kraus W, Nake-Elias A, Schramm P (1984) Hochauflösende Real-Time-Sonographie in der Beurteilung regionaler lymphogener Metastasen von malignen Melanomen. Z Hautkr 61:9-14
5. Kraus W, Nake-Elias A, Schramm P (1985) Diagnostische Fortschritte bei malignen Melanomen durch die hochauflösende Real-Time-Sonographie. Hautarzt 36:386-392
6. Orfanos CE, Garbe C, Jung EG, Rassner G, Wolf HH (1994) Stellungnahme und Empfehlungen der Kommision malignes Melanom der DDG zur Diagnostik, Behandlung und Nachsorge des malignen Melanoms der Haut. Hautarzt 46:683-692
7. Schramm P (1985) Nachsorge bei malignem Melanom. Zentralblatt 150:986
9. Schramm P (1988) Melanomnachsorge - 8 Jahre Erfahrung mit dem Mainzer Modell. Z Hautkr 63:816-821

Vakzinationstherapie beim Melanom

D. Schadendorf, Y. Sun, A. Paschen

Jährlich erkranken etwa 8000 Menschen neu an einem Melanom in Deutschland, wobei das Durchschnittsalter mit etwa 50 Jahren im Vergleich zu anderen Krebserkrankungen relativ niedrig ist. Etwa 20 % der diagnostizierten Melanome werden derzeit im weiteren Verlauf durch den Körper streuen. Während konventionelle Formen der Tumortherapie wie die Chirurgie, die Chemotherapie oder die Bestrahlung bei wenigen Tumorentitäten wie z. B. kindlichen Leukämien gut wirksam ist, ist das maligne Melanom in seinem fortgeschrittenen Krankheitsstadium durch eine hohe Mortalität gekennzeichnet. Dies ist unter anderem durch die hohe Resistenz gegenüber konventionellen Therapiestrategien einschließlich Zytostatika bedingt. Daher ist es beim Melanom besonders kritisch, diesen Tumor früh zu diagnostizieren und chirurgisch frühzeitig zu eliminieren.

Die Vision war und ist die destruktive Kraft des Immunsystems, die am deutlichsten sichtbar wird im Verlaufe von Autoimmunerkrankungen oder bei der Organtransplantatabstoßung, zu nutzen, um mit dieser Kraft auch Tumorzellen zu vernichten. Es ist heute allgemein akzeptiert, daß die spontane maligne Transformation von Zellen ein normales Geschehen ist, daß das Immunsystem jedoch durch seine strikte Immunüberwachung für die Entdeckung und frühzeitige Eliminierung dieser Zellen verantwortlich ist. Klinische Beobachtungen am malignen Melanom deuten auf eine besonders heftige, gegen den Tumor gerichtete, immunologische Abwehrreaktion hin. Dazu zählen das Auftreten von spontanen Melanomenregressionen, das lange Intervall zwischen dem Auftreten des Primärtumors und nachfolgender Melanommetastasierung, das in Einzelfällen mehr als zehn Jahre betragen kann und das Auftreten von begleitender Vitiligo. Basierend auf diesen Beobachtungen, wurde das Konzept das maligne Melanom in seinem Krankheitsverlauf durch immunologische Therapieansätze zu beeinflussen, entwickelt. So waren die letzten Jahrzehnte geprägt durch eine Vielzahl von Bemühungen durch eine *unspezifische* Stimulation des Immunsystems insbesondere durch BCG, Levamisol, Coryne bacterium parvum, Interferone und viele andere Substanzen, den klinischen Verlauf des malignen Melanoms zu beeinflussen. Diese Bemühungen hatten jedoch keinen signifikanten Effekt auf Rezidiventwicklung und Gesamtüberlebenszeit.

Die Entdeckung, daß sich aus den Rändern der Regressionszonen sog. Tumor-infiltrierende Lymphozyten (TIL) isolieren lassen, die hochspezifisch Tumorzellen töten können, eröffnete einen neuen Weg. Die zytotoxische Fähigkeit dieser TIL oder aus dem Blut gewonnener zytotoxischer T-Lymphozyten (CTL) erlaubte nun diese als Werkzeuge zu benutzen, um die erkannten Antigene zu identifizieren. Die Spezifität der Erkennung wird auf Seite des T-Lymphozyten durch seinen T-Zell-Rezeptor gewährleistet und auf anderen Seite durch die einzelnen HLA-Moleküle an der Zelloberfläche, die jeweils verschiedene Peptide »geladen« haben. Nur wenn das »richtige« HLA-Molekül und das »richtige« Peptid auf einen T-Lymphozyten mit dem »richtigen« T-Zell-Rezeptor treffen, kommt es zur Erkennung und zur Zytolyse. Die Verfügbarkeit spezieller tumorspezifischer T-Zell-Klone in vitro, die aus Melanommetastasen oder aus dem Blut von Melanompatienten gewonnen wurden, führte in den letzten Jahren zu einer Identifikation verschiedener Tumorantigene d.h. der Moleküle von denen Peptide durch die HLA-Moleküle an der Oberfläche präsentiert werden und die für eine Erkennung und Zytolyse von Melanomzellen verantwortlich sind. Beim Melanom gelang es so in den letzten 7 Jahren mehrere melanom-assoziierte Antigene zu identifizieren, die nachfolgend in zwei große Kategorien zu unterteilen waren:

1. die Gruppe der sog. Differenzierungsantigene, die auch in normalen Melanozyten zu finden sind und mit der Pigmentsynthese assoziiert sind, wie die Tyrosinase, gp100/Pmel 17, gp75/TRP-1 sowie das Melan A/MART-1 sowie
2. eine Gruppe von Antigenen, die sowohl in Melanomen exprimiert werden als auch in anderen epithelialen Karzinomen, jedoch nicht in normalen Geweben mit Ausnahme von Hodengewebe.

Für die meisten der oben erwähnten Antigene konnten bislang ein oder zwei Peptide mit jeweils neun bis zehn Aminosäuren identifiziert werden, die durch spezifische, vornehmlich CD8+ T-Zellen in Abhängigkeit vom HLA-Molekül erkannt werden. CD8-positive T-Lymphozyten erkennen physiologischerweise kurze acht bis zehn Aminosäuren-lange Peptide, die im Rahmen der intrazellulären Proteolyse in jeder Zelle von jedem Protein entstehen dann in Assoziation mit einem HLA Molekül – einem Fahrstuhl ähnlich – an die Zelloberfläche gelangen.

Da bereits eine Reihe derartiger Peptide beim Melanom identifiziert wurden, sind Vakzinationsprotokolle beim malignen Melanom eine äußerst interessante Therapieoption, die derzeit weltweit an verschiedenen Orten evaluiert wird. Allen gemeinsam ist das Ziel, eine zytotoxische T-Zellantwort gegen den Tumor zu erzeugen. Verschiedene Wege können hierzu beschritten werden:
1. Verwendung dendritischer Zellen (DC),
2. Peptidvakzination in Kombination mit Adjuvantien (siehe Bericht in diesem Band *Phase II-Studie zur Vakzination von Melanompatienten mit Tyrosinase-Peptiden und GM-CSF*),
3. Einbringen der Tumorantigene mittels viraler Vehikel,
4. Einbringen der Tumorantigene mittels bakterieller Vehikel oder
5. Immunisierung mit der genetischen Information, die für das Tumorantigen kodiert (»genetische Immnunisierung«, »nackte DNS«).

In allen Fällen ist es notwendig, T-Zell-Vorläufer (»naive T-Zellen«) in der Zirkulation und im Gewebe zu aktivieren, um immunologisch effektiv zu sein d.h. naive T-Lymphozyten müssen lernen das »richtige« Peptid zu erkennen, um sich als Antwort auf die Antigenerkennung in großer Zahl zu vermehren. Naive T-Zellen sind darauf angewiesen in einer »helfenden« Umgebung mit dem zuerkennenden Antigen in Kontakt zukommen, um später eine Zytotoxizität zu entwickeln. Diese Helferfunktion wird in der Regel durch Adhäsionsmoleküle auf speziellen Antigen-präsentierenden Zellen oder durch Zytokine gestellt. Antigen-präsentierende Zellen sind in vielen Geweben unter verschiedenen Namen zu finden u.a. als Mikroglia-Zellen im Hirn, Kupffersche Sternzellen in der Leber oder als Langerhans-Zelle in der Haut. Gemeinsam ist ihnen die Morphologie mit vielen Ausläufern, sog. Dendriten, die Ihnen auch den Namen als dendritische Zellen gab sowie ihre Fähigkeit kleinste Mengen von Fremdstoffen aufzunehmen und dem Immunsystem im Lymphknoten zu präsentieren. Dendritische Zellen lassen sich aus dem peripheren Blut herstellen, indem die Monozyten isoliert werden und mittels eines Zytokin-Cocktails über 10 Tage zur Ausreifung in der Kulturschale gebracht werden. Die Spezifität der Zytotoxizität wird durch die Beladung der dendritischen Zellen mit definierten Melanom-assoziierten, synthetisch hergestellten Peptiden gewährleistet. Nach Injektion der so beladenen dendritischen Zellen in die Haut wandern diese in den benachbarten Lymphknoten. Hier erfolgt die eigentliche Präsentation des Antigens. Eine Erkennung durch T-Zellen im Lymphknoten zieht eine Vermehrung speziell dieser T-Lymphozyten nach sich, die das präsentierte Antigen erkennen mit der Folge, daß es zu einer Ausschwemmung von vielen Antigen-erkennenden T-Zellen kommt. Diese erreichen nun über die Zirkulation auch an anderen Orten versteckt liegende Melanomzellen, die die T-Zellen nun gut erkennen und wie zuvor durch Zytolyse entfernen.

Dieses Konzept ist in einer ersten klinischen Studie in Zusammenarbeit mit der Universitätsklinik in Zürich (PD Dr. Frank O. Nestle) geprüft worden. Dazu sind Melanompatienten im weit fortgeschrittenen Krankheitsstadium mit ausgedehnter Metastasierung und zuvor fehlgeschlagenen, anderen Therapien mit beladenen dendritischen Zellen immunisiert worden. Insgesamt sind bis heute nahezu 40 Patienten so behandelt worden. Dabei konnten bei geringen Nebenwirkungen bereits einzelne deutliche Tumorregressionen einschließlich kompletter Tumorrückbildungen beobachtet werden. Es gelang zu zeigen, daß tatsächlich die erhofften Immunantworten erzielt werden können. Allerdings sprachen nicht alle Patienten auf diese Therapie an. Derzeit wird intensiv an der Analyse der Patienten gearbeitet, die nicht angesprochen haben, um diese Therapie mit dendritischen Zellen weiter zu verbessern. Ab Ende des Jahres ist eine größere Therapiestudie geplant, die erstmals zeigen soll, daß eine spezifisch immunologische Therapie in ihrer Wirksamkeit vergleichbar ist mit herkömmlichen Chemotherapien. Somit ist diese experimentelle Therapieform, die derzeit am weitesten entwickelte, spezifische Immuntherapie.

Eine andere Form der Krebsimpfung beruht auf der Applikation von *nackter DNS*. Dazu werden molekularbiologischen Konstrukte herstellt, die die genetische Information für die zuvor genannten antigene Peptide beinhalten. Diese molekularbiologische Konstrukte werden als nackte DNA intramuskulär appliziert, so daß diese Peptide über längere Zeit produziert werden und zu einer starker T-Zellantwort und auch zur Antikörperproduktion führen. Die Evaluierung derartiger Vakzinierungsprotokolle sind beim malignen Melanom noch auf das Tiermodell beschränkt. Es ist mit ersten Anwendungen sicherlich in den nächsten 5 Jahren zu rechnen. Unabhängig von den Möglichkeiten, die aus der Anwendung *nackter DNS* resultieren, werden in der Grundlagenforschung weitere Therapieansätze für die Klinik vorbereitet. Dazu zählt auch die Anwendung von Pockenviren, die früher für Pockenschutzimpfungen eingesetzt wurden, oder Bakterien als Vehikel, um Tumorantigene in den

Organismus des Patienten zu schleusen. Zusammenfassend läßt sich feststellen, daß die Tumorimmunologie in der letzten Dekade einer deutlichen Aufschwung genommen hat mit der Identifikation von Molekülen im Tumor, die vom menschlichen Immunsystem erkannt werden. Parallel haben die wachsenden Erkenntnisse über die Arbeitsweise des Immunsystems Möglichkeiten eröffnet, Strategien zu erarbeiten, um auch Tumoren zu bekämpfen. Dabei bleibt zu berücksichtigen, daß die Tumorentstehung und sein Wachstum außerordentlich komplex ist und damit auch äußerst schwierig therapeutisch angehbar ist. Darüber hinaus sind Tumorzellen »lebende Organismen«, die teilweise sehr gut in der Lage sind eigene Abwehrstrategien gegen das Immunsystem zu entwickeln. Diese Situation ist besonders ausgeprägt in der weit fortgeschrittenen Krankheitssituation. Idealerweise sollten daher Patienten möglichst frühzeitig z. B. nach Entfernung des Primärtumors vorbeugend im Sinne einer »Schutzimpfung« behandelt werden. Erstmals erscheint es jetzt realistisch, daß dieser Traum tatsächlich Realität werden könnte.

Literatur

Nestle FO, Alijagic S, Gilliet M, Sun Y, Grabbe S, Dummer R, Burg G, Schadendorf D (1998) Vaccination of Melanoma Patients with Peptide or Tumor Lysate pulsed Dendritic Cells. Nat Med 4:328–332

Schadendorf D, Grabbe S, Nestle FO (1997) Vaccination with dendritic cells - a specific immunomodulatory approach for the treatment of malignant melanoma. In: Burg G, Dummer R (eds) Strategies for Immunointervention in Dermatology. Springer, Heidelberg, S 399–409

Oettgen HF, Old LJ (1991) The history of cancer immunotherapy. In: DeVita VT, Helman S, Rosenberg SA (eds) Biologic Therapy, of Cancer, Principles and Practice. Lippincott, Philadelphia, p 87

Pardoll DM, Beckerleg AM (1995) Exposing the immunology of naked DNA vaccines. Immunity 3:165

Sun Y, Paschen A, Schadendorf D (1999) Cell-based vaccination against melanoma - background, preliminary results and perspectives. J Mol Med, in Druck

Phase II-Studie zur Vakzinierung von Melanompatienten mit Tyrosinase-Peptiden und GM-CSF

D. Schadendorf, U. Hofmann, A. Schmittel, U. Keilholz, T. Allgäuer, R. Max, E. Thiel, C. Scheibenbogen

Hintergrund

Melanomzellen können durch zytotoxische T-Lymphozyten (CTL) erkannt und hochspezifisch lysiert werden (siehe auch *Vakzinationstherapie beim Melanom*). Die Erkennung erfolgt HLA-Klasse I-abhängig in Verbindung mit definierten Peptiden von 8–10 Aminosäuren Länge, die sich von den Melanom-assozierten Antigenen herleiten. Eine Aufstellung, der z. Z. bereits identifizierten Melanom-assozierten Antigene und der bekannten Peptide ist in Tabelle 1 zu finden.

Immunisierungsstrategien unter Verwendung derartiger Peptide und dendritischer Zellen haben gezeigt, daß eine spezifische Vakzination möglich ist (Nestle et al., 1998). Erste Berichte deuten darauf hin, daß auch bestimmte Zytokine (GM-CSF, IL-2) zu einer Steigerung der Immunantwort führen könnten, wenn nur ein Peptid zur Impfung verwandt wird (Jäger et al, 1996; Rosenberg et al, 1998).

Fragestellung

Immunisierung von Melanompatienten im klinischen Stadium IV mit Tyrosinase-Peptiden (ausgewählt nach HLA-Typ des Patienten) in Verbindung mit GM-CSF als Adjuvans. Ziel war die Auswertung der klinischen Reaktion, der Induktion spezifischer T-Zellen sowie die Toxizität eines auf Peptiden basierenden Vakzinationsprotokolls.

Methode

Die Peptidsequenzen entsprechen 4 verschiedenen BindungsMotiven der HLA-Klasse I: HLA-A1, -A2.1, -A24 und -B44 des Tyrosinase-Protein (Tabelle 1; fett markiert). Die Patienten, deren Charakteristika in Tabelle 2 dargestellt sind, erhielten intradermale Injektionen von 200 µg der jeweiligen Peptiden an Tag 3 sowie 75 oder 150 µg GM-CSF an Tag 1 bis Tag 4. Die Frequenzen von Peptid-spezifischen T-Zellen im peripheren Blut wurden mittels eines IFNΓγ-ELISPOT Assays gemessen. Die Vakzinationen erfolgten in viermal in 2-wöchentlichem Abstand und anschließend im 4-Wochenrhythmus.

Ergebnisse

18 Patienten mit Melanom im Stadium IV einschließlich 2 Patienten, die nach Resektion rekurrenter Hautläsionen makroskopisch tumorfrei waren, wurden immunisiert. Die Nebenwirkungen korrelierten in ihrer Intensität mit der verwendeten Dosierung von GM-CSF (Tabelle 3), wobei keine WHO Grad 3 Nebenwirkungen auftraten. Bei 9 dieser Patienten mußte die Behandlung innerhalb der ersten 10 Wochen wegen Tumorprogression abgebrochen werden (Tab. 4). Von den 7 Patienten, die alle 6 Vakzinationen erhielten, gab es bei einem Patienten (A2.1) eine gemischte Reaktion mit Regression der Lungenmetastasen, bei 2 Patienten (A1, A24/B44), bei denen die Krankheit vor der Vakzinierung progressiv war, gab es eine Stabilisierung der Krankheit für 5 und 14+ Monate und bei 2 Patienten ist die Krankheit fortgeschritten. Die 2 Patienten ohne Tumornachweis blieben während der Vakzinierung weiter tumorfrei (Tabelle 4). Induktion Tyrosinase-spezifischen T-Zellen wurde diesen Patienten sowie in einem (dem Patienten mit einer gemischter Reaktion) bei 13 Patienten mit Tumoren, die in Hinsicht auf eine T-Zell Reaktion auswertbar waren, festgestellt.

Schlußfolgerung

Diese Studie bestätigt die biologische Aktivität einer Vakzination mit HLA Klasse I-Peptiden in Kombination mit GM-CSF. Verglichen zu den ersten Ergebnissen mit einer DC-Vakzination scheint der klinische Erfolg noch limitierter. Veränderte Vakzinationsschemata und die Verwendung anderer bzw. zusätzlicher Adjuvantien sollten die Effektivität – sowohl klinisch als auch immunologisch – steigern können.

Tabelle 1. Peptide und Melanom-assoziierte Antigene, die von CTL erkannt werden

Melanom- Antigen	HLA Molekül	Erkanntes Peptid	Gewebeexpression
MAGE-1	HLA-A1	EADPTGHSY	
	HLA-A3	SLFRAVITK	
	HLA-A24	NYKHCFPEI	
	HLA-B53	DPARYEFLW	
	HLA-Cw16/C16	SAYGEPRKL	
MAGE-2	HLA-A2	KMVELVHFL	
		YLQLVFGIEV	
MAGE-3	HLA-A1	EVDPIGHLY	Antigene, die in Melanomen und anderen Tumoren zu finden sind. Keine Expression in Normalgewebe mit Ausnahme des Hoden.
	HLA-A2	FLWGPRALV	
	HLA-A24	IMPKAGLLI	
	HLA-B44	MEVDPIGHLY	
	HLA-DR13	AELVHFLLLKYRAR	
		LLKYRAREPVTKAE	
MAGE-4	HLA-A2	GVYDGREHTV	(»Cancer-Testis-Antigene«)
BAGE	HLA-Cw16	AARAVFLAL	
GAGE	HLA-Cw6	YRPRPRRY	
PRAME	HLA-A24	LYVDSLFFL	
NY-ESO-1/CAG-3/LAGE	HLA-A2	(QL)SLLMWIT(FL)	
	HLA-A31	ASGPGGGAPR	
pMel-34/Tyrosinase	**HLA-A2**	**YMNGTMSQV**	
		MLLAVLYCL	
	HLA-A24	**AFLPWHRLF**	
	HLA-B44	**SEIWRDIDF**	
	HLA-A1	**KCDICTDEY**	
	HLA-DR4	SYLQDSVPDSFQD	
TRP-1/gp75	HLA-A31	MSLQRQFLR	
TRP-2	HLA-A31,A33	LLGPGTPYR	
pMel-17/gp100	HLA-A2	VLYRYGSFSV	
		KTWGQYWQV	
		YLEPGPVTA	
		LLDGTATLRL	Differenzierungsantigene Expression ausschließlich in melanozytären Zellen
		SLADTNSLAV	
		ITDQVPFSV	
		(A)MLGTHTMEV	
	HLA-A24	VYFFLPDHL	
	HLA-A3	ALLAVGATK	
	HLA-DR1,DR4,DR3,	WNRQLYPEWTEAQRLT	
gp43	HLA-A2	DLTMKYQIF	
Melan-A/ MART-1	HLA-A2	ILTVILGVL	
		(E)AAGIGILTV	
		GIGILTVL	
		GILTVILGV	
	HLA-B45.1	ALMDKSLHV	
		AEEAAGIGIL(T)	
N-Acetyl-Gn-Transferase V	HLA-A2	VLPDVFIRC(V)	Antigene, die durch alternatives Splicing bedingt sind bzw. Intron Sequenzen beinhalten
NY-ESO-1/CAG-3	HLA-A31	LAAQERRVPR	
gp100 (int-4)	HLA-A24	VYFFLPDHL	
TRP-2 (int2)	HLA-A68011/-3301		
p15	HLA-A24	AYGLDFYIL	
β-catenin	HLA-A24	SYLDSGIHF	Einzigartige T-Zell-Epitopes bedingt durch mutierte Gene
SR-2	HLA-A3	KIFSEVTLK	
MUM-1	HLA-B44	EEKLIVVLF	
CDK4	HLA-A2.1	ACDPHSGHFV	

Tabelle 2. Patientencharakteristika (n = 18)

Altersdurchschnitt	53 Jahre
M:F	7:10
HLA-Expression	
– HLA-A1	6
– HLA-A2	8
– HLA-A24	2
– HLA-B44	4
ECOG (0/1/2)	12:4:1
Viszerale Metastasen	9 (53%)
Vorherige Immunotherapie	12 (71%)

Tabelle 3. Nebenwirkungen nach Immunisierung mit Tyrosinase-Peptiden und GM-CSF

	GM-CSF Dosis	
Nebenwirkungen	75 mg (6)[a]	150 mg (11)
Lokale Toxizität	6[b]	8
Fieber	2	1
Abgeschlagenheit	3	3
Kopfschmerzen	1	4
Übelkeit/Erbrechen	1	4
Hypotonie	0	2

[a] Patientenzahl, die mit dieser Dosierung behandelt wurde
[b] Patientenzahl mit Nebenwirkungen WHO Grad 1 oder 2

Tabelle 4. Klinisches Ansprechen auf Immunisierung von Patienten, die 6 Immunisierungen erhalten haben. *LK* Lymphknoten, *NED* no clinical evidence of disease, *SD* stable disease, *PD* progressive disease, *MxR* mixed response, *n.a.* nicht analysiert

Patienten Nr.	HLA	Metastasen-lokalisation	Klinisches Ansprechen
P3	A1	Leber	SD 14+ mo
P4	A2.1	LK, Blase	PD
P6	A24/B44	Lunge	SD 5 mo
P7	A2.1	NED	n.a.
P8	A1	LK	PD
P9	A2.1	Lunge	MxR

Literatur

Nestle FO, Alijagic S, Gillet M et al. (1998) Vaccination of melanoma patients with peptide or tumor lysate pulsed dendritic cells. Nature Med 4:328–332

Rosenberg SA, Yang JC, Schwartzentruber DJ et al. (1998) Immunologic and therapeutic evaluation of asynthetic peptide vaccine for the treatment of patients with metastatic melanoma Nature Med 4:321–327

Rosenberg SA (1997) Cancer vaccines based on the identification of genes encoding cancer regression antigens. Immunol Today 18:175–182

Marchand M, Weynants P, Rankin E et al. (1995) Tumor regression responses in melanoma patients with a peptide encoded by gene MAGE-3. Int J Cancer 63:883–885

Jäger E, Bernhard H, Romero P et al. (1996) Generation of cytotoxic T-cell responses with synthetic melanoma-associated peptides in vivo: implications for tumor vaccines with melanoma-associated antigens. Int J Cancer 66:162–169

Epitheliale Tumoren

Der Stellenwert von Microstaging, Subtyping und Grading in der Malignitätsbeurteilung spinozellulärer Karzinome

G. Petter, U.-F. Haustein

Zusammenfassung

Es wird der Einfluß histopathologischer Kriterien [Gewebeinfiltrationslevel, vertikale Tumordicke, Wachstumsform (Microstaging), Tumortyp (Subtyping), Entdifferenzierungsgrad und Mitoseindex (Grading)] auf das Progressionsverhalten (Metastasierung/Rezidivierung) beim Plattenepithelkarzinom der Haut dargestellt. Für alle genannten histologischen Parameter konnte eine prognostische Relevanz nachgewiesen werden, weshalb neben dem bereits etablierten Tumorgrading auch Microstaging und Subtyping stärker Berücksichtigung finden sollten. Wie bereits beim malignen Melanom in der Routine gebräuchlich, kann die Malignitätsbeurteilung auch beim kutanen Plattenepithelkarzinom durch histologische Kriterien wesentlich verbessert werden.

Einleitung

Beim Plattenepithelkarzinom (Abb. 1), dem zweithäufigsten malignen Tumor der Haut, nehmen mehrere tumorassoziierte und patientenspezifische Parameter Einfluß auf das Krankheitsgeschehen. Von großer Bedeutung sind die anamnestisch-klinischen Angaben, da sie Aufschluß über den Immunstatus (z.B. medikamentös immunsupprimierte Patienten nach Organtransplantation), eine Exposition gegenüber kanzerogenen Noxen (z.B. starke UV-Belastung), Tumorgröße,-lokalisation, und -ausbreitungsstadium entsprechend den TNM-Richtlinien, über präexistente Narben bzw. chronisch-entzündliche Hautveränderungen (z.B. Ulcus cruris, Lupus vulgaris), das Vorliegen von Genodermatosen (z.B. Epidermodysplasia verruciformis, Xeroderma pigmentosum, Albinismus) sowie das Vorhandensein eines Primär- oder Rezidivkarzinoms geben [1, 7, 9, 12, 14, 17]. Alle erwähnten Faktoren sollten heute beim Karzinompatienten in das diagnostische und therapeutische Kalkül einbezogen werden [2, 15]. Darüber hinaus können, ähnlich der nunmehr seit vielen Jahren angewandten Methodik beim malignen Melanom, feingewebliche Tumorparameter auch in der Routinehistologie beim Plattenepithelkarzinom bestimmt werden, auf deren Bedeutung in Bezug auf das Metastasierungs- und Rezidivierungsrisiko im Folgenden näher eingegangen wird.

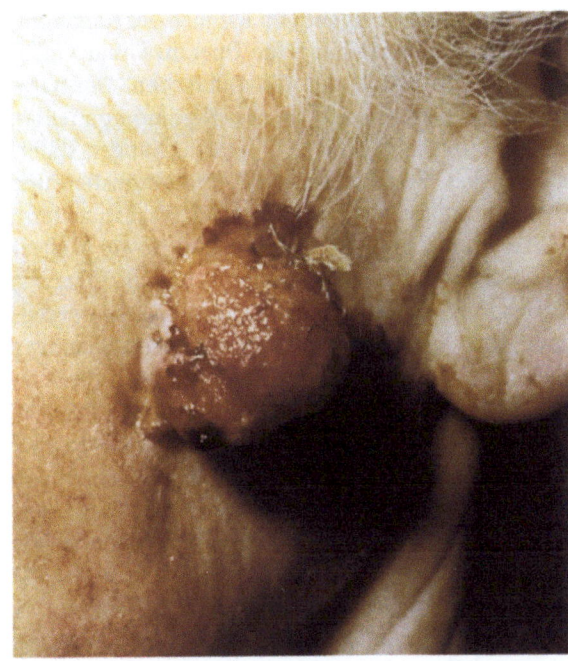

Abb. 1. Exulzerierendes Plattenepithelkarzinom der Wangenregion

Microstaging

Erst kürzlich ist auf die besondere Rolle der mikroskopischen Tumordickenbestimmung (Microstaging) für die Malignitätsabschätzung hingewiesen worden, da mit der Zunahme der vertikalen Tumordicke (TD) und mit steigendem Infiltrationslevel (IL) auch ein Anstieg der Lokalrezidivierungs- und Metastasierungsrate (MR) verbunden war [2, 3, 15]. Breuninger et al. [2, 3] konnten dabei die folgende aktuelle histopathologische Risikoklassifikation erstellen:

- *No risk-Gruppe:* pT1-3a (TD: ≤ 2 mm; IL: Dermis; MR: 0%)
- *Low risk-Gruppe:* pT1-3b (TD: > 2 mm und ≤ 6 mm; IL: Dermis; MR: 6%)
- *High risk-Gruppe:* pT1-3c (TD: > 6 mm; IL: Subcutis; MR: 20%)
  pT4a (TD: ≤ 6 mm; IL: tiefe extradermale Strukturen; MR:25%)
  pT4b (TD: > 6 mm; IL: tiefe extradermale Strukturen; MR:40%)

Die Ergebnisse der eigenen im Rahmen des Karzinomregisters der Vereinigung für Operative und Onkologische Dermatologie der Deutschen Dermatologischen Gesellschaft an 184 Karzinompatienten retrospektiv durchgeführten Untersuchungen unterstützen diese Befunde. Neben der Infiltrationstiefe und der Tumordicke wurden zusätzlich Wachstumsform (Ulzeration Exophytie, Endophytie) sowie weitere Parameter (Subtyping, Grading s.u.) histologisch berücksichtigt. Bei einem mittleren Nachsorgezeitraum von 36 Monaten erfolgten Prognoseschätzungen anhand von Survival-Analysen. Sämtliche 9 metastasierenden Plattenepithelkarzinome befanden sich jenseits der pT1-3a-Gruppe mit Tumordickenwerten über 2 mm während lediglich 1 von 8 rezidivierenden Tumoren unterhalb der 2 mm Grenze lag. Karzinome mit Tumordicken über 3,5 mm, Infiltrationen von Subcutis und tieferen extradermalen Strukturen sowie Plattenepithelkarzinome mit endophytischem Wachstum und Ulzerationen waren dabei signifikant mit einer erhöhten Progressionswahrscheinlichkeit (jeweils p < 0,05) assoziiert [13].

Subtyping

Plattenepithelkarzinome der Haut werden in in situ-Karzinome und invasive Karzinome mit folgenden histologischen Varianten unterteilt [2, 10]:
- *gewöhnliches Plattenepithelkarzinom/Plattenepithelkarzinom mit Hornbildung*
- *Spindelzelliges, entdifferenziertes Plattenepithelkarzinom (aggressives Verhalten)*
- *Akantholytisches Plattenepithelkarzinom* (Abb. 2)
- *Verruköses Plattenepithelkarzinom (geringe Malignität)*
- *Lymphoepitheliomartiges Karzinom*

Entgegen anderer Meinung [11,16] haben nach unserer Erfahrung akantholytische Plattenepithelkarzinome einen eher gering malignen Charakter. Wir fanden 18 akantholytische Tumoren von denen lediglich ein Fall lokal rezidivierte, während Metastasierungen nicht auftraten. Einen deutlich aggressiveren Verlauf mit erhöhtem Metastasierungs- und Rezidivierungsrisiko zeigen jedoch die kürzlich als eigenständige Entität beschriebenen, feinsträngig-diffus und häufig perineural infiltrierenden *desmoplastischen Plattenepithelkarzinome* [4, 8] (Abb. 3). Eine Abgrenzung dieser relativ kleinen, aber hochmalignen Tumorgruppe von anderen Karzinomtypen sollte deshalb erfolgen. Auch in unserem Kollektiv hatten die insgesamt 8 desmoplastischen Plattenepithelkarzinome eine schlechte Prognose (1 Rezidiv in loco, 3 Metastasierungen; p = 0,0001) [13]. Weiterhin fanden wir 2 *basosquamöse Karzinome*, von denen 1 Tumor lokal rezidivierte, während keines von 6 *invasiven Bowenkarzinomen* eine

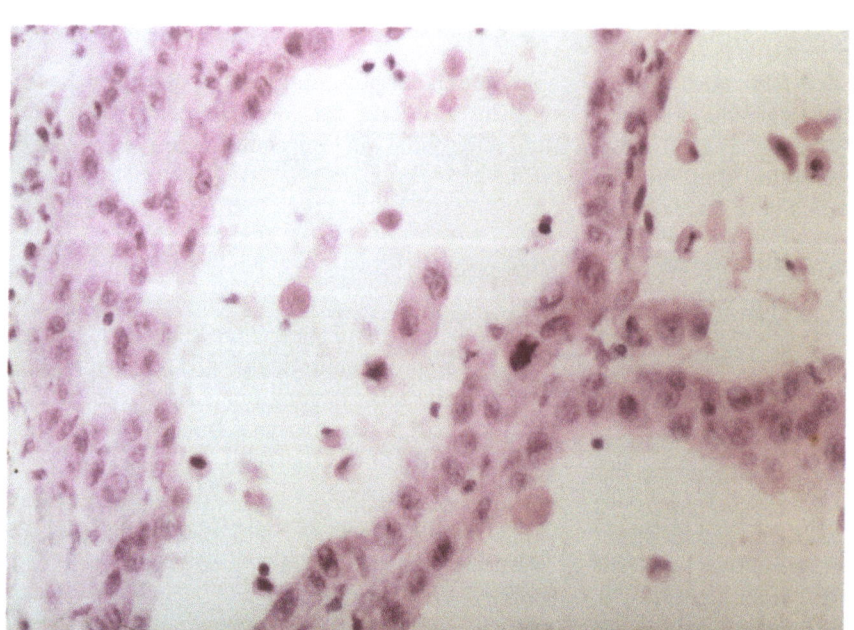

Abb. 2. Akantholytisches Plattenepithelkarzinom mit Bildung pseudoglandulärer Strukturen

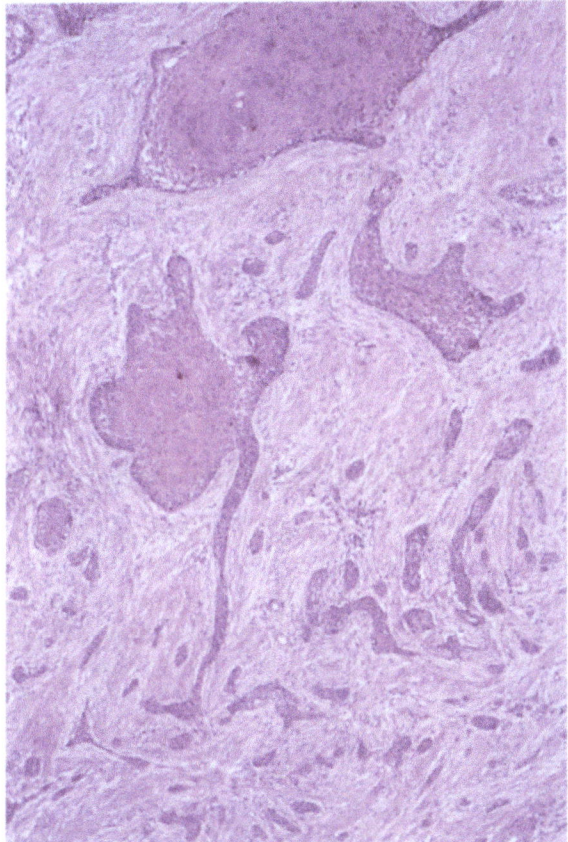

Abb. 3. Sklerodermiform infiltrierendes desmoplastisches Plattenepithelkarzinom: Dieser insgesamt seltene Subtyp zeichnet sich durch sein aggressives Verhalten mit hohem Rezidivierungs- (24%) und Metastasierungsrisiko (23%) aus [4].

- G1: Gut differenziert
- G2: Mäßig differenziert
- G3: Schlecht differenziert
- G4: Undifferenziert

Im Rahmen unserer Untersuchungen wurde ein dreistufiges Grading (Grad der Entdifferenzierung gering, mäßig bzw. stark) durchgeführt und zusätzlich die Mitoserate in drei Hochauflösungsfeldern an der Tumorfront ermittelt. Beide Parameter, Differenzierungs- bzw. Entdifferenzierungsgrad sowie Mitoseindex erwiesen sich als geeignet für die Prognoseevaluierung. Mit steigender Entdifferenzierung und Mitoseaktivität nahm die Wahrscheinlichkeit für eine Heilung signifikant ab (jeweils p < 0,05) [13].

Schlußfolgerungen

Nach wie vor ist die Erhebung von Anamnese und klinischem Befund wesentlicher Bestandteil einer optimalen Tumordispensaire. Das klinische Staging allein ist aber nach aktuellem Kenntnisstand nicht mehr ausreichend für die Beurteilung des Metastasierungs- und Rezidivierungsrisikos kutaner Plattenepithelkarzinome. Vielmehr müssen heute feingewebliche Faktoren zusätzlich beachtet werden, da anhand dieser eine genauere Unterscheidung zwischen niedrig- und hochmalignen Karzinomen gelingt. Dem Tumordickenwert, Karzinomsubtyp und Differenzierungsgrad sollte dabei zukünftig besondere Aufmerksamkeit gewidmet werden.

erneute Tumorprogression zeigte. Die übrigen metastasierenden bzw. rezidivierenden Tumoren waren vom *gewöhnlichen histologischen Typ*. Andere seltene Subtypen wurden nicht gefunden. Umstritten ist die Zuordnung des lymphoepitheliomartigen Karzinoms zu den Plattenepithelkarzinomen der Haut, da keine Beziehung zur Epidermis besteht und follikulär bzw. glandulär differenzierte Anteile histogenetisch einen malignen Adnextumor vermuten lassen.

Grading

Das histopathologische Grading, welches den Schweregrad der Tumorentdifferenzierung wiedergibt, ist ein wichtiges und etabliertes Verfahren der Malignitätsbeurteilung [5, 17]. In mehreren Studien konnte die prognostische Bedeutung dieser Methode dargelegt werden [6, 15]. Die International Union against Cancer [17] unterscheidet die Differenzierungsgrade:

- Gx: Differenzierungsgrad kann nicht bestimmt werden

Literatur

1. Baldursson B, Sigurgeirsson B, Lindelöf B (1995) Venous leg ulcers and squamous cell carcinoma: a large-scale epidemiological study. Br J Derm 133:571–574
2. Breuninger H, Garbe C (1998) Plattenepithelkarzinom der Haut einschließlich des Unterlippenrotes und der Augenlider. Hautarzt 48 (Suppl 1):520–526
3. Breuninger H, Hawlitschek E (1995) Das Mikrostaging des Plattenepithelkarzinoms der Haut und Lippen. Lichtmikroskopisch erfaßbare Prognosefaktoren. In: Tilgen W, Petzoldt D (eds) Operative und konservative Dermato-Onkologie. Fortschritte der operativen und onkologischen Dermatologie. Band 10. Springer, Berlin Heidelberg New York, pp 110–115
4. Breuninger H, Tatasciore U (1995) Das desmoplastische Plattenepithelkarzinom. Eine morphologische Entität mit hohem Metastasierungs- und Rezidivierungsrisiko. In: Tilgen W, Petzoldt D (eds) Operative und konservative Dermato-Onkologie. Fortschritte der operativen und onkologischen Dermatologie. Band 10. Springer, Berlin Heidelberg New York, pp 220–225
5. Broders AC (1932) Practical points on the microscopic grading of carcinoma. N Y State J M 32:667–671
6. Frierson HF, Cooper PH (1986) Prognostic factors in squamous cell carcinoma of the lower lip. Hum Pathol 17:346–354
7. Hagiwara K, Uezato H, Miyazato et al. (1996) Squamous cell carcinoma arising from lupus vulgaris on an old burn scar: diagnosis by polymerase chain reaction. J Dermatol 23:883–889

8. Haneke E (1989) Histologische Varianten des Plattenepithelkarzinoms der Haut und ihre Dignität. In: Breuninger H, Rassner G (eds) Operationsplanung und Erfolgskontrolle. Springer, Berlin Heidelberg New York, pp 79-85
9. Haustein UF (1982) Epidermodysplasia verruciformis Lewandowsky-Lutz mit multiplen Plattenepithel- und Bowenkarzinomen. Dermatol Monatsschr 168:821-828
10. Heenan, PJ, Elder DE, Sobin LH (1996) Hisological typing of skin tumours. Springer, Berlin Heidelberg New York, pp 46-51
11. Nappi O, Pettinato G, Wick MR (1989) Adenoid (acantholytic) squamous cell carcinoma of the skin. J Cutan Pathol 16:114-121
12. Ong CS, Keogh AM, Kossard S et al. (1999) Skin cancer in Australian heart transplant recipients. J Am Acad Dermatol 40:27-34
13. Petter G, Haustein UF (1999) Pathohistologische und klinische Prognosefaktoren beim Plattenepithelkarzinom der Haut. Hautarzt 50:412-417
14. Phillips TJ, Salman SM, Bhawan J et al. (1998) Burn scar carcinoma. Dermatol Surg 22:561-565
15. Rowe DE, Carroll RJ, Day CL (1992) Prognostic factors for local recurrence, metastasis, and survival rates in squamous cell carcinoma of the skin, ear, and lip: implications for treatment modality selection. J Am Acad Dermatol 26:976-990
16. Wick MR, Pettinato G, Nappi O (1988) Adenoid (acantholytic) squamous carcinoma of the skin. J Cutan Pathol 15:351
17. Wittekind C, Wagner G (1997) TNM. Klassifikation maligner Tumoren. Springer, Berlin, pp 109-114

Photodynamische Therapie bei epithelialen Tumoren

R.-M. Szeimies

Zusammenfassung

In der Dermatologie zeichnet sich ein breites Indikationsfeld zur Anwendung der Photodynamischen Therapie (PDT) ab: Neben entzündlichen Dermatosen wie der Psoriasis vulgaris können oberflächliche, nicht-pigmentierte epitheliale Tumoren und Präkanzerosen wie Basalzellkarzinome, Morbus Bowen, aktinische Keratosen, Keratoakanthome und initiale spinozelluläre Karzinome mit sehr gutem kosmetischen Ergebnis behandelt werden. Derzeit ist dieses Verfahren allerdings noch experimentell, da gut dokumentierte Phase-III-Studien fehlen.

Einleitung

Schon zu Beginn diesen Jahrhunderts wurden erfolgreich Basalzellkarzinome mit der PDT behandelt (Applikation einer Farbstofflösung mit anschließender Bestrahlung mit Licht aus einer Kohlebogenlampe) (Tappeiner & Jesionek 1903). Seitdem wurde die Wirksamkeit der PDT zur Behandlung oberflächlicher Präkanzerosen und Kanzerosen der Haut ausführlich beschrieben (Kennedy et al. 1990; Lui & Anderson 1992, Wolf et al. 1993; Szeimies & Landthaler 1995).

Photosensibilisatoren

Die bislang einzige in der Bundesrepublik zugelassene Substanz zur PDT für die Indikationen Bronchial- und Ösophaguskarzinom ist das Photofrin. Allerdings bewirkt die intravenöse Gabe von Photofrin eine bis zu acht Wochen oder länger anhaltende generalisierte kutane Photosensibilisierung der Patienten (Landthaler et al. 1993). Diese schwerwiegende Nebenwirkung einer systemischen PDT ist Patienten mit isolierten Hauttumoren trotz der exzellenten kosmetischen Resultate nur eingeschränkt zuzumuten. Aufgrund seiner physikochemischen Eigenschaften penetriert Photofrin jedoch nicht in therapeutisch relevanten Mengen die Haut. Allerdings kann 5-Aminolävulinsäure (ALA) sehr gut parakeratotisches Stratum corneum penetrieren, welches sich über den zu behandelnden Läsionen befindet (Kennedy et al., 1990). ALA wird nach topischer Applikation im Rahmen der Hämbiosynthese zu photosensibilisierenden Porphyrinen umgesetzt.

Die Bildung dieser Porphyrine (überwiegend Protoporphyrin IX) ist hochselektiv in schnell proliferierenden Geweben, wie z. B. Basalzellkarzinomen, aktinischen Keratosen oder initialen spinozellulären Karzinomen aber auch psoriatischen Plaques. Epitheliale Tumoren können daher aufgrund der ALA-induzierten, selektiven Porphyrinakkumulation ohne nennenswerte Schädigung des umliegenden normalen Gewebes nach Bestrahlung mit rotem Licht behandelt werden.

Lichtquellen

Bis zu einer Wellenlänge von etwa 1100 nm nimmt die Eindringtiefe von Licht in die Haut zu (Anderson u. Parrish 1981). Da die letzte Absorptionsbande von Porphyrinen bei etwa 635 nm liegt, erfolgt die Bestrahlung bei dieser Wellenlänge, um möglichst tief Lichtquanten im Gewebe bei noch effektiver Absorption durch den Photosensibilisator zu deponieren. Bei 635 nm beträgt die Eindringtiefe in die Haut etwa 3 mm, d.h. eine einmalige Behandlung von Tumoren größerer Dicke ist mit einer hohen Rezidivrate assoziiert. Bislang wurden hierzu Lasersysteme (Farbstofflaser) verwendet, allerdings sind die sehr hohen Anschaffungs- und Wartungskosten zu berücksichtigen. Eine vergleichbare Effektivität weisen inkohärente Bestrahlungssysteme (PDT 1200, Waldmann Medizintechnik) auf, die rotes Licht im Wellenlängenbereich zwischen 600 und 700 nm emittieren (Szeimies et al., 1994). Der Vorteil dieser Systeme liegt in niedrigeren Kosten sowie einer größeren Bestrahlungsfläche, die zur Behandlung von größeren Arealen, z. B. bei ausgedehnten aktinischen Keratosen erforderlich ist. Möglicherweise kommen in naher Zukunft bei besserer Verfügbarkeit auch verstärkt Diodenlasersysteme zum Einsatz, die im Vergleich zu herkömmlichen Lasersystemen deutliche Vorteile hinsichtlich Mobilität und Serviceaufwand aufweisen.

Wirkmechanismus

Die PDT-induzierte Zytotoxizität wird durch photooxidative Reaktionen vermittelt, dabei werden überwiegend reaktive Sauerstoffspezies, allen voran Singulett-Sauerstoff gebildet. In Abhängigkeit der subzellulären Lokalisation des verwendeten Photosensibilisators kommt es dabei zur Schädigung von Zellorganellen, wie z.B. Mitochondrien oder Lysosomen mit anschließender Tumorzellnekrose. Ebenfalls wird nach topischer PDT eine Nekrose des Tumorparenchyms mit Freisetzung von Entzündungsmediatoren (z.B. Histamin oder Arachidonsäuremetabolite) beobachtet, die zu einer Wirksamkeitssteigerung beitragen. Im Gegensatz dazu ist bei der PDT von Hauttumoren nach systemischer Applikation von Photosensibilisatoren im wesentlichen die irreversible Schädigung des Tumorgefäßsystems mit nachfolgender Induktion einer Tumorischämie, die zur Nekrose führt, für die Wirkung verantwortlich (Dellian et al., 1995). Klinisch zeigt sich etwa zwei bis drei Tage nach PDT eine auf die tumorös veränderten Hautareale beschränkte Schorfbildung, welche innerhalb von 14 Tagen mit sehr gutem kosmetischem Ergebnis abheilt.

Onkologische Indikationen in der Dermatologie

Die Tabelle 1 zeigt eine Übersicht onkologischer Indikationen für die PDT. Die größten Erfahrungen liegen bisher zu den Photosensibilisatoren Hämatoporphyrin-Derivat (HpD) und der aufbereiteten Form Photofrin vor. Zahlreiche klinische Untersuchungen haben die Wirksamkeit der systemischen PDT in der Behandlung von Basalzellkarzinomen und spinozellulären Karzinomen erwiesen. Aufgrund der bereits erwähnten prolongierten kutanen Photosensibilisierung ist diese Therapieform nur in besonderen Fällen, z.B. bei ausgedehnten Befunden bei alten und/oder nicht operationsfähigen Patienten indiziert.

Tabelle 1. Onkologische Indikationen für die PDT mit ALA

Präkanzerosen	Aktinische Keratosen (auch Arsen-induziert) Morbus Bowen
Tumoren	Oberflächliches Basalzellkarzinom Gorlin-Goltz-Syndrom Initiales spinozelluläres Karzinom

Die topische PDT stellt im Gegensatz zur systemischen PDT eine echte Alternative zu herkömmlichen Therapieverfahren zur Behandlung von oberflächlichen epithelialen Tumoren in der Dermatologie dar. Die 5-Aminolävulinsäure (ALA) ist dabei der bisher am besten in der klinischen Prüfung untersuchte topische Photosensibilisator. ALA induziert im Rahmen der Hämbiosynthese die Akkumulation von Porphyrinen in den zu behandelnden Präkanzerosen und Kanzerosen der Haut. ALA ist derzeit noch nicht klinisch zugelassen, kann jedoch in pharmazeutischer Qualität von der Fa. Medac, Hamburg, bezogen werden. Als Grundlage für ALA kann eine hydrophile Creme oder ein DMSO-haltiges Gel dienen. Bisherige eigene Erfahrungen sowie in der Literatur dokumentierte Studien zeigen, daß von den epithelialen Präkanzerosen und Karzinomen bisher nur aktinische Keratosen (Abb. 1), Morbus Bowen sowie oberflächliche Basalzellkarzinome und initiale spinozelluläre Karzinome (< 3 mm) für eine kurative topische PDT mit ALA (Lichtintensität: 100–150 mW/cm²; Lichtdosis:

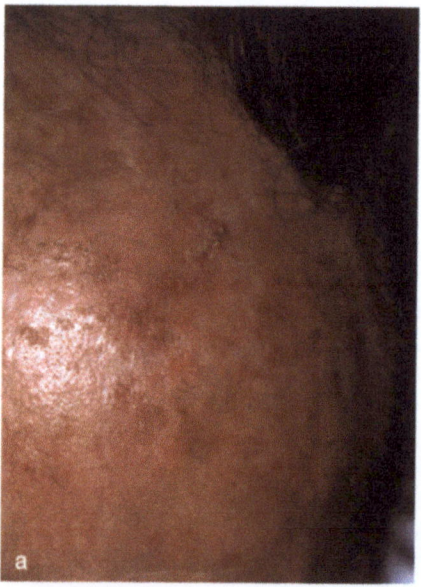 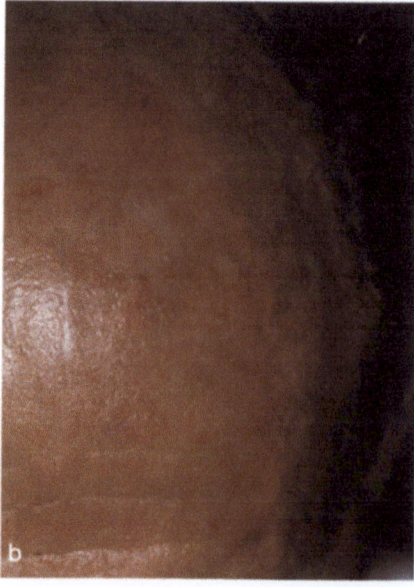

Abb. 1a,b. (a) 68-jähriger Patient mit multiplen aktinischen Keratosen am Kapillitium. (b) Befund 5 Monate nach ALA-PDT, komplette Remisssion.

Tabelle 2. Ergebnisse der PDT bei epithelialen Tumoren und Präkanzerosen (Zusammenstellung der Daten aus zahlreichen unkontrollierten Studien)

Indikation	Sensibilisator	Parameter (Sensibilisatordosis, Inkubationszeit, Lichtdosis)	Komplette Remissionsraten (%)
Aktinische Keratosen	ALA topisch	10–20 %, 3–8 h, 60–150 J/cm^2	71–100
Morbus Bowen	ALA topisch	20 %, 4–8 h, 80–180 J/cm^2	90–100
	Photofrin systemisch	2,0 mg/kg KG, 50–100 J/cm^2	98–100
Basalzellkarzinom	Photofrin systemisch	2,0 mg/kg KG, 60–220 J/cm^2	60–90
– oberflächlich	ALA topisch	20 %, 4–8 h, 100–180 J/cm^2	80–95
– knotig	ALA topisch	20 %, 4–8 h, 100–180 J/cm^2	20–60
Spinozelluläres Karzinom	ALA topisch	20 %, 3–8 h, 60–150 J/cm^2	85
(nur initial)	Photofrin systemisch	2,0 mg/kg KG, 100–150 J/cm^2	80–90

100–150 J/cm^2) geeignet sind (siehe Tabelle 2). Pigmentierte Tumoren stellen eine Kontraindikation für die PDT dar.

Die einzige bekannte Nebenwirkung der topischen PDT mit ALA ist ein brennender Schmerz während der Bestrahlung. Die besonderen Vorteile der topischen PDT im Vergleich zu herkömmlichen Therapieverfahren sind die fehlende Invasivität des Verfahrens sowie die herausragenden kosmetischen Ergebnisse (Abels et al. 1997). Hinweise auf eine mögliche Kanzerogenität der PDT, wie sie für andere phototherapeutische Verfahren wie die PUVA-Therapie bekannt ist, fehlen. Bevor die PDT sich jedoch in der dermatologischen Praxis etablieren kann und ALA als topisch applizierbarer Photosensibilisator zugelassen wird, sind prospektiv-randomisierte Studien im Vergleich zu etablierten Therapieverfahren, wie z. B. der Kryotherapie notwendig. Derzeit werden diesbezügliche Phase-III-Studien durchgeführt. Die ersten onkologischen Indikationen werden wahrscheinlich aktinische Keratosen oder oberflächliche Basalzellkarzinome sein.

Literatur

Abels C, Landthaler M, Szeimies RM (1997) Photodynamische Therapie epithelialer Präkanzerosen und Karzinome. In: Garbe C, Dummer R, Kaufmann R, Tilgen W (Hrsg) Dermatologische Onkologie, S 120–131 Springer, Berlin

Anderson RR, Parrish JA (1981) The optics of human skin. J Invest Dermatol 77:13–19

Dellian M, Abels C, Kuhnle GE, Goetz AE (1995) Effects of photodynamic therapy on leucocyte-endothelium interaction: differences between normal and tumour tissue. Br J Cancer 72:1125–1130

Kennedy JC, Pottier RH, Pross DC (1990) Photodynamic therapy with endogenous protoporphyrin IX: basic principles and present clinical experience. J Photochem Photobiol, B: Biol 6:143–148

Landthaler M, Rück A, Szeimies RM (1993) Photodynamische Therapie von Tumoren der Haut. Hautarzt 44:69–74

Lui H, Anderson RR (1992) Photodynamic therapy in dermatology. Arch Dermatol 128:1631–1636

Szeimies RM, Hein R, Bäumler W, Heine A, Landthaler M (1994) A possible new incoherent lamp for photodynamic treatment of superficial skin lesions. Acta Derm Venereol (Stockh) 74:117–119

Szeimies RM, Landthaler M (1995) Topische photodynamische Therapie in der Behandlung oberflächlicher Hauttumoren. Hautarzt 46:315–318

Tappeiner H von, Jesionek A (1903) Therapeutische Versuche mit fluorescierenden Stoffen. Münch Med Wochenschr 47:2042–2044

Wolf P, Rieger E, Kerl H (1993) Topical photodynamic therapy with endogenous porphyrins after application of 5-aminolevulinic acid. J Am Acad Dermatol 28:17–21

Operative und medikamentöse Therapie des Merkelzell-Tumors

A. Hauschild, E. Christophers

Zusammenfassung

Der Merkelzell-Tumor, auch Merkelzell-Karzinom bezeichnet, weist keine eindeutigen klinischen Charakteristika auf, die die Diagnose im Primärstadium erleichtern. Aus diesem Grunde wird der Tumor zumeist erst unter dem Verdacht auf andere Malignome exzidiert, nachfolgende histologische und immunhistologische Untersuchungen ermöglichen die Feststellung eines Merkelzell-Tumors. Aufgrund der beachtlichen Rate von bis zu 60% Lokalrezidiven, lokoregionalen Metastasen und Fernmetastasen darf das Merkelzell-Karzinom als aggressiv wachsender Tumor bezeichnet werden. Die Therapie der Wahl besteht in einer großzügigen primären chirurgischen Exzision. Heute wird im allgemeinen eine anschließende Radiatio des Operationsareals unter Einschluß des lokoregionären Abschlußgebietes für zusätzlich indiziert gehalten. Weichteilmetastasen sollten – soweit möglich – ebenfalls operativ entfernt werden. Im Falle von nicht-operablen Konglomerattumoren wurde mehrfach über erfolgreiche Polychemotherapieverfahren berichtet. Die Erfolgsraten von Zytostatika im Stadium der Fernmetastasierung sind nur gering, die mediane Überlebenszeit ist mit 6 bis 8 Monaten ausgesprochen kurz.

Einleitung

Der Merkelzell-Tumor der Haut wurde zunächst unter dem Begriff »trabekuläres Karzinom« beschrieben [11]. Synonyme sind auch »kutanes neuroendokrines Karzinom« oder »APUDom«. Es wird heute allgemein angenommen, daß diese Tumorentität sich von der Merkelzelle der Haut [8] ableitet. Aufgrund der Zugehörigkeit der Merkelzelle zum APUD-System (Amine Precursor Uptake and Decarboxylation-System) wird von einem neurokrin aktiven Tumor ausgegangen.

Bis heute sind mehr als 600 Fälle in der Literatur beschrieben worden, die genaue Inzidenz dieser Tumorentität ist allerdings nicht bekannt. Bisher wurde das Merkelzell-Karzinom epidemiologisch nur schlecht erfaßt. In der Universitäts-Hautklinik Kiel konnten wir in den letzten zehn Jahren insgesamt 20 Fälle von Merkelzell-Karzinomen diagnostizieren, daraus läßt sich ableiten, daß die Inzidenz (im Vergleich zum malignen Melanom) bei etwa 0,2 Neuerkrankungen pro 100 000 Einwohnern und Jahr liegen dürfte.

Das mittlere Erkrankungsalter liegt bei 60–70 Jahren, eine Geschlechtsbevorzugung existiert nicht. Die meisten Patienten weisen Tumoren im Bereich lichtexponierter Areale der Gesichtshaut oder an den Extremitäten auf. Nur etwa 10% aller Merkelzell-Karzinome treten am Rumpf auf [9].

Therapieempfehlungen wurden von der Arbeitsgemeinschaft Dermatologische Onkologie (ADO) formuliert (Homepage-Adresse: www.dkfz-heidelberg.de/ ado). Allerdings basieren diese Therapieempfehlungen auf eigenen Erfahrungen sowie Literaturberichten (meist retrospektive Zusammenfassungen) zu diesen Fragestellungen. Randomisierte Studien sind aufgrund der geringen Inzidenzrate des Merkelzell-Karzinoms nur schwer durchführbar, hinzu kommt, daß die meisten Patienten ein hohes Lebensalter aufweisen und somit nur bedingt systemisch therapierbar sind.

Operative Therapie

Die Basisversorgung von Patienten mit Merkelzell-Primärtumoren besteht in der großzügigen chirurgischen Exzision des Tumors mit histologischer Schnittrandkontrolle. Aufgrund der relativ hohen Rate von Lokalrezidiven (bis zu 60% in der Literatur beschrieben) wird im allgemeinen ein Sicherheitsabstand von etwa 3 cm zu allen Seiten und eine Exzision in der Tiefe bis zur Muskelfaszie empfohlen [7,10]. Allerdings existieren keine Studien zu dieser Fragestellung und es ist nach wie vor unklar, ob ein weiterer Sicherheitsabstand die Gesamtprognose verbessert. Da viele Merkelzell-Karzinome im Gesicht lokalisiert sind, muß den besonderen Lokalisationsbedingungen mit einem geringeren Sicherheitsabstand ggf. Rechnung getragen werden.

Eine elektive Lymphknotenausräumung der regionären Lymphknotenstationen im Abstromgebiet des Primärtumors wurde von einigen Autoren als erfolgversprechend beurteilt. Andere Autoren lehnen sie generell ab bzw. sprechen sich für eine Zurückhaltung in Bezug auf eine ELND aus [7, 10]. Auch zu dieser Fragestellung liegen keine prospektiven Studien vor. Allerdings muß angemerkt werden, daß aufgrund der in den letzten Jahren mehr und mehr verbreiteten sogenannten »sentinel node biopsy« eventuell auch beim Merkelzell-Karzinom ein neues interessantes Diagnostikverfahren zur Verfügung steht. Bisher existieren nur Kasuistiken, in denen die sentinel node biopsy als diagnostisches Verfahren beim Merkelzell-Karzinom beschrieben wurde.

Sicherlich hat die sentinel node biopsy bei dieser Indikation gute Chancen als ein neuer prognostischer Parameter etabliert zu werden. Außerdem dürften routinemäßige elektive Lymphknotendissektionen überfällig werden. Ob die Gesamtüberlebenszeit verbessert wird, bleibt allerdings weiterhin fraglich.

Sollten histologisch gesicherte Lokalrezidive und/oder Lymphknotenmetastasen vorliegen, ist auch hier die chirurgische Sanierung Therapie der Wahl. Bei ausgedehnten Weichteil-Konglomerattumoren ist jedoch häufig keine R_0-Resektion möglich, so daß hier eine postoperative adjuvante Therapie empfehlenswert ist.

Strahlentherapie

Es ist seit vielen Jahren bekannt, daß Merkelzell-Karzinome durchaus radiosensitive Tumoren sind [1]. Dabei wurden sowohl Erfahrungen bei inoperablen Primärtumoren in ungünstiger Lokalisation als auch bei ausgedehnten Weichteilkonglomerattumoren erzielt, bei denen eindrucksvolle Remissionen unter Strahlentherapie beobachtet wurden. Allerdings sind Rezidive nach Bestrahlungen nicht selten. In der Literatur besteht in den letzten Jahren zunehmend die Tendenz hinsichtlich allgemeiner Therapieempfehlungen die Radiatio als adjuvante Maßnahme zu implementieren [6]. Aus einer Reihe von Kasuistiken und retrospektiven Auswertungen wird klar, daß die Lokalrezidivrate bei einer kombinierten lokoregionären Radiatio (Photonen-, Elektronen- oder Röntgenbestrahlung) mit einer Gesamtdosis von etwa 5000 bis 6000 Rad (bis 7500 Rad) in 20 bis 25 Fraktionen offensichtlich verringert werden kann. Soweit lokalisationsbedingt möglich sollten neben dem operierten Primärtumorareal auch die Lymphabstromwege inklusive der regionären Lymphknotenstation in das Bestrahlungsfeld einbezogen werden [6].

Beim metastasierten Merkelzell-Karzinom wird die Radiotherapie häufig im Rahmen multimodaler Therapiekonzepte neben chirurgischen Maßnahmen und/oder einer systemischen Chemotherapie eingesetzt. Verschiedentlich wurde über Remissionen bei einem derartigen Vorgehen berichtet.

Sobald eine Fernmetastasierung vorliegt ist die Gesamtüberlebenszeit insgesamt kurz (6 bis 8 Monate). Eine Radiatio wird in diesen Fällen nur noch unter palliativen Gesichtspunkten empfohlen (z. B. bei schmerzhaften Knochenmetastasen oder Weichteilkonglomerattumoren).

Systemische medikamentöse Therapie

Die verwendeten Therapieschemata beim Merkelzell-Tumor lehnen sich insgesamt sehr an die des histologisch verwandten kleinzelligen Bronchialkarzinoms an [3]. In der Literatur beschreibt lediglich eine Kasuistik [4] eine primäre Chemotherapie bei einem lokal weit fortgeschrittenem Primärtumor der Kopfhaut. Nachdem es zu einer Verkleinerung des Primärtumors unter der Chemotherapie mit Cyclophosphamid, Epidoxorubicin sowie Etoposit kam, konnte der Tumor am Skalp operiert werden und eine bilaterale Lymphknotendissektion durchgeführt werden. In den Hautresektaten zeigten sich nur noch vereinzelte Tumorzellen in der Dermis, die regionalen Lymphknoten waren tumorfrei. Dies ist ein Beispiel für eine sogenannte »neoadjuvante« Chemotherapie. Derartige Therapieverfahren sind von anderen Tumoren (z. B. dem Ösophagus-Karzinom) seit Jahren bekannt, sie ermöglichen eine Operabilität von primär nicht-resektablen Tumoren.

Ein anderes Polychemotherapieschema verwendet VP-16, Cisplatin, Doxorubizin und Bleomycin. Mit diesen Zytostatika wurden überwiegend Remissionen bei Haut- oder Lymphknotenmetastasen von Merkelzell-Tumoren beschrieben [3]. Die Ansprechraten bei einer Fernmetastasierung sind deutlich schlechter. Im Stadium der Fernmetastasierung sollte die Indikation für eine systemische Chemotherapie aufgrund der zu erwartenden Nebenwirkungen und vor allem in Abhängigkeit vom Allgemeinzustand und Alter des Patienten sehr eng gestellt werden.

Bisher existieren nur wenige Fallberichte zu immuntherapeutischen Verfahren beim Merkelzell-Karzinom. In einer Kasuistik wurde über eine erfolgreiche Behandlung eines ausgedehnten Primärtumors mit intraläsionaler Applikation von Tumornekrosefaktor-α (TNF-α) berichtet [5]. Bei einer inoperablen älteren Patientin wurde TNF mit einer Dosierung von 250 I.E. pro Tag bis zu einer Gesamtdosis von 1,5 Mio. I.E. in den Tumor appliziert. Dies führte zu einer auch histologisch gesicherten kompletten Remission [5].

Eine weitere Kasuistik stellt eine komplette Remission bei einer regionären Metastasierung unter Interferon-α dar [2]. Rekombinantes Interferon-α2a wurde mit einer Dosierung von 6 Mio. I.E. pro Tag intramuskulär über acht Wochen appliziert. Danach wurde die Applikationshäufigkeit auf eine dreimal wöchentliche Gabe für weitere vier Monate reduziert [2].

Die Arbeitsgemeinschaft Dermatologische Onkologie plant ein multizentrisches Therapieoptimierungsprotokoll zur Behandlung des Merkzell-Karzinoms, eventuell in einem internationalen Rahmen. Mögliche Fragestellung einer klinischen Studie wäre beispielsweise der Wert der adjuvanten Therapieverfahren (Radiatio, Chemotherapie, Immuntherapie mit Interferon-α).

Danksagung

Wir danken Frau Tina Evers für die sorgfältige Erstellung des Manuskriptes.

Literatur

1. Ashby MA, Jones DH, Tasker AD (1989) Primary cutaneous neuroendocrine (Merkel cell or trabecular carcinoma) tumour of the skin: a radio responsive tumour. Clin Radiol 40:85–87
2. Durand JM, Weiller C, Richard MA, Portal I, Mongin M (1991) Treatment of Merkel cell tumour with interferon-AAA-2b (Letter). Br J Dermatol 124:509
3. Fenig E, Lurie H, Klein B, Sulkes A (1993) The treatment of advanced Merkel cell carcinoma. J Dermatol Surg Oncol 19:860–864
4. Ferrau F, Micali G, Guitart J (1994) Merkel cell carcinoma of the scalp: dramatic resolution with primary chemotherapy. J Am Acad Dermatol 31:271–272
5. Ito Y, Kawamura K, Miura T, Ueda K, Onodera H, Takahashi H, Horikoshi T, Sugiyama S, Takahashi M (1989): Merkel cell carcinoma. A successful treatment with tumor necrosis factor. Arch Dermatol 125:1093–1095
6. Marks ME, Kim RY, Salter MM (1990) Radiotherapy as an adjunct in the management of Merkel cell carcinoma. Cancer 65:60–64
7. Meland NB, Jackson IT (1986) Merkel cell tumor: diagnosis, prognosis, and management. Plast Reconstr Surg 77:632–638
8. Moll I (1994) Die Merkel-Zelle. Hautarzt 45:352–358
9. Ratner D, Nelson BR, Brown MD, Johnson TM (1993) Merkel cell carcinoma. J Am Acad Dermatol 29:143–156
10. Shaw JHF, Rumball E (1991): Merkel cell tumour: clinical behaviour and treatment. Br J Surg 78:138–142
11. Toker C (1972): Trabecular carcinoma of the skin. Arch Dermatol 105:101–119

Korrelation zwischen Patched-Genmutation und klinischem Bild bei Basalzellnävussyndrom (Gorlin-Syndrom)

G. Linß, E. Burkhardt, A. Reis

Zusammenfassung

Es wird eine Familie mit Basalzellnävussyndrom vorgestellt, bei der ein einheitlicher Defekt des Patched-Gens auf Chromosomen 9q 22.3 nachgewiesen wurde. Die Ausprägung des Phänotyps ist unterschiedlich. Als Besonderheit wird das Fehlen von Hirnhautverkalkungen herausgestellt. Auf die Gefahr der Induktion der Tumoren durch ionisierende und UV-Strahlen wird hingewiesen.

Einleitung und Problemstellung

Das autosomal-dominant vererbte Basalzellnävus-Syndrom wird charakterisiert durch Neigung zu Neoplasmen und Entwicklungsanomalien. Im Vordergrund stehen multiple Basaliome, die bereits im Kindes- und Jugendalter auftreten, und Keratozysten der Kiefer. Andere Veränderungen sind punktförmige Dyskeratosen der Handteller und Fußsohlen (»pits«), Epidermiszysten, Verkalkungen der Hirnhäute, Gabelrippen, Blockwirbel, offener Wirbelkanal, Makrozephalie, Lippen-Kiefer-Gaumenspalten, Polydaktylien, Medulloblastome sowie Tumoren des Ovars und des Herzmuskels. Die untersuchten Familien weisen eine hohe Penetranz bei sehr variabler Expressivität auf. Es besteht eine Mutation auf Chromosom 9q 22.3 im Patched-Gen, einem humanen Homolog zu einem Segmentpolaritätsgen der Drosophila, welches für eine Transmenbranstruktur kodiert [2, 4, 6, 8]. In einer Familie mit 19 Merkmalsträgern über vier Generationen wurde der Gendefekt identifiziert und die Phänotypen verglichen.

Methodik

Die kodierenden Regionen des Patched-Gens wurden mittels PCR amplifiziert und mit der DNA-Sequenzierung auf Punktmutationen untersucht. Die wichtigsten klinischen Merkmale und – soweit noch feststellbar – ihre Erstmanifestation wurden tabellarisch dargestellt.

Ergebnisse

Bei den untersuchten Merkmalsträgern konnte im Bereich des Patched-Gens, der für die 11. Transmembran-Domäne des Proteins kodiert, ein Nukleotidaustausch von T (Thymidin) zu C (Cytidin) nachgewiesen werden. Dies führt im Translationsprodukt zu einer Aminosäurenveränderung von Ser (Serin) zu Pro (Prolin) an Position 1132 (S 1132p) des Proteins.

Die Erstmanifestation der Basaliome variiert zwischen 7 und 50 Jahren, wobei bei den in Tabelle 1 mit x bezeichneten Merkmalsträgern diese Veränderungen bei Familienuntersuchungen festgestellt wurden, so daß ein genauer Zeitpunkt nicht mehr ermittelt werden konnte. Anfangs imponieren sie als plane, hautfarbene Papeln, die meist periorbikulär lokalisiert sind, aber histologisch bereits typische solide Basaliome darstellen. Ihre Zahl wechselt stark und nimmt im Laufe des Lebens zu. Spätmanifestationen sind aber im Fall II/2, der seit 20 Jahren in Kontrolle steht und bei der Erstuntersuchung zwar Kieferzysten, aber keine

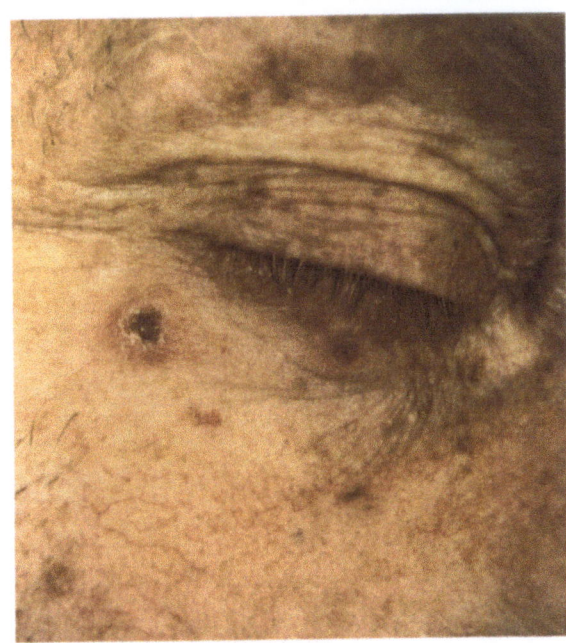

Abb. 1. Multiple periorbikuläre, z. T. ulzerierte Basaliome

Basaliome aufwies, durchaus möglich (Abb. 1). Die Keratozysten der Kiefer verursachen durch Wachstum und Infektion meist eher Beschwerden. Deshalb werden sie eher auffällig. Durch gezielte Untersuchungen in dieser Familie sind sie röntgenologisch oft schon im Pubertätsalter nachweisbar. Sie sind anfangs nur wenige Millimeter groß und können unbehandelt mehrere Zentimeter im Durchmesser erreichen. Im Laufe des Lebens kommt es zu weniger neuen Zystenbildungen. Spätmanifestationen sind ebenfalls möglich, wie im Fall II/4 sicher nachweisbar war (Abb. 2). Palmare und plantare punktförmige Keratosen und Epidermiszysten sind häufiger vorhanden. Die Verkalkungen der Hirnhäute konnten bei keinem Erwachsenen nachgewiesen werden, ebenso fehlen bei allen Untersuchten neurologische Ausfälle und andere Tumoren (Tabelle 1). Alle Merkmalsträger haben ein charakteristisches Aussehen.

Breite Nasenwurzel mit Hypertelorismus, betonte Stirnhöcker mit großem Schädelumfang (Hutmaß!). Vereinzelt sind Gabelrippen, Rippenverbreiterungen, Blockwirbel und Spina bifida occulta mit Hypertrichosis lumbalis vorhanden. Verkürzte Metakarpalia IV weisen auf Pseudohypoparathyreoidismus hin, der in einem Fall nachgewiesen werden konnte. Ein überzähliger Zehenstrahl zwischen III/IV rechts und je ein Fingeranhang am Mittelglied lateral an beiden V. Fingern sind als selten beschriebene Anomalien erwähnenswert (Tabelle 2). Zusammenhänge zwischen Zahl und Ausdehnung von Basaliomen und Kieferzysten sind lediglich bei Vater und Sohn zu finden (II/5, III/16). Selbst innerhalb einer Geschwisterreihe (II/2 bis II/6) liegen Erstmanifestation von Basaliomen und Kieferzysten sowie deren Zahl und Größe weit auseinander. Die anderen erfaßten Symptome verteilen sich unabhängig voneinander und von der Ausprägung der Kardinalsymptome.

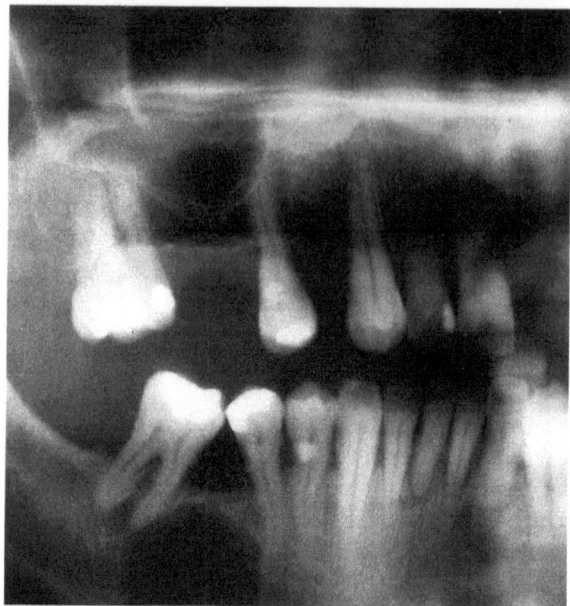

Abb. 2. Erbsgroße Keratozyste des Unterkiefers rechts zwischen Eckzahn und Prämolar.

Kommentar

Es liegt bei allen Merkmalsträgern der Familie ein einheitlicher Defekt im Patched-Gen vor.

Tabelle 1. Klinische Erscheinungen. *BCN* Basalzellnävi, *PP* Palmare und plantare Pits, *EC* Epidermiszysten, *FC* Falx-cerebri-Verkalkungen, *SA* Skelettanomalien, *N* Neurologische Veränderungen, *AT* Andere Tumore, *X* Erstuntersuchung im Rahmen der Familienuntersuchung

Patienten-Nr.	Geschlecht (m/w)	Zahl	– BCN – Erstmanifestation Alter in Jahren	Zahl	– Kieferzysten – Erstmanifestation Alter in Jahren	PP	EC	FC	SA	N	AT
I/2	w	>100	50^x	1	75	–	–	–	+	–	–
II/2	m	15	50	4	41	–	–	–	+	–	–
II/3	w	35	45^x	5	15	+	–	–	+	–	–
II/4	w	8	41^x	1	51	+	–	–	+	–	–
II/5	m	64	34^x	21	22	+	–	–	+	–	–
II/6	w	12	36^x	2	28	+	–	–	+	–	–
III/4	m	7	32	6	18	+	+	–	+	–	–
III/5	w	3	34	5	12	–	+	–	+	–	–
III/9	w	7	36	5	16	–	+	–	+	–	–
III/11	m	6	18	4	13	+	–	–	+	–	–
III/14	w	15	25	4	15	+	+	–	+	–	–
III/16	m	25	21	12	15	–	+	–	+	–	–
III/21	w	26	15	4	12	+	–	–	+	–	–
IV/8	w	5	14	3	11	+	–	–	+	–	–
IV/10	m	7	7	2	12	+	–	–	+	–	–
IV/11	w	10	8	2	13	+	–	–	+	–	–
IV/14	w	10	12	2	15	+	+	–	+	–	–
IV/28	m	8	8	–	–	–	–	–	–	–	–
IV/29	m	7	8	–	–	–	–	–	–	–	–

Tabelle 2. Skelettanomalien

Pat.	Stirnhöcker	Hypertelorismus	Wirbelsäule	Rippen	Fingeranhänge	Polydaktylie
I/2	+	+	-	Gabelrippe	-	-
II/2	+	+	-	-	-	-
II/3	+	+	-	-	-	-
II/4	+	+	-	-	-	-
II/5	+	+	Blockwirbel	-	-	-
II/6	+	+	-	-	+	-
III/4	+	+	-	Verbreiterung	-	-
III/5	+	+	-	-	-	-
III/9	+	+	-	-	-	-
III/11	+	+ Spina bifida occulta	-	-	-	-
III/14	+	+	-	Gabelrippe	-	-
III/16	+	+	-	-	-	-
III/21	+	+	-	-	-	-
IV/8	+	+	-	-	-	-
IV/10	+	+	-	-	-	-
IV/11	+	+	-	-	-	Rechter Fuß zw. Dig 3 und 4
IV/28	-	-	-	-	-	-
IV/29	-	-	-	-	-	-

Die phänotypische Ausprägung ist aber unterschiedlich, auch unter betroffenen Geschwistern. Neben den beiden allelen Wildtyp-Genen haben noch andere, nichtallele Gene und exogene Faktoren Einfluß auf die individuelle Ausprägung [9]. Das humane Homologe des Patched-Gens wirkt als Tumorsuppressor in der Hedgehog-Signalkaskade. Das Protoonkogen sonic hedgehog (shh) wird durch das Patched-Gen (ptc) gehemmt, und die Wachstums-Stimuli sind auf diesem Wege unter Kontrolle. Bei defektem ptc oder bei Überangebot von shh, das ebenfalls die ptc-Wirkung reduziert, wird neben gesteigerter Proliferation auch das Onkogen smoothened (smo) stimuliert, was zu Tumorwachstum führt [2, 3, 5, 7]. So ist das Nebeneinander von Tumoren und Kieferzysten, Polydaktylien, Fingeranhängen sowie vermehrtem Knochenwachstum zu erklären. Ionisierende Strahlen und Ultraviolettlicht sind zu vermeiden, da sie unter Verlust der Heterozygotie zu Tumorwachstum führen. Andere Familien mit Basalzellnävus-Syndrom weisen Defekte an anderen Loki der 23 Exons des Patched-Gens auf, die die gleichen klinischen Erscheinungen unabhängig von der Genlokalisation verursachen. Histologische, immunhistochemische und elektronenoptische Unterschiede zu sporadischen Basaliomen sind nicht zu erwarten, da bei diesen lediglich der erste Mutationsschritt zur Heterozygotie nicht erblich vorliegt. So ist auch die Vielzahl der Basalzellnävi und die Weiterentwicklung zu wachsenden Basaliomen zu interpretieren [1]. In der vorgestellten Familie ist lediglich das Fehlen der Verkalkungen der Hirnhäute und des Plexus chorioideus als Besonderheit herauszustellen. Neben ständiger Kontrolle des Tumorwachstums sind Gaben von Acitretin und Schutz vor ionisierender und Ultraviolettstrahlung sowie die Tumorentfernung chirurgisch, mit Lasern, flüssigem Stickstoff oder Dermabrasion notwendig.

Addendum

Ein zweites ptc-Gen wurde mittlerweile auf Chromosom 1p32 entdeckt [9].

Literatur

1. Aszterbaum M, Rothmann A, Johnson L, Fischer M, Xie J, Bonifas M, Zhang X, Scott P, Epstein H Jr. (1998). Identification of Mutations in the Human PATCHED Gene in Sporadic Basal Cell Carcinoma and in Patients with the Basal Cell Nevus Syndrome. J Invest Dermatol 110: 885–888
2. Eming SA, Kuhn A, Korge BP (1998). Fibroepitheliome und genetischer Defekt bei Basalzellnävus-Syndrom. Z Haut- und Geschlechtskrankh 73:764–766
3. Fan H, Oro AE, Scott ME, Khavari PA (1997). Induction of basal cell carcinoma features in transgenic human skin expressing Sonic Hedgehog. Nature Medicine 3: 788 - 792
4. Hahn H, Wicking C, Zaphiropoulus G, Gailani R, Shanley S, Chidambaram A, Vorechovsky I, Holmberg E et al. (1996). Mutations of the Human Homolog of Drosophila patched in the Nevoid Basall Cell Carcinoma Syndrome. Cell 85: 841 - 851
5. Ingham PW (1998). The patched gene in development and cancer. Curr Opinion Gen & Developm 8: 88 - 94
6. Johnson L, Rothmann L, Xie J, Goodrich V, Bare W, Bonifas M, Quinn G, Myers M, Cox R, Epstein H Jr., Scott P (1996). Human Homolog of patched, a Candidate Gene for the Basal Cell Nevus Syndrome. Science 272: 1668 - 1672
7. Ming JE, Roessler E, Muenke M (1998). Human development disorders and the Sonic hedgehog pathway. Mol Med Today 4: 343 - 349
8. Reis A, Küster W, Linss G, Gebel E, Hamm A et al. (1992). Localisation of gene for the nevoid basal cell carcinoma syndrome. Lancet 339: 617.
9. Smyth I, Narang MA, Evans T, Heimann C, Nakamura Y, Chenevix-Trench G, Pietsch T, Wicking C, Wainwright BJ (1999) Isolation and characterization of human Patched 2 (PTCH2), a putative tumour suppressor gene in basal cell carcinoma and medulloblastoma on chromosome 1p32. Hum. Mol. Genet. 8 (2):291-297

Radioulzera nach Röntgenweichstrahltherapie epithelialer Tumoren der Haut

E. M. Hermsteiner, R. Rupprecht, A. Lippold, G. Bramkamp, C. Breitkopf, K. W. Schulte, V. Jasnoch, H. J. Elsmann, C. Stock, H. Pannes, L. Suter

Zusammenfassung

Wie häufig treten Radioulzera in der Nachsorgeperiode nach einer Röntgenweichstrahltherapie von Basalzell- und Plattenepithelkarzinomen der Haut auf? Wie belastend ist die Behandlung dieser Strahlenfolge?

Von 1988–1991 haben wir 1043 Basalzell- und Plattenepithelkarzinome der Haut mit weichen Röntgenstrahlen behandelt (Gesamtdosen 35–101,5 Gy, für 97,5% der Tumoren: 45–85 Gy). Wir haben Informationen über einen Zeitraum von 5 Jahren nach der Strahlenbehandlung oder bis zum Tod der Patienten für 96,4% der Bestrahlungsfelder erhalten.

47 Radioulzera (4,7%) traten auf. Radioulzera waren signifikant häufiger am behaarten Kopf, an der Lippe, dem Ohr, der Stirn und der Schläfe, nach Verwendung tiefer eindringender weicher Röntgenstrahlen und nach höheren Gesamtdosen. 42 Radioulzera wurden durch feuchte Umschläge und Salben geheilt, 3 Radioulzera (0,3% der ursprünglich bestrahlten Felder) sprachen auf eine konservative Behandlung nicht an. 2 Radioulzera rezidivierten.

Radioulzera nach Röntgenweichstrahltherapie sind relativ selten und sprechen in der Regel auf eine konservative Behandlung an. Der Wert einer Röntgenweichstrahltherapie wird durch diese Strahlenfolge nicht wesentlich gemindert.

Einleitung

Eine der schwerwiegendsten Folgen einer Röntgenweichstrahltherapie ist ein Radioulkus. Dieses kann sich in der Nachsorgeperiode nach vollständiger Abheilung der primären Strahlenreaktion entwickeln. Eine Ulzeration kann aber auch nach Ende der Strahlenbehandlung im Strahlenfeld längere Zeit bestehen bleiben. In dieser Arbeit möchten wir den Begriff »Radioulkus« für jeden Defekt im Bestrahlungsfeld verwenden, der zu irgendeinem Zeitpunkt mehr als 8 Wochen nach Ende der Strahlenbehandlung erkennbar ist. Wie oft treten diese Behandlungsfolgen auf und wie belastend sind sie für den Patienten?

Patienten und Methoden

Patienten

Von 1988–1991 haben wir 888 Patienten mit 863 Basalzellkarzinomen und 180 Plattenepithelkarzinomen mit weichen Röntgenstrahlen behandelt. Eine 5jährige Nachsorge nach Ende der Strahlentherapie wurde durchgeführt. Da viele ältere Patienten nicht zu den Nachuntersuchungen in unsere Klinik kommen konnten, haben wir Informationen über Radioulzera und Rezidive durch Briefe und Telefonanrufe eingeholt. Gewöhnlich wurden die Hausärzte, in einzelnen Fällen auch die Patienten oder ihre Angehörigen befragt. Durch dieses Vorgehen haben wir Informationen über einen Zeitraum von 5 Jahren nach Ende der Strahlentherapie für 1005 der 1043 bestrahlten Basalzellkarzinome und Plattenepithelkarzinome (96,4%) erhalten.

Röntgenweichstrahltherapie

Wir haben das RT-100 Gerät der Firma Müller-Philipps benutzt. In der Regel wurden Einzeldosen von 5 Gy bei Basalzell- und Plattenepithelkarzinomen angewendet. Nur für größere Felder wurden zum Teil Einzeldosen von 3,5 Gy eingestrahlt. Ambulante Patienten wurden im allgemeinen 3mal wöchentlich, stationäre 6mal wöchentlich behandelt. Wenn nach 45 Gy bei Basalzellkarzinomen und 60 Gy bei Plattenepithelkarzinomen noch keine vollständige Tumorrückbildung und eine beginnende Erosion – auch in der 1 cm-Sicherheitszone um den Tumor – erkennbar war, wurde die Behandlung fortgesetzt: bei Basalzellkarzinomen wurde mit 5 Gy 2mal wöchentlich bis 55 Gy, dann 1mal wöchentlich bestrahlt, bei Plattenepithelkarzinomen 1mal wöchentlich mit 5 Gy, bis eine vollständige Tumorrückbildung und eine erosive Reaktion auch in der Sicherheitszone erkennbar waren oder insgesamt 85 Gy eingestrahlt wurden. 1017 von 1043 Tumoren (97,5%) dieser Studie wurden nach diesem Schema behandelt.

Behandlung von Radioulzera

Feuchte Umschläge wurden empfohlen: Baumwoll- oder Leinenläppchen sollten in kaltes Wasser getaucht, ausgewrungen und 5 Minuten auf die Läsionen gelegt werden. Um Verdunstung zu ermöglichen, durften die feuchten Umschläge nicht mit den Händen festgehalten oder mit Verbänden fixiert werden. Nach 5 Minuten mußte das Läppchen erneut in kaltes Wasser eingetaucht, ausgewrungen und aufgelegt werden. Diese Behandlung wurde 60–90 Minuten pro Tag empfohlen, gewöhnlich 2mal 30–45 Minuten. Zwischen den Behandlungen wurden Verbände mit einer antibiotischen Salbe angeraten.

Ergebnisse

Häufigkeit von Radioulzera

47 Radioulzera (4,7%) entstanden nach Bestrahlung der 1005 Basalzell- und Plattenepithelkarzinome, für die wir Informationen über einen Zeitraum von 5 Jahren nach der Strahlenbehandlung haben. Signifikant häufiger traten Radioulzera nach Behandlung mit höherer Gewebehalbwerttiefe (Tabelle 1), höherer Gesamtdosis (Tabelle 2) und am behaarten Kopf, der Lippe, der Schläfe, der Stirn sowie den Ohren auf (Tabelle 3), nicht jedoch bei über 70jährigen Patienten und in größeren Feldern (> 4 cm). Die Abhängigkeit von der Gesamtdosis war grenzwertig: bei geänderter Gruppeneinteilung war kein Zusammenhang feststellbar.

Tabelle 1. Strahlentherapie von Basaliomen und Plattenepithelkarzinomen. Häufigkeit der Radioulzera in Abhängigkeit von der Strahlenhärte (Gewebehalbwerttiefe).

Gewebehalbwerttiefe	Häufigkeit[a] (n)	[%]
< 7 mm	18/484	(3,7)
7,1–12 mm	21/455	(4,6)
> 12 mm	8/66	(12,1)
$\chi^2 = 9{,}20$	2 Freiheitsgrade	$p < 0{,}05$

[a] Zahl der Radioulzera/Zahl bestrahlter Tumoren

Tabelle 2. Strahlentherapie von Basaliomen und Plattenepithelkarzinomen. Häufigkeit der Radioulzera in Abhängigkeit von der Gesamtdosis

Gesamtdosis	Häufigkeit[a] (n)	[%]
< 51 Gy	4/203	(2,0)
51–55 Gy	4/98	(4,1)
56–60 Gy	8/256	(3,1)
61–70 Gy	21/331	(6,3)
> 70 Gy	10/117	(8,5)
$\chi^2 = 10{,}79$	4 Freiheitsgrade	$p < 0{,}05$

[a] Zahl der Radioulzera/Zahl bestrahlter Tumoren

Tabelle 3. Strahlentherapie von Basaliomen und Plattenepithelkarzinomen. Häufigkeit der Radioulzera in Abhängigkeit von der Lokalisation

Lokalisation mit höherem Risiko	Häufigkeit[a] (n)	[%]	Lokalisation mit geringerem Risiko	Häufigkeit[a] (n)	[%]
Behaarter Kopf	7/80	8,8	Nase	12/352	3,4
Lippe	5/72	6,9	Wange und Kinn	4/165	2,4
Ohr	5/61	8,2	Augenumgebung	2/112	1,8
Stirn und Schläfe	12/158	7,6			
$\chi^2 = 13{,}70$	6 Freiheitsgrade		$p < 0{,}05$		

[a] Zahl der Radioulzera/Zahl bestrahlter Tumoren

Ansprechen auf die Behandlung

42 der 47 (89%) Radioulzera konnten durch Salbe und feuchte Umschläge geheilt werden. 2 dieser Radioulzera rezidivierten. Auch die Rezidive sprachen auf die konservative Behandlung an.

3 Radioulzera – 0,3% der ursprünglich bestrahlten Felder – konnten durch konservative Maßnahmen nicht geheilt werden. 2 dieser Radioulzera wurden erfolgreich operiert, das dritte Radioulkus bestand bis zum Tode des Patienten 14 Monate nach der Bestrahlung. Für 2 weitere Radioulzera haben wir keine Verlaufsinformationen.

Diskussion

Wir fanden nach Bestrahlung von 1005 Basaliomen und Plattenepithelkarzinomen während einer 5jährigen Nachbeobachtung 47 Radioulzera (4,7%). Auch andere Autoren [3] haben mitgeteilt, daß ein Radioulkus, die schwerwiegendste Folge einer Strahlenbehandlung, relativ selten ist.

In der Regel konnte das Radioulkus, ein Kombinationsschaden [1], durch konservative Maßnahmen geheilt werden. Nur bei 3 Radioulzera – entsprechend 0,3% der ursprünglich bestrahlten Felder – sprach die konservative Therapie nicht an. 2 dieser Radioulzera konnten erfolgreich operiert werden, das dritte Radioulkus blieb bis zum Tode des Patienten 14 Monate nach Ende der Strahlenbehandlung. Nur diese 3 Patienten hatten keinen Nutzen von der Strahlenbehandlung: die Operationen zur Heilung von 2 Radioulzera waren mindestens so belastend wie sie zur Beseitigung des ursprünglichen Tumors gewesen wären. Der 3. Patient mußte bis zu seinem Tod ein Radioulkus ertragen, das für ihn wahrscheinlich genauso unangenehm war wie der ursprüngliche Tumor. Nur diese 3 Fälle müssen als wirkliche Mißerfolge der Strahlenbehandlung – bedingt durch die spätere Entstehung eines Radioulkus – angesehen werden. Die niedrige Mißerfolgsquote von nur 0,3% zeigt, daß das Risiko eines Radioulkus kein Argument gegen eine Röntgenweichstrahltherapie epithelialer Tumoren der Haut ist, die auch heute noch von vielen Autoren als Alternative zu einer Operation empfohlen wird [2, 4].

Literatur

1. Drepper H, Ehring F, Vojtech D (1971) Die Radionekrose der Haut. Eine Aufgabe für ärztliche Gruppenarbeit. Med Welt 22:155–162
2. Goldschmidt H, Panizzon RG (1991) Modern dermatologic radiation therapy, Springer, New York Berlin Heidelberg London Paris Tokyo Hongkong Barcelona
3. Landthaler M, Hagspiel H-J, Braun-Falco O (1996) Late irradiation damage to the skin caused by soft x-ray radiation therapy of cutaneous tumors. Arch Dermatol 131:182–186
4. Peter RU, Plewig G (1996) Strahlentherapie dermatologischer Erkrankungen. Blackwell Wissenschaftsverlag, Berlin Wien

Sonstige Tumoren

Hauttumoren bei organtransplantierten Patienten

E. Stockfleth, M. Reh, N. Haake, N. Steinbrecher, E. Christophers, T. Meyer

Zusammenfassung

Weltweit nimmt die Anzahl von Organtransplantationen stetig zu. Dank u. a. verbesserter immunsuppressiv wirkender Medikamente überleben die Patienten glücklicherweise Jahrzehnte. Das größte medizinische Problem für die Patienten ist mittlerweile die Entstehung von Tumoren. Mit Abstand am häufigsten treten Haut- und Schleimhauttumoren auf (>80% der Patienten), die vielfach ungewöhnlich aggressiv verlaufen.

An der Universitätshautklinik Kiel wurde eine »Transplantationssprechstunde« für organtransplantierte Patienten eingerichtet. Ziel dieser Sprechstunde ist die Früherkennung von Hauttumoren- und Schleimhauttumoren, die Identifizierung von Risikofaktoren (UV-Licht, Humane Papillomaviren, immunsuppressive Therapie) und Entwicklung neuer Behandlungsschemata.

Die ursächliche Rolle Humaner Papillomaviren (HPV) in der Genese von Haut- und Schleimhauttumoren ist mehrfach beschrieben. In dem vorliegenden Bericht soll gezeigt werden, welche pathogenetische Bedeutung HPV in der Tumorgenese von Haut- und Schleimhauttumoren bei organtransplantierten Patienten einnehmen. In jüngster Zeit wurde beobachtet, daß die Inzidenz von Tumoren eng mit der Einnahme von bestimmten immunsuppressiv wirkenden Medikamenten vergesellschaftet ist. Hierzu liegen aussagekrätige Studien vor. So wird es in Zukunft die Aufgabe gerade der Dermatologen sein, organtransplantierte Patienten in speziellen Zentren regelmäßig nachzusorgen.

In Deutschland werden jährlich ca. 4000 Organtransplantationen durchgeführt. Im Einzelnen sind es 2100 Nierentransplantationen, 700 Lebertransplantationen, 500 Herztransplantationen, 100 Lungentransplantationen und 100 Pankreastransplantationen u. a.. Die Transplantation von Fremdorganen führt im Empfängerorganismus zu einer immunologischen Alarmreaktion mit der Gefahr der Abstoßungsreaktion durch immunologisch kompetente Zellen.

Immunsuppressiv wirkende Medikamente (Cyclosporin A, Tacrolimus, Prednison, Azathioprin etc.) zeigen bei langjähriger Verwendung eine Reihe von Nebenwirkungen, wobei Erkrankungsformen des Hautorgans zunehmend in den Vordergrund rücken. Hier handelt es sich hauptsächlich um Infektionserkrankungen (Pityriasis versicolor, Tinea corporis, Candidasis und bakterielle Infektionen).

Ein großes Problem stellt sodann die große Anzahl von Virusinfektionen (Cytomegalie, Herpes simplex, Herpes zoster) dar. Sie sind häufig therapeutisch schwer zu beherrschen.

Bedeutsam ist gleichfalls die hohe Zahl von Tumoren nach erfolgreicher Transplantation. Mit Abstand am häufigsten zu nennen sind Hauttumoren, gefolgt von non-Hodgkin Lymphomen, Kaposi-Sarkomen und Tumoren des Anus- und Zervixbereiches. Interessanterweise werden diese Tumoren mit onkogenen Viren in Verbindung gebracht (Hauttumoren/HPV; non-Hodgkin Lymphome/Epstein-Barr Virus; Kaposi-Sarkom/Humanes Herpes Virus 8; Genitale Tumoren/HPV). Insgesamt finden sich ca. 75% der Neubildungen an Haut/Schleimhaut. Das klinische Erscheinungsbild dieser Tumoren ist häufig atypisch [1a, b].

Die meisten Daten liegen bei nierentransplantierten Patienten vor. Die Patienten zeigen ein deutlich erhöhtes Risiko für die Bildung von Warzen und bösartigen Hauttumoren wie Plattenepithelkarzinomen, Basalzellkarzinomen, aktinischen Keratosen, Bowen Karzinomen [1b]. So treten Basalzellkarzinome ~ 10mal häufiger, Plattenepithelkarzinome ~ 150mal, Melanome ~ 5–10x, Kaposi-Sarkome 500x, Vulva (Zervix) und anale Karzinome ~ 100mal häufiger als in der Normalbevölkerung auf. Insgesamt entwickelt fast jeder transplantierte Patient in seinem Leben einen operationspflichtigen Hauttumor.

Die kumulative Inzidenz von Hauttumoren beträgt nach einer australischen Studie bei nierentransplantierten Patienten nach 20 Jahren etwa 75% [2].

In jüngster Zeit publizierte Studien konnten zeigen, daß das Risiko einer Entstehung von Plattenepithelkarzinomen eng mit der Einnahme bestimmter Immunsuppressiver verbunden ist. Die Arbeitsgruppe um Jensen et al. beobachteten, daß organtransplantierte Patienten, die zwar Immunsuppressivion eine Kombination von Zyklosporin, Azathioprin und Prednisolon einnahmen, 2,8 mal häufiger im Vergleich zu Plattenepithelkarzinome Patienten mit der Kombinationsbehandlung Azathioprin und Prednisolon [15] aufweisen. Herztransplantierte Patienten zeigen ein etwa 3fach erhöhtes Risiko Plattenepithelkarzinome der Haut zu entwickeln, als nierentransplantierte Patienten. Vor allem Zyklosporin wird verdächtigt, direkt über die Stimulierung von TGF-β (transforming growth factor β) bei der Tumorentstehung begünstigend zu wirken [14].

Erste Hinweise, daß Humane Papillomaviren (HPV) eine Rolle in der Hauttumorgenese spielen, fanden sich bei der seltenen, hereditären Hauterkrankung »Epidermodysplasia verruciformis (EV)«. Die Patienten entwickeln aus flachen, warzenähnlichen Hautläsionen Plattenepithelkarzinome. In diesen Tumoren lassen sich regelmäßig sogenannte EV-assoziierte HPV-Typen wie (HPV5, 8, 14, 17, 20) nachweisen [4].

Ähnlich stellt sich die Situation bei nierentransplantierten Patienten da. In bis zu 80 % der prämalignen und malignen Hauttumoren werden EV-assoziierte HPV-Typen nachweisbar [5, 16]. Einzelne Arbeitsgruppen berichten, daß EV-assoziierte Typen fehlen, während onkogene, genitale HPV-Typen wie HPV16 oder 18 nachweisbar sind [6]. Gründe für diese widersprüchlichen Befunde sind u. a. in der verwendeten Nachweismethodik zu suchen [7, 17].

Neben dem Nachweis von HPV-DNA in den Tumoren sind es vor allem epidemiologische Daten, die HPV als wichtigen Faktor in der Genese der Hauttumoren unterstützen. So konnte
- gezeigt werden, daß die Anzahl von Warzen bei den Patienten mit der Inzidenz von Hautkarzinomen korreliert [8] und weiterhin
- weisen nierentransplantierte Patienten, die keine Antikörperantwort gegen das L1-Kapsid von EV-assoziierten HPV-Typen im Serum zeigen, ein erhöhtes Risiko zur Hauttumorgenese auf [9].

Daraus wird deutlich, daß bei transplantierten Patienten HPV in der Genese von Hauttumoren zumindest als wichtiger Kofaktor eine Rolle spielen. Die Daten unterstreichen zudem, wie sehr epidemiologische aber auch molekulargenetische Untersuchungen erforderlich sind, um den Zusammenhang zwischen Virusinfektion und Hauttumorgenese zu verstehen.

Die kausale Rolle der Humanen Papillomaviren in der Genese von Schleimhauttumoren ist heute unumstritten. Ca. 95 % aller Zervixkarzinome weltweit enthalten HPV-DNA [10]. Am häufigsten sind die HPV-Typen HPV16 und HPV18 vertreten (bis zu 75 %). Die Prevalenz von anogenitalen HPV-Infektionen bei transplantierten Patienten liegt laut Literatur zwischen 20 % und 40 % [11]. Die Inzidenz von Zervixkarzinomen ist nach einer großen norwegischen Studie an 2369 Patientinnen um das 8,6fache im Vergleich zur Normalbevölkerung erhöht [12]. In 90 % der Tumoren ließ sich HPV DNA nachweisen. Interessanterweise finden sich häufiger die sogenannten benignen HPV-Typen HPV6 und HPV11, aber auch HPV16 und 18.

Zukünftige Studien sind erforderlich, um eindeutige Risikofaktoren für organtransplantierte Patienten zu identifizieren, um die hohe Inzidenz von Tumorneubildungen einzugrenzen bzw. rechtzeitig behandeln zu können. Wichtig ist es, die Patienten eng zu kontrollieren (alle 6 Monate), um die frühe Entstehung von Tumoren zu entdecken und zu behandeln.

Literatur

1a. Hardie IR (1995) Skin cancer in transplant recipients. Transplant Rev 9:1–17
1b. Stockfleth E, Teichert M, Haake N, Hirt S, Christophers E, Meyer T (1998) Skin tumors in organ transplanted patients, J Invest Dermatol, Vol. 110, No. 4, pp 670–671
2. Bouwes Bavinck JN, Hardie DR, Green A et al. (1996) The risk of skin cancer in renal transplant recipients in Queensland, Australia: a follow-up study. Transplantation 61:715–721
3. Espana A et al. (1995) Skin cancer in heart transplant recipients. J Am Acad Dermatol 32:458–465
4. Orth G (1987) Epidermodysplasia verruciformis. In: Salzman NP, Howley PM (eds) The Papovaviridae, the papillomaviruses. Plenum, New York, pp 199–243
5. Berkhout et al. (1995) Nested PCR approach for detection and typing of epidermodysplasia verruciformis-associated human papillomavirus types in cutaneous cancers from renal transplant recipients. J Clin Microbiol 33:690–695
6. Goldberg LH et al. (1995) Absence of human papillomaviruses in squamous cell carcinoma of nongenital skin from immunosuppressed renal transplant patients. Arch Dermatol 131:107–108
7. de Jong-Tieben LM et al. (1995) High frequency of detection of epidermodysplasia verruciformis-associated human papillomavirus DNA in biopsies from malignant and premalignant skin lesions from renal transplant recipients. J Invest Dermatol 105:367–371
8. Bavinck B et al. (1993) Sunlight, keratotic skin lesions and skin cancer in renal transplant recipients. Br J Dermatol 129:242–249
9. Bawinck B et al. 1993 Relation between skin cancer, humoral responses to human papillomaviruses, and HLA class II molecules in renal transplant recipients. J Immunol 151:1579–1586
10. Arends et al. (1998) Aetiology, pathogenesis, and pathology of cervical neoplasia; J Clin Pathol 51 (2):96–103
11. Euvrard S. et al. (??) External anogenital lesions in organ-transplant recipients. A Clinicopathologic and virologic assessment. Arch Dermatol
12. Birkrland et al. (1995) Cancer risk after renal transplantation in the nordic countries. Int J Cancer 60:183–189
13. Carnecki D et al. (1992) Skin cancer and HLA antigens. N Engl J Med 326:765
14. Nabel G (1999) A transformed view of cyclosporine. Nature, Vol 397:471–472
15. Jensen P et al. Skin cancer in kidney and heart transplant recipients and different long-term immunosuppressive therapy regimens. J Am Academy of Dermatol Vol 40 (2):177–186
16. Teichert M, Meyer T, Stockfleth E (1999) Skin diseases/tumors in organ transplant recipients – a great problem in the future. Thieme, pp 1–23, in press
17. Stockfleth E, Meinke B, Arndt R, Christophers E, Meyer T (1999) Identification of DNA sequences of both genital and cutaneous HPV types in a small number of Keratoacanthomas of non-immunosuppressed patients. Dermatology, in press

DNA-Bildzytometrie (ICM-DNA) als adjuvante Methode zur Dignitätseinschätzung von Schweißdrüsentumoren

M. Vogelbruch, A. Rütten, A. Kapp, P. Kiehl

Zusammenfassung

Die histopathologische Abgrenzung hochdifferenzierter Schweißdrüsenkarzinome von benignen »atypischen« Adenomen kann selbst nach Anwendung immunhistochemischer Verfahren problematisch sein. In der vorliegenden Studie wurde an einer größeren Fallzahl untersucht, ob sich histologisch eindeutig maligne bzw. benigne Schweißdrüsentumoren in der DNA-Bildzytometrie (ICM-DNA) diskriminieren lassen. Enzymatische Zellseparationen aus paraffineingebettetem Material von 17 Schweißdrüsenkarzinomen (14 Porokarzinome, 1 klassisches ekkrines Karzinom, 1 mikrozystisches Adnexkarzinom, 1 überwiegend duktales apokrines Karzinom) und 44 benignen Schweißdrüsentumoren (12 Zylindrome, 7 noduläre Hidradenome, 5 Spiradenome, 3 Syringome, 3 Syringocystadenome, 4 Porome, 9 chondroide Syringome, 1 apokrines Hidrokystom) wurden nach den aktuellen Empfehlungen der European Society for Analytical Cellular Pathology (ESACP) mit der ICM-DNA untersucht. DNA-Aneuploidie wurde anhand von 5c-exceeding-events ≥ 3 und/oder der Stammlinieninterpretation nach Böcking in 82,4% (14/17) der Schweißdrüsenkarzinome, aber in keinem der 44 benignen Schweißdrüsentumoren detektiert. DNA-Aneuplodie war also ausschließlich in Schweißdrüsenkarzinomen und nicht in benignen Schweißdrüsentumoren nachweisbar. Der Nachweis von DNA-Aneuploidie mittels DNA-Bildzytometrie kann daher bei Schweißdrüsentumoren als eindeutiger Hinweis auf prospektive Malignität gewertet werden.

Einleitung

Schweißdrüsentumoren stellen kutane Adnextumoren mit apokriner oder ekkriner Differenzierung dar. Die histopathologische Diagnostik dieser seltenen Tumoren ist oftmals problematisch, da die histologischen Klassifikationen uneinheitlich sind und zudem zahlreiche histologische Varianten existieren [4, 9, 10]. Daher sind Schweißdrüsentumoren oft nur schwer zu klassifizieren, und die histologische Unterscheidung zwischen hochdifferenzierten Schweißdrüsenkarzinomen und benignen »atypischen« Adenomen kann selbst nach Anwendung immunhistochemischer Verfahren schwierig sein. Es besteht daher ein Bedarf für adjuvante Verfahren zur Dignitätseinschätzung. Die DNA-Bildzytometrie (ICM-DNA) hat sich hier bei zahlreichen Tumoren bewährt [2]; wir konnten dies bisher bei dem rezidivierenden klarzelligen Hidradenom und bei Talgdrüsentumoren des Muir-Torre-Syndroms zeigen [7, 8]. Unseres Wissens existieren keine weiteren Studien über ICM-DNA bei Schweißdrüsentumoren. In der vorliegenden Studie wurde eine größere Anzahl maligner und benigner Schweißdrüsentumoren mit der ICM-DNA untersucht.

Material und Methoden

Formalinfixierte, paraffineingebettete Gewebe von 17 histologisch eindeutig malignen Schweißdrüsentumoren (14 Porokarzinome, 1 klassisches ekkrines Karzinom, 1 mikrozystisches Adnexkarzinom, 1 überwiegend duktales apokrines Karzinom) und 44 histologisch eindeutig benignen Schweißdrüsentumoren (12 Zylindrome, 7 noduläre Hidradenome, 5 Spiradenome, 3 Syringome, 3 Syringocystadenome, 4 Porome, 9 chondroide Syringome, 1 apokrines Hidrokystom) wurden nach den aktuellen Empfehlungen der European Society for Analytical Cellular Pathology (ESACP) [5] mit DNA-zytometrischen Methoden untersucht, die an anderer Stelle detailliert beschrieben sind [2]. Kurz zusammengefaßt wurden enzymatische Zellseparationen hergestellt und unter kontrollierten Hydrolysebedingungen (25 °C für 60 min in 5 N HCl) nach Feulgen gefärbt. Das Bildanalysesystem für die DNA-Messungen bestand aus einem Olympus BH-2-Mikroskop, einer Sony 3-Chip CCD-Farbvideokamera und der AutoCyte QUIC-DNA Workstation. Die DNA-Messungen wurden in jeder Präparation zweifach durchgeführt. Zuerst wurden 300 nach Zufallskriterien ausgewählte Tumorzellen gemessen, um das DNA-Verteilungsmuster des Tumors zu erhalten (stochastische Messung). Anschließend wurden diejenigen Zellkerne in der gesamten Präparation gemessen, die den höchsten DNA-Gehalt aufzuweisen schienen (selektive Messung). 30 mesenchymale Zellen pro Fall dienten jeweils als interne Referenzzellen. Bei der stochastischen Messung wurde DNA-Aneuploidie mit der Stammlinieninterpretation nach Böcking [3] detektiert, wenn die Stammlinienploidie außerhalb von 1,85[c] und 2,15[c] sowie außerhalb von 3,70[c] und 4,30[c] lag. Bei beiden Messungen wurde zusätzlich DNA-Aneuploidie mit Hilfe einer Einzelzellinterpretation detektiert, wenn mindestens drei 5c-Exceeding Events (5cEE) vorlagen [1].

Ergebnisse

Stochastische Messung

DNA-Aneuploidie wurde mit der Stammlinieninterpretation nach Böcking in 9 der 17 Schweißdrüsenkarzinome (52,9%) gefunden. Auch mit der Einzelzellinterpretation wurden 9 der 17 Schweißdrüsenkarzinome (52,9%) als DNA-aneuploid klassifiziert. Die Kombination der beiden Interpretationsmethoden führte zur Detektion von DNA-Aneuploidie in 10 der 17 Karzinome (58,8%), da die detektierten aneuploiden Fälle nicht vollständig identisch waren (siehe Tabelle 1). DNA-Aneuploidie wurde in keinem der 44 benignen Schweißdrüsentumoren gefunden, weder mit der Stammlinien- noch mit der Einzelzellinterpretation. Es lagen damit eine Sensitivität von 58,8% (10/17) und eine Spezifität von 100% (44/44) vor.

Selektive Messung

DNA-Aneuploidie wurde mit der Einzelzellinterpretation in 14 der 17 Schweißdrüsenkarzinome (82,4%) gefunden, aber in keinem der 44 benignen Schweißdrüsentumoren (s. Tabelle 1). Die Sensitivität betrug also 82,4% bei einer Spezifität von 100%.

Diskussion

Die Ergebnisse der vorliegenden Studie zeigen, daß mit Hilfe der ICM-DNA maligne und benigne Schweißdrüsentumoren unterschieden werden können. In der selektiven Messung wurden 82,4% der malignen Tumoren mit der Einzelzellinterpretation als DNA-aneuploid klassifiziert, wohingegen keiner der benignen Tumoren DNA-aneuploid war. Somit wurden eine Sensitivität von 82,4% und eine Spezifität von 100% erzielt. Bei der stochastischen Messung lag die Sensitivität mit 58,8% niedriger, die Spezifität betrug jedoch wiederum 100%. Ein fehlender Nachweis von DNA-Aneuploidie schließt also wie bei anderen Tumoren auch bei Schweißdrüsentumoren Malignität nicht aus. Die Detektion von DNA-Aneuploidie mittels ICM-DNA spricht dagegen eindeutig für eine prospektive Malignität. Das Konzept der prospektiven Malignität ist an anderer Stelle detailliert beschrieben [2]. Kurz zusammengefaßt bedeutet prospektive Malignität, daß eine Läsion das Potential aufweist, sich in einen morphologisch oder biologisch eindeutig malignen Tumor weiterzuentwickeln. Während die ICM-DNA ein etabliertes Verfahren zur Detektion prospektiver Malignität in zahlreichen plattenepithelialen Tumoren darstellt [2] und aufgrund methodischer Verbesserungen und Standardisierungen in zunehmendem Umfang auch für die Diagnostik anderer Tumoren angewandt wird [5], existieren nur wenige und teils widersprüchliche Berichte über ICM-DNA bei Hauttumoren. Widersprüchliche Daten aus früheren Studien über den DNA-Gehalt bei Hauttumoren sind zumindest teilweise durch methodische Unterschiede der Gewebepräparation, Instrumentierung und Dateninterpretation bedingt [6]. Wir konnten kürzlich zeigen, daß die ICM-DNA hilfreich sein kann, um die Dignität des rezidivierenden klarzelligen Hidradenoms zu bestimmen [8]. Abgesehen hiervon ist bis heute nichts über ICM-DNA bei Schweißdrüsentumoren bekannt. Die Ergebnisse der vorliegenden Studie zeigen, daß unter Anwendung einer selektiven Meßstrategie DNA-Aneuploidie in Schweißdrüsenkarzinomen mit einer Sensitivität von 82,4% und einer Spezifität von 100% detektiert werden kann. Der Nachweis von DNA-Aneuploidie mittels DNA-Bildzytometrie muß deshalb bei Schweißdrüsentumoren als eindeutiger Hinweis auf prospektive Malignität

Tabelle 1. Histologische Diagnosen (*PK* Porokarzinom, *EK* Ekkrines Karzinom, *MAK* Mikrozystisches Adnexkarzinom, *DAK* Duktales apokrines Karzinom) und *DNA*-zytometrische Daten in 17 Schweißdrüsenkarzinomen

Fälle Nr	Diagnose	Stochastische Messung			Selektive Messung	
		DNA-Modal-Wert [c]	5cEE [n]	DNA-Aneuploidie	5cEE [n]	DNA-Aneuploidie
1	PK	3,24	4	ja	104	ja
2	PK	2,04	0	nein	3	ja
3	PK	2,89	3	ja	14	ja
4	PK	1,91	1	nein	12	ja
5	PK	2,04	0	nein	3	ja
6	PK	3,79	6	ja	28	ja
7	PK	2,19	13	ja	104	ja
8	PK	2,27	0	ja	0	nein
9	PK	2,54	24	ja	118	ja
10	PK	1,95	1	nein	12	ja
11	PK	2,05	0	nein	11	nein
12	PK	2,41	36	ja	51	ja
13	PK	2,01	0	nein	1	nein
14	PK	1,65	4	ja	9	ja
15	EK	2,99	7	ja	24	ja
16	MAK	2,12	0	nein	1	nein
17	DAK	2,03	4	ja	9	ja

gewertet werden. Ein fehlender Nachweis von DNA-Aneuploidie schließt dagegen Malignität nicht sicher aus. Unseres Erachtens ist die ICM-DNA bei strenger Beachtung der Qualitätsanforderungen [5] ein wertvolles adjuvantes Verfahren zur Dignitätseinschätzung von Schweißdrüsentumoren.

Literatur

1. Biesterfeld S, Pennings K, Grussendorf-Conen EI, Böcking A (1995) Aneuploidy in actinic keratosis and Bowen's disease – increased risk for invasive squamous cell carcinoma? Br J Dermatol 133:557–560
2. Böcking A (1995) DNA measurements. When and why? In: Wied GL, Keebler CM, Rosenthal DL et al. (eds) Compendium on quality assurance, proficiency testing and workload limitations in clinical cytology. Tutorials of Cytology, Chicago, pp 170–188
3. Böcking A, Biesterfeld S, Liu S (1993) DNA distribution in gastric cancer and dysplasia. In: Zhang YC, Kawai K (eds) Precancerous conditions and lesions of the stomach. Springer, Heidelberg, pp 103–120
4. Elder DE, Elenitsas R, Ragsdale BD (1997) Tumors of the epidermal appendages. In: Elder DE, Elenitsas R, Jaworsky C, Johnson B (eds) Lever_s histopathology of the skin, 8th edn. Lippincott-Raven, Philadelphia New York, pp 747–803
5. Giroud F, Haroske G, Reith A, Böcking A (1999) Updated ESACP consensus report on diagnostic DNA-image cytometry. Anal Cell Pathol 18, in press
6. Herzberg AJ (1992) Significance of DNA ploidy in cutaneous lesions. Arch Dermatol 128:553–572
7. Kiehl P, Richter K, Erdelkamp J et al. (1998) DNA image cytometry in sebaceous tumours of the Muir-Torre syndrome. Br J Dermatol 138:706–708
8. Kiehl P, Vakilzadeh F, Richter K et al. (1997) Identification of aneuploidy in recurrent clear cell hidradenoma by DNA image cytometry (ICM-DNA). J Cutan Pathol 24:314–321
9. Metze D (1997) Schweißdrüsentumoren. In: Garbe C, Dummer R, Kaufmann R, Tilgen W (eds) Dermatologische Onkologie. Springer, Berlin Heidelberg New York, pp 521–532
10. Wick MR, Swanson PE (1991) Cutaneous adnexal tumors. A Guide to Pathologic Diagnosis. ASCP Press, Chicago

Wundheilung

Neue experimentielle Strategie zur Therapie von Wundheilungsstörungen

S. A. Eming, J. R. Morgan, J. M. Davidson, T. Krieg

Die topische Anwendung von Wachstumsfaktoren stellt in der Wundheilung ein neuartiges Therapiekonzept dar. In den bisherigen Studien zur klinischen Anwendung von Wachstumsfaktoren beim Menschen sind die Ergebnisse jedoch hinter den Erwartungen zurückgeblieben, die angesichts der guten Wirksamkeit dieser Mediatoren im Tiermodell bestanden haben. Die Erklärungsansätze für diesen Umstand sind zahlreich, eine eingeschränkte Bioverfügbarkeit der applizierten Faktoren im chronischen Wundmilieu ist als eine mögliche Ursache zu diskutieren. Fortschritte in der Molekularbiologie und im Gentransfer bieten jedoch grundlegend neue Konzepte Mediatoren biologisch wirksam in die Wunde einzubringen. Im folgenden sollen zwei Gentransferstrategien vorgestellt werden, die sich zum kutanen Gentransfer in der Wundheilung eignen. Dabei handelt es sich einerseits um den *in vitro* Gentransfer mittels Retrovirus und andererseits um den *in vivo* Gentransfer mittels Partikelbombardment.

Physiologische Wundheilung

Die Wundheilung ist ein komplexer biologischer Vorgang mit dem Ziel der Wiederherstellung des verletzten Gewebes. Dabei verwendet die Natur Mechanismen, wie sie prinzipiell auch bei anderen Reaktionen, wie z. B. Entzündungen und Fibrose, aber auch bei Tumorwachstum und Metastasierung beobachtet werden. Verschiedene Zelltypen müssen ihre Aufgabe bei der Wundheilung zeitlich exakt koordiniert und aufeinander abgestimmt erfüllen. Die dazu erforderlichen Signale erhalten die Zellen im wesentlichen auf drei verschiedenen Wegen: durch eine direkte Zell-Zell-Interaktion, durch zytokinvermittelte Wechselwirkung oder durch Zell-Matrix-Kontakte. Die Interaktion dieser Faktoren ist eine Voraussetzung für eine kontrollierte Wundheilung und es liegt nahe anzunehmen, daß Wundheilungsstörungen, wie auch überschießende Narbenbildungen und Keloide durch Störungen dieser Wechselwirkung bedingt sind.

Um die Komplexität in der Wundsituation zu vereinfachen, kann der Wundheilungsvorgang in Phasen eingeteilt werden, die sich am zeitlichen Ablauf des Wundheilungsgeschehens orientieren: die Hämostase, die Entzündung, die Granulation, die Migration, die Epithelialisierung, die Gewebeumbildung Jede dieser Phasen ist durch das Zusammenspiel charakteristischer Zellen und der spezifischen Synthese extrazellulärer Matrixmoleküle und Wachstumsfaktoren gekennzeichnet (reviewed in Clark 1985).

Störungen der Wundheilung

Aus der Komplexität des Wundheilungsgeschehens ergibt sich eine Vielzahl von Ursachen, die zu einer Störung dieses Prozesses führen können. Grundsätzlich können bei der Darstellung der Ätiologie der Wundheilungsstörung systemische und lokale Faktoren unterschieden werden.

Das Ulkus cruris ist die häufigste Ursache chronischer Wundheilungsstörungen. Dabei spiegelt das Ulkus cruris venosum die schwerste durch chronisch venöse Insuffizienz verursachte Stoffwechselstörung der Cutis und Subcutis wider. Eine Insuffizienz des venösen Klappenapparates führt zu einer Hypertonie und konsekutiven Überlastung der Venen. Durch die mechanische Dilation der Kapillaren kommt es zu einer Endothelschädigung mit Permeabilitätserhöhung für Plasma und Blutzellen, so daß zunächst ein perikapilläres und später ein interstitielles Ödem entsteht. Man vermutet, daß diese im perikapillären und interstitiellen Gewebe ablaufenden Prozesse die Ursache der nach und nach enstehenden chronischen reaktiven Entzündung und Defektbildung sind.

Wie es jedoch auf dem Boden dieser venösen Makrozirkulationsstörung zur lokalen trophischen Veränderungen und zum Gewebedefekt kommt ist letztlich unklar. Es erscheint wichtig festzuhalten, daß initial Reperaturmechanismen eingeleitet werden, die bei jeder Gewebeschädigung, gleich welcher Ursache identisch ablaufen. Diese münden jedoch nicht in die *Restitutio ad integrum*, sondern aus noch ungeklärten Gründen in einen *Circuluc vitiosus*, der in eine chronisch nicht heilende Wunde führt. Eine Vielzahl morphologischer und molekularer Untersuchungen chronischer Wunden geben Hinweise darauf, daß die lokalen Faktoren, die zur Ulkusentstehung führen multifaktoriell sind.

So konnte gezeigt werden, daß schon vor den morphologisch faßbaren Kapillarschäden in noch intakter Haut ein verminderter transkutaner Sauerstoffpartialdruck gemessen werden kann (Franzeck et al. 1984), der parallel mit der Rarifizierung der Kapillarzahl weiter absinkt. Es ist bekannt, daß Hypoxie die Synthese einiger Wachstumsfaktoren (PDGF, TGF-β VEGF, Endothelin-1), sowie die Angiogenese und Fibroblastenproliferation induzieren kann. Es ist denkbar, daß diese durch Hypoxie freigesetzten Mediatoren zur Einleitung einer lokalen Entzündungsreaktion beitragen.

Dem sogenannten »Trapping« von Leukozyten im Wundbereich wird ebenfalls eine Bedeutung in der Störung der Homeostase der Wundheilung beigemessen (Falanga et al. 1993). Hierbei handelt es sich um eine Anreicherung von Lymphozyten, Makrophagen, gelegentlich auch Granulozyten, Plasmazellen und Mastzellen im Rahmen der reaktiven Entzündung mit dem Ziel der Defektaufräumung und Defektheilung. Immunhistochemische Untersuchungen konnten eine vermehrte Expression der Adhäsionsmoleküle ICAM-1 und VCAM-1 auf Endothelzellen am Wundrand nachweisen. Entsprechend konnte auf perivaskulären Leukozyten eine erhöhte Expression der Liganden LFA-1 und VLA-4 nachgewiesen werden. Somit ist es denkbar, daß eine erhöhte Expression von Adhäsionsmoleküle zu einer vermehrten Extravasation von Leukozyten führt, die ihrerseits wiederum Entzündungsvorgänge induzieren.

Durch die erhöhte transkapilläre Diffusion kommt es zur gesteigerten Extravasation von Plasmaproteinen. Immunhistochemische Untersuchungen beschreiben perikapillär in der Umgebung ulzeröser Haut sogenannte Fibrinmanschetten, die sich im wesentlichen aus Fibrin, Kollagen Typ IV und α2-Makroglobulin zusammensetzen (Higley et al. 1995). Diesen Manschetten wird eine wesentliche Rolle in der Ätiologie trophischer Gewebeläsionen zugeschrieben, da sie zum einen die Diffusion von Sauerstoff und löslichen Botenstoffen hindern können. Zum anderen können Wachstumsfaktoren über bestimmte Sequenzen an die genannten ECM Moleküle binden, so daß es zu einer unphysiologischen Kompartmentalisierung der Faktoren in der Wunden kommt.

Experimentelle Studien konnten ein Ungleichgewicht zwischen proteolytischer Aktivität und entsprechenden Proteaseinhibitoren nachweisen. So konnte in Wundflüssigkeit humaner chronischer Wunden ein erhöhtes Maß an Plasmin, Metalloproteasen und neutrophile Elastase und ein Magel an α1-antitrypsin und Proteaseinhibitoren nachgewiesen werden (reviewed Falanga 1993). Weitere Untersuchungen konnten zeigen, daß dieses Ungleichgewicht zu einem unspezifischen Abbau von extrazellulären Matrixmolekülen, Adhäsiosmolekülen, Wachstumsfaktoren und deren Rezeptoren führt und durch einen konsekutiven Verlust der biologischen Aktivität eine defiziente Wundheilung bedingt (Wlaschek et al. 1997, Grinnell et al. 1996).

Entwicklung neuer Strategien in der Wundversorgung

Durch intensive experimentelle und klinische Untersuchungen in der Wundheilung und Biotechnologie sind in den vergangenen Jahren eine Vielzahl von Wundauflagen entwickelt worden, die zu einer Verfeinerung und Differenzierung der lokalen Behandlungsmöglichkeiten beitragen. Dennoch ist die Behandlung chronischer Wundheilungsstörungen nicht befriedigend gelöst, da die Lokaltherapie kostenintensiv ist und aus wirtschaftlichen Aspekten häufig über einen zu langen Zeitraum erfolgt. Die Entwicklung überlegener Therapiestrategien ist somit dringend erforderlich.

Wachstumsfaktoren zur Stimulierung der Wundheilung

Die topische Anwendung von Wachstumsfaktoren stellt in der Wundheilung ein neuartiges Therapiekonzept dar. Eine Verbesserung der Heilung chronischer Wunden, wurde mit EGF, bFGF, PDWHF und PDGF beobachtet. Es bleibt jedoch kritisch anzumerken, daß die Ergebnisse dieser klinischen Studien hinter den Erwartungen zurückgeblieben sind, die angesichts der guten Wirksamkeit dieser Mediatoren im Tiermodell bestanden haben (Lawrence et al. 1994).

Es gibt eine Vielzahl von Erklärungen, die diese eingeschränkte Wirksamkeit der Wachstumsfaktoren im humanen System gegenüber dem Tiermodell erklären können. Systemische Faktoren wie das Alter der Patienten, der Ernährungszustand, individuelle Grunderkrankungen und die entsprechende Medikation können die Wundheilung beeinflussen und somit die Wirksamkeit eines lokal applizierten Wachstumsfaktors verändern. Ferner ist es offensichtlich, daß lokale Faktoren wie Diffusionshindernisse durch Zelldetritus und Fibrin, sowie der unspezifische Abbau der Wachstumsfaktoren aufgrund erhöhter Proteasenaktivität, die Wirksamkeit des Wachstumsfaktors einschränken können (Grinnell et al. 1996, Wlaschek et al. 1997).

Somit wird deutlich, daß das lokale Wundmanagement durch die Applikation von Wachstumsfaktoren eine vielversprechende neue therapeutische Strategie darstellt. Jedoch wirft die derzeitige klinische Anwendung eine Reihe ungeklärter Fragen auf wie: Verhältnisse im Wundmilieu, die erforderlichen Faktoren, notwendige Dosen, geeignete Applikationssysteme und optimale Kombinationen. Erst die Erkenntnis über diese Zusammenhänge kann die Therapie mit Wachstumsfaktoren auf eine rationale Grundlage stellen.

Gentherapie in der Wundheilung

Eine zentrale Rolle in der modernen Molekularbiologie ist das Einbringen und die Expression von Genen in geeignete Zielzellen, kurz Gentransfer. In jüngster Zeit wurden intensive Anstrengungen unternommen Techniken zu entwickeln, die den Gentransfer in menschliche somatische Zellen ermöglichen. Dabei ist es sowohl bei hereditären als auch bei erworbenen Erkrankungen das Ziel, im Organismus therapeutisch wirksame Proteine zu erhalten. Die Haut stellt durch ihre direkte Zugänglichkeit ein optimales Zielorgan für den Gentransfer dar (Greenhalgh et al. 1994). Seit kurzem gibt es experimentelle Untersuchungen im Tiermodell, die den Einsatz von Gentransfermethoden zur Verbesserung der Wundheilung untersuchen (Eming et al. 1997). Dabei handelt es sich insbesondere um den Transfer von Wachstumsfaktoren. So konnte z. B. gezeigt werden, daß Keratinozyten, die *in vitro* mit dem Gen für PDGF mittels retroviralen Gentransfer modifiziert wurden, nach der Transplantation auf Nacktmäuse ein Granulationsgewebe induzieren können (Eming et al. 1995, Eming et al. 1999a). Ferner konnte in einem anderen Tiermodell durch direkten Transfer von Plasmid-Vektoren in die Wunden, mittels Partikelbombardment der Heilungsprozess signifikant verbessert werden (Andree et al. 1994, Benn et al. 1996, Eming et al. 1999b). Das Partikelbombardment stellt eine physikalische Gentransfermethode dar, die sich insbesondere für den *in vivo* Gentransfer eignet. Das Prinzip dieser Methode beruht darauf, daß Plasmid DNA an einen Mikrocarrier gebunden wird (z. B. Goldpartikel) und mittels Heliumdruck beschleunigt wird, so daß die mit DNA beladenen Partikel in die geeignete Zielzelle eindringen können. Die in die Zelle eingebrachte DNA wird exprimiert, so daß im transfizierten Areal biologisch relevante Gewebsspiegel des Transgens erreicht werden.

Es gibt eine Vielzahl von Argumenten, welche die Verabreichung von Wachstumsfaktoren mittels Gentransfer, im Vergleich zur topischen Applikation, effektiver erscheinen lassen. Die Synthese der Wachstumsfaktoren durch Zellen, die am Wundheilungsprozess beteiligt sind, stellt eine physiologische Verabreichung des Proteins in die Wunde dar, welche die Bioverfügbarkeit des Proteins optimieren könnte. Ferner werden durch die genetisch modifizierten Zellen über einen begrenzten Zeitraum kontinuierlich Wachstumsfaktoren in die Wunde verabreicht und somit eine größere Wirksamkeit erzielt. Es gibt Hinweise, darauf, daß die Mengen an Wachstumsfaktoren, die durch genetisch modifizierte Zellen freigesetzt werden im Vergleich zu topisch applizierten Wachstumsfaktoren um ein Vielfaches geringer sind, jedoch den gleichen biologische Effekt erzielen. Somit können toxische Effekte bei der lokalen Applikation hoher Dosen vermieden werden. Langfristig könnte der Gentransfer eine kostengünstigere Methode darstellen Wachstumsfaktoren therapeutisch einzusetzen, da kostspielige und zeitintensive Aufreinigungsprozesse die für die Herstellung rekombinanter Proteine erforderlich sind verhindert werden. Derzeit gibt es auf diesem Gebiet noch keine klinischen Erfahrungen, gute experimentelle Vorarbeiten lassen jedoch Fortschritte in den nächsten Jahren erwarten.

Literatur

Andree C, Swain WF, Page CP, Macklin MD, Slama J, Hatzis D, Eriksson E (1994) In vivo transfection and expression of human EGF gene accelerates wound repair. Proc Natl Acad Sci 91:12188–12192

Benn SI, Whitsitt JS, Broadley KN, Nanney LB, Perkins D, He L, Patel M, Morgan JR, Swain WF, Davidson JM (1996) Particle-mediated gene transfer with TGF-b1 cDNAs enhances wound repair in rat skin. J Clin Invest 98:2894–2902

Clark RAF (1985) Cutaneous tissue repair: Basic biological considerations. I. Am Acad Dermatol 13:701–725

Eming SA, Lee J, Snow RG, Tompkins RG, Yarmush ML, Morgan JR (1995) Genetically modified human epidermis overexpressing PDGF-A directs the development of a cellular and vascular tissue stroma when transplasnted to athymic mice. J Invest Dermatol 105:756–763

Eming SA, Morgan JR, Berger A (1997) Gene therapy for tissue repair: approaches and prospects. Br J Plast Surg 50:491–500

Eming SA, Yarmush ML, Krueger GG, Morgan JR (1999a) Regulation of the spatial organization of mesenchymal conective tissue. Am J Path 154:281–289

Eming SA, Whitsitt JS, He L, Krieg T, Morgan JR, Davidson JM (1999b) Particle-mediated gene transfer of PDGF isoforms promotes wound repair. J Invest Dermatol 112:297–302

Falanga V, Eaglestein WH (1993) The trap hypothesis of venous ulceration. Lancet 341:1006–1008

Falanga V (1993) Chronic wounds: Pathophysiologic and experimental considerations. J Invest Dermatol 100:721–725

Franzeck UK, Bollinger A, Huch R, Huch A (1984) Transcutaneous oxygen tension and capillary morphologic characteristics and density in patients with chronic venous incompetence. Circulation 70:806–811

Greenhalgh DA, Rothnagel JA, Roop DR (1994) Epidermis: an attractive target tissue for gene therapy. J Invest Dermatol 103:63S–69S

Grinnell F, Zhu M (1996) Fibronectin degradation in chronic wounds depends on the relative levels of elastase, a1-proteinase, and a2-macroglobulin. J Invest Dermatol 106:335–341

Higley HR, Ksander GA, Gerhardt CO, Falanga V (1995) Extravasation of macromolecules and possible trapping of TGF-b in venous ulceration. Br J Dermatol 132:79–85

Lawrence WT, Diegelmann RF (1994) Growth factors in wound healing. Clin Dermatol 12:157–169

Wlaschek M, Peus D, Achterberg V, Meyer-Ingold W, Scharfetter-Kochanek K (1997) Protease inhibitors protect growth factor activity in chronic wounds. Br J Dermatol 137:646

Die Bedeutung der Hautdurchblutung für die Entstehung und Abheilung chronischer Wunden

A. Steins, M. Jünger

Einleitung

Die arterielle Minderdurchblutung infolge peripherer arterieller Verschlußkrankheit (pAVK) und die venöse Stauung bei chronischer venöser Insuffizienz (CVI) führen zu gleichartigen Schäden der kutanen Gefäßplexus: Dilatation, erhöhte Durchlässigkeit und Zerstörung der nutritiven Hautkapillaren, Hypoxie, Mikroblutungen und Einschränkung der kutanen Durchblutungsregulation und Vasomotion. Ein Nekroserisiko bei pAVK wird durch avaskuläre Hautareale zuverlässig angezeigt. Die Ausprägung der Mikroangiopathie und der klinische Schweregrad korrelieren insbesondere bei den trophischen Hautstörungen infolge der chronischen venösen Stauung eng miteinander. Die Abheilung der chronischen Wunde geht immer mit einer Verbesserung der nutritiven Hautdurchblutung einher. Frühzeitig deuten die Hautoxygenierung und die Neubildung von Hautkapillaren auf die Abheilungsgeschwindigkeit hin. Der Sauerstoffpartialdruck und die kapilläre Dichte der Haut haben somit prognostische Relevanz für die Abheilung der Wunde.

Methoden zur Untersuchung der Hautdurchblutung

Kapillarmikroskopie

Mittels der intravitalen Kapillarmikroskopie (Bollinger-Auflichtmikroskop, Wild + Leitz, Stuttgart) lassen sich Aussagen über die Kapillardichte und die kapilläre Morphologie machen. Das Mikroskop ist auf ein Foba-Stativ montiert, welches eine dreidimensionale Beweglichkeit des Mikroskops im Raum und somit eine optimale Anpassung an die zu untersuchende Hautoberfläche ermöglicht. Während der Untersuchung erfolgt eine Videoaufzeichnung des mikroskopischen Gesichtsfeldes durch eine hochauflösende schwarz/weiß Kamera (Typ AVT-BC-2, Fa. AVT, Horn, Aalen, mit interline Transfer CCD). Wenn während der Kapillarmikroskopie der fluoreszierende Farbstoff Natrium-Fluoreszein intravenös injiziert wird (0,3 ml 20 % Na-Fluoreszein/1 l Blutvolumen) und die geeigneten Anregungs- (450–490 nm) und Sperrfilter (515 nm, Filtersystem I 2, Leica, Bensheim) in den Strahlengang geschaltet werden, lassen sich der Farbstoffeinstrom in die Kapillaren und der Farbstoffaustritt aus den Kapillaren in das perikapilläre Gewebe beobachten [1].

Laser-Doppler-Flux-Messung

Die gesamte Hautdurchblutung in einem Areal mit etwa 2 mm Diameter wird durch die Laser Doppler Fluxmessung (Laser-Doppler Flowmeter PF 2B Periflux, Perimed, Schweden, Stockholm). Insbesondere die Perfusion der tieferen, im Dienst der Thermoregulation stehenden Gefäßplexus geht in das Fluxsignal ein.

Über Fiberoptiksonden, durch verschiedenartige Sondenhalter auf der Haut fixiert, wird das Laser Licht zum Untersuchungsort geleitet. Das emittierte Laserlicht wird in einer Eindringtiefe von ca. 1–1,5 mm an sich bewegenden Erythrozyten reflektiert. Dieses Lichtsignal wird von einem Photodetektor erfaßt, um dann im Gerät in das elektrische Laser-Doppler-Signal umgewandelt werden zu können. Die als »Flux« bezeichnete Meßgröße wird in arbitrarischen Einheiten angegeben. Sie setzt sich aus der Geschwindigkeit des Blutflusses und dem Volumen der sich im Meßbereich bewegenden Teilchen zusammen [5]. Mit Hilfe dieser Methode wird die Gewebsdurchblutung der Kapillaren bis zu einer Tiefe von ca. 1,5 mm gemessen.

Transkutaner Sauerstoffpartialdruck

Der Sauerstoffpartialdruck der Haut läßt sich unter Bedingungen der Wärme-induzierten Hyperämie transkutan quantifizieren (Oxymeter, Radiometer Typ TCM2). Diese Meßmethode beruht auf dem polarographischen Meßprinzip: beim Anlegen einer Spannung zwischen Anode und Edelmetallkathode wird Sauerstoff an der Kathode reduziert. Der mit dieser Reduktion verbundene Ladungsaustausch bewirkt einen elektrischen Strom in der Platinelektrode. Wie erstmals von Clark beschrieben, wird eine für Sauerstoff permeable Membran über die Elektrode gespannt (Teflonmembran). Ein Elektrolyt im Raum zwischen Membran und Elektrode gewährleistet konstante Diffusionsverhältnisse von der Haut zur Elektrode. An der Elektrode liegt fest eine Spannung an, die Größe des Meßstromes hängt vom zu messenden Sauerstoffpartialdruck ab. In unseren Studien wird die Hyperämie der Haut am Meßort durch eine Sondenkerntemperatur von 43 °C erzielt.

Ergebnisse

Periphere arterielle Verschlußkrankheit (pAVK)

Claudicatio intermittens, Ruheschmerzen und die Ausbildung von Hautnekrosen meist an den distalen unteren Extremitäten beruhen auf einer unter den jeweiligen Bedarf abgesunkenen nutritiven Durchblutung des betroffenen Gewebe. Hautischämie mit Anhäufung lokaler Metaboliten führt zur Kapillardilatation, Austritt von zellulären Blutbestandteilen mit Ausbildung von Mikrohämorrhagien als Ausdruck gestörter Kapillarwandfunktion, Mikroödemen und letztendlich zur Kapillarrarefizierung. Infolge verminderter vis a tergo werden nutritive Kapillaren teilweise nicht mehr durchblutet, sie sind kapillarmikroskopisch nicht mehr sichtbar, es liegt ein sehr hohes Hautnekroserisiko vor [2], das mit der alleinigen Messung des systolischen Druckes der Zehenarterien nicht zuverläßig eingeschätzt wird. Eine Fehlverteilung der nutritiven Perfusion wird über die bis zu 2 min verzögerte Füllung (Normalwerte bis 40 s) während des Einstroms von NaFluoreszein in die nutritiven Hautkapillaren belegt. Der umschrieben vermehrter Farbstoffaustritt an Einzelkapillaren belegt ischämisch bedingte Schäden der Kapillarwand [3].

Mit Methoden wie der Laser-Doppler-Fluxmetrie oder der Thermographie, die zusätzlich zur nutritiven Kapillarperfusion auch die Zirkulation des subpapillären, thermoregulatorischen Plexus erfaßt, findet sich im Gegensatz zu der bereits erwähnten kapillarmikroskopisch objektivierten Minderperfusion im nutritiven Gefäßplexus bei der pAVK meist eine erhöhte Hautdurchblutung. Diese Befunde erscheinen nur vordergründig widersprüchlich: sie belegen eine Fehlverteilung der Hautdurchblutung auf der Ebene der Mikrozirkulation mit einer Umverteilung des kutanen Blutstromes weg von den nutritiven Kapillaren hin zum thermoregulatorischen Plexus, der zahlreiche arterio-venöse Anastomosen aufweist. Die Ischämie löst eine Dilatation tiefer gelegener Arteriolen und arteriovenöser Anastomosen des nichtnutritiven, subpapillären Gefäßbettes der Haut mit konsekutiver Mehrdurchblutung dieser tiefer gelegenen Mikrogefäße aus.

Chronische venöse Insuffizienz

Klappenfunktionsstörungen von tiefen Leitvenen, Perforansvenen und suprafaszialen Venen der unteren Extremität als Folge einer abgelaufenen Thrombose oder variköse Symptomenkomplex führen funktionell zur sogenannten ambulatorischen Hypertonie [4]. Bei Kontaktion der Beinmuskulatur werden dabei entstehende Druckwellen nach distal bis in die Endstrohmbahn der Haut gelenkt. Die Kapillaren halten den sich permanent wiederholenden Druckwellen nicht stand und gehen zugrunde. Die Folgen sind Zyanose, Ödem, Hyperpigmentation, Dermatolipofasziosklerose, Atrophie blanche und Ulzerationen im Stauungsgebiet. Kapillarmikroskopisch findet sich im Ulkusgebiet eine Rarefizierung der anatomischen Kapillardichte bis hin zu avaskulären Gebieten. Im Ulkusrandbereich sieht man vermehrt dilatierte Kapillaren mit Ausbildung von glomerulumartigen Kapillarknäuel mit perikapillärem Ödem (Abb. 1). Das Ödem drängt nutritive Kapillaren und Zellen auseinander, so daß die Diffusionsstrecken verlängert sind. Zwischen den zu- und abführenden Schenkeln extrem verlängerter Kapillarschlingen mit knäuel- oder glomerulumartigem Verlauf kommt es zur Ausbildung von funktionellen Shunts. Bei 50 Patienten mit einer chronischen venösen Insuffizienz (Stadien I-III nach Widmer) wurden Kapillarmorphologie, Kapillardichte, $tcPO_2$ und die kutane vaskuläre Reserve (relativer Anstieg des Laser Doppler Fluxes nach dreiminütigem arteriellen Stau) mit dem Ausmaß der trophischen Hautläsionen korreliert. Die Ergebnisse zeigen, daß mit Zunahme der Hautveränderungen eine

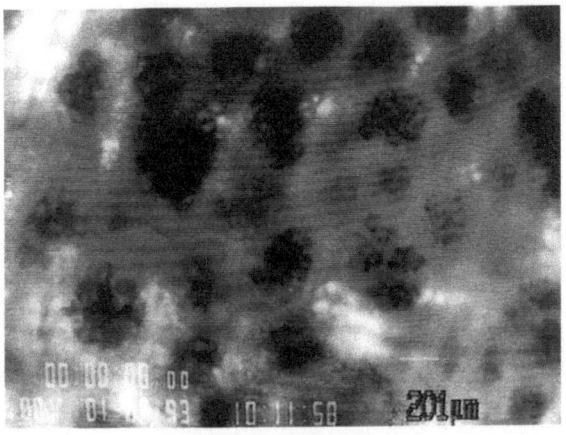

Abb. 1. Kapillarmikroskopische Aufnahme im Ulkusrandbereich mit CVI-typischen glomerulumartigen Kapillarknäuel. (Vergr. 360 : 1)

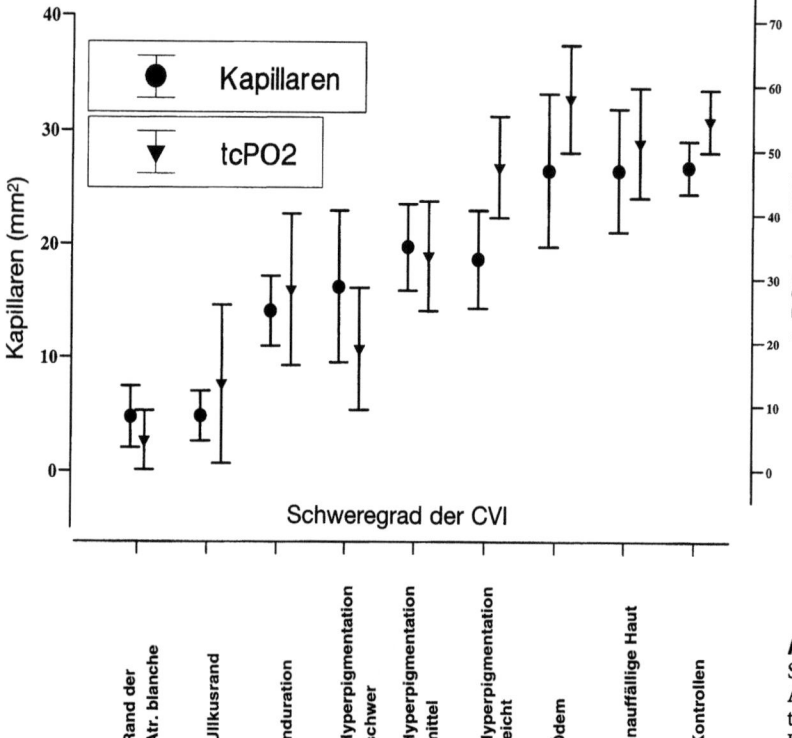

Abb. 2. Kapillardichte und transkutaner Sauerstoffpartialdruck in Korrelation zur Ausprägung der stauungsbedingten trophischen Hautveränderungen bei Patienten mit CVI

Abnahme der nutritiven Kapillaren und des transkutanen Sauerstoffpartialdruckes einhergeht (Abb. 2). Im Ulkusrandbereich und in Atrophie blanche Bezirken findet sich eine extreme Hypoxie, Ausdruck der Kapillarrarefizierung. Die kutane vaskuläre Reserve ist im Ulkus und Ulkusrandbereich sowie den Atrophie blanche Bezirken aufgehoben.

Ulcusabheilung und Mikrozirkulation der Haut

Um die Veränderungen der kutanen Mikrozirkulation unter einer Therapie zu objektivieren wurden 10 Patienten mit floriden venösen Beinulzera während des Abheilungsprozesses mittels Kapillarmikroskopie und $tcPO_2$ untersucht. Die Untersuchungen wurden jeweils vor Beginn der Therapie (U1), 2 Wochen nach Therapiebeginn (U2) und nach Abheilung (U3) durchgeführt. Die Patienten wurden nach der Dauer der Abheilung in 2 Gruppen (Schnellheiler < 6 Wochen Therapie; Langsamheiler > 6 Wochen Therapie) unterteilt. Während die Gruppe der Schnellheiler (n = 5) einen rapiden Anstieg sowohl der Kapillardichte als auch des $tcPO_2$ bereits in den ersten beiden Therapiewochen zeigten fand sich in der Gruppe der Langsamheiler (n = 5) eine Abnahme bzw. nur geringfügige Zunahme beider Parameter (Abb. 3 u. 4). Der Abheilungsprozeß geht nach den vorliegenden Ergebnissen mit einer zumindest partiellen Rückbildung der Mikroangiopathie einher. Die Dauer der Abheilung korreliert hierbei eng mit der Zunahme der Kapillaranzahl und des transkutanen Sauerstoffpartialdrucks. Dies bestätigt die Annahme, daß die mikroangiopathischen Veränderungen eine der Hauptursachen für die bei der CVI auftretenden trophischen Hautveränderungen darstellt und die Heilung determiniert. Die Abheilung ist demnach neben Ausgangsulkusgröße und den ursächlichen Faktoren entscheidend von der Verbesserung der Mikrozirkulation abhängig. Wichtige Parameter mit prognostischer Relevanz sind hier-

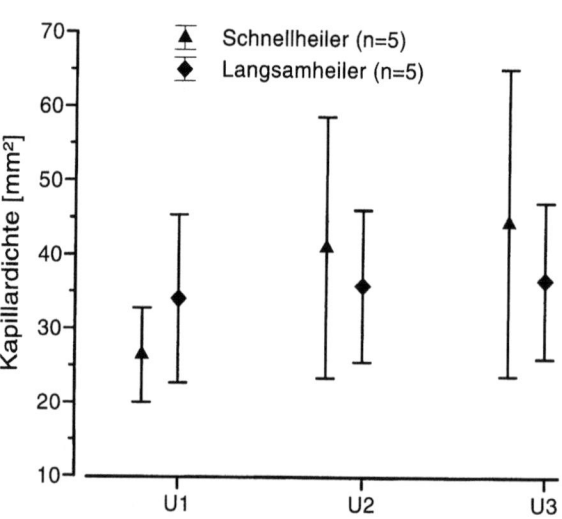

Abb. 3. Kapillardichte (mm²) im Ulkusrandbereich während der Abheilung venöser Beinulzera

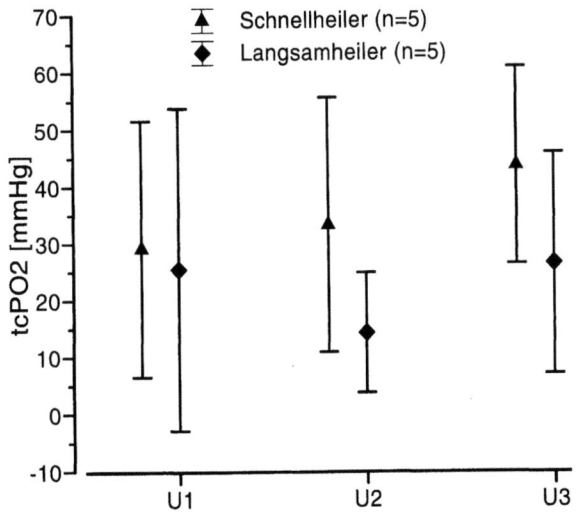

Abb. 4. Transkutaner Sauerstoffpartialdruck gemessen im Ullusrandbereich während der Abheilung

bei die Zunahme der Kapillaranzahl und die des transkutanen Sauerstoffpartialdrucks, vorwiegend im Ulkusrandbereich.

Literatur

1. Bollinger A, Jünger M, Jäger K (1986) FluoreszenzVideomikroskopie zur Beurteilung der menschlichen Hautmikrozirkulation. Methoden der klinischen Kapillarmikroskopie, Karger, Basel, pp 85–106
2. Fagrell B (1973) Vital capillary microscopy-A clinical method for studying changes of the nutritional skin capillaries in legs with arteriosclerosis obliterans. Scand J Clin Lab Invest 133:1–50
3. Jünger M, Frey-Schnewlin G, Bollinger A (1989) Microvascular flow distribution and transcapillary diffusion at the forefoot in patients with peripheral ischemia. Int J Microcirc Clin Exp 8:3–24
4. Partsch H (1986) Hyperämische Hypoxie beim venösen Ulkus. Zeitschrift für Ärztliche Fortbildung 80:135–137
5. Öberg PÅ (1990) Laser-Doppler flowmetry. Biomed Eng 18:125–162

TNF- und Il-1-Zytokinsignaltransduktion in der Wundheilung

E. Proksch

Eine regenerative Heilung von Wunden ist bei höheren Vertebraten und bei Menschen nur an wenigen Organen wie der Leber, den Knochen oder dem Skelettmuskel möglich. In den meisten Organen, z. B. der Haut, kommt es bei ausgedehnten Verletzungen zur narbigen Defektheilung. Pathophysiologische Störungen wie Diabetes mellitus, Cushing-Syndrom, arterielle Verschlußkrankheit, Veneninsuffizienz, Unterernährung oder Sepsis führen zudem zu fehlender oder verzögerter Wundheilung mit ausgedehnten fibrotischen Narben. Im embryonalen Gewebe erfolgt hingegen eine regenerative Heilung. Ein wichtiges Ziel der Wundheilungsforschung ist es, die zellulären und molekularen Signale bei embryonaler, bei normaler und bei gestörter Wundheilung aufzuklären; in therapeutischer Hinsicht soll eine regenerative Umgebung geschaffen werden. Dabei wird als Ursache fehlender Wundheilung oder ausgeprägter Narbenbildung eine gestörte Signaltransduktion vermutet: Es können stimulatorische oder inhibitorische Signale für die Proliferation und Differenzierung von Zellen vermindert oder erhöht sein (Übersichten: Stocum 1997, Martin 1997, Clark 1996).

Bei der Wundheilung werden verschiedene Zytokine und Wachstumsfaktoren freigesetzt. Dazu gehören PDGF, TGF-α, EGF, bFGF, IGF und KGF (Werner et al. 1994, Moulin 1995, Frank et al. 1996, Mellin et al. 1995, Diegelmann 1997). Durch topische Applikation verschiedener Wachstumsfaktoren konnte eine beschleunigte Wundheilung in verschiedenen Modellen, z. B. an diabetischen Mäusen, erzielt werden, klinische Studien verliefen jedoch nur zum Teil erfolgreich (Moulin 1995). Kürzlich wurde während der Entzündungs- und Proliferationsphase der Wundheilung ein Anstieg der primären Zytokine Tumornekrosefaktor (TNF) und Interleukin-1α (Il-1α) nachgewiesen. mRNA-Expression dieser Zytokine zeigte sich in neutrophilen Granulozyten, in Makrophagen und in Granulationsgewebe sowie in Keratinozyten der Wundränder (Mellin et al. 1995, Diegelmann 1995, Feiken et al. 1995). Topisch appliziertes TNF bei experimentellen Wunden ergab unterschiedliche Ergebnisse, zum Teil konnte eine beschleunigte Wundheilung festgestellt werden (Hübner et al. 1996, Xiaobing et al. 1996). Wobei gezeigt wurde, daß TNF die Freisetzung von KGF induziert.

Die Zytokine TNF und Il-1α haben pleiotrope Effekte auf verschiedene Zellen (Piguet et al. 1990, Elcon et al. 1997, Groves et al. 1995). Die entzündungsfördernde Wirkung von TNF ist gut bekannt. Kürzlich wurde gezeigt, daß TNF auch für die Auflösung der Entzündung von Bedeutung ist (Elcon et al. 1997). In Zellkultur wurde die Proliferations-stimulierende Wirkung von TNF nachgewiesen. *In vivo* an der Haut von haarlosen Mäusen konnten wir nach intradermaler Injektion von TNF und Il-1α eine vermehrte epidermale Proliferation nachweisen. Wir vermuten daher, daß die gezielte Regulation von Entzündung, Proliferation und Differenzierung bei der Wundheilung durch spezifische intrazelluläre Zytokin-Signalkaskaden erfolgt. Ausgehend vom TNF-Rezeptor 55 sind in Zellkultur zwei Sphingomyelinase-abhängige Signalkaskaden beschrieben worden, die über neutrale und saure Sphingomyelinasen verlaufen und Ceramide als second messenger freisetzen (Wiegmann et al. 1994). Im Verlauf der Signaltransduktion werden auch die sogenannten MAP-Kinasen (mitogen aktivierte Phosphokinasen) die sich wiederum in ERK- und JNK-Kinasen aufteilen, aktiviert (Aggarwal et al. 1996). ERK-Kinasen sind vermutlich für die Proliferation im Rahmen der Wundheilung von großer Bedeutung.

Wir haben zunächst die Reparatur bei einer oberflächlichen Verletzung der Haut bei einer Störung der Permeabilitätsbarriere untersucht. Dabei zeigte sich, daß durch topische Applikation von TNF oder Il-1 oder einer Kombination der beiden Zytokine eine beschleunigte Heilung dieser oberflächlichen Wunde zu erzielen war. In Umkehrung dieses Experiments führten wir Experimente an transgenen Mäusen durch. Bei TNF-Rezeptor p55-knock-out Mäusen ergab sich eine signifikant verzögerte Reparatur der Permeabilitätsbarriere (Proksch et al. 1998). Dies zeigt die Bedeutung von TNF und des TNF-Signaltransduktionsweges. Im Il-1-System wurden verschiedene transgene Mäuse bei der Reparatur einer oberflächlichen Wunde untersucht. Bei Il-1-Überexpressions Mäusen konnte eine geringgradig beschleunigte

Reparatur der Barriere gezeigt werden. Bei Il-1-knock-out Mäusen war die Reparatur der Barriere nur gering, jedoch nicht signifikant, verzögert. Dagegen ergab sich bei doppel-knock-out Rezeptor p55 und Il-1-Rezeptor 1 knock-out Mäusen eine hochsignifikant verzögerte Barrierereparatur. Diese Ergebnisse zeigen die Bedeutung von TNF und Il-1 in der Reparatur der oberflächlichen Wunde (Jensen et al. 1997).

Im nächsten Schritt führten wir Vollhautwunden an transgenen Mäusen durch und untersuchten die Heilung bis zum vollständigen Wundverschluß. Bei TNF-Rezeptor p55 knock-out Mäusen ergab sich eine signifikant verzögerte Reparatur der Haut (Proksch et al. noch unveröffentlicht). Untersuchungen zur Wundheilung bei transgenen Il-1-Rezeptor Mäusen und bei TNF-Rezeptor p55 und Il-1-Rezeptor 1 knock-out Mäusen und an humaner Haut sind geplant.

Zusammenfassend zeigen die Studien die Bedeutung der pleiotropen (primären) Zytokine Il-1 und TNF in der Wundheilung bei oberflächlicher und tiefer Verletzung der Haut. Ein detailliertes Verständnis der molekularen Signalmechanismen bei der Wundheilung und bei ihren Störungen ist Voraussetzung für die Entwicklung neuer, gezielter Therapien.

Literatur

Aggarwal BB, Naatarjan K (1996) Tumor necrosis factors: developments during the last decade. Eur Cytokine Netw 7:93–124

Clark RAF (1996) Wound repair: Overview and general consideration. In: RAF Clark: The molecular and cellular biology of wound repair. Second Edition. Plenum Press, New York, pp 3–35

Diegelmann RF (1997) Cellular and biochemical aspects of normal and abnormal wound healing: an overview. J Urology 157:298–302

Elcon KB, Liu C, Gall JG, Trevejo J, Marino MW, Abrahamson KA, Song X, Zhon JL, Old LJ, Christel RG, Falc Petersen E (1997) Tumor necrosis factor (plays a central role in immunmediated clearance of adenoviral vectors. Proc Natl Acad Sci (USA) 94:9814–9819

Feiken E, Romer J, Eriksen J, Lund RF (1995) Neutrophils express tumor necrosis factor-α during mouse skin wound healing. J Invest Dermatol 105:120–123

Frank S, Madlener M, Werner S (1996) Transforming growth factors BBB1, BBB2, and BBB3 and their receptors are differently regulated during normal and impaired wound healing. J Biol Chem 271:10188–10193

Groves RW, Mizutani H, Kiefer JD, Kupper TS (1995) Inflammatory skin disease in transgenic mice that express high levels of interleukin 1α in basal epidermis. Proc. Natl Acad Sci USA 92:11874–11878

Hübner G, Brauchle M, Smola H, Madlener M, Fässler R, Werner S (1996) Differential regulation of pro-inflammatory cytokines during wound healing in normal and glucocorticoid-treated mice. Cytokine 8:548–556

Jensen JM, Kupper TS, Proksch E (1998) Il-1α overexpression and knockout constructs in permeability barrier repair of transgenic mice. J Invest Dermatol 110:499A

Martin P (1997) Wound healing-aiming for perfect skin regeneration. Science 276:75–81

Mellin TN, Cashen DE, Ronan JJ, Murphy BS, DiSalvo J, Thomas KA (1995) Acidic fibroblast growth factor accelerates dermal wound healing in diabetic mice. J Invest Dermatol 104:850–855

Moulin V (1995) Growth factors in skin wound healing. Europ J Cell Biol 68:1–7

Piguet PF, Grau GE, Vassalli P (1990) Subcutaneous perfusion of tumor necrosis factor induces local proliferation of fibroblasts, capillaries, and epidermal cells, or massive tissue necrosis. Am J Pathol 136:103–110

Proksch E, Jensen JM, Krönke M, Schütze S (1998) TNF receptor p55 signaling and ceramides generated by sphingomyelinases in cutaneous barrier repair. J Invest Dermatol 110:506A

Stocum DL (1997) New tissues from old (Editorial). Science 276:15

Werner S, Breeden M, Hübner G, Greenhalgh DG, Longaker MT (1994) Induction of keratinocyte growth factor expression is reduced and delayed during wound healing in the genetically diabetic mouse. J Invest Dermatol 103:469–473

Wiegmann K, Schütze S, Machleidt T, Witte D, Krönke M (1994) Functional dichotomy of neutral and acidic sphingomyelinases in tumor necrosis factor signaling. Cell 78:1005–1015

Xiaobing F, Huiming T, Shilow H, Dewen W, Zhiyong S (1996) In vivo effects of tumor necrosis factor-α on incised wound and gunshot wound healing. J Trauma Infection 40:140–143

Keratinozyten in vitro – Einfluß der Applikation von Keratinozyten auf die Wundheilung in einem humanen Wundheilungsmodell

J. M. Brandner, P. Houdek, I. Moll

Zusammenfassung

Mit Hilfe eines humanen Hautorgan-Kulturmodells werden Schicksal und Effekte transplantierter kultivierter Keratinozyten bei der Wundheilung untersucht. Einen Schwerpunkt bilden dabei die Veränderung verschiedener Zellverbindungen. Aus diesen Untersuchungen gewonnene Erkenntnisse kommen bei der Behandlung von Ulcera crurum mit transplantierten kultivierten Keratinozyten zum Einsatz.

Einleitung

In den letzten Jahren wurde als Alternative zu herkömmlichen Verfahren bei der Behandlung von sogenannten »offenen Beinen« (ulcera crurum) die Transplantation von autologen, in Ausnahmefällen auch allogenen, kultivierten Keratinozyten entwickelt und mit Erfolg eingesetzt (Moll et al. 1995). In vielen Fällen kann durch die Applikation der Keratinozyten der Heilungsprozeß erheblich beschleunigt bzw. in Gang gesetzt werden (Moll et al. 1995). Die Wirkungsweise der Keratinozyten ist noch nicht vollständig geklärt. Sie können direkt in die Wunde integriert werden, und/oder Zellen am Wundrand durch abgegebene Wachstumsfaktoren stimulieren. Zur Untersuchung solcher Fragestellungen wurde in unserer Arbeitsgruppe ein Hautorgan-Kulturmodell etabliert. Für dieses Modell werden aus gesunder menschlicher Haut Areale mit einem Durchmesser von 6 mm gewonnen, in denen zentral die Epidermis entfernt und somit eine Wunde eingefügt wird. Die Modelle werden anschließend in Kulturmedium unter Luftkontakt (»air-liquid-interface«) inkubiert und zum Teil mit Keratinozyten transplantiert. So können zu definierten Zeitpunkten (z. B. 7h, 19 h, 24 h, etc.) die Wundränder und ggf. die transplantierten Keratinozyten untersucht werden. Dadurch kann der zeitliche Verlauf der Wundheilung mit und ohne Keratinozyten verfolgt und das Schicksal der applizierten Keratinozyten über mehrere Tage beobachtet werden. Da es sich um ein humanes Kulturmodell handelt, werden Probleme bei der Übertragung von Maus- (und anderen Spezies-) daten auf das menschliche System umgangen.

Das Hautorgan-Kulturmodell eignet sich sehr gut, die komplexen Vorgänge der Wundheilung – sie beinhaltet verschiedene Prozesse: die Entzündung, die Reepithelialisierung und Angiogenese und die Gewebe-Remodelierung (Moulin et al. 1995) – voneinander zu trennen und gesondert zu untersuchen. Da es keinerlei systemische Beteiligung enthält, können sowohl Entzündungsreaktionen als auch Angiogenese vernachlässigt werden und es ist möglich, sich auf die Reepithelialisierung zu konzentrieren. Darüber hinaus können Entzündungsreaktionen und Angiogenese durch Applikation verschiedener Substanzen oder durch die Verwendung der choriolallantoischen Membran des Hühnereis gezielt untersucht werden.

Bei der Reepithelialisierung findet eine Migration von Zellen, (Marks und Nishikawa, 1973; Garlick und Taichmann, 1994) eine Proliferation der Zellen (»mitotic burst«; Viziam et al. 1964; Garlick und Taichmann, 1994) und schließlich eine Differenzierung der neu formierten Epidermis statt. (Garlick und Taichmann, 1994; Odland und Ross, 1968; Moll et al. 1998). An all diesen Vorgängen sind Zellverbindungen essentiell beteiligt. Die Information, daß eine Wunde vorliegt muß unter anderem über sogenannte »Gap-Junctions«, kommunizierende Verbindungen, verbreitet werden. Haftverbindungen wie Desmosomen und Adhärenzverbindungen müssen sich verändern, damit Zellen proliferieren und vor allem wandern können. Mit der Differenzierung variiert die Zusammensetzung der Desmosomen und Adhärenzverbindungen. Und schließlich muß die Wunde verschlossen und die Haut ihre Barrierefunktion gegen die Umwelt wieder aufbauen. Dies ist ein Vorgang, bei dem sogenannte »Tight-Junctions«, oder damit verwandte Strukturen, eine Rolle spielen könnten. Wie applizierte Keratinozyten die Veränderungen der Zellverbindungen beeinflussen ist noch unbekannt. Auch die Veränderungen der Zellverbindungen während der spontanen Wundheilung sind noch wenig geklärt.

Aus der Fülle der bei Untersuchungen von Zellverbindungen während der Wundheilung mit und ohne Keratinozytentransplantation gewonnenen

Daten werden wir uns hier aus Übersichts- und Platzgründen lediglich auf die Ergebnisse der Untersuchungen der Tight-Junction-assoziierten Proteine in gut und schlecht heilenden Wunden beschränken.

Ergebnisse

Beschleunigt die Applikation von Keratinozyten die Wundheilung?

Die Applikation von kultivierten allogenen Keratinozyten beschleunigt die Wundheilung im Hautorgan-Kulturmodell stark. Diese Ergebnisse bestätigten die bereits bei Patienten mit Ulcera crurum erzielten Ergebnisse nach Transplantation von Keratinozyten. Es konnte gezeigt werden, daß am 3. Tag nach Keratinozytenapplikation bereits 83% der Modelle eine vollständige Reepithelialisierung aufwies, während dies ohne Keratinozytenapplikation (»spontane Wundheilung«) bei keinem Fall gefunden wurde (Moll et al. 1998).

Was passiert mit den applizierten Keratinozyten?

Zur Klärung der sich immer wieder stellenden Frage des Schicksals der applizierten Keratinozyten wurden in weibliche Spenderhaut Keratinozyten eines männlichen Spenders appliziert, deren Schicksal durch Nachweis des Y-Chromosoms der »männlichen« Keratinozyten verfolgt werden konnte. Es zeigte sich, daß applizierte Keratinozyten in die regenerierende Wunde integriert werden und am Tag 7 nach Applikation der Keratinozyten noch vorhanden sind.

Wann und wo werden während der Wundheilung mit und ohne Applikation von Keratinozyten Tight-Junction-assoziierte Proteine exprimiert?

Tight-Junctions sind Zellverbindungen, die ursprünglich in polaren Epithelien (z. B. Darmepithel) und Endothelien gefunden wurden. Sie sorgen für einen Abschluß einer Zellschicht gegenüber ihrer Umgebung, so daß Stoffe diese Schicht nur gerichtet durch die Zellen oder kontrolliert zwischen den Zellen durchwandern können. In polaren Epithelien sorgen sie außerdem für die Aufrechterhaltung der Polarität der Zellen. Tight-Junction-assoziierte Proteine konnten kürzlich auch in der Epidermis von Nagern (Morita et al. 1998) und Menschen (Brandner et al. in Vorbereitung) nachgewiesen werden. Ihre Funktion in der Epidermis ist noch unklar. Ihre Lokalisation im Stratum granulosum (und teilweise in den oberen Schichten des Stratum spinosums) sowie ihre Funktion in einfachen Epithelien und Endothelien deuten auf eine mögliche Aufgabe bei der Barrierefunktion der Haut hin.

Exemplarisch wurden für diese Arbeit ein Tight-Junction-assoziiertes Transmembranprotein (Occludin) und ein Tight-Junction-assoziiertes Plaque-Protein (ZO-1) untersucht. Die Verteilung dieser Proteine, die man in gesunder Epidermis im Str. granulosum und teilweise in den oberen Schichten des Stratum spinosums findet, bleibt während der Wundheilung distal zur Wunde und am Wundrand unverändert. Bei der spontanen Wundheilung werden diese Proteine sehr früh in den sich bildenden Wundzungen (häufig in suprabasalen Schichten) exprimiert, allerdings nicht in den vordersten Zellen. Neben einer Lokalisation in den Zellgrenzen findet man die Proteine teilweise auch im Zellinneren. In der reepithelialisierten Epidermis (»geschlossenes Sheet«), nach ca. 7 Tagen, werden die Proteine vergleichbar zur gesunden Epidermis in den obersten lebenden Schichten exprimiert. Da zu diesem Zeitpunkt ein vollständig ausgebildetes Stratum corneum fehlt, handelt es sich dabei um die äußersten, der Umwelt zugewandten Zellschichten.

Kultivierte Keratinozyten, die vor der Applikation Occludin und ZO-1 nur sehr schwach exprimieren und in denen die Proteine vor allem im Zellinneren, nicht aber in den Zellgrenzen, gefunden werden, zeigen nach Transplantation in die Wunde bereits nach 7 h eine starke Expression der Proteine und eine Lokalisation in den Zellgrenzen. Die Keratinozyten haben sich zu diesem Zeitpunkt auf die Dermis aufgelagert, sind aber noch ohne festen Kontakt zum Wundrand; nach 19 h findet man viele in Gruppen in eine sich regenerierende Epidermis eingebaut und in Kontakt mit dem Wundrand. Sie zeigen eine stark positive Färbung für Occludin und ZO-1 in den Zellgrenzen. Nach zwei Tagen, wenn ein mehrschichtiges, allerdings ungeordnetes Sheet entstanden ist, findet man ZO-1 und Occludin in allen Zellschichten. Später, im geordneten Sheet, das zum Teil bereits ein Stratum corneum besitzt, können die Proteine in den obersten lebenden Schichten nachgewiesen werden.

In schlecht heilenden Wunden findet man auch nach 4 bzw. 6 Tagen noch keinen Einbau von Keratinozyten und auch kaum Tight-Junction-assoziierte Proteine. Statt dessen kann man eine langsame Ausbildung von Wundzungen, die denen der spontanen Wundheilung ähneln und deren Zellen in der Spitze der Wundzunge negativ für ZO-1 und Occludin sind, beobachten.

Schlußfolgerungen und Diskussion

Die Applikation humaner Keratinozyten in Ulcera crurum und experimentell angelegte Wundmodelle führt zu einer schnelleren Wundheilung. Dabei könnte initial ein Einbau der applizierten Keratinozyten wesentlich sein, der vor allem am Beginn der Wundheilung (7 h, 19 h) zu beobachten ist und mit einer starken Expression von Tight-Junction-assoziierten Proteinen und ihrer Lokalisation an den Zellgrenzen einhergeht. Nach 7 Tagen können diese Keratinozyten noch nachgewiesen werden, ihre Proliferation und ihr weiteres Schicksal müssen noch geklärt werden.

Applizierte Keratinozyten geben vermutlich Cytokine und Wachstumsfaktoren an die Umgebung ab und stimulieren somit die körpereigene Wundheilung (Moulin, 1995). In den bisherigen Untersuchungen konnte gezeigt werden, daß die Applikation von kultivierten Keratinozyten die Differenzierung der Epidermis (Moll et al. 1998, 1999) und die während der Wundheilung auftretenden Veränderungen der Kommunikation zwischen den Zellen (Brandner et al. in Vorbereitung) beschleunigt.

Weitere Untersuchungen auf diesem Gebiet werden neue Erkenntnisse des Einflusses sowohl applizierter Keratinozyten als auch der von ihnen abgegebenen Wachstumsfaktoren liefern, und somit dazu beitragen, die Wundheilung mit und ohne Applikation von Keratinozyten Schritt für Schritt zu verbessern und schließlich auch von Natur aus schlecht heilende Wunden erfolgreich zu behandeln.

Literatur

Garlik JA, Taichman LD (1994) Fate of human keratinocytes during reepithelialization in an organotypic culture model. Lab Invest 6:916–924

Kirshner RS, Falanga V, Eaglstein WH (1993) The biology of skin grafts. Arch Dermatol 129:481–483

Marks S, Nishikawa T (1973) Active epidermal movement in human skin in vitro. Br J Dermatol 88:245–248

Moll I, Houdek P, Schäfer S, Nuber U, Moll R (1999) The differentiation of regenerating epidermis - Studied in a human skin organ culture model. Arch Dermatol Res, in press

Moll I, Houdek P, Schmidt H, Moll R (1998) Characterization of epidermal wound healing in a human skin organ culture model: Acceleration by transplanted keratinocytes. J Invest Dermatol 111:251–258

Moll I, Schönfeld M, Jung EG (1995) Applikation von Keratinozyten in der Therapie von Ulcera crurum. Hautarzt 46:548–552

Morita K, Itoh M, Saitou M, Ando-Akatsuka Y, Furuse M, Yoneda K, Imamura S, Fujimoto K, Tsukita S (1998) Subcellular distribution of Tight Junction-associated proteins (Occludin, ZO-1, ZO-2 in rodent skin). J Invest Dermatol 110:862–866

Moulin V Growth factors in skin wound healing. (1995) Eur J Cell Biol 68:1–7

Odland G, Ross R (1968) Human wound repair. J Cell Biol 39:135–151

Viziam CB, Maltotsy AG, Mescon H (1964) Epithelialization of small wounds. J Invest Dermatol 43:499–507

Fortschritte der Lokaltherapie: aktive Stimulation der Wundheilung

G. Köveker

Zusammenfassung

Nachdem der wundheilungsstimulierende Effekt lokal applizierter Wachstumsfaktoren im Tierexperiment übereinstimmend gezeigt werden konnte, wird dieses neuartige therapeutische Prinzip, u. a. beim diabetischen Fußulcus, klinisch überprüft. PDGF-BB ist die bisher am besten untersuchte Substanz, sie ist nach mehreren klinischen Phase II und III Studien in der Lage, die Abheilungsrate und die Abheilungsgeschwindigkeit diabetischer Fußulcera signifikant zu verkürzen. PDGF-BB ist seit 1998 in den USA zur Behandlung des neuropathischen diabetischen Fußulcus zugelassen.

Die Behandlung chronischer Wunden steht in besonderen Maße im Spannungsfeld zwischen Ökonomie und Effizienz.

Besonders hoch sind die Therapiekosten des diabetischen Fußulcus. Nach einer Mitteilung des CDC wurden dafür in den Vereinigten Staaten 1992 18 Mrd. US$ aufgewendet. Vielfach gelingt es nicht, trotz hohem zeitlichen und personellen Aufwand, das Ulcus zur Abheilung zu bringen. Oft steht das Ulcus am Anfang einer fatalen Entwicklung, die mit einer 50fachen Erhöhung des Amputationsrisikos im Vergleich zur Normalbevölkerung einhergeht. Das ehrgeizige Ziel der St. Vincent Declaration von 1989, die Amputationsrate bis zur Jahrtausendwende zu halbieren, wird sicherlich verfehlt werden.

Dennoch sind Fortschritte erkennbar, sie wurden vornehmlich auf struktureller Ebene, Zentrumsbildung und Interdisziplinarität erzielt [1]. Zunehmend setzt sich auch die feuchte Wundbehandlung, das chirurgische Wunddebridement und die Revaskularisation bzw. Rekanalisation der arteriellen Strombahn bei ischämisch bedingten chronischen Wunden als Therapieprinzip durch. Strategien zur Verbesserung des Wundmillieus haben bisher keinen wundheilungsfördernden Effekt gezeigt, selbst moderne interaktive Verbandsmaterialien, wie Hydrokolloide verbessern in erster Linie den Patienten- und Pflegekomfort.

In den siebziger und achtziger Jahren wurden mit Hilfe moderner molekularbiologischer Methoden die zellulären Steuerungsmechanismen im Rahmen der Gewebsreparation entschlüsselt. Danach wird die zelluläre Interaktion maßgeblich von Wachstumsfaktoren gesteuert, so daß sehr schnell die Hoffnung aufkeimte mit dieser Stoffklasse therapeutisch aktiv in das Stoffwechselmillieu einer Zelle eingreifen zu können [2]. Nicht zuletzt die Verfügbarkeit, der in größeren Mengen in rekombinanter Technologie herstellbarer Wachstumsfaktoren, führte zu einer Renaissance der Wundheilungsforschung. Zweifelsfrei konnten im Tiermodell die wundheilungsfördernden Wirkungen von lokalapplizierten Wachstumsfaktoren nachgewiesen werden. EGF, TGF-β und PDGF, um nur die am besten untersuchten lokal wirksamen Wachstumsfaktoren zu nennen, unterstützen, wenn auch in unterschiedlichem Maße Angiogenese, Kollagensynthese und Epithelialisierung experimenteller Wunden.

PDGF gehört mit seinen Isoformen AA, AB und BB zu den präklinisch am besten untersuchten Wachstumsfaktoren. Das größte therapeutische Potential scheint das Homodimer und PDG-BB zu entfalten, da es mit allen PDGF Rezeptortypen der Effektorzellen reagiert.

Mittlerweile existieren vier Effektivitätsstudien an 922 Patienten mit diabetischem Fußulcus, bei denen die Abheilungsrate als primärer Studienendpunkt und die Behandlungsdauer als sekundärer Studienendpunkt unter Lokaltherapie mit rh PDGF-BB untersucht wurde. Zusätzlich zur stanardisierten »good wound care« wurde die einmal tägliche lokale Applikation von RHPDGF-BB (30 µg/g Gel) Versus Placebo untersucht. Die Abheilungsraten betrugen 48% in der PDGF-BB Gruppe Versus, 25% in der Kontrollgruppe [3]. In einer weiteren Phase-3-Studie mit 382 Patienten heilten in der experimentellen Gruppe 50% und in der Kontrollgruppe 35%. Die Abheilungszeit war in beiden Studien unter PDGF Behandlung um 9 Wochen bzw. 32% signifikant verkürzt.

1998 wurde von Rees in einer weiteren prospektiv randomisierten multizentrischen Studie ein positiver therapeutischer Einfluß von rh PDGF-BB bei Dekubitalgeschwüren nachgewiesen. Weitere PDGF-BB Studien für die Indikation Ulcus cruris venosum stehen vor dem Abschluß. Großflächige Verbrennungswunden und orale Mukositis unter Chemotherapie gelten als potentielle Indikationen.

Das therapeutische Potential von Wachstumsfaktoren zur Verbesserung der Gewebsreparation kann derzeit noch nicht eingeschätzt werden, da u.a. die biologische Aktivität der Wachstumsfaktoren in der chronischen Wunde zahlreichen Einflußfaktoren ausgesetzt ist. Neben dem Einfluß der Wachstumsfaktorenkonzentration, sind der Rezeptorstatus, das protolytische System, das Vorliegen einer bakeriellen Kontamination, bzw. Infektion und die Gewebsischämie von Bedeutung. Tatsächlich zeichnet sich das chronische Wundmilieu durch eine geringe Wachstumsfakorenexpression, hohe Proteasenaktivität und niedrige Proteaseninhibitoaktivität aus.

PDGF ist in allen Phasen der Wundheilungssequenz von Bedeutung, es wirkt chemotaktisch für Makrophagen, Endothelien und glatte Muskelzellen, mitogen auf mesenchymale Zellen, stimulierend auf die Collagen-Synthese und modulierend auf die Rezeptorexpression anderer Wachstumsfaktoren im Reparationsgewebe. Derzeit ist PDGF-BB die einzige Substanz, deren klinische Wirksamkeit beim diabetischen Fußulcus und Druckulcus in größeren Studien wurden. Rh PDGF-BB bereichert aber nicht die ohnehin schon lange Liste der Wundexterna. Die von PDGF-BB induzierbare aktive Stimulation der Wundheilung kann nur dann eintreten, wenn die Kautelen der chronischen Wundbehandlung bestehend aus Exzisionsdebridement, Entlastung, feuchte Wundbehandlung und Infektkontrolle beachtet werden [4].

Literatur

1. Coerper S, Schäffer M, Enderle M, Schott U, Köveker G, Becker HD, (1999) Die chirurgische Wundsprechstunde. Chirurg 70:480–484
2. Glenn F, Pierce PhD MD, Thomas A, Mustoe MD (1995) Annu Rev Med 46:467–481
3. Steed DL, and the Diabetic Ulcer Study Group (1995) Clinical evaluation of recombinant platelet-derived growth factor for the treatment of lower extremity diabetic ulcers. J Vasc Surgery 21:71–81
4. Steed DL, Donohoe D, Webster MW, Lindsley L, and the Diabetic Ulcer Study Group (1996) Effect of extensive debridement an treatment on the healing of diabetic foot ulcers. J Am Coll Surg 183:61–64

Untersuchungen zur Biokompatibilitätstestung von Wundauflagen – Vergleich von klinischer Erfahrung und In-vitro-Testung

U. Wollina

Zusammenfassung

Wundauflagen sind geeignete Instrumente zur Optimierung der Wundheilung, wie etwa bei chronischen Wunden, und können Wundheilungsstörungen bei akuten Wunden vorbeugen helfen. Ihre Charakterisierung umfaßt Materialprüfungen, Biokompatibilität und Reaktogenität. Bei der Interpretation von Prüfergebnissen sind im Hinblick auf klinische Wirkungen die Grenzen der Untersuchungsmodelle zu berücksichtigen, um Über- und Fehlinterpretationen zu vermeiden. Eine Optimierung der In vitro-Modelle ist erforderlich, kann jedoch Untersuchungen in vivo nicht ersetzen, sondern allenfalls sinnvoll ergänzen.

Wundauflagen sind unverzichtbare Bestandteile eines modernen Wundmanagements. Auf dem Markt ist eine Vielzahl unterschiedlicher Produktgruppen und Anbieter vertreten (eine Auswahl gibt Tabelle 1).

Biokompatibilität

Biokompatibilität ist ein Konzept, welches als Wechselwirkung lebender Zellen mit ein- oder aufgebrachten Materialien verstanden wird. Es soll mit diesem Begriff die Verträglichkeit des Materials in toxikologischer, infektologischer und cancerogener Hinsicht beschrieben werden. Unter Reaktogenität wird die Materialqualität verstanden, welche biologische Reaktionen im Organismus verursacht [1, 2]. Die Mehrzahl der landläufig als Biokompatibilitäts-Testungen verwendeten Verfahren sind im eigentlichen Sinne Untersuchungen zur Reaktogenität.

Spezifische Fragestellungen bei der Testung von Wundauflagen

Wundauflagen werden auf offene Wunden auf-, z. T. auch als Tamponanden o. ä. in Wundhöhlen eingebracht. Sie stehen in einen direkten intensiven Kontakt zur Wundfläche (Granulationsgewebe, Wundgrund) aber auch häufig zur Umgebungshaut.

Zur Verträglichkeitsprüfung sind ISO-Standards (ISO 10993-1 bis 15) verbindlich. Unabhängig vom Material bzw. der spezifischen Anwendung werden i. a. In vitro-Kultursysteme herangezogen, die eine gute Reproduzierbarkeit und Vergleichbarkeit von Ergebnissen erlauben, einen direkten Bezug zum speziellen Einsatzgebiet jedoch naturgemäß nicht herstellen können.

Aus dieser Erkenntnis heraus haben sich Arbeitsgruppen im internationalen Rahmen eine Ergänzung und Präzisierung der In vitro-Verfahren zum Ziel gestellt.

Prinzipiell werden die folgenden Testansätze in vitro unterschieden:
- Direktverfahren, bei dem Material und lebende Zellen in direkten Kontakt gebracht werden,
- indirekte Verfahren mit einer Trennschicht (z. B. Agar oder Zellulose) zwischen Material und lebenden Zellen,
- Elutions- und Extraktionsverfahrenverfahren.

Die Überwindung der Nachteile der standardisierten In vitro-Verfahren wird auf unterschiedlichen Wegen vorangebracht:
- Nutzung tatsächlich an der Wundheilung beteiligter Zellen (Fibroblasten, Keratinozyten) in mehrdimensionalen Systemen,
- Explantate,
- Hautäquivalenzmodelle.

Mit zunehmender Komplexität dieser Modellansätze wird ihre Standardisierbarkeit aufwendiger und zugleich eingeschränkter.

Biokompatibilität und Zytotoxizität

Ein wichtiger Parameter der Biokompatibilität ist die Zytototoxizität. Unter Zytotoxizität versteht man die lethale Zellschädigung infolge Materialkontakten. Die Verfahren sind etabliert und umfassen morphologische Untersuchungen, Zellzahlbestimmungen in Zählkammern oder mit Hilfe teil- bzw. vollautomatisierter Geräte sowie indirekte Verfahren, bei denen ein

Tabelle 1. Produktgruppen moderner Wunddressings

Produktgruppe	Vertreter (Auswahl)
Aktivkohle-Verbände u. a. Odor-absorbing Dressings (Xerodressings)	
Actisorb plus (Johnson & Johnson)	Kaltocarb (BritCair)
Oprasorb (Lohmann)	
Alginate	
Algosorb (Rauscher)	Algosteril (Johnson & Johnson)
Askina Sorbsan (Braun Petzold)	Comfeel Alginatkompresse (Coloplast)
Kaltogel (BritCair)	Kaltostat (BritCair/ConvaTec)
Medstat (Medalsdorf)	Sorbalgon (Hartmann)
Sorbsan (Braun Petzold)	Sorbsan Packing (Braun Petzold)
Sorbsan Plus (Braun Petzold)	Tegagel (3M-Medica)
Hydropolymere und andere hydroaktive Verbände	
Allevyn (B. Braun Smith & Nephew)	Allevyn cavity (B. Braun Smith & Nephew)
Askina Transorbent (Braun Petzold)	Comfeel plus (Coloplast)
Cutinova cavity (Beiersdorf)	Cutinova foam (Beiersdorf)
Cutinova hydro (Beiersdorf)	Cutinova thin (Beiersdorf)
Lyomousse (Medalsdorf)	Sterisorb (mediBayreuth)
Spyrosorb (BritCair)	Syspurderm (Hartmann)
Tenderwet (Hartmann)	Tielle (Johnson & Johnson)
Hydrokolloide	
Algoplaque (Fournier Pharma)	Algoplaque HP (Fournier Pharma)
Askina-Biofilm (Braun Petzold)	Askina-Biofilm Patch(Braun Petzold)
Askina-Biofilm S (Braun Petzold)	Askina-Biofilm Transparent (Braun Petzold)
Biofilm (Biotrol/ Medicare)	Comfeel system (Coloplast)
Exkin (Utermöhlen)	Hydrocoll (Hartmann)
Suprasorb (Rauscher)	Sureskin (mediBayreuth)
Tegasorb thin (3M-Medica)	Traumasive (Hexal-Pharma)
Urgomed (Fournier Pharma)	Varihesive (ConvaTec)
Varihesive E (ConvaTec)	Varihesive extradünn (ConvaTec)
Hydrogele	
Comfeel Paste (Coloplast)	Comfeel Puder (Coloplast)
Geliperm (Yamanouchi Pharma)	Hydrosorb (Hartmann)
Hydrosorb plus (Hartmann)	Intrasite Gel (B. Braun Smith & Nephew)
NU-Gel (Johnson & Johnson)	Opragel (Lohmann)
Primamed Gel/Gelkompresse (Sanofi Winthrop)	Varihesive-Hydrogel (ConvaTec)
Biologische Wundverbände mit Kollagen	
Fibracol (mit Alginat kombiniert; Johnson & Johnson)	
Opragen (Lohmann)	
SkinTemp (mit Nylon-Deckschicht kombiniert; BioCore)	
Hyaluronsäureverbände	
Hyalgin (Fidia)	Hyalosorb (mit Alginatanteil; Fidia)
Jaloskin (Fidia)	Laserskin (als Träger bei Keratinozytentransplantation; Fidia/ConvaTec)
Zelluloseverbände	Aquacel (ConvaTec)
Kombinationen	
von Hydrokolloid mit Alginat	Comfeel plus (Coloplast)
von Schaumdressing und Hydrogel	Cutinova plus (Beiersdorf)
von Alginat mit semipermeabler Schaumschicht	Sorbsan SA (Braun Petzold)
von Hydrokolloid mit adsorbierendem Wundkissen	CombiDERM (ConvaTec)

Tabelle 2. Zellproliferations-Index (ZPI) für ausgewählte Wundauflagen (nach [4])

Wundauflage	ZPI (%)	
	Keratinozyten	Fibroblasten
Algoplaque	93,2 ± 5,2	90,7 ± 4,9
Comfeel System	62,3 ± 4,4	93,5 ± 5,2
Cutinova plus	70,2 ± 3,8	87,0 ± 4,8
Opraflex	-6,7 ± 2,2	-2,3 ± 1,6
Oprasorb	33,6 ± 3,0	18,6 ± 2,4
Varihesive extradünn	68,3 ± 3,4	92,8 ± 5,2

Abfall der Proliferationsaktivität i. Vgl. zu einem Kontrollansatz erfaßt wird (z. B. über Thymidineinbau, FACS-Analysen mit Ki67 oder PCNA u. a. m.) (Tabelle 2).

Neben lethalen sind auch sublethale Schädigungen (zytopathische) zu erwarten. Diese können zu einem temporären Proliferationsstop führen und sich entweder zum Zelltode oder in Richtung einer adaptiven Reaktion der Zellen entwickeln. Zytopathische Effekte sind beispielsweise über die Bestimmung intrazellulärer Enzyme im Zellüberstand zu erfassen. Die Kompartimentierung bestimmter Enzyme (LDH, APH) läßt eine genauere Bestimmung der geschädigten Struktur zu [4, 5].

Reaktogene Effekte

Oberflächeneigenschaften, chemische Materialzusammensetzung, Polymerisierungsgrad, Löslichkeiten, pH-Effekte beeinflussen die Reaktionsweise lebender Zellen und Gewebe auf Wundauflagen. Ein kritischer Schritt für viele Materialien, die in den Körper eingebracht werden, ist die Zelladhäsion, so z. B. für Gefäßprothesen. Bei temporären Wundauflagen kann die Adhäsion von Nachteil sein, wenn im Rahmen des Verbandwechsels Mikrotraumen entstehen.

Bei der Prüfung von Wundauflagen in vitro fällt auf, daß Hydrogele und Hydrokolloide eine je nach Testverfahren teils erhebliche Zytotoxizität erkennen lassen. In praxi regen sie die Wundheilung auf der Ebene der Granulation und Reepithelisierung jedoch an. Diese Paradoxon klärt sich auf, wenn man die Auslösung von Zytokinfreisetzungen bedenkt. Insbesondere die Interleukin-6-Liberation wird forciert. Dieses Interleukin ist ein bekannter Wachstumsfaktor für Fibroblasten und Keratinozyten und vermag die klinisch-positiven Wirkungen der genannten Wundauflagen zumindest zum Teil zu erklären [4].

Die Induktion von Zytokinen stellt auch den Bezug zur Immuntoxizität her. Reaktionen des Immunsystems auf Biomaterialien können für die Prognose des medizinischen Eingriffs (z. B. Transplantion, Implanatation aber auch lokale Wundtherapie) von erheblicher Bedeutung sein. Auch die Lebensdauer der Biomaterialien wird hierdurch mitbestimmt [3].

Literatur

1. Berger U, Hyckel P, Schumann D, Wollina U (1991) Die Rekonstruktion ausgedehnter Defekte der Kopfhaut durch Anwendung der Expandertechnik. Z Hautkrankh 66:776–782
2. Rodgers K, Klykken P, Jacobs J, Frondoza C, Tomazic V, Zelikoff J (1997) Immunotoxicity of medical devices. Fundam Appl Toxicol 36:1–14
3. Slutskii LI, Sevastjanova NA, Ozolanta IL, Kuzmina IV, Dombrovska LE (1992) Reactogenicity of biomaterials as studied by biochemical, morphological and ultrastructural techniques. Cells Materials 2:119–134
4. Wollina U, Knöll B, Prüfer K, Barth A, Müller D, Huschenbeck J (1996) Synthetic wound dressings – evaluation of interactions with epithelial and dermal cells in vitro. Skin Pharmacol 9:35–42
5 Wollina U, Knöll B, Hipler U-C (1996) Testung moderner Wundauflagen in vitro. Morphologische Auswirkungen auf Keratinozyten und Fibroblasten. Dtsch Z Mund Kiefer GesichtsChir 20:12–15

Wundkonditionierung mit Hydrokolloidverbänden – eine vergleichende Untersuchung an operativen Defektwunden

P. J. M. Mulkens, R. Wimheuer, C. Lagarde, T. Bieber

Zusammenfassung

Einleitung: Mit der vorgestellten klinischen Studie soll die Wundheilung von operativen Defektwunden unter Hydrokolloidverbänden im Vergleich zu Weichschaumkompressen untersucht werden.

Patienten und Methode: Wir untersuchten insgesamt 47 Patienten mit einer operativen Defektwunde nach einer Tumoroperation. Ab dem 2. postoperativen Tag wurden die Wunden entweder mit einem Hydrokolloidverband oder mit einer Weichschaumkompresse versorgt. Während der Wundkonditionierung wurden die Wundfläche, das Granulationsgewebe (Histologie), Komplikationen und Schmerzhaftigkeit der Verbandswechsel beurteilt.

Ergebnisse: Insgesamt wurden 47 Patienten untersucht. Unter beiden Wundverbänden wird eine Reduktion der Wundfläche zwischen 20 und 30% erreicht. Ein statistisch signifikanter Unterschied ergibt sich nicht Die Granulation der Defektwunden nach Behandlung mit dem Hydrokolloidverband ist signifikant besser. Das lichtmikroskopische Bild des Granulationsgewebes unter dem Hydrokolloidverband zeigt, in Gegensatz zu unter der Weichschaumkompresse, auch in den oberen Schichten aktive neutrophile Granulozyten und Fibroblasten. Bei etwa 55% der Patienten die mit einem Hydrokolloidverband behandelt wurden trat eine Follikulitis auf. Diese Follikulitis führte jedoch bei keinem Patienten zu einer Wundinfektion. Bei der Entfernung des Hydrokolloidverbandes wurden deutlich weniger Schmerzen angegeben als nach Abnahme der Weichschaumkompresse.

Schlußfolgerung: Zusammenfassend kann festgestellt werden, daß es unter dem Hydrokolloidverband im Vergleich zu der Weichschaumkompresse zu einer qualitativ besseren Abheilung der Operationswunden kommt. Dies ist schwerpunktmäßig auf eine ausgeprägtere Reduktion der Wundfläche und die schnellere Bildung von qualitativ besserem Granulationsgewebe zurückzuführen.

Einleitung und Fragestellung

In zahlreichen klinischen und experimentellen Untersuchungen konnte gezeigt werden, daß sekundär heilende Wunden in einem feuchten Wundmilieu schneller und problemloser abheilen. In einer monozentrischen, prospektiven, randomisierten Studie wurde an der Klinik und Poliklinik für Dermatologie der Rheinischen Friedrich-Wilhelms-Universität Bonn bei 47 Patienten der Einfluß des Wundverbandes auf die Abheilung von operativen Defektwunden untersucht.

Patienten und Methode

Wir untersuchten 47 Patienten (Tabelle 1) mit einer operativen Defektwunde nach einer Tumoroperation. Bei den meisten Patienten wurde ein malignes Melanom, ein Basaliom oder ein Plattenepithelkarzinom exzidiert. Bei sämtlichen Patienten handelte es sich um Wunden, wo entweder wegen der Größe der Wunde (auf bis zu 100 cm^2) oder wegen der Lokalisation der Wunde (z.B. an den Extremitäten) ein Defektverschluß mittels einer Nahlappenplastik nicht möglich war. Unmittelbar postoperativ wurden die Wunden mit einer silikonenbeschichteten Kompresse und sterile Mullkompressen versorgt. Hiermit ist ein hohes Maß an Absorption von Wundflüssigkeit und Blut garantiert. Ab dem 2. postoperativen Tag wurden die Wunden entweder mit einem Hydrokolloidverband oder mit einer Weichschaumkompresse versorgt. Als Hydrokolloidverband verwendeten wir den Comfeel Plus flexiblen Wundverband. Als Weichschaumkompresse verwendeten wir das SYSpur-derm.

Tabelle 1. Die wichtigsten Patientendaten

Patientenzahl (n = 47)	Hydrokolloid-verband (n = 25)	Weichschaum-kompresse (n = 22)
Weiblich (n = 32)	17	15
Männlich (n = 15)	8	7
Mittleres Alter in Jahre	58	66
Mittleres Gewicht in Kg	77	76

Abhängig von der Aufnahmefähigkeit des Verbandes erfolgten die Verbandswechsel in der Regel 2 x wöchentlich. Behandelt wurde solange bis das Granulationsgewebe die umgebenden Wundränder erreicht hatte und die endgültige Defektdeckung mit einem freien Hauttransplantat erfolgen konnte. Während der Wundkonditionierung wurden folgende Parameter beurteilt:
1. Wundfläche,
2. Granulationsgewebe (Histologie),
3. Komplikationen,
4. Schmerzhaftigkeit der Verbandswechsel.

Die Parameter 2, 3 und 4 wurden aufgrund von klinischen Beobachtungen dokumentiert. Die Berechnung der Wundflächen wurde mit dem VeV System der kanadischen Firma Vista Medical durchgeführt. Bei diesem Verfahren (Abb. 1) wird der Wundzustand mit einer HI-8 Videokamera aufgenommen. Zu jedem Untersuchungstermin wurden von den Wunden jeweils etwa eine Minute Videoaufnahmen mit unterschiedlichem Zoomfaktor angefertigt. Bestandteil des jeweiligen Videobildes war neben der Wunde immer ein viereckiges Kärtchen mit einem Flächenmaß von 3 x 3 cm. Die Wundflächen wurden dann später extern berechnet. Hierbei wurden die Videobilder digitalisiert und in die Software des Berechnungsprogramms übertragen, wobei der Untersucher lediglich die spezifische Randomisierungsnummer des jeweils betreffenden Patienten kannte. Grundlage der digitalen Flächenberechnung war das in jedem Bild vorhandene Kärtchen mit dem definierten Maß. Dieses Kärtchen wurde von der Software auf den Unterschied zwischen seiner tatsächliche Größe und der im Bild sichtbaren Größe analysiert und alle weiteren Berechnungen wurden entsprechend dieses Faktors später umgerechnet. Die Umrisse der Wunde wurden dann mit der Computermaus nachgezeichnet und von der Software berechnet, wobei hier software-intern die gesamte Wunde in kleinste geometrische Formen aufgeteilt wurde. Die daraus resultierenden Flächenmaße wurden addiert und als gesamte Wundfläche von der Software ausgegeben. Um den Exaktheitswert der Ergebnisse zu steigern wurden von jeder Wunde mindestens drei Berechnungen aus unterschiedlichen Sequenzen der Videoaufnahmen durchgeführt. Wenn diese Berechnungen mindestens um 95% übereinstimmten wurde das mittlere Ergebnis zur späteren statistischen Berechnung der Wundflächenreduktion übernommen. Von allen Wundflächenberechnungen wurden Ausdrucke angefertigt.

Bei einigen Patienten wurde vor dem Defektverschluß mit einem Hauttransplantat eine Biopsie aus dem Granulationsgewebe entnommen. Es wurden toluidingefärbte Semidünnschnitte angefertigt.

Ergebnisse

Insgesamt wurden 47 Patienten dokumentiert (32 Frauen und 15 Männer Tabelle 1). 25 Patienten wurden mit einem Hydrokolloidverband versorgt und 22 Patienten mit einer Weichschaumkompresse. Folgende Ergebnisse wurden erreicht (Tabelle 2).

Wundfläche

Unter beiden Wundverbänden wird eine Reduktion der Wundfläche erreicht. Unter Therapie mit mit Hydrokolloidverband kommt es zu einer Reduktion der mittleren Wundgröße von 30%. Unter Behandlung mit der Weichschaumkompresse wird eine Reduktion der mittleren Wundgröße von 20% erreicht. Zwischen beiden Behandlungsmodalitäten ergibt sich bezüglich absolute Wundfläche zu Beginn der Behandlung, die absolute Wundfläche zum Schluß der Behandlung und die relative Wundfläche zum Abschluß der Behandlung außer am Behandlungstag 12 kein statistisch signifikanter Unterschied (Abb. 2).

Granulationsgewebe

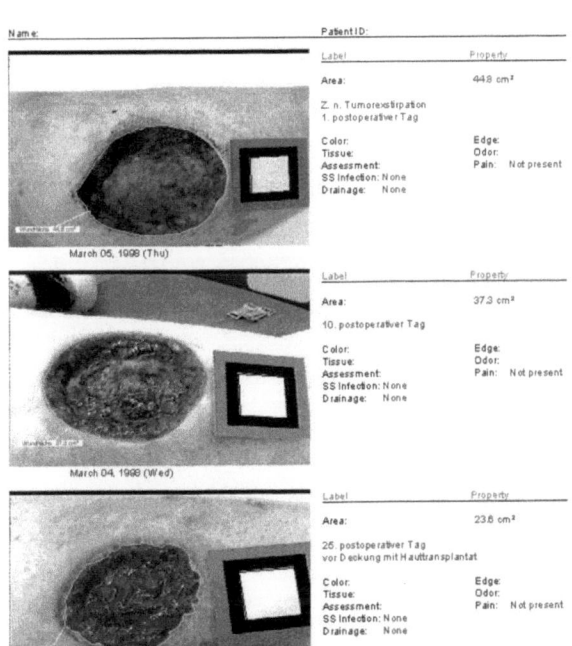

Abb. 1. Berechnung der Wundflächen mit dem VeV-System der kanadischen Firma Vista Medical

Die Granulation der Defektwunden (Abb. 3) nach Behandlung mit dem Hydrokolloidverband (Abb. 4, 5) ist

Tabelle 2. Ergebnisse

Parameter Unterschied	Therapie	Zahl	Mittelwert	p-Wert	Signifikanter
Absolute Wundgröße zu Beginn in cm^2	Comfeel	20	29,94	0,188[a]	Nein
	Syspur-Derm	20	39,39		
Absolute Wundgröße zum Abschluß in cm^2	Comfeel	20	17,74	0,110[b]	Nein
	Syspur-Derm	20	24,33		
Relative Wundgröße (%)	Comfeel	20	59,91	0,372[b]	Nein
	Syspur-Derm	20	65,33		
Wundreduktion zwischen Beginn und Ende (cm^2/Tag)	Comfeel	20	0,599	0,299[a]	Nein
	Syspur-Derm	20	0,431		
Granulationsgewebe zu Beginn (Skala 0–4)	Comfeel	25	0,120	0,366[b]	Nein
	Syspur-Derm	22	0,045		
Granulationsgewebe zum Abschluß (Skala 0–4)	Comfeel	25	3,840	0,023[b]	Ja, Comfeel besser
	Syspur-Derm	22	3,455		

[a] Student t-Test. [b] Mann-Whitney-Test

signifikant besser, gemessen nach einer Klassifikation von 0 (ist kein Granulationsgewebe) bis 4 (ist 76–100% Granulationsgewebe) in Vergleich zu den Defektwunden die mit einer Weichschaumkompresse (p ist 0,023, Mann-Whitney Test, Abb. 6, 7) behandelt wurden.

Histologie

Lichtmikroskopische zeigt sich sowohl beim Hydrokolloidverband (Abb. 8) als auch bei der Weichschaumkompresse (Abb. 9) ein Granulationsgewebe mit einem Entzündungsinfiltrat das überwiegend aus neutrophilen Granulozyten besteht. Im Unterschied zum Hydrokolloidverband findet sich unter der Weichschaumkompresse an der Wundoberfläche eingetrocknetes fibrinoides Material. Erst in den tieferen Schichten zeigen sich vitale Zellen. Das lichtmikroskopische Bild des Granulationsgewebes unter dem Hydrokolloidverband zeigt im Gegensatz dazu auch in den oberen Schichten aktive neutrophile Granulozyten und Fibroblasten.

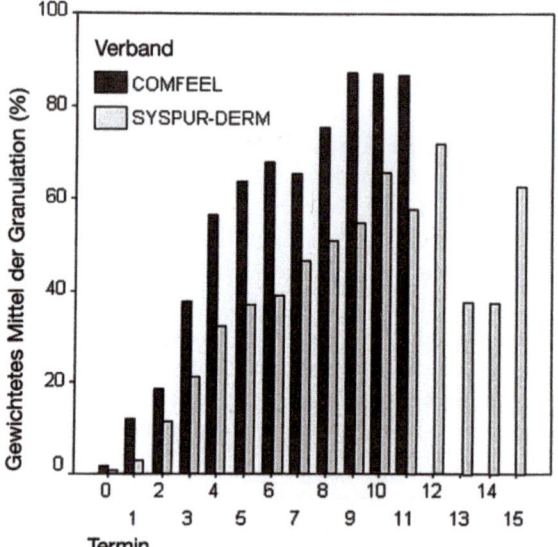

Abb. 3. Entwicklung der Granulation in Relation zum Behandlungstag

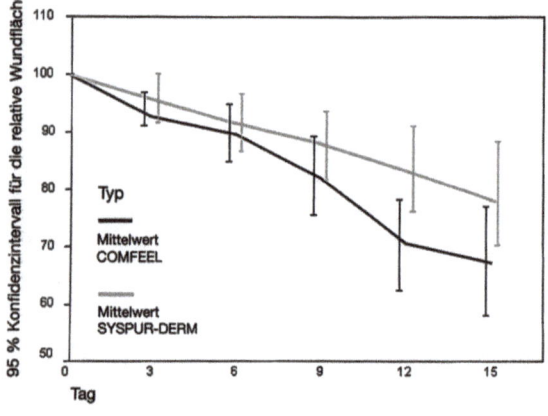

Abb. 2. Reduktion der relativen Wundfläche unter dem Comfeel-Hydrokolloidverband im Vergleich zu der Syspur-Derm Weichschaumkompresse

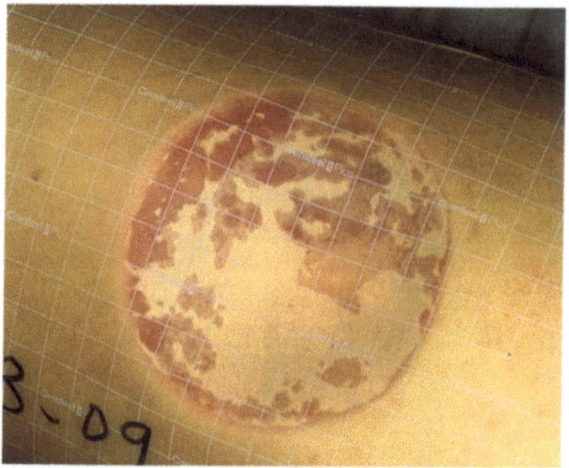

Abb. 4. Wundversorgung mit einem Hydrokolloidverband

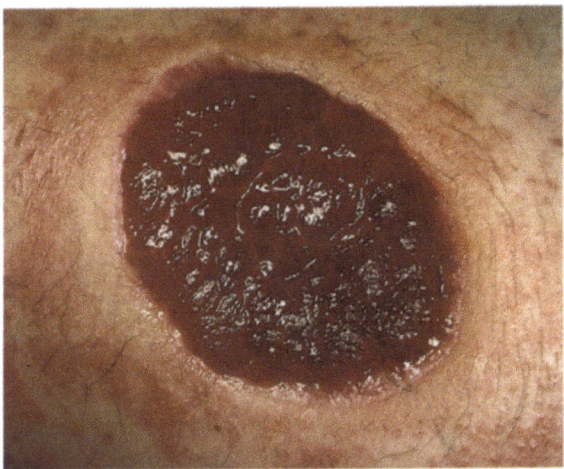

Abb. 5. Vollständig ausgebildetes Granulationsgewebe unter dem Hydrokolloidverband. Follikulitis in der unmittelbaren Umgebung der Wunde.

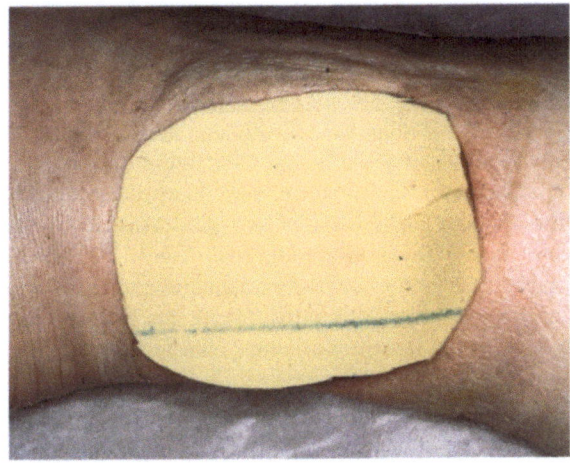

Abb. 6. Wundversorgung mit einer Weichschaumkompresse

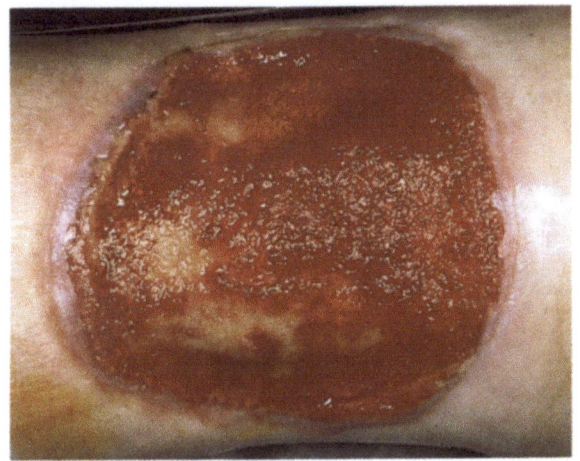

Abb. 7. Unvollständige Ausbildung von Granulationsgewebe unter der Weichschaumkompresse.

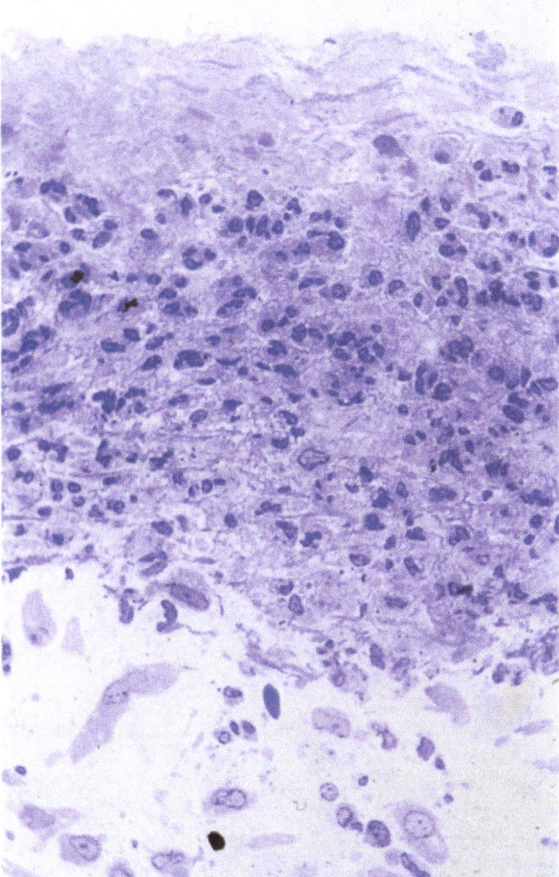

Abb. 8. Histologisches Bild von Granulationsgewebe unter dem Hydrokolloidverband. Das Granulationsgewebe zeigt ein Entzündungsinfiltrat, das bis in den oberen Schichten aus neutrophilen Granulozyten besteht.

Komplikationen

Sowohl unter der Behandlung mit einem Hydrokolloidverband als auch mit der Weichschaumkompresse wurden keine schwerwiegenden Komplikationen festgestellt. Insbesondere Wundinfektionen wurden bei den 47 behandelnden Patienten nicht beobachtet. Es zeigte sich jedoch bei etwa 55% der Patienten die mit einem Hydrokolloidverband behandelt wurden eine mehr oder weniger ausgeprägte Follikulitis im Hautbereich (Abb. 5), vorwiegend in der Nähe der Wunde. Diese Follikulitis führte jedoch bei keinem einzigen Patienten zu einer Wundinfektion.

Schmerzhaftigkeit der Verbandswechsel

Bei der Entfernung des Hydrokolloidverbandes wurden deutlich weniger Schmerzen angegeben als nach Abnahme der Weichschaumkompresse. In der mit einem Hydrokolloidverband behandelten Gruppe gab

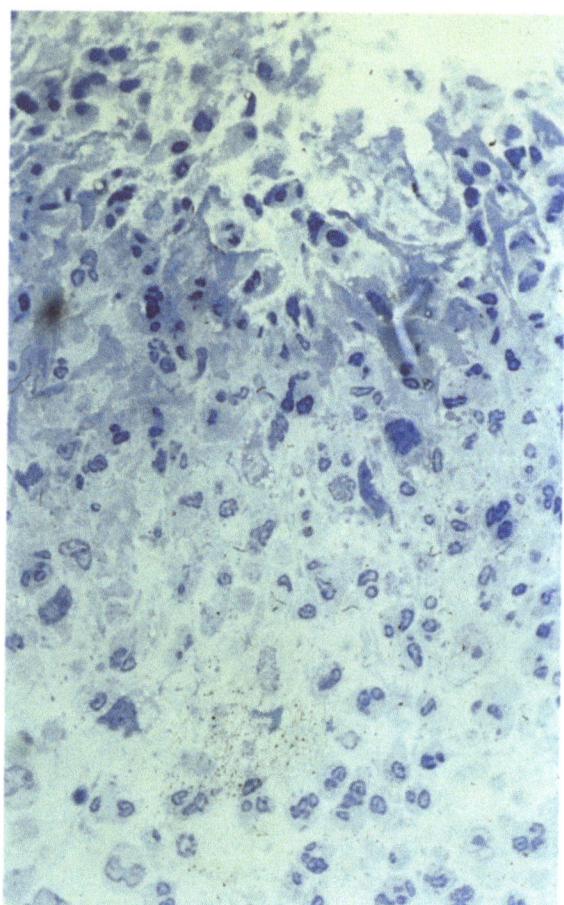

Abb. 9. Granulationsgewebe unter der Weichschaumkompresse. Im Gegensatz zu dem Granulationsgewebe unter dem Hydrokolloidverband zeigt sich vor allem an der Wundoberfläche eingetrocknetes Fibrinmaterial ohne vitale Zellen.

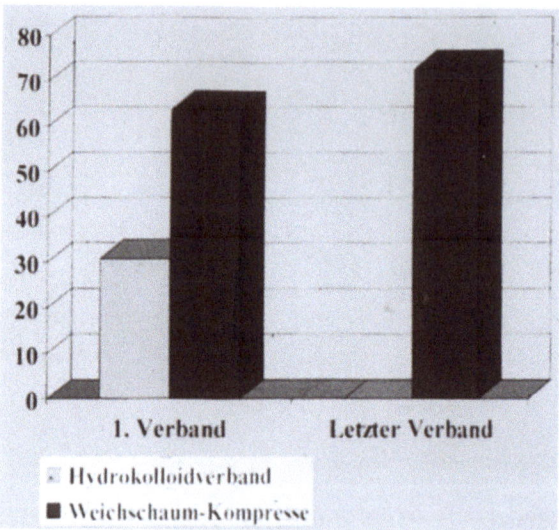

Abb. 10. Schmerzen bei Entfernung des Verbandes, Hydrokolloidverband im Vergleich zur Weichschaumkompresse.

30 % der Patienten beim ersten Verbandswechsel und kein Patient beim letzten Verbandswechsel Schmerzen an (Abb. 10). Unter Behandlung mit der Weichschaumkompresse gaben über 60 % der Patienten nach dem ersten Verbandswechsel und über 70 % der Patienten beim letzten Verbandswechsel Schmerzen an.

Schlußfolgerung

Zusammenfassend kann festgestellt werden, daß es unter dem Hydrokolloidverband im Vergleich zu der Weichschaumkompresse zu einer qualitativ besseren Abheilung der Operationswunden kommt. Dies ist schwerpunktmäßig auf eine ausgeprägtere Reduktion der Wundfläche und die schnellere Bildung von qualitativ besserem Granulationsgewebe zurückzuführen. Ein weiterer Vorteil ist die geringere Schmerzhaftigkeit des Hydrokolloidverbandes beim Verbandswechsel. Die unter einem Hydrokolloidverband häufig zu bemerkende Follikulitis führte bei keinem der untersuchten Patienten zu einer Wundinfektion.

Literatur

1. Alvarez OM, Mertz PM, Eaglstein WH (1983) The effect of occlusive dressings on collagen synthesis and re-epithelization in superficial wounds. J Surg Res 35
2. Falanga V (1988) Occlusive wound dressings. Arch Dermatol 124
3. Hilty N (1992) Hydrokolloide Verbände. Hautarzt 43
4. Hinman CD, Maibach H, Winter GD (1963) Effect of air exposure and occlusion on experimental human skin wounds. Nature 200
5. Peters J, Rompel R (1993) Wundbehandlung unter semiokklusiven Verbänden. Akt Dermatologie 19

Neue Trends in der Therapie chronischer Wunden

D. Zuder, A. Steins, H.-M. Häfner, B. Vollert, T. Klyscz, G. Rassner, M. Jünger

Zusammenfassung

Die Wundheilung der Haut wird durch ein komplexes Zusammenspiel zellulärer, molekularer, physiologischer und biochemischer Prozesse gesteuert. Die Störung einzelner oder mehrerer dieser Prozesse kann letztendlich zur Ausbildung einer chronischen Wunde führen. Die Forschung der letzten Jahre hat auch im Bereich der Wundheilung wichtige Erkenntnisse insbesondere auf molekularbiologischer Ebene erbracht und dabei ganz neue Wege der Wundtherapie eröffnet. Beispielhaft dafür seien die gegenwärtig eingesetzten Wundheilungs- und Wachstumsfaktoren erwähnt, sowie das Aufkommen der Elektrostimulationstherapie mittels gepulster Gleichströme oder elektromagnetischer Felder. Die Perfektionierung geeigneter chirurgischer Maßnahmen sollte in diesem Artikel ebenfalls den gebührenden Platz einnehmen. So stellen die Shavetherapie, die Fasziektomie oder die Nekrosektomie mit anschließender Vakuumversiegelung bzw. Instillationsvakuumversiegelung sehr fortschrittliche Formen chirurgischer Therapiemaßnahme dar. Ungewöhnlich, aber erfolgversprechend ist der Einsatz von Fliegenlarven, welcher unter dem Stichwort Biochirurgie eine Renaissance feiert.

Autologe Keratinozyten

Seit den 70er Jahren hat sich bei der Behandlung von venösen Beinulzera die Transplantation von autologen Keratinozyten etabliert. Diese werden in Zellkulturen, den sogenannten Sheets, gezüchtet. Eine entscheidende Rolle bei der Heilung spielen hierbei eine Reihe der von den Kerationozytensheets sezernierten Wachstumsfaktoren wie z.B. EGF, TGF oder NGF und weniger das Einwachsen der Zellen. Diese induzieren eine Reepithelialisierung vom Rand der Wunde her. Eine Keratinozytentransplantation setzt voraus, daß das Ulkus sehr flach, vital und infektionsfrei ist. Fibrinbeläge müssen entfernt werden. Ein kallöser Ulkusrand ist zu exzidieren. Zur eigentlichen Transplantation kommen differente Verfahren zur Anwendung. Keratinozytensuspensionen können als biologisches Therapeutikum angesehen werden. Problematisch ist die Wundabdeckung in diesen Fällen, weil die Suspensionen mechanisch nicht belastbar und gegenüber thermischen und mikrobiellen Faktoren sehr anfällig sind. Keratinozyten können auf Trägermaterialien wie polymeren Folien oder Gittern gezüchtet werden (z.B. Polyurethane, Hyaluronsäure), um ein einfacheres Handling und eine größere mechanische Stabilität zu erzielen. Sie scheinen bei flachen Wunden die Heilung deutlicher zu fördern als nicht selbsthaftende Wundverbände. Diese Entwicklungen zielen auf ein Bioengineering verlorengegangener Haut hin. Neue Technologien erlauben die Verwendung von präparierten Spenderkeratinozyten auf einer speziellen Dermis. Diese in vitro hergestellte »Vollhaut« (»composite graft«) eröffnet neue Therapiemöglichkeiten [2].

Wachstumsfaktoren

Der Einsatz von Wachstumsfaktoren in der Behandlung chronischer Wunden basiert auf der Annahme eines absoluten oder relatives Mangels bzw. eines Überbedarfs solcher Faktoren in der Heilungsphase. Obwohl die Charakterisierung der Wundflüssigkeit in chronischen Ulzera schwierig ist, sprechen die zur Zeit vorliegenden Daten eher für ein Überangebot an Zytokinen und Wachstumsfaktoren und eine Dysbalance als für Mangelzustände. Die Anwendung der Wachstumsfaktoren in der Ulkusbehandlung steht praktischen Problemen einer Arzneimitteltherapie gegenüber:

- Auswahl des Faktors (Welcher Faktor sollte verabreicht werden und warum?),
- Dosierung (Menge, Applikationsfrequenz),
- Wiederfindungsrate,
- Nebenwirkungsprofil (profitieren auch Keime davon?),
- Kombinationsmöglichkeiten,
- Interaktionen.

Einzelne Fallbeobachtungen und Pilotstudien liegen für den Einsatz von Granulozyten-Makrophagen-Wachstumsfaktor (GM-CSF), plättchenabhängigem Wachstumsfaktor (PDGF), epidermalem Wachstumsfaktor (EGF) u.a. vor. Für das Ulcus cruris venosum läßt die Datenlage derzeit keine allgemeine Empfehlung zu. Aufgrund des zusätzlichen erheblichen Kostenaufwands bei nichtvalidierter Effizienz sollte ihr Einsatz vorerst kontrollierten Studien vorbehalten sein [1, 18].

Faktor XIII

Die Lokalapplikation von Faktor XIII bei chronischen Wunden wie dem Ulcus cruris oder dem diabetischen Mal perforans stellt ein relativ neues Behandlungskonzept dar. Im Gegensatz zu den meistens lokal applizierbaren Medikamenten, die eine eher fibrinolytische Komponente enthalten, soll hier die starke Vernetzungsfähigkeit des Faktor XIII ausgenutzt werden. Bei experimentellen Untersuchungen an kultivierten Endothelzellen konnte gezeigt werden, daß der Faktor XIII eine bisher unbekannte funktionelle Wirkung am Endothel hat, er vermindert die Permeabilität für Makromoleküle. Dieser experimentelle Befund zusammen mit der Eigenschaft der Stimulation von Fibroblasten und der Fibrin- und Fibrinogenvernetzung kann die klinische Verbesserung teilweise erklären (X). Der Faktor XIII scheint auch einen hemmenden Einfluß auf die Plasminogenaktivierung und damit auf die Aktivität von proteolytischen Matrixmetalloproteinasen ausüben zu können. Der Ulkusentstehung kann so durch die Vermeidung von Selbstverdauungsprozessen möglicherweise vorgebeugt werden. Inwieweit Faktor-XIII-haltige Präparate die Wundheilung beschleunigen können, wird derzeit noch untersucht [5, 14].

Niederfrequenter gepulster Gleichstrom (PDCS)

Niederfrequenter gepulster Strom erweitert das Spektrum der Behandlungsmethoden aufgrund beschriebener antibakterieller beziehungsweise Fibroblasten stimulierender Effekte. Der sogenannte galvanotaxische Effekt beschreibt die für die Wundheilung günstige Wanderbewegung von Makrophagen, neutrophilen Granulozyten oder Mastzellen im elektrischen Feld. Aus der Kombination dieser Wirkungen resultiert eine beschleunigte Neoangiogenese und die dadurch bedingte Verbesserung der Gewebenutrition. Weitere Eigenschaften sind die Förderung der Ulkusreinigung und Epithelialisierung. Bei der Behandlung mit PDCS werden die bekannten Prinzipien der im feuchten Ulkus wirkenden Wundheilungsmechanismen in eine moderne Therapieform integriert und verstärkt. Das Dermapulse-Gerät ist ein batteriebetriebenes medizinisches Gerät, das eine impulsgesteuerte elektrische Reizung hervorruft. Betrieben wird das Gerät durch eine 6-Volt-Lichtbatterie des Federklemmentyps mit einer Kapazität von 20 Ah. Das Gerät braucht nicht kalibriert zu werden. Am Gerät lassen sich gleichzeitig maximal 4 Behandlungselektroden und 2 Dispersionselektroden anschließen. Die sterile Behandlungselektrode ist zum einmaligen Gebrauch bestimmt und besteht aus einem 10,7 x 10,7 cm kohlenstoffgefülltem Silikongummi mit hoher Leitfähigkeit. Der stoffähnliche nichtgewebte Bezug aus Viskose und Polyester besitzt antiadhäsive Eigenschaften. Die Dispersionselektrode hat eine Grundfläche von 13,3 x 17,8 cm und besteht aus Silbertinte auf kohlenstoffgefülltem Vinyl. Als Hautkontaktmedium dient ein Hydrogelklebstoff. Diese Elektrode ist mindestens eine Woche für jeweils einen Patienten benutzbar. Die Elektrostimulation mit der phasengerechten Polaritätseinstellung beträgt jeweils 30 min bei einer Impulsfrequenz von 128 bzw. 64 Hz und einer durchschnittlichen Stromstärke von 300–600 µA. Initial wird maximal 7-14 Tage mit negativer Polarität zur Granulationsförderung behandelt. Bei ausreichender Granulationsbildung wird eine 3 bis 10tägige Behandlungsphase mit positiver Polarität zur Förderung der Epithelialisierung durchgeführt. Danach wird ein neuer Behandlungszyklus mit negativer Polarität begonnen. Die Elektrostimulation wird 2mal täglich durchgeführt. In nahezu allen Fällen ist die Be-

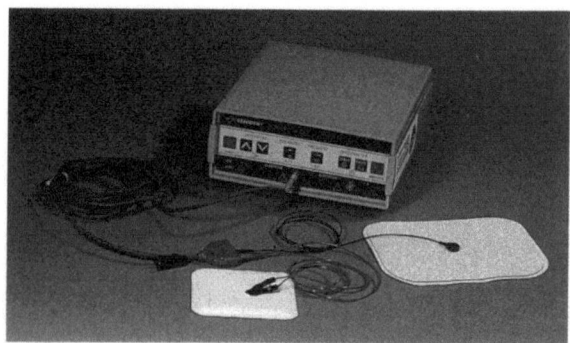

Abb. 1. Elektrostimulationsgerät mit Anwendungselektrode und Disperserelektrode

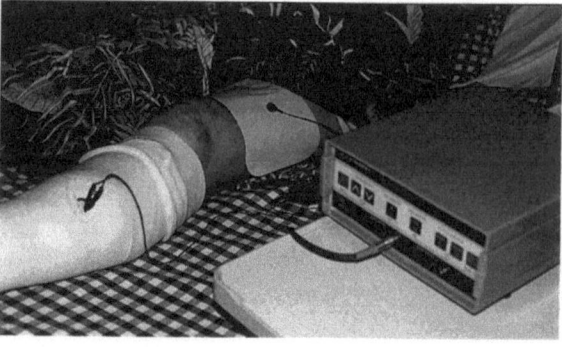

Abb. 2. Elektrostimulationsgerät im Einsatz bei einer Patientin mit Ulcus cruris venosum

handlung ambulant und durch den Patienten selbst durchführbar [4, 7, 17].

Pulsierende Magnetfeldtherapie (PEMF)

Pulsierende Magnetfelder wurden seit Anfang der 90er Jahre in verschiedenen Studien bei Patienten mit venösen Ulzera therapeutisch angewandt. Es wird angenommen, daß geeignete Magnetfelder die Wundheilung beschleunigen. So konnte zum Beispiel ein antibakterieller Effekt von PEMF nachgewiesen werden, aber auch eine Erhöhung der Kollagenproduktion über die Beeinflussung des Cyclo-AMP Metabolismus [9, 13].

Hyperbare O_2-Therapie

In einer Überdruckkammer werden in einer O_2-Atmosphäre wiederholt Tauchfahrten bis zu einer Tiefe von 15 m simuliert. Durch den dabei steigenden alveolären O_2-Partialdruck wird mehr Sauerstoff ins Blut aufgenommen. Die im Serum physikalisch gelöste Menge an Sauerstoff kann dabei größer als die arteriovenöse O_2-Differenz sein, was theoretisch ein Leben ohne Erythrozyten ermöglicht. Durch den erhöhten Partialdruckgradienten des Sauerstoffs im Blut verlängert sich die Diffusionsstrecke, so daß eine Oxygenierung auch von Gewebearealen möglich wird, die vorher durch interstitielle Ödeme oder verbreiterte Basalmembranen von der kapillären O_2-Versorgung abgeschnitten waren. Gleichzeitig induziert er eine Vasokonstriktion mit konsekutiver Verminderung des hydrostatischen Kapillardrucks. Dadurch wird das kapilläre Filtrationsgleichgewicht verändert, interstitielle Flüssigkeit wird vermehrt rückresorbiert und damit eine interstitielle Ödembildung abgebaut bzw. vermindert. Resultat ist ein erhöhter Gewebe-pO_2 in der Wunde. Die O_2-Wechselsituation verbessert sich und die Wundazidose kann ausgeglichen werden. Gleichzeitig wird die Infektabwehr durch Stimulierung der O_2-abhängigen Leukozyten und durch Verschlechterung der Wachstumsbedingungen anaerober Keime durch den gesteigerten Gewebe-pO_2 erhöht [6].

Shavetherapie

Bei der Shavetherapie werden die Ulzera in Intubationsnarkose oder rückenmarknaher Anästhesie zusammen oder mit der sie umgebenden Dermatoliposklerose mit dem Handdermatom von Schink (Klingenlänge 10 cm) entfernt. Dabei sollte möglichst das gesamte indurierte, d.h. trophisch gestörte Gewebe schichtweise abgetragen werden, bis in tieferen Anteilen, d.h. in Faziennähe, besser durchblutetes und palpatorisch deutlich weicheres Gewebe erkennbar ist; bei den Extremitäten mit Gamaschenulzera betrifft der Abtragung die gesamte Zirkumferenz des Unterschenkels. Die Operation kann mit oder ohne Blutleere durchgeführt werden. Die Defekte werden in derselben Sitzung mit Spalthaut von z.B. 0,4 oder 0,5 mm Dicke gedeckt. Sie wird in typischer Weise mit dem Elektrodermatom vom Oberschenkel entnommen. Bei Bedarf wird die Operation mit der Entfernung von insuffizienten epifaszialen oder transfaszialen Venen kombiniert [15].

Vakuumversiegelung, Instillationsvakuumversiegelung

Ein mit Drainagen durchzogener Polyvinylalkoholschwamm wird in Kontakt mit der Wundoberfläche gebracht, anschließend mit einer transparenten, wasserdampfdurchlässigen aber bakteriendichten Polyurethanfolie abgeklebt und an eine Vakuumquelle angeschlossen. Der erzeugte Unterdruck liegt je nach Wundart zwischen 0,4 und 0,8 bar. Dadurch entsteht an der Grenzzone zwischen Wunde und Schwamm ein inniger und gleichmäßiger Kontakt. Das Wundsekret sowie toxische Zerfallsprodukte werden abgesaugt und verbleiben in einem geschlossenen Ableitungssystem. Im Grenzzonenbereich herrscht ein gleichmäßig temperiertes, dauerhaftes feuchtes Wundmilieu. Das Ergebnis ist ein beschleunigter Heilverlauf mit Ausbildung eines gesunden, kräftigen und gefäßreichen Granulationsgewebes, welches eine gute Basis für eine spontane Epithelialisation oder für plastische Sekundärmaßnahmen darstellt. Die Wunde wird wirksam vor einer Kreuzinfektion geschützt und bei einer septischen Wunde die Keimverschleppung vermindert. Das Risiko einer Kreuzinfektion wird so erheblich verringert. Die Erweiterung der Vakuumversiegelung zur Instillationsvakuumversiegelung erhöht die Wirksamkeit der Methode für die lokale Infektionsbehandlung. Durch intermittierende Instillation von antiseptischen und antibiotischen Lösungen wird der zunächst inerte Schwamm in einen Medikamententräger umgewandelt. Der allseits in Kontakt mit der Wundoberfläche stehende Schwamm gewährleistet eine lückenlose, sparsame und in hoher Konzentration durchführbare lokale antiseptische/ antibiotische Therapie. Da Verbandswechsel in wöchentlichen Abständen erfolgen, bietet die Vakuumversiegelung einen hohen Patientenkomfort [3].

Biochirurgie

Steril gezüchtete Fliegenlarven (Lucilia sericata) werden häufig als therapeutische Ultima ratio auf die

Wunde aufgebracht. Ein feinmaschiges Netz hindert die Larven am Verlassen der Wunde. Nach 2–3 Tagen erfolgt das Ausspülen aus der Wunde. Die Behandlung wird fortgesetzt, bis der Infekt abgeklungen ist, sich keine Nekrosen mehr in der Wunde befinden und eine Stimulation der Heilungsvorgänge sichtbar wird. Die Weiterbehandlung kann dann bis zur kompletten Abheilung durch Vakuumversiegelung, Auflage von polymeren Schwämmen oder Hydrokolloiden erfolgen. Die Fliegenmaden stellen biochemische Kraftwerke dar, die gleichzeitig an 3 Fronten der Wundbehandlung wirksam werden:

Es erfolgt eine Nekrolyse ohne Schädigung lebensfähiger Gewebeverbände durch ihre extrakorporal sezernierten Verdauungssekrete.

Wundinfekte klingen rasch ab, da eine profuse Verstärkung der Wundsekretion ein mechanisches Auswaschen der Bakterien bewirkt. Die produzierten Sekrete der Maden sind in hohem Maße bakterizid.

Es kommt zu einer starken Stimulation der Wundheilung, auch bei langzeitig atrophen Wunden. Im Sekret der Maden findet sich neben dem Allantoin eine große Menge heilungsfördernder biochemischer Faktoren, die allerdings nur zum kleinsten Teil bekannt sind [12, 16].

Gefäßsporttherapie

Untersuchungen haben gezeigt, daß die Reduktion des natürlichen Bewegungsumfangs im oberen Sprunggelenk zu einer drastischen Verringerung der venösen Abpumpleistung führt. Beim alternden Menschen kommt es mit dem zunehmenden Lebensalter bereits beim Gesunden zu einer Reduktion der Beweglichkeit

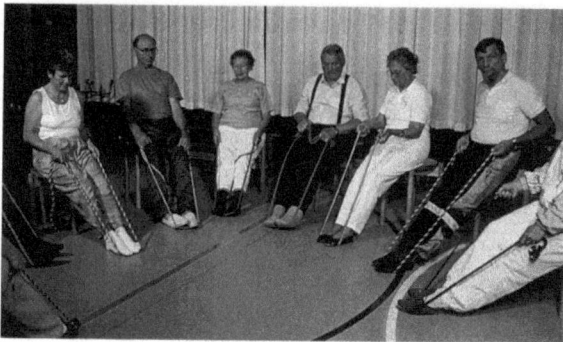

Abb. 4. Aufwärmtraining mit Dehnungsübungen zur Verbesserung der Sprunggelenksbeweglichkeit u. a. durch Einsatz von flexiblen Bändern

im oberen Sprunggelenk, die beim Venenkranken um so stärker ausgeprägt ist. In den letzten Jahren wurden neue physikalische Behandlungsmethoden entwickelt, die zu einer Verbesserung der krankheitsbedingten Umbauvorgänge beitragen können. Man spricht auch in diesem Zusammenhang von einem »individuell adaptierten krankengymnastischen Venentraining«. Als chronisches Krankheitsbild erfordert die fortgeschrittene CVI eine lebenslang krankheitsbegleitende Therapie [8, 11]. Die Standardtrainingseinheit ist nach dem Tübinger Modell folgendermaßen aufgebaut (Tabelle 1).

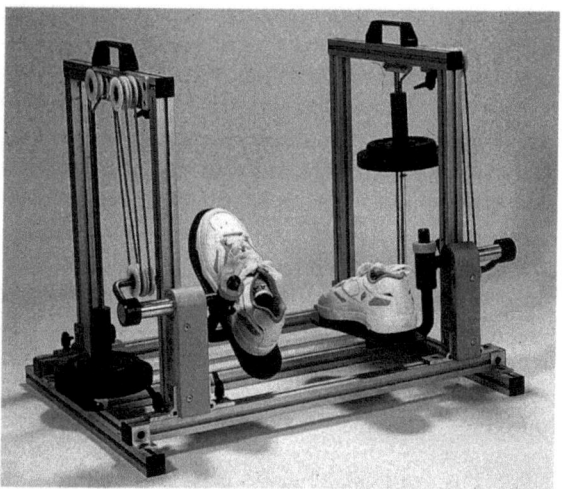

Abb. 3. Tübinger Pedalergometriegerät zum gezielten Wadenmuskeltraining. Die Bewegung erfolgt, bei geringer kardiopulmonaler Belastung, aus dem oberen Sprunggelenk heraus. Der Tretwiderstand läßt sich mit zugeschalteten Gewichten beliebig einstellen.

Tabelle 1. Aufbau einer Standardtrainingseinheit für CVI-Patienten nach dem Tübinger Modell

Trainingsabschnitt	Trainingsinhalt
1. Aufwärmtraining (ca. 10–15 min)	– Aufwärmphase mit Übungen zum Erwärmen der Muskulatur – Sprunggelenksmobilisation (aktiv und passiv) – Gangkoordination – Dehnungs- und Koordinationsübungen – Atemtechniken (z. B. beim Heben und Tragen von Lasten)
2. Gehtraining (ca. 20 min)	– Doppelzehenstände mit beiden Beinen (Belastungsdosierung: maximal mögliche Wiederholungszahl abzüglich 20 % als Trainingsbelastung) – Treppensteigen mit einbeinigen Zehenständen auf der jeweiligen Treppenstufe (je nach Koordinations- und Belastungsfähigkeit) – Gehtrainingsintervalle (3 Durchgänge) mit intermittierend je 2 min Pause
3. Pedalergometertraining (ca. 20 min)	Training im Liegen am Gerät: Die Intensität (Federstärke bzw. Gewichtsbelastung je nach Ergometertyp) ist so auszutesten, daß 3 Wiederholungen (40–60 Wiederholungen pro Serie) mit jeweils 3 min Ruhepause nach jeder Trainingseinheit möglich sind)
4. Entspannungs- und Ruhephase (ca. 10 min)	– Hochlagern der Beine zur Förderung der venösen Drainage – Entspannungsübungen – Abschlußgespräch mit Arzt und Trainer

Biomechanische Stimulationstherapie

Die biomechanische Stimulationstherapie (BMS) kommt bei Patienten mit arthrogenem Stauungssyndrom infolge einer chronischen Venenerkrankung zum Einsatz. Die BMS stellt dabei eine technische Erweiterung physiotherapeutischer Möglichkeiten durch den Einsatz kontrollierter mechanischer Schwingungen dar und führt zu raschen und klinisch günstigen Therapieerfolgen. Vom BMS-Gerät werden im Rahmen der Behandlung definierte Schwingungen im Frequenzbereich zwischen 18 und 36 Hz auf Fuß und Unterschenkel übertragen und damit eine Relaxation der beteiligten Muskulatur sowie eine verbesserte Dehnbarkeit des Kapselbandapparates ermöglicht. Als ursächlich dafür wird unter anderem die Stimulation von Golgi-Sehnenorganen betrachtet. Erregungen der Golgi-Sehnenorgane führen zu einer Inhibition der Kontraktion, gefolgt von einer Relaxation des Muskels. Eine Muskelerwärmung, vermutlich aufgrund einer verbesserten Muskeldurchblutung, kann beobachtet werden. Das BMS-Verfahren stammt aus der ehemaligen Sowjetunion. Hier wurde es im Leistungssportbereich zur Muskelrelaxation und Dehnung eingesetzt. Beim arthrogenem Stauungssyndrom wird es seit einiger Zeit in Deutschland klinisch erfolgreich zum Einsatz gebracht. Das BMS-Verfahren kann als wichtige neuartige physikalische Therapieform des arthrogenen Stauungssyndrom gewertet werden [10].

Literatur

1. Coerper S, Köveker G, Flesch I, Becker HD (1995) Ulcus Cruris Venosum: Chirurgisches Debridement, antibiotische Therapie und Stimulation mit thrombozytären Wachstumsfaktoren. Langenbecks-Arch-Chir 380 (2):102–107
2. Falanga V (1998) Apligraf treatment of venous ulcers and other chronic wounds. J Dermatol 25 (12):812–817
3. Fleischmann W, Russ M, Westhauser A, Stampehl M (1998) Die Vakuumversiegelung als Trägersystem für eine gezielte lokale Medikamentenapplikation bei Wundinfektionen. Unfallchirurg 101 (8):649–654
4. Gentzkow GD (1992) Electrical stimulation for dermal wound healing. Wounds 4 (6):227–235
5. Herouy Y et al. (1998) Lipodermatosclerosis is characterized by elevated expression of matrix metalloproteinases: indication for venous ulcer generation. J Invest Dermatol 111:822–827
6. Hoffmann G (1994) Improvement of wound healing in chronic ulcers by hyperbaric oxygenation and by waterfiltered ultrared A induced localized hyperthermia. Adv Exp Med Biol 345:181–188
7. Jünger M, Zuder D, Steins A, Hahn M, Klyscz T (1997) Behandlung von venösen Ulzera mit niederfrequentem gepulstem Strom (Dermapulse): Effekte auf die kutane Mikrozirkulation. Hautarzt 48:897–903
8. Jünger M (1994) Gefäßsport bei chronischer Veneninsuffizienz (CVI) und bei peripherer arterieller Verschlusskrankheit (PAVK). Ergebnisse und Ausblicke. Hautarzt 45 (4):257–259
9. Kenkre J, Hobbs F, Carter Y, Holder R, Holmes E (1996) A randomized controlled trial of electromagnetic therapy in the primary care management of venous leg ulceration. Fam Pract 13 (3):236–241
10. Klyscz T, Ritter-Schempp C, Jünger M, Rassner G (1997) Biomechanische Stimulationstherapie (BMS) zur physikalischen Behandlung des arthrogenen Stauungssyndroms. Hautarzt 48 (5):318–322
11. Klyscz T, Jünger M, Jünger I, Hahn M, Steins A, Zuder D, Rassner G (1998) Gefäßsport zur ambulanten Therapie venöser Durchblutungsstörungen der Beine. Diagnostische, therapeutische und prognostische Aspekte. Hautarzt 48 (6):384–390
12. Krajacic A (1998) Consider using maggots. Todays Surg Nurse 20 (3):28–32
13. Loschinger M, Thumm S, Hammerle H, Rodemann HP (1999) Induction of intracellular calcium oscillations in human skin fibroblast populations by sinusoidal extremely low-frequency magnetic fields (20 Hz, 8 mT) is dependent on the differentiation state of the single cell. Radiat Res 151 (2):195–200
14. Peschen M, Thimm C, Weyl A, Weiss JM, Kurz H, Augustin M, Simon JC, Schöpf E, Vanscheidt W (1998) Possible role of coagulation factor XIII in the pathogenesis of venous leg ulcers. Vasa 27 (2):89–93
15. Schmeller W, Gaber Y, Gehl HB (1998) Shave therapy is a simple, effective treatment of persistent venous leg ulcers. J Am Acad Dermatol 39 (2 Pt 1):232–238
16. Sherman RA, (1997) A new dressing design for use with maggot therapy. Plast Reconstr Surg. 100 (2):451–456
17. Zuder D, Jünger M, Klyscz T, Büchtemann A, Steins A, Rassner G (1998). Elektrostimulation als neue Behandlungsmethode des Ulcus cruris venosum. Vasomed 10:153–157
18. Zuder D, Klyscz T, Reutter H et al. (1996) Autologe thrombozytäre Wachstumsfaktoren in der Behandlung von chronischen nicht heilenden Stauungsulzera. Phlebologie 25:187–191

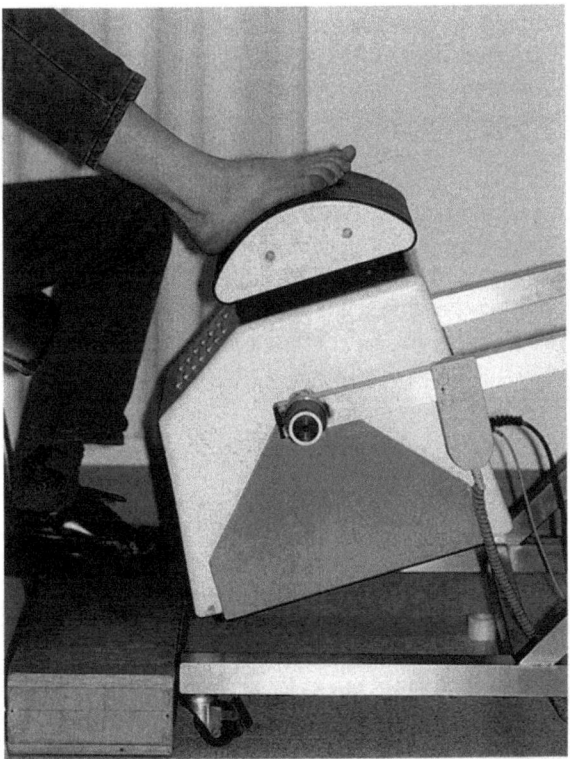

Abb. 5. Das BMS-Gerät ist hydraulisch höhenverstellbar und um bis zu 120 Grad schwenkbar, um optimale Behandlungsvoraussetzungen zu schaffen.

Pharmakokinetik nach oraler Einnahme von cicaprosthaltigen Tabletten (SH T 450 A) bei Patienten mit peripherer arterieller Verschlußkrankheit im Vergleich von Nüchternzustand gegenüber Nahrungsaufnahme

B. Vollert, M. Jünger

Zusammenfassung

12 Patienten mit peripherer arterieller Verschlußkrankheit erhielten in dieser prospektiven Studie eine Therapie mit dem oralen Prostanoidanalogon Cicaprost. Ziel der vorliegenden Studie war es, die Pharmakokinetik dieser Substanz unter Nahrungseinfluß, sowie deren Wirkung auf die kutane Mikrozirkulation zu untersuchen. Cicaprost wurde morgens nüchtern oral in Dosierungen von 5, 7,5, 10 und 12,5 µg einer Tablette SHT 490 A verabreicht, wobei Dosissteigerungen nach individueller Verträglichkeit in täglichen Intervallen durchgeführt wurden. Eine Kontrolle des Serumcicaprostspiegels erfolgte vor Einnahme der Tablette, sowie zu 12 verschiedenen Zeitpunkten im Rahmen der folgenden 24 h. Die Hautdurchblutung wurde als Laserdopplerflux vergleichend an der Stirn und der durchblutungsgestörten Extremität über einen Zeitraum von 8 h gemessen.

Jeweils 3 Patienten wurden bis 7,5 bzw. 10 µg der Medikamentendosis titriert und 6 Patienten erreichten 12,5 µg. Die individuelle Verträglichkeit war durch das Auftreten unerwünschter Nebenwirkungen wie Kopfdruck und Kopfschmerz eingeschränkt. An der Stirn kam es zu einer signifikanten Steigerung des Laserdopplerflux mit einem Maximum bei 1 h nach Medikamentengabe. An der durchblutungsgestörten Extremität ließ sich nur ein geringfügiger Anstieg des Laserdopplerflux mit einem verspätet liegenden Maximum nach ca. 1,5–2 h nach Medikamentengabe beobachten. Durch Nahrungseinnahme kam es zu einer geringfügigen Reduktion der Absorptionsrate, was sich an einem verspäteten Anstieg des Laserdopplerflux unter Nahrungseinfluß messen ließ, wobei sich das Absorptionsausmaß im ganzen nur geringfügig änderte. Alle Patienten gaben eine bessere Verträglichkeit bei Einnahme der Cicaprosttabletten mit begleitendem Standardklinikfrühstück an. Schlußfolgernd bleibt zu sagen, daß der Einsatz oraler Prostanoide in der Therapie fortgeschrittener peripherer arterieller Verschlußkrankheit kritisch erwägt werden sollte.

Einleitung

Cicaprost ist ein chemisch und metabolisch stabiles, hochpotentes PGI 2 Analogon. In der Literatur findet sich nur wenig über den Einsatz solcher oraler Prostanoide bei Erkrankungen wie der peripheren arteriellen Verschlußkrankheit oder dem Raynaud-Phänomen [1, 2]. Verschiedene Studien an Probanden zeigten individuelle Dosislinearitäten der Pharmakokinetik, sowie eine leichte Reduktion der systemischen Resorption bei begleitender Nahrungsaufnahme. Das Ziel dieser aktuellen Studie war, die Pharmakokinetik von Cicaprost bei Patienten mit PAVK bezüglich der individuelle Toleranz festzustellen und den Einfluß durch begleitende Nahrungsaufnahme bei einer gut verträglichen Medikamentendosis zu beobachten, sowie die Veränderungen mikrozirkulatorischer Parameter unter oraler Prostanoidtherapie zu untersuchen. Dabei wurde Cicaprost durch Titrierung der Dosierung in 2,5-µg-Schritten für jeden Patienten bis zum Auftreten nicht tolerierbarer Nebenwirkungen oder bei Erreichen der Maximaldosis von 12,5 µg individuell verabreicht. Eine Messung des Laserdopplerflux vergleichend an der Stirn und der durchblutungsgestörten Extremität machte die Steigerung der Durchblutung bei den Patienten meßbar und zeigte die Wirkung der oralen Prostanoidtherapie auf die kutane Mikrozirkulation. Zusätzlich wurde der Serumcicaprostspiegel durch engmaschige Blutabnahmen nach Medikamentengabe beobachtet.

Patienten und Methoden

12 paVK-Patienten wurden in dieser offenen, unkontrollierten, klinischen Studie rekrutiert. Bei allen Patienten lag eine periphere arterielle Verschlußkrankheit in den Stadien III oder IV nach Fontaine vor (11 Männer, 1 Frau, Alter 54,3 +/- 9,8 Jahre, Größe: 171 +/- 6cm, Gewicht: 72,7 +/- 15,4 kg). Cicaprost wurde morgens nüchtern oral in steigender Dosierungen von 5, 7,5, 10 und 12,5 µg einer Tablette SH T 490 A verabreicht. Eine Dosissteigerung wurde je nach individuel-

ler Verträglichkeit in täglichen Intervallen durchgeführt. Die individuelle Verträglichkeit war durch das Auftreten nichttolerierbarer Nebenwirkungen wie Kopfdruck und Kopfschmerz eingeschränkt. Wenn die Medikamentendosis vor der Maximaldosis eingestellt werden mußte, wurde die Behandlung mit einer gut verträglichen Dosierung über 4 Behandlungstage fortgeführt. Zudem wurde die Medikamentengabe auf dem gut verträglichen Niveau am 5. Behandlungstag zusammen mit einem Standardklinikfrühstück wiederholt. Zur Kontrolle des Cicaprostserumspiegels erfolgte eine Blutabnahme vor der Cicaprosteinnahme, sowie nach 0,25, 0,5, 0,75, 1, 1,5, 2, 2,5, 3, 4, 6, 8 und 24 h. Die Hautdurchblutung wurde als Laserdopplerflux vergleichend an der Stirn und der durchblutungsgestörten Extremität über einen Zeitraum von 8 h nach Medikamenteneinnahme gemessen.

Ergebnisse

Aufgrund individueller Unterschiede in der Verträglichkeit wurden jeweils 3 Patienten bis 7.5 bzw. 10 μg der Medikamentendosis titriert und 6 Patienten erreichten 12,5 μg, die gut verträglichen Dosierungen waren demnach 5 μg (n = 3), 7,5 μg (n = 4), 10 μg (n = 3) und 12,5 μg (n = 2). Die Pharmakokinetik von Cicaprost war dosisabhängig. Bei der niedrigen Medikamentendosierung (5 μg Cicaprost) wurden Spitzen des Cicaprostserumspiegels von 128 +/- 42 pg/ml (Bereich 61-204 pg/ml), innerhalb 1,1 +/- 1,2 (0,25-4) h nach Medikamentengabe beobachtet. Ein monophasischer Abfall des Serumlevels wurde nach der Halbzeit von 1,3 +/- 0,5 (0,5-2,1) h erreicht, die Hauptverweildauer von Cicaprost betrug 2,4 +/- 1,4 (0,7-4,6) h. Die Clearance ergab 5,1 +/- 3,0 (1,7-10,8) ml/min/kg. Die hohe Medikamentendosierung (12,5 μg Cicaprost) wurde 6 Patienten verabreicht, deren Spitzen im Serumspiegel bei 229 +/- 102 (91-326) pg/ml innerhalb 0,25-1,5 h nach Medikamentengabe erreicht wurden. Die Halbzeiten des Serumspiegels varriierten von 0,8 bis 2,2 h. Cicaprost beeinflußt mikrozirkulatorisch meßbare Parameter, was sich an einem Anstieg des Laserdopplerflux an Stirn und durchblutungsgestörter Extremität messen ließ. An der Stirn kam es dabei zu einer signifikanten Steigerung des Laserdopplerflux mit einem Maximum bei einer Stunde nach Medikamentengabe. An der durchblutungsgestörten Extremität hingegen ließ sich nur ein geringfügiger Anstieg des Laserdopplerflux mit einen leicht verzögerten Maximum 1,5-2 h nach Medikamentengabe beobachten (Abb. 1). Begleitender Nahrungskonsum bei Medikamenteneinnahme resultierte in einer Reduktion der Absorbtionsrate, was sich an einem verspäteten Anstieg des Laserdopplerflux unter Nahrungseinfluß messen ließ, wobei sich das Absorptionsausmaß im Ganzen nur geringfügig veränderte (Abb. 2).

Diskussion

Die aktuelle Studie demonstrierte, daß das pharmakokinetische Profil des oralen Cicaprost bei PAVK-Patienten ähnlich mit dem gesunder Probanden war. Eine begleitende Nahrungseinnahme reduziert die Absorptionsrate von Cicaprost aber beeinflußt das Absorptionsausmaß bei PAVK-Patienten nur geringfügig. Bezüglich des Vorkommens unerwünschter Nebenwirkungen (z. B. Kopfschmerzen, Gesichtsflush) im Verhältnis zur maximalen systemischen Konzentration ist zu sagen, daß die begleitende Nahrungsaufnahme zu einer besseren Verträglichkeit der oralen Cicaprostbehandlung führen könnte. Zusätzlich verbessern orale Prostanoide mikrozirkulatorisch meßbare Parameter der peripheren Durchblutung, was vor

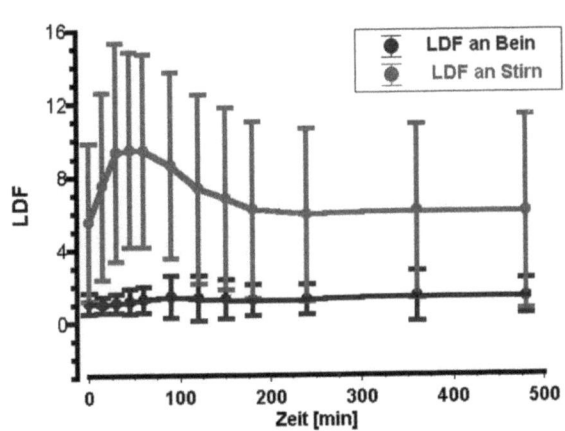

Abb. 1. Einfluß von Cicaprost auf die Durchblutung von Stirn und Unterschenkel (n = 12)

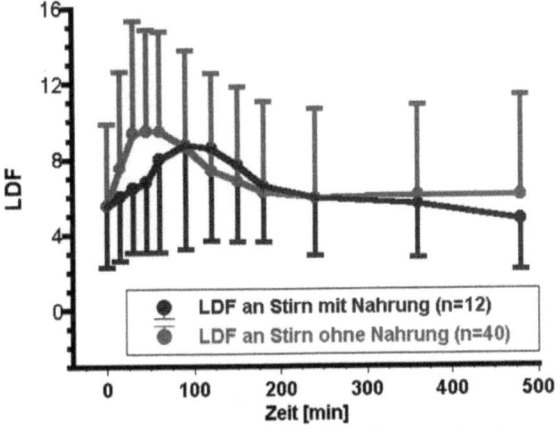

Abb. 2. Einfluß der Nahrung auf die Durchblutung der Haut an der Stirn bei oraler Cicaprosttherapie (

allem in frühen Stadien arterieller Durchblutungsstörungen von therapeutischem Nutzen sein kann. Insbesondere ist bei der oralen gegenüber der intravenösen und intraarteriellen Gabe der Prostanoide eine stationäre Aufnahme der Patienten nicht mehr unbedingt erforderlich, wobei diese Therapie vor allem für junge, aktive, berufstätige und damit ambulant zu führende Patienten eine interessante therapeutische Alternative sein könnte. Aufgrund der geringen Fallzahl sollte diese Beobachtung jedoch noch durch größere prospektive Studien erhärtet werden.

Literatur

1. Goszcz A et al. (1997) Misoprostol – oral prostanoid – the first clinical trial for use in patients with peripheral vascular disease. Przegl Lek 54 (7–8):505–509
2. Vayssairat, M (1996) Controlled multicenter double blind trial of an oral analog of prostacyclin in the treatment of primary Raynaud`s phenomenon. French Microcirculation Society Multicentre Group for the Study of Vascular Acrosyndromes. J Rheumatol 23 (11):1917–1920

Physikalische Therapie bei Venenerkrankungen

A. Steins, D. Zuder, T. Klyscz, M. Jünger

Zusammenfassung

Werden physikalische Therapiemaßnahmen in Form von medizinischen Kompressionsstrümpfen und einem fachlich angeleiteten ambulanten Gefäßsporttraining frühzeitig eingesetzt, können subjektive Beschwerden gelindert, Sprunggelenkbeweglichkeit und venöse Drainagefunktion gebessert werden. Invalidisierende Stauungserkrankungen wie die Dermatolipofasziitis und das Ulcus cruris können vermieden werden. Hat die chronisch-venöse Stauung erst zur Gelenkkapselschrumpfung, Sprunggelenkversteifung und Muskelatrophie des Unterschenkels geführt, sind aufwendige therapeutische Verfahren, die eine qualifizierte krankengymnastische Betreuung erfordern, unumgänglich. Nach eigenen Erfahrungen sind die krankengymnastischen Therapien besonders dann wirksam, wenn sie in Kombination mit der biomechanischen Stimulationstherapie eingesetzt werden. Ist die Spitzfußstellung der Patienten beseitigt, führen konventionelle Gehübungen allmählich wieder zu einem physiologischen Gangbild. Nach erfolgreicher krankengymnastischer Therapie trägt der ambulante Sport für Venenkranke in Kombination mit einer optimierten Kompressionstherapie wesentlich zum langfristigen Therapieerfolg der Patienten mit fortgeschrittener chronisch-venöser Insuffizienz bei. Der Gefäßsport für Venenkranke, der analog zum Koronarsport zu den Leistungen der gesetzlichen Krankenversicherungen gehört, stellt neben der Kompressionstherapie eine effiziente und kostengünstige Basistherapie der chronisch-venösen Insuffizienz dar.

Einleitung

Der chronisch-venösen Insuffizienz (CVI) liegt funktionell eine venöse Abflußstörung zugrunde. Ursächlich werden die primäre Varikose und das postthrombotische Syndrom unterschieden. Pathophysiologisch steht die Insuffizienz der Venenklappen im Vordergrund. Wegen der Schließunfähigkeit der Venenklappen entsteht die »ambulatorische« venöse Hypertonie [12].

Beide Formen gehen aufgrund einer Funktionsstörung der Venenklappen beziehungsweise wegen eines erhöhten Abstromwiderstands mit einer chronischen Stauung der unteren Extremität einher.

Bei der Kontraktion der Beinmuskulatur werden die in den benachbarten Venen entstehenden Druckwellen nach distal bis in die Endstrombahn der Haut gelenkt, so daß simultan zur ambulatorischen venösen Hypertonie eine kapilläre Hypertonie entsteht [4]. Dies führt letztendlich zur Zerstörung der nutritiven Kapillaren. Bei fortgeschrittener venöser Hypertension betreffen die pathologischen Veränderungen nicht nur die Haut, sondern auch das tieferliegende subkutane Gewebe, Gelenkkapsel, Achillessehne und ggf. knöcherne Strukturen. Die zunächst entzündlich fixierte Spitzfußstellung führt durch die Beteiligung von Strukturen des oberen Sprunggelenks sowie der Achillessehne letztendlich zu einer kontrakten Spitzfußstellung mit nahezu völlig aufgehobener Funktion der Waden-Muskel-Sprunggelenkpumpe, dem sogenannten arthrogenen Stauungssyndrom. Durch Ausfall der Waden-Muskel-Sprunggelenkpumpe wiederum kommt es zu einer weiteren Verschlechterung der venösen Hypertension. Zum Phlebödem trägt neben der kapillären Hypertonie die erhöhte Kapillarwandpermeabilität bei. Das Lymphkapillarnetz, das infolge des Phlebödems eine vermehrte lymphpflichtige Last bewältigen muß, kann infolge Stenosierungen, aneurysmatischer Erweiterungen und Fragmentierungen so geschädigt werden, daß zusätzlich ein sekundäres Lymphödem entsteht [1, 2, 3]. Kombinationsformen von Phlebödem und Lymphödem sind daher bei dem Krankheitsbild der chronisch-venösen Insuffizienz nicht selten. Neben der Ausschaltung venöser Insuffizienzpunkte durch die Strippingoperation oder Sklerosierung klappeninsuffizienter Venenabschnitte kommen der komplexen physikalischen Entstauungstherapie in Form von Kompression, Krankengymnastik und manueller Lymphdrainage sowie der aktiven Bewegungstherapie Schlüsselrollen im therapeutischen Konzept zu.

Physikalische Therapie bei der chronisch-venösen Insuffizienz

Basistherapie mit Kompressionsverbänden und medizinischen Kompressionsstrümpfen

Die physikalische therapeutische Basismaßnahme ist unbestritten die Kompressionstherapie in Form von Kompressionsverbänden oder medizinischen Kompressionsstrümpfen.

Medizinische Kompressionsstrümpfe zertifizierter Hersteller erfüllen nachweislich die Vorgaben für den Ruhe- und den Arbeitsdruck, den Druckgradienten von distal nach proximal und meist auch für die Haltbarkeit. Auf die Qualität der individuellen Versorgung nimmt ganz wesentlich die Vermessung Einfluß. Die gesamte Prozeßqualität der Bestrumpfung wird durch die In-vivo-Messung des Anpreßdrucks zwischen Haut und Strumpf geprüft [7]. Unwirksam niedrige Anpreß-Drücke, zu hohe, schmerzauslösende Drücke und schädliche Druckgradienten, die eine Strangulation auslösen können, werden am Patientenbein unter Ruhebedingungen und beim Gehen unter Belastung objektiviert [5]. Die Compliance für die medizinischen Kompressionsstrümpfe wird durch diese Qualitätskontrollen erhöht.

Die positiven Effekte der Kompressionstherapie sind neben einer Strömungsbeschleunigung durch Kompression oberflächlicher Venen eine unterstützende Funktion der Waden-Muskel-Sprunggelenkpumpe und der Klappenfunktion. Klinisch läßt sich durch die Kompression eine Ödemreduktion und -protektion erzielen. Da die hämodynamischen Störungen der kutanen Mikrozirkulation, die zu einer Rarifizierung der nutritiven Hautkapillaren führen und den transkutanen O_2-Partialdruck erniedrigen, eine wichtige Rolle für die Entstehung trophischer Läsionen spielen, sind die Auswirkungen der Kompression auf die kutane Mikrozirkulation entscheidend. Zusammenfassend läßt sich sagen, daß die Kompressionstherapie eine ursächliche Therapieform darstellt, die die Hämodynamik von Venen und Hautgefäßen verbessert oder normalisiert.

Ambulantes Gefäßsporttraining

Eine sinnvolle Therapiemaßnahme stellt das kontrollierte ambulante Gefäßsporttraining dar. Bewegungsmangel trägt zur Entstehung der chronischen venösen Stauung bei. Phlebologen empfahlen daher bereits seit jeher ihren Patienten, sich regelmäßig sportlich zu betätigen. Die gute klinische Besserung der chronisch-venösen Insuffizienz durch ein ambulantes, kontrolliertes und auch regelmäßig durchgeführtes Gefäßsporttraining wurde kürzlich in einer prospektiven

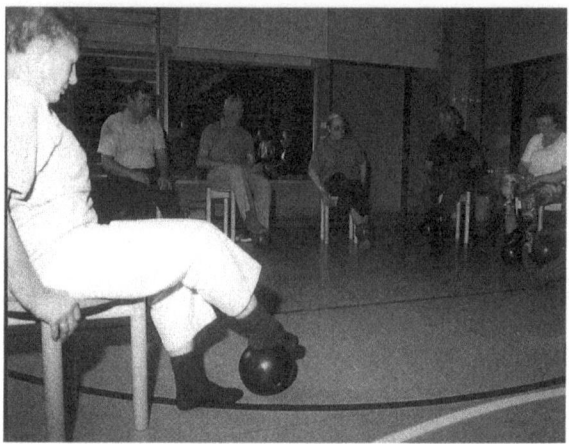

Abb. 1. Übungen zur Verbesserung der Sprunggelenkbeweglichkeit durch den Einsatz von Rollen oder ähnlichen Hilfsmitteln

Studie nachgewiesen [8]. Dabei profitierten die Patienten aller CVI-Stadien von der Kombination Gefäßsport mit medizinischer Kompressionstherapie. Es beeindruckte besonders, daß während der regelmäßigen Gefäßsportteilnahme über den Beobachtungszeitraum eines Jahres bei keinem der 33 Patienten ein Ulkus neu auftrat oder rezidivierte.

Es hat sich bewährt, das Gefäßsporttraining aus 4 Einheiten aufzubauen. Die 15minütige Aufwärmphase dient vorwiegend der allgemeinen Kreislaufaktivierung, Aufwärmung und Dehnung von Muskel- und Gelenkstrukturen sowie der Verbesserung der Sprunggelenkbeweglichkeit durch Schulung der Gangkoordination und speziellen Mobilisationsübungen im oberen Sprunggelenk (Abb. 1).

Im 2. Trainingsabschnitt erfolgt ein Gehtraining, angepaßt an die individuelle Leistungsfähigkeit des Patienten. Während des Gehtrainings erfolgen Intervalle von Zehenstandsübungen und Gehübungen an der Treppe, um neben der Gangkoordination ein Krafttraining der Wadenmuskulatur zu realisieren.

Im 3. Abschnitt des Trainings erfolgt das Pedalergometrietraining, das der zielgerichteten Verbesserung der venösen Drainagefunktion durch Kräftigung der Waden-Muskel-Sprunggelenkpumpe dient. Hierzu wurde an der Universitäts-Hautklinik ein spezielles Trainingsgerät entwickelt [9]. Dieses Gerät ermöglicht ein Training in sitzender oder liegender Position, wobei Patienten mit chronisch-venöser Insuffizienz zur Verbesserung des venösen Abstroms in liegender Position trainieren (Abb. 2). Die Pedalachse des Geräts läßt sich individuell auf die obere Sprunggelenkachse des Patienten einstellen. Das Training erfolgt durch eine aktive Bewegung im oberen Sprunggelenk, wobei die Füße über Pedalflächen gegen einen seitendifferent einstellbaren Widerstand treten. Die Einstellung des Widerstandes erfolgt über Gewichtsscheiben. Vorteil dieses Trainingsgerätes ist die seitendifferente Trai-

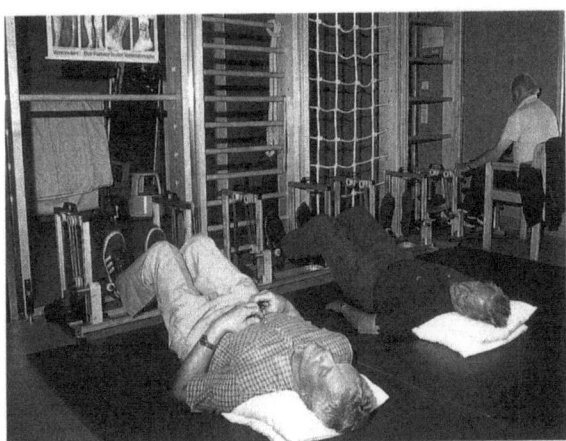

Abb. 2. Pedalergometrietraining mit individuell ausgetesteter Gewichtsbelastung

nierbarkeit der Beine in einem hohen Leistungsbereich bei gleichzeitig geringer kardiopulmonaler Belastung.

Die Belastungsintensität sowohl des Gehtrainings als auch des Pedalergometrietrainings wird in 4wöchigen Abständen von den Trainern kontrolliert und je nach Trainingserfolg gesteigert. In der 4. Phase am Ende der Trainingsstunde werden in einer 5minütigen Ruhephase die Beine hochgelagert, so daß die Beine nach der Belastung entstauen können. Grundvoraussetzung für die Teilnahme am Gefäßsporttraining ist eine Versorgung des Patienten mit einer suffizienten Kompressionstherapie. Kardiale Risiken müssen ausgeschlossen sein.

Bei Patienten mit deutlicher Einschränkung der Sprunggelenkbeweglichkeit erfolgt zusätzlich ein individuelles krankengymnastisches Programm in Kombination mit einer möglichst täglich durchgeführten manuellen Lymphdrainage und/oder der apparativen intermittierenden Kompression.

Komplexe physikalische Entstauungstherapie

Die komplexe physikalische Entstauungstherapie setzt sich aus einer Kombination von manueller Lymphdrainage, medizinischen Kompressionsverbänden oder Strümpfen sowie einer individuellen krankengymnastischen Therapie zusammen. Die komplexe physikalische Entstauungstherapie findet vorwiegend bei Patienten mit therapieresistenten venösen Beinulzera und bei Patienten mit einer Kombination aus Phleb- und Lymphödem ihren Einsatz.

Im fortgeschrittenen Stadium der CVI liegen sehr häufig Phleb- und Lymphödem gleichzeitig vor. Die komplexe Entstauungstherapie sorgt für eine rasche Reduktion des Ödems und eine Zunahme der Sprunggelenkbeweglichkeit, so daß die klinischen Symptome, häufig eine Fibrosierung und Sklerosierung der Haut, günstig beeinflußt werden.

Biomechanische Stimulationstherapie (BMS)

Ein völlig neuartiges Therapieverfahren stellt die biomechanische Stimulationstherapie (BMS) dar. Dieses Verfahren wurde ursprünglich im Leistungssportbereich in der ehemaligen Sowjetunion zur Muskelrelaxation und Dehnung eingesetzt. Das Verfahren erwies sich zwischenzeitlich in einer prospektiven Studie an unserer Klinik [10] als sehr effizient, um die Beweglichkeit des Sprunggelenks bei Patienten mit arthrogenem Stauungssyndrom wiederherzustellen. Bei der BMS-Therapie werden von dem Gerät definierte longitudinale Schwingungen im Frequenzbereich von 18 bis 36 Hz auf Fuß und Unterschenkel übertragen. Je nach Frequenz lassen sich verschiedene Wirkungen erzielen. Während in den unteren Frequenzbereichen (18–28 Hz) eine Erwärmung der Muskulatur und antiödematöse Effekte wirksam werden, läßt sich bei höherer Frequenz eine vermehrte Dehnung von Muskulatur und Gelenkstrukturen sowie eine analgetische Wirkung erreichen [10].

Die bisherigen Ergebnisse der BMS-Therapie bei arthrogenem Stauungssyndrom sind erfolgversprechend: So konnte die Sprunggelenkbeweglichkeit von krankengymnastisch bereits austherapierten Patienten durch 10 halbstündige Sitzungen innerhalb von 10 Behandlungstagen um durchschnittlich 16° gesteigert werden. Angesichts einer Expositionszeit von maximal 30 min täglich über einen begrenzten Therapiezeitraum sind bei derzeitigem Kenntnisstand keine medizinisch relevanten Nebenwirkungen (z.B. im Sinne eines vibrationsabhängigen vasospastischen Syndroms) aufgrund der BMS-Therapie bei den CVI-Patienten zu erwarten.

Als Kontraindikationen einer BMS-Therapie gelten derzeit eine abgelaufene Beinvenenthrombose innerhalb der letzten 12 Wochen, Metallimplantate (insbesondere Hüftendoprothesen) oder Herzschrittmacher, Störungen der Blutgerinnung, Herz- oder Lungeninsuffizienz mit der Gefahr der Dekompensation unter größeren Volumenverschiebungen von peripher nach zentral, Stenosierungen zerebraler Gefäße, neurologische Krankheitsbilder (z.B. MS), Tumorerkrankungen und statikgefährdende Veränderungen am knöchernen System.

Integration venengerechter Sportarten in die CVI-Therapie [6]

Mit sinnvollem Sport lassen sich CVI-bedingte Beschwerden bessern. Die Wahl der richtigen Sportart ist für den Venenpatienten von großer Bedeutung, da es abhängig von der sportlichen Disziplin zu einer Verbesserung, aber auch zu einer Verschlechterung der Venenerkrankung kommen kann. Bei den gewählten Sportarten sollten möglichst ausgeglichene, rhythmische Bewegungsabläufe ohne große Sprungbelastungen und ohne abrupte Bewegungen gewählt werden.

Günstige Sportarten für Venenkranke

Zu den empfehlenswerten Sportarten gehören u. a. die Laufdisziplinen. Dabei sollte auf gutes Schuhwerk und geeigneten Boden geachtet werden. Waldböden mit ihrer dämpfenden Funktion sowie flacher Boden auf übersichtlichem Gelände sind hierzu gut geeignet. Das sportliche Wandern, auch Walking genannt, kann ebenfalls empfohlen werden.

In den Wintermonaten ist Skilanglauf zu empfehlen, weil hierbei rhythmische Bewegungen an den Gelenken auftreten und keine hohen Belastungsdrücke entstehen. Weiterhin zu empfehlen ist das Radfahren; Mannschaftssportarten mit niedrigem Verletzungsrisiko und geringen Beschleunigungs- und Bremskräften sollten den schnellen Ballsportarten vorgezogen werden.

Ganzjährig ideal ist das Schwimmen als Sportart für Venenpatienten. Das Wasser übt beim Eintauchen einen Druck auf das Venensystem aus, der der entstauenden Wirkung eines Kompressionsverbandes gleicht. Ferner wird die Atmung durch den Wasserdruck auf den Brustkorb aktiviert und damit auch die Atmungspumpe mit einer Sogwirkung auf das venöse Gefäßsystem.

Bei der Wassergymnastik oder im Wassertretbecken kann problemlos auch der ältere Venenpatient ohne Leistungsdruck zu spürbaren Beschwerdebesserungen gelangen. Die Wassertemperatur sollte bei der Wassergymnastik ca. 32 °C, die Brusthöhe nicht mehr als 1,40 m Wasserstand betragen. Sonderformen der Bewegungstherapie im Wasser sind die Wassergymnastik sowie das immer beliebter werdende »Aquajogging«. Risiken für CVI-Patienten stellen hingegen die Hochdruckunterwasserdüsen in Schwimmeinrichtungen dar: der auf das Bein gerichtete Druckstrahl kann zum Auftreten von Thrombophlebitiden führen.

Auch Tretübungen oder Spaziergänge im seichten Wasser am Meeresstrand sind zu empfehlen. Der Boden sollte dabei ein weiches Widerlager bieten wie zum Beispiel feiner Sand am Strand oder Wattboden. Dies dient beiderseits zur Verbesserung des Gangbildes und dem Ausdrücken des venösen Blutes aus den Fußsohlen. Gleichzeitig wird durch den Effekt des kalten Wassers an den Fußsohlen und durch das Naßspritzen der Waden eine verbessernde Venentonisierung mit Zunahme des Rückstroms zum Herzen erreicht. Dieser Effekt läßt sich auch durch die Hydrotherapie nach Pfarrer Kneip erzielen, die durch morgendliches Tautreten auf noch taufrischer Wiese sowie durch gezielte Güsse mit kaltem Wasser eine Venentonisierung erzeugt, die noch nach Stunden einen nachweisbaren Effekt auf den Venentonus ausübt.

Bei den Kneippschen Güssen werden bei der CVI der kalte Knie- und Schenkelguß eingesetzt. Bei den Güssen ist zu beachten, daß stets in der Peripherie begonnen wird und dann eine langsame und gleichmäßig zentralwärts gerichtete Ausbreitung erfolgt.

Ungünstige Sportarten für Venenkranke

Ungünstig sind Kraftsportarten, bei denen ein hoher Preßdruck aufgebracht werden muß, wie z. B. beim Bankdrücken mit hohen Gewichtsbelastungen. Bei allen sportlichen Aktivitäten sollte der Venenpatient darauf achten, daß er auch die Kompressionstherapie konsequent durchführt.

Venenerkrankte sollten vom Fußball wegen einer ungünstigen Häufung von Risiken bewußt Abstand nehmen.

Diskussion

Werden physikalische Therapiemaßnahmen wie medizinische Kompressionsstrümpfe und ambulanter Sport für Venenkranke frühzeitig eingesetzt, klingen frühe Symptome wie Schmerzen, Schwellung und Ödeme ab und invalidisierende Stauungserkrankungen wie die Dermatolipofaszitis und das Ulcus cruris werden vermieden. Aufwendige therapeutische Techniken, die eine qualifizierte krankengymnastische Betreuung erfordern, sind unumgänglich, wenn die chronische Stauung zur Gelenkkapselschrumpfung, Sprunggelenkversteifung und Muskelatrophie des Unterschenkels geführt hat und das physiologische Gangbild verloren gegangen ist. Die krankengymnastischen Bemühungen sind nach unserer Erfahrung dann besonders wirksam, wenn sie gemeinsam mit der biomechanischen Stimulationstherapie eingesetzt werden. Erst wenn die Spitzfußstellung des Patienten beseitigt ist, führen konventionelle Gehübungen unter Einbeziehen von Treppensteigen allmählich wieder zu einem physiologischen Gangbild. Nach erfolgreicher krankengymnastischer Therapie trägt der ambulante Sport für Venenkranke, der analog zum Koronarsport zu den Leistungen der gesetzlichen Krankenversicherungen gehört, wesentlich zum langfristigen Therapieerfolg der Patienten mit fortgeschrittener CVI bei.

Literatur

1. Bollinger A, Isenring G, Franzeck UK (1982) Lymphatic microangiopathy: A complication of severe chronic venous incompetence (CVI). Lymphology 15:60–65
2. Földi M (1990) Lymphödem, Lipödem, chronisch venöse Insuffizienz undd Kombinationsformen. Phlebol Proktol 19:1–9
3. Földi E, Földi M (1983) Das Lymphödem. Fischer, Stuttgart New York
4. Hahn M, Noll F, Märtterer U et al. (1997) Pathophysiologie der chronischen Veneninsuffizienz: Liegt die Ursache in einem ambulatorisch erhöhten Blutdruck in den Kapillaren der Haut? Beitragsband der 39. Tagung der Deutschen Dermatologischen Gesellschaft 1997 (in press)
5. Jünger M, Maichle A, Klyscz T, Häfner HM, Rassner G (1997) Dynamische In vivo Anpreßdruckmessung zur Qualitätskontrolle der Kompressionsstrümpfe. Hautarzt 48/7 (in press)
6. Klyscz T, Jünger M (1996) Aktiv gegen Venenleiden. Falken-Verlag
7. Klyscz T, Rosenheimer M, Scherer W, Jünger M (1996) Dynamische In vivo Messungen des Anpreßdruckes von Kompressionsstrümpfen mit einer Mikro-Sonde. Biomed Tech (Berl) 41:69–73
8. Klyscz T, Jünger M, Jünger I, Hahn M, Steins A, Zuder D, Rassner G (1997) Gefäßsport zur ambulanten Therapie venöser Durchblutungsstörungen der Beine. Diagnostische, therapeutische und prognostische Aspekte. Hautarzt 48:384–390
9. Klyscz T, Jünger I, Stracke F, Schiebel O, Jünger M (1995) Neuartiges Pedalergometriegerät zur aktiven Bewegungstherapie bei Patienten mit peripheren arteriellen und venösen Zirkulationsstörungen. Phlebologie 24:176–180
10. Klyscz T, Ritter-Schempp C, Jünger M, Rassner G (1997) Biomechanische Stimulationstherapie (BMS) zur physikalischen Behandlung des arthrogenen Stauungssyndroms. Hautarzt 48:318–322
11. Lentner A, Wittkopf-Baumann C, Wrobel K, Grifka J, Wienert V (1994) Beweglichkeit im oberen Sprunggelenk bei fortgeschrittener chronischer Veneninsuffizienz. Verbesserung durch gezielte Krankengymnastik. Phlebologie 23:149–155
12. Partsch H (1986) Hyperämische Hypoxie beim venösen Ulkus. Z Ärztliche Fortbild Qualitätssich 80:135–137

Phlebologie und Ulkuserkrankungen

Diagnostik der chronischen venösen Insuffizienz und Therapie der Varikosis

U. Schultz-Ehrenburg, G. Gallenkemper, A. Miller

Zusammenfassung

Die Diagnostik dient der Abklärung von Ursachen und Schweregrad einer chronischen venösen Insuffizienz (CVI) und dem Ziel der Einleitung einer rationalen Therapie. Erhebung der Anamnese, klinische Untersuchung und apparative nichtinvasive Diagnostik (Dopplersonographie, Duplexsonographie und Photoplethysmographie) werden erklärt und der Wert der neuen CEAP-Klassifikation für eine exakte Einordnung des individuellen Krankheitsbildes herausgestellt.

Bei der Therapie beschränkt sich der vorliegende Beitrag auf die operativen und alternativen Interventionsmöglichkeiten bei der Varikosis. Crossektomie und (partielle) Resektion der V. saphena magna und parva, Perforansdissektion und lokale Seitenastexhairese werden erläutert. Bei den alternativen invasiven Behandlungsmethoden wird vor allem auf die neue Methode der Varizenschrumpfung durch intravenöse Erwärmung mit Radiowellenenergie eingegangen (VNUS-Restore- and Closure-Behandlung). Die Restore-Behandlung stellt eine minimal invasive Alternative zur operativen Venenklappenrekonstruktion dar, die in geeigneten Fällen die Funktionstüchtigkeit der Mündungsregion wiederherstellen und die V. saphena magna erhalten kann.

Diagnostik der chronischen venösen Insuffizienz

Endpunkt der Diagnostik sollte eine Klassifizierung sein, die für die Therapieplanung und Verlaufskontrolle eine möglichst universell verwendbare Basis legt. Hier bietet sich die im anglo-amerikanischen Sprachraum bereits etablierte CEAP Klassifikation an. Sie besteht aus den Ordnungselementen C (»clinical classification«), E (»etiologic classification«), A (»anatomic classification«) und P (»pathophysiologic classification«). Um diese Klassifikation vornehmen zu können, bedarf es neben der Anamnese und der klinischen Untersuchung einer speziellen apparativen Diagnostik, wobei es sich jedoch im wesentlichen um nicht-invasive Untersuchungsmethoden handelt.

1. Familien- und Eigenanamnese sollen die Dynamik der Venenerkrankung und evtl. thrombophile Ereignisse erfassen. Insbesondere bei Ulcus-cruris-Patienten sind Lebensgewohnheiten und Erkrankungen mit Einfluß auf das arterielle System und die kutane Mikrozirkulation mit einzuschließen.
2. Die klinische Untersuchung dient der Ermittlung des Schweregrads einer chronischen venösen Insuffizienz. Die sichtbaren wie palpablen Veränderungen der Haut und des Unterhautfettgewebes sind hierbei zu untersuchen. Besonderer Wert ist auch auf die Beurteilung der Beweglichkeit der Gelenke der betroffenen Extremitäten zu legen.
3. Die apparative Untersuchung verfolgt im wesentlichen zwei Ziele:
   a) die erkrankten Venenanteile der betroffenen Extremität zu identifizieren und das Ausmaß sowie ggf. auch die Morphologie zu beschreiben, und
   b) die Funktionsfähigkeit des Venensystems bzw. das Ausmaß ihrer Einschränkung zu überprüfen. Für die Therapieplanung sind hier auch zusätzliche Funktionstests, die bestimmte Operationsphänomene simulieren und deren funktionelle Bedeutung evaluieren können, von Wichtigkeit.

Zur Lokalisation und Überprüfung der Klappensuffizienz von Venen haben sich zwei nicht invasive Verfahren bewährt, die in der Lage sind, das Venensystem zu kartieren, die Dopplersonographie und die (farbkodierte) Duplex-Sonographie. Dazu ist anzumerken, daß die Dopplersonographie zur Feststellung der Suffizienz des Venensystems durchaus ausreicht. Bei Identifizierung erkrankter Venenanteile reicht sie zur Festlegung, welche Venen konkret betroffen sind, zum Teil nicht aus, was insbesondere Körperregionen betrifft, in denen mehrere Venen im Schallstrahl des Dopplersignals liegen. Hier ist die Verwendung der (farbkodierten) Duplex-Sonographie eindeutig überlegen.

Zur nichtinvasiven funktionellen Beurteilung des Venensystems hat sich die digitale Photoplethysmographie/Lichtreflexionsrheographie etabliert, die in der Lage ist, die unterschiedlichen funktionellen

Schweregrade der Venenklappeninsuffizienz quantitativ zu bestimmen und insbesondere auch den Effekt der Sanierung epifaszialer Refluxstrecken auf die Funktionsfähigkeit des Venensystems vorauszusagen. Die Gesamtheit der o. a. Untersuchungen ermöglicht eine Klassifizierung gemäß der CEAP-Klassifikation, die eine international vergleichbare Basis zur Therapieplanung und Verlaufskontrolle schafft, welche auch für wissenschaftliche Untersuchungen geeignet ist.

Operative Therapie der Varikosis

Bei der operativen Therapie der Varikosis liegen heute weitgehend standardisierte Behandlungsmethoden vor. Schwerpunktmäßig soll hier auf die Krossektomie und Resektion der V. saphena magna und parva, die Dissektion insuffizienter Perforansvenen und die lokale Exhairese von Seitenastvarizen eingegangen werden.

Krossektomie und Resektion der V. saphena magna

Bei der kompletten Stammvarikose der V. saphena magna liegt der proximale Insuffizienzpunkt an der Krosse, also der letzten Venenklappe der V. saphena magna vor der Einmündung in die V. femoralis. Hier erfolgt der Hautschnitt in der Leistenfalte. Die V. saphena magna wird freipräpariert, sämtliche einmündenden Seitenäste werden ligiert und durchtrennt, bis sich die Junktion sauber darstellt. Direkt an der Mündung erfolgt eine doppelte Ligatur der V. saphena magna, die dann durchtrennt wird. In die abgesetzte Vene wird eine Sonde (Stripper) eingeführt und nach distal zumeist bis handbreit unterhalb des Knies oder bis zum jeweiligen distalen Insuffizienzpunkt vorgeschoben, wo die Vene durch einen kleinen Hautschnitt nach distal herausgezogen wird. Die Leistenwunde wird schichtweise durch Sub- und Intrakutannähte verschlossen. Auch der distale Hautschnitt sollte möglichst durch eine Intrakutannaht verschlossen werden.

Krossektomie und Resektion der V. saphena parva

Bei Insuffizienz der V. saphena parva erfolgt der Hautschnitt quer in der Kniekehle oder bei besonders hoch- oder tiefliegender Einmündung in die V. poplitea in entsprechender Lokalisation. Die Faszie wird in Längsrichtung eröffnet und die Mündungsregion der V. saphena parva unter Ligatur und Durchtrennung sämtlicher Seitenäste freipräpariert. Durch die komplizierte Anatomie der Knieregion ist eine besonders sorgfältige Präparation erforderlich. Die V. saphena parva sollte durch eine doppelte Ligatur bündig an der V. poplitea ligiert werden. Anschließend wird sie ähnlich wie die V. saphena magna bis zum distalen Insuffizienzpunkt gestrippt. Die Schnitte werden in ähnlicher Weise verschlossen, wobei jedoch eine spezielle Fasziennaht erforderlich ist.

Perforansdissektion

Insuffiziente Perforansvenen werden durch einen kleinen Hautschnitt aufgesucht, angehoben und in Höhe der Faszie ligiert und anschließend durchtrennt. Auch diese Wunde kann zumeist durch eine Intrakutannaht verschlossen werden.

Seitenastexhairese

Isolierte Seitenäste werden durch eine kleine Stichinzision aufgesucht und mit Hilfe von Klemmen oder speziellen Häkchen (z. B. nach Muller oder Varady) herausgezogen. Die Wunden werden durch Einzelknopfnähte oder Steristrips verschlossen. In gleicher Weise werden begleitende Seitenastvarizen einer Stammvarikose der V. saphena magna oder parva entfernt.

Die hier beschriebenen Techniken sind seit Jahren etabliert. Daneben gibt es viele Modifikationen, die auch alle den gleichen Grundregeln folgen, im Detail jedoch geringfügige Änderungen aufweisen. Der Erfolg der Operation hängt neben der guten Technik vor allem auch von einer sorgfältigen Kenntnis des indivuellen anatomischen Befundes ab.

Alternative invasive Behandlungsmethoden der Varikosis

Eine alternative minimal invasive Behandlungsmethode ist zunächst die Sklerotherapie, bei der es sich um eine klassische Therapieform handelt. Eine gänzlich neue Methode ist die Varizenschrumpfung durch physikalische Erwärmung der Venenwand (endovaskuläre Erwärmung mit Radiowellen über einen intravenösen Behandlungskatheters). Im Rahmen dieses Berichtsbandes soll lediglich auf letztere Behandlungsmethode eingegangen werden.

Durch eine dosierte Erwärmung der Venenwand mit Radiowellenenergie kann bei Krampfadern eine kontrollierte Kollagenschrumpfung erzielt werden. Zu dieser Behandlung werden zwei verschiedenartig konstruierte Katheter eingesetzt, die an ihrem äußeren Ende mit einem Radiowellengenerator verbunden sind und an ihrem inneren (intravenösen) Ende eine bipolare Elektrode besitzen, über die die Venenwand erwärmt wird. Die Indikation und der Behandlungserfolg werden duplexsonographisch gesichert. Die Effizienz der Methode wird zur Zeit in zwei internationalen Multicenterstudien untersucht (VNUS Restore Study, VNUS Closure Study).

Bei dem Wiederherstellungsverfahren (Restore Procedure) wird die insuffiziente Crossenregion der V. saphena magna wieder funktionstüchtig gemacht, so daß die Vene in geeigneten Fällen erhalten bleiben kann. Dazu wird die Venenwand in der Crossenregion unterhalb des Klappenrings mittels einer (expandierbaren) Elektrode so lange erwärmt, bis der Venendurchmesser auf eine genau vorher bestimmte Größe geschrumpft ist, bei der die Klappe wieder schließt. Die Methode stellt eine minimal invasive Alternative zur Klappenrekonstruktion dar, die prinzipiell auch am tiefen Venensystem einsetzbar wäre.

Bei dem Verschlußverfahren (Closure Procedure) wird die Venenwand noch stärker erwärmt, so daß eine maximale, zum Verschluß führende Schrumpfung erzielt wird. Dann wird die kollabierbare Elektrode langsam entlang der Innenwand zurückgezogen, wobei eine streckenhafte und vermutlich besonders dauerhafte Obliteration der Vene erfolgt. Das Verfahren stellt eine minimal invasive Alternative zur Strippingoperation dar und kann als alleinige Behandlung durchgeführt oder mit anderen Therapieformen (Crossektomie, Miniphlebektomie, Sklerotherapie) kombiniert werden. Die weltweit gesammelten Daten der noch andauernden Beobachtungsreihen zeigen ermutigende Kurzzeitergebnisse. Die Langzeitergebnisse bleiben abzuwarten.

Literatur

Gallenkemper G, Bulling BJ, Gerlach H, Jünger M, Kahle B, Klüken N, Lehnert W, Rabe E, Schwahn-Schreiber Chr (1998) Leitlinien zur Diagnostik und Therapie der chronischen venösen Insuffizienz (CVI). Phebologie 27:32–35

Manfrini, S, Gasbarro, V, Danielsson, G, Norgren, L, Alback, A, Scheinin, T, Camparini, S, Coppi, G, Schultz-Ehrenburg, U, Bullens, Y, Neumann, M, Widmer, MK, Kniemeyer, HW, Chandler, JG, Lennox, AF, Zarka, ZA, Nicolaides, A (Vortrag) (1999) Endovenous management of saphenous vein reflux. 11th Annual Meeting of the American Venous Forum, Dana Point, CA, USA, February 18–21, 1999

Porter JM, Moneta LM et al (1995) Reporting standards in venous disease: an update. J Vasc Surg 21:635–645

Ergebnisse der Liposkleroseabtragung mit Fasziotomie (LAF-Therapie) beim Ulcus cruris venosum

K. H. Galli, H. Wolf, E. Paul

Zusammenfassung

Das Ulcus cruris venosum ist nach wie vor eine therapeutische Herausforderung. Ein Teil der Patienten ist mit konservativen Methoden nicht zufriedenstellend behandelbar. Seit 1990 führen wir an unserer Klinik bei diesen Problempatienten eine Liposkleroseabtragung mit anschließender Spalthauttransplantation durch, seit 1995 in Kombination mit einer paratibialen Fasziotomie (LAF-Therapie).

Insgesamt wurden 90 Patienten operiert, 72 Patienten konnten nachkontrolliert werden. Das Operationsverfahren wird kurz dargestellt. Die Ergebnisse der Liposkleroseabtragung werden mit denen des kombinierten Verfahrens (LAF-Therapie) verglichen. Vor allem das kombinierte Verfahren hat eine erfreulich hohe Erfolgsrate.

Einleitung

Die »chronisch-venöse ambulatorische Hypertonie« [6] führt zu zwei wesentlichen pathologischen Veränderungen, die ursächlich sind für die Entstehung des Ulcus cruris venosum: Zur Dermatoliposklerose sowie zur Fasziosklerose mit dem »chronischen Kompartement-Syndrom« der hinteren Muskellogen. Pathophysiologisch resultiert daraus eine Minderversorgung des Gewebes die regional bei ausgeprägtem Befund der einer schweren peripheren arteriellen Verschlußkrankheit entspricht.

Die Prognose der konservativen Therapie ist abhängig vom Ausmaß der Liposklerose [7]. Bei 50% der Patienten besteht das Ulkus länger als ein Jahr [9], bei nicht wenigen über Jahrzehnte.

Nach unserer Ansicht ist die Entfernung der Liposkleroseplatte eine wesentliche Voraussetzung für eine dauerhafte Heilung. Wir haben deshalb die etwas in Vergessenheit geratene Ulkusexcision in modifizierter Form wieder aufgenommen.

Chirurgie des Ulcus cruris venosum

Die operativen Eingriffe zur Behandlung des Ulcus cruris venosum lassen sich einteilen in Transplantationen, Eingriffe am Venensystem und Eingriffe am Ulcus cruris selbst bzw. an der Faszie.

Die verschiedenen Transplantationsverfahren sind eigentlich eine Ergänzung der konservativen Therapie zum rascheren Wundverschluß. Sie belassen die Liposklerose und somit ist ein Rezidiv vorprogrammiert.

Da der »chronischen venösen ambulatorischen Hypertonie« makrozirkulatorisch entweder der Rezirkulationskreis einer primären Varicose oder ein postthrombotisches Syndrom zugrunde liegt, sollte die Beseitigung einer Stamm- bzw. Perforansvaricosis immer angestrebt werden.

Näher eingehen möchte ich hier auf die Eingriffe am Ulkus selbst bzw. an der Faszie.

Im wesentlichen werden heute wohl folgende Eingriffe durchgeführt:

Die paratibiale Fasziotomie nach Hach [3], die Liposkleroseabtragung [1] bzw. die Kombination der beiden Verfahren (LAF-Therapie), die crurale Fasziektomie nach Hach [2] sowie die modifizierte Linton'sche Operation nach Pflug [7]. Die beiden letzten genannten Operationen sind sehr aufwendig und sicherlich schwersten Veränderungen vorbehalten.

Die Eingriffe an Ulkus und Faszie sind keineswegs neu [4]. Der von uns vorgestellten LAF-Operation am nächsten kommt wohl die Operation von Spaeth 1888 (Harbordt'sche Methode), wobei Geschwür und Faszie durch tiefe parallele Incisionen gespalten wurden [10], die vollständige Entfernung des kallösen Gewebes durch Sakurane 1907 [8] oder die En-bloc Resektion von Ulkus und Faszie durch Homans 1928 [5].

Da wir zunächst in der Liposkleroseplatte das wesentliche Heilungshindernis sahen, führten wir zwischen 1990 und 1995 Liposkleroseabtragungen mit anschließenden Spalthauttransplantationen durch. Das benötigte Instrumentarium besteht in einer Löfquist'schen Rollmanschette und zwei Handdermatomen (nach Schink und Goulian). Zunächst wird das Bein durch Anheben venös entleert, dann die Rollmanschette angelegt und am Oberschenkel fixiert.

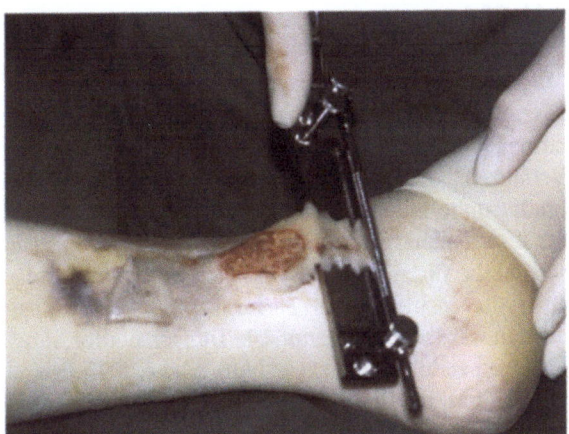

Abb. 1. Liposkleroseabtragung mit dem Handdermatom in Blutleere

Das liposklerotische Gewebe wird dann mit dem Handdermatom in dünnen Scheiben bis in eine Tiefe abgetragen, in der wieder normales Fettgewebe zum Vorschein kommt. Häufig ist eine Abtragung bis auf die Faszie erforderlich, wobei es zu einer mehr oder weniger großflächigen Eröffnung der Faszie kommen kann. Die Blutleere verlangt Erfahrung bei der Beurteilung der Vitalität des Gewebes. Bei der Abtragung werden sowohl die auf dem Ulkus stehenden Varizen, als auch die insuffizienten Perforansvenen im Ulkusbereich durchtrennt (Abb. 1).

Nach sorgfältiger Blutstillung wird die Maschenhaut in gleicher Sitzung eingenäht und mit einem Fibrinkleber über die gesamte Fläche fixiert. Sehr wichtig ist ein gut angelegter, elastischer Kompressionsverband sowie die spätere Versorgung mit einem Kompressionsstrumpf.

Die exulcerierte Capillaritis alba nimmt eine Sonderstellung ein. Meist sind die Ulzerationen eher klein und bizarr, die umgebende Liposklerose ist weniger ausgedehnt. Hier hat sich die Excision von Ulkus und umgebender Liposklerose mit dem Skalpell bis auf die Faszie bewährt. Fast regelmäßig findet man eine insuffiziente Perforansvene im Ulkusbereich. Der oft heftige Schmerz, der die exulcerierte Capillaritis alba charakterisiert, sistiert nach der Operation sofort.

Zwischen 1990 und 1995 wurde diese Liposkleroseabtragung bei insgesamt 58 Patienten durchgeführt, darunter waren 43 Frauen mit einem mittleren Alter von 72 Jahren sowie 15 Männer mit einem mittleren Alter von 66 Jahren. Operiert wurden nur sogen. therapieresistente Ulzera, d.h. Ulzera, welche über ein halbes Jahr erfolglos konservativ behandelt worden waren oder mehr als einmal rezidiviert hatten.

40 Patienten konnten nachuntersucht werden, dabei fand sich ein rezidivfrei eingeheiltes Transplantat bei 27 Patienten, 7 Patienten zeigten noch kleine Restdefekte.

Ohne Erfolg blieb die Operation bei 6 Patienten, d.h. ein sehr gutes Ergebnis mit vollständiger Einheilung lag bei annähernd 70% der Patienten vor, eine deutliche Besserung bei weiteren 15%. Bei immerhin 15% der Patienten blieb die Operation ohne Erfolg.

Die Patienten wurden im Durchschnitt 21 Monate nach der Operation kontrolliert. Der $tcpO_2$ lag präoperativ am oberen Ulkusrand bei 6 mmHg, bei der Nachkontrolle im Transplantat bei 36 mmHg. Die Ergebnisse sind sicherlich gut wenn man bedenkt, daß es sich um präoperativ therapieresistente Ulzera venosa gehandelt hatte. Trotzdem konnten wir mit dem Ergebnis nicht zufrieden sein.

Mögliche Ursachen des Mißerfolges sahen wir bei drei Patientin in liposklerotisch völlig versteiften Sprunggelenken, bei zwei Patienten in einer eingeschränkten Beweglichkeit aufgrund von Knie- oder Hüftgelenksarthrosen und in einem weiteren Fall in einer zusätzlichen arteriellen Verschlußkrankheit.

1981 war von Hach die paratibiale Fasziotomie eingeführt worden. Über die Ursache der postoperativen Verbesserung der Durchblutung gab es zunächst nur Vermutungen, das »chronische Kompartement-Syndrom« als pathogenetischer Faktor kam erst Anfang der 90er Jahre in die Diskussion. Besonders interessant war die Beobachtung, daß der niedrige $tcpO_2$ des liposklerotischen Gewebes kurz nach der Fasziotomie deutlich anstieg. Dies bedeutete also, daß die endofasziale Kompression der Gefäße auch zu einer Verschlechterung der arteriellen Versorgung des cutanen, bzw. subcutanen Gewebes führt. Es lag also nahe, daß bei einer alleinigen Liposkleroseabtragung durch Belassen des sklerotischen Faszienmantels ein wichtiger pathogenetischer Faktor bestehen blieb [7, 11].

Aus diesem Grund haben wir die Liposkleroseabtragung etwa seit 1995 mit der paratibialen Fasziotomie kombiniert.

Zunächst erfolgt hierbei die Liposkleroseabtragung wie bereits beschrieben, anschließend wird in typischer Weise die Fasziotomie durchgeführt (Abb. 2), hier mit einer Metzenbaumschere.

Dabei wird oberhalb des liposklerotischen Bereiches über einen paratibialen Schnitt eingegangen

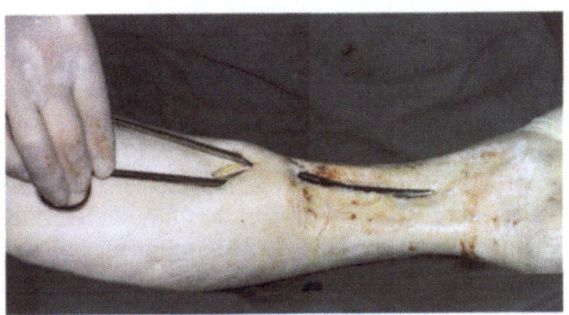

Abb. 2. Paratibiale Fasziotomie

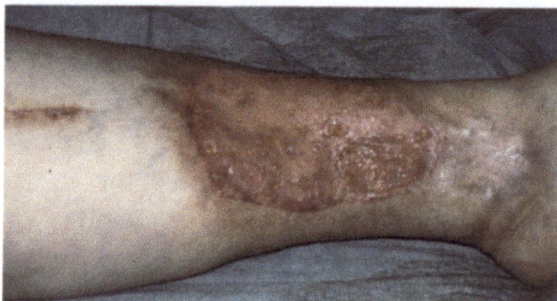

Abb. 3. Befund zwei Wochen postoperativ

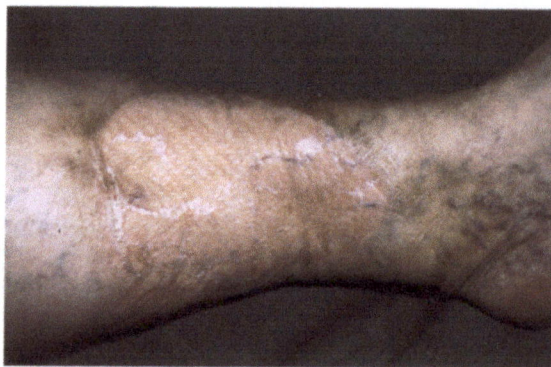

Abb. 4. Befund ein Jahr postoperativ

und die Faszie nach proximal bis zum Knie nach distal bis zum Innenknöchel gespalten. Wichtig ist, daß die Fasziotomie im Bereich der abgetragenen Lipopsklerose zur »offenen Fasziotomie« wird, dies ist ein wesentlicher Unterschied zur üblichen »gedeckten« paratibialen Fasziotomie. Anschließend wird das Transplantat eingenäht und mit einem Fibrinkleber fixiert.

Beim Verbinden wird im Bereich der klaffenden Faszienlücke eine kleine Rolle aus Kompressen aufgebracht. Wichtig ist auch hier wieder ein fest-elastischer Verband sowie die spätere Versorgung mit einem Kompressionsstrumpf. Die Abbildungen 3 und 4 zeigen den Befund zwei Wochen und einem Jahr postoperativ.

Zwischen 1995 und 1998 wurden 32 Patienten nach dieser kombinierten Methode operiert, die wir als LAF-Operation (Liposklerose-Abtagung mit Fasziotomie) bezeichnet haben. 25 Patienten konnten im Mittel 23,5 Monate später nachuntersucht werden. Es handelt sich um 16 Frauen mit einem mittleren Alter von 67 Jahren sowie 9 Männern mit einem mittleren Alter von 65 Jahren.

Bei 22 Patienten war das Transplantat völlig reizlos eingeheilt, die Patienten waren beschwerdefrei. Zwei Patienten zeigten kleine Restulzerationen, bei nur einem Patienten war die Operation völlig erfolglos geblieben, d.h. bei 90% der Patienten fanden wir ein sehr zufriedenstellendes Ergebnis.

Schlußfolgerungen

Mit der Liposkleroseabtragung und der paratibialen Fasziotomie werden zwei einfache chirurgische Verfahren kombiniert; dabei addieren sich die Vorteile der Verfahren. Die Liposkleroseabtragung entfernt die bradytrophe Skleroseplatte und schafft einen besser ernährten Wundgrund. Die epifaszialen Varizen, also sowohl die Varizen, welche »auf dem Ulkus stehen« als auch die insuffizienten Perforansvenen im Ulkusbereich werden durchtrennt. Die Transplantation sorgt für einen stabilen Wundverschluß.

Die paratibiale Fasziotomie dekomprimiert die muskulären Kompartimente und führt so zu einer besseren Versorgung sowohl subfaszial als auch des epifaszialen Gewebes. Außerdem werden insuffiziente Perforansvenen durchtrennt.

Wesentlich an der vorgestellten Technik erscheint uns auch, daß die paratibiale Fasziotomie im Bereich der abgetragenen Liposklerose zur offenen Fasziotomie wird. Dies ist natürlich ein Vorteil dort, wo eine Dermato-Lipo-Faszisklerose vorliegt, die Faszie von der Liposklerose intraoperativ also gar nicht zu trennen ist. Zusätzlich bedeutet dies aber auch, daß nicht nur die Faszie gespalten, sondern auch der darüberliegende starre liposklerotische Mantel entfernt wird. Erst durch diese vollständige Eröffnung findet wirklich eine Dekompression der muskulären Kompartemente auch im distalen Unterschenkel statt. Das relativ einfache Verfahren der LAF-Therapie sowie die erfreuliche Erfolgsrate empfehlen dieses Vorgehen.

Literatur

1. Galli KH, Wolf H, Paul E (1992) Therapie des Ulcus cruris venosum unter Berücksichtigung neuerer pathogenetischer Gesichtspunkte. Phlebol 21:183–187
2. Hach W, Hach-Wunderle V (1994) Die Rezirkulationskreise der primären Varicose. Springer
3. Hach W, Vanderpuye R (1985) Operationstechnik der paratibialen Fasziotomie. Med Welt 36:1616–1618
4. Hohlbaum GG (1994) Vom veralteten Fußgeschwür, dem Salzfluß und der Venosität zur chronischen Veneninsuffizienz. Phlebol 23:29–39
5. Homans J (1928) Thrombophlebitis of lower extremitis. An Surg 87:641–651
6. Partsch H (1982) Zur Pathogenese des venösen Ulcus cruris. Der Hautarzt 36:196–202
7. Pflug JJ (1995) Operative Behandlung des supramalleolären medialen Konstriktionssyndroms bei nicht oder schlecht heilenden Ulzera curis venosa. Phlebol 124:36–43
8. Sakurane K (1907) Eine Behandlungsweise des Unterschenkelgeschwürs. Arch Dermatol Syphilis 85:81–84
9. Sarin S, Cheatle TR (1991) Disease mechanism in venous ulzeration. Br J Hosp Med 45:303–305
10. Spaeth F (1888) Eine neue Methode zur Behandlung torpider Geschwüre. Zentralbl Chir 15:249–252
11. Staubesand J, Li Y (1997) Begriff und Substrat der Faszienklerose bei chronisch venöser Insuffizienz. Phlebol 26:72–79

Die Behandlung des diabetischen Fußes unter chirurgischen Gesichtspunkten

S. Coerper, G. Köveker, M. Schäffer, M. Witte, H. D. Becker

Zusammenfassung

Die lokalchirurgischen Maßnahmen beim diabetischen Fußulkus sind abhängig vom Ausmaß der Ischämie. Patienten mit neuropathischem Fuß und tastbaren Fußpulsen profitieren von radikalen lokalchirurgischen Maßnahmen, wobei die plantare Belastungsfläche möglichst erhalten bleiben soll. Prospektive Untersuchungen müssen klären, in weit sich die chirurgisch bedingte Veränderung des Fußskelettes auf den Langzeitverlauf auswirkt.

Gefäßchirurgische Maßnahmen stehen bei Patienten mit kompromittierter Durchblutung im Vordergrund, erst nach erfolgreicher Revaskularisation können lokalchirurgische Maßnahmen erfolgreich sein. Die konsequente Druckentlastung und feuchte Lokaltherapie stellen die weiteren Säulen eines umfassenden Behandlungskonzeptes beim diabetischen Fußulkus dar.

Einleitung

Spätschäden wie die Polyneuropathie (PNP), und Ischämie führen am Fuß des Diabetikers zum Diabetischen Fußsyndrom (DFS), wodurch ein neuropathischer oder ischämischer Fuß, sowie eine Mischform unterschieden werden kann [1]. Eine Komplikation des DFS stellt das chronische Ulkus dar, häufige Therapieresistenz, sowie hohe Rezidiv- und Amputationsraten erfordern eine rechtzeitige befundorientierte lokal- und gefäßchirurgische Therapie. Das primäre Ziel eines umfassenden Behandlungskonzeptes ist der Fußerhalt in Form und Funktion, wobei der hohe Stellenwert der absoluten Druckentlastung und feuchten Wundbehandlung in der Behandlung diabetischer Fußulzera unumstritten ist [2, 3]. Kontrovers wird die Bedeutung lokalchirurgischer Maßnahmen diskutiert, wozu wir hier insbesondere Stellung beziehen möchten.

Chirurgische Therapie beim neuropathischen Ulkus

Nach Chantelau handelt es sich in 60% der diabetischen Füße um neuropathische Fußulzera [1]. Hier liegt kein Perfusionsdefizit vor. Die PNP führt zur Lähmung der kleinen Fußmuskeln, Instabilität im Fußskelett, Tiefertreten der Metatarsalen Köpfchen und daher zur punktuellen Druckbelastung am plantaren Vorfuß mit zunehmender Hyperkeratose und progrediente schmerzlose Ulzera am plantarem Vorfuß (sog. »Mal perforant du pied«). Neuropathische Fußulzera sind, wie alle chronischen Wunden, durch ein anerges Wundmillieu charakterisiert und im Mittelpunkt der Behandlung steht das initiale Wunddebridement. Ziel der chirurgischen Therapie ist die »Umwandlung der chronischen anergen Wunde in eine frische blutende Wunde«. Dies wird durch radikale Wunddebridements erreicht. Hierbei sollte die Wunde von Nekrosen und bradytrophem Gewebe gesäubert werden, wobei das Anfrischen des Wundgrundes zusätzlich ein Stimulus für die Wundheilung darstellt. Lediglich saubere und nekrosefreie Wunden sind in der Lage reifes Granulationsgewebe zu bilden. Eine von Steed et al. publizierte Studie konnte die Effektivität radikaler Wunddebridements auf die Heilungsraten diabetischer Fußulzera nachweisen. In einer Multizenterstudie zeigten sich signifikant bessere Heilungsraten in denjenigen Zentren, die häufiger ein radikales Wunddebridement durchführten [4].

Das Fortschreiten der Fußdeformation bedingt durch die Chronizität der Erkrankung sollte bei der Durchführung radikaler Wunddebridements bedacht werden. Das Ziel lokalchirurgischer Maßnahmen muß daher, neben der Ulkussanierung, auch der Erhalt einer möglichst großen Belastungsflläche sein, denn die Reduktion der plantaren Belastungsfläche führt zu erhöhter Druckbelastung der verbliebenen Fußsohle (Druck = Kraft/Fläche!). Somit steht dem radikalen Wundderbridement der Erhalt einer möglichst großen plantaren Belastungsfläche gegenüber. Das initiale chirurgische Wunddebridement stellt somit immer eine Gradwanderung zwischen Fußerhalt und ausreichender Radikalität dar. So führt die Großzehenamputation zur Umverteilung der Druckbelastung, insbesondere beim »Abrollen« des Fußes entstehen vermehrt druckbelastete Zonen. Die Folge sind rezidivierende Ulzera am medialen plantaren Vorfuß. Eine Untersuchung von Quebedeaux zeigte 6 Monate nach Großzehenamputation eine Ulkusrezidivrate von 68 %! [5].

Wunddebridements der Weichteil als lokalchirurgische Maßnahme sind nicht immer ausreichend. Beim plantaren Vorfußulkus, kann durch die Resektion des tiefergetretenen Metatarsalen Köpfchens (MTK) die punktuelle Druckbelastung im Ulkusbereich vermindert werden. In einer prospektiven Studie konnten wir zeigen, daß die Kombination des plantaren Wunddebridements mit einer von dorsal durchgeführten Resektion des MTK trotz zusätzlicher Wunde und plantaren Wundvergrößerung zu einer schnellen komplikationslosen Abheilung der Ulzera führt [6].

Chirurgische Therapie beim Ischämischen Ulkus

Diese Patienten haben ein deutlich höheres Amputationsrisiko im Vergleich zu Patienten mit regelrechter Durchblutung. Die Verifizierung der Ischämie ist daher besonders wichtig. Die Dopplerdruckmessung bei Diabetikern ist auf Grund der Mediasklerose nicht aussagekräftig. Gut eignet sich die transkutane Sauerstoffpartialdruckmessung (TcpO$_2$) am Fußrücken zur Evaluierung der Durchblutung am Fuß [7]. Bei nicht tastbaren Fußpulsen und vorliegendem Fußulkus ist jedoch immer eine Angiographie indiziert. Die Revaskularisation der betroffenen Extremität steht bei diesen Patienten im Vordergrund. In den letzten Jahren haben sich hier crurale oder pedale Bypassverfahren durchgesetzt [8]. Erst nach erfolgter Revaskularisation sollten lokalchirurgische Maßnahmen beim ischämischen Typ des DFS folgen. Bei nicht korregierbarer kritischer Ischämie (TcpO$_2$ < 10) können lokalchirurgische Maßnahmen nur begrenzt durchgeführt werden, da hier nach einer Wundvergrößerung nicht mit einer schnellen Wiederauffüllung des Defektes gerechnet werden kann. Häufig bleibt in diesen Fällen nach genauer Evaluierung der Gefäßsituation nur die Amputation.

Chirurgische Therapie beim Mischtyp

Bei diesen Patient besteht eine Kombination von PNP und Ischämie. Problematisch ist hier die fehlende Sensitivität bei gleichzeitig verminderter Perfusion, wodurch die Ulzeration bedingt durch die Minderdurchblutung progredient verläuft. Die chirurgische Therapie wird bei diesen Patienten vom Ausmaß der Ischämie bestimmt. Nach erfolgreicher Revaskularisation kann die chirurgische Therapie wie beim neuropathischen Typ durchgeführt werden. Trotzdem ist eine vollständige Revaskularisation selten möglich, so daß die Umwandlung des Mischtyps in den neuropathischen Typ kaum realisiert werden kann.

Literatur

1. Chantelau E, Spraul M, Schmid M (1989) Das Syndrom des diabetischen Fußes. Dtsch med Wschr 114:1034–1039
2. Hoffmann U (1995) Die orthopädie-technische Behandlung des Diabetesfußes. Orthopädietechnik 11:952–954
3. Field CK, Kerstein ND (1994) Overview of wound healing in a moist environment. Am J Surg 167 (Suppl):2–6
4. Steed Dl, Donohoe D, Webster MW, Lindsley L (1996) Effect of extensive debridement and treatment on the healing of diabetic foot ulcers. J Am Coll Surg 183:61–64
5. Quebedeaux TL, Lavery DC, Lawrence AL (1996) The developement of foot deformities and ulcers after great toe amputation in diabetes. Diabetes Care 19:165–167
6. Coerper S, Flesch I, Gottwald T, Becker HD, Köveker G (??) Die Resektion des Metatarsalen Klöpfchens: Eine chirurgische Maßnahme beim »Mal perforant du pied« des Diabetikers. Diabetes uund Stoffwechsel (in Druck)
7. Caspary L, Creutzig A, Alexander K (1993) Variability of TcpO$_2$ – measurement at 37 °C and 44 °C in patients with claudication in consideration of provocation tests. VASA 22:129–136
8. Kniemeyer HW, Meier KH, Chantelau E, Sandmann W (1994) Diabetes und periphere arterielle Verschlußkrankheit – eine gefäßchirurgische Herausforderung. Diabetes und Stoffwechsel 3:327–330

Dermatologische Aspekte in der Therapie des diabetischen Fußulkus

U. Wollina

Unter den kutanen Manifestationen des Diabetes mellitus (Dm) ist die Entwicklung von Fußulcera die prognostisch bedeutsamste. Internationale Studien sprechen für die Entwicklung diabetischer Fußulcera bei 15–25% aller Diabetiker (Knighton & Fiegel 1993). Ist es bereits zu Ulcerationen gekommen, droht die Gefahr der Fußamputation.

Man schätzt, daß etwa 60–80% der Fußulcera bei Dm überwiegend neuropathisch bedingt sind. Ca. 20% werden überwiegend durch eine Makroangiopathie und bis zu 20% durch die Kombination von Neuropathie und Makroangiopathie verursacht (Becker et al. 1998). Es lassen sich verminderte Temperatur-, Berührungs- und Schmerzempfindungen beobachten, die die Verletzungsgefahr erhöhen.

Ein ganz wesentlicher Kofaktor der Ulcusgenese ist ein übermäßiges Körpergewicht (Vela et al. 1998). Dieses führt in Kombination mit der gestörten Biomechanik des Fußes zur Druckfehlbelastung und zu erheblichen Druckspitzen im Plantarbereich. Besonders betroffen sind Fersen, Metatarsalköpfchen und Mittelfuß.

Lokale nichtmedikamentöse Wundbehandlung

Die Therapieplanung erfolgt in Abhängigkeit von der Schwere der Ulceration, die nach Wagner (1984) klassifiziert wird. Für den Grad 0 sind präventive Maßnahmen (Hautpflege, Fußpflege, Schuhwerk) notwendig. Grad 1- oberflächliche Ulcera: Bei den Plantarulcera ist die vollständige Abtragung des kallösen Randes erforderlich. Gleichzeitig muß eine konsequente Druckentlastung durchgeführt werden. Sonst sind alle lokalen Maßnahmen von vornherein zum Scheitern verurteilt. Die Lokalbehandlung setzt sich mit der Wundreinigung fort. Nekrotisches Gewebe muß entfernt werden (Debridement). Subkutanes Debridement ist ärztliche Aufgabe und fördert die Ulkusheilung. Oberflächliche Fibrinbeläge lassen sich auch enzymatisch (Kollagenase) oder durch Feuchtverbände entfernen (Helaly et al. 1988, Looks et al. 1997). Auf Desinfektionsmittel kann verzichtet werden, da diese zu Wundheilungsverzögerung und Sensibilisierung führen können. Gleiches gilt für topische Antibiotika. Eine Alternative im Debridement stellt die Maggot-Therapie (Madenanwendung) dar.

Für flachere Ulcera eignen sich hydroaktive Verbände mit hoher Fluid-handling-Capacity (Polyurethanschaum-, Hydrokolloid- und zusammengesetzte Laminatverbände) dann, wenn keine infizierte Wunde vorliegt. Sonst ist zunächst auf Xerodressings auf reiner Carbon- oder Aktivkohlebasis auszuweichen. Anfänglich wird durch Minderung des Ödems am Wundgrund häufig der Eindruck der Ulcusvergrößerung erweckt. Wichtig ist die Applikation dieser Wundauflagen mit einem genügend breiten (ca. 2 cm) Rand, der an die Wundumgebund anmodelliert wird. Ansonsten kann das feuchte Wundmilieu nicht gewahrt werden, es kommt zum Leckwerden des Verbände und zur Gefahr sekundärer Infektionen. Beim Verbandwechsel empfiehlt es sich bei den Hydrokolloiden, die Wunde mit Ringer-Laktat-Lösung zu spülen, um Gelreste zu entfernen.

Grad 2 – tiefe Ulcera bis zu Knochen, Sehnen, Gelenkkapsel reichend: In der Exudationsphase besonders tieferer Ulcera haben sich Alginate und zellulosehaltige Tamponaden bewährt, die die Selbstreinigung der Wunde fördern und das Infektionsrisiko senken. Der Verbandwechsel ist atraumatisch möglich. Er sollte anfänglich täglich erfolgen. Die Anregung der Granulation erfolgt meist rasch nach Beseitigung der Störfaktoren (Infektion, Druck, Austrocknen). Hypergranulationen müssen i. G. zu anderen Wunden nicht abgetragen werden. Die früher häufig verwendeten Granulationsförderer wie Perubalsam oder Propolis verfügen über ein erhebliches Sensibilisierungspotential. Streuende Kontaktekzeme sind die Folge. Glucose oder Dextrose sind unbedenklich. Sie wirken durch osmotischen Reiz, können jedoch die Epithelialisierung nicht befördern und verhindern sekundäre Infektionen nicht. Hydroaktive Verbände sind auch hier für die Therapie in der Praxis sowie die Heimbehandlung optimal (Wollina 1997, 1998). In der Epithelisierungsphase sollten die Wundauflagen so wenig wie möglich gewechselt werden. Häufig ist ein Verbandwechsel aller 5–7 Tage ausreichend. Ganz wichtig ist die Druckentlastung bis sich ein stabiles mehrlagiges Epithel ausgebildet hat. Ulcera der Grade 3–5 bedürfen primär der chirurgischen Behandlung.

Medikamentöse Lokaltherapie, hyperbare Oxygenierung, Tissue Engineering

Die medikamentöse Wundbehandlung sollte auf infizierte Ulcera beschränkt bleiben. Liegen Infektionszeichen vor, muß eine systemischen Antibiose nach Erregerspektrum eingeleitet werden. Der Einsatz von autologen oder rekombinanten Wachstumsfaktoren (platelet-derived growth factor, granulocyte/macrophage colony-stimulating factor) ist für therapieresistente Wunden im Rahmen eines Gesamtbehandlungskonzeptes möglich, muß jedoch aufgrund des Kosten-Nutzen-Verhältnisses kritisch gesehen werden. In Einzelfällen ist bei gründlicher Therapievorbereitung hierdurch eine zusätzliche Behandlungsoption gegeben. Diese Therapie sollte jedoch zunächst in Wundheilungszentren weiter validiert werden (Robson et al. 1998).

Autologer Plättchen-Wachstumsfaktor (platelet-derived wound healing factors; PDWHF) ist ein Gemisch diverser, an der Wundheilung beteiligter Faktoren wie platelet-derived growth factor (PDGF), epidermal growth factor (EGF), tumor growth factor (TGF) u.a.m. In einer prospektiven, placebo-kontrollierten Studie bei neuropathischen Fußulcera im Rahmen des Dm heilten 5 von 7 Ulcera in der Verumgruppe innerhalb von 15 Wochen ab, jedoch nur eines von 6 Ulcera in der Placebogruppe (innerhalb von 20 Wochen) (Steed et al. 1992). In einer Patientengruppe (n = 18) mit chronischen, therapierefraktären Ulcera der unteren Extremität unterschiedlicher Ätiologie konnte in einer zweiten prospektiven, placebo-kontrollierten Studie über 12 Wochen kein deutlicher Vorteil der lokalen PDWHF-Therapie gesichert werden (Krupski et al. 1991).

Von der Food and Drug Administration (FDA) der USA erhielt ein rekombinanter PDGF (Isoform BB; Becaplermin-Gel) die Zulassung zur topischen Anwendung bei diabetischen Ulcera. Von 4 Multicenter-Studien mit insgesamt 922 Patienten (Verum vs. Placebo-Gel vs. Good Ulcer Care) zeigten zwei eine signifikant erhöhte Rate kompletter Heilungen in der Verumgruppe, in einer weiteren Studie war die Heilungsrate in der Verumgruppe etwa doppelt so hoch wie in der Placebo-Gruppe. Eine vierte Studie zeigte keinen statistisch signifikanten Vorteil des Becaplermin-Gels gegenüber Good Ulcer Care (Wieman 1998; Steed et al. 1996). Der rekombinante PDGF-BB ist etwa 12 Stunden in der chronischen Wunde nachweisbar und führt zur erhöhten Proliferation. Bezüglich der unerwünschten Nebenwirkungen waren Placebo-Gel und Becaplermin-Gel vergleichbar.

Hyperbare Sauerstoffbehandlung von Fibroblasten führt zu einer stärkeren dosis-abhängige Stimulation des Wachstums bei Zellen aus Dm-Ulcera i. Vgl. zu Zellen aus gesunder Haut (Hehenberger et al. 1997). Trotz dieses positiven Effektes in vitro konnte eine prospektiven, kontrollierten und randomisierten Studie über 2 Wochen bei 28 Patienten mit diabetischen Fußulcera jedoch ohne Gangrän keine Wundheilungsbeschleunigung unter hyperbarer Oxygenierung objektivieren (Leslie et al. 1988).

Die Applikation eines humanen Dermisäquivalents (Dermagraft) führte in einer offenen Studie bei 4 von 6 Dm-Patienten nach 32 Wochen (8-wöchige Behandlung) zur Verminderung der Ulcusfläche bis zur kompletten Abheilung (Grey et al. 1998). Vergleichende Untersuchungen an einem größeren Patientenkollektiv sind erforderlich, bevor eine abschließende Beurteilung erfolgen kann.

Als wesentliche Schlußfolgerung ergibt sich die Forderung nach präventiven Maßnahmen. Die optimale Einstellung des Dm ist sicherlich essentiell, aber allein noch nicht ausreichend. Das gilt ganz besonders für den nicht-insulinpflichtigen Diabetiker. Der übergewichtige Patient bedarf der Gewichtsreduktion, sonst entwickelt er sich zum Beinamputierten.

Die fachgerechte Fußpflege und die sorgfältige Auswahl des Schuhwerks steht unter den präventiven Maßnahmen ganz oben an. Deshalb empfiehlt sich eine enge Zusammenarbeit mit qualifizierten Podologen und Orthopädieschuhmachern schon in der Prä-Ulcus-Phase. Wichtig ist es, durch geeignete Hilfsmittel Peaks der Druckbelastung abzubauen und das Druck-Zeit-Integral zu reduzieren. Eine gleichmäßigere Druckverteilung kann Ulcerationen vorbeugen.

Das Hauptziel der ambulanten Behandlung des Dm-Patienten besteht in der Verhinderung des diabetischen Fuß-Ulcus und der damit verbundenen Amputationsrate, um die Lebensqualität der Patienten zu erhalten. Die Behandlung von Dm-Patienten fordert eine interdiziplinäre Zusammenarbeit von Dermatologen, internistischen/pädiatrischen Endokrinologen, (Gefäß-)Chirurgen und Hausärzten nicht nur bei der Wundbehandlung und -prävention.

Literatur

Becker HD, Burg G, Lanzius D, Meaume S, Stark GB, Sterry W, Téot L, Werner K-G, Wolff K (Hrsg) Handlungsleitlinien für die ambulante Behandlung chronischer Wunden und Verbrennungen. Blackwell Wissenschaft, Berlin Wien, S 41–82

Grey JE, Lowe G, Bale S, Harding KG (1998) The use of cultured dermis in the treatment of diabetic foot ulcers. J Wound Care 7:324–325

Helaly P, Vogt E, Schneider G (1988) Wundheilungsstörungen und ihre enzymatische Therapie – eine multizentrische Doppelblindstudie. Schweiz Rundschau Med (Praxis) 77:1428–1434

Hehenberger K, Brisbar K, Folke L, Kratz G (1997) Dose-dependent hyperbaric oxygen stimulation of human fibroblast proliferation. Wound Rep Reg 5:147–150

Knighton DR, Fiegel DV (1993) Growth factors and comprehensive surgical care of diabetic wounds. Curr Opin Gen Surg:32–39

Krupski WC, Reilly LM, Perez S, Moss KM, Crombleholme PA, Rapp JH (1991) A prospective randomized trial of autologous platelet-derived wound healing factors for treatment of chronic nonhealing wounds: a preliminary report. J Vasc Surg 14:526–536

Leslie CA, Sapico FL, Ginunas VJ, Adkins RH (1988) Randomized controlled trial of topical hyperbaric oxygen for treatment of diabetic foot ulcers. Diabetes Care 11:111–115

Looks A, Schrepel U, Wollina U (1997) Erprobung von TenderWet zur Reinigung schwer heilender Wunden. WundForum 4:25–27

Robson MC, Mustoe TA, Hunt TK (1998) The future of recombinant growth factors in wound healing. Am J Surg 176 (Suppl 2A):80S–82S

Steed DL, Goslen JB, Holloway GA, Malone JM, Bunt TJ, Webster MW (1992) Randomized prospective double-blind trial in healing chronic diabetic foot ulcers. CT-102 activated platelet supernatant, topical versus placebo. Diabetes Care 15:1598–1604

Steed DL, Donohoe D, Webster MW, Lindsley L (1996) Effect of extensive debridement and treatment on the healing of diabetic foot ulcers. Diabetic Ulcer Study Group. J Am Coll Surg 183:61–64

Vela SA, Lavery LA, Armstrong DG, Anaim AA (1998) The effect of increased weight on peak pressures: implications for obesity and diabetic foot pathology. J Foot Ankle Surg 37:416–420

Wagner FW Jr (1984) Treatment of the diabetic foot. Compr Ther 10:29–38

Wieman TJ (1998) Clinical efficacy of becaplermin (rhPDGF-BB) gel. Becaplermin Gel Studies Group. Am J Surg 176 (Suppl 2A):74S–79S

Wollina U (1997) A hydropolymer dressing for chronic wounds: clinical experiences with 478 patients in an open multicenter trial. An Brasil Dermatol (Rio de Janeiro) 72:527–532

Wollina U, Looks A, Lange D (1998) Behandlung chronischer Wunden mit einer semipermeablen hydroaktiven Wundauflage. Z Hautkrankh 73:831–836

Neue Entwicklungen in der medizinischen Kompressionstherapie

H.-M. Häfner, A. Schlez, B. Vollert, M. Jünger

Zusammenfassung

Die medizinische Kompressionstherapie stellt eine wichtige Therapieform der chronischen venösen Insuffizienz dar. Ein wichtiger physikalischer Wirkungsmechanismus stellt der Druck dar, den der Kompressionsstrumpf auf das erkrankte Bein ausübt. Mit einem an der Universitäts-Hautklinik Tübingen entwickelten Meßsystem, kann man punktuelle statische und dynamische Anpressdruckmessungen von medizinischen Kompressionsstrümpfen am Patienten direkt vornehmen. Mit Hilfe dieser Technik werden Neuentwicklungen auf deren medizinische Eigenschaften getestet. Wichtige Neuerungen stellen optoelektronische Systeme zur berührungslosen Umfangsmessung der Beine dar. Nur durch eine von Störfaktoren weitgehend ausgeschlossene Messung kann den gewünschten Therapieerfolg erbringen. Ein Hauptproblem der Therapie von venösen Unterschenkelgeschwüren stellt auch heutzutage eine suffiziente Kompressionstherapie dar. Aus diesem Grunde wurde ein Kompressionsstrumpfsystem entwickelt, das zweigeteilt ist und für die Behandlung von chronischen Unterschenkelgeschwüren geeignet erscheint.

Die Kompression zur Therapie venöser Beschwerden hat eine jahrhundertelange Tradition. Auch heutzutage ist diese Therapiemethode ein wichtiges therapeutisches Instrument für die Behandlung von chronischen Venenleiden [4, 10]. Aufgrund der weiten Verbreitung von Krankheitsbildern infolge chronischer venöser Stauung in der Bevölkerung ist eine suffiziente Kompressionsbehandlung volkswirtschaftlich von großer Bedeutung [12]. Es kommt hinzu, daß keine Alternative trotz moderner Pharmakotherapie existiert, denn die Kompression reduziert nicht nur das Beinödem, wie manche Diuretika und Venenpharmaka, sie verbessert auch nachweislich die Mikrozirkulation der Haut [3, 5]. Obwohl bisher einige Methoden zur Messung von Kompressionsdrucken, direkte und indirekte [2, 1] vorgestellt wurden, konnte sich keine in größerem Rahmen zur Überprüfung des Anpreßdruckes durchsetzen. Aus diesem Grunde wurde an der Universitätshautklinik Tübingen ein Druckerfassungssystem in Zusammenarbeit mit dem Mammendorfer Institut für Physik und Medizin entwickelt, das in vivo Anpreßdrucke medizinischer Kompressionsstrümpfe mit hoher Zeitauflösung zuverlässig messen kann. Das System selbst besteht aus 4 Mikrosonden und einer nachgeschalteten Mikroprozessor- und Monitoreinheit zur on-line Verarbeitung der Meßsignale [6]. Zur Dokumentation und nachfolgenden Analyse ist ein computergestütztes Meßdatenerfassungs-System (Gesellschaft für Strukturanalyse, Aachen) angeschlossen. Aufgrund der geringen Größe der Sonden (Außendurchmesser 6,2 mm, Dicke 2,6 mm, Durchmesser des drucksensitiven Fensters 4,2 mm) kommt es nach Positionierung unter dem Strumpf am Bein des Patienten zu keinen Druckverfälschungen infolge Durchmesserveränderungen und Umfangsveränderungen des Beines. Regelmäßige Überprüfungen der Druckmeßsonden mit Hilfe einer Wassersäule stellen eine exakte Eichung und eine Kontrolle der Validität der Meßwerte sicher. Die Meßwertstreubreite ist in Rahmen von ±2 mmHg konstant bei Temperaturschwankungen von +10 °C bis +40 °C. Relevante Veränderungen der Meßwerte durch unterschiedliche Hauttemperaturen werden dadurch ausgeschlossen. Die Sonden haben eine Meßfrequenz von 50 Hz, die dynamische Messungen, d. h. Druckbestimmungen bei Bewegung wie z. B. auf dem Laufband möglich macht. Im folgenden werden Anwendungen dieses Systems an zwei Beispielen aufgezeigt:

Möglichkeiten der Kontrolle einer von Patientenseite subjektiv empfundenen Kompression.

Fallbeispiel: 58jähriger Patient, seit 2 Monaten mit Konfektionskompressionsstrümpfen A-D versorgt, klagt über extreme Einschnürungen am Fußrücken. Bei einer Kontrolle der venösen Funktionparameter mittels Quecksilberdehnungsstreifenplethysmographie waren diese, die mit dem einengenden Kompressionsstrumpf gemessen wurden, vergleichbar mit denen, die ohne den Kompressionsstrumpf vor der Therapie zu messen waren. Eine Überprüfung der

Anpreßdrucke ergab ein Druckprofil von 15 mmHg auf B-Niveau und eine Drucksteigerung bis 70mmHg im Bereich des Strumpfabschlusses. Im Bereich der Einschnürungen lag der Druck bei 80 mmHg. Nach optoelektronischer Beinumfangsbestimmung wurde mit diesen Maßen ein Maßstrumpf bestellt, mit dem der Patient eine deutliche Verbesserung der venösen Funktionsparameter verzeichnen konnte. Die vom Patientin empfundenen Beinschmerzen klangen vollständig ab. Diese Kontrolle erzielte nicht nur die Versorgung mit einem besseren Produkt, sondern erhöhte in besonderem Maße die Compliance des Patienten (Abb. 1).

- Überprüfung von neu entwickelten Produkten hinsichtlich Wirksamkeit und Effektivität am Beispiel des Kompressionsstrumpfsystems UlcerCare (Beiersdorf AG, Hamburg).

In einer Versuchsreihe wurde bei 20 CVI Patienten Stadium II nach Widmer der Kompressionsstrumpfsystems UlcerCare hinsichtlich der Anpreßdrucke und der hämodynamischen Effekte überprüft. Dieses Kompressionsstrumpfsystem zeichnet sich hierdurch aus, daß er nicht, wie herkömmliche Produkte aus einem Kompressionsstrumpf besteht, sondern zweigeteilt ist. Es besteht aus einem Liner, unter dem eine Wundauflage zur Behandlung von venösen Ulcera problemlos zu plazieren ist und einem »Therapeutic stocking«, der an seiner Rückseite über einen Reißverschluß verschlossen wird. Dieses Kompressionsstrumpfsystem wurde speziell für die Behandlung von chronischen venösen Ulcera entwickelt. Unterschenkelgeschwüre sind mit einer konsequenten Kompressiontherapie heilbar. Da die Kompressionstherapie bei der Behandlung von venösen Ulcera in den meisten durch die Patienten selbst mit Lang- oder Kurzzugbinden erfolgt, bleibt der klinische Erfolg in vielen Fällen aus, weil die so vom Patienten angelegten Kompressionsverbände häufig meist nicht die notwendigen Anpressdrucke zur Ausschaltung venöser Refluxe erbringen [7]. Durch den Ruhedruck, den der Hersteller des UlcerCare mit 40 mmHg an der Fessel angibt und der Möglichkeit komplikationslos Wundauflagen zu plazieren, stellt dieses Kompressionsstrumpfsystem eine sinnvolle Therapieform für die Behandlung chronischer venöser Unterschenkelgeschwüre dar [8, 9, 11] (Abb. 2).

Unsere In-vivo-Untersuchungen des Anpreßdruckes beim stehenden Patienten ergaben einen Ruhedruck von 46,2 ±21,4 mmHg an der Fessel (B-Maß) und an der Wade (C-Maß) von 40,7 ±22,5 mmHg. Der

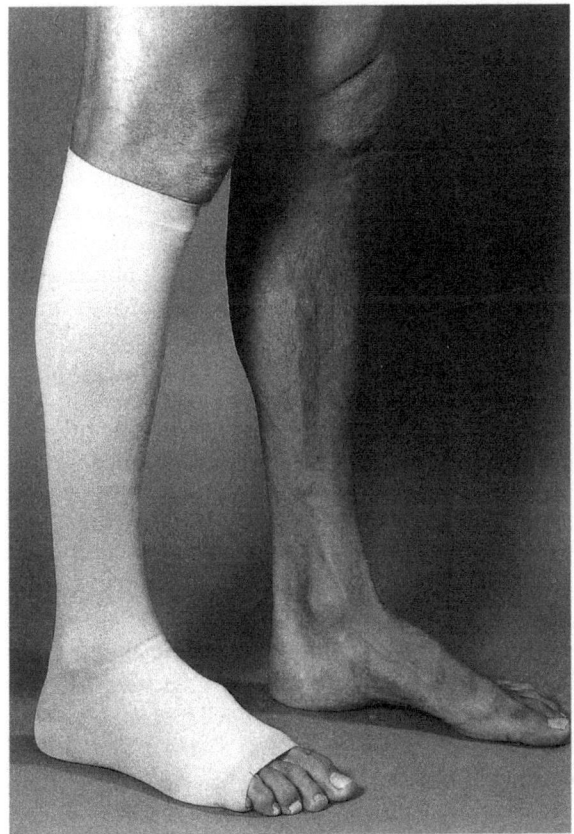

Abb. 1. Schlecht sitzender Kompressionsstrumpf. Im Fußrückenbereich prominieren Einschnürungen, und ein Anpreßdruck von 80mmHg. Wegen des von distal nach proximal zunehmenden Druckgradienten führte dieser Kompressionsstrumpf nicht zur Verbesserung der venösen Hämodynamik und verursachte Beschwerden

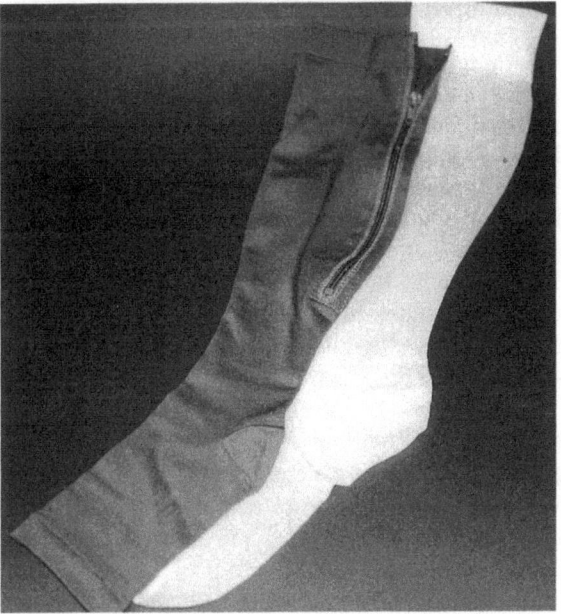

Abb. 2. Kompressionsstrumpfsystem UlcerCare. Über einen Liner, unter dem einfach eine Wundauflage zu plazieren ist, wird der Therapeutic Stocking gezogen, der über einen Reißverschluß verschlossen wird

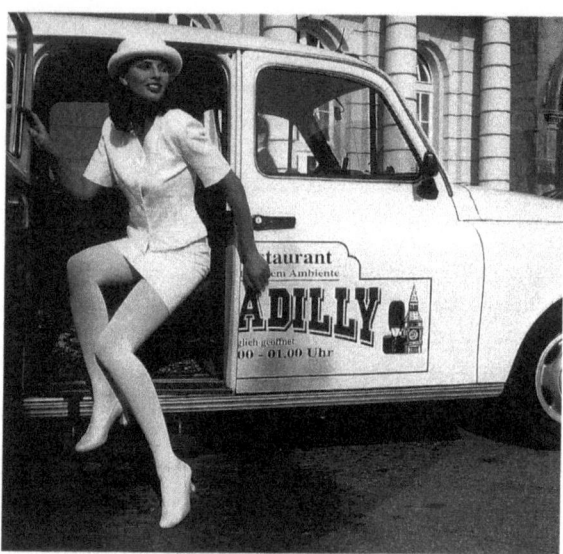

Abb. 3. Optisch ansprechender Kompressionsstrumpf. Modische Anreize spielen für die Compliance einer suffizienten Kompressionstherapie eine große Rolle

mittlere Arbeitsdruck bei Zehenständen lag bei 48,5 ±22,8 mmHg auf B-Höhe, bzw. 42,1 ±21,5 mmHg auf C-Höhe. Mit dem UlcerCare verbesserte sich die venöse Hämodynamik der Patienten statistisch signifikant: die pathologisch verkürzte Wiederauffüllzeit von 27,2 ±15,2 s (gemessen mit der Dehnungsstreifenplethysmographie) wurde auf 45,0 ±27,4 s verlängert, d. h. venöse Refluxe wurden erfolgreich verhindert.

Mit Hilfe der Mikrosonden können nun subjektive Beschwerden der Patienten, wie Engegefühl objektiviert werden. Weiterhin hilft die dynamische Messung der Anpressdrucke neue medizinische Produkte direkt am Patienten zu kontrollieren und die Wirkungsweise zu beschreiben. Es ist eine Vielzahl von medizinischen Kompressionsstrümpfen auf dem Markt erhältlich, die unterschiedliche hämodynamische Effekte erzielen. Dies liegt zum Teil daran, daß unterschiedliche Kompressionsmaterialien während der Bewegung unterschiedlich hohe Kompressionsdrucke aufbauen. Es ist daher von außerordentlichem Interesse die Eigenschaften unter dynamischer Belastung der Kompressionsstrümpfe direkt am Patienten zu beschreiben.

Die Voraussetzung einer wirksamen Kompressionstherapie allerdings liegt in einer guten Anpassung der Kompressionsstrümpfe. Eine wichtige Voraussetzungen für eine gute Anpassung ist, daß das zu messende Bein kein Ödem aufweist und die Beinumfänge exakt und reproduzierbar bestimmt werden. Meist werden die Umfänge mit Hilfe eines Maßbandes gemessen und die dazugehörige Höhenangabe von einer Meßskala abgelesen. Diese Art der Messung birgt viele Fehlerquellen wie falsches Ablesen der Meßskala, Verwechslung der Inch-Skala mit der cm Skala, Anlegen des Maßbandes in einer nicht horizontalen Linie. Dadurch ergibt sich nicht nur ein falscher Umfangswert, es entstehen auch Fehler im Ablesen der Höhenskala. Aber selbst bei möglichst optimalen Bedingungen verändert der Untersucher durch unterschiedliche Kompression des Beines durch das Maßband den wahren Umfang. Verschiedene Untersucher messen an dem gleichen Bein unterschiedliche Werte.

Zur Minimierung dieser Fehlerquellen wurde ein optoelektronisches Meßinstrument entwickelt, das berührungslos und automatisiert Beinumfänge am stehenden Patienten ausmessen kann.

Der Vorteil der optoelektronischen Umfangsmessung liegt in seiner guten Reproduzierbarkeit und der einfachen Durchführung. Selbst wenn unterschiedliche Untersucher das Patientenbein mit diesem Gerät ausmessen, werden von allen die gleichen Werte ermittelt und man erhält ein objektiviertes Ergebnis, das von systematischen Fehlern weitestgehend ausgeschlossen ist. Durch die Anbindung des Meßsystems an eine Datenbank gehen die Einzelwerte nach einer Messung nicht verloren, sondern sind jederzeit verfügbar und lassen so längerfristige Beurteilungen über einen zeitlichen Verlauf zu.

Ein wichtiger Aspekt der Kompressionstherapie stellt die Akzeptanz von Seiten der Patienten dar. Nicht nur der Tragekomfort, sondern auch optische Anreize sind für die Compliance von außerordentlicher Wichtigkeit. So werden von älteren Patienten Binden zur Kompression zum Teil besser akzeptiert, als ein Kompressionsstrumpf, der das optische Schönheitsempfinden der Patienten beeinträchtigt. Mittlerweile werden von unterschiedlichen Kompressionsstrumpfherstellern modische Farben für Kompressionsstrümpfe angeboten. Für viele Patienten bleiben diese neuen Produkte weithin unbemerkt, da in vielen Sanitätshäusern nicht auf die individuellen Modewünsche der Patienten eingegangen wird, sondern aus zum Teil lagertechnischen Gründen nur der hautfarbene Standardstrumpf vorgehalten wird. Der Patient wird häufig nicht als »König Kunde« gesehen. Er wird nicht ausreichend über die Alternativen der medizinischen Kompressionsstrümpfe aufgeklärt. Für die Akzeptanz von medizinischen Kompressionsstrümpfen spielt insbesondere bei jungen Patientinnen die Materialdicke eine ausschlaggebenden Rolle. Auch hier sind innovative Neuentwicklungen auf dem Markt erhältlich, bei denen mit neuen Garnen eine bessere Wärme- und Feuchtigkeitsleitung gewährleistet wird. Diese Entwicklungen zielen darauf, den Tragekomfort weiter zu erhöhen und gleichzeitig modische Ansprüche der Patienten zu befriedigen. Ideal wäre ein Strumpf, der die physikalischen Eigenschaften des medizinischen Kompressionsstrumpfes mit dem Aussehen des Damenfeinstrumpfes verbindet. Auf diesem Gebiet sind weiterhin innovative modische Ideen notwendig, die sowohl dem Schönheitsbewußtsein junger als auch älterer Patienten entsprechen und den medizinischen Anforderungen gerecht werden.

Literatur

1. Blazek V, Schultz-Ehrenburg U (1997) Ein neues pneumatisch-elektronisches Meßverfahren zur Bestimmung des Anpreßdruckes medizinischer Kompressionsstrümpfe. Phlebologie 26 (5):143-149
2. Fischbach JU, Göltner E (1991) Berührungslose Bestimmung des Duckverlaufs unter Kompressions- und Antithrombosestrümpfen. Phlebologie 20:30-34
3. Galler S, Klyscz T, Jung MF, Steins A, Bort S, Hahn M, Jünger M (1995) Clinical Efficacy of Compression Therapy and its Influence on Cutaneous Microcirculation. Phlebologie Suppl 1:907-909
4. Gaylarde PM, Sarkany I, Dodd HJ (1993) The effect of compression on venous stasis. Br J Dermatol 128:255-258
5. Jünger M, Galler S, Klyscz T, Steins A, Hahn M (1996) Improvement of cutaneous microangiopathy by compression therapy in chronic venous insufficiency. Phlebologie Suppl 1:10-13
6. Klyscz T, Jünger M, Häfner HM, Zuder D, Hahn M, Rassner G (1997) Computerunterstützte In-vivo-Messung des Anpreßdruckes von Kompressionsstrümpfen mit einem Mikrosondensystem. Phlebologie 26 (3):80-86
7. Partsch H, Horakova MA (1994) Kompressionsstrümpfe zur Behandlung venöser Unterschenkelgeschwüre. WMW 10 (11):242-249
8. Samson RH (1993) Compression stockings and non-continuous use of polyurethane foam dressings for the treatment of venous ulceration. A pilot study. J Dermatol Surg Oncol 19 (1): 68-72
9. Samson RH, Showalter DP (1996) Stockings and the prevention of recurrent venous ulcers. Dermatologic Surgery 22 (4):373-376
10. Veraart JC, Neumann HA (1996) Effects of medical elastic compression stockings on interface pressure and edema prevention. Dermatol-Surg 22:867-71
11. Weiss RA, Weiss MA, Ford RW (1996) Randomized comparative study of Cutinova Foam and Allevyn with Jobst UlcerCare Stockings for the treatment of venous stasis ulcers. Phlebology Suppl 1:S14-S16
12. Wienert V (1993) [The epidemiology and socio-economics of venous diseases in Germany] Epidémiologie et socio-économie des maladies veineuses en Allemagne. Phlebologie 46 (2):225-233

Einsatz von EMLA Creme bei Ulcus cruris: Nutzen und Grenzen

I. Effendy, H. Löffler

Zusammenfassung

Die häufigste Ursache eines Ulcus cruris ist eine chronisch-venöse Insuffizienz an den Beinen. Neben einer kausalen Therapie durch eine operative Entfernung bzw. Ligatur der klappendefekten Venen, stellt eine mechanische Wundreinigung (Debridement) die erste Maßnahme einer fachgerechten Wundbehandlung dar, welche die Wundheilung fördert. Bedingt durch die Schmerzhaftigkeit des Verfahrens fand ein Debridement jedoch wenig Akzeptanz bei den Patienten. Unter Einsatz des Lokalanästhetikums EMLA (Eutektische Mischung der Lokal-Anästhetika Lidocain und Prilocain) Creme kann eine mechanische Wundreinigung allerdings weniger schmerzhaft erfolgen, und wird deshalb von Patienten besser vertragen. Ferner kann die Anwendung von EMLA Creme die Zahl der erforderlichen Debridements bei Ulcus cruris venosum durchaus reduziert werden. Anhand der klinischen Daten gilt das Lokalanästhetikum als relativ nebenwirkungsarm.

Einleitung

Ulcus cruris venosum ist eine der relativ häufigsten Erkrankungen in unserer Bevölkerung und stellt einen erheblichen Anteil des dermatologischen Krankengutes dar. Die kausale Therapie besteht in der operativen Entfernung bzw. Ligatur der funktionsgestörten Beinvenen. Ein Debridement wie auch eine enzymatische Wundreinigung gilt als der erste wichtige Schritt bei der Wundversorgung, wobei die mechanische Wundreinigung ein direktes, zeitsparendes und damit das effektivste Verfahren darstellt. Ein gereinigter, gut granulierender Wundgrund trägt nicht nur zur Beschleunigung der Heilung bei, sondern es bedeutet auch einen guten Boden für eine mögliche Hauttransplantation zur Ulcusdeckung.

Problematik und Lösung

Eine mechanische Wundreinigung - in der Regel mit scharfem Löffel, einem Skalpell oder einer Schere vorgenommen - ist allerdings eine schmerzhafte Prozedur. Sie wird deshalb von Patienten oft abgelehnt. Zur Schmerzlinderung ist eine lokale Betäubung mit herkömmlichen Lokalanästhetika kaum sinnvoll, da die Wirksubstanz in einem entzündlichen Gewebe durch den dort herrschenden erniedrigten pH-Wert ihre anästhesierende Eigenschaft nicht entfalten kann. Denn eine Verschiebung des chemischen Gleichgewichtes der Lokalanästhetikum-Lösung hin zur ionischen Form der Wirksubstanz verhindert deren Transport durch die Nervenfasermembrane und damit auch ihre Wirkung.

Mit dem Lokalanästhetikum EMLA Creme scheint die obengenannte Problematik gelöst werden zu können. Das Präparat weist einen pH-Wert von 9,5 auf, welches die lokale Azidose des entzündlichen Gewebe gut entgegenwirken kann. EMLA Creme kann somit bei Ulcus cruris wirksam eingesetzt werden. Mit Lidocain und Prolicain beeinhaltet das Pharmakon zwei effektive, lang erprobte Lokalanästhetika.

Wirksamkeit von EMLA 5% Creme zur Wundreinigung bei Ulcus cruris

Seit ihrer Markteinführung wurde EMLA Creme zur Schmerzlinderung bei verschiedenenen Eingriffen, z. B. bei Entfernung von aktinischen und seborrhoischen Keratosen, Mollusca contagiosa, Condylomata acuminata sowie zur Hautbiopsie, Entnahme eines Spalthauttransplantates, Argonlasertherapie etc., erfolgreich eingesetzt. Zur Wirksamkeit des Lokalanästhetikums bei Debridement des Ulcus cruris liegen mehrere kontrollierte klinische Studien vor. Die Studienergebnisse zeigen, daß der Einsatz von EMLA Creme bei dem Behandlungsverfahren hilfreich ist (Tabelle 1).

EMLA Creme mindert signifikant die Schmerzen bei der mechanischen Wundreinigung [2, 3, 5, 6]. Die Betäubungsintensität nimmt mit der Länge der Applikationsdauer des Pharmakons zu. Eine für die Patienten akzeptable Schmerzlinderung kann im Durchschnitt erst durch eine Einwirkszeit von mindestens 20 Minuten erzielt werden [4]. Nach ca. 60

Tabelle 1. Wirksamkeit von EMLA 5% Creme bei Debridement des Ulcus cruris

Autoren	Studiendesign	Patientenzahl	Ulkusgröße cm^2	Dosierung pro cm^2	Reduzierung der Schmerzen (VAS)	Reduzierung der Zahl des Debridements	Nebenwirkung
Holm et al. 1990	Doppel-blind (CVI u. AVK)	30	bis 64	maximal 5 g pro Patient	Signifikant (p < 0,01)	–	Brennen
Hansson et al., 1993	Offen (CVI)	43	bis 60	maximal 5 g pro Patient	Signifikant (p < 0,008)	–	Brennen, Juckreiz
Peschen et al., 1997	Offen (CVI, CO_2-Laser)	22	bis 50	0,3 g	Signifikant (p < 0,001)	Nein	Keine (3 Abbruch in Plazebogruppe)
Lok et al., 1999	Doppel-blind (CVI)	69	bis 127	0,3 g (maximal 10 g pro Patient)	Signifikant (p < 0,003)	Signifikant (p < 0,01)	Brennen, Juckreiz

Minuten nimmt die Wirkung resorptionsbedingt wieder ab.

Da unter Einfluß des Lokalanästhetikums eine gründliche Ulcusreinigung ohne große Schmerzen möglich ist, führt dies über eine bestimmte Zeit auch zur Reduzierung der Zahl der notwendigen Debridements [5].

Sicherheitsprofil von EMLA Creme zur Wundreinigung bei Ulcus cruris

Da die Anwendung eines Pharmakons auf einer offenen Wundfläche mit einer erheblichen Resorption zu rechnen ist, gelten in erster Linie Plasmakonzentrationen der Wirkstoffe bei den Patienten zu überprüfen. Frühere Studien zeigten, daß der Plasmaspiegel sowohl von Lidocain als auch von Prilocain stets unterhalb der toxischen Grenzkonzentrationen lag (Lidocain > 5 µg/ml, Prilocain > 6 µg/ml), bei denen mit ersten ZNS-Symptomen zu rechnen sind [1, 3].

Nach Applikation von EMLA 5% Creme auf Wundflächen von 50–100 cm^2 mit einer Dosierung von 1 g/10 cm^2 lag die maximale Lidocain-Konzentration bei 0,71 µg/ml und die max. Prilocain-Konzentration bei 0,28 µg/ml. Die Maxima wurden 2–4 Stunden nach der Applikation beobachtet [2].

Bisherige klinische Studien wiesen keine nachteilige Effekte der wiederholten EMLA-Anwendung auf die Wundheilung auf [2, 3, 5, 6]; ferner konnten – außer einer temporären lokalen Hautreaktion, wie Rötung, Brennen oder Juckreiz – keine gravierende Nebenwirkungen nachgewiesen werden [2]. EMLA Creme wurde bislang schätzungsweise bei 85 Millionen Personen weltweit angewandt. Bis heute wurde ca. 200 Fälle von geringen (lokale Hautreaktionen, Verdacht auf Kontaktallergie) sowie 25 Fälle von schweren Nebenwirkungen (MetHb, Anaphylaxie) gemeldet. Mit einer Nebenwirkungsrate von 1:100 000 (für leichte NW) bzw. 1:1 Mio. (für schwere NW) gilt EMLA Creme im Vergleich zu anderen Pharmaka als relativ sicher.

Aufgrund einer altersbedingten Einschränkung der Methämoglobinämie-Reduktase kann ein Risiko für das Auftreten einer Methämoglobinämie bei Säuglingen bestehen, dafür verantwortlich ist ein MetHb-bildendes Metabolit von Prilocain, nämlich O-Toluidine. Aus Sicherheitsgründen wird deshalb empfohlen, bei Säuglingen (bis 3 Monate alt) maximal 1 g EMLA Creme anzuwenden [7]. Bei älteren Kindern bzw. Erwachsenen besteht die Gefahr allerdings nicht.

Praktische Anwendung von EMLA Creme zur Wundreinigung bei Ulcus cruris

Vor der Wundreinigung ist EMLA Creme ausreichend dick aufzutragen (1–2 g/10 cm^2). Das behandelte Areal muß mit einer Okklusivfolie abgedeckt werden. Gegebenenfalls empfiehlt sich bei großen Wundflächen ein zusätzlicher Verband, der eine schwerkraftgerichtete Ansammlung der Creme, deren Viskosität einige Minuten nach der Applikation deutlich abnimmt, verhindert. Die erforderliche Einwirkszeit beträgt – abhängig vom Grad des Hautdefektes – zwischen 30 und 60 Minuten. Anders als bei ihrer Anwendung auf intakter Haut, sollte hier eine entsprechende Einwirkzeit möglichst genau eingehalten werden, da zu kurze oder zu lange Einwirkzeiten unter Umständen keine ausreichende Analgesie gewährleisten. Tritt eine ausreichende Betäubung ein, sollte mit der Wundreinigung unmittelbar begonnen werden, da infolge der raschen Resorption die Analgesie nur ca. 15–20 Minuten anhält.

Literatur

1. Enander Malmros I, Nilsen T, Lillieborg S (1990) Plasma concentrations and analgesic effect of EMLA (lidocaine/prilocaine) cream for the cleansing of leg ulcers. Acta Derm Venereol 70:227–230

2. Hansson C, Holm J, Lillieborg S, Syren A (1993) Repeated treatment with lidocaine/prilocaine cream (EMLA) as a topical anaesthetic for the cleansing of venous leg ulcers. Acta Derm Venereol 73:231–233
3. Holm J, Andren B, Grafford K (1990) Pain control in the surgical debridement of leg ulcers by the use of a topical lidocaine-prilocaine cream, EMLA. Acta Derm Venereol 70:132–136
4. Holst KG, Kristofferson A (1998) Lidocaine-prilocaine cream (EMLA Cream) as a topical anaesthetic for the cleansing of leg ulcers. The effect of length of application time. Eur J Dermatol 8:247–247
5. Lok C, Paul C, Amblard P, Bessis D, Debure C et al. (1999) EMLA cream as a topical anaesthetic for the repeated mechanical debridement of venous leg ulcers: a double-blind, placebo-controlled study. J Am Acad Dermatol 40:208–213
6. Peschen M, Hackenjos K, Wiek K, Schöpf E, Vanscheidt W (1997) Lidocain-Prilocain-Creme (EMLA) zur Oberflächenanästhesie von venösen Ulzera vor Debridement durch CO_2-Laser. Phlebol 26:120–123
7. Waard-van der Speck FB, Oranje AP (1999) Topical anaesthetics in Dermatology. In: Katsambas AD, Lotti TM (eds) European Handbook of Dermatological Treatment. Springer, Berlin, pp 829–832

Photodermatologie

Entwicklungen und praktische Anwendungen in der Photo(chemo)therapie

H. Stege, J. Krutmann

Seit Jahrzehnten stellen photo- und photochemotherapeutische Verfahren etablierte dermatologische Behandlungsregime dar. Die enge Verzahnung von dermatologischer, photobiologischer und photoimmunologischer Forschung mit strahlenphysikalischen und technischen Innovationen haben der Photodermatologie in den letzten Jahren wichtige Impulse gegeben, die sich rasch in der Therapie niedergeschlagen haben. Einerseits ist auf die Einführung neuer selektiver Spektren im UVB- und UVA-Bereich, z. B. auf die 311 nm-UVB- oder die UVA1-Phototherapie, andererseits auf neue Indikationen, z. B. die Behandlung von Bindegewebserkrankungen und der GvHD, hinzuweisen. Im Folgenden wird Neues und Bewährtes in der Photo(chemo)therapie sowohl in Bezug auf klinische als auch auf wissenschaftliche Relevanz dargestellt.

Entwicklungen in der Photochemotherapie

Die Renaissance der topischen Photochemotherapie ist ein Beispiel dafür, daß Bewährtes wieder in die photodermatologische Praxis zurückkehrt, sich daraus neue Therapien und Indikationen entwickeln lassen (z. B. Photochemotherapie der Morphea) [2]. Die PUVA-Bade-Photochemotherapie wurde erstmals in den 70er Jahren etabliert und auch in Deutschland angewendet. Leider geriet diese Therapie in Vergessenheit, während sie in Skandinavien kontinuierlich eine Behandlungsalternative zur systemischen PUVA-Therapie und besonders zur topischen PUVA-Therapie mittels lokaler Applikation einer relativ hochkonzentrierten Lösung von alkoholisch gelöstem 8-Methoxypsoralen (8-MOP) darstellte. Allerdings wird in Skandinavien nicht das im deutschsprachigen Raum gebräuchliche 8-MOP, sondern 3,4,5-Trimethylpsoralen (TMP) eingesetzt. Der Münchener Arbeitsgruppe von P. Lehmann ist es zu verdanken, daß diese Therapieform auch in Deutschland wieder einen festen Platz in der Photochemotherapie gefunden hat [1]. Das Indikationsspektrum der Bade-PUVA-Photochemotherapie (sowohl Teilkörper- als auch Ganzkörper-PUVA-Bade-Photochemotherapie) umfaßt weitgehend alle Indikationen der oralen Photochemotherapie. Der große Vorteil der PUVA-Bade-Photochemotherapie liegt in der fehlenden systemischen Photosensibilisierung, die in Untersuchungen des 8-MOP-Serumspiegels nachgewiesen werden konnte und dem sich daraus folgernden Fehlen von systemischen Nebenwirkungen wie Nausea, Vomitus und der Gefahr einer Kataraktbildung. Allerdings können unter einer topischen PUVA-Bade-Photochemotherapie der typische PUVA-Pruritus und PUVA-induzierte Follikulitiden auftreten. Da die 8-MOP-haltige Badelösung eine sehr starke photosensibilisierende Kapazität besitzt, sind bei der Durchführung der Bade-PUVA-Photochemotherapie Sicherheitsaspekte zur Vermeidung überschießender Bestrahlungsreaktion zu berücksichtigen. Die Bestimmung der minimalen phototoxischen Dosis (MPD) ist vor Einleitung der Therapie erforderlich. Initiale Bestrahlungsdosen sollten 20–30 % der MPD betragen, aber 0,5 J/cm² nicht überschreiten. Aus noch nicht ganz geklärten Ursachen verringert sich die vor Therapie bestimmte MPD nach ersten Bestrahlungen signifikant. Das daraus resultierende Risiko einer UV-Überdosierung wird vermieden, indem während der initialen Behandlungsphase die UVA-Dosis nicht erhöht wird (genaue Therapieempfehlungen siehe Literatur: [11]). Trotz der genannten Vorteile und der Effektivität der PUVA-Bade-Photochemotherapie ist diese Therapieform für den routinemäßigen Einsatz in der Praxis häufig nicht geeignet. Da eine Heimapplikation wegen der starken aber nur kurzfristig andauernden Photosensibilisierung nicht möglich ist, erfordert die Bade-PUVA-Photochemotherapie vom behandelnden Dermatologen einen hohen logistischen Aufwand. Zwischenzeitliche Probleme bezüglich der Herstellung und Qualität der Stammlösung konnten erfreulicherweise durch die Einführung eines neuen Präparates (Meladinine 0,3 %; Galderma, Freiburg) gelöst werden. Anwender sollten allerdings zur Vermeidung überschießender phototoxischer Reaktionen die veränderte Konzentration der neuen Lösung (0,3 %) im Vergleich zum Vorgängerpräparat (0,15 %), bzw. zu magistral hergestellten Lösung beachten.

Ein neues photochemotherapeutisches Verfahren ist die Creme-PUVA-Photochemotherapie. Hierbei wird das in Alkohol oder Aceton gelöste 8-MOP in eine Cremegrundlage eingearbeitet. Die Creme-PUVA-Photochemotherapie hat sich nach der Erstveröffentlichung im Hautarzt 1997 relativ rasch einen festen Platz in der praktischen Photodermatologie erobert. Ausschlaggebend für die große Akzeptanz dieser Therapie ist neben der therapeutischen Effektivität, die von mehreren Arbeitsgruppen gezeigt werden konnte, die Praktikabilität und Sicherheit. Die Applikation der PUVA-Creme führt zu einer sicheren, mittellang (ca. 2–3 h, mit einem Maximum um 90 min) andauernden Photosensibilisierung, die dem Patienten eine Heimapplikation erlaubt [15]. Ferner ermöglicht die Creme-PUVA-Photochemotherapie im Gegensatz zur PUVA-Bade-Photochemotherapie die eine selektive Behandlung umschriebener Hautveränderungen. Die therapeutische Sicherheit ist durch die milde topische und durch eine fehlende systemische Photosensibilisierung gewährleistet. Selbst nach einer Ganzkörperapplikation mit der initial beschriebenen Konzentration (0.0006% 8-MOP in Cremegrundlage) konnten keine meßbaren 8-MOP-Serumspiegel bestimmt werden. Während die Bade-PUVA-Photochemotherapie wegen des Badevorgangs eine Eksikkation verstärken kann, wirkt die Cremegrundlage wegen der z. T. rückfettenden Eigenschaften pflegend. Neben ekzematösen Erkrankungen der Hände und Füße konnten solitäre atopische Ekzeme, psoriatische Plaques und in einzelnen Fällen Lichen ruber planus, im Halbseitenvergleich sogar effektiver als 311-nm-UVB-Therapie, erfolgreich behandelt werden. Zur Zeit kann der behandelnde Dermatologe nur auf magistrale Rezepturen zurückgreifen, ein kommerziell erhältliches Fertigpräparat ist aber in der Entwicklung. Wir verwenden zur Zeit für eine 0,0006% 8-MOP-haltige Creme 1 ml Meladinine Lsg 0,3%, 150 ml Aqua dest. in Unguentum Cordes auf 500,0 g.

Neben Psoralenen kommen auch andere Pharmaka als Photosensibilisatoren zum Einsatz. Als Photochemotherapie zur Behandlung der Vitiligo hat sich die Kombination einer UVA-Photochemotherapie nach vorhergehender Einnahme oder topischer Applikation von Khellin bewährt [8]. Obwohl Khellin-haltige Präparate z.B. für die Therapie der Angina pectoris seit Jahrzehnten auf dem Markt sind, fehlt die arzneimittelrechtliche Zulassung für photochemotherapeutische Anwendungen. Die Verordnung des Präparates im Rahmen einer UV-Therapie liegt von daher in der Verantwortung des Arztes. Die Kombination aus UVA-Bestrahlungen und Khellin wird in Anlehnung an die PUVA-Therapie mit dem Akronym KUVA-Therapie bezeichnet. Trotz enger chemisch-struktureller Verwandtschaft mit 8-MOP führt die Anwendung von Khellin, einem Furanochromon, nicht zu phototoxischen Nebenwirkungen. Bei einer systemischen KUVA-Therapie wird die Standarddosis von 100 mg Khellin in Gelatinekapseln verabreicht. 1–2 Stunden nach Einnahme erfolgt die UVA-Therapie. Wegen der fehlenden Phototoxizität kann die Bestrahlung initial relativ hoch dosiert und rasch bis auf 15 J/cm² gesteigert werden. Auch in der topischen Anwendung weist Khellin keine phototoxischen Nebenwirkungen auf. Deshalb läßt sich eine KUVA-Therapie auch auf der Basis einer Creme-KUVA-Therapie durchführen. Die relative Effektivität einer topischen Khellin-Therapie ist konzentrationsabhängig. Ortel schlägt eine 5% Khellin-Präparation in einer Creme-Grundlage vor. Erste Berichte aus der Münchener Hautklinik weisen auf positive präliminäre Erfahrungen in der Anwendung der 5% Khellin-Creme in der Behandlung der Palmoplantarpsoriasis hin.

Entwicklungen in der Phototherapie

UVB-Phototherapie

Selektierte UV-Spektren im UVB-Bereich werden z.B. unter dem Begriff der SUP-Therapie seit Jahrzehnten in der Phototherapie der Psoriasis eingesetzt. Parrish und Jaenicke ermittelten das Aktionsmaximum der Phototherapie im langwelligen Spektralbereich der UVB-Strahlung. Die konsequente technisch-physikalische Umsetzung dieser Erkenntnisse führte zur Etablierung der 311-nm-UVB-Therapie, deren erwünschter Nebeneffekt eine geringe erythematogene Potenz darstellt. Die therapeutische Überlegenheit dieser hochselektiven UVB-Bestrahlung gegenüber konventioneller UVB-Therapie bei der Behandlung der Psoriasis konnte in mehreren Studien nachgewiesen werden. Die höhere therapeutische Effektivität der 311-nm-UVB-Therapie beruht auf der vergleichsweise höher ausgeprägten Induktion von Apoptose in dermalen T-Zellen [9]. Da die UVB-Langzeitbehandlung von Patienten mit Psoriasis mit einem erhöhten Photokarzinogeneserisiko einhergeht, sollte versucht werden, die therapeutische Effektivität durch Kombinationstherapien weiter zu erhöhen. Ein probater Ansatz liegt in der Kombination von UVB-Therapien mit topischen Vitamin D-Derivaten. Eine Innovation stellt die Kombination der 311-nm-UVB-Phototherapie mit einem neuartigen topischen Retinoid dar. Retinoide weisen nicht nur eine antiproliferative sondern auch eine antikarzinogene Potenz auf. Die systemische Retinoid-Therapie, monotherapeutisch oder in Kombination mit einer Phototherapie, muß wegen des Nebenwirkungsspektrums auf besonders schwere und therapierefraktäre Formen beschränkt bleiben. Es konnte gezeigt werden, daß Tazaroten (Zorac Gel 0,05/0,1%, Pharmallergan, Ettlingen, Deutschland), ein neuartiges topisch wirksames Retinoid, effektiv und ohne systemische und bei regelrechter Anwendung auch ohne lokale Nebenwirkungen topisch zur Behandlung der Psoriasis oder der Ichthyose eingesetzt werden kann. Aus photodermatologischer Sicht ist die Kombination einer 311-nm-UVB-Therapie mit einem topisch applizierbaren Retinoid gleichbedeutend mit der Kombination der UVB-Phototherapie der ersten Wahl mit einem antipsoriatischen und potentiell antikarzinogenen Wirkstoff. In einer 4wöchigen, monozentrischen, randomisierten Halbseitenstudie konnte die therapeutische Überlegenheit und Sicherheit der Kombinationstherapie (311-nm UVB und Tazarotene) gegenüber einer 311-nm-UVB-Monotherapie an 20 Patienten nachgewiesen werden.

UVA1-Phototherapie

Die Entwicklung spezifischer Spektren beschränkt sich nicht nur auf den UVB-Spektralbereich. Ein in den letzten Jahren etabliertes photodermatologisches Verfahren, bei dem hochselektive UV-Strahlen therapeutisch genutzt werden, ist die UVA1-Therapie. Die Emission im UVA1-Spektralbereich (340–400 nm) ermöglicht es, ohne Induktion eines UVB-Erythems, die Haut des Patienten mit relativ hohen Strahlendosen (bis 130 J/cm^2) zu bestrahlen. 1992 berichteten Krutmann et al. erstmals über im Rahmen einer Pilotstudie nachgewiesene therapeutische Überlegenheit der hochdosierten UVA1-Therapie bei der Behandlung der schwer und akut exazerbierten atopischen Dermatitis im Vergleich zu einer konventionellen UVA/UVB-Therapie [4]. Die Ergebnisse der Pilotstudie konnten zwischenzeitlich in einer Multizenterstudie, an der die Universitäts-Hautkliniken Freiburg, Münster und Charité, Berlin, unter zentraler biometrischer Betreuung durch die Universitäts-Hautklinik Erlangen teilnahmen, bestätigt werden [5]. Von praktischer Relevanz ist die Kenntnis des Wirkmechanismus einer hochdosierten UVA1-Therapie bei der atopischen Dermatitis. Morita et al. konnten zeigen, daß konsekutive UVA1-Bestrahlungen zu einer Depletion von T-Zellen aus dem atopischen Ekzem führen und daß dieser Effekt durch die Induktion von Apoptose infiltrierender T-Zellen bedingt ist [7]. Ferner konnte nachgewiesen werden, daß hochdosierte UVA1-Bestrahlung die Expression inflammatorischer Zytokine in der läsionalen Haut von Atopikern hemmt [3, 5]. Obwohl zur Zeit die Wirksamkeit der hochdosierten UVA1-Therapie nicht bezweifelt werden kann, besteht aufgrund unterschiedlicher Bestrahlungsmodalitäten der Bedarf zur Evaluation der optimalen UVA1-Dosierung. Zur Diskussion stehen für die Indikation der schweren und akut exazerbierten atopischen Dermatitis die sogenannte low-dose-UVA1-Therapie bis 30 J/cm^2, die medium-dose-UVA1-Therapie bis 60 J/cm^2 und die high-dose UVA1-Therapie bis 130 J/cm^2. Unter der Schirmherrschaft der AG Photodermatologie der DDG wird zur Zeit eine Multizenter-Studie durchgeführt, in der die therapeutische Effektivität der unterschiedlichen Therapieregime untereinander und mit der konventionellen UVA/UVB-Therapie verglichen werden sollen. Die Frage nach der optimalen Dosierung der UVA1-Therapie hängt eng mit der Frage nach den Nebenwirkungen dieser Therapie zusammen. Da Ergebnisse von Langzeituntersuchungen naturgemäß noch nicht vorliegen können, wurde die European Follow-UP UVA1 Phototherapy-Study (EFUP-Studie) unter der Leitung von Diepgen und Krutmann begonnen. Das Ziel dieser Studie ist durch systematische Erfassung und Nachkontrolle der UVA1-bestrahlten Patienten frühzeitig Informationen über Langzeitnebenwirkungen, z. B. Lichtalterung oder Photokarzinogenese zu erhalten. Da es für die UVA1-Therapie noch keine Abrechnungsziffer gibt, erfolgt die Vergütung auf der Basis von Einzelfallentscheidungen außerhalb des gedeckelten Budgets.

Seit 1992 hat sich das Indikationsspektrum der hochdosierten UVA1-Therapie deutlich erweitert. In in-vitro Experimenten konnte gezeigt werden, daß UVA1-Bestrahlungen die Expression von Kollagenase (MMP-1) in humanen dermalen Fibroblasten steigert [12]. Die klinische Relevanz dieser Untersuchungen demonstrierten klinisch Studien an Patienten mit Morphea. Es fand sich eine UVA1-dosisabhängige Induktion von Kollagenase I in der läsionalen Haut von Patienten mit einer Morphea und damit einhergehend eine Besserung sklerotischer Areale. Diese Ergebnisse könnten neben der Behandlung von Morphea-Patienten auch neue Möglichkeiten in der Behandlung von Patienten mit anderen Bindegewebserkrankungen eröffnen [14]. Eine weitere Indikation ist die Behandlung von Patienten mit Urticaria pigmentosa. In einer Pilotstudie an 4 Urticaria pigmentosa-Patienten konnte die therapeutische Effektivität einer hochdosierten UVA1-Therapie erstmals gezeigt werden [13]. In einer weiteren Untersuchung wurde dieser Befund an insgesamt 16 Patienten bestätigt. Retrospektiv ergab sich ein durchschnittliches erscheinungsfreies Intervall von 16 Monaten. Damit ist die hochdosierte UVA1-Therapie der PUVA-Therapie (Rezidiv nach ca. 8 Monaten) deutlich überlegen. Immunhistochemische Untersuchungen zeigen, daß im Gegensatz zur PUVA-Therapie die Mastzellzahl durch eine hochdosierte UVA1-Therapie reduziert werden kann. Die Reduktion der Mastzellzahl ist assoziiert mit der Induktion von Apoptose in dermalen Mastzellen. Neueste Untersuchungen, die die konsequente Umsetzung von experimentellen Daten in die photodermatologische Praxis bedeuten, haben eine weitere Indikation für die hochdosierte UVA1-Therapie eröffnet. Unter hochdosierter UVA1-Therapie konnten bei Patienten mit kutanem T-Zell-Lymphom des Stadiums Ia und Ib sowohl partielle als auch komplette Remission erzielt werden [10]. Die ersten Untersuchungen an den Universitäts-Hautkliniken Düsseldorf und Nagoya, die auch von anderen Autoren in Einzelfallberichten bestätigt wurden, werden zur Zeit in einer randomisierten Studie im Vergleich zur PUVA-Therapie überprüft.

Ausblick

Im Gegensatz zu ultravioletter Strahlung sind die Effekte sichtbarer Strahlung oder von Infrarotstrahlen auf die menschliche Haut sind bislang nur gering charakterisiert. Mittels Infrarotstrahlung kann in humanen dermalen Fibroblasten die Kollagenase I mRNA- und Proteinexpression gesteigert werden [16]. Somit könnte eventuell ein Einsatz von Infrarotstrahlen zur Therapie sklerodermiformer Hautveränderungen sinnvoll sein. In ersten präliminären Untersuchungen konnten mit Bestrahlungen im Bereich des sichtbaren Lichtes an Patienten mit einer atopischen Dermatitis positive therapeutische Effekte erzielt. Allerdings sind diese Ergebnisse zur Zeit noch experimentell und nicht geeignet, in dir phototherapeutischen eingesetzt zu werden.

Literatur

1. Kerscher M, Lehmann P, Plewig G (1994) PUVA-Bad Therapie. Indikationen und praktische Durchführung. Hautarzt 45:526-528
2. Kerscher M, Volkenandt M, Meurer M, Lehmann P, Plewig G, Röcken M (1994) Treatment of localised scleroderma with PUVA bath photochemotherapy. Lancet 343:1233
3. Krutmann J (1999) Therapeutic photomedicine: Phototherapy. In: Freedberg IM, Eisen AZ, Wolff K, Austen KF, Goldsmith LA, Katz SI, Fitzpatrick TB (eds) Fitzpatrick_s Dermatology in General Medicine (5th Edition). McGraw-Hill, New York, pp 2870-2879
4. Krutmann J, Czech W, Diepgen T, Niedner R, Kapp A, Schöpf E (1992) High-dose UVA1 therapy in the treatment of patients with atopic dermatitis. J Am Acad Dermatol 26:225-230
5. Krutmann J, Diepgen T, Luger TA, Grabbe S, Meffert H, Sönnichsen N, Czech W, Kapp A, Stege H, Grewe M, Schöpf E (1998) High-dose UVA1 therapy for atopic dermatitis: Results from a multicenter trial. J Am Acad Dermatol 38:589-593
6. Krutmann J, Hönigsmann H (Hrsg) (1997) Handbuch der dermatologischen Phototherapie und Photodiagnostik. Springer, Heidelberg.
7. Morita A, Werfel T, Stege H, Ahrens C, Grewe M, Ruzicka T, Grether-Beck S, Sies H, Krüger H, Kapp A, Krutmann J (1997) High-dose ultraviolet (UV) A1 therapy works through induction of apoptosis in skin-infiltrating T-helper cells: Analysis of the photobiological and molecular mechanisms. J Exp Med 186:1763-1768
8. Ortel B., Gonzalez S. (1997) Photo-und Photochemotherapie der Vitiligo. In: Krutmann J, Hönigsmann H (Hrsg) Handbuch der dermatologischen Phototherapie und Photodiagnostik. Springer, Heidelberg pp 111-125
9. Ozawa M, Ferenci K, Kikuchi T, Cardinale L, Austin LM, Coven TR, Burack LH, Krueger JG (1999) 311 nm UVB (narrow band UVB) induces apoptosis of T cells within psoriatic lesions. J Ex Med (in press)
10. Plettenberg H, Stege H, Megahed M, Ruzicka T, Hosokawa Y, Tsuji T, Morita A, Krutmann J (1999) Ultraviolet A1 (340-400 nm) Phototherapy for cutaneous T cell Lymphoma. J Am Acad Dermatol (in press)
11. Röcken M, Plewig G (1997) Bade-PUVA-Photochemotherapie. In: Krutmann J, Hönigsmann H (Hrsg) Handbuch der dermatologischen Phototherapie und Photodiagnostik. Springer, Heidelberg, pp 259-279
12. Scharfetter K, Wlaschek M, Hogg A, Bolsen K, Schothorst A, Goerz G, Krieg T, Plewig G (1991) UVA irradiation induces collagenase in human dermal fibroblasts in vitro and in vivo. Arch Dermatol Res 283:506-511
13. Stege H, Schöpf E, Ruzicka T, Krutmann J (1996) Treatment of urticaria pigmentosa with high-dose UVA1 therapy. Lancet 347:64
14. Stege H, Berneburg M, Humke S, Klammer M, Grewe M, Grether-Beck S, Dierks K, Goerz G, Ruzicka T, Krutmann J (1997) High-dose ultraviolet A1 (UVA1) radiation therapy for localized scleroderma. J Am Acad Dermatol 36:938-944
15. Stege H, Berneburg M, Ruzicka T, Krutmann J (1997) Creme-PUVA-Photochemotherapie. Hautarzt 48:89-93.
16. Stege H, Kürten V, Grether-Beck S, Grewe M, Ruzicka T, Krutmann J (1998) Infrared radiation induces matrix metalloproteinase-1 expression in human dermal fibroblasts. Arch Dermatol Res 290:A 148

Balneophototherapie

V. Streit

Die Balneophototherapie hat in der Behandlung von Patienten mit Psoriasis und Neurodermitis in den vergangenen 5 Jahren seit Etablierung des Erprobungsmodells »Ambulante Balneophototherapie« deutlich an Bedeutung gewonnen. Inzwischen führen über 700 niedergelassene Dermatologen und Kliniken eine Behandlung mit Solebädern oder der sogenannten PUVA-Behandlung durch.

Praktische Erfolge über die Anwendung von Solebädern mit anschließender intensiver UV-Bestrahlung werden seit den 60er Jahren bereits von Behandlungszentren am Toten Meer berichtet, die später eine Bestätigung durch einzelne Spezialkliniken in Deutschland erfuhren.

Methoden

Im Rahmen des Erprobungsmodells wurden zwei unterschiedliche Arten von Bädern, Solebädern und sogenannte Bade-PUVA-Therapie, eingesetzt. Die Therapie wird in der Regel in einer herkömmlichen Badewanne, einer technisch aufwendigen Anlage mit Vollumspülung oder mit einem Folienbad durchgeführt. Für die Solebäder betrug die Konzentration der Salzbäder mind. 15 %, bei Patienten mit Neurodermitis wurden Salzbäder mit einer Konzentration zwischen 1 % bis 5 % mit nachfolgender UVA-/UVB-Therapie verabreicht.

Die Therapie gliederte sich auf in
a) Initialtherapie und
b) Erhaltungstherapie

Bei der Initialtherapie wurde 3–5 x pro Woche behandelt, bis der Patient erscheinungsfrei war. Die anschließende Erhaltungstherapie bestand aus ein- bis zweimaliger Anwendung pro Woche, um den erreichten Therapieerfolg zu stabilisieren. In die Auswertungsphase wurden die Ergebnisse von 483 Einrichtungen, davon 429 niedergelassene Dermatologen und 29 Universitäts-Hautkliniken sowie 25 städtischen Häusern, einbezogen.

Patienten mit Psoriasis

Es wurden 3871 Patienten mit Psoriasis behandelt, 90 % erhielten eine Sole-UVB-Therapie und 10 % eine Bade-PUVA-Therapie. Der Behandlungserfolg wurde mit der Reduktion des Körperoberflächenbefalls sowie dem international anerkannten PASI-Score gemessen.

Nach der Sole-UVB-Therapie kam es zu einer Reduktion des PASI um 80 % und die Ausdehnung der Erkrankung verminderte sich von 30 % auf 10 %.

Die Bade-PUVA-Therapie bei Psoriatikern ergab ähnliche Resultate: Reduktion des PASI um 83 % von 17 auf 2,8 und eine Verminderung der erkrankten Körperoberfläche von 40 % auf 10 %. Die Behandlungsergebnisse zeigten keine Unterschiede beim Vergleich von verschiedenen Therapiemethoden. 768 Patienten mit Psoriasis bekamen nach der Initialtherapie eine Erhaltungstherapie. Nach durchschnittlich 17 Behandlung wurde eine Stabilisierung des PASI sowie der Krankheitsausdehnung festgestellt.

Die Initialtherapie von 372 Psoriatikern mit Bade-PUVA ergab eine Besserung des PASI um 89 % nach durchschnittlich 25 Behandlungen. Die Ausdehnung der Erkrankung reduzierte sich um 75 %. Mit der Bade-PUVA-Erhaltungstherapie wurde ebenfalls eine Stabilisierung des Hautzustandes erreicht.

Patienten mit Neurodermitis

1652 Patienten mit Neurodermitis stellten die zweite große Behandlungsgruppe dar. Die Bewertung des Behandlungserfolges wurde durch die Anwendung des SCORAD-Score durchgeführt. Nach 18 Behandlungen wurde eine Verminderung des SCORAD um 54 % erreicht, die Krankheitsausdehnung reduzierte sich um 63 %. Es fand sich kein signifikanter unterschiedlicher Behandlungserfolg beim Vergleich zwischen Folienbad und Vollbad. Von 1652 Patienten erhielten 914 Patienten (55 %) eine Initialtherapie ohne Zusatztherapie. Nach 24 Bädern verlängerte der SCORAD um 65 %, die Krankheitsausdehnung reduzierte um 87 %. Während der Erhaltungstherapie stabilisierte sich der Hautzustand.

Diskussion

Nach Etablierung der Balneophototherapie am Toten Meer, deren Erfolg durch mehrere Großstudien gut belegt ist, wurde die Solebadtherapie mit nachfolgender künstlicher UV-Bestrahlung 1974 durch M. Ständer in Bad Bentheim in Deutschland etabliert [1, 2]. In dem Erprobungsmodell konnte jetzt gezeigt werden, daß Patienten mit einer mittelschweren bis schweren Psoriasis oder Neurodermitis durch die ambulante Balneophototherapie erfolgreich ortsnah behandelt werden können. Verglichen mit stationären Behandlungmaßnahmen bietet die ambulante Versorgung ein günstiges Kostenleistungsverhältnis. Durch die ortsnahe Therapie konnte bei den Patienten, deren Mehrheit im arbeitsfähigen Alter war, eine Arbeitsunfähigkeit vermieden werden.

Die Auswertung der Erhaltungstherapie bei Patienten mit Psoriasis zeigt, daß die Balneophototherapie eine Stabilisierung des klinischen Befundes herbeiführt, wobeiu PASI und Körperoberflächenbefall unverändert bleiben. Mit der Erhaltungstherapie läßt sich der Zeitraum zwischen dem Ende der Initialtherapie und dem Sommerbeginn überbrücken.

Die Bade-PUVA-Therapie ist eine Weiterentwicklung der seit 1974 etablierten systemischen PUVA-Therapie. Die Bade-PUVA-Therapie hat ein deutlich geringeres Nebenwirkungsprofil, es konnte in mehreren Studien gezeigt werden, daß vor allem gastrointestinale Nebenwirkungen vermeidbar sind sowie aufgrund des niedrigen 8-MOP-Plasmaspiegels auf das Tragen einer Schutzbrille bei der Bade-PUVA-Therapie verzichtet werden kann [3]. Die benötigten UV-Gesamtdosen betragen nur 25–50 % der sonst bei der systemischen PUVA-Therapie applizierten Dosen.

Unsere Behandlungsergebnisse bestätigten bei einem relativ großen Kollektiv von 372 Patienten die Vorteile der Bade-PUVA-Therapie. Die Nebenwirkungen der systemischen PUVA-Therapie konnten vollständig vermieden werden.

Für die weitere Entwicklung der Bade-PUVA-Therapie ist von Bedeutung, daß sich das Spektrum der durch Bade-PUVA behandelbaren Krankheiten in den letzten Jahren deutlich ausgedehnt hat. Fast alle Erkrankungen, die einer oralen PUVA-Therapie zugänglich sind, können auch mit Bade-PUVA behandelt werden. So liegen Studien über die erfolgreiche Behandlung der Mycosis fungoides, der lymphomatoiden Papulose, der Urticaria pigmentosa, der circumscripten Sklerodermie, des Sklerodermia adultorum sowie des disseminierten Granuloma anulare vor [4].

Psoriasis und Neurodermitis stellen chronische Hauterkrankungen dar, die oftmals für Patienten und behandelnde Ärzte eine große Herausforderung sind. Die ambulante Balneophototherapie knüpft wirkungsvoll an den Grundsatz »ambulant vor stationär« an und zeigt, daß durch eine ortsnah durchgeführte ambulante Balneophototherapie eine wirksame Abheilung bei Patienten mit Psoriasis oder Neurodermitis erreicht werden kann.

Literatur

1. Abels, DJ, Rose T, Bearman JE (1995) Treatment of Psoriasis at the Dead Sea dermatologic clinic. Int J Dermatol 33:134–137
2. Ständer M (1983) Die Thermalsole-Phototherapie bei Psoriasis vulgaris. Fortschr Med 101:933–936
3. Collins P, Rogers S (1992) Bath-water compaed with oral delivery of 8-methoxypsoralen PUVA therapy for chronic plaque psoriasis. Br J Dermatol 127:392
4. Lüftl M, Degitz K, Plewig G, Röcken M (1997) Psoralen bath plus UV-A therapie. Arch Dermatol 133:1597

Die UV-Exposition von Radprofis überschreitet deutlich internationale Grenzwerte

M. Möhrle, L. Heinrich, A. Schmid, J. Keul, G. Rassner, C. Garbe

Zusammenfassung

Die Exposition gegenüber ultravioletter Strahlung gilt als bedeutender Risikofaktor für die Entstehung von Melanomen und epithelialen Hauttumoren.

Amateure und insbesondere Berufssportler in Freiluftsportarten sind in Training und Wettkampf ultravioletter Strahlung des Sonnenlichts ausgesetzt. Bislang liegen keine Informationen über die UV-Exposition von Profisportlern vor.

Mit *Bacillus-subtilis*-Sporenfilmen wurden Dosimeter entwickelt, deren Empfindlichkeitsspektrum der Erythemkurve der menschlichen Haut entspricht. Wir untersuchten mit diesem biologischen Meßsystem die UV-Exposition von sechs Radprofis während acht Etappen der »Tour de Suisse 1998«.

Die individuellen UV-Expositionen lagen zwischen 0,15 minimalen Erythemdosen (MED) während des regnerischen Prologs und 17,2 MED während einer sonnigen Alpenetappe. Bei allen Etappen, den Prolog ausgenommen, betrug die mittlere UV-Tagesdosis 8,1 MED.

Die gemessene mittlere Tagesdosis übertrifft international empfohlene Grenzwerte (IRPA/ICNIRP) um etwa das dreißigfache, der Spitzenwert um das sechzigfache.

Eine Reduktion der UV-Exposition von Sportlern durch Sonnenschutz, durch entsprechende Sportbekleidung und durch Trainings- und Wettkampfzeiten mit geringerer UV-Einstrahlung ist anzustreben.

Einleitung

Ultraviolette (UV) Strahlung gilt als der bedeutendste umweltbedingte Risikofaktor für die Entstehung von Melanomen und epithelialem Hautkrebs [4, 5]. Bei der Ausübung von Freiluftsportarten in Training und Wettkampf sind Amateure und, weitaus intensiver, Profisportler der UV-Strahlung des Sonnenlichts ausgesetzt. In der Literatur finden sich keinerlei Angaben über die UV-Belastung von Berufssportlern. In jüngster Zeit wurde ein UV-Filmdosimetersystem entwickelt, das getrocknete Sporen von *Bacillus subtilis* enthält. Die biologische Wirkung des UV-Lichts wird über den sporoziden Effekt der UV-Strahlung gemessen [10, 11]. Die spektrale Empfindlichkeit des Sporenfilmdosimeters wurde spektroradiometrisch überprüft und entspricht recht genau der Erythemkurve der menschlichen Haut [3, 8].

Dieses UV-Dosimetersystem wurde als Personendosimeter bei Radprofis während der »Tour de Suisse 1998«, einem bekannten Radetappenrennen, im Juni 1998 erprobt.

Material und Methoden

Dosimeter

Die Herstellung und Entwicklung der Sporenfilmdosimeter (BioSense, Bornheim) erfolgte wie bereits beschrieben [9, 10]. Der Sporenfilm enthält getrocknete Sporen eines mutanten Stammes von *Bacillus subtilis*, die auf einen Polyesterfilm aufgezogen sind. Das Meßareal des Filmes wird während der Personendosimetrie dem Sonnenlicht ausgesetzt, die Kalibrierungsareale werden im Labor mit definierten UV-Dosen aus einer kalibrierten UV-Lampe bestrahlt. Nach der Bestrahlung wird der Sporenfilm in Kulturmedium inkubiert. Die Proteine, die während der Inkubation synthetisiert wurden, werden gefärbt und photometrisch bestimmt. Die UV-Empfindlichkeit des Sporenfilms ist additiv und folgt dem Reziprozitätsgesetz im untersuchten Bereich. Die biologisch wirksame UV-Dosis eines jeden Films wird über eine Kalibrierungskurve ermittelt. Die mit Sporenfilmdosimetern gemessenen UV-Dosen werden in biologisch gewichteten minimalen Erythemdosen (MED) angegeben. 1 MED entspricht 250 J/m² bei einer Wellenlänge von 298 nm, dies ist die Dosis, mit der ein Erythem in nichtgebräunter Haut (Hauttyp 2) erzeugt wird.

Probanden und Dosimetrie

Während des professionellen Radetappenrennens »Tour de Suisse 1998« trugen sechs Fahrer eines

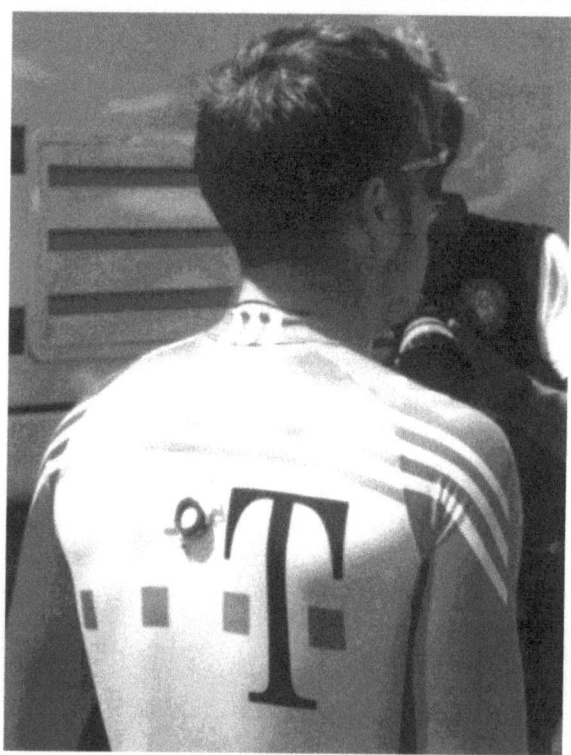

Abb. 1. Radprofi bei der »Tour de Suisse 1998«. UV-Dosimeter am Rücken des Radtrikots befestigt.

Radrennstalles Sporenfilmdosimeter am Rücken ihres Radtrikots (Abb. 1).

Die Dosimetrie wurde während acht Etappen durchgeführt. Die erste Etappe war ein 5,6 km langer Prolog. Die Meßdauer betrug hier nur 25 Minuten. Sechs Volletappen gingen über Entfernungen von 156,1 bis 230 km (4:30 bis 5:50 Std.). Eine Etappe war ein Einzelzeitfahren über 30 km (1:10 Std.).

Ergebnisse

Die UV-Expositionen lagen zwischen 0,15 MED/Tag während des regnerischen Prologs bis zu 17,16 MED/Tag während einer sonnigen Bergetappe. Über alle Etappen, den Prolog ausgenommen, betrug die mittlere UV-Tagesdosis 8,1 MED, entsprechend 1,6 MED pro Stunde im Radsattel. Die kumulative UV-Exposition über acht Tage der Radprofis lag bei etwa 57 MED pro Person.

Die bei den Radprofis gemessenen UV-Dosen sind die bislang höchsten Personendosen in der Literatur.

Diskussion

Für UV-Strahlung wurden Grenzwerte (threshold limit values (TLV)) von der American Conference of Governmental Industrial Hygienists (ACGIH) [1], der International Radiation Protection Association (IRPA) [6] und der International Commission for Non-Ionizing Radiation Protection (ICNIRP) [7] angegeben. Die bei dem Radetappenrennen gemessenen UV-Expositionen überschreiten diese Grenzwerte um mehr als den Faktor 30. Der Dosisanstieg während der Bergetappen kann durch höhenbedingte Zunahme ultravioletter Strahlung erklärt werden [2].

Bei Berufssportlern besteht, besonders bei zunehmender Meereshöhe, eine hohe UV-Belastung. Über das Risiko von Sportlern wie z. B. Radprofis, an einem Melanom oder epithelialem Hautkrebs zu erkranken, kann nur spekuliert werden. Dopingkontrollen aufgrund der verbotenen Einnahme von Erythropoeitin (EPO) könnten zu einer Zunahme des Höhentrainings führen und somit die UV-Exposition der Sportler erhöhen.

Die UV-Exposition von Profisportlern wie auch von Amateuren sollte durch die Anwendung von Sonnenschutzpräparaten, entsprechender Kleidung und Vermeidung von Trainings- und Wettkampfzeiten mit intensiver Sonneneinstrahlung reduziert werden.

Literatur

1. American Conference of Governmental Industrial Hygienists (1996) In: ACGIH, (ed) 1996 TLVs and BEI: Threshold Limit Values for Chemical Substances and Physical Agents, Biological Exposure Indices. Cincinnati/Ohio
2. Blumthaler M, Webb AR, Seckmeyer G, Bais AF, Huber M, Mayer B (1994) Simultaneous spectroradiometry: a study of solar UV irradiance at two altitudes. Geophys Res Lett 21:2805–2808
3. Furusawa Y, Quintern LE, Holtschmidt H, Koepke P, Saito M (1998) Determination of erythema effective solar radiation in Japan and Germany with a spore monolayer film optimized for the detection of UVB and UVA – results of a field campaign. Appl Microbiol Biot 50:597–603
4. Glass AG, Hoover RN (1989) The emerging epidemic of melanoma and squamous cell skin cancer. JAMA 262:2097–2100
5. Gloster HM Jr, Brodland DG (1996) The epidemiology of skin cancer. Dermatol Surg 22:217–226
6. INIC/IRPA (1989) Proposed changes to the IRPA 1985 guidelines on limits of exposure to ultraviolet radiation. Internationanal Non-Ionizing Radiation Commitee of the International Radiation Protection Association. Health Physics 56:971–972
7. International Commission on Non-Ionizing Radiation Protection (1996) Guidelines on UV radiation exposure limits. Health Phys 71:978
8. McKinlay AF, Diffey BL (1987) A reference action spectrum for ultraviolet induced erythema in human skin. Photochem Photobiol 46:55–60
9. Quintern LE, Furusawa Y, Fukutsu K, Holtschmidt H (1997) Characterization and application of UV detector spore films: the sensitivity curve of a new detector system provides good similarity to the action spectrum for UV-induced erythema in human skin. J Photochem Photobiol B 37:158–166
10. Quintern LE, Horneck G, Eschweiler U, Bücker H (1992) A biofilm used as ultraviolet-dosimeter. Photochem Photobiol 55:389–395
11. Quintern LE, Puskeppeleit M, Rainer P, Weber S, El Naggar S, Eschweiler U, Horneck G (1994) Continuous dosimetry of biologically harmful UV radiation in Antarctica with the biofilm technique. J Photochem Photobiol B: Biol 22:59–66

UVB-Strahlung induziert Plasminogenaktivator vom Urokinasetyp (uPA) und uPA-Rezeptor in der Keratinozytenlinie A431 – Bedeutung für die Photoprovozierbarkeit von Pemphigus vulgaris

K. Degitz, E. Braungart, E. Lengyel, U. Reuning, V. Magdolen, C. Marschall

Zusammenfassung

In der Pathogenese des Pemphigus vulgaris scheint die Aktivierung des Urokinase-Typ-Plasminogenaktivators (uPA) zu Akantholyse und intraepidermaler Spaltbildung beizutragen. Da Pemphigus vulgaris photoprovozierbar ist, wurde der Einfluß von UVB-Strahlung auf die Expression von Urokinase-Typ-Plasminogenaktivators (uPA) und seines spezifischen Zelloberflächenrezeptors (uPAR) in der Keratinozytenlinie A431 untersucht. Nach subletaler UVB-Bestrahlung (15 mJ/cm²) von A431-Zellen war die uPA und uPAR-Expression erhöht. UVB induzierte uPAR-mRNA ohne Beinflussung der mRNA-Stabilität, und diese Induktion war unabhängig von De-novo-Proteinsynthese. In Promotorstudien zeigte sich, daß UVB die uPAR-Transkription über eine AP1-Bindungsstelle aktiviert, und in Extrakten von UVB-behandelten Zellen fand sich eine erhöhte Bindungsaktivität an dieser AP1-Stelle. Die Induktion von Komponenten des proteolytischen uPA/Plasminogen-Systems durch UVB könnte zur Akantholyse in photoprovozierten Pemphigus-vulgaris-Läsionen beitragen.

Das uPA/Plasminogen-System und seine dermatologische Bedeutung

Proteolytische Enzyme haben in der Haut zahlreiche physiologische Funktionen. Sie steuern unter anderem Zellmigration, Keratinisierung und Kollagenstoffwechsel. Ein relativ gut charakterisiertes proteolytisches System ist das Plasminogenaktivator-System, das aufgrund seiner Rolle im Gerinnungssystem und beim infiltrativen Krebswachstum von hohem medizischem Interesse ist [4, 22]. Die Serinprotease uPA wird als Zymogen (Pro-uPA) von vielen Zellen sezerniert. Ein spezifischer uPA-Rezeptor (uPAR) bindet sezerniertes Pro-uPA an der Zelloberfläche. Pro-uPA kann durch verschiedene Proteasen (z.B. Plasmin oder die Kathepsine B und L) zu enzymatisch aktivem uPA umgewandelt werden. Aktivierter uPA wandelt das Zymogen Plasminogen, das ebenfalls an der Zelloberfläche in Nachbarschaft zum uPA/uPAR-Komplex gebunden werden kann, zu Plasmin um. Plasmin hat ein breites Substratspektrum und spaltet zahlreiche Proteinkomponenten der extrazellulären Matrix, z.B. Fibrin, Fibronektin und Laminin. Hieraus resultiert eine für die Zellmigration förderliche perizelluläre Proteolyse extrazellulärer Matrixbestandteile [12]. Die enzymatische Aktivität von uPA wird durch seine spezifischen Inhibitoren Plasminogenaktivator-Inhibitor (PAI)-1 und PAI-2 kontrolliert, indem uPA durch äquimolare Bindung an PAI-1 oder PAI-2 inaktiviert und der Bindungskomplex anschließend internalisiert wird.

Von dermatologischer Relevanz ist die durch experimentelle Untersuchungen untermauerte Sicht, daß sich Keratinozyten bei der Reepithelisierung von Hautwunden des uPA/Plasminogen-Systems zur Fortbewegung in der extrazellulären Matrix bedienen [12, 19]. Das uPA/Plasminogen-System scheint aber auch in der Pathogenese von Pemphiguserkrankungen eine Rolle zu spielen.

Pemphigus vulgaris und Pemphigus foliaceus sind blasenbildende Autoimmunerkrankungen von Haut- und Schleimhäuten. Für den Krankheitsausbruch ursächlich sind Autoantikörper, die spezifisch gegen die desmosomalen Proteine Desmoglein-3 (Pemphigus vulgaris) und Desmoglein 1 (Pemphigus foliaceus) gerichtet sind. Folge der Antikörperbindung ist letztlich die Zerstörung der desmosomalen Integrität. Dies führt zu intraepidermalen Spalten (Akantholyse), die klinisch als Blasen imponieren (aktuelle Übersichten über die Pathogenese der Pemphiguserkrankungen finden sich in [1, 11]).

Ein zusätzlicher Pathomechanismus, der – nach erfolgter Antikörperbindung – zur Akantholyse beitragen könnte, ist die Aktivierung von Proteasen. Insbesondere könnte die Aktivierung des Urokinase-Typ-Plasminogenaktivators (uPA) und seines spezifischen Zelloberflächenrezeptors (uPAR) an der Zerstörung der Desmosomen beteiligt sein. So wurden uPA und uPAR immunhistochemisch in akantholytischer Epidermis von Pemphigus-vulgaris-Patienten nachgewiesen, aber nicht in der Haut gesunder Kontrollpersonen [21]. Die Behandlung kultivierter epidermaler Keratinozyten mit IgG-Fraktionen aus Seren von Pemphigus-vulgaris-Patienten induzierte uPA [25] und uPAR [23]. An in Kultur genommener menschlicher Haut können intraepidermale Spalten durch Pemphigusantikörper oder Plasminogen erzeugt werden, und diese Spaltbildung konnte durch Anti-uPA- [15] oder anti-uPAR Antikörper [26], gereinigten PAI-2 [9] oder synthetische Proteaseinhibitoren [8, 17] gehemmt werden.

Pemphigus-Läsionen sind durch Sonnenstrahlung oder durch künstliche UVB-Quellen provozierbar [6, 7, 10, 16]. Dies trifft vor allem für Pemphigus foliaceus zu. Die der Photoprovozierbarkeit zugrundeliegenden Pathomechanismen sind nicht bekannt. Wir haben uns gefragt, ob eine UV-Aktivierung des uPA/Plasminogen-Systems eine Rolle spielen könnte und haben deshalb den Einfluß von UVB-Strahlung auf die Expression von uPA und uPAR in der Keratinozytenlinie A431 untersucht [13].

Einfluß von UVB auf die uPA-Expression

UPA- und uPAR-Oberflächenexpression war 24 h nach UVB-Bestrahlung erhöht [13]. UPA-Induktion durch UVC ist bereits früher in anderen Zelltypen beschrieben worden [2, 14, 20]. Unsere Befunde erweitern den Kenntnisstand insofern, als uPA-Induktion mit Bereichen des Solarspektrums, die tatsächlich zur Erdoberfläche gelangen, erzeugt werden kann, und zwar in dem Zellart (Keratinozyten), die der UV-Strahlung am meisten ausgesetzt ist.

Einfluß von UVB auf die uPAR-Expression

Wir haben erstmals zeigen können, daß nicht nur uPA, sondern auch sein spezifischer Zelloberflächen-Rezeptor durch UVB induzierbar ist [13]. Die uPAR-Oberflächenexpression (durchflußzytometrisch gemessen) war 24 und 48 h nach UVB-Bestrahlung erhöht. Mit der Oberflächenexpression korrelierte auch eine Erhöhung des uPAR-mRNA-Spiegels nach UVB-Exposition. Die mRNA-Induktion vollzog sich ohne Beeinflussung der mRNA-Stabilität (Aktinomycin-D-Inkubationsexperimente) und war unabhängig von Proteinsynthese (Cycloheximid-Inkubationsexperimente). In Promotorstudien zeigte sich, daß UVB die uPAR-Transkription über eine AP1-Bindungsstelle des uPAR-Promotors (Basenpositionen -182/-176 relativ zur Trankriptionsstartstelle) aktiviert. In Transkriptionsfaktorbindungsstudien wurde in Extrakten von UVB-behandelten Zellen eine erhöhte Bindungsaktivität an dieser AP1-Stelle gefunden. Insgesamt konnten somit distinkte molekulare Mechanismen bei der UVB-Induktion von uPAR beschrieben werden.

Bedeutung der UVB-Induktion von uPA und uPAR für die Photoprovozierbarkeit von Pemphigus-Erkrankungen

Gegen desmosomale Proteine gerichtete Autoantikörper gelten als primäres pathogenetisches Prinzip bei den Pemphigus-Erkrankungen. Verschiedene weiter ober dargestellte experimentelle Befunde deuten allerdings darauf hin, daß dem proteolytischen uPA/Plasminogen-System eine Effektorfunktion für die Ausbildung der Akantholyse zukommt [9, 15, 17, 26]. Die beobachtete UVB-Induktion von uPA und uPAR *in vitro* könnte als Indiz dafür genommen werden, daß die UVB-Induktion von Komponenten des proteolytischen uPA/Plasminogen-Systems *in vivo* zur Akantholyse in photoprovozierten Pemphigus-vulgaris-Läsionen beiträgt. Hierbei ist allerdings zu berücksichtigen, daß UV-Strahlung auch andere Proteasen aktiviert. Insbesondere wird neben uPA auch »Tissue-type plasminogen activator« (tPA) in Pemphigus-Läsionen gefunden [3, 18], und auch tPA ist UV-induzierbar [5, 20]. Ferner ist auch die Induktion von Metalloproteasen, beispielsweise Kollagenase durch UV-Strahlung möglich [24]. Für eine besondere Rolle von uPA spricht aber, daß seine plasminogenaktivierende proteolytische Wirkung durch die Bindung an uPAR auf die unmittelbare Zellumgebung fokussiert wird und sich damit auch in nächster Nähe von Desmosomen entfalten kann.

Literatur

1. Amagai M (1996) Pemphigus: autoimmunity to epidermal cell adhesion molecules. Adv Dermatol 11:319–352
2. Auer HP, Konig H, Litfin M, Stein B, Rahmsdorf HJ (1994) Ultraviolet irradiation, although it activates the transcription factor AP-1 in F9 teratocarcinoma stem cells, does not induce the full complement of differentiation-associated genes. Exp Cell Res 214:131–138
3. Baird J, Lazarus GS, Belin D, Vassalli JD, Busso N, Gubler P, Jensen PJ (1990) mRNA for tissue-type plasminogen activator is present in lesional epidermis from patients with psoriasis, pemphigus, or bullous pemphigoid, but is not detected in normal epidermis. J Invest Dermatol 95:548–552
4. Blasi F (1997) UPA, uPAR, PAI-1: key intersection of proteolytic, adhesive and chemotactic highways? Immunol Today 18:415–417
5. Boothman DA, Meyers M, Fukunaga N, Lee SW (1993) Isolation of x-ray-inducible transcripts from radioresistant human melanoma cells. Proc Natl Acad Sci USA 90:7200–7204
6. Cram DL (1965) Ultraviolet-induced acantholysis in pemphigus. Arch Dermatol 92:7–13
7. Cram DL, Fukuyama K (1972) Immunohistochemistry of ultraviolet-induced pemphigus and pemphigoid lesions. Arch Dermatol 106:819–824
8. Dobrev H, Popova L, Vlashev D (1996) Proteinase inhibitors and pemphigus vulgaris. An in vitro and in vivo study. Arch Dermatol Res 288:648–655
9. Hashimoto K, Wun TC, Baird J, Lazarus GS, Jensen PJ (1989) Characterization of keratinocyte plasminogen activator inhibitors and demonstration of the prevention of pemphigus IgG-induced acantholysis by a purified plasminogen activator inhibitor. J Invest Dermatol 92:310–314

10. Jacobs SE (1965) Pemphigus erythematosus and ultraviolet light. Arch Dermatol 91:139-141
11. Koch PJ, Mahoney MG, Ishikawa H, Pulkkinen L, Uitto J, Shultz L, Murphy GF, Whitaker-Menezes D, Stanley JR (1997) Targeted disruption of the pemphigus vulgaris antigen (desmoglein 3) gene in mice causes loss of keratinocyte cell adhesion with a phenotype similar to pemphigus vulgaris. J Cell Biol 137:1091-1102
12. Kramer MD, Schaefer B, Reinartz J (1995) Plasminogen activation by human keratinocytes: molecular pathways and cell-biological consequences. Biol Chem Hoppe-Seyler 376:131-141
13. Marschall C, Lengyel E, Nobutoh T, Braungart E, Douwes K, Simon A, Magdolen V, Reuning U, Degitz K (1999) UVB increases urokinase-type plasminogen activator receptor (uPAR) expression. J Invest Dermatol 113:77-81
14. Miralles F, Parra M, Caelles C, Nagamine Y, Felez J, Munoz-Canoves P (1998) UV irradiation induces the murine urokinase-type plasminogen activator gene via the c-Jun N-terminal kinase signaling pathway: requirement of an AP1 enhancer element. Mol Cell Biol 18:4537-4547
15. Morioka S, Lazarus GS, Jensen PJ (1987) Involvement of urokinase-type plasminogen activator in acantholysis induced by pemphigus IgG. J Invest Dermatol 89:474-477
16. Muramatsu T, Iida T, Ko T, Shira T (1996) Pemphigus vulgaris exacerbated by exposure to sunlight. J Dermatol 23:559-563
17. Naito K, Morioka S, Nakajima S, Ogawa H (1989) Proteinase inhibitors block formation of pemphigus acantholysis in experimental models of neonatal mice and skin explants: effects of synthetic and plasma proteinase inhibitors on pemphigus acantholysis. J Invest Dermatol 93:173-177
18. Reinartz J, Naher H, Mai H, Kramer MD (1993) Plasminogen activation in lesional skin of Pemphigus vulgaris type Neumann. Arch Dermatol Res 284:432-439
19. Romer J, Bugge TH, Pyke C, Lund LR, Flick MJ, Degen JL, Dano K (1996) Impaired wound healing in mice with a disrupted plasminogen gene. Nat Med 2:287-292
20. Rotem N, Axelrod JH, Miskin R (1987) Induction of urokinase-type plasminogen activator by UV light in human fetal fibroblasts is mediated through a UV-induced secreted protein. Mol Cell Biol 7:622-631
21. Schaefer BM, Jaeger CJ, Kramer MD (1996) Plasminogen activator system in pemphigus vulgaris. Br J Dermatol 135:726-732
22. Schmitt M, Wilhelm O, Jänicke F, Magdolen V, Reuning U, Ohi H, Moniwa N, Kobayashi H, Weidle U, Graeff H (1995) Urokinase-type plasminogen activator (uPA) and its receptor (CD87): a new target in tumor invasion and metastasis. J Obst Gynecol 21:151-165
23. Seishima M, Satoh S, Nojiri M, Osada K, Kitajima Y (1997) Pemphigus IgG induces expression of urokinase plasminogen activator receptor on the cell surface of cultured keratinocytes. J Invest Dermatol 109:650-655
24. Stein B, Rahmsdorf HJ, Steffen A, Litfin M, Herrlich P (1989) UV-induced DNA damage is an intermediate step in UV-induced expression of human immunodeficiency virus type 1, collagenase, c-fos, and metallothionein. Mol Cell Biol 9:5169-5181
25. Wilkinson JE, Smith CA, Suter MM, Falchek W, Lewis RM (1989) Role of plasminogen activator in pemphigus vulgaris. Am J Pathol 134:561-569
26. Xue W, Hashimoto K, Toi Y (1998) Functional involvement of urokinase-type plasminogen activator receptor in pemphigus acantholysis. J Cutan Pathol 25:469-474

Kosmetische Dermatologie

Kosmetische Dermatologie

L. Wiest, A. Fratila

Gewebe-Augmentation

Zur Faltenkorrektur durch Gewebeaugmentation werden heute eine Reihe von injizierbaren und implantierbaren Füllmaterialien verwendet. Für Mimikfalten steht Botulinum Toxin A zur Verfügung. Daneben werden andere Techniken wie Laser Skin Resurfacing, Chemical Peeling und Dermabrasion angewandt. Im Bereich des Handrückens können altersbedingte atrophische Veränderungen der Subcutis durch autologen Lipotransfer verbessert werden. Lentigines und solare Keratosen werden mit Dermabrasion, Chemical Peeling und Laserverfahren behandelt.

Die injizierbaren Materialien zur Faltenbehandlung unterscheiden sich durch ihren Auffülleffekt, durch unterschiedliche Haltbarkeit im Gewebe und durch ihre Nebenwirkungen. Die Resultate nach der Behandlung mit biologischen Füllmaterialien sind zeitlich begrenzt.

Injizierbares, hochgereinigtes bovines Kollagen ist seit 20 Jahren der »Goldstandard« der Füllmaterialien zur Faltenbehandlung. Die geringe Antigenität des Rinderkollagens ist bedingt durch enzymatische Abspaltung der N- bzw. C-terminalen Telopeptidketten. Es stehen Präparationen mit unterschiedlichem Kollagengehalt zur differenzierten Anwendung zur Verfügung, die alle 3% Lidocain zur Schmerzlinderung enthalten: Zyderm I, Zyderm II, Zyplast, Resoplast. Eine korrekte Technik (Mikrodroplet-Technik, Tunnelierungstechnik) ist für ein optimales Ergebnis erforderlich, das 6 - 12 Monate anhalten kann [22]. Bei der Anwendung von Zyderm I und Resoplast mit einer 30 g Kanüle in die mittlere Dermis ist eine Überkorrektur bis zum »Blanching«-Effekt erforderlich. Bei Behandlung mit Zyplast wird nicht überkorrigiert. Vier Wochen vor der Behandlung muß ein Hauttest durchgeführt werden (double-testing in den USA), der in 2-3% der Fälle positiv ist und eine Behandlung ausschließt.

Ein weiteres biologisches, abbaubares Füllmaterial, die Hyaluronsäure, ist ein natürliches Polysaccharid der interzellulären Matrix, das in chemisch identischer Form im Bindegewebe aller Wirbeltiere vorkommt, daher ist kein Hauttest notwendig. Darin liegt der Vorteil gegenüber Kollagenpräparaten, so daß bei der Erstkonsultation sofort behandelt werden kann. Die im Handel befindlichen Präparate Hylaform und Restylane sind sterile, viskoelastische Gelimplantate. Es kann mit derselben Injektionstechnik wie für Kollagenpräparate behandelt werden. Überkorrekturen sind nicht erforderlich.

Von den heutigen injizierbaren alloplastischen Materialien hat sich Polymethylmethacrylat am besten bewährt. Artecoll ist eine sterile Suspension vom PMMA-Mikrosphären in 3,5% Kollagen mit Lidocainzusatz. Die Mikrosphären mit glatter Oberfläche haben einen Durchmesser von 30-40 µm. Sie sind klein genug, um mit einer 27 g Kanüle injiziert zu werden, aber groß genug, um einer Phagocytose zu entgehen [24]. Die Korrekturergebnisse bleiben über Jahre bestehen [29]. Artecoll sollte nur in die tiefe Dermis plaziert werden, um eine granulomatöse Gewebsreaktion zu vermeiden [27]. Indikationen: tiefe Falten im Perioralbereich, flache Narben, Lippenaugmentation.

Ein biologisches Implantat ist die Lösungsmittelkonservierte Faszia lata (Tutoplast) die keine immunologische Gewebsreaktion hervorruft [6]. Durch Wasserentzug bei der Herstellung bleibt die Gewebsstruktur erhalten. Diese fungiert als Leitschiene und dient als Reiz zur Proliferation von Fibroblasten. Nach 4-6 Monaten ist das Implantat duch körpereigenes kollagenes Bindegewebe ersetzt. Abstoßung oder allergische Reaktion sind bisher nicht bekannt. Nach Rehydratation in steriler NaCl wird das zugeschnittene Implantat mittels eines Trokars in LA subcutan unter die Falte gebracht.

Alloplastische Implantate: Gore-SAM, GoreTex und SoftForm Facial Implantat sind weiche Festimplantate aus c-PTFE (expanded polytetrafluorethylen) zur dauerhaften subdermalen Augmentation von tieferen Falten. Durch die multiaxiale Mikrostruktur aus Knoten und Fibrillen wird die Zell- und Gefäßeinsprossung erleichtert. SoftForm ist ein schlauchförmiges, geschlossenes System mit einem Trokar auf dem das Implantat bereits geladen ist. Gore-Sam liegt in Fäden und in Schnüren (Multistrands) in verschiedenen Größen vor. Gore-Tex sind Platten, die entsprechend zugeschnitten werden. Die Implantation erfolgt in LA unter sterilen Bedingungen streng subdermal [28]. Nebenwirkungen: Hämatom, Infektion, Induration, Migration, Abstoßung.

Lipofilling

Der Alterungsprozeß mit Faltenbildung ist ein komplexes Phänomen, bei dem mehrere Faktoren eine Rolle spielen. Zu erwähnen ist unter anderem die altersbedingte Atrophie der Subcutis, die in Kombination mit der Gravitation Falten zu tiefen Furchen werden läßt. Das Gesicht wird hagerer, die Gesichtszüge werden zunehmend härter.

Obwohl eine Vielzahl der Falten und fast jeder Weichteildefekt mit Eigenfett unterspritzt werden kann, sind die hauptsächlichen Indikationen für die Eigenfettinjektion die Atrophie des Corpus adiposum buccae, der Subcutis im Wangenknochenbereich und die Korrektur von Glabellafalten sowie von Nasolabialfalten und die Lippenaugmentation.

Die Operationsmethode der Fetttransplantation wird nach wie vor, vor allem in Bezug auf die Langzeitergebnisse, kontrovers diskutiert. Auch wenn ein Volumenrückgang um über 50 % im ersten halben Jahr einsetzt, wie mittels Kernspin-Tomographie nachgewiesen wurde, zeigen die klinischen Erfahrungen einen deutlich positiven Langzeiteffekt [8]. Weitere Indikationen der subkutanen Mikrolipoinjektionen sind eingesunkene Narben und Hauttransplantate, Hemiatrophia faciei im Narbenstadium sowie posttraumatische Fettgewebsatrophien. Defekte nach Liposuktion können ebenfalls erfolgreich mit Fett korrigiert werden. Die Pioniere der Fetttransplantationsmethode waren Illouz und Fournier, die das durch Aspiration mit einer Spritze gewonnene Fett wiederverwendet haben [11, 19]. Fournier und Asken unterscheiden zwischen der subkutanen Mikrolipoinjektion von Fettgewebe nach Liposuktion und der intradermalen Mikrolipoinjektion oder Augmentation, das sog. autologe Kollagen [4, 11]. Die Liposuktion erfolgt am besten mit Hilfe einer 10 qcm Spritze und 2 mm durchmessenden speziellen Kanülen. Bei Verwendung eines Absauggerätes wurde demonstriert, daß die sehr empfindlichen Adipozyten bereits bei einem atmosphärischem Druck von -1 bar zerstört werden. Als Donorareale haben sich die Regionen, die auf eine strenge Diät nicht ansprechen, am besten bewährt. Bevorzugt können die Außenseiten der Oberschenkel im proximalen Drittel sowie das Gesäß verwendet werden. Je nach Menge des benötigten Fettes kann im Donorareal entweder eine Lokalanästhesie oder eine Tumeszenzlokalanästhesie erfolgen. Es ist von Vorteil, die Infiltrationsmenge zu begrenzen und mindestens 15–20 Minuten für eine gute Vasokonstriktion abzuwarten. Die Methoden der Aufarbeitung des aspirierten Fettes sind ebenfalls unterschiedlich. Zu empfehlen ist das geschlossene System, bei dem das entnommene Fett in der Originalspritze niedrigtourig zentrifugiert wird, um das Serum und freigewordene Fettgewebsanteile zu separieren [8]. Die Menge des zu implantierenden Fettes kann somit gering gehalten werden, Überkorrekturen sind nicht notwendig. Die Auswahl des richtigen Injektionsortes und die angemessene Injektionsmenge ist entscheidend für die ästhetische Modellierung des Gesichtes und hängt stark von der persönlichen Erfahrung des Operateurs ab. Das Gesicht sollte überwiegend durch Block- und weniger durch Lokalanästhesie betäubt werden, um eine unmittelbare Schwellung in der postoperativen Phase deutlich zu reduzieren. Die Komplikationen dieser Methode sind gering. Allgemeine Komplikationen wie Infektionen, Serome, Hämatome, Sensibilitätsstörungen müssen ebenso mit dem Patienten besprochen werden, wie die Entwicklung von Lipogranulomen. Diese können durch Lipoaspiration leicht korrigiert werden. Die Gefahr einer intravaskulären Fettinjektion bzw. die Verletzung von Nervenästen wird durch Anwendung von stumpfen Kanülen Typ Coleman bei der Injektion fast komplett vermieden [8]. Bei Patienten mit allergischen Reaktionen auf Kollagen hat sich insbesondere die intradermale Mikrolipoinjektion (das sog. autologe Kollagen) als Alternativtherapie gut bewährt [4]. Die Aufarbeitung des autologen Kollagens ist sehr einfach, indem das speziell aufgearbeitete Fett durch spezielle Transfer-Kanülen zerkleinert wird. Die Injektion erfolgt ähnlich der Kollagentechnik mit Hilfe von 18 g Kanülen. Nach der Transplantation sollte das Fett modelliert werden, um alle spürbare Zysten bzw. Knoten wegzumassieren. Die verbliebene Fettmenge wird eingefroren und kann nach zwei bis drei Monaten erneut transplantiert werden. Da Infektionen nach der Fetttransplantation eine mögliche Komplikation sind, werden strenge aseptische Operationsbedingungen empfohlen. Eine antibiotische Prophylaxe ist ebenfalls zu empfehlen.

Skin Resurfacing

Laser Dermablation

Die Möglichkeit der selektiven Epithelablation mittels des UltraPulse CO_2-Lasers bzw. Er:YAG Lasers hat neue Perspektiven eröffnet [1, 3, 5, 9, 10, 17, 20, 23]. Mit Hilfe des UltraPulse CO_2-Lasers kann die sonnengeschädigte und gealterte Epidermis präzise verdampft und das darunter liegende Korium gestrafft werden [16, 18, 21]. Die minimale koriale Wärmeeinwirkung ist gewollt, um das Bindegewebe zu straffen. Um eine maximale spezifische Wirkung auf das Zielgewebe (wasserhaltige Epidermis) mit minimalen Nebenwirkungen im umliegenden Gewebe zu erreichen, wird seit einigen Jahren das Skin Resurfacing auch mit dem Er:YAG Laser erfolgreich durchgeführt [20]. Bei beiden Lasern liegt die Pulsdauer unter der thermischen Relaxationszeit und die Reflexion sowie die Streuung im Gewebe sind minimal. Durch die Anwendung von breiten, kollimierten Laserstrahlen, die noch zusätzlich mittels computergestütztem Mustergenerator gleichmäßig überlappend appliziert werden, hat die selektive Vaporisation des gesamten Epithels eine große Behandlungssicherheit gewonnen, da ein gleichmäßiger Energieeintrag, unabhängig von der Entfernung zum Gewebe, gewährleistet ist [2]. Da der CO_2-Laserstrahl gleichzeitig die kleinen Gefäße der leicht blutenden papillären Dermis durch thermische Einwirkung koaguliert, kann der Operateur leicht beurteilen, ob die zu behandelnde Präkanzerose komplett entfernt wurde oder aber zusätzliche Behandlungsschritte erforderlich sind. Im Gegensatz hierzu ist die Ablation mittels Er:YAG Laser, wenn eine gewisse Eindringtiefe erreicht wurde, blutiger. Wir empfehlen aus diesem Grunde die Operation in Tumeszenzlokalanästhesie durchzuführen und kleine Blutungsquellen mit Aluminiumchlorid zu betupfen [12]. Folgende Hautveränderungen lassen sich erfolgreich mit dem UltraPulse CO2-Laser beseitigen: oberflächliche altersbedingte Hautveränderungen (flache Basalzellpapillome, aktinische Keratosen, aktinische Cheilitis und andere Präkanzerosen), bestimmte Pigmentveränderungen (Lentigines, nevoide Lentigines, Epheliden, junktionale Naevuszellnaevi), oberflächliche Aknenarben, jedoch nur im Gesicht, Unfallnarben und postoperative Narben, gutartige Hautveränderungen (kleine Xanthelasmen, Syringome, übergroße Talgdrüsen), Hautverjüngung durch Glättung der radiären Lippenfalten, Krähenfüße und infraorbitaler Hautfalten sowie durch langjährige Sonneneinstrahlung hervorgerufener Falten im Gesicht, sowie Schlaffalten. Die Mimikfalten und Gravitationsfalten stellen keine Indikation für diese Methode. Zur Behandlung der aktinischen Cheilitis, aktinischer Keratosen und anderer Präkanzerosen gibt es vielfältige Operationsmethoden, die von der elektrischen Dessikkation über verschiedene chemokaustische Destruktionsmethoden: 5-Fluorouracil, Chemical Peeling, Kryochirurgie bis hin zur radikalen Exzision mittels Vermilionektomie (v. Langenbeck-Operation) reichen. Die CO2-Laser- und Er:YAG Laser-Ablation haben sich ebenfalls seit Jahren in der Behandlung der aktinischen Cheilitis etabliert. Nachteile wie Sensibilitätsstörungen oder aber ästhetische Beeinträchtigung der Lippenform (schmale Lippen mit Inversion und bei männlichen Patienten unangenehmes Stechen der Barthaare aus dem Unterlippenbereich in die Oberlippe), die nach der Vermilionektomie regelmäßig auftreten, kommen nach Laser Ablation nicht vor. Die Operation des Laser Skin Resurfacing sollte unter Herpes simplex-Prophylaxe bzw. auch unter antibiotischer Abdeckung erfolgen [13, 26]. Eine sorgfältige präoperative Vorbereitung der Haut ist notwendig, um die Reepithelisierungsphase zu verkürzen. Wir verordnen über zwei bis vier Wochen eine Tretinoin- und hydrochinonhaltige Creme. An der Haut verwenden wir postoperativ in der Reepithelisierungsphase semiokklusive Verbände (Silon-TSR, bess medizintechnik GmbH, Berlin), die ein feuchtes Milieu unterhalten, so daß nach maximal einer Woche die Reepithelisierung komplett erfolgt ist.

Chemical Peeling: Fruchtsäure-Peeling, TCA Peeling und Kombinationspeels

Das Chemical Peeling als Chemoexfoliation der Haut wurde Anfang diesen Jahrhunderts von dem deutschen Dermatologen Unna zum ersten Mal beschrieben. Er verwendete dazu Resorcin, Salicylsäure, Trichloressigsäure und Phenol [14]. Trichloressigsäure (TCA) ist eine Substanz die vielfältig, in unterschiedlichen Konzentrationen und mit unterschiedlichen Einwirkzeiten als oberflächliches bis mitteltiefes Chemoexfoliat eingesetzt werden kann. Anfang der 60er Jahre wurde das Phenol Peeling durch Baker verbreitet, eine beeindruckende Therapie der Altershaut, die aber im Hinblick auf die sehr gefährlichen Nebenwirkungen des Phenols nur von geübten Dermatologen praktiziert werden sollte [5]. Seit 1984 wird das Fruchtsäure-Peeling weltweit immer populärer und hat sich besonders in der Behandlung der lichtgeschädigten Haut und in der Therapie der Akne vulgaris in Lösungs- oder Cremeform durchgesetzt [15]. Indikationen für das Fruchtsäure-Peeling: Ichthyosen und Hyperkeratosen aller Art, aktinisch geschädigte Haut, Lentigo simplex, Lentigo seniles, Akne vulgaris, Hyperpigmentierungen - Chloasma, postinflammatorische Hyperpigmentierungen, cortisoninduzierte Hautatrophie, großporige Haut. Indikationen für das mitteltiefe Chemical Peeling: Aktinisch geschädigte Haut, Lentigo simplex, Lentigo seniles, Hyperpigmentierungen - Chloasma, sehr oberflächliche Aknenarben, aktinische Keratosen.

Akute Herpes simplex Infektion, Bestrahlungen, Hypertrophe- und Keloidnarben in der Anamnese, reduzierte Compliance, Patienten mit Hauttyp IV bis VI sind u.a. als Kontraindikationen des Chemical Peeling zu nennen. Isotretinoin sollte 6 Monate vorher abgesetzt werden.

Das klinische Resultat eines Chemical Peeling wird von mehreren Faktoren beeinflußt, wobei die angewandte Substanz und ihre Konzentration die wichtigste Rolle spielen. Weitere Einflußfaktoren sind Rezeptur, pH-Wert, Art des Vehikels, Anwendungsart, Einwirkdauer auf die Haut, Applikationsfrequenz, Applikationszahl und nicht zuletzt Hauttyp. Je nach Substanz, Konzentration, Einwirkzeit und Kombinationsbehandlung kann die Tiefenwirkung und somit das Chemical-Peeling in sehr oberflächlich, oberflächlich, mitteltief und tief eingeteilt werden.

Fruchtsäurepeeling mit Alpha-Hydroxysäuren ist in den letzten Jahren als oberflächliches Peeling sehr populär geworden, weil ein therapeutischer Effekt mit positiver kosmetischer Begleiterscheinung erzielt wird, ohne daß die Patienten im Berufsleben ausfallen (»Lunchtime Peeling«) oder dramatische Veränderungen in kürzester Zeit beobachtet werden [15]. Die Behandlung kann mit der Anwendung eines Gels, z.B. Alphapeel Gel (pH-Wert 2,25) beginnen, das für 4-5 Minuten auf der Haut belassen wird. Die Neutralisation erfolgt mit einer 1-10%igen Natriumbicarbonat Lösung. Je nach Verträglichkeitsgrad, bei Applikationszeiten die 10 Minuten überschreiten, kann man mit der Anwendung einer 35%igen NeoStrata Glykolsäurelösung fortfahren, bei der kürzere Einwirkzeiten von 1-2 Minuten empfohlen werden. Bei dem nächsten NeoStrata Peeling wird die Einwirkzeit erhöht, nach 5 bis 6 Minuten Einwirkzeit wird die Konzentration der Lösung auf 50-70% gesteigert und dabei die Einwirkdauer auf 1-2 Minuten beschränkt. Die Toleranz bzw. Schmerzgrenze des Patienten sowie das auftretende Erythem sind die beste Therapiekontrolle. Die Applikation kann nach 2 Wochen (Gels) bis 4 Wochen (Lösungen) wiederholt werden, Die notwendige Anzahl der Behandlungen ist je nach Indikation unterschiedlich. In der Regel sind insgesamt ca. 6-8 Behandlungen notwendig. Die geöffneten Komedonen nach dem Peeling können sehr leicht exprimiert werden.

TCA Peeling: Die am häufigsten angewandte Substanz ist TCA, die in unterschiedlichen Konzentrationen (10-50% ige Lösungen), mit unterschiedlichen Einwirkzeiten und auch in Kombination mit anderen Substanzen eingesetzt werden kann. Folgenden Kombinationen sind u.a. von Bedeutung: Jessner Lösung + 35% TCA oder Glykolsäure Lösung + 35% TCA oder aber Trockeneis + 35% TCA [25]. Unmittelbar vor dem Peeling ist die Hautoberfläche gründlich mit einer azetongetränkten Kompresse zu reinigen, um eine ungleichmäßige Penetration zu vermeiden. Es folgt die Applikation der Jessner Lösung und nach weiteren 10-15 Minuten die der TCA-Lösung, die gleichmäßig sein muß und mit einem Pinsel oder Wattestäbchen aufgetragen wird. Es kommt sofort zu einer Weißfärbung der Haut, deren Homogenität einen Hinweis auf die gleichmäßige Applikation ist. Die Substanz muß auch an den Übergängen zur behaarten Kopfhaut, den Ohrläppchen, Augenbrauen und im Lippenbereich gleichmäßig verteilt werden, um einen natürlichen Übergang zu erzielen. Nach einigen Minuten geht die weißliche Verfärbung in ein Erythem über.

Über mehrere Wochen persistierende Erytheme sind als Komplikation der Behandlung zu beobachten. Narben können als Spätkomplikationen vor allem nach einem TCA-Peeling auftreten. Ein wesentlicher Vorteil der Anwendung von Glykolsäure besteht im minimalem Risiko von Pigmentstörungen im Gegensatz zur TCA-Behandlung. So können auch Patienten mit Hauttyp IV oder V behandelt werden. Für die Intervallbehandlung eines Chloasma-Patienten empfiehlt es sich, eine 4%ige Hydrochinonzubereitung oder aber Fertigpräparate wie z.B. Trio-D, NeoStrata HQ Gel oder Creme anzuwenden. Ausreichender Sonnenschutz sollte für mindestens 6 Monate sichergestellt werden, besser jedoch auf Dauer. Das mitteltiefe Chemical Peeling kann frühestens nach sechs Monaten wiederholt werden, besser erst nach einem Jahr.

Botulinum Toxin A (Botox)

Mimikfalten der oberen Gesichtshälfte werden mit Botulinum Toxin A behandelt [30], das durch das anaerobe Bakterium clostridium botulinum produziert wird. Das Wirkprinzip besteht darin, daß die Ausschüttung von Azetylcholin aus den Speichervesikeln der präsynaptischen Nervenendigungen blockiert wird und somit auch die Übertragung des im peripheren Nerv ankommenden Impulses zum Muskel. Die Wirkung hält 4-6 Monate an, durch »Sprouting« an den Nervenendigungen wird die Impulsübertragung wiederhergestellt. Die aufgelöste Trockensubstanz wird mit einer genau definierten Dosis in die die Mimikfalte verursachende Muskulatur injiziert. Botuluinum Toxin A wird zunehmend zur Vorbehandlung bei Laser Skin Resurfacing, Chemical Peels und Füllmaterialien verwandt [7]. Nebenwirkungen bei der Behandlung von Zornesfalten: Brauen- und Lidptosis.

Die alternde Hand

Lentigines und aktinische Keratosen des Handrückens werden in LA mit kleinen Feinfräsen punktuell bis in die obere Dermis dermabradiert. Ebenso hat sich das Touchieren mit 35% Trichloressigsäure (TCA) bewährt. Für ein Peeling des gesamten Handrückens zur Verbesserung der Hautstruktur sollte die Konzentration nicht höher als 20-25% von TCA liegen [5]. Diese Behandlung kann in 1-2wöchigen Abständen wiederholt werden und mit Jessner's Lösung kombiniert werden [25]. Eine weitere Indikation für eine Fetttransplantation ist der atrophische Handrücken älterer Patienten. Durch die subkutane Injektion von Fett bekommen die Hände einen jugendlichen Aspekt und Venen sowie knöcherne Strukturen erscheinen weniger ausgeprägt.

Die Lasertherapie im Bereich der Hände hat durch die selektive Photothermolyse enorm an Sicherheit gewonnen. Lentigines können am einfachsten mit Hilfe eines Rubin Lasers oder aber mittels Lichttherapie (Photoderm) behandelt werden. Die fehlende Nachbehandlung und die niedrigere Komplikationsrate sind hervorzuheben. Verbirgt sich hinter der pigmentierten Effloreszenz eine pigmentierte seborrhoische Keratose, eine Verruca plana oder sogar eine pigmentierte aktinische Keratose, so ist der ablativen Methode eines Laser Skin Resurfacing mittels Er:YAG Lasers den Vorzug zu geben [16].

Literatur

1. Alster TS (1997) Resurfacing au laser CO_2 des ridules faciales. J Med Estth et Chir Derm 94:85-90
2. Anderson RR, Parrish JA (1983) Selective photothermolysis: precise microsurgery by selective absorption of pulsed radiation. Science 220:524-527
3. Apfelberg DB (1995) Evolution of Lasers in plastic surgery over 20 years. Dermatol Surg 21:397
4. Asken S (1988) Facial Liposuction and Microlipoinjection. J Dermatol Surg Oncol 14:297-305
5. Baker TJ, Stuzin JM, Baker TM (1998) Facial Skin Resurfacing. Johann Ambrosium Barth, Heidelberg
6. Burres S A (1997) Lip Augmentation with preserved Fascia Lata. Dermatol Surg 23:459-462
7. Carruthers A, Carruthers J (1998) The Cosmetic use of Botulinum Exotoxin. In: Dzubow (Hrsg) Cosmetic Dermatologic Surgery. Lippincott-Raven, Philadelphia
8. Coleman SR (1997) Facial Recontouring with Lipostructure. Clinics Plast surg 24:347-367
9. Fitzpatrick RE, Goldman MP (1994) CO_2 laser surgery. In: Goldman MP, Fitzpatrick RE (eds) Cutaneous laser surgery. The art and science of selective photothermolysis. Mosby, St. Louis, pp 198-258
10. Fitzpatrick RE, Goldman MP (1995) Advances in carbon dioxide laser surgery. Clin Dermatol 13:35-47
11. Fournier PF (1990) Facial Recontouring with Fat Grafting. Dermatol Clin 8:523-537
12. Fratila A, Sommer B (1998) Laser Skin Resurfacing. In: Sommer B, Sattler G, Hanke CW (Hrsg), Tumeszenzlokalanästhesie, Springer, Berlin Heidelberg, pp 120-126
13. Fratila A, Reischl K, Uerlich M (1999) Laser Skin Resurfacing: prä- und postoperative Behandlung. In: Konz B (Hrsg), Fortschritte der operativen und onkologischen Dermatologie, »Ästhetische und korrektive Dermatologie«, Bd 14, Blackwell, Berlin Wien, pp 285-295
14. Fratila A, Uerlich, M (1992) Chemical Peeling. Z Hautkr 67 (7):639-647
15. Fratila A, Uerlich M (1994) Chemical Peeling mit alpha-Hydroxysäuren. In: Plewig G, Korting HC et al (Hrsg) Fortschritte der praktischen Dermatologie und Venerologie, Bd 14, Springer, Berlin, pp 301-304
16. Fratila A, Uerlich M (1996) Chemical Peeling, Chemabrasion und Laser-Vaporisation in der Behandlung aktinisch geschädigter Haut. In: Dummer R, Panizzon R, Burg G (Hrsg) Fortschritte der operativen und onkologischen Dermatologie, Bd 11, Blackwell, Berlin Wien, pp 55-59
17. Geronemus RG (1995) Laser Surgery 1995. Dermatol Surg 21:399-403
18. Hruza GJ (1995) Skin resurfacing with Lasers. Fitzpatrick's J Clin Dermatol 3:38-41
19. Illouz Y (1986) The Fat Cell »Graft«, A new Technique to fill Depressions. Plast reconstr surg 78:122-123
20. Kaufmann R, Hibst R (1996) Pulsed Erbium:YAG Laser Ablation in Cutaneous Surgery. Lasers Surg Med1 19:324-330
21. Kauvar ANB, Waldorf HA, Geronemus RG (1996) A histopathological comparison of »char-free« carbon dioxide lasers. Dermatol Surg 22:343-348
22. Klein AW (1998) Injectable Collagen. A Tutorial in: Dzubow (Hrsg) Cosmetic Dermatologic Surgery. Lippincott-Raven, Philadelphia
23. Landthaler M, Hohenleutner U (1991) The CO2 Laser in Dermatotherapy. In: Steiner R, Kaufmann R, Landthaler M und Braun-Falco O (eds) Lasers in dermatology, Springer, Berlin, pp 26-43
24. Lemperle G, Hazan-Gauthier N, Lemperle M (1995) PMMA-Microspheres (Artecoll) for skin and soft-tissue augmentation. Part II: Clinical investigations. Plast Reconstr Surg 96:627-634
25. Monheit GD (1996) Combination Medium-Depth Peeling: The Jessner's and TCA Peel. Facial Plast Surg 12:117-124
26. Reischl K, Fratila A (1999) Laser Skin Resurfacing: Prävention und Therapie von Komplikationen. In: Konz B (Hrsg) Fortschritte der operativen und onkologischen Dermatologie, »Ästhetische und korrektive Dermatologie«, Bd 14, Blackwell, Berlin Wien, pp 296-306
27. Sommer B, Hennau P, Sattler G (1997) Lipogranulom nach implantierten Acryl-Perlen. Vorgetr. 20. Jahrestagung VOD, München
28. Walter C, Wiest LG (1995) Gore-Tex – Eine Offensive bei der Faltenkorrektur. In: Tilgen W, Petzold D (Hrsg) Operative und konservative Dermato-Onkologie. Springer, Berlin
29. Wiest LG (1998) Eine neue Perspektive bei der Faltenbehandlung. Dt Derm 46:511-514
30. Wiest LG (1999) Faltenbehandlung mit Botox. In: Konz B, Wörle B, Sander CA (Hrsg) Ästhetische und korrektive Dermatologie. Blackwell Berlin Wien

Reduktion der UV-induzierten Mutationsrate durch Behandlung mit dem Thymidin Dinucleotid (pTpT)

I. M. Hadshiew, M. Khlagatian, H. Giese, M. S. Eller, J. Vijg, B. A. Gilchrest

Zusammenfassung

UV-induzierte DNA Schäden spielen eine zentrale Rolle in der Hautkarzinogenese und Hautalterung.

Wir zeigen hier, anhand eines Mutationsmodels an transgenen Mäusen, daß durch topische Applikation eines kleinen DNA Fragments (pTpT) die Rate UV-induzierter Mutationen signifikant reduziert werden kann.

Dies eröffnet neue Möglichkeiten zur Prävention von Hautalterung und Hautkrebs.

Alle Organismen unterliegen dem konstanten Risiko der Entstehung von DNA Schäden. Diese Schäden resultieren sowohl aus der Exposition gegenüber exogenen Einflüssen, wie UV-Strahlung oder chemischen Karzinogenen, als auch aus physiologischen metabolischen Prozessen. Um die Funktion einzelner Zellen sowie des Gesamtorganismus zu gewährleisten, muß es daher Mechanismen geben, die zur Behebung der entstandenen Läsionen beitragen. Eine Störung des Gleichgewichts zwischen DNA Schädigung und Reparatur wird mit Vorgängen wie Zellalterung und Tumorentstehung in Zusammenhang gebracht [4, 10, 13].

UV-Exposition von DNA führt zur Bildung einer Vielzahl von Photoprodukten, insbesondere zwischen benachbarten Pyrimidinbasen. Die häufigsten Photoprodukte sind Cyclobutan-Pyrimidin-Dimere, insbesondere Thymin Dimere und 6-4 Photoaddukte. Sowohl in prokaryotischen, als auch in eukaryotischen Zellen wird zur Entfernung dieser Läsionen die »Nukleotid-Exzision-Reparatur« eingesetzt. Hierbei wird der beschädigte DNA Strang sowohl am 5' als auch am 3' Ende jenseits des Photoprodukts inzidiert, dieses Stück entfernt und die ursprüngliche DNA Sequenz resynthetisiert. Die Fähigkeit der Zellen Schäden zu entfernen und mit hoher Konfidenz während der Phase des Zellzyklusarrests zu reparieren, spielt eine entscheidende Rolle für die Mutationsfrequenz nach UV-Exposition [4]. Studien zeigen, daß eine verminderte DNA Reparatur mit einer gesteigerten Mutationsfrequenz in menschlichen Zellen einhergeht. Die Bedeutung einer solchen Hypermutabilität für z.B. die Hautkarzinogenese wird in einer Arbeit von Wei et al. hervorgehoben, in der über eine erhöhte Hauttumorrate bei reduzierter Reparaturkapazität berichtet wird [13]. Moriwaki et al. konnten demonstrieren, daß die DNA Reparaturkapazität altersabhängig abnimmt und mit einer erhöhten Mutationsrate nach UV-Bestrahlung verbunden ist [10].

Unsere Arbeitsgruppe konnte zeigen, daß die Behandlung von Säugetierzellen mit kleinen DNA Fargmenten (Oligonucleotiden), z. B. dem Thymidin Dinucleotid, pTpT, dem Vorläufer von Thymidin Dimeren, Effekte induziert, wie sie auch nach UV-Bestrahlung vorkommen. Hierzu gehören eine gesteigerte Melanogenese, Aktivierung des Tumorsuppressorproteins p53 mit einer erhöhten Expression p53 regulierter Gene, gesteigerte DNA Reparaturkapazität, Induktion von TNF-α sowie Inhibition der Kontakt-Sensibilisierung von Mäusen [2, 3, 5–7, 9, 11, 12].

Wir postulierten daher, daß pTpT in der Lage ist, zusätzlich zu den gennanten Mechanismen, in Abwesenheit eines UV-induzierten Schadens, eine SOS-Antwort, in eukaryotischen Zellen, zu bewirken. Hierbei gilt es jedoch zu bedenken, daß die SOS-Antwort in prokaryotischen Zellen äußerst anfällig ist für Fehler und zu einer Steigerung der Mutationsfrequenz führt. Dies erlaubt Bakterien eine Adaptation an veränderte Umgebungsbedingungen und bietet somit einen Selektionsvorteil. Da eine gesteigerte Mutationsrate jedoch potentiell deletere Folgen für eukaryotische Zellen hat, untersuchten wir, ob eine Vorbehandlung mit dem Thymidin Dinucleotid (pTpT) von kultivierten Hautfibroblasten und von intakter Haut transgener Mäuse, in-vivo, zu einer Reduktion der UV-induzierten Mutationsfrequenz führt.

Material und Methoden

Zur Bestimmung der Mutationsrate verwendeten wir ein transgenes Mausmodel, in dem multiple Kopien eines LacZ-Reportergens in die genomische Maus-DNA integriert sind [1]. UV-B Exposition (solar simulator, 285 +/- 5 nm,) der Mäuse oder Zellkulturen aus deren Haut (Fibroblasten), induziert Mutationen

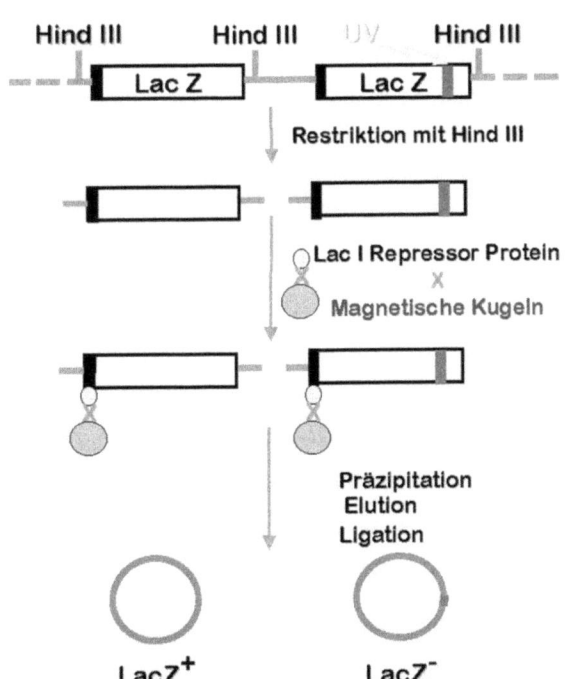

Abb. 1. LacZ Reportergen Isolierung aus transgenen LacZ Mäusen (modifiziert nach Boerrigter et al.) [1].

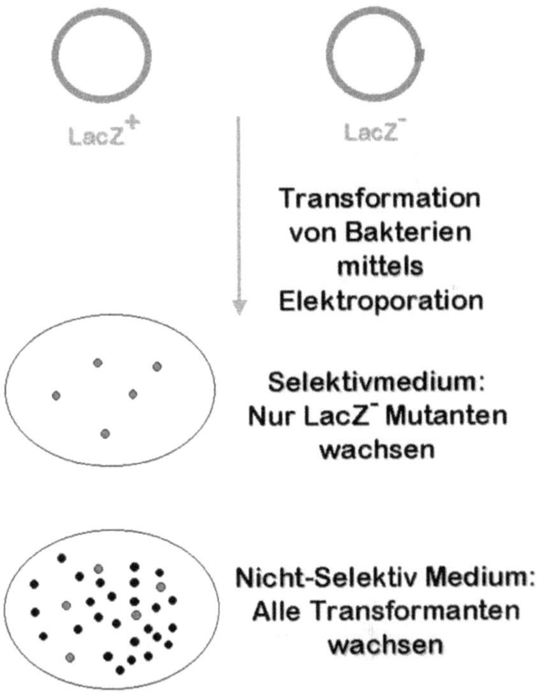

Abb. 2. Bestimmung der Mutationsfrequenz durch positive Selektion LacZ transformierter Bakterien.

sowohl in der genomischen DNA, als auch in dem integrierten Reporterplasmid. Diese Plasmide können nach Behandlung mittels restriktionsenzymatischer Verdauung durch Hind III und Präzipitation eines an magnetische Kugeln gekoppelten LacI-Repressor Proteins, wieder aus den Zellen isoliert werden. Die linearisierte Plasmid-DNA kann dann aus dem Repressor Komplex eluiert und durch Ligation rezirkularisiert werden (Abb. 1).

Zur Ermittlung der Mutationsrate werden Bakterien mit den isolierten Plasmiden transformiert. Auf einem Selektivagar können anschließend nur jene Bakterien wachsen, die ein mutiertes Plasmid enthalten. Die Mutationsfrequenz errechnet sich aus der Anzahl dieser Bakterienkolonien im Verhältnis zur Gesamtzahl der Transformanten, die auf nicht-selektivem Agar wachsen (Abb. 2).

In unserem Experiment wurden embryonale transgene Mausfibroblasten für 3 Tage mit 100 µM pTpT behandelt und dann mit 2 bzw. 5 mJ/cm² UV-B (285 +/- 5 nm bestrahlt oder abgedeckt UV-bestrahlt (sham). Als Kontrollen wurden unbestrahlte Fibroblasten verwendet. Diese Behandlung wurde nach 2 Wochen wiederholt. Nach einer weiteren Woche wurde die genomische DNA und hieraus das Plasmid mit dem LacZ-Reportergen (wie beschrieben) für Mutationsfrequenzanalysen isoliert.

Zur Untersuchung, in-vivo, wurden die Ohren transgener LacZ-Mäuse entweder mit pTpT oder mit Placebo 4 Tage lang behandelt und am 5. Tag mit 100 mJ/cm² UV-B bestrahlt. Nach 2 Tagen wurde diese Behandlung (Applikation und UV-B Exposition) wiederholt und insgesamt für 3, 5 oder 7 Wochen, an jeweils 3 Tieren, durchgeführt. Eine Woche nach der letzten Bestrahlung wurden aus der Epidermis der Ohren die genomische DNA und das LacZ Reporter Plasmid isoliert und die Mutationsfrequenz, wie bereits zuvor beschrieben, ermittelt.

Um festzustellen, ob topisch appliziertes pTpT überhaupt in die Mausepidermis gelangt, verwendeten wir fluoreszenzmarkiertes pTpT und untersuchten Hautbiopsien mittels konfokaler Mikroskopie.

Ergebnisse

Es konnte gezeigt werden, daß die niedrige spontane Mutationsfrequenz der unbestrahlten Kontrollen durch eine Vorbehandlung mit pTpT nicht beeinflußt wird. Demgegenüber konnte durch eine Vorbehandlung der Fibroblasten mit pTpT die UV-induzierte Mutationsfrequenz signifikant reduziert werden. Nach zweimaliger Bestrahlung mit 2 mJ/cm² UV-B, konnte eine 3fach erhöhte Mutationsrate gegenüber der Placebo-behandelten Gruppe festgestellt werden, während eine Behandlung mit pTpT nur zu einem etwa 2fachen Anstieg führte. Die Mutationsfrequenz der zweimal mit 5 mJ/cm² UV-B exponierten Zellen stieg 5fach an, im Vergleich zur Kontrollgruppe, jedoch

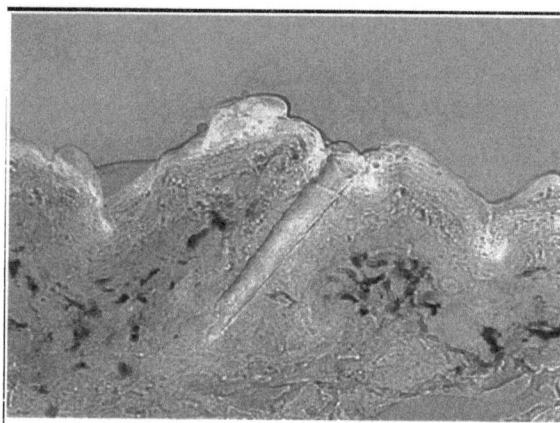

Abb. 3. Maushaut, 6h nach topischer Applikation von fluoreszenz-markiertem pTpT: Kongruente Darstellung des Fluoreszenzbildes verbunden mit lichtmikroskopischer Aufnahme

lediglich 2-fach in der mit pTpT vorbehandelten Gruppe [8].

In-vivo fanden wir gleichartige Ergebnisse. Alle 3 Gruppen deren Haut für 3, 5 oder 7 Wochen mit pTpT vorbehandelt wurde, zeigte eine um 20-30% verminderte UV-induzierte Mutationsfrequenz gegenüber Placebo [8].

Im Rahmen der konfokalen Mikroskopie, konnte mittels der Anreicherung des pTpT gekoppelten Fluoreszenz Farbstoffes, demonstriert werden, daß pTpT nach 6-stündiger topischer Applikation in der Tat in die Mausepidermis eindringt (Abb. 3).

Schlußfolgerung

Anhand dieser Experimente konnte erstmals gezeigt werden, daß eine Behandlung mit dem Thymidin Dinucleotid (pTpT) zu einer Reduktion der UV-induzierten Mutationsfrequenz von 45-55% in Zellkulturen und von 20-30% in intakter Haut führt. Dieser Unterschied spiegelt möglicherweise die geringere Aufnahme des Dinucleotids in Zellen der Haut gegenüber Zellen in Zellkultur wider.

Diese Ergebnisse stehen im Einklang mit von uns zuvor publizierten Daten, die eine gesteigerte DNA Reparaturkapazität in pTpT behandelten Zellen und in Haut zeigen konnten [6] und demonstrieren, da die Behandlung von Säugetierzellen mit pTpT signifikant die UV-induzierte Mutationsfrequenz reduzieren kann.

Die Möglichkeit der Modulation von DNA-Reparaturmechanismen und Reduktion der UV-induzierten Mutationsrate mittels topischer Applikation einfacher Substanzen, eröffnet weitreichende Perspektiven zur Prävention UV-induzierter Prozesse, wie Karzinogenese und Hautalterung.

Literatur

1. Boerrigter METI, Dolle MET, Martus H, Gossen JA, Vijg J (1995) Plasmid-based transgenic mouse model for studying in vivo mutations. Nature 377:657-659
2. Cruz P, Dougherty I, Eller M, Gilchrest BA (1998) Thymidine Dinucleotides inhibit the induction of contact hypersensitivity and activate the gene for TNF alpha. J Invest Dermatol 110:491
3. Eller MS, Yaar M, Gilchrest BA (1994) DNA damage and melanogenesis. Nature 372:413-414
4. Eller MS (1995) Repair of DNA Photodamage in Human Skin. In: Gilchrest BA (ed) Photodamage. Blackwell Science, New York pp 26-50
5. Eller MS, Ostrom K, Gilchrest BA (1996) DNA damage enhances melanogenesis. Proc Natl Acad Sci USA 93:1087-1092
6. Eller MS, Maeda T, Magnoni C, Atwal D, Gilchrest BA (1997) Enhancement of DNA repair in human skin cells by thymidine dinucleotides: Evidence for a p53-mediated mammalian SOS response. Proc Natl Acad Sci USA 94:12627-12632
7. Eller MS, Gasparro FP, Amato PE, Gilchrest BA (1998) Induction of melanogenesis by DNA oligonucleotides: effect of oligo size and sequence. J Invest Dermatol 110:474
8. Khlagatian M, Hadshiew I, Eller M, Giese H, Vijg J, Gilchrest BA (1999) Thymidine dinucleotide pre-treatment reduces DNA mutation frequency. J Invest Dermatol 112:557
9. Maeda T, Eller MS, Hedayati M, Grossman L, Gilchrest BA (1999) Enhanced repair of benzo(a)pyrene-induced DNA damage in human cell treated with thymidine dinucleotides. Mutat Res 433:137-145
10. Moriwaki SI, Ray S, Tarone RE, Kraemer KH, Grossman L (1996) The effect of donor age on the processing of UV-damaged DNA by cultured human cells: reduced DNA repair capacity and increased DNA mutability. Mutat Res 364:117-123
11. Pedeux R, Al-Irani N, Marteau C, Pellicier F, Branche R, Ozturk M, Ranchi J, Dore JF (1998) Thymidine dinucleotides induce S phase cell cycle arrest in addition to increased melanogenesis in human melanocytes. J Invest Dermatol 111:472-477
12. Tron VA, Trotter MJ, Ishikawa T, Ho VC, Li G (1998) p53-dependent regulation of nucleotide excision repair in murine epidermis in vivo. J Cutan. Med Surg 3:16-20
13. Wei Q, Matanoski GM, Farmer ER, Hedayati MA, Grossman L (1993) DNA repair and aging in basal cell carcinoma: a molecular epidemiology study. Proc. Natl Acad Sci USA 90:1614-1618

Topische Therapie

Klinische Möglichkeiten der Magistralrezeptur

M. Gloor

Zusammenfassung

Es werden die Argumente für eine topische Therapie mit Spezialitäten, standardisierten Magistralrezepturen (besonders NRF) und individuellen Magistralrezepturen dargestellt. Am Beispiel von Erythromycin, Tetracyclinen, Polymyxin-B-sulfat und Benzoylperoxid werden Indikationen für die genannten Therapieformen aufgezeigt.

An der Qualitätskontrolle führt für den Dermatologen nirgends ein Weg vorbei. Die Magistralrezeptur wirft in diesem Zusammenhang besonders viele Probleme auf. Die Qualität von Magistralrezepturen kann beeinträchtigt sein, wenn der verordnende Arzt galenische Probleme ungenügend berücksichtigt und wenn in der Apotheke die Herstellung fehlerhaft erfolgt. Aus diesem Grund sollen Magistralrezepturen nur verordnet werden, wenn es einen nachvollziehbaren Grund dafür gibt. Eine große Sicherheit gewinnt die Magistralrezeptur, wenn standardisierte Rezepturen verwendet werden. In den alten Bundesländern gab es schon seit vielen Jahren das Neue Rezepturformularium (NRF), in der ehemaligen DDR die Standardrezepturen (SR). In den letzten Jahren werden zunehmend gute Rezepturen aus den Standardrezepturen in das NRF übernommen. Dadurch und durch sonstige Erweiterung ist das NRF zunehmend für den Dermatologen zu einer ausgezeichneten Hilfe geworden.

Die Verordnung von Spezialitäten hat folgende Vorteile:
- Galenische Qualität und Stabilität sind einwandfrei.
- Die Zubereitung ist klinisch geprüft, wobei allerdings die Wirkungsnachweise besonders bei Altpräparaten nicht immer überzeugen.
- Der Preis kann ohne weiteres der Roten Liste entnommen werden.

Dem stehen auch Nachteile gegenüber:
- Der Arzt hat nur Informationen über die qualitative, jedoch nicht über die quantitative Zusammensetzung. Da die galenischen Kenntnisse oft mangelhaft sind, kann der Arzt vielfach nicht einmal den Emulsionstyp beurteilen.
- Besonders bei Kortikosteroiden ist es ein Nachteil, daß meist nur eine Wirkstoffkonzentration zur Verfügung steht. Mischungen mit Basiscremes sind meist unwirtschaftlich. Unterschiedliche Wirkstoffkonzentrationen sind oft unerlässlich wegen der sehr unterschiedlichen Wirkstoffpenetration je nach Lokalisation und Aktualität des Krankheitsbildes.
- Die Packungsgröße ist oft zu groß (z.B. Lidekzeme) und verführt zu oft jahrelanger Selbstbehandlung.
- Spezialitäten verführen leicht zu einer Verordnungsweise, bei der der Arzt sich nicht ausreichend Rechenschaft ablegt über die Grundlageneigenwirkungen.

Standardisierte Rezepturen haben im Vergleich zu Spezialitäten folgende Vorteile:
- Der Arzt kann sich sehr einfach über Art und Zusammensetzung des Vehikels informieren.
- Die Wirkstoffkonzentration kann beliebig verändert werden.
- Die Verordnungsmenge kann beliebig variiert werden.
- Der Arzt kann die Verordnung von Allergenen problemloser vermeiden als bei Spezialitäten besonders auch bei Pflegemitteln, die in der Roten Liste nicht aufgeführt sind.
- Der Arzt findet in den standardisierten Rezepturen oft geeignetere Applikationen für einen Wirkstoff als in Spezialitäten.
- Der Arzt kann Wirkstoffe verordnen, die in Spezialitäten nicht zur Verfügung stehen.

Standardisierte Rezepturen weisen nur wenige Nachteile im Vergleich zu Spezialitäten auf:
- Es besteht ein sehr geringes Risiko einer schlechten galenischen Qualität, da der Apotheker im NRF genaue Herstellungshinweise findet und da teilweise die NRF-Grundlagen von den Apotheken fertig bezogen werden können.
- Der Arzt hat manchmal Schwierigkeiten den Preis abzuschätzen, er kann jedoch davon ausgehen, daß NRF-Rezepturen wirtschaftlich sind.

Es bleibt festzustellen, daß standardisierte Rezepturen des NRF gleichwertig mit Spezialitäten ohne nennenswerte Qualitätsrisiken verordnet werden können und daß diese Rezeptur zusätzlich oft erhebliche Vorteile gegenüber Spezialitäten bringt. Auch der Preisgesichtspunkt kann ein vernünftiges Argument sein, NRF-Rezepturen gegenüber Spezialitäten vorzuziehen. NRF-Rezepturen sind dem Werk von Garbe et al. [2] in übersichtlicher Weise zu entnehmen.

Die individuelle Magistralrezeptur ist nur dann indiziert, wenn geeignete Spezialitäten und standardisierte Rezepturen fehlen oder vor allem, wenn die Anforderungen, die an die Grundlage zu stellen sind, dadurch nicht erfüllt werden können. Die individuelle Rezeptur erfordert detaillierte Kenntnisse der Galenik und der Pharmakologie und setzt auch den Kontakt zwischen Arzt und Apotheker voraus. Auf der anderen Seite ist die individuelle Magistralrezeptur die hohe Kunst der Dermatotherapie. In schwierigen Fällen kann es dem Arzt nur so gelingen, alle Register der Möglichkeiten der Grundlagentherapie zu ziehen, um doch noch zu einem Behandlungserfolg zu kommen. Dies gilt um so mehr als es meist Jahre dauert, bis Fortschritte in der Dermatotherapie in Spezialitäten Eingang finden. Bei den NRF-Rezepturen geht dies zwar schneller, es verbleiben jedoch immer wieder Indikationen, bei denen die therapeutischen Möglichkeiten mit Spezialitäten und Standardrezepturen nicht ausgeschöpft werden können. Keineswegs darf die Magistralrezeptur dazu verwendet werden, dem Patienten die notwendige Information über die Art der Therapie vorzuenthalten besonders bei kortikoidhaltigen Externa.

Im folgenden soll dies an einigen Beispielen deutlich gemacht werden.

Erythromycin

Für Erythromycin gibt es eine Fülle von Spezialitäten. Meist handelt es sich um Alkoholgele. Alkoholische Lösungen stehen bis zur Konzentration von 2% zur Verfügung. Es gibt nur eine Spezialität auf Emulsionsbase, bei der die Grundlage relativ fett ist, in 2%iger Konzentration. Es fehlen amphiphile und O/W-Emulsionen mit relativ hohem Wassergehalt und variabler Wirkstoffkonzentration sowie Lösungen mit hohen Erythromycinkonzentrationen.

Im NRF finden sich Rezepturen für Lösungen auf alkoholischer Basis, für Alkoholgele und für eine Creme (Tabelle 1). Eine klare Indikation gibt es für Erythromycinlösung 4% NRF 11.78, da es unter Spezialitäten keine Alternative gibt. Das gleiche gilt für Erythromycincreme 0,5/1/2 oder 4% NRF 11.77. Die Grundlage dieser Zubereitung ist sehr wasserreich und optimal für die Aknetherapie geeignet. Erythromycin-Gel 0,5/1/2 oder 4% NRF 11.84 kann gleichwertig mit Spezialitäten verordnet werden.

Tabelle 1. Erythromycinhaltige Rezepturen

	0,5%ig	1%ig	2%ig	4%ig
Erythromycin-Lösung 0,5/1/2 oder 4%, ethanolhaltig (NRF 11.78)				
Erythromycin	0,55	1,1	2,2	4,4
Citronensäure, wasserfreie	0,038	0,077	0,155	0,31
Ethanol 96% (V/V)	45,0	45,0	45,0	45,0
gereinigtes Wasser ad	100,0	100,0	100,0	100,0
Erythromycin-Gel 0,5/1/2 oder 4%, ethanolhaltig (NRF 11.84)				
Erythromycin	0,55	1,1	2,2	4,4
Citronensäure, wasserfreie	0,038	0,077	0,155	0,31
Ethanol 96% (V/V)	45,0	45,0	45,0	45,0
Hydroxypropylcellulose 400	5,0	5,0	5,0	5,0
gereinigtes Wasser ad	100,0	100,0	100,0	100,0
Erythromycin-Creme 0,5/1/2 oder 4% (NRF 11.77)				
Erythromycin	0,55	1,1	2,2	4,4
Citronensäure, wasserfreie	0,015	0,04	0,06	0,07
Propylenglykol	10,0	10,0	10,0	10,0
Basiscreme DAC	50,0	50,0	50,0	50,0
gereinigtes Wasser ad	100,0	100,0	100,0	100,0

Individuelle Rezepturen mit Erythromycin sollten möglichst vermieden werden, da Wirkung und Stabilität von Erythromycin stark an einen pH-Wert zwischen 8 und 8,5 gebunden sind und da das Angebot an Spezialitäten und Standardrezepturen so groß ist, daß die Notwendigkeit für eine individuelle Rezeptur fast nie gegeben ist.

Tetracyclin

Der therapeutische Wert aller Tetracyclinrezepturen bei der Akne resultiert u. E. vor allem aus der antientzündlichen Wirkung. Während die antimikrobielle Wirkung auf Grund einer Auswertung der Literaturergebnisse eher skeptisch zu beurteilen ist, sind sich alle Untersucher über eine antientzündliche Wirkung einig [5]. Dies ist wahrscheinlich auch der Grund, weshalb sich tetracyclinhaltige Rezepturen mit adäquater Grundlage besonders auch zusammen mit Benzoylperoxid und Tretinoin hervorragend für die Aknebehandlung eignen.

Im Gegensatz zu Erythromycin ist das Angebot an Spezialitäten für Tetracyclin ziemlich schmal. Mit Ausnahme von Meclosorb Creme werden nur fette Grundlagen ohne Emulgatoren und ohne Wasser angeboten. Benötigt werden aber Lösungen und O/W-Emulsionen, die sich für die Aknetherapie eignen.

Bedauerlicherweise gibt es im NRF bisher keine Tetracyclinzubereitungen. Es finden sich jedoch drei Tetracyclinrezepturen in den Standardrezepturen (Tabelle 2). Diese werden hoffentlich in absehbarer Zeit in das NRF übernommen. Wir haben zusammen mit der Firma Ichthyol Gesellschaft, Cordes Hermanni & Co, Hamburg, die Stabilität überprüft. Dabei ergab sich eine für die Magistralrezeptur ausreichende Stabilität.

Tabelle 2. Tetracyclinhaltige Rezepturen

Spiritus Oxytetracyclini 1% SR 90		
Oxytetracyclinum hydrochloricum		1,0
Aqua		3,0
Propylenglycolum		30,0
Ethanolum 90% (V/V)	ad	100,0
Unguentum Oxytetracyclini SR 90		
Oxytetracyclinum hydrochloricum		1,0
Paraffinum subliquidum		4,0
Unguentum Alcoholum Lanae	ad	100,0
Unguentum Oxytetracyclini 1% L/W SR 90		
Oxytetracyclinum hydrochloricum		1,0
Natrium aceticum		0,36
Hydroxyethylcellulosum 400		0,4
Anionische hydrophile Creme NRF (S. 27)		50,0
Propylium hydroxybenzoicum		0,015
Methylium hydroxybenzoicum		0,035
gereinigtes Wasser	ad	100,0
Tetracyclinlösung 2% (Fa. Ichthyol)		
Tetracyclinhydrochlorid		2,0
Cordes TEC	ad	100,0
Tetracyclinpaste 3% (freie Rezeptur)		
Aureomycin (Chlortetracyclin)		
Acid sal.	aa	3,0
Pasta Cordes	ad	100,0

Auch von der Firma Ichthyol Gesellschaft, Cordes Hermanni & Co wird eine Standardrezeptur angegeben (Tabelle 2). Wir haben auch für diese die Stabilität überprüft und zumindest für 4 Wochen eine ausreichende Stabilität feststellen können. Bei dieser Zubereitung wurde auch die Penetration in das Infundibulum überprüft. Bezüglich der Micrococcaceae war mit der Permabound-Methode eindeutig ein antimikrobieller Effekt im Infundibulum feststellbar, bezüglich der Propionibakterien war ein solcher Effekt tendenziell erkennbar, jedoch nicht signifikant.

Weder als Spezialität noch als standardisierte Magistralrezeptur findet sich eine tetracyclinhaltige Paste. Seit Jahren hat sich uns die in Tabelle 2 aufgezeichnete Pastenrezeptur bewährt. Wir haben auch für diese Rezeptur die Stabilität überprüft. Wir fanden nach 4 Wochen noch einen Wirkstoffgehalt von mehr als 99%. Diese Paste eignet sich vor allem für die nächtliche Behandlung der Akne.

Polymyxin-B-sulfat

Mikrobiologische Untersuchungen aus unserem Arbeitskreis haben gezeigt, daß Polymyxin-B-sulfat zu den am stärksten wirksamen Antibiotika gegen Klebsiella sp. und gegen Pseudomonas aeruginosa gehört [4]. Im Gegensatz zu den beiden anderen wirksamen Antibiotika Gentamycin und Neomycin ist es kaum sensibilisierend und im Gegensatz zu Gentamycin, das ein Reserveantibiotikum der inneren Medizin darstellt, ist es nur für die Lokaltherapie geeignet. Polymyxin-B-sulfat ist deshalb bei diesen Keimen in aller Regel das Antibiotikum der 1. Wahl.

Als Spezialität gibt es Polymyxin-B-sulfat nur in der Kombination mit Tetracyclin (Terramycin Salbe). Nachteil dieser Spezialität ist die fette Grundlage und die Kombination einer bakteriostatischen und eines bakterioziden Wirkstoffs. Es fehlt eine Spezialität mit einer anderen Antibiotikakombination und in einer hydrophilen Grundlage. Außerdem fehlt für die Behandlung des Ulcus cruris, auf dem meist gramnegative Keime vorkommen, ein Puder, der Polymyxin-B-sulfat enthält.

Die standardisierte Rezeptur enthält keine Rezepte mit Polymyxin-B-sulfat. Deshalb ist der Dermatologe auf die freie Rezeptur angewiesen. In Frage kommt eine Rezeptur in einem Polyethylenglykolgel (Tabelle 3). Für die Ulkusbehandlung kommt ein Gemisch mit Lactosepuder in Frage (Tabelle 3). Für die erstgenannte Rezeptur haben wir die Stabilität zusammen mit der Firma Ichthyol Gesellschaft, Cordes Hermanni & Co, Hamburg, untersucht. Für Polymyxin-B-sulfat fand sich nach 4 Wochen noch ein Wirkstoffgehalt von fast 90%. Sehr viel schlechter war die Stabilität für Bacitracin nämlich 44,6% nach 4 Wochen. Kommt es in erster Linie auf die Polymyxin-B-sulfat Wirkung gegen gramnegative Keime (Klebsiella sp., Pseudomonas aeruginosa) an, so kann die Rezeptur durchaus 4 Wochen verwendet werden, finden sich gleichzeitig grampositive Keime (St. aureus u.a.), so muß die Rezeptur nach kurzer Zeit eventuell schon nach 1 Woche erneuert werden.

Tabelle 3. Polymyxin-B-sulfat- und bacitracinhaltige Rezepturen

Polymyxin B/Bacitracin Creme (freie Rezeptur)		
Bacitracin		50000E
Polymyxin-B-sulfat		1000000E
Ung. Polyethylenglycoli	ad	100,0
Polymyxin B/Bacitracin Puder (freie Rezeptur)		
Bacitracin		5000E
Polymyxin-B-sulfat		100000E
Lactosepuder	ad	10,0

Benzoylperoxid

Abschließend soll an einem Beispiel gezeigt werden, daß mit Hilfe der individuellen Magistralrezeptur neue Grundlagen in die Therapie eingeführt werden können. Bekannt ist, daß liposomale Verabreichungen zu einer Akkumulation des Wirkstoffs im Infundibulum führen können [3]. Aus diesem Grund wurde die in Tabelle 4 verwendete freie Rezeptur entwickelt. Wir haben diese Rezeptur bezüglich ihres antimikrobiellen

Tabelle 4. Benzoylperoxidhaltige liposomale Rezepturen

Benzoylperoxid in Liposomenlösung (freie Rezeptur)		
Benzoylperoxid	5,0	
Natipide II PG	ad	100,0

Effektes im Infundibulum untersucht. Dabei fand sich, daß diese Rezeptur im Vergleich zu einer Spezialität (Cordes BPO Creme) und zu einer standardisierten Rezeptur (Benzoylperoxid Gel 5 % NRF 11.25) eine signifikant stärkere antimikrobielle Wirkung im Infrainfundibulum aufwies [1].

Literatur

1. Fluhr JW, Barsom O, Gehring W, Gloor M (1999) Antibacterial efficacy of benzoyl peroxide in phospholipid liposomes. Vehicle controlled comparative study in patients with acne papulopustulosa. Dermatology 198:273–277
2. Garbe C, Reimann H, Sander-Bähr CH (1996) Rationelle dermatologische Rezeptur. Thieme, Govi
3. Lauer AC, Ramachandram C, Lieb LM, Niemiec S, Weiner ND (1996) Targeted delivery to the pilosebaceous unit via liposomes. Adv Drug Deliv Rev 18:311–324
4. Lehmann L, Becker A, Gloor M (1998) Lokalantibiotika in der Ulkustherapie. Therapeutische Empfehlungen auf der Basis der aktuellen Resistenzsituation. Phlebologie 27:25–31
5. Toyoda M, Morohashi M (1998) An overview of topical antibiotics for acne treatment. Dermatology 196:130–134

Operative Dermatologie

Kryotherapie versus Operative Therapie

G. Sebastian, I. Hackert, A. Stein

Zusammenfassung

Eine vergleichende Wertung zwei sehr unterschiedlicher Behandlungsverfahren (Ablation/Destruktion versus Exstirpation) ist nur dann sinnvoll, falls identische klinische Krankheitsbilder konkurrierend behandelt werden (können). Im engeren Sinn gilt das für die Präkanzerosen und eingeschränkt für das Basalzellkarzinom. Maligne Hauttumoren und subkutane Metastasen bleiben eine Domäne operativer Verfahren während synchron und metachron auftretende multiple Hautmetastasen bevorzugt mit tiefen Temperaturen behandelt werden können. Die frühe Kryo-Kontakttherapie von initialen, planen und exophytisch wachsenden, aber auf die Kutis beschränkt bleibenden Säuglingshämangiomen ist heute ein anerkanntes Verfahren. Das gilt auch für die Kryotherapie ästhetisch störender und mit subjektiven Beschwerden einhergehenden Keloiden und hypertrophen Narben. Pathologische Narben mit begleitenden funktionellen Behinderungen bedürfen plastisch-rekonstruktiver operativer Verfahren.

Tabelle 1. Indizierte [++] oder im Einzelfall einsetzbare [+] Therapie

Erkrankung	Kryo Th.	Operative Therapie
Aktin. Keratose		
Umschrieben/solitär	+	++
flächenhaft	+	+
flächenhafte(r) M. Bowen	++	++
Erythroplasie	++	++
präkanz. Leukoplakie	++	++
aktin. Cheilitis	+	++
Lentigo maligna	++	+
Basalzellkarzinom	+	++
Spinozell. Karzinom	+	++
Mal. Melanom	–	++
Tumormetastasen		
Kutane Mets.	++	+
Subkutane Mets.	–	++
Säuglingshämangiome		
initial-plan	++	–
exophyt.-kutan	++	–
kutan-subkutan	+	++
Pathol. Narben		
hypertrophe Narben u. Keloide	++	+
atrophe Narben	–	++
funkt. beh. N.	–	++

Einleitung

Gegenwärtig werden bei verschiedenen Erkrankungen die Kryotherapie und operative Verfahren als zwei grundsätzlich unterschiedliche Behandlungen empfohlen.
Ziel unserer Untersuchungen war es deshalb,
1. die Ergebnisse der kontrollierten Kältedestruktion mit den Ergebnissen operativer Methoden zu vergleichen und daraus folgernd
2. für beide Verfahren im direkten Vergleich Vorschläge zu erarbeiten, wann sie indiziert [++] oder im Einzelfall einsetzbar [+] sind (Tabelle 1).

Vorgehensweise

Um die Therapie der Wahl für das jeweilige Krankheitsbild festlegen zu können, wurden in der retrospektiven Auswertung über 25 Jahre folgende Parameter berücksichtigt:

– Patienten- und Erkrankungscharakteristika,
– technischer und zeitlicher Aufwand der Methoden,
– Wundheilungsverlauf und
– therapeutische Effizienz der gewählten Therapieform.

In der Klinik und Poliklinik für Dermatologie wurden die Kryotherapie und operative Verfahren als *konkurrierende Behandlungen* in den letzten 25 Jahren für folgende Erkrankungen und Erkrankungsgruppen eingesetzt:

– Präkanzerosen der Haut und Übergangsschleimhaut,
– Basalzellkarzinom,
– spinozelluläres Karzinom,
– malignes Melanom der Haut,
– Hautmetastasen maligner Tumoren,
– vaskuläre Neubildungen,
– hypertrophe Narben und Keloide.

Ergebnisse und Diskussion

Präkanzerosen der Haut und Übergangsschleimhaut

Aktinische Keratosen. Zweifelsohne lassen sich die oberflächlich lokalisierten, umschriebenen und flächenhaften Veränderungen erfolgreich mit der Kryotherapie behandeln. Die resultierenden gering atrophischen Narben sind kaum sichtbar und mit denen nach Kürettage mit der Ringkürette (Ringskalpell) [9] oder einer Dermabrasion vergleichbar.
Therapie der Wahl: Unter Berücksichtigung der Randfaktoren (technischer Aufwand, Operationszeit, histologische Kontrolle) wird die operative Kürettage für solitäre Läsionen favorisiert [++], bei flächenhaften Veränderungen sind beide im Einzelfall einsetzbar [+] und zu kombinieren (Kürettage-Kryo-Peeling).

M. Bowen/Erythroplasie Queyrat. Während umschriebene Läsionen eher selten sind, bedürfen die flächenhaften Herde eines größeren operativen, zumeist plastisch-rekonstruktiven Aufwands. In Anbetracht der häufig typischen Patientencharakteristik (fortgeschrittenes Alter, Begleiterkrankungen) steht die Kryotherapie gleichberechtigt neben operativen Verfahren [++].

Präkanzeröse Leukoplakie/Cheilitis actinica. Beide Erkrankungen, überwiegend an der Mundschleimhaut und dem Unterlippenrot lokalisiert, sind ohne größeren technischen Aufwand mit Kontakt- oder Spray-Freezing unter Tumorbedingungen kurativ zu behandeln und werden operativen Verfahren gleichgestellt [++]. Allerdings ist die Wundheilungsphase nach Kryotherapie länger, die subjektiven Beschwerden sind vor allem an der Unterlippe nach Kryotherapie der aktinischen Cheilitis ausgeprägter (Schwellung, Suppuration, narbige Aufhellung des Lippenrotes) [+].

Lentigo maligna. Aus einer repräsentativen Probeexzision ist das vertikale Wachstum atypischer Melanozyten mit dem Haarfollikel in die Tiefe gut beurteilbar. Im Gegensatz dazu lassen sich klinisch und auflichtmikroskopisch die seitlichen Begrenzungen häufig schwer festlegen. Die Therapie muß in diesen Fällen einen genügend großen seitlichen Sicherheitsabstand planen und eine ausreichende Erfassung in der Tiefe garantieren. Unter Berücksichtigung der genannten Randbedingungen und weiterer krankheitstypischer Faktoren (Lokalisation im Gesicht, ältere und alte Patienten) ist die Kryotherapie unter Tumorbedingungen (z.B. minimal zwei Gefrier-Auftauzyklen, seitlicher Sicherheitsabstand bis zu 10 mm) als Verfahren indiziert [++]. Im Gegensatz dazu stehen die operativen Verfahren bei echten Lentigo maligna Melanomen an erster Stelle [++].

Basalzellkarzinom (BZK)

Die immer wieder herausgestellten und auch heute überwiegend gültigen Argumente für die Kryotherapie des BZK sind neben dem umschriebenen apparativen Aufwand und der relativ rasch beherrschbaren Technik u.a. die ambulante Einmalbehandlung, ihre unkomplizierte Anwendung in sog. operativ aufwendigeren Lokalisationen (z.B. Augenumgebung, Nase und Ohrmuschel), die Behandlung multipler BZK in einer Sitzung und ihr Einsatz bei Patienten, die gleichzeitig gerinnungshemmende Medikamente einnehmen. Zweifelsohne profitieren von diesen Argumenten vor allem ältere und alte Patienten. Die ansprechenden ästhetischen Behandlungsergebnisse vervollständigen die Argumentation für eine Kryotherapie des Basalzellkarzinoms [7, 10, 11].

Unsere Ergebnisse, die auf einer 25jährigen Erfahrung mit der Kryotherapie und auf der Behandlung von mehr 800 BZK beruhen [2, 6, 7], gestatten beim direkten Vergleich mit modernen operativen Methoden, z.B. der Mikrographisch Kontrollierten Chirurgie (MKC) folgende Aussagen: Bei undifferenzierter Betrachtung spricht die Rezidivhäufigkeit nach Kryotherapie des BZK von 7,6 % (Nachuntersuchungen über 5 Jahre nach Therapie) gegen die Methode. Werden die möglichen Ursachen für die Rezidive einer weiteren Analyse unterzogen, finden sich einige lokalisationsbedingte, aber auch tumortypische klinische sowie mikromorphologische Charakteristika, die eine Kontraindikation für die Kryotherapie sein können (Tabelle 2). Resümee: Die Kryotherapie ist für die Behandlung des BZK als Einzelentscheidung eine kurative Methode mit gutem ästhetischem Ergebnis [+]. Neue Trends, wie das Hochleistungs-Freezing und ein verbessertes intraoperatives Monitoring (z.B. intraoperative Sonographie) könnten den Einsatz tiefer Temperaturen für die Behandlung des BZK in Zukunft sicherer machen. Bis dahin bleibt die operative Therapie, betont als Mikrographisch Kontrollierte Chirurgie (MKC) die Methode der 1. Wahl [++].

Tabelle 2. Häufigere Rezidivursachen nach Kryotherapie des Basalzellkarzinoms

– Lokalisation	med. Augenwinkel Nasenflügelansatz Gehörgang
– histologische Wuchsform	sklerodermiforme Differenz
– Tumordurchmesser	> 20 mm
– Tumorgrenzen	subklinisches Wachstum
– Tumorrezidive	besondere Wachstumsmuster

⇓

+∅

Spinozelluläres Karzinom und malignes Melanom der Haut

Die Therapie der Wahl bei metastasierenden Tumoren der Haut ist der Einsatz operativer Verfahren, die die Kontrolle ihrer Radikalität gestatten [++]. Die Kryotherapie stellt hier eine Einzelentscheidung dar [+]. Sie wird entscheidend von den Tumorcharakteristika bestimmt. Während ihr Einsatz unseres Erachtens beim malignen Melanom der Haut trotz der verbesserten prätherapeutischen Diagnostik kontraindiziert bleibt, können nicht infiltrierende, aber exophytisch wachsende spinozelluläre Karzinome nach chirurgischer Planierung intensiv kryotherapeutisch behandelt werden.

Tumormetastasen an der Haut und in der Subkutis

Multiple Hautmetastasen, betont beim malignen Melanom, sind häufig chirurgisch nicht beherrschbar. In Kombination mit anderen systemisch angewandten palliativen Maßnahmen führt die Kryotherapie als Kontakt-Freezing zum Einschmelzen der Metastasen mit relativ langen Wundheilungszeiten (an der unteren Extremität z.B. in Abhängigkeit von den kryotherapeutischen Parametern zwischen 8–12 Wochen) [1]. Resümee: Die operative Therapie ist für alle subkutan wachsenden Metastasen die Methode der Wahl [++], die Kryotherapie für multiple, synchron aufschießende Hautmetastasen [++].

Säuglingshämangiome

1980 berichteten wir [4], 1998 Michel et al [3] über die guten Ergebnisse der Kontakt-Kryotherapie bei Hämangiomen im Säuglings- und Kleinkindesalter. Die initialen und kutan exophytischen sprachen auf eine einmalige bzw. mehrfache Kryo-Kontakttherapie sehr gut an [++]. Bei den kutan-subkutanen (knotigen) Läsionen kam es zur Aufhellung, zum Teil stagnierte das Wachstum des subkutanen Anteils [4]. Operative Verfahren, einschließlich der Embolisation mit vorgeschalteten systemischen Steroidgaben oder experimentellen Therapieansätzen (z.B. Zytokine) wurden bei subkutan infiltrierenden Angiomen mit ausgeprägter Gefäßdifferenzierung erforderlich [++].

Hypertrophe Narben (HN) und Keloide (K)

HN und K sind klinische Varianten pathologischer Narben. 1984 begannen wir Richtlinien für den Einsatz der Kryotherapie in Anlehnung an die Empfehlungen von Shepherd und Dawber [8] und für andere Therapieformen, so chirurgische Verfahren bei pathologischen Narben, zu erarbeiten [5]. Die wiederholte Kryotherapie, teilweise in Kombination mit einer initialen chirurgischen Planierung des hyperplastischen Anteils der pathologischen Narbe direkt vor der ersten Kryotherapie, ist bei allen HN und K, unabhängig von ihrem Alter, ausschließlich zur Verbesserung der Ästhetik und der subjektiven Beschwerden die Methode der Wahl [++]. Inwieweit eine direkt der

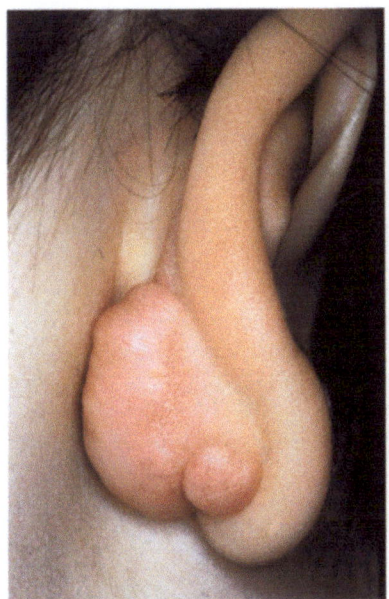

Abb. 1. 12jähriges Mädchen, Keloid nach operativer Ohrmuschelkorrektur

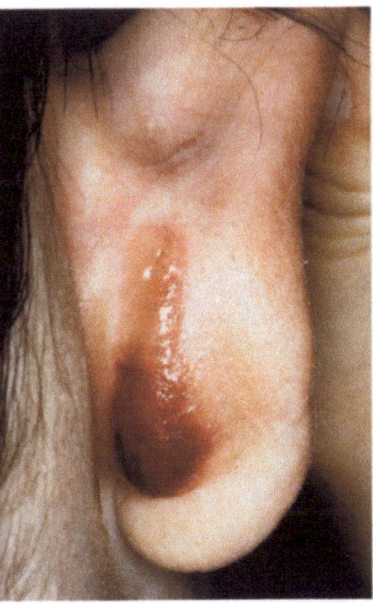

Abb. 2. Kryoläsion nach dem 3. Therapiezyklus

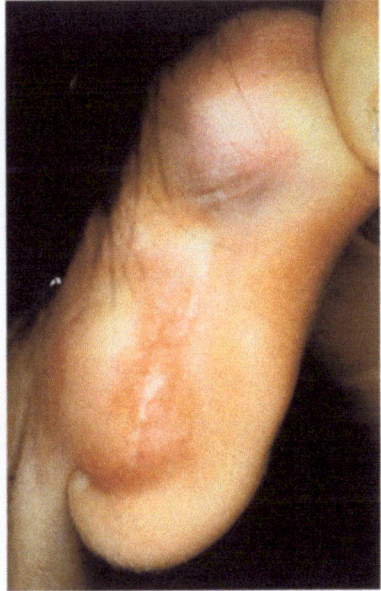

Abb. 3. Ergebnis 1 Jahr nach Abschluss der Kryo-Kontakttherapie

ersten Kryotherapie vorgeschaltete Planierung mit ablativen Lasersystemen effizienter als die operative Abtragung ist, wird zur Zeit von uns untersucht. Die in vierwöchentlichen Abständen wiederholte Kryomonotherapie führte nach 3-10 Sitzungen bei allen K der Ohrmuschelregion zu befriedigenden bis guten Ergebnissen (Abb. 1-3). Deutlich schlechter sprachen im Gegensatz dazu K in den für sie typischen Lokalisationen (Brust, Oberarm, Schulter-Rückenregion) auf die wiederholte Kryotherapie an. Eine deutliche bis komplette Rückbildung beobachteten wir bei 70% dieser Patienten. Operative Verfahren waren, abgesehen von den planierenden Maßnahmen vor der Kryotherapie, bei allen pathologischen Narben mit stärkerer Zugwirkung auf die Umgebung oder mit einlaufenden funktionellen Behinderungen notwendig.

Literatur

1. Breitbart EW (1983) Kryochirurgie: Methodik und Ergebnisse. Hautarzt 34:612-619
2. Kleine-Natrop HE, Sebastian G, Scholz A (1977) Kryochirurgie von Hauttumoren mit besonderer Berücksichtigung des Basalioms. Dermatol Mon Schr 163:272-282
3. Michel S, Wlotzke U, Hohenleutner U, Landthaler M (1998) Laser- und Kryotherapie der Säuglingshämangiome im direkten Vergleich. Hautarzt 49:192-196
4. Scholz A, Sebastian G, Baerthold W, Matthäus W, Pässler L (1980) Ergebnisse der Kryochirurgie bei der Behandlung benigner vaskulärer Fehl- und Neubildungen. Arch Geschwulstforsch 50:785-793
5. Scholz A, Hackert I, Sebastian G (1994) 5 Jahre Erfahrungen mit der Kryotherapie von Keloiden. In: Mahrle G, Konz B (Hrsg) Fortschritte der operativen und onkologischen Dermatologie. Bd VIII Springer, Berlin Heidelberg New York, S 243-274
6. Sebastian G, Scholz A (1981) Methodik der Kryochirurgie des Basalioms. Habil.-Schrift Dresden, 26.11.1981
7. Sebastian G (1997) Kryotherapie des Basalioms. In: Garbe C, Dummer R, Kaufmann R, Tilgen W (Hrsg) Dermatologische Onkologie. Springer, Berlin Heidelberg New York, S 157-162
8. Shepherd JP, Dawber RPR (1982) The response of keloid scars to cryosurgery. Plast Reconstr Surg 70:677-681
9. Stein A, Sebastian G (1995) Ringkürette für die operative Dermatologie. H+G 70:885-890
10. Zacarian SA (1985) Cryosurgery for skin cancer and cutaneous disorders. CV Mosby, St. Louis
11. Zouboulis CC (1998) Cryosurgery in dermatology. EJD 8:466-473

Laserbehandlung

Klassische Dermabrasion versus Laserverfahren

R. Kaufmann

Zusammenfassung

Heute konkurrieren neue Verfahren der Laserchirurgie (Dermablation, Skin-resurfacing, Laser-Peeling) mit der klassischen mechanischen Dermabrasion. In diesem Beitrag werden neben verfahrenstechnischen Besonderheiten die wesentlichen Unterschiede hinsichtlich der präferentiellen Indikationsgebiete, der Praktikabilität und der Vor- und Nachteile beider Methoden kritisch gewürdigt.

Einführung

Zur flächenhaften operativen Entfernung der Hautoberfläche stehen uns heute im Spektrum dermatologischer Behandlungsoptionen verschiedene Techniken zur Verfügung. Hierbei konkurrieren inzwischen die neuen vaporisierenden und ablativen Methoden der Laserchirurgie (Dermablation, Skin-resurfacing, Laser-Peeling) mit altbewährten Verfahren der klassischen mechanischen Dermabrasion. Wenngleich die Zielsetzung einer stufenweise Abtragung prinzipiell bei beiden Techniken identisch ist und auch bei gleicher Abtragungs- respektive Schädigungstiefe unabhängig vom Verfahren die Folgen für die Wundheilung und das Narbenrisiko ähnlich zu bewerten sind [6, 10], so unterscheiden sich die Methoden doch in verschiedenen Aspekten. In diesem Beitrag sollen neben verfahrenstechnischen Besonderheiten die wesentlichen Unterschiede hinsichtlich der präferentiellen Indikationsgebiete herausgestellt werden. Insbesondere seit Einführung des Laser-«Skinresurfacing« und der Erbium-YAG-Lasertechnologie mit Einzug dieses Systems auch in der niedergelassenen Praxis beginnt heute die Laserablation bei einer zunehmenden Zahl von Indikationen die klassische Dermabrasion abzulösen. So wird einerseits bei umschriebener oder superfizieller Ausdehnung der Läsion einer schonenderen Laserablation der Vorzug zu geben sein, andererseits kann auch in kritischer oder für die Dermabrasion kontraindizierter resp. nicht praktikabler Lokalisation eine Therapie überhaupt erst ermöglicht werden.

Die Dermabrasion

Zur flächenhaften, stufenweisen Hautabtragung durch Schleifen wurde nach anfänglichen Bemühungen mit Glaspapier oder mit der für kleine Areale aus zahnärztlichen Instrumenten entwickelten Kromeyer-Fräse schließlich das hochtourige Schleifen vom Dermatologen Schreus in den 50er Jahren eingeführt [34] und auch in den USA insbesondere durch Pionierarbeiten von Kurtin gefördert [24]. Bereits in seiner ersten Mitteilung beschreibt Schreus eine Vielzahl von erfolgreich behandelten Läsionen: Tätowierungen, Nävi, Teleangiektasien, Epitheliome, lupöses Gewebe, Leukoplakien, Narben, Keloide. Bei kongenitalen Nävi pigmentosi et pilosi erkannte er die Vorteile der Frühbehandlung im Kleinkindesalter vor Ausreifung tieferer Nävusanteile.

In den folgenden Jahrzehnten etablierte sich die Dermabrasion als dermatochirurgisches Standardverfahren. Technische Weiterentwicklungen mit unterschiedlichen Antriebssystemen, Schleifköpfen, Materialien und Handstücken hatten rasch zu einer weiten Verbreitung dieser vielseitigen Methode geführt. Hauptsächlich hatte sich die Dermabrasion bei Aknenarben, bei ausgedehnten kongenitalen Nävuszellnävi im Neugeborenen- und Säuglingsalter, bei epidermalen Nävi und bei Tätowierungen als Methode der Wahl etabliert [9, 14, 25, 32, 37]. Aber auch weitere Anwendungsmöglichkeiten wurden erfolgreich genutzt, so die Dermabrasion bei Morbus Hailey-Hailey, Hyperkeratosen, aktinischen Keratosen, Lymphangiomen, Adenoma sebaceum, elastotischer Haut, Xeroderma pigmentosum, Kolloidmilium, Nävus Ota, Psoriasisplaques u. a [4, 5, 7, 8, 12, 14, 23, 24, 27–30, 33]. In verschiedenen Indikationen wird sie kombiniert mit anderen Verfahren eingesetzt, so zusammen mit dem Dermashaving bei Rhinophym, als Chemabrasion kombiniert mit chemokaustischen Methoden (z. B. bei Tätowierungen oder Altershaut), komplementär zu Stanzenexzisionen und Stanzenelevationen bei Aknenarben, oder zusammen mit autologem Melanozytentransfer bei Vitiligo [1, 2, 14].

Die Laservaporisation und Laserablation

Zur flächenhaften Hautabtragung wurde insbesondere der CO_2-Laser im defokussierten Modus als vaporisierendes Instrument zunächst im Dauerstrichmodus alternativ zur Dermabrasion vor allem bei Tätowierungen und epidermalen Nävi eingesetzt. Vorteilhaft war der im Rahmen der Koagulationsnekrose auftretende blutungsfreie Wundgrund. Im Vergleich zur Dermabrasion nachteilig waren allerdings die infolge der thermischen Schädigung verzögerte Wundheilung und das Narbenrisiko [14]. Die Entwicklung der verschiedenen gepulsten CO_2-Lasersysteme hatte diesem Umstand z. T. Rechnung getragen und zu einer Verminderung der thermischen Begleitwirkungen geführt. Eine rasche Verbreitung dieser schondenderen Anwendung war insbesondere bei kosmetisch geprägten Indikationen (»Skin resurfacing«) die Folge [36]. Dennoch treten auch hier thermische Effekte mit Verschluß der papillären Kapillaren und »trockener« Abtragungsfläche auf, die als Gewebeschrumpfung und Wundgrundverfärbung sichtbar sind und bei tieferer Abtragung mit wiederholten Pulsserien zu kumulativen Schädigungen führen.

Die nahezu »kalte« Laserablation wurde im Rahmen der Dermatologie ursprünglich in der Intention entwickelt, die Nachteile der mechanischen Dermabrasio zu umgehen und eine exakt steuerbare operative Abtragung der Haut an jeder Körperstelle zu ermöglichen, wobei gleichermaßen eine flächenhafte, im Gegensatz zur Dermabrasion aber auch umschriebene Anwendung realisierbar sein sollte und dennoch keine nennenswerten Hitzeschäden in Kauf genommen werden mußten. Nach anfänglichen experimentellen Versuchen mit unterschiedlichen gepulsten UV- und Infrarotlasern ist dieses Ziel schließlich durch den Einsatz der Erbium-YAG-Lasertechnologie in besonderem Maße gelungen, dessen Wellenlänge 10fach stärker als diejenige des CO_2-Lasers im Gewebewasser absorbiert wird [11, 15-17]. Das System steht inzwischen in technisch ausgereifter und unterschiedlich modifizierbarer Form für einen breiten Einsatz in Klinik und Praxis zur Verfügung und wird den ursprünglich formulierten Ansprüchen an eine Laserablation voll gerecht [18, 35].

Vergleich der Methoden

Die Vorteile einer Dermabrasion sind in der Hand des erfahrenen und mit der Technik vertrauten Operateurs die vielseitige Anwendungsmöglichkeiten. Vorteilhaft ist auch die Möglichkeit zu einem sehr raschen großflächigen Arbeiten. Günstig gestalten sich ebenfalls die Anschaffungskosten für moderne Schleifgeräte, deren Motor und Antriebswelle u. U. auch für andere Einsatzbereiche (Dermatom zur Spalthautentnahme) genutzt werden können [14]. Als störend mag während der Operation insbesondere bei tieferem Schleifen der blutende Wundgrund empfunden werden, der aber aufgrund des Fehlens von Koagulationsschäden als Voraussetzung für eine rasche Reepithelisation vorteilhaft ist. Die Freisetzung von Blutpartikel birgt das Risiko der Kontamination des Op-Personals und erfordert die Beachtung entsprechender Sicherheitskautelen. Ebenso ist bei hochtourigem Schleifen in Problemzonen mit einer erhöhten Verletzungsgefahr der Behandlungsfelder zu rechnen. Nicht alle Körperareale sind daher einer risiko- und problemlosen Dermabrasion zugänglich. Auch ist die Tiefe der Abtragung mitunter schwer abschätzbar und damit einhergend das Narbenrisiko bei versehentlich zu tiefer Schleifung erhöht.

Im Gegensatz zur Dermabrasion ist der Laserstrahl an der gesamten Hautoberfläche prinzipiell sowohl für ein umschriebenes punktuelles Abtragen (fokussierter Straht) einseztbar, aber ebenso für ein großflächiges Entfernen läsionaler Haut (defokussierter Strahl). Durch die Verbreitung von Scannereinrichtungen läßt sich der Strahl zudem kontrolliert und rasch über definierte Flächen führen und das Arbeiten beschleunigen. Bei den thermischen Dauerstrichlasern ist die begleitende Karbonisation und Koagulation für ein »trockenes« Arbeiten günstig, für die Wundheilung und das Narbenrisiko nachteilig. Insbesondere bei großflächigen und tiefen Vaporisationen mit dem Dauerstrich-CO_2-Laser (z. B. Rhinophymabtragung, Tätowierungsbehandlung) war das Narbenrisiko im Vergleich zur Dermabrasion entsprechend hoch. Die Laserablation mit dem Erbium-YAG-Laser verhindert thermische Schädigungen weitgehend, sodaß hier die Verhältnisse bezüglich der Wundheilung mit derjenigen bei Dermabrasion vergleichbar sind. Im Gegensatz zu Letzterer ist die Laserablation aber auch für alle delikaten Läsionen und an kritischen Lokalisationen einsetzbar (z. B. im Augenlidbereich). Ferner läßt sich die Hautoberfläche über größere Areale stufenweise kontrolliert und homogen in reproduzierbarer Dicke abtragen, so daß selbst sehr feine partielle Epithelentfernungen ohne Eröffnung des Koriums ermöglicht werden (Laserpeeling).

Differentialindikatorische Erwägungen

Für zahlreiche oberflächlich gelagerten Neu- und Fehlbildungen des Hautorgans können sowohl die Dermabrasion als auch die Laserabtragung eingesetzt werden (Tab. 1). Im Idealfall stehen dem Operator beide Optionen zur Auswahl, und er hat mit beiden Techniken ausreichend Erfahrung. Auch setzen einige Kollegen bei bestimmten Indikationen beide

Tabelle 1. Vorzugsindikationen von Dermabrasion und Laserablation. – ungeeignet; + prinzipiell geeignet; ++ gut geeignet; +++ sehr gut geeignet

	Dermabrasion	Laserablation
Epidermale Nävi	+	+++
Kongenitale Nävi	++	++
Aknenarben	+	++
Elastotische Altershaut	++	+++
M. Favre-Racouchot	++	+++
Superfizielle Tätowierungen	++	++[a]
Keloide	+	+
M. Darier	+	++
M. Hailey-Hailey	+++	+++
Aktinische Keratosen	+	++
Aktinische Cheilitis	–	++
Syringome	–	++
Adenoma sebaceum	+	++
Epithelioma adenoides	+	++
Osteoma cutis	+	++
Senile Lentigines	+	+
Rhinophym	+	++

[a] bei bestimmten Farben und schwarzblauen Laientätowierungen selektive Laserphotothermolyse

Verfahren komplementär ein, so z. B. in der Behandlung von Narben [2, 21, 26].

Prinzipiell lassen sich heute alle einer Dermabrasion zugänglichen superfiziellen Läsionen auch durch eine flächenhafte Laserabtragung schichtweise entfernen. Nachteilig für letztere sind lediglich ausgetrocknete Gewebeanteile (Zielchromophor Gewebewasser) mit ungünstigen Absorptionsverhältnissen, wodurch insbesondere beim vaporisierenden CO_2-Laser der abtragende Prozeß durch rasche Dessikation des Wundgrundes behindert würde (z. B. stark hyperkeratotische Anteile eines epidermalen Nävus). Die Laserabtragung kann aber an kritischen Stellen oder bei punktuell aggrierten Läsionen (z. B. Syringome, Adenoma sebaceum, weiche epidermale Nävi, Osteoma cutis) der Dermabrasion überlegen sein. An Problemzonen der Dermabrasion (z. B. Augenlid, perioraler Bereich, Mamma, Handrücken, Genitalregion) lassen sich insbesondere durch die schonende Laserablation kontrolliert entsprechende Veränderungen abtragen, ohne die Verletzungsgefahr der Schleifbehandlung oder die thermische Schädigung der CO_2-Laservaporisation in Kauf nehmen zu müssen.

Bei verschiedenen altbewährten Indikationen der Dermabrasion kann diese jedoch in der Hand des geübten Operators einfacher, rascher und kostengünstiger als die Laserabtragung zum Ziele führen. Dies gilt vornehmlich bei der Abtragung hyperkeratotischer Areale (verruköse epidermale Nävi) oder bei superfiziellen multikolorierten Tätowierungen, die einer selektiven Pigmentphotothermolyse nicht zugänglich oder für eine Exzision zu großflächig sind. Aber auch hier sind die Grenzen der Dermabrasion an Problemstellen erreicht. Im Falle von Tätowierungen ist zudem das flächenhafte Abschleifen mit unnötiger Tiefenpenetration auch an umgebenden Koriumanteilen methodentechnisch vorgegeben, während mittels Laserablation nach anfänglicher flächiger Abtragung punktuell weitergearbeitet werden kann. Dies gilt z. B. auch bei Morbus Darier, wo die kleinpapulösen follikulär tieferreichenden Anteile gezielter und schonender durch Laserablation erreicht werden können [3] oder analog bei Osteoma cutis [31].

Einige Indikationen des Schleifens sind inzwischen durch spezielle nicht-ablative Lasertechniken abgelöst, die eine gezielte Zerstörung absorbierender Chromophore (Hämoglobin, Melanin, Tätowierungspigmente) ermöglichen. So werden tief gelegene schwarzblaue Laientätowierungen präferentiell mit gütegeschalteten Lasern (Alexandrit, Nd:YAG, Rubin) durch eine selektive Photothermolyse behandelt [13]. Während Schmutztätowierungen in der Frühphase einer Bürstenabrasion zugänglich sind, können bei Spätentfernung nur superfiziell gelagerte Einsprengungen durch die hochtourige Schleifbehandlung erreicht werden, während tiefere Partikel punktuell mittels Laserablation, Ministanzenexzision oder Pigmentphotothermolyse entfernt werden müßen [19].

Ebenso ist bei verschiedenen melaninhaltigen Pigmentläsionen eine selektive Pigmentphotothermolyse durch gütegeschaltete Laser der Schleifbehandlung, aber auch der Laserablation vorzuziehen. Dies gilt insbesondere bei Patienten mit Nävus Ota, bei denen auch kombiniert mit Peelingverfahren Schleifbehandlungen eingesetzt wurden und die heute mittels güteschaltetem Nd:YAG-Laser oder Rubinlaser erfolgreich behandelt werden können [20], aber auch für flächenhaft aggregierte Lentigines in Problemzonen der Dermabrasion (z. B. Handrücken).

Auch Teleangiektasien sind heute kaum noch eine Indikation für die Dermabrasion, sondern können in geeigneter Ausprägung und Lokalisation auch superfiziell photokoaguliert werden (Argonlaser, KTP-Laser) oder bei flächenhaft aggregiertem Auftreten mittels Photothermolyse (gepulster Farbstofflaser) selektiv zerstört werden [13].

Die Dermabrasion im Gesichtsbereich ist sowohl bei Aknenarben als auch bei aktinischen Spätfolgen heute weitgehend durch das Verfahren des »Laserpeeling« (Epithelabtragung) oder des bis in das Korium reichende »Skin-Resurfacing« abgelöst worden. Hierbei bevorzugen wir den Einsatz der Laserablation mittels Erbium-YAG-Lasers, um thermische Begleitschäden möglichst und das Risiko posttherapeutischer Pigmentverschiebung insbesondere bei diesbezüglich gefährdeten Hauttypen zu vermeiden [22]. Auch bei pigmentierten Hauttypen lassen sich hierdurch Risiken der postoperativen Pigmentverschiebung verkleinern. Vorteilhaft ist hierbei wiederum die im Gegensatz zur Dermabrasion problemlose Einsatzmöglichkeit des Erbiumlasers in periokulären, perioralen und zervikalen Hautarealen.

Literatur

1. Ayhan S, Bran CN (1998) Combined chemical peeling and dermabrasion for deep acne and posttraumatic scars as well as aging face. Plast Reconstr Surg 102:1238–1246
2. Baker TM (1998) Dermabrasion as a complement to aesthetic surgery. Clin Plast Surg 25:81–88
3. Beier Ch, Kaufmann R (1999) Erbium:YAG laser ablation of Darier's and Hailey-Hailey's disease. Arch Dermatol, im Druck
4. Bjerring P, Zachariae H (1997) The flashlamp-pumped dye laser and dermabrasion in psoriasis-further studies on the reversed Kobner phenomenon. Acta Dermatol Venereol 77:59–61
5. Boehncke WH, Ochsendorf FR, Wolter M, Kaufmann R (1999) Ablative Technique in Psoriasis vulgaris resistant to conventional techniques. Dermatol Surg, im Druck.
6. Campbell JP, Terhune MH (1998) An ultrastructural comparison of mechanical dermabrasion and carbon dioxide laser resurfacing in the minipig model. Arch Otolaryngol 124:758–760
7. Coleman WP, Yarborough JM (1996) Dermabrasion for prophylaxis and treatment of actinic keratoses. Dermatol Surg 22:17–21
8. Daoud MS, Randle HW (1995) Dermabrasion of the hyperkeratotic foot. Dermatol Surg 21:243–244
9. Fulton JE (1996) Dermabrasion, chemabrasion, and laserabrasion. Historical perspectives, modern dermabrasion techniques, and future trends. Dermatol Surg 22:619–628
10. Giese SY, McKinney (1997) The effect of chemosurgical peels and dermabrasion on dermal elastic tissue. Plast Rec Surg 100:489–498
11. Hibst R, Kaufmann R (1991) Effects of laser parameters on pulsed Erbium:YAG laser skin ablation. Lasers Med Sci 6:391–397
12. Kahn AM, Cohen MJ (1995) Vitiligo: treatment by dermabrasion and epithelial sheet grafting. J Am Acad Dermatol 33:646–648
13. Kaufmann R (1998) Laseranwendungen in der Dermatologie. Fortschritte der Medizin 116:26–32
14. Kaufmann R, Landes E (1992) Dermatologische Operationen. 2. Auflage. Thieme, Stuttgart New York
15. Kaufmann R, Hibst R (1989) Pulsed Erbium:YAG and 308 nm UV-Excimer laser: an in vitro and vivo study of skin-ablative effects. Lasers Surg Med 9:132–140
16. Kaufmann R, Hibst R (1990) Pulsed 2.94 µm Erbium-YAG laser skin ablation: experimental results and first clinical application. Clin Exp Dermatol 15:389–393
17. Kaufmann R, Hartmann A, Hibst R (1994) Cutting and skin-ablative properties of pulsed mid-infrared laser surgery. J Dermtol Surg Oncol 20:112–118
18. Kaufmann R, Hibst R (1996) Clinical evaluation of Er:YAG Lasers in cutaneous surgery. Las Surg Med 19:324–330
19. Kaufmann R (1998) Lasertherapie von Tätowierungen. Hessisches Ärtzebl 59:57–59
20. Kaufmann R (1997) Stellenwert der Lasertherapie bei Pigmentläsionen. In: Landthaler M, Hohenleutner U (Hrsg) Operative Dermatologie im Kindes- und Jugendalter. Blackwell, Berlin, S 23–28
21. Kaufmann R, Beier C (1998) Narben-Korrekturmöglichkeiten mit dem Laser. In: Mang WL, Kokoschka EM (Hrsg) Ästhetische Chirurgie, Band II. Einhorn Presse, Reinbek, S 20–25
22. Kim JW, Lee JO (1997) Skin resurfacing with laser in Asians. Aesth Plast Surg 21:115–117
23. Kunachak S, Kunachakr S (1996) Dermabrasion is an effective treatment for acquired bilateral nevus of Ota-like macules. Dermatol Surg 22:559–562
24. Kurtin A (1953) Corrective surgical planing of the skin. Arch Derm Syph 68:389–395
25. Landes E (1984) Dermabrasion, eine vielseitige Therapieform. In: Müller RPA, Friederich HC, Petres J (Hrsg) Operative Dermatologie im Kopf-Hals-Bereich. Springer, Berlin, S 295–302
26. Nehal KS, Levine VJ (1998) Comparison of high-energy pulsed carbon dioxide laser resurfacing and dermabrasion in the revision of surgical scars. Dermatol Surg 24:647–650
27. Nelson BR, Metz RD (1996) A comparison of wire brush and diamond fraise superficial dermabrasion for photoaged skin. J Am Acad Dermatol 34:235–243
28. Nelson BR, Fader DJ (1995) The role of dermabrasion and chemical peels in the treatment of patients with xeroderma pigmentosum. J Am Acad Dermatol 32:623–626
29. Netscher DT, Sharma S (1996) Adult-type colloid milium of hands and face successfully treated with dermabrasion. Southern Med J 89:1004–1007
30. Ocampo-Candiani J, Silva-Siwady G (1996) Dermabrasion in xeroderma pigmentosum. Dermatol Surg 22:575–577
31. Ochsendorf FR, Kaufmann R (1998) Erbium:YAG laser assisted treatment of miliary osteoma cutis. Br J Dermatol 138:371–372
32. Rompel R, Moser M (1997) Dermabrasion of congenital nevocellular nevi: experience in 215 patients. Dermatol 194:261–267
33. Runne U, Wolter M, Kaufmann R (1997) Erfolgreiche Behandlung ausgedehnter kongenitaler superfizieller Lymphangiome mit Dermabrasion. In: Landthaler M, Hohenleutner U (Hrsg) Operative Dermatologie im Kindes- und Jugendalter. Blackwell, Berlin, S 228–232
34. Schreus HT (1950) Hochtouriges Schleifen der Haut (Ein neues Behandlungsverfahren) Z Hautkr 8:151–156
35. Teikemeier G, Goldberg DJ (1997) Skin resurfacing with the erbium:YAG laser. Dermatol Surg 23:685–687
36. Weinstein C (1998) Carbon dioxide laser resurfacing. Long-term follow-up in 2123 patients. Clin Plast Surg 25:109–130
37. Wirth H, Schnyder UW, Osswald F, Sheikh M (1979) Korrektive und kurative Indikation der Dermabrasio. In: Salfeld K (Hrsg) Operative Dermatologie. Springer, Berlin, S 245–250

Skin Resurfacing bei Falten und Aknenarben durch Einsatz eines kombinierten CO$_2$/Er:YAG-Lasers

S. Werner, C. Raulin

Zusammenfassung

CO$_2$- und Er:YAG-Laser haben sich in den letzten Jahren in der dermatologischen Lasermedizin als ablative Methoden etabliert. Ein neuer kombinierter CO$_2$-/Er:YAG-Laser gewährleistet bei Durchführung eines Skin-Resurfacings eine präzise Hautabtragung bei relativ geringer Schmerzhaftigkeit (Er:YAG-Anteil). Ein übersichtliches, blutarmes Arbeiten wird durch die CO$_2$-Laser-induzierte Hämostase möglich. Desweiteren bewirkt das »Kollagen-Shrinking« eine zusätzliche Straffung der Haut. Die Anwendung dieses Lasers ist anspruchsvoll und erfordert umfangreiche Erfahrungen.

In den letzten Jahren wuchs in der dermatokosmetischen Lasermedizin das Interesse an Methoden, die eine möglichst präzise und kontrollierte Feinabtragung von Gewebe mit geringen thermischen Nebenwirkungen gewährleisten. Angewendet werden gepulste CO$_2$-Laser (10 600 nm; Impulsdauer < 1 ms), die einen effizienten Gewebeabtrag mit nur wenigen Laserdurchgängen ermöglichen. Zielstruktur des infraroten Lichts ist hierbei das Gewebswasser. Durch die schlagartige Erhitzung eines kleinen Gewebevolumens über den Siedepunkt des Cytoplasmas hinaus kommt es zur Vaporisation und Ablation von dünnen Hautschichten. Durch die minimale thermische Schädigung der umliegenden Gewebsstrukturen ist das Narbenbildungsrisiko bei richtiger Vorgehensweise gering (Kauvar 1995). Das sog. »Kollagen-Shrinking« (Straffung der dermalen Kollagenfasern) bewirkt einen zusätzlichen Glättungseffekt bei der Behandlung von Gesichtsfältchen (Fitzpatrick 1996). Durch den geringen thermischen Effekt werden oberflächliche Kapillargefäße koaguliert; das Blutungsrisiko ist somit reduziert, ein blutarmes Arbeiten wird ermöglicht.

Desweiteren wurden Erbium:YAG (Yttrium-Aluminium-Granat)-Laser (2940 nm) entwickelt, die gegenüber dem CO$_2$-Laser eine 10fach höhere Absorption in Wasser gewährleisten und eine kürzere Impulsdauer besitzen (250–350 μs). Hierdurch wird eine explosionsartige Abtragung von Gewebe mit minimaler Hitzeentwicklung erreicht (sog. »kalte Ablation«). Eine präzise Ablation auch nach mehreren Durchgängen ist möglich. Die thermische Schädigung des verbleibenden Gewebes ist wesentlich geringer als beim CO$_2$-Laser und dadurch die Abheilung beschleunigt. Ein »Kollagen-Shrinking« ist dabei kaum nachweisbar, eine Koagulation kleiner Gefäße nicht möglich (Kaufmann 1996; Hohenleutner 1997).

Beide Lasertypen besitzen aufgrund ihrer ähnlichen Wirkungsweise prinzipiell das gleiche Indikationsspektrum. In den Vordergrund der Einsatzmöglichkeiten ist das Skin Resurfacing bei Fältchen und Aknenarben gerückt. Die bei beiden Systemen verfügbaren Laserscanner ermöglichen dabei ein großflächiges und schnelles Arbeiten. Darüberhinaus werden der Er:YAG- und CO$_2$-Laser bei der Behandlung von dermalen nichtpigmentierten Naevi, Xanthelasmen, Syringomen, verrukösen Naevi sowie Warzen angewendet. Der CO$_2$-Laser im Dauerstrichmodus eignet sich durch die vorhandene Koagulation von kleinen Gefäßen zusätzlich als »Lichtskalpell«. Der kombinierte Einsatz von Dauerstrich- und gepulstem CO$_2$-Laser ermöglicht die Behandlung nodulärer vaskularisierter Hautveränderungen, wie z.B. Granuloma pyogenicum (Raulin 1998).

Seit etwa 1 1/2 Jahren ist ein Laser verfügbar, der beide Ablationssysteme (Er:YAG- und CO$_2$-Laser) bereitstellen kann (Derma K; ESC/Sharplan Yokneam, Israel). Dieser Laser kann synchron energiereiche kurze Er:YAG-Laserimpulse und individuell variabel einstellbare CO$_2$-Laserimpulse emittieren. Er vereint somit die Vorteile der beiden Einzellaser: Der Er:YAG-Laser ermöglicht eine präzise Ablation von Gewebe. Durch Einsatz des CO$_2$-Lasers unter der Ablationsschwelle wird eine kontrollierte Abgabe von thermischer Energie erreicht. Der Kombinationslaser bietet eine gezielte Steuerung der therapeutischen Wirkung durch Variation einzelner Laserparameter.

1. Die Leistungsdichte des Er:YAG-Lasers bestimmt den Abtrag von Gewebe. Hierbei ist ein Unterschreiten von Schwellenwerten zu vermeiden: Eine zu geringe Pulsenergie kann durch nicht mehr gewährleistete Ablation zu einer thermischen Schädigung am Gewebe mit nachfolgendem Narbenrisiko führen.

2. Der zugeschaltete (Dauerstrich-) CO_2-Laser ermöglicht eine dosierte Hämostase bei minimaler thermischer Schädigung. Die Länge des CO_2-Laserimpulses errechnet sich prozentual aus dem Intervall zwischen einzelnen Er:YAG-Impulsen (Impulsrate) und wird als sog. duty cycle angegeben.
3. Durch Einsatz des CO_2-Lasers wird eine gezielte Tiefenerwärmung mit nachfolgendem »Kollagen-Shrinking« erreicht.

Hauptanwendungsgebiet des kombinierten Er:YAG/CO_2-Lasers ist das Skin Resurfacing zur Behandlung von Fältchen. Eine Vorbehandlung z. B. mit tretinoinhaltigen Cremes ist sinnvoll. Perioperativ wird eine orale Herpes-Prophylaxe mit Aciclovir über 7 Tage (4 x 200 mg/Tag) durchgeführt. Nach gründlicher Reinigung der Haut werden mit einem Scannermodul in schneller Folge Laserimpulse eng nebeneinander gesetzt, sodaß eine großflächige Behandlung des Gesichtes in kurzer Zeit möglich ist. Für ein Skin Resurfacing sind folgende Parameter zu empfehlen: Pulsenergie 1,5–1,7 J/Puls (entspricht einer gewebewirksamen Energiedichte von 21,2–24,7 J/cm² bei einem Impulsdurchmesser von 3 mm); Duty Cycle 30 %; CO_2-Leistung 2–4 W; Repetitionsrate des Er:YAG-Lasers 10–12 Pulse/s; Overlapping der Laserimpulse 10–30 %).

Durch Einwirkung des Er:YAG-Laseranteils werden feinste Hautschichten abladiert. Aus diesem Grunde ist eine suffiziente Absaugeinrichtung erforderlich. Der CO_2-Laseranteil bewirkt eine oft sichtbare Straffung der Haut durch den sog. Shrinking-Effekt der Kollagenfasern (Typ I) (Fitzpatrick 1996). Die Koagulation kleinster Hautgefäße ermöglicht ein blutarmes und somit übersichtliches Arbeiten. Im Gegensatz zum Skin Resurfacing mit einem CO_2-Laser entfällt beim Er:YAG/CO_2-Laser das Wegwischen der abgelösten Hautschichten. Ein zu starkes Reiben wird in der Literatur als mögliche Ursache für prolongierte posttherapeutische Eryteme nach Anwendung des CO_2-Lasers diskutiert (sog. manuelle Dermabrasion; Ruiz-Esparza 1998). Je nach Ausprägung und Tiefe der Falten benötigt man zwischen 2 und 4 Passes. Für ein sog. Lunch-Time-Peeling (Soft-Peeling) benötigt man eventuell nur einen Pass. Postoperativ treten ein Erythem und Schwellung (abhängig vom CO_2-Laseranteil) sowie ein leichtes Nässen auf. Durch Anwendung von Schwarzteeumschlägen und Externa (Vaselinum album, Aureomycin-Salbe) kommt es innerhalb von 5–7 Tagen zur Reepithelialisierung. Das Erythem kann einige Tage bis mehrere Wochen persistieren (im wesentlichen abhängig vom CO_2-Laseranteil). Die Patienten sollten Sonne meiden, um Hyperpigmentierungen zu verhindern. Selten werden transiente Hypopigmentierungen beobachtet. Postinflammatorische Hyperpigmentierungen treten – abhängig vom Hauttyp nach Fitzpatrick – unterschiedlich häufig auf (bzgl. Er:YAG-Laser: Alster 1999; bzgl. CO_2-Laser: Bernstein 1997, Nanni 1998).

Das therapeutische Vorgehen bei der Behandlung von Aknenarben ist weitgehend identisch zum oben beschriebenen Skin Resurfacing. Die typischen, nach einer »ausgebrannten« schweren Akne sichtbaren, oft eingesunkenen schüsselförmigen Narben werden dabei am Randgebiet behandelt, um den »Höhenunterschied« zwischen Hautniveau und Narbentalsohle zu verringern. Die Nachbehandlung ist identisch zu der bei Faltenbehandlung. In der Regel sind für Aknenarben mehrere Sitzungen (2–4) in Abständen zwischen 6 und 9 Monaten notwendig.

Der CO_2/Er:YAG-Laser bietet durch die Kombination zweier abladierender Systeme bei richtiger Anwendung eine sichere und effektive Behandlung von oberflächlichen und tiefen Falten sowie Aknenarben. Das anspruchsvolle Management dieses Lasers erfordert dabei umfangreiche lasertherapeutische Erfahrungen.

Literatur

1. Alster TS (1999) Clinical and histologic evaluation of six Erbium:YAG lasers for cutaneous resurfacing. Lasers Surg Med 24:87–92
2. Bernstein LJ, Kauvar AN, Grossman MC, Geronemus RG (1997) The short- and long-term side effects of carbon dioxide laser resurfacing. Dermatol Surg 23:519–525
3. Fitzpatrick RE, Goldman MP, Satur NM, Tope WD (1996) Pulsed carbon dioxide laser resurfacing of photoaged facial skin. Arch Dermatol 132:395–402
4. Hellwig S, Petzoldt D, König K, Raulin C (1998) Aktueller Stand der Lasertherapie in der Dermatologie. Hautarzt 49:690–704
5. Hohenleutner U, Hohenleutner S, Bäumler W, Landthaler M (1997) Fast and effective skin ablation with an Er:YAG laser: Determination of ablation rates and thermal damage zones. Lasers Surg Med 20:242–247
6. Kaufmann R, Hibst R (1996) Pulsed Erbium:YAG laser ablation in cutaneous surgery. Lasers Surg Med 19:324–330
7. Kauvar AN, Geronemus RG, Waldorf HA (1995) Char-free tissue ablation: a comparative histopathological analysis of new carbon dioxide (CO_2) laser systems. Lasers Surg Med 16 [Suppl 7]:50–54
8. Nanni CA, Alster TS (1998) Complications of carbon dioxide laser resurfacing. An evaluation of 500 patients. Dermatol Surg 24:315–320
9. Ruiz-Esparza J, Gomez JMB, Gomez de la Torre OL, David L (1998) Erythema after laser skin resurfacing. Dermatol Surg 24: 31–34

Laser- und Kryotherapie der aktinischen Cheilitis im direkten Vergleich

D. Pappai, H.-J. Schulze

Zusammenfassung

Die CO_2-Laserablation und die Kryochirurgie im Kontaktverfahren stellen zwei effiziente Behandlungsmöglichkeiten der aktinischen Cheilitis der Unterlippe dar. Die vorliegende prospektive Studie beschreibt erstmals die Wirksamkeit, das Nebenwirkungsprofil und die Rezidivfreiheit beider Methoden im direkten Vergleich. Die mit dem CO_2-Laser behandelten Patienten (n = 7) zeigten im Vergleich zu den kryochirurgisch behandelten Patienten (n = 11) eine beschleunigte Granulation und Reepithelisierung verbunden mit weniger Nebenwirkungen (Blasenbildung, Ödem, Narben, Dysästhesien) und Rezidiven.

Einleitung

Von 57 Patienten, die wegen eines Plattenepithelkarzinoms an der Unterlippe zwischen 1994 und 1999 in unserer Klinik behandelt wurden, wiesen 88 % im Randbereich histologisch gesichert eine aktinische Cheilitis (AC) auf. Diese Assoziation belegt die enorme Bedeutung der AC als fakultatives Vorstadium eines invasiv wachsenden Plattenepithelkarzinoms [4]. Im Frühstadium lediglich durch ein Erythem und Ödem charakterisiert, imponiert das Vollbild der AC durch flächenhafte, gering infiltrierte Plaques mit bogiger Begrenzung und festhaftenden Keratosen (Leukoplakie), die auch fehlen können (Erythroplakie). Zur Behandlung der AC stehen neben operativen Techniken wie Vermilionektomie nach Langenbeck - von Bruns, elektrokaustische Abtragung und chemochirurgische Denaturierung durch 5-Fluorouracil oder 50 %ige Trichloressigsäure, die mit einem hohen Risiko von Nebenwirkungen oder Rezidiv verbunden sind, die Kryochirurgie und, seit wenigen Jahren, auch die CO_2-Laserablation zur Verfügung [3].

Die CO_2-Laserablation ermöglicht, abhängig von der gewählten Leistung, die rasche Erhitzung und Vaporisation intrazellulären Wassers und somit hochpräzise die schichtweise Abtragung der Oberhaut um 20–40 μm/Durchgang, kombiniert mit einer Hämostase und vor allem einer minimalen lateralen thermischen Schädigung, die in der Regel 100μm nicht überschreitet [5, 6]. Im Vergleich hierzu entspricht die Wirkungsweise der Kryochirurgie – entweder im Kontakt- oder Sprayverfahren – dem Prinzip der homogenen Nukleation, d. h. der sofortigen, jedoch zur Tiefe und den Seiten hin unkontrollierten Gewebszerstörung durch intra- und extrazelluläre Eiskristallbildung [1, 2].

In einer randomisierten Anwendungsstudie haben wir beide Methoden hinsichtlich ihrer Wirksamkeit, ihres Nebenwirkungsprofils sowie der Rezidivfreiheit verglichen.

Patienten und Methoden

In einer prospektiven Studie wurden 18 Patienten mit ausgedehnter Leukoplakie und histologisch gesicherter AC der Unterlippe, bei denen die Indikation zur chirurgischen Behandlung der Präkanzerose vorlag, nach eingehender Aufklärung und mit Ihrem Einverständnis nach Alter und Geschlecht randomisiert und alternierend einem der beiden Behandlungsverfahren in Leitungsanästhesie mit Meaverin zugeführt. 11 Patienten (51–84 Jahre, d = 67,7 Jahre) wurden mittels der Kryochirurgie behandelt. Hierzu wurde das Kontaktverfahren mit dem »Erbokryo 12« – Gerät, Fa. Erbe, angewendet. Die gesamte Unterlippe wurde mit einem Metallstempel (Auflagefläche: 1,2 x 0,9 cm) unter leichtem Andruck in zwei Zyklen mit einer Gefrierzeit von jeweils 10 s und einer maximalen Gefriertemperatur von –60 bis –70 °C sukzessive vereist. Bei 7 Patienten (48–78 Jahre, d = 67 Jahre) wurde die Unterlippe mit dem ultragepulsten CO_2-Laser »UltraPulse 5000C«, Fa. Coherent, mit 50 W und 250 mJ/cm², im zweiten und, falls erforderlich, im dritten Durchgang mit 40 W, 200 mJ/cm², behandelt. Unmittelbar postoperativ wurden bei allen Patienten eine hochpotente Glukokortikosteroid-haltige Salbe (Ecural Salbe) aufgetragen und zweimal täglich wiederholt. Nach 3 Tagen wurde die Lokalbehandlung auf ein Adstringens (Tannolact Fettcreme) umgestellt. Zusätzlich verwendeten die Patienten zur Munddesinfektion Betaisodona Mundantiseptikum. Die

Anwendung von Vaselinum album war ebenfalls erlaubt. Zur Steigerung der Keratopoese empfahlen wir nach der Reepithelisierung ein Fruchtsäure-haltiges Externum (Rolip Stick Mandelic 3). Als Lichtschutzcreme wurde Anthelios LSF 50 verwendet.

Ergebnisse

Die CO_2-Laserablation zeigt sich hinsichtlich ihrer Wirksamkeit der klassischen Kryotherapie im Kontaktverfahren überlegen. Postoperativ war die Granulation (Tag 6–9: 50% vs. 42% der behandelten Fläche) und die Reepithelisierung (Tag 10–13: 63% vs. 37% der Fläche) bezogen auf den prozentualen Anteil der Gesamtfläche der Unterlippe nach der CO_2-Lasertherapie rascher fortgeschritten als nach Kryochirurgie (siehe Tabelle 1). Nach spätestens 28 Tagen war die Abheilung bei allen Patienten abgeschlossen. Nur die Kryokontakttherapie führte zu einer massiven Blasenbildung. Das Ödem der Unterlippe verlief nach der Kryotherapie an Intensität und Dauer ausgeprägter als nach Laserbehandlung (Tag 3–5: 63% vs. 33%). Gleiches galt für Blutkrusten (siehe Tabelle 2). In der Nachbeobachtung bis zu 27 Monate (Mittelwert: 9 Monate) trat ein Rezidiv nur bei einem Patienten nach der Lasertherapie – innerhalb einer präexistenten Rhagade – und bei 5 der 11 kryochirurgisch behandelten Patienten – sämtlich aboral des Lippenrots – auf. Eine umschriebene Narbe bildete sich nach Laserablation bei einem Patienten, jedoch in 4 Fällen nach Kryochirurgie, die zusätzlich bei zwei Patienten zu einer Dys- und Hypästhesie führte. Demgegenüber sahen wir eine Cheilitis sicca bei allen Patienten nach CO_2-Laserablation, jedoch nur bei 5 Patienten nach Kryokontaktchirurgie.

Besprechung

Die CO_2-Laserablation und die Kryochirurgie sind im Gegensatz zur Vermilionektomie nach Langenbeck – von Bruns wenig invasiv, so daß neben unerwünschten Wirkungen wie Hämatom, Lymphödem und Nahtdehiszenz vor allem das Risiko von Spätkomplikationen wie eingeschränkte Mimik und hyperplastische Narben vermieden werden kann [7, 8, 9]. Mit der CO_2-Laserablation steht eine schnelle, nebenwirkungs- und rezidivarme Behandlung der AC zur Verfügung, die computergestützt unter Sicht eine kontrollierte Abtragung auch unregelmäßiger Oberflächen des leukoplakisch verdickten Lippenrots mit einem sehr guten kosmetischen Ergebnis gewährleistet. Demgegenüber stellt die von uns angewandte Technik der Kryokontaktchirurgie eine weniger sichere Methode dar. Dies steht im Widerspruch zu bisherigen Erfahrungen aus der Literatur, nach denen die Kryochirurgie als eine kontrollierte Gewebeschädigung mit nur geringem Risiko der Abheilung beschrieben wurde [1, 3, 4, 7].

Zur Rezidivprophylaxe ist nicht nur die Behandlung des Lippenrots mit der klinisch sichtbaren AC, sondern auch der aboralen Haut erforderlich, die histologisch ebenfalls häufig Zeichen der chronisch aktinischen Schädigung aufweist.

Tabelle 1. Vergleich der Wundheilungsparameter

Dynamik der Wundheilung	Tage postoperativ 6–9		10–13		> 28	
	Laser	Kryo	Laser	Kryo	Laser (n = 7)	Kryo (n = 11)
Granulation	50	42	38	46		
Epithelisierung			63	37		
Abheilung					7	11
	Fläche (%) bezogen auf Gesamtfläche der behandelten Unterlippe				Anzahl (n) der Patienten	

Tabelle 2. Vergleich der Nebenwirkungen

Früh- und Spätkomplikationen	Tage postoperativ 1–2		3–5		6–9		10–13		> 21	
	Laser	Kryo	Laser	Kryo	Laser	Kryo	Laser	Kryo	Laser (n = 7)	Kryo (n = 11)
Blase	0	100								
Ödem			33	63	25	33	0	12		
Blutkruste			21	25	20	25	13	22		
Narbe									1	4
Dys-/Hypästhesie									0	2
Rezidiv									1	5
	Fläche (%) bezogen auf Gesamtfläche der behandelten Unterlippe								Anzahl (n) der Patienten	

Literatur

1. Breitbart EW, Schaeg G, Jänner M, Rehpennig W, Carstensen A (1985) Kryochirurgie. I. Kryochirurgie, Kryotechnik, Kryonekrose, Ultrastrukturelle Morphologie der Kryoläsion. Zentralblatt Haut- und Geschlechtskrankheiten 151 (1):1–57
2. Breitbart EW, Schaeg G, Jänner M, Rehpennig W, Carstensen A (1985) Kryochirurgie. II. Kontrollmöglichkeiten der Kryochirurgie. Anwendung in der Dermatologie. Zentralblatt Haut- und Geschlechtskrankheiten 151 (2):59–117
3. Dufresne RG, Curlin MU (1997) Actinic Cheilitis. A Treatment Review. Dermatologic Surgery 23:15–21
4. Ernst K, Hundeiker M (1998) Stellenwert der Kryochirurgie in der dermatologischen Praxis. H+G 73 (1):8–16
5. Fitzpatrick RE, Goldman MP (1995) Advances in Carbon Dioxide Laser Surgery. Clinics in Dermatology 13:35–47
6. Fratila A, Uerlich M (1996) »Skin Resurfacing« – Eine nebenwirkungsarme Behandlungsmöglichkeit zur Verjüngung aktinisch geschädigter Haut. In: Mang WL, Bull HG (Hrsg) Ästhetische Chirurgie, 1. Auflage. Einhorn-Presse, Reinbek
7. Kuflik EG (1997) Cryosurgery for Cutaneous Malignancy. An Update. Dermatologic Surgery 23:1081–1087
8. Nanni CA, Alster TS (1998) Complications of Carbon Dioxide Laser Resurfacing. An Evaluation of 500 Patients. Dermatologic Surgery 24:315–320
9. Trimas SJ, Ellis DAF, Metz RD (1997) The Carbon Dioxide Laser. An Alternative for the Treatment of Actinically Damaged Skin. Dermatologic Surgery 23:885–889

Moderne und experimentelle Therapieformen

Hyperhidrosis – Injektionsbehandlung versus operative Therapie

R. Rompel

Einleitung

Die Hyperhidrosis axillaris ist eine funktionelle nichtentzündliche Erkrankung der axillären ekkrinen Drüsen, die mit einer exzessiven Schweißproduktion bereits in Ruhe einhergeht. Die gegenüber der Norm um bis zu 10 mal höhere Schweißproduktion ist für den Patienten sehr belastend und mit einer sozialen Stigmatisation und erheblichem Leidensdruck verbunden. Daher kann diese Erkrankung nicht als rein kosmetisches Problem abgehandelt werden.

Die Hyperhidrosis axillaris findet sich bei jungen Menschen in etwa 0,6–1,0 % ohne Prädilektion von ethnischer Gruppe oder Geschlecht. Meist findet sich eine positive Familienanamnese. Neben der erhöhten Schweißproduktion in Ruhe kommen als Auslöser emotionale oder thermische Stimuli sowie körperliche Belastung oder scharfe Speisen in Betracht. Nur in etwa 1/4 der Fälle findet sich eine konkomitante palmare oder plantare Hyperhidrose. Das klinische Bild ist eindrucksvoll und läßt sich durch die entsprechenden Stimuli auslösen und im Minor'schen Schweißtest dokumentieren. Wichtig ist insbesondere der Ausschluß anderer Grunderkrankungen. Das heutige Behandlungsspektrum umfaßt verschiedene operative Therapieformen und die konservative Injektionsbehandlung mit Botulinustoxin.

Die lokalen Methoden zur operativen Therapie der Hyperhidrosis axillaris basieren im wesentlichen auf drei therapeutischen Prinzipien:
1. Exzision des betroffenen Areals mit nachfolgender plastischer Deckung,
2. offene Kürettage ggf. mit Teilexzision,
3. subkutane Kürettage [1, 5, 6, 7, 9].

Als Methode der ersten Wahl galt bislang in unserer Klinik die subkutane Schweißdrüsenkürettage. Die Vorteile der subkutanen Schweißdrüsen-Kürettage gründen sich auf ein optimales kosmetisches Ergebnis durch die minimale Narbe und dementsprechend auch keine funktionelle Beeinträchtigung durch Narbenzug [5, 6, 9].

Neuerdings besteht die Möglichkeit einer effektiven konservativen Therapie in Form der lokalen Injektion von Botulinustoxin, einem spezifischen Hemmer der acetylcholinabhängigen Innervation. Durch Blockade der cholinergen sympathischen Innervation der Schweißdrüsen läßt sich eine der operativen Therapie gleichwertige Reduktion der axillären Hyperhidrosis erzielen [2, 3, 4, 8]. Derzeit besteht noch Unklarheit darüber, wie lange die Wirkung dieser Injektionsbehandlung anhält.

Patientenkollektiv und Methodik

Im Zeitraum von 1993 bis 1998 wurden in der Hautklinik des Klinikums Kassel insgesamt 106 Patienten (39 Männer, 67 Frauen) mit Hyperhidrosis axillaris behandelt. Das Durchschnittsalter der betroffenen Patienten betrug 31,5 Jahre (Median 30 J.). 90 Patienten wurden mittels subkutaner Schweißdrüsenkürettage in der Methode nach Jemec behandelt [5]. Die Komplikationenrate betrug 17,8 Prozent und umfaßte in jeweils zwei Fällen oberflächliche Nekrosenbildung und Abszedierung sowie in 12 Fällen ein revisionsbedürftiges Hämatom. 16 Patienten wurden mittels lokaler Injektion von Botulinustoxin behandelt (je Axilla 40 bis 50 U Botox bzw. 200 bis 250 U Dysport). In der Anwendung von Botulinustoxin traten keine Komplikationen auf.

Im weiteren Verlauf wurden sämtliche Patienten in Form der Zusendung eines Fragebogens einer subjektiven Nachkontrolle unterzogen (Rücklaufquote 87,7 %). Hierbei wurden verschiedene Einzelfragen bezüglich Zufriedenheit, Beschwerdebild u. ä. gestellt, sowie insbesondere das Ausmaß der axillären Hyperhidrosis entsprechend einer Skala von 1 bis 6 erfragt. Aus den jeweiligen Angaben des Schwitzens in Ruhe, bei Hitze, bei körperlicher Belastung, bei psychischem Streß und nach scharfen Speisen wurde ein Gesamtscore gebildet.

Ergebnisse

Das Ergebnis nach subkutaner Schweißdrüsenkürettage wurde von 36,4 % als sehr gut, von 29,9 % als gut

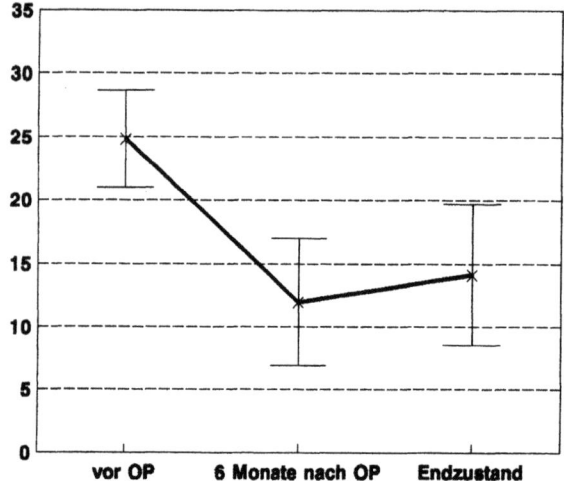

Abb. 1. Subjektiver Gesamtscore der Patienten, die mittels subkutaner Schweißdrüsenkürettage behandelt wurden (n = 77, mittleres Follow-up = 29,5 Monate)

und von 16,9% der Patienten als zufriedenstellend beurteilt. 15,6% der Patienten waren nicht zufrieden mit dem Ergebnis (1,3% k.A.). Die subjektive Beurteilung des axillären Schwitzens in Ruhe war 6 Monate postoperativ auf 40,0% reduziert und lag im Endzustand (mittleres Follow-up 29,5 Monate) bei 45,7% des Ausgangswertes. Der subjektive Gesamtscore reduzierte sich auf 48,2% nach 6 Monaten und auf 56,9% im Endzustand (Abb. 1).

Patienten, die mittels Injektion von Botulinustoxin behandelt wurden, beurteilten das Ergebnis zu 43,8% als sehr gut, zu 12,5% als gut und zu 12,5% als zufriedenstellend, während 25,0% das Ergebnis als schlecht beurteilten. Das Schwitzen in Ruhe war nach 6 Monaten auf 51,0% reduziert und im Endergebnis auf 61,2% des Ausgangswertes (mittleres Follow-up 8,5 Monate). Der subjektive Gesamtscore lag nach 6 Monaten bei 57,5% und im Endzustand bei 65,6% des Ausgangswertes (Abb. 2). Auch bei diesem relativ kurzen Follow-up wird deutlich, daß die Wirkdauer des Botulinustoxins nach Ablauf von 6 Monaten bereits merklich nachließ.

Diskussion

Der Vergleich der beiden dargestellten Behandlungsprinzipien bei der Hyperhidrosis axillaris zeigt für jede der genannten Methoden Vor- und Nachteile. Entscheidender Vorteil der subkutanen Schweißdrüsenkürettage ist der gute Langzeiteffekt. In über 80% der Fälle spricht diese operative Therapiemethode an, wie die subjektive Evaluation ergab. In der Regel läßt sich ein optimales kosmetisches Ergebnis erzielen, mit einer minimalen Narbe, ohne funktionelle Beeinträchtigungen durch Narbenzug. Wesentlicher Nachteil sind die potentiellen Kombinationsmöglichkeiten, insbesondere die Gefahr der Nachblutung aufgrund der großen intraoperativ gesetzten Wundhöhle. Daher ist diese Operation vorwiegend spezialisierten Zentren vorbehalten.

Die Behandlung mit Botulinustoxin stellt eine neue konservative Behandlungsmodalität dar. Sie ist schnell und ambulant durchführbar und führt zur Beschwerdefreiheit innerhalb von wenigen Tagen. Bei der gegebenem Dosierung treten axillär keine ernsthaften Nebenwirkungen auf [2, 4, 8]. Allerdings liegt die Wirkdauer bei maximal acht bis 12 Monaten. Inwieweit nachfolgende weitere Injektionen die Wirkdauer verlängern ist bislang nicht klar. Gegenwärtig anlaufende Studien dienen der weiteren Evaluation. Eine Zulassung für Botulinustoxin zur Behandlung der Hyperhidrosis besteht derzeit nicht, so daß das Medikament vorläufig nur im Rahmen eines individuellen Heilversuchs angewendet werden kann [4].

Die beiden dargestellten Behandlungsprinzipien bei Hyperhidrosis axillaris weisen deutliche Vorteile gegenüber den vormals häufig angewandten Methoden auf. Beispielsweise gegenüber der Sympathektomie oder der weiträumigen lokalen Exzision ist die subkutane Schweißdrüsenkürettage weitaus weniger komplikationsbeladen [1, 7, 10]. Die Injektionsbehandlung mit Botulinustoxin ist im Vergleich zu anderen konservativen Modalitäten wie z.B. Aluminiumchloridlösung oder Iontophorese die in dieser Region effektivste. Aus unserer Sicht empfiehlt es sich, möglichst objektiv die Vor- und Nachteile der beiden beschriebenen Behandlungsmethoden dem Patienten darzulegen und dem Betroffenen selbst die Entscheidung zu überlassen. Auch die Kombination der beiden Methoden ist möglich.

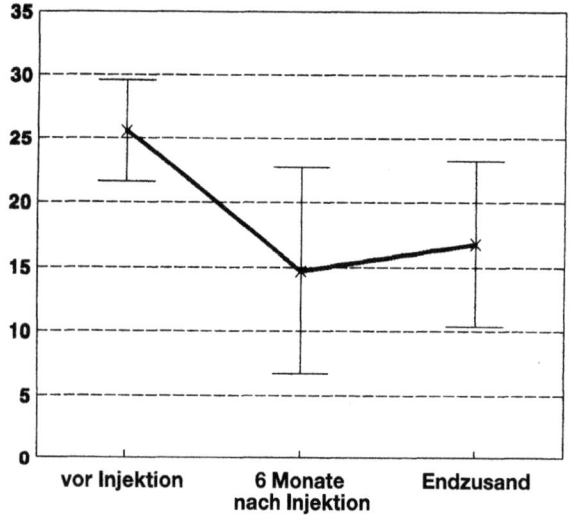

Abb. 2. Subjektiver Gesamtscore der Patienten, die mit Botulinustoxin behandelt wurden (n = 16, mittleres Follow-up = 8,5 Monate)

Literatur

1. Bretteville-Jensen G (1973) Radical sweat gland ablation for axillary hyperhidrosis. Br J Plast Surg 26:158–162
2. Bushara KO, Park DM, Jones JC, Schutta HS (1996) Botulinum toxin - a possible new treatment for axillary hyperhidrosis. Clin Exp Dermatol 21:276–278
3. Glogau RG (1998) Botulinum A neurotoxin for axillary hyperhidrosis. No sweat Botox. Dermatol Surg 24:817–819
4. Heckmann M, Breit S, Ceballos-Baumann A, Schaller M, Plewig G (1998) Axilläre Hyperhidrose: Erfolgreiche Behandlung mit Botulinumtoxin-A. Hautarzt 49:87–90
5. Jemec B (1975) Abrasio axillae in hyperhidrosis. Scand J Plast Reconstr Surg 9:44–46
6. Jemec B, Holm Hansen B (1978) Follow-up of patients operated on for axillary hyperhidrosis by subcutaneous curettage. Scand J Plast Reconstr Surg 12:65–67
7. Landes E, Kappesser HJ (1979) Zur operativen Behandlung der Hyperhidrosis axillaris. Fortschr Med 97:2169–2171
8. Naumann M, Hofmann U, Bergmann I, Hamm H, Toyka KV, Reiners K (1998) Focal hyperhidrosis: effective treatment with intracutaneous botulinum toxin. Arch Dermatol 134:301–304
9. Rompel R, Peros I, Petres J (1997) Subcutaneous curettage for the treatment of axillary hyperhidrosis. Eur J Dermatol 7:43–46
10. Zacherl J, Huber ER, Imhof M, Plas EG, Herbst F, Fugger R (1998) Long-term results of 630 thoracoscopic sypathicotomies for primary hyperhidrosis: the Vienna experience. Eur J Surg Suppl 1998 (580):43–46

Botulinumtoxin A in der Therapie der fokalen Hyperhidrose: Würzburger Erfahrungen

I. Kinkelin, M. Naumann, U. Hofmann, H. Hamm, E.-B. Bröcker

Zusammenfassung

Fragestellung

Die etablierten konservativen Behandlungsmöglichkeiten der fokalen Hyperhidrose liefern nicht immer den gewünschten Erfolg, so daß operative Verfahren bei schwer betroffenen Patienten eingesetzt werden. Wir berichten hier über die therapeutische Anwendung von Botulinumtoxin A bei der fokalen Hyperhidrose.

Methode

Es wurden insgesamt 66 Patienten mit Botulinumtoxin-A-Injektionen behandelt (Botox 3 Mouse Units/ 4 cm^2). Bei 20 Patienten mit fokaler Hyperhidrose an Achseln und Handinnenflächen wurde bei der einen Hälfte intrakutan mit Nadeln, bei der anderen mit dem Dermojet injiziert. Zudem wurden 45 Patienten mit gustatorischer Hyperhidrose sowie ein Patient mit einem Ross-Syndrom behandelt. Die Schweißsekretion vorher und nachher wurde gravimetrisch gemessen und mit dem Schwitztest nach Minor überprüft.

Ergebnisse

Die Behandlung mit Botulinumtoxin A führte in allen Fällen zu einer erheblichen Reduktion der Schweißsekretion bei fokaler Hyperhidrose. Nadelinjektionen hatten eine deutlich stärkere Verminderung der Schweißsekretion im Vergleich zu Dermojet-Injektionen zur Folge. Außerdem traten seltener Nebenwirkungen auf (in einigen Fällen starke Schmerzhaftigkeit der Injektionen, Hämatombildung und vorübergehende Muskelschwäche der kleinen Handmuskeln). Botulinumtoxin-A-Injektionen verminderten darüber hinaus das gustatorische Schwitzen und die kompensatorische Hyperhidrose bei dem Patienten mit Ross-Syndrom.

Schlußfolgerung

Botulinumtoxin A erweist sich als wirksamste konservative Behandlungsmöglichkeit bei fokaler Hyperhidrose. Intrakutane Nadelinjektionen sind wegen der größeren Wirksamkeit und der geringeren Nebenwirkungen Dermojet-Injektionen überlegen. Zudem kann Botulinumtoxin A sehr effektiv zur Therapie des gustatorischen Schwitzens und der kompensatorischen Hyperhidrose beim Ross-Syndrom eingesetzt werden.

Einleitung

Die lokalisierte fokale Hyperhidrose ist eine häufige Störung der Schweißsekretion. Sie soll bis zu 0,5 % der Bevölkerung betreffen und manifestiert sich in der Regel in der zweiten oder dritten Lebensdekade. Die fokale Hyperhidrose tritt vorwiegend an den Achselhöhlen, den Handflächen, den Fußsohlen und im Gesicht, hier besonders an der Stirn auf. Darüber hinaus gibt es eine fokale Hyperhidrose im Rahmen des sog. gustatorischen Schwitzens und eine kompensatorische Hyperhidrose beim Ross-Syndrom. In besonders schweren Fällen rinnt der Schweiß am Körper herunter oder tropft von den Händen und Füßen; ein Zustand, der nicht selten mit Einschränkungen im beruflichen und privaten Leben einhergeht. Die bisherigen Behandlungsmöglichkeiten umfassen die topische Applikation von Gerbsäuren, von Aluminiumchloridhexahydrat-Lösungen, die Leitungswasser-Iontophorese und die systemische Therapie mit Anticholinerga. Wenn sich diese Maßnahmen als nicht ausreichend wirksam erweisen, kommen als Alternativen invasive oder chirurgische Therapieverfahren, wie z.B. die Sympathikusblockade, die transthorakale Sympathektomie und die Exzision oder Kürettage der aktivsten Areale der Schweißsekretion in Frage. Wir berichten über die Anwendung einer neuen Behandlungsmöglichkeit der fokalen Hyperhidrose mit Botulinumtoxin-A-Injektionen.

Wirkmechanismus von Botulinumtoxin A

Botulinumtoxin A ist ein Nahrungsmittelgift, das bereits seit mehreren Jahren effektiv zur Behandlung einiger neurologischer Erkrankungen mit muskulärer Überaktivität eingesetzt wird. Es ist ein hochwirksames Neurotoxin, das die Ausschüttung von Acetylcholin aus cholinergen Nervenendigungen blockiert. Die erste Beobachtung einer Hypo- oder Anhidrose durch Botulinumtoxin stammt aus dem Jahre 1821 von Justinus Kerner, der diese Symptome als Zeichen des Botulismus beschrieb [8]. Zudem wurde Hypohidrose als eine Nebenwirkung bei der Behandlung des hemifazialen Spasmus mit Botulinumtoxin beschrieben. Daraufhin wurde erstmals eine Behandlung der fokalen Hyperhidrose mit Botulinumtoxin-A-Injektionen erwogen. Die ersten dazu publizierten Daten stammen von Bushara und Park, die 1994 bei Gesunden zeigen konnten, daß Botulinumtoxin A die Schweißsekretion an den Händen und in der Axilla blockieren kann [3]. Der Wirkmechanismus von Botulinumtoxin A beruht im wesentlichen auf einer Inaktivierung eines Proteinkomplexes, der für die Fusion von acetylcholinhaltigen Vesikeln mit der Plasmamembran cholinerger Neurone verantwortlich ist [2]. Daraufhin wird die Ausschüttung von Acetylcholin gehemmt. Der Effekt ist komplett reversibel. Die Wirkdauer ist abhängig von dem Wiederaussprossen neuer cholinerger Nervenendigungen und beträgt je nach Anwendungsgebiet 3 bis 6 Monate.

Methode

Bei unseren Patienten wurde die Schweißsekretion vor der Behandlung am sitzenden, ruhenden Patienten eine Minute lang gravimetrisch mit Hilfe einer Analysenwaage gemessen. Zur genauen Lokalisation der schwitzenden Bereiche führten wir den Schweißtest nach Minor durch. Durch die Jodstärkereaktion kommt es zu einer Schwarzfärbung des schwitzenden Bereiches (Abb. 1). Vor der Injektion wurde die zu behandelnde Fläche in Quadrate von ca. 2 x 2 cm Größe unterteilt. Botulinumtoxin A (Botox, Allergan, Irvine, USA) wurde dann fächerförmig intrakutan in einer Dosis von ca. 2–4 Mouse Units (MU) Botox/4 cm^2 in die Achselhöhlen und Handflächen und bei dem Patienten mit dem Ross-Syndrom in den Rücken injiziert [10]. Bei den Patienten mit gustatorischem Schwitzen wurden ca. 1–2 MU pro 2,25 cm^2 verwendet. Über die Dosierungsoptima von Botulinumtoxin A zur Behandlung der fokalen Hyperhidrose liegen derzeit noch keine genauen Erkenntnisse vor; jedoch haben sich oben genannte Mengen nach unserer Erfahrung bewährt. Bei Patienten mit palmarer Hyperhidrose führten wir eine Vorbehandlung der Handflächen mit EMLA Creme und eine Leitungsanästhesie der Nn. ulnaris und medianus mit Scandicain (1% oder 2%) durch. Zur Klärung, ob Dermojet-Injektionen genauso wirksam sind, wurden 10 Patienten mit axillärer und palmarer Hyperhidrose mit dem Dermojet behandelt. Die Auswertung erfolgte mit Statistica Software (Statsoft, Tulsa, OK, USA).

Ergebnisse

Axilläre und palmare Hyperhidrose

Wir behandelten bislang insgesamt 25 Patienten mit axillärer (n = 17) und palmarer (n = 8) Hyperhidrose. Alle Patienten hatten mit den etablierten konservativen Behandlungsmöglichkeiten keine zufriedenstellende Besserung erzielt. 15 Patienten wurden mit Nadelinjektionen, 10 mit Dermojet-Injektionen behandelt. Die subjektiv merkbare Reduktion der Schweißsekretion setzte bei allen Patienten 2,8 ± 0,7 Tage nach der Injektion ein. Der Effekt der Behandlung wurde durch erneute gravimetrische Schweißsekretionsmessung 3 bis 4 Wochen nach der Behandlung bestimmt. Dabei zeigte sich eine Reduktion der Schweißsekretion von 74,2 ± 8,3 Milligramm pro Minute (mg/min) auf 29,3 ± 6,1 mg/min nach Behandlung mit den Nadelinjektionen. Diese Reduktion war hochsignifikant ($p < 0,001$). Dagegen verminderte sich die Schweißsekretion nach den Injektionen mit dem Dermojet von 77,8 ± 8,4 mg/min nur auf 53,1 ± 7,8 mg/min (Abb. 2). Dieses Ergebnis war zwar auch signifikant, jedoch mit einem deutlich niedrigeren Signifikanzniveau ($p < 0,05$) [9]. Zudem trat durch Dermojet-Injektionen bei einem Patienten ein größeres Palmarhämatom auf. Bei 3 mit dem Dermojet behandelten Patienten kam es zu Irritationen von Digitalnerven. Bei Nadelinjektionen

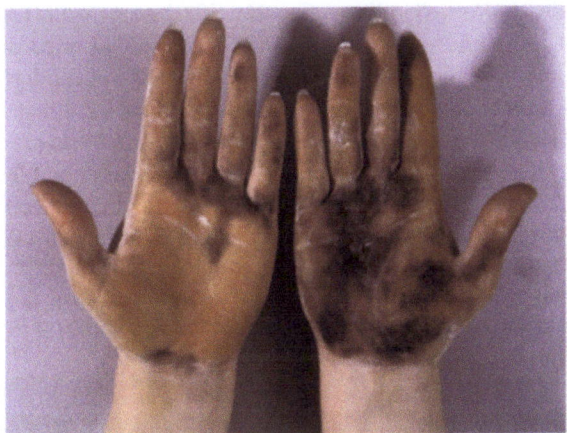

Abb. 1. Schweißtest nach Minor bei einem Patienten mit palmarer Hyperhidrose, der zwei Wochen vorher an der linken Hand mit Botulinumtoxin A behandelt wurde.

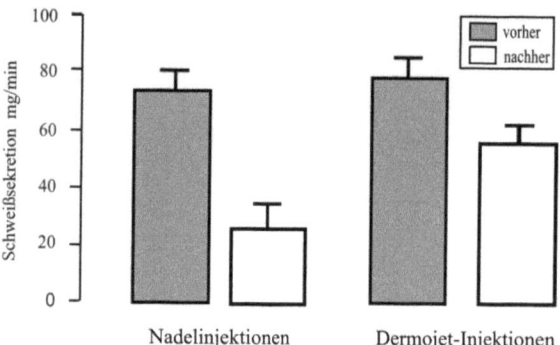

Abb. 2. Abnahme der Schweißsekretion an Achselhöhlen und Handflächen nach Botulinumtoxin-A-Injektionen (Gravimetrie). Es wurden 10 Patienten mit Nadelinjektionen und 10 Patienten mit Dermojet-Injektionen behandelt.

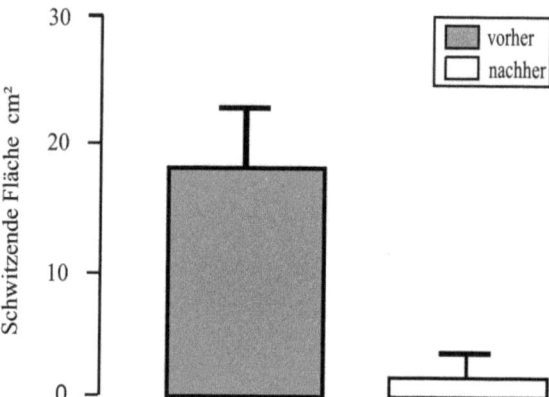

Abb. 3. Abnahme der schwitzenden Fläche, gemessen mit dem Minor'schen Schweißtest, bei 45 Patienten mit gustatorischem Schwitzen nach Botulinumtoxin-A-Injektionen.

wurden lediglich kleinere Hämatome beobachtet. Die Wirkungsdauer hielt 4–8 Monate an.

Gustatorische Hyperhidrose

Insgesamt wurden 45 Patienten mit gustatorischem Schwitzen behandelt. Zur Lokalisation des schwitzenden Bereiches wurde ein Test nach Minor durchgeführt. Nach der Behandlung zeigte sich eine Reduktion des Schweißareals von $17,6 \pm 8,6$ cm² auf $1,3 \pm 1,6$ cm² (Abb. 3). Diese Reduktion war hochsignifikant ($p < 0,0001$) [11]. Bei der Hälfte der Patienten war das gustatorische Schwitzen völlig verschwunden, die andere Hälfte gab eine deutliche Besserung an. Sechs Monate nach der Behandlung hatte sich dieser Parameter nicht verändert. Botulinumtoxin-Injektionen konnten das gustatorische Schwitzen mindestens 6 Monate lang beseitigen oder wesentlich bessern.

Ross-Syndrom

Das Ross-Syndrom umfaßt die klinische Trias der Anhidrose, Pupillotonie und Areflexie. Im Rahmen der fortschreitenden Anhidrose kommt es zu einer kompensatorischen Hyperhidrose der nicht betroffenen Hautbereiche. Wir behandelten einen 43-jährigen Patienten mit einem Ross-Syndrom, der zunehmend unter der übermäßigen Schwitzneigung in einem verbleibenden schwitzenden Bereich am Rücken klagte. Wir behandelten nur einen Teil des schwitzenden Bereiches, um weiterhin eine Transpiration zur Thermoregulation zu ermöglichen. Zwei bis 3 Tage nach der Behandlung kam es zu einem im Minor-Test dokumentierten, deutlichen Abfall der Schweißproduktion in dem injizierten Hautareal [1]. In den angrenzenden, nicht behandelten Bereichen fand sich weiterhin eine stark erhöhte Schweißsekretion. Nach Aussage des Patienten war diese gegenüber dem Vorbefund nicht erhöht. Die Schweißsekretion wurde jedoch nicht quantifiziert. Der Effekt hielt etwa 5 Monate an.

Diskussion

Wir behandelten Patienten mit therapierefraktärer fokaler Hyperhidrose an Achseln, Händen, Rücken und im Gesicht mit Botulinumtoxin-A-Injektionen. In allen behandelten Regionen führte diese Behandlung zu einer signifikanten bis hochsignifikanten Reduktion der Schweißsekretion. Nebenwirkungen der Behandlung bestanden vor allem in einer Schmerzhaftigkeit der Injektionen und kleineren Hämatombildungen. Gelegentlich konnte eine klinisch kaum faßbare Schwäche der kleinen Handmuskeln beobachtet werden. Die an den kleinen Handmuskeln mögliche Muskelschwäche war in jedem Fall innerhalb weniger Wochen reversibel. Die Schmerzhaftigkeit der Injektionen vor allem bei palmarer Hyperhidrose konnte durch Vorbehandlung der Handflächen mit EMLA Creme und einer Leitungsanästhesie der Nn. medianus und ulnaris (sog. Handblock) stark vermindert werden. Die Patienten müssen vorher darauf hingewiesen werden, daß sie an diesem Tag kein Verkehrsmittel mehr führen können. Stärkere Hämatombildungen haben wir nur bei den mit dem Dermojet durchgeführten Injektionen gesehen, nicht jedoch bei den Nadelinjektionen. Somit sind die Nadelinjektionen sowohl hinsichtlich der Effektivität als auch der geringeren Nebenwirkungen den Injektionen mit dem Dermojet überlegen.

Botulinumtoxin A sollte nicht bei Patienten angewendet werden, die eine Blutungsneigung, eine neuromuskuläre Erkrankung oder Antikörper gegen Botulinumtoxin haben. Weitere Kontraindikationen stellen Schwangerschaft und Stillzeit dar.

Nach unseren Erfahrungen ist Botulinumtoxin eine sehr wirksame Behandlungsmöglichkeit der therapierefraktären fokalen Hyperhidrose. Diese Beobachtungen konnten auch von anderen Arbeitsgruppen bestätigt werden [4, 5, 6, 7, 12]. Derzeit ist Botulinumtoxin A für die Indikation der fokalen Hyperhidrose noch nicht zugelassen; bis dahin sollte diese Behandlung unseres Erachtens auf bestimmte Behandlungszentren beschränkt bleiben. Wir sind der Überzeugung, daß vor invasiven Behandlungsmethoden, wie Sympathektomie oder operativer Entfernung der Schweißdrüsen, auf jeden Fall die Möglichkeit von Botulinumtoxin-A-Injektionen erwogen werden sollte.

Literatur

1. Bergmann I, Dauphin M, Naumann M, Flachenecker P, Müllges W, Koltzenburg M, Sommer C (1998) Selective degeneration of sudomotor fibers in Ross syndrome and successful treatment of compensatory hyperhidrosis with botulinum toxin. Muscle Nerve 21:1790–1793
2. Blasi J, Chapman ER, Link E, Binz T, Yamasaki S, De CP Sudhof TC, Niemann H, Jahn R (1993) Botulinum neurotoxin A selectively cleaves the synaptic protein SNAP-25 [see comments]. Nature 365:160–163
3. Bushara KO, Park DM (1994) Botulinum toxin and sweating [letter]. J Neurol Neurosurg Psychiatry 57:1437–1438
4. Bushara KO, Park DM, Jones JC, Schutta HS (1996) Botulinum toxin – a possible new treatment for axillary hyperhidrosis. Clin Exp Dermatol 21:276–278
5. Heckmann M, Breit S, Ceballos BA, Schaller M, Plewig G (1998) Axilläre Hyperhidrosis: Erfolgreiche Behandlung mit Botulinumtoxin-A. Hautarzt 49:101–103
6. Heckmann M, Schaller M, Plewig G, Ceballos BA (1998) Optimizing botulinum toxin therapy for hyperhidrosis [letter; comment]. Br J Dermatol 138:553–554
7. Heckmann M, Schaller M, Ceballos BA, Plewig G (1998) Follow-up of patients with axillary hyperhidrosis after botulinum toxin injection [letter]. Arch Dermatol 134:1298–1299
8. Kerner J (1822) Das Fettgift und ihre Wirkung auf den thierischen Organismus, ein Beytrag zur Untersuchung von des in verdorbenen Würsten giftig wirkenden Stoffes. Cotta, Stuttgart Tübingen
9. Naumann M, Bergmann I, Hofmann U, Hamm H, Reiners K (1998) Botulinum toxin for focal hyperhidrosis: technical considerations and improvement in application. Br J Dermatol 139:1123–1124
10. Naumann M, Hofmann U, Bergmann I, Hamm H, Toyka KV, Reiners K (1998) Focal hyperhidrosis: effective treatment with intracutaneous botulinum toxin. Arch Dermatol 134:301–304
11. Naumann M, Zellner M, Toyka KV, Reiners K (1997) Treatment of gustatory sweating with botulinum toxin. Ann Neurol 42:973–975
12. Shelley WB, Talanin NY, Shelley ED (1998) Botulinum toxin therapy for palmar hyperhidrosis. J Am Acad Dermatol 38:227–229

β-Karotin bei Dyplastischem Nävussyndrom – eine kontrollierte klinische Studie

C. Bayerl, B. Schwarz, E. G. Jung

Zusammenfassung

Das gehäufte Auftreten inspektorisch und histologisch atypischer Nävuszellnaevi (»Syndrom der Dysplastischen Naevi« (DNS)) geht mit einem erhöhten Melanomrisiko einher. In der vorliegenden Studie wurde geprüft, ob die Veränderung bestehender Naevi oder das Auftreten neuer Naevi durch Einnahme des Radikalfängers β-Karotin (Lipidantioxidans) bei einer Langzeittherapie zu beeinflussen ist. In einer doppelblinden, monozentrischen, placebokontrollierten Studie wurden 65 Patienten mit DNS randomisiert und behandelt, entweder in der Verumgruppe mit 2 x 25 mg β-Karotin (Carotaben Kps., Hermal) oder in der Placebogruppe mit 2x Saccharose-Kapseln für die Studienzeit von 3 Jahren. Im Abstand von 3 Monaten wurde die Gesamtzahl der Naevi getrennt nach Körperarealen, differenziert nach Größe (2–5 mm und > 5 mm) und dem Erscheinungsbild, die Sonnenexposition der Probanden und die Verträglichkeit des β-Karotin erfaßt. Die statistische Auswertung erfolgte mit dem einseitigen t-Test bei Normalverteilung, die Stichprobenkalkulation nicht-parametrisch mit dem Kruskal-Wallis-Test, unter Anwendung von Homogenitätstests, mit diskriminanzanalytischen Verfahren für qualitative Daten mit dem Indep-Select Programm und dem SAS Programmpaket. 3 Jahre nach Studienbeginn betrug die durchschnittliche Zahl der neu entstandenen Naevi 88 in der Placebo-Gruppe (n = 21) und 62 in der β-Karotingruppe (n = 18) (5% Niveau nicht zu sichern). Vor allem an den Unterarmen zeigte sich die Überlegenheit der β-Karotin Therapie, eine deutlich geringere Zunahme von Naevi der Größe 2–5 mm (p < 0,05) bereits ab 15 Monaten. An fast allen Lokalisationen, insbesondere im Fuß- und Unterschenkelbereich (p = 0,018), fand sich eine geringere Zunahme an dysplastischen Naevi in der β-Karotingruppe im Vergleich zur Placebo-Gruppe (5% Niveau nicht zu sichern). Unerwünschte Arzneimittelwirkungen blieben beschränkt auf leichte gastrointestinale Beschwerden und Klagen über Gelbverfärbung der Haut, wobei einige Patienten den Farbton auch als kosmetisch angenehm werteten.

β-Karotin hat einen »hemmenden« Einfluß auf die Neubildung dysplastischer Naevi an stark Sonnenlicht-exponierten Hautregionen.

Einleitung

Das Dysplastische Naevussyndrom (DNS) ist gekennzeichnet durch klinisch und histologisch atypische Naevi ab der Pubertät mit eine Prävalenz von 4–7% [1, 24, 35, 50]. Das Neuauftreten melanozytärer Naevi und deren Verteilung am menschlichen Körper korrelieren mit der Lichtexposition der Haut [3, 23, 38, 39, 48, 50], insbesondere beim DNS. Eine hohe Zahl erworbener melanozytärer Naevi ist ein Indikator für ein erhöhtes Melanomrisiko [10, 34, 62]. Menschen mit mehr als 50 Naevi zeigen ein 4,8fach erhöhtes Risiko ein Melanom zu entwickeln im Vergleich zu Menschen mit weniger als 10 Naevi. Dabei beeinflussen Sonnenbrände und die Tage der Sonnenexposition im Urlaub die Zahl melanozytärer und atypischer Naevi [12, 67].

In der Pathogenese UV induzierter Hauttumoren wird oxidativer Stress über freie Radikale diskutiert [9]. Proteine, die dem Angriff freier Radikale ausgesetzt sind können Bruchstücke bilden, sich vernetzen oder verklumpen. Mögliche Folgen wären Störungen an den Ionenkanälen, Defekte an den Zellrezeptoren, Fehler in der oxidativen Phosphorylierung und auf der DNA Ebene Zerstörung von Basenpaaren und Doppelstrangbrüche [58]. Ausgehend von einer defekten antioxidativen Verteidigung der Zelle wurde eine Ergänzung über natürliche oder synthetische antioxidative Enzyme und Vitamine vorgeschlagen [46]. β-Karotin stammt von gelben und grünen Gemüsepflanzen und wirkt als Provitamin A (Retinol). Die Gabe von β-Karotin ist effektiv bei der erythropoetischen Protoporphyrie, die durch eine Lichtsensitivität zwischen 380 nm und 560 nm gekennzeichnet ist [20, 32, 45, 47, 61]. Diese Schutzfunktion wird erklärt über das Eliminieren von Singulett Sauerstoff und die Reaktion mit freien Radikalen [41, 53]. Die Studie wurde durchgeführt, um Erkenntnisse über die Wirksamkeit und Sicherheit von β-Karotin bei Patienten mit DNS zu erhalten. Das Auftreten neuer melanozytärere Naevi und Veränderungen in vorbestehenden Naevi durch Langzeitgabe von β-Karotin sollte beruteilt werden.

Patienten and Methoden

Eine prospektive, randomisierte, Placebo kontrollierte, monozentrische Phase-III-Studie wurde über drei Jahre bei Patienten mit DNS durchgeführt. 65 volljährige Patienten wurden rekrutiert. Das Vorliegen eines Melanoms war kein Ausschlußkriterium. β-Karotin Tabletten (25 mg β-Karotin, Carotaben, Fa. Hermal, Hamburg) wurden in der Verumgruppe (n = 32) 2mal täglich und Placebo Tabletten in der Kontrollgruppe (n = 33) ebenfalls 2 mal täglich über 36 Monate eingenommen (Tabelle 1). Erfaßt wurden demographische Daten, die Zunahme dysplastischer Naevi über den Studienzeitraum, getrennt nach Körperarealen wie Gesicht, Hals, Brust, Bauch, Rücken, Oberarm, Unterarm, Hände, Gesäß, Oberschenkel, Unterschenkel und Füße. Auch die Größe der Naevi, 2–5 mm oder größer als 5 mm, und typisches oder atypisches klinisches Bild wurden von demselben Beobachter über den Studienzeitraum alle 3 Monate beurteilt. Zusätzlich wurden dokumentiert: aktinische Keratosen, Pigmentläsionen außer Naevi, Keratosen, Medikamente, UV-Exposition, Sonnenbrände und Verträglichkeit der Studienmedikation einschließlich gelber Färbung der Haut.

Das Signifikanzniveau wurde für alle p-Werte auf α = 0,05 festgelegt. Bei Normalverteilung wurde der einseitige t-Test, oder falls keine Normalverteilung vorlag, der Kruskall-Wallis Test oder die χ^2-Annäherung verwendet. Bei Fehlen der Homogenität wurde eine Kovarianzanalyse durchgeführt. Im Falle Diskriminanzanalytischen Vorgehens wurde das Indep-Select program von Habbema [29] für qualitative Daten verwendet. Kontinuierliche Daten wurden gemäß Lachenbruch [42] behandelt. Das SAS Programm Packet von Windows 6.08 wurde verwendet. Die Sicherheitsanalyse und die klinische Akzeptanz wurden in 95% Vertrauensintervallen beurteilt. Alle kontinuierlichen Daten wurden dokumentiert nach Verteilung, Mittelwert, Standardabweichung, Minimum, Maximum, Median und Anzahl der »Proben«. Diskrete Variablen wurden nach absoluten und relativen Häufigkeiten angegeben. Patienten, die die Studie nach 36 Monaten beendeten wurde in die »Intention-to-treat 1« Analyse eingeschlossen. Die Daten der Patienten, die die Studie früher, nach 30, 24 oder 12 Monaten beendet hatten, wurden in der »Intention-to-treat 2« Analyse erfaßt.

Ergebnisse

In der β-Karotingruppe wurden 32 Patienten eingeschlossen, 33 in der Placebogruppe. Am Ende der Studie wurden 3 von 65 Patienten ausgeschlossen, da ihr Alter über 60 Jahren lag. Eine Abnahme der Zahl der Naevi mit zunehmendem Lebensalter ist beschrieben [4, 5, 66]. Für die »Safety-Analyse« konnten die Daten aller 65 Studienteilnehmer verwendet werden. 23 Patienten (12 in der β-Karotin und 11 in der Placebogruppe) brachen die Studie vor deren Ende nach 36 Monaten verfrüht ab und wurden aus der »Intention-to-treat 1«-Analyse ausgeschlossen, waren jedoch valide für die »Intention-to-treat 2« Analyse (30, 24, 12, Monate in der Studie). In der »Intention-to-treat« 1 Gruppe beendeten 18 Patienten der β-Karotin und 21 Patienten der Placebogruppe die Studie (Tabelle 1). Die randomisierten Gruppen waren homogen für das Hautpzielkriterium und für Sommersprossen in der Jugend, Sonnenurlaube, Besuch von Sonnenstudios, Anwendung von Sonnenschutzmitteln und für die Summe der Tage in der Sonne in den letzten 2 Jahren. Zu Sudienbeginn wurden in der βcarotengruppe 262 ± 121,4 Naevi und in der Kontrollgruppe 315 ± 200,5 Naevi gezählt. Die mittlere Zahl neu aufgetretener Naevi über die Studienzeit betrug 62 ± 28,1 in der β-Karotingruppe und 88 ± 64,9 in der Placebogruppe. Somit ergab sich eine mittlere Zunahme von 26 dysplastischen Naevi in der Placebogruppe verglichen mit der β-Karotingruppe (nicht signifikant). Bereits nach 15 Monaten zeigte sich jedoch für die Unterarme mit Naevi zwischen 2–5 mm ein signifikanter Unterschied zugunsten der β-Karotingruppe ($p < 0,05$). Nach 36 Monaten wurden ebenfalls in der β-Karotingruppe weniger neu aufgetretene dysplastische Naevi an den Unterarmne ($p < 0,05$) und an den Füßen gezählt ($p = 0,018$). An allen anderen Lokalisationen zeigte sich eine geringere Zunahme dysplastischer Naevi in der β-Karotingruppe im Vergleich zur Kontrollgruppe. Auch in der »Intention-to-treat 2« Analyse zeigte sich ein günstiger Effekt von β-Karotin für das Auftreten neuer dysplastischer Naevi, am deutlichsten an den Unterarmen ($p = 0,10$) bei Naevi zwi-

Tabelle 1. Einteilung in die Validitätsgruppen

	Therapiegruppen (n = 65)			
	β-Karotin		Placebo	
	(n)	[%]	(n)	[%]
»Safety«-Analyse	32	100,0	33	100,0
»Intention to treat 1« (36 Monate)	18	60,0	21	65,6
»Intention to treat 2« (30 Monate)	23	76,7	24	75
»Intention to treat 2« (24 Monate)	25	83,3	27	84,4
»Intention to treat 2« (12 Monate)	29	96,7	29	90,6

schen 2–5 mm nach 30 Monaten der Therapie in der β-Karotingruppe. Nur 10 % der Patienten in beiden Gruppen arbeiteten im Freien. Der Besuch von Sonnenstudios änderte sich im Verlauf der Studie nicht. Alle anderen Expositionen mit UV Strahlung waren in der β-Karotingruppe etwas höher als zu Studienbeginn.

Nach 36 Monaten wurde die Therapie von 44,8 % der Probanden als sehr gut und von 44,2 % als gut bewertet. Unerwünschte Effekte waren in 17 (53,1 %) der 32 Patieten in der β-Karotingruppe und in 5 (15,1 %) der 33 Patienten der Kontrollgruppe angegeben worden. Diese war vor allem die gelbe Verfärbung der Haut, in der β-Karotingruppe, die teilweise als unakzeptabel (3 Patienten beendeten deswegen die Studie), teilweise als kosmetisch erwünscht gewertet wurde. 6 Patienten der β-Karotingruppe klagten über leichtes Unwohlsein im Magen-Darmtrakt und 3 Patientinnen über unregelmäßige Regelblutungen. Insgesamt beendeten 9 der 12 »drop out« Patienten der β-Karotingruppe aus diesen Gründen die Studie. Ein Patient starb nach 9 Monaten an cerebralen Metastasen seines bekannten Melanoms, ein anderer Patient wurde nach 16 Monaten aus der Studie entlassen, da aufgrund seines bekannten Melanoms Lebermetastasen auftraten. In der Placebogruppe klagten 3 von 11 »Drop out-Patienten« über unerwünschte Effekte. Zum Zeitpunkt der Randomisierung war die Studie doppelt blind, wurde jedoch über den Studienverlauf aufgrund der gelben Verfärbung der Haut »offen« für Patient und Arzt.

Diskussion

Das wichtigste Ergebnis unserer Studie ist, daß β-Karotin das Auftreten neuer dysplastischer Naevi an hochgradig UV exponierten Körperregionen bei Menschen mit DNS reduziert. Bereits nach 15 Monaten ist dieser günstige Effekt der β-Karotineinnahme zu beobachten, bei guter klinischer Verträglichkeit und hoher Akzeptanz seitens der Patienten.

In Zellkultur- und Tiermodellen schützt β-Karotin vor Hauttumoren, die durch Chemikalien oder UV-Bestrahlung ausgelöst werden [17, 40, 44, 55, 57]. Jedoch hat die β-Karotin Gabe bei Tieren nach bereits gesetzter Tumorinduktion die Tumorbildung zusätzlich gefördert [59]. Seit den 80ger Jahren wurde β-Karotin als antioxidativer Zusatz zur Ernährung vorgeschlagen [6, 54]. In epidemiologischen und klinischen Studien konnte β-Karotin nicht durchgängig einen Schutz für den Menschen vor Hauttumoren zeigen [28, 31, 33, 37, 65]. In einiger Dörfer in Taiwan zeigten die Einwohner eine erhöhte Arsenexposition, die mit signifikant erniedrigten β-Karotin-Serumspiegeln einherging [33]. Daraufhin wurden prospektiv der Ernährung β-Karotin, Retinol, Vitamin E oder Selen beigefügt, wobei keiner dieser Nahrungszusätze mit dem Risiko des Erwerbs eines Spinalioms korrelierte [37].

Für eine topische 0,05 % Tretinoin Lotion war eine Elimination oder ein Abblassen dysplastischer Naevi gezeigt worden [15]. Dagegen zeigte eine andere Studie bei 11 Patienten und oraler Isotretinoingabe keine klinischen oder histologischen Veränderungen dypslastischer Naevi [16]. Karotenoide könnten die Karzinogenese entweder direkt über ihre antioxidative Wirkung, die Elimination von Radikalen [13, 41] oder indirekt über Konversion zu Retinoiden, die auf die zelluläre Differenzierung und Proliferation wirken, beeinflussen [11, 49].

Zudem reduziert UV-Bestrahlung die Spiegel zirkulierender Plasma Karotenoide [68]. Im Tierexperiment ließ sich die UV induzierte Immunsuppression durch Zufütterung von β-Karotin nicht beeinflussen [49], im Gegensatz zu Studien beim Menschen, bei denen β-Karotingabe die Immunantwort auf Recall-Antigene [18] oder die UV-Suppression der Kontaktdermatitis [22] unterdrückte.

Das UV-Erythem wurde in einer Studie durch β-Karotin mäßig reduziert bzw. die Erythemschwelle erhöhte sich um das Doppelte [19, 25, 30, 43], während β-Karotin in anderen Studien keine Effekte zeigte [26, 69]. Im Vergleich zu Vitamin E und Vitamin C zeigt β-Karotin allein jedoch den besten Schutzeffekt (Schutzfaktor für UVA 3.02, für UVB 1.26), und bei synergistischer Anwendung mit Vitamin E und Vitamin C einen nur wenig besseren Faktor (Schutzfaktor für UVA 4.66, für UVB 1.69) [8], insgesamt jedoch keinen ausreichenden Faktor für ein Sonnenschutzmittel [30].

Epidemiologische Studien (CARET and ATBC) in Lungenkrebsrisikogruppen (Raucher, Asbest Exponierte) mit Supplementierung von β-Karotin zeigten keine Chemoprevention, möglicherweise sogar einen nachteiligen Effekt [2, 51, 63, 64]. Indiziert ist β-Karotin bei der erythropoetischen Protoporphyrie, eventuell hilfreich bei anderen photosensitiven Erkrankungen oder zur Reduktion eines negativen Effektes phototoxischer Medikamente [45, 56]. Für kurze Urlaubszeiten mit hoher UV-Exposition kann β-Karotin (30 mg) zusammen mit einem konventionellen Lichtschutzmittel verwandt werden (Berlin Eilath Studie) [27]. In unserer Studie bei DNS war eine höhere Dosis (50 mg β-Karotin) und eine längere Behandlungszeit (> 15 Monate) nötig, um eine geringere Zunahme des Auftretens dysplastischer Naevi an stark lichtexponierten Körperstellen zu zeigen. Wenn eine β-Karotingabe geplant ist, sollten Radikalfänger wie Vitamin E and Vitamin C kombiniert werden, da sie in Redoxsystemen zusammenarbeiten [14, 52, 60]. Ascorbate kann Vitamin E aus seiner oxidierten Form regenerieren [21, 36] und damit indirekt als Lipidantioxidans wirken [52]. Die Empfehlung für den Menschen

(Nichtraucher) lautet, wenn substituiert wird, dann Vitamin E in Relation zu Vitamin C und zu β-Karotin einzunehmen im Verhältnis 1:2:0,1 (30 mg Vitamin E: 60 mg Vitamin C:3 mg β-Karotin) [7].

Die Wirkung von βcaroten in der Entwicklung neuer dysplastischer Naevi bei DNS kann erklärt werden als eine Verzögerung der voraussichtlichen Manifestation geschädigter Zellen an hochgradig UV exponierten Körperstellen. Ob β-Karotin an Naevi aller Lokalisation günstig wirkt, sollte statistisch abgesichert werden mit Erhöhung der Probandenzahl.

Literatur

1. Ackermann AB, Mihari I (1985) Dysplasia, dysplastic melanocytes, dysplastic nevi, the dysplastic nevus syndrome and the relationship of dysplastic nevi to malignant melanoma. Hum Pathol 16:87-91
2. Albanes D, Heinonen OP, Taylor PR, Virtamo J, Edwards BK, Huttunen JK et al. (1996) Alpha-tocopherol and beta-carotene supplements and lung cancer incidence in the alpha-tocopherol, beta-carotene cancer prevention study: effects of base-line characteristics and study compliance. J Natl Cancer Inst 88:1560-1570
3. Augustsson A, Stirner U, Rosdahl I, Suurkula M (1990) Melanocytic naevi in sun-exposed and protected skin in melanoma patients and controls. Acta Derm Venereol 71:512-517
4. Augustsson A, Stierner U, Suurkula M, Rosdahl I (1991) Prevalence of common and dysplastic naevi in a Swedish population. Br J Dermatol 124:152-156
5. Bataille V, Bishop JA, Sasieni P, Swerdlov AJ, Pinney E, Griffiths K, Cuzick J (1996) Risk of cutaneous melanoma in relation to the numbers, types and sites of naevi: a case-control study. Br J Cancer 73:1605-1611
6. Biesalski HK (1992) β-Carotin und Krebs. Ergebnisse epidemiologischer Studien. Deutsche Apotheker Zeitung 4:123-132
7. Biesalski HK (1995) Antioxidative Vitamine in der Prävention. Dt Ärztebl 92:A-1316-1321
8. Böhm F, Edge R, Lange L, Truscott G (1998) Enhanced protection of human cells against ultraviolet light by antioxidant combinations involving dietary carotenoids. J Photochem Photoimmunol 44:211-215
9. Black HS (1987) Potential involvement of free radical reactions in ultraviolet light mediated cutaneous damage. Photochem Photobiol 46:213-221
10. Black HS, deGruijl FR, Forbes PD, Cleaver JE, Ananthaswamy HN, deFabo EC, Ullrich SE, Tyrrell RM (1997) Photocarcinogenesis: an overview. J Photochem Photobiol 40:29-47
11. Burton GW, Ingold KU (1984) β-carotene: an unusual type of lipid antioxidant. Science 224:569-573
12. Breitbart M, Garbe C, Büttner P, Weiß J, Soyer HP, Orfanos CE et al. (1997) Ultraviolet light exposure, pigmentary traits and the development of melanocytic naevi and cutaneous melanoma. Acta Derm Venereol 77:374-378
13. Darr D, Fridovich I (1994) Free radicals in cutaneous biology. J Invest Dermatol 102:671-675
14. Di Mascio P, Murphy ME, Sies H (1991) Antioxidant defense systems: the role of carotenoids, tocopherols, and thiols. Am J Clin Nutr 53:194S-200S
15. Edwards L, Jaffe P (1990) The effect of topical tretinoin on dysplastic nevi. A preliminary trial. Arch Dermatol 126:494-499
16. Edwards L, Meyskens FL Jr, Levine NS (1989) The effect of oral isotretinoin on dysplastic nevi. J Am Acad Dermatol 20:257-260
17. Epstein JH (1977) Effects of beta-carotene on ultraviolet induced cancer formation in the hairless mouse skin. J Photochem Photobiol 25:211-213
18. Fliegenbaum A, Hopfenmüller W, Biesalski HK, Gollnik H (1997) Pharmakokinetic of beta carotene serum levels and recall antigen testing during artificial UVA and UVB/UVA exposure. Arch Dermatol Res 289:293-294
19. Francz PI, Conrad J, Greul AK, Biesalski HK (1998) Klinisch experimentelle Ergebnisse der Anwendung von βkarotin zum UV-Schutz. Kosm Med 19:220-224
20. Fritsch P, Gschnait F, Hönigsmann K, Wolff K (1976) Protective action of BBB-carotene against letal photosensitization of fibroblasts in vitro. Br J Derm 94:263-271
21. Fuchs J, Huflejt ME, Rothfuss LM, Wilson DB, Gerardo C, Packer L (1989) Impairment of enzymic and nonenzymic antioxidants in skin by UVB irradiation. J Invest Dermatol 93:769-773
22. Fuller CJ, Faulkner A, Bendich A, Parker RS, Roe DA (1992) Effect of BBB-carotene supplementation on photosuppression of delayed-type hypersensitivity in normal young men. Am J Clin Nutr 56:684-690
23. Gallagher RP, McLean DI, Yang CP, Coldman AJ, Silver HK, Spinelli JJ, Beagrie M (1990) Anatomic distribution of acquired melanocytic nevi in white children. Arch Dermatol 126:466-471
24. Garbe C, Kruger S, Stadler R, Guggenmoos-Holzmann I, Orfanos CE (1989) Markers and relative risk in a German population for developing malignant melanoma. Int J Dermatol 28:517-523
25. Garmyn M, Ribaya-Mercado JD, Russell RM, Bhawan J, Gilchrest BA (1995) Effect of beta carotene supplementation on the human sunburn reaction. Exp Dermatol 4:104-111
26. Giles A, Warner W, Kornhauser A (1985) In vivo protective effect of beta-carotene against psoralen phototoxicity. J Photochem Photobiol 41:611-666
27. Gollnik HPM, Hopfenmüller W, Hemmes C, Chun SC, Schmid C, Sundermeier K, Biesalski HK (1996) Systemic beta carotene plus topical UV-sunscreen are an optimal protection against harmful effects of natural uv-sunlight: results of the Berlin-Eilath study. Eur J Dermatol 6:200-205
28. Greenberg RE, Baron JK, Stukel TA, Stevens MM, Mandel JS, Kwan T et al. (1990) A clinical trial of BBB-carotene to prevent basal-cell and squamous-cell cancers of skin. N Engl J Med 323:789-795
29. Habbema J (1981) The Indep-Select-discriminant analysis program. Technical report, University Leiden, Netherlands
30. Heinrich U, Wiebusch M, Tronnier H, Jungmann H (1996) Zur photoprotektiven Wirkung von β Carotin. Kosm Med 17:142-151
31. Hennekens CH, Buring JE, Manson JE, Stampfer M, Rosner B, Peto P et al. (1996) Lack of effect of long-term supplementation with beta carotene on the incidence of malignant neoplasms and cardiovascular disease. N Engl J Med 334:1145-1149
32. Hönigsmann H (1977) Die erythropoetische Protoporphyrie. II. Experimentelle Untersuchungen an Modellsystemen: Photosensibilität und Hautveränderungen. Z Hautkr 52:541-564
33. Hsueh YM, Chiou HY, Huang YL, Wu WL, Huang CC, Chen CJ et al. (1997) Serum beta-carotene level, arsenic methylation capability, and incidence of skin cancer. Cancer Epidemiol Biomarkers Prev 6:58-96
34. Jung EG (1991) Photocarcinogenesis of the skin. J Dermatol 18:1-10
35. Jung EG (1999) Was ist ein Naevus? Akt Dermatol 25:60-65
36. Kagan V, Witt E, Goldman R, Scita G, Packer L (1992) Ultraviolet light-induced generation of vitamin radicals and their recycling. A possible photosensitizing effect of vitamin E in skin. Free Radic Res Commun 16:51-64
37. Karagas MR, Greenberg ER, Nierenberg D, Stukel TA, Morris JS, Stevens MM, Baron JA (1997) Risk of sqamous cell carcinoma of the skin in relation to plasma selenium, alpha-tocopherol, beta-carotene, and retinol: a nested case-control study. Cancer Epidemiol Biomarkers Prev 6:25-29
38. Kelly JW, Rivers JK, MacLennan R, Harrison S, Lewis AE, Tate BJ (1994) Sunlight: a major factor associated with the development of melanocytic nevi in Australian schoolchildren. J Am Acad Dermatol 30:40-48

39. Kopf AW, Gold RS, Rogers GS (1986) Relationship of lumbo-sacral nevocytic nevi to sun exposure in dysplastic nevus syndrome. Arch Dermatol 122:1003–1006
40. Krinsky NI (1989) Carotenoids and cancer in animal models. J Nutr 119:123–126
41. Krinsky NI (1989) Antioxidant functions of carotenoids. Free Rad Biol Med 7:615–617
42. Lachenbruch P. Discriminant analysis. Hafner press, 1975.
43. Mathews-Roth MM, Pathak MA, Parrish J, Fitzpatrick F (1972) A clinical trial of the effects of oral beta-carotene on the responses of human skin to solar radiation. J Invest Dermatol 59:349–383
44. Mathews-Roth MM (1982) Antitumor activity of B-carotene, canthaxanthin and phytone. Oncology 39:33–37
45. Mathews-Roth MM (1986) β-carotene therapy for erythropoetic protoporphyria and other photosensitivity diseases. Biochimie 68:875–884
46. Maxwell SRJ (1995) Prospects for the use of antioxidant therapies. Drugs 49:345–361
47. Moshell AN, Bjornson L (1977) Photoprotection in erythropoetic protoporphyria: mechanism of photoprotection by beta carotene. J Invest Dermatol 68:157–160
48. Nicholls EM (1973) Development and elimination of pigmented moles, and the anatomical distribution of primary malignant melanoma. Cancer 32:191–195
49. Noonan FP, Webber LJ, De Fabo EC, Hoffmann HA, Bendich A, Mathews-Roth M (1996) Dietary beta carotene and ultraviolet-induced immunosuppression. Clin Exp Immunol 103:54–60
50. Nordlund JJ, Kirkwood J, Forget DM (1985) Demographic Study of clinical atypical (dysplastic) nevi in patients with melanoma and comparison subjects. Cancer Res 45:1855–1861
51. Omenn GS, Goodman GE, Thorquist MD, Bahnes J, Cullen MR, Hammar S et al. (1996) Effects of a combination of beta carotene and vitamin A on lung cancer and cardiovascular disease. N Engl J Med 334:1150–1155
52. Packer JE, Slater TF, Willson RL (1979) Direct observation of a free radical interaction between vitamin E and vitamin C. Nature 279:737
53. Packer JE, Mahood JS, Mora-Arellano VO, Slater TF, Willson RL, Wolfenden BS (1981) Free radicals and singlet oxygen scavengers: reaction of a peroxy-radical with beta-carotene, diphenyl furan and 1,4-diazobicyclo (2,2,2)-octane. Biochem Biophys Res Commun 98:901–906
54. Peto R, Doll R, Buckley JD, Sporn MB (1981) Can dietary BBB-carotene materially reduce human cancer rates? Nature 290:201–208
55. Pung A, Rundhaug JE, Yoshizawa CN, Bertram JS (1988) β-carotene and canthaxanthin inhibit chemically-and physically-induced neoplastic transformation in 10T1/2 cells. Carcinogenesis 9:1533–1539
56. Raab W (1991) Photoprotektive Wirkung von β-Karotin. TW Dermatologie 21:187–201
57. Santamaria L, Bianchi A, Arnaboldi A, Ravetto C, Bianchi L, Bermond P et al. (1988) Chemoprevention of indirect and direct chemical carcinogenesis by -Karotinoids as oxygen radical quenchers. Ann N Y Acad Sci:534–596
58. Scholes RG (1983) Radiation effects on DNA. Br J Radiol 56:221–231
59. Shamberger RJ (1971) Inhibotory effect of vitamin A on carcinogenesis. J Natl Cancer Inst 47:667–672
60. Sies H, Stahl W (1995) Vitamins E and C, beta-carotene, and other carotenoids as anitoxidants. Am J Clin Nutr 62:1315S–1321S
61. Swanbeck G, Wennertsten G (1973) Effect of beta-carotene on photohemolysis. Acta Dermatovenereol 53:283–289
62. Swerdlow AJ, English J, MacKie RM, O_Doherty CJ, Hunter JA, Clark J, Hole DJ (1986) Benign melanocytic naevi as a risk factor for malignant melanoma. Br Med J 292:1555–1559
63. The alpha-tocopherol, beta carotene cancer prevention study group: The effect of vitamin E and beta carotene on the incidence of lung cancer and other cancers in male smokers (1994) N Engl J Med 330:1029–1035
64. Truscott TG (1996) BBB-Carotene and disease: a suggested pro-oxidant and anti-oxidant mechanism and speculations concerning its role in cigarette smoking. J Photochem Photobiol 35:233–235
65. Wald NJ, Thompson SG, Dense JW, Boreham J, Bailey A (1998) Serum beta-carotene and subsequent risk of cancer: results from the BUPA study. Br J Cancer 57:428–433
66. Weinstock MA, Straker WS, Stampfer MJ, Lew RA, Willett WC, Sober AJ (1991) Sunlight and dysplatic nevus risk. Results of a clinic-based case-control study. Cancer 67:1701–1706
67. Weiss J, Garbe C, Bertz J, Biltz H, Burg G, Hennes B, Jung EG, Kreysel HW, Orfanos CE, Petzoldt D, Schwermann M, Stadler R, Tilgen W, Tronnier H, Völkers W (1990) Risikofaktoren für die Entwicklung maligner Melanome in der Bundesrepublik Deutschland. Hautarzt 41:309–313
68. White WS, Kim C, Kalkwarf HJ, Bustos P, Roe DA (1988) Ultraviolet light-induced reductions in plasma carotenoid levels. Am J Clin Nutr 47:879–883
69. Wolf C, Steiner A, Hönigsmann H (1998) Do oral carotenoids protect human skin against ultraviolet erythema, psoralen phototoxicity, and ultraviolet-induced DNA damage? J Invest Dermatol 90:55–57

Neue Therapieoptionen bei der Behandlung von Hirntumoren und Hirnmetastasen

M. van Kampen, M. Wannenmacher

Zusammenfassung

Für Temozolomide läßt sich eine tendentiell bessere Wirksamkeit feststellen als bei der Anwendung einer Standardtherapie. Dabei läßt sich ein günstigeres Nebenwirkungsprofil beobachten. Dies macht die Substanz interessant für die Anwendung in der Primärtherapie maligner Gliome sowie in der Kombination mit anderen Therapiemodalitäten. Wir haben deshalb eine Phase I/II Studie initiert, die die Wirksamkeit, Sicherheit und Verträglichkeit von Temozolomide in Kombination mit einer Strahlentherapie bei der primären, postoperativen Behandlung von Patienten mit Glioblastoma multiforme überprüfen soll.

Einleitung

Das Glioblastoma multiforme stellt den aggressivsten hirneigenen Tumor des Erwachsenenalters dar. Obwohl diese Tumoren in aller Regel nicht generalisieren, ist die Prognose sehr ungünstig, da der lokal progrediente oder rezidivierende Tumor das Schicksal der Patienten bestimmt. Patienten, deren Tumor nur histologisch gesichert werden kann, bei denen also ein makroskopischer Resttumor verbleibt und die keiner weiteren Therapie mehr zugeführt werden können, haben eine mittlere Überlebenswahrscheinlichkeit von lediglich 8 Wochen. Die postoperative Strahlentherapie verbessert die Prognose deutlich auf median 40 bis 42 Wochen, wenn eine Gesamtdosis von 60 Gy angestrebt wird [9]. Verschiedene in der Vergangenheit eingesetzte Methoden zur Intensivierung der lokalen Therapie wie konventionelle, brachytherapeutische oder stereotaktische strahlentherapeutische Dosiseskalation oder adjuvante Chemotherapie konnten zwar geringe Verbesserungen der Prognose herbeiführen, letztlich jedoch keinen entscheidenden Durchbruch erzielen (Übersicht bei [3]). Es ist daher nach wie vor notwendig, nach Konzepten zur Rezidivbehandlung des Glioblastoma multiforme zu suchen. Sind die lokalen Therapiemodalitäten wie Operation und Strahlentherapie [2] ausgeschöpft, so steht in der Rezidivsituation nur noch die Chemotherapie zur Verfügung. Diese ist auf liquorgängige Substanzen beschränkt.

Methode

In dieser Situation wurde das liquorgängige Alkylanz Temozolomide in mehreren Studien geprüft. Nach ersten Phase I Studien [6] wurden drei große, multizentrische Phase II Studien durchgeführt, in die insgesamt 525 Patienten mit dem Erstrezidiv eines malignen Gliomes nach initialer Operation und Bestrahlung eingeschlossen wurden [1, 5, 7, 8]. Eine einarmige Studie rekrutiertePatienten mit anaplastischen Astrocytomen (I94-123), eine weitere einarmige Studie schloß Patienten mit Glioblastoma multiforme ein (I94-122) und eine randomisierte zweiarmige Studie prüfte einen Standardarm mit Procarbacin gegen einen Arm mit Temozolomide (C94-091). Dabei war das Behandlungsprotokoll des Temozolomide Armes in allen drei Studien identisch: 1000 mg/m² über 5 Tage, gefolgt von einer dreiwöchigen Therapiepause. Begleitend wurde die Lebensqualität der Patienten unter Therapie erfaßt und mit Hilfe des Fragebogens QLQ-C30 der EORTC [4] bewertet.

Ergebnisse und Diskussion

Die Remissinsrate bei Patienten mit anaplastischen Astrocytomen betrug 35% (CR + PR), die Gesamtansprechrate incl. Stable Disease 67%. Die mediane Überlebenszeit erreichte 14,6 Monate, die Überlebensrate nach 12 Monaten lag bei 58%. In der randomisierten Phase II Studie zum rezidivierten Glioblastom lag die Rate an objektiven Remissionen (partielle Remission und Stable Disease) bei 46% in der mit Temozolomide behandelten Gruppe und bei 33% in der Procarbacin Gruppe. Die Überlebensrate nach 6 Monaten betrug 60% (Temozolomide) versus 44% (Procarbazin) (p = 0,016). Die Inzidenz an CTC Toxizität Grad 3 und 4 lag bei 26% (Temozolomide) versus 35% (Procarbazin). Die Rate der Therapieabbrüche wegen unerwünschten Nebenwirkungen lag bei 3% (Temozolomide) versus 10% Procarbazin. Bezüglich der Lebensqualität ließ sich bei den Patienten der Studie I94-123, die eine objektive Remission oder Progressionsfreiheit erreichten, eine Verbesserung oder ein Stabilisieren beobachten. Von den Patienten, die initial eine beeinträchtigte Lebensqualität aufwiesen und ein solches Ansprechen erkennen ließen, erzielten 51% eine Besserung der globalen Lebensqualität, 81% eine Besserung der Sehstörungen, 72% eine Besserung der Störungen der motorischen Funktion und 58% eine Besserung des Kommunukationsdefizites. Die Verbesserung der Lebensqualität war nicht auf eine verstärkte Anwendung von Steroiden zurücckzuführen. 47% der Patienten, deren Lebensqualität gebessert wurde, erhielten keine Glukokortikoide, nur 8% dieser Patienten erhielten begleitend eine Erhöhung der Steroide. In der randomisierten Studie zu Therapie von Patienten mit rezidivierendem Glioblastom ließ sich im Temozolomide Arm eine signifikant bessere Lebensqualität beobachten als im Procarbazin Arm.

Ausblick

Für die Behandlung von Hirnmetastasen stellen neurochirurgische Verfahren (bei solitären Metastasen) und die Strahlentherapie zum gegenwärtigen Zeitpunkt die Therapie der Wahl dar. Sind die Möglichkeiten dieser Verfahren ausgeschöpft, verbleibt als Option nur eine eventuelle chemotherapeutische Behandlung. Diese ist allerdings durch die Blut-Hirn-Schranke häufig limitiert. Es erscheint eine interessante Fragestellung, ob in dieser Situation die Anwendung eines liquorgängigen Zytostatikums die Chemotherapie von Hirnmetastasen ermöglicht. Voraussetzung wäre, daß eine Aktivität der Substanz gegenüber der Tumorentität, die zur cerebralen Metastasierung geführt hat, nachgewiesen werden konnte. Bei dem neuen Zytostatikum Temozolomide wären diese Voraussetzungen für die Behandlung cerebraler Metastasen zum Beispiel beim malignen Melanom gegeben.

Literatur

1. Bower M, Newlands ES, Bleehen NM et al. (1997) Multicentre CRC phase II trial of temozolomide in recurrent or progressive high-grade glioma. Cancer Chemother Pharmacol 40:484-488
2. van Kampen M, Engenhart-Cabillic R, Debus J, Fuß M, Rhein B, Wannenmacher M (1998) Radiochirurgie des Glioblastoma multiforme in der Rezidivsituation. Heidelberger Erfahrungen im Literaturvergleich. Strahlenth Onkol 174:19-24
3. van Kampen M, Engenhart-Cabillic R, Debus J, Fuß M, Rhein B, Wannenmacher M (1998) Stellenwert der Radiochirurgie in der Primärtherapie des Glioblastoma multiforme. Heidelberger Erfahrungen im Literaturvergleich. Strahlenth Onkol 174:187-192
4. Kiebert GM, Curran D, Aaronson NK (1998) Quality of life as an endpoint in EORTC clinical trials. Stat Med 17:561-569
5. Newlands ES, O'Reilly SM, Glaser MG et al. (1996) The Charing Cross Hospital experience with temozolomide in patients with gliomas. Eur J Cancer 32A:2236-2241
6. O'Reilly SM, Newlands ES, Glaser MG et al. (1993) Temozolomide: a new oral cytotoxic chemotherapeutic agent with promising activity against primary brain tumours. Eur J Cancer 29A:940-942
7. Prados M, Yung A, Chang S et al. (1999) A phase 2 trial of Temodal (Temozolomide) in patients with anaplastic astrocytoma at first relapse. Annual Meeting of the American Society of Clinical Oncology (Abstract)
8. Yung A, Levin VA, Albright R et al. (1999) Randomized trial of Temodal (Tem) vs. Procarbazine in glioblastoma multiforme (GBM) at first relapse. Annual Meeting of the American Society of Clinical Oncology (Abstract)
9. Walker MD, Strike TA, Sheline GE (1979) An analysis of dose-effekt relationship in radiotherapy of malignant gliomas. Int J Radiat Oncol Biol Phys 5:1725-1731

Innovative Konzepte zur Immunintervention bei Hauttumoren: Vakzinierung mit Tumorantigen beladenen dendritischen Zellen

F. O. Nestle, R. Dummer, G. Burg, D. Schadendorf

Zusammenfassung

Neue Wege werden gegenwärtig mit dem Versuch beschritten therapeutische Vakzinierungsstrategien zur Behandlung des Melanoms zu entwickeln. Die über lange Jahre der Forschung akkumulierten Kenntnisse über die Funktion der Immunabwehr beim Melanom, die Charakterisierung von Tumor-spezifischen Peptidepitopen und die zentrale Rolle der dendritischen Zelle in der Einleitung einer Anti-Tumor Abwehr beginnen Früchte in der konkreten klinischen Anwendung am Patienten zu tragen.

Einleitung

Epitheliale Hauttumoren wie das Basaliom und das spinozelluläre Karzinom können durch entsprechende chirurgische Therapieverfahren oder andere physikalische Therapiemethoden, wie Bestrahlung oder Kryotherapie in den meisten Fällen erfolgreich behandelt werden. Am Melanom dagegen verstirbt jeder fünfte Patient. Im metastasierenden Stadium bestehen kaum erfolgreiche Behandlungsoptionen. Vor diesem Hintergrund erscheint es notwendig neue Therapiekonzepte zu entwickeln die auf einer rationalen, Pathogeneseorientierten Medizin beruhen und gleichzeitig die Lebensqualität der Patienten nicht, oder nur wenig einschränken. Seit den bahnbrechenden Versuchen von Jenner zur Aktivierung des körpereigenen Immunsystems durch das Mittel der Vakzinierung (Impfung zu lat. vacca = Kuh, Pockenschutzimpfung mittels Kuhlymphe!) ist diese Form der Prophylaxe von Infektionskrankheiten eine Säule der modernen Medizin geworden. Weniger bekannt ist die Tatsache, daß eine gezielte Aktivierung des Immunsystems durch Vakzinierung auch unter therapeutischen Gesichtspunkten angestrebt werden kann. Bei den naturgemäß langsam wachsenden Tumoren der Haut aber auch anderer innerer Organe besteht seit einiger Zeit die berechtigte Hoffnung therapeutische Impfstrategien zur Behandlung einzusetzen.

Am Beispiel des Melanoms sollen im Folgenden die Grundlagen der derzeitigen Anstrengungen zur Vakzinationstherapie bei Krebs vorgestellt werden.

Immunsystem und Krebs

Jeder Mensch besitzt ein Schutzsystem gegen die Entstehung eines Melanoms: sein körpereigenes Abwehrsystem (Immunsystem). Dieses Überwachungssystem, welches sich im Rahmen der evolutionären Notwendigkeit zur Bekämpfung immer komplizierterer Krankheitserreger entwickelt hat, besitzt auch die Fähigkeit Krebszellen zu erkennen und zu vernichten. Ein typisches klinisches Zeichen für die Immunogenität des Melanoms ist das Phänomen der Tumorregression. In bis zu 60 % aller superfiziell spreitenden Melanome kommt es zur Rückbildung eines Teils oder in seltenen Fällen des ganzen Primärmelanoms. Im Rahmen der natürlichen Auseinandersetzung zwischen den Effektorzellen des Immunsystems und dem Melanom kann es auch zur Zerstörung nicht tumorös entarteter Melanozyten und damit zur Entstehung einer Vitiligo kommen. Auf diese klinischen Beobachtungen gründet sich die Hypothese, daß spezifische Killerzellen in der Lage sind Melanomzellen zu zerstören und damit zur Regression des Tumors führen. Rosenberg und Mitarbeiter waren als erste in der Lage aus Melanommetastasen Tumor infiltrierende Killer-T-Zellen (TIL) zu isolieren. Außerhalb des Körpers expandierte TIL führten nach Reinfusion zur Rückbildung von Melanommetastasen im Patienten. Diese Studien bewiesen das Konzept der Immunüberwachung durch tumorspezifische Killer-T-Zellen beim Menschen. TILs dienten dann auch als Werkzeug diejenigen Epitope zu definieren, die für die Erkennung der Melanomzellen durch die Killer-T-Zellen entscheidend sind. Es handelt sich um kurzkettige Peptide von 8–10 Aminosäuren, die in der Grube eines MHC Klasse I Moleküls auf Melanomzellen präsentiert werden und durch die T-Zellrezeptoren der Killer-T-Zellen spezifisch erkannt werden. Mittlerweile wurden beim Melanom dutzende solcher Peptidepitope identifiziert, die unter reproduzierbaren Bedingungen synthetisiert werden können. Damit stehen Impfstoffe zur Verfügung, die bei Patienten einsetzbar sind. Ein Problem besteht allerdings in der Instabilität dieser Peptide. Nach Injektion oder Infusion werden sie sehr schnell degradiert. Zusätzlich müssen die Peptide dem Immunsystem unter den richtigen Bedingungen präsentiert werden, sonst kann anstatt einer Aktivierung des Immunsystems auch eine Inkativierung erfolgen. Dieser auch Toleranz oder Ignoranz genannte Zustand des Immunsystems wäre verständlicherweise beim Melanom nicht wünschenswert.

Konzepte der Vakzinierung

Da das Melanom ein immunogener Tumor ist, haben Versuche zur Immuntherapie und damit auch Vakzinierung eine lange Tradition [4]. Vakzine wurden dabei auf verschiedenste Weise gewonnen. Autologe oder heterologe Melanomzellen können z.B. durch ionisierende Strahlung inaktiviert und als intakte Zellen, Membranextrakte oder Tumorlysate zumeist subkutan oder intradermal injiziert werden. Neben nativen Tumorzellen können auch virusmodifizierte Tumorlysate (virale Onkolysate) oder Lysate in Kombination mit einem nicht Melanom spezifischen Immunstimulanz wie BCG (Bacille Calmette Guerin) verwendet werden. Diese Vakzine haben verschiedene Nachteile. Sie sind nur sehr aufwendig und nicht standardisierbar herzustellen. Eine Immunantwort als Endpunkt der Vakzinierung ist schwierig nachzuweisen. Zum Nachweis einer klinischen Wirksamkeit werden sehr viele Patienten benötigt. Bist jetzt konnte noch keine dieser Vakzine einen entsprechenden Wirksamkeitsnachweis erbringen.

Eine neue Ära der Antigen spezifischen Vakzinierung wurde durch die Entdeckung von Peptidepitopen auf Melanomzellen eingeläutet [2]. Solche Peptide können sich von melanozytären Differenzierungsantigenen ableiten (z.B. Tyrosinase, MelanA/Mart-1, GP100) oder zur Gruppe der sogenannten »Cancer-Testis« Antigene (MAGE, GAGE etc.) gehören. Verschiedenste klinische Studien unter Verwendung dieser Peptide in Kombination mit einer intradermalen oder subkutanen Injektionstechnik wurden bereits durchgeführt. In einer kleinen Anzahl von Patienten konnten dabei klinische Remissionen beobachtet werden. Auffällig ist dabei die schlechte Korrelation zwischen klinischem Ansprechen und Detektion einer antigen-spezifischen Immunantwort. Die bisher vorliegenden Ergebnisse sind trotz einiger klinischer Remissionen enttäuschend, so daß gegenwärtig eine Optimierung der Verabreichung der Peptide angestrebt wird. Eine zukunftsträchtige Möglichkeit besteht in der Verabreichung von Peptiden über dendritsche Zellen (DC), d.h. in ihrem natürlichen immunogenen Kontext [5]. Eine andere Forschungsrichtung versucht durch Design von neuen Peptidanaloga die Immunogenität zu erhöhen.

Dendritische Zellen: Vorposten des Immunsystems

Entscheidend für die Aktivierung des spezifisch adaptiven Immunsystems und damit seiner wichtigen Effektorzellen, den T Zellen, sind dendritische Zellen (DC) [1]. DC befinden sich u.a. in der Haut (Langerhans Zelle) als Vorposten des Immunsystems. Sie haben die Fähigkeit Antigene von der Peripherie ins Zentrum der Immunantwort, z.B. in einen Lymphknoten, zu tragen. Dendritische Zellen können apoptotische oder nekrotische Tumorzellbestandteile phagozytieren, sie innerhalb der Zelle prozessieren und in den nächstgelegenen Lymphknoten wandern. Dort werden Tumorantigene in Form von Peptiden auf MHC Klasse I Molekülen unter Anwesenheit von kostimulatorischen Molekülen Killer-T-Zellen präsentiert. Anschliessend schwärmen diese aktivierten Killer-T-Zellen in die Haut und andere Organe aus, mit der Fähigkeit versehen, Krebszellen spezifisch zu bekämpfen. Durch die Aktivierung des spezifisch adaptiven Immunsystems wird meistens vermieden normales Gewebe zu zerstören. Killer-T-Zellen gegen melanozytäre Differenzierungsantigene attackieren allerdings nicht nur Melanomzellen sondern potentiell auch normales melanozytäres Gewebe und können damit zum Auftreten einer Vitiligo führen.

Vakzinationstherapie unter Verwendung dendritischer Zellen

Die tägliche klinische Praxis zeigt, daß das System der natürlichen Immunüberwachung vom Tumor umgangen werden kann. Eigene Untersuchungen belegen, dass der Tumor verschiedene Möglichkeiten besitzt dendritische Zellen auszuschalten oder zu paralysieren. Tumorzellen können unter anderem Zytokine wie Interleukin-10 ausschütten und damit z.B. die Migration von DC sowie die Expression von ko-stimulatorischen Molekülen verhindern. Unter diesen Umständen sind dendritische Zellen nicht in der Lage eine effektive Tumorabwehr einzuleiten. Unsere Idee bestand darin DC ex-vivo aus dem Blut zu generieren und sie in gebührender Entfernung zur immunsuppressiven Umgebung des Tumors nach Beladung mit einem spezifischen Tumorantigen direkt in ein sekundäres lymphoides Organ zu injizieren [3]. In einer klinischen Pilotstudie wurden bis jetzt über 30 Patienten mit fortgeschrittenem, metastasierendem Melanom behandelt (Abb. 1). Monozytoide DC Vorläuferzellen werden dabei aus dem Blut gewonnen, unter standardisierten Laborbedingungen in Anwesenheit von IL-4 und GM-CSF und weiteren Maturierungsstimuli zu reifen DC differenziert und anschliessend mit melanomspezifischen Peptiden beladen. Entsprechend ihrer HLA-Restriktion werden bei HLA-A1 Patienten

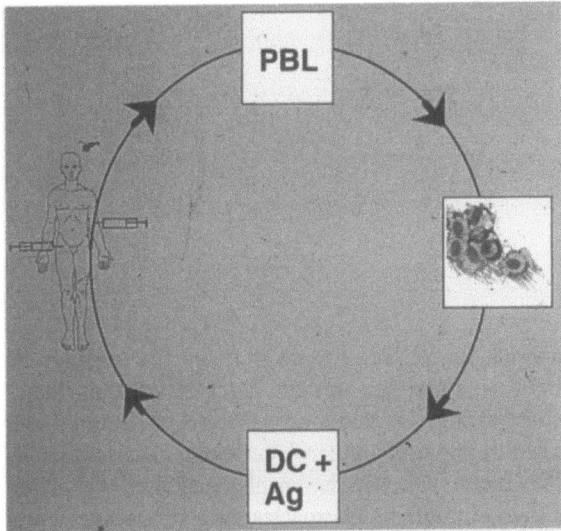

Abb. 1. Schema der dendritischen Zellvakzinierung. Entnahme von 100 ml Blut. Isolierung von peripheren Blutlymphozyten (PBL). Generierung von dendritischen Zellen (DC). Beladung von DC mit Tumorantigen (Ag; entweder Peptide oder Tumorlysate). Intranodale Injektion

MAGE-1 und MAGE-3 Peptide und bei HLA-A2 Patienten GP100, MelanA und Tyrosinase Peptide eingesetzt. Die Verwendung mehrerer Peptide soll das Nichtansprechen von Antigenverlustvarianten verhindern. Peptidbeladene DC werden danach in einen Leistenlymphknoten unter Ultraschallkontrolle injiziert. Die Vakzination wird wöchentlich für einen Monat sowie nach weiteren 2 und 4 Wochen durchgeführt. Die Therapie wurde bis jetzt bei allen Patienten sehr gut vertragen. In der Mehrheit der Fälle konnte eine spezifische Immunantwort induziert werden. In rund einem Drittel der Fälle kam es zu partiellen oder kompletten Remissionen mit eindrücklicher Rückbildungen der Metastasen u.a. in der Lunge, Pankreas, Weichteile und Haut. Vorteile der Therapie sind u.a. die ambulante Behandlung und das fast vollständige Fehlen von Nebenwirkungen. Bis jetzt befindet sich diese Therapieform allerdings noch im Versuchsstadium. Derzeit laufen Bemühungen diese Therapie auch einer grösseren Gruppe von Patienten zugänglich zu machen. Ein wichtiges zukünftiges Ziel wird die Behandlung von Hochrisiko Patienten in der Phase der klinischen Remission (nach vollständiger chirurgischer Entfernung des Tumors, bzw. der Metastasen) sein.

Danksagung

Diese Arbeit wäre ohne die Mitwirkung und Unterstützung zahlreicher Personen und Institutionen unmöglich gewesen. Ein enger Kooperationspartner ist das Deutsche Krebsforschungszentrum (Prof. D. Schadendorf). Die folgenden Institute am Unispital Zürich sind an der Durchführung beteiligt: Institut für Diagnostische Radiologie (Prof. B. Marincek, Dr. M. Hauser), Institut für Spitalhygiene (PD C. Ruef), Institut für Klinische Immunologie (Prof. P. Grob).

Die Arbeit wurde freundlicherweise durch die Schweizerische Krebsliga und die Züricherische Krebsliga unterstützt.

Literatur

1. Banchereau J, Steinman RM (1998) Dendritic cells and the control of immunity. Nature 392:245–252
2. Boon T, Cerottini J-C, van de Eynde B, van der Bruggen P, Pel AV (1994) Tumor antigens recognized by T lymphocytes. Ann Rev Immunol 12:337–365
3. Nestle FO, Alijagic S, Gilliet M, Sun Y, Grabbe S, Dummer R, Burg G, Schadendorf D (1998) Vaccination of melanoma patients with peptide- or tumor lysate pulsed dendritic cells. Nature Med 4:328–332
4. Nestle FO, Burg G, Dummer R (1999) New perspectives on immunobiology and immunotherapy of melanoma. Immunol Today 20:5–7
5. Schuler G, Steinman RM (1997) Dendritic cells as adjuvants for immune-mediated resistance to tumors. J Exp Med 186:1183–1187

Temozolomid – ein neues liquorgängiges Zytostatikum

G. Fierlbeck, A. Benez

Die Prognose von Patienten mit malignem Melanom und disseminierter Metastasierung ist infaust. Das mediane Überleben beträgt ca. 6 Monate. Derzeit gibt es keinen kurativen Therapieansatz. Dacarbazin (DTIC) wurde 1975 in den USA aufgrund einer publizierten Ansprechrate von 23% mit 6% kompletten Remisssionen für die Therapie des metastasierten Melanoms zugelassen. Ein Überlebensvorteil gegenüber unbehandelten Patienten konnte niemals nachgewiesen werden. Der aktive Metabolit des Dacarbazin ist das Alkylans MTIC, welches durch hepatische Aktivierung entsteht. Dacarbazin darf deshalb bei Patienten mit Leberfunktionsstörungen nur nach strenger Nutzen-Risiko-Abwägung eingesetzt werden. Temozolomid (Temodal) ist ein orales Alkylans der zweiten Generation. Es handelt sich um ein Imidazoltetrazinon-Derivat und wird nach der Resorption bei physiologischem pH-Wert spontan zum hochreaktiven MTIC hydrolysiert. MTIC wirkt durch Methylierung verschiedener Nukleotide in der DNA. Eine zentrale Rolle kommt dabei der Methylierung von Guanin zu, die zu zahlreichen irreparablen Strangbrüchen führt. Die geschädigte DNA kann das Zellwachstum und die Replikation nicht unterstützen und induziert eine Apoptose. In pharmakokinetischen Studien mit Temozolomid wurde gezeigt, daß sich die Plasmaprofile bei Patienten mit und ohne mäßiggradiger Leberfunktionsstörungen nicht unterscheiden. Im Gegensatz zu Dacarbazin, welches nur intravenös appliziert werden kann, wird Temozolomid nach oraler Applikation rasch resorbiert und ist zu 100% bioverfügbar. Die maximale Plasmakonzentration wird innerhalb von 2 Stunden nach oraler Applikation erreicht. Die mittlere Halbwertzeit beträgt knapp 2 Stunden. Diese Eliminationszeit konnte auch bei Kindern und Patienten mit Lebermetastasierung beobachtet werden. Eine Mehrfachdosierung führt nicht zur Kumulation. Die Plasmahalbwertzeit von Dacarbazin beträgt im Vergleich ca. 5 Stunden und ist bei Leberfunktionsstörungen verlängert. Die rasche Elimination von Temozolomid vermindert auch das Risiko der Spättoxizität für die Patienten. Die Metabolite von Temozolomid werden hauptsächlich über den Urin ausgeschieden. Etwa 5–10% der oralen Dosis können im Verlauf von 24 Stunden unverändert im Urin nachgewiesen werden, der Rest wird als Temozolomidsäure, 5-Aminoimidazol-4-carboxamid oder nichtidentifizierte polare Metabolite ausgeschieden. Die Daten der Populationspharmakokinetik weisen darauf hin, daß die Plasmaclearance von Temozolomid unabhängig von der Nierenfunktion und dem Lebensalter der Patienten ist.

Bei Patienten mit metastasiertem Melanom muß potentiell auch mit einer zerebralen Beteiligung gerechnet werden. Ungefähr 50% (36–76%) aller Patienten weisen bei Autopsie Hirnmetastasen auf. Zerebrale Metastasen sind die häufigste Todesursache bei Patienten mit disseminiertem malignen Melanom. Um eine apparativ evtl. noch nicht faßbare zerebrale Metastasierung mitzubehandeln, erscheint ein liquorgängiges Zytostatikum deshalb vorteilhaft. In verschiedenen Tiermodellen aber auch mittels Positron-Emissions-Tomographien beim Menschen konnte nachgewiesen werden, daß Temozolomid die Blut-Hirnschranke effektiv passiert. Bei Rhesusaffen und beim Menschen erreicht Temozolomid eine Penetration in das Gehirn von über 30%; diese Zahl basiert auf dem Verhältnis der Fläche unter der Konzentrations-Zeitkurve im Liquor zur Konzentrations-Zeitkurve im Plasma. Dacarbazin hat eine deutlich geringe Liquorgängigkeit, die Liquorspiegel betragen ca.14% der Plasmaspiegel.

Eine klinische Wirksamkeit von Temozolomid mit anhaltenden Remissionen konnte in Phase I Studien, die 1992–1993 bei Patienten mit Glioblastoma multiforme und fortgeschrittenen Melanomen durchgeführt wurden, belegt werden. Die maximal tolerable Dosis betrug 1000 mg/m²/d bei nicht vorbehandelten Patienten und bei chemotherapeutisch vorbehandelten Patienten 750 mg/m²/d, die als 5tägiges Therapieschema p.o. verabreicht wurden. Die häufigste dosislimitierende Toxizität in den Phase-I-Studien war eine Thrombozytopenie und/oder eine Neutropenie. Der Nadir wurde in diesen Untersuchungen am Tag 22 erreicht. Die Thrombozytopenie/Neutropenie bildete sich innerhalb von 7–14 Tagen wieder zurück. Nichthämatologische Toxizitäten waren Übelkeit, Erbrechen, Kopfschmerzen, Müdigkeit und Obstipation.

Übelkeit und Erbrechen bildeten sich von alleine zurück oder waren mit antiemetischer Standardtherapie mit Tropisetron oder Ondansetron gut zu beherrschen. Inwieweit Obstipation, Kopfschmerzen und Müdigkeit die Folge der antiemetischen Therapie und nicht der Temozolomidtherapie sind, geht aus den Untersuchungen nicht hervor. Weitere nichthämatologische Nebenwirkungen waren leichtgradige Alopezien, eine Nephrotoxizität und Exantheme.

Yung et al. führten 1994 eine Phase-II-Studie zu Temozolomid versus Procarbacin bei 225 Patienten mit Erstrezidiv eines Glioblastoma multiforme durch [3]. Die primäre Zielvariable der Wirksamkeit war das progressionsfreie Überleben nach sechs Monaten. Die »Intent-to-treat«-Analyse zeigte, daß das progressionsfreie Überleben in der Temodalgruppe signifikant besser war.

Bleehen et al. führten 1995 eine klinische Phase-II-Studie bei Patienten mit metastasiertem Melanom mit einer Maximaldosis von 200 mg/m²/d an 5 aufeinanderfolgenden Tagen, alle 4 Wochen durch [1]. Die Gesamtremissionsrate (PR plus CR) wurde mit 24%, das mittlere Überleben mit 5,5 Monate angegeben. Unter der Therapie kam es hauptsächlich zu Übelkeit und Erbrechen leichten bis mäßigen Schweregrades. Diese Nebenwirkungen waren gewöhnlich auf die Tage der Einnahme begrenzt und konnten mit antiemetischer Standardtherapie beherrscht werden. Thrombozytopenien und/oder Neutropenien traten bei mehr als 50% der Patienten auf. Die Knochenmarks-toxizität war meist nur gering ausgeprägt, trat 21 bis 28 Tage nach der ersten Dosis jedes 28tägigen Zyklus auf und bildete sich innerhalb von 7 bis 14 Tagen zurück.

In einer Phase-III-Studie mit 305 Patienten mit fortgeschrittenem, metastasiertem Melanom wurde Temozolomid gegen Dacarbazin geprüft [2]. An dieser multizentrischen Studie beteiligten sich auch vier deutsche Hautkliniken. Es wurden nur Patienten behandelt, bei denen keine ZNS-Metastasen vorlagen. Die primäre Zielvariable stellte das Gesamtüberleben dar. Der Unterschied war nicht signifikant.

Die US amerikanische FDA hat im März 1999 die Zulassung von Temozolomid beim metastasierten Melanom aufgrund der Gleichwertigkeit mit Dacarbazin hinsichtlich des Gesamtüberlebens, der Responseraten und der Medikamentensicherheit abgelehnt. Temozolomid ist in den USA zur Therapie des rezidivierten anaplastischen Astrozytoms zugelassen. In den EU-Mitgliedstaaten ist Temozolomid für die Therapie von Patienten mit einem nach Standardtherapie rezidivierenden oder progredienten Glioblastoma multiforme zugelassen, nicht aber zur Therapie des anaplastischen Astrozytoms. Die Zulassung für die Therapie des metastasierten Melanoms wird von Schering-Plough in den EU-Staaten für Mitte 1999 erwartet.

Die derzeitigen Forschungsaktivitäten zielen darauf ab, ein kontinuierliches orales Therapieschema von Temozolomid zu etablieren. Ziel ist die Verabreichung einer höheren Gesamtdosis, die zur Überwindung der Alkyltransferase-vermittelten Resistenz und somit zu einer gesteigerten zytostatischen Wirksamkeit führen könnte. Im Rahmen von Phase-I-Studien wird zur Zeit die Kombinationstherapie von Temozolomid mit Cisplatin bzw. von Temozolomid und Interferon alpha beim metastasierten Melanom und von Temozolomid und BCNU bei malignen Gliomen geprüft.

Zusammenfassend läßt sich sagen, daß Temozolomid aufgrund seiner oralen Verfügbarkeit und seiner Fähigkeit, die Blut-Hirnschranke zu passieren eine interessante Substanz in der Therapie des metastasierten Melanoms darstellt. Ein kurativer Ansatz bei Patienten mit disseminierter Metastasierung erscheint dennoch weiterhin nicht realistisch.

Literatur

1. Bleehen NM, Newlands ES, Lee SM et al. (1995) Cancer research campaign phase II trial of temozolomide in metastastic melanoma. J Clin Oncol 13:910–913
2. Middleton MR, Grob JJ, Fierlbeck G et al. (1999) A randomized phase III study of temozolomide versus dacarbazine in the treatment of patients with davanced, metastastic malignant melanoma. J Clin Oncol, in press
3. Yung A, Levin V, Albright R et al. (1998) Randomized trial of temodal (TEM) versus procarbazine in glioblastoma multiforme at first relapse. J Neurooncol 39:14

Stellenwert der topischen photodynamischen Therapie in der Behandlung von Plantarwarzen

B. Kahle, S. Hellwig

Zusammenfassung

Plantarwarzen erweisen sich sehr häufig als außerordentlich therapierefraktär. Zahlreiche Behandlungsstrategien unter Einbeziehung alternativer Methoden werden oft in Folge oder auch kombiniert angewandt ohne eine eindeutige Remission zu erzielen. Als ultima ratio wird die operative Entfernung der Warzen mit der Schaffung großer Wundflächen gesehen. Wir untersuchten die Frage, ob die lokale photodynamische Therapie (PDT) mit 5-Amino-Lävulinsäure (5-ALA) eine Alternative zur operativen Vorgehensweise darstellen kann.

Einleitung

Zahlreiche Studien belegen die Wirksamkeit der topischen photodynamischen Therapie mit 5-ALA als Photosensibilisator in der Therapie oberflächlicher Malignome und Präkanzerosen der Haut [2, 4, 8]. 5-ALA, eine essentielle Porphyrinvorstufe, die selbst noch keine phototoxischen Eigenschaften besitzt, penetriert in hohem Maße parakeratotisches Stratum corneum. Durch die lokale Applikation und Aufnahme der Substanz wird selektiv im Tumor das limitierende Enzym der Porphyrinbiosynthese, die 5-ALA-Synthetase, umgangen. Porphyrinmetaboliten (Photosensibilisatoren), vor allem ProtoporphyrinIX, werden dann direkt im Tumor durch immante Enzyme gebildet. Durch diese ALA-induzierte selektive Porphyrinakkumulation im epithelialen Tumorgewebe wird das umgebende gesunde Gewebe während der photodynamischenTherapie weitgehend geschont [5]. Nach einer Einwirkzeit von 6 Stunden wird durch die Bestrahlung mit langwelligem Licht der eigentliche photodynamische Effekt mit konsekutiver Gewebezerstörung erzielt – dabei werden primäre zelluläre und sekundäre vaskuläre Schäden unterschieden.

Problemstellung

Die Therapie von Verrucae vulgares insbesondere von Verrucae plantares erweist sich oft als frustran. Unter der Vorstellung, daß virusinduzierte Hauttumoren schnell proliferierende Zellinien mit einer gesteigerten Porphyrinsynthese aufweisen, kann die topische PDT in der Therapie von Warzen erfolgversprechend sein. Über schlotartige Parakeratosezonen in Warzen kann die Penetration von ALA erfolgen. Als alternatives Verfahren nach erfolglosen vorausgegangenen invasiven Behandlungsversuchen setzten wir die topische PDT ein.

Patienten

Behandelt wurde ein Kollektiv von 18 Patienten (11w, 7m, 21,6 Jahre) mit therapierefraktären Plantarwarzen. Mindestens zwei frustrane Behandlungsversuche (Kryotherapie, Lasertherapie, Elektrokaustik, Exzision) waren vorausgegangen. Alle Patienten lehnten eine weitere invasive Therapie strikt ab.

Methode

Nach Abtragung oberflächlicher Hornhaut mit dem Skalpell wurde 30%ige 5-ALA in einer Gelgrundlage topisch auf die Warzen appliziert. Die Flächen wurden dann okklusiv und lichtdicht abgedeckt. Die Einwirkzeit betrug jeweils 6 Stunden. Die Belichtung erfolgte dann mit inkohärentem breitbandigem Licht (580–740 nm, Waldmann PDT-Lampe 1200) bei einer Intensität von 120–160 mW/cm^2 und einer Lichtdosis von 100–150 J/cm^2.

Ergebnisse

Bei 10 Patienten wurde durch die photodynamische Therapie eine komplette Abheilung erzielt. Diese Patienten hatten jeweils multiple aber einzelstehende Plantarwarzen. 6 Patienten mit ausgedehnten Warzenbeeten zeigten nach den ersten beiden Behandlungen eine deutliche partielle Remission. Nach bis zu drei weiteren photodynamische Therapien kam es in 4 Fällen zur Abheilung. 4 Patienten zeigten kein Ansprechen auf die photodynamische Therapie (Abb. 1,2).

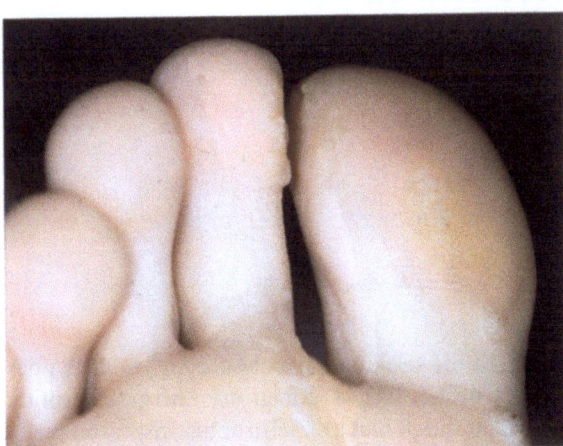

Abb. 1. Plantarwarzen bei einer 18jährigen Patientin. Zustand nach 2maliger elektrokaustischer Therapie und Kontaktkryotherapie. Nach den vorausgegangenen Behandlungen jeweils Rezidiv und Progredienz des Befundes. Aufnahme unmittelbar vor topischer photodynamischer Therapie mit 5-ALA

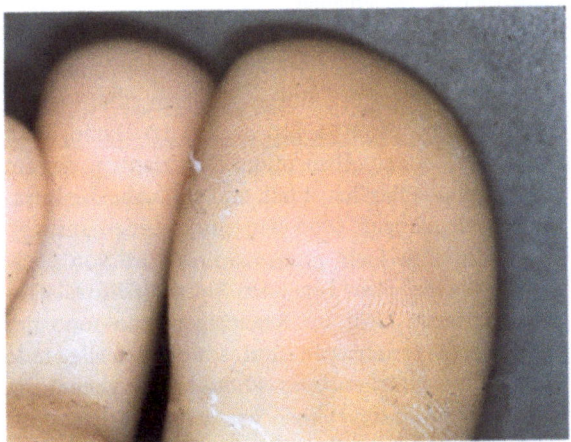

Abb. 2. Lokalbefund bei der selben Patientin 6 Monate nach der ersten photodynamischen Behandlung

Besprechung

Die vorgestellten Ergebnisse zeigen ein gutes Ansprechen der Plantarwarzen auf die PDT mit 5-ALA. In 10 Fällen konnte nach zweimaliger Behandlung ein Abheilen der Warzen objektiviert werden. Innerhalb eines Zeitraums von 4–6 Wochen nach der Behandlung kam es dabei über eine nekrotische Demarkierung zur Abheilung. Die topische PDT wurde verschiedentlich in der Therapie virusinduzierter Hauttumoren eingesetzt. Trotz guter Behandlungsergebnisse bei Condylomata acuminata [3] sowie virusinduzierter Tumoren im Rahmen einer Epidermodysplasia verruciformis [9] wurde die Effizienz der topischen PDT in der Therapie von Warzen eher kritisch beurteilt [1, 7]. Allerdings wurden in einer Studie [1] lediglich 6 Patienten mit Warzen an den Händen mit 20%iger 5-ALA behandelt. Die Bestrahlungsintensität konnte dabei nicht angegeben werden, da die Belichtung mit einem Diaprojektor erfolgte. In der anderen Studie wurden ebenfalls 6 Patienten mit palmaren Warzen behandelt. Eingesetzt wurde gleichermaßen 20%ige ALA bei einer Intensität von 50–150 mW/cm² und einer Dosis von 100 J/cm². Dagegen wird in einer weiteren Untersuchung ein gutes Ansprechen von Warzen auf die PDT beschrieben [6]. Das gute Ansprechen in unserer Untersuchung könnte auf die vorausgegangene Abtragung der Hornhaut sowie auf die höhere 5-ALA-Dosierung (30%) in Gelgrundlage sowie auf die höhere applizierte Lichtdosis und Intensität zurückgeführt werden. Im Vergleich zu den anderen tumorzerstörenden Verfahren wie die Lasertherapie und elektrokaustische Abtragung bietet die topische PDT den Vorteil, daß durch die fehlende Rauchentwicklung die Gefahr der Virusausbreitung minimiert wird. Ferner ist eine Infiltrationsanästhesie an der Fußsohle, die für viele Patienten eine enorme Belastung darstellt, nicht notwendig. Alle Patienten in unserer Studie tolerierten die Behandlung sehr gut und gaben an, keine bis leichte Schmerzen während der Belichtung zu verspüren. Die Methode stellt sicherlich eine wichtige Alternative bei Therapieversagern im herkömmlichen Sinne dar. Eine weitere wichtige Indikation für die lokale photodynamische Therapie könnte die Behandlung virusinduzierter Tumoren – insbesondere Warzen – bei immunsupprimierten Patienten sein. Vor allem Patienten mit Spenderorganen, die neben den Immunsuppressiva auch gerinnungswirksame Substanzen einnehmen müssen, profitieren unseres Erachtens von der photodynamischen Behandlungsmöglichkeit.

Literatur

1. Ammann R, Hunziker T, Braathen LR (1995) Topical photodynamic Therapy in Verrucae Dermatology 191:346–347
2. Ciarnduff F, Stringer MR, Hudson EJ, Ash DV, Brown SB (1994) Superficial photodynamic therapy with topical 5-aminolaevulnic acid for superficial primary and secondary cancer. Br J Cancer 69:605–608
3. Frank RGJ, Bos JD, Vandermeulen FW, Sterenbourg HJCM (1996) Photodynamic therapy for condylomata acuminata with local application of 5-aminolaevulinic acid. Genitourin Med 72:70–71
4. Fritsch C, Lehmann P, Bolsen K, Ruzicka T, Goerz G (1994) Photodynamische Therapie und Diagnostik von aktinischen Keratosen. Z Hautkr 69:713–716
5. Kennedy JC, Pottier RH (1992) Endogenous protoporphyrin IX, a clinically useful photosensitizer for photodynamic therapy. J Photochem Photobiol 14:275–292
6. Smetana Z, Malik Z, Orenstein A, Mendelson E, Ben-Hur E (1997) Treatment of viral infections with 5-aminolevulinic acid and light. Lasers Surg Med 21:351–358
7. Szeimies RM, Abels C, Bäumler W, Karrer S, Landthaler M (1997) Photodynamische Therapie in der Dermatologie in:Krutmann J, Hönigsmann H (Hrsg) Handbuch der dermatologischen Photodermatologie und Photodiagnostik, S. 222–223
8. Szeimies RM, Landthaler M (1994) Topische photodynamische Therapie in der Behandlung oberflächlicher Hauttumoren. Hautarzt 46:315–318
9. Wolf P, Kerl H (1995) Photodynamic therapy with 5-aminolaevulinic acid: a promicing concept for the treatment of cutaneous tumors. Deramtology 190:183–185

Hämangiomtherapie mit dem PhotoDerm VL

G. Kautz, I. Kautz

Zusammenfassung

Das Photoderm eignet sich wegen der großen Auswahl an Behandlungsparametern für die Behandlung aller vaskulären Hautveränderungen, wobei besonders die Hämangiomtherapie von der neuen Methode profitiert. Durch die Vielzahl von Kombinationsmöglichkeiten verschiedener Parameter wie Wellenlänge, Impulsdauer und Impulsfrequenz ist die Therapie jedoch anspruchsvoll.

Das PhotoDerm VL repräsentiert keinen Laser im eigentlichen physikalischen Sinne, vielmehr handelt es sich um eine hochenergetische Blitzlampe, die polychromatisches Licht aussendet. Diese Lichtstrahlen können in Wellenlänge, Impulsdauer und Impulssequenz variiert werden. Dadurch wird eine individuell angepaßte, nicht-invasive Therapie eines weiten Spektrums vaskulärer Veränderungen unterschiedlicher Tiefe und Ausdehnung möglich.

Physikalische Grundlagen

Das Wirkungsprinzip des Photoderm ist vergleichbar mit dem des gepulsten Farbstofflasers, bei jedoch wesentlich höherer Eindringtiefe. Zugrundeliegend ist das Prinzip der selektiven Photothermolyse. Das inkohärente Licht erzeugt dabei starke Hitze in bestimmten Hautarealen. Dies führt zu deren thermischer Schädigung ohne umliegende Strukturen oder gesundes Gewebe zu zerstören.

Bei Hämangiomen fungiert, wie auch bei anderen vaskulären Läsionen, der Blutfarbstoff als Ziel oben genannter Reaktion. Das applizierte Licht wird vom Blut innerhalb der erweiterten Gefäße absorbiert und in Wärmeenergie umgewandelt. Es kommt zur reaktiven Schädigung der Gefäßwände und zum Verschluß der Gefäße. Das Photoderm zeichnet sich dabei durch folgende besondere Eigenschaften aus:
a) Das zum Einsatz kommende Licht erreicht sein Ziel ohne die Epidermis signifikant zu erwärmen oder zu schädigen.
b) Durch die selektive Auswahl der Wellenlängen des applizierten Lichtes erfolgt die Energieabsorption primär durch Blut als Zielstruktur. Insgesamt bietet das Photoderm dabei durch Variation der physikalischen Lichteigenschaften ein weites Spektrum an Behandlungsparametern:

Bedeutung der Wellenlänge

Die Oxygenierung des Hämoglobins bestimmt das optische Verhalten des Blutes. Zwischen einer Wellenlänge von 400 bis etwa 620 nm besitzt Hämoglobin einen sehr hohen Absorptionskoeffizienten, der im längerwelligen Bereich abfällt und erst nahe der infraroten Wellenlängen (800–900 nm) wieder ansteigt. Das kurzwellige Licht (500–620 nm) wird von oberflächlich in der Haut liegenden Blutgefäßen vollständig absorbiert. Licht im Bereich von 620–1000 nm kann tiefer penetrieren und somit tieferliegende Blutgefäße erreichen. Das Photoderm arbeitet im Gegensatz zu Lasersytemen wie z.B. dem Farbstofflaser mit nicht-kohärentem Licht in einem kontinuierlichen Wellenlängenspektrum von 515 bis 1200 nm. Durch unterschiedliche, vorschaltbare cut-off-Filter (515, 550, 570, 590, 615 und 6456 nm) können kürzerwellige Anteile herausgefiltert werden, die Hautoberfläche wird somit geschont.. Entsprechend der Tiefe der zu behandelnden Gefäßläsion kann der Wellenlängenbereich individuell für den Einzelfall angepaßt werden.

Bedeutung der Impulsdauer

Neben dem optischen Absorptionsverhalten bei unterschiedlichen Wellenlängen spielt außerdem die Wärmeleitfähigkeit der involvierten Gewebestrukturen, besonders der Haut eine wichtige Rolle bei der Anwendung des Photoderm. Die Erholungsphase eines Gefäßes nach Schädigung durch Wärme, die sog. thermische Relaxationszeit, ist abhängig vom Gefäßdurchmesser. Je größer das Gefäß, desto länger dauert die thermische Abkühlung. Um eine Schädigung umliegender Strukturen zu vermeiden, sollte daher die Dauer der angewendeten Lichtimpulse unterhalb der thermischen Relaxationszeit der dort befindlichen Gefäßversorgung liegen. Die Impulsdauer des Photoderm ist deswegen zwischen 2 und 25 ms variierbar. Bei der Behandlung von größeren Gefäßen oder Hämangiomen besteht außerdem noch die Möglichkeit, die Anzahl der Impulse und die Länge der Pausen zwischen den Einzelimpulsen zu verändern. Single-, Double- und Tripple-Pulse sind möglich. Durch diese Mehrfachimpulse können bei der Gesamttherapie weitaus höhere Energien appliziert werden, als z.B. beim Farbstofflaser. Dies bringt vor allem für Hämangiome mit subkutanen Anteilen wesentliche Therapievorteile. Der Farbstofflaser z.B. kann nur bei rein oberflächlichen, sog. kutanen Hämangiomen gute Therapieerfolge erzielen. Und andere Laser wie z.B. Nd.-Yag-Systeme mit tieferreichender Wirkung weisen bisher deutlich höhere Nebenwirkungsraten auf.

Bedeutung der Impulsgröße

Neben den bereits genannten Faktoren beeinflußt zudem noch die Ausdehnung der Belichtungsfläche das Eindringverhalten des Lichtes in Haut und Zielstrukturen. Wird das Licht, wie beim Argon- oder Farbstofflaser, mit einer kleinen Spotgröße appliziert, so kommt es durch Streuung der Photonen zum raschen Zerfall, was die Energieübertragung auf die oberen Hautschichten limitiert. Die Fläche der durch das Photoderm erzeugten Lichtimpulse erstreckt sich über eine Größe von 8 x 35 mm (= 2,8 cm^2). Dies gewährleistet eine homogene Belichtung der Haut und ermöglicht eine tiefere Penetration. Die Impulse des Photoderm erzeugen daher auch in Gefäßen, die tiefer als 1 mm liegen, noch signifikant hohe und für die Behandlung tiefer Hämangiome ausreichende Temperaturen.

Behandlung von Hämangiomen

Die bisherige Lehrbuchmeinung, eine Therapie von Hämangiomen des Kindesalters sei aufgrund der hohen spontanen Rückbildungsraten nicht notwendig, ist nicht mehr haltbar. Vielmehr ist eine adäquate Diagnostik und konsequente Frühtherapie aller Hämangiome besonders in kosmetisch kritischen, ulzerations- und infektgefährdeten Bereichen dringend erforderlich (Abb. 1a–d). Insbesondere bei ersten Hinweisen auf rasches Hämangiomwachstum besteht sofortiger Handlungsbedarf. Nach exakter Diagnostik mittels Sonographie kommen dabei heute abhängig von der Art des Hämangioms unterschiedliche therapeutische Verfahren zum Einsatz. Für oberflächliche Hämangiome eignet sich neben dem bereits erwähnten gepulsten Farbstofflaser besonders auch die Kontaktkryotherapie. Diese wirkt aufgrund thermischer Schädigung mit flüssigem Stickstoff und führt zu Eiskristallbildung besonders in den flüssigkeitsreichen Gefäßendothelien. Größere Hämangiome, besonders solche mit tiefen kavernösen Anteilen können jedoch durch diese Methoden kaum beeinflußt werden. Für tiefliegende, ausgedehnte oder stark elevierte Hämangiome kommen die interstitielle Nd:YAG-Lasertherapie in Betracht, alternativ die Spickung mit Magnesiumdraht, ggf. in Kombination mit mechanischer Kompression, Sklerosierung, systemischer hochdosierter Glukokortikoidtherapie bzw. Therapie mit Interferon -2 α, oder eine chirurgische Intervention. Das Photoderm hat als nicht-invasives Behandlungsverfahren durch seine oben aufgeführten physikalischen Eigenschaften die Möglichkeiten bei der Hämangiomtherapie wesentlich verbessert. Im Gegensatz zu den bisher benutzten Lasersystemen ist neben der erfolgreichen kutanen Therapie die selektive Behandlung größerer und tiefsitzender Gefäße hervorzuheben. Dabei läßt sich sonographisch eine Tiefenwirkung belegen, die weit über die wellenlängenabhängige Eindringtiefe des Lichtes hinausgeht. Hierbei wirken wahrscheinlich biologische Faktoren auch in der Tiefe bei der Rückbildung des Hämangioms mit. Die Behandlung der Hämangiome wird dabei zumeist mit Filtern der Wellenlänge von 550–590 durchgeführt. Das längerwellige Licht dringt immer tiefer in die Haut ein, verliert dabei aber seine seine gefäßspezifische Selektivität. Erst bei noch viel größeren Wellenlängen wird wieder ein neues Therapiemaximum erzielt. Filter mit kürzeren Wellenlängen ermöglichen nur eine rein oberflächliche Therapie wie z.B. mit dem Farbstofflaser. Trotzdem bleibt auch bei der kutanen Therapie noch der Vorteil der großen Spotsize gegenüber den anderen Lasersystemen. Die Hämangiomdicke ist also für die Auswahl des geeigneten Filters entscheidend.

Therapieablauf

Bei Erwachsenen kann zur Reduktion des zunächst nadelstichartigen, später leicht brennender Schmerzes vor der Photodermtherapie eine Eisbeutelkühlung durchgeführt werden. Bei Säuglingen und Kleinkindern genügt die Verwendung von vorgekühltem Gel. Bei Problemlokalisationen, wie z.B. in Augennähe, oder bei sehr großen Flächen kann eine Kurznarkose notwendig werden. Postoperativ können zur Schmerzlinderung erneut Kühlbeutel oder kalte Umschläge benutzt werden. Während der Therapie tritt häufig sofort eine Aufhellung der Hämangiome ein, die sich nach einigen Minuten in ein Erythem verwandelt.

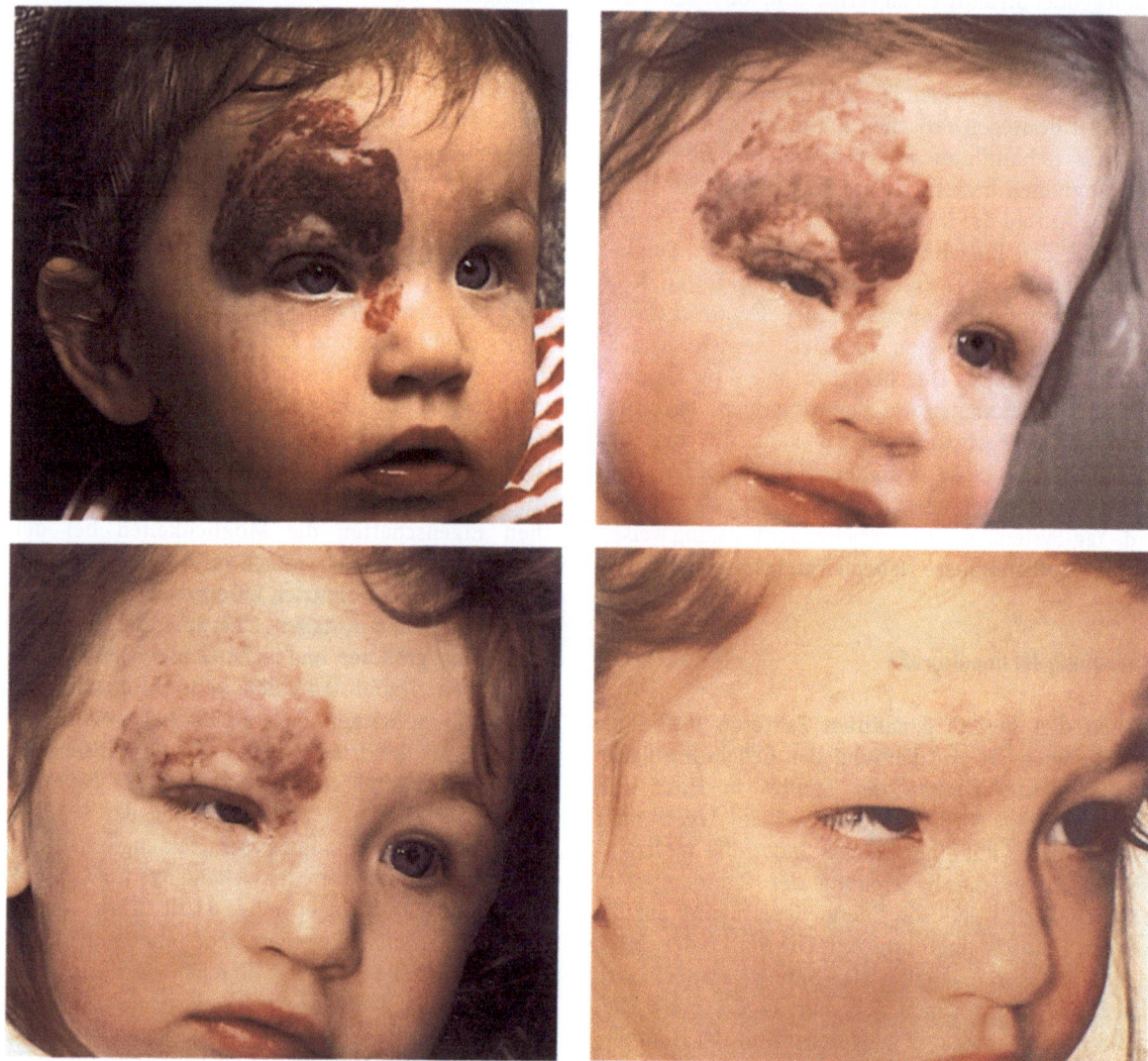

Abb. 1. Verlauf einer Hämangiomtherapie am Auge mit dem Photoderm

Auch Ödeme und in seltenen Fälle Bläschenbildungen können vorkommen. Dann ist auch nach Tagen eine Krustenbildung möglich. Narbenbildungen und Hautatrophien sind daher im Vergleich zu den Residuen bei der Spontanheilung nicht erhöht. Eine Sonnenexposition sollte nach der Therapie vermieden werden, da es sonst zu Hyperpigmentierungen kommen kann. Die Therapie der Hämangiome mit dem Photoderm wird alle 4–6 Wochen wiederholt. Im Schnitt liegt die Anzahl bei 5 Therapie pro Hämangiom. Diese Anzahl variiert jedoch in Abhängigkeit von Größe, Dicke und Wachstumstendenz. So können kleine flache Hämangiome genauso wie senile Angiome mit einer Behandlung entfernt werden. Bei starker Wachstumstendenz in der Progressionsphase der Hämangiome muß am Anfang manchmal einmal pro Woche therapiert werden.

Fachübergreifende Dermatologie

Haut und Innere Medizin

G. Albrecht

Älteste dermatologische Begriffe weisen auf die Tatsache hin, daß Hauterkrankungen Ausdruck innerer Gegebenheiten sein können. So ist etwa das *Exanthem* die »Blume, die nach außen blüht«, die *Effloreszenz* die »Hautblüte«. Da die Haut mit ihren vielfältigen Erkrankungen »vor unseren Augen« liegt, bedarf es eines allerdings lang geschulten Blickes, um zunächst folgende Grobeinteilungen vorzunehmen:
1. Handelt es sich um Krankheiten, bei denen hauptsächlich das Hautorgan befallen ist?

oder liegen

2. Veränderungen vor, bei denen die Haut einen Spiegel innerer Erkrankungen darstellt.

Die letztere Gruppe ist deshalb auch geeignet als interdisziplinäre Sprechstunde, bzw. als Fachdiskussion für vernetzte Praxen.

IgA-Gammopathie bei primär nodulärer kutaner Amyloidose

Es wird über einen 53jährigen Patienten mit primär nodulärer kutaner *Amyloidose* der rechten Wange berichtet. Histologisch finden sich typische Amyloidablagerungen; die Immunhistochemie bestätigt den Nachweis von Amyloid des A-lambda-Typs. Die weitere Durchuntersuchung ergibt außer einer polyklonalen IgA-Gammopathie keine Zeichen einer systemischen Beteiligung [9].

Biphasische Amyloidose

Es wird eine chinesische 37jährige Patientin vorgestellt, die seit Jahren an stark juckenden Hauterscheinungen insbesondere im Bereich der Unterschenkel, aber auch zwischen den Schulterblättern, leidet. Die rötlichbraunen Papeln an den Beinen erwiesen sich in der Histologie und Immunhistologie als kutane Amyloidose, ebenso die Maculae im Bereich des Rückens. Während von den primär kutanen Amyloidosen die makulöse Form und der Lichen amyloidosus häufig auftreten, wurde die biphasische Amyloidose (von Brownstein 1973 als Übergangsform beider Varianten beschrieben) selten beobachtet. Der schwer zu behandelnde, unterschiedlich starke Juckreiz ist charakteristisch. Ein Übergang in eine systemische Amyloidose ist hierbei nicht bekannt [2, 3].

Paraneoplastischer Pemphigus (PNP)

Bei einem 72jährigen Patienten bestehen seit Monaten erosive Mundschleimhautveränderungen, die zunächst als Candidainfektion fehlinterpretiert werden. Als sich im Bereich der Glans penis und auch an den Innenseiten der Oberschenkel Blasen bilden, zeigte die entnommene Probeexzision in der Histologie eine suprabasale akantholytische Blasenbildung. Im Patientenserum werden im Westernblot Immunreaktivität gegen epidermale Proteine mit einem Bandendublette um 200 kd nachgewiesen. Dabei ist die Größe der oberen Bande identisch mit der vom Envoplakin, einem 210 kd großen epidermalen Verankerungsprotein. Dieses deutet auf einen paraneoplastischen Pemphigus, so daß die Patientin durchuntersucht wird. Dabei wird ein Nierenkarzinom gefunden, welches operativ entfernt wird [1, 5].

Obwohl klinisch und histologisch viele Parallelen zum Pemphigus vulgaris existieren, unterscheidet sich der PNP vor allem durch das Antigenprofil. Während beim Pemphigus vulgaris Autoantikörper gegen das Pemphigus vulgaris-Antigen, das Desmoglein III, gebildet werden, ist das Antigenspektrum vom PNP umfangreicher und umfaßt vor allem eine ganz bestimmte Proteinfamilie, die Plakine. Dazu gehören Desmoplakin I und II, Envoplakin, Periplakin und das bullöse Pemphigoid-Antigen I. Autoantikörper gegen Envoplakin und Periplakin wurden dabei bisher am häufigsten nachgewiesen. Die Plakine sind Bestandteile des Zytoskelettes, die die Keratinfilamente der Epidermiszellen in den Desmosomen verankern und dadurch die mechanische Stabilität der Zellen gewährleisten. Der Wirkmechanismus der Plakin-AK ist unklar, da die Antigene intrazellulär gelegen und somit den Antikörpern nicht direkt zugänglich sind. Nach neueren Untersuchungen weisen jedoch eine

Vielzahl von Patienten mit PNP gleichzeitig Antikörper gegen Desmoglein III auf, das charakteristische Pemphigus-vulgaris-Antigen. Es konnte gezeigt werden, daß Desmoglein-III-AutoAK die Akantholyse und damit die intraepidennale Blasenbildung verursachen. Nach dieser initialen Membranschädigung der Keratinozyten sind dann möglicherweise auch die anderen Autoantikörper in der Lage, in die Zellen einzudringen und die Plakinproteine zu zerstören [6].

Akne androgenetica

Es wird eine 35jährige Frau vorgestellt, die seit ihrer Pubertät an einer Akne papulopustulosa leidet, zum Schluß insbesondere um den Mund und im Kinnbereich lokalisiert. Während bei der üblichen Akne vulgaris in der Regel kein erhöhter Androgenspiegel im Blut nachweisbar ist, kann dies bei der Akne androgenetica durchaus vorkommen. Sie kann als Teilsymptom der Androgenisierungssyndrome der Frau betrachtet werden. Darunter versteht man die verstärkte Wirksamkeit androgener Hormone bei postpubertären Frauen. Klinisch ist sie durch drei kardinale Symptomkreise aus drei verschiedenen Fachdisziplinen gekennzeichnet: Oligo- oder Amenorrhoe und Infertilität; Akne, Hirsutismus und androgenes Effluvium; Insulinresistenz, Diabetes mellitus Typ II Hyperlipidämie. Sie beruht in fast 90 % der Fälle auf einem polyzystischen Ovarsyndrom. Aus diesem Grunde sollte hier eine Hormonanalyse durchgeführt werden [7, 8].

Multilokuläres vegetierendes Pyoderma gangraenosum

Bei dem vegetierenden Pyoderma gangraenosum handelt es sich um eine nicht aggressive, chronische, oberflächlich-ulzerative Variante des Pyoderma gangraenosum. Im Gegensatz zum klassischen Pyoderma gangraenosum sind die Läsionen flach und schmerzlos und die Ulcusränder wenig unterminiert. Der Ulcusgrund zeigt gute Granulation. Die Histologie ist charakterisiert durch oberflächliche Granulome. Mykotische und bakterielle Untersuchungen der Ulcera lassen keine ursächlichen Erreger erkennen. Das vegetierende Pyoderma gangraenosum ist selten mit systemischen Erkrankungen assoziiert und heilt in der Regel unter Lokaltherapie ab. Es wird über einen Patienten mit seit 10 Jahren bestehenden oberflächlichen Ulzerationen im Gesicht, am Rumpf und an den Oberarmen berichtet. Das Allgemeinbefinden war nicht beeinträchtigt, allerdings heilten die Ulzerationen mit sichtbaren Narben ab. Eine mehrfach durchgeführte ausführliche Diagnostik ergibt keinen Anhalt für Systemerkrankungen. Die Histologie zeigt eine chronische granulomatöse Dermatitis. Unter einer lokalen Therapie wird bei diesem Patienten keine Besserung beobachtet, so daß wir eine systemische Glukokortikosteroid- und spätere Cyclosporinmedikation einleiteten, die zumindestens zur zeitweiligen Abheilung führte [11].

Primäres Antiphospholipidsyndrom

Bei einer 72jährigen Patientin mit Ulcera crurum postthromboticum fanden sich anamnestisch rezidivierende tiefe Beinthrombosen und eine Lungenarterienembolie. Des weiteren berichtete diese Patientin über zwei Aborte in der Spätschwangerschaft. Neben einer phlebologischen Diagnostik und Therapie ist bei einer solchen Anamnese die Untersuchung des Blutgerinnungssystemes notwendig. Bei erhöhtem Anticardiolipinantikörpertiter, Auftreten von Aborten, tiefen Beinvenenthrombosen, Lungenarterienembolie und chronischen Ulzerationen muß an ein Antiphospholipidsyndrom gedacht werden. Wichtig ist die klinische Einteilung in das primäre und sekundäre Antiphospholipidsyndrom. Zum sekundären Auftreten von *Antiphospholipid-Antikörpern* kann es bei folgenden Erkrankungen kommen: Autoimmunerkrankungen (insbesondere Lupus erythematodes), maligne Erkrankungen, hämatologische Erkrankungen, Infektionen. Darüber können auch Medikamentennebenwirkungen von Bedeutung sein. Erst nach Ausschluß dieser Ursachen kann die Diagnose eines primären Antiphospholipidsyndrom gestellt werden. Dabei kann es neben den beschriebenen Ulzerationen der Haut zu Livedo racemosa-ähnlichen Hautveränderungen, zu Purpura und Ekchymosen kommen sowie zu rezidivierenden Thrombophlebitiden, ausgedehnten Hautnekrosen, peripherer Gangrän und subungualen und periungualen Splitterblutungen. Die Antiphospholipidantikörper müssen als Risikofaktoren für das Auftreten von Thrombosen angesehen werden. Deswegen ist eine lebenslange Behandlung erforderlich [4, 10].

Die vorgestellten Kasuistiken sollen zeigen, daß nach Inspektion der Haut und Diagnosestellung eine nachgehende internistische Durchuntersuchung für den Patienten nicht nur notwendig ist, sondern sogar lebensrettend sein kann.

Literatur

1. Anhalt GJ, Kim SC, Stanley JR, Korman NJ, Jabs DA, Kory M et al. (1990) Paraneoplastic pemphigus. N Engl J Med 323:1779-1735
2. Brownstein M, Hashimoto K, Greenwald G (1973) Biphasic amyloidosis: link between macular and lichenoid forms. Br J Dermatol 8:25-29

3. Garbe F, Loth M, Albrecht G, Magnus R (1999) Biphasische Amyloidose. Z Hautkr 74:35-37
4. Gibson GE, Su D, Pittelkow MR (1997) Antiphospholipidsyndrom and the skin. J Am Acad Dermatol 36 (6): 970-983
5. Lee U, Kim SC, Kim HS, Band D, Yang WI et al (1999) Paraneoplastic pemphigus associated with follicular dendritic cell sarcoma arising from Castleman's tumor. J Am Acad Dermatol 40 (2):294-297
6. Mahony MG, Aho S, Uitto J, Stanley JR (1998) The Members of the Plakin Family of proteins Recognized by Paraneoplastic. J Invest Dermatol 111 (2):308-313
7. Plewig G, Kligman AM (1994)Akne und Rosacea II, vollständig überarbeitete und erweiterte Auflage. Springer, Berlin Heidelberg New York London Paris Tokyo Hongkong Barcelona Budapest, pp 341-346
8. Redmond GP (1995) Clinical evaluation of the woman with an androgenic disorder. In: Redmond GP (ed) Androgenic Disorders. Raven, New York
9. Rieken T, Albrecht G, Magnus R,, Linke R P (1997) IgA-Gammopathie bei primär nodulärer kutaner Amyloidose. Z Dermatol 183:36-39
10. Vehring KH, Bonsmann G (1993) Anticardiolipin-Antikörper-(ACA)assoziierte vaskuläre Komplikationen. Phlebologie 22:79-85
11. Wildfeuer T, Albrecht G (1999) Multilokuläres vegetierendes Pyoderma gangraenosum. Hautarzt 50:217-220

Naturheilverfahren

Aspekte zu Naturheilverfahren in der Dermatologie

U. Amon, M. Augustin

Zusammenfassung

Die Möglichkeiten und Grenzen der Anwendung von Naturheilverfahren in der Dermatologie sind, nicht zuletzt durch die Nachfrage der Patienten, zunehmend in Diskussion. Der vorliegende Artikel geht anhand einiger kontrovers diskutierter Beispiele auf neuere Entwicklungen ein und nimmt auch zu den Themen Ausbildung und Umsetzung in der Praxis Stellung.

Einführung

Naturheilverfahren (NHV) werden auch in der Dermatologie seitens der Patienten häufig nachgefragt. Gerade bei chronisch kranken Menschen ist der Bedarf einer »natürlichen« Medizin offenbar besonders groß. Was versteht man unter NHV? Je nach Sichtweise einzelner Autoren erhält man unterschiedliche Definitionen. Bis heute ist keine präzise, einheitliche Formulierung vorhanden: Eine häufig verwendete Definition besagt, daß Naturheilverfahren Therapiemethoden sind, die sich bevorzugt genuiner Naturfaktoren, z.B. Luft, Wasser, Sonne, Erde, Pflanzen, bedienen und dabei »natürliche Selbstheilungskräfte« im Organismus anregen [1,13]. Zu den sogenannten »klassischen« Naturheilverfahren zählen Phytotherapie, Ernährungstherapie, physikalische Verfahren und die Ordnungstherapie.

Die unklaren Begrifflichkeiten haben sicherlich dazu beigetragen, daß die NHV häufig mit »komplementären« oder »alternativen« diagnostischen und therapeutischen Optionen gleichgesetzt werden und insofern auch vom hinlänglich bekannten Richtungsstreit betroffen sind. Die Tabelle 1 stellt eine Auswahl von Verfahren dar und versucht eine Einordnung aus schulmedizinisch-dermatologischer Sicht. Deutlich wird, daß die Mehrzahl der hinsichtlich Wirksamkeit ansatzweise belegten Methoden aus dem Bereich der klassischen Naturheilverfahren stammt, denen ein kausales Prinzip und eine wissenschaftliche Fundierung zukommt.

Im folgenden soll beispielhaft auf einige, zur Zeit noch kontrovers diskutierte NHV eingegangen werden.

Chinesische Heilkräuter bei atopischer Dermatitis

Die traditionelle chinesische Medizin erfreut sich in Deutschland zunehmender Beliebtheit. Einige Kliniken arbeiten inzwischen ausschließlich nach diesen Verfahren. Einige doppelblinde, placebokontrollierte Studien haben in den vergangenen Jahren zeigen können, daß offenbar eine bisher noch nicht exakt definierte Subgruppe mit atopischer Dermatitis von einem teeartigen Aufguß aus zumeist 10 verschiedenen chinesischen Kräutern (Zemaphyte, Phytopharm Ltd., Brough,

Tabelle 1. Naturheilverfahren, die in der Dermatologie Anwendung finden, in der Beurteilung aus schulmedizinischer Sicht (Auswahl, modifiziert nach [1])

Wirksamkeit durch kontrollierte Studien belegt	Wirksamkeit durch nicht kontrollierte Studien oder empirisch übermittelt, jedoch nicht belegt	Kein Anhalt für Wirksamkeit
Bewegungstherapie	Akupunktur	Bach-Blütentherapie
Ernährungstherapie	Ausleitende Verfahren	Bioresonanztherapie
Heilfasten	Autohomologe Immuntherapie	Elektroakupunktur
Hydro- und Balneotherapie	Ayurveda	Homöopathie
Klimatherapie	Eigenbluttherapie	Irisdiagnostik
Mikrobiologische Therapie	Enzymtherapie	Kinesiologie
Ordnungstherapie	Neuraltherapie	Magnetfeldtherapie
Phytotherapie		Parapsychologische Verfahren
		Sauerstoff-/Ozontherapien
		Zelltherapie
		Zytoplasmatische Therapie

Tabelle 2. Chinesische Heilkräuter bei atopischer Dermatitis (abgeändert nach [7])

	Antibakteriell	antihistaminerg	antientzündlich	immunsuppressiv
Clematis armandii	+			
Dictamnus dasycarpus	+	+	+	
Glycyrrhiza uralensis	+	+	+	+
Ledebouriella saseloides	+		+	
Lophatherum gracile	+	+	+	
Rehmannia glutinosa			+	
Paeonia lactiflora	+		+	
Potentilla chinesensis	+		+	
Tribulus terrestris	+	+	+	
Schizonepeta tenuifolia	+		+	

Das + bedeutet, daß für die einzelnen Substanzen in vitro und/oder in vivo eine entsprechende Wirkung nachgewiesen wurde.

UK) profitieren konnte [7, 10, 15, 17]. Die Wirkstoffe mit ihren Eigenschaften sind in Tabelle 2 dargestellt.

Die Studie von Sheehan und Mitarbeitern an 40 Erwachsenen mit atopischer Dermatitis zeigte nach einer 8wöchigen Behandlungsperiode (je 4 Wochen Placebo bzw. Verum, dann crossover) eine hochsignifikante Wirkung des Extrakts gegenüber Placebo hinsichtlich Erythem, Exkoriationen (»surface damage«) und Juckreiz [17]. Bei Kindern wurden ähnliche Ergebnisse erzielt [15]. Eine Langzeitbehandlung über 12 Monate zeigte ebenfalls ermutigende Ergebnisse [16], jedoch besteht offensichtlich eine gewisse Tendenz zur reversiblen Erhöhung von Lebertransaminasen [14, 16]. Andere Nebenwirkung wurden bei der angeführten Mischung nicht beobachtet. Studienabbrecher gab es jedoch wegen der aufwendigen täglichen Zubereitung des Kräutersuds.

Die Wirkungsweise des Extrakts ist bis heute nicht gänzlich geklärt. Am ehesten handelt es sich um additive oder synergistische pharmakologische Effekte, was auch die Nebenwirkungen an der Leber erklären mag. Aus Sicht der Pathophysiologie der atopischen Dermatitis ist möglicherweise von Interesse, daß der Kräuterextrakt die IL-4 induzierte Expression von CD23-Molekülen auf mononukleären Zellen im Gegensatz zu einem Placeboextrakt signifikant und dosisabhängig in vitro herunterregulieren konnte [7]. Kürzlich konnte auch gezeigt werden, daß der Extrakt die Histaminfreisetzung aus humanen Mastzellen inhibieren konnte [Gibbs et al., unveröffentlichte Studien].

Zum gegenwärtigen Zeitpunkt kann die Wirkung chinesischer Kräuterextrakte auf den Verlauf der atopischen Dermatitis noch nicht abschließend beurteilt werden. Weitere In vitro-Untersuchungen und klinische Studien mit großen Kollektiven sind zur Evaluation unbedingt erforderlich.

Mikrobiologische Therapie (Symbioselenkung)

Der mikrobiologischen Therapie (von manchen Autoren Symbioselenkung genannt) liegt die Vorstellung zugrunde, daß pathogene Darmkeime, insbesondere Candida-Hefen, zu einer chronischen Entzündung im Darm mit nachfolgenden Effekten auf den Gesamtorganismus und – bei dermatologischen Erkrankungen – auf die Haut führen. Als therapeutische Maßnahmen werden in diesen Fällen Eradikationen der Keime sowie die nachfolgende Gabe von apathogenen Darmkeimen vorgenommen. Wenngleich die Pathogenität von Candida-Spezies im Darm nach wie vor umstritten ist, besteht inzwischen kein Zweifel daran, daß pathogene Darmbakterien und Hefen bei entsprechend disponierten Personen zu einer chronischen Entzündung der Darmschleimhaut führen können und daß zwischen dem Immunsystem des Darmes (MALT) und der Haut eine Wechselwirkung besteht. Vor diesem Hintergrund ist nachvollziehbar, daß die Behandlung der Schleimhäute des Gastrointestinaltraktes zu günstigen Effekten auch auf Hauterkrankungen führte. Dies gilt sowohl für die Eradikation von Helicobacter-pylori-Keimen in der Magenschleimhaut bei Urtikaria [4] wie auch für die Behandlung der Neurodermitis [8] und der Urtikaria [Abeck et al., unveröffentlichte Beobachtungen] mittels Darmbakterien (z.B. Lactobazillen, apathogene E.coli). Unklar ist allerdings bisher, inwieweit die Substitution der apathogenen, »physiologischen« Darmbakterien überhaupt zu einer Kolonialisierung führt oder ob deren Wirkung in einer unspezifischen Immunstimulation der Darmschleimhaut zu sehen ist. Auch wenn weiterführende Studien zu den Wirkmechanismen der mikrobiologischen Therapie bisher ausstehen, kommen die genannten Maßnahmen aus empirischer Sicht wie auch aufgrund der vorliegenden Daten für die adjuvante Behandlung der Urtikaria und der atopischen Dermatitis in Frage.

Bioresonanz

Nach den Befürwortern der Bioresonanztherapie (BRT) muß, um die propagierte Wirkungsweise des Gerätes zu erklären, der menschliche Körper »als komplexes Schwingungssystem« aufgefaßt werden [2]. Dabei wird zwischen »disharmonischen« und »harmonischen« Schwingungen unterschieden. Mit Hilfe der BRT sollen »disharmonische Elektronenplasmaschwingungen« [2] in einem »Molekularsaugkreis« [2] umgekehrt werden. Allergien werden »gelöscht« [2]. Nach Angaben eines Vertreibers von Bioresonanzgeräten kann die BRT bei atopischer Dermatitis »in vielen Fällen Heilung bringen« [2]. Nach Schumacher [zitiert nach 9] habe beispielsweise eine Fragebogenaktion bei über 200 Patienten mit schweren Allergien und atopischer Dermatitis eine »Heilungsquote« von 83% ergeben. Mögliche Placeboeffekte oder suggestive Faktoren wurden dabei nicht berücksichtigt. Kontrollierte Studien wurden seitens der Befürworter der BRT nicht verwendet.

Durch die vermehrte Verbreitung der BRT, auch im Bereich schulmedizinisch ausgerichteter Dermatologen, wurden die o.g. Aussagen in den vergangenen Jahren einer wissenschaftlichen Prüfung unterzogen. Dabei ist zunächst festzustellen, daß die verwendeten Begriffe und Auffassungen von »Schwingungen« nicht mit Terminologie oder Gesetzmäßigkeiten der physikalischen Schwingungs- und Elektrizitätslehre vereinbar sind [3]. Auch nach Untersuchungen der Forschungsstelle für Elektropathologie der Universität Witten/Herdecke gibt es keine Hinweise auf eine biologische Wirkung der BRT [9].

Mittlerweile liegen zahlreiche kontrollierte, an renommierten Instituten und Kliniken im deutschsprachigen Raum durchgeführte Untersuchungen zur BRT bei Allergikern vor. So haben Kofler und Mitarbeiter eine vergleichende Untersuchung zur diagnostischen und therapeutischen Wertigkeit der BRT bei Pollinose an 74 Patienten durchgeführt [5, 6]. Sie kamen dabei zu dem Ergebnis, daß nur in 22% der Fälle eine Übereinstimmung zwischen klassischer Allergiediagnostik und den Kriterien der Bioresonanz vorlag. Die BRT als »Allergielöschbehandlung« ergab bei der Verumgruppe hinsichtlich der rhinomanometrisch evaluierten nasalen Provokation, der Anzahl der Beschwerdetage und des Medikamentenverbrauchs keine signifikanten Änderungen gegenüber der Placebogruppe [5, 6].

Auch bei Kindern mit atopischer Dermatitis konnten Schöni und Mitarbeiter in einer elegant kontrollierten Studie keine Verbesserungen des Kurzzeit- und Langzeit-Therapieerfolges mittels BRT gegenüber konventionellen Methoden nachweisen [13]. Dabei wurden klinische Scores (Ausprägung des Hautbefundes, Juckreiz, Schlaflosigkeit) und immunologische Parameter untersucht.

Radenbach und Hildebrand führen in ihrer Arbeit zahlreiche weitere Belege auf, daß in verschiedenen kontrollierten Untersuchungen kein Hinweis auf eine Wirksamkeit der BRT erarbeitet werden konnte [9].

Zusatzbezeichnung Naturheilverfahren

Nach den Vorgaben der Ärztekammern sollen für den Erwerb der Zusatzbezeichnung NHV Kenntnisse zur »Anregung der individuellen körpereigenen Ordnungs- und Heilkräfte durch Anwendung nebenwirkungsarmer oder -freier natürlicher Mittel« (Bayerische Landesärztekammer) erlangt werden. Schwerpunkte stellen die Hydro- und Thermotherapie, die Bewegungstherapie, Massageverfahren, die Ernährungstherapie, die Phytotherapie, die Ordnungstherapie und sog. ausleitende Verfahren dar. Nach Nachweis einer mindestens 2jährigen klinischen Tätigkeit ist die Teilnahme an 4 entsprechenden Kursen von je 1 Woche Dauer sowie eine 3monatige Weiterbildung an einer entsprechenden Einrichtung notwendig. Adäquat ist auch eine mindestens 6monatige Weiterbildung an Klinik für NHV.

Umsetzung in der dermatologischen Praxis

Sollte seitens des Praxisbetreibers der Wunsch bestehen, das Leistungsspektrum der Praxis um naturheil-

---

Vereinbarung

zwischen Dr. med. _____

und

Frau/Herrn _____, geb. am _____

1. Der Patient erklärt ausdrücklich, daß er folgende medizinische/naturheilkundliche Behandlungsmethode wünscht und über mögliche Nebenwirkungen aufgeklärt wurde:

   _____ x Ohrakupunktur   à _____ DM
   _____ x Körperakupunktur   à _____ DM
   _____ x UV-Therapie aus kosmetischen Gründen   à _____ DM
   _____ x Entspannungsverfahren (Präventionsleistung) à _____ DM
                                                      = _____ DM

2. Diese Behandlungsarten sind von der deutschen Schulmedizin derzeit noch nicht in allen Teilen anerkannt. Sie stellen eine „über das Maß einer medizinisch notwendigen ärztlichen Versorgung hinausgehende Leistung auf Verlangen" dar. Der Patient erklärt sich mit der obigen Honorierung einverstanden.
3. Die Begleichung der Liquidation erfolgt am Ende der gesamten Behandlung.
4. Dem behandelnden Arzt ist nicht bekannt, ob sich Krankenkassen oder Beihilfestellen an den vereinbarten Leistungen beteiligen.
5. Der Patient erhält eine Kopie der Vereinbarung.

_____   _____
Ort   Datum

_____   _____
Unterschrift Patient   Unterschrift des Arztes

[a] Die Autoren setzen dabei voraus, daß sich die Anwender und Anbieter solcher Leistungen mit der wissenschaftlichen Datenlage vertraut gemacht haben und von der Wirkungsweise der Behandlungsmethoden überzeugt sind.

Abb. 1. Beispiel für eine Vereinbarung zur Anwendung naturheilkundlicher Methoden (abgeändert nach [11])

kundliche Verfahren zu erweitern, so bedarf dies einer gewissenhaften Planung in Kooperation mit dem Praxisteam. In einer Projektsitzung sollten folgende Aspekte möglichst verbindlich festgelegt werden (Auswahl):

- Für welche Leistungen besteht konkret Bedarf (ggf. Umfrage unter den Patienten über ein Quartal durchführen)?
- Welche Verfahren sollen ab wann angeboten werden?
- Welche Investitionen sind notwendig (z. B. Geräte)?
- Wer führt die Verfahren durch und besteht Weiterbildungsbedarf?
- Wie werden die Leistungen samt Preisen dem Patienten gegenüber transparent gemacht (z. B. Infozettel am Empfang, Aushang am Infobrett im Wartezimmer, Eintrag in der Homepage usw.)?
- Wie wird das Praxisteam im Umgang mit den neuen Leistungen trainiert (Arzt und Helferin sollten »eine Sprache« sprechen)?

Neben der Definition dieser Punkte und der Aufstellung eines entsprechenden Zeitplanes sollten auch die Modalitäten der Liquidation geklärt sein. Ein Beispiel für eine solche Vereinbarung stellt die Abbildung 1 dar.

Literatur

1. Augustin M (Hrsg.) (1999) Naturheilverfahren bei Hauterkrankungen und Allergien. Hippokrates, Heidelberg
2. Brügemann Institut (1995) Naturwissenschaftliche Studien zur Objektivierung der Bicom Bioresonanztherapie. Eigenverlag, Gräfeling
3. Cap F (1995) Bemerkungen eines Physikers zur Bioresonanz. Allergologie 18:253–257
4. Di Campli C, Gasbarrini A, Nucera E, Franceschi F, Ojetti V, Sanz Torre E, Schiavino D, Pola P, Patriarca G, Gasbarrini G (1998) Beneficial effects of Helicobacter pylori eradication on idiopathic chronic urticaria. Digestive Diseases & Sciences. 43:1226–1229
5. Kofler H, Ulmer H, Mechtler E, Falk M, Fritsch PO (1996) Bioresonanz bei Pollinose. Allergologie 19:114–122
6. Kofler H (1998) Bioresonanz in der Allergiediagnostik. In: Garbe C, Rasner G (Hrsg.) Dermatologie. Leitlinien und Qualitätssicherung für Diagnostik und Therapie. Springer, Berlin, S 140–141
7. Latchman Y, Whittle B, Rustin M, Atherton DJ, Brostoff J (1994) The efficacy of traditional chinese herbal therapy in atopic eczema. Int Arch Allergy Immunol 104:222–226
8. Majamaa H. Isolauri E (1997) Probiotics: a novel approach in the management of food allergy. J Allergy Clin Immunol 99:179–185
9. Radenbach D, Hildebrand A (1995) Bioresonanztherapie. Schl-Holst Ärztebl 40:4–8
10. Rustin MHA, Poulter L (1996) Chinese herbal therapy in atopic dermatitis. Dermatol Ther 1:83–93
11. Schaade HJ (1999) Das Handbuch zur Selbstzahlerpraxis. Ecomed, Landsberg
12. Schmiedel V, Augustin M (1997) Handbuch Naturheilkunde. Haug, Heidelberg
13. Schöni MH, Nikolaizik WH, Schöni-Affolter F (1997) Efficacy trial of bioresonance in children wih atopic dermatitis. Int Arch Allergy Immunol 112:238–246
14. Shaw D, Leon C, Kolev S, Murray V (1997) Traditional remedies and food supplements. A 5-year toxicological study (1991–1995). Drug Saf 17:342–356
15. Sheehan MP, Atherton DJ (1992) A controlled trial of traditional chinese medicinal plants in widespread non-exudative atopic eczema. Br J Dermatol 126:179–184
16. Sheehan MP, Atherton DJ (1994) One-year follow up of children treated with chinese medicinal herbs for atopic eczema. Br J Dermatol 130:488–493
17. Sheehan MP, Rustin MHA, Atherton DJ, Buckley C, Harris DJ, Brostoff J, Osterle L, Dawson A (1992) The efficacy of traditional chinese herbal therapy in adult atopic eczema. Lancet 340:13–17

Qualitätsmanagement

Qualitätsmanagement in der Dermatologie

U. Amon, E. Bangha, B. Fritze, R. Yaguboglu

Zusammenfassung

Qualitätsmanagement ist ein Weg, die Arbeitsabläufe in Klinik und Praxis so sinnvoll wie möglich zu gestalten und mit dem vorhandenen Personal ein Optimum an Ergebnisqualität, d. h. klinischem Outcome, Patientenzufriedenheit und betriebswirtschaftlichen Parametern, zu erreichen und dies auch nach außen vor den Kostenträgern und dem Gesetzgeber transparent darstellen zu können. Derzeit bietet sich die Zertifizierung nach DIN EN ISO 9001 zur Darlegung der Prozeßqualität in Kombination mit Modell der European Foundation for Quality Management für Umfassendes Qualitätsmanagement an.

Einleitung

In den letzten Jahren wird neben medizinischer Qualitätssicherung zunehmend umfassendes Qualitätsmanagement (QM) im ambulanten wie im stationären Bereich gefordert [16, 17, 23]. Die derzeit relevanten Modelle zur Einführung und Pflege eines QM-Systems sind das Umfassende Qualitätsmanagement (UQM oder Total Quality Management, TQM) nach dem Modell der European Foundation for Quality Management (EFQM) sowie die Qualitätsnorm DIN EN ISO 9001 [7, 19, 22]. Beiden ist die Darlegung und Strukturierung von Qualitätsanforderungen gemeinsam.

Gegenüber der ISO 9001 ist das EFQM-Modell der umfassendere Ansatz. Beide Modelle sollen kurz vorgestellt werden.

EFQM-Modell

Basisparameter des EFQM-Modells sind der kontinuierliche Verbesserungsprozeß (KVP) der Arbeitsabläufe und die Orientierung am »Kunden«. Als solche können beispielsweise Patienten, Angehörige, Kostenträger, niedergelassene Ärzte (aus Sicht der Kliniken), Selbsthilfegruppen, aber auch Mitarbeiter, definiert werden [2–5, 7–9, 14, 20, 21]. Das EFQM-Modell baut auf neun Parametern, sog. Befähiger- und Ergebniskriterien, auf (Abb. 1). Die Kriterien werden im Rahmen eines Selbst- oder Fremdassessments der Klinik/Praxis anhand eines Punktesystems bewertet [12]. Die maximal hierbei erreichbare Punktzahl ist 1000.

Was bedeuten die einzelnen Parameter, und wie können sie implementiert werden?

Führung (Auswahl)
– Die Prinzipien von UQM den Mitarbeiter vermitteln
– Verantwortung für die Qualität übernehmen
– Mitarbeiter ausbilden, z. B. zu Moderatoren
– Leitbild und Qualitätsziele definieren
– Stärken- und Schwächenanalyse der Klinik/Praxis initiieren

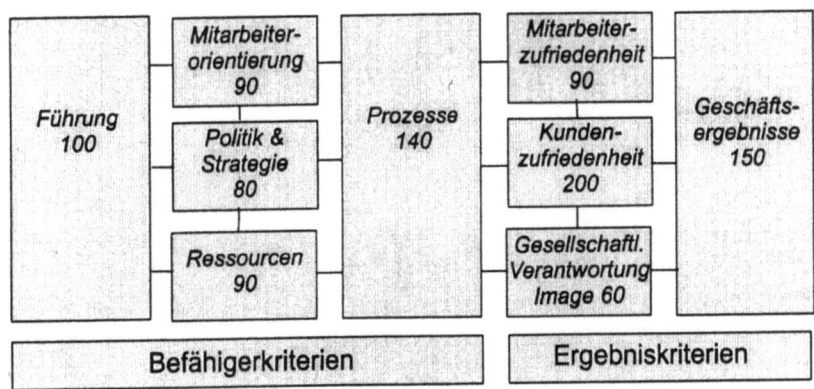

Abb. 1. Das EFQM-Modell.

Politik und Strategie (Auswahl)
- Hohes Maß an Informationstransparenz schaffen
- Klinik/Praxis gegenüber Mitbewerbern definieren
- Marketing (unter Berücksichtigung der Möglichkeiten) einleiten
- Wirtschaftliche Parameter erfassen und weiterentwickeln

Mitarbeiterorientierung (Auswahl)
- Mitarbeiterressourcen planen und sinnvoll organisieren
- Persönliche Fähigkeiten von Mitarbeitern anerkennen und fördern
- Ziele gemeinsam entwickeln und regelmäßig überprüfen
- Mitarbeiter zu definierten Aufgaben autorisieren
- Eigeninitiative fördern und anerkennen
- Kommunikationswege identifizieren und optimieren
- Fortbildungsplan aufstellen
- Stellenbeschreibung, Zielvereinbarung, Bonussystem implementieren

Ressourcen (Auswahl)
- Finanzielle Ressourcen sinnvoll verwalten
- Investitionsentscheidungen bewerten
- Technische Ressourcen identifizieren und optimieren
- Verbrauch von Versorgungsgütern z. B. Wasser, Strom senken
- Abfall reduzieren und korrekt entsorgen

Prozesse (Auswahl)
- Standards, Arbeits- und Verfahrensanweisungen definieren
- »Plan-Do-Act-Control«-Prinzip als Problemlösestrategie verwenden
- Sog. Kernprozesse darlegen und verbessern
- Schnittstellenprobleme identifizieren und optimieren
- Systemnormen, wie z. B. DIN EN ISO 9001, anwenden

Kundenzufriedenheit (Auswahl)
- Organisation der Klinik/Praxis patientenorientiert ausrichten
- Beschwerdemanagement etablieren
- Patientenzufriedenheit regelmäßig erfassen (z. B. Fragebogen)
- Andere Kunden identifizieren und ein Zufriedenheitsprofil erstellen

Mitarbeiterzufriedenheit
- Mitarbeiterzufriedenheit regelmäßig erfassen (z. B. Fragebogen, Fluktuationsrate, Zahl der Krankheitstage etc.)
- Regelmäßige Mitarbeitergespräche (formell und informell) führen
- Verbesserungsvorschlagswesen einführen

Gesellschaftliche Verantwortung/Image
- Image pflegen
- Marketingplan aufstellen (cave: berufsrechtliche Möglichkeiten)
- Strategien für Patientengewinnung und -bindung entwickeln

Ergebnisse
- Betriebswirtschaftliche Ergebnisse erfassen
- Kosten-Nutzen-Analysen durchführen
- Medizinisch-therapeutische Ergebnisse messen, im dermatologischen Bereich beispielsweise Krankheitsaktivitätsscores [4, 5]
- Ergebnisse in künftige Qualitätsziele einfließen lassen

Die Entscheidung, UQM zu implementieren, ist stets eine Top-down-Entscheidung der Klinik/Praxisführung. Die Verantwortung für Qualität liegt demnach auch immer in der Leitung, welche diese Grundhaltung (z. B. Qualitätsziele, Erreichen einer hohen Mitarbeiter- und Patientenzufriedenheit) auch täglich vorleben sollte. Die Bereitschaft zur kontinuierlichen Verbesserung, regelmäßigen Anpassung und Neuorganisierung muß als grundlegender Gedanke für die tägliche Arbeit an *alle* Mitarbeiter vermittelt werden. Der Aufbau des QM-Systems erfolgt unter Einbeziehung sämtlicher Mitarbeiter von unten nach oben, also Bottom-up.

Je nach Erfahrung der Mitarbeiter (z. B. Ausbildung der Ärzte zum Qualitätsmanager nach dem Curriculum der Bundesärztekammer) kann das QM-System ggf. auch ohne externe Berater implementiert werden. Für Details wird auf die Sekundärliteratur verwiesen [1, 6, 15, 18].

Die DIN EN ISO 9001

Das 1987 von der International Organization for Standardization (ISO) erarbeitete und später an die Europäische Norm (EN) und an das Deutsche Institut für Normung e.V. (DIN) angepaßte Normenwerk für QM-Systeme in Unternehmen vertritt zunächst die einfache Grundthese, daß Qualität die Grundlage zum Erfolg ist. Nach DIN EN ISO 9001 zertifizierte Kliniken/Praxen können formell vor ihren »Kunden« speziell ihre Prozeßqualität darlegen [10, 11, 15]. Je nach Größe des Unternehmens und Ausgangszustand muß zur Implementierung der ISO-Normen etwa mit 1/2 bis 2 Jahren gerechnet werden. Die 20 Elemente dieser Norm (Tabelle 1) und deren Umsetzung werden in einem individuellen QM-Handbuch der jeweiligen Klinik/Praxis erläutert, welches letztlich die Grundlage für die Zertifizierung darstellt. Die Zertifizierung erfolgt durch einen akkreditierten Zertifizierer. Für

Tabelle 1. Die 20 Elemente der DIN EN ISO 9001

Nummer	Titel des Elementes
1	Verantwortung der Leitung
2	Qualitätsmanagementsystem
3	Vertragsprüfung
4	Designlenkung
5	Lenkung der Dokumente und Daten
6	Beschaffung
7	Lenkung der vom Kunden beigestellten Produkte
8	Kennzeichnung und Rückverfolgbarkeit von Produkten
9	Prozeßlenkung
10	Prüfungen
11	Prüfmittelüberwachung
12	Prüfstatus
13	Lenkung fehlerhafter Produkte
14	Korrektur- und Vorbeugungsmaßnahmen
15	Handhabung, Lagerung, Verpackung, Konservierung und Versand
16	Lenkung von Qualitätsaufzeichnungen
17	Interne Qualitätsaudits
18	Schulung
19	Wartung
20	Statistische Methoden

Die aus ärztlicher Sicht eher wenig alltagsorientiert klingenden Begriffe sind inhaltlich bereits mehrfach für den Klinik/Praxisbereich definiert worden [13, 15].

die Praxis stellt das ISO 9001-Zertifikat – zumindest derzeit – die einzige rechtlich abgesicherte und dementsprechend anerkannte Form des Qualitätsmanagements dar.

Während die DIN EN ISO 9001 sehr stark prozeßorientiert ist, betont die DIN EN ISO 9004-2 darüber hinaus die zentrale Rolle des »Kunden« und berücksichtigt außerdem gesellschaftliche und ökologische Aspekte, d.h. es handelt sich um ein umfassenderes QM-System. Eine Zertifizierung nach DIN EN ISO 9004-2 ist derzeit nicht möglich.

Ausblick

Es ist im individuellen Fall (Klinik/Praxis) abzuwägen, welches QM-System angestrebt wird. Eine einheitliche (politische) Empfehlung besteht in Deutschland derzeit nicht. Sinnvoll aus Sicht der Autoren und in der Literatur oftmals empfohlen ist eine Kombination aus UQM nach EFQM-Modell und DIN EN ISO 9001 [13].

Literatur

1. Amon U, Ruckriegl I (Hrsg.) (1999) Qualitätsmanagement für die Arztpraxis. Springer, Heidelberg, im Druck
2. Amon U, Bangha E (1997) Qualitätsmanagement – An der Kundenzufriedenheit orientieren. T&E Dermatol 27:390
3. Amon U, Ruckriegl I, Bangha E, Fritze B, Mundt F, Yaguboglu R (1998) Outcome von UQM in der Klinik; Versuch einer Kosten-Nutzen-Analyse. QualiMed 6:3–7
4. Amon U, Wenzel K, Stoll R, Fritze B, Schümann J, Bangha E, Yaguboglu R (1997) Total Quality Management in der Dermatologie. Qualitätssicherung als obligater Bestandteil der Erfolgskontrolle bei chronisch entzündlichen Hautkrankheiten. Akt Dermatol 23:333–337
5. Amon U, Yaguboglu R, Bangha E, Fritze B, Seubert K, Finkel D (1998) Total Quality Management in der Dermatologie: Verlaufsscore bei chronischer Urtikaria. Derm 4:39–42
6. Arbeitsgemeinschaft der Deutschen Ärztekammern (Hrsg.) (1997) Leitfaden Qualitätsmanagement im Krankenhaus. Zuckschwerdt, München
7. Bangha E, Fritze B, Yaguboglu R, Amon U (1999) Qualitätsmanagement im deutschen Gesundheitswesen. Hautarzt 50:330–337
8. Bürk CG, Wiedemann GJ, Kraus M, Bruch HP, Fehm HL (1997) Qualität in der Krankenhausbehandlung. Med Klin 92:300–303
9. Carman JM, Shortell SM, Hughes EFX, Boerstler H, O'Brien JL, O'Connor EJ (1996) Keys for successful implementation of total quality management in hospitals. Health Care Manage Rev 21:48–60
10. CEN Europäisches Komitee für Normung (1994) Qualitätsmanagementsysteme. Modell zur Qualitätssicherung/QM-Darlegung in Design, Entwicklung, Produktion, Montage und Wartung (ISO 9001:1994)
11. CEN Europäisches Komitee für Normung (1996) Leitfaden für das Erstellen von Qualitätsmanagement-Handbüchern
12. European Foundation for Quality Management (1996) Selbstbewertung – Richtlinien für Unternehmen. Broschüre der Geschäftsstelle Brüssel, Avenue des Pléiades 15, 1200 Brüssel, Belgien
13. Fritze B, Amon U (1999) Das »Hersbrucker Modell«: Anwendung und Verknüpfung der Qualitätsnorm DIN EN ISO 9001 mit Kriterien der European Foundation for Quality Management in einer Klinik. Zschr Ärztl Fortb Qual, im Druck
14. Klein D, Motwani J, Cole B (1998) Continuous quality improvement, Total Quality Management, and Reeingineering: One hospital's Continuous Quality Improvement journey. Am J Med Qual 13:158–163
15. Kohl H (1997) Qualitäts- und Umweltmanagement in medizinischen Einrichtungen. Implementierung, Bewertung und Zertifizierung. Springer, Heidelberg
16. Kolkmann FW, Scheinert HD (1998) Zertifizierung von Krankenhäusern. Dt Ärztebl 95:C1412–1414
17. Luithlen E (1997) Qualitätsmanagement aus Sicht des Bundesministeriums für Gesundheit. Herz 21:299–303
18. Nagorny HO, Plocek M (Hrsg) (1997) Praxishandbuch Qualitätsmanagement im Krankenhaus. Baumann, Kulmbach
19. Pinter E (1997) Umfassendes Qualitätsmanagement im Krankenhaus. Einführung in das Thema. QualiMed 5:7–9
20. Pinter E, Vitt KD (Hrsg) (1996) Umfassendes Qualitätsmanagement für das Krankenhaus. Perspektiven und Beispiele. pmi, Frankfurt
21. Schlüchtermann J (1996) Qualitätsmanagement im Krankenhaus. F&W Krhaus 3:252–259
22. Spielberg P (1998) Qualitätsmanagement: Mehr als nur eine ISO-Norm. Dt Ärztebl 95:B333
23. Weidringer JB (1997) Qualitätssicherung: Jetzt auch noch Zertifizierung?! Bayer Ärztebl 10:304–307

Der Freiburger Fragebogen zur Lebensqualität bei Hauterkrankungen:
Validierung und klinische Ergebnisse an 1865 Patienten

M. Augustin, I. Zschocke, S. Lange, E. Schöpf, W. Vanscheidt, U. Amon

Zusammenfassung

Der Freiburger Fragebogen zur Lebensqualität (LQ) bei Hauterkrankungen (FLQA) wurde als modulares Instrument für eine Vielzahl dermatologischer Erkrankungen entwickelt. Jedes Modul enthält einen krankheits-spezifischen und einen allgemeinen Teil, so daß sowohl sensitive Verlaufserhebungen wie auch krankheitsübergreifende Vergleiche der LQ möglich sind. Die vorliegende Studie sollte die Frage der Validität und Reliabilität der verschiedenen Module klären.

In einer ersten Zwischenauswertung an 1865 Patienten fanden sich die größten Einschränkungen der LQ bei Patienten mit atopischer Dermatitis, gefolgt von Psoriasis, Urticaria, Ulcus cruris, Nahrungsmittelunverträglichkeiten und Herpes labialis. Relativ wenige Einschränkungen im Vergleich zu Gesunden wiesen auf: Patienten mit Hauttumoren, Medikamentenunverträglichkeit, Insektengiftallergien, CVI Grad I+II. Alle Module des FLQA erwiesen sich als valide, reliabel und veränderungssensitiv. Die Akzeptanz beim Ausfüllen war hoch. Krankheitsübergreifende Untersuchungen verbessern das Verständnis für die Belastungen bei verschiedenen Hauterkrankungen. Sie können zur gesundheitsökonomischen Rechtfertigung des Therapieaufwandes für dermatologische Erkrankungen beitragen.

Einleitung

»Lebensqualität« (LQ) wird auch bei Hauterkrankungen immer häufiger sowohl in wissenschaftlichen Studien wie auch für klinische Fragestellungen erhoben. Sie stellt ein Konstrukt dar, welches nicht direkt gemessen oder als Einzelparameter bestimmt werden kann. Vielmehr beruht die Erhebung von LQ auf der Erfassung verschiedener Teilbereiche, zu denen nach internationaler Übereinkunft meist das körperliche Befinden, das psychische Befinden, die Funktionsfähigkeit im Beruf und Alltag sowie die sozialen Beziehungen gezählt werden. Je nach Fragestellung kommen weitere Teilbereiche hinzu.

Inzwischen wurden auch im Bereich der Dermatologie Methoden entwickelt, mit denen LQ valide und zuverlässig erfaßt werden kann. Diese beruhen in der Regel auf standardisierten Fragebögen, welche von den Patienten ausgefüllt werden. Zu unterscheiden sind sog. generische Fragebögen, mit denen die allgemeine gesundheitsbezogene LQ erfaßt wird, von krankheitsspezifischen Fragebögen, die speziell z.B. für Hauterkrankungen oder eine einzelne dermatologische Erkrankung entwickelt wurden. In mehreren Studien wurde gezeigt, daß krankheitsspezifische Fragebögen Vorteile hinsichtlich einer besseren Diskriminierung von speziellen Krankheitsbelastungen aufweisen und zudem meist änderungssensitiver sind.

Generische, krankheitsunabhängige Fragebögen haben den Vorteil, daß sie krankheitsübergreifende Vergleiche von Lebensqualitätszuständen ermöglichen und dadurch besonders im Bereich der Gesundheitsökonomie Entscheidungshilfen zur Verteilung von Ressourcen darstellen.

Für die Dermatologie wurden im englischen Sprachraum bereits mehrere krankheitsspezifische Instrumente entwickelt, darunter die Fragebögen Skindex (Chren 1997) und DLQI (Finlay 1994). Diese Fragebögen ermöglichen die Erhebung von Lebensqualität bei chronischen Dermatosen, nicht aber bei z.B. Tumorerkrankungen der Haut oder chronischen Wunden. Im gesamten Bereich der Dermatologie fehlte bislang die Möglichkeit, mit einem validen Instrument sowohl spezifische wie krankheitsübergreifende Aspekte der Lebensqualität zu erfassen.

Die vorliegende Studie diente der Entwicklung und Validierung eines deutschsprachigen Fragebogens zur Lebensqualität, der jeweils ein Modul zu krankheitsspezifischen und krankheitsübergreifenden Themen der Lebensqualität beinhaltete. Das »FLQA« (Freiburg Life Quality Assessment) genannte Fragebogensystem sollte somit eine hohe Diskriminanz und Verlaufssensitivität mit der Möglichkeit von krankheitsübergreifenden Vergleichen zu koppeln.

Methoden

Fragebogenentwicklung

Die Entwicklung des Lebensqualitätsfragebogens FLQA erfolgte nach den international üblichen Standards der Testmethodik (Sartorius 1993, Giullemin 1993, Juniper 1996).

Für jede Erkrankungsgruppe wurde zunächst eine offene Befragung an 20-40 Patienten nach ihren krankheitsbedingten Belastungen durchgeführt. Die dabei erhobenen Antworten wurden gruppiert, in Items formuliert und einem Expertengremium aus erfahrenen Dermatologen und Psychologen vorgelegt. Das Expertengremium führte eine Selektion der Items durch und stellte einen Pilotfragebogen zusammen. Es wurde hierbei darauf geachtet, daß in dem Fragebogen die folgenden Bereiche von Lebensqualität vertreten waren: Körperliches Befinden, Alltags- und Berufsleben, soziale Beziehungen, psychisches Befinden, Lebensqualität unter der Therapie sowie Zufriedenheit.

Neben den krankheitsspezifischen Items wurde für alle Fragebogenversionen gleichlautend eine Reihe von krankheitsunabhängigen, generischen Fragen zusammengestellt.

Alle Fragen wurden mit 5teiligen Antwortskalen (Likert-Skalen) versehen. Itembeispiele:
- *Körperliche Beschwerden:* Wie oft verspürten Sie in der vergangenen Woche ...... Juckreiz? (1 = nie bis 5 = immer)
- *Alltagsleben:* Wie sehr trafen in der vergangenen Woche die nachfolgenden Aussagen auf Sie zu: ...... Ich konnte meine Aufgaben im Haushalt/Beruf nur unzureichend erfüllen (trifft zu 1 = gar nicht bis 5 = sehr)

Validierung der FLQA-Module

Zur Prüfung der *konvergenten Validität* (Vergleich der Fragebogenskalen mit bereits validierten Fragebögen) wurden für jede Erkrankungsgruppe jeweils – sofern bereits verfügbar – publizierte Lebensqualitäts-Fragebögen herangezogen und die Korrelation vergleichbarer Skalen geprüft (Augustin 1997).

Zur Bestimmung der *diskriminanten Validität* (Prüfung, inwieweit unterschiedliche klinische Merkmale oder Stadien diskriminiert werden) wurden für die einzelnen Erkrankungen die klinisch üblichen Unterscheidungen von Stadien bzw. Schweregraden definiert.

Die Erhebung der *Re-Test-Reliabilität* (Prüfung, ob bei erneuter Testung konstante Ergebnisse vorkommen) wurde in Abhängigkeit von der jeweiligen Erkrankung im Abstand von 1-4 Wochen durchgeführt.

Die *Veränderungssensitivität* (Prüfung, inwieweit Veränderungen der Lebensqualität, z.B. unter einer Therapie, erfaßt werden) wurde in Abhängigkeit von der jeweiligen Erkrankung und Therapie im Prä-Post-Vergleich mit dem T-Test für abhängige Variablen durchgeführt.

Die *interne Konsistenz* (Prüfung auf Stabilität der Skalen) wurde über die Bestimmung des Parameters »Cronbach's alpha« ermittelt.

Weitere Erhebungspunkte waren die Handhabbarkeit (»Feasibility«) des Fragebogens und die Patientenakzeptanz.

Tabelle 1. Spezifität und Patientenzahl der verschiedenen Versionen des FLQA

Fragebogenversion	Anzahl Fragen	Erkrankungsbereiche (Spezifität)	Patientenzahl	Subgruppen
FLQA-d	53	Chronische Dermatosen	n = 547	Psoriasis (n = 339) Atopische Dermatitis (n = 174) Sonstige (n = 34)
FLQA-a	56	Allergien, Urticaria	n = 228	Nahrungsmittelunverträgl. (n = 65) Insektengiftallergie (n = 101) Arzneimittelunverträgl. (n = 24) Urticaria (n = 39)
FLQA-h	81 (41[a])	Hautinfektionen	n = 57	Herpes labialis (n = 57)
FLQA-t	58	Hauttumoren	n = 96	Malignes Melanom (n = 49) Basaliom (n = 41) Sonstige (n = 6)
FLQA-v	84 (38[a])	Venenerkrankungen	n = 561	CVI I (n = 297) CVI II (n = 155) CVI IIIa (n = 34) CVI IIIb (n = 75)
FLQA-l	92 (38[a])	Lymphödeme der Unteren Extremität	n = 136	Primäre Lymphödeme (n = 72) Sekundäre Lymphödeme (n = 64)
FLQA-g	40	Gesunde	n = 240	

[a] Kurzform

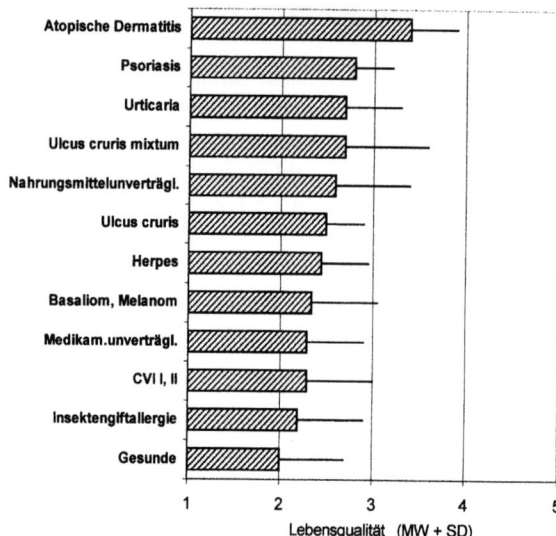

Abb. 1. Vergleich der Lebensqualitätsskala »Psychisches Befinden« zwischen verschiedenen dermatologischen Erkrankungen (n = 1865). Dargestellt sind die Mittelwerte der krankheitsübergreifenden Items. Hohe Werte geben große Einschränkungen der LQ an.

Ergebnisse

In die Zwischenauswertung wurden insgesamt 1865 Patienten mit den nachfolgenden Diagnosen aufgenommen (Tabelle 1): Psoriasis, atopische Dermatitis, Urticaria, Allergien, Urticaria, Herpes, Hauttumoren, Venenerkrankungen, Lymphödeme, Hautgesunde.

In den krankheitsübergreifenden Modulen fanden sich die höchsten Einschränkungen der LQ bei Patienten mit atopischer Dermatitis, gefolgt von Psoriasis, Urticaria, Ulcus cruris, Lymphödemen, Nahrungsmittelunverträglichkeiten und Herpes labialis (Abb. 1; beispielhaft ist hier die LQ hinsichtlich »psychischem Befinden« im Erkrankungsvergleich dargestellt). Relativ wenige Einschränkungen im Vergleich zu Gesunden weisen auf: Patienten mit Hauttumoren, Medikamentenunverträglichkeit, Insektengiftallergien, CVI Grad I.

Validierung der Fragebögen

Alle Module des FLQA erwiesen sich als valide, reliabel und veränderungssensitiv (Daten nicht gezeigt). Die Akzeptanz beim Ausfüllen war hoch.

Diskussion

Wie die vorliegenden Ergebnisse zeigen, gehen viele Hauterkrankungen mit beträchtlichen Einschränkungen der LQ einher. Mit dem entwickelten FLQA sind diese valide und reliabel erfaßbar. Krankheitsübergreifende Untersuchungen verbessern das Verständnis für die Belastungen bei verschiedenen Hauterkrankungen. Sie können zur gesundheitsökonomischen Rechtfertigung des Therapieaufwandes für dermatologische Erkrankungen beitragen und im Rahmen des Qualitätsmanagements in Klinik und Praxis eingesetzt werden.

Literatur

1. Augustin M, Dieterle W, Zschocke I, Brill C, Trefzer D, Peschen M, Vanscheidt W (1997) Development and validation of a disease-specific questionnaire on the quality of life of patients with chronic venous insufficiency. VASA 26 (4):291–301
2. Chren MM, Sasek RJ, Flocke SA, Zyzanski (1997) Improved discriminative and evaluative capability of a refined version of Skindex, a quality-of-life instrument for patients with skin diseases. Arch Dermatol 133:1433–1440
3. Finlay AY, Kahn GK (1994). Dermatology Life Quality Index (DLQI): a simple practical measure for routine clinical use. Clin Exp Dermatol 19:210–216
4. Guillemin F, Bomardier C, Beaton D (1993) Cross-cultural adaptation of health-related quality of life measures: literature review and proposed guidelines. J Clin Epidemiol 46:1417–1432.
5. Juniper EF, Guyatt GH, Jaeschke R (1996) How to develop and validate a new health-related quality of life instrument. In: Spilker B (ed) Quality of life and pharmacoeconomics in clinical trials. Lippincott-Raven, Philadelphia, S 49–56
6. Sartorius N (1993) A WHO-method for the assessment of health-related quality of life (WHO-QOL). In: Walker S, RosserM (eds) Quality of life assessment: key issues in the 1990's. Kluwer, Dordrecht, S 201–203

Der Problempatient in der Hautarztpraxis

U. Gieler, M. Augustin

Zusammenfassung

Die meisten Patienten mit Hauterkrankungen leiden unter Einbußen der Lebensqualität. Das Ausmaß der Einschränkungen schwankt individuell und krankheitsabhängig. Durch die somatische Therapie kann die Lebensqualität trotz Besserung des Hautbefundes in Teilbereichen eingeschränkt bleiben. Eine weitergehende Diagnostik und zusätzliche differenzierte Maßnahmen sind erforderlich, um den betroffenen Patienten dann über die dermatologische Therapie hinaus zu helfen.

Einführung

Problempatienten in der Hautarztpraxis benötigen oft viel Zeit und Aufmerksamkeit. Da hierbei häufig psychische Probleme vorliegen, sollten diese differentialdiagnostisch und therapeutisch abgegrenzt werden. Somatoforme Störungen als eine Kategorie dieser Problempatienten kommen bei bis zu 40% aller Praxispatienten vor (Stangier & Gieler 1997), auch Suizide sind in dermatologischen Behandlungen immer wieder beschrieben worden (Cotterill & Cunliffe 1997). Die Abklärung, ob es sich um eine psychotische Störung mit eher geringer Einsichtsfähigkeit handelt, oder lediglich um eine übersteigerte Annahme eines körperlichen Makels zum Beispiel beim Entstellungssyndrom im Sinne eines neurotischen Angstkonfliktes handelt, hat letztlich auch therapeutische Konsequenzen. Im Rahmen der Weiterbildung in psychosomatischer Grundversorgung und durch die Teilnahme an Balint-Gruppen kann sich der Dermatologe die notwendigen Basiskenntnisse zur Differentialdiagnostik gut aneignen.

Nachfolgend werden Merkmale typischer Problempatienten in der Praxis ausgeführt und die Möglichkeiten des Umgangs mit diesen Patienten skizziert. Einen besonderen Problembereich in der Hautarzt-Praxis stellen somatoforme Störungen dar, welche anschließend in ihrer praktischen Bedeutung ausgeführt werden. Schließlich ist auf die besondere subjektive Belastung vieler Patienten mit Hauterkrankungen hinzuweisen, die unter dem Begriff »Lebensqualität« subsummiert wird. Für die Praxis ist es hilfreich, die möglichen Bereiche eingeschränkter Lebensqualität des Patienten zu kennen und auf diese einzuwirken.

Das Arzt-Patient-Verhältnis

Unabhängig von dermatologischen oder psychosomatisch-psychotherapeutischen Diagnosen stellen sich Problempatienten folgendermaßen dar:
- Der aggressive Patient, der unzufrieden ist, überhöhte Forderungen an die Medizin hat, der fixiert ist auf rigide Vorstellungen, Druck ausübt und den Arzt abwertet
- Der unselbstständige Patient, der keine aktive eigene Krankheitsbewältigung zeigt, sich alles mehrmals erklären läßt
- Der psychisch auffällige Patient, der durch Unruhe, depressive Verstimmung, Nervosität oder hohe Anspannung auffällt, der jedoch auch Hilfe sucht
- Der »Koryphäen-Killer«, der eine unklare oder fehlende Diagnose hat, keine Compliance bietet, negative Erwartungen an die Behandlung hat und häufige Therapieabbrüche berichtet (»doctor-shopping«)

Diese Problempatienten kosten in der Routinepraxis viel Zeit und Energie, die in der gegenwärtigen Kassensituation kaum aufzubringen sind.

Trotzdem ist es hilfreich, zunächst einen verständnisvollen Zugang zu dem Patienten zu suchen und zu versuchen, ihn zu verstehen. Es ist dennoch eine persönliche Beziehung und schließlich eine partnerschaftliche Rollenverteilung anzustreben, um dem Patienten entscheidende Hinweise zur weiterführenden Therapie geben zu können:

Den Patienten verstehen heißt,
- seine subjektive Ansicht zu seiner Krankheit erfragen
- eigene Behandlungserwartungen klären (z.B. »Akne läßt sich in 1 Woche heilen«)
- kurz die soziale und berufliche Hintergrundsituation klären

- Hinweise für Veränderungen in der aktuellen Lebenssituation aufnehmen (Trennung etc.)
- deutliche Ängste, depressive Verstimmungen erkennen und ansprechen

Danach kann versucht werden eine persönliche Beziehung herzustellen:
- Der Patient als eigenständige Persönlichkeit kann gesehen und akzeptiert werden
- Ein Kontakt kann hergestellt werden (Blickkontakt, nonverbale Mechanismen)
- Der Patient wird persönlich angesprochen
- Sein subjektives Konzept wird ernstgenommen, wenn auch nicht unbedingt unterstützt

Nach dieser diagnostischen Phase und Herstellung von Kontakt mit Problempatienten sollte eine partnerschaftliche Rollenverteilung gefunden werden:
- Diagnose und Behandlungsperspektive transparent machen
- subjektives Krankheitskonzept und Behandlungserwartungen vorsichtig korrigieren
- Den Patienten als Spezialist »seiner Krankheit« mit seinen Erfahrungen nutzen
- sich abgrenzen von übertriebenen Forderungen

Problembereich »somatoforme Störungen«

Somatoforme Störungen sind relativ häufig in der täglichen Hautarztpraxis anzutreffen. Sie stellen Störungen dar, die den somatischen Behandler vor schwerwiegende Probleme stellen. Durch die einseitige Ausrichtung auf die Beseitigung von Symptomen in der fachärztlichen Ausbildung wird eine psychosomatische Störung im Sinne der somatoformen Störung häufig übersehen. Insofern haben somatoforme Störungen in der Dermatologie trotz ihrer Häufigkeit bisher viel zu wenig Beachtung gefunden. Die wesentlichen somatoformen Störungen sind: somatoformer Juckreiz, somatoformes Brennen, somatoforme Schmerzsyndrome der Haut, körperdysmorphe Störung und hautbezogene Hypochondrien (z. B. Eigengeruchshypochondrie, Haarverlust etc.). Die Behandlungsstrategien unterscheiden sich nicht grundsätzlich von den somatoformen Störungen anderer Fachdisziplinen, setzen jedoch eine profunde Kenntnis dermatologischer Pathophysiologie voraus.

In der dermatologischen Praxis und Poliklinik werden nicht nur Patienten mit klar definierten Dermatosen diagnostiziert, sondern es stellen sich auch Patienten vor, bei denen eine Zuordnung zu einer dermatologischen Entität nicht gelingt, bei denen keine objektivierbaren Symptome festzustellen sind oder die über eine Vielzahl an Symptomen klagen, die durch die faßbaren Veränderungen nicht zu erklären sind. Die dermatologischen Symptome bestehen meist aus Pruritus (Juckreiz), Schmerzen oder Dysästhesien der Haut, Entstellungsgefühl oder nicht objektivierbarem Haarverlust. In letzter Zeit kommen in der Dermatologie noch diejenigen Patienten hinzu, die der Meinung sind, durch Umweltgifte Hautveränderungen erworben zu haben, die an nicht nachweisbaren Candida-Infektionen leiden oder nicht faßbare »verdeckte« Nahrungsmittelallergien vorweisen. Diese Hautpatienten werden oft mit Diagnosen wie »Nihilodermie«, »Klinisches Öko-Syndrom« (Ring et al 1991), »Lancet-Artikel-Syndrom« (der Hautarzt denkt sofort an eine seltene Entität und würde den Fall am liebsten publizieren) oder nach Cotterill (1981) »Dermatological Non-Disease« versehen.

Die Häufigkeit dieser somatoformen Störungen in der Dermatologie ist nicht so gering wie man denken könnte. Stangier & Gieler (1997) hatten in einer offenen dermatologischen Poliklinik von n = 154 Patienten (Alter 18–65) fast 40 % aller Patienten mit einer somatoformen Störung gefunden (Abb. 1).

Eine somatoforme Störung könnte zum Beispiel bei einer Patientin vorliegen, die einen lokalisierten Pruritus im Vaginalbereich hat, nachdem sie sich von ihrem Partner getrennt hat. In der Dermatologie wurden diese Juckreizformen früher auch als »Witwenpruritus« bezeichnet und damit auf die libidinöse Bedeutung des Syndroms hingewiesen, wenn keine sonstigen Erkrankungen vorlagen. Der lokalisierte Pruritus kann in einem solchen individuellen Fall als Konversionssymptomatik verstanden werden – wohlwissend, daß nicht jeder Pruritus vaginalis so gedeutet werden darf ohne klar faßbare psychosoziale Aspekte in dieser Hinsicht zu finden!

Die Häufigkeit von faßbaren objektiven Ursachen bei den einzelnen Symptomen wurde in der schon beschriebenen Studie von den Fachärzten einer Univ.-

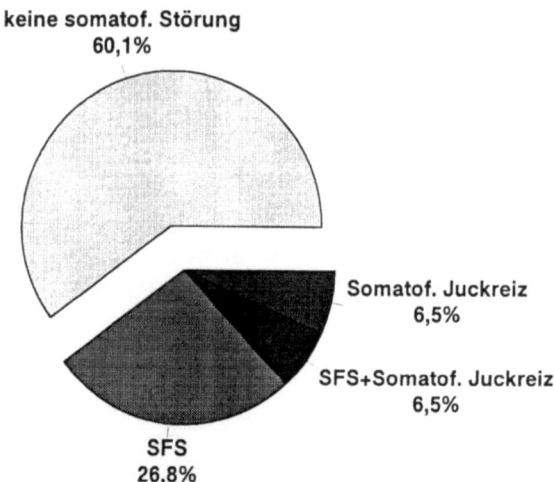

Abb. 1. Häufigkeit somatoformer Störungen in der Dermatologie (Aus Stangier u. Gieler 1996)

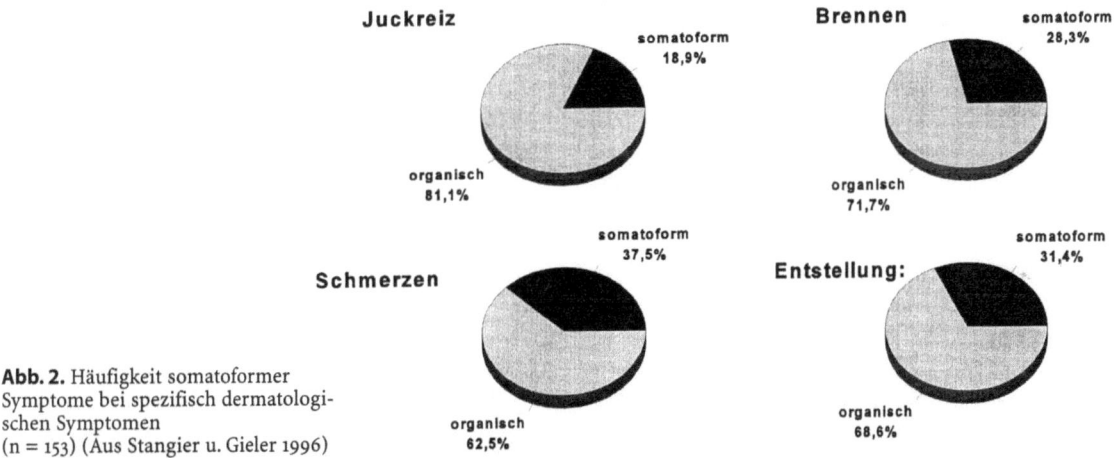

Abb. 2. Häufigkeit somatoformer Symptome bei spezifisch dermatologischen Symptomen (n = 153) (Aus Stangier u. Gieler 1996)

Hautklinik zwischen 18,9 % bei Juckreiz und 37,5 % bei Schmerzen der Haut eingeschätzt (Abb. 2).

Leider wird in keiner Beschreibung der unter den somatoformen Störungen aufgeführten Syndrome auf dermatologische Symptome wie Juckreiz und Brennen der Haut sowie Haarausfall Bezug genommen, außer bei der körperdysmorphophoben Störung (F45.2), die in der Dermatologie auch als »Thersites-Syndrom« (Thersites war der häßlichste Mensch im griechischen Heer der Sage von Homer, der sich vor sich selbst schämte) bezeichnet wird. Morphologische Veränderungen der Haut können subjektiv als entstellend erlebt werden. Im Falle von objektivierbaren, deutlich sichtbaren Hauterkrankungen kann dieses Erleben angemessen sein, im Falle von minimalen oder nicht objektivierbaren Hauterscheinungen ist von einer körperdysmorphen Störung auszugehen. Diese wird immer dann diagnostiziert, wenn Patienten von der entstellenden Tatsache ihrer Körpersymptome überzeugt sind und auch wiederholte Untersuchungen keine Erklärung gezeigt haben. Die Verweigerung, den Rat und die Versicherung mehrerer Ärzte zu akzeptieren, gehört ebenso zur Diagnostik. Bedauerlicherweise wird die körperdysmorphe Störung der Haut mit der hypochondrischen Störung gleichgesetzt, obwohl es sich hierbei häufig um eine sehr umschriebene, nur auf die Haut oder nur auf die Haare bezogene Störung handelt und keine hypochondrische Struktur insgesamt vorliegen muß.

Somatoforme dermatologische Symptome

Zum besseren Verständnis der einzelnen somatoformen Störungen in der Dermatologie sind in Tabelle 1 die verschiedenen Diagnosen mit ihrem Bezug zu DSM-IV und ICD 10 sowie die ggf. möglichen Differentialdiagnosen aufgeführt.

Tabelle 1. Differentialdiagnose und Einteilung somatoformer Störungen in der Dermatologie

Somatoforme dermatologische Symptome	Diagnosen	DSM-IV	ICD 10	Differentialdiagnosen	DSM-IV	ICD 10
sensorische Beschwerden ohne Befund somatoformer Juckreiz somatoformes Brennen somatoformer Schmerz	Undifferenzierte somatoforme Störung Konversionsstörung	300.81 300.11	F45.1 F 45.3	Erythrophobie, Angst vor Schwitzen: soziale Phobie Psychische Faktoren mit Einfluß auf den körperlichen Zustand bei Vorliegen einer Dermatose	300.00	F 40.1 F 54
Entstellungssyndrom	Körperdysmorphe Störung	300.70	F45.2	Anpassungsstörung (mit depressiver Verstimmung oder mit ängstlicher Gestimmtheit) bei Vorliegen einer Dermatose	309.00 309.24	F43.2 F43.22
»AIDS«-Phobie »Parasitenphobie« = Dermatozoophobie »Melanomphobie« »Multiple-chemical sensitivity-phobie«	Hypochondrie	300.70	F45.2	Wahnhafte Störungen – Dermatozoenwahn – körperbezogener Wahn (z.B. Eigengeruchswahn) – wahnhafte Hypochondrien	297.10	F22.0

Therapie der somatoformen Störungen in der Dermatologie

Grundsätzlich sind die von Rief und Hiller (1992) beschriebenen Prinzipien des Patientenmanagements im Rahmen der medizinischen und psychosomatischen Versorgung auch auf die somatoformen Störungen bei Hautkrankheiten zu übertragen:

- Aufbau einer von Akzeptanz und Verständnis geprägten Arzt-Patient-Beziehung
- Vermittlung eines adäquaten (günstigerweise multifaktoriellen) Erklärungsmodells
- Erarbeiten von Zusammenhängen zwischen Hautstörung und auslösenden emotionalen und kognitiven sowie unbewußten Reaktionsmustern
- Vorbereitung auf eine intensivere Psychotherapie unter Berücksichtigung der Motivation des Patienten

In der Dermatologie hat es sich bewährt, neben dem psychosomatisch-psychotherapeutischen Zugang auch symptombezogene Therapien durchzuführen, die sich an den Prinzipien der modernen Dermatotherapie orientieren sollten. Diese werden vom Patienten häufig als sehr nützlich und auch als Indiz für eine ernsthafte Auseinandersetzung mit seinem Problem angesehen.

In der Dermatologie gibt es noch einen erheblichen Forschungsbedarf auf diesem Sektor, der durch die dargestellten hohen Prävalenzraten nur unterstrichen wurde. Das Problem auf diesem Sektor ist zum einen die Notwendigkeit einer fachärztlich-dermatologischen Differentialdiagnostik, andererseits aber auch die fundierte psychosomatisch-psychotherapeutische Begleitung der Patienten, um ihn für eine adäquate Therapie zu motivieren. Dies kann in aller Regel nur durch die enge Kooperation zwischen psychosomatischer Medizin und Dermatologie bewältigt werden.

Leider sind die dermatologischen Symptome bei somatoformen Störungen trotz ihrer weiten Verbreitung bisher kaum berücksichtigt worden. Vor allem der somatoforme Juckreiz sollte in die diagnostischen Leitlinien der dermatologischen wie auch der psychologischen Diagnostik aufgenommen werden.

Problembereich »Lebensqualität«

Aus klinischer Praxis ist hinreichend bekannt, daß zahlreiche Hauterkrankungen zu Einbußen der Lebensqualität bei den Betroffenen und zum Teil auch ihren Angehörigen führen. Nicht zuletzt durch die Rückmeldungen der Patienten hat der Bereich »Lebensqualität« inzwischen Einzug in die dermatologische Praxis und Forschung erhalten. Nachfolgend soll nach einer kurzen inhaltlichen Begriffsbestimmung der Problembereich »Lebensqualität« aus praktischer Sicht behandelt werden.

Wie wird Lebensqualität verstanden?

Lebensqualität kann weder direkt gemessen noch mit einem einzelnen Begriff definiert werden. Es ist vielmehr ein Konstrukt, daß sich aus verschiedenen Teilbereichen zusammensetzt. Im Allgemeinen wird unter »gesundheitsbezogener Lebensqualität« die individuelle persönliche Situation hinsichtlich körperlichem Befinden, psychischem Befinden, Leistungsfähigkeit in Beruf und Alltag sowie sozialen Beziehungen verstanden. Lebensqualität ist somit eine subjektive Größe, die grundsätzlich nur aus der Sicht des Betroffenen erhoben werden kann.

Wie wird Lebensqualität bestimmt?

Im klinischen Alltag wird die Lebensqualität des Betroffenen im persönlichen, direkten Gespräch geklärt. Je nach Erkrankung und Patient gelingt es mehr oder weniger gut, die für den Hautkranken wichtigen Einschränkungen der Lebensqualität zu erfassen. In wissenschaftlichen Erhebungen und in Studien wird die Lebensqualität fast immer durch standardisierte Fragebögen erhoben, die validiert und auf die üblichen Gütekriterien psychologischer Tests überprüft sein sollten.

Bei der Erhebung der Lebensqualität wird zwischen einer *allgemeinen gesundheitsbezogenen* und einer *krankheitsspezifischen* Lebensqualität unterschieden. Allgemeine Aspekte der Lebensqualität werden häufig mit den Fragebögen SF36, NHP, Alltag und ISOQOL erhoben.

Gängige Instrumente zur Erhebung der krankheitsspezifischen Lebensqualität bei Hautleiden sind der DLQI, Skindex, FLQA und MHF.

Wo werden Angaben zur Lebensqualität benötigt?

Die Verbesserung seiner Lebensqualität ist der wichtigste Grund, mit dem der Patient behandelt werden möchte. Lebensqualität stellt damit auch ein vorrangiges Kriterium für die Beurteilung des Behandlungserfolges dar. Erfreulicherweise hat sich dementsprechend die Einsicht verbreitet, daß zur erfolgreichen Behandlung von Hautleiden die Verbesserung des somatischen Befundes allein oft nicht ausreichend ist, sondern das neben der »objektiven« klinischen Befundbesserung auch die subjektive Befindlichkeit des Patienten zu verbessern ist. Die Lebensqualität wird deswegen in den heutigen Therapiestudien immer mehr als gleichrangiger Erfolgsparameter neben den klinischen Scores bestimmt.

Eine weitere Verwendung findet die Erhebung von Lebensqualität im Rahmen der ökonomischen Erhebungen. Hier gilt es, die zur Heilung von Hauterkrankungen eingesetzten monetären Ressourcen durch eine verbesserte Lebensqualität zu rechtfertigen.

Welche Veränderungen der Lebensqualität finden sich unter Hauterkrankungen?

In einer inzwischen großen Zahl von Studien hat sich zweifelsfrei gezeigt, daß die Lebensqualität bei sehr vielen Hauterkrankungen punktuell oder global eingeschränkt ist (Übersicht in Augustin 1999). Dies gilt insbesondere für die chronischen Hauterkrankungen wie atopische Dermatitis und Psoriasis. Weitere Bereiche eingeschränkter Lebensqualität sind entstellende Erkrankungen wie Akne vulgaris, Feuermale oder Alopecia areata sowie solche Erkrankungen, die durch Symptome zu Leidensdruck führen. Hierzu zählen der Herpes labialis und genitalis, die Urticaria sowie andere, mit Juckreiz einhergehende Hauterkrankungen, Ulcus cruris und Lymphödeme und nicht zuletzt Erkrankungen, die mit potentieller Entstellung oder gar Lebensbedrohung einhergehen, z. B. maligne Hauttumoren. Selbst »banale« Erkrankungen wie die Onychomykose erwiesen sich als einschränkend für die Lebensqualität der Betroffenen.

Das Ausmaß der Einschränkungen unterscheidet sich erkrankungsabhängig erheblich (Abb. 1).

Wie kann die Lebensqualität von hautkranken Patienten verbessert werden?

Ein wichtiger Faktor zur Verbesserung der Lebensqualität ist selbstverständlich die erfolgreiche Behandlung der körperlichen Beschwerden, insbesondere des Hautbefundes.

Mehrere klinische Studien belegen allerdings die klinische Erfahrung, daß eine verbesserte klinische Symptomatik nicht unbedingt mit Verbesserungen in verschiedenen Lebensqualitätsbereichen einhergehen. Hier stellt sich die Notwendigkeit, weitergehende Maßnahmen zur Lebensqualitätsverbesserung durchzuführen. Ausgehend von den verschiedenen Bereichen eingeschränkter Lebensqualität könnten folgende Maßnahmen hilfreich sein:

Körperliche Beschwerden. Fehlende Besserung subjektiver körperlicher Beschwerden bei objektiver Besserung des Hautbefundes können Ausdruck somatoformer Störungen sein (siehe dort). Auch der subjektive Krankheitswert und der sekundäre Krankheitsgewinn sollten in diesem Falle abgeklärt werden. Persistierende Schmerzen bzw. Juckreiz bei abgeheilten Befunden sollten in jedem Falle ernst genommen und mit ausreichender Schmerzmedikation bzw. Antipruriginosa behandelt werden.

Alltagsleben. Einschränkungen der Funktionsfähigkeit finden sich bei chronisch-entzündlichen Dermatosen ebenso wie bei chronischen Wunden und Autoimmunerkrankungen. Eine ausführliche Berufsanamnese ist sinnvoll, ggf. sollte (sofern verfügbar) sozialdienstliche Hilfeleistung in Anspruch genommen werden. Nicht selten werden Änderungen in der beruflichen Tätigkeit erforderlich, für deren Durchsetzung der Patient Ermutigung und ggf. ärztliche Unterstützung braucht. Bei chronisch-rezidivierenden Hauterkrankungen z. B. in schweren Neurodermitisschüben, kann mit dem Patienten ein »Time-out« vereinbart werden, d. h. eine Arbeits- und aufgabenfreie Zeit, in der der Patient weitgehende Entlastung erfährt.

Soziale Beziehungen. Insbesondere bei äußerlich markanten Hauterkrankungen besteht bei einem Teil der Patienten die Tendenz zum sozialen Rückzug und zur Meidung sozialer Kontakte und vieler Freizeitaktivitäten. Dieses Vermeidungsverhalten sollte mit dem Patienten offen besprochen werden. Unabhängig von der Besserung des Hautzustandes kann bei chronischen Dermatosen die Tendenz zum Rückzug bestehen bleiben, so daß dann ggf. verhaltenstherapeutische Maßnahmen mit sukzessivem Wiederaufbau sozialen Verhaltens sinnvoll sein kann.

Psychisches Befinden. Hauterkrankungen können mit erheblichen Lebensqualitätseinbußen in psychischer Hinsicht einhergehen. Nicht immer ist die emotionale Belastung sekundär durch die Hauterkrankung bedingt. Sie kann ebenso Ursache einer Verschlechterung des Hautstatus sein oder sich von diesem unabhängig entwickeln. Letzteres kann als Comorbidität von Hauterkrankung und psychischer Erkrankung angesehen werden. Es ist daher nicht zu erwarten, daß psychische Belastungen sich unter somatischer Therapie stets bessern. Ein besonderes Augenmerk ist daher auf diejenigen Patienten zu richten, bei denen trotz somatischer Besserung eine schlechte psychische Verfassung bleibt. Neben explorierenden Gesprächen und einer supportiven Gesprächstherapie kommen hier meist weitergehende psychotherapeutische Verfahren in Frage.

Lebensqualität unter der Therapie. In vielen Lebensqualitätsstudien werden die vom Patienten erlebten Einschränkungen durch die Therapie selbst nicht berücksichtigt. Über die große Zahl von tatsächlichen

Nebenwirkungen hinaus führen viele Therapieformen bei den betroffenen zu Verunsicherungen wegen befürchteter zukünftiger Nebenwirkungen oder Langzeitfolgen. Auch die Abhängigkeit von Therapeutika (z. B. Erscheinungsfreiheit nur bei Steroidbehandlung) kann belastend sein. Weitere Einbußen von Lebensqualität ergeben sich aus häufigen Schmierprozeduren, unangenehmen Externa und häufig notwendigen Arztbesuchen. Ein Teil der erlebten Einbußen unter den Therapien kann durch sorgfältige und offene vorherige Aufklärung gemildert werden. Mühsame und belastende Therapieprozeduren können möglicherweise durch angenehmere Verfahren ersetzt werden.

Literatur

Augustin M, Zschocke I (1999) Lebensqualitaet bei Hauterkrankungen. Z Dermatol 185 (2):52-55

Cotterill JA (1981) Dermatological Non-Disease: a common and potentially fatal disturbance of cutaneous body image. Br J of Dermatol 104:611-619

Cotterill JA, Cunliffe WJ (1997) Suicide in dermatological patients. Br J of Dermatol 137:246-250

Rief W, Hiller W (1992) Somatoforme Störungen. Huber-Verlag Bern

Ring J, Gabriel G, Vieluf B, Przybilly B (1991) Das klinische Ökologie-Syndrom (Öko-Syndrom): polysomatische Beschwerden bei vermuteter Allergie gegen Umweltschadstoffe. Münchner Med. Wochenschr 133:50-55

Stangier U, Gieler U (1997) Somatoforme Störungen in der Dermatologie. Psychotherapie 2:91-101

Öffentlichkeitsarbeit und Internet

Ziele der gemeinsamen Presse- und Öffentlichkeitsarbeit von DDG und BVDD

W. Sterry

Zielsetzung von Öffentlichkeitsarbeit und Lobbying

Die Öffentlichkeitsarbeit, die Presseaktivitäten sowie die Lobbying-Arbeit, die seit Ende 1997 gemeinsam von DDG und Berufsverband durchgeführt werden, haben verschiedene Ziele. Sie sollten der Eigendarstellung des Faches Dermatologie, Venerologie und Allergologie sowie seiner Vertreter in Klinik und Praxis dienen. Sie soll darüber hinaus potentielle Kunden über unsere Leistungsfähigkeit informieren und hier auch möglicherweise neue Geschäftsfelder erschließen. Genauso wichtig ist aber die Verhinderung unerwünschter Entwicklungen, oder gegebenenfalls auch die Umkehrung bereits eingetretener negativer Tendenzen oder Beschlüsse. All diese Ziele können nur erreicht werden, wenn eine sorgfältige Vorarbeit geleistet worden ist, die sich auf eine Vielzahl von Bereichen erstreckt.

Bezüglich der Eigendarstellung muß zunächst eine genaue Analyse erfolgen, welche Leistungen und Qualifikationen in den einzelnen Bereichen unseres Faches tatsächlich in breiter Front, welche als spezialisierte Zentren und welche auch nicht verfügbar sind. Danach muß man sich Klarheit darüber verschaffen, wie die Öffentlichkeit, speziell die Patienten, sowie die allgemeine Öffentlichkeit, aber auch andere Fachgruppen unsere Leistungsfähigkeit und unsere Arbeit einschätzen. Auf der Basis dieser beiden Informationen können dann Aktivitäten initiiert werden, die das Fach Dermatologie sowie seine Vertreterinnen und Vertreter gemäß ihrer tatsächlich vorhandenen Leistungsfähigkeit und im Hinblick auf ihre öffentliche Perzeption in geeigneter Weise darstellen.

Das Ansprechen potentieller Kunden zur Erschließung neuer Geschäftsfelder erfordert zwingend eine Analyse der vorhandenen Kapazitäten, aber auch eine kritische Analyse der Vorteile, die sich aus diesen neuen Bereichen ergeben.

Darüber hinaus ist eine aufmerksame und kontinuierliche Beobachtung des gesamten medizinischen Bereiches mit seinen versichrungsrechtlichen, ökonomischen, gesetzgeberischen sowie standesrechtlichen Aspekten zwingend notwendig. Aus der Beobachtung dieses gesamten Feldes lassen sich potentielle unerwünschte Entwicklungen bereits frühzeitig erkennen, und Gegenmaßnahmen können rechtzeitig eingeleitet werden. Naturgemäß wird man sich hier stets in Konkurrenz mit anderen Akteuren auf diesem Feld befinden, die vergleichbare Interessen für jeweils ihre eigene Berufsgruppe vertreten.

Für eine Erreichung derartiger Ziele ergibt sich also zwingend notwendig der Aufbau einer gut organisierten Infrastruktur, die Schaffung entsprechender Kompetenz sowie die Bereitstellung von personellen und sachlichen Ressourcen, um zeitnah reagieren zu können.

Zielgruppen der Öffentlichkeitsarbeit

Die Zielgruppen der Öffentlichkeitsarbeit sind je nach dem angestrebten Ziel vollständig verschieden. Es kommen im Falle der Vermittlung neuer Kompetenzen der Dermatologen zum einen breite Teile der Öffentlichkeit in Betracht, genauso wie es vorstellbar ist, kooperierende Fachgruppen, aber auch Entscheidungsträger im Bereich der Versicherungsverbände, der Politik oder der ärztlichen Selbstverwaltung zu kontaktieren. Voraussetzung für den Erfolg derartiger Maßnahmen ist zunächst die Identifizierung von Entscheidungsträgern. Diese Vorarbeiten sind für den Erfolg möglicher Maßnahmen absolut entscheidend. Wenn die richtige Botschaft an die falsche Zielgruppe gebracht wird, so wird der Erfolg gering sein oder ausbleiben, genauso wie im umgedrehten Fall die Vermittlung von halbrichtigen, unseriösen oder überholten Daten an die richtigen Entscheidungsträger ebenfalls ohne den gewünschten Erfolg bleiben wird. Damit ergibt sich auch zwingend, daß die Öffentlichkeits- und Pressearbeit genauso wie die Lobbyingaktivitäten von einem Personenkreis durchgeführt werden müssen, der mit den Partnern innerhalb der Gespräche und Aktivitäten bestens vertraut sind, und konkrete Vorstellungen von ihrem Tätigkeitsfeld sowie ihren Entscheidungsbefugnissen haben.

Lobbying

Unter dem Begriff Lobbying werden Aktivitäten zusammengefaßt, bei denen einzelne Entscheidungsträger oder kleinere Gruppen in gezielten Gesprächen aufgesucht werden, um Ihnen Informationen oder Hintergründe zu vermitteln, die ihnen möglicherweise im Rahmen der Flut zahlreicher anderer Daten und Nachrichten in dieser Form nicht bekannt oder nicht ausreichend klar gewesen sind. Im Bereich der Presse- und Öffentlichkeitsarbeit sowie der Lobbying-Aktivitäten von DDG und BVDD haben wir verschiedene derartige Lobbying-Aktionen unternommen. Zum Teil haben sich Repräsentanten der Vorstände von Berufsverband oder DDG direkt mit einzelnen Abgeordneten, auch nach der Bundestagswahl im Herbst 1998 getroffen, um unsere wesentlichen Anliegen bereits vor der Formulierung der Gesundheitsreform vorzutragen. Diese Gespräche sind nicht ohne Wirkung geblieben.

Darüber hinaus wurde bereits ein sogenannter Parlamentarischer Abend durchgeführt, zu dem die Vertreter der Öffentlichkeitsarbeitsgruppe von DDG und BVDD sich mit den gesundheitspolitischen Abgeordneten der verschiedenen Fraktionen im Umfeld von Sitzungen des Bundestags trafen. So konnte in einem sehr gut organisierten derartigen Treffen in Bonn im Rahmen eines Abendessens im direkten und persönlichen Gespräch auf die Sorgen aufgemacht werden, die wir bezüglich der Versorgung der Patienten mit Erkrankungen der Haut bereits in der Gegenwart, und besonders auch für die Zukunft haben. Bei derartigen Gesprächen kommt es im wesentlichen darauf an, richtige, schlaglichtartige Informationen so zu vermitteln, daß sie dem Bundestagsabgeordneten, der mit einer Fülle von Einzeldaten konfrontiert ist, im Gedächtnis haften bleiben, und er sie in seine Entscheidung mit einbeziehen kann. Ganz besonders bedeutsam ist beim Lobbying die kontinuierliche Pflege derartiger Kontakte über längere Zeiträume, unabhängig von der Tatsache, ob eine gesundheitspolitische engagierte Person gerade in der Regierung oder in der Opposition tätig ist.

Naturgemäß sind derartige Gespräche nur dann erfolgreich, wenn dem Gesprächspartner entsprechendes Material und weiterführende und ergänzende Unterlagen im Anschluß an das Gespräch zur Verfügung gestellt werden können.

Stärken kommunizieren heißt Stärken ausbauen

Eine erfolgreiche Öffentlichkeitsarbeit oder Lobbyingtätigkeit basiert grundsätzlich darauf, daß der Zielperson oder der Zielgruppe klar wird, welche Vorteile sie selbst von den zu ergreifenden Maßnahmen haben wird. Dabei haben die gesellschaftlichen Gruppen genauso wie einzelne Entscheidungsträger ein sehr klares Gefühl dafür, ob ein Anliegen im wesentlichen demjenigen dient, der es vorträgt, oder ob dieses Anliegen auch zum Nutzen etwa der Patienten ist, für die wir uns einsetzen. Dies muß bei jeder einzelnen Aktion sorgfältig herausgearbeitet werden. Es ist durchaus als legitim anzusehen, daß auch der Leistungserbringer von der Erbringung der Leistung profitiert. Entscheidend aber ist, daß das Angebot von klarem Nutzen und Vorteil für denjenigen sein wird, der es annimmt.

Die Basis für die Presse- und Öffentlichkeitsarbeit und das Lobbying muß die komplette Identifizierung mit den angestrebten Zielen sein. Hierzu müssen erstklassige, auch nachprüfbare Leistungen erbracht werden. Die Öffentlichkeit hat längst gelernt, Behauptungen über gute Leistungen durch Fakten nachzuprüfen, und es wird unsere Aufgabe sein, zu belegen, welche Maßnahmen zur Sicherung der Qualität unserer Arbeit ergriffen und regelmäßig überprüft werden. Somit wird der Erfolg der Öffentlichkeitsarbeit und des Lobbying direkt von der Qualität der von uns erbrachten Leistungen abhängen, und zwar nicht der postulierten Leistungsfähigkeit, sondern von dem objektiv dokumentierbaren und gesicherten Standard in unserem Fach. Hier wiederum sind wir alle, jeder an seinem Platz, gefordert, und wir uns müssen im eigenen Interesse für die Definition und Einhaltung von Facharzt-spezifischen Standards einsetzen.

Einführung in das Internet

K. Hoffmann, P. Altmeyer, M. Stücker

Was ist das Internet?

Internet ist etwas anders als man sich allgemein unter einem Netzwerk vorstellt. Es ist kein physikalisches Netz wie wir es aus Klinik, Praxis oder Büro kennen; es nutzt dieses aber. Es läuft auf allen Leitungen, die es zur Verfügung hat, wie Telekom-Leitungen, hausinterne Leitungen, Standleitungen. Auch gibt es keine »Internet Zentrale« mit einem großen Server. Internet ist in erster Linie ein Protokoll, mit dem viele Rechner untereinander verbunden werden, mit der Möglichkeit, Daten auszutauschen. Hierbei werden die Daten nicht immer direkt von einem zum anderen Rechner geschickt, sondern meist in Art eines Staffellaufs von Rechner zu Rechner weitergereicht.

Ursprünglich wurde Internet im Auftrags des Pentagons entwickelt und wird auch heute noch dort eingesetzt. Im Jahre 1969 verband es dort gerade mal 4 Rechner.

Später wurde das Internet dann auf andere staatliche Organisationen in Amerika ausgeweitet, wie Behörden und hauptsächlich Universitäten. Heute sind fast alle Länder der Welt an das Internet angeschlossen. Neben der hauptsächlich wissenschaftlichen Nutzung durch Universitäten und Forschungseinrichtungen gewinnt es auch zunehmend kommerzielle Bedeutung.

Was benötigen Sie, um ins Internet zu kommen?

Um einen Computer ans Internet anzuschließen, benötigen Sie je nach Telefonanschluß entweder ein Modem oder eine ISDN-Karte. Als Betriebssystem sind heutzutage Windows 9x oder Windows NT 4.0 zu empfehlen, da sie einen vollautomatischen Internetzugang erlauben.

Nach der hoffentlich reibungslosen Installation des Modems/der ISDN-Karte benötigt man nun einen Account bei einem örtlichen Provider oder einem Online-Dienst (z.B. T-Online, AOL, etc.). Diese Installation der Onlinedienste gestaltet sich in der Regel unproblematischer, da hier die komplette Software samt Installationsroutine auf einer CD mitgeliefert wird, während bei einem lokalen Provider dessen Konfigurationsdaten manuell eintragen werden müssen.

Was ist »WWW«?

Das *Word-Wide-Web* (kurz WWW) ist, wie der Name bereits sagt, ein weltumspanndes Informationsnetz. Genauer gesagt handelt es sich dabei um einen bestimmten Informationsdienst, der von zahllosen Anbietern in aller Welt angeboten wird. Bei den Anbietern handelt es sich um Bildungseinrichtungen, öffentliche Einrichtungen und kommerzielle Anbieter, die diesen Dienst über das Internet anbieten.

Beim WWW handelt es sich um einen Dienst, der als eine Art »elektronische Zeitschrift« angesehen werden kann. Die Präsentation von Information beschränkt sich dabei jedoch nicht auf Bild und Text, sondern kann durch Ton, Animationen und Filmdokumente ergänzt werden – prinzipiell kann sogar jede Form von Information übertragen werden.

Die Übertragung von Information erfolgt dabei stets auf konkrete Anfrage Ihrerseits (client, z.B. Dermatologe) bei einem Anbieter (server, z.B. www.derma.de).

Was ist »E-Mail«?

Auf dem gewöhnlichen Weg dauert das Verschicken eines Briefes mehrere Tage, kostet Geld und kann nur schlecht archiviert werden. Um Zeit und Geld zu sparen, verwenden deshalb zunehmend mehr Leute den elektronischen Weg per E-Mail. Doch was bedeutet E-Mail eigentlich? Es ist die Abkürzung für electronic mail (elektronische Post).

In der einfachsten Form ist es eine Nachricht, die von einem Computer zu einem anderen übermittelt wird. Was diese Nachricht enthält, ist Ihnen alleine überlassen. Sie können damit auch Bilder, und Dokumente beifügen und sogar kleine Programme.

Genau wie ein herkömmlicher Brief auf seinem Weg durch mehrere Postämter geleitet wird, wird auch das E-Mail an verschieden Computern vorbeigeführt. Jeder dieser Computer liest die Adresse und leitet das Mail an den entsprechenden Computer weiter. Wenn das Mail seinen Bestimmungsort erreicht hat wird es dort im elektronischen Postfach gespeichert. Mit dem Internet als Medium dauert dieser Vorgang für gewöhnlich nur einige Minuten, und erlaubt Ihnen somit, schnell und einfach mit Millionen von Menschen auf der ganzen Welt, zu jeder Tages und Nachtzeit zu kommunizieren. Mehr noch: Wenn gewünscht, kann das Postfach von jedem Internetanschluß weltweit geleert werden.

Sie können eine E-Mail weltweit an jede Person schicken, welche eine E-Mail Adresse besitzt. Fast alle Internet Service Provider und jeder Online Service bieten eine E-Mail Adresse mit jedem Internet-Account an.

Bis vor Kurzem war E-Mail auf dem Internet nur für kurze Nachrichten geeignet. Mit der Einführung von MIME (Multipurpose Internet Mail Extension) und anderen Arten von Kodierungsprogrammen, wie der Uuencode, können Sie außer der Mitteilung auch formatierte Dokumente, Bilder, Sounddateien und Videodateien als Anfügung verschicken. Sie müssen nur sicherstellen, das der Empfänger die nötige E-Mail Software zum Entziffern der Anfügung hat, was in aller Regel der Fall sein wird, da alle modernen Programme diese Formate unterstützen.

Was ist »FTP«?

FTP steht für *File Transfer Protocol* und erlaubt die Übertragung von beliebigen Dateien über das Internet. Auf diese Weise können Sie sich z.B. das aktuelle Update Ihrer Software beschaffen, also eine Datei aus dem Internet auf Ihren Rechner laden. Dies funktioniert aber auch in der umgekehrten Richtung. Wenn Sie Ihre Internet - Seiten selber erstellen, können Sie diese mittels FTP auf den Server überspielen, der Ihre Seiten verwaltet. Dafür erhalten Sie von Ihrem Provider einen Benutzernamen und ein Paßwort, damit auch wirklich nur Sie Dateien überspielen können. Wenn Sie über einen eigenen Internet - Zugang verfügen, können Sie somit mittels FTP schnell und einfach Ihre Präsentation aktualisieren.

Was ist »News«?

News dient als elektronisches Sprachrohr in die weite, nahezu anonyme Internetwelt. Während der User über E-Mail in der Lage ist, Nachrichten an einzelne Leute zu verschicken, bietet News die Möglichkeit, Beiträge öffentlich im ganzen Internet und darüber hinaus zu verteilen.

Im Gegensatz zu Radio oder Fernsehen ist es jederzeit möglich, Beiträge zu kommentieren, öffentlich zu hinterfragen oder zu diskutieren. Jeder kann mit jedem über alles diskutieren. News ermöglicht den globalen Informationsaustausch, egal ob es um Expertenwissen oder nur um Kaffeeklatsch geht. Man hat gleich einen Anknüpfungspunkt und kann auf der ganzen Welt Leute zu einem bestimmten Thema ansprechen.

News ist thematisch unterteilt in einzelne Newsgruppen. Diese Gruppen sind schwarzen Brettern vergleichbar, auf welche jeder nach Belieben seine Fragen, Meinungen, Ansichten usw. zu einem bestimmten Thema pinnen kann.

Was ist derma.de?

Basierend auf einem 1995 durch das Wirtschaftsministerium NRW geförderten Antrag »Dermatologie im Internet« der Dermatologischen Klinik der Ruhr-Universität Bochum hat der gleichnamige Arbeitskreis der Deutschen Dermatologischen Gesellschaft (DDG) und des Berufsverbandes der Deutschen Dermatologen (BVDD) 1996 seine Arbeit aufgenommen. Ziel war und ist es, eine effiziente Kommunikationsplattform zu erschaffen, die nicht kommerziellen Zwecken sondern den Wünschen aller Dermatologen/Innen in Klinik und Praxis unterworfen ist. Der Arbeitskreis, der demokratisch organisiert wird und dessen Vorsitz jährlich wechselt, ist über die Internetadresse *www.derma.de* erreichbar. Hier wurde ein komplettes Internet-Server-System (WWW, FTP, E-Mail, News, Foren) aufgebaut, mit dem Ziel, die Deutsche Dermatologie adäquat zu repräsentieren. Beim Betreten der Seite werden Sie mit einem Auswahlbildschirm (Abb. 1) begrüßt, der Ihnen gestattet, die Homepage der DDG zu betreten, zur Homepage des Berufsverbandes zu wechseln oder sich aktuelle Informationen über den nächsten großen Dermatologiekongress einzuholen.

Mit der Auswahl des Punktes »Inhalt« in der sich links befindlichen Menuleiste gelangen Sie in das Inhaltsverzeichnis (s. Abb. 2) des Servers.

Hier werden Ihnen nun eine Vielzahl von **kostenlosen** Serviceleistungen offeriert. Zum einen können Sie sich eine Homepage auf dem Server *derma.de* generieren lassen. Dazu füllen Sie einfach das sich hinter dem entsprechenden Button befindliche Formular aus und Ihre Homepage wird innerhalb von 24 h erstellt. Für eine Vorschau Ihrer neuen Homepage werfen Sie einfach ein Blick auf das Muster (Abb. 3).

Das der Webseite hinterlegte »CGI-Skript Mailman« (vollautomatische Software) erlaubt Ihnen, Ihre E-Mails direkt auf der Webseite abzuholen. Dazu benötigen Sie einzig Ihren Benutzernamen, Ihr

Einführung in das Internet 737

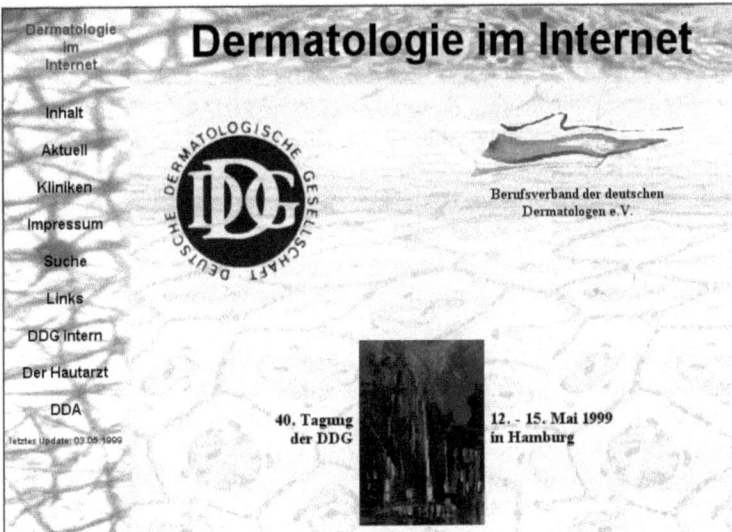

Abb. 1. Startseite des Servers Derma.de

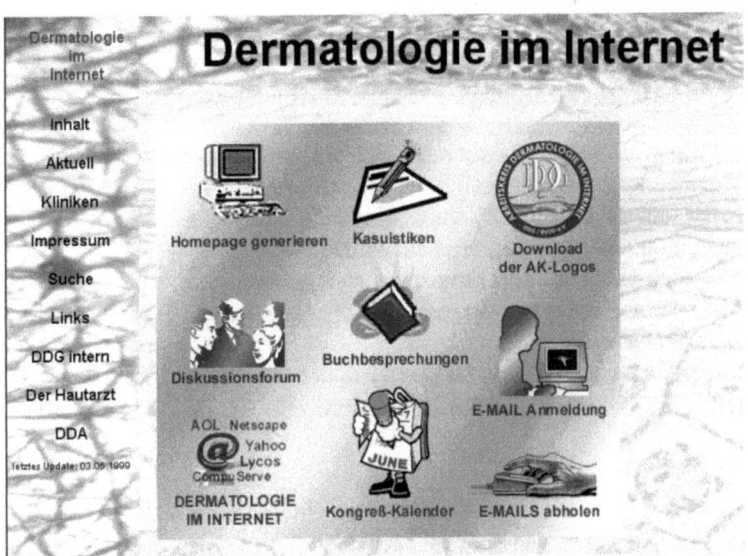

Abb. 2. Inhaltsverzeichnis von derma.de

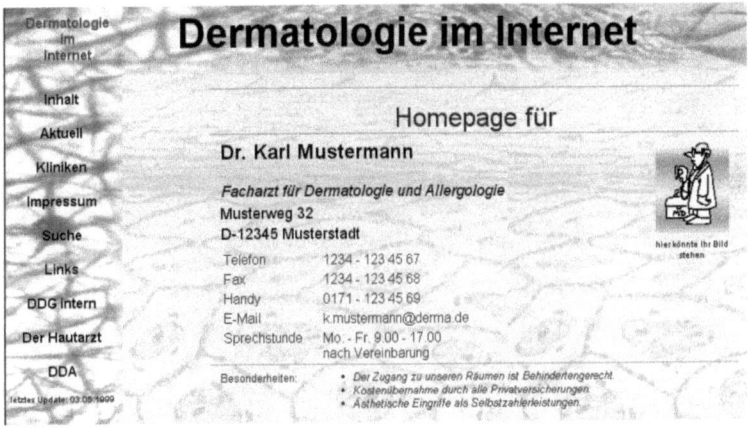

Abb. 3. Muster einer Homepage auf derma.de

Password und Ihre Serverinformationen. Sollten Sie Ihre E-Mails über derma.de abholen, sind die Serverinformationen bereits für Sie voreingestellt.

Sollten Sie noch über keine **kostenlose** derma.de E-Mail Adresse verfügen, haben Sie im Inhaltsverzeichnis die Möglichkeit, eine solche zu beantragen. **Alle** derma.de Adresse sind gleich aufgebaut und sehr einprägsam. Ein Benutzer Karl Mustermann hätte die Adresse *K.Mustermann@derma.de*. Unser Ziel ist es, alle Dermatologen unter einer Domain zu vereinigen.

Falls Sie bereits über eine andere E-Mail Adresse verfügen, die Sie gerne beibehalten möchten, so können Sie die Mails an Ihre neue derma.de Adresse auch gleich an Ihre schon bestehende E-Mail Adresse weiterleiten lassen (Forwarding).

Desweiteren finden Sie im Inhaltsverzeichnis noch eine Vielzahl von interessanten Kasuistiken, aktuelle Buchbesprechungen und einen ständig aktualisierten Kongresskalender.

Unter dem Menupunkt *Aktuelles* finden Sie interessante Neuigkeiten aus Dermatologischen Fachzeitschriften, eine Liste interessanter Kontaktadressen und Informationen zu bevorstehenden dermatologischen Großereignissen.

Unter *Kliniken* erwarten Sie alle uns bekannten Dermatologischen Kliniken Deutschlands samt Homepage (sofern vorhanden). Diese sind fein säuberlich nach Bundesländern getrennt aufgeführt (Abb. 4).

Allen Kliniken ohne Homepage steht es natürlich frei, Ihre Homepage **kostenlos** auf dem Server derma.de abzulegen.

Im *Impressum* finden Sie eine Liste der Mitglieder des Arbeitskreises »Dermatologie im Internet«, die für diesen Server verantwortlich sind. Bei Kritik, Fragen oder Anregungen stehen Sie Ihnen jederzeit per E-Mail zur Verfügung.

Unter dem Menupunkt *Suche* können Sie eine Volltextsuche auf dem ganzen Server derma.de vornehmen. Natürlich können Sie die Auswahl hier auch auf einzelne Teilbereiche (z.B. Aktuell, Kongresskalender, Links, etc.) beschränken, um Ihre Suche zu beschleunigen. Weiterhin steht Ihnen hier die Suche auf dem Meta-Ger Server der Uni Hannover offen, falls Sie eine Internetrecherche benötigen. Der Meta-Ger

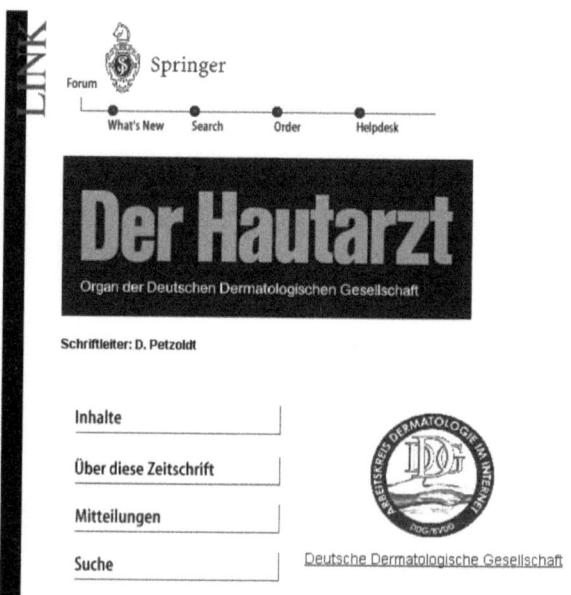

Abb. 5. Der Hautarzt

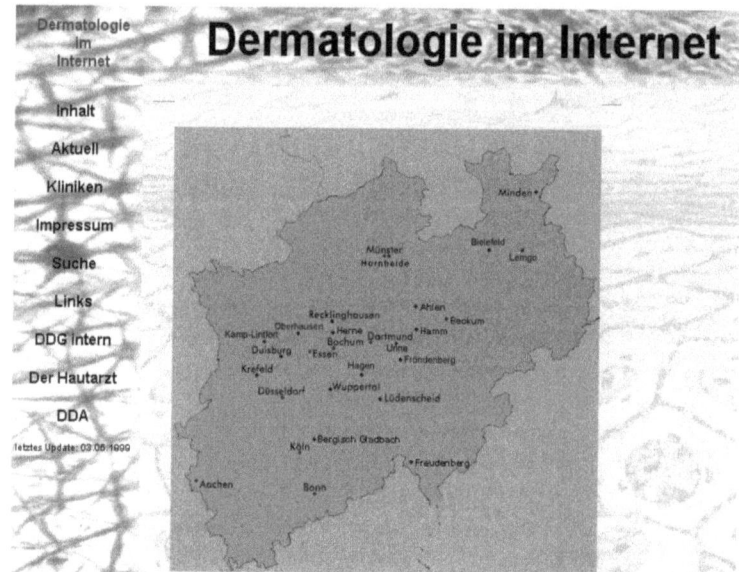

Abb. 4. Alle dermatologischen Kliniken in Nordrhein-Westfalen

Server sucht gleichzeitig auf allen gängigen Suchmaschinen (Altavista, Lycos, Yahoo, etc.) und filtert die redundanten Informationen für Sie heraus.

Unter *Links* finden Sie umfangreiche Linksammlungen der Dermatologischen Kliniken der Ruhr-Universität Bochum oder der Universität Erlangen. Gerade bei der Bochumer Liste dürfte es sich um die derzeit wohl größte Linksammlung der Dermatologie weltweit handeln. Aus aktuellem Anlaß finden Sie dort derzeit auch interessante Informationen über Hamburg (Stadtpläne, Anfahrtswege, Fahrplanauskünfte und einen Online Städteführer).

Der Punkt *DDG* beinhaltet interne Informationen der Deutschen Dermatologischen Gesellschaft. Sie finden hier Informationen über die Satzung, den Vorstand und die Arbeitskreise der DDG als auch alle diagnostischen und therapeutischen Leitlinien direkt ***online***. Über eine Volltext-Mitgliedersuche kann man direkt Informationen über einzelne Mitglieder der DDG einholen. Da diese Informationen sehr sensibel sind, stehen Sie nur Mitgliedern der DDG zur Verfügung und wurden deswegen mit einem Password geschützt.

Als letzten Menupunkt finden Sie *Der Hautarzt* vor. Dort können Sie direkt über die Archive des Springerverlages (Abb. 5) einen Online-Einblick in den neuesten Hautarzt gewinnen oder sich über einen zurückliegenden Hautarzt der letzten 5 Jahre informieren. Dieser Service steht insbesondere derma.de zur Verfügung.

Geschichte der Dermatologie

Geschichte der deutschsprachigen Dermatologie

O. Braun-Falco

Die Geschichte der Dermatologie ist die eines relativ jungen Spezialgebietes in der Medizin. In frühen Jahrhunderten im europäischen Raum bereits beschrieben, dann durch Joseph Jakob Plenk 1776 erstmalig in eine systematische Ordnung gebracht und schließlich im 19. Jahrhundert sich aus anderen medizinischen Disziplinen lösend, hat sich die Dermatologie zu Beginn des jetzigen Jahrhunderts zu einer eigenen Disziplin entwickelt. Bedeutende Kliniker und Wissenschaftler im auslaufenden 19. und beginnenden 20. Jahrhundert haben in vielfältiger Weise dazu beigetragen. Viele dieser Kollegen konnten allerdings nicht ahnen, wie sich durch entscheidende Einflüsse in einer Diktatur das Geschehen und damit unser Fach grundlegend verändern würden.

Das heutige Symposium, zu welchem Sie sich hierher gefunden haben, kann nicht allein eine medizinhistorische Betrachtung sein. Im Zentrum steht vielmehr ein ernstes, trauriges und dunkles Kapitel unserer deutschen Geschichte, welches uns alle verpflichtet zurückzublicken in eine Zeit, die wir vergessen möchten, aber nicht vergessen können und vor allem nicht vergessen dürfen.

Sie, liebe jüngere Kollegen, haben davon nur eine Vorstellung über historische Berichte oder aus der Familie erlebten Vorgängen. Aber auch dieses Erinnern wird Ihnen Grauen und Abscheu vermitteln. Unterdrückung, Verfolgung und Vernichtung unserer Kollegen und deren Familien im Machtbereich des Dritten Reiches und traurige Schicksale in die Emigration. Unendliches Leid.

Bis in die Zeit der 30er Jahre war die Dermatologie in Jahrzehnten von Jahren ein Fachgebiet, in welchem jüdische Ärzte und Wissenschaftler die Entwicklung entscheidend mitgeprägt haben, und das, sowohl in Deutschland als auch in deutschsprachigen Ländern. Erinnern wir uns an so berühmte Namen wie Moritz Kaposi in Wien, Felix von Bärensprung, Abraham Buschke und Edmund Lesser in Berlin, Albert Neisser und Josef Jadassohn in Breslau, Bruno Bloch in Zürich, Paul Gerson Unna in Hamburg, Karl Herxheimer und Oscar Gans in Frankfurt oder Stephan Rothman in Budapest – später Chicago.

Vor nunmehr 60 Jahren, am 30. August 1938 wurde durch Verordnung der Machthaber des Nationalsozialismus den jüdischen Kollegen die Approbation entzogen und damit ihre Existenz vernichtet. Nichtarische Mitglieder der wissenschaftlichen Akademien mußten seit 1937 dem Reichsministerium gemeldet werden. Diese Entwicklung hatte sich bereits 1933 angedeutet. Jüdische Medizinstudenten durften ihr Staatsexamen oder ihre Promotion nicht mehr absolvieren. Sie wurden von der Gesellschaft und der Ärzteschaft ausgeschlossen.

Wir müssen uns fragen: konnte man dieser Entwicklung begegnen? Konnte man das, so wie es der hippokratische Eid verlangte, konnte man auch als Einzelner dagegen demonstrieren? In unserem Eid schwört der Arzt, menschliches Leben immer zu verteidigen und seinen Kollegen und seinen Lehrern wie ein Bruder zur Seite zu stehen. Dazu ist er verpflichtet! Ist der Bewußtseinsprozeß, ist die Kritikfähigkeit oder die Möglichkeit zu opponieren damals zerstört worden? Viele haben es im Widerstand versucht, – viele haben das grausame Schicksal dann teilen müssen in der Diktatur des Terrors.

Auch junge Menschen kamen dabei zu Tode, weil sie anders dachten als das Regime und das zum Ausdruck brachten. Widerstand wurde gebrochen bis in die Familien hinein. Es versuchten auch viele der Kollegen in unserem Fach ihren Kollegen zu helfen. Aber oft hatten sie auch nicht die Kraft dazu; wer kann dies endgültig beurteilen? Es wehrten sich bedeutende Professoren vergeblich gegen die Tyrannei. Sicher waren viele auch nicht bereit dazu. Eine Anpassung an das diktatorische System wurde für Manchen auch nicht mehr erfaßbar, verlangte es doch Kritikfähigkeit und Kritikmöglichkeit mit dem Mut zur endgültigen Vernichtung der eigenen Existenz.

Nach 1938 waren unsere verfolgten Kollegen nicht mehr hier; sie waren, wenn geglückt im Ausland oder sind, wenn sie dies nicht mehr bewältigen konnten, auf furchtbare Weise in der Vernichtung umgekommen. Die historische Schuld bleibt unserem Lande erhalten.

Wie aber konnten unsere jüdischen Kollegen und Dermatologen, die noch einen Weg gefunden haben in das freie Ausland zu gelangen, wie konnten sie den Exodus, diese Entfremdung, und die entsetzliche Erinnerung daran mit sich tragen? Wie war es ihnen möglich, Emigrant zu sein, die Heimat verloren zu haben und trotzdem die deutsche Dermatologie nach dem Kriege wieder in die Internationale Dermatologenfamilie aufzunehmen und uns die Hand zu reichen?

Lassen Sie mich dazu sprechen, weil dies für mich ein geschichtliches Geschehen ist, welches die wahre humanistische Auslegung unseres ärztlichen Eides darstellt:

Es war, neben Anderen, auch Alfred Marchionini, der während langer Jahre des Dritten Reiches als Emigrant in Ankara tätig war und nach seiner Rückkehr, zunächst hier in Hamburg und dann als Lehrstuhlinhaber in München, es stets als höchstes Ziel betrachtet hat, die deutsche Dermatologie wieder in die Internationale Gemeinschaft zurückzuführen. Hier in Hamburg hatte er bereits wieder 1948 die Unna-Gedächtnistagung mit internationaler Beteiligung veranstaltet. In Frankreich, in Polen und vielen anderen Ländern hat er sich um Verständigung bemüht. Noch wenige Monate vor seinem Tode 1965 schrieb er mir in einem Brief zu meiner Reise nach USA, wo ein international besetzter Kongreß in New York stattfinden würde: »Gute Reise nach New York und großen Erfolg für Sie selbst und unsere gute deutsche Sache.« Alfred Marchionini hat es nicht mehr erleben dürfen, daß die deutsche Dermatologie – besonders durch unsere emigrierten Kollegen im Ausland – wieder ein hohes Niveau erlangen konnte. Er hatte es angestrebt, wo immer er konnte.

Daß diese unsere Kollegen in der Internationalen Liga für Dermatologie im Jahre 1977 sogar einen Deutschen zu ihrem Präsidenten wählten, hat mich tief bewegt und zeigt uns die hohe Menschlichkeit des Vergebens. Diese Kollegen bewiesen uns, daß Wissenschaft international ist und keine Begrenzungen kennen darf. Mein bester Freund Professor Rudolf Baer in New York, der selbst bereits 1934 nicht mehr in Frankfurt promovieren durfte – er promovierte dann nach seinem Weggang in Basel – hat sich immer dafür eingesetzt, junge Wissenschaftler in unserem Lande zu fördern, ihnen klinische und forscherische Erkenntnisse zu vermitteln und sie voranzubringen. Die Kontakte, die wir gerade auch im Sinne Marchioninis mit anderen Ländern, wie mit Polen anknüpfen durften, haben den menschlichen Kontakt unserer historischen Dermatologie wieder aufleben lassen. Ich möchte an dieser Stelle Frau Professor Jablonska besonders für ihr stetes Unterstützen und ihre große Menschlichkeit danken. Wir freuen uns von Herzen, daß ihr hier in Hamburg die Herxheimer-Medaille verliehen wurde. Danken dürfen wir auch so vielen Kollegen, in europäischen oder überseeischen Ländern, wie dem berühmten Marion Sulzberger, Werner Jadassohn, Felix Sagher, Robert Degos, Walter Lever, Sven Hellerström, Mario Monacelli, Guido Miescher, später Jean Civatte, John Strauss, Steven Katz, Bernard Ackerman und anderen mehr. Wir dürfen nie vergessen, wie sehr sie uns geholfen haben, auch dadurch, daß sie bereits im Jahre 1967 den XIII. Internationalen Dermatologenkongreß an Alfred Marchionini nach München vergaben – leider hat er diesen Kongreß nicht mehr erleben dürfen.

Es war mir die höchste Ehre, als Nachfolger von Alfred Marchionini in München seine weltweiten Gedanken und Ideen der Versöhnung mitverwirklichen zu dürfen. Viele Kollegen haben entscheidend mitgeholfen der deutschen Dermatologie wieder Anerkennung zu vermitteln, so wie damals, als unsere jüdischen und viele verfolgte Kollegen hier in Klinik und Forschung und für unsere Patienten tätig waren. Wie Louis Pasteur sagte: »Wissenschaft kennt keine Grenzen.«

Die jüngste Geschichte lehrt, daß es gilt, diktatorischen Ansätzen, wo auch immer, zu wehren und uns allen zum Bewußtsein zu bringen, wozu eine Diktatur und wozu Menschen, die keine Menschlichkeit mehr in sich tragen, fähig sein können. Als Ärzte tragen wir die Verpflichtung, menschliches Leben zu schützen und die freie Entfaltung menschlicher Existenz nicht einzuschränken.

Ich bin überzeugt, daß gerade die heutigen Stunden unserer jungen Dermatologengeneration nochmals aufzeigen, was wir nur beschämt reflektieren und daß es ihr immer bewußt bleiben möge, was einst in unserem Lande geschah.

Bundespräsident Herzog präzisierte diese Verpflichtung in einer Gedenkfeier im Januar diesen Jahres für die Opfer des Holocaust: »Unser Erbe heißt Verantwortung.« Diese bleibt für uns Ärzte lebenslang bestehen.

Der Einfluß des Nationalsozialismus auf die Dermatologie in Österreich 1933–1955
(illustriert am Beispiel der Österreichischen Gesellschaft für Dermatologie und Venerologie und an den beiden Wiener Universitäts-Hautkliniken)

D. Angetter, R. Feikes, K. Holubar

Unser Fachgebiet hat sich in Österreich parallel zur Dermatologie und Venerologie in Deutschland entwickelt. Systemische, schulische Entwicklungen erfolgten, historisch gesehen, in Österreich etwas früher, ohne daß hier Julius Rosenbaum, Gustav Simon, Felix Bärensprung, Karl Kluge vergessen wären. Details müssen hier und heute ausgeklammert bleiben. Mit der Gründung des ersten deutschsprachigen Journals 1869, mit der Gründung dieser, unserer muttersprachlichen Fachgesellschaft 1888 – (*in Prag 1889 inkorporiert*, notabene), – und dem Wiener Weltkongreß 1892 war die Entwicklung aber eine gemeinsame geworden. Dies ist aus der Beteiligung von Heinrich Auspitz, Filipp Joseph Pick, Eduard Lipp an diesen Gründungen, am Herausgeberstab des Archivs für Dermatologie und Syphilis, an den österreichischen Lehrstuhlinhabern in Deutschland, etwa Gustav Riehl und Johann Heinrich Rille, zu ersehen, auch aus der Lehrzeit Paul Gerson Unnas beim Wiener Altmeister der Histopathologie Salomon Stricker (1834–1898), aber auch daran, daß es bis vor dem II. Weltkrieg keine österreichische Gesellschaft für Dermatologie gegeben hat. Irgendwie möchte man da Anklänge an den Alpenverein sehen, der zuerst in Österreich gegründet wurde, später in Deutschland, schließlich ein gemeinsamer war, was dort, im Alpenverein, allerdings auch im Titel zum Ausdruck kam.

Trotz des großen Hiatus nach dem I. Weltkrieg, der für Österreich in jeder denkbaren Hinsicht viel gravierendere Folgen hatte als für Deutschland, lief diese gemeinsame Entwicklung bis zur Machtübernahme durch die Nationalsozialisten in Deutschland, ungestört weiter. Zu diesem Zeitpunkt hatte sich das Gravitätszentrum der deutschsprachigen Dermatologie längst nach Deutschland verlagert, Wien hatte nichts mehr zu bieten als Tradition, wenngleich ein Präsident der DDG noch aus Österreich stammen mochte wie Riehl in den späten zwanziger Jahren. Angelegentlich der für Pfingsten 1933 in Wien geplanten Tagung der DDG traten erstmals nachweisbare Friktionen zwischen den österreichischen und deutschen Dermatologen auf. Reichsärzteführer Leonardo Conti hatte schon im April 1933 die DDG kritisiert, daß diese nicht rasch genug die jüdischen Mitglieder auswies; im selben Monat (29. d.) erging ein Schreiben der DDG, unterzeichnet vom neuen Geschäftsführer der DDG Josef Schumacher, zusammen mit Hoffmann, Stühmer und Riecke, an die Wiener Dermatologische Gesellschaft, des Inhalts, daß eine Beschickung der vorgesehenen Tagung in Wien von Deutschland aus nicht gut werde möglich sein. Riehl sagte daraufhin die für Anfang Juni geplante Tagung ab, der Vorstand der DDG war durch Tod und Austritt ohnehin schon beschlussunfähig. Im Juli (19. d.) schrieb Bodo Spiethoff, Jena, ein eifriger Proponent des neuen politischen Systems in einem Brief an das Preußische Kultusministerium in Berlin, daß die österreichischen Dermatologen »entweder jüdisch oder christlich-sozial, d.h. offen gegen unseren Staat gerichtet sind.« Die neuen Vertreter der Deutschen Dermatologischen Gesellschaft waren nicht mehr bereit, mit ihren Kollegen aus den Niederlanden, der Schweiz, der Tschechoslowakei und vor allem Österreich zusammenzuarbeiten. Die in Rede stehende Tagung wurde dann 1934 in Berlin abgehalten.

In Österreich war die Folge dieser Friktion eine Umbenennung der Wiener Dermatologischen Gesellschaft in Österreichische Dermatologische Gesellschaft. Leopold Arzt und Wilhelm Kerl waren bis 1938 deren Präsidenten. 80 % der Mitglieder waren Juden. (Nach dem Anschluß wurde diese Gesellschaft wieder in »Wiener« umbenannt. Herbert Fuhs war während der Kriegsjahre deren Präsident).

Die Bemerkung Spiethoffs war insofern richtig als mehr als zwei Drittel der Wiener Dermatologen Juden im Sinne der »Nürnberger Gesetze« waren. (Der Unterschied zwischen den Prozentzahlen muß wohl in der Tatsache liegen, daß die jüdischen Kollegen in einer höheren Zahl wissenschaftlich interessiert waren und zu Mitgliedern der Gesellschaft wurden). Die Namen Herrmann Zeissl, Isidor Neumann, Moriz Kaposi, Salomon Ehrmann, Gabor Nobl, Eduard Lang, Heinrich Auspitz, Filipp Joseph Pick, Ernö Schwimmer, Sigmund Lustgarten, später Moriz Oppenheim, Erich Urbach, Leopold Freund, Hans Königstein und Robert Otto Stein mögen als historisch relevante und prominenteste Vertreter der jüdisch-österreichisch-(ungarisch)en Dermatologie zur Illustration genannt sein. Dem möge hinzugefügt werden, daß es zum Zeitpunkt des »Anschlusses« in Wien über 5700 Ärzte gab, von denen Ende 1938 noch gerade 1596 übrig geblieben waren. Es gab 1935 in Wien 160 Dermatologen, Anfang 1938 noch 125; 1940 waren davon noch 48 nachweisbar. Von 45 wissen wir sicher, daß sie emigriert sind. Es bleibt also eine »Dunkelziffer« von 32, deren Schicksal uns nicht bekannt ist.

Im Studienjahr 1932/33 waren an den beiden Kliniken für Haut- und Geschlechtskrankheiten 2 ordentliche Professoren (Leopold Arzt und Wilhelm Kerl), 2 außerordentliche Professoren (Otto Kren und Moriz Oppenheim) und 13 Privatdozenten tätig (Gabor Nobl, Karl Ullmann, Gustav Scherber, Hans Königstein, Richard Volk, Viktor Mucha, Rudolf Müller, Robert Otto Stein, Alfred Perutz, Herbert Planner, Stefan Brünauer, Herbert Fuhs und Erich Urbach). Mehr als die Hälfte davon waren jüdischer Abstammung (9 von 17).

Im Studienjahr 1937/38 waren an Hand des Personalstandes der Universität Wien noch keine gravierenden Veränderungen sichtbar. Als ordentliche Professoren waren nach wie vor Arzt und Kerl, als außerordentliche Professoren Oppenheim und Kren angestellt. Von den Privatdozenten waren Scherber, Volk, Königstein, Stein, Brünauer und Urbach noch tätig. Zusätzlich waren zu Privatdozenten August Matras, Josef Konrad, Anton Musger, Albert Wiedmann und Gustav Riehl jun. ernannt (alles »Arier«).

Von den im Studienjahr 37/38 genannten 15 Personen blieben mit 1. Juli 1939 (Datum des Personalstandes) nur sechs übrig. (Scherber, Matras, Konrad, Musger, Wiedmann und Riehl jun.) Die beiden Universitätskliniken wurden zu einer Klinik vereinigt, deren Vorstand Herbert Fuhs war. Leopold Arzt und Wilhelm Kerl wurden entlassen.

In den folgenden Kriegsjahren waren an der Klinik für Haut- und Geschlechtskrankheiten als Ordinarius Herbert Fuhs, als a.o Prof. Leo Kumer, Riehl jun., Matras und Scherber tätig. Zu Dozenten neuer Ordnung wurden Stefan Wolfram, Albert Wiedmann, Richard Geiger, Friedrich Voss, ab dem Studienjahr 43/44 Josef Tappeiner und Wilhelm Volvasek ernannt. Während der NS-Zeit änderte sich an dieser Zusammensetzung nichts. Nach Kriegsende wurden Arzt und Kerl wieder in ihre Positionen eingesetzt, die Klinken wieder getrennt. Wilhelm Kerl starb aber noch im Mai 1945.

Die wissenschaftliche Tätigkeit war während der Zeit des Nationalsozialistischen Gewaltregimes in Österreich sehr eingeschränkt. Es gab nur wenige erwähnenswerte Publikationen. Erst im Oktober 1942 fand wieder ein Kongreß der Deutschen Dermatologischen Gesellschaft statt. Es war der erste Kongreß einer deutschen Gesellschaft seit Kriegsbeginn. Das Interesse lag in erster Linie an venerischen Erkrankungen, aber auch an Hautkrankheiten der Soldaten.

Für die Jahre 1945 bis 1949 existieren weder im Universitätsarchiv noch im Institut für Geschichte der Medizin Personalstände. Aus dem Personalstand des Jahres 1949 ist ersichtlich, daß nur Arzt und Stein an die Universität zurückkehren konnten. Fuhs wurde in den Ruhestand versetzt, Wiedmann, Kumer, Riehl, Matras, Wolfram und Tappeiner konnten ihre universitäre Karriere fortsetzen.

Bereits am 31. Dezember 1945 beantragten Arzt, Wiedmann sowie Tappeiner die Reaktivierung der Österreichischen Gesellschaft für Dermatologie. Am 12. März 1946 war diese Reaktivierung gültig. Zum provisorischen Vorsitzenden der Gesellschaft wurde Leopold Arzt gewählt. Am 7. Dezember 1948 wurde Leopold Arzt zum Ehrenpräsidenten gewählt, die Präsidentschaft der Gesellschaft übernahm Robert Otto Stein. Stein war 1938 von seinem Posten als Vorstand der Poliklinik für Haut- und venerische Erkrankungen entlassen worden und bekam ein Jahr später eine Stelle im Spital der Israelitischen Kultusgemeinde in Wien. Dort war er während der Kriegsjahre tätig. Stein gehörte zu den wenigen jüdischen Personen, die das Glück hatten, das Dritte Reich in Österreich zu überleben. Dies verdankte er in erster Linie der Heirat mit einer Arierin.

Von den obgenannten prominenten jüdischen Dermatologen mögen Erich Urbach, Moriz Oppenheim, Paul Fasal und Stefan Brünauer im Einzelnen erwähnt werden, sie alle starben in der Emigration in den Vereinigten Staaten. Gabor Nobal hatte kurz nach dem Anschluß mit seiner Frau Selbstmord begangen. Robert Otto Stein kann nicht als Rückkehrer gerechnet werden, er hatte ja in Wien überlebt. Es ist demnach KEINER der in Academia 1938 tätigen prominenten jüdischen Dermatologen wieder nach Wien zurückgekehrt.

Albert Wiedmann wurde Nachfolger Wilhelm Kerls, Josef Tappeiner jener Leopold Arztens, Stefan Wolfram wurde Primarius in Linz, Gustav Riehl jun., später August Matras wurden Primarii im Wiener Wilhelminen-Spital

1951 erfolgte eine neuerliche Änderung der Statuten der Gesellschaft. 1985 erfolgte eine Namensänderung der Gesellschaft. Der Verein hieß zunächst »Die Österreichische Gesellschaft für Dermatologie und Venerologie (ÖGD)«.

1997 erfolgte die Umbenennung des Vereins in »Österreichische Gesellschaft für Dermatologie und Venerologie (ÖGDV)«.

Die Gesellschaft zählt heute über 700 Mitglieder. Der Prozentsatz jüdischer Dermatologen liegt sicher unter 5%; wahrscheinlich sogar unter 2%. Die personelle Besetzung der nunmehr vereinigten Hautklinik mit ihren drei Abteilungen ist ins Gigantische angewachsen. Am 1. Dezember 1960 zählte die damalige I. Hautklinik, vier Assistenten (Oberärzte) und vier

Hilfsärzte. Heute beträgt die Zahl der Ober-, Assistenz- und Gastärzte etwa 70. Wenn die Wiener Dermatologie in der Welt wieder bedeutend geworden ist, so gründet sich das nicht nur auf den Schweiß und Eifer der heute Tätigen, sondern auch auf das Unglück der Vertriebenen, aus Österreich und aus Deutschland. All jene, die aus hoffnungsvollen Stellungen hinausgeworfen wurden, kamen in Länder, deren Sprache sie nicht oder nur kaum sprachen, wo sie weder Staatsbürgerschaft noch ärztliche Lizenzen besaßen, d. h. wo sie sich mit der Wissenschaft pur auseinandersetzen mußten. Und das brachte Früchte: Die investigative Dermatologie entstand zum Gutteil aus diesen Ursprüngen und wir waren deren Nutznießer. Das mögen wir nicht vergessen.

Abschließend soll festgehalten werden, daß bei uns in Österreich die Beschäftigung mit der Kriegsvergangenheit der ärztlichen, notabene der dermatologischen Welt, ungenügende bearbeitet wurde und erst in diesen Jahren in den Mittelpunkt rückt. Vieles von dem, was österreichische Ärzte im Unrechtsstaat des NS-Systems angestellt und verbrochen haben, harrt noch der Elaboration.

Anhang: Liste von 45 emigrierten Dermatologen

Adler Friedrich Jude/E USA /Ohio
geb. 7.7.18?, Wien
5. Margaretengürtel 100
Prom. Wien 1899
Vermerke: National Archives North East Region 1/39 Kopie, Ziel Ohio

Axelrad Berthold Jude/E
geb. 25.11.1898, Bukowina
2, Praterstraße 49
Prom. Wien 1926
Laut Israelitische Kultusgemeinde 10.8.1938, die Absicht, nach China auszuwandern

Bauer – Jokl Marianne Jüdin/E USA – Kalifornien
geb. 10.12.1885, Kremsier
9, Mariannengasse 15
Prom. Wien 1915
Ärztekammer ein 1924
Vermerke. Biographisches Handbuch (Gatte)
Laut. New York Medical Directory 1950 Los Angeles
National Archives North East Region Kopie

Brandt Robert Jude/E USA Ohio
geb. 12.9.1888, Wien
8, Alserstraße 35
Prom. Wien 1913
Ärztekammer ein 1918
Vermögensverkehrsstelle/Akt
National Archives North East Region, Ankunft in New York 21.12.1938
Ziel Cincinnati

Brünauer Stefan Robert Jude/E USA
Dozent
geb. 31.8.1887, Wien gest.1968,Chicago
9, Kolingasse 9/6
Prom.Wien 1912
Laut Israelitische Kultusgemeinde 1938 GB/USA, siehe Wiener klinische Wochenschrift 1938

Chiavacci Ludwig Arier/London
geb. 9.7.1896, Wien
8, Alserstraße 11
Prom.Wien 1923
Ärztekammer ein 30.11.1925
aus 7.11.1938
Praxisabmeldung nach London
Laut Universitätsliste in New York

Fasal Paul Jude/E USA San Francisco
geb. 9.10.1904, Wien
1, Tegetthofstraße 1
Prom.Wien 1929
Ärztekammer ein 5.3.1929
Laut New York Medical Directory 1950 in San Francisco, Kalifornien

Fessler Alfred Jude/ E GB
geb. 24.6.1896, NÖ gest.13.11.1956
8, Langegasse 74
Prom. Wien 1922
Ärztekammer ein 20.7.1922
Als jüdischer Fachbehandler zugelassen
Vermerk: Brief Sohn ! laut Dr. Weindling nach GB ausgewandert 1938

Fischer – Hofmann Hedwig Jüdin/E USA
geb. 14.4.1888, Wien
3, Ungargasse 47
Prom. Wien 1915
Ärztekammer ein 1915
Vermerk: National Archives North East Region Kopie, Ankunft in New York City am 27.8.1939
New York Medical Directory 1950 Syracus, New York

Fischl Fritz Jude/E USA Ohio
geb. 18.11.1885
1, Rathausstraße 5
Prom.Wien 1891
Ärztekammer ein 1911
Vermerk National Archives North East Region
National Archives North East Region Kopie Ankunft in New York am 26.9.1938
New York Medical Directory 1950 Toledo, Ohio

Freuder Edgar ?/E USA San Francisco, Kalifornien
geb. 9.4.1912, Wien
1, Wollzeile 25/32
Ärztekammer ein 13.7.1936
Laut New York Medical Directory 1942 San Francisco

Fürst Sidonie Jüdin/ E USA New York City
geb. 9.7.1891
8, Alserstraße 11
Ärztekammer ein 23.11.1926
aus 22.7.1938
Übersiedlung ins Ausland
Laut New York Medical Directory 1950 in New York City

Glasberg Oswald Jude/E Paris – USA
geb. 15.8.1898, Rußland gest.15.7.1948
Prom Wien 1926
Ärztekammer ein 25.8.1928
laut-Ärztezeitung März 1938 Paris
National Archives North East Region Kopie Ankunft in New York City im November 1940

Goldmann Richard Jude/FB/E USA Florida
geb. 11.11.1884, Wien
1, Stallburggasse 2
Prom. Wien 1908
als jüdischer Fachbehandler zugelassen
ausgewandert
laut National Archives North East Region Ankunft in New York 19.4.1939 Ziel: Florida Palm Beach

Hajek – Neumann Auguste Jüdin/E USA
geb. 4.11.1893, Wien
6, Gumpendorferstraße 12
Prom.Wien 1921
Ärztekammer ein 29.8.1921
Vermerk National Archives North East Region Kopie Ankunft in New York am 23.6.1939 von Le Havre
Ziel: Ohio

Hellmann Jakob Josef Jude/E USA
geb. 9.6.1888, Galizien
4, Suttnerplatz 8
Prom.Wien 1915
Ärztekammer ein 1915
Vermerk National Archives North East Region Ankunft in New York am 30.6.1941
Laut New York Medical Directory 1950 Brooklyn, New York

Hitschmann Otto Jude/E USA New York City
geb. 4.5.1900, Brünn
Prom.Wien 1924
Ärztekammer ein 21.5.1924
National Archives North East Region Ankunft in New York am 10.1.1940 von Liverpool
Ziel: New York

Hoch Otto Jude/E
geb. 5.9.1879, Brünn
7, Stiftgasse 1
Prom.Prag 1906
Ärztekammer ein 1907
aus 31.7.1938
Zurücklegung der Praxis am 22.7.1938
Ausreise

Hoffmann Oskar Jude/FB/E
geb. 12.3.1888, Wien
2, Taborstraße 21a
Prom.Wien 1912
Ärztekammer ein 1920
als jüdischer Fachbehandler zugelassen
laut Israelitische Kultusgemeinde 1940 emigriert, Ärztekammer vermerk: Hilfsfonds

Hoffmann Richard Jude/E USA
geb. 11.11.1893, Wien
1, Uraniastraße 2
Prom.Wien 1920
Ärztekammer aus 21.7.1938
Vermerk IKG 11.6.1938
Übersiedlung nach Amerika
National Archives North East Region Kopie
Laut New York Medical Directory 1950 Boston, Mass.

Kantor Richard Jude/FB/E ?
geb. 4.1.1886,Wien
6, Getreidemarkt 1
Prom. Wien 1910
Ärztekammer ein 1910
Praxis zurückgelegt
Vermerke: als Fachbehandler zugelassen
laut Israelitische Kultusgemeinde zur Emigration nach GB vorgemerkt
Ärztekammer Vermerk Dez.1960

Karpelis Egon Jude/FB/E USA
geb. 4.4.1889, Böhmen
1, Kärntnerstraße 39
Prom.Graz 1920
Ärztekammer ein 1920
ausgewandert
Vermerke: als jüdischer Fachbehandler zugelassen
National Archives North East Region Kopie Ankunft in New York 1941
1950 New York Medical Directory in New York

Kästenbaum Ernst ?/E/USA
geb. 3.6.1899, Wien

1, Kohlmarkt 5
Prom. Wien 1925
Ärztekammer ein 19.11.1930
National Archives North East Region

Klaar Josef ?/E USA New York
geb. 15.3.1891, Wien gest. Juni 1967
8, Alserstraße 53
Prom. Wien 1915
Ärztekammer ein 1920

Knossew (Isidor) Siegmund Jude/E
geb. 2.10.1898, Lemberg
18, Gentzgasse 7
Prom. Wien 1923
Ärztekammer ein 16.6.1925 Vermerke: laut Israelitische Kultusgemeinde Liste als Fachbehandler zugelassen
zur Emigration nach Großbritannien vorgeschlagen

Königstein Hans Jude/E
Prof.
geb. 2.9.1878, Wien
1, Georg Kochplatz 3
Prom. Wien 1903
Ärztekammer ein 1903
nur Israelitische Kultusgemeinde Spital – ausgewandert

Krüger Hans Jude/E USA
geb. 27.6.1888, Wien
1, Helferstorferstraße 4
Prom. Wien 1914
Ärztekammer ein 1919
Vermerk: National Archives North East Region
Ankunft in New York am 30.8.1938
Ziel: New York City
Laut New York Medical Directory 1950 New York City

Kubin Ludwig ?/E USA
geb. 3.11.1892, Mähren
16, Schuhmeierplatz 14
Prom. Wien 1920
Ärztekammer ein 1920
Laut New York Medical Directory 1950 Waltham, Mass.

Kunewälder Erwin Jude/FB/E
geb. 24.5.1892, Wien
9, Pichlergasse 5
Prom. Wien 1919
Ärztekammer ein 1920
als jüdischer Fachbehandler zugelassen
ausgewandert

Lindenfeld Bela ?/E Vancouver
geb. 16.1.1882, Budapest
17, Hernalser Hauptstraße 78
Prom. Wien 1910
Ärztekammer ein 1910
Laut New York Medical Directory 1950 Vancouver, British Columbia

Lindenfeld – Lachs Emma ?/E Vancouver
geb. 28.3.1897, Triest
1, Rotenturmstraße 5
Prom. Wien 1922
Ärztekammer ein 5.9.1922
Lt. New York Medical Directory 1950 Vancouver

Oppenheim Moriz Jude/E USA Chicago
Hofrat, Professor
geb. 1.11.1876, Wien gest. 1949
9, Frankgasse 10
Prom. Wien 1899
Ärztekammer ein 1899
Emigriert 1939
Wiener klinische Wochenschrift 1998

Popper Max Jude/E USA
geb. 3.2.1893, Wien
4, Südtirolerplatz 6
Prom. Wien 1920
Ärztekammer ein 1921
Vermerk National Archives North East Region
Ankunft in New York 23.12.1938
Laut New York Medical Directory 1942 in Los Angeles

Rosmarin Ernst Jude/E USA
geb. 5.3.1881, Wien
3, Marxergasse 11
Prom. Wien 1906
Ärztekammer ein 1906
Vermerk National Archives North East Region Kopie,
Ziel New York City Brooklyn

Schärf Julius ?/E
geb. 2.9.1885, Bukowina
9, Berggasse 20
Prom. Wien 1910
Ärztekammer ein 1910, ausgewandert

Schall Eduard ?/E USA New York City
geb. 12.5.1891, Wien
2, Praterstraße 37
Prom. Wien 1917
Ärztekammer ein 1920
Laut New York Medical Directory 1940 in New York

Spitzer Ernst ?/E USA St. Louis, Missouri
geb. 15.10.1876, Wien
1, Morzinplatz 5
Prom. Wien 1902
Ärztekammer ein 1902

Spitzer Ernst   Jude/E USA Seattle
geb. 22.5.1891, Wien
3, Landstraßer Hauptstr.7
Prom. Wien 1918
Ärztekammer ein 1918
aus Juli 1938
Übersiedlung ins Ausland
Vermerk: Israelitische Kultusgemeinde Matrikelamt 1947/50/51/76
Adresse Seattle USA

Steiner Max   ?/E GB gest.1942
geb. 3.3.1874, Wien   gest.1942 GB
1, Rotenturmstraße 19
Prom. Wien 1897
Ärztekammer ein 1897
aus 30.9.38
Praxisabmeldung Z 4631/38

Tuttnauer Phöbus   Jude/E
geb. 19.1.1890, Suczawa, Bukowina
1, Dorotheergasse 6
Prom. Wien 1917
Ärztekammer ein 1919
aus 21.7.38
Übersiedlung ins Ausland Z 3540/38

Urbach Erich   Jude/E USA
Dozent
geb. 29.7.1893, Prag
1, Schottenring
Prom. Wien 1919
Ärztekammer ein 1920
aus 30.6.38
Biographisches Handbuch
Universitätsarchiv
Philadelphia USA

Volk Richard   Jude/E Mexiko
Professor
geb. 14.10.1876, Lindenburg gest.1943
8, Langegasse 63
Prom. Wien 1900
Ärztekammer ein 1909
nur Israelitische Kultusgemeinde Spital

Weinstein Leopold   Jude/E USA Newark, New Jersey
geb. 26.6.1890, Wien
2, Taborstraße 8b
Prom. Wien 1916
Ärztekammer ein 1919
National Archives North East Region Ziel New Rochelle, New York

Wolf Maximilian   Jude/E USA New York City
geb. 16.1892, Wiener Neustadt
1, Stephansplatz 8a
Prom. Wien 1916
Ärztekammer ein 1922
aus 30.9.38
Zurücklegung der Praxis am 12.9.1938

Wulkan Leo   Jude/E USA New York City
geb. 22.9.1888, Neudorf, Mähren
1, Wipplingerstraße 19
Prom. Wien 1914
Ärztekammer ein 1920
aus 6.7.1938, persönliche Abmeldung

Der Weg der deutschen Dermatologie nach 1945

A. Scholz

Zusammenfassung

Die Entwicklung der deutschen Dermatologie nach 1945 wird in zeitlicher und regionaler Untergliederung in drei Abschnitten dargestellt: Nachkriegsphase 1945–1949; Tendenzen in der Bundesrepublik Deutschland und in der Deutschen Demokratischen Republik.

Nach der bedingungslosen Kapitulation der deutschen Wehrmacht und der vollständigen Besetzung Deutschlands durch die alliierten Streitkräfte übernahm am 5. Juni 1945 der »Alliierte Kontrollrat für Deutschland« die politische Macht. Entsprechend den vier Siegermächten wurde Deutschland in vier Besatzungszonen aufgeteilt. Als Ergebnis der Potsdamer Konferenz wurde am 2. August 1945 das Potsdamer Abkommen mit folgenden Zielstellungen formuliert: Demokratisierung, Dezentralisierung, Entmilitarisierung Entnazifizierung. Das Ziel der Entnazifizierung war die Entfernung der nationalsozialistischen Führungselite aus einflußreichen Stellungen und ihre Bestrafung. Da die Universitäten als Lehrstätten große politische Bedeutung hatten, wurde hier von den Siegermächten sofort in den ersten Nachkriegsmonaten das Bekenntnis der Professoren für oder gegen das überwundene System bzw. deren »Mitläuferschaft« überprüft.

Die Entwicklung in der Dermatologie kann nur im universitären Bereich nachvollzogen werden, da es für die niedergelassenen Dermatologen und Ärzte im Verwaltungsbereich keine zusammenhängenden Dokumentationen gibt.

Mehrere Klinikdirektoren konnten ihr Amt nach Kriegsende weiterführen, da sie von den Militärregierungen als politisch so wenig belastet eingeschätzt wurden, daß sie nicht abgelöst werden mußten: O. Grütz, E. Keining, C. Moncorps, P. W. Schmidt, W. Schönfeld und A. Stühmer. Den Gegenpol bildete die Gruppe von Ordinarien, die sofort entlassen und auch nach längeren Prüfungen nicht wieder eingestellt wurden: J. Dörffel, W. Engelhardt, K. Hoede, W. Krantz, J.C. Mayr, M. Schubert und W. Schultze. Im Zwischenfeld liegen Professoren, die ebenfalls entlassen worden waren, im Rahmen der Entnazifizierungsprozesse jedoch die Möglichkeit der Wiedereinstellung erhielten. Hierzu gehörten A. Ruete, Marburg und J. Hämel, Jena sowie F. Bering, Köln und J. Vonkennel, zuletzt Leipzig. Bei der Universität Köln muß der Wille zur Erneuerung nachhaltig hinterfragt werden. F. Bering, der über 3 Jahre Rektor der Universität gewesen war und sich für die Gefolgschaft Adolf Hitlers ausgesprochen hatte, wurde vom Entnazifizierungsausschuß als »entlastet« eingestuft und 1948 mit 69 Jahren in Köln noch einmal als Klinikdirektor eingesetzt. Sein Nachfolger in Köln wurde J. Vonkennel, der von den Amerikanern im Mai 1945 sofort verhaftet und 1948 nach einem langwierigen Entnazifizierungsverfahren in die Gruppe der Entlasteten eingereiht worden war. Trotz des Protestes anderer deutscher, dermatologischer Ordinarien erhielt er 1950 den Kölner Lehrstuhl für Dermatologie. Sein Selbstmord 1963 muß heute als späte Erkenntnis seiner Verstrickung mit dem Naziregime angesehen werden.

Eine Ärztin muß in dieser Rückschau erwähnt werden, da sie aus der Dermatologie hervorgegangen ist. Herta Oberheuser (geb. 1911) hat 1 1/2 Jahr an der Hautklinik der Medizinischen Akademie Düsseldorf unter Hans-Theodor Schreus (1892–1970) gearbeitet, bevor sie 1941 als Lagerärztin in das Frauen-Konzentrationslager Ravensbrück gegangen ist, wo sie an KZ-Häftlingen Menschenversuche durchgeführt hat, die sie selbst als »Kaninchenoperationen« bezeichnete. Beim Nürnberger Ärzteprozeß wurde sie zu Haft verurteilt, vorzeitig entlassen und führte danach eine Privatpraxis in Schleswig-Holstein. Nach Protesten des Ravensbrück-Komitees wurde ihr die Approbation entzogen.

Neben der Frage nach Entlassung oder Verbleib stellt sich ebenfalls die Frage, ob die aus rassischen oder politischen Gründen entlassenen Wissenschaftler nach Kriegsende neu berufen, bzw. wiederberufen wurden. Von den drei jüdischen Ordinarien wurde Oscar Gans nach Frankfurt/M. zurückberufen. Von den vier wegen politischer »Unzuverlässigkeit« verdrängten Ordinarien erhielt Georg Alexander Rost den neu gegründeten Lehrstuhl an der FU Berlin. Der aus Freiburg verdrängte Oberarzt Alfred Marchionini wurde 1946 nach Hamburg berufen, wo er 1948 seinen Dienst antrat.

Da es in den frühen Nachkriegsjahren bei verschiedenen Veranstaltungen zum Gedenken an die gedemütigten, vertriebenen, getöteten und verstorbenen jüdischen und politisch verfolgten Kollegen gekommen ist, sollen diese zusammengestellt werden. Bei der Unna-Tagung 1948 in Hamburg legte Alfred Marchionini ein Bekenntnis für die verfolgten jüdischen Dermatologen ab. Bei der 2. Zonentagung 1948 in Berlin kennzeichnete Karl Linser die durch die Nationalsozialisten ausgelösten Veränderungen mit folgenden Worten

»Die Kollegen, die nach 1933 in ihren braunen Uniformen auf unsere Kongresse kamen, teilweise sogar im Präsidium saßen, die haben es soweit gebracht, daß die einstige Harmonie, wenn auch nicht ganz vernichtet, so doch beachtlich gestört wurde. Bitter fühlt man die Lücken, die gerade im Kreis der Dermatologen durch das Wüten der Nationalsozialisten entstanden waren. Denn es handelte sich um die Besten unseres Faches ...«.
1950 würdigten die Hamburger und Berliner Dermatologische Gesellschaft die Verdienste von Abraham Buschke und Felix Pinkus.

Tendenzen in der Dermatologie der Bundesrepublik Deutschland

Von den Grundstrukturen her übernahm die Bundesrepublik das in Deutschland gewachsene System einer stationären klinischen Behandlung mit einer Mischung von staatlichen und privaten Trägerschaften sowie ambulanter Betreuung durch in eigener Niederlassung tätige Kassenärzte. Dieses Modell gehörte zu den Bausteinen der Unvereinbarkeit zwischen den sich entwickelnden Formationen in den Westzonen und der Sowjetischen Besatzungszone.

Die in den 50er Jahren sich rasch bessernde Wirtschaftslage in der Bundesrepublik ermöglichte es, die bauliche Substanz vieler Hautkliniken zum Teil grundlegend neu zu gestalten. Bis in die 60er Jahre entstanden mehrere Neubauten: Hamburg-Eppendorf, Bonn, Göttingen, Kiel, Köln und Mainz. In anderen Universitätsstädten führten Rekonstruktionen zu deutlich besseren Bedingungen für die Patientenversorgung, die Lehre und Forschung, so in Düsseldorf, Freiburg und Münster.

Das goldene Bild entsprach nicht dem Zustand aller Kliniken, denn es gab weiterhin vernachlässigte Einrichtungen, die nur unter Aufbietung von viel Mut und Engagement ihre Aufgaben erfüllen konnten. Die mühselige Situation in Erlangen ist hierfür ein Beispiel.

Neubauten und rekonstruierte Kliniken waren die Voraussetzungen für einen neuen Start. Persönlichkeiten mit Ideen und hoher Einsatzbereitschaft mußten die Entwicklung gestalten.

Die prägenden Protagonisten der ersten Nachkriegsphase waren Alfred Marchionini und Oscar Gans auf der einen und Heinrich A. Gottron und Hans-Theodor Schreus auf der anderen Seite. A. Marchionini und O. Gans führten Deutschland in die internationale Gemeinschaft zurück, H. A. Gottron und H.-Th. Schreus waren die Individualisten, die in Deutschland dem Fach neue Anerkennung verschafften.

O. Gans war 1933 als Jude mit 45 Jahren »zwangspensioniert« worden, A. Marchionini war mit seiner Frau Trude, die Halbjüdin war, nach Ankara gegangen. Beide setzten nach dem Krieg all ihre internationalen Verbindungen ein, um der deutschen Dermatologie die Chance zu geben, den politisch-menschlichen Schaden der braunen Herrschaft und die in dieser Zeit entstandene, wissenschaftliche Isolierung zu überwinden. Marchioninis Unna-Tagung 1948 in Hamburg und der 1953 in Frankfurt abgehaltene Kongreß der DDG unter der Leitung von Oscar Gans waren die Ausgangspunkte dieses neuen Integrationsprozesses.

Die beiden Tagungsorte lagen in den Westzonen. Rückblickend zeigt sich die von dem jeweiligen politischen System gewünschte Orientierung. Im Westen Deutschlands gehörte internationale Öffnung zur Gesamtstrategie. In der Sowjetischen Besatzungszone und ab 1949 der DDR setzte die SED-Parteiführung die von der Sowjetunion gewünschte Abgrenzung gegenüber dem Westen bis zur internationalen Isolierung hin durch.

A. Marchionini und O. Gans haben gleichermaßen wesentliche Impulse für wissenschaftliche Arbeit geliefert. A. Marchionini hat 1950 den »Hautarzt« gegründet, ein mehrbändiges Ergänzungswerk zu Jadassohns Handbuch geschaffen und die Ethnomedizin gefördert. O. Gans aktualisierte mit seinem Schüler G. K. Steigleder die Histologie der Haut.

H. A. Gottron hat für den Ruf der deutschen Dermatologie in den 50er und 60er Jahren wesentliche Verdienste. Die Wahl zum Präsidenten der Deutschen Therapiewoche, der er sechs Jahre vorstand, bewies ebenso seine Anerkennung als hervorragender Kliniker wie die Ernennung zum Präsidenten des Zentralausschusses für Krebsbekämpfung und Krebsforschung. Diese Ehrungen sind als Beweis für den Einsatz von H. A. Gottron für die von ihm geforderte ganzheitliche Betrachtung des kranken Menschen zu sehen. Außerdem zeigte sich darin die Bestätigung der von H. A. Gottron immer wieder vertretenen Auffassung der Dermatologie als Querschnittsfach zwischen Innen und Außen.

H.-T. Schreus hat sowohl die Strahlentherapie als auch die operative Dermatologie mit praxisbezogenen Erfindungen wesentlich bereichert. Sein Einsatz für eine den ganzen Menschen erfassende »Ästhetische Medizin« ist ein Spezifikum des versuchten geistigen Neubeginns in den 50er Jahren. Das von Schreus 1955 in Düsseldorf organisierte »1. Symposium für ärztliche Kosmetik« fand bei vielen Fachdisziplinen ein solches Echo, das im gleichen Jahr eine »Deutsche Gesellschaft für die gesamte ästhetische Medizin und ihre Grenzgebiete« gegründet wurde.

Dem Aufbau des neuen Hauses der Dermatologie in den 50er Jahren folgte der Ausbau in den 60er und 70er Jahren. Diese Phase ist mit den zwischen 1922 und 1925 geborenen Persönlichkeiten Otto Braun-Falco, Gerd-Klaus Steigleder, Theodor Nasemann und Siegfried Borelli verbunden, die wissenschaftlich und gesundheitspolitisch dem Fachgebiet neue Anerkennung verschafften und mit ihren Schülern die Gegenwart bestimmen.

Die Vitalität der Dermatologie spiegelte sich in der Wiederbelebung der wissenschaftlichen Veranstaltungen und im Zeitschriftenwesen wider. Das Jahr 1948 kann wahrhaftig als das Jahr des Neubeginns bezeichnet werden. Es gründeten sich die Fachgesellschaften nach der erzwungenen Unterbrechung neu und die DDG hielt im Oktober 1949 ihren ersten Kongreß nach dem Krieg ab. Die klassischen Zeitschriften »Archiv« und »Wochenschrift« nahmen 1948 ihre Arbeit auf. 1950 folgte als neue Zeitschrift »Der Hautarzt«, dem in den 50er Jahren weitere Neuerungen für Spezialgebiete folgten.

Die erkennbaren Grundlinien der wissenschaftlichen Dermatologie sollen skizziert werden, wobei das Fachgebiet Anregungen der Gesamtmedizin aufgenommen, aber auch mit eigenen Beiträgen zum Fortschritt der Medizin beigetragen hat.

Die Betrachtungsebene hat sich in Kontinuität von der klinischen Morphologie zur funktionalen Interpretation fortgesetzt. Die Verlagerung in der Morphologie betraf die durch neue technische und biologische Möglichkeiten erreichbaren Strukturen. Das erste in einer Hautklinik, nämlich in Freiburg in den 60erJahren installierte Elektronenmikroskop charakterisiert diesen Schritt. Die von Köln aus sich seit den 50er Jahren ausbreitende Histochemie brachte ebenso neue Erkenntnisse wie die Biochemie, die später ihre neue Ebene in der Immunologie fand. Hier kamen aus der Dermatologie gerade bei systemischen Erkrankungen entscheidende Beiträge für die Gesamtmedizin.

Der epidemiologisch nachweisbare Wechsel von Krankheitsbildern bestimmte die Forschungsarbeit. Der Rückgang von Pyodermien und Epizoonosen, der Wandel von externen zu systemischen Mykosen, die Zunahme von Allergien und Tumoren prägten die neuen Arbeitsfelder. Die Onkologie ist ein Beispiel für den von der Dermatologie mit bestimmmten Konzeptwandel. Die in den 50er Jahren von Göttingen (Betatron) und Düsseldorf (Dermopangerät) sowie Kiel (Strahlenbiologie) befruchtete Strahlentherapie verlor in den 70er und 80er Jahren ihre dominierende Position durch therapeutisch überzeugende Erfolge der operativen Therapie. Die von Kiel aus die Dermatologie erobernde maschinelle, später elektronische Befunddokumentation war ebenfalls ein Impuls, der sich in der epidemiologischen Forschung insgesamt ausbreitete.

Der den klinischen Alltag beherrschende Wandel betraf die Therapie mit dem Wechsel in der Dominanz von externer zu interner Therapie. Schönfeld und Kimmigs Buch über »Penicilline und Sulfonamide« von 1948 belegt den Beitrag der Dermatologie für die neuen Möglichkeiten interner Therapie. Moncorps und Kalkoffs Erstbehandlung des von Domagk entwickelten Conteben illustrieren den neuen Weg der Tuberkulosebehandlung. Die seit den 50er Jahren eingesetzten internen Nebennierenrindenhormone und Antimykotika vollenden diesen Weg.

Als Höhepunkt einer zukunftsorientierten Entwicklung muß das 1971 von Gerd Klaus Steigleder mit Klinikern und Niedergelassenen erarbeitete Strukturprogramm der DDG angesehen werden. Nach dem Vorbild der in den USA bewährt und erfolgreich agierenden »Academy of Dermatology« wurden für Deutschland Grundsätze formuliert, die zum Teil erst mit der Gründung der »Deutschen Dermatologischen Akademie« in der Gegenwart verwirklicht werden.

Tendenzen in der Dermatologie der DDR

In der stationären wie der ambulanten hautärztlichen Betreuung wurde die Grundtendenz vom Aufbau eines staatlichen Gesundheitswesens konsequent verwirklicht. 1965 unterstanden alle Hautkliniken einer staatlichen Trägerschaft. Konfessionelle oder private Hautkliniken gab es nicht mehr. Im ambulanten Bereich verringerte sich die Zahl der Hautärzte in eigener Niederlassung kontinuierlich. 1978 existierten noch 29 Niederlassungen im Gebiet der DDR. Polikliniken und staatliche Arztpraxen waren die vorherrschende Form.

Voraussetzungen für die wissenschaftliche Arbeit, Strategien und Schwerpunkte sollen zusammenfassend erwähnt werden. Gebäude und Ausrüstungen unterlagen den Möglichkeiten der Zeit und dem Geschick der jeweiligen Direktoren, finanzielle Unterstützungen bewilligt zu erhalten. In den 50er und 60er Jahren kam es zu Neubauten, Sanierungen und Rekonstruktionen. Der Neubau der Charité-Hautklinik unter Karl Linser mit einer demonstrativ gesamtdeutschen Einweihung im Jahr 1955 war das Beispiel, wie in dieser Zeitphase die Machtverhältnisse genutzt werden konnten, um die zu dieser Zeit schönste deutsche Hautklinik zu errichten. In Halle und Rostock entstanden ebenfalls Neubauten. Nach 1954 erhielten die drei neugegründeten Hautkliniken der Medizinischen

Akademien Dresden, Erfurt und Magdeburg Gebäude, die durch Rekonstruktion den neuen Anforderungen angepaßt wurden. In den 70er und 80erJahren waren die Maßnahmen, speziell einer labormäßigen Modernisierung, nur noch begrenzt möglich, da Geldmittel für Ausrüstungen westlicher Provenienz immer weniger wurden.

Das Profil der dermatologischen Hochschulkliniken in der DDR war stärker durch eine perfekte Betreuung als durch aktive Forschung auf der Grundlage moderner Methoden gekennzeichnet. In Berlin und Leipzig liefen Aktivitäten zur Einführung und Umsetzung der Immunologie in die Dermatologie auf breiter Basis. Viele Kliniken hatten sich auf methodisch und finanziell weniger aufwendige Arbeitsgebiete konzentriert: Berufsdermatosen, operative Dermatologie, Externa-Forschung, Andrologie.

Erschwerend für die wissenschaftliche Entwicklung war die von der SED geforderte Kaderpolitik und die Strategie der politischen Abgrenzung der DDR gegenüber der Bundesrepublik. Die SED setzte ihre Strategie durch, daß die Ordinarien der Hochschulkliniken Mitglieder der Führungspartei waren. In den 70er Jahren gehörten 7 der 9 Direktoren (außer Dresden und Rostock), also 77% der SED an. Im Jahr 1989 waren es 100%, da die letzten zwei Nichtgenossen in den 80er Jahren emeritiert worden waren.

Zur Abgrenzungsstrategie gehörte die Gründung einer eigenen Fachgesellschaft mit Distanzierung von der DDG, der von der SED geforderte Austritt aus westdeutschen, dermatologischen Fachgesellschaften, die Durchführung eigener Kongresse, die Herausgabe der aus der »Dermatologischen Wochenschrift« hervorgegangenen »Dermatologischen Monatsschrift«. Damit ging eine Isolierung der DDR mit ungenügender internationaler Repräsentanz von Forschungsergebnissen einher. Es war für die Entwicklung in den vier Jahrzehnten DDR jedoch typisch, daß die »Führungskader« mit den durch ihre Parteimitgliedschaft möglichen Verbindungen immer mehr nach Wegen suchten, um die von ihnen als unsinnig erkannte Strategie zu unterlaufen und zunehmend internationale Kontakte aufzubauen und zu fördern.

Vorträge auf internationalen Kongressen im Ausland waren bis auf wenige Ausnahmen nur den von den Kaderabteilungen in Abstimmung mit der Staatssicherheit geprüften »Nicht-Sozialistisches Währungsgebiet – Reisekadern« möglich. Studienreisen oder Stipendienaufenthalte zur Aneignung neuer Methoden für Studenten oder junge Wissenschaftler waren die Ausnahme. Dieses von Mühsal, Enttäuschung und seltenen Beispielen einer Bestätigung geprägte Klima hemmte eine aktive und engagierte Forschung.

Dermatologie in Deutschland unter dem Einfluß des Nationalsozialismus

W. Weyers

12 Jahre nationalsozialistischer Herrschaft verwandelten Deutschland aus einer der schönsten Kulturlandschaften in ein Trümmerfeld. Nicht anders erging es der deutschen Dermatologie. Der Dermatologe Egon Keining schrieb im Jahre 1945:

> »Die vor 1933 an den deutschen Universitäten erfreulich hoch entwickelte Dermatologie erlitt ihren ersten schweren Rückschlag durch die Amtsenthebungen. ... Fast die Hälfte aller weit und breit bekannten Ordinarien für Dermatologie wurde amtsenthoben und durch Persönlichkeiten des 3. Reiches ersetzt. Von dem schweren Schlag ... hat sich die deutsche Dermatologie in den letzten 12 Jahren nicht erholen können. Als schwere Unterlassungssünde ist es vor allen Dingen zu bezeichnen, daß kein geeigneter akademischer Nachwuchs herangebildet wurde ... Aus dieser kurzen Zusammenstellung geht mit aller Deutlichkeit hervor, daß die deutsche Dermatologie als nicht mehr existent angesehen werden muß.«

Diese von Keining skizzierte Entwicklung soll im folgenden kurz dargestellt werden.

Der Absturz der deutschsprachigen Dermatologie vollzog sich aus großer Höhe. Zu Beginn des Jahrhunderts nahm sie weltweit eine führende Position ein, was vor allem jüdischen Dermatologen zu verdanken war, wie zum Beispiel Heinrich Auspitz, Moriz Kaposi, Albert Neisser und Paul Gerson Unna. Bis 1933 war die deutsche Dermatologie jüdisch geprägt. Während der Anteil von Juden an der Gesamtbevölkerung bei 0,8 % und an der Ärzteschaft bei 16 % lag, waren 25 % der Dermatologen jüdischer Abstammung, mehr als in jedem anderen Fachgebiet. Die Machtübernahme der Nazis führte zu entsprechend drastischen Veränderungen: die Deutsche Dermatologische Gesellschaft und die Deutsche Gesellschaft zur Bekämpfung der Geschlechtskrankheiten entließen ihre jüdischen Vorstandsmitglieder, jüdische Herausgeber von Fachjournalen wurden durch Nationalsozialisten ersetzt, und jüdische Autoren durften nur noch ausnahmsweise zitiert werden. In einem Dekret des Reichsministers für Wissenschaft, Erziehung und Volksbildung hieß es:

> »Ein grundsätzliches Verbot für Doktoranden auszusprechen, jüdische Autoren in ihren Arbeiten zu zitieren, ist nicht möglich. Dagegen sind jüdische Autoren stets mit Zurückhaltung anzuführen und zwar auch dann, wenn andere Literatur nicht vorhanden ist. Dies zu prüfen, muß im Einzelfalle der Fakultät überlassen bleiben. Grundsätzlich bestehen keine Bedenken, jüdische Autoren dann zu zitieren, wenn es in der Absicht geschieht, ihre Auffassung zu widerlegen oder zu bekämpfen. In allen Fällen aber darf die Tatsache der Verwendung jüdischer Literatur nicht unerwähnt bleiben; das Literatur-Verzeichnis hinsichtlich jüdischer Verfasser ist auf das unbedingt notwendige Material zu beschränken.«

Eines der vordringlichen Ziele der Nazis war die »Entjudung« der Universitäten. Sie wurde ermöglicht durch das »Gesetz zur Wiederherstellung des Berufsbeamtentums« vom 7. April 1933. Innerhalb weniger Monate erhielten jüdische Professoren in ganz Deutschland ihre Entlassungsschreiben. Manche Hautkliniken wurden dadurch förmlich entvölkert, vor allem die Universitäts-Hautklinik in Breslau, die ihre weltweit herausragende Stellung für immer einbüßte. Zu den entlassenen Breslauer Dermatologen zählten u.a. Walter Freudenthal, der die solare Keratose von der seborrhoischen Keratose abgrenzte und die Begriffe »Lichen amyloidosus« und »Keratoakanthom« prägte, Hermann Pinkus, der zu einem der bedeutendsten Dermatohistologen dieses Jahrhunderts wurde, und der Leiter der Klinik, Max Jessner, dessen Name heute noch eng mit dem von ihm beschriebenen Krankheitsbild der lymphocytic infiltration verknüpft ist.

Nach den Universitäten kamen auch niedergelassene Ärzte an die Reihe. In einer Verordnung vom 22. April 1933 hieß es:

> »Die Tätigkeit von Kassenärzten nicht arischer Abstammung und von Kassenärzten, die sich im kommunistischen Sinne betätigt haben, wird beendet. Neuzulassungen solcher Ärzte zur Tätigkeit bei den Krankenkassen finden nicht mehr statt.«

Dies hatte zur Folge, daß etwa 2000 Ärzte ihre Praxen schließen mußten. Andere jüdische Ärzte waren weiter tätig, jedoch unter schwierigsten wirtschaftlichen Bedingungen, denn ihre Patienten wurden durch massiven Druck davon abgehalten, sie weiterhin zu konsultieren. Trotz allem blieb die Zahl jüdischer Ärzte relativ konstant: Nachdem im ersten Regierungsjahr der Nazis etwa 3000 jüdische Ärzte emigriert waren, nahm ihre Zahl nur noch geringfügig ab. 1937 gab es noch über 4000 praktizierende jüdische Ärzte, ein Zustand, der für die Nazis unerträglich war. Im Juli 1938 wurde daher allen jüdischen Ärzten die Bestallung entzogen. Nur 709 erhielten die Erlaubnis, weiter ärztlich tätig zu sein, jedoch nur für jüdische Patienten und nicht als Ärzte, sondern als »Krankenbehandler«.

Zu diesen sogenannten »Krankenbehandlern« zählte Felix Pinkus, der am besten bekannt ist als Beschreiber des Haarscheibe und des Lichen nitidus. Von 1938 an trugen alle seine Rezepte einen Davidsstern und den Hinweis: »Zur ärztlichen Behandlung ausschließlich für Juden berechtigt.« Das Jahr 1938 brachte noch weitere Veränderungen, unter anderem die Einführung des Judenpasses und die Zwangsverordnung, daß alle Juden die Namen Israel oder Sarah anzunehmen hatten. Im Rahmen der Pogrome des 9. November wurden in ganz Deutschland Juden getötet oder eingesperrt, ihre Geschäfte wurden verwüstet und Synagogen in Brand gesteckt.

Die Zerstörungen der »Reichspogromnacht« zerstörten auch die Illusion, daß sich vielleicht doch alles beruhigen und allmählich wieder besser werden könnte. Die Folge war eine neue Auswanderungswelle: etwa die Hälfte aller deutschen Juden emigrierte vor Beginn des Krieges. Dabei handelte es sich allerdings vorwiegend um jüngere Personen, während die Zahl der Juden über 40 Jahren relativ konstant blieb. Diese älteren Menschen spürten nicht mehr die Kraft, im Exil unter schwierigsten Bedingungen einen Neuanfang zu wagen, sie blieben in Deutschland und wurden zunehmenden Repressionen ausgesetzt. Ihre Bewegungsfreiheit wurde eingeschränkt, persönliche Besitztümer – wie Hausgeräte, Schuhe und Fahrräder – wurden konfisziert, und ab 1941 mußten Juden in der Öffentlichkeit stets einen Davidsstern tragen. Es folgten Zwangsarbeit und die Verschickung in Vernichtungslager, in denen zwischen 1941 und 1945 etwa fünf Millionen Menschen starben.

Unter ihnen waren auch einige prominente Dermatologen, zum Beispiel Karl Herxheimer, der frühere Leiter der Universitäts-Hautklinik in Frankfurt, dessen Name eng mit der Jarisch-Herxheimer-Reaktion und der Acrodermatitis chronica atrophicans verknüft ist. Herxheimer war bereits 1930 pensioniert worden und schlug anschließend mehrfach die Möglichkeit aus, Deutschland zu verlassen. Am 24. August 1942 schrieb der Kurator der Frankfurter Universität an die Gestapo:

»Der ehemalige jüdische Universitätsprofessor Dr. Karl Israel Herxheimer, wohnhaft hier Friedrichstraße 261, Kenn-Nummer Q 02182 bezieht aus der hiesigen Universitätskasse staatliche Versorgungsbezüge. Zur Vermeidung von Überzahlungen bitte ich um eine Mitteilung hierher, falls Herxheimer evakuiert werden sollte.«

Drei Tage später wurde der 81jährige zusammen mit anderen Frankfurter Juden in einen Viehwaggon gesperrt und ins KZ Theresienstadt gebracht, wo er drei Monate später verstarb.

Nicht anders erging es Abraham Buschke, nach dem unter anderem das Scleredema Buschke und der Buschke-Löwenstein-Tumor benannt sind. Bis 1933 war Buschke Leiter der Hautklinik des Rudolf-Virchow-Krankenhauses in Berlin. Noch 1937 kehrte er von einer Vortragsreisse durch die USA nach Berlin zurück. Fünf Jahre später kam er ins KZ Theresienstadt und starb dort innerhalb weniger Monate.

All dies geschah ohne nennenswerten Widerstand der deutschen Ärzteschaft. Im Gegenteil zählten gerade Mediziner zu den eifrigsten Verfechtern des Nationalsozialismus. Vor allem junge Ärzte, die in der Weimarer Republik vielfach arbeitslos waren, vertrauten auf die Nazis, die schon 1930 erklärt hatten:

»Die Nöte des deutschstämmigen ärztlichen Nachwuchses ... werden sofort behoben sein, wenn im kommenden Dritten Reich deutsche Volksgenossen sich nur von deutschstämmigen Ärzten behandeln lassen.«

Und genau dies geschah. Nach der Machtergreifung der Nazis hatte es mit der Arbeitslosigkeit ein Ende: junge Ärzte wurden gesucht, solange sie arisch oder – besser noch – Parteigenosse waren.

Wo immer jüdische Dozenten der Dermatologie entlassen worden waren, rückten junge Parteigenossen nach. Mehrere deutsche Hautkliniken wurden bereits von aktiven Nazis geleitet, zum Beispiel von Paul Mulzer in Hamburg und von Karl Zieler in Würzburg. An anderen Hautkliniken schieden die Leiter aus Altersgründen aus, und an sieben Universitäten waren sie aus politischen oder rassischen Gründen entlassen worden: in Bonn, Breslau, Frankfurt, Freiburg, Heidelberg, München und Tübingen. An die Stelle berühmter Dermatologen, wie Oscar Gans, Erich Hoffmann, Max Jessner, Paul Linser und Leopold Ritter von Zumbusch, traten nun Männer, die unbekannt waren und blieben. Dieser Niedergang war Folge der Berufungskriterien. Wichtig war weniger die fachliche Eignung als die politische Konformität. Martin Schubert, der Nachfolger von Oscar Gans, als Chef der Frankfurter Hautklinik, war zum Beispiel erst 38 Jahre alt und völlig unbekannt, aber er war Parteimitglied, SA-Führer und Vertrauensmann der NSDAP an der Universität Marburg. Julius Dörffel war ebenfalls aktives Mitglied von NSDAP und SA und wurde 37jährig Chef der Hautklinik in Halle. Neuer Chef der Hautklinik in Rostock wurde Ernst Heinrich Brill, ein Mitglied der NSDAP, der SA, der Totenkopfverbände der SS und Führer des nationalsozialistischen Dozentenbundes.

Mit anderen Worten verdankten viele mittelmäßige Wissenschaftler ihre Karriere der Partei, und sie bezahlten ihre Schuld zurück, indem sie selbst ihre wissenschaftliche Arbeit nationalsozialistischen Ideen unterordneten. So erklärte Ernst Heinrich Brill auf der DDG-Tagung 1935:

»Man versage der Tätigkeit des Forschers in der Betonung objektiver Methodik und Leistung nicht das Ethos in den völkischen, nationalen und sozialen, d. h. in der Synthese der nationalsozialistischen Wertung der wissenschaftlichen Fragestellung ihre Erfüllung zu suchen.«

Karl Hoede, ab 1939 Leiter der Würzburger Hautklinik, untersuchte Hautkrankheiten wie die Psoriasis im Hinblick auf die Anwendbarkeit des Gesetzes zur Verhütung erbkranken Nachwuchses und kam zu dem Schluß: »Dringend erwünscht ist eine Entscheidung darüber, bei welchen Hautkranken eine 'Verheiratung nicht im Interesse der Volksgemeinschaft liegt.'« Und Heinrich Adolf Gottron schrieb:

»An uns Ärzten ist es, die so erarbeiteten Erkenntnisse der Vererbungswissenschaft nach den Richtlinien unserer Führung zur Neugestaltung unseres Volkes auszuwerten.«

Nicht alle, die so etwas schrieben, waren fanatische Nazis. Gottron zum Beispiel war politisch nur mäßig interessiert, aber er wußte genau, was gut für seine Karriere war und wurde als aktives Parteimitglied 1935 Leiter der Hautklinik in Breslau. 1940 avancierte er zum Dekan der medizinischen Fakultät, zum damaligen Zeitpunkt ein vorwiegend politisches Amt, dessen oberste Aufgabe darin bestand, nationalsozialistisches Denken durchzusetzen. Wie bitter solcher Opportunismus von Opfern des Regimes empfunden wurde, geht aus den Tagebüchern des Philologen Victor Klemperer hervor, in denen es heißt:

»Wenn es einmal anders käme und das Schicksal der Besiegten läge in meiner Hand, so ließe ich alles Volk laufen und sogar etliche von den Führern, die es vielleicht doch ehrlich gemeint haben könnten und nicht wußten, was sie taten. Aber die Intellektuellen ließe ich alle aufhängen, und die Professoren einen Meter höher als die anderen...«

Dies war natürlich nur ein Satz im Tagebuch und nicht zur Veröffentlichung bestimmt, doch er zeigt deutlich, welchen Abscheu diejenigen hervorriefen, die sich wider besseres Wissen zu Sprachrohren der Nazis machten.

Und sie wurden nicht dazu gezwungen. Man konnte im 3. Reich leben, ohne Nazi zu werden, und einige attackierten sie sogar offen, ohne Rücksicht auf mögliche persönliche Nachteile. Leopold Ritter von Zumbusch, der Chef der Münchener Hautklinik, widersetzte sich der Einmischung der Nazis in universitäre Angelegenheiten, bis er 1935 entlassen wurde. Erich Hoffmann, der Chef der Bonner Hautklinik, erklärte, eine weiße Weste sei ihm lieber als ein braunes Hemd, und er äußerte die Hoffnung, ein schneidiger Jude möge Hitler doch endlich abknallen. Auch Hoffmann wurde entlassen, sein Beispiel aber brachte andere dazu, ebenfalls couragiert zu denken und zu handeln. In einem Brief eines Studenten hieß es:

»Aus einem Meer katzbuckelnder Rücken ragt Ihre Gestalt als die eines stolzen unerbittlichen Künders der Wahrheit hervor. Nehmen Sie dafür meinen Dank, daß Ihre starke Persönlichkeit mir wie manchen anderen Kameraden den Glauben an die deutsche Kultur und ihre wahren Vertreter wieder gab.«

Hoffmann riskierte durch seine aufrechte Haltung seine Karriere, aber wenig mehr. Manch anderer gefährdete durch aktiven Widerstand sein Leben, zum Beispiel der Dermatologe Otto Schlein aus Magdeburg, ein ehemaliger Kommunist, der wegen Verdachts auf Hochverrat mehrfach festgenommen wurde. 1936 emigrierte er nach Holland, wurde dort im Kriege von der Gestapo aufgegriffen und nach Auschwitz gebracht, wo er im Oktober 1944 mit Frau und Tochter vergast wurde.

Ein halbes Jahr später war der Krieg vorbei. Viele Nazis begingen Selbstmord, darunter auch der Präsident der Deutschen Dermatologischen Gesellschaft, Karl Zieler. Andere Dermatologen wurden von den Alliierten entlassen und kehrten nie wieder an die Universität zurück, wie Walther Krantz in Göttingen, Walther Schultze in Gießen, Willi Engelhardt in Tübingen und Julius Mayr in München. Und dann gab es einige, die ihre Karriere unbeschadet fortsetzten. So war der Chef der Leipziger Hautklinik, Josef Vonkennel, SS-Obersturmbannführer und beratender Dermatologe der Waffen-SS; dennoch erklärte die Leipziger Universität 1947, über eine nationalsozialistische Betätigung Vonkennels sei nichts bekannt, und Vonkennel wurde wenig später Chef der Hautklinik in Köln. Heinrich Adolf Gottron verließ Breslau und übernahm den Lehrstuhl in Tübingen, obwohl die französische Militärregierung wußte, daß »seine Nominierung einen prekären Charakter« hatte. Daß Gottron dennoch berufen wurde, lag auch am Mangel an Alternativen, denn von den Dermatologen, die emigriert waren, kehrten nur wenige zurück, unter ihnen

Oskar Gans, der seinen alten Lehrstuhl in Frankfurt übernahm, und Alfred Marchionini, der als Ordinarius in Hamburg und München großen Anteil daran hatte, daß die deutsche Dermatologie wieder Anerkennung fand.

Der Wiederaufbau der deutschen Dermatologie aus den Trümmern des Nationalsozialismus war schwierig und langwierig, letztlich aber überraschend erfolgreich, ebenso wie der Wiederaufbau der deutschen Städte. Man muß die Städte vor dem Krieg gekannt haben, um zu bemerken, was alles verloren ging, und das gilt auch für die Dermatologie. Die Wunden, die der Nationalsozialismus in der deutschen Dermatologie hinterlassen hat, sind noch heute spürbar.

Literatur

Hollander A (1983) The tribulations of Jewish dermatologists under the Nazi regime. Am J Dermatopathol 5:19-26

Scholz A, Schmidt C (1993) Decline of German dermatology under the Nazi regime. Int J Dermatol 32:71-74

Weyers W (1998) Death of medicine in Nazi Germany Dermatology and dermatopathology under the swastika. Philadelphia: Ardor Scribendi

Politische Beeinflussung der schweizerischen Dermatologie vor und während des 2. Weltkrieges

J.-M. Paschoud

Bevor ich auf die Einflüsse der politischen und der antisemitischen Situation auf die Dermatologie zu sprechen komme, muß ich die politische Situation der Schweiz in den Vorkriegsjahren kurz beleuchten. Diese Verhältnisse dürften in Deutschland weitgehend unbekannt sein und daher bilden sie die Grundlage der weiteren Geschehnisse und meiner Ausführungen.

Nach dem Börsenkrach im Anfang der dreißiger Jahre entstand in der Schweiz wie im Ausland bei fehlenden sozialen Einrichtungen eine richtige Notsituation: wirtschaftliche Unsicherheit, Arbeitslosigkeit, Verarmung der unteren und mittleren Schichten, Konkurse von Banken und begüterter Besitzer usw. förderten die linksextremen Parteien, die sich als die Verteidiger der Proletarier ausgaben, die sozialistische und besonders die moskautreue kommunistische Partei. Dies führte als Reaktion in der ganzen Schweiz 1931–1932 zur Gründung von mindestens 40 verschiedenen Rechtsparteien, die zunächst durchaus patriotisch, sich dem Schutz des Staates vor der Überhandnahme durch die Kommunisten widmeten. Aber nur zwei Parteien erreichten eine nationale Bedeutung; die »Union nationale« in Genf und die »Nationale Front« in der deutschsprachigen Schweiz. Erst in den Jahren 1934–1935 wurden dann diese Parteien rechtsextrem und unter deutschem und italienischem Einfluß nationalsozialistisch.

Die Beweggründe für das Entstehen des Frontismus waren
- außenpolitisch (Machtergreifung Hitlers in Deutschland, neue, zukunftsträchtige politische Gestaltungsform),
- innenpolitisch (seit dem Generalstreik 1918 bestand ein Graben zwischen Rechts und Links, Spaltung des Volkes in 2 feindliche Blöcke, Sieg der extremen Linken),
- wirtschaftlich (Arbeitslosigkeit, Konkurrenzdruck, Niedergang vieler selbständiger Existenzen) und
- psychologisch (Rebellion der jungen Generation gegen die Greisendemokratie).

Die Ziele der Fronten waren die Absage an die liberale Demokratie, Ersatz durch eine autoritäre Demokratie (Diktatur), Geringschätzung der individuellen Rechte, kurz gefaßt antiliberal, antimarxistisch und (wenn auch in der Schweiz sehr gering ausgeprägt) antisemitisch.

Nun wollen wir auf die spezielle Situation in Genf eingehen. Die Rechtspartei »Union nationale« (U.n.) wurde im Juni 1932 gegründet. Als erster Präsident wurde Roger Steinmetz, Spezialarzt für Dermatologie, gewählt. Die heftigen Angriffe der Rechtspartei führten im November zu einer Gegenreaktion in Form einer sozialistisch-kommunistischen Massenkundgebung, wobei es am späten Abend zwischen den zur Aufrechterhaltung der Ordnung herbeigerufenen jungen Soldaten einer Rekrutenschule und den Demonstranten zu einer Schießerei kam. Für die 19 Toten und die vielen Verletzten wurden die Linksparteien für schuldig erklärt und deren Führer bestraft. Die Rechtsparteien erlebten eine vorübergehende Beförderung und besetzten 9 Sitze in der kantonalen Legislative. In der Zeitung der Rechtspartei »l'Action nationale« entwickelte Präsident Steinmetz, unser Dermatologe, folgende Ideen: Die marxistische Doktrin ist schädlich, da antinational, aber der Aufstand des Proletariats ist durch die Haltung und Einstellung der Besitzenden gerechtfertigt. Steinmetz war friedliebend, gerecht, weit weg von jedem Diktaturgedanken. Diese Einstellung wurde bald mit der extremen Tendenz der Partei unvereinbar, und Steinmetz wurde im April 1935 durch den rechtsextremen Georges Oltramare ersetzt. Oltramare stammte aus einer bekannten der Universität nahestehenden Familie; der Begründer des Lehrstuhls für Dermatologie und erster Professor an der Universität Genf von 1885 bis 1926 war Hugues Oltramare, ein Onkel des Politikers. Georges Oltramare verwandelte die U.n. in eine rechtsextreme Partei nach italienischem Muster: militärische Durchorganisation, Tragen eines grauen Hemdes mit blauer Krawatte, römischer Gruß usw. Für diese Radikalisation fand er Anhänger in den mittleren Klassen und bei den Jungen. Er machte viel von sich reden, betrachtete sich selbstverständlich als der Führer des zukünftigen Staates und erregte durch seine Zeitungsartikel und die von seiner Partei durchgeführten Krawalle viele Kontroversen und Diskussionen. Aber ein eindeutiger politischer Durchbruch gelang ihm nie. Während der besten Zeit schätzt man die Anzahl seiner Anhänger auf ca. 1500 bis 2000. Durch den politischen Kampf ermüdet und in Anbetracht des Diskredits, den seine Bewunderung und tatkräftige Unterstützung Hitlerdeutschlands ihm bei Erwachen des nationalen Patriotismus in der unmittelbaren Vorkriegszeit eingebracht hatten, gab er zu Beginn des Jahres 1939 das Präsidium der U.n. auf. Die Partei verlor ihren Führer und ging 1940 von selbst ein.

Roger Steinmetz, inzwischen Privatdozent für Dermatologie, demissionierte als Parteimitglied im November 1939. Der Nachfolger und langjähriger Mitarbeiter von Professor Hugues Oltramare an der Genfer Klinik, Prof. Charles Dubois, mußte 1945 krankheitshalber sein Amt aufgeben. Die kommissarische Führung der Klinik bis zur Wahl eines Nachfolgers wurde Roger Steinmetz anvertraut, der während eines Jahres die Klinik hervorragend führte. Trotz der besten Aussichten wurde er aber nicht als Nachfolger gewählt. Seine, wenn auch gemäßigte politische Einstellung und Tätigkeit während der dreißiger Jahre, Erinnerungen an die Toten von 1932 und seine langjährige Gefolgschaft des Extremisten Oltramare verhinderten in dieser unmittelbaren Nachkriegszeit seine Wahl. Als Professor wurde damals Werner Jadassohn, Sohn von Joseph Jadassohn, an die Universität Genf berufen. Werner Jadassohn war seit 1934 praktizierender Hautarzt in Zürich. Wir werden später auf ihn zurückkommen. Wir möchten hier nur darauf hinweisen, daß die Wahl von Werner Jadassohn davon zeugt, daß in der Schweiz in Akademikerkreisen von einem Antisemitismus nicht die Rede war.

Wir wollen uns nun auf die politischen Verhältnisse in der deutschsprachigen Schweiz konzentrieren. An der Hochburg der rechtsextremen Reaktion in Zürich entstand bereits im Oktober 1930 die nationale Front, die über Jahre vergeblich versuchte, eine echte nationale Bedeutung zu bekommen. Da sie zunächst als antikommunistische, patriotisch gerichtete Partei gedacht und organisiert war, wurden 1932–1933 zahlreiche wohlmeinende Akademiker und Wirtschaftsführer Mitglieder dieser Front, so auch z.B. der Direktor der dermatologischen Klinik Bern, Prof. Oskar Nägeli. Aber auch diese Partei wurde allmählich nach deutschem Muster militärisch durchorganisiert und versuchte durch Zeitungsartikel, politische Aktionen und Krawalle die Aufmerksamkeit auf sich zu lenken. Aber es gelang nicht recht, und je länger, je mehr wurden die »Frönteler« wie man sie nannte, als eine antischweizerische, unter dem Einfluß einer fremden Macht stehende Partei angesehen, dies besonders nachdem ein schweizerischer Gauleiter bezeichnet worden war. An den kantonalen Wahlen 1933 in Zürich erhielt die Front nur 5,9% der Stimmen, 1934 in Bern 13,5% der Stimmen und 1936 in Schaffhausen sogar 23% der Stimmen. Diese außer in Schaffhausen bescheidenen kantonalen Ergebnisse verursachten keine Erfolge auf nationaler Ebene. In der Volkskammer (Nationalrat) wurden nur 2 Vertreter (2 auf damals 187 Mitglieder) gewählt, einer aus Genf und einer aus Zürich.

Der im Jahre 1892 gegründete dermatologische Lehrstuhl der Universität Bern hatte 4 Jahre lang Professor Edmund Lesser inne, der darauf an die Charité in Berlin berufen wurde. Von 1896 bis 1917 erlebte dieser Lehrstuhl unter Prof. Joseph Jadassohn eine außergewöhnliche Blütezeit. Als 1917 Joseph Jadassohn als Nachfolger seines Lehrers Albert Neisser auf den angesehensten Lehrstuhl der Dermatologie Deutschlands in Breslau berufen wurde, folgte ihm in Bern sein Schüler Oskar Nägeli nach. Nägeli stammte aus einer bekannten thurgauischen Arztfamilie (die bekanntere Berner Patrizierfamilie ist ausgestorben), und war der Bruder des Zürcher Internisten Otto Nägeli, der als »Blutnägeli« europäische Bedeutung erwarb. Nach dem menschenfreundlichen, stets bescheidenen und einfachen Joseph Jadassohn war Nägeli eher snobistisch, weltgewandt, wohlhabend und als Schachmeister bekannt. Sein Patriotismus führte ihn dazu, wie andere Mitglieder seines Teams, sich bei der Nationalen Front als Mitglied einzuschreiben. Er wurde von der extremen Rechtspartei als Muster angeführt, hat aber offenbar neben seinen Verpflichtungen an Klinik und Praxis keine Zeit gefunden, aktiv am Parteileben teilzunehmen. Wir wissen auch nicht recht, wie er auf die extreme Rechtsentwicklung der Partei und die Anhängerschaft an Hitlerdeutschland reagiert hat. Als dann 1939 die Parteigänger als Staatsfeinde verschrien wurden, entwickelte Oskar Nägeli eine Art von Verfolgungswahn. Er war überzeugt, daß ihm wegen seiner Zugehörigkeit zur Front nach dem Leben getrachtet wurde. Es wird vermutet, daß Drogenabusus diesen Wahn gefördert hat. Eines Tages im Jahre 1939, das genaue Datum ist nicht sicher festzustellen, da das ganze Geschehen nicht geschichtlich festgehalten ist, sondern nur auf persönlicher Überlieferung beruht, verschwand Nägeli spurlos von Bern. Nachträglich konnte festgestellt werden, daß er sich in Deutschland abgesetzt hatte und sich dort versteckt hielt. Für die verlassene Klinik wurde Privatdozent Hans Kuske, späterer Direktor der Klinik, als kommissarischer Direktor eingesetzt. Im Jahre 1940 kehrte Nägeli in die Schweiz zurück und wurde schließlich in einem Chalet in den Bergen lokalisiert. Lange Unterhandlungen, um ihn zum Rücktritt zu bewegen, scheiterten. 1941 wurde er dann einfach entlassen. Dieses politisch bedingte dramatische Schicksal eines angesehenen akademischen Lehrers ist wenig bekannt. Es findet sich in den historischen Aufzeichnungen, in den Archiven des Staates und der Universität keine Spur davon. Als Assistent an der

Berner Klinik von 1951 an wurde mir dieses Drama von alten Angestellten immer wieder erzählt.

Zum Schluß möchte ich noch auf den gemäßigten Antisemitismus zu sprechen kommen, der in den Vorkriegsjahren in der Schweiz geherrscht hat.

Der erste Vorfall, der die Aufmerksamkeit der Dermatologen auf die prekäre Stellung der Juden in Deutschland zog, war im Jahre 1930 die Ablehnung der Berufung von Bruno Bloch auf den Lehrstuhl der Charité in Berlin.

Ein zweiter Vorfall war unmißverständlich, als Joseph Jadassohn, der Führer der damaligen internationalen Dermatologie, auf eigenen Wunsch mit 68 Jahren 2 Jahre zu früh die Leitung der Breslauer Klinik aufgab, um sich nach seiner Emeritierung nach Zürich zurückzuziehen. Die antisemitischen Beweggründe dieses frühzeitigen Ruhestandes wurden damals nicht laut ausgesprochen, und sein 70. Geburtstag im September 1933 wurde gebührend gefeiert, obschon gerade damals in Zürich eine gespannte Situation herrschte.

Bruno Bloch, einer Arztfamilie aus dem Aargau entstammend, einer der größten, während der dreißiger Jahre aus rassischen Gründen in Deutschland totgeschwiegenen Forscher und Lehrer, begann seine Laufbahn in Basel und begründete dort 1913 den ersten dermatologischen Lehrstuhl. Er wurde dann 1917 auf den neu gegründeten dermatologischen Lehrstuhl in Zürich berufen und nahm damals seinen Assistenten Guido Miescher mit sich nach Zürich. Die Zusammenarbeit zwischen Bruno Bloch und Guido Miescher erwies sich als sehr eng und fruchtbringend, bis Werner Jadassohn, der Sohn seines Lehrers und Freundes Joseph, als Assistent in die Klinik eintrat. Nach und nach wurde Miescher aus dem klinischen Betrieb zu Gunsten von Werner Jadassohn ausgeschieden, und seit der Habilitation von Werner Jadassohn im Jahre 1928 war Miescher als Titularprofessor quasi in die Strahlenabteilung verbannt, während Werner Jadassohn als Oberarzt offensichtlich durch Bruno Bloch begünstigt wurde. Die Rechnung ging aber insofern nicht auf, da Miescher in der Strahlenabteilung so wertvolle überragend wichtige Arbeiten über Röntgenbestrahlung der Hauttumoren und der entzündlichen Hautaffektionen verfaßte, daß sein Name international bald so bekannt wurde wie der seines Lehrers. Als am 10. April 1933 Bruno Bloch unerwartet rasch an einer Panmyelophthise starb, entstand in der Zürcher Klinik ein erbitterter Kampf um die Nachfolge. Sicher haben die Mieschers Fähigkeiten als Forscher am 1. Oktober 1933 seine Wahl zum Nachfolger Bruno Blochs zur Hauptsache begründet, aber eine gewisse Ablehnung des jüdischen Konsortiums, der die Wahl von Werner Jadassohn begünstigte, eine milde antisemitische Einstellung der Fakultät, mag wohl mitgespielt haben. Diese Wahl war für Joseph Jadassohn eine bittere Enttäuschung: er zog sich von da an zurück und starb recht einsam im April 1936. Werner Jadassohn eröffnete eine dermatologische Praxis in Zürich, die er bis zu seiner Wahl als Extraordinarius in Genf betrieb.

In der Schweiz blieb der Antisemitismus milde bis inexistent. Obschon die beiden rechtsextremen Parteien den Antisemitismus als Parole laut befürworteten, blieb es bei Krawallen gegen antifaschistische Theateraufführungen (1935 gegen Brechts Dreigroschenoper), Störung jüdischer Gottesdienste, Diebstahl kultischer Gegenstände und Einbrüchen und Schändungen jüdischer Friedhöfe. Aber die Schweiz blieb ein Rechtsstaat, und die Frevler wurden polizeilich gesucht und gerichtlich bestraft. Und als der Krieg 1939 losbrach und die nationalsozialistischen Parteien eingingen, war dieses Kapitel der Geschichte erledigt. Die Judenprobleme, die sich während der Kriegsjahre einstellten, als die Schweiz von Deutschland mit der Achse total umringt war, und welche in den letzten Jahren von Amerika aus die Schweiz schwer belastet und zum Teil zu Recht, vielfach zu Unrecht beschuldigt haben, sind ein anderes Blatt der Geschichte, die übrigens zur Zeit durch eine Kommission aus Historikern und Juristen eingehend untersucht wird. Auf diese, in den Zeitungen breit geschlagenen Ereignisse möchte ich hier nicht eingehen, da sie mit der Dermatologie nichts zu tun haben.

Sachverzeichnis

3,4,5-Trimethylpsoralen (TMP) 629

A
Abgrenzungsstrategie 752
Abszedierende Fistelgänge (siehe Fistelgänge, abszedierende)
Abwehr, immunologische 372
ACE-Hemmer 203
Acetylcholin 108, 683
Acetylsalicylsäure 122, 146
Aciclovir 406
Acitretin 180
Acne 260
- infantile 247
- neonatal 247
Acne conglobata 258
Acne fulminans 258
Adhäsionsmolekül 78, 104, 457
Adnextumor 570
Aeroallergen 98
AIDS 291
Akne 264, 276
Akne androgenetica 706
Aknenarben 671
Aknetherapie, antiandrogene 428
Akrosinaktivität 423
Akrosomale Reaktion 423
ALK-Staubsammler 129
Alkali-Resistenz 210
Allelverlust 495
- von 11q23 494
Allergene 143
Allergengehalt 162
Allergenkarenz 99
Allergie 113
Allergische Reaktion 126
Allergologische Testung 341
Alopezia areata 441
Alopezie 432
- androgenetische 432, 435, 449
- vernarbende 444
Alphavirus 302
5-Aminolävulinsäure 553

Ammonium Thioglykolat 214
Amyloidose 705
Analgetika 314
Anaphylaktischer Schock 141
Anaphylaxie 116, 125
Androgenrezeptoren 449
Anergie 17
Angiofibrome 44
Angioödem 201
Angstkonflikt, neurotischer 723
Anpreßdruck 622
Anthralin 179
Anti-BP180 81
Anti-Tumorantwort, systemische 463
Antibiotika 264, 286
Antibiotikagabe 270
Antigen, Immunogenität 21
Antigen-präsentierende Zelle 172
Antigene, melanom-assoziierte 541, 544
Antigenerkennung 542
Antihistaminika 117, 118
- Prämedikation 140
Antimikrobielle Peptide 7
Antioxydanzien 412
Antiphospholipid-Antikörper 706
Antiphospholipidsyndrom, primäres 706
Antiretrovirale Therapie 339, 345
Anwendungsbeschränkung 379
APC, dendritische 172
Apoptose 9, 497, 500
APUD-System 556
Armed Forces, Institute of Pathology 38
Arthrogenes Stauungssyndrom 604
Arzneimittelreaktion 164
Arzneimittelunverträglichkeit 119
- Reaktion 339
Arzneireaktion 116, 117, 128
Arzt-Patient-Verhältnis 723

Ärzte, jüdische 754
Ärztliche Anzeige über eine Berufskrankheit 232
Ascaridol 155
Aspartatproteinase, sekretorische 363
ASS-Intoleranz 119, 120
Ästhetische Medizin 750
Astrocytome 690
ATBC 687
Atopie 99, 113
Atopie-Patchtest 98, 102, 135
Atopische Dermatitis 101, 104, 135, 178, 282
Atopische Ekzematiker 108
Atopische Hautdiathese 210
Atopisches Ekzem 95, 632
Autoantigen 78
Autoimmunerkrankungen 75, 175
Autoimmunreaktion 177
Autoreaktive T-Zellen 79
Azithromycin 292
Azolderivate 373
Azoospermie 418, 420

B
Bade-PUVA-Therapie 635
Bakterielle Vaginose 285
Bakterien, aerobe 284
Balneophototherapie 635
Basaliome 559
Basalzellkarzinom (BZK) 553, 554, 562, 662
Basalzellnävussyndrom 559
Basophiles Histamin Release 161
Basotest 157
Bax 500
Bcl-2 500
Bcl-x 500
Befunddokumentation, elektronische 751
Benzoylperoxid 657
Berufsdermatologie 209
Berufskrankheit 221

Berufskrankheitenanzeige 221
Berufskriterien, Niedergang der 754
Berufsstoffe 209
Berufsverband 731
Bestrahlung 563
Betriebsberatungen 218
Bienengiftallergie 140
Bildanalyse 34
Bildspeicherung, digitale (siehe digitale Bildspeicherung)
Biomechanische Stimulationstherapie 606
Biophysikalische Meßmethode 27
Bioresonanz 712
Bioverfügbarkeit 380
Birkenpollensensibilisierung 102
BK-Liste 231
Blitzlampe 699
Borrelia burgdorferi 294
Borreliose 294
Boston-Exanthem 302
Botulinumtoxin-A 682
Bowenoide Papulose 320
Bradykinin 203
Bromoderm 258
BSE 22
Bullöse Dermatose 77
Bullöse Epidermolyse 389
Bullöses Pemphigoid (BP) 78, 81

C
C1-Inhibitormangel 202
C5a 122
Candida 372
Candida albicans 285, 363, 385
Cardiolipin-Antikörper 273
CARET 687
CAST-ELISA 119, 125
CCR5 333
CD31 351
CD4 333
CD4+Zellen 335
CD4-Zellen 10
CD40 480
CD63 157
CD8 T Zellen 172
CD8+ T-Zellen 480
CD8+ zytotoxische T-Lymphozyten 479
CEAP Klassifikation 611
Charité-Hautklinik 751
Cheilitis, aktinische 673
Chemical peeling 647
Chemoimmuntherapie 521
Chemokine 173, 457

Chemokinrezeptoren 333, 457
Chemotherapie 520, 525, 557
Chlamydia trachomatis 285
Chlamydosporen 385
Chromametrie 210
Chromat 215
Chromatinkondensation 423
Chromosom, Deletion 494
Chromosom-7-Aneuploidie 489
Chronisch-rezidivierende Urtikaria (siehe Urtikaria, chronisch-rezidivierende)
Chronische venöse Insuffizienz (CVI) 578, 604, 611, 622
Chronische Wunde (siehe Wunde, chronische)
Ciclosporin 180
Circumscripte Sklerodermie (siehe Sklerodermie, circumscripte)
Cisplatin 525
Clarithromycin 292
Closure Procedure 613
CO_2-/Er:YAG-Laser 671
CO_2-Laserablation 673
CO_2-Lasersystem 668
Cobalt 215
Computergestützte Diagnostik 34
Condylomata acuminata 322, 324
Corneometer 210
Cotrimoxazol 340
Coxsackie-A-Virus 302
CpG-Dinucleotide 512
CSCR4 333
CTCL 463
– pleomorphes 460
Cytochrom p450 292

D
Danazol 204, 205, 206
Dapson 83
Darcabazin (DTIC) 523, 525
Datenkompression 40
Datenschutz 40
David Hockney 41
DBPCFC 137
DDG 731, 750
Defensin 7
Deklarierung 135
Dekubitalgeschwür 586
Demodex 358
Demoglein 3-knock out-mouse 72
Dendritische Zellen (DC) 17, 20, 333, 515, 528, 542
derma.de 734

derma.de E-Mail 736
Dermablation 667
Dermabrasion 393, 667
Dermatitis herpetiformis Duhring 84
Dermatitis, atopische (siehe atopische Dermatitis)
Dermatoliposklerose 614
Dermatologie
– im Internet 736
– investigative 745
– Nationalsozialismus in Österreich 743
– Wiederaufbau der deutschen 756
Dermatologische Markererkrankung 12
Dermatophagoides pteronyssinus (D.pt.)-Patch-Test 105
Dermatose
– akute febrile neutrophile 195
– bullöse (siehe bullöse Dermatose)
– reaktive neutrophile 195
– segmentale 395
Dermatoskopie 32, 34, 37
Dermojet 683
Desmoglein 1 73
Desmoglein 3 73, 75, 78
Diabetes mellitus 619
Diabetischer Fußulcus 586
Diagnostik 116, 372
– computergestützte (siehe computergestützte Diagnostik)
Diät 139
Digitale Bildspeicherung 39
Dignitätseinschätzung 572
DIN EN ISO 9001 717
DIN EN ISO 9004-2 719
Disseminierte Granuloma anulare (siehe Granuloma anulare)
Dithranol-Patch-Test 105
DNA
– Amplifikationsverfahren 275
– Aneuploidie 571
– Bildzytometrie 570
– IL-12 kodierende 513
– nackte 511
– Vakzine 512
DNS (Dysplastisches Nävussyndrom) 685
– nackte 542
Dopplersonographie 611
Dornwarzen 319
Dosimetrie 637
Doxycyclin 83

DPC 441
DTIC (Darcabazin) 523, 525
Duhring 84
Duplex-Sonographie 611
Dysplastische Nävi (siehe auch Nävuszellnävi, atypische) 44
Dysplastisches Nävussyndrom (DNS) 685
DZ-T-Zellen-Konjugat 334

E
E-Mail 733
ECHO-Virus 302
Effloreszenz 705
EFQM-Modell 717
EGF 586
Ehlers-Danlos-Syndrom 389
Einzelzellinterpretation 571
Ejakulationsstörung 236
Ejakulationsuntersuchung, biochemische 424
Ekzem
- atopisches 406
- irritatives 210
- kumulativ-subtoxisches 210
- seborrhoisches 367, 406
Ekzematiker, atopische 108
Ekzemreaktion 103
Eliminationsdiäten 134
ELISA 52, 274, 303
ELISPOT 152
EMLA 626
Endocrine disruptor 237
Endothel, lymphophatisches 351
Endotoxine 130
Endovaskuläre Erwärmung mit Radiowellen 612
Enterovirus 302
»Entjudung« der Universitäten 753
Entnazifizierung 749
EORTC Klassifikation 467
Epidermal-growth-factor-receptor (EGFR) 489
Epidermodysplasia verruciformis 319
Epidermolysis bullosa acquisita 84
Epidermophyton floccosum 385
Epidermotrope Viren 299
Epikutantest 150, 341
Epikutantestung 147
Epoxid-Harz 215
Epstein-Barr-Virus 301
Erythema migrans 294
Erythromycin 656

Erythropoese, Hemmung 300
Erythropoetische Protoporphyrie 89
17α-Estradiol 435
17β-Estradiol 435
Ethinylestradiol 436
EUROPATH 38
Evaporimetrie 210
Exanthem 405
Exanthema subitum 301

F
Fachgesellschaften 751
FasR/CD95 500
Fasziotomie 616
Ferrochelatase 89
Fertilität 234
- Chance 418
- Kontrolle 420
- Störung 235, 434
Fillagrin 190
Finasterid 1 432
Fistelgänge 268
Fistelgänge, abszedierende 268
Fistelkomedo 268
Flavivirus 302
FLIP 500
Flowzytometrie 158
Fluconazol 370
Follicular occlusion triad (FOT) 268
Folliculitis decalvans 444
Formaldehydquelle 130
Fotemustine 525
FotoFinder 39
Fragebögen 720
Freiluftsportart 637
Fremdassessment 717
Friseure 213
FTA-ABS-Test 274
FTP 734
Fumarsäureester 180
Füße, Mykosen 377

G
Ganzhirnbestrahlung 526
Gefäßsport 605
Gen 89
Genodermatosen 389, 395
Gentherapie 577
Gentransfer 575
Genußgift 236
Genvarianten 96
Gesundheitsgefährdung 222
Gesundheitspädagogik 217

Gesundheitsstörungen, gebäudeassoziierte 132
Gesundheitswesen 220
Gewebe-Augmentation 645
Gewebedefekt 575
Gewebstransglutaminase 84
Gewerbedermatologie 230
Gingivostomatitis herpetica 303
Glioblastoma multiforme 690, 695
Glyceryl Mono Thioglykolat 214
GM-CSF 544
Gonadotoxische Wirkung 236
Gonorrhoische Urethritis 284
Gorlin-Syndrom 559
gp53 157
Grading 549, 551
Gram-negative Follikulitis 258, 260, 276
Granulation 589
Granuloma anulare, disseminierte 636
Granulomatöse Infektion 287
Griseofulvin 405
Grundlage 656
Grundversorgung, psychosomatische 723
Gruppenallergie 341

H
Haarausfall 449
Haarfollikel 449
Haarverlust 448
Haarwebesystem 447
HAE (hereditäres Angioödem) 204, 205
Hair weaving 447
Hämangiom 699
Hand-Fuß-Mund-Krankheit 302
Handschuhunverträglichkeit 221
Harnstoff-Atemtest (HAT) 280
Hauptveränderung, pigmentierte (siehe pigmentierte Hautveränderung)
Hausstaubmilben 128
Haut, intertriginöse 189
Hautäquivalenzmodell 588
Hautdiathese, atopische 210
Hauterkrankungen, berufsbedingte 217
Hautmykosen 378
Hautschutzseminar 217
Hauttuberkulose 289
Hauttumore 571, 687
Heilkräuter, chinesische 711
Helfer-T-Lymphozyten 479

Helicobacter pylori 280
Hemizona-Assay 423
Hepatitis-C-Virus 328
Hereditäres Angioödem (HAE) 204, 205
Herpangina 302
Herpes genitalis 315
Herpes genitalis Rezidiv 315
Herpes labialis Rezidiv 316
Herpes simplex 406
Herpes simplex labialis 316
Herpes simplex Vaccine 316
Herpes Zoster 301, 313
Herpesviren Typ1 und 2 300
Herpesvirus HHV 7 301
Herpesvirus HHV 8 301
Heterologer Ovum-Penetrationstest 423
Heterozygotie 561
Hidradenitis 197, 405
Hintergrundinformation 300
Hirnmetastasen 523, 525, 691
– singuläre 531
Histologie 549
HIV 333
HIV-1 352
– Genexpression 348
HIV-Infektion 335
HIV-Viruslast 335
HLA Klasse I-Peptide 544
HLA-Assoziation 170
HLA-Moleküle 176
Hodenbiopsie 434
Homing Rezeptor 104
Hornschichtbarriere 210
Hornschichtfeuchtigkeit 210
Housekeeping-Gen 49
HPV 319
HSV
– Quantifizierung 305
– Typ 1 und 2 303
Humane dendritische Zellen (siehe dendritische Zellen)
Humanes Hautorgan-Kulturmodell 583
Humanes Herpesvirus (siehe Herpesvirus)
Humanes Papillomavirus (HPV) 302, 322, 568
Hyaluronsäure 645
Hydratation 28
Hydrogel 589
– Verband 591
Hydrops fetalis 300
Hyperbare Sauerstoffbehandlung 620

Hyperhidrose, fokale 682
Hypersensitivitätssyndrom 342
Hypertrophe Narbe 663
Hyposensibilisierung 140

I
Ichthyose 391, 633
ICM-DNA 570
ICSI 426
IFN-α 500
IFN-γ 294, 500
IgA 274
IgA-Dermatose 84
IgE 114
IgE-ELISA 161
IgE-Immunoblot 161
IgM-FTA-ABS-Test 274
IL-1α 239
IL-1β 294
IL-2 294, 472
IL-4 294
IL-6 294
IL-10 294
IL-12 kodierende DNA 513
IL4-Rezeptorgen α 95
Iloprost 53
Imidazochinolin 322
Imiquimod 322, 324
– Hautreaktion 326
Immune Response Modifiers 324
Immunglobulin 343
Immunisierung 544
– genetische 528
Immunoassay (ELISA) 129
Immunogenität von Antigenen 21
Immunologie 752
Immunpharmakotherapie 173
Immunrekonstitution 339
Immunsuppression, erworbene 567
Immunsystem 515, 541
Immuntherapie 504, 521
– adjuvante 504
– spezifische 140
Impetigo contagiosa 405
In situ Hybridisierung 294
In-vitro-Empfindlichkeit 367
In-vitro-Test 152
Infantile acne (siehe acne, infantile)
Infektionskrankheit 299
Influenza-Infektion 302
Inhalationsallergen 98
Inkubationszeit 300
Innate immunity 7
Innenraumausstattung 131

Innenraumklima 131
Insektenstichreaktion 358
Integrine 457
Interaktion 380
Interferon 455, 502, 504, 521, 523
Interferon α 471, 474
Interferonalpha 322
Interleukin 9, 17
Interleukin-1α 581
Interleukin-2 521
Interleukin 4 (IL4) 95
Interleukin (IL)-10 13, 455
Interleukin 12 510
Interne Kontrolle 303
– (siehe auch PCR-Inhibition) 49
Interne Positivkontrolle (siehe auch Mimics) 50
Internet 39, 733
– Dermatologie im 736
Intoleranzreaktionen 119
Intrakutantest 150, 341
Inzidenz 128
Irritanz 147
Isotretinoin 258, 261, 276
Itraconazol 370, 375, 379, 405
IVDK 215

J
Jododerm 258
JPEG 40
Juckreiz 108
Juden 753
Jüdische Ärzte 754

K
Kandidose, orale 365
Kaposi Sarkom 301, 351
Karzinogenese 687
Karzinom, trabekuläres 556
Katzenallergene 129
Keloid 663
Keratinozyten 23, 239, 583
Keratohyalingranula 191
Keratose, aktinische 554
Keratozysten 559
Ketoconazol 369
μ-Kettenspezifische ELISAs 274
Khellin 632
Kiel Klassifikation 467
Killerzellen, natürliche 463
Klinisch-pathologische Korrelation 38
Kohlenwasserstoffverbindungen 130
Kollagen 645
– Shrinking 671

Kompressionstherapie 606, 622
Konformität, politische 754
Kongenitale Röteln (siehe Röteln, kongenitale) 300
Kontaktallergen 46
Kontaktekzem 209, 213
Kontaktsensibilisierung 442
Kontinuierliche intralymphatische Applikation von Oligopeptid-Antigenen 21
Kontrazeption, männliche 421
Konzeption 418, 420
Korneozyten 4
Kortikosteroide 117
Kostimulation 177
Krankenpflegepersonal 213
Krankheitsbelastungen 720
Kromeyer-Fräse 667
Kryochirurgie 673
Kryoglobulin-assoziierte Vaskulitiden 328
Kryotherapie 661
Kryptozoospermie 420
Kukositis, orale 587
Kundenzufriedenheit 718
Kutanes T-Zell-Lymphom 634
KUVA-Therapie 632

L
Laboratoriumsdiagnostik 299
– effiziente 300
β-Laktan 125
Lamellar bodies 3
Lancet-Artikel-Syndrom 724
Langerhans-Zellen 333
Laser 699
– Chirurgie 667
– Dermablation 646
– Peeling 667
Latexallergie 161, 232
Latexhandschuhe 161, 233
Läuse 358
Lebensqualität 720, 726
Leberzelladenome 204, 205
Lentigo maligna 32, 662
Leukozyt-Endothelzell-Interaktion 457
Lichen planopilaris 444
Lichen ruber planus 328, 632
Lichtschaden, berufsbedingter 230
Lidocain 627
Lipidantioxidans 685
Lipide 6
Lipodystrophiesyndrom 335
Lipofilling 646

Liposklerose 614
Liquidation 714
Lokalapplizierter Wachstumfaktor 586
Lokaltherapie 379
Loricrin 190
Luftschadstoff 239
Luftverschmutzung 241
Lupus erythematodes, chronisch-diskoider 444
Lymphendothelmarker 351
Lymphknoten 9
Lymphknotendissektion
– elektive 533
– radikale 533
Lymphknotenmetastasierung 494
Lymphknotensonographie 538
Lymphomatoide Papulose 636
Lymphome 467
Lymphozyten 9
Lymphozytenmigration 457
Lymphozytenproliferationstest 102
Lymphozytenstimulationstest 135
Lymphozytentransformationstest 164, 341

M
M-Zellen 334
M. Darier 393
M. Hailey-Hailey 393
Macaqueaffen 334
Magistralrezeptur 655
Makrokonidien
– dickwandig 384
– dünnwandig 384
Malassezia (M.) furfur 367, 406
Malassezia-Follikulitis 367
Malessezia 247
Malignes Melanom 34, 489, 503, 528, 533, 663, 695
– Chemotherapie 525
– Hirnmetastasen 525, 531
Malignität 551
MAP Kinase p38 46
Masern 300
Masernvirus, lympho- und neurotropes 300
Maurer 213
Mechanismen, gegenregulatorische 172
Medizinisches Personal 232
Mega-Pixel 39
Meladinine 631
Melanom 12, 479, 489, 497, 515, 520, 523, 538, 544

– Immuntherapie 504
– Lymphknotenmetastasierung 494
– Metastasierung 541
– Pathogenese 494
– primäres malignes 482
– Zellen 498
Melanom-Patient, Vakzinierung 21
Merkelzell-Karzinom 556
Metastase 497, 538
– Prävention 513
– viszerale 482
Metastasierungsrisiko 504
Methämaglobinämie 627
Methoden 720
Methotrexat 53, 180
MHC-/HLA-Klasse-I bindendes Oligopeptid-Antigen (siehe auch Oligopeptid-Antigen, MHC-/HLA-Klasse-I bindendes) 20
MHC-Klasse 479
MIB 9
Microsporum canis 405
Microstaging 549
Mikroangiopathie 578
Mikrodissektion 43
Mikrometastasen 533
Mikrometastasierung 482
Mikroskopieren, virtuelles (siehe virtuelles Mikroskopieren)
Mikrosporum (M.) audouinii 384
Mikrosporum (M.) canis 384
Mikrosporum (M.) gypseum 384
Milben 357
Mimics 303
– kompetitiv amplifiziert 50
Mimikry, antigenes 169
Minimale phototoxische Dosis (MPD) 631
Molluscum contagiosum Virus 302
Mononukleoseähnliches Krankheitsbild 302
Monoterpene 154
Morbus Behcet 196
Morbus Heck 320
Morbus tuberculosis 289
Morphea 633
Morphinantagonisten 108
Morphologieschätzung 417
Motilitäts-Parameter 417
Multiple endokrine Neoplasie Typ-1 (siehe Neoplasie Typ-1, multiple endokrine)

Multiple Läsionen 531
Multiple Sklerose 169
Mutation 89, 395
Mycobacterium avium intracellulare complex 291
Mycosis Fungoides (MF) 455, 460, 463, 469, 636
Mykobakterien 287
Mykobakteriose 291
Mykoplasmen 285
Mykosen der Füße 377

N
Nachsorgekonzept 538
Naevus sebaceus 45
Nägeli-Franceschetti-Jadassohn Syndrom 395
Nagelpilzinfektion 377
Nährboden 382
Nahrungsmittel 101
- Allergene 138
- Allergien 134
- latexassoziierte 135
- pollenassoziierte 135
- Spätreaktionen (siehe Spätreaktion auf Nahrungsmittel)
- Unverträglichkeit 220
- Verblindung von 137
Narbe 674
- Bildung 380
Nasale Provokationstestung 143
Nationalsozialismus 743
Nativpräparat 381
Natriumlaurylsulfat 147
Naturheilverfahren 711
Naturlatexallergie 220
Nävuszellnävi, atypische (siehe auch dysplastische Nävi) 44
Nekrolyse, toxisch epidermale 343
Neonatale acne (siehe acne, neonatale)
Neoplasie Typ-1, multiple endokrine 44
Nested PCR 287
Neuralgie
- postherpetische (siehe postherpetische N.)
- postzosterische (siehe postzosterische N.)
Neurodermitis 635
Neuronavigation 531
News 734
Nicht Nukleosidale Reverse Transkriptase Inhibitoren (NNRTI) 345

Nicht-Gonorrhoische Urethritis (NGU) 284
Nickel-Patch-Test 105
Nihilodermie 724
NNRTI (Nicht Nukleosidale Reverse Transkriptase Inhibitoren) 345
NRTI (Nukleosidaler Reverse Transkriptase Inhibitor) 335, 345
Nukleosid-Analoga 322
Nukleosidaler Reverse Transkriptase Inhibitor (NRTI) 335, 345

O
Öffentlichkeitsarbeit 731
Okklusivfolie 627
Öko-Syndrom, klinisches 724
Oligopeptid-Antigen, kontinuierliche intralymphatische Applikation 21
Oligopeptid-Antigen, MHC-/HLA-Klasse-I bindendes 20
Onkologie 751
Online-Dienst 733
Onychomykose 375, 377
Operative Therapie der Varikosis 612
Operatives Verfahren 661
Opportunismus 755
Optische Kohärenztomographie 27
Oral antibiotics 260
Oralübertragung 334
Organtransplantation 567
Österreich 743
Östrogene 411
Östrogenrezeptor 435
Outdoor-Work 232
Ovum-Penetrationstest, heterologer 423
Ozon, stratosphärisches 232

P
Palmoplantarpsoriasis 632
Panorama-Verfahren 41
Papillomavirus 319
- humanes (siehe humanes Papillomavirus)
Papulose, lymphomatoide (siehe lymphomatoide Papulose)
Parainfluenza-Infektion 302
Parakeratose, axilläre granuläre 189
Paraneoplastisches Pemphigus 75, 705

Parasiten, tierische 357
Parotitis epidemica-Infektion 302
Parvovirus B19 300
Patch Test 98
Patchwork-Verfahren 41
PathIT 38
Paul-Bunnell Test 302
PCR 460
- Inhibition 49
- quantitativer 303
PDGF 586
Pediculosis capitis 358
Pemphigoid, bullöses (siehe bullöses Pemphigoid)
Pemphigus 639
- Antikörper 75
- paraneoplastischer (siehe paraneoplastischer Pemphigus)
Pemphigus foliaceus 71, 75
Pemphigus vulgaris 71, 75, 78
- Tiermodell 74
Penicillin 164
Penicilloyl 166
Perifollikulitis capitis abscedens et suffodiens (P.c.a.e.s.) 269
Periphere arterielle Verschlußkrankheit (pAVK) 578, 601
Permeabilitätsbarriere 3
Pestizid 236
Photo(chemo)therapie 631
Photoaging 411
Photochemotherapie 471
- extracorporale 473
Photoderm 699
Photofrin 553
Photooxidation 154
Photopherese 470
Photoplethysmographie 611
Photosensibilisator 554
Photosensibilisierung 631
PhotoVista 41
PI (Protease Inhibitoren) 345
Pigmentierte Hautveränderung 34, 36, 37
- Videodokumentation 35
Pigmenttumoren 486
Pilocain 627
Pilzdifferenzierung 382
Pityriasis versicolor 367
Placebo-kontrollierte, doppelblinde orale Provokation 102
Plantarwarzen 697
Plantarzysten 319
Plasminogenaktivator 639
Plattenepithelkarzinom 549, 562

– desmoplastisches 550
Podoplanin 351
Pollinose 713
Polyklonale Stimulation der B-Lymphozyten 340
Polymerase-Ketten-Reaktion (nested PCR) 89, 287, 313
Polymethylmethacrylat 645
Polymyxin-B-Sulfat 657
Polyneuropathie 617
Pophyria cutanea tarda 328
Positionspapiere 134
Postherpetische Neuralgie 314
Postzosterische Neuralgie 316
Präcancerose, aktinische 231
Prädiktives Testsystem (siehe Testsystem, prädiktives) 46
Prädisposition, genetische 170
Präkanzerose 662
Prävalenz 128
Prävention 132, 162
Pricktest 150, 341
Primarprophylaxe 291
Prionen-Protein 22
Probengewinnung 381
Profilometrie 27
Progesteron 436
Prognose 550
Progressivmotilität 423
Proliferation 9
Propionibacterium acnes 249
Propionibakterien 264
Prostanoidanalogon Cicaprost 601
Protease Inhibitoren (PI) 335, 339, 345
Protein S100 484
Proteingehalt 162
Protoporphyrie, erythropoetische 687
Provokationsfaktoren 98, 376
Provokationstest 137
Provokationstestung, nasale 143
Pseudoallergene 138, 202
Pseudoallergien 119
Pseudoallergische Reaktion 122
Pseudomonas aeruginosa 276
Psoralen 632
Psoriasis 7, 174, 177
– Therapie 13
Psoriasis vulgaris 169, 172
Psoriasispathogenese 169
Psychisches Befinden 720
Psychotische Störung 723
PTCH-Gen 45
Pulstherapie 375, 380
Purpura Schönlein-Henoch 282

PUVA 180, 470, 474
PUVA-Bade-Photochemotherapie 631
Pyoderma faciale 257
Pyoderma gangraenosum 197, 706
Pyodermie 276

Q

Qualitätskontrolle 417, 655
Qualitätssicherungsseminar 381
Qualtitätsmanagement 717
Quasi-BK 230

R

Radikalfänger 687
Radioulzera 562
Radprofi 638
Ranitidin 141
Raupendermatitis 359
Raynaud-Syndrom 282
Reaktion
– allergische 126
– lokale hypererge 140
– pseudoallergische 122
Reaktogenität 588
REAL Klassifikation 467
Reanastomoseoperation 421
5α-Reduktase-Defekt 449
5α-Reduktase-Isoenzyme 450
Reepithelialisierung 583
Reepithelisierung 589
Reexposition 341
Refertilisierungsmaßnahme 421
Remission 325
Reproduktion
– assistierte 423
– Toxizität 234
Resistenz 264, 373
Resistenzbestimmung
– bei Propionibakterien 264
– genotypische 345
– phänotypische 345
Resistenzen bei HIV-Infektion 337
Resistenzentwicklung 345
Restore Procedure 613
Resurfacing 394
Retinoide 470
Rezeptur 655
Rezidiv 674
– Prophylaxe 373, 532
– Rate 325
– Suppression 315
Rifabutin 291
Rilopirox 370

Ringversuche 381
Röntgentherapie 471
Röntgenthoraxuntersuchung 539
Röntgenweichstrahltherapie 562
Rosacea 260
Rosacea fulminans 257
Rosazea 282
Ross-Syndrom 682
Röteln 300
Röteln, kongenitale 300
RT-PCR 364

S

Sammelexposition 139
Sanierung 132
Säuglingshämangiom 663
Schildwächter-Lymphknoten-Exstirpation (SLKE) 533
Schimmelpilz 129
Schleimhautäquivalent 365
Schmerzen, zosterassoziierte 313, 316
Schmerzintensität 317
Schmerztherapie 317
Schnellhyposensibilisierung 140
Schnittpräparatesammlung 486
Schock, anaphylaktischer 140
Schubfaktor 101
Schwangerschaft 116
– Arzneireaktionen 116
Schweißdrüsentumor 570
Schweißsekretion 682
Schwermetall 236
Schwitzen, gustatorisches 682
Scopulariopsis brevicaulis 385
Scrapie 22
Scratchtest 151, 341
Selbstassessment 717
Selection Bias 40
Selektine 457
Selektiv-Nährboden 382
Sentinel lymph node Biopsie 483
Sexuell übertragbare Erkrankung (STD) 284
Sézary-Syndrom 455, 460, 467
Signalkaskaden
– Mitogen-aktivierte 349
– Stress-induzierte 349
Signaltransduktion 46
– Weg 348
Simulatoren 487
Singulett-Sauerstoff 554
SIV 334
Sjögren-Syndrom 282
Skabies 357

Skin-resurfacing 646, 667, 671
Skleroderma adultorum 636
Sklerodermie, circumscripte 636
Skrotaltemperatur 235
SLKE (Schildwächter-Lymphknoten-Exstirpation) 533
Solebad 635
Sonnenschaden 412
Sonographie 27
Sozialgesetzbuch (SGB) VII 231
Spätreaktion auf Nahrungsmittel 101
Spermaanalyse 423, 426
Spermaantikörpertiter 420
Spermatogenese 235
Spermatozoenfunktionstest 423
Spermatozoenkonzentration 234
Spermien 434
Spezialität 655
Spinozelluläres Karzinom 663
Sporenfilmdosimeter 637
Sproßpilz 367
Stammlinienploidie 571
Staphylococcus aureus 261, 405, 445
Staphylococcus epidermidis 260
Staubsaugen 131
Steroidmetabolismus 449
Stickstoffdioxid 130
Störung
– psychotische 723
– somatoforme 724
Strahlentherapie 471, 520, 557, 690, 750
Streptokokken 170
Studie, prospektive, randomisierte, Placebo kontrollierte 686
Subtyping 549
Sulfidoleukotriene 122, 125
SUP-Therapie 632
Superantigen 174, 176
Sweet-Syndrom 195, 282
Syphilis 273
– und HIV-Infektion 273
– konatale 275
– Primärstadium 273
– Sekundärstadium 273
– Tertiärstadium 273
– des ZNS 275
Syphilis congenitalis 273
Systemische Sklerodermie (SSc) 53
Systemmykose 368

T
T Zellaktivierung 172
T-Lymphozyten 174, 479, 541

T-Zellklon 166, 463
T-Zell Lymphome 460, 469, 470
– kutanes (CTCL) 455, 463, 473
T-Zell Rezeptor 176
T-Zellrezeptor-(TZR)-Rearrangement 169
T-Zellrezeptorgene 460
T-Zell-vermittelte Immunreaktion 102
T-Zellen 78, 164
– klonale 463
– zytotoxische 463
Talgdrüse, androgene 427
Tartrazin-Intoleranz 138
Tazaroten 179, 632
Tele-Dialog (TED) 230
Teledermatologe 38
Telemedizin 38
Telepathologie 38
– Abteilung 40
– dynamische 41
Teleradiologie 40
Telogeneffluvium 73
Temodal 523
Temozolamid 527
Temozolomid 523, 690, 695
Terbinafin 370, 375, 405
Terfenadin 141
α-Terpine 154
γ-Terpine 154
Terpinole 154
TESE 418
Testosteron 432, 449
Testsystem, prädiktives 46
Tetracyclin 656
TGF-β 586
Therapie 372
– antiretrovirale 345
– mikrobiologische 712
– operative 532, 751
– photodynamische 553
– Versagen 347
Thersites-Syndrom 725
Thymidin Kinase 513
TIE 38
Tight-Junction 584
Tinea capitis 405
Tinea pedum 378
Tissue Engineering 619
TNF-α 294
Tocopherol 412
Toleranzentwicklung 135
Toluylendiamin 214
Topische photodynamische Therapie mit 5-ALA 697
Topische Therapie 655

Total Quality Management 717
Toxisch epidermale Nekrolyse (siehe Nekrolyse, toxisch epidermale)
TP-PA 274
TPHA-Test 274
Transepidermaler Wasserverlust 28
Transkriptionsfaktor 47
Transplantation 584
Trepnema pallidum 273
Tretinoin 411
TRGS 540 232
Trichomonas vaginalis 286
Trichophytie 380
Trichophyton (T.) mentagrophytes 383
Trichophyton (T.) rubrum 382
Trichophyton (T.) verrucosum 383
1,2,4-Trihydroxymenthan 155
Trombidiose 358
Tumor, UV-induzierter 413
Tumor-Nekrose-faktor 322
Tumorimmunologie 515
Tumormetastasen 663
Tumornekrosefaktor 581
Tumorparameter 487
Tumorregression 542
Tumorwachstum 479
Tumorzellen, zirkulierende 485
TUNEL 9
Tyrosinase 482
Tyrosinase-RT-PCR-Diagnostik 483
Tyrosinphosphorylierung 46

U
Überlebenszeit, mediane 532
Ulcera crurum 585
Ulcus cruris 614, 626
Ulkus 617
Ultraviolette (UV) Strahlung 637
Umwelteinfluß 234
Umweltmedizin 230
Unna-Tagung 750
Unverträglichkeit 119
uPA 639
uPAR 639
Urethritis
– gonorrhoische (siehe gonorrhoische Urethritis)
– nicht-gonorrhoische (siehe nicht-gonorrhoische Urethritis)
Urokinase-Typ-Plasminogenaktivator (uPA) 639

Urticaria 125
Urticaria pigmentosa 633, 635
Urtikaria 138, 201, 712
– chronisch-rezidivierende 281
UV-B Phototherapie 180
UV-Exposition 637, 686
UV-induzierter Tumor 413
UVA1-Phototherapie 633
UVB 639
– Phototherapie 632

V
Vaginose, bakterielle (siehe bakterielle Vaginose)
Vakzination 516
Vakzinationsstrategie 515
Vakzinierung 544
– von Melanom-Patienten 21
Validierung 721
Varikosis 611
– operative Therapie (siehe operative Therapie der Varikosis)
Varizella-Zoster-Viren 301
Vasektomie 420
– Patient 420
VEGFR-3 351
Verankerungsfibrillen 389
Verbrennungswunde, großflächige 586
Vernichtungslager 754
Verrucae vulgares 319
Verschlüsselungsprogramm 40
Verträglichkeitsprüfung 588
Virale Vektoren 511

Viren, onkogene 567
Virostatika 314
Virtuelles Mikroskopieren 39
Virulenz 373
– Faktor 363
Virusdiagnostik, Direktnachweis 299
Virusinfektion 299
Viruslast 339
Viruslatenz 299
Viruspersistenz nach Erstinfektion, generelle 301
Virusreplikation 313
Visiometrie 210
Vitamin C 412
Vitamin D3-Analoga 179
Vitamin E 412
Vitiligo 632

W
Wachstumsfaktoren 576, 581, 619
Wasserverlust, transepidermaler (siehe auch transepidermaler Wasserverlust) 210
Wespengiftallergie 140, 157
Widerstand 755
Wiederaufbau der deutschen Dermatologie 756
Wirksamkeit 673
Witwenpruritus 724
Working Formulation 467
Wundauflage 588
Wundbehandlung 619
Wunddebridement 617

Wunde 581, 617
Wundheilung 575, 581, 586
Wundkonditionierung 591
Wundmanagement 588
Wundreinigung, mechanische (siehe auch Wunddebridement) 626
WWW 733

X
Xeroderma pigmentosum 393

Z
Zellen, dendritische 515, 528, 542
Zellverbindung 583
Zemaphyte 711
Zentralregister Malignes Melanom 486
Zervixmukus-Penetration 423
Zigarettenrauch 130
Zirkulierende Antikörper 78
Zona reticularis 247
Zoster 406
Zosterassoziierte Schmerzen 313, 316
Zweithaartherapie 447
Zyste 268
Zytokin 13, 239, 294, 322, 455, 581
Zytokin-produzierende Zellen 172, 173
Zytotoxische T-Zellantworten 20
Zytotoxizität 588

MIX
Papier aus verantwortungsvollen Quellen
Paper from responsible sources
FSC® C105338

If you have any concerns about our products,
you can contact us on
ProductSafety@springernature.com

In case Publisher is established outside the EU,
the EU authorized representative is:
Springer Nature Customer Service Center GmbH
Europaplatz 3, 69115 Heidelberg, Germany

Printed by Libri Plureos GmbH
in Hamburg, Germany